中医药治疗艾滋病实践论文汇编（五）

中医药治疗艾滋病研究进展

主　编　王　健　徐立然　郭会军

副主编　梁碧颜　高国建　邓　鑫　李　鑫

中医古籍出版社

Publishing House of Ancient Chinese Medical Books

图书在版编目（CIP）数据

中医药治疗艾滋病研究进展：中医药治疗艾滋病实践论文汇编．五/王健等主编．—北京：中医古籍出版社，2019.8

ISBN 978-7-5152-1859-5

Ⅰ.①中… Ⅱ.①王… Ⅲ.①获得性免疫缺陷综合征-中医治疗法-文集 Ⅳ.①R259.129.105-53

中国版本图书馆 CIP 数据核字（2019）第 106351 号

中医药治疗艾滋病实践论文汇编（五）

中医药治疗艾滋病研究进展

主　编　王　健　徐立然　郭会军

副主编　梁碧颜　高国建　邓　鑫　李　鑫

责任编辑　郑　蓉　张　宇

封面设计　韩博玥

出版发行　中医古籍出版社

社　　址　北京东直门内南小街 16 号（100700）

电　　话　010-64089446（总编室）　010-64002949（发行部）

网　　址　www.zhongyiguji.com.cn

印　　刷　北京博图彩色印刷有限公司

开　　本　889mm×1194mm　1/16

印　　张　49.5

字　　数　1862 千字

版　　次　2019 年 8 月第 1 版　2019 年 8 月第 1 次印刷

书　　号　ISBN 978-7-5152-1859-5

定　　价　268.00 元

中国中医科学院中医药防治艾滋病研究中心

中国中医科学院（原中国中医研究院）是国内最早开展艾滋病中医药治疗的科研机构，在中医药治疗艾滋病的临床和科研方面都进行了卓有成效的工作，1987 年开始派出中医专家赴非洲坦桑尼亚莫西比利医院进行中医药治疗艾滋病工作，至今已 30 多年。

中医药防治艾滋病研究中心（以下简称“艾滋病中心”）成立于 2004 年 3 月，是国家中医药管理局中医药防治艾滋病工作的技术管理平台，是中国中医科学院的内设业务机构，承担以下主要任务：1. 牵头组织艾滋病中医药临床治疗、科研技术方案的制订与修订工作，开展对艾滋病的基础和临床科研工作及中药新药的开发研究；2. 组织专家对中医药人员进行相关培训；3. 收集、整理国内外有关艾滋病预防、治疗、科研等方面的信息；4. 加强艾滋病中医药防治的国内外合作与学术交流；5. 为基层的艾滋病中医药防治工作提供技术指导；6. 加强与中国疾病预防控制中心等有关部门、机构的联系与合作；7. 向国家中医药管理局等政府部门提供政策建议；8. 承办国家中医药管理局中医药防治艾滋病工作组织协调小组交办的其他工作。

目前艾滋病中心承担的工作主要分为医疗、科研和国际合作。其中医疗方面主要包括中医药治疗艾滋病试点项目、中医药治疗 HIV/AIDS 疗效评价分期标准及指标体系、中医药对无症状 HIV 感染者延缓发病的干预研究、艾滋病中西医协同治疗等；科研方面主要包括科技部“八五”“九五”“十五”攻关中医药防治艾滋病课题，国家传染病防治科技重大专项“十一五”“十二五”“十三五”中艾滋病相关课题，中医药管理局“行业专项”艾滋病课题，以及各级各类中医药（中西医）防治艾滋病科学研究；国际合作方面主要是承担中坦中医药治疗艾滋病援助项目，此外还承担了中国中医科学院与艾滋病相关的国际友人接待工作。

艾滋病中心围绕临床科研、政策咨询、技术指导、新药开发、信息收集等开展工作，为学科发展提供技术支撑，组织编写了《中医药防治艾滋病学科发展报告（2004－2014)》《中国遏制与防治艾滋病“十二五”“十三五”行动计划（中医部分)》《“十二五”中医药防治艾滋病科技发展规划》等重要纲领性文件。为了制订行业规范，组织编写了《艾滋病（成人）中医诊疗方案》和《艾滋病 12 个常见病症中医诊疗方案》，由国家卫健委（原国家卫计委）和国家中医药管理局于 2016 年正式颁布。发表文章 150 余篇，专著 12 部，培养博士、硕士研究生 20 余人。

艾滋病中心积极推动中医药防治艾滋病工作并取得重要进展：1. 阐明了艾滋病中医病机、证候特征及演变规律，相关研究成果获得“2012 年中华中医药学会科技进步二等奖”“2016 年中华中医药学会科学技术一等奖”；2. 构建了中医治疗艾滋病疗效评价指标体系，相关研究成果获得“2012 年北京市科学技术三等奖”；3. 提出了以改善免疫功能为重点的治疗思路和策略，相关研究成果获得“2016 年广西科学技术进步二等奖”“2016 年中华中医药学会科学技术一等奖”。2013 年艾滋病中心被国家卫计委和人社部评为“全国艾滋病防治工作先进集体”。

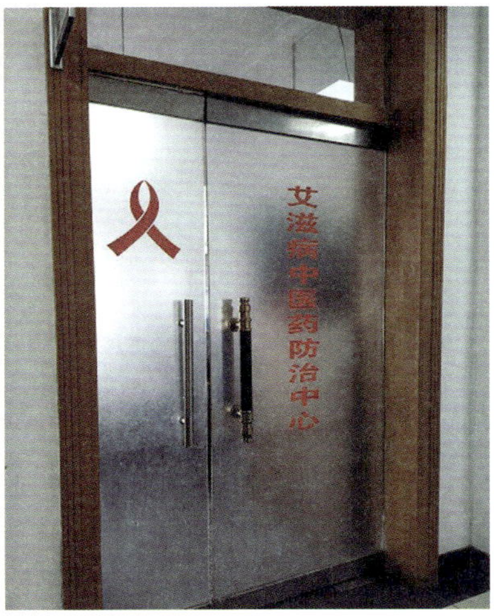

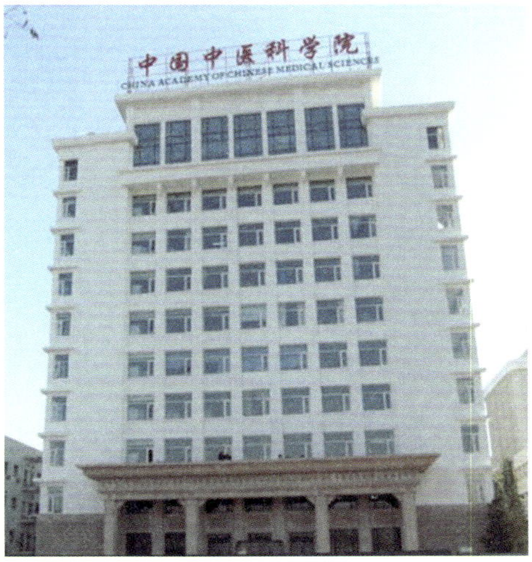

编委会

前　言

我国中医药对艾滋病的探索性治疗始于1987年，国家中医药管理局指派中国中医科学院医疗队赴非洲坦桑尼亚开展工作。从1990年开始，国家将中医药治疗艾滋病纳入到“八五”“九五”“十五”科技攻关计划、社会公益专项基金、国家自然科学基金、各省市的科技计划、“中医药治疗艾滋病试点项目”关怀救治项目、传染病防治国家科技重大专项中，取得了一定的成绩。明确了艾滋病中医辨证分型和治疗方案，在重建免疫功能、延缓HIV感染者发病、治疗某些机会性感染和抗病毒药物不良反应等方面肯定了中医的治疗效果，构建了符合中医特点的疗效指标评价体系，开发了上市新药唐草片和一批省（院）内制剂，对艾灸等非药物疗法进行了有益探索，建立了一支研究队伍，在临床、基础、药物筛选、文献研究等方面做了大量的工作。我们于1995年、2000年、2004年、2014年先后出版了《中医药治疗艾滋病实践论文汇编》（第一辑）、《艾滋病人的希望——中医药治疗艾滋病实践论文汇编》（第二辑）、《中医药治疗艾滋病的研究进展》（第三辑）、《中医药治疗艾滋病研究进展》（第四辑），全面而系统地汇集了当时的研究进展和治疗经验。

在国家中医药管理局的领导下，经过业界全体同仁的不懈努力，目前中医药治疗艾滋病进入了一个崭新的阶段。国家高度重视艾滋病防治工作，《中国遏制与预防艾滋病“十三五”行动计划（中医部分）》等国务院文件中明确提到“中西医综合治疗”，通过辨证论治、个体化治疗、病证结合、扶正祛邪等手段进行治疗。截至2019年3月底，全国“中医药治疗艾滋病项目”累计治疗人数已达38848人，除内蒙古自治区、海南省、西藏自治区之外，已经覆盖全国。“艾滋病科技重大专项”治疗人数达4000余人；全国中医治疗点167个，一半以上都是采用中西医协同治疗。中医药临床科研工作一半以上都在传染病院开展，专家团队由中西医人员组成，为此工作开展奠定了基础。随着国际上“发现即治疗”策略的实施，HAART治疗已经取得明显疗效，但针对一些尚存的难点问题，探索中西医协同治疗以提高临床疗效是非常必要的，也是可行的。

随着研究的不断深入，中医药治疗艾滋病的大型科研协作在全国各地展开，在艾滋病发病机理、疗效评价指标等方面积极探索，不断完善技术方案，对不同人群在不同阶段运用中西医协同治疗艾滋病的临床效果进行观察总结，对比研究，得出以下结论：中医药治疗艾滋病一是促进免疫重建，改善免疫功能；二是降低机会性感染发生率；三是减少HAART后不良反应；四是提高患者生存质量。

此次编辑出版《中医药治疗艾滋病研究进展》（第五辑），目的是系统反映“十二五”期间全国中医药防治艾滋病临床和科研工作。该书全面收集和整理了在国内外学术刊物上正式发表的有关中医药防治艾滋病方面的文章共288篇，主要分为基础研究、临床研究两大方面，具体为思路方法、治则治法、临床基础、免疫调节、治疗机会性感染、中西药合用、降低耐药、减轻HAART不良反应、老年艾滋病、证候研究、生存质量、依从性、针灸疗法、项目管理等方面。

目前中西医协同治疗艾滋病还存在一些问题：中西医协同治疗艾滋病时机、范围、疗程等缺乏循证医学证据；中药和西药服用时间（先中后西、先西后中、中西同时）不明确；病例如何选择，预防还是治疗，分期与辨证分型；基础研究（作用机理、药物筛选）薄弱，与临床脱节；中药新药研发严重滞后，药物缺乏；诊疗水平和质量有待提高；高水平文章缺乏。我们将认真落实国务院防治艾滋病工作行动计划内容，继续扩大艾滋病中西医综合治疗规模，探索中西医协同治疗的时机、范围、疗程等，加强基础研究，加快中药新药研发，不断提高中医临床疗效和科技创新水平，为更多的艾滋病患者服务，为我国艾滋病防治事业贡献我们中医人的力量。

目　录

基　础　篇

思路方法

治则治法

临床基础

文献综述

临　床　篇

免疫调节

治疗机会性感染

发 热

腹 泻

皮肤损害

咳 嗽

口腔病变

▶ 中西药合用

▶ 降低耐药

▶ 减轻 HAART 不良反应

▶ 老年艾滋病

▶ 证候研究

生存质量研究

依从性研究

针灸疗法

其　他

英　文　篇

基　础　篇

·思路方法·

中医药防治艾滋病的发展战略研究

刘 颖，邹 雯，王 健

中国中医科学院艾滋病中心，北京 100700

摘要 艾滋病是一种极其复杂的难治的疾病，尽管目前中医药治疗艾滋病已经取得了些成绩，但要充分发挥其治疗艾滋病的优势，还有很长的路要走，建立中西医互补的艾滋病治疗模式，将是今后需要努力的方向。

关键词 中医药；艾滋病

截至 2010 年 12 月 31 日，累计报告 HIV 感染者和患者 379348 例，其中，患者 138288 例；死亡 72616 例。2010 年，HIV 感染者 48249 例，艾滋病患者 34188 例；男女之比：2.4∶1，死亡报告中，广西：4244 例（22.4%）；云南：2679 例（14.1%）；广东：2388 例（12.6%）；四川：2252 例（11.9%）；河南：2038 例（10.7%）。艾滋病是一种新发现的传染病，古代文献中没有艾滋病的记载，自 20 世纪 80 年代起，国内外开始运用中医药治疗艾滋病的探索和研究，取得了一些令人鼓舞的成效，同时面临机遇与挑战。

1 科研工作概况

1.1 发展历程

中医药治疗艾滋病的研究已经走过了二十几年，大致可分为以下几个阶段：感性认识阶段，初步探索阶段，逐步规范阶段和相对完善阶段。

纵观中医药防治艾滋病的研究历程可以概括为“试治－试点－重大专项”，同时中医对艾滋病的认识也经历了从“模糊混沌逐渐清晰－全面了解”的过程。

1.2 标志性成果

1.2.1 初步尝试

中医药对艾滋病的治疗研究开始于 80 年代末期，国家中医药管理局直属的中国中医研究院 1987 年就派中医医务人员赴非洲坦桑尼亚进行中医药试治艾滋病工作，积累了初步的临床治疗经验。从 90 年代开始，科技部“八五”“九五”“十五”科技攻关计划，“863”“973”、国家自然科学基金等项目中也都有“中医或中西医结合治疗艾滋病”的研究课题，对中医对艾滋病的认识及治疗等方面进行了初步探索和有益尝试。

1.2.2 逐步壮大——“十五”科技攻关课题“中医药治疗艾滋病的疗效评价研究”

“十五”科技攻关课题“中医药治疗艾滋病的疗效评价研究”，完善了八个治疗方案，探索了一种疗法和建立了一个药物代谢的研究平台。

八个治疗方案（药物）研究：艾宁颗粒与西药合用组比单纯西药组在稳定 HIV/AIDS 患者免疫功能或延缓其免疫细胞下降的速度方面有一定作用；在改善临床症状优于单纯西药组；艾灵颗粒加用 AZT＋3TC＋NVP 可改善临床症状，有可能达到增效减毒的作用；益艾康胶囊治疗组有改善生存质量，改善乏力等症状的作用，对 CD_4 细胞水平升高可能有潜在临床效果；克艾特组在症状、体征疗效优于对照组；免疫指标疗效分析无统计学意义；扶正排毒片早期干预可以改善临床症状，在一定程度上提高或稳定免疫功能。精元康胶囊对治疗艾滋病合并外周血白细胞降低有重要意义，有推广使用价值；艾溃灵合剂对艾滋病口腔溃疡收到较好效果，复发率低，治愈率高，为艾滋病口腔溃疡患者提供了一种初具苗头的药物。喘可治联合 HAART 疗法可改善艾滋病并发皮肤糜烂和溃疡，同时在一定程度上提升 CD_4 免疫细胞水平。

基金资助：国家科技重大专项资助：2009ZX10004－216，2009ZX10004－012

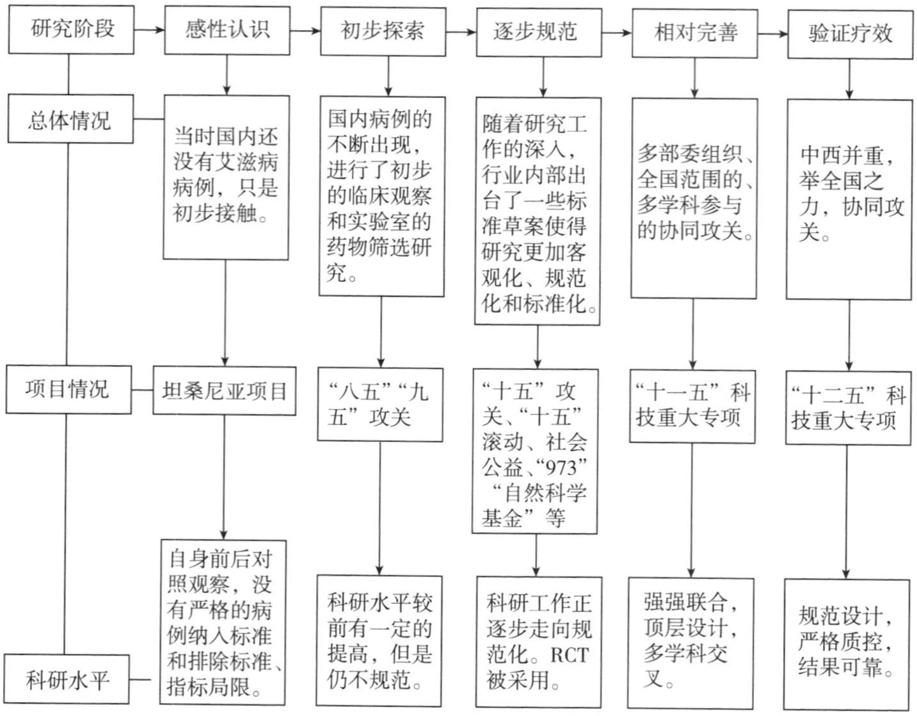

一种疗法研究：艾灸治疗艾滋病脾气虚腹泻显示了较好的临床疗效，对中医药的非药物疗法介入艾滋病治疗有积极的推动作用。

一个平台建设：基本完成了体外中药代谢性相互作用研究平台的建立，艾灵颗粒、中研Ⅱ号对茚地那韦有体外增效的作用。

1.2.3　全面发展—重大专项“中医药防治艾滋病综合研究”

2008年国家三部委组织实施的传染病重大专项专门设立中医药治疗艾滋病专题为中医药领域的重头戏，研究方向包括中医证候学研究、机会性感染的治疗免疫重建、无症状期患者干预、减小高效抗反转录病毒疗法（HAART）副作用，疗效评价、动物模型等方面，中医药治疗艾滋病的大型科研协作已经在全国各地展开，这将会对全面提升我国重大传染病中医药防治能力、构建重大传染病中医药防治体系产生深远影响。

重大专项发展线路图

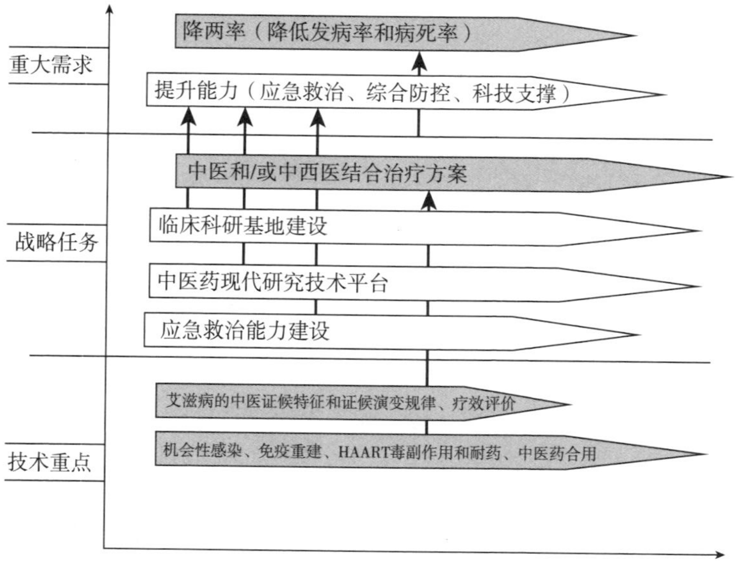

国家科技重大专项“中医药防治艾滋病综合研究”项目共设置7个课题，其中临床课题3个（分别以无症状期、免疫重建、机会性感染为切入点），应用基础3个（证候学研究、疗效评价、复方优化和动物模型），基地建设2个

（河南中医学院一附院，北京地坛医院）。

临床研究方面：初步形成了针对无症状期 HIV 感染、机会性感染、减小 HAART 毒副作用和免疫功能重建的中医和中西医结合综合治疗方案 15 个及其临床诊疗路径。

应用基础研究方面：初步明确了艾滋病中医常见证候及其分布和动态演变规律；基本构建了中医药治疗艾滋病疗效评价标准体系；创建了 2 个具有中医证候特征的猴艾滋病（SIV）动物模型。

中医药防治艾滋病综合研究同时形成了《艾滋病中医辨证系统》《艾滋病四诊信息采集表》《艾滋病红外诊断系统》；形成了 HIV/AIDS PRO 量表和 HIVQOL－BREF 量表及其应用手册、中国农村版 HIVQOL－BREF 量表初稿，制订行业技术标准 1 项。建立了一支覆盖全国 14 个省市（自治区）、多学科交叉、老中青结合的中医艾滋病临床与基础研究队伍，直接参与人员约 789 人。获得专利 1 项，申请专利 4 项，获得软件著作权 1 项，发表国内核心期刊论文 161 篇，SCI 论文 22 篇。培养博士、硕士研究生、博士后合计 172 名。

2 机遇与挑战

高效抗反转录病毒治疗（HAART 疗法）是至今世界公认的最有效的艾滋病干预手段，使得艾滋病的发病率和病死率大大下降，但 HAART 疗法也存在某些局限性如毒副反应、耐药性等，从而影响了抗病毒的治疗效果，也影响了患者服药的依从性和生活质量；另外部分患者 HAARI 治疗后呈现低载量、低 CD_4 水平等免疫重建不全以及极少量病毒潜伏于体内的病毒储藏库内不能被清除的状态；大量的无症状期 HIV 感染者由于目前不主张进行抗病毒治疗而处于一种无药可用的状态。这些状况都为中医药治疗艾滋病提供了机遇。采用中西医结合的方法进行治疗，扬长避短，使治疗效果达到最大化，利用西药直接的高效抗病毒作用，使患者血液中的 HIV 病毒载量在很短的时间里快速下降，甚至降到测不出的水平，用中药作为辅助手段进行治疗，发挥中药作用缓慢持久、作用时间长的优势，增强患者免疫功能，使免疫保持在一定的范围、患者延缓发病、减少机会性感染的出现率。

尽管目前中医药治疗艾滋病已经取得了一些成绩，但艾滋病是一种极其复杂的难治性的疾病，中医药要充分发挥其治疗艾滋病的优势还有很多的工作要做：（1）探索针对不同病理阶段、不同机会性感染、不同靶点的中医（中西药联合）治疗的综合方案和有效中药；（2）制订相应的病毒、免疫、症状、体征、生存质量等主客观相结合的疗效判定标准；（3）阐明艾滋病中医证候常见类型及演变规律，形成中医证候诊疗标准；（4）创建适合我国国情的中西医联合治疗模式，增加中医药的治疗参与度，丰富治疗手段，提高临床效果。

目前中医药防治艾滋病的难点主要是：1. 由于艾滋病中医证候类型及分布规律尚不清楚，艾滋病中医辨证论治体系和评价方法尚未建立，影响了中医药治疗效果；2. 现有的西医抗病毒治疗只适用于艾滋病患者，而对于大量的无症状 HIV 感染者无合适治疗药物；3. 由于抗病毒药物的毒副作用，部分患者生存质量下降，依从性较差，影响了抗病毒治疗效果；4. 目前与艾滋病有关的腹泻、皮疹、肺部感染等机会性感染尚缺乏有效的治疗方案和药物；5. 临床上部分患者 HAART 治疗后病毒载量降低到测不出的水平，但免疫功能的重建非常缓慢，呈现出低病毒载量、低 CD_4 状态。6. 中西药联合应用治疗艾滋病是我国独特的干预模式，但两种药物同时使用后的作用效果和作用机制尚不清楚，需进一步明确；7. 缺乏中医药治疗艾滋病的专科医院或条件完备的临床科研基地。

参考文献（略）

（出自中医药防治艾滋病学术交流会暨防治艾滋病分会第九次年会论文集第 1－5 页）

中西医结合治疗艾滋病疗效的系统评价

王　健[1]，梁碧颜[1]，何丽云[2]，刘雅莉[2]
（中国中医科学院：1. 中医药防治艾滋病研究中心，2. 中医临床基础医学研究所，北京 100700）

摘要　目的　客观评价中西医结合治疗艾滋病的临床疗效和安全性。方法　计算机检索中国生物医学文献数据库（CBM）、中国期刊全文数据库（CNKI）、万方数据库、维普期刊资源整合服务平台（VIP）、PubMed、EMBASE 及 Cochrane Library，检索时限为 2004 年 1 月 1 日至 2017 年 3 月 31 日。由两名评价员独立检索、筛选文献，并按照预先设计的资料提取表提取资料、评估纳入研究偏倚风险。使用 Review Manager 5.3 软件对数据进行 Meta 分析。结果　共纳入 59 个中西医结合［中医 + 高效抗反转录病毒治疗（HAART）］对比西医（HAART）的随机对照研究。其中 21 个报告了随机分配方法。结果提示：中西医结合相比西医治疗艾滋病的相关机会性感染的发生率更低［相对危险度（*RR*）= 0.38，95% 可信区间（*CI*）：0.28 ~ 0.52，P < 0.01］、CD_4^+ T 淋巴细胞（简称 CD_4 细胞）值更高（MD = 46.97，95% *CI*：22.37 ~ 71.56，*P* < 0.01）。结论　中西医结合在降低艾滋病的相关机会性感染的发生率和 CD_4 细胞值方面有一定优势，但由于纳入研究存在不同程度的偏倚，研究间异质性较大，该结果有待于高质量临床试验进一步验证。

关键词　艾滋病；中西医结合；系统评价

我国自 2004 年起，对艾滋病（AIDS）患者实施了“四免一关怀”的政策。不少学者针对中西医结合治疗艾滋病的疗效开展了一些随机对照临床研究，但这些研究报道的质量参差不齐。为了进一步探讨中医药（traditional Chinese medicine，TCM）治疗艾滋病的临床疗效，为今后临床科研工作提供依据，本文搜索国内外关于中西医结合治疗艾滋病的随机对照试验（randomized controlled trial，RCT），采用系统评价的方法进行分析。

1　资料与方法

1.1　资料来源

中国生物医学文献数据库（CBM）、中国期刊全文数据库（CNKI）、万方数据库、维普期刊资源整合服务平台（VIP）、PubMed、EMBASE 及 Cochrane Library。

1.2　方法

计算机检索上述中英文数据库资料，检索时限为各数据库 2004 年 1 月 1 日至 2017 年 3 月 31 日。中文检索词：获得性免疫缺陷综合征、HIV、AIDS、艾滋病、中草药、中医药、中医、中药、TCM、中西医结合等；英文检索词：TCM、AIDS 等。

文献纳入与排除标准：1）纳入标准：①研究类型为 RCT；②研究对象为艾滋病病毒（HIV）感染者、HIV 感染相关性疾病、艾滋病患者，不限性别和年龄。诊断标准：卫生部传染病标准专业委员 2012 年颁布的《艾滋病和艾滋病病毒感染诊断标准》。③干预措施为试验组：中西医联合治疗。中医疗法包括中成药、草药等，西医疗法包括高效抗反转录病毒治疗（HAART）或其他常规治疗。对照组：HAART。④结局指标包括相关机会性感染的发生率；CD_4^+ T 淋巴细胞（简称 CD_4 细胞）值。2）排除标准：①非随机对照试验；②中西医结合治疗艾滋病并发症的随机对照试验。

数据提取：设计统一的资料提取表，由两名评价员独立提取资料，并阅读标题和摘要，对符合或可能符合纳入标准的文献阅读文献全文复筛，交叉核对，遇意见不一致则相互讨论或与第三方评价员讨论确定。资料提取内容：基本信息（包括文献题名、作者、发表时间、国别、样本量、研究类型、疾病、干预措施、对比措施、疗程等）。偏倚风险评估信息：随机序列产生、隐蔽分组、盲法、不完整数据、选择性报告偏倚、其他偏倚等。

偏倚风险评估：按照 Cochrane 协作网推荐的偏倚风险评估（risk of bias，ROB）工具，由两名评价员独立评价纳入研究的偏倚风险：1）随机方法是否正确充分；2）是否做到分配隐藏；3）是否采用盲法，以及实施盲法的对象；4）不完全数据报告（有无失访以及解释原因、是否采用 ITT 分析）；5）选择性报告偏倚；6）其他偏倚来源。分别评价 6 项偏倚标准，分别判断为“是”“不清楚”“否”，则表示发生相应偏倚为“低风险”“风险不确定”或“高风险”，表明该研究存在相应偏倚为“低偏倚风险”，“无法确定偏倚风险”和“高偏倚风险”。两名评价员的评价结果有分歧时讨论解决，或与第三方评价员协商确定。

1.3　统计分析

采用 Revman Manager 5.3 对资料进行 Meta 分析。计数资料用相对危险度（*RR*）或比值比（*OR*）及其 95% 可信区间（*CI*）表示统计指标；计量资料采用均数差或标准化均数差及其 95% *CI* 表示统计指标。根据不同干预措施比较进行亚组分析。通过卡方检验分析统计学异质性。若 $P > 0.10$，$I^2 < 50\%$ 可认为多个同类研究具有统计学同质性，选用固定效应模型进

行 Meta 分析；若 $P<0.10$，$I^2 \geq 50\%$，存在统计学异质性，而临床上判断各研究间具有临床一致性需要进行合并时，可选择随机效应模型；对不能进行合并分析的数据进行描述性分析。对于方法学异质性进行敏感性分析，对于缺失数据采用意向性分析（Intention to treat，ITT 分析）处理数据。

2 结果

初检文献共 3512 篇，其中 CBM、CNKI、万方、VIP、PubMed、EMBASE、Cochrane 分别为 539 篇、954 篇、1189 篇、606 篇、93 篇、123 篇和 8 篇。阅读标题后排除 621 个研究，阅读摘要后排除 2691 个研究，剩余 200 篇阅读全文后排除 141 篇，其中排除原因主要有干预措施不符合（59 篇）、研究类型不符合（6 篇）、研究对象不符合（75 篇）、重复文献（1 篇）。最终纳入 59 个研究，研究地点 58 个在中国，1 个在柬埔寨；均报告为随机对照研究。1 篇为英文，58 篇为中文。

2.1 纳入研究基本特征

详见表 1。

表 1 纳入研究基本特征表

编号	样本量			干预措施	对比措施	疗程/月
	总例数	试验组	对照组	中药 + 西药	西药	
Cai2009	40	20	20	CKBM + HAART	HAART	6
Jiang2013	100	50	50	HAART + 艾康颗粒	HAART + 艾康颗粒模拟剂	9
Ma2007	18	9	9	HAART + 艾可清胶囊	HAART	6
Liu2008	60	30	30	HAART + 艾灵颗粒	HAART + 安慰剂	24
Wei2009	90	45	45	HAART + 艾灵颗粒	HAART + 安慰剂	9
Wang2008	100	50	50	HAART + 艾宁颗粒	HAART + 安慰剂	11
Jin2011	68	34	34	HAART + 中医辨证用药	HAART	6
Wang2011	64	17	17	HAART + 补中益气汤	HAART	6
Guo2016	40	20	20	HAART + 参芪愈艾汤	HAART	3
Lu2015	241	84	157	HAART + 中药制剂	HAART	12
Chen2011	90	45	45	HAART + 加味四逆汤	HAART	6
Chen2010	43	21	22	HAART + 复方芪术汤	HAART	6
Miao2014	90	30 30	30	HAART + 复方芪术汤 HAART + 唐草片 HAART	HAART	6
Hong2011	40	20	20	HAART + 复元解毒汤	HAART + 安慰剂	12
Zhao2006	49	24	25	HAART + 中药新血片	HAART	6
Fan2010	150	102	48	HAART + 艾方Ⅱ号	HAART	3
Zhang2013	60	30	30	HAART + 康爱保生胶囊	HAART	12
Liu2013	62	34	28	HAART + 中药扶正抗艾胶囊	HAART	6
Wu2011	228	114	114	HAART + 免疫 1 号方	HAART + 安慰剂	6
Wang2012	264	131	133	HAART + 免疫 2 号方	HAART + 安慰剂	6
Tang2012	264	131	133	HAART + 免疫 2 号方	HAART + 安慰剂	6
Liu2017	361	189	172	HAART + 免疫 2 号方	HAART + 安慰剂	18
Zhuo2011	72	36	36	HAART + 免疫扶正颗粒	HAART + 安慰剂	6
Nan2014	100	50	50	HAART + 芪精抗艾胶囊	HAART	6
Wu2014	45	22	23	HAART + 芪灵汤	HAART	6
She2013	62	34	28	HAART + 扶正抗艾胶囊	HAART	6
Wang2015	42	21	21	HAART + 驱邪培元汤	HAART	9
Luo2015	60	30	30	HAART + 三仁汤	HAART	6
Huang2009	90	60	30	HAART + 益气养阴祛湿胶囊	HAART + 安慰剂	6
Xi2016	100	50	50	HAART + 太芪培元颗粒	HAART	6

续表

编号	样本量			干预措施	对比措施	疗程/月
	总例数	试验组	对照组	中药 + 西药	西药	
Pei2015	100	50	50	HAART + 异常黑胆质成熟颗粒	HAART	1
Bai2011	108	I1：36 I2：36	36	I1：HAART + 湘 A1 号颗粒剂 I2：HAART + 湘 A2 号颗粒剂	HAART + 复合维生素	24
Wang2013	108	I1：36 I2：36	36	I1：HAART + 湘 A1 号颗粒剂 I2：HAART + 湘 A2 号颗粒剂	HAART + 复合维生素	24
Zhang2017	52	26	26	HAART + 小柴胡汤	HAART	不详
Huang2013	80	40	40	HAART + 益艾康胶囊	HAART	12
Zhang2016	46	23	23	HAART + 益艾康胶囊	HAART	24
Huang2015	60	30	30	HAART + 益气化瘀解毒方	HAART	3
Shi2011	60	30	30	HAART + 益气健脾汤	HAART	6
Chen2015	70	35	35	HAART + 贞芪扶正胶囊	HAART	6
Wen2011	127	65	62	HAART + 康爱保生丸	HAART + 安慰剂	6
Qiu2011	60	30	30	HAART + 中药	HAART	12
Xiao2014	104	52	52	HAART + 扶正方或驱邪方	HAART	10
Jiang2011	114	68	46	HAART + 康爱保生丸	HAART	6
Deng2010	80	40	40	HAART + 辨证中药	HAART	6
Zhou2007	100	50	50	HAART + 中研 Ⅱ 号	HAART + 安慰剂	11
Cheng2012	40	20	20	HAART + 艾灵颗粒	HAART + 安慰剂	12
Yan2012	200	130	70	HAART + 辨证中药	HAART	4
Hong2011	40	20	20	HAART + 中药复方制剂	HAART	12
Xia2010	40	20	20	HAART + 中药复方制剂	HAART	12
Dong2016	600	300	300	HAART + 艾可清胶囊或艾复康胶囊	HAART + 安慰剂	18
Ma2010	60	32	28	HAART + 抗艾胶囊	HAART	6
Zhao2008	49	25	24	HAART + 新血片	HAART	6
Wei2010	90	45	45	HAART + 艾灵颗粒	HAART + 安慰剂	9
Tang2009	64	32	32	HAART + 中药颗粒剂	HAART	24
Li2016	190	95	95	HAART + 芩花解毒胶囊，艾可清颗粒	HAART	18
Wang2015	42	21	21	HAART + 祛邪培元汤	HAART	9
Zhong2015	107	56	51	HAART + 壮药“抗艾 1 号”	HAART	3
Ou2015	154	76	78	西医常规 + 参苓白术颗粒	西医常规	12
Jiang2011	116	58	58	HAART + 精元康胶囊 + 模拟利可君片	HAART + 模拟精元康胶囊 + 利可君片	6

2.2　方法学质量评估及偏倚风险评估结果

有 21 个纳入研究报告了随机分配方法，其中 7 个研究采用随机数字表法，12 个研究采用统计软件，2 个研究采用中央随机系统。1 个研究明确采用分配隐藏，16 个研究无分配隐藏，其余研究未提及是否采用分配隐藏。18 个研究提及实施盲法，其余研究未提及是否实施盲法。23 个研究说明失访人数及原因，1 个研究使用 ITT 分析。13 个研究均未描述分配隐藏、盲法及失访与意向性分析，故存在选择性偏倚、实施偏倚、测量偏倚和减员偏倚的可能性，其余研究不清楚偏倚情况。

2.3　疗效评价

2.3.1　相关机会性感染的发生率及发作次数　共纳入 2 个研究，各研究间无统计学异质性（$P = 0.80$，$I^2 = 0$），采用固定效应模型进行 Meta 分析。结果显示，中西医结合治疗艾滋病相关机会性感染的发生率低于西医组（$RR = 0.38$，95% CI：0.28 ~ 0.52，$P < 0.01$），详见图 1。

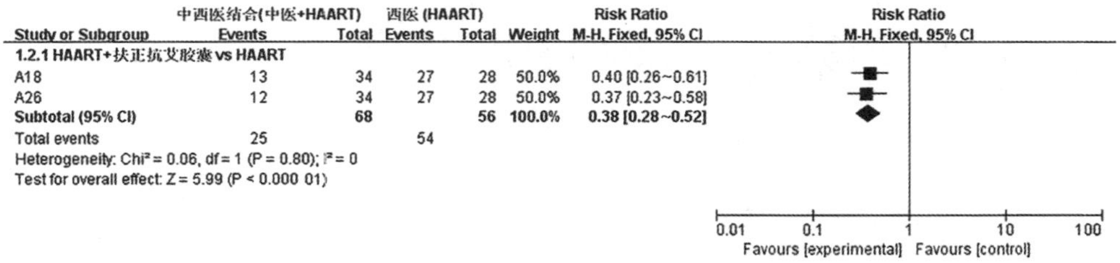

图 1　中西医结合与西医比较治疗艾滋病机会性感染的发生率森林图

2.3.2　CD_4 细胞值　共纳入 47 个研究，其中有 1 个研究采用二分类变量描述统计学指标，其余采用连续性变量指标。各研究组间统计学异质性大（$P < 0.00001$，$I^2 = 80.7\%$），采用随机效应模型进行 Meta 分析。结果显示：中西医结合组与西医组相比，中西医结合组的 CD_4 细胞值更高（MD = 46.97，95% *CI*：22.37 ~ 71.56，$P < 0.01$）。

依据 CD_4 细胞基线值进行亚组分析（基线值 < 200 个/mm^3、200 ~ 349 个/mm^3、≥350 个/mm^3 三个亚组）。CD_4 细胞 < 200 个/mm^3（$P < 0.00001$，$I2 = 81.7\%$）和 200 ~ 349 个/mm^3（$P = 0.0003$，$I^2 = 72.2\%$）两个亚组组间有统计学异质性，采用随机效应模型进行 Meta 分析；CD_4 细胞 ≥350 个/mm^3 的组间无统计学异质性（$P = 0.47$，$I^2 = 0$），采用固定效应模型进行 Meta 分析。结果显示：中西医结合与西医比较治疗艾滋病 CD_4 细胞三个亚组的组间均有差异（$P < 0.01$），统计结果分别为：MD = 64.38，95% *CI*：34.73 ~ 94.03（CD_4 细胞 < 200 个/mm^3），MD = 41.09，95% *CI*：14.80 ~ 67.37（CD_4 细胞 200 ~ 349 个/mm^3）和 MD = 61.80，95% *CI*：46.00 ~ 77.61（CD_4 细胞 ≥350 个/mm3），提示与西医组相比中西医结合组的 CD_4 细胞值更高。

3　讨论

本文结果提示，中西医结合治疗艾滋病的效果优于 HAART，但存在一定的局限性：1）试验样本含量相对偏低，没有样本含量的估算。2）方法学质量，本文纳入 59 个研究均为随机对照试验，虽均提及“随机字样”，但部分研究未能明确描述随机分组的具体方法和是否做到了随机方案分配的隐藏，少数研究应用盲法，绝大多数研究未进行了 ITT 分析，有可能造成疗效夸大，影响结果的可靠性。3）干预措施不规范，各研究使用的中药种类较多，部分研究虽然治则治法相似，但组方的共同药物较少，无法做到统一，也无法消除各研究间的异质性。上述因素可能影响结果的证据强度。在今后研究中，建议详细报告随机分配序列的产生和随机方案的隐藏，尽可能应用盲法，报告试验中病例的退出和脱落情况并做好随访，增加对中药与抗病毒药物间相互作用项目的观察。

中西医结合在降低艾滋病的相关机会性感染的发生率和 CD_4 细胞值方面有一定优势，但研究存在不同程度偏倚，研究间统计学异质性较大，该结果有待于高质量临床试验进一步验证。

参考文献（略）

（出自《中国艾滋病性病》2018 年 6 月第 24 卷第 6 期第 597 - 601 页）

基于真实世界的中医药治疗艾滋病疗效评价研究

邹 雯，王 健，刘 颖
（中国中医科学院中医药防治艾滋病研究中心，北京 100700）

摘要 艾滋病是一种复杂的疾病，医生在临床实践过程中会根据疾病的不同发展阶段随着复杂病情和证候的动态变化而采用复杂或综合性的干预防治方案。真实世界临床研究倾向于在大样本量和广泛受试人群的基础上，根据患者实际的病情和意愿选用药物或其他治疗措施开展长期评价，而不是采用随机的方法来安排对受试者的干预和用药，并注重有临床意义的结局指标。真实世界研究较符合中医诊疗特点，该文参考国内外真实世界研究实践，结合真实世界研究特点，以期指导基于真实世界的中医药治疗艾滋病疗效评价研究。

关键词 真实世界研究；艾滋病；中医药；疗效评价

艾滋病，即获得性免疫缺陷综合征（acquired immunodeficiency syndrome，AIDS），由感染人免疫缺陷病毒（human immunodeficiency virus，HIV）而引起，是一种严重危害人类健康的传染病，它把人体免疫系统中最重要的T淋巴细胞作为主要攻击目标，大量破坏该细胞，使人体丧失免疫功能，机体抵抗力极度下降而出现多种感染，如带状疱疹、口腔霉菌感染、肺结核，肠炎、肺炎、脑炎，念珠菌、肺孢子虫等多种病原体引起的严重感染等，后期常常发生恶性肿瘤，并发生长期消耗，以至全身衰竭而死亡。自1981年美国报告首例艾滋病至今，艾滋病对人类的生存和发展提出了严峻的挑战，已成为全球面临的严重公共卫生和社会问题。据国家卫生计生委公布的数字显示，截至2014年12月31日，我国报告现存活感染者和艾滋病患者50万例，其中，患者20.46万。累计病死15.9万，艾滋病防治形势依然严峻。艾滋病的预防和治疗是人类共同的责任，寻找有效的治疗方法至关重要。

艾滋病是一种新发现的传染病，古代文献中没有艾滋病的记载，中医经过近30年的研究，大量临床实践证明，中医药在改善患者临床症状、减轻病痛、提高生活质量、减轻抗病毒药物的某些不良反应等多方面有作用，但如何正确评价中医药的临床疗效，诠释中医药治疗疾病的科学机制，成为中医药能否最终融入国际主流医学的关键所在。中医药治疗艾滋病的最大优势在于辨证论治个体化诊治以及对患者整体状态的调节，面对艾滋病错综复杂的临床表现，单味药或某一复方往往难以获得满意的治疗效果，医生在临床实践过程中，会根据疾病的不同发展阶段随着复杂病情和证候的动态变化而采用不同的治疗方法，中医通过整体与个体化相结合的复杂干预手段，对患者进行符合临床实际的干预被认为是产生疗效的依据所在。中医目前对临床疗效评价主要采用随机对照试验（randomized controlled trial，RCT），RCT虽然被普遍认为是评价干预措施效果的金标准，但实际中由于常常受到伦理学、研究时间和资源等因素的限制而无法实施，而且RCT得出的结论往往在真实临床环境下缺乏实际应用价值，试验结果的推广上也存在一定的局限性。RCT，不能充分展现辨证论治的特色与疗效优势，阻碍着中医药走向现代化、走向世界。RCT的这些局限恰恰成为了观察性研究设计的优势。随着中医临床研究的深入，人们逐渐认识到RCT并不是中医临床研究的唯一最佳方法，而更为贴近真实世界研究（real world study，RWS）的观察性研究方法较符合中医诊治特点，为评价中医诊治疗效提供了新方法，值得在临床研究中使用。在RWS中，研究者倾向于在大样本量和广泛受试人群的基础上，根据患者实际的病情和意愿选用药物或其他治疗措施开展长期评价，而不是采用随机的方法来安排对受试者的干预和用药，并注重有临床意义的结局指标。

中医药治疗艾滋病RWS需要注意的几个问题

1 样本量

RWS样本量一般较大，目标人群要求宽泛而有代表性，研究环境应反映提供给广泛人群的基本医疗设施，旨在通过宽泛的纳入标准和较少的排除标准，获得一组无或较少选择偏倚的受试者。如松龄血脉康胶囊治疗原发性高血压病患者的RWS，观察松龄血脉康胶囊疗效特点，其样本来源于中国境内多个地区均衡分布的20几家医院1854例患者，采取连续登记观察的办法，目标人群为服用松龄血脉康胶囊的原发性高血压病患者。关于RWS所需样本量的大小，目前尚无一致认识，如果死亡是主要结局指标，样本量必须基于充足的检验效能计算。

基金资助：“十二五”国家科技重大专项项目（No. 2013ZX10005001），国家自然科学基金青年基金项目（No. 81503571）

2 随机和对照

在 RWS 中，研究人员通常是根据患者实际的病情和意愿选用药物或治疗措施，而不是采用随机分配的方法，这是不同于 RCT 之处。RWS 一般不设对照组，但对照是存在的。对照一般根据研究目的选取共识或权威的指标或空白安慰剂。如研究松龄血脉康胶囊治疗原发性高血压病，方案并未设置对照组，而是通过长期大样本观察后得到的数据结果与其他降压药比较，得出松龄血脉康降压作用相对缓和，与降压效力较大的其他西药降压药比较，其优势在于对舒张压有平稳降压效果。目前中医药降低病毒载量的效果虽然不如抗病毒西药，但在改善艾滋病相关疾病，如腹泻、口念、周围神经病变、皮疹等，改善抗病毒药相关不良反应，如消化道反应、骨髓抑制等可与对症治疗的常用西药进行长期大样本观察比较。

3 结局指标

RWS 倾向于开展长期评价，结局测量主要针对有广泛临床意义的指标，包括生活质量改善情况、疾病复发率、症状控制的稳定性等，而不是以一个特定的症状或体征为评价目标。RWS 注重与临床实际密切相关结局的长期测量，这也是 RWS 实用性的体现，与中医药作用缓慢而持久的疗效特点较为契合。目前中医药防治艾滋病的难点主要是：①患者不能耐受部分抗病毒药物的不良反应，导致生活质量下降，影响了抗病毒治疗的依从性从而影响治疗效果；②与艾滋病有关的腹泻、皮疹、肺部感染等机会性感染重症尚缺乏治疗效果明确的西医方案；③部分患者 HAART 治疗后病毒载量降低到测不出来的水平，但免疫功能重建非常缓慢，呈现低载量低免疫的状态；④HIV 耐药的产生导致的抗病毒治疗失败。中医药治疗艾滋病的 RWS 针对以上难点，可以以长期病死率、HIV 耐药预防发生率、26 种艾滋期相关疾病发生率、生活质量改善、疼痛缓解、日常生活能力提高、卫生经济分析以及不良反应发生、免疫功能重建有效率等为长期测量的结局指标。

4 随访和数据管理

随访是 RWS 面临的极大挑战，大样本量、长期性使随访变得艰难，患者的依从性、随访的连续性是必须克服的难题。依靠发达通信设备及信息系统有望解决患者的失访率。大数据时代极大提升了我们收集海量数据、获取大量信息、预测事物及现象内在规律的能力，中医药大数据已经越来越受到关注，全面采集长期积累的临床科研数据，实现临床科研数据的持续积累、有效集成与应用，逐步构建起数字化、信息化、网络化的中医药数据支撑平台与管理服务共享体系，建立了一支由中医、中药、疗效评价、统计分析、数据挖掘和软件工程等专业兼具的跨学科复合型队伍，打造“真实世界临床科研一体化平台”是近年来数据管理的研究热点。RWS 是多个学科的交流与综合，往往包括流行病学、临床学、药理学、统计学专业知识，因此，各学科合作利于研究顺利进行，更利于提高研究质量。

5 质量控制

如何通过开展 RWS 得到真实的结论，质量控制是关键的环节。主要通过对临床医师和受试者的培训，在数据采集、管理、分析上采取严格的控制措施。GRACE 研究中，研究人员建立了一套标准化的患者观察指标和临床诊断标准，且每个分中心均由经过培训的研究协调员采用标准化 CRF 收集数据，对数据库进行定期检测以识别不合要求数据，填好的 CRF 表经传真传给数据管理中心进行数据完整性和临床有效性核查，结果反馈原研究中心做相应处理，核对无误的数据发送至国际协调中心作进一步分析。何丽云等针对数据质量控制的问题指出，CRF 数据的录入式主要有二次录入、校对录入和自动扫描录入。目前临床研究多采用双份独立录入方法，并编写程序对数据库中的数据进行一致性检查，生成核查表校对，根据原始资料修改直至两者完全一致才能锁定数据。

开展 RWS 也需要一定的基础平台。在“十一五”期间，借助国家传染病重大专项等项目的实施，构建了“中医药防治艾滋病临床科研一体化技术平台体系”，纳入了大样本的艾滋病病例，可以作为艾滋病 RWS 的基础平台。在中医药标准化、规范化的基础上，充分利用信息网络技术，数理统计、数据挖掘等方法建立以患者为中心，以结构化电子病历作为手段，以数据为导向，以假说和模型为驱动，将临床研究和计算机模拟研究相交替，整合数字化、规范化医院信息资源，高效管理和分析利用中医临床的复杂海量数据，用科学数据展示中医药优势特点，提高中医药防治艾滋病的能力和水平。

以往中医药治疗艾滋病有效的临床结果多来源于前瞻性临床试验，获得了一些中医或中西医结合临床综合治疗方案，如何推广到社区及“真实世界”医疗实践是我们要思考的问题。在回答中医综合方案整体疗效的同时，我们能否回答中医综合方案中不同干预措施哪种组合效果更好？是否每种干预措施都是有效的？哪种干预措施对整体疗效贡献度更大？开展“真实世界”的临床研究是很好的选择，我们可以通过 RCT 来探讨中医干预措施的效力和实际临床效果，通过 RWS 来深入理解其真实临床效果和安全性。在不久的将来，临床研究者们将会越来越关注 RWS。

参考文献（略）

（出自《中华中医药杂志》2016 年 8 月第 31 卷第 8 期第 2936－2938 页）

艾滋病临床技术指导现状分析

马秀霞，郭会军，徐立然
（河南中医学院第一附属医院，河南 郑州 450000）

摘要 自1981年在美国发现艾滋病以来，医务工作者就对这一新生病种进行多方面的研究，努力探索其治疗方法，并形成了一系列的指南及相关技术指导原则。但是艾滋病的治疗指南及临床技术指导仍很不完善，特别是中医治疗存在以下几个问题：①虽然中医药防治艾滋病可改善患者的症状、体征，增强患者免疫功能，改善患者的生存质量，但其作用机制不清；②中医药治疗艾滋病的疗效评价没有统一的标准；③中医药治疗艾滋病的研究缺乏大样本、多中心、高质量的随机对照双盲研究，临床试验总体水平较低，说服力及可重复性不高；④中药研究经历了从单味中药、复方到中成药的发展阶段，但是研究多不规范，没有按照新药开发要求，药物的基础研究较少，只有少数中药复方进行了相关药效学研究，中药新药很少；⑤中医指南及临床技术指导原则较少，且没有国家卫生行政部门颁发的统一标准；⑥现行艾滋病中医临床技术指导应用范围较窄，更新较慢；⑦艾滋病中医规范化临床技术指导原则很少被西医认可及接受。

艾滋病（acquired immune deficiency syndrome，AIDS）是由感染艾滋病病毒（human immunodeficiency virus，HIV）而引起的一种新发传染病，自发现以来，以迅猛之势在全球传播。虽然其传播态势正在逐渐被控制，但其仍是严重威胁人类健康的杀手，给人类健康带来了巨大的灾难。经过30余载的艰苦努力，艾滋病治疗专家们对这一世界“瘟疫”有了一个相对清醒的认识。更值得高兴的是，“功能性治愈”的出现给医务工作者及患者带来了新的曙光。虽然医务工作者不断探寻新的治疗方法，但至今仍无上市疫苗及有效的根治手段，临床治疗也缺乏规范化的临床技术指导原则及相关指南。

1 艾滋病中西医治疗现状

艾滋病自1981年在美国发现以来，医务工作者就对这一新生病种进行多方面的研究，努力探索其治疗方法，并形成了一系列的指南及相关技术指导原则。目前，艾滋病的治疗方法主要是中医治疗、西医治疗和中西医联合治疗等。

由于艾滋病是一种新发疾病，故中医学古医籍没有记载，中医专家最初围绕其病名、病因、病机、症候、治疗所用的单味中药（黄芪、夏枯草、黄芩、人参、黄连、金银花、薏苡仁、生地黄、丹参、柴胡、当归、白花蛇舌草、紫花地丁、白术、川芎、防风、白鲜皮、地龙、甘草等）、中成药、中药复方（唐草片、益艾康胶囊、艾可清胶囊、复方三黄散颗粒、艾灵颗粒、扶正排毒片、中研2号、扶正抗艾颗粒、艾乃吉Ⅰ号、中药复方802、艾康达、五味灵芪胶囊、新世纪康宝胶囊、艾克特、乾坤宁、爱可扶正片）和针灸、敷脐等治疗方法进行研究，经过长期的临床观察及试验研究，证明中医药可以改善艾滋病患者的症状、体征、提高免疫功能、改善生存质量，减轻艾滋病抗病毒药物的不良反应等，丰富了艾滋病的中医治疗。

西医专家对艾滋病的流行病学、病毒结构及其传播途径等有了较深刻的认识，研究出具有针对性的一系列治疗方法及有效的干预措施，如抗病毒药物治疗、免疫调节治疗、基因治疗、疫苗治疗、健康教育、安全套推广、美沙酮替代疗法等。特别值得一提的是抗病毒药物的临床应用，从1987年第一个抗病毒药物拉米夫定问世以来，不同作用靶点的抗病毒药物不断涌现。临床应用从单一药物发展到多种药物联合，使得艾滋病发病率明显降低，患者生存时间延长，生存质量得以提高，机体免疫力得到恢复，血浆内病毒载量得到抑制并减少，HIV相关心血管疾病发病率降低及AIDS终末期各脏器损伤减少。

鉴于中医及西医在艾滋病治疗中的有效性及局限性，中西医结合治疗艾滋病的方法应运而生，中西医结合既可发挥中医药整体调节的优势，又可体现西医抗病毒治疗减少病毒载量、减少疾病传播等特点。

虽然艾滋病治疗取得了一定的成效，但仍无法根治，艾滋病疫苗可能是根治艾滋病的主要方法，但目前仍无上市的疫苗可用。欲达到2011至2015年期间“零新增感染、零歧视和零死亡”三大全球抗艾目标仍有一段艰辛的路要走。其中，形成规范化的指南及方案是其关键。

2 艾滋病中医临床技术指导现状

从1985年艾滋病在中国发现以来，艾滋病治疗就一直

基金项目：国家中医药管理局基地专项课题（编号：JDZX2012020）；国家“十二五”科技重大专项项目（编号：2013ZX10005001001）；国家“十二五”科技重大专项项目（编号：2012ZX10005010）；郑州市科技创新团队基金项目（编号：10CXTD140）；河南中医学院科技创新团队基金项目（编号：2010XCXTD09）

是摆在中医药专家们面前的主要问题。艾滋病的中医治疗虽然取得了巨大的成绩，但是缺乏全国统一的艾滋病病名、病因、病机、证候学特征及治疗方法。

2004 年 1 月，国家中医药管理局防治艾滋病工作组织协调小组要求中国中医研究院艾滋病中医药防治中心牵头并组织有关专家，根据中坦合作艾滋病研究治疗项目多年积累的中医药治疗经验，结合我国艾滋病临床特点和全国艾滋病中医药治疗研究的成果起草了《中医药治疗艾滋病临床技术方案》初稿。此后，国家中医药管理局中医药防治艾滋病工作组织协调小组办公室又多次组织专家对此方案初稿进行修改论证，最终形成了《中医药治疗艾滋病临床技术方案（试行）》。此方案主要介绍中医药对艾滋病发生、发展不同阶段的认识，中医辨证分型和临床有效治疗方药，并对艾滋病进行 3 期（急性感染期、潜伏期、艾滋病期）12 种证型（风热证；风寒证；气血两亏证；肝郁气滞火旺证；痰热内扰证；热毒内蕴，痰热壅肺证；气阴两虚，肺肾不足证；气虚血瘀，邪毒壅滞证；肝经风火，湿毒蕴结证；气郁痰阻，瘀血内停证；脾肾亏虚，湿邪阻滞证；元气虚衰，肾阴亏虚证）的辨证论治。

重庆地区医务工作者根据本地区特点制订了《重庆市中医药治疗艾滋病临床技术方案》该方案在国家中医药管理局《中医药治疗艾滋病临床技术方案（试行）》3 期 12 证基础上，增加 14 证，并列了 49 项加减从症，对其治法、方药、加减等分别论述。另外，本方案较 2005 年国家中医药管理局颁布的《中医药治疗艾滋病临床技术方案》更加详细，内容更加丰富，还涉及 HARRT 常见不良反应（如消化系统反应，皮肤黏膜反应，造血系统反应，神经精神系统反应等）内容，更适宜本地区艾滋病治疗的需要。

河南省艾滋病治疗专家组专家也根据长期的临床经验制订了《河南省中医药治疗艾滋病常见病症辨证治疗要点》。从病因、病机和辨证论治开始论述根据艾滋病毒感染者及艾滋病患者的不同特点对乏力、消瘦或无症状、发热、咳喘、恶心、呕吐、胃脘痛、腹胀、泄泻、口腔溃疡、头痛、痴呆、痿证、瘰疬、肢体麻木或刺痛、皮肤瘙痒、荨麻疹、湿疹样皮炎、带状疱疹、单纯性疱疹等病症进行论治，每个病症有最常见的证型，每个证型从证候、治法、方药等详细介绍。《河南省中医药治疗艾滋病常见病症辨证治疗要点》指导了临床的艾滋病救治活动，但是仍有其不足。为了解决这些问题，河南省中医药管理局又组织艾滋病救治专家对本辨证要点进行改进，于 2010 年 10 月正式公布《艾滋病常见病证辨证施治技术指导原则》。该指导原则包括了艾滋病辨证施治技术和艾滋病常见机会性感染辨证施治技术两部分，分别从证候、治法、方药、中成药等进行论述。对于机会性感染采用西医病名和中医证型相结合的方法进行论述，使中医和西医医务工作者都能够在临床中灵活运用。该指导原则同时也说明了其适用及不适用的范围，实用性较强。

总之，艾滋病中医专家虽然对艾滋病进行了长期艰苦的研究工作，取得了一些成绩，但目前临床上应用的技术指导原则或中医诊疗指南无国家统一标准。因此制定规范的艾滋病治疗技术指导原则仍是我们目前及未来的主要任务。

3 艾滋病西医临床技术指导现状

西医从 1981 年艾滋病首次发现以来就进行了深入研究，30 多载来西医医务工作者也为艾滋病研究付出了艰辛的努力，已在艾滋病的流行病学、病毒学、免疫学、分子生物学和临床治疗等方面取得了重大的进步，特别是对 HIV 病毒、基因及蛋白质的结构和主要功能，HIV 生命周期和 HIV 引起艾滋病的过程等研究领域取得了突破性进展，为 HIV 治疗提供了更多、更新的理论依据。但是西医的艾滋病临床技术指导原则或指南仍较少。

国内西医艾滋病指南及相关临床技术指导原则相对于国外更新速度较慢。中国国家卫生部 1995 年发布《HIV/AIDS 诊断标准及处理原则》（GB16000－1995），2007 年发布《艾滋病和艾滋病病毒感染诊断标准》（WS293－2008），主要从诊断及处理原则方面进行介绍。2005 年及 2012 年，《国家免费艾滋病抗病毒药物治疗手册》出版，该手册详细介绍了抗病毒药物的使用、不良反应及处理方法。2006 年及 2011 年，中华医学会感染病学分会艾滋病学组相继公布了《艾滋病诊疗指南》。诊疗指南从艾滋病流行病学、病原学、实验室检测、发病机制、病理机制、临床表现及分期、诊断标准、常见机会性感染的诊治与预防、高效联合抗逆转录病毒治疗（HAART）、HIV 感染的母婴垂直传播处理、职业暴露后的处理等几个方面进行论述。2011 年发布的指南增加了艾滋病肿瘤等相关内容，并在 2006 年指南内容的基础上做了更新。但在国外，世界卫生组织根据研究的不断深入及治疗方法的不断变化及时更新艾滋病指南。不仅涉及到抗病毒药物的应用，而且对艾滋病合并结核、肝炎等疾病的相关处理也有论述，对如何预防及治疗有专业性的建议。如《抗逆转录病毒药物治疗和预防艾滋病毒感染合并指南》就是针对人类免疫缺陷病毒感染、艾滋病病毒感染者护理、如何使用抗逆转录病毒药物及如何预防艾滋病等方面提供的新指导。

总之，西医的指南或技术指导原则相对于中医更新较快，但国内西医指南更新较慢，国家卫生行政部门颁布的规范也较少。

4. 艾滋病中医治疗及临床技术指导存在的不足及展望

随着人们对艾滋病的认识不断深入，艾滋病治疗也取得了不菲的成绩，特别是抗病毒药物的应用及中医药治疗，使艾滋病的死亡率急剧下降，艾滋病患者的生存质量得到一定的提高，艾滋病发病率日益降低。但是艾滋病的治疗指南及临床技术指导仍很不完善，特别是中医治疗存在以下几个问题：①虽然中医药防治艾滋病可改善患者的症状、体征，增强患者免疫功能，改善患者的生存质量，但其作用机制不清；②中医药治疗艾滋病的疗效评价没有统一的标准；③中医药治疗艾滋病的研究，缺乏大样本、多中心、高质量的随机对照双盲研究，临床试验总体水平较低，说服力及可重复性不高；④中药研究经历了从单味中药、复方到中成药的发展阶段，但是研究多不规范，没有按照新药开发要求，药物的基础研究较少，只有少数中药复方进行了相关药效学研究，中药新药很少；⑤中医指南及临床技术指导原则较少，且没有国家卫生行政部门颁发的统一标准；⑥现行艾滋病中医临床技术指导应用范围较窄，更新较慢；⑦艾滋病中医规范化临床技术指导原则很少被西医认可及接受。

综上所述，艾滋病中医药治疗目前仍缺乏普遍适用的临床技术指导原则及规范的治疗方案，因此仍需继续努力。

参考文献（略）

（出自《中医学报》2014 年第 29 卷第 195 期第 1087－1089 页）

后 HAART 时期中医药防治艾滋病的切入点

许前磊[1,2,3]，李青雅[2,3]，金艳涛[1,3]，谢世平[2,3]，徐立然[1,3]，郭会军[1,3]

（1. 河南中医学院第一附属医院艾滋病临床研究中心，郑州 450000；2. 河南中医学院艾滋病研究所，郑州 450000；3. 河南省病毒性疾病中医药防治重点实验室，郑州 450000）

摘要 艾滋病作为一种目前尚未有治愈的药物和方法的严重传染病，高效抗逆转录病毒联合疗法（highly active antiretroviral therapy，HAART）是目前国际上推广使用的治疗方法，临床疗效确切，覆盖人群不断扩大。中医药防治艾滋病也有报道，尤其是艾滋病无症状期应用中医辨证论治的早期干预能够延缓人类免疫缺陷病毒（human immunodeficiency virus，HIV）感染者进入艾滋病期的进程。但在后 HAART 时期中医药在减轻 HAART 治疗的毒副作用、提高 HAART 治疗的临床疗效、降低 HAART 治疗的耐药率及治疗艾滋病常见机会性感染这 4 个方面的临床和基础研究也具有重要意义。

关键词 高效抗逆转录病毒联合疗法；中医药；艾滋病；切入点

艾滋病即获得性免疫缺陷综合征，由机体感染人类免疫缺陷病毒（human immunodeficiency virus，HIV）所导致。人体感染艾滋病病毒后，经过 8～10 年的潜伏期，随着机体免疫功能的逐渐破坏和免疫缺陷，造成各种机会性感染发生，或继发恶性肿瘤，最终导致死亡。艾滋病病因明确，病程缓慢，治疗局限，病毒难以彻底清除。

目前尚未有治愈的药物和方法，国际上推广使用的高效抗逆转录病毒联合疗法（highly active antiretroviral therapy，HAART）能有效地降低艾滋病相关并发症和病死率，使 HAART 疗法迅速在全球范围内推广，覆盖人群不断扩大。中医药用于防治艾滋病尤其是无症状期的早期干预、HAART 疗法的减毒增效及机会性感染治疗方面取得一定的进展。同时在后 HAART 时期如何更好地发挥中医药防治艾滋病的优势是目前研究的热点之一。

1 艾滋病治疗现状

目前国际上治疗 HIV 或（和）艾滋病的首选方案是高效抗 HIV 联合治疗，即 HAART。它能够迅速降低病毒载量，延长进入艾滋病期的时间，从而降低艾滋病相关并发症和病死率，提高了艾滋病的治疗水平，使艾滋病由一种“不治之症”变成一种可以治疗的慢性疾病。HAART 疗法的高效性使其迅速在全球范围内推广，覆盖人群不断扩大，截至 2009 年中国艾滋病患者群 HAART 治疗的覆盖率已达到 63.4%，且有不断升高的趋势。但由于 HAART 药物的毒副作用、HIV 耐药、不能根治及其终身服药的特点，造成有 60% 患者抗病毒治疗失败，严重影响到 HAART 疗法的临床疗效。在无有效的抗 HIV 疫苗的情况下，如何降低 HAART 药物的毒副作用，减少 HIV 耐药，提高患者的依从性，提高 HAART 疗法的临床疗效，是目前抗病毒治疗的研究热点之一。

中医药防治艾滋病最早始于 20 世纪 80 年代，在非洲开始治疗，取得一定的临床疗效。近年的临床实践和研究结果证实，中医药早期干预治疗无症状 HIV 感染者可提高

基金项目：国家“十二五”科技重大专项资助项目（No. 2012ZX10005001－005，No. 2013ZX10005001－002）；国家自然科学基金资助项目（No. 81403342）；河南省高校科技创新人才计划资助项目（No. 16HASTIT031）；河南省高等学校青年骨干教师资助计划项目（No. 2015GGJS－097）；河南省中医药科学研究专项重点课题资助项目（No. 2015ZY01004）；河南中医学院省属科研业务专项资助项目（No. 2014KYYWF－YQ009）；河南中医学院科技创新人才计划资助项目（No. 2015XCXRC06）

机体免疫功能，抑制病毒复制，从而提高其生活质量，延缓其发病时间；中医药能减少机会性感染发生并对机会性感染有显著疗效；中医药在稳定和抑制免疫功能下降方面疗效确切，中医药与 HAART 有协同增效作用。深入开展中医药联合 HAART 防治艾滋病的临床和基础研究，对提高患者生活质量、延缓疾病进程、降低机会性感染发生率和病死率具有重要意义。

2 后 HAART 时期中医药治疗艾滋病的切入点

2.1 减轻 HAART 治疗的毒副作用

HAART 是目前治疗 HIV 感染和艾滋病的主要手段，使患者的发病率和病死率明显下降，但其不能彻底清除患者体内的 HIV，患者须终身用药。然而由 HAART 带来的多种不同程度的药物毒副作用（如血液毒性反应、消化道不良反应、药物性肝损伤、脂质代谢异常等）却成为 HAART 不得不面对的现实问题，因其可能导致 HIV 耐药和治疗失败。针对 HAART 疗法毒副作用的中医药治疗方法或方案研究亦为中医工作者所关注。刘鸿雁等运用精元康胶囊对 HAART 所致的骨髓抑制具有一定的治疗作用，疗效随疗程延长而增加；张晓伟等运用温胆颗粒治疗 HAART 致消化道不良反应，轻、中度消化道不良反应患者症状明显减轻；黄凌等应用当归芍药散治疗艾滋病 HAART 疗法肝功能损害疗效显著，总有效率达到 85.42%；李强应用消脂颗粒治疗 HAART 后脾虚痰阻型高脂血症，其降脂作用强度与血脂康相似；毛宇湘等应用中药内服外洗治疗 HAART 所致外周神经损害，明显减轻患者症状、体征，提高患者的生活质量。中医药减轻 HAART 治疗的不良反应的研究也受到国家科研层面的大力支持，国家“十一五”“十二五”科技重大专项均给予该领域的资助，尤其在降低血液毒性、消化道不良反应及高脂血症方面取得了一定的进展。

2.2 提高 HAART 治疗的临床疗效

随着 HAART 疗法在治疗艾滋病中的推广应用，中医药联合 HAART 治疗在防治艾滋病的过程中是协同增效还是相互减效也是后 HAART 时期重要的研究内容。张爱民等采用中医辨证联合 HAART 治疗较单纯中药或单纯 HAART 疗法能更有效提高患者免疫功能和降低病毒载量；罗士德等在泰国应用抗艾滋病复方药“SH”与西药联合，能增强其抗病毒效果，并能提高免疫细胞的活性，增强患者机体免疫能力，延长患者生命、提高患者生活质量；马伯艳等对 7 例接受 HAART 疗法的患者加用艾可清胶囊治疗进行临床观察，结果显示出与实验室研究结果相符的对 HAART 疗法增效减毒的作用；金燕采用前瞻性、随机单盲、安慰剂平行对照试验设计方法，观察艾灵颗粒对 HAART 的增效作用，结果显示艾灵颗粒具有改善患者的临床症状、体征和生活质量，提高患者的免疫功能，稳定病毒载量的作用，同时艾灵颗粒与 HAART 同用，无减低抗病毒西药的效价，也未引起耐药性的发生。虽中医药在提高 HAART 临床疗效方面已取得一定的进展，但是还有待于进行长时间、大样本、多中心的随机双盲临床对照试验的进一步证实。尤其是中医药与抗病毒药物之间的相互作用机制有待进一步研究，使其更好地运用于临床，提高 HAART 治疗的临床疗效。

2.3 降低 HAART 治疗的耐药率

HIV 在高速复制、高度遗传变异和抗病毒药物的作用下，可发生基因突变而逐渐对一种或几种抗病毒药物产生耐药，耐药是降低 HAART 治疗效果的主要原因之一。据中国疾病控制中心性艾中心 2011 年 12 月发布的《全国艾滋病综合防治数据信息年报》显示，我国艾滋病抗病毒治疗总体耐药率约为 12%。目前我国针对耐药问题采取的主要措施是更换抗病毒药物，由于我国免费抗病毒药物的种类有限，当出现耐多药时临床上就会出现患者无药可治的情况，造成患者体内病毒迅速复制从而破坏人体免疫功能而死亡。中医药能否降低 HAART 疗法的耐药率，也是后 HAART 时期的研究热点。在国家“十一五”艾滋病重大专项的资助下课题组应用艾康颗粒进行干预人类免疫缺陷病毒耐药的随机双盲对照试验研究，结果提示艾康颗粒干预 HIV 耐药可以稳定、提高免疫功能，并且无明显不良反应，但是有待进一步扩大样本量进行多中心、长时间的临床观察，以期获得更好的临床证据。在“十二五”期间由中国中医科学院中医药防治艾滋病研究中心王健主任医师主持的中医药延缓发病、促进免疫重建及降低耐药的临床研究课题，采用多中心、随机双盲平行对照的临床研究方法，纳入 600 例初始抗病毒治疗的艾滋病患者进行临床观察，以期形成中西药合用降低 HAART 后耐药的优化治疗方案。

2.4 治疗艾滋病常见机会性感染

在艾滋病中晚期，临床以免疫系统损害和机会性感染为突出表现。机会性感染常为多器官、多系统感染，病原体种类繁多，临床表现复杂多样、缺乏特异性，治疗十分棘手，病情难以控制，是导致艾滋病死亡的主要原因。中医药治疗艾滋病常见机会性感染方面也进行了积极探索，陈继忠应用消糜颗粒治疗艾滋病口腔念珠菌病有效改善临床症状，降低复发率，优于制霉菌素片；林金秘等运用痰热清注射液治疗艾滋病合并肺部感染时结果显示病灶吸收率高，临床疗效确切；屈冰等应用麻杏石甘汤合二陈汤、三子养亲汤加减联合头孢曲松钠治疗艾滋病患者肺炎，症状、体征、实验室检查指标等均有显著改善，并有加强抗生素疗效、缩短病程的作用；徐卓等应用泻痢康胶囊治疗艾滋病相关慢性腹泻的临床研究结果显示安全有效，疗效优于盐酸洛哌丁胺胶囊。笔者在针对艾滋病腹泻研究方面依托国家中医中药治疗艾滋病试点项目和科研课题，通过对既往研究成果梳理，总结了河南省 8 年来中医药治疗艾滋病的临床经验，在研究、归纳、总结 17158 例次腹泻（其中轻度、中度和重度分别为 15468、1420、270 例次）的基础上，总结出了脾胃虚弱、脾肾阳虚、湿热内蕴 3 种临床最常见的证型及治疗方法，初步形成了中医药治疗艾滋病腹泻的临床治疗方案，目前方案正在艾滋病高发区推广应用。

根据中医学“治未病”学术思想，笔者认为在无症状HIV感染期暂不进行抗病毒治疗，中医药应该早期干预艾滋病无症状期，形成艾滋病（无症状HIV感染期）中医诊疗方案并进行推广。而在艾滋病治疗进入HAART时期首先要给中医药治疗一个准确地定位，如艾滋病HAART存在毒副作用是实施HAART面临的主要问题和抗病毒治疗失败的主要原因之一，通过开展艾滋病HAART毒副反应的中医基础研究，筛选出有效方药进行多中心、大样本的临床研究，从而形成中医药干预HARRT毒副反应方案临床进行的推广优化，从而降低HAART毒副作用、提高治疗效果和患者依从性。针对艾滋病常见机会性感染中医药治疗要充分发挥中医“治未病”的优势，早期干预降低机会性感染的发生率，准确定位中医药治疗具有优势的机会性感染如不明原因的艾滋病腹泻、发热患者，发挥中医辨证论治和整体调节的特色，从而降低机会性感染复发率和艾滋病的病死率。针对影响HAART临床疗效原HIV耐药首先开展HAART耐药的中医基础研究，运用中医学理论阐释其耐药发生的病因病机、证候分布及演变规律，为其临床研究提供理论支撑；其次借助体外耐药细胞株的培养，筛选出干预HAART耐药的有效方药；采用多中心、随机双盲对照的临床研究方法，开展中西药合用优化治疗方案研究，从而降低HAART治疗的耐药率。

总之，在后HAART时期围绕减轻HAART治疗的不良反应、提高HAART治疗的临床疗效、降低HAART治疗的耐药率及治疗艾滋病常见机会性感染这4个切入点，深入开展中医药联合HAART防治艾滋病的临床和应用基础研究，对提高艾滋病防治水平具有重要意义。

参考文献（略）

（出自《中国中西医结合杂志》2016年第36卷第9期第1128－1131页）

后HAART时期中医药调节HIV/AIDS患者免疫功能研究切入点

许前磊[1,2,3]，许向前[4]，金艳涛[1]，李青雅[2,3]，谢世平[2,3]，郭会军[1,2,3]

（1. 河南中医药大学第一附属医院，郑州450000；2. 河南中医药大学艾滋病研究所，郑州450008；3. 河南省病毒性疾病中医药防治重点实验室，郑州450008；4. 河南省中医院，郑州450002）

摘要 艾滋病（acquired immune deficiency syndrome，AIDS）作为一种严重传染病，目前还没有治愈的药物和方法，高效抗逆转录病毒联合疗法（highly active antiretroviral therapy，HAART）能够迅速降低病毒载量，促进免疫重建，从而降低艾滋病相关并发症和死亡率，大大提高了艾滋病的治疗水平。但部分患者在治疗过程中易出现免疫重建不良及免疫炎症综合征等病症，是目前面临的治疗难点。中医药在调节机体免疫功能方面具有丰富的实践基础和广阔的应用前景。通过开展中医药治疗HIV/AIDS免疫功能重建不良和免疫炎症综合征基础和临床研究，推动中医药联合HAART协同增效研究，可以提升中医药防治HIV/AIDS水平。

关键词 HAART；中医药；HIV/AIDS；免疫功能；切入点

艾滋病（acquired immune deficiency syndrome，AIDS）即获得性免疫缺陷综合征，由机体感染人类免疫缺陷病毒（human immunodeficiency virus，HIV）所导致机体免疫功能的逐渐破坏和免疫缺陷，造成各种机会性感染发生，或继发恶性肿瘤，最终导致死亡的严重传染病。目前还没有治愈的药物和方法，国际上推广使用的是高效抗逆转录病毒联合疗法（highly active antiretroviral therapy，HAART），该疗法能够迅速降低病毒载量，促进免疫重建，从而降低艾滋病相关并发症和死亡率，HAART疗法的高效性使其迅速在全球范围内的推广，覆盖人群不断扩大，大大提高了艾滋病的治疗水平。但部分患者在HAART治疗的过程中，易出现免疫重建不良及免疫炎症综合征等病症，是HIV/AIDS

基金项目： 国家自然科学基金项目（81403342）；河南省科技攻关计划项目（No. 172102310199）；河南省高校科技创新人才支持计划（16HASTIT031）；河南省高等学校青年骨干教师资助计划（2015GGJS－097）；河南省中医药科学研究专项重点课题（2015ZY01004）；河南中医学院科技创新人才支持计划（2015XCXRC06）

患者面临的治疗难点。现代免疫学的特点与传统的中医理论如“正气存内，邪不可干”“整体观念”等相吻合，为中医药调节机体免疫功能研究奠定了理论基础，笔者通过对后 HAART 时期 HIV/AIDS 免疫调节现状分析，结合中医药调节 HIV/AIDS 免疫功能的临床实践，探讨了后 HAART 时期中医药调节 HIV/AIDS 免疫功能研究的切入点，为开展中医药联合 HAART 协同增效研究提供借鉴。

1. 后 HAART 时期 HIV/AIDS 免疫调节现状分析

HIV 感染的 3 个重要特征是病毒持续慢性复制，CD_4^+ T 细胞的逐渐减少及缺失，过度的免疫活化。HAART 疗法是 1996 年美籍华裔科学家何大一提出的“鸡尾酒”式的多种抗病毒药物联合治疗方法，该疗法避免了单一抗病毒药物易出现耐药的缺点，且能够最大限度地抑制病毒复制，重建免疫功能，提高患者生活质量，减少 HIV 相关疾病的发生率及死亡率。但部分患者经 HAART 治疗后出现免疫重建不良及以机会性感染加重的免疫炎症综合征，直接影响到 HAART 疗法临床的推广和实施。

1.1 HIV/AIDS 免疫重建不良

HAART 疗法临床疗效评价的一个重要方面就是促进 HIV/AIDS 免疫功能重建，即 HIV 感染引起的免疫异常得以恢复到正常水平或接近正常水平，明显改善 HIV/AIDS 患者的疾病进展和预后。但研究发现，HAART 后约 15% ~ 20% 的患者在病毒控制良好的情况下 CD_4^+ T 淋巴细胞计数仍未明显增长，称为免疫学无应答，又称免疫重建不良。目前针对免疫重建不良的发生机制尚不明确，且临床发生的影响因素众多，如既往治疗史、治疗开始时间、是否合并重叠感染以及年龄、种族性别等，有研究表明艾滋病患者接受抗病毒治疗后的病死率，不良反应发生与开始治疗时患者 CD_4^+ T 淋巴细胞数量呈明显的负相关；方美新等通过对接受 HAART 治疗的艾滋病儿童艾滋病成人以及健康成人作为对照研究，结果显示儿童患者治疗后免疫重建的恢复程度比成人好。第三个方面关于免疫重建不良的临床如何处理尚未形成统一方案，医家们采用多种治疗手段进行探索，如李重熙、赵燕等应用蛋白酶抑制剂（克力芝）HAART 方案中非核苷类反转录酶抑制剂均得到了可改善 HAART 后免疫功能重建不良的情况研究结果；胡毅文等对部分经 HAART 治疗后仍出现机会性感染的患者给予 IL－17 治疗，可达到免疫重建的目的；另有过继性免疫细胞治疗、细胞因子治疗以及阻断

免疫抑制途径等研究，具有提高患者免疫重建水平的潜在能力，有待更为规范的临床队列研究提供循证医学证据。

1.2 HIV/AIDS 免疫炎症综合征

HIV/AIDS 免疫重建炎症综合征（immune reconstitution inflammatory syndrome，IRIS）是指部分艾滋病患者在 HAART 治疗后，病毒载量下降，免疫功能部分恢复时其机会性感染症状反而加重，甚至导致死亡的临床综合征，发生率为 10% ~32%，随着 HAART 治疗人群的不断扩大，发生 IRIS 已成为后 HAART 时期日益突出的问题和治疗难点之一。而目前关于国内外关于 IRIS 发病机制、临床诊断、治疗方案尚未达成共识，如其发生机制多归咎 HAART 治疗“触发”宿主的病理性免疫炎性反应；其临床表现常由于涉及多种病原体感染而复杂多样，尤其是难以判断是 IRIS 还是机会性感染，给临床的诊断带来了一定的困难，而且临床诱发的危险因素众多，如 CD_4^+ T 细胞计数偏低、机会性感染的特异性（如结核）、病毒载量迅速下降、HAART 治疗的时间和方案、患者的年龄等，不利于开展 IRIS 的早期预防；在治疗关键是精确的诊断，同时要排除药物的不良反应及新发的机会性感染，针对其是一种炎症相关疾病，可采用甾体类或非甾体类抗炎药物治疗，其他治疗如蓝珂等应用糖皮质激素在艾滋病免疫重建炎性综合征，可改善 IRIS 并发结核病、隐球菌脑膜炎的临床症状，提高患者治疗的依从性。但激素对机体广泛的免疫抑制，可能会诱发机会性感染，临床应用时要给予评估。IRIS 一般不会危及 HIV/AIDS 患者的生命，且经过积极恰当的治疗能够继续抗病毒治疗，但其临床后果常常会影响 HAART 治疗的依从性，造成 HAART 治疗的失败。

2. 后 HAART 时期中医药调节 HIV/AIDS 免疫功能研究实践

中医药调节 HIV/AIDS 免疫功能的研究包括具有调节免疫功能的单味中药研究如人参、丹参、川芎、当归、五味子、黄精等；中药提取物研究如香菇多糖、灵芝多糖、甘草酸、人参皂苷等。中药复方研究从最初的单纯中药对 HIV/AIDS 免疫功能的影响研究，如唐草片、益艾康胶囊、扶正排毒片、爱康胶囊、爱可扶正片、艾可清胶囊、艾灵颗粒、中研 2 号、康爱保生胶囊等中医复方对 HIV/AIDS 免疫功能的调节作用研究，结果显示均具有稳定或提高机体免疫功能的作用。

随着 HAART 疗法在临床的推广，医家们应用中医药联合 HAART 协同增效作用进行了研究，如邓鑫等应用中医联合 HAART 治疗 HIV/AIDS 患者，并与单纯 HAART 治疗为对照，结果显示中西医结合治疗提高 CD_4^+ T 细胞的效果优于单纯的抗病毒治疗；吴欣芳等应用中药免疫 1 号联合 HAART 组疗后的免疫重建有效率（71.4%）要高于单纯 HAART 组（68.5%），但两者比较差异无统计学意义；张爱民等采用中医辨证联合 HAART 治疗 HIV/AIDS 较单纯中药或单纯高效抗逆转录病毒疗法更有效提高患者免疫功能降低病毒载量。

同时对 HAART 治疗过程中出现的免疫重建不良运用中医药进行了积极探索，如王阶等应用免疫 2 号治疗艾滋病 HAART 后免疫重建不全患者，结果显示能够促进机体免疫重建，改善患者的生存质量；赵霞等加用益气补肾方对艾滋

病 HAART 后免疫重建不全患者进行临床观察，结果显示益气补肾方能够明显提高患者的 CD_4^+ T 细胞绝对计数，改善临床症状和体征，提高其生活质量和免疫功能；方路等针对 HARRT 治疗后免疫功能恢复不全者介入康爱宝生胶囊治疗，可促进患者免疫功能的重建；陆鹏等应用黄芪对常规 HAART 治疗免疫无应答的艾滋病患者 CD_4^+ T 淋巴细胞具有一定提高作用。

3. 后 HAART 时期中医药调节 HIV/AIDS 免疫功能研究切入点

前期的临床实践显示出中医药在 HIV/AIDS 免疫功能调节方面具有广阔的应用前景。随着 HAART 疗法在临床的不断推广，覆盖人群不断扩大，在后 HAART 时期如何准确定位中医药调节 HIV/AIDS 免疫功能研究切入点对提高中医药防治 HIV/AIDS 临床疗效、拓展中医药应用范围、发挥中医药的特色和优势具有重要意义。HIV/AIDS 患者 HAART 后免疫重建不良及免疫炎症综合征是开展 HAART 过程中面临的临床治疗难点，通过开展中医药防治 HIV/AIDS 免疫重建不良及免疫炎症综合征基础和临床研究，形成临床诊疗方案并进行推广，对提升艾滋病防治水平具有重要的推动作用。

3.1 开展中医药防治 HIV/AIDS 免疫重建不良及免疫炎症综合征基础研究

开展中医药防治 HIV/AIDS 免疫重建不良及免疫炎症综合征基础研究涵盖了其发病的中医病因病机、证候分布及演变规律、发病的体质类型等，是开展中医药防治 HIV/AIDS 免疫重建不良及免疫炎症综合征的临床研究的基础。依托国家“艾滋病综合防治信息系统”数据库、“中医中药治疗 HIV/AIDS 项目”数据库的数据信息，在文献研究的基础上，通过专家问卷、回顾性分析、现况调查、数据挖掘等方法，开展 HIV/AIDS 免疫重建不良及免疫炎症综合征中医基础研究，明确其中医病因病机、证候分布及演变规律、发病的体质类型，为开展中医药早期干预和辨证论治提供理论指导。

3.2 开展中医药防治 HIV/AIDS 免疫重建不良及免疫炎症综合征的临床研究

开展中医药防治 HIV/AIDS 免疫重建不良及免疫炎症综合征的临床研究首先是临床有效方药的筛选，在专家临床实践经验总结的基础上，借鉴中药体外免疫调节作用研究成果，结合其中医发病的病因病机，筛选出针对 HIV/AIDS 免疫重建不良及免疫炎症综合征常见中医证型治疗方药；第二针对筛选出有效方药开展规范的临床研究，采用多中心、大样本、随机双盲对照的临床研究方法，为中医药防治 HIV/AIDS 免疫重建不良及免疫炎症综合征临床方案的制定提供高级别的循证医学证据；第三临床方案推广，借助中华中医药学会防治艾滋病分会及国家中医中药治疗艾滋病试点项目等平台进行方案推广，并通过国家中医药继续教育项目对中医药救治艾滋病项目相关人员进行培训，提升中医药防治 HIV/AIDS 免疫重建不良及免疫炎症综合征的临床水平。

参考文献（略）

（出自中华中医药学会防治艾滋病分会 2017 年学术年会论文集第 112－114 页）

浅谈中医对艾滋病潜伏病毒库的认识

梁碧颜，刘　颖

中国中医科学院艾滋病中心

摘要　艾滋病潜伏病毒库是目前艾滋病治疗面临的难题之一，本文从伏邪理论、邪留阴分等方面探讨中医对潜伏病毒库的认识，以青蒿鳖甲汤为借鉴，提供其治疗思路。

目前抗病毒药物的作用机制主要是抑制病毒的复制，并不能清除体内的病毒，除了静止的记忆 CD_4 细胞内 HIV 不能被清除之外，其他病毒储存库如中枢神经系统和一些未知的病毒储存库内的 HIV 也不能清除。经过高效抗逆转录病毒疗法（HAART）治疗 1～3 年，血液中的病毒载量已经达到检测不到的水平，但是这种细胞仍然存在，一旦停止 HAART 治疗，静止的 CD_4 细胞中潜伏的 HIV 将重新活化，HIV 病毒载量很快反弹上来，而且 HIVRNA 上升的速度与首次感染时相当。后来一些科学家经过更精密的实验和计算，导出单纯的 HAART 治疗要持续 60 年才能彻底

基金项目：国家“艾滋病和病毒性肝炎等传染病防治”科技重大专项（2013ZX10005001）

清除体内的 HIV。这也就意味着患者要长期服用抗病毒药物。实验研究的结论与临床观察一致，所有患者在停药后均出现病毒反弹，大部分发生在停药后两周以内。对反弹病毒的序列分析结果证实，潜伏感染病毒的激活可能是其原因。研究人员只知道人体内有病毒储存库的存在。但储存库是如何形成的，在体内什么地方、哪个系统，仍是一个谜。

迄今 HAART 仍无法达到杀灭全部艾滋病病毒（即治愈艾滋病）的目标，患者需要终生服药。中药是否有办法激活储存库中的病毒，把它引出来，然后西医用 HAART 把它杀灭，成为目前的研究方向之一。赵红心等通过非对照的临床研究显示，某些中药在 HAART 间断的过程中，对间断期病毒的反弹有一定的抑制作用，并且维持间断期的免疫功能。为中西医结合提供了研究的空间。

1 从伏邪理论思考

在胸腺发育成熟的静息纯真 T 淋巴细胞移行至外周淋巴组织，遇抗原后活化、增殖并分化为效应细胞，效应细胞发挥免疫功能之后大部分发生了凋亡，小部分成为静息记忆细胞，可长期存活。一旦染色体中整合有 HIV－1 前病毒的效应细胞逃避了免疫防御机制并避免了病毒感染造成的细胞病变而成功转变为记忆细胞，即建立了整合后潜伏。整合后潜伏是体内潜伏感染病毒库的主要部分。

早在《内经》就对邪伏体内有了一定的认识。《素问·生气通天论》有“冬伤于寒，春必温病”的论述，最早提出了邪气留伏的问题。成为后世伏气温病学的理论渊源。晋代王叔和认为，感受寒邪“中而即病者曰伤寒；不即病者，寒毒藏于肌肤，至春变为温病，至夏变为暑病……”（《伤寒序例》）。清代邵新甫认为，阴精亏耗，强阳无制是伏寒外发的原因：“冬伤于寒，春必病温者，重在冬不藏精也。盖烦劳多欲之人，阴精久耗，入春则里气大泄，木火大燃，强阳无制，燔燎之势，直从里发？始于必壮热烦冤，口干舌燥之候矣”（《临证指南医案·温热》邵按）。邪气留伏体内有一定的条件，正如《内经》所说“正气存内，邪不可干”，“邪之所凑，其气必虚”，正气虚弱尤其是肾气亏虚是邪气留伏的重要条件，如柳宝诒说：“本因肾气之虚，始得人而据之”（《温热逢源·伏温化热郁于少阴不达于少阳》）。艾滋病患者出于正气虚弱，肾气亏虚，不能抗邪外出，使温热毒邪得以在体内伏留，成为日后病毒反弹的重要根源。

2 从邪留阴分考虑

中医理论认为“肾主骨，骨生髓”。而人体的免疫器官，如骨髓、胸腺、脾脏和淋巴结，及参与免疫反应的 T 淋巴细胞、B 淋巴细胞、巨噬细胞等，都来源于骨髓多能干细胞。“荣泣卫除”，“精髓枯竭”，免疫器官广泛淋巴缺乏的病理改变与肾精的匮乏密不可分。骨髓为至阴之分，为少阴肾所主；血属阴，精血同源，精为肾所藏。骨髓属于阴，为人体至阴之分，故艾滋病病毒潜伏之部位可概括为“阴分”。

艾滋病病毒潜伏骨髓至阴之分，恰与清代名医吴鞠通于《温病条辨》中所论之“邪入阴分”极为相似。温病学认为，温邪入侵人体后有由浅而深、由表而里的发展过程，在邪正斗争的过程中，尤其疾病后期，当正气耗伤时，未清之邪可留伏阴分。阴分之余邪不去，当正气进一步虚弱，或邪气在体内酝酿日盛，以致日后发病，使病程缠绵，迁延难愈。

艾滋病由于邪毒伤正及抗病毒药物伤正气，患者处于正气虚弱而余毒留伏之状态，余毒留伏至阴，日益积蓄外发而致艾滋病病毒反弹，清除伏毒即成为潜伏艾滋病病毒治疗的主要目标。总体而言，患者正虚毒伏，当以扶正祛毒为治疗原则。扶正培本有助于祛邪。研究发现，许多扶正培本的中药具有免疫增强和免疫调节作用。另一方面，治疗尚须清除余毒。邪毒留伏阴分，清热解毒之品难达病所，通常之补益剂难以将邪毒托出，实为难治之证。清热解毒法对阳分邪毒有效而对阴分余毒却能力有限，必须使阴分之邪毒出于阳分，再行祛邪解毒之剂才可收祛毒之功。

3 从青蒿鳖甲汤启示

《温病条辨》用青蒿鳖甲入阴搜邪、领邪外出之法治温病邪留阴分，可作为艾滋病病毒残留病变中医治疗的良好借鉴。《温病条辨》有两处提到青蒿鳖甲汤，药物组成和主治证稍有差异。中焦篇用青蒿鳖甲汤治疗少阳疟之偏于热重者，方由青蒿、知母、桑叶、鳖甲、牡丹皮、天花粉组成，方中以青蒿芳香逐秽、开络，领邪外出；鳖甲乃蠕动之物，护阴而入阴络搜邪；知母、花粉清热邪而止渴；牡丹皮清少阳血分；桑叶清少阳络中气分。下焦篇用青蒿鳖甲汤治温病后期邪热深入下焦，夜热早凉，热退无汗，热自阴来之证，方由青蒿、鳖甲、生地黄、知母、牡丹皮组成。两方中青蒿和鳖甲配伍精当，使该方具有先入后出之妙，正如吴鞠通说：“此方有先入后出之妙，青蒿不能直入阴分，有鳖甲领之入也；鳖甲不能独出阳分，有青蒿领之出也。”二方药物组成虽有所差异，但其入络搜邪之功能是相同的，邪在阴分，必须入阴搜邪才能祛邪。艾滋病病毒潜伏于至阴，任用何等清解攻伐皆难达病所，可仿吴鞠通入阴搜邪法将邪毒搜剔出阳分，再清解攻伐以达祛除邪毒之目的。

正气虚弱，余毒留伏阴分是潜伏艾滋病病毒的基本病理，扶助正气，清除余毒是基本治则。阴分余毒的祛除是治疗潜伏艾滋病病毒的关键，温病学入阴搜邪出阳而祛邪的方法可作为艾滋病病毒潜伏病变中医论治的良好借鉴，以期能祛除余毒，延长患者生存期乃至治愈艾滋病。

参考文献（略）

（出自中华中医药学会防治艾滋病分会 2014 年学术会议论文集第 118－120 页）

对中医药在“诊出就治疗”时代防治艾滋病研究中的定位的思考

王江蓉，沈银忠

［上海市（复旦大学附属）公共卫生临床中心感染一科 上海 201508］

摘要 在“诊出就治疗”时代，对中医药在艾滋病防治研究中如何定位是一个值得思考的问题。本文通过归纳艾滋病病毒感染的疾病特征和西医药抗病毒治疗存在的问题，明确中医药防治艾滋病研究的背景，厘清中医药在“诊出就治疗”时代防治艾滋病研究中的定位。目前，尽管西医药治疗艾滋病病毒感染已取得巨大进步，但也面临许多问题。中医药应审时度势，充分利用自身特点，积极投入到对艾滋病的防治工作中。我们认为，在进行中医药防治艾滋病的研究中，中医药应了解西医药治疗的不足和中医药的特点，准确定位，这样才能更好地发挥自身优势。

关键词 艾滋病病毒感染；中医药；CD_4^+ T 淋巴细胞计数

艾滋病即获得性免疫缺陷综合征（acquired immune deficiency syndrome，AIDS），是由人免疫缺陷病毒（human immunodeficiency virus，HIV）感染引起的一种传染性疾病。近年来，随着相关研究的深入，尤其是 AIDS 抗病毒治疗的不断进步，AIDS 已由一种“不治”之症转变为一种“可治”之症，从一种被称为“超级癌症”、死亡率最高的疾病变成了一种可治疗的慢性病。

1 AIDS 抗病毒治疗的进步和不足

目前，AIDS 抗病毒治疗已取得巨大进步，主要表现在：①抗 HIV 药物不断上市。从 1987 年第一个抗 HIV 药物齐多夫定上市到 2013 年 8 月 20 日，美国 FDA 批准的抗 HIV 药物共计达 7 大类 37 种，同时还批准了众多抗 HIV 合剂，后者可简化治疗方案并提高患者的依从性。②开始治疗的时机越来越早。2013 年 6 月，WHO 将 HIV 感染患者开始接受抗病毒治疗的时机从其 CD_4^+ T 淋巴细胞计数 $<200/mm^3$ 更新至 $<500/mm^3$。美国和欧洲的相关指南也做出了相同的建议。WHO 同年还提出，对 HIV 感染，治疗是预防的手段，建议“诊出就治疗”。③临床疗效不断提高。许多 HIV 感染患者在接受抗病毒治疗后，其体内病毒复制受到抑制、免疫系统获得重建、机会性感染发生率下降、生存质量和生存期提高。抗病毒治疗在抑制病毒载量的同时，可使许多 HIV 感染患者的免疫功能得到重建，但也存在局限性：①不能使所有患者的免疫功能得到重建；②抗病毒药物存在毒、副作用，影响患者的生存质量；③不能彻底清除病毒，患者需长期维持用药；④出现病毒耐药的患者增多。因此，越来越多的中外研究者开始关注补充和替代医药在 AIDS 抗病毒治疗中的作用，其中中医药是研究热点之一。

2 中医药调节患者的免疫功能

国内学者近年来探索了中医药在 HIV 感染治疗中的作用，发现中医药对调节患者的免疫功能有一定的疗效，但降低病毒载量的作用不明显。对 100 例 HIV 感染/AIDS 患者服用艾宁颗粒 1 年的随机、双盲、对照研究结果显示，与安慰剂组相比，治疗组患者的免疫功能下降显著延缓，但病毒载量变化无统计学意义。陈仁芳等对 70 例 AIDS 患者进行的加用贞芪扶正胶囊治疗的对照研究结果显示，联合治疗组患者的中性粒细胞数下降幅度和肝功能异常发生率低于对照组，HIVRNA 转阴率、CD_4^+ T 淋巴细胞计数提高也优于对照组。李勇等对 72 例 HIV 感染患者进行的 6 个月随机、对照研究显示，使用免疫 1 号方治疗的有效率（CD_4^+ T 淋巴细胞计数提高 30% 以上的患者比例）达 43.75%。陈晓蓉等将 43 例伴有脾虚证的 AIDS 患者随机分为复方芪术汤联合抗病毒治疗组和抗病毒治疗对照组，疗程均为 6 个月。研究结果显示，联合治疗组的总有效率为 90.0%，而对照组的总有效率仅为 60.0%，差异比较有统计学意义。此外，治疗组患者的 CD_4^+ T 淋巴细胞计数亦较对照组患者显著提高。王阶等用免疫 2 号方治疗免疫重建不全的 AIDS 患者，结果发现免疫 2 号方能够提高患者的 CD_4^+ T 淋巴细胞计数和免疫重建的有效率，同时改善患者的部分临床症状和体征。对 72 例 AIDS 患者进行的随机、双盲、对照研究结果显示，使用中研 4 号治疗 6 个月可提高 HIV 感染/AIDS 患者的 CD_4^+ T 淋巴细胞计数，但对降低病毒载量没有明显作用。使用益艾康胶囊治疗 379 例无症状期 HIV 感染患者 30 个月的研究结果显示，该药有助于稳定或减缓患者的 CD_4^+ T 淋巴细胞计数的下降幅度，并使病毒载量保持稳定或者下降。中医针灸也有调节 AIDS 患者免

基金项目： 国家“十二五”科技重大专项“抗艾滋病病毒新药临床评价研究技术平台建设”（编号：2012ZX09303013）

疫功能的作用。在坦桑尼亚对24例AIDS患者采用足三里、关元等中医传统的保健强身穴位进行针灸和耳针治疗，结果发现针灸和耳针治疗可提高患者的免疫力，调节各脏器功能，改善患者的临床症状。王江蓉等对脾肾阳虚的AIDS患者加用灸天枢、神阙、中脘和关元等穴治疗3个月，结果观察到此法可提高抗病毒治疗的疗效，并对患者的总淋巴细胞计数提高有一定的作用。

3 中医药减轻AIDS抗病毒治疗的不良反应和改善疾病相关症状

AIDS抗病毒治疗的不良反应较明显。据统计，在所有抗HIV药物中，司他夫定导致的脂代谢障碍发生率最高（35.2%），奈韦拉平相关皮疹的发生率最高（31%），齐多夫定相关贫血的发生率最高（26.6%），奈韦拉平相关肝损害的发生率最高（17.9%）。研究发现，中医药在减轻AIDS抗病毒治疗的不良反应和改善疾病相关症状方面具有重要作用。李强等的研究显示，使用化痰泻浊法治疗可以改善AIDS抗病毒治疗相关的高脂血症。熊卫标等报告，中西医结合治疗AIDS抗病毒治疗相关皮疹的疗效好。罗艳等报告，八珍汤可以改善AIDS抗病毒治疗所致血液系统不良反应。樊移山等报告，中医药治疗AIDS抗病毒治疗相关肝损伤的总有效率为85%（35/41）。此外，中医药在改善AIDS相关症状方面也有良好效果。李发枝用中药治疗AIDS患者的皮肤瘙痒、带状疱疹及其遗留神经痛、头痛和气虚外感证，取得良好效果。杨国红等用参苓白术散治疗AIDS相关腹泻也取得满意疗效。

4 辨证论治治疗耐药HIV感染

HIV感染/AIDS是一种西医诊断。这些年来，中医对AIDS的病因病机和临床证候作了大量的临床研究。张晓伟等认为，AIDS应从脾虚论治。徐立然等提出，气虚是AIDS的基本病机。贾祥罗等则把艾毒引动伏毒作为症状期HIV感染的病因病机。张苗苗等对177例HIV感染患者进行了中医证候分析，发现证型以气阴两虚、肺肾不足证型最多。王江蓉等对上海市HIV感染/AIDS患者进行的中医证候调查则发现，HIV感染患者以气虚兼挟湿热证为主，AIDS患者以气虚兼挟阴虚证和气虚兼挟血瘀证多见。中医的特点是辨证论治，同病可异治、异病可同治。中医可根据AIDS患者的不同证候，采用益气、养阴、活血化瘀等方法对患者进行个体化的辨证治疗。即使是耐药的AIDS患者，对中医来说仍然能够辨证论治，让患者带病延寿。

5 抗HIV中成药的研发现状

近10年来，国内有20余家制药企业按照我国国家食品与药品监督管理总局2003年发布的《艾滋病中药新药指导原则——会议纪要》进行了抗HIV中成药研发，但迄今获得批准上市的只有唐草片一种，而且还是仅可用作辅助药物。目前，仍有多种中成药正在进行用于治疗HIV感染的临床试验。需指出的是，国内药品审批部门经常按照对西医药的标准和办法来进行中成药的疗效评价，没有考虑到中医药自身的特点。抗HIV化学药的疗效评价标准是CD_4^+ T淋巴细胞计数提高和病毒载量降低。临床实践表明，中医药治疗在改善AIDS患者的免疫功能、减轻疾病临床症状和提高患者的生存质量方面有较好的效果，但降低病毒载量的作用不明显，这是大部分中成药未能获准用于治疗HIV感染的主要原因。

6 结语

西医药治疗AIDS虽取得了巨大进步，但也面临许多问题。中医药应审时度势，明确自身特点，发挥自身优势，积极投入到对AIDS的防控工作中。我们认为，在中医药防治AIDS的研究中应了解西医药治疗的不足和中医药的特点，准确定位中医药的作用，这样才能更好地发挥中医药的潜在优势。正如罗士德等所言："我们应该认识到中草药抗HIV感染能起一定作用，也应该认识到我们的研究道路并非坦途。中医药治疗AIDS研究绝非是一蹴而就的事，浮躁的研究和夸大其词的报告只会使自己陷入困境，且影响中医药的声誉。困难越大，机遇也就越多。我们应该牢牢把握知识创新的大方向，开展拥有中医药治疗AIDS特点的研究。"

参考文献（略）

（出自《上海医药》2014年第35卷第21期第14－16页）

中医药防治艾滋病的科研定位

桑　锋[1,2]，许前磊[1,2]，李青雅[2]，谢世平[2]，徐立然[1,2]，郭会军[1,2]，金艳涛[1]
（1. 河南中医药大学第一附属医院，郑州 450000；2. 河南省病毒性疾病中医药防治重点实验室，郑州 450008）

摘要　艾滋病作为一种新发传染病，近年来在中医药防治艾滋病研究方面，如病因病机、证候分布及演变规律、治则方药进行了大量的研究，取得了一定的成果。基于艾滋病的临床需求及国内现状，结合前期的研究基础，准确定位中医药防治艾滋病的科研方向，深入开展艾滋病中医标准化和作用机制研究，对推广中医药在艾滋病防治中的作用具有重要意义。

关键词　中医药；艾滋病；科研；定位

艾滋病作为一种新发传染病，中医学没有明确的记载，结合其发病特点和临床表现，多属于中医“瘟疫”“伏气温病”“虚劳”的范畴。近年来的研究显示中医药在防治艾滋病方面具有广阔的应用前景。在国家对中医药防治艾滋病科研资助下，在艾滋病中医病因病机、证候分布及演变规律、治则方药方面进行了大量的研究，取得了一定的成果，如提出了艾滋病中医“艾毒伤元”“脾为枢机”“气虚为本”等病因病机学说；总结了艾滋病常见基本证候为肺脾气虚、湿热内蕴、湿热蕴毒、气阴两虚等；研发了扶正排毒片、益艾康胶囊、爱康胶囊、泻痢康一系列药物；形成了初步的艾滋病（无症状 HIV 感染期）中医诊疗方案、艾滋病相关腹泻中医诊疗方案；搭建了中医药防治艾滋病的临床科研信息一体化平台。基于艾滋病的临床需求及国内现状，结合前期的研究基础，笔者认为在新一段时期内要以艾滋病中医诊疗标准化和中医药作用机制为科研方向，从而在中医药防治艾滋病领域研究取得更大突破。

艾滋病中医诊疗标准化研究

中医药标准化研究已成为中医现代化建设的重要内容。艾滋病中医诊疗标准化包括中医证候标准化、中医疗效评价标准化、中医临床研究标准化及临床方案推广标准化等多个方面，标准化研究对于推广中医药在艾滋病防治中的作用具有重要意义。

1. 艾滋病中医证候标准化

辨证论治是中医诊断和治疗疾病的主要手段之一，也是中医诊疗理论体系的一大特点。辨证是确定治法的前提和依据，证候是中医学理论的核心部分，艾滋病中医证候学研究是中医药防治艾滋病研究最基础和重要的部分。艾滋病中医证候标准化研究对中医四诊信息的规范化、采集的客观化以及中医证候标准化研究起到了积极的促进作用，为今后开展艾滋病中医药临床治疗、科学研究以及中药新药研制提供可靠证候学依据，为建立艾滋病中医辨证理论体系和诊断治疗评价标准体系奠定基础。

本课题组前期运用临床流行病学方法调查河南、云南、新疆 3 个地区艾滋病患者 2050 例，建立了中医证候数据库，运用 *Logistic* 回归分析、因子分析、结构方程模型等方法，对艾滋病证候的证素和症状、体征进行分析，揭示证素和证候之间的内在联系。在流行病学调查及专家问卷的基础上，初步制定了气阴两虚证、脾气虚证、肺脾气虚证、气血亏虚证、湿热内蕴证、痰热蕴肺证、湿热蕴毒证 7 个基本证候辨证标准量表，并对量表进行了考核验证，具有较好的信度和效度，能够较为客观的对中医证候诊断进行量化，为建立艾滋病病中医辨证治疗评价标准体系奠定基础。本课题组下一步要在临床实践中进行探索和完善，对量表进行进一步的优化，更好的发挥量表在艾滋病中医诊疗标准化中的作用。

2. 艾滋病中医疗效评价标准化

中医药的生命力在于临床疗效，中医药治疗艾滋病在减轻临床症状、提高生活质量、延缓发病和延长生命等方面取得了显著的效果，但国际上公认的治疗 AIDS 疗效评价金指标为 CD_4^+ T 淋巴细胞和病毒载量，与中医临床疗效存在着部分不一致性，这在一定程度上影响到中医药在国际上防治 AIDS 的推广和应用。开展中医药防治艾滋病临床疗效评价研究，制定出符合中医特点的疗效评价标准，对推动中医药标准化和国际化进程具有重要意义。

在艾滋病中医药疗效评价标准研究过程中，要充分与中医的多层次、多靶点、多环节的作用机制相结合，使疗效评价的指标要涵盖患者临床症状的改善、免疫功能、病毒载量、生活质量、机会性感染发生率、生存期、病死率、发病时间、生理生化等多项指标，具有广泛性和综合性。

基金资助：国家自然科学基金项目（No. 81403342，No. 81603403），河南省科技攻关计划项目（No. 172102310199），河南省高校科技创新人才支持计划（No. 16HASTIT031），河南省中医药科学研究专项课题（No. 2015ZY01004，No. 2017ZY2016），河南中医药大学特色学科中医学学科建设项目（No. STS－ZYX－2017019）

依托中医药防治艾滋病疗效评价指标体系建立具有中医特色的疗效评价数据库，并对数据库进行不断的补充和再评价，最终建立一套突出中医特色的、系统的适合 AIDS 中医临床疗效评价指标体系。

3. 艾滋病中医临床研究标准化

中医药治疗艾滋病的临床研究取得了一定的进展，如在 HIV 无症状期的早期干预，常见机会性感染如艾滋病腹泻、发热及 HAART 毒副作用的治疗。虽然中医药治疗措施能够改善 HIV/AIDS 及其相关病症患者的临床症状，提高其生活质量，但临床研究的文献质量普遍不高，多为小样本、单中心的研究，这在一定程度上影响了研究结论的可靠性和可推广性，导致研究结果难以得到医学界的公认。艾滋病临床研究质量不高主要体现在研究设计方面，缺少真正的随机，盲法的使用率也比较低，另外选择的纳入标准和疗效评价标准不规范，尤其是缺乏远期的预后指标，这些方面严重影响到艾滋病临床研究循证级别。

本课题组在“十一五”期间，分别采用随机、双盲、安慰剂对照、多中心设计方法，开展了无症状 HIV 感染者早期干预、艾滋病腹泻、艾滋病肺部感染及 HAART 致消化道不良反应和高脂血症临床研究，为艾滋病的临床研究提供了高级别的循证医学证据，为中医药防治艾滋病临床治疗方案的制定奠定了基础。在循证医学的时代，今后的中医、中西医结合的艾滋病临床研究实验要严格按照循证医学的标准进行设计，从而提高中医药防治艾滋病的研究水平。

4. 临床方案推广标准化

中医药防治艾滋病临床方案的推广是提高中医药防治艾滋病临床疗效的重要方面。本课题组在前期研究的基础上，制定了艾滋病（无症状 HIV 感染期）中医诊疗方案、艾滋病相关腹泻中医诊疗方案，并借助中华中医药学会防治艾滋病分会这一学术平台开展方案的推广工作。如何更好地进行方案的推广，使广大医疗工作者理解并熟练掌握方案的应用，从而提高艾滋病中医药防治水平是方案制定后期的主要研究内容。

开展中医药临床方案推广标准化研究首先要进行推广评价规范性研究，通过评价能够了解相关人员对方案的掌握情况，针对其掌握的弱点开展有针对性的培训，从而提高相关人员对方案的掌握度，评价可以通过培训考核、问卷调查、量表调查等多项内容进行；其次要制定方案反馈评价系统，使方案在使用过程中的问题和建议及时反馈至相关的研究部门，促使方案的进一步优化，从而提高中医药防治艾滋病临床水平。

艾滋病中医药作用机制研究

中医药防治艾滋病无论是无症状期的早期干预，还是机会性感染及 HAART 毒副作用的治疗都取得了显著的临床疗效，研发了一系列有效的临床方药，但药物的研究多集中在临床疗效评价方面，其作用机制研究多为动物实验，临床上作用机制还不明确，下一步要深入开展中医药治疗艾滋病的作用机制研究。

1. 中医药整体调节的作用机制

中医药的作用机制强调对人体的整体调节，中医药治疗艾滋病的整体调节作用机制研究要借助系统生物学的方法。系统生物学是以整体性研究为特征，研究一个生物系统中所有组成成分（基因、mRNA、蛋白质等）构成，以及在特定条件下这些组分间相互关系的学科。整合系统生物学技术为研究中医药防治艾滋病整体调节的作用机制提供了手段，通过多系统生物学指标包含基因、蛋白质、代谢物多个层次的标志物群检测，开展艾滋病中医药临床系统生物学研究，探索中医药防治艾滋病的整体作用机制。

2. 中医药的作用靶点研究

关于中医药防治艾滋病的作用靶点研究多集中在单味药物试验研究，如甘草活性成分甘草酸可通过抑制 NF－κB 和 LTR 的结合而抑制 LTR 所调节基因的表达，阻断 HIV 基因的转录；黄芩的活性成分黄芩素能够与 HIV 整合酶催化核心区的疏水区域结合从而引起整合酶构象发生变化失去活性；天花粉的天花粉蛋白可抑制被感染的淋巴细胞和单核巨噬细胞中 HIV 复制；其他单味中药研究如夏枯草、牛蒡子、淫羊藿、狗脊、贯仲、苦参、野菊花等 70 多种中草药具有抑制 HIV 复制的活性，其中黄连、苦参、丹参、五味子等 22 味中草药有抗 HIV 逆转录酶作用；黄连、黄柏、知母、淫羊藿、白花蛇舌草、桔梗、乌梅、石榴皮、鸦胆子、牡丹皮等 19 味中药有抗 HIV 蛋白酶的作用。中医复方由于同时具有抗 HIV、增强免疫力、改善症状、减毒增效的作用，作用靶点复杂，临床有待进一步深入研究，为中医药的国际化推广提供实验证据。

结语

随着中医药防治艾滋病基础和临床研究的深入，如何准确定位新时期中医药防治艾滋病的科研定位具有重要的意义。艾滋病中医药科研的目的在于提高中医药的临床疗效，降低艾滋病的发病率和病死率，使科学研究形成的临床方案及有效方药进行全国推广。笔者认为，要达到这一目的首先要进行艾滋病中医诊疗标准化研究，包括证候标准化、疗效评价标准化、临床研究标准化、临床方案推广标准化，使相关研究人员在临床应用和研究过程中有章可依，从而提高中医药防治艾滋病的临床疗效；其次要进行中医药防治艾滋病作用机制方面研究，包括运用系统生物学的方法进行整体调节作用机制研究及基因组学技术进行作用靶点研究两种途径，使相关研究人员在临床应用和研究过程中有理有据，从而更好地进行中医药防治艾滋病国际化推广。

参考文献（略）

（出自中华中医药杂志 2018 年第 33 卷第 6 期第 2528－2530 页）

中医药防治艾滋病科研实践状况分析

石学峰，房耘耘
（北京中医药大学管理学院，北京 100029）

摘要 目的 分析中医药防治艾滋病科学研究工作中存在的问题，提出完善中医药防治艾滋病科学研究工作的相关建议。方法 采用现场调研与定性访谈相结合的方法，现场调研主要采用全面调查的方法，调查了全国范围内27个省（自治区、直辖市）的27个中医高校、173个医院、52所科研机构的49项科研课题的信息；定性研究主要访谈了6名艾滋病管理与治疗方面的权威专家。结果 中医药防治艾滋病科研课题存在课题设置总量偏少、资金支持力度弱、研究周期短、有研究能力的机构较少等方面问题。结论 应加强对中医药防治艾滋病相关课题设置的重视程度，加大艾滋病中医药防治相关课题的资金支持力度；同时，应建立合适的激励机制，引导中、西医在艾滋病防治方面开展更多合作。

关键词 获得性免疫缺陷综合征；中医学；病症防治

党和政府重视中医药、中西医结合防治艾滋病的科学研究工作，同时出台了一系列的政策文件保障和促进中医药、中西医结合防治艾滋病科学研究工作的实施。如1998年10月26日由卫生部、国家计委、科技部、财政部共同颁布实施了《中国预防与控制艾滋病中长期规划（1998年~2010年）》，该规划提出了1998~2010年艾滋病防治工作应达到的总目标、具体目标及工作措施等，其中，在具体措施中指出，科学研究应结合落实本规划，坚持为防治工作服务的方向，充分发挥我国传统医学和中西医结合的优势，重视发挥专家委员会在科研中的咨询、指导作用，抓住重点和关键性技术问题，集中各学科、各领域的优秀人才，组织科技协作攻关。2006年2月27国务院办公厅出台的《中国遏制与防治艾滋病行动计划（2006年至2010年）国办发［2006］13号）》中指出，国家支持开展中医治疗艾滋病临床服务，同时指出，要开展艾滋病临床救治研究，总结中医诊治规律，完善艾滋病中西医综合治疗方案。

然而，相关政策文件的落实情况究竟如何？中医药、中西医合作防治艾滋病科学研究工作仍存在什么问题？本研究将从中医药防治艾滋病课题研究现状、中西医合作开展艾滋病防治的研究现状等角度出发回答以上问题，分析中医药防治艾滋病课题管理工作方面存在的问题，为促进中医药防治艾滋病科研水平的提升提供相关建议。

1 资料与方法

1.1 资料来源

1.1.1 现场调查 2012年5~7月，国家中医药管理局立项资助北京中医药大学开展“全国中医药科技资源状态调查”，该调查采用全面调查的方法，在全国范围内共调查27个省（自治区、直辖市）的27个中医高校、173个医院、52所科研机构，最终在上述机构中调查了“十五”与“十一五”期间所有省部级及以上的科研课题信息，主要调查内容包括课题来源、课题经费、课题研究团队、课题产出等方面信息。此次调查，共调查获得5841项课题信息，其中49项研究课题与艾滋病相关。

1.1.2 文献复习 通过文献复习的方法，以艾滋病、经费、课题设置等为检索词，在中国期刊全文数据库中检索了关于艾滋病课题设置等方面的相关文献，获得了1991~2011年国家自然科学基金支持的各类与艾滋病防治相关课题数量的情况。

1.1.3 定性访谈 采用事先设计好的定性访谈提纲，面对面定性访谈6名专家，访谈过程中采用录音笔进行录音，同时记录核心观点并进行提炼、分析。定性访谈专家包括西药抗病毒治疗艾滋病资深研究专家2名、中医艾滋病资深专家2名、艾滋病国家项目负责机构人员1名、国际项目负责机构人员1名。

1.2 研究方法

1.2.1 现场调查资料 现场调查资料主要分析艾滋病课题数量所占比情况、机构分布情况、经费状况、研究周期、研究覆盖地区状况、研究队伍状况等。

1.2.2 定性访谈资料 将关键人物访谈录音及时转录成Word文档，将现场观察收集的各种信息进行文字描述汇总，提取核心观点进行分析。

1.3 统计分析采用Access2003两次录入软件录入数据，采用SPSS17.0进行数据分析。

2 结果

2.1 中医药防治艾滋病课题现状分析

2.1.1 艾滋病相关课题数量占中医药总课题数量的

基金项目：中国全球基金艾滋病项目（CHN-304-G03-H1）

比例情况分析　5841项中医药领域科研课题中，直接针对疾病的课题数量为3986项，其中与艾滋病相关的课题49项，所占比为1.23%；而与恶性肿瘤、糖尿病、心脏病、病毒性肝炎、高血压、精神病相关的课题分别有332项、171项、156项、99项、64项与64项，所占比分别为8.33%、4.29%、3.91%、2.48%、1.61%与1.61%。3986项课题共覆盖54种疾病，平均每种疾病的研究课题数量为74个，均值比所支持的艾滋病相关课题数量多25个。研究结果显示，调研机构开展的中医药防治艾滋病相关的课题数量低于高血压、冠心病、糖尿病、恶性肿瘤等方面的课题数量。

本研究同时采用文献复习的方法，对1999—2011年国家自然科学基金艾滋病领域项目资助情况进行分析，在学科领域中，基础医学受基金资助的项目数为201项（60.4%），药学42项（12.6%），预防医学34项（10.2%），中医中药学31项（9.3%），支持的中医中药学领域的研究所占比例最低。

从所立项课题数量来看，国家或相关部门所支持的中医药防治艾滋病课题数量偏少，说明对中医药防治艾滋病相关研究的重视程度有待提高。

2.1.2　中医药防治艾滋病相关课题承担单位的分布情况　从课题所在机构的分布来看，与中医药防治艾滋病相关的课题主要分布在中国中医科学院广安门医院、广西中医学院附属瑞康医院、北京中医药大学、云南省中医中药研究院等10所高校或科研机构，见表1。

49项相关课题涉及医院、高校及科研机构3类。其中医院为11所，占机构总数量的42.3%，医院共承担29项课题的研究工作，医院承担的艾滋病研究课题数量占课题总数量的59.18%；高校为4所，占机构总数量的15.38%，高校共承担9项课题的研究工作，高校承担的艾滋病研究课题数量占课题总数量18.37%；科研机构为11所，占科研机构总数的42.31%。数据表明医院及高校是中医药防治艾滋病科学研究的主要阵地。数据同时反映出能够从事中医药防治艾滋病研究的队伍不够壮大，以及国家或部门项目所支持的科研课题面不够宽泛，同时也能反映出更多的高校或研究群体对中医药防治艾滋病研究的信心不足。

2.1.3　关于中医药防治艾滋病课题的研究经费与来源分析　49项中医药防治艾滋病相关课题的总科研经费为14532万元，平均每项课题经费为296.6万元。而5841项科研课题的总经费为402851万元，平均经费为69万元。对比后，试得出中医药防治艾滋病课题数量仅占到总课题数量的0.34%，但经费数量却占到总经费的3.6%，而其平均经费则为总体平均经费的4.3倍，数据说明艾滋病科研课题单项立项经费较多，但课题数量较少。

表1　科研课题数量在2项（含2项）以上的科研机构

Table 1　Research institutions which have at least 2 research projects on HIV

单位名称	课题数	百分比（%）
北京中医药大学	5	10.20
广西中医学院	2	4.08
广西中医学院附属瑞康医院	6	12.24
湖北省中医院	3	6.12
凉山州中西医结合医院	2	4.08
辽宁中医药大学附属医院	2	4.08
云南省中医中药研究院	4	8.16
中国中医科学院广安门医院	10	20.41
中国中医科学院中医基础理论研究所	3	6.12
中国中医科学院中医临床基础医学研究所	3	6.12

共有15种项目资助了中医药防治艾滋病科研领域。其中国家科技重大专项项目受资助金额最多，总计为7670万元，占课题总经费的52.8%；国家科技重大专项项目单项平均受助金额最高，为590万元。受资助数位列前3的项目还有：国家科技重大专项、国家自然科学基金面上项目，见表2。

经费较多的课题主要为国家科技攻关课题、国家科技支撑课题、科技重大专项等重大项目，这是中医药防治艾滋病课题单项经费较多的主要原因，说明相关科技主管部门（如科技部、重大专项办公室）对中医药防治艾滋病研究给予一定的倾斜与关照，但是行业内、行业主管部门（卫生部、国家中医药管理局）主动立项的中医药防治艾滋病方面的研究课题较少，投入经费较低，说明行业主管部门对中医药防治艾滋病研究的重视程度不够。

表2　中医药防治艾滋病研究课题的来源与级别情况

Table2　Source and level of scientific research of AIDS on prevention and therapy by TCM

课题来源	课题数量		课题金额	
	数量（项）	百分比（%）	金额（万元）	百分比（%）
省部级课题（行业主管部门之外）	15	30.6	179	1.2
国家科技重大专项项目	13	26.5	7670	52.8
国家自然科学基金面上项目	5	10.2	124	0.9
其他	16	12.2	6559	45.1
合计	49	100.0	14532	100.0

2.1.4　中医药防治艾滋病课题的平均研究时间情况分析　49项相关课题的平均研究时间为2年零7个月，而所有课题的平均研究时间为3年零1个月。中医药防治艾滋病课题的平均研究时间短于中医药行业所有课题的平均研

究时间，也短于病毒性肝炎（3 年零 1 个月）、恶性肿瘤（3 年零 1 个月）、糖尿病（3 年零 1 个月）、高血压（2 年零 9 个月）等重大疾病的平均研究时间。

2.1.5 中医药防治艾滋病科研课题负责人情况 中医药防治艾滋病课题负责人的平均年龄为（48.0±11.6）岁，全部课题负责人平均年龄为（46.0±20.4）岁。49 项相关课题中，课题负责人年龄最小为 37 岁，最大为 70 岁，且年龄段在 40~50 岁（含）的课题负责人为 38 名，占课题负责人总体的 76%。而全部课题中，课题负责人年龄最小为 24 岁，最大为 90 岁，且其中 40~50 岁年龄段的负责人为 2886 名，占负责人总体的 49.4%。艾滋病相关研究的课题负责人的年龄集中在 40~50 岁之间，与全体课题相比，年龄特征为：中医药防治课题负责人处于“前无古人、后无来者”的状况。

2.2 中西医合作开展研究状况

2.2.1 课题参与人员专业背景情况分析对 49 项 科研课题参加人员的结构分析，49 项课题的负责人均为中医背景，平均每个课题的参加人员数量 17 名，其中有西医专业背景的人员 1.5 名，占课题总参与人员的 8.82%。数据显示，仅从量上看，中医药防治艾滋病课题中西医人员的参与数量偏少。

2.2.2 中西医合作开展研究的情况分析———基于定性访谈结果 由于资料获得方面的问题，本研究未能全面获得西医相关课题中中医药人员的参与情况。本研究通过定性访谈的方法，对目前中、西医合作开展艾滋病防治方面的研究情况进行了分析。

研究结果显示，目前课题研究常常是“课题负责人导向”，即课题负责人的观点主导课题的观点，主导课题的方法、理论、结果等，在评价标准、理论体系认可不统一的情况下，很难实现中、西医在课题研究过程中的真正合作。

定性访谈 1：西医课题的中医人员参与情况 - 西医专家访谈

问：您所承担的科研课题，会有或邀请中医人员参加吗？

西医专家 1：我的课题为什么要邀请他们参加？实际情况上，他们在课题中也做不了什么事。

西医专家 2：有时候，为满足立项方的形式需要，会在课题成员中加他们，但是真正开展研究了，就很少邀请他们参与了。

问：为什么真正参与时就很少邀请他们参与了？

西医专家 2：课题研究过程中，无论从方法学、理论体系，各方面都存在分歧，课题研究周期短，没时间在这些无谓的讨论上耗着。当然，不同的人也不一样，有的专家就很好嘛！

定性访谈 2：中医课题的西医人员参与情况

问：您所承担的科研课题，会有或邀请西医人员参加吗？

中医专家 1：当然会，我的许多课题都有他们呀。

中医专家 2：看情况，譬如有的课题，如国家自然科学基金，为了提高命中率，会加入一些知名的专家，显得实力强大；也有的课题是打包课题，或者冠名“中西医结合”类研究的课题，就必须得有各方面的人员参与。

问：在课题研究过程中，西医人员的作用是什么？

中医专家 1：提提建议，主要是方法学方面的。至于理论方面的，中、西医本身是两种不同理论体系，有时候常常在评估指标方面纠结，关于评估尺子，常常很难达成共识的。

中医专家 2：有时候形式而已，互相为专家嘛，有时候他们的课题我也会去当专家。

问：您能对中、西医合作进行艾滋病防治研究现状进行一个总体评价吗？

中医专家 1：呵呵！

中医专家 2：中西医合作，叫“中西医凑合”。即使中医内部，流派之间的合作也较少，不“相互拆台”就不错了。

3 讨论

自 1983 年我国出现第 1 例艾滋病患者以来，历经 30 年的时间，截至 2011 年，中国存活的艾滋病感染者与艾滋病患者约 78 万人。我国政府高度重视艾滋病的防治工作，注重发挥中医药在艾滋病防治中力量的发挥。中医药治疗艾滋病的研究开始于 80 年代末期，国家中医药管理局直属的中国中医研究院 1987 年派中医医务人员赴非洲坦桑尼亚进行中医药试治艾滋病工作，积累临床经验。从 90 年代开始，科技部“八五”“九五”“十五”科技攻关计划、“863”项目、“973”项目、国家自然科学基金等项目中有“中医或中西医结合治疗艾滋病”等方面的课题。国家“十五”科技攻关课题“中医药治疗艾滋病的疗效评价研究”中，初步形成针对机会性感染、改善免疫功能、减轻高效抗逆转录病毒治疗毒副作用等八种治疗方案，并建立了一个中西药药物代谢研究平台。

应该说，中医药防治艾滋病相关科研课题研究工作开展的时间已经不短，并且部分研究已取得了可喜的成就。但是，本研究的结果表明，从总体上讲，国际、国家、行业等对中医药防治艾滋病科学研究方面的重视力度不够，中医、西医共同合作参与艾滋病防治的方面研究的局面并未形成。主要体现在：第一，课题设置的总量偏少，中医药防治艾滋病科研课题数量远少于其他常见病的课题数量。虽然有高级别的研究课题，但总量偏少，另外，行业主管部门（卫生部、国家中医药管理局）主动立项的关于中医药防治艾滋病方面的研究少。

第二，资金支持力度偏弱。首先是国家有关部门对中医药治疗艾滋病科研立项下拨经费较少，不足以开展高水平的中医药科研。其次中医药防治艾滋病的工作由于具有民族特色不易得到国际上其他资金的支持。近几年艾滋病中医药科研经费不到艾滋病其他科研经费的十分之一，中坦艾滋病科研项目是中国政府唯一的对外艾滋病合作项目，但十几年来，该项目的经费一直没有增加过，以至到了难以为继的地步。

第三，科研课题的研究周期较短。艾滋病是一项重大的慢性传染病疾病，虽然科学界对其病因、病机的研究已经相对成熟，但是在疗法研究上亟待突破，关于艾滋病治疗的研究，平均 2.7 年的研究周期未免太短，较短的研究时间很难保证产出高质量的研究成果。

第四，科研队伍培养的问题。中医药防治课题负责人处于“前无古人、后无来者”的状况。一方面，老一代权威中医中少见从事艾滋病研究者，另外，年轻人负责中医药防治艾滋病研究工作者亦较少。出现这种状况，一方面与艾滋病出现的时间、艾滋病的复杂性有关；另外，专家访谈的结果显示，目前中医药防治艾滋病的队伍相对薄弱，与缺乏长期、有效的科研效果与疗法传播机制，对年轻人的培训工作未上轨道有关。

第五，参与研究机构较集中，有研究能力的机构较少。从事中药防治艾滋病研究的机构集中，仅为少数的大学、医院与科研机构，反映出能够从事中医药防治艾滋病研究的队伍不够壮大，以及国家或部门项目所支持的科研课题面不够宽泛，同时也能反映出更多的高校或研究群体对中医药防治艾滋病研究的信心不足。

第六，中西医合作开展研究的局面尚未形成。中、西医在开展艾滋病防治方面的合作研究较少，目前少见真正意义上的中西医合作研究。从量上看，中医药防治艾滋病课题中西医人员的参与程度数量偏少。在评价标准、理论体系认可不统一的情况下，很难实现中、西医在课题研究过程中的真正合作。

综上所述，在科研课题设置方面，应加强对中医药防治艾滋病相关课题设置的重视程度，相关科技部门、行业主管部门应适当增加中医药治疗艾滋病方面科学研究课题的数量，加大艾滋病中医药防治相关课题的资金支持力度，根据艾滋病研究的特点，延长研究周期，着力打造有实力的、一流的研究团队，给予更多的高校、医院、科研院所以研究机会，实现中医药艾滋病防治研究方面的“群策群力”。在中、西医合作开展研究方面，应建立合适的激励机制，引导中、西医在艾滋病防治方面开展更多合作，提高中、西医两支队伍共同开展艾滋病防治研究的积极性，提高我国艾滋病防治科学研究工作的效率。

参考文献（略）

（出自《Chin J Dis Control Prev》2014 年第 18 卷第 12 期第 1216－1220 页）

抗免疫衰老可揭示中医药治疗 HIV/AIDS 的疗效机制

马成杰，李　鑫
（首都医科大学附属北京地坛医院，100015）

摘要　随着高效抗逆转录病毒疗法在 HIV/AIDS 患者中的广泛使用，患者寿命极大延长，但年青的存活者很多出现了与年龄不相符的衰老性疾病，HIV 或其治疗药物诱使免疫系统老化成为新的研究热点。而中医药认为 HIV 感染的核心病机是“疫毒伤元”，补益元气在 HIV/AIDS 的治疗中处于非常重要的地位，而顾护元气也是中医延缓衰老的不二法门。是否抗免疫衰老是中医药治疗 HIV/AIDS 有效机制，本文进行了论述。

关键词　HIV/AIDS；免疫衰老；元气受损

高效抗逆转录病毒疗法（HAART）对 HIV/AIDS 患者的应用是现代医学最突出的成就之一，它在一个较短的时间内使 HIV/AIDS 患者生存活时间由原来的几年提高到了数十年。现有新型药物可长期有效抑制 HIV 病毒在体内复制，并且毒副反应很小，HIV/AIDS 患者几乎可以与正常人一样生活。但是越来越多临床证据表明，即使 HIV 病毒得到很好的控制，HIV 感染者仍然会比非 HIV 感染者生存期短，并且会出现与 AIDS 并发症无直接相关，与其年龄不相符的心血管疾病、骨质疏松、代谢异常、认知障碍，肿瘤等多发生于老年人的疾病，这

基金项目名称：中医药防治重大传病临床科研基地与技术平台建设
基金项目编号：2012ZX10005010

是明显的早衰表现。HIV 主要作用于免疫系统，导致免疫损伤，因此衰老是否由免疫系统老化所引起就逐渐成为关注的热点。

1　现代医学对 HIV 感染导致免疫早衰的认识

1.1　免疫衰老的定义

衰老是生命的自然过程，衰老机体表现为对外界刺激因子的适应能力降低，患感染性疾病和肿瘤的机会增加。以上事实主要归因于随机体衰老，免疫功能出现进行性下降，即免疫系统老化或免疫衰老（immunosenescence）。免疫衰老最初是1969 年由 Roy Walford 博士提出，免疫衰老是免疫系统全方位多系统的由基因严格调控的自然渐进的过程，随着衰老的进程固有免疫与获得性免疫都会受到影响，导致机体对感染的应答能力下降、持久免疫记忆衰退及免疫监视失常。胸腺退化致使 T 细胞产生减少，促使幼稚 T 细胞、记忆 T 细胞代偿性分化增殖，过度消耗；也使产生 T 细胞受体基因多样性能力下降，功能受限，这是免疫衰老最重要的特点。由于反复的增殖致使端粒酶活性相对不足，引起端粒缩短是衰老细胞的特点。细胞分裂受限使 Rb 与 p53 等调节的抑瘤基因活化，进而 β - 半乳糖苷酶活化，导致炎症因子分泌，研究表明这些炎症因子在 CD_8^+ 衰老过程扮演了关键的角色。过度分化与分裂使 CD_8^+ T 细胞衰老，导致其表面标志 CD_{28} 丢失，而 CD_{57} 增加，这也是衰老重要的变化

1.2　HIV 可诱导免疫衰老

病毒的持续复制，使 HIV 感染者免疫系统始终处于持续的活化状态，T 细胞持续激活，致使 T 细胞复制性衰老。研究表明，HIV 感染者 T 细胞表面的 CD_{28} 较正常人降低，而 CD_{57} 则较正常人增加，并且其端粒缩短。这一进程与自然老化到一定程度时非常相似。患者体内的炎症因子水平也异于常人，如一项来自于美国抗病毒治疗管理策略（SMART）研究表明，HIV 感染者体内促炎症因子，如肿瘤坏死因子（TNF - Q）、白介素 Iβ（IL - 1β）、白介素 - 6（IL - 6）持续增高，这与艾滋病引起的并发症无直接关系。持续活化的 T 细胞可引起免疫平衡机制动态调节，使幼稚 T 细胞与记忆 T 细胞减少，最终导致 T 细胞亚群分布失衡，使 Treg 细胞亚群过度消耗，这一亚群细胞可抑制 T 细胞活化，限制炎症因子的产生。相近的研究也证明，促炎症因子的活化同时也伴随着抑炎症因子的缺乏，如白介素 - 10（IL - 10），这也是免疫早衰的主要表现。HIV 病毒还可直接激活固有免疫消耗 Th17 细胞导致胃。

肠的屏障被破坏，引起微生物易位，循环抗原过渡刺激系统，导致 HIV 感染者免疫活化与炎症的反应持续进行，形成免疫衰老。HIV 感染者免疫衰老也可能与 HAART 治疗相关，如核苷类逆转录酶抑制剂（NRTIs）可以引起线粒体功能异常、氧化应激反应，及线粒体 DNA 缺陷，这与自然衰老表现很像；三磷酸盐核苷类逆转录酶抑制剂可抑制端粒酶活性，导致端粒缩短；蛋白酶抑制剂会引起核纤层蛋白 A 前体堆积；这些变化都是衰老的重要表现。

1.3　HIV 诱导的免疫衰老的临床研究

在系列的临床研究中发现，老年人更易出现低抗力下降、疫苗反应差，更易导致多脏器损坏，死亡率增加，这与 CD_4 细胞/CD_8 细胞的比值、幼稚细胞/记忆细胞比值下降，以及 $CD_8^+CD_{28}^-$ 细胞数量增加密切相关。HIV 感染者较非感染者更易发生上述指标的变化。近期的一项大型免疫衰老指标 $CD_{28}^-CD_4^+$ 与 $CD_{28}^-CD_4^+$ I 临床研究，总共招募了1291 的慢性 HIV 成年感染者。结果表明，HIV 感染者较未感染者 CD_{28}^- 细胞百分比更高；CD_4 细胞数量较低患者，其 $CD_4^+CD_{28}^-$ 与 CDS + CD_{28}^- 的百分比更高；较年青的患者则 CDS + CD_{28}^- 百分数较低，有效的 HAART 治疗可以降低 CD_{28}^- 细胞的比值，但并不能恢复正常，接近与老年 HIV 未感染者的水平。说明 HAART 治疗并不能很好的纠正免疫衰老状态。最近的一项研究表明，HIV 感染者较未感染者 CDS + $CD_{28}^-CD_{57}^+$ 百分比高，且早治疗较晚治疗更容易降低 HIV 感染者的 $CD_8^+CD_{28}^-CD_{57}^+$ 百分比，预后更好，说明早期积极干预可以延缓衰老的发生。

2　中医药对 HIV 感染核心病机认识

HIV 感染致艾滋病属于中医温疫的范畴已为广泛共识，HIV 被称为“艾毒”，其可通过血液、性接触或母婴途径感染，潜伏机体，造成气血阴阳广泛损伤；还可能有情志变化，以及治疗药物带来的不良影响，甚至加重脏腑的受损。“艾毒”当为秽湿热毒之性，可流布三焦、壅遏气营，累及血分，致五脏功能紊乱，形成热蕴、湿浊、痰阻、血瘀、动风等病理变化，并且其性酷烈，易伤元气，而后导致脾脏运化功能失常，气血化生乏源，一方面水谷精微不能吸收输布，渐致他脏受损；另一方面，脾为中土，喜燥恶湿，脾运不健，则湿邪内生，再继发痰饮、水湿等病理产物而进一步加重病情。此外，先天元气损伤则肺气亦虚，后天脾脏受损则肺气无以化生；肺为华盖，肺叶娇嫩，肺气虚则不耐六淫等外邪侵袭，从而继发他病。

因此，HIV 感染最终导致艾滋病的中医发病机理复杂，临床表现变化多端，正虚邪恋是艾滋病发病的突出表现，其核心变化是“艾毒”对元气的不断消耗。元气是生命活动的原动力，它由肾中精气所化生、由脾胃水谷之气所培育，通过三焦布散于周身，内而脏腑，外而腠理，循环往返，激发并推动各脏腑组织的功能活动。元气充沛，则各脏腑组织的功能活动就旺盛；元气不足，其鼓动作用减弱，各脏腑功能就衰退。元气又是防御之气。《内经》有“正气存内，邪不可干”“邪之所凑，其气必虚”。元气以三焦为通道运行全身，直接或间接地发挥其护卫肌表，抵御外邪的作用。《内外伤辨惑论》中说：“元气不能充，而诸病之所由生也。”所以，元气的盛衰决定着生命的存亡，也影响着衰老的进程。HIV/AIDS 患者，在病毒有效的控制情况下，出现的过早衰老现象，应当是元气受损，生化乏源所致。

3 中医药对衰老的认识

养生保健，延缓衰老，是中医学最为重要的内容。中医关于衰老的理论。有脾胃虚衰学说，肾气虚衰学说，其他脏腑虚损学说，阴阳失调学说，气滞血淤学说等。但不管哪种学术，最终突出强调的还是元气在其中的激发作用，这在历代医家中有很好的论述。如：《灵枢·刺节真邪》说“真气者，所受于天，与谷气并而充身者也”。指出真气布散于全身，各脏腑的生理活动都要在元气的推动作用下完成。张景岳说：“夫人生器质即既禀受于有生之初，则具一定之数，似不可以人力强者。第禀得其全而养能合道，必将更寿：禀失其全而养复违和，能无更大。”提出元气为生命之大宝，强调元阴元阳并养。徐灵胎在《养生余录》中指出，“当其受生之时，已有定分焉。所谓定分焉，元气也，其形成之时，已有定数。”认为养护元气为延缓衰老的重要内容。龚廷贤则提出“惜元气”的三字箴言，指出元气与衰老的关系。可以说元气与衰老最为密切相关，顾护元气是延缓衰老的关键。

对肾虚为代表的元气不足者研究表明，肾虚者的免疫淋巴细胞 CD_4^+ 有降低趋势，CD +8 有升高趋势。如李庆阳等分析了 149 例肾虚老年人 T 细胞亚群水平变化，发现肾虚老年人 CD_4^+ 细胞显著降低，而 CD_8^+ 细胞则显著升高。这与前述 HIV/AIDS 患者情况也相似，也与现代医学对老年人的免疫学特征描述不谋而合。说明 HIV 侵犯人体可以造成宿主细胞的破坏而导致免疫系统的损伤，该损伤可以归属于中医学的元气损伤。

综上所述，在按中医理论充分认识 HIV 感染所致艾滋病的核心病机基础上，发挥中医药防治衰老的理论与实践优势，结合现代研究进展，从免疫衰老的角度探讨中医药治疗 HIV/AIDS，可以丰富中医药防治艾滋病的理论认识，进一步阐述中医药的疗效机制。

参考文献（略）

（出自中华中医药学会 2015 年防治艾滋病学术年会论文集第 16－20 页）

信息时代艾滋病中医治疗面临的机遇与挑战

马秀兰，马建萍，张 颖，艾合买提，李静茹，曾 琳
（新疆维吾尔自治区中医医院 新疆/国家中医临床研究基地，乌鲁木齐 830000）

摘要 信息时代的到来及发展将医学发展带人了新时代，不仅带来诊疗技术的飞速发展，也使得数据整理和挖掘更为便利。研究人员和患者都可便利地获取海量信息。对艾滋病中医研究，信息时代的冲击是不言而喻的，防治人员可以方便快捷的获取信息，全面快速的处理信息，并借此提高研究水平；患者可以获得更多的诊治信息资源。但是也存在诸多挑战，如中医知识如何转化成信息进行传递，海量信息的甄选，中医规范化、标准化问题，中医疗效判定的数据化等，都是在中医药防治艾滋病工作需要深入探讨的难题。

关键词 信息时代；艾滋病；中医；防治

信息时代的发展将医学发展带入了新的时代

信息时代通常也是指计算机时代或者数字时代。信息时代的发展，使得每个人都有能力去自由传递信息以及实时获取信息，这在过去是很难或者不可能做到的。

信息时代使得人类医学技术在迅速地发展，人们的诊疗设备在不断地发展，从光学显微镜到计算机化的电子显微镜、从听诊器到 X 线机、CT、核磁；从有线内窥镜到无线内窥镜；外科的手术治疗已经发展到了机器人远程手术。

同时，随着计算机的普及、多媒体及网络的出现、信息处理技术的高度发展，人们对人体的认识逐步深入，对人体的观察，已经从人类的视觉范围延伸到了细胞、蛋白质、基因等微观世界。

信息时代使得信息的获取更加方便快捷。研究人员可以通过多种手段，比如网络、智能手机等方式随时获取需要的文献资料研究进展等信息，在更快的时间了解研究领域的现况。通过对信息的驾驭实现顶层设计，提高中医药研究艾滋病的水平。

信息时代的发展为中医的发展带来了突破

信息时代的到来带给中医诊疗技术极大的冲击，中医药研究也在发生着巨大的改变。

基金资助 新疆维吾尔自治区科研机构创新发展专项资金项目（No. 2013008）

随着信息时代的来临，中医诊疗设备也在不断地发展，从原始的砭石到电针、中频治疗、激光针灸；从仅凭肉眼观察舌象发展到应用舌象仪进行客观地记录及评判；从模糊的指面感觉到能观察到的脉象图谱。

随着信息时代诊疗过程数字化推进了中医诊疗的标准化、现代化，在建立中医动态标准知识库的基础上，运用中医四诊仪，采用结构化电子病历系统，获取标准化的信息，对提高医疗服务质量、提高中医药研究水平都具有深远意义。

信息时代的发展为艾滋病的研究带来了机遇

1　对艾滋病防治人员

1.1　方便快捷的获取信息

信息时代使得诊疗信息的获取更加便利。目前通过网络平台实行的数据管理、数据传输等，使得研究人员能够及时监控多个地点的治疗情况。与艾滋病的特殊性相结合，由于艾滋病患者较为分散，通过搭建信息共享的平台可以为患者提供更好的服务，为医务人员提供培训、促进诊疗水平的提高等。

1.2　全面快速的处理信息信息

时代的发展使得海量数据的处理更加便捷，为艾滋病中医药研究提供了便利。艾滋病是一种复杂的传染病，中医药治疗艾滋病以辨证施治为本，以不变应万变。但是针对艾滋病的特殊性和复杂性，在临床治疗中获得的信息庞杂；由于艾滋病患者本身的特殊性，出于伦理、患者文化水平等诸多因素的考虑，获取诊疗信息资料有一定的困难，如何充分利用有限的资料获取最大的研究价值。中医药信息实现网络化，便于各研究人员之间及时交流和沟通，在最短的时间内获取最新的信息，从而达到“众人拾柴火焰高”，加快知识发现和创新的步伐。

1.3　借助信息时代的工具提高研究水平

目前我们在艾滋病的中医药研究工作中，面临的首要问题就是人的问题。各地州、县市等高发的地区，中医药力量相对薄弱，从事艾滋病研究的中医药人才更是匮乏。通过人才队伍的建设培养来缩小各地人员水平的差异需要一个较长的过程。充分利用信息化时代对课题设计、课题实施及数据挖掘等带来的便利能有效地缩短差距，提高研究水平。

2　信息时代的发展使得艾滋病患者有机会获得更多的信息资源

信息时代的发展使得艾滋病患者也可以从多渠道、通过各种媒介获得大量信息。患者获取信息对于疾病的诊疗有利有弊。患者获取与疾病的发展有关的信息，有利于做好疾病防控。但是由于信息量庞大，患者很难以对海量信息进行甄别，在此过程中获取的不良信息不利于诊疗过程的进行。

信息时代对艾滋病中医治疗、研究带来的挑战

1　中医知识如何转换成信息进行传递

信息是对人有用的数据，数据是人们能够认识的一种表达形式。整个中医临床诊疗实践的过程就是一个信息处理过程，医生通过“望、闻、问、切”，获取信息，经过大脑的处理，给出诊断治疗的判断。目前，无论是艾滋病患者，还是从事艾滋病防治工作的人员都对中医知识有极大的需求。如何将中医知识转换成信息进行传递，是我们在研究工作中所面临的首要挑战。目前我们所面临的问题集中在如下的几方面。

1.1　海量信息的甄选

在信息时代，如何更好地驾驭海量信息，如何对所获取的信息进行甄选，借助支持临床医生决策的系统平台，充分利用对研究有效的信息，是艾滋病中医药研究面临的巨大挑战。研究方案设计的合理性、研究人员的一致性培训、研究过程中的质量控制可以保证提高信息的利用度。目前对于临床信息采集系统的研究、中成药辅助决策模型的研究、临床疗效评价系统的研究等，均是搭建于信息平台上，在海量信息的基础上进行验证研究。

1.2　中医标准化、规范化的研究

在中医药研究过程中，标准化、规范化的研究是基础。在中医标准化的过程中，充分结合文献、实验研究、临床数据等形成标准化的诊疗规范是最终目的。但是在艾滋病的中医药研究过程中，由于艾滋病本身的研究时间不长，并且由于疾病本身的复杂性，导致目前艾滋病研究的临床数据良莠不齐，最终能用于制定标准作为借鉴参考的数据少之又少，严重制约了研究的发展。规范的研究设计是提高研究质量的有效途径，但是在艾滋病的研究工作中，研究设计又要与临床实际紧密结合，才能有序推进。在艾滋病的防治工作中，前期疾病预防控制中心做了大量的防控工作，形成的各地不同的患者管理模式。目前我们在进行中医药防治研究工作的过程中，既要兼顾疾控中心的工作模式，还要考虑我们研究的重点，对我们的研究设计是极大的挑战。

1.3　艾滋病中医治疗的疗效判定

中医治疗的疗效判定是影响中医药推广的重大难题。对于中医药防治滋病工作的应用推广，要靠疗效来说话。目前艾滋病中医药研究的方向，既有从微观层面研究中医药的作用机制的，亦有从宏观层面研究疗效判定的方法。我们目前所进行的研究过程中，也面临着疗效判定的难题，如何对目前临床应用的院内制剂、治疗方案等进行疗效评价，是我们在中医药推广过程中的重要节点。

1.4　中医药研究成果的转化

成果转化与应用是科技创新可持续发展的重要科学命题，是当前科技工作亟待加强的薄弱环节。对于中医药研究工作，该问题显得尤为突出。目前在艾滋病研究中，中医药发挥了巨大的作用，形成了一系列研究成果，但是研究成果如何进行转化和推广应用成为制约中医药研究发展的瓶颈。研究者提出以构建中医药科技成果服务流的方式来促进中医药研究成果的转化，支持中医药的可持续发展。

2 艾滋病防治人员如何利用信息时代的发展做好防治工作

2.1 艾滋病防治工作需要多学科融合

信息时代的快速发展，为我们提供了良好的机遇，对我们进行规范的临床研究，获取有效的研究数据提供了便利。但是在信息提取应用、标准化的形成以及疗效判定等方面也面临着巨大挑战。未来的研究趋势必然是临床工作人员、研究人员与进行方法学研究的人员联合，紧跟信息时代发展的脚步，借助信息化发展的方法，规范中医药艾滋病研究。

2.2 艾滋病的防治不仅是个医学问题，更是一个社会问题

目前全社会对艾滋病的不了解和误解，导致艾滋病患者以及防治人员的歧视依然存在。利用信息时代的发展，将医学知识进行转化，充分利用各种媒介进行传递，从全社会层面提高对艾滋病的认识，才能在艾滋病的中医药研究领域取得重大突破。

参考文献（略）

（出自“新成果·新进展·新突破”中华中医药学会2013年学术年会论文集497－499页）

非药物疗法在艾滋病防治中的应用实践与思考

许向前[1]，许前磊[2,3,4]，谢世平[3,4]，徐立然[2,4]，郭会军[2,4]

（1. 河南省中医院，郑州450002；2. 河南中医学院第一附属医院，郑州450000；
3. 河南中医学院艾滋病研究所，郑州450008；4. 河南省中医药防治病毒性疾病重点实验室，郑州450008）

摘要 非药物疗法是中医药防治疾病的重要手段之一，艾滋病作为一种新发的传染病，近年来医家运用非药物疗法如针刺、艾灸、耳穴、药膳食疗、心理疗法等手段进行了积极的临床实践和探索，取得了显著的临床疗效。文章通过对非药物疗法在艾滋病防治中的应用实践现状综述分析，提出通过开展非药物疗法临床应用的循证医学研究，同时加强非药物疗法的作用机制研究，规范非药物疗法操作方法形成临床方案并进行推广应用的研究思路，为更好地发挥非药物疗法在艾滋病防治中的应用提供现代医学证据，从而拓展中医药防治艾滋病治疗手段，提升中医药防治艾滋病的整体水平。

关键词 非药物疗法；艾滋病；防治；实践；思考

非药物疗法作为传统中医疗法重要组成部分，为保障我国人民的健康做出了巨大的贡献，如针刺、艾灸、耳穴、药膳食疗等方法仍广泛应用于临床，具有适应证广、疗效显著、应用方便、经济安全等优点，深受广大人民的欢迎。艾滋病作为一种新发的传染病，目前运用现代医学的方法尚无法治愈，医家们在运用中医传统理论进行辨证论治的同时，对非药物疗法在艾滋病防治中的应用也进行了积极的临床探索，尤其是艾灸治疗艾滋病相关腹泻方面进行了大量的研究，取得了显著的临床疗效，本文在对近年来非药物疗法在艾滋病防治中的应用实践综述分析的基础上，对非药物疗法在艾滋病中的应用研究思路进行了探讨，以便更好地发挥非药物疗法在艾滋病防治中的作用，拓展和丰富了中医药治疗艾滋病的临床手段。

非药物疗法在艾滋病防治中的应用实践

1 针刺

针刺作为非药物疗法的一种重要手段，在艾滋病治疗中的应用相对较早，而鉴于艾滋病的传播途径原因，针灸的临床应用报告主要见于国外的临床实践，如美国针灸师Naomi Rabinomitz等最早开展针刺治疗AIDS的临床实践，通过对合谷、曲池、足三里、关元、气海、大椎等基本穴位的治疗，结果显示针刺能够调节机体的免疫功能，减轻患者的临床症状；MDSmith等运用针灸治疗200余例AIDS患者，结果提示针灸治疗的患者情绪稳定，盗汗及腹泻症状明显好转，淋巴结肿大缩小，各种神经症状和疼痛缓解，卡波济氏肉瘤所致的足跟痛症状改善。国内医家运用针刺治疗艾滋病的临床实践也多为参加援外医疗队期间开展研究，如刘继明在坦桑尼亚国家医院中国针灸门诊对24例艾滋病患者进行了针灸

基金资助：国家自然科学基金项目（No. 81403342），河南省高校科技创新人才计划项目（No. 16HASTIT031），河南省高等学校青年骨干教师资助计划项目（No. 2015GGJS－097），河南省中医药科学研究专项重点课题（No. 2015ZY01004），河南中医学院省属科研业务专项（No. 2014KYYWF－YQ009），河南中医学院科技创新人才计划项目（No. 2015XCXRC06）

治疗观察，结果显示能够调节机体脏器功能，改善患者的临床症状；尹勇等在参加中国援助乌干达医疗队时采用针刺结合艾灸治疗了23例HIV/AIDS患者，结果显示针灸疗法可明显减轻和改善患者诸如发热、乏力、纳差、腹泻、体质量减轻、口腔溃疡等症状和体征。

针刺在治疗艾滋病并发症方面也进行了研究，如吴欣在纳米比亚工作期间运用针灸治疗艾滋病并发带状疱疹43例，取得了显著的临床疗效；韦玲在喀麦隆运用针刺为主治疗艾滋病并发周围神经病变，并与单纯药物对照组比较，结果显示治疗组总有效率96.3%，对照组总有效率50.0%，差异有统计学意义（$P<0.01$）；张弛等在埃塞俄比亚运用针灸治疗143例艾滋病合并面瘫患者，结果显示针刺局部穴加用灸整体调节穴可明显提高HIV阳性合并面瘫的疗效。

虽然针刺在艾滋病防治进行了大量的临床研究，并显示出了一定的临床疗效，但是由于针刺能否传播尚缺乏明确的结论，尽管在临床操作的过程中采用一次性针具，戴好防护手套，并进行严格的消毒处理，由于其医源性感染风险的存在，近年来在临床上的应用普遍偏少，这也是针刺在艾滋病防治临床应用推广的瓶颈。

2　艾灸

艾灸现代研究发现具有双向调节机体的免疫功能的作用，对艾滋病患者免疫功能有调节作用，并可减轻和消除患者临床症状，增强机体的抗病能力。另外艾灸疗法在临床上具有操作简单、价格低廉、无创、无不良反应的特点，所以在艾滋病防治的临床应用相对比较广泛，开展相关的研究较多，临床疗效显著。如王江蓉等运用艾灸治疗脾肾阳虚型艾滋病患者，结果显示灸法可提高高效抗逆转录病毒疗法（HAART）治疗艾滋病的疗效，并对提高总淋巴细胞计数有一定的作用；王庆雷等应用艾灸结合中医药辨证论治对20例艾滋病患者进行治疗，结果显示艾灸对患者体力、饮食、出汗以及精神、睡眠等症状改善明显，免疫指标与未使用艾灸疗法者比较多数有明显增长；李津利等运用灸法治疗18例艾滋病患者，结果显示患者乏力、发热、皮疹、淋巴结肿大、咳嗽、腹泻、纳呆等症状均有改善；刘振威等采用同伴教育模式下艾灸疗法干预HIV感染者50例，结果显示同伴艾灸能改善HIV感染者的症状、体征，提高生活质量，疗效确切；毛宇湘等运用中医辨证论治配合艾灸治疗HIV/AIDS临床观察，结果显示具有中药和艾灸具有稳定和恢复机体免疫功能的作用；吴涛等应用艾灸配合中药敷脐治疗艾滋病患者纳呆，观察其食欲和食量的变化情况，结果显示艾灸配合中药敷脐对艾滋病患者纳呆有良好治疗作用；张雪等运用艾灸治疗艾滋病并发周围神经病变，并以西药对症治疗为对照，治疗组有效率90.0%，对照组有效率73.3%，两组疗效比较，有显著性差异（$P<0.05$）。

艾灸还广泛应用于艾滋病常见机会性感染的治疗，尤其是艾滋病相关腹泻的防治取得了一定的临床疗效。如周立华等运用艾灸法治疗艾滋病脾气虚腹泻，并与中药参苓白术散组对照，结果显示艾灸疗法和参苓白术丸对艾滋病脾气虚腹泻具有确切的疗效，能改善艾滋病患者的生活质量，且安全性好。王金定等运用艾灸选穴神阙、关元、足三里治疗艾滋病腹泻，结果显示中药艾灸组显效快，作用持久。马玉红运用中药联合艾灸治疗艾滋病腹泻患者60例，临床有效率达到95.0%以上；其他还有大量运用艾灸治疗艾滋病腹泻临床研究，均取得了显著的临床疗效，但是由于临床研究多缺乏严格科研设计，循证医学级别的证据偏低，加之艾灸缺乏统一的操作规范，限制了艾灸在临床上进一步推广使用。

3　耳针

耳针是通过对耳郭上穴位用针刺或其他方法如按压等进行刺激从而防治疾病的一种非药物疗法，其临床治疗范围广泛，操作方便，已应用于艾滋病的防治。如张林等运用耳穴按压结合中医情志护理对艾滋病并发疼痛患者进行干预，结果显示耳穴按压结合中医情志护理能够缓解患者的疼痛程度，提高患者的生活质量；本课题组在进行艾滋病临床防治的过程中发现艾滋病患者由于心理压力比较大，存在睡眠障碍的现象较多，临床上采用耳穴王不留行籽按压皮质下、胃、肝、心等穴位配合心理干预，取得了明显的临床疗效。耳穴在艾滋病防治中应用还处于初步探索阶段，开展的相关研究偏少，有待进一步对其进行大样本的临床循证和操作规范化研究。

4　药膳食疗

中医历来重视药食同源，食疗是非药物疗法的重要组成部分，针对艾滋病的致病机制和发病特点进行辨证施膳，能够起到辅助药物治疗的作用。如樊红雨等针对艾滋病临床常见症状如疲劳、发热、腹泻、失眠等临床症状采用有针对性的食物疗法，对改善其临床症状具有较好的临床疗效。方旭通过分期辨证进行中医饮食疗法，如艾滋病潜伏期的气血亏虚证运用归脾乌鸡汤食疗，肝郁气滞证运用玫瑰舒肝饮食疗能够增强机体免疫力及抗病能力，缓解各种症状，延长患者的生存期限；王融冰在艾滋病的药膳食疗中推荐多用扶正固本、补益气血之品，如参枣汤、黄芪粥、木耳红枣粥、黄精汤等进行服用，均具有一定的辅助治疗作用。

5　其他疗法

除上述针刺、艾灸、耳穴、食疗等非药物疗法已应用于艾滋病防治外，其他疗法如心理疗法、气功疗法、运动疗法、推拿疗法在艾滋病防治的应用研究中相对较少，但仍具有一定的临床意义，尤其是心理疗法，由于社会对艾滋病的歧视还部分存在，患者普遍存在恐惧、孤独、抑郁、轻生、内疚甚至愤怒报复等异常的心理状态，通过心理治疗的方法，调节HIV/AIDS的心理状态，对于艾滋病的防治具有重要意义，其他气功疗法、运动疗法、推拿疗法等在临床中的应用有待进一步深入研究。

非药物疗法在艾滋病防治中的应用的思考

前期的非药物疗法在艾滋病防治中的应用实践显示出

了广阔的应用前景，但是由于非药物疗法临床研究普遍存在着临床循证医学级别偏低，缺乏严格临床科研设计，操作方法和流程不规范，加之其临床作用机制不明确，直接限制了其在临床的推广和应用。笔者认为为更好地发挥非药物疗法在中医药防治艾滋病中的特色和优势，筛选出治疗艾滋病及其并发症具有显著临床疗效优势的非药物疗法拟从以下3个方面进行深入的研究，以期更好的发挥非药物疗法在艾滋病防治的作用。

1 开展非药物疗法临床应用的循证医学研究

非药物疗法是以技术应用为核心内容，它不同于以药物治疗为主的临床研究，在进行遵循流行病学的随机、对照、盲法的科学设计中，首先非药物疗法中的操作技术的盲法不同于药物研究中的安慰剂，临床上难以实现，同时还要考虑目标疾病的自然病程、目前的最佳疗法及已有的临床证据，才能做出合适的科研设计。另外在临床设计的过程中还要考虑方案的伦理性和可行性，首先方案安全性必须保证，避免对受试者的安全和权益受到侵害，第二就是非药物疗法在临床实施的可行性，通过对参加人员进行规范化培训及对研究方案的质量控制从而保障临床研究的质量。

2 规范非药物疗法操作方法及推广研究

非药物疗法强调操作性，注重关键技术，在前期临床研究的基础上，一定要对非药物疗法操作过程中的关键环节加以详细说明，如艾灸穴位的选取，艾灸的时间、体位、距离、适应证、效应症、禁忌证，并将其核心技术进行内容凝练和规范化，形成规范的培训方案、操作流程及不良反应和不良事件的处理方案，同时明确操作者的资质和专业技术知识要求，使操作者易于掌握方案的关键技术并能熟练操作，以保证技术操作推广的质量。同时制订方案反馈评价系统，使方案在使用过程中的问题和建议及时反馈至方案的制定部门进行优化改进，不断地提高方案的可操作性和有效性。

3 加强非药物疗法的作用机制研究

非药物疗法在艾滋病防治中的临床有效性得到大多医家的认可，具有广阔的应用前景。但是由于非药物疗法的自身特点决定了其临床科研设计的局限性，临床多以患者症状、体征、生活质量等为指标进行疗效评价证据略显不足，有必要对其临床有效性和作用机制进行深入和全面评价。如开展艾灸调节HIV/AIDS免疫功能的内在机制，耳穴调节HIV/AIDS失眠患者神经内分泌系统的物质基础，为更好地进行非药物疗法推广和应用提供现代医学证据。

参考文献（略）

（出自《中华中医药杂志》2016年第31卷第12期第4912－4915页）

队列研究在中医药防治艾滋病临床应用前景探讨

桑 锋[1,2,3]，许前磊[1,2,3]，许向前[4]，金艳涛[1,3]，李青雅[2,3]，谢世平[2,3]，郭会军[1,3]，徐立然[1,3]，宋夕元[1,3]

（1. 河南中医药大学第一附属医院，郑州 450000；2. 河南中医药大学艾滋病研究所，郑州 450008；
3. 河南省病毒性疾病中医药防治重点实验室，郑州 450008；4. 河南省中医院，郑州 450002）

摘要 艾滋病作为新发传染病，随着现代医学研究的深入，艾滋病临床治疗水平不断地提升，使其由一种“不治之症”变成一种可以治疗的慢性病。中医药防治艾滋病的临床研究也取得了重要成果，包括临床研究切入点的准确定位，临床科研设计质量不断提高，临床疗效得到了普遍认可。随着艾滋病临床治疗模式的转变，笔者通过对中医药防治艾滋病临床研究现状分析，提出通过建立艾滋病中医临床队列进行长期、持续、系统地研究，以期为更好地开展中医药防治艾滋病临床研究提供借鉴。

关键词 队列研究；中医药；艾滋病；应用

艾滋病（acquired immune deficiency syndrome，AIDS），即获得性免疫缺陷综合征，由机体感染人类免疫缺陷病毒（human immunodeficiency virus，HIV）所导致，其病因明确，病程缓慢，目前还没有治愈的药物和方法，国际上推

基金资助： 国家自然科学基金项目（No. 81403342，No. 81603403），河南省科技攻关计划项目（No. 172102310199），河南省高校科技创新人才支持计划项目（No. 16HASTIT031），国家中医临床研究基地业务建设科研专项课题（No. JDZX2015163），河南省中医药科学研究专项课题（No. 2015ZY01004，No. 2017ZY2016，No. 2017JDZX041），河南中医药大学特色学科中医学学科建设项目（No. STS－ZYX－2017019）

广使用的是高效抗逆转录病毒联合疗法（highly active antiretroviral therapy，HAART），能够有效地降低艾滋病相关并发症和病死率，极大地提高了其治疗水平，使艾滋病由一种“不治之症”变成一种可以治疗的慢性病。但是由于HAART药物的毒副作用、不能根治及终身服药的特点，造成患者抗病毒治疗的依从性不佳，严重影响到HAART的临床疗效和推广。

中医药治疗最早开始于中国中医科学院援助非洲国家中医专家的临床实践，从最初的个案报道到小样本的临床观察，均取得较好的临床疗效。随着中医药在临床的推广和使用，从国家层面高度重视中医药防治艾滋病的研究工作，从国家“十五”科技攻关、“十一五”“十二五”“十三五”科技重大专项连续给予中医药防治艾滋病临床研究项目资助，开展了包括无症状HIV感染者的早期干预、中医临床辨证治疗、HIV/AIDS常见机会性感染治疗、HAART不良反应治疗、HIV耐药治疗、HAART后免疫重建不良治疗等多个方面研究，取得了重要的研究成果，形成了一系列艾滋病中医临床方案，研发了一批治疗艾滋病的中药制剂，大大提升了中医药防治艾滋病水平。

但是由于艾滋病病程比较长，而开展的临床研究往往具有严格的时限性，在没有持续经费资助的情况下难以保障研究的持续深入开展，而针对艾滋病这种慢性传染性疾病的临床研究重点关注终点事件的发生需要长期、持续、系统地深入开展，现有的研究组织形式无法完全满足这种持续研究的需求。队列研究是分析流行病学研究中的重要方法之一，临床上用于检验病因假设、评价预防效果、研究疾病的自然史及新药上市后检测评价等多个方面，对于艾滋病这类临床病程比较长、临床治疗规范化、常态化、需要终身服药的感染性疾病，通过建立队列进行长期、持续、系统的研究具有广阔的应用前景。

中医药防治HIV/AIDS临床研究现状

在中医药防治艾滋病临床研究方面医家们进行了积极的探索，一方面对临床研究切入点的准确定位，另一方面临床科研设计质量的不断提高，大大提升了中医药防治艾滋病临床水平。

1　中医药防治HIV/AIDS临床研究切入点

在研究切入点方面从最初的整体辨证论治，发展到分期与辨证相结合，随着对中医药防治艾滋病研究深入以及HAART临床推广和使用，对中医药防治艾滋病临床研究切入点进行准确定位，主要包括5个方面：①无症状HIV感染者的早期干预研究，临床研究结果显示，其具有延缓发病、增强机体免疫功能、提高生活质量的功效。②HIV/AIDS常见机会性感染研究，医家们应用中医药分别对艾滋病肺部感染、腹泻、发热、皮肤黏膜病变等常见机会性感染进行了系统临床研究，结果显示中医药在改善临床症状、降低复发率、提高生活质量方面具有显著的临床疗效。③HAART不良反应研究，包括应用消脂颗粒治疗高效抗反转录病毒疗法后脾虚痰阻型高脂血症；应用温胆颗粒治疗HAART后出现的消化道反应；应用精元康胶囊进行HAART致血液毒副作用干预研究，应用当归芍药散治疗艾滋病HAART疗法肝功能损害；应用中爱颗粒Ⅱ号对HAART疗法引起的末梢神经炎的临床研究等，均具有明显的临床疗效。④HAART后免疫重建不良研究，如，WANG Jie等应用免疫2号颗粒对HAART后免疫重建不全患者进行临床研究；赵霞等加用益气补肾方对HAART后免疫重建不全患者进行临床观察；陆鹏等应用黄芪对常规HAART治疗免疫无应答的艾滋病患者进行治疗等，均能够增强机体的免疫功能，促进免疫重建。⑤中医药干预HIV耐药研究，如，姜枫等应用艾康颗粒进行干预HIV耐药的临床研究，结果提示艾康颗粒干预HIV耐药可以稳定、提高免疫功能；董继鹏等应用中西医结合干预HAART初治患者，结果显示，治疗组总体耐药程度低于单纯HAART治疗。

2　中医药防治HIV/AIDS临床研究设计

随着循证医学和临床流行病学的发展，临床试验方法越来越受到重视，它直接影响到临床试验的质量和可信度。目前开展的中医药防治艾滋病临床研究除了国家科技重大专项等国家级项目采用了多中心、大样本、随机双盲平行对照的研究方法，其他大多临床研究为个案研究，采取前后自身对照，具有样本量少、观察时间短、缺乏严格的入选标准等特点，虽然结果显示中医药治疗措施能够改善HIV/AIDS及相关病症患者的临床症状，提高其生活质量，但文献质量不高，造成中医药临床疗效难以得到科学客观的评价。随机对照试验（randomized controlled trial，RCT）作为临床研究中常用的试验方法，其在中医药防治艾滋病的部分临床试验中已经运用，但由于该类疾病的特殊性，如抗病毒治疗方案的使用要求、艾滋病期各种机会性感染对症治疗等问题在一定程度上增加了课题设计和实施的难度，有待进一步提升临床试验质量。

前期中医药防治艾滋病的临床实践取得了显著的成果，随着HIV/AIDS临床研究的深入，HIV/AIDS的治疗策略也进行了调整，如何在HIV/AIDS治疗新形势下更好地开展中医药防治艾滋病临床研究是广大从事艾滋病防治医务人员迫切面临的问题。

队列研究在HIV/AIDS中的应用实践

队列研究可以直接观察暴露于不同危险因素的人群或防治措施患者的结局，从而探讨危险因素、防治措施与疾病发生或结局之间的因果关系。队列研究最早用于研究与疾病发生相关的病因或危险因素，20世纪80年代人们开始将队列研究用于研究医疗防治措施，研究目的也从疾病发生转为治疗效果的评价。队列研究在循证医学证据等级中仅次于RCT的临床研究证据，而且比干预性研究典型代表——RCT更贴近于临床实际，逐渐被广泛应用于临床疗效评价研究中。

队列研究在 HIV/AIDS 中的应用包括 4 个方面：①检验暴露与艾滋病感染的因果关联研究，如，罗雅凌等通过对 400 名暗娼艾滋病、梅毒、丙肝感染前瞻性队列研究发现，暗娼队列 HIV、丙肝病毒处于低流行水平，但梅毒感染的危险性较高；徐翠玲等对织金县吸毒人群 HIV 发病率回顾性队列研究结果显示，吸毒人群 HIV 发病率仍然很高；刘晓霞等通过对镇江市男男性行为人群前瞻性队列研究分析结果显示，其 HIV 和梅毒螺旋体血清抗体阳转率处于较高水平。②研究不同暴露因素对自然病程的影响，如，吕繁等对中国中部地区两县既往有偿献血人群艾滋病回顾性队列研究发现，有偿献血人群 HIV 感染者平均潜伏期短于联合国艾滋病规划署（UNAIDS）研究结果（9.5 年），感染者发病后平均生存时间短于 UNAIDS 的研究结果；张福杰对我国既往不安全有偿供血感染者自然史的双向性队列研究显示，与提出的成人慢速疾病进展规律比较，无症状期略长而 AIDS 自然生存期较短，与其他途径感染人群的无症状期相近。③治疗效果评价方面，如，陆娟通过对吸毒人群艾滋病抗病毒治疗进行前瞻性队列研究，结果显示，新疆和湖南两省的吸毒人群抗病毒治疗效果与其他研究的吸毒人群疗效相似，低于非吸毒人群，终止治疗率较高；席元第通过对广西南宁市 160 例 HIV/AIDS 患者抗病毒治疗前瞻性队列研究发现，抗病毒治疗 6 个月的治疗效果较好，研究对象抗病毒治疗效果与依从性结果分布一致，病毒学治疗效果与服药依从性密切相关；④药物不良反应检测：一项对 HIV 感染孕妇奈韦拉平毒性的队列研究结果显示，只有少数患者出现奈韦拉平毒性，且与病死人数无关；国际队列中 HIV 相关性神经病变的抗逆转录病毒应用及其他风险研究结果显示，应用司他夫定与去羟肌苷症状性感觉神经病变的发病风险升高显著相关；开展的高效抗逆转录病毒治疗对 HIV/AIDS 患者身体脂肪量、骨密度影响的队列研究，均为评价药物不良反应的队列研究。

而队列研究在中医药防治 HIV/AIDS 临床应用主要为回顾性队列研究，而开展前瞻性队列研究或双向性队列研究相对较少。如，一项 385 例艾滋病患者的回顾性队列研究，治疗组应用 16 味中药复方进行治疗，结果显示，其 8 年生存率为 87%，而未使用中药组为 34%，差异有统计学意义；另一项 1666 例 HIV 感染者应用中医药治疗的回顾性队列研究结果显示，在研究周期内总体病死率 3.6/100 人年，低于全球平均病死率；1443 例艾滋病患者随访 3 年的回顾性队列研究结果显示，中医药长期治疗能够减少艾滋病患者的病死风险。

队列研究在中医药防治艾滋病的临床应用前景探讨

随着中医药在防治艾滋病临床中的运用，大量临床数据已证实中医药在改善艾滋病患者临床症状、体征、提高生活质量、延长生存时间、减少抗病毒药物不良反应、促进免疫重建等方面具有显著疗效。艾滋病作为一种可以治疗的慢性感染性疾病，开展中医药临床队列研究，通过大样本、长时间的临床观察，从减少机会性感染发生率、降低抗病毒药物不良反应、促进免疫重建及降低病死率等方面系统评价中医药临床疗效，为中医药在国际上推广使用提供更高级别的循证医学证据，而影响队列研究关键是耗费的人力、物力、财力和时间较多，限制了其在临床研究中的应用。随着国家高度重视中医药在艾滋病防治中的应用，自 2004 年实施中医中药治疗艾滋病试点项目以来，投入大量经费开展中医药救治，在《中国遏制与防治艾滋病“十三五”行动计划》中提出“逐步扩大中医药治疗规模……到 2020 年累计接受中医药治疗人数比 2015 年增加 100%（5～6 万）”，为开展中医药防治艾滋病临床前瞻性队列研究提供了可能。

中医药防治艾滋病临床研究队列的建立可以“艾滋病综合防治信息系统”数据库和“中医中药治疗 HIV/AIDS 项目数据库”为数据来源，按照队列研究设计要求，确定研究因素、研究结局、研究人群，进行资料的收集与随访，并在实施过程中注意质量控制，开展调查人员培训、制定相关标准操作规程、设立质量监督员保障项目实施质量，通过长时间观察，系统评价中医药的临床疗效。另外，研究型门诊也可作为建立队列研究的平台，此平台是针对临床普通医疗门诊的不足，如无法满足临床研究病例的筛选、干预、观察、评估和随访的需求，对患者缺乏有效的管理措施，患者依从性难以控制，容易出现较高的脱落率，在长疗程、长观察时程研究中建立的临床科研新模式。本课题组依托的河南中医药大学第一附属医院艾滋病临床研究中心为国家中医临床研究基地（艾滋病重点病种）建设单位，按照基地重点病种建设的目标任务，更好地开展中医药防治艾滋病基础和临床研究，在全国率先建立了艾滋病研究型门诊，自 2011 年以来，初步建立了近 700 例中医药治疗临床队列，并进行初步的临床研究，有待进一步扩大样本量，延长观察时间，以期获得更高的临床证据。

参考文献（略）

（出自《中华中医药杂志》2018 年第 33 卷第 9 期第 3771－3775 页）

基于临床流行病学方法艾滋病高脂血症相关因素分析

刘　颖，邹　雯，成庆飞，高国建，王　健
（中国中医科学院艾滋病中心，北京 100700）

摘要　目的　探索艾滋病高脂血症相关因素，为防治提供依据。方法　通过流行病学调查方法，对首都医科大学附属北京地坛医院、广州市第八人民医院、新疆维吾尔自治区中医药研究院、沈阳市第六人民医院、首都医科大学附属北京佑安医院等单位，2010 年 12 月—2014 年 6 月门诊随访的病例共 458 例，进行相关因素分析。结果　通过相关因素分析，应用多元线性模型中作线性回归分析发现 BMI 指数越小，血脂指标越高；血脂指标与抗病毒药的种类有较强的相关性，D4T 与 TC、TG 以及 HDL 都具有相关性，克力芝与 HDL 有一定的相关性，NVP 与 HDL 有一定相关性，DDI 与以上指标没有发现相关性，可能与 DDI 使用较少有关。结论　艾滋病相关高脂血症具有一定特殊性，血脂指标与性别、年龄等因素没有发现较强相关性，血脂指标与抗病毒药的种类有较强的相关性。

1　材料

来源于首都医科大学附属北京地坛医院、广州市第八人民医院、新疆维吾尔自治区中医药研究院、沈阳市第六人民医院、首都医科大学附属北京佑安医院等单位，2010 年 12 月—2014 年 6 月门诊随访的病例共 458 例，进行相关因素分析。纳入标准：符合 2004 年卫生部发布的《艾滋病诊疗指南》诊断标准，有明确的感染途径，患者既往无慢性器质性疾病，年龄在 18 ~ 65 岁之间。

2　方法

调查方法采用现场观察访谈的调查方法，进行血脂指标 TC、TG、HDL、LDL 检测。运用多元线性模型进行相关因素分析。

3　结果

3.1　人口学及基线情况

人口学的基线情况

变量	分组	N	%
性别	男	357	77.9
	女	101	22.1
吸烟史	是	150	32.8
	否	308	67.2
BMI	适中	199	43.4
	肥胖	30	6.6
	消瘦	229	50
饮酒史	是	70	15.3
	否	388	84.7

基线情况

变量（n = 458）	均值	中位数	标准差	最小值	最大值	四分位数		
						25%	50%	75%
年龄	40.97	40.00	9.54	22.00	65.00	34.00	40.00	48.00
身高	169.58	170.00	7.32	148.00	185.00	165.00	170.00	175.00
体重	66.10	65.00	10.72	40.00	100.00	60.00	65.00	74.00
收缩压	121.73	120.00	13.18	90.00	210.00	114.00	120.00	129.00
舒张压	80.30	80.00	8.68	60.00	120.00	75.00	80.00	85.00
ALT	32.37	26.45	23.87	0.00	264.90	18.00	26.45	38.73
AST	27.92	24.10	20.00	0.00	221.00	19.00	24.10	31.50

基金项目：“艾滋病和病毒性肝炎等传染病防治”国家科技重大专项（2013ZX10005001）

续表

变量（n=458）	均值	中位数	标准差	最小值	最大值	四分位数		
						25%	50%	75%
TBIL	10.70	10.30	4.22	2.90	40.40	8.01	10.30	12.30
GLU	5.72	5.60	1.30	2.80	15.30	5.10	5.60	6.13
BUN	4.77	4.69	1.31	2.20	16.60	4.02	4.69	5.42
Cr	76.79	72.40	37.55	16.00	608.40	62.90	72.40	84.23
TC	5.35	5.15	1.56	1.97	15.59	4.32	5.15	6.13
TGs	4.33	3.22	3.65	0.80	32.26	2.35	3.22	4.70
HDL	1.14	1.12	0.34	0.54	3.20	0.91	1.12	1.30
LDL	2.79	2.74	1.00	0.59	6.39	2.09	2.74	3.30
CD_4	373.55	348.50	185.34	49.00	1061.00	243.75	348.50	476.50
CD_8	1063.64	846.00	3349.50	105.00	72000.00	581.50	846.00	1199.84

3.2 一般资料与血脂相关性分析

一般资料与血脂相关性分析

变量	统计量	性别	吸烟史	BMI	饮酒史	年龄	身高	体重	收缩压	舒张压
TC	r	0.043	0.075	0.123	-0.028	0.100	0.004	-0.001	0.251	0.160
	P	0.355	0.108	0.008	0.546	0.032	0.939	0.986	<0.001	0.001
TG	r	0.090	0.026	-0.048	-0.005	-0.023	0.071	0.056	0.005	0.093
	P	0.055	0.584	0.307	0.911	0.622	0.131	0.230	0.909	0.047
HDL	r	0.203	-0.057	-0.236	0.011	0.142	-0.163	-0.133	0.088	0.065
	P	<0.001	0.223	<0.001	0.817	0.002	<0.001	0.004	0.060	0.167

从上表看，TC、HDL、LDL与BMI有较强的相关性，BMI指数越小，TC、HDL、LDL越大，与其他高脂血症不同，可能因为艾滋病后期以虚证为主，呈现一种慢性消耗性疾病，在本研究中TC与收缩压、舒张压呈弱相关，还需要进一步研究。

3.3 生化指标与血脂相关性分析

生化指标与血脂相关性分析

变量	统计量	ALT	AST	TBIL	GLU	BUN	Cr	CD_4	CD_8
TC	r	-0.026	0.073	-0.020	0.061	0.019	0.005	0.105	-0.020
	P值	0.585	0.120	0.667	0.192	0.689	0.918	0.025	0.665
TG	r	0.092	0.122	-0.079	0.268	0.070	-0.033	0.015	0.027
	P值	0.049	0.009	0.093	<0.001	0.133	0.488	0.748	0.565
HDL	r	-0.132	0.026	0.094	-0.104	-0.045	-0.003	-0.050	-0.042
	P值	0.005	0.577	0.044	0.026	0.340	0.945	0.281	0.370
LDL	r	-0.089	0.000	0.020	-0.141	-0.039	-0.005	-0.011	-0.082
	P值	0.056	0.997	0.672	0.002	0.402	0.915	0.818	0.081

从上表看，生化指标和血脂指标的相关性不大，TG和GLU有一定的相关性。

3.4 服用药物与血脂相关性分析

服用药物与血脂相关性分析

变量	统计量	克力芝	D4T	NVP	DDI
TC	r	-0.038	0.147	0.064	0.043
	P 值	0.421	0.002	0.174	0.357
TG	r	-0.062	0.125	0.045	0.089
	P 值	0.185	0.008	0.336	0.056
HDL	r	-0.090	0.228	0.239	-0.015
	P 值	0.055	<0.001	<0.001	0.749
LDL	r	-0.029	0.047	0.022	0.037
	P 值	0.536	0.311	0.637	0.427

上表可以看出，D4T 与 TC、TG 以及 HDL 都具有相关性，克力芝与 HDL 有一定的相关性，NVP 与 HDL 有一定相关性，DDI 与以上指标无相关性，可能与 DDI 使用较少有关。

3.5 与 TC、TG、HDL、LDL 有相关性的变量分析

对以上三表中与分别 TC、TG、HDL、LDL 有相关性的变量纳入多元线性模型中作线性回归分析，得到影响 TC 的变量，结果如下：

影响 TC 的变量多元线性回归分析结果

变量	校正 B 值	t 值	P 值
BMI	-0.090	-1.915	0.056
年龄	0.040	0.870	0.385
收缩压	0.240	4.090	0.000
舒张压	-0.009	-0.153	0.878
CD_4	0.124	2.746	0.006
D4T	0.122	2.622	0.009

影响 TG 的变量多元线性回归分析结果

变量	校正 B 值	t 值	P 值
舒张压	0.069	1.545	0.123
ALT	0.002	0.030	0.976
AST	0.090	1.574	0.116
GLU	0.259	5.754	0.000
D4T	0.119	2.651	0.008

影响 HDL 的变量多元线性回归分析结果

变量	校正 B 值	t 值	P 值
性别	0.136	2.414	0.016
BMI	-0.142	-3.000	0.003
年龄	0.080	1.749	0.081
身高	0.036	0.562	0.574
体重	-0.076	-1.343	0.180
ALT	-0.108	-2.450	0.015
TBIL	0.049	1.124	0.262
GLU	-0.042	-0.943	0.346
D4T	0.142	3.025	0.003
NVP	0.130	2.735	0.006

影响 LDL 的变量多元线性回归分析结果

变量	校正 B 值	t 值	P 值
性别	0.098	2.085	0.038
BMI	-0.154	-3.358	0.001
年龄	0.039	0.831	0.406
收缩压	0.150	3.253	0.001
GLU	-0.121	-2.657	0.008

4 结论

应用多元线性模型中作线性回归分析发现 BMI 指数越小，血脂指标越高；血脂指标与抗病毒药的种类有较强的相关性，D4T 与 TC、TG 以及 HDL 都具有相关性，克力芝与 HDL 有一定的相关性，NVP 与 HDL 有一定相关性，DDI 与以上指标没有发现相关性，可能与 DDI 使用较少有关。

5 讨论

总结 5 年来国家免费抗艾滋病治疗项目执行过程中，一线抗病毒治疗药物相关副作用的发生情况，司他夫定（D4T）导致的脂代谢障碍发生率最高为 35.2%。本研究发现血脂指标与抗病毒药的种类有较强的相关性，D4T 与 TC、TG 以及 HDL 都具有相关性，克力芝与 HDL 有一定的相关性，NVP 与 HDL 有一定相关性。

有研究发现血糖及血压水平及 BMI、腰围与臀围比值直接影响血脂水平，同时血脂水平也直接影响血压及血糖

水平，即相互影响。本研究发现收缩压与 TC 和 LDL 有相关性，BMI 与血脂指标呈负相关，与其他报道不一致，考虑可能和艾滋病慢性消耗性过程有关。

本研究发现性别与 TC 或 TG 没有相关性，与 HDL 和 LDL 有一定的相关性，年龄与血脂指标没有相关性。据报道，人群中男性的血脂异常患病率普遍高于女性，不同年龄段中男女性的血脂水平变化具有不同的特征，国内外研究均证实随年龄的增长，高脂血症发病率越高，中、老年人患病率明显高于青年。可能由于本研究艾滋病患者年龄差异比较小，平均年龄 40 岁，没有发现与年龄的相关性。

通过本研究发现艾滋病相关高脂血症与普通人群高脂血症有所区别，具有一定的特殊性，艾滋病血脂指标与 BMI 呈负相关性，与年龄没有相关性，与普通高脂血症不同，可能与基础疾病艾滋病以及样本选择有关，还需要进一步研究。

参考文献（略）

（出自 2014 年艾滋病专业委员会第 2 届第 1 次学术年会论文集第 82－86 页）

·治则治法·

艾滋病发病与防治中医理论的初步构建

许前磊[1,2,3]，徐立然[1,3]，郭会军[1,3]，谢世平[2,3]，李　强[1]，李发枝[2]，郭选贤[2]

（1. 河南中医学院第一附属医院，河南省郑州市人民路 19 号，450004；
2. 河南中医学院艾滋病研究所；3. 河南省中医药防治病毒性疾病重点实验室）

摘要　艾滋病作为一种传染病，以往缺乏系统的中医理论研究。通过对艾滋病中医病因病机、证候规律、治法方药的系统研究，提出了“艾毒伤元”“脾为枢机”“气虚为本”的病因病机学说，明确了艾滋病中医证候分布规律，拟定了艾滋病基本证候辨证量表，确立了艾滋病“培元解毒”“益气健脾”的治疗原则，研发了“扶正排毒片”“益艾康”等治疗药物，初步构建了艾滋病中医基础理论体系，为中医药防治艾滋病奠定了理论基础，为进一步提高艾滋病的中医药临床诊疗效果提供理论依据。

关键词　艾滋病；理论体系；艾毒伤元

艾滋病作为一种新发传染病，传统中医没有明确记载，结合其临床表现和发病特点多归属于中医“瘟疫”“伏气温病”“虚劳”的范畴。由于中医对艾滋病的认识时间相对较短暂，缺乏中医理论的系统研究，艾滋病相关中医病因病机及证候演变规律尚未明确。随着中医药在防治艾滋病领域的推广与应用，迫切需要进行艾滋病中医基础理论研究。我们通过对艾滋病的中医病因病机、证候规律、治则方药的系统研究，初步构建了艾滋病中医基础理论体系，为中医药防治艾滋病奠定了理论基础。

1　病因病机

病因病机是中医学认识和治疗疾病的基础，也是辨证论治的重要内容。由于诊治例数少、地域差别大、临床医生诊治能力不同等原因，目前尚未在艾滋病中医病因病机

基金项目：国家“十二五”科技重大专项（2012ZX10005001－005、2013ZX10005001）；国家自然科学基金（81403342）；中国博士后科学基金（20110491002）

方面达成共识并形成理论体系，导致临床医师在诊治患者时无章可循，严重阻碍了中医药防治艾滋病水平的提高。我们从中医的整体观念出发，采用文献研究、临床病例对照研究、流行病学调查等方法，对艾滋病的中医病因病机进行了系统的研究，认为艾滋病的病邪具有疫、湿、毒、热四大特性；主要从血络侵入，而后深伏体内，发病类型是伏邪自内外发；致病特点主要是有热和湿的双重属性，易兼挟风、寒等六淫之邪，主要攻击人体元气，在体内可转化为痰血、血瘀、积聚等，形成了艾滋病较为完善的中医病因病机学说。

在总结前期临床经验和研究成果基础上，提出了艾滋病中医“艾毒伤元”“脾为枢机”“气虚为本”等病因病机学说，并对学说的内涵进行了阐释：1）艾滋病中医病名亦为“艾滋病”；2）艾滋病病邪为艾滋病“疫毒”，称之为“艾毒”；3）艾滋病之“艾毒”为基础病因，病因归属于“不内外因”；4）艾滋病总体病性为“艾毒伤元，因虚致实，虚实夹杂”；5）艾滋病之“艾毒”易直接伤及人体元气，即“艾毒伤元”；6）艾滋病病变复杂，然总以脾为核心，延及其他脏腑，即“脾为枢机”；7）艾滋病之“艾毒”伤人元气，艾滋病的病机基础，即“气虚为本”。

2 证候规律

证候是中医学理论的核心部分。目前，对人类免疫缺陷病毒/艾滋病（HIV/AIDS）中医证候分类及辨证标准尚未取得统一的认识，积极开展我国 HIV/AIDS 中医证候诊断标准化研究在中医药防治艾滋病研究中具有重大现实意义。虽然进行大样本的 HIV/AIDS 中医症状和证候的研究也逐渐增多，但是运用统计学方法进行 HIV/AIDS 中医证候量表研究较少见。

我们运用临床流行病学方法，调查河南省、云南省、新疆维吾尔自治区艾滋病患者 2050 例，建立了中医证候数据库，采用多学科方法对艾滋病中医证候分布规律进行研究，总结了艾滋病常见基本证候为肺脾气虚、湿热内蕴、湿热蕴毒、气阴两虚等证；病性要素主要为湿、热、痰、毒、气虚、血虚、阴虚、阳虚；病位要素五脏以脾肺为主，具有虚实夹杂、多脏（部位）复合病变的证候特点。

对前期调查的证候学数据运用 Logistic 回归分析、因子分析、结构方程模型等方法，对艾滋病证候的证素和症状、体征进行分析，揭示证素和证候之间的内在联系。在流行病学调查及专家问卷的基础上，制定了气阴两虚证、脾气虚证、肺脾气虚证、气血亏虚证、湿热内蕴证、痰热蕴肺证、湿热蕴毒证等 7 个基本证候辨证标准量，并对量表进行了考核验证。

3 治法方药

在连续对 1732 例 HIV/AIDS 患者中医药治疗的过程中，总结制定了《河南省中医药治疗艾滋病常见病症辨证治疗要点》，形成了艾滋病中医病证结合论治规律。基于循证医学方法，组织全国中医及中西医结合艾滋病防治专家，利用中华中医药学会防治艾滋病分会学术交流平台与艾滋病国家中医临床研究基地平台，采用文献研究、专家问卷调查、流行病学调查、临床研究、专家咨询等方法，制定了《艾滋病中医诊疗指南》。

在方药应用方面，针对艾滋病中医病因病机确立的治疗原则“培元解毒”“益气健脾”开发了扶正排毒片、益艾康胶囊，能够改善 HIV/AIDS 患者的症状和体征，稳定或减缓 CD_4^+ T 淋巴细胞的下降幅度，稳定或降低病毒载量，从而提高患者生存质量和延长生存期，延缓艾滋病发展的进程。其中扶正排毒片已获得国家专利，益艾康胶囊正在进行新药的二期研究。针对 HIV/AIDS 临床上常见肺脾气虚证的特点，研发了爱康胶囊，能够明显改善或消除 HIV/AIDS 患者脾肺虚弱证的症状和体征，提高生存质量，并能延缓 CD_4^+ T 淋巴细胞的下降、稳定或升高的趋势，降低 HIV/AIDS 脾肺虚弱证患者病毒载量的趋势。针对艾滋病常见并发症慢性腹泻总结凝练了以温补固涩为治则的泻痢康方药，临床经前瞻性、双盲、双模拟的随机对照临床试验研究，结果显示其安全有效，且疗效优于盐酸洛哌丁胺胶囊。针对艾滋病最常见机会性感染发热（气虚证、邪伏膜原证、外寒里热证）及肺部感染（痰热壅肺、脾肾亏虚证），在临床疗效确切的基础上，形成了“参芪除热胶囊”“柴藿达原颗粒”“解表清里颗粒”“参芩龙清肺培元颗粒”四种固定方剂。

4 讨论

艾滋病中医基础理论研究是中医药防治艾滋病的基石，课题组在艾滋病中医基础理论研究方面进行了积极的探索，明确了艾滋病中医病因病机及证候分布规律，初步拟定了常见中医证候的诊断量表，初步构建了艾滋病中医基础理论体系，并在理论体系指导下制定艾滋病基本治则和治法，有效地指导临床实践，前期的中医药防治艾滋病基础理论研究在上述各方面取得了较大的进展，但在某些方面还存在着建立的理论与临床实践的治则方药不一致的现象，在一定程度上影响着艾滋病中医基础理论的临床指导性。下一步要开展艾滋病中医基础理论体系深入研究，使形成的病因病机学说、证候分布规律、治则方药更加融合，在准确的理论体系构架指导下，确立艾滋病的治则方药，并对形成的治则方药采用大样本、多中心、随机双盲对照的临床研究方法开展临床研究，为新药研发、临床推广应用提供循证医学证据，更好地发挥中医药在防治艾滋病中的作用。

参考文献（略）

（出自《中医杂志》2015 年 56 卷第 11 期第 909 – 911 页）

艾滋病从脾虚论治

张晓伟[1,2]，张爱萍[3]，李 强[2]，谢 正[2]
（1. 南京中医药大学，南京 210023；2. 河南中医学院第一附属医院艾滋病临床研究中心，郑州 450000；
3. 郑州市中医院，郑州 450007）

摘要 国医大师李振华教授精于脾胃病的治疗，其脾胃学术思想对艾滋病临床救治亦有重要的指导作用。艾滋病在病因病机、证候及辨证论治等方面均与中医脾虚证有着密切联系，以脾虚来认识艾滋病发病及其病变过程，重视脾虚在艾滋病不同疾病阶段的作用，将固护中气作为基础进行辨证论治是中医认识、论治艾滋病的重要内容。

关键词 国医大师；李振华；艾滋病；脾虚证

国医大师李振华教授（以下尊称李老）悬壶桑梓六十余载，长于温热病及内科杂病治疗，晚年专于脾胃病研究，屡起沉疴顽疾。李老提出“脾本虚证，无实证”“脾虚是气虚，甚则阳虚”的脾胃学术思想，强调治病应注意固护中焦脾胃。笔者有幸跟师学习，受李老脾胃学术思想启发，笔者认为艾滋病发生、发展及转归中尤其应重视中焦脾胃的作用。

艾滋病脾虚证病因病机理论探讨

李老强调中医“脾胃”不仅包括现代医学的消化系统，还包括免疫系统、内分泌系统、造血系统等。脾胃共居中焦，一升一降，完成对饮食水谷的消化、吸收，水谷精微经“脾气升清”上输心肺，化生气血，营养全身，维持机体生命活动。“水谷精微，源于水谷，生于脾胃”，若脾虚，脾胃运化功能减退，气血化生乏源，水谷不能充养，气虚无以卫外固摄；血虚无以濡润滋养，则人必不能安，此即《脾胃论》“若胃气本弱，饮食自备，则脾胃之气既伤，而元气亦未能充，而诸病之由生也”。人体感染艾滋病病毒后，病毒潜伏期较长，通常情况下经过 6 ~ 8 年的无症状期发展至艾滋病期，在漫长的发病过程中艾滋病病毒客于中焦脾胃（肠道淋巴结为艾滋病病毒在体内长期藏匿之处），中焦运化失司；感染艾滋病后精神压力极大，长期忧思焦虑，气机升降失常；且机体要驱邪外出，长时间的正邪相争，必然更伤元气；加之艾滋病期服用抗病毒药物更加损伤脾胃，气的生成不足、长期消耗，加之气机不畅造成了脾虚证存在于大多数的艾滋病患者，消瘦、乏力（最常见症状，多伴劳累后诸症加重或不能从事体力劳动）、易汗出、纳呆、脘腹胀满、便溏或腹泻（少食生冷即可出现）、脉细弱是其常见症状。李老认为藏象理论是中医学的核心内容，“有诸内，必形诸外”，以上症状的出现证明了脾脏功能受损，出现脾气虚的病机变化。脾气虚进一步发展形成脾阳虚，李老认为这是对全面认识脾虚证的高度概括，概因人体之气均赖后天水谷精微之充养，脾虚运化失常，气的生成不足，若气虚进一步发展，气的温煦、推动作用减弱，则可表现出阳虚的症状，如脘腹隐痛、喜温喜按、稍进生冷即大便稀溏或腹泻、口淡不渴、舌质胖淡或有齿痕、苔白滑、脉沉迟。若气虚阳虚之体兼夹湿邪（湿邪是艾滋病常见病因），“湿之入中焦，有寒湿，有热湿”——《温病条辨》早已论述了中阳不足者湿从阴化寒，症见畏寒神倦、腹痛下利、舌苔白腻、脉沉弱。故而，艾滋病无论气虚证、阳虚证还是寒湿证均是在脾虚的基础上直接发展而得。

脾胃为气血化生之源，精气升降之枢，脾胃升降失司，诸脏皆受影响。正如《四圣心源》所述：“中气衰则升降窒，肾水下寒而精病，心火上炎而神病，肝木左郁而血病，肺金右滞而气病。神病则惊怯而不宁，精病则遗泄而不秘，血病则凝瘀而不流，气病则痞塞而不宣”，脾胃损伤，则气、血、精、神无所不病。“四维之病，悉因于中气，中气者，和济水火之机，升降金木之轴”。脾虚证进一步发展，变证丛生，脾气虚，水湿运化失司，痰湿为患症见腹胀满、身困倦、神疲、舌体胖、齿痕明显、苔厚腻多津、脉濡；气虚血运无力，停而为瘀，瘀血症见身有疼痛，刺痛不移，入夜尤甚，舌质紫暗，舌下脉络迂曲、脉细涩；更有艾滋病晚期阴竭阳脱患者神志恍惚，虚羸少气，四肢厥冷，舌质红绛，少苔或无苔，脉细数或脉微欲绝，其症无不由中焦运化乏源，艾毒耗竭元阴元阳所致，此外，艾滋病期诸实证亦多属因虚致实，可见艾滋病期气血津液诸多变证亦皆是在脾虚证基础上逐渐发展形成的。

对既往文献报道进行整理后发现，许多医家亦非常重视中焦脾胃的作用，如有人认为艾滋病疾病进程是“艾毒

基金资助：国家科技重大专项（No. 2009ZX10005 - 015）；国家中医药管理局中医药重点学科建设项目（No. 国中医药发［2009］30 号）；国家中医药管理局 2010 年全国名老中医药专家传承工作室建设项目

伤元”的过程。艾毒对命门三焦元气的损伤贯穿疾病始终。元气是人体生命活动的原动力，是人体最根本、最重要的气，它由肾精化生，以先天之精气为基础，全赖后天脾胃运化水谷之气充养。艾滋病脾气亏虚是“艾毒伤元”的重要方面，在艾滋病疾病过程中“艾毒”对脾胃的损伤持续存在。在对以有偿供血为主要感染途径的人群进行证候调查发现虚证中出现频率最高的是气虚证（79.64%），其次为脾虚证（76.35%）。乏力、纳呆、少气懒言、头晕、易感冒、口淡、自汗等是艾滋病患者最常出现的症状，全身正气虚损是患者主要临床表现。对艾滋病患者进行中医辨证分型研究发现艾滋病期辨证分型较为复杂，可合并为2～3个证型，虚劳和外感疫毒是艾滋病病机的关键，气虚是其基本病机之一。也有研究认为艾滋病中医基本证候主要为气虚证（15.4%）、脾虚证（14.4%），艾滋病辨证以复合证为主，其中脾虚与气虚复合证最为多见，占10.6%，其次为肺虚、脾虚与气虚组合证。其病位多在肺、脾、肾，病性虚实夹杂、以虚为主；气虚是艾滋病重要的病理因素之一。由此可见，艾毒是艾滋病的病因，而脾虚则是艾滋病基本病机的重要内容。

临床实践过程中，艾滋病脾虚、气虚证确属常见证型，对河南中医学院第一附属医院艾滋病临床研究中心住院患者进行分析后，发现有51.4%的住院艾滋病患者存在脾虚或气虚证，这些患者或以单纯虚证为主要表现，或虚中夹实，如正虚瘀结、脾虚湿盛、气虚湿阻等。即使是以实证为主的住院患者也不同程度存在脾虚症状，如患者以发热、喘促、咳嗽等表现为主入院，查其舌质红暗，苔黄厚腻，但多伴有乏力、纳差、脉弱等。“正气存内，邪不可干；邪之所凑，其气必虚”，艾滋病的疾病过程即是正邪交争的过程，在此过程中应重视对中焦脾胃的培补。

艾滋病从气虚、脾虚论治

临床上，对于以脾气虚、脾阳虚见证的患者多以甘温之剂补其不足，常以补中益气汤、参苓白术散加减与之，《素问·藏气法时论篇》云：“脾欲缓，急食甘以缓之……甘补之”，甘味入脾，有益气、健脾、温中之效，然李老时常告诫称人参、党参、黄芪、炒白术、山药皆为味甘性温之品，虽可补气助阳，然补脾之时应注意运脾，不可大队蛮补，即使是艾滋病虚损严重亦应补中寓通，可加木香、枳壳、陈皮等行气和胃之品。对于脾胃虚寒者，在健脾益气的基础上，以辛温之品补其脾阳助其运化，用药如肉桂、干姜、制附子、高良姜、蜀椒等，强调“健脾无不在助脾气、运脾阳”。

对以实证为主的艾滋病患者，其证复杂，多为虚实夹杂，临证时又当辨其虚实多少，随证治之。如见腹胀、恶心、呕吐、舌质红、苔厚腻、脉弦等，其或为气滞、湿阻、痰浊、瘀血等病理产物客于中焦，阻滞气机；或为久病脾虚，运化无力，食滞胃脘；或情志抑郁，肝失疏泄，横逆犯胃。无论其症如何，“胃滞”总以中焦脾虚为病理基础，即使存在“实证”也是在中气亏虚的基础上形成的虚实夹杂证。临床发现艾滋病期患者中医证候变化极快（尤其是在中药作用后），表现在舌象上尤为明显，这种变化从侧面反映了患者虚实夹杂的病理状态。这就要求治疗上时时注意顾护胃气，不可攻伐太过。

关于健脾，李老还强调“利湿即所以健脾”。艾滋病患者易兼夹湿邪，祛湿是艾滋病治疗的重要方面，有学者认为艾滋病系湿热疫毒之邪为患，毒邪性质以湿为主，同样对2010年至2011年河南中医学院第一附属医院艾滋病临床研究中心住院患者进行分析，有19名患者（占住院人数的51.4%）兼夹湿邪。脾脏“喜燥而恶湿”，艾滋病患者因气虚无以推动，阳虚无以温煦，湿邪尤易客于脾脏；脾为湿困，运化失司，气血化生乏源，加重脾虚，脾虚与湿邪互为因果，相互作用。因此，健脾要注意祛湿，祛湿是健脾的重要内容。淡渗利湿、芳香化湿、苦温燥湿、温化寒湿等皆是常用之法，对湿热蕴结，应注意苦寒燥湿之茵陈、黄连、栀子等宜中病即止，不可过用，否则会更伤脾阳。

河南省中医药救治艾滋病项目实施以来，以“补脾胃、培中气、兼祛邪”的艾滋病治疗原则逐渐成为专家共识，经中医药参与救治，患者机会性感染率下降，乏力、气短、自汗、腹泻等症状明显好转，补益脾胃、健运中气是艾滋病治疗的重要原则。也有学者认为艾滋病潜伏期治宜健脾益气、滋阴养血，佐以祛风清热、化湿解毒，艾滋病期应健脾益肾、清解消瘀。李老再三强调中医药临证时应注意区分不同病机，辨证论治。艾滋病期患者由于其病机复杂，更应针对不同个体进行辨证治疗，但无论是无症状期还是艾滋病期，无论是“补益”还是“攻邪”，健运中焦脾胃应是贯穿于艾滋病治疗始终的原则。

国医大师李振华老师潜心于脾胃病研究，其脾胃学术思想不仅能用于消化系统疾病、内科杂病的治疗，对艾滋病临床救治亦有重要的指导作用，艾滋病在病因病机、证候及辨证论治等方面均与中医脾虚证有着密切联系，以脾虚来认识艾滋病发病及其病变过程，重视脾虚在艾滋病不同疾病阶段的作用，将固护中气作为基础进行辨证论治是中医认识、论治艾滋病的重要内容。

参考文献（略）

（出自《中华中医药杂志》2014年第29卷第3期第689－691页）

病证结合在艾滋病中的运用

王丹妮，徐立然，郭会军
（河南中医学院第一附属医院艾滋病临床研究中心，河南 郑州 450000）

摘要　病证结合是中医辨证、西医辨病相结合。借助现代医疗检测手段、理论、思维方法等对患者作出疾病诊断，并在此基础上运用中医辨证思维进行辨证论治和组方遣药，以获得临床疗效最大化为目标，是目前中医和中西医结合临床采用的主要诊疗模式，能够体现中医、西医的优势互补。中医药对艾滋病的防治具有一定的优势，但缺乏科学和规范的论证，难以推广运用，病证结合的发展和优势及在艾滋病中的运用将克服这些困难。从对病证结合的认识、病证关系在艾滋病中的体现、病证结合在艾滋病基础研究、临床研究、疗效评价中的运用几个方面，来论述病证结合的发展、优势和在艾滋病中的运用。

关键词　艾滋病；病证结合；疗效评价；中医特色

艾滋病是严重威胁人类生命健康的重大公共卫生问题。中医药对艾滋病的防治具有一定的优势，但缺乏科学和规范的论证，难以推广运用。病证结合的发展和优势在艾滋病中的运用将克服这些困难。

1　对病证结合的认识

病证结合中的“病”既包括现代医学建立在生理、病理等基础上，对病因、病理机制、临床表现、理化变化等微观具体化认识，也包括在阴阳、五行、脏腑等理论指导下中医学对疾病发生、发展和转归等情况的宏观抽象化认识。病证结合中的“证”是对疾病发展过程中某一阶段的病理概括，反映疾病发展过程中该阶段病理变化的整体情况，包括病因、病位性质、邪正关系等。病证结合是中医、西医辨病与中医辨证相结合，即借助于现代医疗检测手段、理论思维方法等对患者做出疾病诊断，并在此基础上运用中医辨证思维进行辨证论治，组方遣药，最终达到提高疗效的目的。病证结合以获得临床疗效最大化为目标，是目前中医和中西医结合临床采用的主要诊疗模式，能够体现中医、西医的优势互补，并且影响着中医药研究及中医临证组方模式。陈可冀等认为：病证结合临床诊疗和研究模式是较高层次中西医结合的具体体现。病证结合正对中医发展产生着影响，将来也可能对西医的发展产生巨大的影响。随着医学的发展，病证结合诊疗体系也随之不断地完善和发展。

2　病证关系在艾滋病中的体现

徐雪莉认为：免疫性疾病是病证结合诊疗模式的优势病种。艾滋病病程较长，中医药治疗艾滋病副作用小，调节免疫功能、改善全身症状等疗效好；西医的抗病毒治疗能迅速改变指标，但存在副作用及耐药等。单纯使用西药或者中医方法都有相应的缺陷，应强调病证结合，中西医结合，扬长避短，增效减毒。可见，病证结合是中医药治疗艾滋病的重要策略，其关系在艾滋病中有完美诠释。

2.1　病贯始终，证是阶段

艾滋病已经有着较为清楚的发展过程和临床预后。艾滋病是免疫缺陷综合征，在感染 HIV 后的不同阶段表现出不同的证型，也可以在不同的机会性感染、合并症或并发症中出现相同的证型。明确艾滋病不同分期下西医、中医的不同疾病诊断，明辨病机和证候确立治则治法并遣方用药，可能会出现同病异证、同病异治；但是，病贯始终，证是阶段。

2.2　病和证各有侧重

证是病在发展过程中某一阶段主要矛盾的概括，它受“病”这个基本矛盾的影响。就艾滋病来说病，代表病理变化全过程的特点与规律，包括艾滋病机会性感染、合并症、并发症或者相关性疾病等；证，代表艾滋病当前所处阶段的病理状态。“辨病”是对病情从整体上把握，包括疾病的病因病机、发展、预后等；“辨证”则是针对病情做出阶段性判断，包括疾病发展到某阶段的病理特点等。虽然各有侧重，但两者是相互统一的。

2.3　病证结合均为疗效服务

病证结合诊疗体系研究发展的最终目标是提高中医药的临床疗效，提高中医药临床疗效的可重复性。病证结合以其科学性、可操作性强等优点被临床工作者广泛接受。结合艾滋病自身特点，通过科学手段完善、验证、优化现有的病证结合研究思路与方法，以期提高中医学在艾滋病诊断和治疗等方面的作用。

基金项目：国家自然科学基金（81102575）；国家科技部国际合作项目（2007DFB31610）；国家“十二五”科技重大专项（2012ZX10005010）；郑州市科技创新团队（10CXTD140）；河南中医学院科技创新团队（2010XCXTD09）

3 病证结合在艾滋病基础研究中的运用

基础研究的进步是在临床取得良好疗效的基础上进展而成的，同时也将经过临床反复验证以达到完善进而指导临床。辨证是论治的前提和基础，辨证的准确与否对疗效具有决定性的影响，但常呈现无法可依的情形。这些问题已经成为制约艾滋病证候规范化、客观化的瓶颈，亟待解决。艾滋病病证结合的诊疗思路和方法却可以加速临床证候研究的规范化。艾滋病病证结合在基础研究方面主要表现在：①寻求艾滋病的关键共性病机，通过整体调节，进一步提高疗效；②寻找灵敏度、特异度强的微观指标，做“证”的客观化研究；③对艾滋病各阶段主要证候进行正确的分析和诊断，并对中医的证候演变规律进行梳理。

随着科技的发展，艾滋病研究的病理生理学、分子生物学、基因组学、蛋白质组学代谢组学等信息不断更新，使得辨病与辨证更为准确。目前，病证结合的艾滋病诊疗体系更能把握艾滋病中医证候的内涵和外延，使其辨证有据可依。

4 病证结合在艾滋病临床研究中的运用

由于艾滋病是整体免疫缺陷和多发感染，具有复杂性、特殊性，且为新发疾病，无前人经验可以借鉴，针对艾滋病的治疗，单纯辨证论治或辨病论治都不理想，难以总结与推广运用。艾滋病肺孢子虫肺炎，只辨证治疗效果并不好，因与其他肺部疾病不同，不能忽视原虫感染。艾滋病顽固型泄泻虽有一派典型的脾肾阳虚证候，但用附子理中汤或四神丸加味等效果不显著。这说明治疗病理变化复杂的免疫性疾病艾滋病需要调整思路，将病与证结合起来。

“方从法出，法随证立”是中医组方的重要思路。在病证结合基础上组方选药时，既要结合现代医学对病因、病理、药理等研究成果，又要遵循中医药传统理论体系辨证论治及组方原则，发挥病证结合、标本兼治的优势。杜廷海等治疗艾滋病病毒性心肌炎，既考虑其有病毒性心肌炎共性，又考虑其有病因病机特殊性，根据艾滋病病毒性心肌炎自身的演变规律和现代药理研究，他重视药物四气五味．升降浮沉的协调，实现组方的病证结合，进一步提高了疗效。李发枝教授在临床治疗艾滋病时，践行病证结合的诊疗思路和方法，紧扣其病机及主症特点，运用甘草泻心汤加味治疗艾滋病真菌性感染；运用谷精草合剂治疗艾滋病头痛，都取得了满意疗效。

5 病证结合在艾滋病疗效评价中的运用

目前，既符合中医自身特点，又能够被国际公认的疗效评价方法较少。如何在现代临床研究疗效评价基础上，选择适合评价中医疗效的标准，建立既符合中医特点，又能够被国内外认可的疗效评价方法，是中医药走向世界的关键所在。

对证的疗效评价，有的以某些症状的改善、消失，或者中医证候的改善、转归等变化作为临床疗效判定的标准；有的完全以病理损害指标病因学指标、生化指标等实验室数据的改变判断疗效。单用“证”的疗效评价，由于其是主观判断，而准确性和客观性较差，量化内容未经科学性评价且缺乏相应的规范，难以形成客观评价标准；而单用“病”的疗效评价，又难以体现中医的优势和特色。目前，已有学者采用病证结合的模式，尝试用数据挖掘法、结构方程模型等不同的、复杂的、综合的疗效评价方法，来研究中医药治疗艾滋病的疗效。病证结合是对中医药学的发展，能够明确中医药的作用靶点，揭示中医药的治病机制，其临床研究模式客观、科学而相应的疗效评价指标体系与方法亟需发展。

6 小结

中医药之所以能够经久不衰，在于其独特的理论体系和防治疾病的有效性；但难以用现代医学的理论解释，也未能得到现代医学的承认。中医药治疗艾滋病的研究首先应加强病证结合的诊疗模式，在此基础上建立统一规范的证候分类与诊断标准，这样中西医交流才能无障碍；其次，在此基础上形成高级别科学证据支持的病证结合模式下的最佳诊疗方案，在医学领域推广。这样才能解决既客观、科学，又突出中医特色的疗效评价问题，使得病证结合的优势和提高临床疗效的最终目标得以体现。

参考文献（略）

（出自《中医研究》2014 年第 27 卷第 7 期第 6－8 页）

从伏邪论治艾滋病理论探讨

许前磊[1,2,3]，许向前[4]，许二平[5]，李青雅[2,3]，谢世平[2,3]，郭会军[1,2,3]，徐立然[1,2,3]
（1. 河南中医药大学第一附属医院，郑州 450000；2. 河南中医药大学艾滋病研究所，郑州 450008；
3. 河南省病毒性疾病中医药防治重点实验室，郑州 450008；4. 河南省中医院，郑州 450002；
5. 河南中医药大学，郑州 450046）

摘要 艾滋病作为一种新发传染病，中医学对该病没有明确的记载，根据其临床急性感染期、无症状期、艾滋病期 3 期发病特点多归属为中医“伏气温病”范畴。中医伏邪理论早在《黄帝内经》中已有相关论述，历代医家对伏邪理论进行了不断地完善和发展，为从伏邪论治艾滋病提供了理论指导。艾滋病毒邪潜伏于人体，不断耗伤人体元气，造成多脏腑气血阴阳进行性损伤，导致痰饮、瘀血等各种病理性产物的形成，最终使多脏腑衰竭而死亡。文章依托中医伏邪理论提出“培补元气、祛除毒邪”治疗艾滋病临床原则，以期为中医药防治艾滋病研究提供理论指导。

关键词 伏邪理论；论治；艾滋病；探讨

艾滋病作为一种新发传染病，中医学对该病没有明确的记载，根据艾滋病的临床特点，中医认为艾滋病毒通过血络侵入人体，除部分患者早期出现外感症状外（相当于西医急性感染期）；艾滋病毒深伏于人体，不断耗伤机体元气，而临床上常无明显的症状、体征，一般可达数年或十数年，也就是通常所谓的无症状 HIV 感染期；随着艾滋病毒不断耗伤人体元气，伤及脏腑功能和气血阴阳，形成水湿痰饮、瘀血等不同的病理产物而出现虚实夹杂、寒热交错、复杂多样的临床表现，从而进入艾滋病期，根据其临床具有伏而后发的特点，可属于中医“伏气温病”的范畴。早在《黄帝内经》时期已有伏邪理论的记载，经过历代医家不断继承和发展，形成的伏邪理论体系至今在临床上仍具有广泛的指导意义。笔者通过对伏邪理论的认识，结合艾滋病“伏邪”的致病特点，从“伏邪”进行艾滋病论治，以期为中医药防治艾滋病的临床实践提供理论指导。

对伏邪理论的认识

伏邪理论的记载早在《黄帝内经》就有相关内容的论述，如《灵枢·岁露》曰：“虚邪入客于骨而不发于外，至其立春……两邪相搏”；《素问·疟论》曰：“温疟者，得之冬中于风，寒气藏于骨髓之中，至春则阳气大发……此病藏于肾，其气先从内出之于外也……名曰温疟”；《素问·阴阳应象大论》言：“冬伤于寒，春必温病；春伤于风，夏生飧泄；夏伤于暑，秋必痎疟；秋伤于湿，冬生咳嗽”；《素问·金匮真言论》篇：“夫精者，身之本也，故藏于精者，春不病温”；到《伤寒论》的“中而即病者，名曰伤寒；不即病者，寒毒藏于肌肤，至春变为温病，至夏变为暑病”伏寒化温的模型；并有吴又可《温疫论》言：“今邪在半表半里，表虽有汗，徒损真气，邪气深伏，何得能解，必俟其伏邪渐退”，首次提出伏邪的概念，伏邪理论体系在医家临床实践的过程中不断地发展和完善，逐步形成了涵盖病名、病因、病机、诊断、治疗、预后等较为成熟的体系，至今仍广泛地指导疾病的临床治疗，如流行性感冒、流行性乙型脑炎、钩端螺旋体病、流行性出血热、流行性脑脊髓膜炎、类风湿性关节炎等，均可在伏邪理论指导下进行辨证治疗，并取得了较好的临床疗效。

艾滋病“伏邪”的致病特点

1. 潜伏时间长 HIV 侵入人体以后，除部分患者出现短暂的恶寒、发热、皮疹等急性期表现以外，均进入 6－8 年的无症状期，无症状期是 HIV 感染自然史中持续时间较长、患病者最多的一段时期。无症状 HIV 感染期的命名是相对于艾滋病期指征性表现（就是艾滋病期的临床表现）而言，临床上并非无任何的临床症状、体征，此期非静止期，也非安全期，而是机体正邪交争、相对平衡的渐进期，本课题组称之为慢性进展期。传统的伏气温病从邪入体内到发病，潜伏时间一般不超过 1 年，而艾滋病“伏邪”潜伏人体可达 6～8 年，突显出艾滋病“伏邪”的致病特点，进一步拓展了传统伏气温病的理论内涵。

2. 潜伏部位深 HIV 伏邪通过破损血络深伏于人体，不断耗伤人体元气，狭义的元气指藏于肾脏命门、由先天父母精气所化的先天本原之气，其致病变层次深达肾系之命门，临床上往往表现为广泛而深重，显示出其病邪潜伏部位之深。最新研究表明，目前最有效的高效抗逆转录病毒疗法

基金资助：国家自然科学基金项目（No. 81403342）；河南省高校科技创新人才计划（No. 16HASTIT031）；河南省中医药科学研究专项重点课题（No. 2015ZY01004）；河南省高等学校青年骨干教师资助计划（No. 2015GGJS－097）；河南中医学院省属科研业务专项（No. 2014KYYWF－YQ009）；河南中医学院科技创新人才计划项目（No. 2015XCXRC06）

(HAART) 尚不能根治 HIV/AIDS，主要原因就是由于 HIV 潜藏于机体静息期免疫细胞中而无法被机体免疫细胞识别并清除。针对 HIV 的致病特点医家们提出了“激活再杀灭(shock and kill)”策略，首先应用药物对潜伏的 HIV 进行激活，再联合 HAART 从而达到彻底清除体内 HIV 的目的，从现代医学的角度阐明了 HIV 潜伏人体部位较深的临床特点。

3. 伏邪毒性强　HIV 伏邪所表现的症状均比普通病邪致病病情重，并具有缠绵难愈的特点，如艾滋病发热常表现为长期反复的发热，并伴发各种全身症状，尤其在艾滋病期常合并各种机会性感染，表现为持续高热，难以控制，是艾滋病患者常见的病死原因之一；另外艾滋病腹泻在临床上也不同于其他原因引起的腹泻，具有病程较长、反复发作、缠绵难愈、病情较重的特点，并逐渐出现体质量减轻、营养不良和恶病质等临床表现而造成艾滋病患者的病死；艾滋病合并皮肤黏膜病变与单纯的皮肤黏膜病变相比，具有皮损范围大，疼痛、瘙痒更为剧烈，治疗周期长而且容易复发等特点。HIV 所致的艾滋病其他临床表现如神经系统的破坏而出现的痴呆、皮肤黏膜的溃疡糜烂、各种结节与肿瘤等均显示出其邪之甚毒性。

4. 伏邪致病广　HIV 伏邪侵入人体后，不断耗伤人体元气，元气伤则脏腑之气俱伤，人体之气血阴阳随之损伤，与由脏腑功能紊乱所形成的水湿痰饮、血瘀等病理产物虚实交杂，造成了艾滋病临床上呈现全身性的寒热虚实夹杂的复杂证候。本课题组通过对 1323 例 HIV/AIDS 中医证候流行病学调查的结果显示，出现症状、体征 225 个，全身、脾系、肺系、心系、肾系、肝系、表情面色、五官口腔、肢体、皮肤、爪甲毛发、前后二阴均有症状出现；中医证候 10 例以上的共出现 29 种，虚实夹杂证 982 例达到 74.2%，中医证候分析凸现艾滋病以复合证、虚实夹杂证为特点，说明 HIV 伏邪致病范围广，病机复杂的特点。

从“伏邪”论治艾滋病

1. 基于艾滋病毒邪“潜伏时间长”确立中医药早期干预论治　基于无症状 HIV 感染期长达 6~8 年，处于正邪交争、相对平衡的渐进阶段，在中医“治未病”学术思想“未病先防，既病防变”的指导下，本课题组提出中医药对无症状 HIV 感染期的早期干预是治疗的“最佳阶段”，并在国家“十一五”科技重大专项的资助下，运用随机、双盲、安慰剂平行对照研究方法，以中医辨证论治为原则，完成了 10 个中心 1199 例无症状 HIV 感染期的不同证型临床观察，结果显示，中医药在延缓进入艾滋病时间、降低终点事件发生率、提高患者的生活质量方面具有明显的疗效，初步形成了中医药对无症状 HIV 感染期的临床治疗方案，并经中华中医药学会防治艾滋病分会发布进行全国范围的推广应用。

2. 基于艾滋病伏邪“潜伏深”“毒性强”开展中医药抗病毒研究　针对艾滋病伏邪“毒性强”开展中医药抗病毒研究多集中在中药活性成分的提取体外抗 HIV 的研究，如甘草活性成分甘草酸可通过抑制 NF-κB 和 LTR 的结合而抑制 LTR 所调节基因的表达，阻断 HIV 基因的转录；黄芩的活性成分黄芩素能够与 HIV 整合酶催化核心区的疏水区域结合从而引起整合酶构象发生变化失去活性；针对艾滋病伏邪“潜伏深”、不易根除的临床特点，应用中医药首先对潜伏于细胞中的 HIV 进行激活，再实施杀灭的策略是近年来中医药抗病毒研究的一个重要方向，如潘晓彦等运用狼毒大戟提取物激活潜伏 HIV 的分子机制进行研究，明确了提取物 EFE 含有效成分 prostratin 及其类似物通过激活 NF-κB 通路促进 p65 入核从而发挥作用。基于中国药学家屠呦呦研究员从传统中药青蒿中提取治疗疟疾青蒿素系列新药获得 2015 年诺贝尔生理学或医学奖的启示，中医药在抗病毒方面具有广阔的应用前景。通过从国家层面应高度重视中医药抗病毒的基础和临床研究，以期在中医药防治艾滋病领域取得重大突破。

3. 基于艾滋病伏邪“致病广”开展中医药综合治疗方案研究　随着艾滋病伏邪对机体元气的不断损伤，造成机体的免疫功能破坏而继发各种机会性感染，临床表现复杂多样，针对艾滋病伏邪“致病广”的临床特点，发挥中医药辨证论治、整体调节的特色优势，筛选出中医药治疗艾滋病合并相关疾病具有优势的病种进行系统研究，如开展艾滋病腹泻、艾滋病发热、艾滋病肺部感染、艾滋病痒疹的中医病因病机、证候分布及演变、治则方药等中医基础研究，应用数据挖掘的方法筛选有效方药进行高级别循证医学证据的临床研究，制定中医药防治艾滋病合并症的系列方案并在推广的过程中不断优化，从而提高中医药防治艾滋病的总体水平。

小结

艾滋病作为一种新发传染病，其病邪具有传统伏邪的特点，如潜伏性，而其潜伏期远远长于传统的伏邪温病，艾滋病中医发病特点及病因病机研究对于丰富和发展中医伏邪理论具有重要意义。本课题组根据艾滋病伏邪特点，在中医伏邪理论体系的指导下，已开展了无症状 HIV 感染期中医药的早期干预和中医药防治常见艾滋病合并症临床研究，取得了阶段性的研究成果，制定的艾滋病（无症状 HIV 感染期）中医诊疗方案、艾滋病相关腹泻中医诊疗方案、艾滋病咳嗽（肺部感染）中医诊疗方案已通过国家中医药管理局医政司发布实施。下一步要在中医传统理论的指导下，借鉴现代医学最新研究成果，制定中医药防治艾滋病合并症的系列方案，并对已形成的方案进行不断优化和推广，提升中医药防治艾滋病的整体水平。另一方面高度重视中医药抗 HIV 的基础和临床研究，以期在中医药防治艾滋病领域取得重大突破，造福于广大 HIV/AIDS 患者。

参考文献（略）

（出自《中华中医药杂志》2017 年第 32 卷第 6 期第 2383－2385）

中医药防治 HIV/AIDS 免疫重建不良研究思路

许前磊[1,2,3]，许向前[4]，刘 飒[2,3]，金艳涛[1,3]，李青雅[2,3]，谢世平[2,3]，郭会军[1,3]

（1. 河南中医药大学第一附属医院，河南省郑州市人民路 19 号，450000；2. 河南中医药大学艾滋病研究所；3. 河南省病毒性疾病中医药防治重点实验室；4. 河南中医药大学第二附属医院）

摘要 随着高效抗逆转录病毒治疗（HAART）在全球范围内的迅速推广，人类免疫缺陷病毒（HIV）/获得性免疫缺陷综合征（AIDS）免疫重建不良已成为 HAART 后时期 HIV/AIDS 临床治疗的难点之一。中医药在机体免疫调节方面具有广阔的应用前景，在 HIV/AIDS 免疫重建不良研究现状探讨的基础上，结合中医药防治 HIV/AIDS 免疫重建不良的临床实践，提出开展 HIV/AIDS 免疫重建不良发生的危险因素及中医特点研究、中医药防治 HIV/AIDS 免疫重建不良的临床方案研究、制定中西医结合防治 HIV/AIDS 免疫重建不良综合策略三个方面的研究思路，以发挥中医药的特色优势，促进 HIV/AIDS 免疫重建，从而提升艾滋病临床防治水平。

关键词 获得性免疫缺陷综合征；人类免疫缺陷病毒；免疫重建不良；高效抗逆转录病毒治疗

艾滋病即获得性免疫缺陷综合征（acquired immunodeficiency syndrome，AIDS）是由人类免疫缺陷病毒（human immunodeficiency virus，HIV）感染引起的一种严重感染性疾病，目前尚未有治愈的药物和方法，国际上推广使用的高效抗逆转录病毒治疗（highly active antiretroviral therapy，HAART）能够迅速降低患者体内病毒载量，延长进入艾滋病期的时间，极大提高了艾滋病的治疗水平。但临床研究发现，HAART 后 15% ~20% 的患者在病毒载量控制良好的情况下，CD_4^+ T 淋巴细胞计数仍未见明显增长，这一情况被称为免疫无应答，又称为免疫重建不良。免疫重建不良患者容易发生机会性感染，长期发病率和病死率也较高，应在艾滋病临床工作中予以高度重视。随着 HAART 疗法在全球范围内的迅速推广，覆盖人群不断扩大，HIV/AIDS 免疫重建不良已成为 HAART 后时期 HIV/AIDS 临床治疗的难点之一。

中医药在机体免疫调节方面具有广阔的应用前景，发挥中医药在 HIV/AIDS 免疫重建不良防治中早期干预、辨证论治、整体调节的特色和优势是提升艾滋病防治水平的重要途径之一。

1 HIV/AIDS 免疫重建不良研究现状

艾滋病是 HIV 侵入机体后侵袭、破坏 CD_4^+ T 淋巴细胞，导致机体免疫功能（主要是细胞免疫）严重受损，最后并发各种机会性感染和肿瘤而死亡，以往认为这种免疫功能的破坏是不可逆转的。免疫功能重建是指 HIV/AIDS 患者经抗病毒治疗或其他治疗后，HIV 感染引起的免疫异常得以恢复到正常水平或接近正常水平，从而使与艾滋病相关的各种机会性感染和肿瘤的发生率下降，艾滋病患者的死亡率和发病率相应减少。但研究发现，HAART 治疗后的免疫重建具有局限性，HAART 不能帮助所有 HIV 感染者实现免疫功能的重建。HIV 复制被抑制是 HAART 介导免疫重建的最主要因素，虽然艾滋病患者经过 HAART 治疗后血浆中检测不到病毒，但患者体内仍然存在低水平的病毒复制，有些接受 HAART 治疗的患者 CD_4^+ T 淋巴细胞上升与病毒抑制并不完全一致。

此外，HAART 介导的免疫重建受多种因素的影响，如既往治疗史、治疗开始时间、是否合并重叠感染以及年龄、种族、性别等。相关研究显示，应用 3TC（拉米夫定）+ TDF（替诺福韦）LPV/r（克立芝）方案治疗一线抗病毒治疗免疫学失败的艾滋病患者，结果该方案能够促进病毒载量低而免疫功能低下患者的免疫重建；观察不同 CD_4^+ T 淋巴细胞基线值的艾滋病患者 HAART 期间 CD_4^+ T 淋巴细胞计数的变化，发现 CD_4^+ T 淋巴细胞基线水平可直接影响 HAART 后免疫重建效果；免疫重建不良现象更容易发生于基线 CD_4^+ T 细胞计数 < 136.5 个/μl 的患者；比较 116 例接受 HAART 治疗的艾滋病患儿与健康儿童的外周血，同时比较 60 例艾滋病成人与健康成人外周血，结果患儿治疗后免疫重建的恢复程度优于成人对 HIV/AIDS 静脉吸毒人群抗

基金项目：国家自然科学基金（81403342）；河南省科技攻关计划（172102310199）；河南省高校科技创新人才支持计划（16HASTIT031）；河南省高等学校青年骨干教师资助计划（2015GGJS-097）；河南省中医药科学研究专项（2015ZY01004，2017ZY2016）；河南中医药大学特色学科中医学学科建设项目（STS-ZYX-2017019）

病毒治疗的免疫重建及病毒抑制进行的观察显示，吸毒人群抗病毒治疗后免疫功能得到重建，对病毒抑制效果明显，但其 CD_4^+ T 淋巴细胞增长小于非吸毒人群；采用回顾性队列分析对 2547 例发生免疫重建不良的患者进行研究，则证实男性、高龄、静脉吸毒、基线 CD_4^+ T 淋巴细胞水平过低、病毒抑制不良等，均是发生免疫重建不良的危险因素。

综上，HIV/AIDS 免疫重建影响因素众多，作用机制尚不明确，缺乏成熟有效的干预手段，其作 HIV/AIDS 免疫重建过程中的治疗难点仍有待进一步深入研究。

2 中医药防治 HIV/AIDS 免疫重建不良临床实践

中医药在机体免疫调节方面具有独特的优势，中医药防治 HIV/AIDS 免疫重建不良的基础和临床研究已在积极开展并取得一定成效。在中医基础研究方面（包括体质类型和中医证候特点）进行了初步研究，如对 40 例患者中医体质特征与免疫重建相关性进行的分析结果提示，气郁质患者较非气郁质患者免疫学治疗成功概率更大；对 63 例免疫重建不全患者常见中医证候进行分析，发现该类患者以心脾两虚、脾肾阳虚、肾精亏虚、肝肾阴虚为常见证候。在中医临床研究方面也进行了积极的尝试，如应用中药免疫 2 号方治疗艾滋病 HAART 后免疫重建不全患者，结果免疫 2 号方有效率（34.48%）显著优于对照组（21.37%），表明其能够促进机体免疫重建，改善患者的生存质量。加用益气补肾方对艾滋病 HAART 后免疫重建不全患者进行临床观察，显示益气补肾方能够明显提高艾滋病免疫重建不全患者 CD_4^+ T 细胞的绝对计数，并可改善患者临床症状和体征，提高其生活质量和免疫功能。另有临床观察表明，黄芪对常规 HAART 治疗免疫无应答的艾滋病患者 CD_4^+ T 淋巴细胞具有一定提高作用。免疫 2 号方颗粒能增加 HAART 后免疫重建不全艾滋病患者的 CD_4^+ T 淋巴细胞数量，从而改善机体免疫力。无症状期 HIV 感染者在未行 HAART 前长期服用扶正抗毒丸可有效提高患者后期接受 HAART 时的免疫重建成功率。

以上临床实践显示，中医药在 HIV/AIDS 免疫重建不良方面具有明显的优势。同时，国家层面亦高度重视中医药防治 HIV/AIDS 免疫重建不良的研究，分别于“十一五”“十二五”“十三五”艾滋病和病毒性肝炎等重大传染病防治专项中给予相关项目资助，在艾滋病免疫重建相关影响因素、免疫重建不良相关因素及中医药临床干预研究方面均取得了一定的进展。但需要说明的是，目前尚未形成可进行临床推广的中医药干预 HAART 后免疫重建不良综合方案。

3 中医药防治 HIV/AIDS 免疫重建不良研究思路

3.1 开展 HIV/AIDS 免疫重建不良发生的危险因素及中医特点研究

以艾滋病综合防治信息系统数据库和中医中药治疗 HIV/AIDS 项目数据库为数据来源，以 HIV/AIDS 免疫重建不良患者的病例信息为研究对象，并以同地区的 HIV/AIDS 病例信息为对照，制定回顾性信息提取表提取病例的基本信息（性别、年龄、感染途径、合并疾病）、治疗信息（开始时间、治疗方法、治疗方案、是否调整）、实验室检查（免疫学指标、病毒载量）等，通过多元统计分析，初步确定 HIV/AIDS 免疫重建不良发生的危险因素。在回顾性研究的基础上，选取 HIV/AIDS 免疫重建不良患者进行现状调查，并以同地区 HIV/AIDS 免疫重建良好患者为对照，调查项目包括一般项目、体检项目、望闻问切、体质类型、中医证候、临床分期，明确 HIV/AIDS 免疫重建不良患者的中医特点，为开展中医药防治 HIV/AIDS 免疫重建不良临床方案研究提供基础依据。

3.2 开展中医药防治 HIV/AIDS 免疫重建不良的临床方案研究

开展中医药防治 HIV/AIDS 免疫重建不良的临床方案研究包括预防和治疗两个方面：一方面是中医药降低 HIV/AIDS 免疫重建不良发生率的临床方案研究，该研究应基于中医早期干预的“治未病”思想，在对初始 HAART 治疗患者进行免疫重建不良发生危险因素评估的基础上，结合其体质类型选取有效方药进行辨体质论治，开展中医药预防 HIV/AIDS 免疫重建不良发生的临床方案研究。另一方面是中医药治疗 HIV/AIDS 免疫重建不良的临床方案研究，该研究应基于中医既病防变的“治未病”思想，对于已发生 HIV/AIDS 免疫重建不良的患者根据其中医证候特点选取有效方药进行辨证论治，开展中医药治疗 HIV/AIDS 免疫重建不良的临床方案研究，最终形成中医药防治 HIV/AIDS 免疫重建不良的临床方案。

3.3 制定中西医结合防治 HIV/AIDS 免疫重建不良综合策略

由于 HIV/AIDS 免疫重建不良的影响因素众多，针对 HAART 治疗后判定免疫重建不良的时间点尚未达成共识，因此，制定的中西医结合防治 HIV/AIDS 免疫重建不良综合策略应涵盖以下三个方面：一是根据 HIV/AIDS 免疫重建不良发生的危险因素进行风险评估，根据发生风险的程度采取预防方案进行早期干预；二是针对初始 HAART 治疗的 HIV/AIDS 患者可能出现免疫重建不良的知情说明，避免患者在治疗过程中由于免疫重建不良而丧失治疗信心，从而影响其服药依从性而造成治疗失败；三是防治 HIV/AIDS 免疫重建不良综合策略要注重中西医结合，针对出现免疫重建不良的 HIV/AIDS 在采取针对性中医方案基础上，要同时对其 HAART 方案进行评估，必要时进行方案调整，以促进 HIV/AIDS 免疫重建，从而提升艾滋病的临床防治水平。

参考文献（略）

（出自《中医杂志》2018 年第 59 卷第 5 期第 394 – 397 页）

基于肠道菌群失衡从脾论治 AIDS 浅析

李静茹，马建萍，马秀兰，张 颖，艾合买提，曾 琳
新疆·国家中医临床研究基地/新疆维吾尔自治区中医医院，新疆 乌鲁木齐 830000

摘要 艾滋病是一种慢性传染病，目前已成为一个严重的社会问题。中医药在艾滋病的防治过程中承担了重要的任务。近年来研究表明，肠道菌群失调与艾滋病发生发展有密切关系。中医学认为，脾在艾滋病的发生发展过程中占有重要地位，艾滋病的治疗多从脾论治，且益气健脾类中药有调节肠道菌群，维持肠道稳态平衡的作用，为艾滋病从脾论治提供了一定的支持，文章就三者之间的相互关系进行探讨。

关键词 艾滋病；肠道菌群失衡；益气健脾

艾滋病（acquired immunodeficiency syndrome，AIDS），它是由艾滋病病毒即人类免疫缺陷病毒（HIV）引起的一种病死率极高的恶性传染病，目前，艾滋病成为威胁我国人民健康的公共卫生问题，已经影响到我国经济发展和社会稳定。HIV 感染会引起肠道黏膜免疫屏障受损，破坏肠道微环境的稳态，导致 AIDS 患者肠道菌群的结构和多样性异于正常肠道菌群，且研究证实 AIDS 患者的疾病进程与肠道菌群构成及其多样性密切相关。现代很多中医学家认为脾与艾滋病的发生发展存在着密切联系，治疗上应从脾论治，可取得良好的临床疗效。健脾益气类中药具有调节肠道菌群平衡，扶植有益菌的作用，提示益气健脾类中药有助于恢复肠道菌群的平衡，为艾滋病从脾论治提供了理论和实践依据。

1 疫毒伤脾是艾滋病发病的关键

艾滋病作为一种新发的传染性疾病，中医古籍没有专门的记载，根据该病的病原学及流行病学等特征，潜伏期长、病死率高、病情复杂等特点，可归属于“疫病”“瘟疫”“伏气温病”“虚劳”“虚毒疫”等范畴。

艾滋病多由气血亏虚、外感邪毒引起，艾滋病“疫毒”入侵机体，首先损及脾脏，脾为“后天之本”，脾脏受损，运化输布功能失常，脾运失健，湿浊内生，脾虚湿盛，进而导致五脏阴阳气血俱虚，其中肺、脾、肾三脏亏虚贯穿艾滋病发生发展全过程；另一方面，水谷精微不能输布吸收，气血生化无源，渐致其余五脏受损，甚至五脏气血阴阳俱虚。若病程日久，脾虚、湿浊、痰饮、瘀血互结可发为多种机会性感染及肿瘤。根据其发病原因、途径以及病情发展和传变规律可知，本病错综复杂、变化多端，但脾脏功能失调进而导致五脏气血阴阳损伤贯穿疾病的始终。总体来说，疫毒外袭、邪毒内伏、脾脏虚衰乃至五脏气血阴阳俱损，乃是目前中医学对艾滋病病机的认识，而脾脏在其发病及病情演变过程中起着主导作用。

2 脾失健运与肠道菌群失调

脾胃理论是中医学中与肠道菌群关系最为直接的理论之一，中医学认为脾为后天之本，气血化生之源，与机体的消化吸收与免疫防御关系密切，研究表明肠道菌群的平衡是脾胃发挥正常生理作用的重要因素。

脾居中焦，参与水谷饮食的消化、吸收、排泄等过程，滋养皮毛筋肉、四肢百骸、五脏六腑，为机体生理功能的正常发挥提供了物质基础，对抵御外邪发挥着重要的作用，若脾失健运，则会肌肉不充、卫气虚弱，进而导致机体抗病防御功能下降。

脾失健运，机体消化功能失常，出现腹胀、泄泻、食欲不振及乏力等症状，机体各脏器间平衡遭到破坏进而导致菌群失调。脾虚能导致肠道菌群失调，而肠道菌群失调又加重脾虚，且脾虚腹泻患者肠道菌群失调比一般患者更为严重，肠道菌群微生态平衡被打破，菌群失调，肠道的生物学屏障受损，若对“脾虚”患者进行益气健脾治疗，可调节胃肠道功能，恢复肠道菌群平衡状态，提示益气健脾中药可调节肠道菌群，同时保持肠道菌群的正常水平。故而从调节、平衡肠道菌群着手，实施益气、健脾治疗，从而为中医药治疗艾滋病开拓思路。

3 肠道菌群失调与艾滋病发病的关系

随着对肠道菌群功能和构成研究的不断深入，发现肠道菌群在艾滋病的发生和发展过程中发挥了重要作用。在正常生理状态下，肠道微环境维持一个相对的稳态，肠黏膜和肠道菌群之间相互作用形成一个重要的黏膜屏障，共同防御病原菌的入侵。人类免疫缺陷病毒进入人体后，通过与细胞膜上的合成膜蛋白抗原糖蛋白 120 结合，与未感染的 CD_4^+ T 细胞结合形成融合细胞，引起细胞膜通透性改变、细胞的凋亡及溶解，从而降低肠道屏障上皮细胞的防御力量；同时，HIV 也可感染细胞表皮膜蛋白 gp41，抑制

基金项目： 国家十二五科技重大专项“艾滋病和病毒性肝炎等重大传染病防治”（2014ZX10005003）

CD_4^+ T 细胞免疫激活淋巴细胞的增殖反应。研究表明，HIV 主要感染肠道黏膜固有层的淋巴细胞，导致肠细胞凋亡。HIV 病毒蛋白持续刺激宿主肠道免疫系统，导致肠道免疫高度活化，肠道 CD_4^+ T 细胞迅速减少，肠黏膜通透性增加，肠道菌群调节系统紊乱，病原菌大量繁殖，破坏 AIDS 患者肠道正常代谢功能。肠道菌群失衡反过来影响宿主对营养物质的消化和吸收，削弱肠道屏障功能，进而加重患者的病情。研究 AIDS 患者肠道菌群与机体之间的相互关系，发现肠道菌群的构成多样性变化会影响机体正常的生理功能。

现代许多中医医家认识到，脾与艾滋病的发生发展存在密切联系，治疗上从脾着手，采用益气健脾、调理脾胃的方法，可取得良好的临床疗效。益气健脾类中药大多含有多糖成分，对肠道菌群有明显的纠正作用，可促进乳酸杆菌、双歧杆菌等益生菌的生长，同时抑制肠球菌、大肠杆菌等致病菌的生长，且艾滋病的发生发展与肠道菌群关系密切。

综上所述，艾滋病从脾论治的依据可能为益气健脾类中药可纠正肠道菌群的紊乱，平衡的肠道菌群有利于 AIDS 患者身心健康，增强免疫防御能力，减少发生机会性感染的概率，提高患者的生活质量。

参考文献（略）

（出自《中国民族民间医药》2017 年第 26 卷第 11 期第 16 页）

中医药防治艾滋病常见机会性感染的实践与思考

许前磊[1,2,3]，许向前[4]，谢世平[2,3]，徐立然[1,3]，郭会军[1,3]

（1. 河南中医学院第一附属医院，郑州 450000；2. 河南中医学院艾滋病研究所，郑州 450008；
3. 河南省中医防治病毒性疾病重点实验室，郑州 450008；4. 河南省中医院，郑州 450002）

摘要 艾滋病（AIDS）主要由人类免疫缺陷病毒（HIV）损害机体的免疫功能而引起的一系列综合征，常见致命性的机会性感染可导致人体脏器衰竭甚至死亡。艾滋病常见机会性感染的预防和治疗对提高 HIV/AIDS 患者的生活质量、延长生存时间具有重要的临床意义。医家们运用中医药防治艾滋病机会性感染进行了积极的探索，取得了显著的临床疗效。文章通过对前期运用中医药治疗艾滋病腹泻、肺部感染、发热及带状疱疹等常见机会性感染临床实践的总结，提出准确定位中医药治疗具有优势的艾滋病机会性感染，并针对其病因病机和发病特点进行早期干预，开展有效方药及治疗方案研究，充分发挥中西医结合治疗的协同作用优势，拓展中医药防治艾滋病的应用范围和研究思路，从而更好地提高中医药防治艾滋病的临床疗效。

关键词 艾滋病；机会性感染；实践；思考

艾滋病称获得性免疫缺陷综合征（AIDS），是由人类免疫缺陷病毒（HIV）感染引起的一种严重感染性疾病，主要有 HIV 病毒通过吸附穿入、环化整合、转录翻译、组装出芽等过程，在人体的靶细胞（主要是 CD_4^+ T 细胞）内大量复制，损害细胞的免疫功能，并侵蚀多个脏器，造成多器官、多系统的损伤，继而出现种种致命性的机会性感染导致人体脏器衰竭甚至死亡。如四川地区 1465 例 AIDS 住院患者合并机会性感染的临床资料统计显示，住院期间患者的总病死率达到 15.49%，常合并多种感染及多部位同时存在，病情复杂，预后不佳。

在艾滋病中晚期，临床以免疫系统损害和机会性感染为突出表现，由于艾滋病患者免疫功能严重破坏，临床并发的机会性感染常为多器官、多系统感染，常表现在呼吸系统、消化系统、皮肤和神经系统，病原体种类繁多，临床表现复杂多样、缺乏特异性，病情难以控制，是导致 AIDS 死亡的主要原因。因此艾滋病常见机会性感染的预防和治疗对提高 HIV/AIDS 患者的生活质量、延长生存时间具有重要的临床意义。国家“十五”“十一五”期间，在国家中医药防治传染病重大专项资助下，医家们运用中医药对艾滋病腹泻、发热、肺部感染及带状疱疹等常见机会性感染进行临床研究，取得了一定的成果。随着艾滋病高效抗逆转录病毒治疗（HAART）的深入和推广，大大减少

［基金项目］ 国家“重大新药制”科技重大专项（2012ZX10005001－005，2013ZX10005－001，2009ZX10005－021）；国家自然科学基金项目（81403342）；中国博士后科学基金项目（20110491002）；河南中医学院省属科研务专项（2014KYYWF－YQ）

了机会性感染的发生，降低了 AIDS 的病死率。后高效抗反转录病毒治疗时代如何更好地发挥中医药在艾滋病机会性感染方面的防治优势，从而有效地控制其并发症是中医艾滋病专家亟待解决的问题。

1. 中医药防治艾滋病常见机会性感染的临床实践

1.1 艾滋病腹泻

艾滋病腹泻是艾滋病最常见的并发症之一，临床表现为急性或慢性腹泻，其发生率达 30% ~70%。目前西医学认为艾滋病患者腹泻的主要病变部位在肠道，常见的病原体有细菌、原虫、病毒、真菌等，其中原虫（主要为隐孢子虫）感染者占整个艾滋病腹泻的 40% 左右。另外还有一种由于艾滋病本身导致的艾滋病肠病所引起的慢性腹泻，病原学检查为阴性，由于目前针对艾滋病慢性腹泻无论病原阴性或隐孢子虫引起的均无特殊的疗法，是艾滋病死亡的重要原因之一。中医药在治疗艾滋病腹泻方面已取得了一定的临床疗效。

田明等采用多中心、对照的临床研究方法，分别对艾滋病腹泻患者采用健脾祛湿的健脾止泻颗粒、补肾固涩的泻痢康胶囊治疗，并与盐酸洛哌丁胺胶囊对照，结果显示健脾祛湿与补肾固涩为主治疗艾滋病相关性慢性腹泻均可改善患者症状，减少每日大便频次，明显提高慢性腹泻临床有效率；陈明等运用参苓白术散合真人养脏汤治疗艾滋病慢性腹泻，并以黄连素片为对照组，结果显示治疗组总有效率为 90.0%，对照组总有效率为 65.0%，两组总有效率差异有统计学意义（$P<0.01$）；潘金丽等应用半夏泻心汤加味治疗艾滋病腹泻 20 例，对照组给予氟哌酸、黄连素片，两组总有效率差异有统计学意义（$P<0.01$）；李国勤等用健脾益气、温肾止泻法，运用香砂六君子汤合四神汤加味治疗 41 例艾滋病慢性腹泻患者，临床基本治愈 29.27%、总有效率 73.17%，高于对照组（治愈率 7.5%、总有效率 40%），且中药组死亡率、体重增加情况优于对照组。

其他非药物疗法主要采用的艾灸治疗，李敏等将治疗组 120 例予艾灸法治疗，上午灸天枢、阴陵泉，下午灸足三里、关元，同时服用盐酸黄连素片，与单纯予盐酸黄连素为对照，结果显示治疗组总有效率为 92.5%，对照组总有效率为 80.0%，两组疗效相比有明显差异（$P<0.01$）；郭燕等运用艾灸治疗艾滋病腹泻，主穴神阙、天枢、足三里、关元，并根据证候的不同采用相应的配穴，对照组予口服黄连素片和糖盐水补液，结果治疗组有效率为 93%，对照组为 80%。两组疗效结果经统计学处理，有显著性差异（$P<0.01$）；王金定等用艾条灸疗法，主穴选神阙、关元、双侧足三里，治疗 50 例艾滋病腹泻患者，结果显示治疗组有效率明显高于仅常规对症支持的对照组。

1.2 艾滋病发热

“十一五”国家科技攻关课题研究成果显示 HIV/AIDS 发热的发生率为 24.5%，发热已经成为 HIV/AIDS 患者的主要并发症之一，严重影响 HIV/AIDS 患者的生存质量。据文献报道 HIV/AIDS 发热患者中约 70% 以上与机会性感染有关，常见感染病原体有分枝杆菌、肺孢子虫、巨细胞病毒、组织胞浆菌、隐球菌、曲霉菌、马尔尼菲青霉菌、弓形虫等；非感染性因素包括，恶性肿瘤、药物热等，HIV 感染者药物过敏导致发热的发生率为 3% ~20%。艾滋病发热与其他疾病发热有所不同，其临床表现为长期、反复的发热，并可见多种热型或不规则发热，伴有各种全身症状，晚期合并多种机会性感染，持续高热，难以控制。

中医药对艾滋病发热的治疗多采用临床辨证用药。薛柳华等分别辨为外感发热证、外感风寒、邪伏少阳、湿热内蕴、热毒炽盛、热入营血、阴虚火旺及气虚发热等八型进行辨证施治，并结合临床表现随证加减；郭长河将艾滋病所致发热归纳为少阳表虚、痰湿交阻、阴虚血瘀、气血两虚等 4 种证型；李发枝等将艾滋病发热分为风热郁卫、风寒袭表、邪与少阳、湿热郁遏、热入营血、气血亏虚、肺脾气虚、肝肾阴虚等型。在成药验方应用方面主要是通过对 HIV/AIDS 的治疗，从而减轻发热的临床症状，减少发热次数从而达到治疗艾滋病发热的目的，如通过对 379 例 HIV 感染者服用益艾康胶囊，治疗后发热症状较治疗前明显降低；黎明等运用复方三黄胶囊治疗艾滋病 41 例，发现该药对改善艾滋病患者发热等临床症状具有较好临床疗效；张苗苗等应用艾可清胶囊治疗艾滋病患者 1 年后患者的症状、体征得到明显改善。

1.3 艾滋病肺部感染

艾滋病患者由于免疫功能低下易发多种机会性感染和肿瘤，其中肺部病变占 80%，而其中 90% 是感染性疾病，艾滋病肺部感染是其死亡的主要原因之一。针对感染目前主要是抗生素治疗，而抗生素有其快速缓解症状的优势，但是长期使用疗效差，容易产生耐药性，导致二重感染，降低患者的免疫功能。中医药治疗艾滋病肺部感染的研究不多，临床多为辅助抗生素治疗，从而达到减轻临床症状、缩短病程的目的。

马秀霞等应用清肺培元微丸对 141 例艾滋病肺部感染痰热壅肺证患者进行治疗，结果显示清肺培元微丸可以改善艾滋病肺部感染患者咳嗽、喘息、胸闷、咳痰等症状；屈冰等运用麻杏石甘汤合二陈汤、三子养亲汤加减联合头孢曲松钠治疗 AIDS 患者肺炎，症状、体征、实验室检查等均有显著改善，并有加强抗生素疗效、缩短病程的作用；周桂琴等应用清金化痰、补肺益肾、温肺化饮方治疗艾滋病肺部感染 164 例观察其临床疗效，结果显示治疗组可以明显改善患者的主要症状及证候积分，与对照组相比差异有统计学意义；刘占国针对艾滋病肺部感染在西医常规治疗的基础上，配合丹参注射液治疗可以较快地改善患者的临床症状，有良好的辅助作用；孙晓风等应用痰热清注射液治疗艾滋病肺部感染，并与沐舒坦入液静滴作对照，结果显示痰热清注射液具有明显的退热、止咳、祛痰作用，安全性好。

1.4 艾滋病皮肤黏膜病变

在 HIV 感染的整个病程中，皮肤黏膜的损害是一种重要的临床表现，艾滋病皮肤黏膜病变的发生率为 66.17% ~90%。皮肤黏膜损害一般分 3 类，①感染性：病毒性皮肤病、细菌性皮肤病、真菌性皮肤病、梅毒和寄生虫感染等。②炎症性：脂溢性皮炎，HIV 相关瘙痒性丘疹，HIV 相关嗜酸性毛囊炎、药疹和银屑病等。③肿瘤性：HIV 相关卡波西肉瘤等。临床常见多种感染混合存在，并且病变范围广泛，病情反复发作，时好时坏。西医主要以抗病毒、抗真菌、抗感染、免疫调节治疗为主，临床疗效一般。中医药治疗皮肤病有着丰富的经验，并在艾滋病并发皮肤黏膜病变进行了积极的探索，取得一定的临床效果。

张润田等应用中西医结合方法治疗艾滋病相关瘙痒性丘疹性皮疹，治疗组分血热生风、血虚风燥、脾虚湿蕴三型辨证分别给予凉血消风饮、养血润肤汤、除湿胃苓汤加减口服，对照组给予氯雷他定片、维生素 C 片口服同时两组均配合外用糠酸莫米松霜，结果中西医结合治疗具有更好的临床疗效；施晓玲等运用中药康爱保生丸、扶正抗毒丸治疗艾滋病皮肤黏膜病变，结果显示对皮疹的总有效率 55%，溃疡的总有效率 88%；忽中乾等自拟补气托毒消风汤治疗艾滋病并发皮疹 52 例临床观察，并与西药作为对照，结果本法具有改善患者临床症状，减轻患者的痛苦，提高生活质量的作用；陈继忠运用消糜颗粒治疗 HIV/AIDS 口腔念珠菌病能够改善临床症状，降低复发率，优于制霉菌素片；王丹妮等利用复杂网络分析方法分析李发枝教授治疗艾滋病皮肤瘙痒的用药规律，结果显示治疗艾滋病皮肤瘙痒的核心药物为防风、蝉蜕、柴胡等祛风解表药物，甘草等有解毒功效药物，黄芩、地肤子等清热利湿药物，核心处方为荆防败毒散加减。

2 中医药防治艾滋病机会性感染的思考

2.1 准确定位中医药治疗具有优势的机会性感染，开展治疗方案的制定和推广

临床上艾滋病机会性感染种类繁多，病情复杂多变，要充分发挥中医药整体调节和辨证论治的优势，准确定位中医药治疗临床疗效明显、同时西药缺乏有效治疗手段的机会性感染，如不明原因的艾滋病腹泻、发热等。西药治疗主要针对其病原体如细菌、病毒、真菌、原虫进行抗生素、抗病毒、抗真菌、抗原虫类药物治疗，在一定程度上改善患者的临床症状，短期疗效明显。但是由于艾滋病机会性感染主要由机体的免疫功能不断下降而引起的，针对病原体的治疗是治标不治本，临床上的易复发，给临床的治疗带来了困难，还有部分艾滋病腹泻、发热的患者缺乏明确的病原学证据，无针对性的治疗手段。

中医药治疗强调的辨证论治和整体调节，标本兼治，尤其在不明原因的艾滋病腹泻、发热的临床治疗中具有明显的优势，前期的临床实践取得了明显的临床疗效。为更好地发挥中医药优势，要运用现代循证医学的方法，对中医药干预具有优势艾滋病机会性感染如艾滋病腹泻、艾滋病发热等开展中医病因病机、证候分布及演变规律、临床辨证论治、疗效评价、药物研发、作用机制的系统研究，为制定临床上切实有效的中医药综合干预方案提供循证医学证据，并在艾滋病高发区推广应用中不断优化，发挥中医药在艾滋病防治中的更大作用，从而提高艾滋病患者的生存质量和生存时间。

2.2 发挥中医药“治未病”优势早期干预，预防机会性感染的发生

随着艾滋病疾病的进展，机体的免疫功能不断下降，感染机会性感染的概率逐渐增加。虽然理论上艾滋病大多数机会性感染是可以治愈的，但是由于出现机会性感染就诊的 AIDS 已进入晚期，常合并多个系统感染，病原学诊断困难，加上患者的免疫功能低下，临床治疗的难度加大，常导致艾滋病患者死亡。西药治疗也重视机会性感染的早期预防，如使用复方新诺明预防艾滋病机会性感染的主要死因之一肺孢子虫肺炎，并取得了明显的效果。

中医认为艾滋病常见机会性感染主要由于机体“正气渐虚”“重感外邪”而发病。针对艾滋病常见机会性感染，中医的临床干预要在“治未病”理论的指导下，首先明确其中医病因病机及证候分布和演变规律，采用中医辨证论治与辨病论治相结合的方法，开展大样本、多中心、随机双盲的临床研究，研发临床有效方药并进行推广，通过降低艾滋病机会性感染的发病率而降低艾滋病患者的死亡率，是今后艾滋病治疗的重要发展方向。

2.3 中医西医并用，优势互补，突出中西医结合的协同作用

艾滋病中西医临床联合治疗主要集中在 3 个方面，一是在降低 HAART 疗法的毒副反应，如血脂异常、肝肾功能损害、消化道不良反应及骨髓抑制等，提高患者服药的依从性，从而提高其临床疗效；第二个方面是中医药联合 HARRT 增效作用，如中医药联合 HAART 治疗与单纯的 HAART 治疗相比，在临床症状和体征的改善及免疫学、病毒载量的评价方面具有一定的优势，但在这方面还缺乏更加深入的研究；第三个方面在艾滋病机会性感染的防治方面，早期使用 HAART 能够降低患者机会性感染发生率，促进免疫重建，延长患者的生存时间，但存在毒副反应和依从性差等特点。充分利用中西医的联合优势，标本兼治，优势互补，在提高艾滋病患者临床疗效的基础上防止复发。下一步要开展中西医联合治疗临床方案研究，通过大样本、多中心、循证医学的临床设计，为临床方案的制定提供循证医学证据，从而更好地在临床推广应用。同时开展中西医结合治疗协同作用的机制研究，如对抗病毒治疗有效血药浓度的影响，为中西医结合运用提供切实的数据支撑，从而推动中医药在艾滋病防治方面有更大范围的应用。

参考文献（略）

（出自《中国实验方剂学杂志》2015 年第 21 卷第 18 期第 202－205 页）

中医药防治艾滋病合并肺部感染诊疗实践的论治

韩迎东[1] 徐立然[2] 马秀霞[2] 李亮平[2] 宋夕元[2] 杨超华[1] 邱 荃[1] 王豪杰[1]

（1. 河南中医药大学 2015 级硕士研究生，河南 郑州，450046；2. 河南中医药大学第一附属医院，河南 郑州，450000）

摘要 目的 综述近些年来中医药防治艾滋病肺部感染的诊疗实践探索之路，为中医药治疗艾滋病肺部感染的临床研究提供理论依据。方法 通过整理、分析相关文献，从证型探讨、临床试验、疗效评价几个角度来综述诊疗实践的探索。结果 中医药防治艾滋病肺部感染已经取得一定的成绩，但仍然缺乏整体性和规范化的疗效评价模式。结论 通过对中医药防治艾滋病肺部感染诊疗实践进行综述，可进一步明确中医药防治艾滋病肺部感染的疗效评价和方案路径的优势及不足之处，通过深化理论研究，可为临床的辨证施治和新药开发提供理论支撑，开拓中医药防治艾滋病肺部感染的诊疗实践模式的发展之路。

关键词 艾滋病肺部感染；诊疗实践；证型论治；疗效分析

肺部感染占艾滋病机会性感染的 50.0%～69.6%，成为艾滋病患者死亡的主要原因之一。肺部感染常见的有卡氏肺孢子虫肺炎（PCP）、巨细胞病毒（CMV）肺炎、弓形虫感染、结核病、非典型分支杆菌病及念珠菌肺炎等，其中以 PCP 和结核病多发。近些年来，中医药治疗艾滋病肺部感染已经取得一定的成绩，笔者在此综述近年来运用中医药治疗该病的诊疗实践，展现目前中医药治疗艾滋病合并肺部感染的现状，为今后中医药对该病防治、科学研究及疗效评价提供新的思路。

1 艾滋病合并肺部感染的病因病机

中医将艾滋病归为“疫毒”“虚劳”等慢性传染性疾病范畴，肺部感染归为“风温”“咳嗽”“风温肺热”“喘证”等范畴。艾滋病合并肺部感染为恶性传染病之一，病毒变异性强，缠绵难愈，艾滋病合并肺部感染初期因“疫毒”侵犯人体后，引起正气不足，损害机体卫外功能，而又复感外邪，则引起肺失宣肃，肺气上逆，从而引起咳、痰、喘。艾滋病合并肺部感染中后期，则因艾滋病“疫毒”首先侵犯脾脏，脾脏受损，一方面“脾为孤脏，中央土以灌四旁”，终至五脏气血阴阳俱损。另一方面，脾运化水湿功能失常，水湿、痰饮内生，痹阻于肺，肺失宣降而出现咳、痰、喘。“痰”“虚”相互影响，导致气血运行不畅，亦可成瘀。因此艾滋病合并肺部感染的病理因素不外乎“痰”“瘀”“虚”。

1.1 从“痰湿”认识艾滋病合并肺部感染

“饮入于胃，游溢精气，上输于脾，脾气散精，上归于肺，通调水道，下输膀胱，水精四布，五经并行……”这是津液代谢的过程，朱丹溪认为，五脏皆可生痰，肺卫不固，脾气虚弱，元气虚损，肾精失养均可生痰。在艾滋病肺部感染的各个阶段中，痰既为病理产物又是致病因素，可进一步影响脾、肺、肾的水液代谢功能。

1.2 从“血瘀”认识艾滋病合并肺部感染

瘀者，血停积也，可为外伤致体内出血，离经之血瘀结于内，可为气滞血行不畅而瘀结于血脉，可为痰浊、湿热、砂石阻塞脉络，血运受阻而成瘀，可为气虚血运无力迟缓而成瘀。在艾滋病合并肺部感染中后期，一则痰浊阻滞经络，二则气虚无以推动，疾病日久，则致瘀。

1.3 从“虚劳”认识艾滋病合并肺部感染

艾滋病属于中医“虚劳范畴”，初期“疫毒”侵犯机体，一方面影响脾脏功能，水谷精微不能输布，气血化生无源，终致五脏气血阴阳俱损；另一方面脾气亏虚伴有内湿，进而导致五脏气血阴阳俱损，是艾滋病肺部感染的基本病机。

基金项目：国家“十二五”科技重大专项（2013ZX10005001001）；河南省科技攻关项目（142102310511）；河南省科技创新团队（C20140057）；河南省中医管理局中医药科学研究专项（2014ZY01007）；河南省科技创新人才计划（154200510016）

1.4 从“痰瘀互结”“虚实夹杂”认识艾滋病合并肺部感染

“痰瘀互结致百病”“脾为生痰之源”，痰多蕴积，则壅塞于胸肺，日久生瘀，“肺为贮痰之器”，痰瘀交杂互结。艾滋病合并肺部感染疾病日久导致患者肺、脾、肾多脏腑气血亏虚，“痰湿”“血瘀”又为艾滋病肺部感染的病理产物和致病因素，综上又体现了“痰瘀互结”“虚实夹杂”的病机特点。

2 艾滋病合并肺部感染的证型论治

2.1 各家典型论治

赵晓梅提出艾滋病无症状期多属肺脾气虚证或肺肾气阴两虚证，选用补肺汤等补脾益肺进行临床辨证治疗。以上突显了艾滋病以虚为主的病症特征。刘占国采用活血化瘀法加用丹参注射液治疗艾滋病肺部感染兼有血瘀者收到良好效果。以上两家体现了治疗“痰湿”“血瘀”的中医药方法。屈冰等通过分析艾滋病合并肺部感染中医症状、证型与非艾滋病合并肺部感染人群进行对比，发现艾滋病合并肺部感染患者痰湿阻肺证、肺肾两亏证明显高于非艾滋病合并肺部感染人群，其出现的气短、闷、喘、身体困重、食欲不振等症状较非艾滋病患者群显著，体现了艾滋病合并肺部感染患者肺、脾、肾多脏腑及气血亏虚的特点，痰、虚、湿仍为其重要的病理因素。随着临床研究的深入，屈冰进一步总结近年临床经验，提出了以“痰”“虚”为主、虚实夹杂的病理因素，在此基础上提出了六大基本证型（痰热壅肺证、痰湿阻肺证、肺肾两亏证、肺脾气虚证、肺阴不足证、痰瘀阻肺证）及治疗原则和方药。

2.2 辨证标准

艾滋病诊断标准采用卫生部颁布的《艾滋病诊疗指南》，肺部感染的诊断标准参照1994年国家中医药管理局颁布的《中医病证诊断疗效标准》中咳嗽、风温肺热病和喘证的诊断依据和证候分类标准，结合西医对肺部感染的诊断标准。

2.3 各证型临床表现

痰热壅盛：身热，气粗，痰多黄稠，口干口苦，烦躁不安，大便秘结，小便短赤，舌红苔黄腻，脉滑数。痰湿阻肺：喘咳胸闷，痰多易咯，痰黏或咯吐不爽，胸中窒闷，口腻，脘痞腹胀，舌质淡，舌苔白腻，脉弦滑。肺肾两亏：喘促日久，动则为甚，自汗，五心烦热，腰膝酸软，盗汗遗精，舌红苔少，脉细弱。肺脾气虚：喘息短促无力，语声低微，自汗心悸，面色㿠白，神疲乏力，食少便溏，舌淡苔少，脉弱。肺阴不足：咳久痰少，咯吐不爽，痰黏或夹血丝，咽干口燥，手足心热或病久咳声低微，咳而伴喘，气短胸闷，神倦乏力，舌红，少苔或无苔，脉细数。痰瘀阻肺：咳嗽痰多，色白或黄，质稠，喉间痰鸣，喘息不能平卧，胸部膨满。

3 艾滋病合并肺部感染临床试验的探讨

中医多采取益肺、健脾、补肾等治疗方法增强机体抗病能力。李东垣云：“欲人知百病皆由脾胃衰而生也，毫厘之失则灾害立生。”因此，“四季脾旺不受邪”。肾为先天之本，肾藏精、主水、纳气，主骨、生髓，为水火之脏，藏真阴（肾阴）真阳（肾阳）。肾阴对人体各脏腑器官起着濡养和滋润的作用，为人体阴气之根；肾阳对人体各脏腑器官起着温煦和生化的作用，为人体阳气之本。

3.1 用“益肺化痰”法开展艾滋病合并肺部感染的临床试验

张丽霞等采用益气养阴化痰法治疗小儿反复呼吸道感染92例，中药治疗组和西药常规治疗组临床疗效比较，中药治疗组有效率为94.00%，西药常规治疗组为78.57%。在血清蛋白变化方面比较，两组治疗后IgA、IgG、IgM均明显提高，中药治疗组与西药常规治疗组比较差异有显著性（$P<0.01$ 或 $P<0.05$）。

3.2 用“健脾益气”法开展艾滋病合并肺部感染的临床试验

王珺等探讨3种剂量（12.5g/kg、25g/kg、37.5g/kg）的四君子汤对脾虚证小鼠免疫功能的影响，实验表明四君子汤尤其是高剂量四君子汤对脾虚证小鼠脏器指数的降低有极好的恢复作用。

3.3 用“补肾强壮”法开展艾滋病合并肺部感染的临床试验

曲章义等采用补肾法研究香芪口服液增强非特异免疫和体液免疫作用实验，结果表明，香芪口服液可显著提高继发性免疫功能低下小鼠的溶血空斑形成细胞数，使其恢复至正常水平，从而提高小鼠的体液免疫功能。许杜娟等研究报道，黄芪粗提物（TAE）3个剂量（15mg/kg、50mg/kg、150mg/kg）与环磷酰胺（CTX）合并治疗荷S180小鼠，明显产生抑瘤作用。

3.4 艾滋病合并肺部感染临床试验的现状

现代研究表明中药有增强免疫的作用，但缺乏深层次的研究。以后应该多从免疫功能低下致肺部感染的机理入手，探索中药对本病的治疗机制及推广中医药治疗急性感染性疾病的相关临床应用。

4 中医药治疗艾滋病合并肺部感染的疗效分析

疗效评价在中医药治疗艾滋病的研究范畴中始终是一个关键问题，也是中医的生命力所在，广大患者之所以能够接受中医药，是因为中医药在治疗艾滋病方面取得了巨大的疗效，中医药治疗艾滋病的疗效特点包括：对抗西药HAART疗法的毒副作用；减少西药用量；减少撤减西药的反复作用，延长停药时间；提高免疫功能；减轻机会性感染的症状、体征，提高生活质量。

4.1 中医药治疗艾滋病合并肺部感染的优势

从中药西药对比来看，中药作用强度不如西药显著；其作用是循序渐进的。在降低病毒载量方面或许比不上西医抗病毒疗法，但这并不能否定中药在改善艾滋病患者症状方面的作用。在长期中药整体调理的情况下，患者的症状得以减轻，生活质量得到提高。从中医指导思想来看，整体观念是中医的指导思想，中医药作用靶点在于患者自身，而不在于HIV病毒，尤其重视患者的主观感受，通过整体调节，改善机能状态，正确、灵活地运用中医理论和辨证体系进行治疗，可有效改善患者体征、减少并发症，提高艾滋病患者的免疫力。从长期的临床实践来看，在合理运用中医药及辨证准确的前提下，大多数中药具有不杀伤或仅轻度损伤人体正常细胞的优点，一般无明显副作用，可降低机会性感染。

4.2 中医药治疗艾滋病合并肺部感染的不足之处

从中医药治疗艾滋病肺部感染疗效评价的方法来看，中医药治疗艾滋病要得到认可就必须采用公认的流行病学和循证医学等方法学来进行疗效评价。目前艾滋病肺部感染研究设计的质量较低、随机化对照实验所占比例不足、样本量不足等因素，都极其影响实验结果的可靠性，很难得到认可。因而将临床流行病学和循证医学等现代临床科研方法学应用于中医药治疗艾滋病肺部感染的临床方案设计、样本选择、统计和评价等科学研究过程的各个环节，才能使中医药治疗艾滋病肺部感染的临床研究与评价更加合理和科学。从艾滋病肺部感染的症状、体征的量化标准来看，《中药新药研究指导原则》和国家中医药管理局颁布的《11省艾滋病的中医药临床治疗技术方案（试行）》对艾滋病症状、体征进行了量化，这些量化内容还不能够完全反映患者的感受，还需将量化的内容进行系统性的研究，才能使量化的内容经得起客观的疗效评价。从艾滋病肺部感染疾病阶段的评价思路来看，中医药治疗艾滋病肺部感染疗效评价的思路不清晰，在无症状HIV感染期AIDS期应该重点评价。无症状HIV感染期辅助以CD_4^+ T淋巴细胞计数和血浆病毒载量的评价。到AIDS期，以治疗某种疾病（如机会性感染）为主的进行西医诊疗标准评价，证候疗效作为辅助标准；应参照西医诊疗标准，注重症状改善情况，并进行评价；以治疗某种中医证候为主的，应以证候疗效为主要评价依据，而淡化对疾病的评价。

5 中医药治疗艾滋病肺部感染诊疗实践的途径

中医药治疗艾滋病合并肺部感染已经得到了社会的认可，但艾滋病合并肺部感染仍然具有混合性、复杂性、播散性，难治性等特点。目前中医药对该病的治疗多以辅助性的治疗为主，缺乏更深层次的理论机制创新。要想获得更为广泛的社会认可，则应采用更为科学的诊疗实践方案，更深层次地探讨中药作用于人体的机制，发明对应各证型的中成药，为艾滋病合并肺部感染实现临床治疗路径提供支撑。

5.1 完善量表作为艾滋病肺部感染的测量工具

综合评价患者主观感受、功能状态、生活质量的指标也得到了越来越多的应用，并被认为是与患者最直接相关、患者最关心的结局指标。

5.2 着手艾滋病肺部感染“证”的研究

目前，中医药对该病的研究只停留在中医临床症状的改善方面，没有证候的变化，不足以体现中医的优势和特色，“因此亟待建立或完善中医辨识证候的标准”。

5.3 逐渐形成艾滋病肺部感染“临床流行病学”方法

逐步建立西医微观指标与中医证候之间的联系。观察艾滋病肺部感染某一症状在一系列症状中的主次位置；与正常生理数据参照对比；参照现代医学对某一症状的量化方式。

5.4 整体综合评价艾滋病肺部感染

人体是复杂的，艾滋病肺部感染也不是一个单一的疾病，而是由于免疫功能缺陷导致的多系统、多器官、多病原体的复合感染，应结合患者的生活质量、主观感受、终点指标等因素，增加必要的、相应的微生态学检测指标，以增强评价的全面性及整体性。

6 结语

艾滋病合并肺部感染临床病死率较高，继续探索更为完善的临床诊疗方案具有实践意义。中医药多以临床观察研究为主，在治疗时多为辅助性用药，有必要继续探索中医证治分类，规范疗效评价模式，同时把握好中医药的临床治疗切入点，才能提高患者生存质量，彰显中医药防治艾滋病合并肺部感染的优势。综上所述，中医药防治艾滋病肺部感染目前仍缺乏普遍适用的临床技术指导原则及规范的治疗方案，因此仍需继续探索和不断完善。

参考文献（略）

（出自《中医临床研究》2017年第9卷第7期第131－134页）

艾滋病相关腹泻中医药诊疗方案的制定

许前磊，许向前，李青雅，谢世平，徐立然，郭会军
450000 河南省郑州市，河南中医学院第一附属医院（许前磊，徐立然，郭会军）；
河南中医学院艾滋病研究所（许前磊，李青雅，谢世平）；
河南省中医药防治病毒性疾病重点实验室（许前磊，李青雅，谢世平，徐立然，郭会军）；河南省中医院（许向前）

摘要 艾滋病（AIDS）患者由于 HIV 感染出现免疫功能受损，导致多种致命性机会性感染和恶性肿瘤的发生，AIDS 相关腹泻是 AIDS 常见并发症之一。本文在前期研究的基础上，从 AIDS 相关腹泻的病因病机、治则方药、临床研究、方案制定和推广优化方面对 AIDS 相关腹泻中医药诊疗方案的制定过程进行总结，为中医药治疗 AIDS 并发症提供借鉴。

关键词 艾滋病相关腹泻；中医；临床方案

艾滋病（AIDS）是由 HIV 感染引起的严重感染性疾病，其致病机制为 HIV 在人体的靶细胞（主要是 CD_4^+ T 细胞）内大量复制，导致人体脏器衰竭甚至死亡。AIDS 相关腹泻是 AIDS 常见并发症之一，临床表现为急性或慢性腹泻，持续或间断性每日水样便 3 次或 3 次以上超过 1 个月，并逐渐出现体质量减轻、营养不良和恶病质等，其临床发病率达 30% ~70%。中医药运用辨证论治及非药物疗法治疗 AIDS 相关腹泻取得了一定的临床疗效，并制定出中医药诊疗方案，并广泛推广，本文就 AIDS 相关腹泻的中医药诊疗方案制定过程总结如下。

1 制定过程

1.1 病因病机

诸多学者对 AIDS 相关腹泻中医病因病机的认识也不尽相同，贾新亭等认为 HIV 侵犯脾胃，伤及元气而引起脾虚、肾虚泄泻；而潘金丽等认为脾虚湿盛为 AIDS 相关腹泻的主要病机，但有兼寒、兼热、兼肝郁的不同之处。李广认为脾虚湿盛、肾阳亏虚为 AIDS 相关腹泻的主要病机，病久则呈现寒热虚实错杂之证。本课题组对河南地区 AIDS 相关腹泻患者临床资料进行的因子分析和证候要素分析结果显示，AIDS 相关腹泻外因以湿邪为主，兼有热邪、气滞等，内因主要为气血亏虚、正虚劳损等，其病位主要在脾，并与肾密切相关。结合 AIDS 中医病因病机“艾毒伤元”的假说，本课题组提出 AIDS 相关腹泻的主要病因病机为元气不足、脾气亏虚、湿邪内盛、阻滞气机。

1.2 治则方药

医家根据临证经验对 AIDS 相关腹泻采取不同的临床治则方药，分别有辛开苦降、寒热并用的半夏泻心汤，益气健脾、温补脾肾的参苓白术散合真人养脏汤，健脾益肾、化湿和中、涩肠止泻的加味赤石脂禹余粮汤。也有医家进行辨证分型论治，宋娟等对患者分为湿邪困脾证、脾虚肝郁兼湿热证、脾胃虚弱证、中气下陷证、脾肾虚寒证、脾肾阳虚证等进行 AIDS 相关腹泻临床治疗；高佩媛等将中医药治疗 AIDS 相关腹泻的治疗心得总结为寒热错杂者清上温下，虚实夹杂者补虚泻实，木郁克土者疏肝健脾，阴阳互根者阴中求阳 4 个方面进行论治；李真教授根据 AIDS 相关腹泻的临床特点，确立了升清降浊的治疗大法，并配合疏肝、补肾取得较好效果。本课题组针对 AIDS 慢性腹泻“湿”“虚”基本病理因素，根据上述病因病机，结合多位医家临床经验，形成了健补中焦脾气，温补下焦肾阳，收涩通肠合用，补益攻邪同施的以肉豆蔻、大蒜、五倍子为主的泻痢康胶囊。

1.3 临床研究

潘金丽等比较了半夏泻心汤加味和氟哌酸治疗 AIDS 相关腹泻的疗效，结果显示半夏泻心汤加味总有效率高于氟哌酸；徐卓等观察了泻痢康胶囊和盐酸洛哌丁胺胶囊治疗 AIDS 相关腹泻的临床疗效，结果显示泻痢康胶囊治疗 AIDS 相关腹泻安全有效，优于酸洛哌丁胺胶囊。但诸多临床研究质量不高，多为个案报道、小样本、单中心的研究，在一定程度上影响了结论的可靠性和可推广性。本课题组采用多中心临床研究评价了健脾祛湿的健脾止泻颗粒和补肾固涩的泻痢康胶囊治疗 AIDS 相关腹泻患者的临床疗效，结果显示，与盐酸洛哌丁胺胶囊

基金项目：国家“十二五”科技重大专项（2012ZX10005001－005，2013ZX10005－001）；国家“十一五”科技重大专项 2009ZX10005－021）；国家自然科学基金资助项目（81403342）；中国博士后科学基金项目（20110491002）；河南中医学院省属科研业务专项（2014KYYWF－YQ09）；河南省基础与前沿项目 102300413212）；郑州市科技攻关项目（0910SGYS33391－8）

比较，健脾祛湿与补肾固涩为主的 2 种治疗方案均可改善患者症状，减少每日大便频次，提高临床有效率。同时，本课题组对有偿供血感染，经中医辨证属脾胃虚弱证的 AIDS 相关腹泻患者采用参苓白术散治疗，结果显示，与氟哌酸和思密达比较，治愈率降低且复发率下降。另外，本课题组在非药物疗法方面也进行了积极的探索，选用主穴神阙、关元、双侧足三里，给予温和灸，以及中药敷神阙穴治疗 AIDS 相关腹泻，结果显示上述方法具有见效快、疗效持久的特点。在后续的研究过程中规范了强壮 3 穴灸法及中药外敷的操作步骤，拓展了 AIDS 相关腹泻的中医药临床治疗手段。

1.4 制订方案

本课题组在研究、归纳、总结河南省中医药治疗 AIDS 试点项目 17158 例次腹泻（其中轻度、中度和重度分别为 15468、1420 和 270 例次）患者临床资料的基础上，结合相关文献，采用德尔菲法进行专家问卷调查，对 AIDS 相关腹泻的中医诊断、辨证、治疗、调护等方面进行了总结，确立了 AIDS 相关腹泻脾胃虚弱证、脾肾阳虚证、肠道湿热证 3 个基本证型，形成了参苓白术散加减、理中汤合四神丸或真人养脏汤加减、葛根芩连汤加减配合强壮 3 穴灸法和中药穴位贴敷神阙穴的中医药临床治疗方案，配合辨证施护及西医的常规治疗方案形成综合治疗方案。该方案已列入我国卫生和计划生育委员会制定的 20 种重大疾病中西医结合诊疗方案。

1.5 方案推广

中医药治疗 AIDS 相关腹泻的治疗方案已通过中华中医药学会防治 AIDS 分会进行了推广，并通过国家中医药继续教育项目对中医药救治 AIDS 项目相关人员进行培训，重点是临床诊断及鉴别诊断、临床辨证用药、强壮 3 穴和中药外敷的操作规范等，并对参加培训的人员进行期末考核，提升中医药治疗 AIDS 相关腹泻的临床能力。目前，该方案已在多个 AIDS 高发区进行临床推广应用，临床效果反响良好。本课题组对采用该方案的 109 例患者的疗效观察结果显示，患者腹泻治愈率为 33.4%，总有效率为 87.2%，患者临床症状改善，病程缩短。方案有待进一步扩大推广范围，并进行多中心、大样本的随机对照研究，进一步证实该方案的临床疗效。

1.6 方案优化

方案的临床推广过程也是方案优化过程，以文献研究、专家讨论法（涵盖中医临床、数学、循证医学、统计学、方法学等）建立的 AIDS 相关腹泻中医药诊疗方案临床评价、优化指标体系为基础，对中医药诊疗方案评价、优化指标体系进行研究，寻找中医药诊疗方案临床评价必备指标及重要性指标，从而客观评价 AIDS 相关腹泻诊疗方案的临床疗效，为下一步方案的优化提供临床依据；制订方案反馈评价系统，使方案在使用过程的问题和建议及时反馈至相关研究部门，加以改进，最终制订出切合临床实际、临床效果显著的 AIDS 相关腹泻中医药诊疗方案。

2 讨论

目前，西医学认为 AIDS 相关腹泻的主要病变部位在肠道，常见的致病微生物有原虫、真菌、病毒、细菌等，其中原虫（主要为隐孢子虫）感染者占全部 AIDS 相关腹泻的 40%。另外，部分患者是由 AIDS 本身导致的 AIDS 肠病引起慢性腹泻，其病原学检查结果为阴性。隐孢子虫引起的 AIDS 相关腹泻和致病菌阴性患者均无切实有效的疗法，严重威胁患者的健康，是 AIDS 死亡的重要原因之一。

笔者认为，应针对 AIDS 相关腹泻的中医病因病机、证候分布、治则方药、临床方案及推广优化进行更为系统的研究，进一步优化 AIDS 相关腹泻的临床诊疗规范，提高中医药治疗 AIDS 相关腹泻的临床效果，为中医药防治 AIDS 其他并发症如发热、肺部感染提供借鉴，从而提升中医药防治 AIDS 的临床水平。

参考文献（略）

（出自《中国全科医学》2015 年第 18 卷第 20 期第 2378 - 2380 页）

中医药防治艾滋病合并皮肤黏膜病变研究实践与思考

许向前[1]，许前磊[2,3,4]，李青雅[3,4]，谢世平[3,4]，郭会军[2,4]，徐立然[2,4]

（1. 河南省中医院，郑州 450002；2. 河南中医药大学第一附属医院，郑州 450000；
3. 河南中医药大学艾滋病研究所，郑州 450008；4. 河南省病毒性疾病中医药防治重点实验室，郑州 450008）

摘要 艾滋病合并皮肤黏膜病变是艾滋病期常见的并发症，90%的HIV感染者或艾滋病患者在病程中可发生皮肤黏膜病变。中医药在治疗皮肤病方面具有显著的临床疗效和广阔的应用前景，笔者通过对艾滋病合并皮肤黏膜病变研究现状和中医药防治的临床实践分析，提出分别从深入开展艾滋病合并皮肤黏膜病变的中医基础研究、筛选有效方药开展临床循证医学研究、制定临床方案并进行推广3个方面探讨中医药防治皮肤黏膜病变的研究思路，以期为更好地开展中医药防治艾滋病合并皮肤黏膜的临床研究提供参考，发挥中医药在艾滋病合并皮肤黏膜病变中的特色和优势，提高中医药防治艾滋病合并皮肤黏膜临床水平。

关键词 中医药；艾滋病；皮肤黏膜病变；实践；思考

艾滋病合并皮肤黏膜病变是艾滋病期常见的并发症，课题组在“十五”期间对1323例HIV/AIDS患者流行病学调查结果显示，出现皮肤病变455例（34.4%）、口糜口疮152例（11.5%）、黏膜溃疡102例（7.7%）。部分患者常作为就诊的首发症状出现，研究显示，皮肤黏膜表现与HIV感染的进展和机体的免疫功能密切相关。近年来，医家们运用中医包括内治法、外治法、针灸法等多种手段对艾滋病合并皮肤黏膜病变进行临床研究，取得了显著的临床疗效，显示出了广阔的应用前景。笔者通过对艾滋病合并皮肤黏膜病变研究现状和针对临床上常见的皮肤黏膜病变的中医药防治临床实践分析，探讨中医药防治皮肤黏膜病变的研究思路，以期为更好地发挥中医药在艾滋病合并皮肤黏膜病变中的特色和优势提供借鉴。

艾滋病合并皮肤黏膜病变研究现状

90% HIV感染者或艾滋病患者病程中可发生皮肤黏膜病变，皮损分为感染性皮损（带状疱疹、单纯疱疹、疣、真菌感染、细菌感染等）、非感染性皮损（脂溢性皮炎、鱼鳞病、毛发红糠疹等）和皮肤肿瘤（卡波西肉瘤、淋巴瘤等）。HIV/AIDS合并皮肤黏膜病变与常规皮肤黏膜病变相比具有病情较重、易复发的特点，增加了其临床防治的难度。在临床治疗方面针对艾滋病合并皮肤黏膜病变不同类型如由病原微生物引起的采用相应的敏感药物治疗包括抗病毒、抗细菌、抗真菌等；非感染性皮损主要采用对症治疗的方法，如激素或抗组胺药物等；针对肿瘤的治疗如卡波西肉瘤采用局部治疗（手术切除或物理疗法）与全身治疗（化疗）相结合的方法。中医药在治疗艾滋病合并皮肤黏膜病变尤其是非感染性皮损具有一定的临床疗效，但是相关临床研究的质量有待进一步提高。如何英等应用益艾康胶囊治疗HIV/AIDS伴发皮肤损害116例，结果显示，治疗前后对疱疹、黏膜溃疡、皮疹、皮肤瘙痒积分的影响有显著的统计学意义；施晓玲等运用中药康爱保生丸、扶正抗毒丸治疗艾滋病皮肤黏膜病变，总有效率达到88%；赵保平等自拟芦荟皮康液治疗艾滋病伴发皮肤损害58例，结果显示具有促进伤口愈合、修复皮肤损害的功效等，以上研究多为治疗前后疗效比较，缺乏循证医学的临床设计，降低了其临床推广和应用的价值。

中医药防治艾滋病合并皮肤黏膜病变实践

艾滋病合并皮肤黏膜病变临床类型多样，笔者通过临床上常见的病变如带状疱疹、皮肤瘙痒、口腔黏膜病变等运用中医药防治临床实践的分析，以期为中医药防治艾滋病合并皮肤黏膜病变的研究提供一些思路。

1 带状疱疹

带状疱疹是潜伏于人体感觉神经节的水痘——带状疱疹病毒经再激活后所引起的皮肤损伤，尤其是在免疫功能低下时易发带状疱疹。由于HIV侵入人体以后渐进性的破坏机体的免疫功能，带状疱疹成为艾滋病患者常见的机会性感染。艾滋病合并带状疱疹与单纯的带状疱疹临床表现具有显著的差异，如临床表现更为严重，皮损范围大，易产生血疱、大疱，疼痛明显，治疗周期较长，临床上容易复发等特点。带状疱疹临床上常应用的激素类或抗组胺药物只能缓解患者的

基金资助：国家自然科学基金项目（No.81403342），河南省高校科技创新人才支持计划（No.16HASTIT031），河南省高等学校青年骨干教师资助计划（No.2015GGJS－097），河南省中医药科学研究专项重点课题（No.2015ZY01004），河南中医学院科技创新人才支持计划项目（No.2015XCXRC06）

临床症状，而且容易复发，目前缺乏切实有效的治疗手段。医家们运用中医药传统疗法进行了积极探索，取得了较好的临床疗效。如刘振威等采用壮医药线点灸配合围针及京万红烫伤膏治疗并与西药常规治疗为对照，结果显示，治疗组具有快速止痛、缩短病程、提高患者睡眠质量的效果；段行武等应用龙胆泻肝汤加减方免煎颗粒联合伐昔洛韦片治疗艾滋病伴发带状疱疹，并与单纯伐昔洛韦片治疗作对照，结果显示，中西医结合组在止疱、结痂、止痛时间要优于对照组；刘国等应用大黄粉外敷治疗带状疱疹患者9例，取得了较好的临床疗效；吕卫华运用龙胆泻肝汤合桃红四物汤加减治疗艾滋病带状疱疹33例，治愈率达到78.8%；姜枫等使用中药龙胆泻肝颗粒、如意金黄膏治疗HIV/AIDS带状疱疹30例并与西药阿昔洛韦、喷昔洛韦乳膏作对照，结果显示治疗组要优于对照组；王丹妮等利用复杂网络分析方法对李发枝教授治疗艾滋病带状疱疹及其后遗神经痛的用药规律进行分析，结果显示，核心处方为龙胆泻肝汤加减和瓜蒌红花甘草汤加减。

2 皮肤瘙痒

皮肤瘙痒是HIV/AIDS患者的常见临床症状之一，关于其发病机制尚不明确。部分患者由于合并皮肤黏膜病变而引起皮肤瘙痒。另有部分患者服用抗病毒药物如奈韦拉平、齐多夫定及治疗卡氏肺囊虫的复方新诺明出现皮肤瘙痒的症状，还有部分患者无明确病因/诱因而出现皮肤瘙痒，严重影响着患者的生活质量。另外，由抗病毒药物引起的瘙痒可使患者的服药依从性下降，进而影响其治疗效果。艾滋病合并皮肤瘙痒与普通的皮肤瘙痒相比具有瘙痒症状更为剧烈，皮损形状大小多样，可发于全身皮肤，好发于四肢伸侧，多见于下肢伸侧。医家们应用中医药进行了积极尝试，如赵霞等应用以养血祛风、清热除湿、扶正固本的药物为主方配合外用荷芩止痒搽剂治疗艾滋病皮肤瘙痒30例，临床结果显示总有效率达到90%；郭建中等运用化痰凉血祛风法治疗无症状期HIV感染者痒疹样皮疹20例，有效率达到85.0%；谢正等应用凉血消风饮联合糠酸莫米松霜治疗HIV相关性痒疹，并与单纯糠酸莫米松霜治疗为对照，结果显示，治疗组总有效率明显高于对照组。

3 口腔黏膜病变

口腔黏膜病变为艾滋病常见的合并症，常作为HIV/AIDS早期诊断的主要依据。临床上常见的口腔黏膜病变包括在HIV/AIDS患者中发病率为20.6%~56%的真菌感染白色念珠菌病、病毒感染的毛状白斑、细菌感染的牙周炎、卡波济氏肉瘤及复发性口腔溃疡等症状。艾滋病合并口腔黏膜病变与普通的病变临床表现具有一定的差异性，如艾滋病合并白色念珠菌病具有白膜更加致密且不易消退、病损范围广并经久不愈的特点；艾滋病合并口腔溃疡常具有溃疡范围大、病程长、难愈合但疼痛不明显等特点；HIV/AIDS患者合并卡波济氏肉瘤有20%的首发部位在口腔，口腔病损以腭部、牙龈处多见，可出现紫红色或深蓝色浸润斑或结节，表面溃疡并向四周扩散，而且口腔进展性卡波济氏肉瘤与病变程度相同的限于皮肤的卡波济氏肉瘤相比有更高的致死率。关于口腔黏膜病变医家们运用中医药治疗进行了积极的尝试，尽管研究还相对较少，如姜枫等应用消糜颗粒治疗HIV/AIDS患者口腔念珠菌病40例，并与制霉菌素片为对照，结果显示，消糜颗粒治疗HIV/AIDS口腔念珠菌病可改善临床症状，提高有效率、降低复发率；李耀清等参苓白术散加味治疗HIV/AIDS口腔溃疡65例，总有效率为92.3%。

中医药防治艾滋病合并皮肤黏膜病变的思考

1 深入开展艾滋病合并皮肤黏膜病变的中医基础研究

艾滋病合并皮肤黏膜病变与单纯的皮肤黏膜病变有着不同的临床特征，如病情比较重、病变范围广、病程周期长、容易复发等特点。临床上采用常规治疗单纯的皮肤黏膜病变手段针对艾滋病合并症往往达不到理想的疗效，为更好地发挥中医药在艾滋病合并皮肤黏膜病变中的特色和优势，首先要深入开展艾滋病合并皮肤黏膜病变的中医基础研究，运用文献学、流行病学、专家问卷等方法对其中医病因病机、证候分布及演变规律进行研究，明确其中医病因病机及证候分布特点及演变规律，从而确定其临床治疗大法，为后续的有效方药的筛选、临床方案的制定等临床研究奠定理论基础。

2 筛选有效方药开展临床循证医学研究

中医学在治疗皮肤黏膜病变方面有着丰富的临床经验，保留了大量的有效方药，如何从海量的方药中筛选出治疗艾滋病合并皮肤黏膜有效方药是开展中医药防治艾滋病皮肤黏膜病变临床研究面临的首要问题。目前开展的方药临床研究多为治疗单纯皮肤黏膜病变的有效方药，尚缺乏针对艾滋病合并皮肤黏膜病变特点的有效方药研究。笔者认为，文献中包括古代医籍文献和现代研究文献蕴含着大量治疗皮肤黏膜病变的有效方药，首先，应用数据挖掘的方法对有效药物进行筛选，并结合艾滋病合并皮肤黏膜病变的自身特点进行随证加减；第二，要充分利用国家中医药管理局中医药救治艾滋病专家组经验，通过病案数据挖掘、专家咨询问卷等手段，最终形成针对艾滋病合并皮肤黏膜病变常见证型处方用药规范；第三，针对筛选出的有效的方案运用现代循证医学的研究手段，为方药的临床推广和应用提供可靠的临床数据。

3 制定临床方案并进行推广

中医药防治艾滋病合并皮肤黏膜病变研究的最终目的在于提升中医药防治艾滋病临床水平，降低HIV/AIDS发病率和病死率。由于艾滋病合并皮肤黏膜病变种类繁多，临床表现复杂多样，如何更好地推广中医药防治艾滋病合并皮肤黏膜病变的研究成果，重要途径就是制定中医临床治疗方案。作为针对艾滋病合并不同的皮肤黏膜病变中医病因病机、证候分布、处方用药、随症加减等系列内容的规范性文本，作为前期中医基础和方药临床研究荟萃的总结和提升，其将会更好地指导医务人员在临床中的辨证论治，并在临床方案推广的过程中不断的优化和完善，从而提高中医药防治艾滋病的临床疗效，造福于广大 HIV/AIDS 患者。

小结

艾滋病合并皮肤黏膜病变是艾滋病期常见的并发症，90% 的 HIV 感染者或艾滋病患者在病程中可发生皮肤黏膜病变。医家们应用中医药在防治艾滋病合并皮肤黏膜病变方面进行了积极的探索，初步形成了有效方药和疗法，取得了显著的临床疗效并具有广阔的应用前景。但是由于艾滋病合并皮肤黏膜病变的研究多属个案报告或小样本的临床观察，为临床推广提供的循证医学证据不足，在一定程度上限制了中医药在艾滋病合并皮肤黏膜病变中的应用。为更好地发挥中医药的特色和优势，要从艾滋病合并皮肤黏膜病变的中医基础研究切入，明确其中医病因病机、证候分布及演变规律，确立临床治则，并针对其临床治则开展有效药物筛选及基于循证医学的临床研究，从而制定出循证医学证据级别较高的临床诊疗方案，提升中医药防治艾滋病的临床水平。

参考文献（略）

（出自《中华中医药杂志》2017 年第 32 卷第 7 期第 3075 - 3078 页）

中医药防治艾滋病 HARRT 毒副反应的实践与思考

许前磊[1,2,3]，谢世平[2,3]，徐立然[1,2,3]，郭会军[1,2,3]
（1. 河南中医学院第一附属医院，河南　郑州 450000；2. 河南中医学院艾滋病研究所，
河南 郑州 450008；3. 河南省中医药防治病毒性疾病重点实验室，河南 郑州 450008）

摘要　艾滋病作为一种目前运用现代治疗手段无法根治的严重感染性疾病，高效联合抗病毒疗法能够使病毒载量大幅度降低、免疫力增强，极大地改善了患者的生存质量和延长患者生存时间，在临床上广泛应用。但 HAART 疗法不能彻底清除患者体内的 HIV 病毒，患者须终身用药，而药物的毒副作用如血脂异常、肝肾功能损害、消化道不良反应及骨髓抑制等直接影响到患者的服药依从性，HAART 药物的毒副作用不耐受是 HAART 治疗失败的主要原因之一。中医药在针对高效抗反转录病毒疗法毒副作用和增加高效抗反转录病毒疗法疗效方面进行了积极的临床实践，包括其中医基础理论研究和临床药物的研发，取得了一定的成果。为进一步发挥中医药在防治艾滋病 HARRT 毒副反应的特色和优势，提出要深入开展艾滋病 HAART 毒副反应的中医基础研究，筛选出有效方药进行多中心、大样本的临床研究，从而形成中医药干预 HARRT 毒副反应方案临床进行的推广优化，突显中医药联合 HAART 临床协同作用。

关键词　中医药；艾滋病；HAART；毒副反应；实践；思考

艾滋病称获得性免疫缺陷综合征（acquired immunodeficiency syndrome AIDS），是由人类免疫缺陷病毒（human imnunodeficiency virus HIV）感染引起的一种严重感染性疾病。目前运用现代医学的治疗手段尚无法根治，造成临床病死率极高。高效联合抗病毒疗法（highly active antiretroviral therapy ，HAART）即鸡尾酒疗法能使病毒载量大幅度降低，免疫力增强，极大地改善了患者的生存质量和延长患者生存时间。但 HAART 疗法不能彻底清除患者体内的 HIV 病毒，患者须终身用药，而药物的毒副作用如血脂异常、肝肾功能损害、消化道不良反应及骨髓抑制等直接影响到患者的服药依从性，HAART 药物的毒副作用不耐受是 HAART 治疗失败的主要原因之一。中医药在针对高效抗反转录病毒疗法毒副作用和增加高效抗反转录病毒疗法疗效方面进行了积极的临床实践，取得了一定的成果。

1　中医药防治艾滋病 HAART 毒副反应的现状与实践

1.1　高脂血症

在 HAART 治疗过程中血脂异常是常见的不良反应，经 HAART 治疗 1 ~2 年后 25% ~60% 的患者可出现脂代谢障碍。临床主要表现为脂肪分布异常，包括周围性皮下脂肪

项目基金：国家“十二五”科技重大专项（2012ZX10005001005）；2013ZX10005001）；国家“十一五”科技重大专项（2009ZX10005021）；国家自然科学基金（81403342）；中国博士后科学基金（20110491002）；河南中医学院省属科研业务专项（2014KYYWFYQ09）

萎缩和向心性脂肪堆积。不同种类的抗 HIV 药物以及同类药物不同品种之间所引起的血脂异常皆有所差异，其中蛋白酶抑制剂（PIS）引起的血脂异常尤为常见。另外，HIV 感染本身也与脂代谢紊乱相关，随疾病进展，总胆固醇、LDL 及 HDL 水平下降，而甘油三酯水平上升。中医的文献记载中没有高脂血症的病名，根据其临床表现和发病特点，多归属为“痰浊”“瘀血”的范畴。

医家们运用中医药对艾滋病 HAART 相关高脂血症进行了积极的探索，如在病变脏腑方面提出脾胃功能失调贯穿于高脂血症的始终，健脾胃、化痰浊是治疗艾滋病 HAART 后高脂血症的基础；也有从其病理产物痰、瘀角度来认识 HAART 致脂肪代谢障碍综合征，认为气机郁滞、痰凝水聚、瘀血阻痹是主要病机变化过程，治疗当从祛痰化瘀、疏肝解郁、益气解毒之法，并注意顾护胃气。在中医证候学方面通过对 180 例 HAART 致高脂血症的中医证候特点进行了研究，结果显示 HAART 致高脂血症证候表现与原发性高脂血症不同，病位常见于脾、肾、心，病性多为痰浊或湿浊。在临床研究方面医家们分别运用消脂颗粒治疗高效抗反转录病毒疗法后脾虚痰阻型高脂血症、艾脂 1 号治疗艾滋病 HAART 后脂肪异常分布均取得了较好的临床疗效。

1.2 消化道不良反应

HAART 后消化道不良反应是一线、二线抗病毒治疗方案常见的毒副反应之一，研究显示 HAART 药物致消化道不良反应的发生率在 16% 以上，临床表现为不同程度的恶心、呕吐、食欲减退、消化不良、腹泻、腹胀、腹痛等，多由 ddI 和 AZT 引起。由于 HAART 后消化道不良反应易出现在药物服用的早期，严重影响了患者服药的积极性和患者的生活质量。针对 HAART 后消化道不良反应，西医强调在加强依从性教育、饮食调摄的基础上，进行对症处理，如恶心呕吐给予抗呕吐剂、胃黏膜保护剂，泄泻给予止泻药等。医家们充分发挥中医药整体调节和辨证论治的优势，运用方药能够有效降低 HAART 后消化道不良反应的发生率，减轻其临床症状。

针对 HAART 后消化道不良反应辨证研究，有医家将 HAART 后出现的腹胀、腹泻、纳呆、大便不调、恶心、呕吐等辨证为脾虚不运、湿阻中焦进行探讨，也有辨为寒热错杂证进行论治；课题组通过对 100 例服用 HAART 艾滋病合并消化道不良反应患者的中医证候分析，三种证型依次为脾胃虚弱证（50.0%）、寒热错杂证（31.0%）、肝胃郁热证（19.0%）。在临床研究方面医家们分别运用温胆颗粒、延参健胃胶囊、半夏泻心汤治疗服用 HAART 后出现的消化道反应症状的患者能较显著地减轻和消除痞闷不适、纳呆少食、恶心或呕吐等症状，疗效特佳。

1.3 血液毒性

艾滋病 HAART 相关血液毒性主要表现在出现严重贫血及骨髓抑制作用，通常发生在高效抗逆转录病毒治疗（HAART）的前 3 个月内，齐多呋啶导致的贫血发生率为 26.6%。骨髓抑制表现为严重贫血，血色素降低，中性粒细胞减少。目前尚无理想的治疗方案，严重影响了 HAART 疗法的依从性。医家们运用中医传统理论对艾滋病 HAART 相关血液毒性进行分析，如有医家认为 HAART 血液毒性作用主要是药物损伤人体正气所致，长期使用 HAART 致脾肾亏虚，更能影响他脏，故温补脾肾应成为治疗重点，更有将病毒直接损伤人体正气的因素考虑进去，或因性欲妄动、房事过度，合并使用抗艾滋病药物，致使肾精耗伤、肾中阳气衰竭，无力将脾胃运化的水谷精微转化为肾精，进而出现骨髓抑制。

在临床研究方面有采用益气养血、温补脾肾中药颗粒剂，也有院内制剂精元康胶囊及经典方药四君子汤进行 HAART 致血液毒副作用干预研究，结果显示中药有升高白细胞趋势，有部分升高血红蛋白和血小板趋势，并可改善患者的临床症状，减轻痛苦，提高生活质量。

1.4 其他毒副反应

HAART 疗法其他常见的毒副反应还有肝毒性、周围神经损害等。肝脏是抗病毒治疗前评价的重要脏器之一，严重的肝毒性可有转氨酶、黄疸及其他肝炎的临床表现，多与非核苷类逆转录酶抑制剂（NNRTI）药物奈韦拉平（NVP）有关。NVP 导致无症状转氨酶升高的发生率是 6% ~13%，而有症状的肝炎的发生率是 4% ~5%。在中医药治疗方面有运用当归芍药散治疗艾滋病 HAART 疗法肝功能损害，治疗后，患者症状、肝功能指标改善明显，总有效率达到 85.42%。

周围神经损害主要是由于导致线粒体损伤的抗病毒药物去羟肌苷和司他夫定的毒性表现，临床表现为手脚麻木、刺痛感、肌力减退等。在中医药干预方面通过观察中爱颗粒 II 号对 HAART 疗法引起的末梢神经炎临床疗效及中药内服外洗法治疗 HAART 所致外周神经损害，结果显示能够明显减轻患者症状、体征，提高服药依从性及患者生活质量，有明显疗效。

2 中医药防治艾滋病 HAART 毒副反应的思考

通过对中医药防治艾滋病 HAART 毒副反应临床实践分析，显示出了一定的临床效果，但是存在着临床研究设计循证医学级别低，基础理论研究局限于个人经验或小样本的总结，限制了其结果的临床应用和推广。如何更好地发挥中医药防治艾滋病 HAART 毒副反应的特色和优势，为艾滋病防治做出更大的贡献，笔者认为下一步要从以下三个方面进行研究

2.1 开展艾滋病 HAART 毒副反应的中医基础研究

艾滋病 HAART 毒副反应如血脂异常、消化道不良反应、血液毒性、肝功能损伤及周围神经损害的中医病因病机、证候规律与单纯的这些疾病相比有其自身的特点。根据中医病证结合的治疗原则，运用流行病学的方法，结合文献研究、专家问卷、典型病例分析等手段，开展艾滋病 HAART 毒副反应的中医病因病机、证候分布规律等基础研究，同时针对前期研究具有明显效果的方药开展其作用机

制研究，为下一步的药物临床研究奠定理论基础。

2.2　筛选有效方药进行多中心、大样本的临床研究

针对HAART毒副反应常见的中医证候，结合艾滋病的中医发病机制，采用辨证论治和辨病论治相结合的方法，筛选在临床实践过程中有效的方药，并运用循证医学的方法，开展中医药干预HAART毒副反应的大样本、多中心、随机双盲对照的临床研究，观察中医药降低毒副反应的发生率、改善患者的临床症状和生存质量，提高HAART治疗的依从性的临床效果，形成中医药降低HAART毒副反应临床方案。

2.3　形成中医药干预方案进行临床的推广优化

依托已建立的省、市、县、乡、村五级中医治疗网络，开展中医药降低HAART毒副反应临床方案的推广，在推广应用过程中针对存在的问题不断完善优化，最终形成切实有效的中医药干预方案，并在全国进行推广使用，从而拓展中医药防治艾滋病的应用范围，更好地发挥中医药在防治艾滋病中的作用，切实为HIV/AIDS患者的健康做出更大的贡献。

3　小结与展望

HAART疗法作为目前HIV/AIDS治疗最有效的临床方案，其毒副反应的治疗具有广阔的应用前景。通过中医药防治艾滋病HAART毒副反应的实践，显示了一定的临床效果，下一步要在艾滋病HAART毒副反应的中医基础研究的基础上，开展循证医学级别较高的临床研究，以为中医药干预HAART毒副反应方案的制定和推广提供循证医学证据，从而提高艾滋病防治的综合水平。

参考文献（略）

（出自中华中医药学会2015年防治艾滋病学术年会论文集第381－386页）

基于复杂网络分析回顾性研究艾滋病中医方药规律

王丹妮，蒋自强，许前磊，金艳涛，吴　涛，陈莉华，李鹏宇，李政伟，郭会军
（河南中医学院　第一附属医院，郑州　450000）

摘要　目的　挖掘中医药治疗艾滋病方药配伍规律，为中医药治疗艾滋病的方药提供客观参考依据。方法　利用复杂网络分析方法，回顾性研究2010年1月—2011年4月在河南、安徽、湖北采集的2674个中草药处方，分析中医药治疗艾滋病核心药物、配伍规律和常用方药特点。结果　运用多维检索查询分析得出，本次研究中治疗艾滋病的核心药物主要为白术、炙甘草、人参、大枣、甘草、黄芪、山药、党参、白扁豆等补气药物，当归、白芍、熟地黄等补血药物，茯苓、薏苡仁、砂仁、泽泻等祛湿药物；核心处方为补中益气汤、香砂六君子汤、参苓白术散等加减。结论　艾滋病病机以气血两虚兼有湿立论的正确性，治疗应益气健脾祛湿。此次应用复杂网络分析法对科研病历回顾性研究探讨治疗艾滋病的中医方药规律得出的结论与临床基本一致。

关键词　艾滋病；核心药物；用药规律；复杂网络分析

近年来，中医药治疗艾滋病在增强免疫、改善症状、提高患者生存质量等方面均取得了较好的疗效，对参加“国家中医药管理局中医药治疗艾滋病试点项目”的临床资料进行回顾性研究分析发现，中医药治疗艾滋病使得其总体病死率呈逐年下降趋势，并且每年均低于世界卫生组织报告的全球艾滋病病毒感染者/艾滋病患者（HIV/AIDS）同期病死率水平。但治疗艾滋病的中医方药尚未经过系统整理与分析，中医药治疗艾滋病的用药规律亟待总结。复杂网络是以网络化建模形式研究复杂现象的一种分析方法，在医学研究领域如分子结构和新药开发等方面都有应用，是一种描述组成复杂系统各元素间关系的表达形式。复杂网络分析方法在方药配伍研究方面，可以反映药物之间是否有相互依赖的关系，此方法结果明确、可视化表达好、优势显著。笔者前期应用复杂网络分析方法分析了小样本的艾滋病相关咳嗽、发热、皮肤瘙痒、带状疱疹及后遗神经痛方药的整理分析，取得满意效果，认为此方法可以将方药配伍信息进行深层次挖掘，既能认识方药配伍的核心和共性规律，又能保留个性差异和特色。因此，笔者将“国家中医药管理局中医药治疗艾滋病试点项目”科研病历进行数据采集，采用复杂网络分析方法对中医复杂数据网

基金项目：国家自然科学基金项目（81102575）；国家中医药管理局基地专项（JDZX2015164）；河南省中医药科学研究专项（2014ZY02035）；河南中医学院中医药与经济社会发展研究中心科研项目（2015JDYB15）；河南中医学院科技创新人才项目（2016XCXR03）

络化建模，挖掘中医药治疗艾滋病的方药配伍规律，以期为中医药治疗艾滋病的方药配伍提供参考。

1 材料与方法

1.1 纳入标准

艾滋病临床诊断标准按照卫生部、中华医学会《艾滋病诊疗指南》（2015 版）标准执行。

1.2 病例资料

选择 2010 年 1 月—2011 年 4 月，在河南、安徽、湖北等地采集的临床治疗均有效的 674 例次“国家中医药管理局中医药治疗艾滋病试点项目”科研病历中草药处方，其中河南 2160 例次、安徽 282 例次、湖北 232 例次。

1.3 研究方法

1.3.1 病例资料收集方法 依据研究目标，对“国家中医药管理局中医药治疗艾滋病试点项目”科研病历进行数据采集，保留病历原始信息，将临床治疗有效的 2674 例次的数据均纳入本次研究中。

1.3.2 数据库说明 本研究使用的数据库隶属于“名老中医临床信息采集系统”的数据库，该系统由北京市科技计划重大项目课题的“基于信息挖掘技术的名老中医临床诊疗经验研究”课题组建立。

1.4 资料处理

1.4.1 数据采集 确定研究的主要内容为分析治疗艾滋病的中医用药规律，为中医药治疗艾滋病的方药提供客观的参考依据。依据此目标对病历的文本信息进行结构化处理，分别建立症状、证候、诊断、治法、方剂、药物、疗效等各临床要素采集模块。对文本信息进行规范化的整理或同义词转化，使其转化为可分析的规则化的数据。

1.4.2 建立规范数据库 数据前期整理和规范录入后，形成数据库，对数据进行再次清洗和预处理，构建适合数据挖掘的规范数据库。

1.4.3 复杂网络分析 本研究运用中医临床复杂网络分析系统常使用的 Eclipse RCP 技术。复杂网络分析方法是复杂科学研究的热点之一，在社会、生物学、商业、通信和计算机网络等领域广泛应用。根据节点度可以将复杂网络分为指数网络和无尺度网络两类，把具有幂律分布的网络称为无尺度网络（scale－free network）。这是基于关联规则的一种数理分析模型与方法，反映了复杂网络在一定驱动力的影响下动态的自组织过程宏观规律。前期研究显示，中医药理论指导下的复方配伍过程具有无尺度复杂网络现象，以单个复方的组成药物作为节点，由连接某 2 个不同药物的边的权重表示这 2 种药物在多个复方中被使用的频度，根据处方配伍网络中的节点度以及节点配伍的权重分布，可发现处方配伍网络的核心节点及其配伍。药物节点之间的连接边的权重在一定程度上表现了药物之间同时配伍应用的强度，为运用复杂网络分析法研究中医用药规律提供了依据。

2 结果

2.1 中医药治疗艾滋病核心药物及配伍规律

全部 2674 例次数据资料齐全，临床治疗有效，均纳入本次研究。运用多维检索查询分析得出，在 2674 例次中，共 30 味中药使用率超过 10%，本次研究中治疗艾滋病的高频药物，见表 1。说明常用药物主要为白术、炙甘草、人参、大枣、甘草、黄芪、山药、党参、白扁豆等补气药物，当归、白芍、熟地黄等补血药物，茯苓、薏苡仁、砂仁、泽泻等祛湿药物，黄芩、地黄、黄连、栀子等清热药物。

表 1 治疗艾滋病常用药物统计

Table 1 Statistics of commonly used herbs for AIDS

中药	频数/次	中药	频数/次
白术	1566	黄芩	510
炙甘草	1341	木香	488
茯苓	1317	川芎	431
人参	1195	山药	423
大枣	1173	地黄	389
当归	1123	党参	369
陈皮	1117	升麻	355
生姜	1057	薏苡仁	338
甘草	1013	黄连	327
半夏	942	莲子	317
柴胡	774	白扁豆	293
黄芪	729	熟地黄	292
白芍	700	干姜	276
砂仁	590	泽泻	275
桔梗	549	栀子	269

基于复杂网络图分析方法，根据处方中药物的使用频次及该药与其他药物配伍的频度，可以分析出治疗艾滋病的核心处方。图 1 为基于复杂网络分析方法的可视化的治疗艾滋病常用中药配伍网络图。结合网络图及节点大小能直观地看出使用较多的中药。

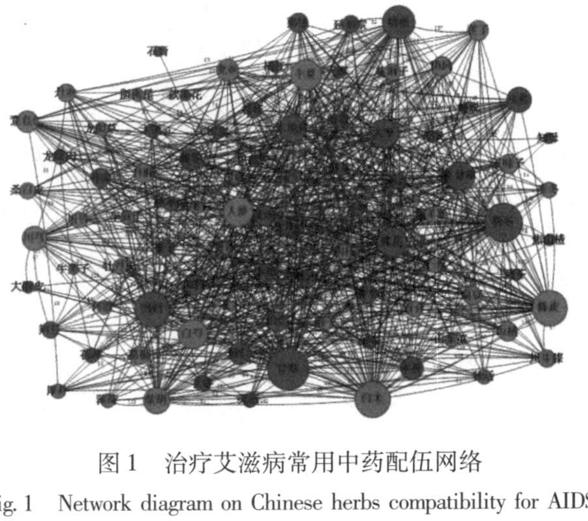

图 1 治疗艾滋病常用中药配伍网络

Fig. 1 Network diagram on Chinese herbs compatibility for AIDS

从图2可以直观地看出白术、炙甘草、茯苓、人参等处于处方配伍网络的核心节点。每一味药物与周围药物的边及连接边的权重表示药物之间同时配伍应用的强度。表2是与图2相对应的药物配伍频度信息，从表2可见配伍频度最高的是白术－茯苓，然后依次是白术－炙甘草、大枣－炙甘草、人参－炙甘草、大枣－生姜、白术－人参、白术－大枣、生姜－炙甘草、白术－生姜、大枣－人参、白术－陈皮、白术－当归、人参－生姜、人参－茯苓等。方剂疗效的基础是药物之间的配伍作用，而不是单味中药功效的简单相加。结合两部分信息，可提炼出中医治疗艾滋病处方特点为以白术、炙甘草、茯苓、人参、大枣等益气健脾祛湿药物为核心。

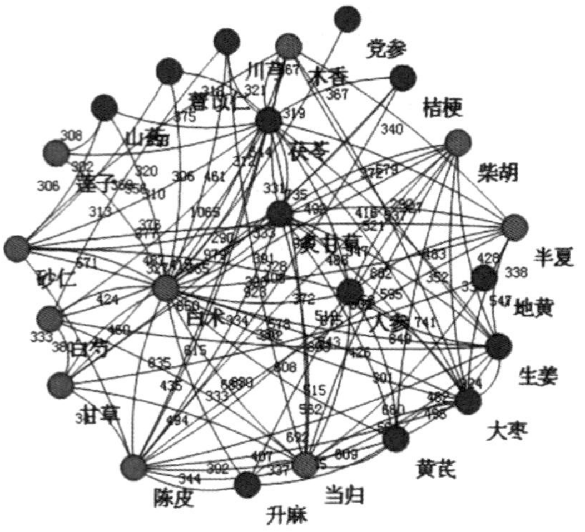

图2　艾滋病核心药物及配伍网络

Fig. 2　AIDS core drugs and compatibility of network diagram

表2　治疗艾滋病常用药物配伍情况

Table 2　Compatibility of commonly used herbs for AIDS

药物配伍	频数/次	药物配伍	频数/次	药物配伍	频数/次
白术，茯苓	1065	白术，炙甘草	979	大枣，炙甘草	958
人参，炙甘草	939	大枣，生姜	924	白术，人参	923
白术，大枣	898	生姜，炙甘草	882	白术，生姜	875
大枣，人参	849	白术，陈皮	835	白术，当归	830
人参，生姜	741	人参，茯苓	735	陈皮，大枣	692
陈皮，人参	683	当归，生姜	660	陈皮，茯苓	650
炙甘草，茯苓	644	陈皮，炙甘草	615	当归，黄芪	609
白术，黄芪	608	柴胡，当归	595	半夏，茯苓	579
当归，炙甘草	578	白术，砂仁	571	陈皮，生姜	562
大枣，当归	561	砂仁，茯苓	556	大枣，茯苓	547
半夏，大枣	547	半夏，陈皮	543	半夏，炙甘草	537
生姜，茯苓	521	黄芪，炙甘草	519	当归，人参	515
大枣，黄芪	496	当归，甘草	494	柴胡，白术	492
白术，半夏	488	甘草，茯苓	487	半夏，人参	483

2.2　中医药治疗艾滋病常用中药处方特点

对药物进行进一步分析，显示出相对独立的方药组团，复杂网络图如图2所示补中益气汤、香砂六君子汤、参苓白术散等加减。由于样本量较大，对核心处方外的方药也进行了分析，得出可视化方药网络图图3。图3上部左侧可示小青龙汤加减，上部右侧可示龙胆泻肝汤加减，中间干姜、黄芩、黄连与图2共同组成半夏泻心汤，下部左侧为健脾祛湿药物，下部右侧相对独立的核心方药组为归脾汤。

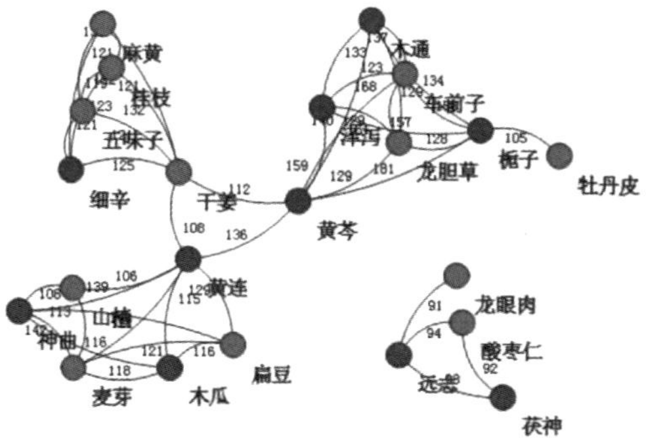

图3　艾滋病核心药物及配伍网络——子网络

Fig. 3　Network diagram on core herbs and compatibility for AIDS——sub－network

3 讨论

3.1 中医药治疗艾滋病核心药物及对基本病机的认识

人感染人类免疫缺陷病毒后基本病理特点为五脏气血阴阳受损，因“脾为诸脏之枢”，病毒首先损伤脾脏，而脾为后天之本，气血生化之源，脾脏受损，运化功能失常，一方面水谷精微不能吸收输布，气血化生乏源，进而肺心肾肝受损，终至五脏气血阴阳俱损；另一方面脾运化不健，则湿邪内生，故脾气亏虚伴有内湿，进而导致五脏气血阴阳俱损是贯穿艾滋病全过程的基本病机。笔者将表 1 所示使用频次最高的前 30 味中药进行脏腑归经分析，依次为归脾经者 23 味，归肺经者 15 味，归心经和胃经者 11 味，归肾经者 10 味，归肝经者 6 味。可见治疗艾滋病首重治脾。对本研究病例的同期流行病学调查证候分布：虚证排在前三的是气血两虚证（26.49%），脾虚证（14.72%），肺气亏虚证（4.10%），实证排在前三的是湿热证（4.84%），风寒证（4.73%），湿证（2.78%）。提示艾滋病病机以气血两虚兼有湿立论的正确性，治疗应益气健脾祛湿。复杂网络分析得出的核心药物体现了对本病基本病机的认识，能够反映病机本质。

3.2 中医药治疗艾滋病核心处方的分析

本次研究中治疗本病的核心处方为补中益气汤、香砂六君子汤、参苓白术散等加减。补中益气汤出自《内外伤辨惑论》，是八大名方之一。方中重用黄芪，味甘微温，入脾肺经，补中益气，升阳固表为君药，配伍人参、白术、炙甘草为臣药，增强补益中气之功，血为气之母，气虚时久，营血亦亏，用当归养血和营，协人参、黄芪补气养血，加上佐药、使药共治脾胃气虚证、气虚下陷证、气虚发热证。香砂六君子汤源于《古今名医方论》，《太平惠民和剂局方》评曰：“荣卫气虚，脏腑怯弱。心腹胀满，全不思食，肠鸣泄泻，呕哕吐逆，大宜服之。”参苓白术散出自《太平惠民和剂局方》，功用益气健脾、渗湿止泻，兼能补益肺气，本方补气健脾与祛湿止泻并重，为治疗脾虚夹湿之主方。由此可见，复杂网络分析得出的核心处方与艾滋病基本病机相应。

3.3 中医药治疗艾滋病核心药物、处方与同期流行病学调查结果相互印证

笔者将复杂网络分析所得到的治疗艾滋病核心药物、处方与同期流行病学调查的常见症状、体征分布、证候分布、方剂使用频次做了比较。同期流行病学调查得到艾滋病常见症状、体征分布：乏力（53.69%），纳呆（24.55%），咳嗽（15.95%），发热（13.27%），腹泻（10.34%），排在前五的症状、体征与核心处方所治病症基本一致。证候分布上，排在前三的虚证刚好与三个核心处方相应，分别是补中益气汤、香砂六君子汤、参苓白术散对应气血两虚证、脾虚证、肺气亏虚证；而核心药物及配伍网络子网络所示处方与排在前三的实证相应，分别是龙胆泻肝汤、小青龙汤、半夏泻心汤与实证排在前三的湿热证、风寒证、湿证方证相应。本次研究病历的方剂使用频次为补中益气汤（10.51%），香砂六君子汤（6.24%），参苓白术散（5.83%），龙胆泻肝汤（4.86%），小青龙汤（4.56%），八珍汤（3.89%），归脾汤（3.40%），半夏泻心汤（3.14%），与复杂网络分析所得的核心处方和配伍网络子网络也相应，并且这些使用频次较高的方剂与艾滋病的基本病机和治法也一致。

综上，采用复杂网络分析方法对中医复杂数据进行网络化建模，揭示中医临床数据中的核心共性知识，从而加深对中医临床诊疗艾滋病规律的认识和理解，发现核心和一般共性的复方药物配伍知识和症状表现组合知识，直观地、可视地、多层地次揭示复杂网络的复杂性和内隐性，对中医临床知识进行客观发现和应用是目前的必然趋势。本研究中，中医药治疗艾滋病的核心药物和处方与艾滋病基本病机和症状、证候、方剂的高度一致性再次说明了复杂网络分析在中医数据挖掘中的地位和作用。对本方法深入研究能够真实反映中医药治疗艾滋病的辨证及治疗思路，为中医药治疗艾滋病的方药提供客观的参考依据。

参考文献（略）

（出自《中国实验方剂学杂志》2017 年第 23 卷第 3 期第 187－191 页）

温肾法与艾滋病中晚期患者的免疫重建

杨巧丽[1]，郑好飞[2]，刘　颖[3]
（1. 中国中医科学院中医基础理论研究所，北京市东城区东直门内南小街16号，100700；
2. 北京中医药大学；3. 中国中医科学院中医药防治艾滋病研究中心）

摘要　免疫重建对于艾滋病中晚期患者尤其重要，中医药治疗艾滋病中晚期患者免疫损伤有很大的潜力和优势。辨证论治为中医学的核心思想，确定艾滋病中晚期患者免疫损伤的主要证型，对于使用中医药方法干预艾滋病中晚期患者免疫重建具有重要意义。从“虚证”的一般发展规律可明确其病位在肾，肾阳又与人体免疫关系密切，故可从理论上证明“肾阳虚证”为艾滋病中晚期患者免疫损伤的主要证型，并为温肾法治疗艾滋病中晚期免疫损伤提供依据。

关键词　艾滋病；温肾法；免疫重建；辨证论治；卫气

艾滋病患者免疫重建是相对于免疫损伤而言的，它的目标是逆转人类免疫缺陷病毒（HIV）感染造成的免疫损伤，即艾滋病患者经抗病毒治疗或其他治疗后，HIV感染引起的免疫异常得以恢复到正常水平或接近正常水平。艾滋病中晚期患者以免疫功能极度低下为显著特征，主要表现为机会性感染或恶性肿瘤，最终导致患者死亡，故免疫重建虽贯穿于艾滋病患者治疗的始终，但对于中晚期的患者尤其重要。

1　艾滋病中晚期患者免疫重建的特点

影响免疫重建的因素极其复杂，可能与人口学因素、HIV病情阶段、治疗类型、合并感染、基线CD_4^+ T细胞水平、异常免疫激活、相关免疫表型及病原学因素等因素有关。也有研究表明，艾滋病患者免疫重建与其中医体质密切相关，气郁质的艾滋病患者较非气郁质患者免疫学治疗成功概率更大。

免疫重建的干预方法很多，高效抗反转录病毒治疗（highly active antiretroviral therapy，HAART）是目前艾滋病患者免疫重建最常用最主要的干预手段，其他还有细胞因子、治疗性疫苗、过继性免疫治疗、中西医结合治疗等方法。中医药以整体调节、辨证论治为主要特点，以改善患者生存质量、延长生存期为治疗重点，将其运用于艾滋病患者免疫损伤的治疗中，有很大的潜力和优势。将中药复方用于艾滋病患者中晚期免疫重建，通过多种有效成分对人体进行多环节、多层次、多靶点的整合调节，具有作用持久、副作用小的优势。

2　肾阳虚证为艾滋病中晚期患者免疫损伤的主要证型

辨证论治为中医学的核心思想，运用中药干预帮助艾滋病中晚期患者实施免疫重建，保证疗效的关键在于正确的辨证论治，故确定艾滋病中晚期患者免疫损伤的主要证型，对于中医药干预手段在艾滋病中晚期患者免疫重建具有重要意义。

2.1　肾阳与人体免疫关系密切

卫气又称卫阳，具有“温分肉，充皮肤，肥腠理，司开合”的作用。《素问·生气通天论》云：“阴者藏精而起亟也，阳者卫外而为固也。”因此，卫阳的主要作用即为抵御外邪，卫阳之盛衰决定机体卫外功能之强弱。现代研究也证实，卫气与黏膜免疫、细胞免疫、免疫球蛋白、细胞因子、神经－内分泌－免疫网络、白细胞能量供给、循环中的免疫细胞及免疫活性物质以及人类白细胞抗原等物质皆有密切的相关性，故可认为，中医概念中的“卫气”的作用类似于西医的“免疫功能”。

《灵枢·营卫生会》云：“营出于中焦，卫出于下焦”；《类经·胃气运行之次》云：“卫气之次，昼在阳分，然又兼足少阴经，方为一周，……盖人之所本，惟精与气。气为阳也，阳必生于阴；精为阴也，阴必生于阳。故营本属阴，必从肺而下行；卫本属阳，必从肾而上行。此皆卫出下焦之意”。肾阳为一身阳气之根，因此，卫阳与肾阳关系密切，肾阳不足，卫失所根，则卫外无力；同时卫阳受损过重亦可导致肾阳不足。基于此，张仲景创立了“温肾阳以助卫阳”的治法及桂枝加附子汤、附子泻心汤等验方以助卫阳，可见肾阳与人体免疫功能关系密切。

2.2　从虚证的一般发展规律明确其病位在肾

中医学认为，正气虚弱，元气损伤，肾、脾、肺三脏亏虚为艾滋病的常见病机，其病位多涉及五脏六腑，其中以肾、脾、肺最为多见，并依次递减。杨凤珍通过对72例艾滋病早中期患者的常见中医证候观察和对218例艾滋病患者的舌象观察发现，疫毒所致元气虚损是贯穿艾滋病整个病程的重要病机之一，而且其发展趋势表现为命门三焦

基金项目：中国中医科学院优秀青年科学基金培育专项（ZZ0908031）

元气与热毒浊瘀此消彼长，虚者愈虚，实者愈实。可见在艾滋病的病理过程中，元气是一个逐渐减少的过程，而其元气虚损的状态在中晚期最为明显。

在艾滋病过程中肾、脾、肺三脏的衰败过程也与中医理论相符，最初由后天之本脾开始虚衰，脾土不足，母病及子，则肺亦虚；脾虚日久，必累及先天之本肾。故我们认为，艾滋病早期主要以脾气虚为主要病机，然气虚症状不甚，亦可有肝气郁结、心火旺盛等他脏的实证病机；之后在脾气虚的基础上肺气亦虚，并以肺脾二脏虚损的中上焦症状为主要表现，兼夹有各种“因虚而致实”的致病因素，如湿、火、痰、瘀等；虚证病久，必累之于肾，在艾滋病的中晚期，因后天之精气不足，无法充养于肾，肾气虚的病机日渐突显，则以脾肾二脏虚损的中下焦症状为主要表现，且病越久，其病位越偏于肾，肾气虚的症状越明显。于晓敏等通过对78例艾滋病发热患者的中医证候的聚类分析发现，发热证型有脾肾阳虚、脾肺气虚、湿热内蕴和痰湿内蕴4型，其中脾肾阳虚型所占比例最大。

3 温肾法与免疫重建

中国中医科学院中医药防治艾滋病研究中心通过对2237例艾滋病患者的中医证候学调查发现，艾滋病患者病位主要在肾，证型以脾肾阳虚为主；病机呈气虚→气虚挟湿、阴虚火热→气阴两虚→阳虚的演变过程。据此临床研究结果我们可以推断，艾滋病中晚期患者以“肾阳虚证”为主要证型。董继鹏等运用红外成像技术对192例艾滋病患者督脉、命门穴的客观检测发现，随病程延长免疫功能下降，HIV感染人群的督脉和命门穴相对热态差值呈递减趋势。督脉出于肾且总督一身阳气；命门穴属于督脉，主督脉与肾的相关疾病，此二者皆与肾阳关系密切，这也从另一个侧面提示艾滋病中晚期患者多表现为肾阳虚。

在临床实践方面，张远芬等采用温阳法治疗艾滋病中晚期合并巨细胞病毒性视网膜炎取得满意疗效，印证了肝、脾、肾阳气虚损为艾滋病中晚期患者的主要病机，其中尤以肾阳虚最为主要。HAART是目前针对艾滋病患者免疫重建最为有效的手段，但同时也存在较多副作用，血液毒性是其中较为严重的副作用之一。杨振华采用温补脾肾方（肾气丸和人参养荣汤加减）治疗艾滋病患HAART所导致血液毒性，在纠正血象异常和改善患者症状及预后方面较西药组具有明显优势。这表明温肾法不仅能改善艾滋病中晚期患者元气虚损状态，从而改善患者生存质量，而且对于减少西药治疗的毒副作用具有积极的意义。

综上所述，从虚证的一般发展规律及肾阳与免疫功能的密切关系这两点出发，可以从理论角度证明肾阳虚证为艾滋病中晚期患者免疫损伤的主要证型，并为温肾法治疗艾滋病中晚期免疫损伤提供依据。

参考文献（略）

（出自《中医杂志》2016年第57卷第18期第1614－1620页）

温肾健脾法对艾滋病中晚期患者能量代谢的影响探讨

咸庆飞，刘　颖，邹　雯，杨巧丽

（中国中医科学院中医药防治艾滋病研究中心，北京 100700）

摘要　文章通过对艾滋病中晚期患者的脾肾阳虚证与能量代谢进行探讨，初步提出了能量代谢障碍是艾滋病中晚期患者病理基础，脾肾阳虚是艾滋病中晚期患者的主要证候，温肾健脾是改善艾滋病中晚期患者能量代谢的主要治疗原则。这将有助于进一步阐释脾肾阳虚的证候实质，也为中医药治疗艾滋病提供了一个新的理论支撑。

关键词　温肾健脾；艾滋病；能量代谢

30年来，世界范围内艾滋病的治疗和研究皆取得了较快的发展，尽管1996年高效抗病毒疗法（highly active antiretroviral therapy，HAART）的出现使艾滋病成为了一种慢性可控性疾病，但现代医学对艾滋病患者的治疗靶点主要是抑制HIV病毒复制。HAART虽可降低血浆的病毒载量，却难以清除匿伏于细胞内的病毒，部分患者还可出现严重的不良反应，如药物性肝损害、肾损害、胰腺炎、心肌病变、脂肪代谢障碍等。

临床观察发现中晚期艾滋病患者的能量代谢有着显著的特点，既往研究提示脾肾阳虚与能量代谢之间存在密切的联系。运用中药温补脾肾来改善患者的能量代谢障碍，是提高患者临床疗效以及生活质量的新途径。在病证结合

基金资助：国家自然科学基金项目（No. 81403271），中国中医科学院优秀青年科学基金培育专项（No. ZZ0908031）

的模式下，本文对艾滋病中晚期患者的脾肾阳虚证与能量代谢的内在联系进行探讨，这有助于进一步阐释脾肾阳虚的证候实质，也为中医药治疗艾滋病提供一个新的理论支撑。

能量代谢障碍是艾滋病中晚期的病理基础

能量代谢是伴随机体物质代谢过程的能量释放、转移和利用，包括了机体与外界环境的能量交换及机体内能量储存和转化的过程。现代研究表明，线粒体是一种将物质代谢、能量代谢和遗传变异三大基本生命活动形式融于一体的半自主性细胞器，机体能量的产生主要依靠氧线粒体化磷酸化。线粒体在能量代谢中有着至关重要的地位，但HAART中的基本药物核苷类逆转录酶抑制剂（nucleoside reverse transcriptase inhibitors，NRTIs）常对线粒体造成损伤，并对能量产生这一环节造成障碍。NRTIs不仅能抑制参与线粒体DNA复制所必需的DNA聚合酶γ的合成，还能引起编码多肽的缺失，继而导致线粒体功能障碍，影响正常的能量代谢。

艾滋病患者的病毒载量与其基础代谢率呈正相关，随着病情的进展，HIV的不断复制及各种机会性感染能增强机体基础代谢率及能量消耗，而HAART引起的恶心、纳呆、呕吐、腹泻、口周不适等消化道症状则影响了营养的摄入，骨髓抑制、线粒体损伤等不良反应则会导致三大物质代谢的氧化磷酸化障碍。能量摄入不足，机体消耗过多可导致患者出现机能衰退、代谢减缓的病理状态，出现能量代谢障碍。

脾肾阳虚是艾滋病中晚期患者的主要证候

艾滋病是一种慢性传染性疾病，常导致多脏腑受损，病程缠绵，有其复杂的病因病机、证候及预后转归。由于艾滋病在发生发展过程中有独特的传变规律和证型演变过程，故其研究不仅要针对其横断面的病位、病性、病势，还应针对其证候的演变规律进行动态的分析。

王健等认为中医单纯的辨证分型有时难以真实准确地反映艾滋病治疗的复杂性和难治性，在先确定分期后再进行辨证论治，这种模式对艾滋病患者的治疗是比较符合临床实际情况的，可增加辨证论治的准确性和可复制性，更有利于临床推广。

惠高萌等对1266例艾滋病患者的中医证候及证型规律进行分析，发现艾滋病患者的脏腑兼病证候以脾肾阳虚证为最多。刘婷婷对607例经采供血感染的HIV/AIDS患者证候进行研究，发现艾滋病期患者的主要证型为脾肾阳虚、脾肺气虚和气阴两虚。国家“十一五”科技重大专项课题“艾滋病中医证候学研究”对我国艾滋流行的10个主要地区的2237例患者进行了累计10747例次的流行病学研究，结果表明证候的动态演变规律是从气虚到气阴两虚，最后到阳虚证的演变，病变部位初始在脾，久则及肾。

艾滋病中晚期患者常表现为元气虚损、精气不足，出现乏力、纳差、长期低热、自汗、盗汗、头痛、慢性腹泻、进行性消瘦、脱发等症状。多个的多中心临床研究表明了脾肾阳虚是中晚期艾滋病患者的主要证候，临床实践也提示如此。

脾肾阳虚证型的能量代谢基础

1. 肾与能量代谢　《冯氏锦囊秘录》言：“肾主骨，骨有气以举则轻，无气以举则倍重也”。肾主骨藏精的功能与能量代谢密不可分，肾精亏虚小鼠骨骼肌的线粒体体积增大，呈肿胀状态。运用补肾方药能显著增强大鼠骨骼肌及线粒体膜的稳定性，促进其损伤恢复，增强线粒体功能。肾为先天之本，内育元阴元阳，影响着人体的生长发育。中医重视阴平阳秘，在调整阴阳时，尤需顾护肾阳。张景岳云：“天一生水，水亦由天一之阳而生，故水之所以生物，惟赖有此阳气，水之所以能化气，亦赖有此阳气”。肾阳的气化作用对全身的能量代谢都有着不可替代的作用。另外，肾主生殖，在遗传角度、能量的供给及运动功能等方面影响着机体的能量代谢。

2. 脾与能量代谢　《素问·灵兰秘典论》云：“脾胃者，仓廪之官，五味出焉”。从现代医学审视“脾”的生理功能则包含饮食水谷的摄入与消化吸收、营养物质在体内的布散与利用、代谢产物的排泄、血液的生成与运行、免疫功能及神经体液调控活动等。脾的运化是水谷津液代谢中的重要环节，是物质间转化以及将物质转变为能量的过程。脾气的气化升清和脾阳的温煦是脾主运化的关键。若脾阳不足，脾气虚衰，将不可避免地导致脾失健运，出现机体能量代谢障碍。

3. 脾肾阳虚与艾滋病中晚期能量代谢　物质能量代谢是机体维持正常生命活动的基础，临床研究显示阳虚证患者内分泌系统相关激素水平降低，机体的能量代谢降低，物质代谢处于紊乱状态。董继鹏等通过对273例艾滋病患者的红外热成像图进行脏腑热态特征分析发现，HIV感染者和艾滋病患者出现从心肺－肝脾－肾命门依次变凉的序列，且艾滋病患者肝、脾、肾、命门的热秩较HIV感染者更低。这提示艾滋病患者脏腑间的寒热关系失衡，且人体脏腑的能量代谢随着病程的进展而逐渐减弱。

研究显示，艾滋病脾肾阳虚证患者的microRNA与健康人体内存在差异表达谱，显示出艾滋病脾肾阳虚证患者的细胞免疫在基因组学上存在差异。另外，艾滋病患者CD_4^+ T淋巴细胞的减少程度与淋巴细胞线粒体膜电位的降低呈显著性正相关，线粒体膜电位的降低，CD_4^+ T淋巴细胞的减少，皆对能量代谢产生了影响，这也间接提示了艾滋病患者脾肾阳虚证的证候特征本质。

温肾健脾是改善艾滋病中晚期患者能量代谢的主要治则

“脾胃之能化生者，实由肾中元阳之鼓舞，而元阳以固密为贵，其所以能固密者，又赖脾胃生化阴精以涵育耳”。

《医门棒喝》点明了肾阳与脾阳相互滋生的特点。脾阳根于肾阳，肾阳又有赖于脾胃的充养，脾肾在抗邪中发挥着极其重要的作用。因此，在艾滋病中晚期患者的治疗上，当脾肾同补，重视温补先后天以提高机体的能量代谢。

杨巧丽等认为对于艾滋病中晚期患者，从虚证的一般发展规律及肾阳与免疫功能的密切关系出发，可以阐明肾阳虚证为艾滋病中晚期患者免疫损伤的主要证型。很多中药都能够改善免疫细胞的能量代谢和免疫功能，王幼萍等发现由淫羊藿、巴戟天提取精制而成的补肾温阳中药喘可治注射液联合 HAART，可稳定和提高 CD_4^+ T 淋巴细胞数，改善艾滋病临床症状。还有研究表明，对艾滋病患者的干预，中药组和中西药合用组的淋巴细胞群线粒体膜电位明显高于单用西药组，这提示了中药对降低线粒体毒性、提高能量代谢有较好的作用。

艾滋病中晚期患者的能量代谢能力处于疲惫状态，若要恢复细胞的能量代谢水平，当充分发挥中医学的优势及特色。《类经》指出："凡属虚劳内损者，多从温补脾肾而愈，俱得复元"。在艾滋病治疗方面，可参以损者益之、劳者温之的治则，从温补脾肾入手来提高细胞代谢水平、增强机体免疫功能。正气得存，则邪不可干，机体能够更有效地抵御邪气的侵袭，相对减少能量的消耗。阳气得复，则各脏腑得以温煦，从而发挥正常的生发气化功能，增加能量的生成。

综上，脾肾阳气虚损在艾滋病中晚期患者的发病机制中有着至关重要的地位，温补脾肾可通过健脾以壮元阳、补后天以养先天，这将成为艾滋病中晚期治疗中的一个重要治疗原则。

参考文献（略）

（出自《中华中医药杂志》2018 年第 33 卷第 3 期第 939－941 页）

浅谈温阳法对免疫功能的作用

刘 颖，邹 雯，咸庆飞，王 健
（中国中医科学院中医药治疗艾滋病研究中心，北京 100700）

摘要 肾阳虚损可导致细胞、组织能量减少，免疫细胞能量代谢下降，凋亡增加，导致细胞数量下降；同时肾阳不足，熵增加，免疫细胞整体复杂度降低，淋巴细胞受体多样性降低，导致免疫细胞功能缺失。温阳法是中医传统治法之一，又称温里法、祛寒法，可用于中焦虚寒、亡阳欲脱、寒凝经脉等阳气不足的证候。为了探索温阳法对免疫功能的作用，文章从单味药、复方、其他疗法等入手分析温阳法在从细胞免疫、体液免疫、非特异性免疫、免疫分子、细胞凋亡对免疫系统的调节作用，以拓展温阳法在免疫相关性疾病中的研究思路。

关键词 温阳法；免疫；中医；调节作用

温阳法属于温法之一，是温通阳气的方法，常用药物有附子、干姜、桂枝等，代表方剂有肾气丸、右归丸、小青龙汤、理中汤、真武汤、大黄附子汤、五苓散等，具有回阳救逆、温中祛寒的作用。现代药理研究发现，温阳药对于心肌有正性肌力作用，并且通过扩张血管、改善循环达到抗缺氧、抗休克的目的；对于消化系统有刺激胃液分泌、增强胃肠蠕动的作用；对于中枢神经系统则能兴奋交感神经，使产热增加，起到温里祛寒的作用。

近年来的研究资料表明，阳虚证与免疫系统的功能变化具有一定的关联性，关于运用中医药治疗阳虚证的免疫机制和临床研究亦有不少报道，现做一简单综述，以拓展温阳法在免疫相关性疾病中的研究思路。

单味药的研究

《本草正义》描述："附子辛热，具补益阳气功效，其性走而不守，能通行十二经，故凡阳气不足之证均可用之，尤能补益肾阳"。日本学者 Makino T 等研究表明，制附子可以提高寒冷条件下大鼠自然杀伤细胞（natural killer cell，NK）水平，提示提升 NK 细胞的水平是附子补益阳气功效的机制之一。

附子、干姜配伍具有温阳通脉的作用，研究发现，两者配伍能提高阳虚大鼠体质量、体温，明显扩张小鼠耳郭微血管，增加血流速度，对抗肾上腺素所致微循环障碍。

苏洁等复制肺阳虚大鼠模型，造模同时灌胃给予豆蔻、白芷等中药水提物，连续 24d，检测结果显示，豆蔻及白芷水提物能使肺阳虚证大鼠下降的淋巴细胞、单核细胞数量

基金资助：国家自然科学基金项目（No. 81403271）

增加，豆蔻水提物使下降的白细胞数量明显增加，均能在一定程度上改善肺阳虚大鼠的血液学指标。

中药现代研究显示，肉桂可以显著升高虚寒状态大鼠补体 C3 水平，推测这是肉桂起到温经通脉、补火助阳功效的机制之一。

复方的研究

1. T 淋巴细胞亚群　研究发现，右归胶囊能够显著提高肾阳虚模型大鼠辅助性 T 细胞的数量，而 Treg 细胞和 CD_8^+ 的数量显著减少，提示温补肾阳法可以提高模型大鼠的特异性免疫功能。丁杨等观察运脾温阳颗粒及拆方对于正常及脾虚小鼠脾淋巴细胞增殖的影响，实验结果显示，运脾温阳颗粒全方及拆方中运脾、温阳药能不同程度地提高正常和脾虚小鼠的脾淋巴细胞增殖能力。壮阳填精口服液显著提高肾阳虚小鼠胸腺指数，降低其脾指数；促进肾阳虚小鼠 ConA、LPS 诱导的淋巴细胞增殖反应；显著提高肾阳虚小鼠 CD_4^+ 亚型细胞百分比及 CD_4^+/CD_8^+ 的比值，降低 CD_8^+ 细胞百分比，提高机体免疫反应。曾清等以环孢素 A 为对照组进行实验，中药组（参萸补血方）对脾肾阳虚型慢性再生障碍性贫血（chronic aplastic anemia，CAA）的 T 细胞免疫功能改善的机制，结果显示，中药组除了明显降低 CD_8 和提高 CD_3 水平之外，较之于对照组还能明显促进 CD_4 水平回升和 CD_4/CD_8 比值的恢复。肾阳虚多尿模型大鼠外周血 T 淋巴细胞 CD_3^+ 百分比、CD_3^+/CD_4^+ 百分比明显减少，CD_3^+/CD_8^+ 百分比明显增加。而经肾气丸和缩泉丸治疗后，CD_3^+ 百分比、CD_3^+/CD_4^+ 百分比明显增加，CD_3^+/CD_8^+ 百分比明显减少，从而保持机体免疫功能的稳定。

2. 非特异性免疫　拯阳汤为益气助阳之剂，夏礼斌等发现，拯阳汤对阳虚小鼠的红细胞免疫功能具有促进作用，在一定剂量范围内与红细胞免疫黏附促进因子呈正相关，与红细胞免疫黏附抑制因子呈负相关，提示拯阳汤助阳作用机制之一可能是通过调节血清中红细胞免疫调节因子来增强红细胞的免疫功能，以维持机体的生理平衡。

免疫功能的调节，吞噬细胞系统起着主导作用，朱萱萱等发现，温脾实肠颗粒和温脾实肠合剂能显著提高脾虚小鼠的吞噬指数和吞噬系数，表明脾阳虚小鼠的免疫功能趋于低下，而温脾实肠颗粒和温脾实肠合剂能显著纠正免疫低下脾阳虚小鼠的免疫功能。伍蓓等也通过实验研究证明了温补脾肾的全真一气汤可以不同程度地提高正常小鼠和免疫抑制小鼠的碳粒廓清指数和吞噬指数，促进非特异性免疫功能。

NK 细胞是除 T 细胞、B 细胞之外的第三类淋巴细胞，具有独特功能的细胞亚群，既是重要的外向性自然防御细胞，又是体内多种免疫细胞的调节细胞。研究发现，某些疾病的发生、发展及转归都与 NK 细胞有着密切的关系。鲁珽等用金匮肾气丸和抗衰老片高、中、低剂量对肾阳虚模型给予干预，研究结果证实，抗衰老片低剂量组和金匮肾气丸组可显著升高 NK 细胞活性，提高免疫功能。

3. 细胞因子　杨勇建立肾阳虚外感病证动物模型，并用麻黄细辛附子汤对其干预，结果显示，肾阳虚外感动物血清中 TNF－α 显著升高，提示麻黄细辛附子汤治疗该病证的作用机制之一是通过促进机体细胞因子 TNF－α 的升高而加强细胞免疫功能。脾阳虚证模型大鼠采用附子粳米汤治疗，结果证实附子粳米汤能明显降低其血清中 IL－1β、TNF－α 的含量，并存在量效关系，提示这可能是其治疗脾阳虚腹痛的作用机制之一。

颜亭祥等对肾阳虚模型小鼠应用金匮肾气丸治疗，结果显示，金匮肾气丸可以使肾阳虚小鼠模型脾细胞 IFN－γ 明显升高，并抑制 IL－4 产生。提示补肾温阳中药能诱导小鼠 Th1 细胞分化，调节 Th1/Th2 细胞平衡。芪术建中汤的主要功效为温阳健脾，吴青等通过设立对照实验研究发现，芪术建中汤中、高剂量能显著降低脾阳虚胃溃疡模型大鼠血清中 IL－6 水平，作用与硫糖铝相似，提示芪术建中汤中、高剂量组能很好地调节 IL－6 的水平，显著提高机体的免疫功能，从而增强胃黏膜对外来攻击因子的防御能力。

其他疗法

陈晓勤等在三伏天用“阳虚哮喘敷贴方”对支气管哮喘缓解期患者进行穴位敷贴，每周 2 次，共 3 个月，经治疗后检测到其外周血 B 细胞明显下降，IgE 明显降低，说明该治疗对 IgE 介导的过度免疫反应具有抑制作用；其免疫球蛋白 IgG、IgM 含量明显升高，有效提高患者的体液免疫功能，提示这同时也是“阳虚哮喘敷贴方”治疗支气管哮喘缓解期的免疫机制之一。唐宏图从临床实验和动物实验两方面，观察“双固一通”针灸法在疾病防治过程中的疗效及其对老年阳虚机体免疫功能调节的作用，检测到老年阳虚大鼠外周血免疫球蛋白 IgG、IgM、IgA 含量均明显增加，增强了体液免疫功能。

樊云等尝试从穴位推拿的角度来探讨推拿疗法防治阳虚证的免疫学机制，通过实验观察足三里、肾俞穴位推拿对阳虚模型大鼠外周血 IL－2 水平变化的影响，观察结果提示该疗法可以显著提高阳虚大鼠外周血 IL－2 水平，从而增强阳虚大鼠免疫能力。

近年来，从免疫衰老探讨中医药对阳虚证的治疗干预逐渐增多。王华等应用“双固一通”配穴电针治疗老年阳虚模型大鼠，电针治疗结束后用流式细胞术检测大鼠脾脏淋巴细胞凋亡率。实验表明，治疗后的老年阳虚模型大鼠空间学习记忆能力明显改善，其作用机制与电针能降低老年阳虚模型大鼠脾脏淋巴细胞凋亡率有关。

综上所述，温阳法与免疫功能关系密切，在免疫系统相关性疾病中应用前景广阔，温阳方药在调节免疫系统的疗效在众多的临床和实验研究中得到充分的肯定，但是大多数学者只是把温阳药物对于免疫系统的作用作为其他疾病的机制进行探讨，观察到温阳药对免疫系统靶点作用的表面现象，其调节免疫系统作用的药理机制仍然有待更深入的探讨。

参考文献（略）

（出自中华中医药杂志 2017 年第 33 卷第 6 期第 2615 – 2617 页）

温补肾阳法对人体免疫功能低下的治疗作用探讨

杨巧丽[1]，郑好飞[2]，刘　颖[3]

（1. 中国中医科学院中医基础理论研究所中医药防治艾滋病中心，北京　100700；

2. 北京中医药大学二级医院：西苑医院，北京　100029；

3. 中国中医科学院中医药防治艾滋病研究中心，北京　100700）

摘要　卫气的本质可理解为人体总体机能中“温分肉，充皮肤，肥腠理，司关合”的功能的概括，其性质属阳。卫气与人体免疫力关系密切，其主要功能就是人体免疫力的功能，卫气盛衰即人体免疫功能之强弱。卫气与人体的各部分组织脏器，乃至情志、生活环境等因素都有密切关系。卫气“源”于肾，“养”于脾，而“宣”于肺，其异常的治疗当从源头入手。《伤寒论》中对卫气虚证的治疗都使用了附子以温肾助阳，现代免疫学研究也证实人体免疫机能与肾脏功能关系密切，故温补肾阳法为治疗人体免疫功能低下的重要方法。

关键词　温补肾阳法；卫气；免疫功能

人体的免疫功能是指人体对疾病的抵抗力，它是由淋巴细胞、单核细胞和其他有关细胞及其产物相互影响而形成的。随着现代生活节奏的加快，免疫功能的调节越来越受到人们的重视，而免疫功能低下是人体的一种常见疾病状态，极易招致细菌、病毒、真菌等感染。免疫功能低下可分为原发性和继发性两类。艾滋病以免疫功能低下为主要特征，为常见的继发性免疫功能低下疾病。

1　“卫本属阳”

在祖国医学中，卫气是以功能特点为定义的一个概念，特指由水谷精微之悍烈部分化生而运行于脉外的气，有“温分肉，充皮肤，肥腠理，司关合”、保卫机体和调节人体的睡眠等作用。正如“重道轻器”观念促使五脏概念由实体向功能的演变，中医学的许多名词概念都是侧重描述其功能而非实体，卫气也是如此。故卫气的本质可理解为人体总体机能中“温分肉，充皮肤，肥腠理，司关合”的功能的概括，而就卫气的总体功能而言，其性质属“阳”。诚如张景岳《类经·卫气运行之次》所言：“卫本属阳”。

对于卫气本质的探讨尚存在很多争议，有学者认为卫气为阳气，营气为阴血；也有学者认为卫气是气的一种，当分卫阳与卫阴，卫阳主司“温分肉”的功能，而卫阴主司“充皮肤，肥腠理”的功能。对此，笔者认为，阴阳具有相对性和无限可分性，气有卫气与营气之分，与营气相较，卫气的属性为阳；而卫气中还可分为“卫阳”与“卫阴”，“卫阳”主司阳中之阳的功能，即“温分肉”；“卫阴”主司阳中之阴的功能，即“充皮肤，肥腠理”。

2　卫气与人体免疫力的关系

中医工作者在临床中治疗人体免疫力低下时，大多首先考虑从卫气不足入手辨证治疗。卫气与人体免疫力的关系密切，其功能与人体免疫功能有诸多切合点，卫气的主要功能就是人体免疫力的功能。卫气的主要功能就是护卫机体、抗御外邪，卫气的内涵、作用及其与病邪抗争的特点，都和免疫防御功能、免疫反应相似。卫气与黏膜免疫、细胞免疫、免疫球蛋白、细胞因子、神经 – 内分泌 – 免疫网络、白细胞能量供给、循环中的免疫细胞及免疫活性物质、人类白细胞抗原都存在相关性。也有学者认为，卫气就是免疫细胞的中医表达形式，两者在功能、来源及分布三方面都存在一致性。

3　卫气“源”于肾，“养”于脾，而“宣”于肺

卫气是人体之气的一种，亦为人体总体功能的反映，人体之气与人体的各部分组织脏器，乃至情志、生活环境等因素都有密切关系，卫气也同样如此。正是这个原因，才有“卫出上焦”“卫出下焦”“卫气根于肾”“脾为之

基金项目：国家自然科学基金（No. 81403271）；中国中医科学院自主选题（No. ZZ0908031）

卫”“肝主卫气”“卫出三焦”等争论。研究卫气与五脏中的哪一脏关系最为密切，有助于指导临床辨证，提高治疗效果。

笔者认为，卫气“源”于肾，“养”于脾，而“宣”于肺。《灵枢·营卫生会》云：“人受气于谷，谷入于胃，以传于肺，五脏六腑，皆以受气，其清者为营，浊者为卫。”提示卫气出于上焦，此处的“出”为“宣发散布”之意，并非指卫气之“所生”“所养”为肺；而“人受气于谷，谷入于胃”提示中焦为卫气所充养壮大之处。《灵枢·营卫生会》还提到：“营出中焦，卫出下焦”，有学者认为此处当为笔误，将“上”错写为“下”，笔者觉得并非如此，此处的“出”为“源于生发”之意，提示卫气最初由肾所出，与“卫气根于肾”的理论相切合。将此理论运用于临床治疗中，则于“源”之处当“补之”、于“养”之处当“健之”、于“宣”之处当“助其合理地布散”。先有“源”才有后续之“养”和“宣”，故治疗卫气不足的病症时，应当从肾入手。

笔者通过信息检索亦发现，在论述卫气与五脏关系的相关文献中，研究卫气与肺、脾、肝、心四脏相关的文献，多是以理推理；而研究卫气与肾脏相关的文献，在以理推理的基础上，多结合作者的临床经验论证———补肾法在辨证治疗免疫力差的疾病中的应用较其他方法更频繁，这也与笔者的临床观察相符。且在相关临床研究的报道中，研究补肾法和补肾药物与免疫功能关系的文献明显多于其他方法，并有一些研究补肾法与免疫基因表达关系的相关文献，说明对于肾与免疫功能的研究已上升到基因层面。通过现代解剖学及生理学的研究，也证明卫气与肾的关系最为密切。AIDS是以人体免疫功能受损为主要特点的疾病，有研究认为AIDS与肾气、肾中精气、肾阴肾阳密切相关，病变损及人体的元气，最终导致死亡。因此可以推断，卫气虚即人体免疫功能低下时，其与五脏皆有关，而偏于肾。肾阳为诸阳之补，卫本属阳，故欲补卫气，多采用温补肾阳法。

4 《伤寒论》中温补肾阳法为治疗人体免疫功能低下的重要方法

机体免疫功能下降，虽与五脏均有一定关系，但根本仍在于肾阳不足，人体机能沉衰，故而卫外无力。《伤寒论》太阳病篇多处提及关于卫气虚衰证的证治，而仲景对卫气虚弱证的治疗都使用了温肾助阳的（炮）附子，如桂枝加附子汤证（20）、桂枝去芍药加附子汤证（22）、芍药甘草附子汤证（68）、附子泻心汤证（155）等。可见，肾阳虚是人体免疫功能低下的常见证型，故温补肾阳法为治疗人体免疫功能低下的重要方法。

提出温补肾阳法为治疗人体免疫功能低下的重要方法，目的在于为临床中治疗免疫功能低下提出方向和常用治疗手段。但免疫功能是人体总体机能的表现，免疫功能低下与各脏腑功能、情志状况、生活环境等均有关系，临床中应结合患者的具体情况，进行合理的辨证论治。

参考文献（略）

（出自《时珍国医国药》2017年第28卷第4期第919－920页）

中医药对不同病期HIV/AIDS干预作用浅析

谭又兮[1]，周　青[1]，杨玉琪[2]，李　钦[2]，王　莉[2]
（1. 云南中医学院，云南 昆明 650500；2. 云南省中医中药研究院，云南 昆明 650223）

关键词 艾滋病；不同病期；中医药；干预

艾滋病，即获得性免疫缺陷综合征（acquired immunodeficiency syndrome，AIDS），其病原体为人类免疫缺陷病毒（human immunodeficiency virus，HIV），亦称艾滋病病毒。自1981年美国报告首例患者至今，艾滋病已成为全球面临的严重公共卫生与社会问题。我国的艾滋病流行趋势日益严重，成为世界上快速增长的国家之一，严重威胁公众健康。根据卫生部颁布的《艾滋病诊疗指南第三版（2015版）》，HIV感染的全过程可分为急性期、无症状期和艾滋病期。HIV/AIDS患者早期无特异性表现，随着病程进展可出现发热、腹泻、厌食、乏力、淋巴结肿大等HIV相关症状，并发各种机会性感染及恶性肿瘤进而导致死亡。

对于艾滋病的治疗，20世纪90年代中期，高效抗反转录病毒治疗（highly active antiretroviral therapy，HAART）的运用，使AIDS相关并发症和死亡率大大降低，但HAART

基金项目：云南省科技惠民专项（NO：2013CA020）

也存在如不良反应及耐药性等局限因素影响其治疗效果。中医虽无艾滋病名，但根据症状、体征来看其属于“温病”“温疫”“虚劳”范畴。中医药对于艾滋病的治疗，在经历了感性认识、初步研究、深入研究并不断完善3个阶段后，取得了一定的成果。

1 中医药干预之于无症状期

无症状期时间为6~8年，处于该期的患者数量最多。无症状期又称为潜伏期，为病毒不断繁殖，破坏人体免疫系统，为疾病的“渐进期”。该期患者虽然没有明显的艾滋病症状，但经过研究发现，有不同程度的面色少华、失眠乏力、头晕目眩、发热盗汗、口燥咽干等症状、体征，从中医学角度来看，当属有证可辨。中医学早在《内经》中就提出了“未病先防，既病防变”的“治未病”学术思想，因此，中医药把无症状期作为中医药治疗艾滋病的黄金切入点，提出中医药对HIV感染者的早期干预是治疗的“最佳阶段”，以期提高感染者的生存质量和机体的免疫功能，控制其发病进程，延缓发病时间，达到长期带毒生存的目的。徐立然教授率领其课题组采用随机、双盲、安慰剂对照、多中心设计方法，对1200例无症状期HIV感染者以中医辨证论治为主进行干预，提高了HIV感染者的生活质量。张艳燕等对284例无症状HIV感染者使用益艾康胶囊等相应证型的中药制剂进行干预，其结果显示治疗后患者病毒载量相对稳定，CD_4^+计数有所上升，生存质量大大提高。陈晓凡等使用参灵草口服液对无症状HIV感染者进行疗效自身前后对照试验发现，其总有效率为92.0%，并且随着服药时间的延长，患者CD_4^+ T细胞计数有逐渐上升趋势。这些研究直接反映了中医药对无症状期HIV感染者有着积极的干预作用。

2 中医药干预之于艾滋病期

进入艾滋病期的HIV/AIDS患者，由于病毒大量复制，CD_4^+ T细胞数量急剧下降，出现多种艾滋病症状，进而并发各种机会性感染甚至恶性肿瘤，必须使用抗病毒治疗，而HAART疗法存在多种已知不良反应及耐药性等复杂因素，因此中医药干预主要针对上述方面发挥减毒增效作用。

HAART是目前治疗艾滋病最有效的方法，但调查显示，在抗逆转录病毒治疗的人群中，获得性HIV耐药的发生率呈逐年增长趋势，而耐药是降低HAART疗效的主要原因之一。中医药在干预其他疾病耐药方面积累了丰富的经验，为其干预HIV耐药提供了借鉴和思考。董继鹏等对536例受试者进行分组对照试验，采用HAART艾可清胶囊或艾可复胶囊，观察抗病毒治疗耐药发生情况、病毒载量及免疫学指标，结果显示治疗组的耐药率比对照组降低了4.23%，治疗组的病毒学抑制率比对照组提高了6.94%；姜枫等运用艾康颗粒对90例受试者进行干预HIV耐药的随机双盲对照试验研究，结果提示艾康颗粒干预HIV耐药可以稳定、提高免疫功能，并且无明显不良反应。因此，开展HAART耐药的中医药研究，筛选有效方药，形成临床方案将成为中医药干预艾滋病的新途径。同时，接受HAART治疗后，临床常见血脂异常、消化道症状、肝损害、外周神经炎、皮疹等不良反应，国内中医学者通过运用中医药治疗上述不良反应取得较好疗效。李强运用消脂颗粒对34例HAART后脾虚痰阻型高脂血症患者进行对照治疗观察，结果显示其降脂作用强度与血脂康相似；张晓伟等运用温胆颗粒可以降低HAART致消化道不良反应症状的发生；刘鸿雁等采用精元康胶囊治疗HAART致骨髓抑制患者，并与利可君对照观察，结果显示精元康胶囊对艾滋病HAART疗法所致骨髓抑制有较好的治疗作用，可显著改善临床症状，减轻痛苦，提高生活质量。

艾滋病期患者易出现腹泻、发热、肺部感染、口腔念珠菌等机会性感染，多项研究表明在中医理论指导下，中医药治疗机会性感染具有一定的优势。田明等将311例艾滋病慢性腹泻患者辨证分为健脾祛湿与补肾固涩治疗组，分别采用健脾止泻颗粒及泻痢康胶囊，并与盐酸洛哌丁胺胶囊进行对照观察，结果显示健脾祛湿与补肾固涩为主两种治疗方案治疗艾滋病相关性慢性腹泻均可改善患者症状，减少每日大便频次，明显提高慢性腹泻临床有效率；马秀霞等应用清肺培元微丸对艾滋病肺部感染痰热壅肺证患者进行治疗观察，结果显示清肺培元微丸能够改善艾滋病肺部感染患者咳嗽、喘息、胸闷、咳痰等症状，提高患者生活质量；多项针对HIV/AIDS口腔念珠菌的研究显示，消糜颗粒能够抑制念珠菌，改善临床症状，降低复发率，改善患者口腔酸碱度，其优于制霉菌素片。因此中医药对控制、预防和治愈机会性感染进而降低病死率具有一定的作用。

3 讨论

经过20多年的发展，中医药在治疗艾滋病方面取得了一定成果，主要集中在提高CD_4^+ T淋巴细胞计数、促进免疫重建、改善症状与体征、提高患者的生存质量及减少抗病毒药物的不良反应等方面，包括对于不同传播途径感染的HIV/AIDS患者，均能起到一定的治疗作用。对于持续时间较长的无症状期患者，中医药治疗能够增强其免疫功能，从而延缓CD_4^+ T淋巴细胞计数的下降速度；而对于出现机会性感染及肿瘤服用HAART治疗的艾滋病期患者，中医药治疗的优势主要为减毒增效，改善或稳定其免疫功能，治疗某些机会性感染，提高生存质量。今后，应重点对治疗艾滋病不同病期具有较好疗效的中药进行大样本、多中心、长时程的研究，明确疗效、疗程、病期。结合中医理论与临床实践，对艾滋病的辨证论治研究应进一步规范化、标准化，加强中医药治疗艾滋病作用机制研究，加快中药新药研发进程，建立有中医特色的艾滋病防治体系，扬长避短，发挥中医药在治疗艾滋病方面的重要作用。

参考文献（略）

（出自《云南中医中药杂志》2017年第38卷第5期第99-101页）

·临床基础·

唐草片的基础研究和质量控制

邵宝平，杨莉娅，李 倩，黄艳春，陈竟青，汝 芸，张 敏
（上海百岁行药业有限公司 上海 201700）

摘要 本文归纳总结了近年来唐草片的药理学及药学研究进展。唐草片作为中药具有清热解毒、活血益气的功效。现代药理毒理研究表明其具有抗病毒、调节免疫、抗氧化等作用，急性毒性试验证明了唐草片的安全性，药动学研究表明其与依非韦仑相隔1h服用并不影响其代谢，与洛匹那韦同时使用，可以延迟洛匹那韦的吸收、推迟达峰时间、提高其生物利用度。在质量控制方面，建立了较完善的控制标准，唐草片严格遵循GMP规范要求，在原先质量标准基础上继续研究，建立了水溶性成分指纹图谱的内控标准。

关键词 唐草片；艾滋病；HIV；中西药合用

唐草片是我国第一个、也是目前唯一一个获得国家食品药品监督管理局（CFDA）颁发新药证书，并获准上市的治疗艾滋病的纯中药制剂，具有自主知识产权。唐草片的处方、工艺、功能主治等都已申请了中国专利、美国专利、韩国专利、欧洲专利等。唐草片的面世改变了以往只能用西医治疗艾滋病的单一模式。在中医药理论指导下，结合现代医学对AIDS的认识，经过数百名患者的临床实践，最终总结出行之有效的唐草片处方。在此总结唐草片中医药理论、药效和毒理学、有效成分标准的基础研究和生产、质量控制的分析，确保新药唐草片有效性，为临床提供安全有效的产品。

1 唐草片的中医药理论

艾滋病是由人免疫缺陷病毒（HIV）感染而引起的，导致被感染者的免疫功能低下或丧失，继而发生多系统、多器官、多病原体的各种机会性感染。

唐草片治疗艾滋病的特点是清热解毒，活血益气。方中以老鹳草为君，臣以金银花，气味清香甘寒，寒能清热解毒，甘能养血补虚，善于化毒，既清气中之热，又解血中之毒，并具清透疏解宣散之力，可清热解毒；黄芪性甘而微温，补中益气，驱邪扶正；柴胡苦、微寒，善于和解表里，疏肝，升阳；尤以香薷一物，上之能开泄腠理，宣肺气，达皮毛，以解在表之寒，下之能通达三焦，疏泄膀胱，利小便，以导在里之水。佐瓜蒌润肺化痰，利气宽胸；菱角益气健脾；胡黄连清热燥湿；诃子以敛肺、涩肠、下气；糯稻根养胃止汗；之于瘀滞宛陈，佐银杏叶、红花、鸡血藤、全蝎，盖诸药皆有活血化瘀，通滞，祛宛生新之功效。甘草解毒、调和诸药，为使药。全方组成意在“清热解毒，活血化瘀，祛邪扶正”。诸药配伍攻补兼施，相辅相成，使热清而不伤正，滋补而不呆腻，故有益于艾滋病的治疗。

2 唐草片的药效和毒理学研究

唐草片是由20余味精选中药材经过精选、检验、科学配伍、现代化提炼而成的中药制剂，其中所包含的化合物结构多样，作用靶点较多。现代药理研究表明其有以下作用。

2.1 抗病毒

中科院昆明动物研究所免疫学实验室对唐草片的抗体外HIV－1的作用进行研究，实验采用MTT比色法检测唐

基金项目： 1. 国家“十五”科技攻关“创新药物与中药现代化项目”（项目编号：2001BA701A65）；2. 上海市中药现代化专项“抗艾滋病中药唐草片临床疗效再评价研究”（项目编号：08DZ1971000）；3. 上海市科技成果转化和产业化项目（项目编号：12DZ1970300）

草片对细胞的毒性，用合胞体形成计数和抗原捕获 ELISA 等方法，结果显示，唐草片对宿主细胞基本没有毒性，显著抑制 HIV 诱导 C8166 细胞形成合胞体，唐草片在体外实验中可有效地抑制病毒 HIV－1 复制。

2.2 调节免疫

1）中国中医科学院广安门医院黄世敬等分别应用丝裂霉素腹腔注射和^{60}Co射线照射造成正常小鼠骨髓抑制模型，另外设立荷瘤小鼠组接受^{60}Co射线照射治疗，上述实验组同时加用唐草片，通过检测外周血细胞数目、胸腺指数和脾脏指数、体重增长等指标，评价唐草片对放化疗小鼠免疫功能的影响，研究发现：唐草片对丝裂霉素和^{60}Co射线造成的小鼠骨髓抑制模型有升高白细胞、中性粒细胞、淋巴细胞作用；对^{60}Co射线的抗肿瘤作用未见有明显的协同或拮抗作用。故认为唐草片对放化疗引起的免疫功能损伤有较好的改善作用，能修复损伤的免疫细胞，保护肝脏、延缓艾滋病的进程、防御患者的机会性感染。

2）郑州大学临床药理学教研室郭玉忠等在唐草片对注射氢化可的松小鼠的免疫保护作用和唐草片对小鼠免疫功能的影响研究中，采用 BALB/C 小鼠腹腔注射氢化可的松，造成免疫功能抑制的动物模型，观察连续灌服唐草片的治疗组与模型组动物免疫功能的差异。检测其外周血细胞计数；测定胸腺指数、脾脏指数；紫外分光光度法测定碳廓清指数；ELISA 法检测鼠血清中 IL－2、INF－γ；免疫组化测定空肠 IgA、CD_4^+ T 和 CD_8^+ T 细胞的表达量。研究发现唐草片中剂量组与模型组相比，能够提高免疫抑制小鼠外周血白细胞和淋巴细胞计数、胸腺指数、脾脏指数、碳廓清指数、血清中 IL－2、INF－γ 水平，增加肠黏膜中 IgA、CD_4^+ T 和 CD_8^+ T 细胞的表达量。唐草片能够提高免疫抑制小鼠机体的免疫功能，对免疫失衡机体具有保护作用。在艾滋病患者体内免疫平衡被打破，细胞免疫严重缺损，标志之一就是 Th1 型细胞因子（IL－2、INF－γ 等）分泌大大减少。因此，唐草片促进 Th1 型细胞因子分泌、增强细胞免疫功能的作用在艾滋病治疗中可能具有重要意义。肠黏膜免疫系统在机体内担负着重要的局部防御作用。在 HIV 感染者体内肠道黏膜是 CD_4^+ T 淋巴细胞删除的主要场所，由于免疫功能的逐渐破坏也成为继发感染的根源。分泌型 IgA（SIgA）是肠黏膜主要的免疫球蛋白，对黏膜固有的和入侵的病原体具有抵抗作用。本研究发现唐草片可以促进肠黏膜 IgA 的分泌，增加淋巴细胞的数量，可能增强细胞免疫功能，从而改善肠道的屏障作用和免疫功能。这也可能是唐草片能够有效改善如腹泻、食欲不振等临床症状的作用机制之一。

2.3 抗氧化

唐草片含量丰富的抗氧化、清除自由基成分与抑制病毒复制、恢复肌体功能、修复损伤细胞、改善患者症状紧密相关，殷建华等在抗艾滋病中成药唐草片抗氧化性的研究中发现，唐草片对羟自由基具有强清除作用，且清除作用较为稳定。唐草片能抑制病毒复制、恢复肌体功能、修复损伤细胞、改善患者症状、防御患者的机会性感染等初步确定与其抗氧化作用紧密相关。

2.4 安全性

郑州大学临床药理学教研室郭玉忠等对唐草片急性毒性试验和国家上海新药安全评价研究中心马璟等对 SD 大鼠口服唐草片（浸膏粉）长期毒性试验表明，唐草片小鼠经口最大给药量相当于原生药 136.6g/kg，相当于临床推荐剂量的 233.3 倍（按人体 70kg 体重计算）；以 1.05、2.10 及 4.20g/（kg·d）剂量给 SD 大鼠口服唐草片（浸膏粉），以生理盐水作对照，每日 1 次，连续给药 6 个月，停药后继续观察 2 个月。结果表明，对照组与给药组均有少数动物因支气管肺炎死亡，系自发性病变，与给药无关。唐草片浸膏粉除引起部分雌鼠体重增长缓慢外，各剂量组动物血液学、血清生化、尿常规、病理学等检查均未发现其他与给供试品有关的毒性变化，未见任何不良反应。

3 唐草片与 HAART 合用的药代动力学研究

目前我国采用高效抗反转录病毒治疗（highly active antiretroviral therapy，HAART）艾滋病，有研究表明 HAART 联合唐草片治疗 HIV 感染具有较好的免疫学治疗效果和安全性。上海市公共卫生临床中心陈军等发现唐草片联用依非韦伦，限定两者服药时间间隔 1h 以上时，唐草片对 HIV 感染者中依非韦伦代谢无显著影响，唐草片并不影响依非韦伦的血药浓度；姚亚敏等利用大鼠模型探索抗艾滋病辅助治疗唐草片对洛匹那韦药代动力学的影响，大鼠随机分为洛匹那韦组（36mg/kg）和唐草片联用洛匹那韦组（洛匹那韦 36mg/kg，唐草片 mg/kg），灌胃给药，高效液相色谱法（HPLC）测定给药前后 0、0.5、1、2、4、8、10、12、14、16、22h 的血药浓度，计算药动学参数。结果显示：唐草片与洛匹那韦合并用药后，洛匹那韦的峰浓度 C_{max} 和曲线下峰面积 AUC 显著提高、半衰期 $t_{1/2}$ 和达峰时间 T_{max} 延长。研究提示唐草片可延迟洛匹那韦的吸收、推迟达峰时间、提高生物利用度，具体作用机制需要深入研究，临床用药需要考虑相互作用。

4 唐草片的物质基础及其质量标准研究

唐草片组成为：金银花、龙葵、黄芪、鸡血藤、甘草、老鹳草、白花蛇舌草、木棉花、马齿苋、胡黄连、菱角、糯稻根、诃子、石榴皮、瓜蒌皮、红花、银杏叶、柴胡、香薷、全蝎。由于是 20 多味中药组成的复方制剂，成分复杂，分析难度大。制定快速、分离度好、可控度高的质量标准是关键。根据处方中主要药味所含的化学成分及其药理作用，结合本产品的生产工艺，对处方中的各药味分析，选择了主要有效成分作为控制产品质量关键点。

唐草片的质量标准研究中分别制定了对主要药材老鹳草、石榴皮、糯稻根、甘草、柴胡、银杏叶等多味药材的薄层色谱鉴别，其方法专属性强，阴性对照没有干扰；检查项应符合片剂项下的各项规定；HPLC 测定主药金银花中所含绿原酸的量，每片含金银花以绿原酸（$C_{16}H_{18}O_9$）计，不少于0.5mg。周淑琴等对唐草片水溶性成分 HPLC 指纹图谱进行研究，建立了唐草片水溶性成分 HPLC 指纹图谱，标定了20个共有指纹特征峰，方法稳定可靠，精密度高，重复性好，已经作为企业的唐草片内控质量指标。

5 生产、质量控制

众所周知，中药提取物生产是中药制剂的基础，是提高中成药水平的重要环节，中药提取物生产主要为提取、过滤、浓缩和干燥等，其生产水平的高低直接影响到中成药产品的优劣。中药的提取技术的落后是导致中药制剂水平不高、产品质量不稳定的关键因素之一。有效地控制中药提取物质量，实施中药复方的现代化提取技术和管理，中药提取的专业化、集约化生产是中药实施现代化不可缺少的重要环节。唐草片工艺条件的筛选，通过采用溶媒动态提取、分离纯化技术和挥发油包合技术，极大地提取了处方中的有效成分。再经过液体干燥、制粒、压片、薄膜包衣、流水线内外包装一系列制剂工艺，经制剂成型工艺以及中试生产的研究，确定了最佳制备工艺，保证了处方中药材有效成分，在全部生产过程中，经过硬件及软件的完善保证有效成分的提取，并避免过程中的氧化损耗。科学的制剂配方和制备过程提高了活性成分的生物利用度。

出厂前进行全面的指纹定性检测、指标成分的定量检测、各种微生物限度检测，保证出厂产品符合 CFDA 批准的质量指标及药典规定指标。

上海百岁行药业有限公司于2013年8月通过国家新版GMP认证，整个生产过程严格按照《药品生产质量管理规范（2010年修订）》的要求组织生产。药品质量首要是抓源头，公司从物料的审计、购入、检验、储存、定期复检和生产投料等环节进行了严格监管，通过 AAS、HPLC、GC、TLC、UV、IR 等手段给予全面有效的控制，尤其加强了农药残留、重金属的监控，达到国际标准。生产中，从物料、标识、设备、环境、人员、卫生六大方面进行现场监控。产品的生产和质量建立了全面的质量管理体系，有明确的质量目标，注重人员培训与考核，注重风险管理，并在运行过程中不断完善，自从唐草片上市以来，上千批的数据显示唐草片质量均一、稳定、可控，在历年的政府部门抽检中合格率百分之百。

6 讨论

综上所述，唐草片有提高 CD_4^+ T 淋巴细胞计数的作用；使受损的免疫 T 细胞和 B 细胞得到恢复；使白细胞升高，促进 IL-2 和 IFN-γ 的分泌。

唐草片的基础研究表明，可改善乏力、脱发、食欲减退和腹泻等症状，改善活动功能状况，增加体重，故能延缓艾滋病的进程。唐草片在免疫重建、改善症状方面有优势。唐草片的血药浓度研究只是一个起步，已经可以看到，采用合适的方法服用，不影响西药的血药浓度，而且对有些西药可以提高其血药浓度，我们期待着广大临床工作者继续去探索。但需注意，联合用药时服药的时间应该有间隔，建议1h左右。通过中西医合用的研究，可以用来弥补 HAART 治疗在临床上的不足，有待将两种治疗方法的联合运用。

唐草片是目前唯一获得 CFDA 的用于 HIV 感染及艾滋病患者的纯中药制剂，在临床应用中贯穿中医“清热解毒、活血益气”理论，有效解决由于正气亏虚、气滞、脾虚而引起免疫缺陷疾病。唐草片的抗 HIV、抗氧化性等研究表明：多种多糖、皂苷、黄酮、酚类等活性物质具有提高免疫、提高患者 CD_4^+ T 细胞、抗氧化清除自由基、保肝护肝的作用，改善其乏力、腹泻、消瘦等症状，唐草片适合用于提高患者生活质量、减少毒副作用，安全可靠且适合于长期服用。唐草片治疗艾滋病的创新基本理念是祛邪扶正、标本兼顾、多靶点治疗，发挥了中医药治疗疾病的优势和特点，为中医药治疗艾滋病提供了一个统一的、标准化的载体。

安全有效的保障在于对唐草片的生产全过程进行严格的质量把关和制备过程的科学控制，唐草片的工艺和质量标准已经达到了较高的水平，但还将继续工艺优化、提高质量标准，争取使唐草片的质量标准被收入国家药典中。

参考文献（略）

（出自《上海医药》2015年第35卷第21期第20-23页）

唐草片对依非韦伦在大鼠体内药动学的影响

张丽军[1,2]，姚亚敏[1]，贾小芳[1]，尹 林[1]，刘晓茜[1]，沈银忠[1]，卢洪洲[1]，程能能[2]
（1. 上海市公共卫生临床中心，上海 201508；2. 复旦大学药学院，上海 200032）

摘要 目的 研究唐草片对依非韦伦（EFV）在大鼠体内药动学的影响。方法 采用液相色谱－串联质谱（LC－MS/MS）法。色谱柱为 Eclipse XDB－C_{18}，流动相为0.1%甲酸水溶液－甲醇（20∶80，V/V），流速为0.5mL/min，柱温为30℃，进样量为10μl；采用电喷雾电离（ESI），用于定量分析的离子对依次为 m/z515.2→276.2（内标：替米沙坦），m/z316.0→243.9（EFV）。18只SD大鼠随机均分为3组，分别单独灌胃EFV（54mg/kg，即EFV组）、同时灌胃EFV和唐草片（54mg/kg＋864mg/kg，即EFV－0T组）、灌胃EFV60min后灌胃唐草片（54mg/kg＋864mg/kg，即EFV－60T组）。于大鼠灌胃给药前与末次给药后0.25、0.5、1.0、2.0、3.0、4.0、6.0、9.0、12.0、24.0h于颈动脉取血，测定不同时间血药浓度，以DAS2.0软件计算药动学参数。结果 EFV质量浓度在75.0～9 600.0ng/mL范围内与其和内标物峰面积之比呈良好线性关系，精密度试验的RSD值均小于10%，准确度为92.1%～102.0%，提取回收率为88.6%～91.0%，稳定性试验的RSD均小于10%。与EFV组比较，EFV－0T组 $AUC_{0-\infty}$、$t_{1/2}$、$MRT_{0-\infty}$ 降低，CL/F 提高，差异有统计学意义（$P<0.01$ 或 $P<0.05$）；EFV－60T组各指标差异无统计学意义（$P>0.05$）。各组大鼠 t_{max}、c_{max}、V/F 差异无统计学意义。结论 EFV与唐草片同时服用会降低EFV血药浓度；当两药合用时，须在服用EFV60min后服用唐草片。

关键词 唐草片；依非韦伦；药动学；液相色谱－串联质谱；大鼠

目前艾滋病（AIDS）的治疗方法主要为抗病毒治疗。然而，发展中国家的患者由于经济问题或其他临床症状，常用中草药进行辅助甚至替代治疗。根据一份来自乌干达（Ugan－da）的报道：63.5%的人类获得性免疫病毒（HIV）阳性患者使用过中草药，同时使用抗病毒药物和中草药者占32.8%。在中国，唐草片是唯一一个被国家食品药品监督管理总局（CFDA）批准用于HIV感染者的药物，正被越来越多的患者所使用。当唐草片与抗病毒药物同时使用时，唐草片能清除氧自由基，用于HIV感染者以及AIDS患者（CD_4 淋巴细胞在100～400个/mm^3之间），有提高 CD_4 淋巴细胞计数的作用，可改善乏力、脱发、食欲减退和腹泻等症状，改善活动功能状况。然而唐草片成分非常复杂，其对抗病毒药物的影响令人担忧。为了降低潜在的药物－药物相互作用，药厂建议服用抗病毒药物60min后服唐草片。本课题组也通过临床试验验证了两者服用相隔60min后唐草片不会影响抗病毒药物血药浓度的结论。但如果两药同时服用将极大地方便患者，提高患者的服药依从性。为此，本研究在大鼠模型中研究唐草片与依非韦伦（EFV）同时服用时，唐草片对EFV药动学的影响，以为临床用药提供指导。

1 材料

1.1 仪器

LC－20AD型高效液相色谱仪（日本Shimadzu公司）；API－3200型质谱仪（美国Biosystems公司）。

1.2 药品与试剂

EFV对照品（美国USP公司，批号：1234103，纯度：99.8%，规格：200mg/瓶）；替米沙坦（内标，北京柏雅方舟医药科技有限公司，批号：040511，纯度：99.5%，规格：500mg/瓶）；EFV片（美国Merck公司，批号：S2520，规格：600mg/片）；唐草片（上海百岁行药业有限公司，批号：090301，规格：400mg/片）；乙腈、甲醇均为色谱纯，其余试剂均为分析纯，水为Millipore超纯水。

1.3 动物

清洁级SD大鼠18只，♂，体质量180～200g，由上海市公共卫生临床中心提供［实验动物使用许可证号：SCXK（沪）2010－0024］。动物饲养于清洁级动物实验室内；所有的大鼠实验通过上海市公共卫生临床中心伦理委员会审核且获得伦理批文；所有大鼠饲养在温度控制的房间里，且保证12h白天与黑夜交替，自由进食。

2 方法与结果

2.1 色谱条件

色谱柱：EclipseXDB－C18（150mm×4.6mm，5μm），预柱 C_{18}（12.5mm×4.6mm，5μm）；流动相：0.1%甲酸水溶液－甲醇（20∶80，V/V），流速：0.5mL/min；柱温：30℃；进样量：10μl。

2.2 质谱条件

离子源：电喷雾电离（ESI）；扫描方式：多反应监测（MRM）；喷雾气压：35psi；雾化器温度：550℃；气流速度：10L/min；扫描时间为10min。用于定量反应的离子对分别为内标替米沙坦：m/z515.2→276.2，EFV：m/z316.0→243.9。

2.3 溶液的制备

2.3.1 对照品溶液的制备 精密称取EFV对照品

9.60mg，用甲醇溶解并定容至 10mL 量瓶中，制备成 EFV 质量浓度分别为 750、1500、3000、6000、12000、24000、48000、96000ng/mL 的对照品系列溶液，4℃贮藏，备用。

2.3.2 内标溶液的制备 精密称取替米沙坦 10.85mg，用甲醇溶解并定容至 10mL 量瓶中，制备成质量浓度为 1.080mg/mL 的内标溶液，用 50% 甲醇稀释制备内标工作液质量浓度为 100ng/mL，4℃贮藏，备用。

2.3.3 质控样品的制备 分别取不同质量浓度的对照品系列溶液 10μl 与 100ng/mL 内标溶液 10μl，加入 100μl 空白血浆中，制得质量浓度为 1500、3000、7680ng/mL 质控样品（高、中、低质量浓度的质控样品），－80℃贮藏，备用。

2.4 血浆样品的处理

精密吸取大鼠血浆样品 100μl，置于 1.5mL 离心管中，加入 50% 甲醇 10μl、100ng/mL 内标溶液 10μl、1mL 乙酸乙酯，涡旋混合 5min，以 13400 × *g* 离心 10min，吸取上清液（乙酸乙酯层）至另一 1.5mL 离心管中；下层溶液用 1mL 乙酸乙酯按上述方法再提取 1 次，上清液合并至相应离心管中，37℃氮气吹干，残渣用 100μl 流动相复溶，涡流混合，取上清液 10μl 进样。

2.5 方法学考察

2.5.1 方法专属性 分别取 EFV 对照品、内标、空白血浆、空白血浆 + EFV 对照品（24000ng/mL）、给药后 60min 大鼠血浆，按“2.4”项下方法处理样品后，按“2.1”“2.2”项下色谱、质谱条件进样测定。结果表明，血浆中内源性物质以及 EFV 的可能代谢产物不干扰 EFV 和内标的测定。质谱见图 1；液相色谱 – 串联质谱见图 2。

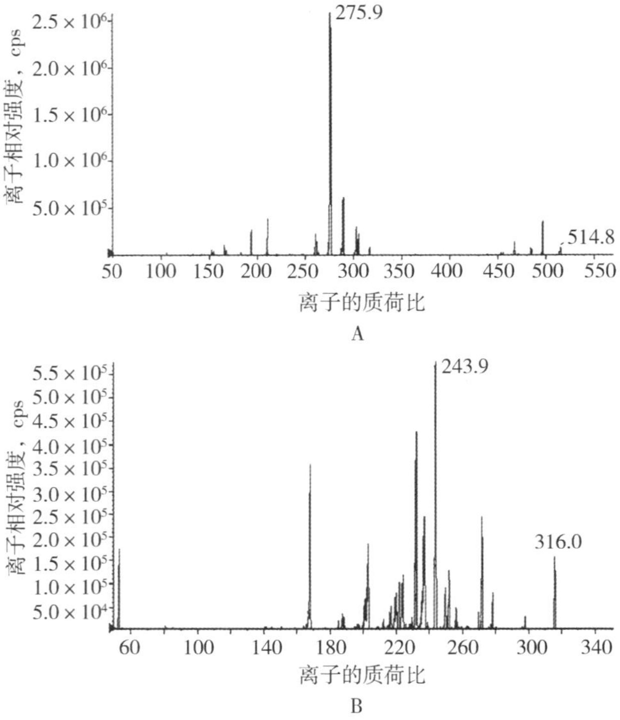

图 1 质谱图

A. 内标；B. EFV 对照品

Fig1 The mass spectrometry profiles

A. internal standard; B. EFV control

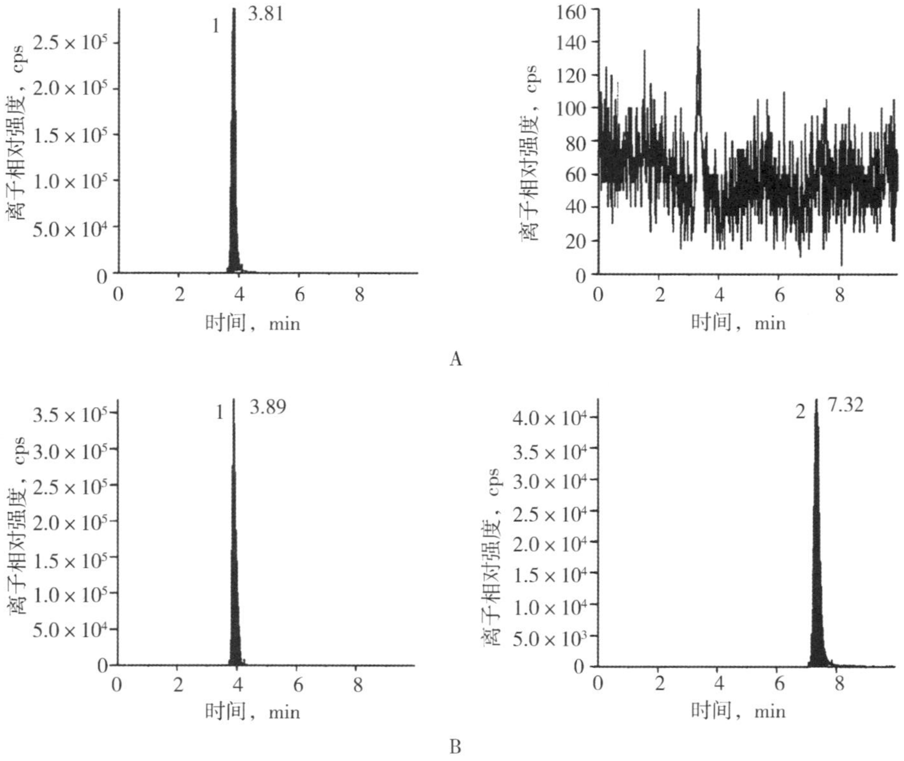

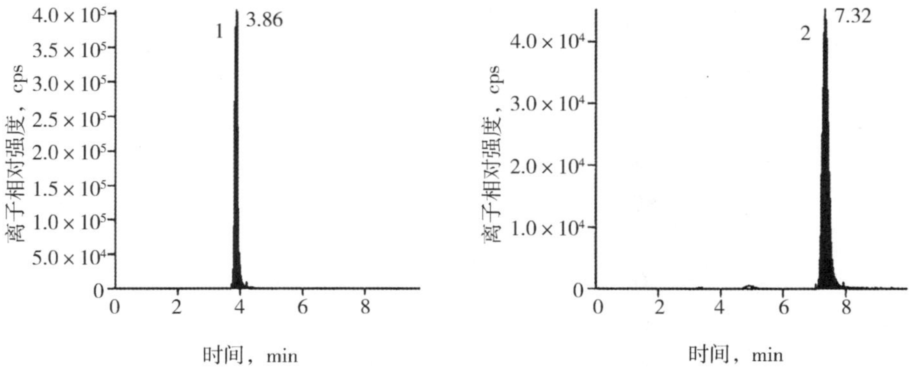

C

图2 液相色谱－串联质谱图

A. 空白血浆；B. 空白血浆＋EFV 对照品；C. 给药60min 后大鼠血浆；1. 内标；2. EFV

Fig2 LC－MS/MS

A. blank plasma；B. blank plasma＋EFV control；C. plasma 60 min after administration；1. internal standard；2. EFV

2.5.2 标准曲线的制备 按“2.3”项下方法制备对照品溶液，按“2.4”项下方法处理，按“2.1”“2.2”项下色谱、质谱条件进样测定。以 EFV 质量浓度（x）为横坐标、峰面积积分值和内标峰峰面积之比（y）为纵坐标，进行线性回归，得回归方程为 y＝1.79×10－5x＋2.12×10－5（r＝0.9932）。结果表明，EFV 质量浓度在 75.0～9600ng/mL 范围内与峰面积积分值和内标峰峰面积之比呈良好线性关系。

2.5.3 准确度与精密度试验 按“2.3”项下方法制备高、中、低质量浓度的质控样品各5份，按“2.4”项下方法处理，按“2.1”“2.2”项下色谱、质谱条件考察日内精密度（5次）、日间精密度（3d）、准确度（5次）。结果，3种质量浓度的质控样品日内、日间 RSD＜10%，准确度在92.1%～102.0%之间，表明该试验方法符合目前生物样品分析方法指导原则中的有关规定。精密度与准确度试验结果见表1。

表1 精密度与准确度试验结果

Tab1 Results of precision test and accuracy

质量浓度，ng/mL	日内			日间		
	测定值	准确度，%	精密度，%	测定值	准确度，%	精密度，%
1500	1381.5	92.1	7.1	1450.5	96.7	9.2
3000	3060.0	102.0	7.7	3042.0	101.4	8.4
7680	7764.5	101.1	5.1	7787.5	101.4	6.9

2.5.4 提取回收率试验 按“2.3”项下方法制备高、中、低质量浓度的质控样品各5份，按“2.4”项下方法处理，按“2.1”“2.2”项下色谱、质谱条件进样测定。测得峰面积后与同质量浓度对照品溶液直接进样所得峰面积进行比较，计算提取回收率。结果显示，高、中、低质量浓度的质控样品有着一致的回收率。提取回收率试验结果见表2。

表2 提取回收率试验结果（$n=5$，%）

Tab2 Results of the extraction recovery test（$n=5$，%）

质量浓度，ng/mL	1	2	3	4	5	$\bar{x}$	RSD
1500	90.7	89.7	91.2	90.8	91.0	90.7	0.58
3000	89.1	88.6	87.9	90.1	90.0	89.1	0.93
7680	90.3	89.7	89.0	91.0	90.9	90.2	0.84
内标	84.0	85.0	83.0	82.3	83.4	83.5	1.02

2.5.5 稳定性试验 取“2.3”项下高、中、低质量浓度的质控样品各6份，置于4℃保存24h后测定，考察血浆样品的短期稳定性；取“2.3”项下高、中、低质量浓度的质控样品各6份，冷冻贮藏于－80℃，30d后测定，考察血浆样品的长期稳定性；取“2.3”项下高、中、低质量浓度的标准质控样品各6份，冷冻贮藏于－80℃，在室温中充分解冻，然后再次冷冻，每次间隔24h，重复3个冻融周期后测定，考察血浆样品的3个周期的冻融稳定性。结果，被测物在上述保存条件下测得实际值均在理论值的85%～115%范围波动，RSD＜10.0%，表明EFV在血浆样品中稳定性良好。稳定性试验结果见表3。

表 3　稳定性试验结果（$\bar{x} \pm s$，$n=6$，%）

Tab3　Results of stability Test（$\bar{x} \pm s$，$n=6$，%）

质量浓度，ng/mL	4℃放置 24h	-80℃放置 30d	反复冻融 3 次
1500	3.8 ±0.8	5.6 ±1.0	6.3 ±0.9
3000	3.0 ±0.5	3.3 ±0.6	2.8 ±0.5
7680	4.8 ±0.9	7.6 ±1.2	8.1 ±1.0

2.5.6　基质效应　取 6 份不同来源的大鼠空白血浆 100μl，经液-液萃取处理后，加入内标和不同质量浓度的混合溶液，制得高、中、低质量浓度的血浆样品（质量浓度与“2.3.3”项下相同），内标终质量浓度为 10ng/mL；另取流动相 100μl 代替空白血浆，按“2.3”项下方法处理。按“2.1”“2.2”项下色谱、质谱条件进样测定，将测得的相应峰面积相比评价基质效应。结果，比值均在 93.1%～101.2%之间，RSD <15%，表明大鼠血浆生物基质不影响样品测定。

2.6　药动学研究

18 只 SD 大鼠随机均分为 3 组，分别单独 ig 给予 EFV（54mg/kg，即 EFV 组）、同时 ig 给予 EFV 和唐草片（54mg/kg +864mg/kg，即 EFV -0T 组）、ig 给予 EFV60min 后 ig 给予唐草片（54mg/kg +864mg/kg，即 EFV -60T 组）。用药剂量按照人体（以 60kg 计）与大鼠的每 1kg 体质量剂量折算系数 6.25 进行计算，EFV 临床用药剂量为 600mg/次、唐草片为 3200mg/次，tid；此外适当考虑大鼠的给药体积，最后确定 EFV 和唐草片的用药剂量分别为 54、864mg/kg。于大鼠 ig 给药前与末次给药后 0.25、0.5、1.0、2.0、3.0、4.0、6.0、9.0、12.0、24.0h 颈动脉取血，测定不同时间血药浓度，用 DAS2.0 软件分析计算药动学参数。采用 SPSS16.0 软件处理实验数据。数据以 $\bar{x} \pm s$ 表示；多组间比较先用单因素分析其正态分布，后以双向独立变量样品检测（Two - independent - samples tests）中的 Mann - Whitney U 法进行统计。$P<0.05$ 为差异有统计学意义。

与 EFV 组相比，EFV -0T 组大鼠体内 EFV 的血药浓度上升缓慢，但是 EFV -60T 组的 EFV 血药浓度-时间的曲线与 EFV 组基本一致。与 EFV 组相比，EFV -0T 组 EFV 的 $AUC_{0-\infty}$ 和 $t_{1/2}$ 降低了近 1 倍，MRT 0 -∞ 降低，CL/F 明显提高。但是 EFV -60T 组 EFV 的药动学参数与 EFV 组一致，差异无统计学意义（$P>0.05$）。在各组大鼠的 t_{max}、c_{max}、V/F 差异无统计学意义（$P>0.05$）。EFV 血药浓度-时间曲线见图 3；EFV 药动学参数见表 4。

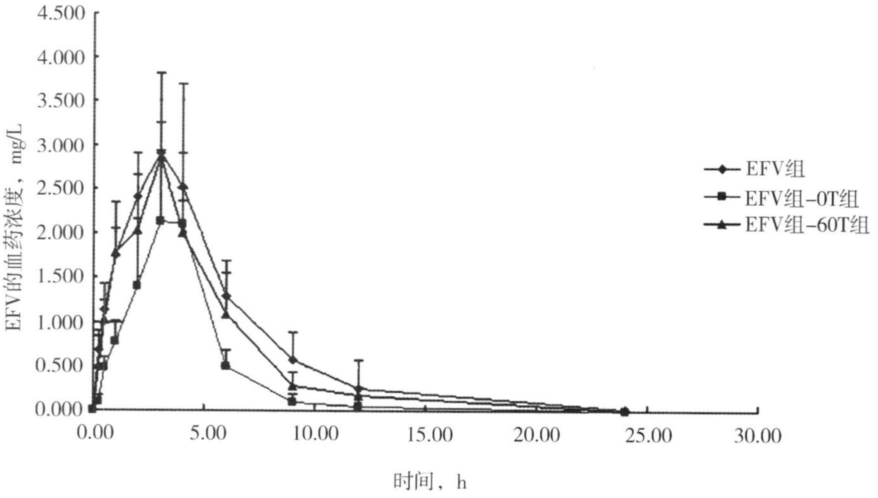

图 3　EFV 血药浓度-时间曲线

Fig3　Plasma concentration - time curve of EFV

表 4　EFV 药动学参数（$\bar{x} \pm s$，$n=6$）

Tab4　Pharmacokinetic parameters of EFV（$\bar{x} \pm s$，$n=6$）

组别	$AUC_{0-\infty}$，mg·h/L	$MRT_{0-\infty}$，h	$t_{1/2}$，h	t_{max}，h	CL/F，L/（h·kg）	V/F，L/kg	c_{max}，mg/L
EFV 组	17.97 ±5.16	4.95 ±0.81	2.51 ±0.23	3.00 ±1.10	1.21 ±0.42	4.48 ±1.96	3.06 ±0.99
EFV -0T 组	10.06 ±1.61**	4.15 ±1.02*	1.24 ±0.39**	3.33 ±0.82	2.03 ±0.33**	3.52 ±0.78	2.44 ±0.78
EFV -60T 组	14.32 ±2.88	4.43 ±0.47	2.47 ±0.29	3.00 ±0.00	1.44 ±0.27	5.13 ±1.17	2.85 ±0.41

注：与 EFV 组比较，* $P<0.05$，** $P<0.01$

Note：vs. EFV group，* $P<0.05$，** $P<0.01$

3　讨论

AIDS患者有各种并发症，中药有利于患者的治疗。但是中草药含有多种活性成分，且通常作用机制不明，使得中草药-西药的相互作用在所难免，可能会给患者带来危险。为了降低唐草片对抗病毒药物的影响，临床上推荐服用抗病毒药物60min后服用唐草片。这种服用间隔给患者工作、生活带来不便，影响患者的依从性。因此，本研究在大鼠模型中比较同时ig给予EFV和唐草片或者ig给予EFV 60min后再ig给予唐草片对大鼠体内EFV血药浓度的影响。通过LC-MS/MS测定各组大鼠中EFV的血药浓度，发现EFV和唐草片同时服用明显降低了EFV的血药浓度，因此建议至少要在服用EFV 60min后再服用唐草片。

本研究首次在大鼠模型中比较研究不同的唐草片服药时间对EFV药动学参数的影响，但其具体机制仍需深入研究。

参考文献（略）

（出自《中国药房》2015年第26卷第4期第454-457页）

HIV感染者中唐草片对洛匹那韦药动学的影响

孙　涛[1]，王江蓉[2]，陈　军[2]，尹　林[2]，贾小芳[2]，卢洪洲[2,3]，张丽军[1]

（1. 温州医科大学检验医学院、生命科学学院，浙江温州 325035；

2. 上海市公共卫生临床中心，上海 201508；3. 复旦大学附属华山医院，上海 200040）

摘要　目的　探讨唐草片对洛匹那韦在HIV感染者中的药动学的影响。**方法**　入组单纯服用含洛匹那韦的高效抗逆（反）转录病毒治疗方案的患者，达稳态后采血，然后联合服用唐草片2周后采血。采血时间点为：服用洛匹那韦前（0h）、后0.5，1.0，2.0，3.0，4.0，6.0，8.0，10.0和12.0h的样本，液相色谱串联质谱检测血浆中洛匹那韦浓度，并采用DAS2.1.1软件计算药动学参数。**结果**　入组16例HIV感染者，单纯服用洛匹那韦组合者中的洛匹那韦AUC_{0-t}为（100.12±57.72）$mg \cdot L^{-1} \cdot h^{-1}$，$C_{max}$为（13.24±8.35）$mg \cdot L^{-1}$，$T_{max}$为（4.16±2.39）h，$T_{1/2}$为（9.62±7.57）h；同时服用唐草片后，洛匹那韦的AUC_{0-t}为（95.55±58.50）$mg \cdot L^{-1} \cdot h^{-1}$，$C_{max}$为（12.36±7.26）$mg \cdot L^{-1}$，$T_{max}$为（4.06±3.06）h，$T_{1/2}$为（9.20±7.18）h。2组之间各参数均无显著差异。

结论　唐草片对HIV感染者中洛匹那韦的药动学参数无影响。

关键词　唐草片；艾滋病；洛匹那韦；药动学；相互作用

蛋白酶抑制剂是高效抗逆转录病毒疗法（highly active antiretroviral therapy，HAART）的重要组成部分，其中洛匹那韦应用最为广泛。洛匹那韦是一种新的HIV蛋白酶抑制剂，2000年被美国食品和药物管理局（FDA）批准与利托那韦组成一种复合制剂——克力芝（Kaletra），其结构式见图1。洛匹那韦具有很高的抗逆转录病毒活性，对未经抗病毒治疗或接受过抗病毒治疗的对象均有效。然而，由于其口服生物利用度低，经细胞色素P450同功酶（CYP3A4）广泛代谢，洛匹那韦需与低剂量利托那韦合用来提高其生物利用度以达到抑制病毒复制的效果。目前克力芝是我国艾滋病免费治疗二线方案中唯一的蛋白酶抑制剂类药物。

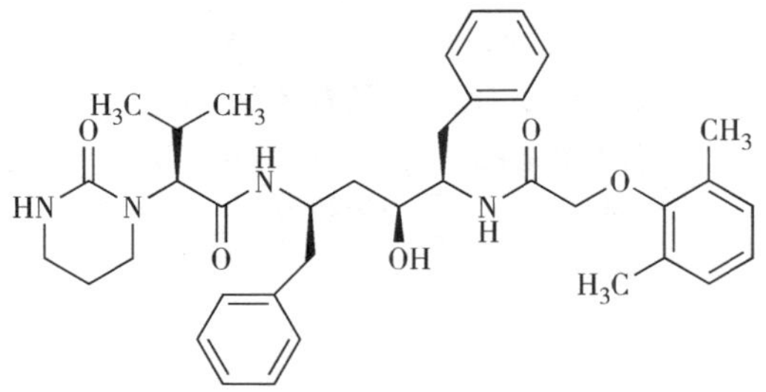

图1　洛匹那韦的结构式

Fig. 1　The molecular formula of lopinavir

唐草片（上海百岁行药业有限公司）是目前我国唯一一种经批准用于治疗艾滋病的中成药，成分包括老鹳草、金银花、柴胡、香薷、甘草和黄芪等。临床研究显示，唐

基金项目：“重大新药创制”国家科技重大专项（2012ZX09303013）；国家自然科学基金（81271834）；国家高技术研究发展计划（“863”计划）（2014AA021403）；上海市科学技术委员会科研计划项目（15DZ2290200，13ZR1460100）

草片可提高患者 CD_4 细胞计数，同时改善患者临床症状，使患者体质量增加，CD_4/CD_8 比值升高，并有可能延缓 HIV 复制。因此，目前临床上有患者同时服用 HAART 药物及唐草片。然而，二者是否存在相互作用尚不明确。若唐草片能够影响 HAART 药物代谢，则将会对临床治疗产生较大影响。因此，本研究旨在研究 HIV 感染者中唐草片对洛匹那韦的药动学的影响，从而指导临床合理用药。

1 对象与方法

1.1 对象

上海市公共卫生临床中心接受抗逆转录病毒治疗的 16 例患者，经过上海市公共卫生临床中心伦理委员会研究，符合伦理学要求。入选标准：①确诊 HIV 感染；②年龄 18～60 岁；③自愿签署《受试者知情同意书》，并能保证接受随访；④已接受含克力芝的高效抗反转录病毒治疗达 2 周以上。

排除标准：①孕妇或哺乳期妇女；②合并有严重的重要脏器疾病未经控制或精神病；②合并机会性感染、肿瘤；④肝肾功能异常；⑤酗酒或滥用药物不能保证药物依从性；⑥同时服用可能影响本研究结果的药物；⑦经研究者判定受试者缺乏依从性或存在潜在失访因素者。

1.2 方法

1.2.1 给药方法及采血时间 患者入组前查肝肾功能、血常规、CD_4 细胞计数等。入组当天（0d）入住Ⅰ期病房，禁食 10h 后，于洛匹那韦服药前（0h）及其后 0.5，1.0，2.0，3.0，4.0，6.0，8.0，10.0，12.0h 采集 2mL EDTA 抗凝全血。从入组 2 天开始服用唐草片，每次 3 片，每 8h 1 次，与克力芝间隔 2h 服用。入组 2 周后，患者再次入住Ⅰ期病房，禁食 10h 后，于洛匹那韦服药前（0 h）及其后 0.5，1.0，2.0，3.0，4.0，6.0，8.0，10.0，12.0 h 采集 2mL EDTA 抗凝全血。

全血标本在采集后 2h 内离心（4℃下以 3500r · min^{-1} 离心 10min）并收集血浆，存于 -80℃冰箱待检。血浆洛匹那韦浓度通过高效液相色谱串联质谱法检测。

1.2.2 对照品的配制精密称取洛匹那韦（PIchemicals 公司，纯度：98%，批号：20080801）和内标替米沙坦（北京柏雅方舟医药科技有限公司，纯度：99.5%，批号：040511）分别用甲醇溶解得到储备液，然后用 50% 甲醇溶液稀释得到系列标准溶液和内标工作液。

1.2.3 空白血浆样品制备 采用液 - 液萃取法提取，即取血浆 200μL，置于 2mL 离心管中，精密加入 20μL 洛匹那韦系列对照品溶液（浓度为 300，1500，3000，15000，37500，75000，150000 和 300000ng · mL^{-1}），内标（替米沙坦 10μg · mL^{-1}）20μL 和有机溶剂［50mmol · L^{-1} 醋酸铵 - 乙腈（1∶6）］200μL，混悬振荡 5min，加入甲基叔丁基醚 1mL，混悬振荡 5min，12000r · min^{-1} 离心 10min，取上清液 0.8mL 于 1.5mL 离心管中，氮气吹干后用 200μL 流动相［甲醇 - 0.1% 甲酸水溶液（80∶20）］溶解，进样 20μL LC - MS/MS 分析。

1.2.4 临床样品制备 取血浆 200μL，内标（替米沙坦 10μg · mL^{-1}）20μL 和 50% 甲醇 20μL，其他按“1.2.3”项下方法制备。

1.3 统计学方法

药物浓度和时间数据采用 DAS2.1.1 软件分析，通过统计矩法分析获得药代动力学参数。

2 结果

2.1 患者一般资料

16 例患者平均年龄（35 ± 7.9）岁，其中男性占 93.8%。62.5% 的患者服用齐多夫定和拉米夫定联合克力芝治疗方案，37.5% 患者采用替诺福韦和拉米夫定联合克力芝治疗方案。身体质量指数为（23.0 ± 3.7）。

2.2 分析方法验证

采用液 - 液萃取的方法提取血浆中洛匹那韦和内标替米沙坦后，进行高效液相色谱分离，质谱检测。

2.2.1 质谱结果 在选定的质谱条件下，洛匹那韦和替米沙坦主要生成［M + H］$^+$ 准分子离子峰，分别为 m/z629.4 和 515.4。选择性对［M + H］$^+$ 进行 MS^2 产物离子全扫描质谱分析，洛匹那韦和替米沙坦主要碎片离子分别为 m/z155.2 和 274.4，将其作为多反应监测（MRM）扫描时监测的产物离子，见图 2。

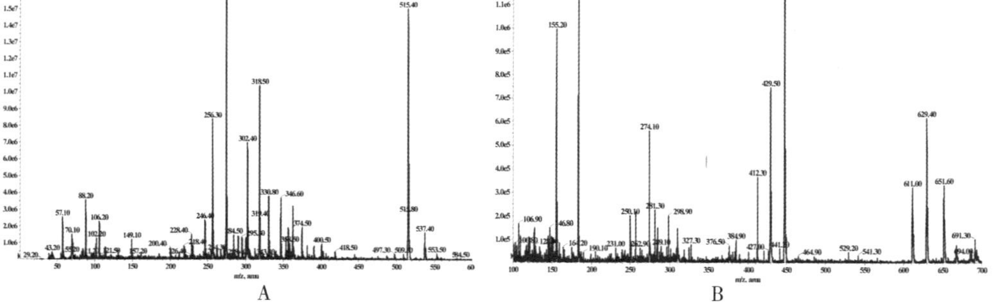

图 2 洛匹那韦（A）与内标替米沙坦（B）的［M + H］$^+$ 的二级质谱图（1.0μg · mL^{-1}）

Fig. 2 MS2spectra of［M + H］$^+$ for lopinavir（A）and the internal standard telmisartan（B）（1.0 μg · mL^{-1}）

2.2.2 方法专属性 精密量取6个不同来源的空白血浆200μL，除不加洛匹那韦和内标溶液外，其余按“1.2.3”项下方法操作，进行LC－MS/MS分析获得色谱图，结果见图3A。

将37500ng·mL^{-1}的洛匹那韦对照品溶液和10μg·mL^{-1}的内标溶液加入空白血浆中，按“1.2.3”项下方法操作，进行LC－MS/MS分析获得色谱图，结果见图3B。取5号受试者第Ⅰ周期口服给药4h后的血浆样品，按“1.2.3”项下方法操作，进行LC－MS/MS分析获得相应的色谱图，见图3C。

结果表明各样品峰具有很好的分辨率，内源性杂质无干扰，内标响应稳定。

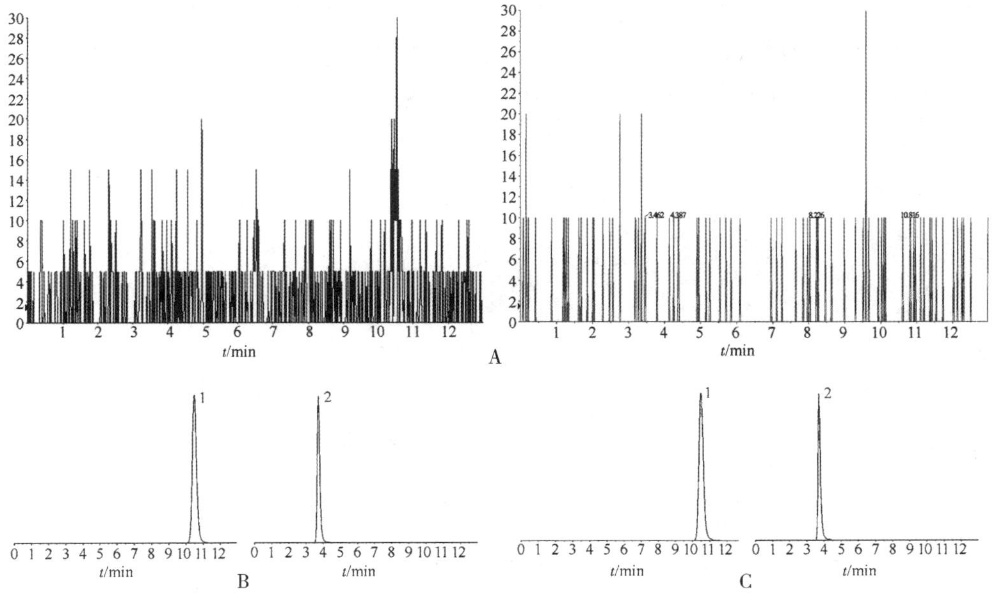

图3 LC－MS/MS测定血浆中洛匹那韦的典型色谱图

A－空白血浆；B－空白血浆加入洛匹那韦（37500ng·mL^{-1}）和内标（10μg·mL^{-1}），1－洛匹那伟，2－内标；C－受试者口服给药4h后的血浆样品，1－洛匹那韦，2－替米沙坦。

Fig. 3 LC－MS/MS chromatograms of lopinavir in plasma

A－blank plasma；B－blank plasma spiked with lopinavir（37500ng·mL^{-1}）and IS（10μg·mL^{-1}），1－lopinavir，2－IS；C－plasma sample at 4h after a single dose of lopinavir，1－lopinavir，2－telmisartan.

2.2.3 线性范围和校正曲线 取空白血浆200μL，分别加入洛匹那韦系列对照品溶液20μL，配制成相当于血浆中洛匹那韦浓度为30，150，300，1500，750，7500，15000，30000ng·mL^{-1}的血浆样品，制备洛匹那韦的标准曲线。以待测物浓度为横坐标（X），待测物与内标物的峰面积比值为纵坐标，用加权最小二乘法（权重系数：$1/X^2$）进行线性回归运算。结果显示，洛匹那韦在30～30000ng·mL^{-1}内线性关系良好。

2.2.4 方法准确度和精密度 日内精密度和准确度：由一个分析批中的低、中、高每个质控样品浓度点的6个平行样计算求得，结果见表1。日间准确度和精密度：由3个连续的分析批中的每个质控样品浓度点的18个平行样计算得到，结果见表1。

结果表明：本方法日内和日间准确度和精密度均达到CFDA要求（每个浓度至少5个样本的准确浓度在85%～115%之间，精密度在15%以内）。

2.3 患者药动学参数及药物浓度－时间曲线

采用LC－MS的方法对16名受试者单独用含洛匹那韦的HAART和联合唐草片各10个浓度点进行了血药浓度的测定。对药－时数据采用DAS2.1.1进行统计分析，主要药动学参数经对数转换后进行方差分析，并进一步采用单双侧t检验，[1－2α]置信区间法，群体等效分析法进行生物等效性评价，其中Tmax采用非参数检验法。结果显示，①双向单侧t检验法：与单纯抗病毒用药相比，联合用药中洛匹那韦的AUC_{0-t}，$AUC_{0-\infty}$以及Cmax的P值均＜0.01；②联合用药中洛匹那韦的AUC_{0-t}的90%置信区间为单独用药的95.2%～104.1%，$AUC_{0-\infty}$的90%置信区间为单独用药的94.6%～104.4%，C_{max}的90%置信区间为单独用药的94.4%～105.0%。AUC和C_{max}的90%置信区间均包含于预先设定的等效标准区间内部，符合等效性的标准；③对终点指标参数Tmax做基于配对Wilcoxon法的非参数检验，所得检验结果$P>0.05$（$P=0.817$），即在5%检验水平上，无显著差异。结果见表2和图4。

表 1　血浆中洛匹那韦的日内、日间准确度和精密度

Tab. 1　Intra – day and inter – day accuracy and precision of lopinavir in plasma

血浆浓度/ng・mL⁻¹	日内（$n=6$）			日间（$n=18$）		
	测得浓度/ng・mL^{-1}	准确度/%	精密度 RSD/%	测得浓度/ng・mL^{-1}	准确度/%	精密度 RSD/%
75	83.13 ± 1.35	110.84	1.62	81.40 ± 3.61	108.53	4.44
7500	8153.33 ± 261.51	108.71	3.21	8236.67 ± 221.25	109.82	2.69
24000	22733.33 ± 1134.31	94.72	4.99	24422.22 ± 1553.57	101.76	6.36

表 2　单纯用 HAART 及联合用唐草片时患者血浆中洛匹那韦药动学参数的比较

Tab. 2　Pharmacokinetic parameters of lopinavir in the patients under HAART treatment with and without Tangcao tablet

药动学参数	HAART	HAART + 唐草片	P
AUC_{0-t}/mg・L^{-1}・h^{-1}	100.12 ± 57.72	95.55 ± 58.50	0.825
$T_{1/2}$/h	9.62 ± 7.57	9.20 ± 7.18	0.873
T_{max}/h	4.16 ± 2.39	4.06 ± 3.06	0.932
C_{max}/mg・L – 1	13.24 ± 8.35	12.36 ± 7.26	0.753
AUC_{0-t} [1 – 2α] 区间		95.2% ~ 104.1%	
$AUC_{0-\infty}$ [1 – 2α] 区间		94.6% ~ 104.4%	
C_{max} [1 – 2α] 区间		94.4% ~ 105.0%	
T_{max}		$P > 0.05$	

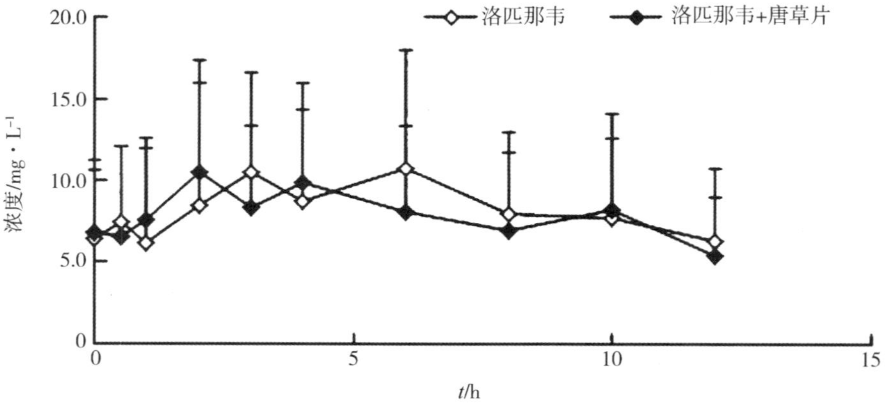

图 4　HAART 和 HAART 联合唐草片时患者洛匹那韦的平均药 – 时曲线（$n=16$）

Fig. 4　Mean plasma concentration – time curve of lopinavir in patients under HAART with and without Tangcao tablet（$n=16$）

3　讨论

自 2000 年美国食品药品管理局（FDA）批准克力芝上市以来，国际上众多临床研究表明，克力芝与其他抗逆转录病毒药物合用或单用，均可有效抑制血浆中 HIV 病毒复制。

国内外研究显示洛匹那韦药动学参数存在差异。张笑影等报道洛匹那韦单用（200mg/50mg，单剂量）的药动学参数：C_{max}为 10.36mg・L^{-1}，AUC_{0-12h}为 70.66mg・L^{-1}・h^{-1}，AUC_{0-24h}为 116.22mg・L^{-1}・h^{-1}。Lamorde 等报道洛匹那韦单用（400mg/100mg，每天 2 次）禁食状态下 C_{max}为 10.16mg・L^{-1}，AUC_{0-12h}为 90.28mg・L^{-1}・h^{-1}，进食适度脂肪食物状态下 C_{max}为 9.91mg・L^{-1}，AUC_{0-12h}为 89.05mg・L^{-1}・h^{-1}，进食高脂肪食物时 C_{max}为 8.75mg・L^{-1}，AUC_{0-12h}为 77.20mg・L^{-1}・h^{-1}。Jackson 等的研究发现，HIV 抗体阴性的志愿者体内洛匹那韦单用（400mg/100mg，每天 2 次）时的药动学参数 C_{max}和 AUC_{0-24h}分别为 12.0m・L^{-1}和 99.6mg・L^{-1}・h^{-1}。本研究中 AUC 和 C_{max}国内外药动学参数基本一致。

尽管多数医师或患者认为中成药是相对安全的可以与其他抗逆转录病毒药物联合治疗 HIV 感染，但是尚缺乏临床数据支持，本研究为此提供了临床依据。已有报道一些中草药或某些植物比如贯叶连翘的提取物以及银杏等能影响依非韦伦、拉替拉韦等 HAART 药物的血药浓度。本研究中，唐草片并不影响洛匹那韦的血药浓度。因而可将这 2

种药物联合应用，值得注意的是，本研究中的患者均在服用 HAART 药物 2h 以后才开始服用唐草片。如两者同时服用是否会对 HAART 药物有影响则不甚明确。因而建议临床使用时，唐草片在服用 HAART 药物 2h 以后再服。

综上，本研究表明，在间隔 2h 以后服用唐草片，不影响 HIV 感染者洛匹那韦的药代动力学。

参考文献（略）

（出自《中国现代应用药学》2016 年第 33 卷第 9 期第 1119 - 1123 页）

益艾康胶囊对鼠白血病病毒致免疫缺陷小鼠免疫功能的影响

魏 征[1]，徐立然[2]

（河南省中医药研究院肿瘤科，河南 郑州 450004）

摘要 目的 建立 Friend 型鼠白血病病毒（FLV）引起的 BALB/C 小鼠所致的免疫缺陷动物模型，探讨益艾康胶囊对其免疫功能的影响。**方法** 对 FLV 毒株传代两次，随机分为 FLV 模型组、齐多夫定（ATZ）对照组、唐草片对照组、益艾康大中、小剂量组。模型组灌以等量生理盐水，ATZ 组按 200mg/kg 体重灌胃，连续 21d。无菌取脾，测定脾/胸腺指数。**结果** 与模型组相比，益艾康组对脾大均有较好的抑制作用，但效果稍逊于 AZT 组。益艾康组与唐草片组亦能增加胸腺重量，两者之间没有差异。**结论** 益艾康胶囊可以抑制 FLV 致免疫缺陷小鼠的脾肿大，并降低脾指数，保护脾脏，且可以增加 FLV 致免疫缺陷小鼠胸腺重量和胸腺指数。

关键词 益艾康胶囊；鼠白血病病毒；胸腺指数；脾指数

获得性免疫缺陷综合征（艾滋病）是由人类免疫缺陷病毒（HIV）引起的传染性疾病，其感染性强，死亡率高，以免疫系统损害和机会性感染为主要的特征，病变范围可波及人体各重要器官和组织。益艾康胶囊是导师夏祖昌教授带领河南省中医药专家长期前往艾滋病高发区巡诊后拟定的临床经验方，临床疗效确切，后经剂型改造，目前为国家《中医药治疗艾滋病试点项目临床技术》指定用药，也是我国中医药治疗艾滋病较大范围使用的唯一中医药制剂。艾滋病动物模型的探索开始于 19 世纪 80 年代，当时的艾滋病模型主要有十二种，但是随着实践的检验，牛、羊、马由于其临床表现和艾滋病患者的临床表现差距较大，其体积庞大，不易饲养，培养周期长等原因已经不适宜作为艾滋病的动物模型。现在全球艾滋病动物模型研究主要集中在猴免疫缺陷病毒（SIV），猫免疫缺损病毒（FIV）和免疫缺陷鼠艾滋病模型（Murine AIDS）。鼠白血病病毒——Friend leukaemia virus（FLV）是由 Carlotte Friend 教授于 1957 年在研究一种可以在小鼠间传染的鼠白血病中发现的，是第一种被确认可以在动物体内引起肿瘤的病毒。由于 FLV 本身是一种逆转录病毒，又能够在敏感小鼠体内引起红白血病和获得性的免疫抑制，而成为研究肿瘤机制、抗逆转录病毒治疗以及病毒基因与宿主作用机制的常用小动物模型。脾脏和胸腺是主要的免疫器官，病毒入侵后，脾脏和胸腺发生肿大，观测胸腺指数和脾指数是为了更好地研究益艾康胶囊对免疫系统的影响。

1 材料与方法

1.1 药物与试剂

益艾康胶囊：河南省中医药研究院附属医院制剂室生产，主要由人参、山药、茯苓、白术、当归、黄芩等组成。国家中医药管理局《5 省中医药治疗艾滋病项目临床技术方案》制剂，批件〔41 豫 Z20000009〕提供。齐多夫定（ATZ）：阳性西药对照药物；国药准字 H20020322；东北制药总厂；批号：071201。唐草片：阳性中成药对照药物；北京金卫制药股份有限公司生产，由木棉花、老鹳草、龙葵、金银花、白花蛇舌草、糯稻根、黄芪、甘草、诃子等二十多味中药组成。片剂，0.5g/片，100 片/瓶。国药准字 H20040074，批号 080301。FLV 毒株，购自美国菌种保藏中心，并由北京中原公司在国内代购。经传代后冷冻液氮罐中低温保存。

1.2 仪器

Biofuge Fresco 台式离心机（德国贺力士）YJ - 875 医

基金项目：国家“十一五”科技重大专项基金资助（2008ZX10005 - 002）

1 南京中医药大学 2 河南中医学院第一附属医院

用净化工作台（苏州净化设备公司）分析天平（Metler AB204－E 德国梅特勒）

1.3 动物

BALB/C 小鼠 76 只，体重（16 ±2）g 左右，雌性，由河南省医学实验动物中心提供，许可证号：SYXK（豫）2008－0012，同时提供饲料，50% ~75% 湿度下饲养小鼠 3w，隔 2d 称量小鼠体重一次。

1.4 方法

1.4.1 FLV 免疫缺陷小鼠艾滋病模型制备　取 BALB/C 小鼠，雌性，适应性喂养 1d 后，将液氮罐中冻存的 FLV 感染小鼠的 10% 脾脏悬液取出，融化后用生理盐水稀释 75 倍，给小鼠腹腔注射 0.5mL 脾悬液的稀释液，并留出 10 只小鼠不接种作为正常对照组。接种过的小鼠按照体重随机分为 FLV 模型组、ATZ 组、唐草片组，益艾康大、中、小剂量组。常规喂养。小鼠接种第 2 天开始给药。正常对照组和 FLV 模型组灌胃生理盐水 0.4mL/d，益艾康大、中、小剂量组分别按照 4、2、1g·kg^{-1}·d^{-1}（相当于临床 32、16、8 倍）的剂量灌胃给药。ATZ 组按 200mg·kg^{-1}·d^{-1} 剂量灌胃给药，唐草片给药体积为 0.2mL/10g。每天给药一次，连续给药 21d。最后一次给药后 1h，称量小鼠体重，脱臼处死，无菌剖取脾脏和胸腺并称重。

1.4.2 脾指数和胸腺指数测定　计算各组小鼠的脾指数和胸腺指数。

1.5 统计学方法

应用 SPSS13.0 软件进行方差分析。

2 结果

2.1 对脾重及脾指数的影响

AZT 组的脾脏接近于正常对照组，脾脏增大不明显，其余各组均出现脾大，其中模型组脾大最明显。和模型组相比，益艾康小、中剂量和唐草片组对脾大的抑制较好（$P<0.05$），且益艾康小剂量组稍优于唐草片组。和模型组对比，AZT 组最小程度地减少脾指数。其次是益艾康中剂量组，接着是唐草片组、益艾康小剂量，益艾康大剂量组，说明益艾康中剂量组和唐草片组有相似降低脾指数的作用，但效果不如 AZT 组。见表 1。

2.2 对胸腺重量及胸腺指数的影响

模型组的胸腺重量减少明显，胸腺受抑制较显著，余组均能一定程度地增加胸腺重量，抗病毒，减少对胸腺组织的损伤。AZT 组胸腺重量接近于正常对照组（$P>0.05$）。益艾康小剂量组对胸腺的损害在余组中最小，其次是益艾康大剂量组。益艾康胶囊能够增加胸腺重量，和唐草片组相比没有统计学意义。模型组明显抑制胸腺的大小，而 AZT 组能明显地改善胸腺指数，接近正常对照组。益艾康胶囊组和唐草片组胸腺指数抑制效果接近，说明益艾康组能有效地降低胸腺指数，显示其增强免疫的作用可能与增强胸腺指数有一定的关系，见表 2。

表 1　益艾康对小鼠脾重和脾指数的影响（$\bar{x} \pm s$）

组别	n	鼠重（g）	脾重（g）	脾指数
正常对照组	10	17.60 ±2.706	0.07 ±0.013$^{2)}$	0.40 ±0.067$^{2)}$
模型组	13	17.65 ±1.298	2.02 ±0.539	11.41 ±2.966
AZT 组	11	17.01 ±1.146	0.09 ±0.011$^{2)}$	0.55 ±0.041$^{2)}$
唐草片组	11	17.72 ±1.839	1.39 ±0.870$^{1)}$	8.02 ±4.919$^{1)}$
益艾康大剂量组	10	18.28 ±1.531	1.67 ±1.032	9.08 ±5.428
益艾康中剂量组	12	17.89 ±1.413	1.40 ±0.959$^{1)}$	7.66 ±4.931$^{1)}$
益艾康小剂量组	9	17.77 ±1.763	1.34 ±0.816$^{1)}$	7.86 ±5.210$^{1)}$

与模型组比较：1）$P<0.05$，2）$P<0.01$，下表同

表 2　益艾康对小鼠胸腺重及胸腺指数的影响（$\bar{x} \pm s$）

组别	n	鼠重（g）	胸腺重（g）	胸腺指数
正常组	10	17.60 ±2.706	0.052 ±0.010$^{2)}$	0.303 ±0.076$^{2)}$
模型组	13	17.65 ±1.298	0.016 ±0.003	0.091 ±0.014
AZT 组	11	17.01 ±1.146	0.052 ±0.015$^{2)}$	0.304 ±0.085$^{2)}$
唐草片组	11	17.72 ±1.839	0.038 ±0.017$^{1)}$	0.213 ±0.109$^{2)}$
益艾康大剂量组	10	18.28 ±1.531	0.040 ±0.013$^{2)}$	0.218 ±0.078$^{2)}$
益艾康中剂量组	12	17.89 ±1.413	0.038 ±0.012$^{2)}$	0.217 ±0.021$^{2)}$
益艾康小剂量组	9	17.77 ±1.763	0.041 ±0.020$^{2)}$	0.222 ±0.103$^{2)}$

3 讨论

艾滋病“疫毒”侵犯五脏，首先犯脾。脾为后天之本，气血生化之源，脾脏受损，脾脏运化功能失常，气血生化无源，从而导致五脏气血阴阳俱虚，是贯穿艾滋病基本病机。五脏气血阴阳俱虚，首先卫外不能，易感外邪，其次五脏功能受损，则易产生痰饮水湿等变化。在艾滋病病变过程中，病机错综复杂，并非能以单一病机等加以概括。一般而言，艾滋病无症状期以正虚为主，当出现机会性感染时，则多以邪实为主。

总之，通过对艾滋病中医药治疗的临床观察，艾滋病之“疫毒”与中医学传统意义上的“疫毒”在传播途径、病因性质、病理变化等方面都有显著不同，与传统意义上的“虚劳病”亦有差别。一般而论，艾滋病无症状期，或其症状经治疗而缓解或消失后，其病机为五脏气血阴虚俱虚，尤其是脾肺气虚，即以正虚为主，当临床症状突出时，其病机则多以邪实为主或虚实夹杂，但也有以正虚为主者，如久泻、久喘、长期发热等。我们以上述理论为指导，对河南地区1000多例艾滋病患者进行辨证论治，取得了较好疗效。

本实验表明，FLV感染小鼠的脾重大小在一定程度上反映病毒对免疫系统的损害，脾指数是一个直观而可靠的指标。胸腺属中枢免疫器官，是免疫细胞生成、发育，接受抗原刺激成熟的场所。益艾康胶囊能显著增加FLV小鼠的脾指数，胸腺指数，增强动物的免疫力，效果和上市药物唐草片没有差别，但不如抗病毒药物AZT。益艾康胶囊治疗鼠艾滋病的机制有待进一步深入细致地研究。

参考文献（略）

（出自《中国老年学杂志》2015年第35卷第10期第2615－2617页）

益艾康含药血清对人NK－92MI细胞增殖及其效应分子颗粒酶穿孔素基因表达的影响

钱洁玉，桑 锋，李 杰，刘 真，何书杰，李 强，徐立然
（河南中医学院第一附属医院，河南省病毒性疾病中医药防治重点实验室，河南郑州 450000）

摘要 目的 探讨益艾康含药血清对人自然杀伤细胞增殖及其效应分子颗粒酶、穿孔素基因表达的影响。**方法** 培养人NK－92MI细胞系，设空白对照组，4％、8％、10％、15％含药血清组，48h后分别加入空白鼠血清及不同浓度的益艾康含药血清，继续培养6h后观测NK－92MI细胞数量变化、增殖及对其靶细胞K562的细胞毒效应；Real Time PCR检测NK细胞效应分子颗粒酶、穿孔素基因的表达。**结果** 与空白对照组相比，不同浓度的益艾康含药血清均能够促进NK－92MI细胞增殖，8％、10％益艾康含药血清组NK－92MI细胞的细胞毒效应明显高于空白对照组（$P<0.05$）；$2^{-\triangle\triangle Ct}$法分析表明8％益艾康含药血清能明显上调NK－92MI细胞颗粒酶基因的表达。**结论** 益艾康含药血清能显著促进NK－92MI细胞增殖，增强NK－92MI细胞毒功能，其机制可能与上调颗粒酶基因的表达有关。

关键词 益艾康；NK－92MI；细胞毒效应；颗粒酶；穿孔素

自然杀伤细胞（natural killer cells，NK）是天然免疫系统中的重要细胞，是主要的淋巴细胞群，其通过分泌细胞因子，促进活化CD_4细胞向T_H1辅助效应细胞分化和抑制细胞内病原体增殖、病毒复制进行重要的天然免疫反应。研究表明，HIV感染可引起NK细胞数量减少、功能失调，进而影响其细胞毒作用。因此研究如何在HIV疾病进展过程中提高NK细胞数量及功能成为中西医研究的热点。益艾康胶囊是治疗艾滋病的临床经验方，已经在国家中医药管理局艾滋病救治项目（河南）中推广使用，临床研究表明该制剂具有健脾益气，养血解毒之功效，且在临床推广中显著提高了艾滋病患者的免疫力。但其药理作用尚未完全阐明，本研究采用NK－92MI细胞系为研究对象，阐述益艾康胶囊对NK细胞数量及功能的影响，揭示其部分作用机制。

1 材料

1.1 细胞

人NK－92MI细胞株购于中科院昆明动物所；人慢性髓系白血病细胞株K562由本实验室保存。

基金项目：河南省中医药防治艾滋病专项课题（No. 2012ZK09）

1.2 药物

益艾康胶囊由河南省奥林特制药厂生产，批号Lz05002。

1.3 试剂

Cytotoxicity Detection KitPLUS（Roche 公司），Quanti－Fast SYBR Green PCR KIT（QIANGEN 公司），Revertaid 1st cDNA synth kit（MBI公司），引物由生工生物工程（上海）股份有限公司合成。

1.4 动物

SPF 级 Wistar 雌性大鼠 30 只，体重（230±20）g，由河南省实验动物中心提供，许可证号 SCXK（豫）2010－0002。

2 方法

2.1 含药血清的制备

大鼠按体重随机分为 2 组，即空白对照组和益艾康组。益艾康组（人参、黄芪、白术、茯苓、当归、川芎、白芍、黄芩等中药组成）给药剂量按照正常成人临床等效剂量折算，大鼠灌服 $2.08g \cdot kg^{-1}$，空白组给予等量蒸馏水。2 次/d，连续 4d。末次灌胃 1h 后水合氯醛麻醉，采用一次性非抗凝剂真空采血管从腹主动脉取血。静置 2h，2500r/min 离心 30min，分离的血清同组混匀，56℃水浴灭活 30min，用 0.22μm 微孔滤膜过滤除菌，分装，放入－80℃冰箱中保存备用。

2.2 细胞培养

NK－92MI 细胞 10% 胎牛血清的 1640 完全培养基；K562 细胞株 10 % 新生牛血清的 1640 完全培养基、37℃、5% CO_2 条件下培养。

2.3 细胞增殖实验

NK－92MI 细胞以 5×10^5 种板，培养 48h 后，1700r/min 离心弃培养基加空白鼠血清及不同浓度的益艾康含药血清培养基，每个浓度 10 个复孔，继续培养 6、12、24h，镜下观察其数量变化，每孔加 MTT 20μl（5mg/mL），孵育 4h，离心弃上清，加 DMSO 150μl，酶标仪 490nm 测 *OD* 值。

2.4 细胞毒效应实验

通过检测上清液中 LDH 含量来反映 NK－92MI 对靶细胞的杀伤作用。将 K562 细胞用 PBS 洗涤两次后调成 5×10^4/mL 浓度备用。NK－92MI 细胞以 5×10^5/mL 浓度种板培养 48h，1700r/min 离心，弃培养基加入空白鼠血清及不同浓度的益艾康含药血清培养基再培养 6h，根据 Roche 细胞毒检测试剂盒设靶细胞自然释放孔、靶细胞最大释放孔、效应细胞自然释放孔、实验孔、培养基背景孔。将靶细胞 100μl 加入到上述各孔（效靶比为 10∶1），每组 4 个复孔，培养箱中孵育 4h，其中靶细胞最大释放孔提前 15min 加裂解液。离心后分别收集上清于另一 96 孔板中，加反应液室温避光孵育 30min，酶标仪测 490nm OD 值。

2.5 Real Time PCR 检测

NK 细胞效应分子颗粒酶、穿孔素基因的表达 NK－92MI 细胞接种于 24 孔板，培养 48h 后 1700r/min 离心，弃培养基加空白鼠血清及不同浓度含药血清培养基继续培养 6h。收集细胞于无酶 EP 管中，PBS 洗涤 2 次，用 Trizol 试剂盒提取细胞总 mRNA。Thermo 逆转录试剂盒 20μl 体系合成 cDNA，－20℃保存。QuantiFast SYBR Green PCR 试剂盒进行 Realtime PCR 反应，25μl 体系，反应条件：94℃ 3min，94℃ 30s，58℃ 45s，72℃ 5min，35 个循环。每个样品设 3 个平行复孔。

2.6 统计学方法

用 SPSS16.0 统计软件分析数据，双侧 t 检验或 Mann－Whitney U 检验比较组间差异，所有的统计学检验均为双侧检验且假设检验的水准 α 等于 0.05。Real Time PCR 结果采用 $2^{-\triangle\triangle Ct}$ 法分析，大于 2 认为显著上调，小于 0.5 认为显著下调。

3 结果

3.1 益艾康含药血清对

NK－92MI 细胞增殖的影响 MTT 结果显示，与空白对照组相比，6h 不同浓度益艾康含药血清均能不同程度上促进 NK－92MI 细胞增殖，其中 8%、10%、15% 益艾康含药血清组增殖显著，差异有统计学意义（$P < 0.05$）。12h、24h 细胞增殖变化不明显，无统计学意义。见图 1。

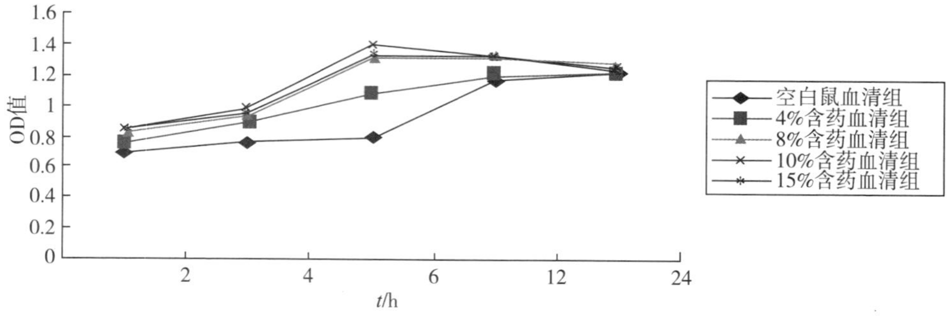

图 1 不同时间各含药血清组对 OD 值的影响

3.2 益艾康含药血清对NK-92MI细胞毒活性的影响

在效靶比均为10:1的条件下，8%、10%益艾康含药血清均能在一定程度上增强NK-92MI的细胞毒活性，与空白对照组相比差异显著（$P<0.05$）。4%、15%含药血清也能促进NK-92MI的细胞毒活性，但与空白对照组相比差异无统计学意义（$P>0.05$）。见表1。

表1 益艾康含药血清对NK-92MI细胞毒活性的影响（$\bar{x}\pm s$）

组别	6h杀伤率/%	效靶比
4%含药血清组	70.02±1.03	10:1
8%含药血清组	75.8±0.38*	10:1
10%含药血清组	77.21±0.78*	10:1
15%含药血清组	72.13±0.96	10:1
空白对照组	63.98±0.18	10:1

与正常对照组相比，*$P<0.05$

3.3 益艾康含药血清对NK-92MI细胞效应分子基因表达的影响

经益艾康含药血清处理后的NK-92MI细胞，其目的基因穿孔素、颗粒酶和内参基因β-actin扩增效率相同，可以采用$2^{-\triangle\triangle Ct}$法进行相对定量。与空白对照组比较，8%益艾康含药血清能显著上调NK-92MI效应分子颗粒酶的表达（$2^{-\triangle\triangle Ct}>2$），其他三组则无统计学意义。见表2。

表2 益艾康含药血清对NK-92MI细胞效应分子基因表达的影响（$2^{-\triangle\triangle Ct}$）

组别	穿孔素	颗粒酶
4%含药血清组	0.854	1.221
8%含药血清组	0.877	2.343
10%含药血清组	0.715	1.711
15%含药血清组	0.833	1.810
空白对照组	1.023	1.011

4 讨论

艾滋病（AIDS）是由人类免疫缺陷病毒（HIV）引起的一种严重传染病，病毒以攻击人类免疫系统为主，破坏人体CD_4^+ T淋巴细胞而引起免疫缺陷性疾病。目前治疗HIV感染的主要方法是以长期服用抗病毒西药为主，虽能明显保护机体的免疫系统、遏制病情，但随着病情的发展机体逐渐会产生耐药性，从而影响临床治疗效果甚至导致治疗失败。中医药治疗讲究整体治疗和辨证论治相吻合，全面考虑艾滋病患者的防治，可有效防止机体耐药性的出现，提高患者的免疫力。大量临床研究表明，很多中药复方或复方提取物有明显的抗HIV作用，如玉屏风散、八珍汤等；很多中药可增强机体免疫功能，提高淋巴细胞数量，如人参、白术、茯苓、枸杞子、黄芪等。益艾康胶囊是1996年河南省艾滋病治疗专家到艾滋病高发区巡诊后拟定的临床经验方，有健脾益气、养血解毒之功效，临床用于改善艾滋病患者免疫功能，对降低机会性感染发生率有较好的作用。

NK无须抗原预先致敏，就可直接杀伤某些肿瘤和病毒感染的靶细胞，在机体抗肿瘤和早期抗病毒的免疫过程中起重要作用。在HIV感染过程中，NK细胞数量减少、表面标志改变，影响了其细胞毒作用。本实验结果表明，不同浓度的益艾康含药血清均能明显促进NK-92MI细胞增殖。在效靶比同为10:1的条件下，8%、10%益艾康含药血清能明显增强NK-92MI细胞杀伤靶细胞的能力。NK细胞可通过释放毒性颗粒如颗粒酶和穿孔素直接杀伤病毒感染的靶细胞。正常情况下，颗粒酶/穿孔素主要存储于CTL/NK细胞的细胞毒颗粒中，不会对宿主细胞产生毒害，在CTL/NK细胞识别并连接靶细胞后，CTL/NK胞浆中的颗粒定向移位于接触部位，通过细胞排粒，颗粒中的穿孔素和颗粒酶释放到细胞间隙，穿孔素以单体形式插入靶细胞膜，并以Ca^{2+}依赖的形式聚集成多聚穿孔素，形成一种管状复合物“孔道”，促使颗粒酶进入靶细胞，引起靶细胞DNA断裂，导致靶细胞凋亡。已有实验发现：敲除穿孔素基因的小鼠，因缺乏穿孔素将使其细胞毒颗粒无功能，从而影响CTLs细胞的杀伤效果，造成T细胞免疫缺陷。在感染性疾病中，伴随着CTL/NK数目增加，颗粒酶水平也会升高，表明颗粒酶在感染性疾病的进程方面有重要作用。本研究结果显示，益艾康含药血清能明显上调NK细胞颗粒酶基因的表达，这可能是其增强NK-92MI细胞杀伤功能的机制之一。

最需要指出的是，中药含药血清实验方法优点在于将体内与体外相结合，实验结果与在体实验有较好的一致性，能够通过有效成分在血中的动态变化更好地反映中药复方的配伍原则和药物的量效关系，多用在复方药理作用研究。但是本方法存在局限性，例如体外培养难以达到体内的真实血药浓度，血清二次重复作用于细胞，将可能掩盖含药血清的实际作用等。

综上所述，本研究结果表明益艾康含药血清能促进NK-92MI细胞增殖，增强NK-92MI细胞毒功能，其机制与上调颗粒酶基因的表达有关。今后我们将从发生机制，进行深入研究，明确益艾康提高艾滋病患者免疫力的机制。

参考文献（略）

（出自《时珍国医国药》2015年第26卷第4期第873-875页）

基于对通透性及紧密连接的影响探讨益艾康对HIV/AIDS肠黏膜屏障损伤的保护作用

桑　锋[1,2]，李　强[1,2]，钱洁玉[1,2]，李　杰[1,2]，刘　真[1,2]，
岳静宇[1,2]，沈俊岭[1,2]，邓博文[1,2]，李承乘[1,2]，徐立然[1,2]
（1. 河南中医药大学第一附属医院，河南郑州450000；2 河南省病毒性疾病中医药防治重点实验室，河南郑州450000）

摘要　目的　通过观察益艾康对IFN－γ损伤肠黏膜屏障通透性及紧密连接的影响，探讨益艾康对HIV/AIDS肠黏膜屏障损伤的保护作用。**方法**　利用IFN－γ刺激Caco－2单层细胞屏障模拟体内HIV损伤肠黏膜的病理过程，实验分为空白对照组、IFN－γ组、益艾康组、IFN－γ＋益艾康组，观察不同时间点下列指标变化：跨细胞膜电阻抗值变化；荧光素钠透过率改变；紧密连接蛋白ZO－1蛋白及mRNA变化。**结果**　与空白对照组相比，IFN－γ干预不同时间点TEER值均有所降低，48h降低最为明显（$P<0.05$），与IFN－γ组相比，益艾康在不同时间点均能提高Caco－2细胞单层TEER值；IFN－γ干预不同时间后，荧光素钠的渗漏量均由不同程度的增加，48h后降低已非常明显，与空白对照相比差异显著（$P<0.05$），与IFN－γ组相比，益艾康能明显降低荧光素钠的渗漏量（$P<0.05$）；与空白对照组相比，IFN－γ能引起Caco－2细胞单层ZO－1蛋白及mRNA表达下降（$P<0.05$），而益艾康含药血清能提高肠黏膜屏障损伤模型ZO－1蛋白及mRNA的表达（$P<0.05$）。**结论**　益艾康能降低IFN－γ引起的肠黏膜屏障的通透性增加，维持肠黏膜屏障的完整性，其机制与抑制紧密连接蛋白ZO－1的表达下降从而维持正常的紧密连接相关。

关键词　艾滋病；肠黏膜屏障损伤；益艾康；ZO－1

艾滋病患者肠道屏障功能严重受损，HIV感染使机体免疫功能过度激活，免疫细胞大量释放肿瘤坏死因子－α（TNF－α）、γ－干扰素（IFN－γ）等细胞因子，进而损伤肠道屏障功能，肠腔内的细菌及内毒素通过肠壁进入淋巴、血液及远隔器官，引起机体感染及损伤。因此，HIV在肠黏膜大量复制，损伤肠黏膜上皮屏障，导致肠道微生物易位，是全身免疫异常激活的重要原因。益艾康胶囊是治疗艾滋病的临床经验复方，临床疗效稳定，尤其是减少腹泻等HIV/AIDS患者机会性感染发生频次，提高患者生存质量，降低病死率。本实验利用IFN－γ刺激Caco－2肠黏膜屏障体外模型模拟体内HIV损伤肠黏膜的病理过程，观察益艾康干预后，肠黏膜屏障的通透性和完整性的改变，探讨益艾康胶囊对肠黏膜的保护作用。现报告如下。

1　材料与方法

1.1　实验动物

SPF级Wistar雌性大鼠30只，体质量（230±20）g，由河南省实验动物中心提供，许可证号：SCXK（豫）2010－0002，饲养环境温度20～25℃，相对湿度50%～65%。

1.2　试药与仪器

1）试药。Caco－2细胞：购自中国科学院上海细胞生物学研究所。DMEM高糖培养基、胎牛血清：Hyclone，Thermo公司（美国）。噻唑蓝（MTT）：Sigma公司（美国）。荧光素钠（粉剂）：Sigma公司（美国）。益艾康胶囊：河南省中医药研究院提供，制剂批号：Lz05002。IFN－γ：Sigma公司（美国）。兔抗ZO－1多克隆抗体、小鼠抗β－Actin单克隆抗体、牛抗小鼠IgG二抗、山羊抗兔IgG二抗：Santa Cruz公司（美国）。2）仪器。CO_2细胞培养箱：Termo 3111，美国。超净工作台：DL－CJ－2ND，哈尔滨东联。倒置荧光相差显微镜：Olympus CKX41－A32PH，日本。台式低速离心机：TD24－WS，长沙湘仪。电阻测定仪：Millipore Millicell－ERS，美国。酶标仪：BD 680，美国。

1.3　肠黏膜单层屏障模型的构建

Caco－2细胞接种在24孔Transwell培养板（0.4μm孔径，0.65cm直径）中，接种密度为5×10^4个/cm^2，每孔200μL，基底侧加入培养液800μL，接种24h后更换培养液，接下来1周隔天换液，1周后每日换液。细胞培养21d后待用。

1.4　益艾康含药血清的制备

SPF级Wistar雌性大鼠随机分为空白对照组和益艾康组。益艾康组给药剂量按照正常成人临床等效剂量折算，大鼠灌服2.08g/kg，空白组给予等量蒸馏水。每日2次，连续4d。末次灌胃1h后腹主动脉取血。分离血清，56℃灭活30min，0.22μm微孔滤膜过滤除菌后，分装，－80℃冰箱中保存备用。

基金项目：国家自然科学基金项目（81603403）；河南省高等学校重点科研项目（15A360029）；河南省基础与前沿技术研究（132300413215）；河南省中医药防治艾滋病专项课题（2012ZK07）

1.5 不同浓度益艾康含药血清对 Caco－2 细胞活性和增殖的影响

取对数生长期 Caco－2 细胞接种于 96 孔培养板，细胞分为实验组和空白对照组，实验组分别加入含不同浓度益艾康含药血清的培养基（5%、10%、15%、20%，用空白鼠血清将各含药血清组按照最大浓度含药血清组所含血清量补足），空白对照孔加入空白鼠血清。分别培养 12、24、48、72h 后，MTT 法检测各实验组细胞的增殖率。

1.6 益艾康含药血清对 Caco－2 单层细胞跨细胞电阻（TEER）的影响

细胞 Caco－2 细胞形成单层屏障后，用 IFN－γ、益艾康含药血清进行干预并分组：空白对照组（空白鼠血清）、IFN－γ 组（模型组）、益艾康组、IFN－γ＋益艾康组，每组 3 个复孔，设 3 个时相点：24h、48h、72h。用电阻仪测量各组单层细胞不同时间点的跨膜电阻值。

1.7 益艾康含药血清对 Caco－2 单层细胞荧光素钠渗漏量的影响

分组方法同“1.6”项下方法。在相应时间点吸弃培养板内培养液，在腔侧加入荧光素钠（用 Hanks 液配制质量浓度为 2g/L）200μL，基底侧加入 Hanks 液 800μL，培养 2h 后分别取样 100μL，在激发波长 427nm，发射波长 536nm 的条件下，检测荧光强度，根据标准曲线计算荧光素钠在基底侧转运液的浓度及渗透系数，荧光素钠渗漏率＝基底侧荧光素钠漏出量/腔侧荧光素钠加入量×100%。

1.8 Western blot 检测各组细胞总蛋白中 ZO－1 的表达变化

用细胞刮刮下 Transwell 腔侧的 Caco－2 单层细胞，PBS 洗 2 次，RIPA 裂解液裂解细胞，提取细胞总蛋白。按照 BCA 蛋白浓度测定试剂盒说明书进行蛋白定量。SDS－PAGE 电泳，转膜，脱脂奶粉封闭，一抗（ZO－1）4℃孵育过夜，二抗室温孵育 1h，ECL 孵育 3～5min，暗室曝光、显影、定影。扫描 X 光片上的蛋白条带，利用软件分析计算各条带的灰度值，以目的蛋白条带灰度值与内参蛋白（β－actin）条带灰度值的比值表示目的蛋白的相对表达量。

1.9 Real time PCR 检测各组细胞 ZO－1mRNA 的表达变化

收集 Transwell 腔侧的 Caco－2 单层细胞，PBS 洗 2 次。试剂盒提取细胞总 RNA，核酸蛋白测定仪测定样品 RNA 浓度和纯度，参照试剂盒说明书配置反转录体系，42℃ 30min、85℃ 5min 进行反转录反应。引物由上海生工生物工程股份有限公司合成。GAPDH 序列：上游 5′－AAGACCTTGGGCTGGGACTG－′3，下游 5′－TGGCTCGGCTGGCGAC－3′，产物 168bp。ZO－1 序列：上游 5′－TTATTTGGGCTGTGGCGTGA－3′，下游 5′－AATCCAGGAGCCCTGTGAAG－3′，产物 184bp。以反转录获得的 cDNA 为模板，参照 SYBR ® Green Master Mix 试剂盒说明书配制荧光定量 PCR 反应体系，35～40 个循环。GAPDH 作为内参基因，利用 $2^{-\Delta\Delta Ct}$ 法分析各组目的基因的表达变化。$2^{-\Delta\Delta Ct} \geq 2$，组间比较目的基因表达明显增高；$2^{-\Delta\Delta Ct} \leq 0.5$，组间比较目的基因表达明显降低。

1.10 统计学处理

应用 SPSS17.0 统计软件。计量资料以（$\bar{x} \pm s$）表示，组间比较采用 t 检验；计数资料用百分率表示，组间比较采用 χ^2 检验。$P<0.05$ 为差异有统计学意义。

2 结果

2.1 不同浓度益艾康含药血清对 Caco－2 细胞增殖活性的比较

见表 1。与空白对照组比较，5%、10% 益艾康含药血清能不同程度的促进 Caco－2 的增殖活性，以 10% 含药血清最为明显；15%、20% 益艾康含药血清在短时间能促进 Caco－2 的增殖，随时间延长其增殖能力下降。因此本研究后续实验以 10% 含药血清浓度为最佳干预浓度。

表 1 不同浓度益艾康含药血清对 Caco－2 细胞增殖活性的比较（%，$\bar{x} \pm s$）

组别	12h	24h	48h	72h
5% 含药血清组	3.22±0.24	6.14±0.41	11.54±0.79△▲	12.06±2.44
10% 含药血清组	3.75±0.27	9.73±0.38	18.66±1.32▲	13.69±1.89
15% 含药血清组	5.76±0.38	13.19±1.13	11.78±1.27△	8.11±1.76
20% 含药血清组	7.24±0.36	15.34±1.45	11.28±1.73△	7.37±2.23

与 10% 含药血清组 48h 比较，△$P<0.05$；与本组 24h 比较，▲$P<0.05$。

2.2 各组细胞肠黏膜屏障 TEER 变化比较

见表 2。与空白对照组相比，IFN－γ 干预不同时间点 TEER 值均有所降低，48h 降低最为显著（$P<0.05$），与 IFN－γ 组相比，益艾康在不同时间点均能提高模型组 Caco－2 细胞单层 TEER 值。

表 2 各组细胞肠黏膜屏障 TEER 变化比较（%，$\bar{x} \pm s$）

组别	24h	48h	72h
空白对照组	537±89	529±53	562±73
IFN－γ 组	462±52	275±35△	312±173
益艾康组	558±72	539±82▲	573±64
IFN－γ＋益艾康组	484±64	393±87▲	488±66

与空白对照组比较，△$P<0.05$；与 IFN－γ 组比较，▲$P<0.05$。下同。

2.3 各组细胞肠黏膜屏障通透性比较

见表3。结果显示，IFN－γ干预不同时间后，荧光素钠渗漏量均有不同程度的增加，48h后增加已非常明显，与空白对照比较，差异显著（$P<0.05$）；与IFN－γ组相比，益艾康能明显降低荧光素钠的渗漏量（$P<0.05$）。

表3 各组细胞荧光素钠透过率比较（%，$\bar{x}\pm s$）

组别	24h	48h	72h
空白对照组	12.02±1.03	15.24±1.03	20.17±1.03
IFN－γ组	15.25±1.28	36.88±2.37△	55.70±3.38△
益艾康组	12.21±0.78	14.68±2.43▲	23.21±1.32▲
IFN－γ+益艾康组	14.13±0.96	22.25±1.64▲	36.48±3.76▲

2.4 各组细胞ZO－1蛋白表达变化比较

见图1，表4。与空白对照组相比，IFN－γ干预后，ZO－1蛋白表达量显著降低（$P<0.05$）；益艾康能明显提高ZO－1蛋白的表达，与IFN－γ组比较，差异有统计学意义（$P<0.05$）。

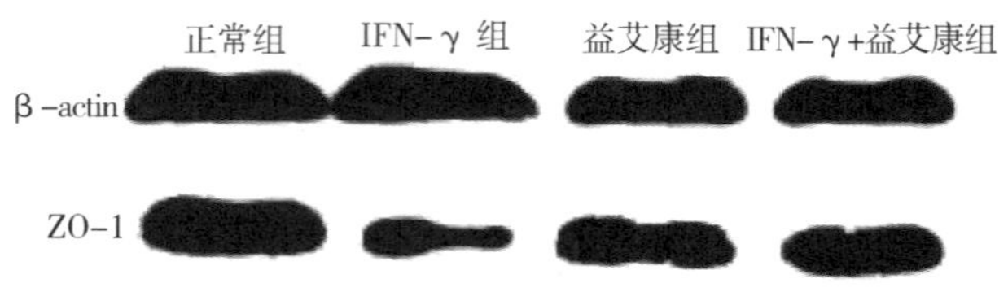

图1 各组细胞紧密连接蛋白ZO－1的表达

表4 各组细胞ZO－1蛋白表达比较（$\bar{x}\pm s$）

组别	ZO－1相对表达量
空白对照组	1.14±0.25
IFN－γ组	0.45±0.13△
益艾康组	1.07±0.21▲
IFN－γ+益艾康组	0.94±0.27▲

2.5 各组细胞ZO－1mRNA表达变化比较

见表5。IFN－γ组ZO－1mRNA相对表达量明显低于空白对照组，益艾康组ZO－1mRNA相对表达量明显高于IFN－γ组。

表5 各组细胞ZO－1mRNA表达比较（%，$\bar{x}\pm s$）

组别	GAPD（Ct值）	ZO－1		
		Ct值	△Ct值	$2^{-\triangle\triangle Ct}$
空白对照组	15.88±1.73	19.78±1.48	3.90±1.76	
IFN－γ组	15.97±2.65	23.59±2.16	7.62±1.48	0.08△
益艾康组	16.73±1.91	22.51±2.80	5.78±1.17	3.58▲
IFN－γ+益艾康组	15.57±1.70	20.07±3.74	4.50±0.68	8.69▲

3 讨论

胃肠道黏膜病变是HIV感染的一个代表性特征。超过85%的艾滋病毒感染是通过黏膜传输进行，在HIV感染的所有阶段均存在定量和定性的黏膜免疫感染。肠道是HIV复制的主要场所，HIV感染的主要特点是胃肠道固有层中$CCR5^+$记忆CD_4^+T细胞的大量丢失。这种损失归因于HIV对细胞的直接杀伤作用和未感染细胞的凋亡作用。而肠道内CD_4^+T细胞的损耗意味着免疫功能异常和肠道上皮完整性的破坏，进而导致微生物易位增加、免疫激活和疾病的进展。此外，派氏淋巴小结及固有层CD_4^+T细胞的消耗使产生分泌型IgA和防御素的能力降低，使肠道微生物持续过度生长，微生物易位导致血浆中脂多糖（LPS）和16SrRNA水平增加，进而可以引起慢性局部和全身性免疫激活的发展，最终使病情恶化。

中医学认为，脾胃为人体后天之本，是气血生化之源，脏腑经络之枢。“脾旺四季不受邪”“内伤脾胃，百病由生”。徐立然等提出“脾为枢机”的观点，认为艾滋病的病因为“疫毒”内侵，经血液、黏膜或胚胎而侵入体内，首先损伤脾脏，脾虚是其发病的重要环节，更是贯穿艾滋病发病全过程的基本病机。中医脾胃系统的功能与现代医学认为胃肠道具有消化吸收、能量代谢、黏膜屏障和免疫防御等生理功能基本一致。《灵枢·五癃津液别》“脾为之卫”更可以看作是对肠道屏障功能的高度概括。

益艾康胶囊是1996年河南省艾滋病治疗专家到艾滋病高发区巡诊后拟定的临床经验方，临床疗效肯定，经过10余年的临床应用及研究初，步证实益艾康胶囊能够改善HIV/AIDS患者临床症状、体征，尤其是减少HIV/AIDS患者机会性感染发生频次，提高患者生存质量，降低病死率。本研究结果显示，用10%的益艾康含药血清处理后，Caco－2细胞单层TEER值明显高于IFN－γ组，荧光素钠的渗漏量明显降低。这些均提示，益艾康能降低IFN－γ引起的肠黏膜屏障的通透性增加，维持肠黏膜屏障的完整性，益艾康对IFN－γ引起的肠黏膜屏障体外模型的损伤有一定的保护作用。对HIV/AIDS肠黏膜屏障的保护作用可能是益艾康改善机体免疫状态、降低机会性感染发生频率的重要机制。细胞间紧密连接是构成肠黏膜机械屏障、维持肠黏膜完整性的主要结构，ZO－1是最早发现的紧密连接的重要成分之一，其表达量的变化能够影响正常肠黏膜结构的完整性。本研究结果发现，IFN－γ干预后，肠黏膜屏障ZO－1表达量明显降低，而益艾康含药血清能明显抑制这种变化的发生，益艾康与 IFN－γ 共同干预肠黏膜屏障后，与单纯 IFN－γ 组相比，Caco－2 单层屏障细胞中 ZO－1 的表达量显著升高。这提示，益艾康保护肠黏膜的机制可能与增加紧密连接蛋白 ZO－1 的表达从而维持肠黏膜细胞之间紧密连接结构的完整性有关。

参考文献（略）

（出自《中国中医急症》2018 年第 27 卷第 5 期第 769－772 页）

雷公藤在 HIV－1/AIDS 辅助治疗方面的研究现状

李春杏，李太生，朱　珠，谢　静，吕　玮

（中国医学科学院，北京协和医学院，北京协和医院，北京 100730）

摘要　查阅近 20 年国内外相关文献，对雷公藤抗 HIV－1 活性单体的药理学研究、对 HIV－1 患者免疫激活的影响、单体成分的毒理学、制剂中单体含量及药动学研究做一概述，旨在分析雷公藤在 HIV－1/AIDS 辅助治疗方面的应用趋势。

关键词　雷公藤；抗 HIV－1 活性；免疫激活；毒理学；含量；药动学

自 20 世纪 90 年代，高效抗逆转录病毒治疗（highly active antiretroviral therapy，HAART）应用于艾滋病（acquired immune deficiency syndrome，AIDS）的治疗以来，艾滋病的治疗取得了突破性的进展。HAART 可以有效抑制人类免疫缺陷病毒（human immunodeficiency virus－1，HIV－1）的复制，使 HIV－1 患者 CD_4^+ T 细胞恢复至正常水平，从而达到免疫功能重建。然而在临床治疗中发现，仍有 20% 的患者经过长期 HAART 治疗，病毒被有效抑制（HIV－1 病毒＜50copies/mL），但其 CD_4^+ T 细胞不能恢复至正常水平（CD_4^+ T 细胞相对基线增长＜20% 或计数＜300cells/μL），这类患者免疫功能重建失败。目前，对这 20% 免疫重建失败的患者，国内外尚无有效的治疗方案。

已上市的五大类抗 HIV－1 治疗药物具有窄谱特点，且通常具有诸如皮疹、高血压、疲劳、贫血、粒细胞减少、胰腺炎、外周神经炎等不良反应，病毒的耐药性也逐渐增加。

要彻底改善 HIV－1 患者免疫功能，探索新的抗 HIV－1 治疗方案或是辅助治疗方案成为必要。人们尝试从我国中草药资源中寻找作用机制新颖的抗 HIV－1 辅助治疗药物。

雷公藤（Triptergium wilfordii Hook. f）主要的活性成分为生物碱类、二萜类和三萜类，化学成分非常复杂。研究发现，雷公藤红素等萜类和生物碱类活性单体具有抑制 HIV－1 病毒复制的作用；雷公藤具有抑制 HIV－1 患者免疫激活的作用。本文重点围绕雷公藤抗 HIV－1 活性的药理学研究、抑制 HIV－1 患者免疫激活的研究、雷公藤毒理学研究、制剂中单体含量及人体内药动学研究做一扼要概述。

雷公藤抗 HIV－1 活性成分

按发现的先后顺序，将雷公藤单体及其抗 HIV－1 活性介绍如下。

1. 萨拉子酸（salaspermic acid）　1992 年 Chen K 等首次从雷公藤中提取分离三萜类化合物萨拉子酸，经波谱数据分析及晶体 X 射线衍射分析确定其分子式和结构式，分子式为 $C_{30}H_{48}O_4$。对其进行如下抗 HIV－1 活性检测：取相同 H9 淋巴细胞（3.5×10^6cells/mL）两份，实验组加入 HIV－1 病毒，对照组不加 HIV－1 病毒，两组经孵育后，取适量均匀置于 24 孔含等体积待测化合物的培养板中，37℃ 孵育 3h。通过细胞计数仪计算对照组细胞密度，用于评估待测化合物的毒性，计算其半数致死量 IC_{50} 值。p24 抗原捕获分析测定实验组培养基中的 HIV－1 病毒，计算其半数有效量 EC_{50} 值。

结果发现，萨拉子酸在感染的 H9 淋巴细胞中抑制 HIV－1 复制的 EC_{50} 值为 5μg/mL，抑制未感染的 H9 淋巴细胞的 IC_{50} 值为 25μg/mL，治疗指数（therapeutic index，TI）为 5。一般认为 TI＞5，即具有显著的生物活性。作者还发现萨拉子酸对 HIV－1 重组逆转录酶相关的逆转录有抑制活性，且这种效应呈模板－引物依赖性，即应用不同的模板－引物，得到不同的 EC_{50} 值。

2. 雷公藤福定（tripterifordin）和 neotripterifordin　Chen K 等从雷公藤根中提取分离一种新的贝壳杉烷型二萜内酯雷公藤福定，其分子式为 $C_{20}H_{30}O_3$，按上述方法对其进行抗 HIV－1 活性检测。在 H9 淋巴细胞中抑制 HIV－1 复制的 EC_{50} 值为 6μmol/L，15μmol/L 时对未感染的 H9 淋巴细胞仍无抑制。

1995 年 Chen K 等从雷公藤根中提取分离另一种新的贝壳杉烷型二萜内酯 neotripterifordin，为雷公藤福定的同分异构体。对 neotripterifordin 进行抗 HIV－1 活性检测，在 H9

基金资助：国家“艾滋病和病毒性肝炎等重大传染病防治”科技重大专项“十二五”计划（No. 2012ZX10001003）

淋巴细胞中抑制 HIV－1 复制的 EC_{50} 值为 25nmol/L，3100nmol/L 时对未感染的 H9 淋巴细胞仍无抑制，TI 为 125。与雷公藤福定相比，neotripterifordin 具有更显著的抗 HIV－1 活性。

3. 雷公藤红素（tripterine） Tat 是 HIV－1 基因组有效转录必须的一种早期病毒编码蛋白，Tat 蛋白含 4 个区域：1～19 个氨基酸残基的 N 末端区、20～39 个氨基酸残基的半胱氨酸富含区、40～47 个氨基酸残基的核心区、48～56 个氨基酸残基的基础区，这 4 个区域对 Tat 发挥反式激活功能必不可少，尤其是半胱氨酸富含区。

2011 年 Narayan V 等首次把 Tat 作为抗 HIV－1 的 1 个小分子靶点，作者发现一种迈克尔亲电受体（Michael acceptor electrophile，MAE），通过作用于 Tat 蛋白的半胱氨酸富含区，能抑制 Tat 依赖的转录。为了寻找中药来源的 MAE，对阿魏酸、姜黄色素、迷迭香酸、藤黄酸、雷公藤红素等 5 种中药做了检测，它们抑制 Tat 依赖的转录程度分别为 50%、55%、40%、60%、80%，可见雷公藤红素（0.1μmol/L）对 Tat 展示出最强的抑制活性。应用生物化学技术进一步研究，揭示了雷公藤红素通过共价结合半胱氨酸的巯醇基抑制其反式激活功能，表明雷公藤红素可以作为先导化合物开展新的抗 HIV 治疗方案。

4. 雷公藤甲素（triptolide） Wan Z T 等研究表明雷公藤甲素通过促进 Tat 蛋白降解来抑制 HIV－1 基因的转录和复制。胞外实验证明，雷公藤甲素对 HIV－1 感染的外周血单个核细胞（peripheral blood mononuclear，PBMC）EC_{50} 值在 0.9～1.5nmoL 之间，IC_{50} 值在 11.2～15.3nmoL 之间，TI 在 7.5－17.0 之间。

5. 其他 此外，Duan H Q 等和 Horiuch M 等对倍半萜烯吡啶生物碱雷公藤酮 A 和雷公藤酮 B，昆明山海棠素 A、昆明山海棠素 B、昆明山海棠素 D 及一系列雷公藤类似单体雷公藤定碱（wilfordine）、雷公藤春碱（wilfortrine）、雷公藤次碱（wilforine）、雷公藤晋碱（wilforgine）、卫矛碱（euonymine）、hyponine A、hyponine B、hyponine D、hyponine F、forrestine、cangoronine E－1、neoeuonymine 等进行抗 HIV－1 活性筛选；2006 年 Horiuch M 等从雷公藤根中提取 3 种倍半萜烯吡啶生物碱 tripfordine A－C 并对其进行抗 HIV－1 活性筛选，见表 1。

Horiuch M 等综合新分离出的单体 tripfordine A－C 和已知的十几种单体抗 HIV－1 活性筛选数据，进行抗 HIV－1 活性单体的结构－活性关系研究，发现连接吡啶环的羧甲基链不是抗 HIV－1 活性的关键结构，相反，C－8'或 C－9'的羟基基团影响着单体的抗 HIV－1 活性。

雷公藤对 HIV－1 患者免疫激活的辅助治疗趋势

对 20% 免疫重建失败的 HIV－1 患者，可能的影响因素有年龄、基线 CD_4^+ T 细胞计数、免疫激活、乙型或丙型肝炎病毒（hepatitis B viru，HBV 或 hepatitis C viru，HCV）共感染等。其中，免疫激活占据主导地位。

表 1 雷公藤提取物中抗 HIV－1 的萜类和生物碱类活性单体一览表

药物名称	IC_{50}	EC_{50}	TI	药物名称	IC_{50}	EC_{50}	TI
萨拉子酸	25μg/mL	5μg/mL	5	tripfordine A	>25μg/mL	13.4μg/mL	1.9
雷公藤酮 A	>100μg/mL	2.5μg/mL	39.4	tripfordine B	>25μg/mL	NS	–
雷公藤酮 B	>100μg/mL	<0.10μg/mL	>1000	tripfordine C	>25μg/mL	NS	–
昆明山海棠素 A	>100μg/mL	0.13μg/mL	>769	hyponine A	27.7μg/mL	1.0μg/mL	27.7
昆明山海棠素 B	>100μg/mL	0.1μg/mL	>1000	hyponine B	>100μg/mL	0.10μg/mL	>1000
昆明山海棠素 D	22.2μg/mL	NS	–	hyponine D	20.2μg/mL	NS	–
雷公藤次碱	>100μg/mL	NS	–	hyponine F	>100μg/mL	35.2μg/mL	>2.8
雷公藤晋碱	>100μg/mL	NS	–	cangoronine E－1	56.8μg/mL	0.90μg/mL	63.4
雷公藤定碱	20.0μg/mL	<0.10μg/mL	>200	euonymine	22.8μg/mL	0.20μg/mL	113
雷公藤春碱	>100μg/mL	<0.10μg/mL	>1000	neoeuonymine	>100μg/mL	0.88μg/mL	>113
雷公藤福定	>15μmol/L	6μmol/L	>2.5	forrestine	100μg/mL	0.48μg/mL	>208
雷公藤红素	–	<0.10μmol/L	–	neotripterifordin	3100nmol/L	25nmol/L	125
雷公藤甲素	11.2－15.3nmoL	0.9－1.5nmoL	7.5－17.0	齐多夫定	500μg/mL	0.012μg/mL	41667

注：NS = no suppression

北京协和医院艾滋病诊疗中心对接受 HAART 治疗后，血浆 HIV－RNA <50copies/mL 达 18 个月以上，CD_4^+ T 细胞计数 <300cells/μL、长期随诊的 18 例免疫重建失败 HIV－1 患者，在原有 HAART 治疗的基础上加用雷公藤多苷片 10 或 20mg，每日 3 次，治疗 12 个月。结果发现，雷公藤多苷片可显著提高免疫重建失败 HIV－1 患者外周血 CD_4^+ T 淋巴细胞计数，以记忆 CD_4^+ T 细胞增长为主，且增长的 CD_4^+ T 细胞为有功能性的 $CD_4^+CD_{28}^+$ T 细胞；雷公藤多苷片总体上可以使免疫重建失败 HIV－1 患者的 T 细胞激活亚群水平下降，以 CD_{28}^+ 的 T 细胞激活亚群水平的降低为主。表明雷公藤多苷片可以使免疫重建失败 HIV－1 患者 CD_4^+ T 细胞明显增长，同时抑制其免疫激活。

雷公藤甲素和雷公藤红素可以影响脂多糖（lipopolysaccharide，LPS）刺激后抗反转录病毒治疗的 HIV－1 患者 PBMC 中干扰素刺激基因 15（IFN－simulated gene，ISG15）、MxA 和 MxB 基因的表达，ISG15、MxA 和 MxB 基因可以体现 HIV－1/AIDS 免疫激活状态。

雷公藤红素 5ng/mL 可以抑制抗反转录病毒治疗的 HIV－1 患者 PBMC 中 MxA 和 MxB 基因表达；10ng/mL 可以抑制其 ISG15 基因的表达。

雷公藤甲素 1ng/mL 可以抑制抗反转录病毒治疗的 HIV－1 患者 PBMC 中 ISG15 基因的表达；5ng/mL 可以抑制其 MxB 基因的表达；10ng/mL 可以抑制其 MxA 基因表达。

雷公藤的毒理学研究和不良反应

雷公藤的药效作用较高，但治疗窗较狭窄，量－效曲线较陡。不良反应较突出，具有肝脏、心脏、肾脏、生殖及血液系统毒性等，其临床前毒理学研究及临床不良反应数据见表 2，可为各单体成分在临床使用中治疗窗的研究提供参考，进一步为雷公藤制剂合理质量标准的制定提供依据。

表 2　雷公藤临床前毒理学研究及 3 个临床不良反应数据

雷公藤制剂及单体名称	物种类型	给药途径	毒性剂量及疗程	毒性反应
雷公藤多苷片	类风湿性关节炎患者	口服	40mg/d，每日 2 次，30d	急性肝损伤
雷公藤多苷片	双下肢水肿伴泡沫尿患者	口服	40mg/d，每日 2 次，9d	急性肝损伤
雷公藤甲素	小鼠	腹腔注射	IC_{50}0.725mg/kg	肝毒性
		口服	IC_{50}0.788mg/kg	肝毒性
雷公藤提取物	SD 大鼠	静脉	68mg/kg，每日 1 次，30d	心脏毒性
			34mg/kg，每日 1 次，90d	心脏毒性
雷公藤甲素	大鼠	静脉	0.6、1.2、2.4mg/kg	心脏毒性
雷公藤红素	斑马鱼胚胎	静脉	2、3、4μmol/L	心脏毒性
雷公藤多苷片	Beagle 犬	灌胃	60mg/kg，每 48h 一次，120mg/kg	心脏毒性
雷公藤多苷片	大鼠	灌胃	600mg/kg，1200mg/kg，16d	肾毒性
雷公藤甲素	大鼠	灌胃	40μg/kg，7 周	肾毒性
雷公藤多苷片	昆明雄鼠	灌胃	$45mg \cdot kg^{-1} \cdot d^{-1}$，40d	生殖毒性
雷公藤甲素	SD 大鼠	灌胃	$400\mu g \cdot kg^{-1} \cdot d^{-1}$，28d	生殖毒性
雷公藤多苷片	风湿性疾病患者	口服	30～60mg/d，40d	血液系统毒性

1978 年，昆明医学院附一院用雷公藤甲素注射液治疗白血病进行了初期临床观察。从 5μg/kg 剂量开始，进行了 6 组 12 例的初步临床治疗，日剂量加至 30μg/kg 时初见疗效，当日剂量加至 40μg/kg 时即开始有毒性反应且导致停药。另有文献评估雷公藤甲素对类风湿性关节炎患者（15 例）的治疗效果，雷公藤甲素剂量控制在 0.5～0.7mg/d，虽然大多数患者各项指标都有了显著改善，然而严重的不良反应导致 47% 患者撤出了雷公藤甲素治疗组。

雷公藤制剂中单体含量的研究现状

雷公藤化学成分复杂，药理活性多样，但迄今未成功研制出单一成分的药物，上市的雷公藤制剂主要有雷公藤多苷片、雷公藤片及昆明山海棠片。

雷公藤制剂中各单体成分含量差异悬殊，不同企业生产的雷公藤制剂，甚至同一企业生产的不同批号的产品，雷公藤单体含量有很大差异。钟丽芳等测定 10 家企业 60 批雷公藤多苷片中雷公藤红素的含量，每片含雷公藤红素 0.8～731.3μg，不同厂家生产的雷公藤多苷片，雷公藤红素含量最大差异达到 900 倍；同一生产企业的不同批号的雷公藤多苷片，雷公藤红素含量最大差异也有 9 倍。3 个厂家生产的雷公藤多苷片中雷公藤甲素含量最高为 20μg/片，最低为 0.94μg/片，差异达 20 倍。

Luo X L 等测定 5 个厂家生产的雷公藤多苷片，雷公藤内酯甲含量最高 31.0μg/片，最低为 4.54μg/片，差异达 8 倍；雷公藤氯内酯醇的含量最高为 6.34μg/片，最低为 <0.10μg/片，差异达 60 倍；去甲泽拉木醛的含量最高为 56.10μg/片，最低为 <0.15μg/片，差异达 370 倍。

雷公藤制剂中有效单体成分含量相差悬殊，不仅给复方制剂给药后活性单体药动学研究带来困难，也难以判断制剂中的活性单体剂量与临床疗效及安全性的关系。

关于测定人血样中雷公藤单体血药浓度的研究现状

雷公藤制剂中有效成分含量在 μg/片，甚至 ng/片，含量极低。对人血浆中单体成分血药浓度测定所用生物样本分析方法学灵敏度要求比较高。仅 OuYang X K 等、YAO J C 等、ChenK B 等、Xu Q 等、Cai M Q 等利用液相色谱 - 串联质谱联仪对人口服雷公藤片或雷公藤多苷片后，全血、血浆或血清中雷公藤活性单体药物浓度进行测定，见表3。

表 3　人血标本中雷公藤单体的药物浓度研究现状

雷公藤单体成分	剂量方案	采血（服药后/h）	血标本类型（例数）	血药浓度（ng/mL）	线性范围（ng/mL）
雷公藤甲素	10mg，每日 3 次	3	血清（1）	2.6	1.0 ~ 100
雷公藤甲素	10mg，每日 3 次	2	血清（3）	8.8，13.5，14.5	1.0 ~ 100
雷公藤甲素	20mg，每日 3 次	2	血清（1）	32.6	1.0 ~ 100
雷公藤甲素	200mg，每日 3 次	1.5	血浆（5）	43.92 ~ 65.14	0.8 ~ 300
雷公藤甲素	未交待	未交待	全血（5）	6.0 ~ 58.1	0.5 ~ 100
雷公藤乙素	10mg，每日 3 次	3	血清（1）	1.3	1.0 ~ 100
雷公藤乙素	10mg，每日 3 次	2	血清（3）	3.5，4.3，6.2	1.0 ~ 100
雷公藤乙素	20mg，每日 3 次	2	血清（1）	12.3	1.0 ~ 100
雷公藤内酯酮	200mg，每日 3 次	1.5	全血（5）	17.73 ~ 42.81	0.8 ~ 300
雷公藤内酯甲	200mg，每日 3 次	1.5	全血（5）	34.58 ~ 62.37	0.8 ~ 300
雷公藤红素	10mg，每日 3 次	3	血清（1）	未检测到	1.0 ~ 100
雷公藤红素	10mg，每日 3 次	2	血清（3）	未检测到	1.0 ~ 100
雷公藤红素	20mg，每日 3 次	2	血清（1）	3.5	1.0 ~ 100
雷公藤红素	未交待	未交待	全血（5）	未检测到（$n=3$），1.4，3.5	1.0 ~ 100
雷公藤碱、春碱、吉碱、次碱	未交待	未交待	血浆（5）	0 ~ 3.8	0.5 ~ 100

由表 3 可看出，复方制剂 10 或 20mg 常规给药，人体内单体药物浓度均较低；测定方法学 LLOQ 为 1.0ng/mL 时，部分单体（如雷公藤红素）血药浓度不能检测出；用复方制剂给药研究雷公藤单体的药动学和药效学，困难较大。应考虑提高方法学灵敏度或开发雷公藤单体制剂。

雷公藤药动学研究现状

现有文献主要研究了雷公藤甲素、雷公藤红素、去甲泽拉木醛和雷公藤内酯酮在动物体内的药动学，详见文献，受试动物的给药多为雷公藤单体纯品直接给药或雷公藤制剂中单体含量比较高的制剂给药。

2014 年李颖等用超高液相色谱仪测定 3 个类风湿关节炎患者体内雷公藤甲素血清药物浓度并研究其药动学。这 3 名患者接受雷公藤多苷片药物治疗至少 1 个月，20mg，每日 3 次。在早晨口服雷公藤多苷 20mg 前及服药后 0.5、1、2、4、6、8、10、12h 采集血清样本。其药动学过程符合权重为 1 的二室模型，主要药动学参数 C_{max} =（159.97 ± 42.43）ng/mL，T_{max} =（1.33 ± 0.58）h，$T_{1/2\alpha}$ =（6.573 ± 3.05）h，$T_{1/2\beta}$ =（7.51 ± 2.26）h，V1/F =（0.07 ± 0.001）L/kg，CL/F =（0.01 ± 0.002）$L \cdot h^{-1} \cdot kg^{-1}$，$AUC_{0-12h}$ =（1131.12 ± 89.20）$mg \cdot h^{-1} \cdot kg^{-1}$。

小结

雷公藤以其化学成分多、药理活性多样、抗炎作用明确、抗 HIV - 1 活性成分多且活性强、制剂价格低廉等优点，受到医药学科研工作者和临床的重视。目前从雷公藤根中提取的具有抗 HIV - 1 活性的单体中，雷公藤春碱、雷公藤酮 B、昆明山海棠素 B、hyponine B 治疗指数 > 1000，具有显著的抗 HIV - 1 活性。基础结合临床的研究初步证实雷公藤可抑制 HIV - 1 患者的免疫激活，使其 CD_4^+ T 细胞明显增加，可作为免疫重建失败 HIV - 1 患者的辅助治疗，进一步研究空间大。

参考文献（略）

（出自《中华中医药杂志》2015 年第 30 卷第 8 期第 2857 - 2861 页）

雷公藤抗炎免疫调节活性单体的研究进展

李春杏[1]，李太生[2]，朱 珠[1*]，谢 静[2]，吕 玮[2]
（1. 中国医学科学院 北京协和医学院 北京协和医院 药剂科，北京 100730；
2. 中国医学科学院 北京协和医学院 北京协和医院 感染内科，北京 100730）

摘要 雷公藤化学成分复杂，为调研和概述雷公藤中主要已知单体成分的抗炎免疫调节活性和毒性以及药动学研究进展。作者检索了国内外近30年来关于雷公藤及雷公藤中单体成分药理学、毒理学和药代动力学研究的相关文献。研究证明雷公藤甲素等10多个成分具有抗炎和免疫调节作用。雷醇内酯、雷公藤碱戊、雷公藤内酯酮、去甲泽拉木醛更具有进一步药理学和毒理学研究的价值。

关键词 雷公藤；抗炎；免疫调节；毒性；药代动力学

雷公藤（*Triptergium wilfordii* Hook. f）为卫矛科一年生藤本植物，广泛分布在中国南方，为中国的传统中药，具有免疫调节、抗炎、抗肿瘤、抗生育、抗菌等药理作用，临床用于治疗类风湿性关节炎、系统性红斑狼疮、肾炎等自身免疫性疾病。在皮肤科主要用于治疗变态反应性皮肤病、结缔组织病、红斑性皮肤病、丘疹鳞屑性皮肤病、大疱和无菌性脓疱性皮肤病、皮肤血管炎等。并收到良好的预期效果，亦称“中药皮质激素”。

1 雷公藤化学成分

雷公藤的化学成分复杂，早在1936年赵承嘏首先从雷公藤根部提取到萜类色素雷公藤红素（tripterine），至今已从雷公藤属植物提取380余种成分，主要是生物碱类、二萜类、三萜类、倍半萜，其中大多数是萜类物质和生物碱类活性成分；研究表明，生物碱、二萜类、三萜类等既是有效成分，又是有毒成分。常见单体成分见表1。

表1 雷公藤中常见单体成分及化学分类

Table1 The common monomers of Tripterygium wilfordii and their chemical catalogues

分类	单体组分
生物碱	雷公藤碱 wilfordine、雷公藤次碱 wilforine、雷公藤吉碱 wilforgine、雷公藤新碱 euonine、雷公藤碱戊 wilforidine、雷公藤春碱 wilfor－trine、异雷公藤春碱 isowilfortrine、雷公藤康碱 wilfordconine
三萜	雷公藤红素 tripterine（celastrol）、雷公藤内酯甲 wilforlide A、雷公藤内酯乙 wilforlide B 、去甲泽拉木醛（T96）demethylzeylasteral
二萜	雷公藤甲素 triptolide、雷公藤乙素 triptodiolide、雷公藤内酯酮 triptonide、雷醇内酯（T9）triptolidenol
倍半萜	雷藤素 wilfornide
其他	雷公藤对醌 B triptoquinone B、雷公藤对醌 H triptoquinone H、雷酚内酯 triptophenolide、萨拉子酸 salaspermic acid、雷公藤氯内酯醇（T4）tripchlorolide

目前，已上市的雷公藤片、雷公藤多苷片、昆明山海棠片均为复方制剂，含有多个单体药物，各种制剂来源、工艺、成分、质量参差不齐，《中国药典》2010年版仅对昆明山海棠片制定了质量标准，规定总生物碱含量不得少于1.0mg。国家药典委员会关于中药基本药物标准草案的公示（第六批）规定“检查”雷公藤甲素，每片含雷公藤甲素不得超过10μg，“含量测定”雷公藤内酯甲，每片含雷公藤内酯甲不得少于10μg。因而在药代动力学研究中，不能准确定量地界定剂量及体内作用活性的实际效果，容易混淆雷公藤的药理作用与毒理作用，制约着临床前研究及临床研究中有效性和安全性的科学评价。最终后果反映在临床、剂量、疗效、不良反应方面难以定性和定量分析、比较和判断。

2 雷公藤中具有免疫调节作用的单体成分

据文献报道，具有免疫调节和抗炎作用的雷公藤单体成分有雷公藤内酯甲、雷公藤新碱、雷公藤春碱、雷公藤吉碱、雷公藤碱戊、雷公藤康碱、异雷公藤春碱、雷公藤氯内酯醇、雷公藤内酯酮、去甲泽拉木醛、雷公藤甲素、雷公藤红素、雷醇内酯。

2.1 雷公藤内酯甲

XueMei等设对照组、雷公藤甲素组（60μg·kg^{-1}）、雷公藤多苷片组（13.8mg·kg^{-1}）、雷公藤内酯甲低剂量组（60μg·kg^{-1}）、雷公藤内酯甲高剂量组（300μg·kg^{-1}）5组，采用角叉菜胶、棉球肉芽肿和二甲苯致炎，研究雷公藤内酯甲的免疫抑制和抗炎作用，采用溶血素生成反应、迟发性超敏反应、碳廓清指数和免疫器官指数等指标观察其免疫抑制作用。结果，与对照组比较，雷公藤内酯甲具有显著的抗炎作用，免疫抑制作用较弱；与雷公藤甲素组和雷公藤多苷片组比较，其抗炎作用较弱。

2.2 雷公藤新碱和雷公藤春碱

郑幼兰等用5%绵羊红细胞（SRBC）致炎小鼠，观察雷公藤新碱和雷公藤春碱对溶血素生成的影响，环磷酰胺

$10mg \cdot kg^{-1}$，雷公藤新碱和雷公藤春碱 $80mg \cdot kg^{-1}$ 均使最大溶血稀释度下降至 1∶256；雷公藤新碱和雷公藤春碱（$80mg \cdot kg^{-1}$，ip）能够显著降低小鼠碳廓清指数和减低小鼠脾脏的质量，且雷公藤春碱与环磷酰胺（$30mg \cdot kg^{-1}$，ip）作用相似，效果优于雷公藤新碱；雷公藤新碱 $80mg \cdot kg^{-1}$ 和环磷酰胺 $20mg \cdot kg^{-1}$ 对小鼠二硝基氯苯（DNCB）所致迟发型皮肤超敏反应均有明显的抑制作用；接种亲本（亲本给予雷公藤春碱 $160mg \cdot kg^{-1}$，ip）脾细胞悬液的注脾给药组乳鼠，与接种亲本（亲本未给药）脾细胞悬液的注脾组乳鼠及对照组乳鼠比较，注脾给药组脾指数较注脾组明显降低（$P<0.05$），表明雷公藤春碱对移植物抗宿主反应为指标的细胞免疫具有一定的抑制作用。

2.3 雷公藤吉碱

虞海燕等曾考察雷公藤单体对人外周血单个核细胞（PBMC）增殖反应的影响。见 5.2 项抑制 PBMC 增殖反应的比较。

2.4 雷公藤碱戊

虞海燕等采用系统性红斑狼疮（SLE）患者 PBMC 体外培养观察雷公藤碱戊对 SLE 患者 PBMC 的 B 细胞功能的影响及时效关系。发现，雷公藤碱戊 $10mg \cdot L^{-1}$ 能抑制 SLE 患者 PBMC 自发性增殖反应以及金葡菌 Cowan－I 株（SAC）刺激后正常人和 SLE 患者 PBMC 增殖反应。同时在细胞培养的 72h 前加入雷公藤碱戊对凝集素美洲商陆（PWM）诱导正常人及 SLE 患者 PBMC 产生 IgG 均有明显的抑制作用。证实雷公藤碱戊对 B 细胞功能的多个环节具有抑制作用，其抑制 B 细胞产生 IgG 的环节可能在细胞的活化和增殖阶段，而不是分化分泌阶段。

2.5 雷公藤康碱和异雷公藤春碱

朱惠等发现，雷公藤康碱和异雷公藤春碱（$80mg \cdot kg^{-1}$，ip）均能明显抑制溶血素抗体的形成；能显著降低外周血 T 淋巴细胞百分比；显著减轻胸腺、脾脏的质量；并且能明显抑制小鼠碳廓清速率，且异雷公藤春碱的效果更为显著，与环磷酰胺（$30mg \cdot kg^{-1}$，ip）作用相当。异雷公藤春碱（$80mg \cdot kg^{-1}$，ip）和环磷酰胺（$20mg \cdot kg^{-1}$，ip）对小鼠 DNCB 所致迟发型皮肤超敏反应均有明显的抑制作用。用 MTT 法检测雷公藤康碱对 K562 细胞（红白血病细胞）和 HL60 细胞（急性髓性白血病细胞）的杀伤作用，$3.00mg \cdot L^{-1}$ 时，对 K562 和 HL60 细胞的抑制率分别为 87%，90%，与对照组相比 $P<0.001$。

2.6 雷公藤氯内酯醇（T4）

李学旺等研究表明，T4 在 50，$100\mu g \cdot kg^{-1} \cdot d^{-1}$ 时，明显延长大鼠异位心脏移植的存活时间，$100\mu g \cdot kg^{-1} \cdot d^{-1}$ 显著减低异位移植心脏的排异反应，程度与 $16mg \cdot kg^{-1} \cdot d^{-1}$ 环孢霉素 A 无显著性差异，可抑制同种异体抗原刺激的移植宿主免疫活性细胞 IL－2 产生及 IL－2 的表达，阻断 T 淋巴细胞的激活，影响细胞毒 T 细胞（CTL）、自然杀伤细胞（NK）、巨噬细胞等效应细胞的功能。要庆平等发现 T4 在 $40\mu g \cdot L^{-1}$ 时显著抑制类风湿关节炎（RA）患者滑膜单细胞悬液产生 PGE2 水平（$P<0.05$）。苗懿红等发现 T4 在不同浓度时具有双向免疫调节作用，在体外 0.01，0.1mg · L－1 时可显著抑制 T 细胞增殖，但对 B 细胞的增殖有促进作用，当其为 $1mg \cdot L^{-1}$ 时 B 细胞的增殖反应力受到明显抑制。同时，T410～$30\mu g \cdot L^{-1}$ 不但对正常人植物血凝素（PHA）刺激或不刺激的 PBMC 增殖具抑制作用，而且对 RA 患者经 PHA 刺激的 PBMC 增殖也具有抑制作用，10～$40\mu g \cdot L^{-1}$ 对 RA 患者未经 PHA 刺激的 PBMC 增殖不完全表现为抑制作用，对其中 3 例显示有双向调节作用。

Th1/Th2 细胞亚群两者的平衡间接反映了机体促炎/抗炎的平衡，急性肺损伤时，Th2/Th1 升高，说明急性肺损伤时，促炎/抗炎反应失衡，抗炎反应增强更为明显。T4 对抗炎反应的抑制相对较强，有利于调节促炎/抗炎反应失衡，而地塞米松以抑制促炎反应为主，对抗炎反应的作用相对较弱，可加重促炎/抗炎反应失衡。

王元伟等发现，T4 具有神经元保护作用。对拟阿尔茨海默病（AD）样 Aβ 沉积病理变化的大鼠模型，T4 高（$20\mu g \cdot kg^{-1}$）、低（$5\mu g \cdot kg^{-1}$）剂量组海马组织 NF－κB 表达减少，TNF－α，IL－1β 水平降低，凋亡神经元减少，高剂量组作用更明显（$P<0.01$）。

程晓馨等发现 T4 在较低剂量下（$1\mu g \cdot kg^{-1}$）能够改善安非他明诱发的帕金森病（PD）大鼠异常旋转行为，并能抑制脑内 TNF－α 和 IL－2 的异常升高，对帕金森大鼠多巴胺神经元具有肯定的保护作用。

2.7 雷公藤内酯酮（T7）

何为等在考察 T7 对小鼠腹腔巨噬细胞分泌 NO 和 TNF－α 的影响中发现，与对照组相比，T7 在 0.4～$3.2mg \cdot L^{-1}$，4～24h 对小鼠腹腔巨噬细胞分泌的 NO 和 TNF－α 具有显著抑制作用（$P<0.01$），且呈剂量和时间依赖关系。周平等在探讨 T7 对小鼠变应性接触性皮炎的抑制作用及其机制时发现，T7 在 0.02，0.10，$0.50mg \cdot L^{-1}$ 时对刀豆素 A（ConA）和脂多糖（LPS）诱导的淋巴细胞转化均有显著的抑制作用，$0.50mg \cdot L^{-1}$ 对淋巴细胞转化的抑制作用较氢化可的松 $0.50mg \cdot L^{-1}$ 强（$P<0.01$）。T7 1，2，$5mg \cdot kg^{-1}$（ip，qd×5d）能显著抑制 BALB/C 小鼠变应性接触性皮炎。吕丽萍等发现，与Ⅱ型胶原蛋白诱导大鼠类风湿性关节炎模型组相比，T71.8，$3.6mg \cdot kg^{-1}$ 能明显降低脾细胞因子 IL－1β，TNF－α，IL－6 含量以及关节浸液 NO，PGE_2 含量（$P<0.01$）。且 T7 $3.6mg \cdot kg^{-1}$ 免疫抑制作用优于泼尼松 $40mg \cdot kg^{-1}$。

2.8 去甲泽拉木醛（T96）

林宗明等研究 T96 的免疫抑制作用发现，T9610，$20mg \cdot kg^{-1} \cdot d^{-1}$ 分别延长肾移植大鼠生存期至（14.8±1.0），（18.0±1.5）d，与对照组（6.9±0.6）d 比较，差异有非常显著意义（$P<0.01$）。$20mg \cdot kg^{-1} \cdot d^{-1}$ 组对移植肾的存活时间较接受雷公藤多苷组 40，$60mg \cdot kg^{-1} \cdot d^{-1}$ 组都长

($P<0.05$)。徐文平等发现，T961mg·L^{-1}对抗原呈递细胞(APC)和T淋巴细胞分泌的细胞因子有明显的调节作用，T961mg·L^{-1}对T细胞分泌的细胞因子IL-2有一定的抑制作用，10mg·kg^{-1}延长犬肾移植存活率与环孢霉素5mg·kg^{-1}相似。

2.9 雷公藤甲素

雷公藤甲素抑制淋巴细胞增殖：雷公藤甲素对T细胞的抑制作用具有明显特征，即对已活化的T细胞的抑制作用最强，而对处于静止期的T细胞抑制作用并不明显，同时雷公藤甲素可诱导淋巴细胞凋亡，诱导T杂交瘤细胞生长抑制和凋亡，诱导外周T细胞的凋亡，对胸腺T细胞没有影响。雷公藤甲素对树突状细胞（DC）的影响：雷公藤甲素抑制体内由DC诱导的中性白细胞和T细胞化学趋向性；抑制LPS诱导的CC或CXC趋化因子的产生；抑制DC介导的抗原特异性CD_4^+T细胞的激活和增殖；抑制NF-κB的激活和Stat3的磷酸化。Liu H等研究雷公藤甲素对NF-κB的影响发现：将不同浓度（0.2，10μg·L^{-1}）雷公藤甲素处理普通状态和使用佛波脂酸/植物凝集素（PMA/PHA）激活的Jurkat细胞，以凝胶迁移率实验（EMSA）检测细胞NF-κB活力的改变，并以RT-PCR检测处理前后IκBa mRNA水平的改变，在普通培养状态下的Jurkat细胞中存有一定活力的NF-κB，使用PMA/PHA处理可以显著增加Jurkat细胞中NF-κB的活力。表明雷公藤甲素可以降低2种状态下Jurkat细胞中NF-κB的活力，但以激活状态下更显著，可以上调Jurkat细胞中IκBa的转录水平。

2.10 雷公藤红素

Kim Y等发现，在人外周血单核细胞中，雷公藤红素能够抑制LPS诱导的TNF-α，IL-1β，IL-6和IL-8的产生以及在THP-1细胞中NF-κB的易位；雷公藤红素(400μg·kg^{-1})能抑制小鼠血清溶血素水平，且与剂量呈依赖关系；雷公藤红素0.25mg·L^{-1}可以明显抑制PHA诱导的细胞增殖。李孟秋等发现，在小鼠巨噬细胞RAW2647中，雷公藤红素能够抑制LPS诱导的TNF-α，IL-6，NO，PGE_2的产生和NF-κB的激活。

2.11 雷醇内酯（T9）

顾客显等研究发现，T90.5，1.0，10mg·kg^{-1}强的松龙相似，能明显抑制角叉菜胶引起的大鼠关节肿胀；且呈剂量依赖性，作用时间持续>7h，T90.45，0.9，1.35mg·kg^{-1}可明显抑制巴豆油致小鼠耳肿胀；0.5，1.0mg·kg^{-1}可明显抑制大鼠佐剂性关节肿胀；0.4，0.8mg·kg^{-1}可减少大鼠急性胸膜炎渗出，抑制白细胞游走；0.25，0.5mg·kg^{-1}可明显抑制大鼠棉球肉芽肿增生；0.8mg·kg^{-1}可明显降低血浆中PGE_2含量。郑家润等用巴豆油诱发的小鼠耳炎症模型及小鼠溶血素抗体生成模型测定从雷公藤中分离的7个环氧二萜内酯化合物的抗炎及免疫抑制活性，抗炎作用的治疗指数由大到小为：雷公藤甲素17、雷醇内酯9.6、雷公藤氯内酯醇9.0、雷公藤乙素7.3、雷公藤内酯酮5.9；免疫抑制作用的治疗指数由大到小为：雷醇内酯30.7、雷公藤氯内酯醇16.7、雷公藤甲素13.7、雷公藤乙素8.8、雷公藤内酯酮7.5。

3 雷公藤单体成分的毒理学研究

雷公藤在发挥良好免疫调节和抗炎作用的同时，其毒副作用和不良反应也日益受到关注，对消化、泌尿、生殖、心血管、骨髓及血液等系统有较明确的损害。急性毒性实验显示，雷公藤甲素小鼠腹腔给药LD_{50}为0.725mg·kg^{-1}，经口给药LD_{50}为0.788mg·kg^{-1}，急性毒性主要以急性肝损伤为主。去甲泽拉木醛急毒实验的半数致死量LD_{50}为>30mg·kg^{-1}。雷公藤甲素灌胃SD大鼠，200μg·kg^{-1}·d^{-1}，28d，SD雌性大鼠出现卵巢萎缩。灌胃给予大鼠40μg·kg^{-1}雷公藤甲素连续7周，可引起大鼠肾脏毒性。大鼠连续灌服雷公藤甲素（剂量20μg·kg^{-1}）7周，出现心脏毒性。雷公藤红素2，3，4μmol·L^{-1}可导致斑马鱼胚胎心脏中毒，引起心率下降的EC_{50}（24h）约1.78μmol·L^{-1}。

单个核细胞与药物体外孵育48h后做毒性试验表明，雷公藤碱乙、雷公藤吉碱、雷公藤春碱、雷公藤碱戊、雷公藤甲素、雷公藤内酯酮、雷公藤红素在其最适抑制浓度下对细胞均无直接的毒性作用，在2倍于最适浓度时二萜类和三萜类呈现了直接的细胞毒性。它们的毒性由大至小依次为雷公藤甲素、雷公藤内酯酮、雷公藤红素。雷公藤碱戊在10倍最适抑制浓度下无直接细胞毒性，对照组细胞存活率91%，雷公藤碱戊组89%。

4 雷公藤单体成分药代动力学研究

目前除雷公藤甲素外，尚无其他单体成分在人体内药代动力学的研究报道，现有文献仅报道了雷公藤红素、雷公藤内酯酮和去甲泽拉木醛动物体内的药代动力学。亦有文献报道了雷公藤甲素、雷公藤红素、雷公藤内酯酮、雷公藤内酯甲及4种雷公藤生物碱（雷公藤碱、春碱、吉碱、次碱）在人体中的散点血药浓度。

4.1 雷公藤甲素的药代动力学

余炜研究大鼠静脉注射雷公藤甲素后的药代动力学和组织分布规律。结果表明雷公藤甲素在大鼠体内的处置为一级消除二室模型。ShaoFeng等对SD雄鼠中雷公藤甲素的药代动力学进行了研究，单次静脉给药，药代动力学呈一室模型，给药后10min达到C_{max}，$T_{1/2}$为15~21min。单次口服0.6mg·kg^{-1}，生物利用度为72.08%，单次口服0.6~2.4mg·kg^{-1}，药代动力学呈非线性动力学特征，胆汁中药物浓度不到1%，肾和肝双通路排泄。雷公藤甲素在鼠体内吸收、分布、消除迅速，尿、便、胆汁中少有原型药物，推测大部分药物依赖代谢消除。口服给药10~24h后鼠出现明显的不良反应，然而服药后4h已经检测不到雷公藤甲素。

邵凤等测定雷公藤甲素在Beagle犬体内的药代动力学，Beagle犬分别静脉注射雷公藤甲素0.05mg·kg^{-1}，灌胃雷公藤甲素0.05，0.08，0.1mg·kg^{-1}进行药代动力学和绝对生物利用度研究。结果表明，雷公藤甲素在Beagle体内的代谢过程属于二室模型，静脉给药消除半衰期$T_{1/2\beta}$为（2.5±0.8）h，3个剂量灌胃给药后的平均$T_{1/2\beta}$分别为（2.5±0.7），（2.6±0.1），（2.4±1.2）h，T_{max}为0.5h。灌胃给药的平均绝对生物利用度为（75±17）%。张军等研究Beagle犬单剂量口服雷公藤片后雷公藤甲素的药代动力学，雷公藤甲素的体内处置属一室模型，消除半衰期为（2.59±0.60）h，与邵凤等的报道一致，AUC和C_{max}比口服雷公藤甲素纯品低。李颖等测定3个RA患者雷公藤甲素血清浓度并研究其药动学，长期口服雷公藤多苷片，20mg，*tid*，雷公藤甲素在RA患者体内的处置为二室模型，C_{max}＝（159.97±42.43）μg·L^{-1}，T_{max}＝（1.33±0.58）h，$T_{1/2\alpha}$＝（6.573±3.05）h，$T_{1/2\beta}$＝（7.51±2.26）h。

4.2 雷公藤红素的药代动力学

Zhang Jun等建立了LC－MS/MS研究大鼠体内雷公藤红素的药代动力学特性，包括雷公藤红素的口服生物利用度，雷公藤红素原料药和雷公藤片（含雷公藤红素356μg/片）中雷公藤红素药代动力学的比较，雷公藤红素药代动力学的性别差异。经过剂量校正后，雌鼠中雷公藤红素原料药的口服绝对生物利用度为17.06%，雷公藤片的口服绝对生物利用度为94.19%；在不同性别中C_{max}，$AUC_{(0-tn)}$，$AUC_{(0-N)}$，CL/F有很大差别，雌鼠的C_{max}，AUC为雄鼠的2倍多，说明雷公藤红素在雌鼠中有更好地吸收。雌鼠口服1000μg·kg^{-1}雷公藤红素原料药后，T_{max}为（3.00±0.89）h，$T_{1/2\beta}$为（10.20±2.17）h，口服1.5片/kg雷公藤片（含雷公藤红素356μg/片）后，雌鼠和雄鼠*T*max分别为（6.71±4.57），（5.14±3.58）h，$T_{1/2}\beta$分别为（10.02±3.36），（8.38±1.98）h。

4.3 雷公藤内酯酮的药代动力学

岗艳云等研究了静脉给药雷公藤内酯酮原料药后，雷公藤内酯酮在大鼠体内的药物动力学模型为二室开放模型，$T_{1/2\alpha}$＝（0.167～0.195）h，$T_{1/2\beta}$＝（4.95～6.49）h，AUC与剂量成正比，清除率与剂量无关，非房室模型统计矩计算的结果表明MRT为3.26～5.14h，大鼠静脉给药后，分布广泛，肝肺浓度最高，经尿和胆汁排泄的药物较少，血浆蛋白结合率约为75%。

4.4 去甲泽拉木醛（T96）

徐文平等研究成年、健康比格犬单剂量口服T96原料药20，40，80mg·kg^{-1}和单剂量静注T96原料药5mg·kg^{-1}进行药代动力学和绝对生物利用度研究。3个口服剂量的T_{max}分别为（8.7±1.0），（11.0±1.1），（10.7±1.0）h；$T_{1/2}$分别为（10.75±1.41），（11.70±1.21），（11.20±1.43）h，静脉给药后$T_{1/2}$为（9.85±0.76）h。口服T96原料药40mg·kg^{-1}相对于静注原料药5mg·kg^{-1}的绝对生物利用度为（4.20±1.9）%。

5 雷公藤单体成分作用强度比较

5.1 抑制溶血素生成和降低碳廓清指数的比较

在抑制小鼠血清溶血素水平、降低碳廓清指数方面，雷公藤春碱、新碱、康碱、异春碱剂量为80mg·kg^{-1}，雷公藤红素剂量为400μg·kg^{-1}，雷公藤甲素剂量为60μg·kg^{-1}。

5.2 抑制PBMC增殖反应的比较

在10mg·L^{-1}时，雷公藤碱戊、雷公藤吉碱、雷公藤春碱对PBMC增殖反应抑制率分别为89.3%，22.95%，23.58%，在1mg·L^{-1}时，雷公藤红素的抑制率为96.44%，而在0.01mg·L^{-1}时，雷公藤内酯酮、雷公藤甲素分别为84.67%，97.06%。10～30μg·L^{-1}雷公藤氯内酯醇显著抑制RA患者PBMC增殖反应。

5.3 抵抗移植排斥反应比较

去甲泽拉木醛10，20mg·kg^{-1}·d^{-1}可显著延长肾移植大鼠和肾移植犬生存率雷公藤氯内酯醇50，100μg·kg^{-1}·d^{-1}时明显延长大鼠异位心脏移植的存活时间雷公藤甲素150μg·kg^{-1}·d^{-1}分别延长同基因和异基因胰岛移植存活时间达（32.6±18.4），（11.2±1.9）d，对照组分别为（8.8±5.1），（6.2±1.8）d，与对照组比较，具有非常显著的意义（$P<0.001$）。

6 雷公藤的双向免疫调节作用

金龙胶囊、玉屏风散、黄芪等部分中药具有双向免疫调节作用，既可使机体从亢进状态向正常转化，也可使机体从功能低下状态向正常转化，因机体所处病理状态不同而产生截然相反的药理作用，最终使机体达到平衡。雷公藤氯内酯醇在不同浓度时对RA患者PBMC增殖及B细胞的增殖具有双向调节作用。体内外实验均证实雷公藤氯内酯醇对小鼠脾细胞NK细胞活性呈剂量依赖性双向调节作用，即低剂量（体外0.01mg·L^{-1}，体内60μg·kg^{-1}）短时间内增殖具有双向调节作用。体内外实验均证实雷公藤氯内酯醇对小鼠脾细胞NK细胞活性呈剂量依赖性双向调节作用，即低剂量（体外0.01mg·L^{-1}，体内60μg·kg^{-1}）短时间内增强NK细胞毒百分比，较高剂量（体外0.1～10mg·L^{-1}，体内＞60μg·kg^{-1}）则有抑制作用，剂量越大，抑制作用越明显。急性肺炎时，雷公藤氯内酯醇可以调节抗炎/促炎达到平衡。

7 小结

综上，在免疫抑制活性方面，雷醇内酯、雷公藤氯内酯醇、雷公藤甲素、雷公藤内酯酮、雷公藤红素、去甲泽拉木醛作用较强；雷公藤碱戊、雷公藤春碱、雷公藤新碱、雷公藤吉碱、雷公藤康碱及异雷公藤春碱作用较弱。在毒性方面，雷醇内酯、雷公藤碱戊、去甲泽拉木醛的毒性较小；雷公藤红素、雷公藤内酯酮、雷公藤甲素毒性较大。

参考文献（略）

（出自《中国中药杂志》2014年第39卷第21期第4159－4164页）

UPLC－MS/MS 测定健康受试者和 HIV 患者血浆中雷公藤红素药物浓度

李春杏[1]，李太生[2]，朱 珠[1]，谢 静[2]，吕 玮[2]
（1. 中国医学科学院，北京协和医学院，北京协和医院药剂科，北京 100730；
2. 中国医学科学院，北京协和医学院，北京协和医院感染内科，北京 100730）

摘要 目的 建立测定血浆中雷公藤红素药物浓度的 UPLC－MS/MS 方法，测定健康受试者和 HIV 患者血浆中该药药物浓度及研究其药动学。方法 以伪人参皂苷代谢产物 DQ 为内标物，血浆样本采用乙酸乙酯液液萃取法处理，流动相为甲醇/0.3%甲酸－水溶液；用 ACQUITY UPLC BEH C_{18}（2.1mm×50mm，1.7μm）色谱柱梯度洗脱。质谱检测采用 ESI 离子源，正离子模式，MRM 检测模式，用于定量的离子反应为 m/z451.2→m/z201.3（雷公藤红素）和为 m/z477.2→m/z143.2（DQ）。1 名健康受试者单剂量口服雷公藤多苷片 20mg，19 例免疫无应答 HIV 患者多剂量口服雷公藤多苷片 10mg 或 20mg 后，采集血浆样本进行测定。结果 雷公藤红素在（0.05～25.0）ng/mL，线性关系良好；最低定量限为 0.05ng/mL；质控样本（0.25、2.50、20.0ng/mL）批内精密度和批间精密度 *RSD* 均＜15%，提取回收率＞80%。健康受试者雷公藤红素血浆药物浓度最高为 0.52ng/mL，HIV 患者血浆药物浓度为 0.28～4.01ng/mL。结论 本研究所建立的 UPLC－MS/MS 方法灵敏、准确、可靠，可用于人血浆中雷公藤红素药物浓度的测定及药动学研究。

关键词 雷公藤红素；UPLC－MS/MS；血药浓度；HIV 患者

雷公藤红素是中国传统中药雷公藤中研究最多的三萜类单体成分。研究表明其具有免疫调节、抗炎、抗肿瘤、抗 HIV、治疗肥胖等药理作用。免疫无应答 HIV 患者经高效抗反转录病毒治疗（highly active anti retroviral therapy，HAART）加用雷公藤多苷片后，发现雷公藤多苷片可以使其 CD_4^+ T 细胞显著增加。胞外研究显示雷公藤红素可抑制经 HAART 治疗的 HIV 患者外周血单个核细胞干扰素刺激基因的表达。

现有文献报道的测定生物基质中雷公藤红素的 LC－MS/MS 方法，最低定量限（lowest limit of quantification，LLOQ）最低为 0.11ng/mL，对部分按常规剂量（10mg，3 次/d）服药的患者，血浆中雷公藤红素药物浓度低于 LLOQ。本研究建立测定人血浆中雷公藤红素的方法学，为雷公藤多苷片用于临床 HIV 患者或其他患者治疗时血药浓度测定、药动学和药效学研究提供方法学基础。

材料

1 仪器

UPLC－MS/MS 系统由美国 Waters ACQUITY UPLC Ⅰ－Class 液相系统及 Waters Xevo TQ－S 三重串联四极杆质谱组成。Waters xevo TQ－S MS 串联质谱仪，操作系统 Masslynx 工作站；UPLC 液相系统，Waters ACQUITY UPLC I－Class：包括二元溶剂管理器、样品管理器、自动进样器、色谱柱管理器。

十万分之一天平（Mettler－Toledo AX－105 型）；涡旋混合器（MS3 basic IKA）；台式冷冻高速离心机（Heraeus Biofuge stratos 和 Thermo）；氮吹干仪（Techne DB－3D 型）；纯水机（Millipore Milli Q）；微型过滤器（Grace 2mL Filtration Tube 0.2 μm）；超声仪（Elma Transsonic T 310）。

2 药品和试剂

雷公藤红素（Sigma 试剂，纯度＞98%，批号：lot# 042M4608V）；DQ（吉林华康药业股份有限公司，纯度为 97%）。

甲基叔丁基醚（Fisher Scientific，HPLC 纯，批号：991389）；甲酸（北京百灵威科技有限公司，纯度为 98%，批号：LNCON29）；二氯甲烷（国药集团化学试剂有限公司，分析纯，批号：20121009）；三氯甲烷（Fisher Chem Alert Guide，HPLC 级，批号：005954）；甲醇、乙腈、乙酸乙酯均为 HPLC 级，均购自 Burdick & Jackson；实验用水为双蒸水。

方法

1 液相条件

分析柱为 Waters ACQUITY UPLC BEH C_{18}（2.1mm×50mm，1.7μm）；流动相：A 相为甲醇，B 相为 0.3% 甲酸水溶液，采用梯度洗脱：0～2min，A－B（75∶25）；2～2.8min，A－B（75∶25）→A－B（90∶10）；2.8～3min，A－B（90∶10）；3～4min，A－B（90∶10）→A－B（75∶25）。内标：伪人参皂苷代谢产物 DQ，其结构式见图 1，流速：0.5mL/min，柱温：40℃，进样体积为 10μL。

基金资助：“艾滋病和病毒性肝炎等重大传染病防治”科技重大专项“十二五”计划（No. 2012ZX10001003）

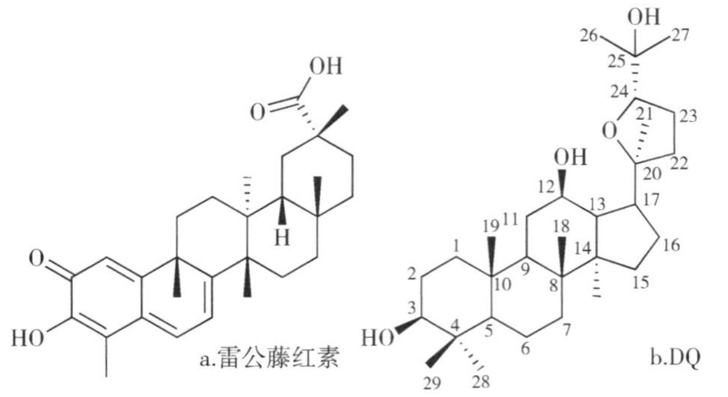

图1 雷公藤红素和内标物DQ的化学结构式

2 质谱条件

电离源：电喷雾电离源（Electrospray Ionization，ESI），雷公藤红素，DQ均采用正离子模式，多反应离子检测（Multiple Reaction Monitoring，MRM）。源温度150℃，毛细管电压2.0KV，锥孔电压40V，脱溶剂气温度500℃，锥孔气流速150L/h，脱溶剂气流速1000L/h，碰撞气流速0.18mL/min，喷雾气流速7.0Bar。

雷公藤红素：用于定量反应的离子为m/z 451.2→m/z 201.3，锥孔电压22V，碰撞电压30V。DQ：用于定量反应的离子为m/z 477.2→m/z143.2，锥孔电压30V，碰撞电压10V。

3 溶液的配制

精密称定雷公藤红素10.0mg于10mL容量瓶中，用乙腈溶解，定容至刻度，配制成质量浓度为1.0mg/mL储备液，取雷公藤红素（1.0mg/mL）50μL于5mL容量瓶中，乙腈溶解定容至刻度，配成质量浓度为10.0μg/mL储备液，-30℃保存。

精密称定10.0mg DQ于10mL容量瓶中，用乙腈溶解，定容至刻度，配置成质量浓度为1.0mg/mL DQ乙腈储备溶液，并用乙腈进一步稀释成50ng/mL的内标工作液，-30℃保存。

用EDTA2K$^+$抗凝的空白血浆配制质量浓度为0.05、0.1、0.25、0.5、1.0、5.0、10.0、25.0ng/mL的血浆标准曲线溶液和质量浓度为0.25、2.5、20.0ng/mL的血浆质控（quality control，QC）溶液。

4 雷公藤红素血浆样本前处理

取12mL离心管加入50ng/mL内标（DQ）溶液25μL，加血浆样本400μL，涡旋混匀1min后，加3mL乙酸乙酯提取，涡旋混匀2min，3000r/min离心10min，转移上层有机相2.6mL于一次性玻璃管中，常温下氮气吹干，100μL（甲醇：乙腈=3：4/0.1%甲酸水=75：25混合溶液）复溶，涡旋混匀1min，一次性微型过滤器过滤，取上清液，进样。

5 血浆中雷公藤红素线性关系考察

取12mL离心管，加入50ng/mL内标（DQ）溶液25μL，加雷公藤红素相应标准曲线浓度血浆样本400μL，涡旋混匀1min后操作同“4.”项下，测定雷公藤红素峰面积（As），内标峰面积（Ai），以峰面积比As/Ai（y）为纵坐标，以所对应各点的质量浓度（x，ng/mL）为横坐标进行加权（$1/x^2$）线性回归计算雷公藤红素标准曲线。

6 血浆中雷公藤红素精密度考察

取质量浓度为0.05、0.25、2.5、20ng/mL的雷公藤红素LLOQ、低、中、高血浆QC样本，按“4.”项下处理后分析测定，每一浓度测定5个样本，连续测定3批，根据当日的标准曲线方程计算QC样本浓度，计算批内、批间精密度。

7 血浆中雷公藤红素提取回收率考察

取质量浓度为0.25、2.5、20ng/mL的雷公藤红素低、中、高血浆QC样本，按“4.”项下方法处理后分析测定，得提取后雷公藤红素峰面积比，每一浓度测定5个样本；另取乙酸乙酯提取后吹干的空白血浆，分别用1、10、80ng/mL雷公藤红素对照品溶液（由“4.”项下样本前处理方式可知，提取过程把雷公藤红素质量浓度浓缩了4倍，故现配制的对照品溶液雷公藤红素质量浓度应分别为血浆QC样本的4倍）复溶后进行测定，得提取前雷公藤红素峰面积比，每一浓度测定5个样本。将提取后的峰面积比比上提取前的峰面积比，计算提取回收率。

8 血浆中雷公藤红素基质效应考察

配制质量浓度分别为1、10、80ng/mL雷公藤红素低、中、高对照品溶液，每个浓度配制6份，测定，得无基质条件下峰面积A；另取6个不同来源的空白血浆，按“4.”项下处理，每个空白血浆制备3份，吹干后用1、10、80ng/mL雷公藤红素对照品溶液溶解，测定得基质存在条件下峰面积Ai。Ai/A即为雷公藤红素的基质效应。

9 血浆中雷公藤红素稳定性考察

取质量浓度为0.25、2.5、20ng/mL的雷公藤红素低、中、高血浆QC样本，按“4.”处理后自动进样器（10℃）放置18h后分析测定，每一浓度测定5个样本，考察血浆中雷公藤红素自动进样器（10℃）放置18h稳定性。

10 1名健康受试者给药方案及血浆样本采集

健康受试者，男性，年龄26岁，体质量指数24kg/m^2。一般检查、心电图、血尿便常规、血生化检查合格，试验前3个月未接受过雷公藤相关制剂（雷公藤多苷片、雷公藤片、昆明山海棠片）。受试者经知情签署知情同意书后于2014年5月17日北京协和医院药剂科单剂量口服雷公藤多苷片20mg（2片）（雷公藤红素含量为20μg/片，健康受试者口服雷公藤红素剂量为40μg），150mL温开水送服，于服药前及服药后0.5、1、2、3、4、6、8、12、24h采集4mL静脉血于EDTA2K$^+$抗凝采血管中，3500r/min离心10min，分离血浆样本，-60℃冷冻保存。

11 19例免疫无应答HIV患者给药方案及血浆样本采集

自2012年6月—2014年4月，北京协和医院感染科病房共招募19例免疫无应答HIV患者，所有患者经知情后签署知情同意书。在原有HAART基础上加用雷公藤多苷片

10或20mg，3次/d治疗，疗程1～19个月不等。15例受试者于下1次服药前采集血浆样本，另4例受试者服药后采集血浆样本。血浆采用 $EDTA2K^{+}$ 抗凝，－60℃储存。根据采血时间先后顺序给受试者编号。

结果

1 方法专属性

在本实验所采取的色谱和质谱条件下，空白血浆、空白血浆＋内标（DQ）标准溶液、空白血浆＋雷公藤红素标准溶液＋内标（DQ）标准溶液、HIV患者血浆样本的MRM质量色谱图见图2。由图可见，雷公藤红素和内标的保留时间分别为2.43和2.00min，雷公藤红素（干扰峰面积积分<20% LLOQ）和内标出峰处无干扰。

2 线性关系

在本方法条件下，血浆中雷公藤红素标准曲线回归方程为 $y=0.6914x+0.0190$（$r=0.997$，$n=4$），在0.05～25.0ng/mL范围内线性较好。

3 精密度

在本实验条件下，血浆中雷公藤红素批内、批间精密度考察结果见表1。LLOQ、低、中、高4个浓度的雷公藤红素血浆QC样本的批内及批间相对标准差均<15%，说明本方法的精密度符合方法学要求。

表1 血浆中雷公藤红素的批内、批间精密度（$n=5$）

理论浓度（ng/mL）	批内精密度		批间精密度	
	x（$\bar{x}\pm s$，ng/mL）	*RSD*（%）	x（$\bar{x}\pm s$，ng/mL）	*RSD*（%）
0.05	0.049±0.002	4.56	0.048±0.005	9.88
0.25	0.272±0.022	7.97	0.264±0.028	10.69
2.5	2.554±0.156	6.11	2.427±0.177	7.30
20.0	22.500±2.247	9.99	19.779±2.634	13.32

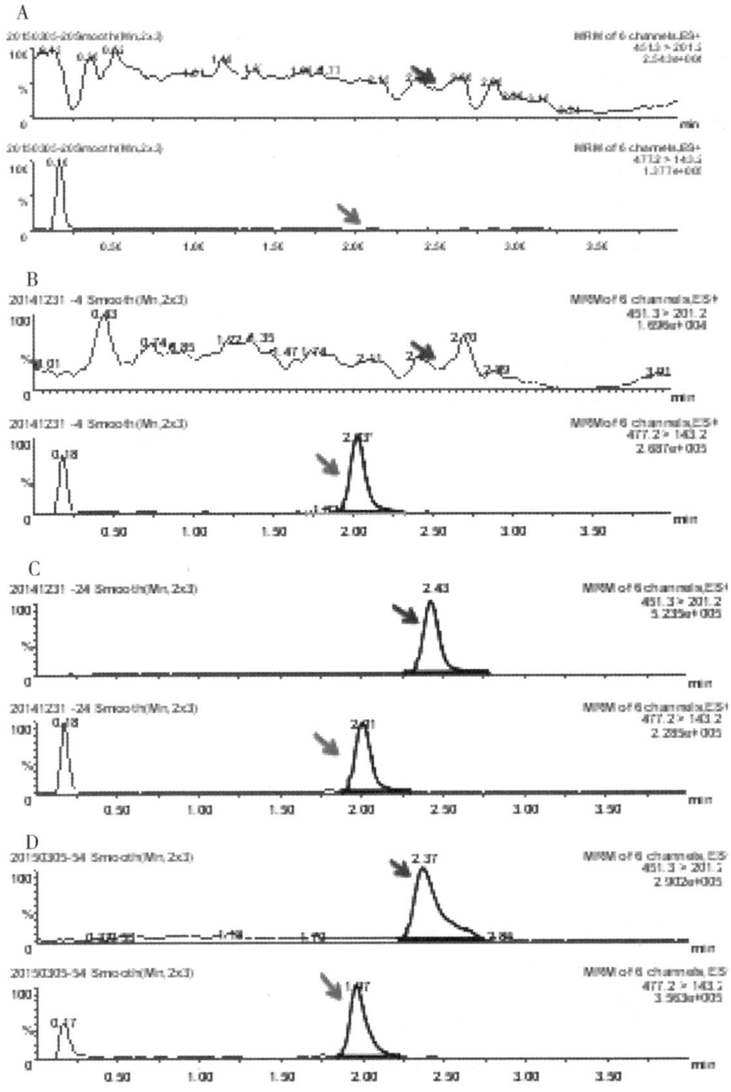

图2 雷公藤红素和内标物的MRM质量色谱图

注：A. 空白血浆；B. 空白血浆＋内标；C. 空白血浆＋雷公藤红素标准溶液（2.5ng/mL）＋内标（DQ）标准溶液；D－HIV患者血浆样本。

4 回收率

在本实验条件下，低、中、高3个质量浓度的雷公藤红素血浆QC样本提取回收率在80.54%～85.07%范围内，提取回收率高且对低、中、高3个浓度提取回收率均一。

5 基质效应

在本实验条件下，低、中、高3个质量浓度的雷公藤红素基质效应为67.90%～76.97%，相对标准差<11%，符合方法学要求。

6 稳定性考察

在本实验条件下，血浆中雷公藤红素自动进样器（10℃）放置18h，雷公藤红素测定值与理论值的偏差为1.98%～3.30%，雷公藤红素自动进样器（10℃）放置18h稳定。

7 健康受试者血浆中雷公藤红素药物浓度测定结果

健康受试者血浆中雷公藤红素药物浓度测定结果见表2。可看出，健康受试者单剂量口服雷公藤多苷片20mg后，雷公藤红素在人体内吸收具有一段迟滞时间，约为2h，2h后血药浓度迅速上升，3h达血药浓度峰值。

8 免疫无应答HIV患者血浆中雷公藤红素药物浓度测定结果

19例免疫无应答HIV患者，男性17例，女性2例。平均年龄33～60岁，平均（46±8）岁，详细信息见表3，HAART治疗时间19～69个月，平均36个月，血浆HIV-RNA<50copies/mL时间为12～62个月，平均24个月。血浆中雷公藤红素药物浓度测定结果见表3。

表2 1名健康受试者血浆中雷公藤红素测定结果

时间（h）	0	0.5	1	2	3	4	6	8	12	24
血药浓度（ng/mL）	0.00	0.00	0.00	0.00	0.52	0.47	0.19	0.20	0.08	0.10

表3 19例免疫无应答HIV患者血浆中雷公藤红素药物浓度测定结果

编号	代码	性别	体质量（kg）	年龄（岁）	服药后采血时间（h）	给药剂量	疗程（月）	合并用药	雷公藤红素浓度（ng/mL）
a组：下一次服药前采血（谷浓度）									
1	Z*H	男	88	55	12.5	30mg，bid	6	3TC+TDF+NVP	0.28
2	S*B	男	70	42	13	10mg，tid	9	3TC+AZT+NVP+天晴甘平+肝泰乐	1.54
3	Z*W	男	62	47	14.5	20mg，bid	10	3TC+TDF+LPV/r	3.72
4	G*Q	男	70	52	14	20mg，tid	3	3TC+TDF+EFV+SMZ-TMP	0.31
7	Y*M	男	62	52	14	10mg，tid	14	3TC+AZT+LPV/r+SMZ-TMP	0.31
8	T*	男	72	33	12	10mg，tid	3	3TC+AZT+NVP	0.63
9	S*P	男	63	49	11	10mg，bid	8	3TC+AZT+LPV/r	0.47
10	L*T	男	58	41	13	20mg，tid	12	3TC+AZT+NVP+利可君	0.60
11	S*Z	男	68	47	13	20mg，bid	9	3TC+TDF+EFV+SMZ-TMP	4.01
12	Z*Z	男	63	44	14	20mg，tid	15	3TC+TDF+NVP	1.50
13	J*Z	男	58	52	14	40mg，tid	12	3TC+AZT+EFV+SMZ-TMP	2.09
14	L*	女	65	60	14	20mg，tid	16	3TC+TDF+NVP	0.62
15	L*Q	男	73	50	14.5	20mg，tid	19	3TC+TDF+LPV/r+肝泰乐+力平之	1.26
16	S*H	男	60	36	15	10mg，tid	9	3TC+AZT+NVP+SMZ-TMP	0.88
18	L*	男	63	46	13.5	10mg，tid	9	3TC+AZT+EFV+SMZ-TMP+肝泰乐	0.71
b组：服药后采血（非谷浓度）									
5	Q*B	男	73	34	1	20mg，tid	2	3TC+AZT+NVP SMZ-TMP	2.19
					1	20mg，tid	8	3TC+AZT+NVP SMZ-TMP	1.93
6	L*Q	男	66	51	3.5	20mg，tid	10	3TC+TDF+EFV	0.64
17	S*	女	50	44	1	10mg，tid	9	3TC+TDF+NVP+SMZ-TMP	1.51
19	P*Q	男	-	-	2	10mg，tid	1	-	<LLOQ

注：bid为2次/d；tid为3次/d。

a组（谷浓度）：服药后（11～15h）采血，血浆中雷公藤红素药物浓度为0.28～4.01ng/mL，平均（1.26±1.18）ng/mL；b组（非谷浓度）：服药后（1～3.5h）采血，血浆中雷公藤红素药物浓度为0.64～2.19ng/mL，平均（1.57±0.68）ng/mL。

讨论

1 样本前处理方法的讨论

本研究希望建立的 LC－MS/MS 方法灵敏度比较高，需要通过增大浓缩倍数和进样量提高灵敏度，故前处理方式未考虑蛋白沉淀。文献报道的样本前处理方式主要有三氯甲烷和乙酸乙酯液液提取，固相萃取。

本研究考察了 Waters Oasis HLB 固相萃取小柱固相萃取，乙酸乙酯、二氯甲烷、甲基叔丁基醚有机溶剂液液提取等样本前处理方式。

二氯甲烷对雷公藤红素提取回收率较乙酸乙酯高，但空白血浆 MRM 质量色谱图雷公藤红素峰位上有干扰，干扰峰峰面积积分为 343，与 LLOQ（0.05ng/mL）雷公藤红素标准溶液峰面积积分相当；其对内标提取回收率约为乙酸乙酯提取的一半。

甲基叔丁基醚提取，空白血浆 MRM 质量色谱图雷公藤红素峰位干扰较严重，干扰峰峰面积积分为 1325，与 0.25ng/mL 雷公藤红素标准溶液峰面积积分相当。固相萃取小柱对雷公藤红素提取回收率较低。

乙酸乙酯提取，空白血浆 MRM 质量色谱图雷公藤红素峰位无干扰，且提取回收率较高，故本研究最终采用乙酸乙酯液液提取。

2 内标物的选择

文献报道的内标物主要有氢化可的松和甘草次酸，氢化可的松为人体肾上腺皮质分泌的一种糖皮质激素，在正常人体内浓度约为（3.31～10.75）ng/mL，肾移植术后 3 个月患者内源性氢化可的松平均浓度为（52.15±25.58）ng/mL，因此氢化可的松不宜做本研究内标物。

本研究先后分别尝试替米沙坦、地西泮、丹参酮ⅡA、DQ 作为内标物，仅丹参酮ⅡA 和 DQ 出峰时间与雷公藤红素出峰时间较近，且峰型较好，丹参酮ⅡA 因其具光敏性、需要避光操作，较为麻烦，最终选择 DQ 作为雷公藤红素内标物。

3 对 HIV 患者血浆中雷公藤红素药物浓度测定结果讨论

本研究测定的雷公藤红素血药浓度如表 3 所示，雷公藤红素谷浓度最大差异 14 倍（0.28～4.01）ng/mL。6 号受试者给药后 3.5h 采血，其血浆药物浓度低于 53%（8/15）谷浓度血浆样本。药物浓度个体差异可能原因分析如下。

首先，雷公藤多苷片中雷公藤红素含量不均一，不同厂家含量相差几十倍，同一厂家不同批次含量相差达 10 倍。片剂中雷公藤红素含量的差异是导致受试者血药浓度差异的一个原因。

其次，患者体重、合并疾病、合并用药对血药浓度会产生影响，导致雷公藤红素血药浓度个体差异。

本研究 19 号受试者口服雷公藤多苷片 10mg，3 次/d，用药疗程长达 1 个月，服药后 2h 采血，其血药浓度低于 0.05ng/mL，因其使用的雷公藤多苷片与其他 18 位患者的为同一厂家不同批次，推测可能制剂中含雷公藤红素不一致，另外雷公藤多苷片主要经 CYP3A4 和 CYP2E1 酶代谢，该患者可能为快代谢型。

文献报道了类风湿性关节炎（rheumatoid Arthritis，RA）患者（$n=5$）口服雷公藤多苷片（杭州得恩德制药有限公司生产，每片含雷公藤红素 1.3μg）2d 以上，仅检测到 1 例口服剂量为 20mg，3 次/d 的患者服药后 2h 雷公藤红素血浆药物浓度为 3.5ng/mL，其余 4 例患者血药浓度均低于最低定量限（LLOQ＝1.0ng/mL）。另一研究也报道了同样的结果，5 例 RA 患者口服雷公藤多苷片 2d 以上，仅能定量测定口服最大剂量的 2 例患者雷公藤红素全血药物浓度为 1.4 和 3.5ng/mL（LLOQ＝1.0ng/mL）。

本研究受试者给药剂量与文献报道给药剂量相当，给药疗程明显长于文献报道的给药疗程，雷公藤红素蓄积更加明显，仅 45%（9/20）受试者血药浓度大于 1.0ng/mL，测定结果与文献报道基本相符。

本实验建立的测定人血浆中雷公藤红素的 UPLC－MS/MS 方法具有灵敏度高（LLOQ＝0.05ng/mL）、操作简单方便、分析时间短等特征。并成功应用于健康受试者和 HIV 患者血浆中雷公藤红素血药浓度的测定。

雷公藤制剂中雷公藤红素含量差异较大，雷公藤多苷片复方制剂给药，给雷公藤红素血药浓度的测定和药代动力学研究带来困难。期待对雷公藤红素单体制剂给药后人体药动学研究。

参考文献（略）

（出自《中国中医药杂志》2017 年第 32 卷第 2 期第 814－818 页）

姜黄素抗人类免疫缺陷病毒等作用研究进展

张锋镝[1]，卢洪洲[1,2]
（1. 复旦大学附属公共卫生临床中心感染一科，上海 201508；2. 复旦大学附属华山医院）

关键词 姜黄素；人类免疫缺陷病毒；衍生物

姜黄作为药用植物，具有至少200年的历史。姜黄素（curcumin）是姜黄中的主要有效成分，大约20年前人们已经发现姜黄素具有抗人类免疫缺陷病毒（human immunodeficiency virus，HIV）的活性，而且可以抑制HIV－1及HIV－2复制。除了抗HIV功效之外，姜黄素尚有其他作用，可以抗氧化、抗各种病原微生物、抗风湿、抗肿瘤，同时还可以改善免疫系统、心血管系统、消化系统和神经系统功能。

1 姜黄素的特性

姜黄素分子式 $C_{21}H_{20}O_6$，分子量368.37，易溶于甲醇、乙醇、二甲亚砜和丙酮，但不易溶于水。姜黄素对光敏感，贮存或临床应用时应予避光。激发态光物理研究表明，姜黄素可以在亚纳秒时间内转移氢原子，超快的氢原子转移引发的构象变化也许是姜黄素发挥其药理作用的基础。姜黄素分子存在互变异构体，即双酮和烯醇2种形式，在非碱性环境下，双酮形式占优势，并可作为氢原子的供体，此时姜黄素较为活跃，易于发挥效用；而在碱性条件下，烯醇形式占优势。姜黄素有非常良好的机体耐受性，不良反应少，但姜黄素口服给药的生物利用度较低，口服高纯度的姜黄素进入循环系统者主要为姜黄素的代谢产物，药用效果欠佳。为此人们研制出多种姜黄素类似物，同时还开发出许多给药方法以及不同剂型。20世纪人们改进了提纯的方法，将姜黄碾碎，搅拌均匀后溶于二氯甲烷中，加热蒸馏1h后过滤，将滤液温水浴后会得到油状提取物，将该提取物加入已烷混匀后过滤，可得到姜黄素。目前我国市场销售的姜黄素主要用萃取技术制备，制造成本相对低廉。然而，随着纳米技术的发展，人们也在姜黄素中加入了纳米技术的元素，姜黄素分子颗粒较小是适用于纳米技术的重要前提。目前将姜黄素与聚合物结合的毫超微包囊法非常具有应用前景，常用的人工或天然的聚合物包括聚乙烯醇、聚乳酸－乙醇酸－乙酸、N－异丙基丙烯酰胺、N－乙烯基2－吡咯烷酮、聚乙二醇单丙烯酸酯、丝素蛋白和壳聚糖等。这些聚合物具有生物相容性较好，可生物降解，操作性较好，生物利用度高，不良反应少等特点。

2 姜黄素抗HIV研究

20世纪90年代，人们已经证实姜黄素具有抗HIV活性。病毒长末端重复序列（viral long terminal repeat，LTR）一直被认为在HIV－1转录过程中起到关键作用，而姜黄素可以通过抑制LTR的活性达到阻断HIV－1复制的目的。Barthelemy等在Hela细胞中应用姜黄素及姜黄素的衍生物进行试验时发现，70%～85%的LTR因受到抑制而不能有效地转录成Tat蛋白，这也说明姜黄素的确具备抗HIV活性，但并不能完全抑制Tat蛋白的合成，而剩余的Tat蛋白仍能发挥生物学效应。在整合酶的催化下，HIV－1可以将自身遗传物质与人类基因融合，细胞的乙酰基转移酶p300可以通过修饰蛋白的作用调节染色体构象，还可以乙酰化整合酶调节它的活性。研究表明，p300可以直接与整合酶结合，并使整合酶与DNA结合处结构域的3个赖氨酸（K273、K266、K264）乙酰化，从而使整合酶顺利发挥作用。姜黄素的主要靶点为p300－CREB结合蛋白（CBP）的乙酰基转移酶蛋白。姜黄素对整合酶也存在抑制作用（IC50为40μmol/L），受姜黄素影响而变化的整合酶只含有50～212个氨基酸，该研究还表明姜黄素通过将2个苯环分子内堆叠的方式将羟基带入整合酶。姜黄素对HIV－1及HIV－2蛋白酶均存在抑制作用（IC50分别为100μmol/L和250μmol/L），姜黄素与硼的络合物对蛋白酶的抑制作用呈时间相关性，并可使IC50降低6μmol/L。

由于HIV主要攻击 CD_4^+ T细胞，因此，在免疫调节方面研究姜黄素对 CD_4^+ T细胞的作用十分必要。姜黄素可以诱导成熟树突状细胞（dendritic cells，DCs）进入捕获或耐受状态，从而增强调节性T细胞进行分化，此外高剂量的姜黄素还可以直接导致T细胞凋亡，同时通过抑制白介素（IL）－2传导通路和抑制有丝分裂原启动因子NF－κB、AP－1控制T细胞活化过程。姜黄素还可以通过阻塞JAK－STAT信号通路控制Th1分化，从而使T细胞失去对IL－12的应答。CD_{69} 可以控制慢性炎性反应的进展，当 CD_{69} 发出信号时可以使NK细胞、巨噬细胞及 CD_3^+ T细胞内合成转化生长因子－β（TGF－β），CD_{69} 还可以通过抑制鞘氨醇－1

基金项目： 国家十二五重大新药创制抗艾滋病病毒新药临床评价研究技术平台建设（2012ZX09303013）

-磷酸受体-1来阻止淋巴细胞进出淋巴结，减轻局部细胞浸润，从而缓解炎性反应。发生慢性炎性反应时，若CD_4^+ T细胞大量浸润也会导致CD_{69}持续表达，提示CD_{69}可以通过促进合成TGF-β及抑制白细胞疏散调控慢性炎性反应。还有证据表明，CD_{69}通过激活JAK3-STAT5信号转导抑制T细胞分化成Th17细胞，姜黄素可以通过多个层面控制CD_2、CD_3、CD_{28}的启动，从而导致CD_4^+ T细胞活化受阻，同时还可以使CD_4^+ T细胞表达CD_{69}增多。近年来，一些研究表明，翅膀状螺旋转录因子P3（Foxp3）与CD_4^+/CD_{25}^+T细胞的形成及发挥功效密切相关，而姜黄素的存在，可以使翅膀状螺旋转录因子P3的表达下调，其主要调节方法有3种：首先，可以通过下调细胞毒T淋巴细胞抗原（cytotoxic T lymphocyte antigen，CTLA-4）减少细胞间的接触，并使IL-2的生产和消耗同时减少；其次，姜黄素直接导致Foxp3表达减少；另外，由于姜黄素的刺激可以使p65、c-Rel发生核移位现象，从而影响Foxp3和CD_{25}的表达。

以上所述均为体外实验。James等曾进行过临床试验，结果却并不乐观，40例单独应用姜黄素8周的患者CD_4及病毒载量等指标均未得到明显改善，但这些患者却表现出较好的依从性，因为姜黄素不良反应少于其他药物。

3 姜黄素其他相关作用的进展

姜黄素具备抗肿瘤活性，而姜黄素的多种衍生物功能各有差异。近年研究提示，姜黄素对结肠癌细胞具有抑制作用，单羰基的姜黄素类似物B63是在姜黄素结构基础上进行了一些化学修饰，从而加大了姜黄素的生物利用度和生物活性。另一种姜黄素的衍生物bDHC（bis-DeHydroxy curcumin）可以诱发细胞自噬的作用以抗击肿瘤，对正常体细胞的影响较小。

姜黄素具有抗炎性反应活性。双乙酰姜黄素（diacetyl curcumin，DAC）是一种脂溶性姜黄素，戊二酸氢姜黄素（diglutaryl curcumin，DGC）是一种水溶性姜黄素，这2种姜黄素的衍生物在足肿胀模型中均表现出较好的抗炎效果。姜黄素衍生物B06用于实验动物体内，发现肾脏、心脏、血清的炎性反应明显下调。环己酮姜黄素（BHMC）可抑制多种炎性反应介质的合成。实验表明iNOS基因受其抑制后相应的基因产物合成减少，同时BHMC还可以抑制肿瘤坏死因子-α（TNF-α）、单核细胞趋化因子-1（MCP-1）、IL-10、IL-6等因子的基因表达和功能的发挥。

氧化作用在多种疾病中发挥着重要作用，例如心肌缺血、脑缺血-再灌注损伤、失血性休克、神经元细胞损伤、组织缺氧、肿瘤等，由于姜黄素的抗氧化作用已被公认，因此对该领域研究十分必要。人们认为姜黄素是一种仿生学的抗氧化剂，因为它可以直接作用于生物体，并上调细胞保护因子和诱导抗氧化蛋白的合成，姜黄素可以清除氧自由基、过氧化物阴离子、羟基集团、含氮氧化物等。姜黄素可以诱导超氧化物歧化酶（SOD）、过氧化氢酶（CAT）、谷胱甘肽还原酶（GR）、谷胱甘肽过氧化物酶（Gpx）、血红素加氧酶-1（HO-1）等细胞保护蛋白的表达。

姜黄素对病毒、细菌和真菌等微生物均具有抑制作用。已证实姜黄素对以下细菌有抗菌活性：哈维弧菌、溶藻弧菌、创伤弧菌、副溶血弧菌、霍乱弧菌、枯草杆菌、蜡状芽孢、嗜水气单胞菌、无乳链球菌、金黄色葡萄球菌、迟钝爱德华菌和表皮葡萄球菌等。姜黄素对多种病毒具有抑制作用，除HIV外，经人体试验还包括乙肝病毒、丙肝病毒、流感病毒、人乳头瘤病毒、单纯疱疹病毒等。研究还表明，姜黄素及姜黄油被证实对番茄病镰刀菌和水稻长蠕孢菌有抑制作用；经甲醇粗提纯的姜黄素对皮肤癣菌有一定作用；1∶40的姜黄油对红色毛癣菌、T癣菌、絮状表皮癣菌和石膏样小孢子菌等均有作用。

4 结语

姜黄作为药物已有几百年的历史，其广泛的作用已被人们认可，越来越多的研究正在探索其抗HIV的机制，目前抗HIV的许多机制仍不清楚。以往临床试验表明，姜黄素并不能抑制患者的病毒载量和提升患者的CD_4^+ T细胞，因此，姜黄素不可用作抗HIV药物，但是我们仍然可以将姜黄素应用于HIV/艾滋病（AIDS）患者，主要原因有以下4点：①HIV/AIDS患者受到免疫缺陷威胁而面临多种机会性感染和肿瘤的风险，且HIV本身也可导致神经、循环、免疫系统紊乱，姜黄素恰好具备明确的抗病毒、细菌及真菌的活性，并具有抗肿瘤，抗氧化，改善神经、免疫、循环和内分泌等系统的功能，因此患者仍能从此药获益；②体外实验证实姜黄素对于HIV有明确的抑制作用，由此以体内抗HIV为目的动物实验及临床试验将会继续开展，对其机制进行逐步揭示必将贡献于人类对抗HIV事业；③对姜黄素的给药途径、姜黄素衍生物及姜黄素联合其他药物治疗方法的研究正在开展，为提高姜黄素的生物学活性、提高生物利用度创造了条件；④姜黄素成本低廉，材料充足是研究开发该品种的重要基础。

参考文献（略）

（出自《中国感染与化疗杂志》2015年第15卷第5期第487-490页）

3种中药对艾滋病毒感染复制的影响

田　湉[1]，敖竹君[2]，王小霞[2]，姚小剑[1,2]
（1. 中南大学基础医学院微生物系，湖南长沙 410013；2. 加拿大曼尼托巴大学医学院微生物系人类逆转录病毒分子实验室）

摘要　目的　了解中草药或制剂槲皮素、甘草酸二铵和青蒿琥酯对艾滋病病毒复制的影响。方法　在 C8166T 细胞被携带分泌型荧光素（Gaussia luciferase，G－Luc）的 HIV 病毒感染的同时或 2h 后加入 3 种不同浓度的中草药（槲皮素、甘草酸二铵和青蒿琥酯），2～3d 后观察细胞形态变化及由病毒感染导致的膜融合所至合胞体的形成，并采用荧光素酶报告基因检测 C8166T 细胞培养上清中的病毒相关 G－Luc 活性。结果　C8166T 细胞的 G－Luc 结果显示，与甘草酸二铵、槲皮素组相比，而青蒿琥酯组的荧光活性酶活性增幅最大（$F=96.126$，$P<0.01$）。形态学观察显示：经青蒿琥酯处理的由病毒感染导致的膜融合所形成的合胞体，与对照组相比数目明显增多，且体积更大。Western blot 检测表明 C8166T 细胞内的 HIV－1 核衣壳蛋白 P24 水平增强；ELISA 检测显示该细胞培养上清中的 HIV－1P24 的含量与对照组相比有明显升高（$F=9.503$，$P<0.05$），提示青蒿琥酯处理可增强病毒的表达或释放。在用青蒿琥酯处理静止期人外周血单核细胞（PBMCs）后，ELISA 检测细胞培养上清中的 P24 含量显示，0.078μg/mL 青蒿琥酯组的 P24 含量较对照组明显增加（$t=-14.354$，$P<0.01$），HIV－1 潜伏感染明显增加。Real－time PCR 结果表明，在 C8166T 细胞系中，0.078μg/mL 青蒿琥酯组的病毒 RNA 明显多于对照组（$t=115.086$，$P<0.01$），证实青蒿琥酯能提高细胞内 HIV－1 基因转录水平。结论　青蒿琥酯可提高 C8166T 细胞和人 PBMC 中 HIV－1 基因的转录，具有潜在的促进 HIV 感染的作用。

关键词　HIV－1；中草药；青蒿琥酯

获得性免疫缺陷综合征（acquired immunodeficiency syndrome，AIDS）是由人类免疫缺陷病毒（human immunodeficiency virus，HIV）引起的一种免疫及神经系统退行性疾病。目前国际上通行的治疗方法为高效抗逆转录病毒疗法（Highly active antiretroviral therapy，HARRT），此方法能有效降低患者体内病毒载量，延长艾滋病患者的生存时间并提高生存质量。该治疗方法在一定程度上控制了 HIV 的传播，但 HAART 并不能治愈 AIDS。

中药方剂、单独药物水煎剂和中成药均曾被报道用于治疗艾滋病，但至今尚无一种中药被认可。中药治疗 HIV 的研究多处于临床试验阶段，主要观察艾滋病患者用药后机体发生的变化，关于中药作用于 HIV 的分子机制尚不清楚。

文献报道甘草提取物、槲皮素、奎宁（金鸡纳霜）均有有提高免疫力和抗 HIV 的作用。青蒿素衍生物青蒿琥酯为抗疟药，其抗 HIV 作用尚不清楚。本研究拟通过观察以上 3 种中药或中药制剂对 HIV 的作用，为利用中药治疗艾滋病提供理论基础。

材料与方法

1　材料

奈韦拉平抗性的 HIV－1 病毒株（Nevirapine－resistant HIV－1）购于美国 NIH AIDS Research and Reference ReagentProgram；槲皮素购于美国 Sig－ma 公司（Cat#17793，lot#BCBL9721V）；甘草酸二铵注射液购于江苏正大天晴公司（甘利欣，批号 140118204）；青蒿琥酯粉剂 A3731 购于 Sigma 公司（Cat#A3731，Lot#SLBF4237V）；细胞培养基、胎牛血清及双抗购于美国 Hyclone 公司。HIV－1p24 ELISA 试剂盒由弗雷德里克癌症研究与开发中心提供。Roche 试剂盒购于瑞士 Roche 公司；Moloney 鼠白血病病毒逆转录酶购于美国 Promega 公司；SYBR Green PCR Master Mix 试剂购于美国 Applied Bio 公司。

2　方法

2.1　HxBru－Gluc 病毒的制备以及对 C8166T 细胞的感染

G－luc 基因的 HxBru 病毒（HxBru－Gluc）为桡足动物 *G. princeps* 分泌 Gaussia luciferase（Gluc）荧光素酶的基因，取代 nef 基因在 BamH I 和 XhoI 位点利用 PCR 和克隆进行扩增。

2.1.1　病毒制备　将（2.2～2.5）$\times 10^6$ 个 293T 细胞接种于 10cm 培养皿，培养过夜至汇合度达 70%，取 HxBru－Gluc 质粒，使用氯化钙转染法。转染 16h 后换新鲜培养液，48h 后收集上清，3000r/min（离心半径 12.5cm）离心 15min，取上清，于 4℃ 以 35000r/min（离心半径 5cm）离心 90min，－80℃保存。

基金项目：国家自然科学基金项目（No. 81371863）；中南大学研究生教育创新工程项目（No. 2014zzts297）

2.1.2 感染 C8166T 细胞用含 1% 青霉素 - 链霉素、10% 胎牛血清的 RPMI - 1640 培养基培养，加入 2 ~ 3μl 的 HxBru - Gluc 病毒，振摇 3min，于 37℃、5% CO_2 培养，重复 3 次。2h 后，重悬细胞，以 3000r/min 离心（离心半径 5.5cm）5min，取上清，用无 FBS 的 RPMI 或 1 × PBS 洗涤 2 ~ 3次，2×10^5 个细胞置于 1mL 含 10% FBS 的 RPMI 中。

2.2 观察槲皮素、甘草酸二铵及青蒿琥酯对感染 HIV - 1 的 C8116T 细胞合胞体以及培养上清中 G - Luc 活性的影响

2.2.1 观察形态学观察 C8166 细胞用 HxBru 病毒感染后洗去病毒，加入不同浓度的青蒿琥酯于 37℃、5% CO_2 培养箱中培养 96h，低倍光学显微镜下拍照。

2.2.2 不同浓度的不同药物对 C8116T 细胞培养上清的中的 G - Luc 浓度的影响实验设空白对照组（未加药也未感染），病毒感染组（感染病毒之后未加药），药物处理组（含槲皮素 20、10、5 及 2.5μmol；甘草酸二铵 20、5、1.25、0.3125μg/mL 或青蒿琥酯 0.312、0.156、0.0780、0.039μg/mL）。加入 HxBru 病毒感染 2h 后洗去病毒，用含或不含药物的新鲜培养液 1mL 于 37℃、5% CO_2 培养箱中培养 72h，每孔取 200μl 上清，加入 20μl10% Triton X - 100，37℃裂解 30min。各取 2.5μl 管中，再加入稀释 10 倍的 G - Luc 底物 GAR1（Targetingsystems），用化学发光检测仪检测荧光强度。

2.2.3 观察不同浓度的青蒿琥酯作用 C8116T 细胞不同时间后对培养上清中 G - Luc 浓度的影响病毒感染处理同上，感染 2h 后分别加入含青蒿琥酯（0.3125、0.156、0.078、0.039μg/mL）（药物处理组）的新鲜培养液 1mL，同时设病毒感染组（感染病毒之后未加药）。病毒感染 48h、72h、96h 后收集上清，检测 G - Luc 强度。

2.3 ELISA 检测青蒿琥酯对 C8166T 细胞培养上清中 HIV - 1p24 含量的影响

取病毒感染组（感染病毒之后未加药），药物处理组（感染 2h 后加青蒿琥酯处理）48h、72h、96h 上清，用 1% Triton X - 100 裂解 30min，用 anti - p24 ELISA 方法检测 p24 蛋白含量。

2.4 Western blot 检测青蒿琥酯作用后 C8166T 细胞内 HIV - 1p24 含量

上述处理 96h 后的 C8166T 细胞用 RIPA 裂解液裂解 30min 于 4℃以 14800r/min（离心半径 5.5cm）离心 30min，取上清。取 5μl 进行 BCA 法蛋白定量。采用 Western blot 检测细胞内 HIV - 1p24 蛋白含量。

2.5 观察青蒿琥酯对静止期 PBMC HIV - 1 感染的影响

从采自志愿者的全血中提取 PBMC，按每孔 1×10^6 个细胞接种于 24 培养皿，体系为 1mL 含 10% FBS 的 RPMI。药物处理组用终浓度为 0.01μg/mL 的青蒿琥酯预先处理 24h，然后每孔 PBMC 加入 5μl（P244ng）HIV - 1 感染。于 37℃、5% CO_2 培养箱中培养过夜后，同上离心，去上清，用 1 × PBS 或 RPMI 洗涤 2 遍，加入新鲜培养液。药物处理组用含青蒿琥酯 0.1μg/mL 的新鲜 RPMI 培养。感染后 72h，同上离心，去上清，加入含 10% FBS、3μg/mL PHA 和 10U/mL IL - 2 的 RPMI，每孔 1mL，培养过夜，取上清，200μl/d，同时补充新鲜培养基。PHA 刺激 96h，用 P24ELISA 测定，细胞处理后采用 Westernblot 测定 p24 蛋白含量。

2.6 Real - time RT - PCR 检测青蒿琥酯处理的 C8166T 细胞中 HIV - 1 基因转录情况

取 C8166T 细胞接种于 24 孔板培养皿中，用 HxBru - Gluc 病毒感染 2h，洗涤，实验组用终浓度为 0.078μg/mL 的青蒿琥酯处理，培养 96h，计数。收集同样数量的细胞，用 Roche 的试剂盒提取病毒 RNA；采用鼠白血病病毒逆转录酶逆转录成 cDNA；使用 SYBR Green PCR Master Mix 试剂进行 Real - time PCR 扩增试验。

2.7 荧光素酶活性试验检测青蒿琥酯对 TZM - b1 细胞中 Luciferase 的影响

TZM - b1 细胞用含 1% 青霉素 - 链霉素、10% 胎牛血清的杜尔伯科改良伊格尔培养基培养。不同终浓度的青蒿琥酯（0.1、0.25、0.5、1.0、2.0μg/mL）处理 TZM - b1 细胞 48h。用胰酶消化 5min 使细胞脱落，收集细胞悬液，用 1 × PBS 洗涤 2 遍，去上清，使用 Luciferase Reporter Gene Assay Kit 试剂盒检测细胞内的 G - Luc 活性。

2.8 青蒿琥酯对 C8166T 细胞的毒性检测

取 C8166T 细胞接种于 96 孔板中，培养液含不同浓度的青蒿琥酯组（0.039、0.078、0.156 和 0.312μg/mL），每个稀释度 2 个重复孔，同时设置不含药物的对照。药物作用 96h 后用 WST 法测定细胞毒性：加入 WST 溶液 20μL/孔，培养 4h，摇床振荡 1min，用酶标仪测定 A_{462} 值。计算 CC_{50} 值（50% cytotoxic concentration），即对 50% 的细胞产生毒性时的化合物浓度。

结果

1 3 种中药对感染 HIV - 1 的 C8166T 细胞的影响

采用化学发光法检测 3 种中药作用后的 HxBru 病毒感染，C8166T 细胞表达 G - Luc 荧光素强度，结果见图 1。槲皮素（5μmol/L 组除外）能降低感染 HIV - 1 的 C8166T 细胞 G - Luc 值（$F = 96.126$，$P < 0.01$），甘草酸二铵注射液 20μg/mL 除外 G - Luc 值显著升高（$F = 96.126$，$P < 0.05$）；0.078μg/mL 青蒿琥酯组 G - Luc 值显著升高（$F = 96.126$，$P < 0.01$）。

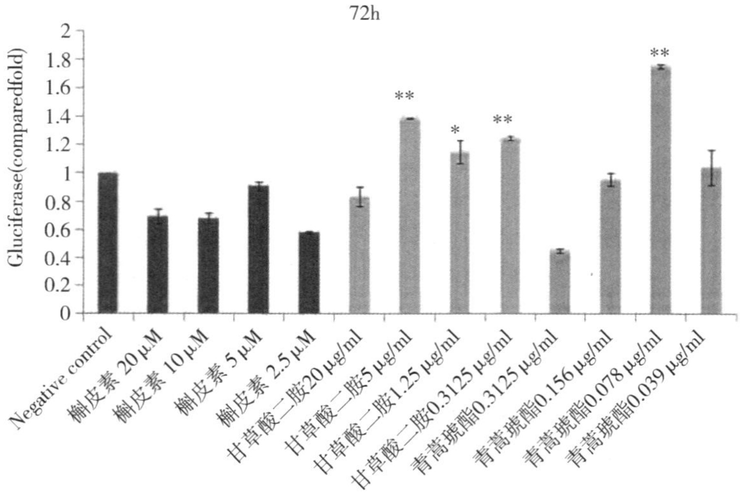

图 1　3 种药物的四种不同浓度对被感染的 C8166T 细胞的影响

Fig. 1　Four different concentrations of three drugs were used to deal with infected T C8166 cells, and the G－luc activity was detected by 72h after infection

2　青蒿琥酯对受试细胞的毒性作用

WST 法测定青蒿琥酯对 C8166T 细胞的体外毒性作用。结果见图 2。

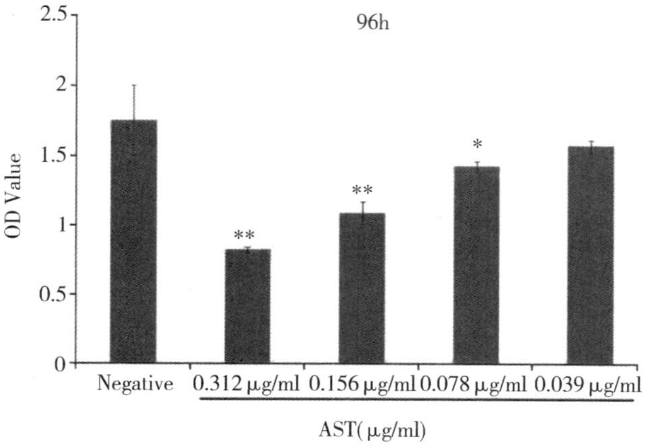

Negative 空白对照　0.312、0.156、0.078、0.039μg/mL 感染之后分别用 0.312、0.156、0.078、0.039μg/mL 青蒿琥酯处理 96h

图 2　青蒿琥酯对 C8166T 细胞的毒性试验

Negative C8166T cells without drug 0.312，0.156，0.078，0.039 Using0.312，0.156，0.078，0.039μg/mL artesunate to treated C8166T cells 96 h after infection

Fig. 2　The toxicity experiment of artesunate which tested in C8166 T cell linep

青蒿琥酯体外对 C8166 T 细胞的 CC_{50} 为 0.273μg/mL。0.039、0.078 及 0.156μg/mL 青蒿琥酯对 C8166T 细胞的毒性较低。

3　青蒿琥酯浓度和作用时间对 C8166T 细胞中 HIV－1 的影响

0.078μg/mL 青蒿琥酯处理 72h 可促进 G－Luc 的表达。为排除青蒿琥酯影响病毒进入细胞的可能，在病毒感染 2h 加入不同浓度青蒿琥酯，观察 48h、72h、96h 细胞上清中的G－Luc活性变化，结果与病毒感染同时加入药物时一致，2h 后加入药物同样引起荧光素活性的变化。药物作用 96h 后测得 0.078、0.156 及 0.312μg/mL 组的 G－Luc 值均升高（$F = 72.058$，$P < 0.01$），以 0.078μg/mL 组作用更显著（图 3A）。且 C8166T 细胞培养上清中 G－Luc 含量与药物作用时间呈正相关，如图 3B 所示，72h（$t = -55.527$，$P < 0.01$）和 96h 增幅更大（$t = -16.976$，$P < 0.01$）。结果表明青蒿琥酯能促进 HxBru HIV－1 中的 G－luc 荧光素分泌，且荧光强度的增加呈时间依赖性，但该作用不影响病毒进入细胞。

通常 C8166T 细胞被 HxBru 病毒感染 48h 后便会出现合胞体。实验组用 0.078、0.156μg/mL 青蒿琥酯处理 96h 后，低倍光学显微镜下观察合胞体的变化。结果见图 4A。空白对照组无合胞体，病毒感染组有合胞体（图 4B），经青蒿琥酯处理的感染细胞组合胞体显著增多且体积增大（图 4C、D）。表明青蒿琥酯能促进被 HIV－1 感染 C8166T 细胞的合胞体形成。

通过检测 HIV－1 核衣壳蛋白 p24 观察 HIV－1 的感染情况，青蒿琥酯组的 C8166T 细胞培养上清和细胞内的 p24 蛋白含量与对照组相比均明显增加，尤其在药物浓度为 0.078μg/mL 时增幅最大，且差异有统计学意义（$F = 9.503$，$P < 0.05$）（图 5）。表明青蒿琥酯可促进 HIV－1 细胞内的繁殖和释放。

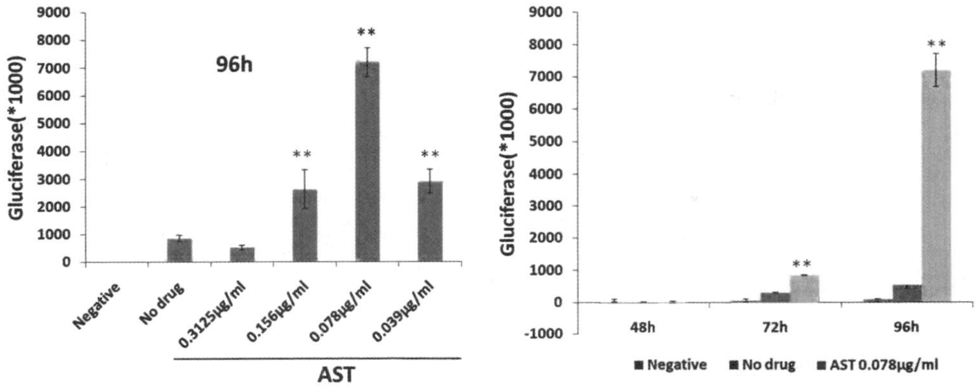

A B

（A） C8166T 细胞感染 HxBru 病毒之后，用不同浓度的青蒿琥酯处理 Negative 空白对照 No drug 阴性对照，感染之后未加药 0. 312、0. 156、0. 078、0. 039μg/mL 感染之后分别用 0. 312、0. 156、0. 078、0. 039μg/mL 青蒿琥酯处理 96h （B） Gluciferase 变化趋势说明青蒿琥酯促进病毒增殖呈时间依赖性 Negative 空白对照 No drug 阴性对照，感染之后未加药 AST 0. 078μg/mL 感染之后用 0. 078μg/mL 青蒿琥酯处理

图 3 青蒿琥酯对 C8166T 细胞上清中 G – luc 的影响

（A） After C8166T cells infected with HxBru virus that were treated with different concentrations of artesunate

（B） Artesunate increased the viral replication in a time – dependent manner

Fig. 3 Effect of artesunate on G – luc C8166 in the supernatant of C8166T cellsp

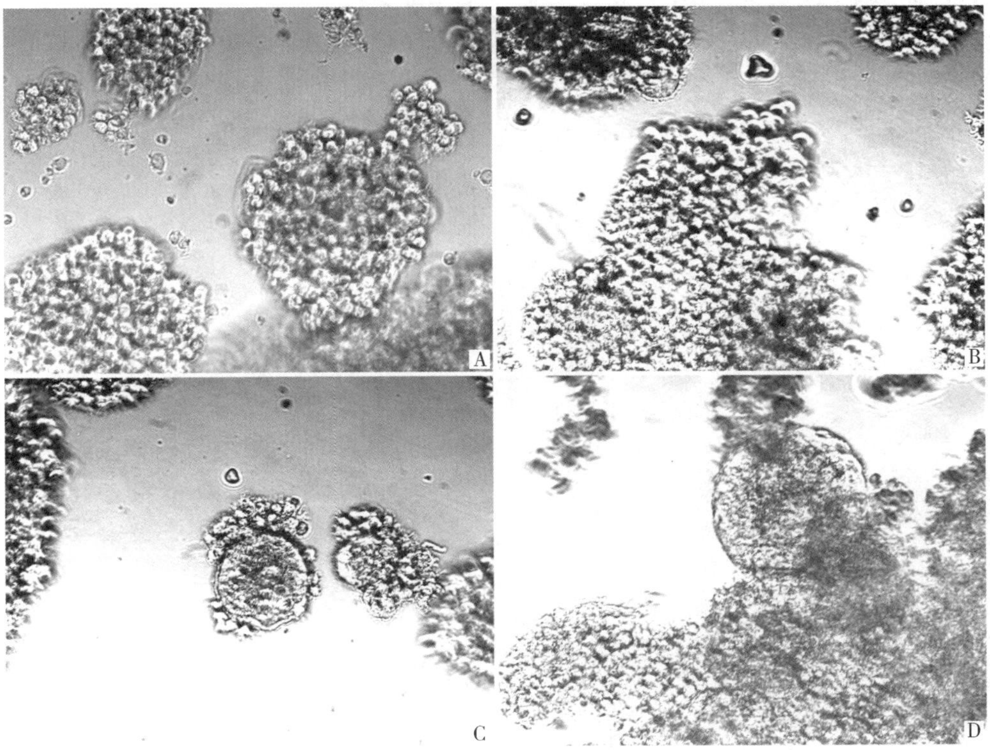

C8166T 细胞被 HxBru 感染后，因为膜融合会形成合胞体，合胞体的大小和数量与细胞被病毒感染的程度成正比。感染病毒之后 96h，在显微镜下比较合胞体的差异 （A） 未被感染也未加药的 C8166T cells （B） 感染了 HxBru 病毒的 C8166T 细胞 （C/D） C8166T 细胞感染病毒之后，用不同浓度的青蒿琥酯处理细胞

图 4 青蒿琥酯对合胞体的影响

（A） Uninfected C8166 cells and without drug （B） C8166 cells infected by Bru – Env – Glu virus （C/D） After infection，using different concentration of artesuante to treat cells After 96h，compared the syncytium formation by microscope

Fig. 4 Effect of artesunate on syncytium formationp

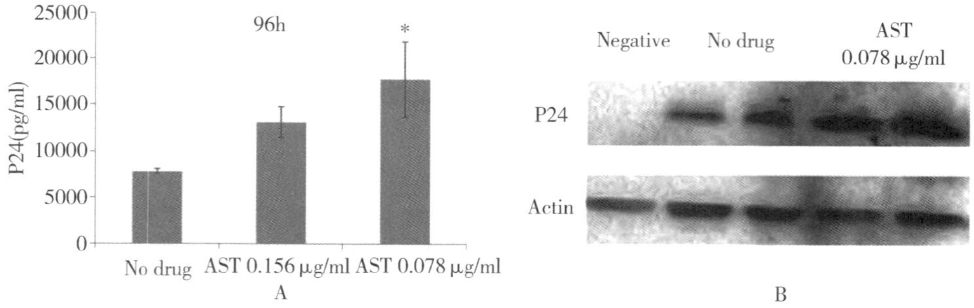

青蒿琥酯能同时增加被感染 C8166T 细胞的培养上清（A）和细胞内（B）的 HIV－1 核心蛋白 p24 的量 Negative 没有加药的未被感染的 C8166T 细胞 No drug 阴性对照·感染之后未加药 AST0. 156μg/mL 感染之后用 0. 156μg/mL 青蒿琥酯处理 96hAST0. 078μg/mL 感染之后用 0. 078μg/mL 青蒿琥酯处理 96h

图 5 青蒿琥酯对 P24 蛋白在 C8166T 细胞系中表达的影响

（A） P24produced in supernatants from C8166 cells measured by ELISA No drug C8166 cells infected by Bru－Env－Glu virus without drug AST 0. 156μg/mL Using 0. 156μg/mL artesuante to treat cells after infection AST 0. 078μg/mL After infection that using artesunate 0. 078μg/mL to treat cells 96h（B） Levels of p24inside of infected C8166T cells were quantified using western blot Negative C8166T cells had no virus and AST No drug C8166 cells infected by Bru－Env－Glu virus without drug. Uninfected C8166 cells without drug AST 0. 078μg/mL After infection that using artesunate 0. 078μg/mL to treat cells 96h.

Fig. 5 Effects of artesunate on the expression of p24protein in C8166 T cell linep

4 青蒿琥酯能增强 HIV－1 在 PBMCs 中的潜伏感染作用

青蒿琥酯能增强 HIV－1 在活化 CD_4^+ T 细胞内的感染。在细胞未刺激活化的状态下，用青蒿琥酯处理 PBMCs 细胞 24h，然后用 HIV－1 感染该细胞，3d 后加入 PHA 和 IL－2 刺激细胞活化及病毒繁殖，并检测细胞培养上清和细胞内的 HIV－1P24 蛋白含量，结果见图 6。青蒿琥酯（0. 1μg/mL）处理 96h 的 PBMCs 培养上清中 p24 蛋白含量与对照组相比显著增加（$t=-14.354$，$P<0.01$），Western blot 显示 PBMC 内的 P24 蛋白表达量较对照组显著增加，证实青蒿琥酯能增强 HIV－1 在 PBMCs 中的潜伏感染。

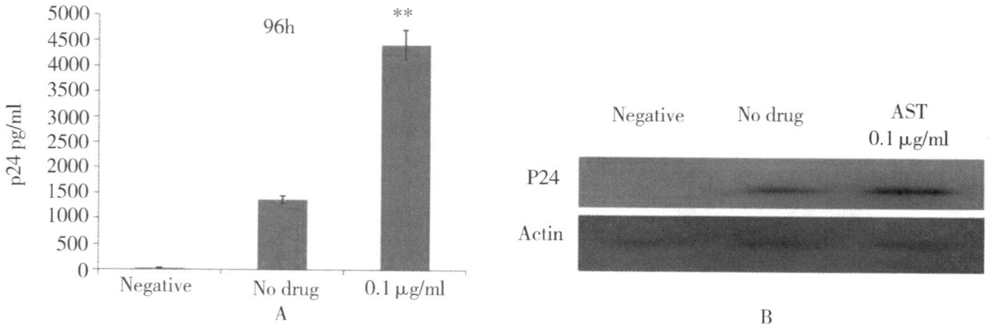

青蒿琥酯能同时增加被感染 PBMCs 细胞的培养上清（A）和细胞内（B）的 HIV－1 核心蛋白 p24 的量 Negative 空白对照 No drug 阴性对照，感染之后未加药 AST 0. 1μg/mL 感染之前用 0. 1μg/mL 青蒿琥酯预处理 24h，感染之后继续用 0. 1μg/mL 青蒿琥酯处理 72h

图 6 青蒿琥酯对 p24 蛋白在 PBMCs 细胞系中表达的影响

（A） and extracellular（B） p24protein expression（A/B） Negative：Uninfected PBMCs without drug No drug PBMCs infected by NEVI virus without drug AST 0. 1μg/mL Using 0. 1μg/mL artesunate pretreated 24hand continue treated cells 72hafter infection

Fig. 6 After 96hrs continue treatment of PBMCs with 0. 1μg/mL artesunate increased the intracellularp

5 青蒿琥酯对 HIV－1 转录水平的影响

青蒿琥酯不影响病毒进入细胞。用 RT－PCR 方法检查青蒿琥酯对 HIV－1 基因转录的影响。0. 078μg/mL 青蒿琥酯处理感染 C8166T 细胞 96h 后，提取细胞总 RNA 进行 RT－PCR，以 GAPDH 作为内参，检测 HIV－1GagmRNA 水平，结果见图 7A，mRNA 水平较对照组显著提高（$t=115.086$，$P<0.01$）。表明青蒿琥酯可能通过刺激转录促进 HIV－1 表达增高。

HIV－1 的长末端重复序列（Long Terminal Repeat，LTR）含顺式调控序列，控制前病毒的表达，在 LTR 含有启动子和增强子。TZM－b1 细胞作为指示细胞携带有 HIV LTR 启动的荧光素 Luciferase 基因，可通过检测 G－Luc 度判断药物刺激 HIV－1LTR 的启动转录作用，以评价青蒿琥酯对 LTR 序列的影响。荧光素酶活性检测结果表明除 0.25μg/mL 组外，其他浓度的青蒿琥酯处理 TZM－b1 细胞 48h，荧光强度均有一定程度升高（$F = 23.796$，$P < 0.01$）（图 7B），但与上述试验结果相比增幅不明显。

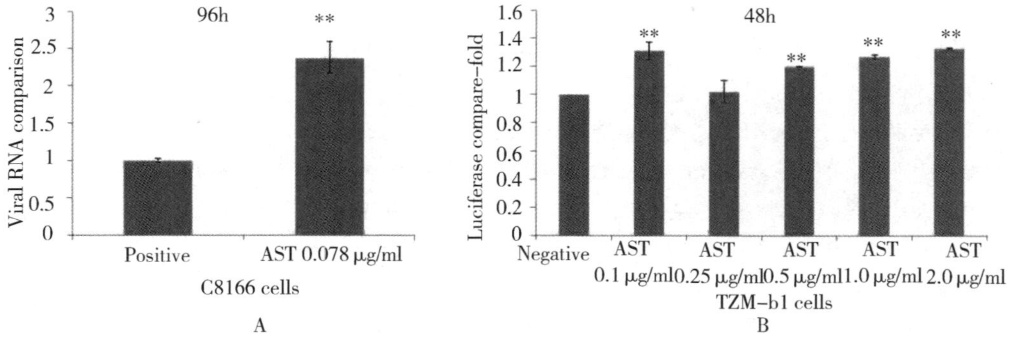

（A）逆转录 Real－time PCR 结果 No drug 阴性对照，感染之后未加药 AST 0.078μg/mL 感染之后用 0.078μg/mL 青蒿琥酯处理　（B）TZM－b1 细胞系 Luciferase 结果 Negative 空白对照 0.1、0.25、0.5、1.0、2.0μg/mL 感染之后分别用 0.1、0.25、0.5、1.0、2.0μg/mL 青蒿琥酯处理 48h

图 7　青蒿琥酯对病毒转录的影响

（A）Results from reverse transcription real－time PCR. Negative：Uninfected C8166 T cells without drug AST 0.078μg/mL After infection that using artesunate 0.078μg/mL to treat cells 96h（B）Luciferase results from TZM－b1cell line. 0.1，0.25，0.5，1.0，2.0μg/mL After infection that using artesunate 0.1，0.25，0.5，1.0，2.0μg/mL to treat cells 48h

Fig. 7 Effect of artesunate on viral reverse transcription

讨论

艾滋病是一个全球性的卫生问题，自 20 世纪 80 年代被发现并报道以来，仍缺少一种有效的、能治愈艾滋病的药物，而感染和死亡人数在逐年增加。近年来研究的目标转向了天然植物药，但中药的成分复杂，作用机制不清，治疗效果不确定，阻碍了中医药的发展。从细胞和分子水平研究中药对 HIV 的作用，可为中医治疗艾滋病提供理论基础。

本研究发现槲皮素和甘草酸二铵对 HIV－1 感染无影响，而青蒿琥酯对 HIV 感染繁殖有明显的调节作用。青蒿琥酯是青蒿素的一种衍生物，除了抗疟疾之外，还具有多种药理作用，例如抗肿瘤、抗病毒以及诱导细胞凋亡等。此药物具有免疫抑制作用，可通过抑制 T 淋巴细胞的增殖功能，来达到抑制 HIV 的效果。Efferth 等报道青蒿琥酯具有抗 HIV 的作用。

研究表明，青蒿琥酯能促进合胞体在被 HIV－1 感染的 C8166T 细胞中的形成。荧光素酶活性试验证实青蒿琥酯能刺激 HIV－1 在 C8166T 细胞中的增殖。青蒿琥酯能增加 C8166T 细胞中 HIV－1mRNA 的数量，提高病毒转录水平。而青蒿琥酯刺激 HIV－1 在感染的 C8166T 细胞内的增殖和释放取决于它的浓度。当浓度在 0.039－0.156μg/mL 之间时，尤其是 0.078μg/mL，能促进病毒感染，＞0.156μg/mL 对病毒有抑制作用。除了对 HIV－1 急性感染有促进作用外，青蒿琥酯也影响未经刺激活化的 PBMCs 对 HIV－1 的敏感性。用青蒿琥酯处理静止期 PBMC 24h 后再感染 HIV－1，经 IL－2 和 PHA 活化的 PBMC HIV－1 的表达量在细胞内和细胞外均显著增加，提示青蒿琥酯不仅具有刺激 HIV－1 急性感染的作用，同时也能加强潜伏感染。HIV－1 可长期潜伏在细胞内，无或只有有限的病毒蛋白表达，机体的免疫监视和高效抗逆转录病毒疗法（HAART）不起作用，所以潜伏感染是目前根治 HIV－1 的主要困难。因为静止 CD_4^+ T 细胞是病毒持续感染的主要储藏库，如果青蒿琥酯促进 HIV－1 对静止期 PBMC 的感染，则有可能增加 HIV 潜伏感染的危险。

在撒哈拉以南的非洲地区，疟疾和艾滋病是威胁当地居民的两大最主要的传染病，而青蒿琥酯在 2010 年被 WHO 推荐为治疗疟疾的首选药物，在疟原虫疫区使用较广泛，艾滋病和疟疾的流行区有很大程度上的重叠，鲜有关于青蒿琥酯对同时患有艾滋病和疟疾患者影响的报道。本研究结果表明一定浓度的青蒿琥酯不仅能增强病毒在细胞内的增殖，还能促进病毒的释放，提示对于同时感染 HIV 和疟疾，或者疟疾患者在 HIV 暴露的环境下，青蒿琥酯治疗有可能增强 HIV 的感染和复制。用于治疗疟疾的氯喹在体外试验中也能增强 HIV－1 对星形胶质细胞和 CD_4^- 阴性细胞的感染。本研究为在 HIV 和疟疾合并感染及 HIV－1 高发区合理使用青蒿琥酯提供理论基础。

参考文献（略）

（出自《中国病原生物学杂志》2016 年第 11 卷第 7 期第 577－583 页）

中医药干预对HIV感染者血清二胺氧化酶及脂多糖的影响初探

王　琪，方　路，贺铮铮，孙　俊，汪林芬
（云南省中医中药研究院，云南 昆明 650223）

摘要　目的　探讨中医药干预对HIV感染者血清DAO及LPS水平的影响。方法　用ELISA法分别检测健康志愿者、HIV感染未治疗者、HIV感染中西医结合治疗者、HIV感染纯中医药治疗者的血清DAO和LPS含量。结果　HIV感染未治疗组、HIV感染中西医结合治疗组及HIV感染纯中医药治疗组3组患者血清DAO和LPS含量均升高，与正常对照组比较差异有显著性（$P<0.01$）；与HIV感染未治疗组相比，HIV感染中西医结合治疗组和HIV感染纯中医药治疗组患者血清DAO和LPS含量均一定程度的下降，差异有显著性（$P<0.05$ 或 0.01）。结论　中医药干预一定程度可降低HIV感染患者血清DAO和LPS的水平，提示在临床治疗中应关注中医药对HIV感染患者肠道屏障功能的影响。

关键词　艾滋病；二胺氧化酶；脂多糖；中医药

HIV感染可造成肠道屏障功能的受损，部分HIV感染者也可因肠屏障功能改变导致非感染性腹泻和吸收障碍，维持HIV感染者肠屏障功能的完整性是减少肠道机会性感染和腹泻的重要措施之一。在艾滋病的临床治疗中，中医药可明显改善患者腹泻、纳差等临床症状，这是否与中医药改善患者肠道屏障功能的受损有关，目前相关研究报道较少。为此，我们通过对104例HIV感染者和健康者血清二胺氧化酶（diamine oxidase，DAO）和脂多糖（Lipopolysaccharide，LPS）水平进行定量测定，简要分析中医药治疗对HIV感染者肠道屏障功能的影响。

1　对象和方法

1.1　对象

104例HIV感染者均经云南省CDC艾滋病确认实验室确认、判定为HIV-1感染者。其中，HIV感染未治疗组（A组），30例，未曾接受过任何HIV感染相关治疗；HIV感染中西医结合治疗组（B组），36例，接受中西医结合治疗的HIV感染者，且治疗时间满1年以上；HIV感染纯中医药治疗组（C组），38例，接受纯中医药治疗的HIV感染者，且治疗时间满1年以上。另随机选30例本院职工健康体检者作为正常对照组（D组）。

1.2　方法

受试者清晨空腹，用真空采血管采集静脉血，静置1~2h，置于离心机内以3000 prm离心15min，分离血清，置-80℃保存备用。检测时取出室温解冻。应用美国CLOUD-CLONE公司下属武汉优尔生科技股份有限公司生产的人DAO和LPS酶联免疫吸附测定试剂盒，采用双抗体夹心ELISA法，在美国BioTek公司酶标仪450nm波长处读取吸光值，用专业制作曲线软件curve expert1.40分析结果，取各标本均值进行统计分析。

1.3　统计学处理

应用SPSS17.0软件进行统计学分析。血清DAO和LPS含量以（$\bar{x}\pm s$）表示，多组间均数的比较采用单因素方差分析，两两比较采用LSD检验。$P<0.05$ 为差异有统计学意义。

2　结果

134例受试者中，男性77例，占57.46%，女性47例，占42.54%，男女之比为1∶0.74；最大年龄71岁，最小年龄23岁，平均年龄42岁。

与对照组（D组）比较，HIV感染者未治疗组（A组）、HIV感染中西医结合治疗组（B组）、HIV感染纯中医药治疗组（C组）患者的血清DAO和LPS水平均明显增高，以A组增高最明显（$P<0.05$ 或 $P<0.01$）；与HIV感染者未治疗组（A组）比较，HIV感染中西医结合治疗组和纯中医药治疗组患者血清DAO和LPS均一定程度下降（$P<0.01$），结果见1。

基金项目：云南省科技厅应用基础研究（NO：2011FZ229）

表1　各组血清二胺氧化酶和脂多糖含量变化（$\bar{x} \pm s$）

序号	组别	例数	DMO 浓度值（ng/mL）	LPS 浓度值（ng/mL）
A	HIV 感染未治疗组	30	$15.540 \pm 3.466^{**}$	$133.771 \pm 113.233^{**}$
B	HIV 感染中西医结合治疗组	36	$11.689 \pm 2.991^{**\#\#}$	$88.510 \pm 49.836^{**\#\#}$
C	HIV 感染纯中医药治疗组	38	$10.596 \pm 4.299^{**\#\#}$	$35.923 \pm 27.460^{*\#\#}$
D	健康对照组	30	6.353 ± 4.400	17.243 ± 7.716

注：与 D 组相比较，$^{*}P<0.05$，$^{**}P<0.01$；与 A 组相比较，$^{\#\#}P<0.01$。

3　讨论

肠道屏障功能是肠道所具有的特定功能，能阻止肠道内细菌及其分解产物经肠壁溢至机体内，肠道屏障功能受损往往导致肠道细菌移位，引发严重感染。DAO 是人类和所有哺乳动物肠黏膜上层绒毛细胞中具有高度活性的细胞内酶，主要分布于肠道（占 95% 以上），以空、回肠活性最高，且主要位于肠绒毛顶端细胞内。肠黏膜和外周血中 DAO 活性能可靠地反应肠上皮细胞成熟度和完整性，其变化可反应肠黏膜屏障的功能状态。肠道屏障功能发生障碍时，将导致肠内菌群移位，菌群移位的程度可以通过测量血浆的革兰氏阴性菌细胞膜组成成分 LPS 含量。因此，在临床上，血 DAO 和 LPS 的检测是目前常采用的间接监测肠屏障功能的方法之一。

本研究分析了不同 HIV 感染者和健康者血 DAO 和 LPS 水平，结果 HIV 感染者血 DAO 和 LPS 含量均高于健康者，提示 HIV 感染者肠道屏障功能存在一定程度的受损。HIV 感染者经过一段时间的治疗后，中西医结合治疗还是单纯中医药治疗的 HIV 感染者血 DAO 和 LPS 含量均有所下降，但仍高于正常人水平，提示中医药治疗艾滋病在维持 HIV 感染者肠屏障功能的完整性，减少肠道机会性感染和腹泻方面有一定积极作用。

HIV 感染可导致肠屏障功能受损，其机制目前尚未完全阐明。但研究表明肠黏膜系统是 HIV 复制的重要贮存库，在 HIV 的感染致病过程中，肠道黏膜先天免疫发挥着重要的作用。中医药治疗艾滋病作用重点是调节机体免疫，本研究结果提示中医药治疗艾滋病可一定程度改善 HIV 感染者血 DAO 和 LPS 水平，这是否与中医药调节肠道免疫，改善肠道黏膜天然免疫功能相关有待进一步研究。

参考文献（略）

（出自《云南中医中药杂志》2014 年第 35 卷第 4 期第 10－11 页）

扶正抗毒丸对艾滋病Ⅱ$_B$期患者氧化应激反应相关指标的影响

李　钦[1,2]，王　莉[1]，孙　俊[1]，乔金丽[3,1]
（1. 云南省中医中药研究院，云南 昆明 650223；2. 成都中医药大学，四川 成都 610075；
3. 昆明理工大学，云南 昆明 650093）

摘要　目的　观察扶正抗毒丸对艾滋病患者氧化应激反应相关指标的影响。方法　选取 2013 年 5 月—2014 年 5 月间本院收治的 43 例艾滋病患者为研究对象，口服扶正抗毒丸，每日 2 袋，早晚各 1 次，比较患者 0、12 个月时血清中活性氧（ROS）、核转录因子（NF－κB）的变化情况。结果　治疗满 12 个月时，患者血清 ROS、NF－κB 与治疗前相比差异有统计学意义（$P<0.05$）。结论　按正抗毒丸可在一定程度上降低Ⅱ$_B$期患者的氧化应激水平，但不能明显降低 NF－κB 和血浆病毒载量。

关键词　扶正抗毒丸；艾滋病；氧化应激

针对人类免疫缺陷病毒（human immunodeficiency virus，HIV）感染的治疗，以前的研究着重于观察 CD_4 及病毒载量的变化情况，研究表明，HIV 感染直接或间接地促进氧化应激反应的发生，而氧化应激反应的发生使得机体内氧化与抗氧化作用失衡，并倾向于氧化，产生大量氧化中间产物，引起组织损伤，同时，过度的氧化增强了病毒复制和削弱抗氧化防御系统，这一自体催化的循环过程不断地推进疾病向获得性免疫缺陷综合征（acquired immunodificiency syndrome，AIDS）方向进展。本研究随机选取60例艾滋病患者，从活性氧（reactive oxygen species，ROS）、核转录因子－kappaB（nuclear factor－KB，NF－κB）的角度评价扶正抗毒丸对艾滋病患者体内氧化应激反应的影响，现报道如下。

1 资料与方法

1.1 一般资料

选取2013年5月—2014年5月间本院收治的43例艾滋病患者为研究对象，其中男23例，女20例；年龄24～54岁，平均（36.81±11.26）岁。入选标准：①HIV抗体经CDC确认为HIV阳性；②年龄18～60岁；③属HIV感染ⅡB期；CD_4^+细胞计数200～349/μL，HIV病毒载量＜5log/mL；④中医辨证属气阴两虚，脾肾不足，邪毒内蕴的患者。未接受过任何艾滋病治疗；⑤未接受过艾滋病抗病毒治疗，愿意或者能够在同一医疗机构接受至少一年的随访。

1.2 方法

1.2.1 服药方法　口服扶正抗毒丸，2袋/次，2次/d，扶正抗毒丸由云南省中医中药研究院制剂室提供，治疗时间为1.0a。

1.2.2 评价方法　采用自身前后对照的方法进行评价，分别于0、12个月对患者进行随访。

1.2.3 血样采集和检测　患者清晨空腹抽取静脉血2mL，室温下静置30min，3000r/min离心10min。待血清分离出后，取0.25mL上层血清液，－80℃冰箱冻存，待检。检测方法　将冻存的血清标本常温下解冻，血清ROS，NF－κB的含量测定应用双抗体夹心酶联免疫吸附法（ELISA法）。仪器：美国宝特Biotek酶标仪，型号：Elx800NB；试剂：上海博舜生物科技有限公司（BIOSH），批号：201406。

1.3 统计方法

采用SPSS软件进行数据统计，计量资料以用（$\bar{x}\pm s$）表示，因数据非正态分布，采用非参数秩和检验Independent Samples Mann Whiteny U Test进行处理。

2 结果

2.1 治疗满12个月的ROS、NF－κB分别与治疗前的相比，差异有统计学意义（$P<0.05$）。

表1 治疗前后ROS和NF－κB的变化情况

组别	ROS	NF－κB（pg/mL）
治疗前	83.03±11.67	78.64±40.52
治疗12个月	42.03±36.77*	51.43±45.87*

注：与治疗前相比，* $P<0.05$

2.2 治疗前后患者病毒载量变化差异　见表2。

表2 治疗前后患者病毒载量的变化情况

组别	病毒载量
治疗前	3.787E5±106132.45
治疗12个月	3.011E5±202876.29

3 讨论

病毒感染与氧化损伤密切相关：一方面，病毒感染引起ROS释放，ROS引起细胞膜磷脂层的脂质过氧化，这一过程生成的产物可以跨越细胞膜并引起膜转运和线粒体呼吸链的功能紊乱；另一方面，感染使吞噬细胞活化并释放前氧化性细胞因子，如TNF和ⅠL－1，而TNF等可激活NF－κB，促进病毒基因表达。因此，ROS通常被视为病毒性疾病病理进程中引起细胞损伤的元凶。现代医学研究认为，至少有70%的疾病都与氧化应激所产生的活性氧（reactive oxygen species，ROS）的氧化破坏有关。HIV感染者体内存在过多的活性氧，通过激活HIV复制所必需的核转录因子（NF－κB）提高HIV复制，加速了艾滋病的进程及其相关并发症的产生。具有抗氧化作用的药物可以消除活性氧，从而间接达到抑制病毒的作用。

扶正抗毒丸由黄芪、人参、黄精、白术、灵芝等组成。具有益气养阴，滋肾健脾，清热解毒之功，用于治疗艾滋病无症状期证属气阴两虚，脾肾不足，邪毒内蕴者，方中药物成分多具有抗氧化的作用。以往的研究大多只关注扶正抗毒丸是否具有抗病毒，调节机体免疫等作用，本研究从氧化应激角度入手，以中医理论为指导，把扶正抗毒丸对HIV感染者氧化应激的干预作用作为切入点，探讨扶正抗毒丸在艾滋病无症状期维持和治疗中的可能作用。结果发现，治疗满12个月时患者血清ROS、NF－κB水平较治疗前明显降低，提示扶正抗毒丸虽然不能明显降低HIV感染者的NF－κB含量和血浆病毒载量，但可稳定患者的病毒载量水平，减少氧化应激反应的发生，在一定程度上延缓病情进展。研究结果为指导临床有针对性的应用扶正抗毒丸治疗艾滋病提供试验依据。同时，从缓解HIV感染者氧化应激状态，增强机体自身免疫力的角度来考虑治疗HIV感染的研究，将会给HIV感染的发病机理及治疗提供新的思路。

参考文献（略）

（出自《云南中医中药杂志》2014年第35卷第12期第24－25页）

青蒿琥酯对猴免疫缺陷病毒感染中国恒河猴模型T淋巴细胞活化的调节作用

陈剑涛，熊思艺，林子峰，李钱锋，唐琴，符林春
（广州中医药大学热带医学研究所，广东 广州 510405）

摘要 目的 观察注射用青蒿琥酯对猴免疫缺陷病毒（simian immunodeficiency virus，SIV）感染中国恒河猴模型免疫异常激活的改善情况，探讨青蒿琥酯对艾滋病的干预作用。方法 选用8只SIV感染平台期中国恒河猴模型，随机分为治疗组和对照组，每组各4只，治疗组按每天3mg·kg^{-1}剂量肌肉注射青蒿琥酯注射液8周，对照组肌肉注射等剂量生理盐水。分别于给药前，给药后2周、4周、6周、8周，停药后4周、8周检测血浆病毒载量、全血细胞计数、淋巴细胞亚群及免疫活化相关标记物CD_{69}^+、CD_{25}^+、HLA－DR$^+$和CD_{38}^+表达情况。结果 青蒿琥酯可在4周内下调CD_8^+细胞CD_{69}^+、HLA－DR$^+$和CD_{38}^+表达水平（$P<0.05$），对CD_4^+细胞影响较小。给药第4周出现一过性嗜中性粒细胞下降，后回升至正常水平。结论 青蒿琥酯可改善SIV感染中国恒河猴细胞毒性T细胞免疫异常激活，嗜中性粒细胞下降是可逆的。

青蒿素及其衍生物除了具有抗疟功效外，还有良好的免疫调节作用，研究显示其对系统性红斑狼疮、类风湿性关节炎等多种免疫相关疾病都有一定疗效，但是对人免疫缺陷病毒（human immunodeficiency virus，HIV）感染的干预作用未见报道。HIV感染患者存在免疫异常活化现象，且活化程度与病情进展呈正相关。青蒿琥酯是重要的抗疟药，也是有效的抗炎和免疫抑制剂，阐明其对HIV感染的干预作用有一定科学价值。本研究以猴免疫缺陷病毒（simian immunodeficiency virus，SIV）感染中国恒河猴模型为对象，探讨青蒿琥酯对其T淋巴细胞活化的调节，以及对免疫系统的干预作用。

1 材料与方法

1.1 实验动物

中国恒河猴8只，雄性，体质量6.8～10.68（8.59±1.45）kg，年龄6～10（7.86±1.29）岁。结核菌素试验阴性，胸部X光片无异常，痢疾菌阴性，猴免疫缺陷病毒（simian immunodeficiency virus，SIV）、猴B病毒（BV）、猴D型逆转录病毒（SRV）、猴T淋巴细胞Ⅰ型病毒（STLV－Ⅰ）抗体阴性。饲养环境为生物安全二级实验室，室温20～25℃，相对湿度50%～70%。单笼饲养，饲料每天投放3次，自由饮水。本实验所有动物均购自广东省灵长类实验动物中心，合格证号：SCXK粤20090025。本实验经广东省灵长类实验动物中心动物伦理委员会批准，文件编号：K09004－IACUC。

1.2 主要试剂与仪器

荧光标记单克隆抗体：APC－CD_3抗体、PerCP－CD_4^+抗体、PE－CD_8^+抗体、PE－Cy7－CD_{25}^+抗体、FITC－CD_{69}^+抗体、APC－CD_{38}^+抗体、FITC－HLA－DR$^+$抗体均购自美国BD公司；一管式体液病毒核酸抽提试剂为本研究所自制；探针法荧光定量PCR试剂盒，购自Thermo Fisher Scientific；ABX PENTRA 60全自动血细胞分析仪，购自法国Horiba ABX公司；FACS CantoⅡ流式细胞仪，购自美国BD公司；ABI－7500 PCR仪，购自美国Life Technologies；SIVmac239病毒株由中国科学院昆明动物研究所郑永唐博士馈赠，广州中医药大学热带医学研究所保存。

1.3 实验方法

1.3.1 动物模型 固定实验动物，肌注氯胺酮7mg·kg^{-1}，确定麻醉成功后，以5MID100（5倍100%感染剂量）静脉注射1mL SIVmac239病毒悬液。两周后，以实时荧光定量聚合酶链式反应（polymerase chain reaction，PCR）监测血浆病毒拷贝数至第5周，证实病毒感染平台期模型复制成功。

1.3.2 药物及给药方案 注射用青蒿琥酯由桂林南药股份有限公司惠赠，国药准字H10930195，规格为每支60mg。将8只实验动物随机分为治疗组和对照组，每组4只。治疗组肌肉注射青蒿琥酯注射液，给药剂量为每天3mg·kg^{-1}，对照组肌肉注射等量生理盐水，连续给药8周。

1.3.3 样品采集 给药期间每天观察记录动物的饮食情况、粪便情况、精神状况，每次采样时进行体检和称体质量。分别于给药前，给药后2周、4周、6周、8周，停药后4周、8周无菌采集外周血标本，EDTA抗凝，检测全血细胞计数，CD_4^+、CD_8^+T淋巴细胞比例和数量，血浆冻存于－80℃冰箱。

1.3.4 血浆SIV定量检测 解冻血浆，使用RNAZol提取SIV RNA，采用ABI－7500 PCR仪，以ABI TaqMan探针法实时荧光定量PCR检测病毒载量。上游引物：5′－GAG-

基金项目： 国家科技重大专项资助项目（2014ZX10－005002）；国家自然科学基金项目（81173436，81302897）

GAAAAGAAATTTGGAGCAGAA－3′，下游引物5′－GCTTGATG-GTCTCCCACACAA－3′，探针序列为：6－Fam－5′－AAGGTT-GCACCCCCTATGACATTAATCAGATGTTA－3′－TAMRA。反应条件为48℃，35min；95℃，15s；60℃，1min；共运行45个循环，每个样品均检测复孔。分析软件为定量PCR仪自带，病毒量单位为（copies · mL^{-1}），以lgn值表示。

1.3.5 流式细胞检测 无菌采集外周血标本，ED－TA抗凝，加入APC－CD_3抗体、PerCP－CD_4^+抗体、PE－CD_8^+抗体、FITC－CD_{38}^+抗体、FITC－HLA－DR^+抗体同时设同型对照，室温避光孵育30min，加入Lysingsolutionfor FACS反应10min，再加入2mL磷酸盐缓冲溶液（PBS）洗涤两次，离心弃上清，BD FACS Canto流式细胞仪检测，BD FACS Diva Software分析数据。

1.4 统计学方法

采用SPSS19.0统计分析软件，数据以均数±标准差（$\bar{x}\pm s$）表示，K－S检验正态分布和方差齐性。不同时间点结果与治疗前进行均数比较，采用重复测量检验；组间比较采用独立样本t检验，若不符合t检测要求则采用独立样本的Mann－Whitney U检验。校验水准$\alpha=0.05$。

2 结果

2.1 两组中国恒河猴一般情况和血浆病毒载量比较

在实验观察期内，8只中国恒河猴饮食、粪便、精神状况无明显异常，体检未见体表淋巴结增大，体质量无异常变化。在给药第4周、第6周和第8周时，治疗组血浆病毒载量略高于对照组，但无统计学意义。停药后，两组差异趋向减小。见图1。

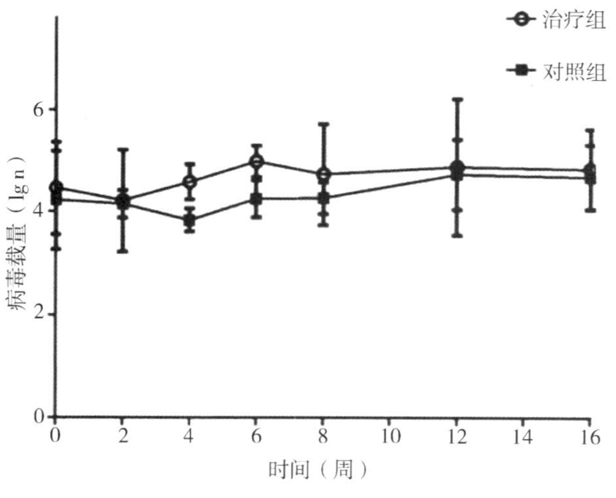

图1 两组中国恒河猴病毒载量变化情况

2.2 两组中国恒河猴白细胞计数比较

给药8周内，治疗组白细胞计数从第4周开始下降，第6周降至最低点后开始回升。停药后白细胞继续上升，停药4周回升至下降前水平，停药8周略高于对照组。见图2。

2.3 两组中国恒河猴淋巴细胞比例和计数比较

治疗组给药第6周淋巴细胞比例上升至最高点，明显

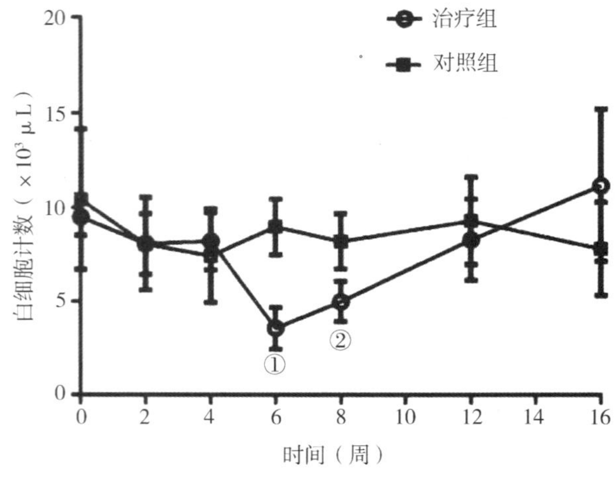

注：与对照组比较，①$P<0.01$；与对照组比较，②$P<0.05$

图2 两组中国恒河猴白细胞计数变化情况

高于对照组（$P<0.05$），随后下降，停药后略低于对照组，但差异无统计学意义。治疗组淋巴细胞计数在给药期间轻微波动，变化无统计学意义。见图3－4。

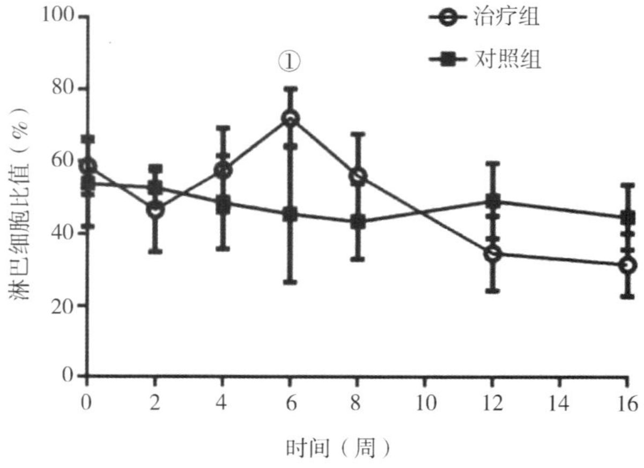

注：与对照组比较，①$P<0.05$

图3 两组中国恒河猴淋巴细胞比值变化情况

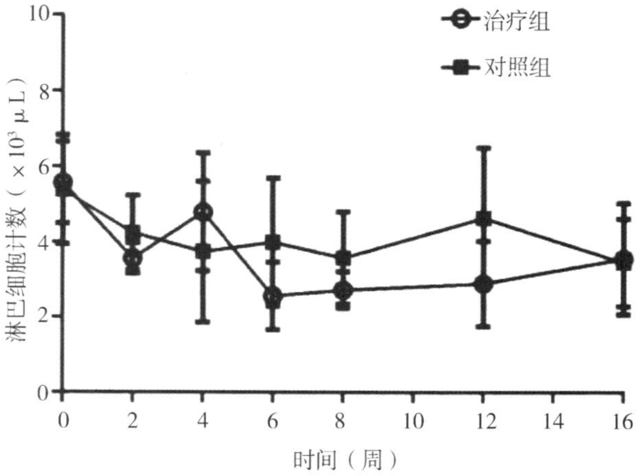

图4 两组中国恒河猴淋巴细胞计数变化情况

2.4 两组中国恒河猴嗜中性粒细胞比例和计数比较

给药8周内，治疗组嗜中性粒细胞比例从第4周开始出现下降，至第6周明显低于对照组，差异有统计学意义（$P<0.05$），后缓慢回升。停药后嗜中性粒细胞比例继续上升，略高于对照组，但差异无统计学意义（$P>0.05$）。治疗组嗜中性粒细胞计数变化情况与比值变化情况相似，给药第6周降至最低点后开始回升，停药后继续上升，略高于对照组，但无统计学意义。见图5-6。

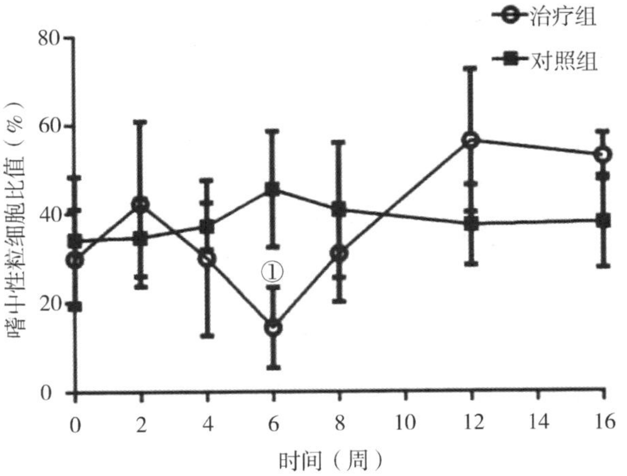

注：与对照组比较，①$P<0.05$

图5 两组中国恒河猴嗜中性粒细胞比值变化情况

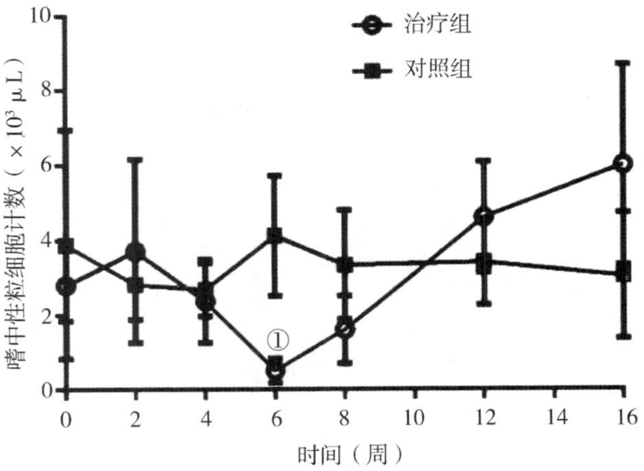

注：与对照组比较，①$P<0.01$

图6 两组中国恒河猴嗜中性粒细胞计数变化情况

2.5 两组中国恒河猴T淋巴细胞比例和计数比较

治疗组 CD_4^+ 细胞比例和计数未见明显变化，CD_8^+ 细胞比例和计数在停药后较对照组低，其中停药4周和8周 CD_8^+ 比例的差异有统计学意义（$P<0.05$）。治疗前后 CD_4^+/CD_8^+ 数值无显著变化。见图7。

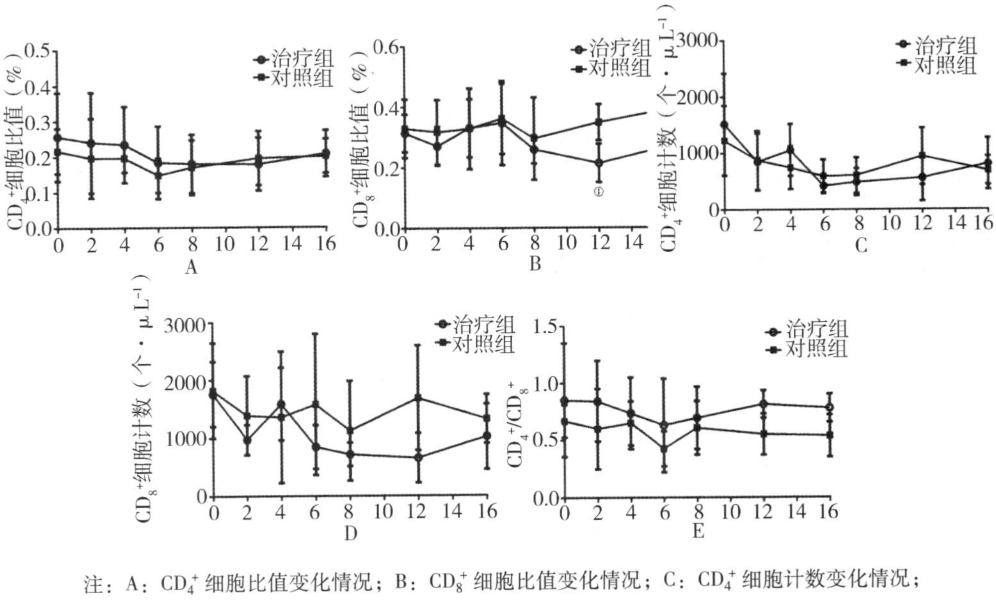

注：A：CD_4^+ 细胞比值变化情况；B：CD_8^+ 细胞比值变化情况；C：CD_4^+ 细胞计数变化情况；D：CD_8^+ 细胞计数变化情况；E：CD_4^+/CD_8^+ 变化情况；①：与对照组比较，$P<0.05$

图7 两组中国恒河猴淋巴细胞亚群变化情况

2.6 两组中国恒河猴T淋巴细胞 CD_{69}^+、CD_{25}^+ 表达水平比较

给药4周，治疗组 CD_8^+ 细胞的 CD_{69}^+ 表达水平明显低于对照组（$P<0.05$），CD_{25}^+ 表达水平在给药后逐渐上升，略高于对照组，停药后缓慢下降。CD_4^+ 细胞上 CD_{69}^+ 和 CD_{25}^+ 表达水平未见明显改变。见图8。

2.7 两组中国恒河猴T淋巴细胞 HLA－DR$^+$、CD_{38}^+ 表达水平比较

给药后，治疗组 CD_4^+ 细胞 HLA－DR$^+$ 表达水平有所下降，第6周后开始上升，但是变化无统计学意义，CD_{38}^+ 表达水平未见明显变化。给药后，治疗组 CD_8^+ 细胞 HLA－DR$^+$ 和 CD_{38}^+ 表达水平开始下降，到第4周两者都明显低于

对照组（$P<0.05$）。该两项指标从第 6 周开始回升，两组差异消失。给药 2 周后 CD_8^+ HLA－DR$^+$细胞计数下降百分比明显大于对照组（$P<0.01$），停药 4 周和 8 周下降百分比也大于对照组（$P<0.05$）。给药第 2 周和停药第 4 周，$CD_8^+CD_{38}^+$细胞计数下降百分比都大于对照组（$P<0.05$）。见图 9。

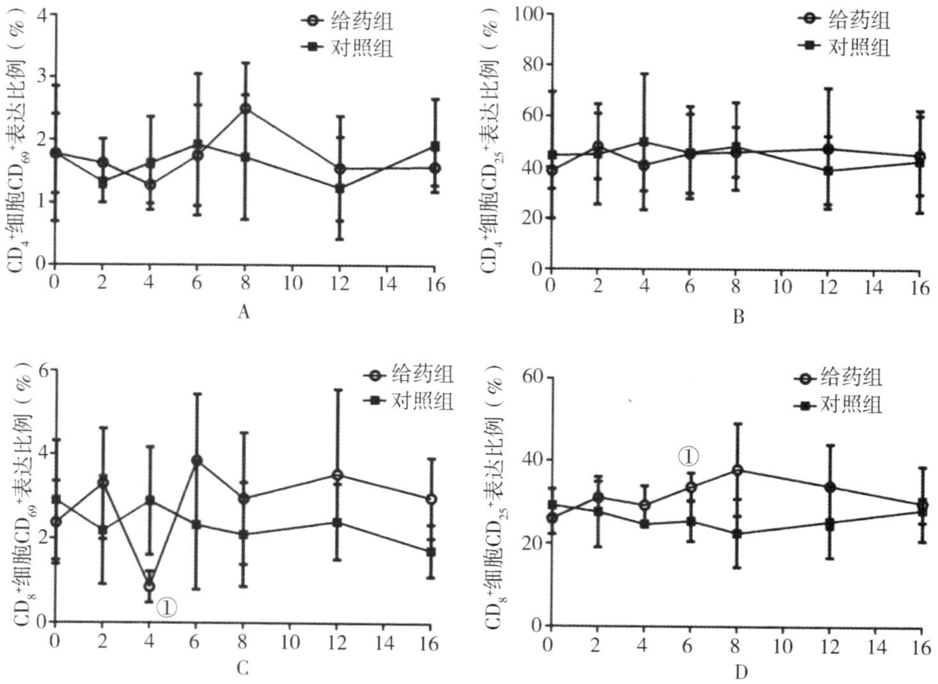

注：A：CD_4^+细胞CD_{69}^+表达水平变化情况；B：CD_4^+细胞CD_{25}^+表达水平变化情况；C：CD_8^+细胞CD_{69}^+表达水平变化情况；D：CD_8^+细胞CD_{25}^+表达水平变化情况；①：与对照组比较，$P<0.05$

图 8　两组中国恒河猴 T 淋巴细胞CD_{69}^+、CD_{25}^+表达水平变化情况
。

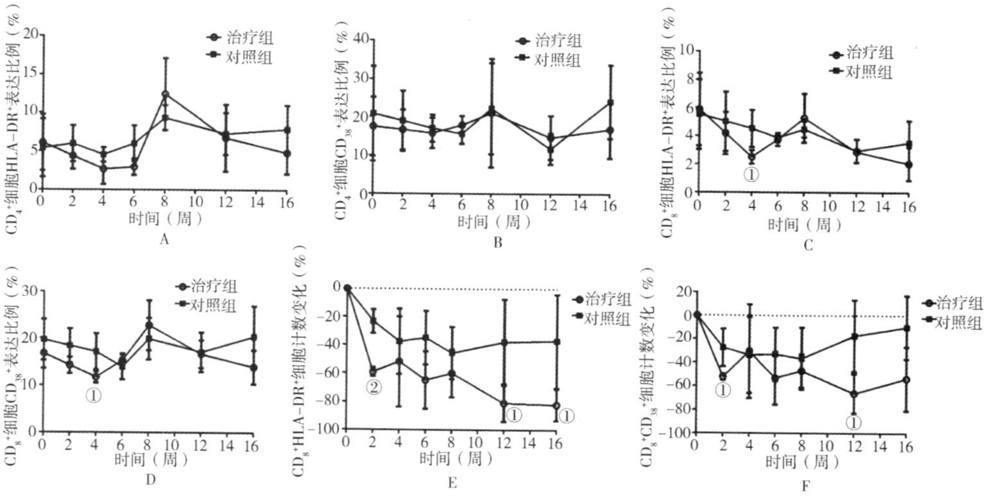

注：A：CD_4^+细胞 HLA－DR$^+$表达水平变化情况；B：CD_4^+细胞CD_{38}^+表达水平变化情况；C：CD_8^+细胞 HLA－DR$^+$表达水平变化情况；D：CD_8^+细胞CD_{38}^+表达水平变化情况；E：均一化处理的CD_8^+ HLA－DR$^+$细胞计数变化百分比；F：均一化处理的$CD_8^+CD_{38}^+$细胞计数变化百分比；①：与对照组比较，$P<0.05$；②：与对照组比较，$P<0.01$

图 9　两组中国恒河猴 T 淋巴细胞 HLA－DR$^+$、CD_{38}^+表达水平变化情况

3 讨论

青蒿素及其衍生物具有超强的抗疟活性，甚至对氯喹耐药的疟原虫也有很好疗效，被世界卫生组织誉为“治疗疟疾最大的希望”。除了抗疟作用，青蒿素及其衍生物还具有良好的免疫调节作用，对系统性红斑狼疮、狼疮性肾炎、类风湿性关节炎、多发性硬化症、炎症性肠道病症、哮喘、阿尔茨海默病等免疫相关疾病都有一定疗效。艾滋病主要以免疫系统病变为主，但由于其特殊性，青蒿素对HIV感染患者的免疫调节作用未见报道。恒河猴模型作为目前公认最理想的艾滋病动物模型之一，弥补了临床研究的缺憾。

近年来，医学界对艾滋病发病机制的认识不再局限于单纯的免疫缺陷。目前普遍认为艾滋病是一种免疫缺陷和免疫激活同时存在的疾病，两者相互影响，贯穿HIV感染的全过程。HIV感染早期，病毒并没有大规模清除免疫细胞，而是通过诱导宿主免疫系统激活，利用免疫细胞的增殖来充分复制病毒。此后这种非抗原特异性激活状态一直存在，但并不会因此增强宿主免疫力，反而促进了细胞的凋亡。有研究发现，T淋巴细胞异常激活标记物CD_{38}^+和$HLA-DR^+$的表达水平与HIV感染病情进展呈正相关。

青蒿琥酯是青蒿素的一种半合成衍生物，是重要的抗疟药物，对重症疟疾和脑型疟疾疗效显著，同时具有良好的抗炎和免疫抑制作用。体外实验中，青蒿琥酯能够降低CD_4^+和CD_8^+细胞表面活化水平，从而起到抑制免疫活化的作用。本研究发现，青蒿琥酯可下调SIV感染中国恒河猴CD_8^+细胞早期活化标记CD_{69}^+，以及异常激活标记物CD_{38}^+和$HLA-DR^+$的表达水平，同时轻微下调CD_4^+细胞$HLA-DR^+$的表达水平。停药后，治疗组活化CD_8^+细胞绝对数一直保持较低水平，甚至停药后继续降低，其中$CD_8^+HLA-DR^+$细胞降至给药前20%水平。说明青蒿琥酯对SIV感染中存在的免疫异常激活有一定抑制作用，这种作用主要表现在细胞毒性T细胞上，对辅助性T细胞影响较小。

随着HIV感染率的上升，疟疾治疗中时常出现合并HIV感染的案例，两者之间相互影响的研究具有重要的现实意义。有研究指出以青蒿素为基础的复方在治疗无并发症疟疾合并HIV感染中总体是安全并有效的，也有研究发现HIV感染延迟了疟原虫的清除速率。在本研究中，SIV感染中国恒河猴在接受青蒿琥酯治疗第6周，白细胞计数出现可逆性短暂下降，而后回升至正常水平。这一情况并未对淋巴细胞计数造成影响，SIV的主要感染对象CD_4^+T淋巴细胞的比例和数量在实验过程中也保持相对稳定。白细胞计数波动期间，受影响的主要是嗜中性粒细胞，其比例和绝对计数都出现一过性下降，后回升至正常水平。有临床报告称，青蒿琥酯合并阿莫地喹治疗疟疾患者中有出现嗜中性粒细胞减少的病例，且HIV感染者比非感染者发生此情况的概率更大。青蒿素治疗疟疾疗程是1周左右，本研究中青蒿琥酯连续给药8周观察显示，嗜中性粒细胞一过性下降后从第6周开始逐渐回升，停药后甚至反跳至略高于对照组水平，显示青蒿琥酯治疗中出现的嗜中性粒细胞减少是可逆的。

虽然给药后治疗组免疫异常激活情况有所改善，但是病毒载量较对照组略有上升。免疫激活是双刃剑，一方面有利于宿主免疫系统对病原体的清除，一方面会促进免疫细胞的凋亡。有研究通过免疫活化抑制药物，改善抗病毒疗法中免疫重建不良患者的T淋巴细胞活化水平，从而达到提升CD_4^+细胞的作用。在本研究中，给药后病毒载量有所上升，可能是青蒿琥酯抑制了免疫活化水平，从而减弱了机体抗病毒能力所致。给药前6周中CD_4^+和CD_8^+细胞计数呈现上下波动，可能是免疫系统与病原体之间平衡被打破的表现，提示抑制免疫活化的治疗需在体内病原体得到有效控制的情况下实施。青蒿琥酯联合HAART疗法对HIV感染的干预作用有待进一步验证。

参考文献（略）

（出自《中医学报》2017年第32卷第11期第2029－2034页）

中药治疗对 HIV 感染者 T 细胞表面 PD－1 和 Tim－3 表达水平干预的研究

杨玉琪[1]，王红梅[2]，宋娜丽[1]，贺铮铮[1]，孙　俊[1]，蔡　怡[1]
（1. 云南省中医中药研究院，云南 昆明 650223；2. 云南省建水县中医医院，云南 建水 654399）

摘要　目的　探讨中药对 HIV 感染者 T 细胞表面 PD－1 和 Tim－3 表达水平变化的影响。方法　用流式细胞分析术分别检测用中药扶正抗毒丸或康爱保生丸治疗和未治疗的 HIV 感染者治疗前后 T 细胞亚群计数和 T 细胞表面 PD－1 和 Tim－3 表达。结果　经中药扶正抗毒丸或康爱保生丸治疗的 HIV 感染者外周血 CD_4^+ T 细胞计数维持在一定水平，T 细胞表面 PD－1 和 Tim－3 表达下降，PD－1CD_4 阳性细胞百分比从 0.44% 下降到 0.34%；而未治疗的 HIV 感染者的 CD_4^+ T 细胞计数下降，平均下降幅度为 55cell/μL，T 细胞表面 PD－1 和 Tim－3 表达上升，PD－1CD_4 阳性细胞百分比从 0.31% 上升到 0.39%，Tim－3CD_8 阳性细胞百分比从 5.91% 上升到 6.73%。结论　中药扶正抗毒丸或康爱保生丸治疗 HIV 感染，一定时间内可以稳定 HIV 感染者的 CD_4^+ T 细胞计数，调节 CD_4^+ T、CD_8^+ T 细胞表面 PD－1 和 Tim－3 表达，对延缓病程起到积极作用。

关键词　艾滋病病毒感染；程序性死亡分子 1；T 细胞免疫球蛋白及黏蛋白结构域分子 3；扶正抗毒丸；康爱保生丸

程序性死亡分子 1（Programmed death－1PD－1）和 T 细胞免疫球蛋白及黏蛋白结构域分子 3（T－cell immunoglobulin domain and mucin domain molecule －3 Tim－3）是近期发现的 T 细胞表面的共刺激分子，它们分别与各自的配体 PD－L 和 Galectin－9 结合并传递抑制性的第二信号。研究表明 HIV 感染者的 T 细胞表面增强表达 PD－1 和 Tim－3，且其变化特征与疾病进展密切相关。中药能调节免疫进而延缓艾滋病病程进展是否与 T 细胞表面 PD－1 和 Tim－3 水平表达有关？为此，笔者分析了中医药治疗和未治疗的 HIV 感染者治疗前后外周血 T 细胞亚群计数和 T 细胞表面 PD－1 和 Tim－3 表达变化，现报道如下。

1　资料和方法

1.1　一般资料

于 2014 年 3 月—2015 年 11 月期间在云南省红河州建水县中医医院和建水县疾控中心诊治的 HIV 感染者 44 例。根据其是否自愿接受中医药治疗，分为中药治疗组和自然病程对照组，其中中药治疗组 24 例，3 例为 II－B 期患者，CD_4^+ T 细胞为 200～349cell/μL，21 例为 II－A 期患者，CD_4^+ T 细胞为≥350cell/μL；自然病程对照组 20 例，4 例为 II－B 期患者，CD_4^+ T 细胞为 200～349cell/μL，16 例为 II－A 期患者，CD_4^+ T 细胞为≥350cell/μL；所有 HIV 感染者临床表现均未出现艾滋病指征性疾病。所有 HIV 感染者均签定知情同意书，经单位伦理委员会同意。

1.2　诊断标准

符合《中国艾滋病和艾滋病病毒感染诊断标准》中 HIV 感染者的相关诊断标准。

1.3　纳入标准

符合 HIV 感染者相关诊断标准，经蛋白印迹法检查确认 HIV 抗体为阳性，既往无抗 HIV 感染的药物治疗史。

1.4　治疗方案

自然病程对照组：根据患者的意愿，未采取与 HIV 感染相关治疗，只定期随访。中药治疗组：按照中国中医科学院中医药防治艾滋病研究中心和中华中医药学会艾滋病分会主编的《艾滋病中医药治疗手册》有关规定，对 HIV 感染者开展免费中医药关怀救治，根据患者病情、症状分别给予口服扶正抗毒丸、康爱保生丸，或两种制剂交替使用治疗，每次 3g，每日 4 次，连续治疗 12 个月。扶正抗毒丸：滇药制字（Z）20090003A，处方由黄芪、黄精、白术、女贞子等组成，具有益气养阴、滋肾健脾、清热解毒的作用，每 1g 丸剂相当原生药 4.4g，成人日用剂量为 52.8g 生药。康爱保生丸：滇药制字（Z）20090006A，处方由紫花地丁、黄芩、桑白皮、人参等组成，具有解毒清热、活血祛湿、养阴益气的作用，每 1g 丸剂相当原生药 3.5g，成人日用剂量为 42.0g 生药。扶正抗毒丸或康爱保生丸均为云南省中医药治疗艾滋病试点项目用药，由云南省中医中药研究院附属医院提供。

1.5　观察指标

定期随访，观察患者的病情及临床症状、体征变化，于治疗前后分别检测患者外周血 CD_4^+ T 细胞计数、CD_8^+ T 细胞计数以及 CD_4^+ T、CD_8^+ T 细胞表面表达 PD－1 和 Tim－3 的阳性细胞百分率。

基金项目：云南省科技计划项目（NO. 2013FB095）

1.6 实验室检查

采集 EDTA－K2 抗凝静脉血，常温下保存和运输，避免极端温度（冷冻或过热），24h 内用美国 BD 公司 FACS-Calibur 全自动双激光四色流式细胞仪进行检测。采用微量全血法，分别用 $CD_3/CD_4/CD_8$ 三色荧光抗体、APC－PD－1 和 APC－Tim－3 抗体标记，用 CellQuest Pro 软件分析 CD_4^+ T 细胞计数、CD_8^+ T 细胞计数以及 CD_4^+ T、CD_8^+ T 细胞表面表达 PD－1 和 Tim－3 的阳性细胞百分率。抗体购自美国 BD 公司，$CD_4/CD_8/CD_3$ 三色荧光克隆抗体，No：39913，APC anti－human Tim－3，No：B173546，APC anti－human CD279（即 PD－1），No：B171333。

1.7 统计学方法

全部资料均采用 SPSS17.0 统计软件进行分析，计量资料数据以表示，治疗前后数据的比较运用配对样本 T 检验分析。以 $P<0.05$ 为差异有统计学意义。

2 结果

2.1 一般情况

44 例 HIV 感染者中，男 24 例，占 54.55%，女 20 例，占 45.45%，男女之比为 1.20∶1；最大年龄 64 岁，最小年龄 24 岁，平均年龄 42 岁；可能感染途径为性传播 30 例，经静脉吸毒感染 7 例，输血感染 1 例，原因不明 6 例。

2.2 HIV 感染者治疗前后 CD_4^+、CD_8^+ T 淋巴细胞计数变化

见表 1。用中药扶正抗毒丸或康爱保生丸治疗 12 个月的 HIV 感染者 CD_4^+ T 细胞计数、CD_8^+ T 细胞计数和 CD_4/CD_8 比值稳定在一定范围，治疗前后比较无差异（$P>0.05$）。而未治疗的 HIV 感染者 CD_4^+ T 细胞计数下降，平均下降幅度达 55cell/μL，但与治疗前比较，无明显差异（$P>0.05$）。

表 1 HIV 感染者治疗前后 T 细胞亚群变化（$\bar{x}\pm s$，cell/μL）

组别	n	时间	CD_4^+ T 细胞计数	CD_8^+ T 细胞计数	CD_4/CD_8 比值
自然病程对照组	20	治疗前	505±132	1336±386	0.40±0.15
		治疗后	450±157	1360±569	0.37±0.18
治疗组	24	治疗前	438±219	1060±460	0.42±0.14
		治疗后	431±171	1315±908	0.40±0.20

2.3 HIV 感染者治疗前后 T 细胞表面 PD－1 和 Tim－3 的表达变化

见表 2。用中药扶正抗毒丸或康爱保生丸治疗 12 个月的 HIV 感染者的 CD_4^+、CD_8^+ T 细胞表面 PD－1、Tim－3 的表达与治疗前比较略有下降，其中 CD_4^+ T 细胞表面 PD－1 表达与治疗前有明显差异（$P<0.05$）。而未治疗的 HIV 感染者 CD_4^+、CD_8^+ T 细胞表面 PD－1、Tim－3 的表达与治疗前比较略有上升，其中 CD_4^+ T 细胞表面 PD－1 表达和 CD_8^+ T 细胞表面 Tim－3 表达与治疗前有明显差异（$P<0.05$）。

表 2 HIV 感染者治疗前后 T 细胞表面 PD－1 和 Tim－3 的表达变化（$\bar{x}\pm s$）

组别	n	时间	PD－1CD_4（%）	PD－1CD_8（%）	Tim－3CD_4（%）	Tim－3CD_8（%）
自然病程对照组	20	治疗前	0.31±0.21	1.44±1.15	1.60±0.83	5.91±2.35
		治疗后	0.39±0.20*	1.59±1.20	1.78±0.85	6.73±2.08*
治疗组	24	治疗前	0.44±0.23	1.54±1.00	2.94±2.50	7.67±4.11
		治疗后	0.34±0.14*	1.31±0.36	2.43±0.87	5.26±0.94

注：各组分别与治疗前比较，* $P<0.05$

3 讨论

近年共刺激分子在免疫调节中的作用越来越受到广大研究者的重视，其中发挥负调节作用的共刺激分子 PD－1 和 Tim－3 在 HIV 感染中的作用倍受关注。以往研究报道，HIV 感染者的 T 细胞表面增强表达 PD－1 和 Tim－3，且其变化特征与疾病进展密切相关，PD－1 和 Tim－3 在 HIV 特异 CD_8^+ 和 CD_4^+ T 细胞上的表达与血浆病毒载量成正相关，与 CD_4^+ T 细胞计数成负相关。T 细胞表面增强表达 PD－1 和 Tim－3 主要损伤了 HIV 特异性的 CD_8^+ T 细胞免疫反应。而在抗病毒免疫中，有效而强大的 T 细胞免疫应答是清除病毒的关键，病毒感染的持续和慢性化常常是由于效应和记忆性 T 细胞的功能缺陷所致。在抗 HIV 感染临床治疗中，如能针对 T 细胞表面 PD－1 和 Tim－3 表达进行调节，使机体细胞免疫充分发挥抗 HIV 感染，可一定程度延缓 HIV 感染病程进展。

本研究结果 经过中药扶正抗毒丸或康爱保生丸治疗 12 个月的 HIV 感染者，CD_4^+ T 淋巴细胞计数维持在 430 个 cell/μL 以上，而未治疗的 HIV 感染者 CD_4^+ T 淋巴细胞计数从 505 个 cell/μL 下降到 450 个 cell/μL，其下降速度与以往报道一致，提示中药扶正抗毒丸或康爱保生丸对稳定 HIV 感染者的 CD_4^+ T 淋巴细胞计数有明显作用。中药治疗的 HIV 感染者 T 细胞表面 PD－1 和 Tim－3 的表达与治疗前比较有所下降，而未治疗的 HIV 感染者 PD－1 和 Tim－3 的表达升高，我们推测中药扶正抗毒丸或康爱保生丸调节机体免疫功能可能与 T 细胞表面 PD－1 和 Tim－3 表达相关。

目前医学界仍不能成功研究出彻底治愈艾滋病的方法，延缓病程进展、降低病死率、提高患者生存质量是当前临床治疗的主要目的。人体免疫系统是一个复杂的网络，任

何环节都是相关联的，在 HIV 感染的情况下，其复杂性更加难以想象。中医药对机体的免疫调节作用可能涉及多层次、多环节、多靶点，本研究结果提示中药扶正抗毒丸或康爱保生丸治疗后，HIV 感染者 CD_8^+ 和 CD_4^+ T 细胞上 PD－1 和 Tim－3 表达水平下降，相应的 PD－1/PD－L 和 Tim－3/Galectin－9 这两个信号通路就可能被阻断或部分阻断，HIV 特异性 CD_4^+ 和 CD_8^+ T 细胞功能可得到部分提高。这对于恢复 HIV 感染者免疫功能，控制 HIV 感染者病程进展起到积极作用，值得在临床上进一步观察研究。

参考文献（略）

（出自《云南中医中药杂志》2016 年第 37 卷第 9 期第 76－78 页）

太芪培元颗粒体外抗 HIV－1 病毒活性研究

马秀兰[1]，马建萍[1]，张　颖[1]，艾合买提·阿不都热依木[1]，李静茹[1]，曾　琳[1]，郑永唐[2]，杨柳萌[2]，马丽雪[2]

（1. 新疆医科大学附属中医医院，国家中医临床研究基地艾滋病研究室，新疆 乌鲁木齐 830000；
2. 中国科学院昆明动物研究所分子免疫药理学实验室，云南 昆明 650223）

摘要　目的　评价太芪培元颗粒体外对 HIV－1 病毒的抑制活性。方法　MTT 法检测太芪培元颗粒细胞毒性；通过细胞病变法检测太芪培元颗粒对 HIV－1 急性感染的抑制活性；应用 HIV－1p24 抗原 ELISA 检测太芪培元颗粒对 HIV－1 急性感染细胞中病毒复制的抑制活性，并计算药物治疗指数。结果　太芪培元颗粒细胞毒性实验 CC_{50} 为（3.761±0.370）mg/mL；合胞体抑制实验 EC_{50} 为（0.4545±0.2046）mg/mL，治疗指数为 5.84～12.97；p24 抑制实验 EC_{50} 为（0.56±0.27）mg/mL，治疗指数为 5.30～8.74。结论　太芪培元颗粒体外抗 HIV－1 活性较弱。

关键词　太芪培元颗粒；人类免疫缺陷病毒；体外抗病毒活性；免疫机制

艾滋病又称获得性免疫缺陷综合征（acquired immunodeficiency syndrome，AIDS），是由人类免疫缺陷病毒（human immunodeficiency virus，HIV）引起的传染性疾病，以严重损害全身免疫系统为特征。目前，抗 HIV 药物依然是 AIDS 防治的主要手段。太芪培元颗粒是新疆医科大学附属中医医院院内制剂，其主要功效为益气养阴、补益脾肾，临床主要用于治疗 AIDS 证属气阴两虚、肺肾不足者。经长期临床观察发现，该制剂可明显改善 AIDS 患者症状，提高其生存质量，对患者 CD_4^+ T 淋巴细胞水平有提高作用。本实验通过太芪培元颗粒体外抗 HIV－1 病毒活性的研究，为该药作用机制研究提供参考。

1　实验材料

1.1　细胞和病毒

人 T 淋巴细胞系 C8166 和 HIV－1 实验株 $HIV-1_{IIIB}$，英国 Medical Research Council AIDS Reagent Project 惠赠。按常规方法制备 $HIV-1_{IIIB}$，滴定并计算病毒半数组织培养感染剂量（$TCID_{50}$）。将病毒贮存液进行分装，－70℃保存。实验过程中细胞和病毒按照常规方法进行冻存及复苏。

1.2　药物

太芪培元颗粒，新疆华世丹药业股份有限公司，批号 130808。叠氮胸苷（3′－Azido－3′－deoxythymidine，AZT），Sigma 公司。

1.3　主要试剂与仪器

HEPES、MTT、DMF、青霉素、硫酸链霉素、谷氨酰胺，Sigma 公司；2－巯基乙醇，Bio－Rad 公司；RPMI－1640 和胎牛血清，Gibco 公司。酶标仪 ELX－800（BIO－TEK），微量移液器（Gilson），二级生物安全柜 Froma Class Ⅱ、CO_2 细胞培养箱（Thermo Fisher）。

2　实验方法

2.1　HIV－1 感染性滴定

$HIV-1_{IIIB}$ 按 Johnson & Byington 所述方法改良进行滴定，按 Reed & Muench 方法计算病毒的 $TCID_{50}$。

2.2　C8166 细胞毒性实验

将 100μL C8166 细胞悬液（4×10^5/mL）与不同浓度待测药物溶液混合，设 3 个重复孔。同时设置不含任何药物的对照孔，MTT 法检测细胞毒性。于酶标仪 570nm 波长处测定光密度（OD）值（参考波长 630nm），计算得到对 50% 细胞产生毒性时的化合物浓度（CC_{50}），即对 50% 正常 T 淋巴细胞系 C8166 细胞产生毒性时的药物浓度。计量资

基金项目：国家科技重大专项（2014ZX10005003）；新疆医科大学科研创新基金项目（XJC201181）

料以$\bar{x} \pm s$表示，按 Reed & Muench 法计算 CC_{50}。

细胞存活率（%）= 实验孔 OD 值 ÷ 对照孔 OD 值 × 100%

2.3 HIV－$1_{ⅢB}$致细胞病变抑制实验

按 100μL/孔梯度倍比加稀释药物于 96 孔培养板，再将 8×10^5/mLC8166 细胞 50μL/孔接种至培养板，加 50μL HIV－$1_{ⅢB}$稀释上清液，1300 $TCID_{50}$/孔。设置重复孔 3 个，同时以不含任何药物正常细胞作为对照孔。阳性药物对照为 AZT。37℃、5% CO_2 培养 3d，100 倍倒置显微镜下对合胞体形成计数。50% 有效浓度（EC_{50}）为抑制合胞体形成 50% 时的药物浓度。计量资料以$\bar{x} \pm s$表示，按 Reed & Muench 法计算 EC_{50}。

细胞病变抑制率（%）=（1－实验孔合胞体数 ÷ 对照孔合胞体数）×100%

2.4 HIV－$1_{ⅢB}$急性感染 C8166 细胞中病毒复制抑制实验

将 4×10^5 个/mL C8166 细胞与 HIV－$1_{ⅢB}$（MOI = 0.04）、HIV－1RF（MOI = 0.4）37℃感染 2h，1500r/min 离心，PBS 洗涤 3 次，去除游离的病毒离子，取 100μL 细胞接种至含 100μL 不同稀释度待测化合物 96 孔板，37℃、5% CO_2 培养 3d。将培养上清液 3000r/min 离心后收集，用终浓度 0.5% TritonX－100 裂解灭活。采用捕获 p24 抗原 ELISA 检测。2μL/板抗鼠 IgG－Fc 抗体 4℃铺板过夜；5% 脱脂奶粉 4℃封板过夜；加自制的鼠抗 p24 单抗 100μL/孔，置 37℃温育 60min；加 100μL/孔裂解感染细胞培养上清，37℃、2h；加 100μL/孔 1:100 稀释的自制兔抗 p24 多抗，置 37℃温育；加 100μL/孔 1:20000 稀释的羊抗兔 IgG－HRP，置 37℃温育；加 OPD 底物反应液。10min 后，2mol/L 硫酸终止反应。ELISA 测定 OD 值，测定波长为 490nm，参考波长 630nm。计量资料以$\bar{x} \pm s$表示，计算 p24 抗原抑制率。

p24 抗原抑制率（%）=（1－实验孔 OD 值 ÷ 对照孔 OD 值）×100%

3 结果

3.1 太芪培元颗粒的细胞毒性作用

太芪培元颗粒组 CC_{50} 值为（3.761 ± 0.370）mg/mL，明显高于 AZT 组（1371.37μg/mL）。结果见表 1。

表 1 2 组不同浓度 C8166 细胞毒性比较（$\bar{x} \pm s$）

组别	浓度	细胞存活率/%	CC_{50}
太芪培元颗粒组	5mg/mL	22.62 ± 4.39	
	2.5mg/mL	75.80 ± 0.47	
	1.25mg/mL	100.47 ± 2.33	(3.761 ± 0.370) mg/mL
	0.625mg/mL	106.01 ± 1.73	
	0.3125mg/mL	100.47 ± 11.11	
	0.15625mg/mL	87.15 ± 2.20	

续表

组别	浓度	细胞存活率/%	CC_{50}
阳性药组	2μg/mL	39.33 ± 1.20	
	0.4μg/mL	84.83 ± 2.50	
	0.08μg/mL	112.17 ± 1.50	1371.37 μg/mL
	0.016μg/mL	115.11 ± 1.50	
	0.0032μg/mL	115.90 ± 1.40	
	0.00064μg/mL	108.26 ± 6.70	

3.2 太芪培元颗粒对 HIV－$1_{ⅢB}$诱导 C8166 细胞病变的抑制作用

太芪培元颗粒组 EC_{50} 值为（0.4545 ± 0.2046）mg/mL 与 AZT 组（0.4585 ± 0.3716）mg/mL 比较差异不明显。结果见表 2。

表 2 2 组不同浓度 HIV－$1_{ⅢB}$诱导 C8166 细胞病变抑制作用比较（$\bar{x} \pm s$）

组别	浓度	细胞病变抑制率/%	EC_{50}/(mg/mL)
太芪培元颗粒组	5mg/mL	100	
	1mg/mL	83.20 ± 3.18	0.4545 ± 0.2046
	0.2mg/mL	37.60 ± 4.80	
	0.04mg/mL	1.60 ± 2.40	
阳性药组	200ng/mL	100	
	40ng/mL	100	
	8ng/mL	92.80 ± 2.40	0.4585 ± 0.3716
	1.6ng/mL	83.20 ± 4.16	
	0.32ng/mL	61.60 ± 5.23	
	0.064ng/mL	23.60 ± 4.21	

3.3 太芪培元颗粒对 HIV－$1_{ⅢB}$感染 C8166 细胞 p24 表达的抑制作用

太芪培元颗粒对 HIV－1 复制表达 p24 抗原的抑制率随药物浓度的增加而升高，而对照药 AZT 的趋势与其相同，见表 3。

表 3 2 组不同浓度 HIV－$1_{ⅢB}$感染 C8166 细胞后 p24 表达抑制作用比较（$\bar{x} \pm s$）

组别	浓度	p24 抗原抑制率/%	EC_{50}
太芪培元颗粒组	5mg/mL	100.44 ± 0.62	
	1mg/mL	74.73 ± 13.56	
	0.2mg/mL	23.20 ± 19.38	(0.56 ± 0.27) mg/mL
	0.04mg/mL	9.68 ± 23.07	
	0.008mg/mL	11.55 ± 16.48	
	0.0016mg/mL	－	

续表

组别	浓度	p24 抗原抑制率/%	EC_{50}
阳性药组	200μg/mL	100.32 ±0.39	
	40μg/mL	100.10 ±0.22	
	80μg/mL	98.62 ±1.66	(0.43 ±0.29) ng/mL
	1.6μg/mL	91.88 ±3.18	
	0.32μg/mL	7.70 ±14.12	
	0.064μg/mL	-1.92 ±15.95	

3.4 太芪培元颗粒对 HIV-1 活性治疗指数的影响

根据实验数据及公式（治疗指数 = CC_{50} ÷ EC_{50}），太芪培元颗粒合胞体抑制实验治疗指数为 5.84 ~ 12.97，对照药 AZT 治疗指数为 1902038 ~ 6996785；p24 抑制实验中，太芪培元颗粒治疗指数为 5.30 ~ 8.74，对照药 AZT 治疗指数为 1904680 ~ 9795500。表明太芪培元颗粒体外抗 HIV-1 病毒活性较弱。

4 讨论

太芪培元颗粒用于治疗气阴两虚、肺肾不足型 AIDS，以太子参、生地黄为君药。太子参味甘、微苦，归脾、肺经，功效为补气健脾、生津润肺；生地黄味甘、苦，性寒，归心、肝、肾经，功效为清热凉血、养阴生津。本方重用二药，以达益气养阴之功效。该药在临床应用中可改善患者症状、体征，提高免疫力，但本研究体外抗 HIV-1 病毒结果显示其抗 HIV 活性较弱。

近年来，中医药对 AIDS 的防治研究成果初显，但其作用机制的研究依然是难点，尤其是中药复方的作用机制研究。在药物体外抗 HIV 病毒研究中，筛选了大量中药及其有效成分均有体外抗病毒活性。大量临床研究表明，中药复方在 AIDS 治疗的各个领域均有所长，例如对带状疱疹的中西医结合治疗，对高效抗逆转录病毒治疗相关血脂异常的研究，对患者免疫重建的研究等，均取得较好的疗效。与此同时，研究者也指出，中医药治疗的疗效可能是通过改善患者免疫功能低下等机制起到缓解临床症状的作用，但具体作用机制及如何确定中药介入的指征和时机等问题需要深入研究。

目前研究中可见小样本观察提出中药治疗不仅可以提高 CD_4^+ 水平，同时还可以降低病毒载量，但是缺乏大样本规范研究的数据。有学者提出运用中医免疫观，从防治、养生的多方面入手，调整 HIV/AIDS 患者的免疫平衡，发挥中医药在诊治过程中微观调节与宏观辨证相结合的优势，通过进行相应的免疫调理达到提高免疫能力的治疗目的。

综上，中医药防治 AIDS 要找准切入点，不可盲目以抗病毒为目标，偏离了中医药临床疗效的实际意义。

参考文献（略）

（出自《中国中医药信息杂志》2016 年第 23 卷第 4 期第 61 - 63 页）

思茅松松塔提取物体外抗 HIV-1 研究

崔雪青[1,2]，刘　熙[2]，陈　欢[1]，彭　芳[2]，罗荣华[1]，杨柳萌[1]，刘光明[2]，王睿睿[1,3]，郑永唐[1]

（1. 中国科学院和云南省动物模型与人类疾病机理重点实验室，中国科学院昆明动物研究所，云南 昆明 650223

2. 大理大学，药学与化学学院，云南 大理 671000

3. 云南中医学院，中药学院，云南 昆明 650500）

摘要　目的　研究思茅松松塔提取物（SMS-E 和 SMS-F）体外对 HIV-1 的抑制活性和作用机制。方法　采用 MTT 比色法检测思茅松松塔提取物对 C8166 细胞的毒性；合胞体抑制实验、p24 抑制实验和 MT-4 细胞保护作用检测提取物对 HIV-1 的抑制作用。采用 HIV-1 复制中间产物检测、融合阻断实验和分时给药实验判断提取物的作用机制。结果　思茅松松塔提取物 SMS-E 和 SMS-F 对 HIV-1 有很好的抑制作用，对 $HIV-1_{IIIB}$ 在 C8166 细胞中复制的治疗指数（TI）分别为 436.46 和 558.61。HIV 复制中间产物检测实验显示 SMS-F 处理组 ssDNA 和 Late-RT 的拷贝数明显低于对照组，提示作用于病毒复制的早期；融合阻断实验显示 SMS-F 对慢性 H9/$HIV-1_{IIIB}$ 与 C8166 细胞融合有较好的抑制作用，EC_{50} 值为 71.03μg/mL，说明 SMS-F 作用于病毒进入阶段；分时给药实验显示提取物对已进入细胞的 HIV-1 没有抑制作用，再次证明了 SMS-F 作用于 HIV 进入细胞阶段。结论　思茅松松塔提取物 SMS-F 对 HIV-1 有很强的抑制活性，其作用机制为抑制 HIV-1 进入细胞阶段。

关键词　松塔；思茅松；艾滋病；HIV；融合阻断；病毒进入

基金项目：国家自然科学基金资助项目（81260632）；国家科技重大专项课题（2012ZX100001-006）

艾滋病自1983年在美国发现以来，如今已遍布世界各地，给患者生活造成了沉重的影响，经过科学工作者的不懈努力，艾滋病已成为一种可控性的慢性疾病，但需要终身药物治疗。HIV具有高变异性特点，传统治疗药物易产生耐药性且价格昂贵不易普及。寻找新靶点、廉价的抗HIV药物成为当务之急。松塔 *Pini Conus* 系松科（pinaceae）松属 *pinus* L. 植物的球果，具有成本低、来源广泛的特点，具有很高的研究价值。在我国松塔具有悠久的药用历史，始记于汉末的《名医别录》，《本草纲目》中对松塔的祛痰、止咳平喘、祛风和润肠等功效有详细记载。现代药理学研究表明松塔具有抗肿瘤、抗菌、抗病毒、抗氧化和增强免疫功能的活性。目前在日本五针松、奥地利黑松、湿地松、云南松等少数几种松科松属植物松塔中发现有抗HIV－I活性作用的成分。思茅松 *pinus kesiya* Royle ex Gordon var. *langbianensis*（A. Chev.）Gaussen主要分布在云南地区，其松塔是否具有抗HIV－I活性尚未见报道，本实验进行思茅松松塔提取物体外抗HIV作用研究，为拓展思茅松松塔的药用价值奠定基础。

1 材料

1.1 思茅松松塔样品

思茅松松塔采集于云南省普洱市椅象镇大寨村附近；经大理学院药学与化学学院周浓副教授鉴定为思茅松 *Pinus kesiya* Royle ex Gordon var. *langbianensis*（A. Chev.） Gaussen的干燥球果。

1.2 细胞与病毒

人T淋巴细胞系C8166、MT－4和H9/HIV－1_{IIIB}均由英国MRC，AIDS Reagent Project惠赠。HIV－1实验株HIV－1_{IIIB}由英国MRC，AIDS Reagent Project惠赠。按常规方法培养制备HIV病毒。病毒感染性滴定按常规方法进行。病毒小量分装于冻存管，－80℃保存。

1.3 试剂与仪器

噻唑蓝（MTT）、齐多夫定（AZT）、恩夫韦肽（T－20）、十二烷基磺酸钠（SDS）、*N*，*N*－二甲基甲酰胺（DMF）、Triton X－100、青霉素、硫酸链霉素、谷氨酰胺均购自Sigma公司；2－巯基乙醇（2－ME）为Bio－Rad公司产品。RPMI1640培养基购自Gibco公司。CO_2细胞培养箱（Thermo）；ELX800酶标仪（Bio－Tek）；高压灭菌锅（HIRAYAMA）；IEC CL40离心机（Thermo）；微量移液器（Gilson）；Eclipse TS100倒置显微镜（Nikon）；二级生物安全柜Forma Class II。

2 方法

2.1 思茅松松塔提取物的制备

将10kg思茅松松塔粗粉用85%乙醇提取2次，每次用乙醇4000mL，浸泡24h，滤过除去乙醇提取液，并回收乙醇；将残渣用热水提取，滤过除去热水提取液。在室温条件下向残渣中加碱液pH11进行提取，并滤过得到碱性提取液。用醋酸调所得碱性提取液的pH至S，浓缩、滤过，去除沉淀。将滤液用1倍量乙醇85%溶解，滤过，得沉淀（SMS－D）12.5g，收率为0.25%。再将滤液用2倍量乙醇（85%）溶解，滤过，得沉淀（SMS－E）5.6g，收率为0.11%。继续将滤液用5倍量乙醇（85%）溶解，滤过，得沉淀（SMS－F）10.1g，收率为0.20%。经初步实验，SMS－E、SMS－F的主要化学成分是木质素－多糖的复合体，其结构复杂，水溶性好。SMS－E、SMS－F用无血清RPMI1640培养基溶解，得到思茅松松塔提取物溶液。

2.2 病毒的滴定

将HIV－1贮存液在96孔板上作5倍梯度稀释，10个梯度，每梯度6个复孔，每孔加入C8166细胞悬液50μL（4×10^5/mL），每孔终体积200μL。37℃、5% CO_2 条件下培养。第3天补加新鲜RPMI1640培养基100μL。第7天在倒置显微镜下观察每孔中HIV－1诱导细胞病变效应（cytopathic effect，CPE），以每孔是否有合胞体（syncytium）的形成确定。按Reed & Muench方法计算HIV－1的半数组织培养感染剂量（$TCID_{50}$）。

2.3 C8166细胞毒性实验

在96孔细胞培养板上，将4×10^5/mL的C8166细胞悬液100μL与100μL不同质量浓度的待测样品溶液混合，每个浓度3个复孔，同时设置不含化合物的对照孔。37℃、5% CO_2培养箱培养3d，加入MTT溶液20μL，37℃、5% CO_2条件下培养4h，每孔吸弃100μL上清，加入100μL SDS－DMF溶液，37℃过夜。BIO－TEK ELx800 ELISA仪测定吸光度（*A*）值，测定波长为570nm，参考波长630nm。计算细胞存活率（$A_{药物}/A_{对照}$），进一步计算得到对50%的细胞产生毒性时的化合物质量浓度（CC_{50}）。

2.4 HIV－1_{IIIB}诱导C8166细胞形成合胞体的抑制实验

通过实验考察待测样品对HIV－1_{IIIB}诱导C8166细胞形成合胞体的抑制作用。将8×105/mL C8166细胞50μL接种到含有100μL倍比稀释待测样品的96孔细胞培养板中，加入50μL的病毒稀释上清［感染时病毒与细胞的比值，即感染复数（MOI）＝0.20，约为200 $TCID_{50}$］。设3个复孔，同时设不含化合物的正常细胞对照孔，AZT为阳性药物对照。37℃、5% CO_2 条件下培养3d，倒置显微镜下（100×）计数合胞体的形成。计算待测样品及阳性对照药物的抑制合胞体形成50%时的化合物质量浓度（EC_{50}）。

2.5 捕捉p24抗原ELISA方法测定HIV－1的复制

细胞分组、加药及染毒处理同“2.4”项下操作，1μg/孔Fc抗体（购自上海Sigma－Aldrich公司）4℃包被过夜；Washing Buffer洗涤3次，2min/次，200μL/孔，5%脱脂奶粉37℃封板2h；洗涤同上，加入100μL/孔10000倍稀释鼠抗p24单抗P5F1（自备），37℃，1h；洗涤同上，加入100μL/孔裂解上清，37℃，2h；洗涤同上，加入100μL/孔1∶100稀释的兔抗p24多抗，37℃，1h；洗涤同上，加入100μL/孔1∶20000稀释的羊抗兔IgG－HRP（购自上海Sigma－Aldrich公司），37℃，1h；洗涤同上，2min/次，加入邻苯二胺（OPD）

底物反应液。10min 后，2mol/L 硫酸终止反应，490/630nm 读取 A 值；计算 HIV－1 复制的抑制率和 EC_{50} 值。

2.6 HIV－1_{IIIB}感染 MT－4 细胞死亡的保护实验

在 96 孔细胞培养板上，对药物进行 5 倍倍比稀释，每个稀释度设 3 孔，共 6 个稀释度，每孔 100μL。同时设置不含药物的未感染或感染 HIV－1_{IIIB}的细胞对照组。AZT 作为阳性对照药。每孔分别滴加 8×10^5/mL 的 MT－4 细胞悬液和 HIV－1_{IIIB}上清各 50μL（MOI＝0.3）。每孔终体积为 200μL。置 37℃、5% CO_2 培养箱中培养。感染后第 3 天补加 100μL 新鲜培养基。第 5 天用 MTT 方法用酶标仪 595/630nm 测定 A 值。计算药物对 HIV－1_{IIIB}感染细胞的保护率。计算 CC_{50}值和 EC_{50}值。

2.7 HIV－1 感染和未感染细胞融合阻断检测实验

100μL 不同质量浓度的待测样品加入 50μL HIV－1_{IIIB}慢性感染 H9 细胞（2×10^5/mL）和 50μL C8166 细胞（6×10^5/mL），以 T－20 为阳性对照，37℃，5% CO_2共培养 6～8h，在倒置显微镜下计数合胞体的形成，计算 EC_{50}值。

2.8 分时给药

将 4×10^5/mL C8166 细胞与 10 倍量的 HIV－1_{IIIB}同步感染 2h，800r/min 离心洗去未感染的游离病毒，RPMI1640 重悬，100μL 每孔接种到 96 孔板上，设置 3 个复孔。不同时间段（0、2、4、6、8、12、24、48h）加入 100μL 的终质量浓度为 100μg/mL 待测样品（此质量浓度大于 EC_{50}10 倍以上），同时设置不含药物的对照孔。融合抑制剂 T－20 为阳性药物对照。37℃，5% CO_2 培养 3d。倒置显微镜下（100×）计数合胞体的形成，计算药物对合胞体的抑制率。同时，取出 100μL 细胞培养上清，用终质量分数为 5% 的 TritonX－100 裂解病毒后，用 ELISA 方法检测 p24 抗原的表达。计算药物对 p24 抗原的抑制率。

2.9 HIV 复制中间产物检测实验

在 24 孔板上接种 C8166 细胞，每孔 1×10^6个，与 HIV－1_{IIIB}（MOI＝0.3）在 4℃共同孵育 2h，每隔 15min 轻轻摇晃，以使病毒与细胞充分接触。2h 后离心弃去上清，PBS 清洗 2 遍，加入 200μg/mL 的待测样品以及阳性对照 200nmol/L AZT、200nmol/L EFV（购自 US Pharmacopeia）、200nmol/L RAL（购自 Selleck Chemicals），同时设置不加药的对照孔，此时计时感染 0h。分别于感染 0、1、2、4、6、8、12 和 24h 收集细胞，1000r/min 离心 5min，PBS 清洗细胞 1 次，使用血液基因组小量提取试剂盒（康为世纪）提取全基因组 DNA，将标准品进行梯度稀释，采用 TaqMan® 探针法进行 qPCR。绘制标准曲线，检测 late－RT 片段。

2.10 统计学方法

用 Origin Pro8.5 软件进行统计学分析，组间拷贝数差异用 Paried t－检验。

3 结果

3.1 对 C8166 细胞的毒性与对 HIV－1_{IIIB}在 C8166 细胞中复制的抑制作用

采用 MTT 比色法测定思茅松松塔提取物对 C8166 细胞的毒性，通过合胞体抑制实验和 p24 检测实验测得提取物对 HIV－1_{IIIB}的抑制活性。结果 SMS－E 与 SMS－F 对 C8166 细胞的 CC_{50}均大于 1800μg/mL，合胞体抑制实验测得 EC_{50}值分别为 2.31、1.69μg/mL，p24 检测实验测得 EC_{50}值分别为 4.15、3.84μg/mL，治疗指数（TI）均大于 400。阳性化合物 AZT 合胞体抑制实验和 p24 检测实验的 EC_{50}值分别为 1.49、5.15ng/mL，CC_{50}值为 1345.69μg/mL。结果见表 1。

表 1 思茅松松塔提取物对 HIV－1_{IIIB}在 C8166 细胞中复制的抑制作用（$\bar{x}\pm s$，$n=3$）

Table 1 Inhibition of pine cone extract from*P. kesiya* var. *langbianensis* on HIV－1_{IIIB} in C8166 cells（$\bar{x}\pm s$，$n=3$）

样品	测定方法	EC_{50}/（μg·mL^{-1}）	CC_{50}/（μg·mL^{-1}）	TI
SMS－E	CPE/MTT	2.31±0.24	1811.31±158.66	784.12
	p24	4.15±0.18		436.46
SMS－F	CPE/MTT	1.69±0.07	2145.08±55.44	1269.28
	p24	3.84±0.25		558.61
AZT	CPE/MTT	（1.49±0.35）$\times10^{-3}$	1345.69±39.68	903144.30
	p24	（5.15±0.03）$\times10^{-3}$		261298.06

3.2 对 HIV－1_{IIIB}感染 MT－4 细胞的保护作用

采用 TI 值较高的思茅松松塔样品 SMS－F 进行对 HIV－1_{IIIB}感染 MT－4 细胞的保护实验，进一步探讨提取物对 HIV－1 的抑制活性，MT－4 细胞对 HIV－1 感染敏感，感染后 5～7d 即会大量死亡，若待测样品有抑制 HIV－1 复制的作用，则可以保护感染的 MT－4 细胞，减少死亡。研究结果显示，SMS－F 可以有效保护感染 MT－4 细胞的死亡，EC_{50}值为 18.98μg/mL，阳性对照 AZT 的 EC_{50}值为 1.43ng/mL。CC_{50}均大于 200μg/mL。

3.3 对 HIV－1_{IIIB}慢性感染 H9 细胞和 C8166 细胞融合的阻断作用

在融合阻断实验中，采用活性较好的样品 SMS－F 进行研究，结果测得 SMS－F 的 EC_{50}值为 71.03μg/mL，阳性对照药 T－20 的 EC_{50}值为 22.10ng/mL。

3.4 分时给药实验结果

采用ELISA方法检测了SMS－F样品分时给药对HIV－1p24抗原产生的抑制作用，发现SMS－F对已感染的HIV－1_{IIIB}基本无抑制作用，与阳性对照药T－20对HIV－1_{IIIB}抑制作用的趋势基本一致，表明SMS－F对HIV－1进入融合阶段有很好的抑制作用。结果见图1。

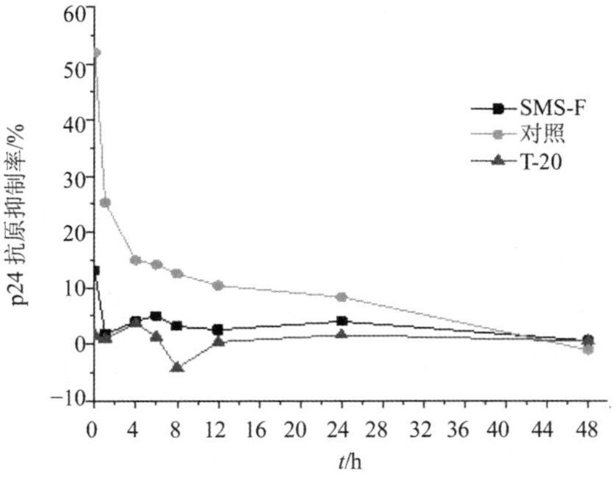

图1 分时给药检测SMS－F对HIV－1_{IIIB}的抑制作用

Fig. 1 Inhibition of SMS－F on HIV－1_{IIIB} by time of addition assay

3.5 HIV复制中间产物检测实验结果

HIV－1在复制周期中产生一些特征性的中间产物，通过检测中间产物可以推测药物作用在HIV－1复制周期中的大致阶段，即明确药物的作用机制。ssDNA为HIV－1逆转录的起始产物，标志着HIV－1进入细胞，逆转录开始，这一阶段发生在病毒感染细胞2h以内，因此检测感染后0、1、2h的ssDNA拷贝数，可判断药物是否作用在逆转录阶段。Late－RT为HIV－1逆转录后期产物，发生在病毒感染细胞的4～8h内，检测感染后4、6、8h的late－RT拷贝数，可判断是否作用在此阶段。结果显示SMS－F组的ssDNA和Late－RT拷贝数均明显低于对照组，表明SMS－F作用在HIV－1进入细胞或逆转录的早期。阳性对照T－20（HIV融合抑制剂）组ssDNA拷贝数和Late－RT拷贝数均明显低于对照组；AZT与EFV都是逆转录抑制剂，Late－RT拷贝数明显低于对照组，但AZT并不能抑制逆转录的起始，因此ssDNA拷贝数未受影响；RAL为整合酶抑制剂，对逆转录过程无作用，而且由于后面的整合过程受阻，Late－RT产生富集，ssDNA和late－RT拷贝数略高于对照组。结果见图2。

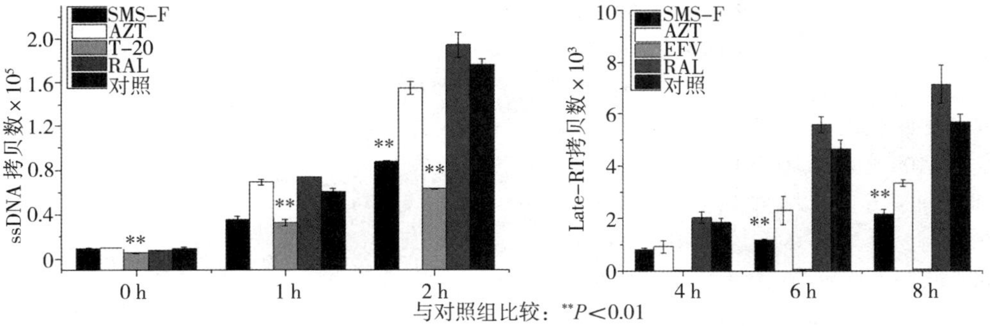

图2 SMS－F对HIV复制中间产物ssDNA和Late－RT的影响

Fig. 2 Effect of SMS－F on HIV－1DNA intermediateproducts ssDNA and Late－RT

4 讨论

本研究初步评价了思茅松松塔提取物抗HIV－1活性及作用机制。通过合胞体实验和p24检测方法研究了乙醇分级沉淀获得的思茅松松塔提取物（SMS－E和SMS－F）体外抗HIV－1活性，MTT方法检验了2个提取物对C8166细胞的毒性作用，发现SMS－F抗HIV－1活性略高于SMS－E，最大TI值达到1269。随后以SMS－F为对象进行进一步研究，评价其对HIV－1_{IIIB}感染MT－4细胞的保护作用，EC_{50}值为18.98μg/mL，不同体系实验SMS－F均显示出了较好的抗HIV－1活性。

本实验对SMS－F抗HIV－1作用机制进行了初步研究，首先，通过HIV－1复制中间产物检测实验，检测HIV－1进入细胞逆转录起始产物ssDNA和逆转录完成后产物Late－RT，结果显示SMS－F组的拷贝数明显低于对照组，提示SMS－F可能作用于HIV－1复制早期；随后，以融合阻断实验进一步研究发现，SMS－F可以很好地阻断慢性H9/HIV－1_{IIIB}细胞与正常C8166细胞的融合，说明SMS－F可能作用于HIV－1进入细胞阶段；最后，分时给药实验发现，SMS－F对已感染的HIV－1_{IIIB}从0～24h均没有抑制作用，这与阳性对照药T－20的作用趋势基本相同，证实了SMS－F作用在病毒进入细胞阶段。通过以上实验表明，思茅松松塔提取物SMS－E和SMS－F具有很好的抗HIV－1活性，SMS－F作用于HIV－1进入融合阶段，通过本实验研究为进一步开发思茅松松塔的生物利用提供了理论支持，也为寻找新型抗HIV药物提供思路。

参考文献（略）

（出自《中草药》2016年第47卷第11期第1914－1918页）

云南松松塔提取物体外抗 HIV－1 活性初步研究

李春艳[1]，刘 熙[1]，丁 云[1]，李冬梅[1]，郑永唐[2]，刘光明[1]

（1. 大理大学药学与化学学院，云南 大理 671000；2. 中国科学院昆明动物研究所动物模型和人类疾病机理重点实验室分子免疫药理学实验室，云南 昆明 650223）

摘要 目的 研究云南松松塔提取物（C：醇提水沉后经碱提酸沉法得到的沉淀；D：滤液 1 倍醇沉得到的沉淀；F：滤液 2 倍醇沉过滤后再 5 倍醇沉得到的沉淀；H：醇提水沉后水溶液 5 倍醇沉得到的沉淀）体外抗 HIV－1 活性，明确云南松松塔提取物活性组段。方法 采用细胞毒性实验、合胞体形成抑制实验、HIV－1 感染细胞保护实验筛选云南松松塔提取物体外抗 HIV－1 活性组段。结果 云南松松塔提取物对 C8166 细胞毒性小，其 CC_{50}均大于 5000μg·mL^{-1}；云南松松塔提取物 C、D、F、H 抑制 C8166 细胞合胞体形成的 EC_{50}分别为 232.59，56.46，47.44，1687.72μg·mL^{-1}。云南松松塔四个提取物对 MT4 细胞毒性小，均大于 1000μg·mL^{-1}，在 1000μg·mL^{-1}时，云南松松塔提取物对 HIV－1 感染的 MT4 细胞的保护率分别为（42.39±0.36）%、（15.94±6.15）%、（29.86±3.41）%、（14.98±10.75）%。结论 云南松松塔提取物 C、D、F 均有体外抗 HIV－1 活性；云南松松塔提取物 H 无体外抗 HIV－1 活性；云南松松塔四个提取物对 HIV－1 感染 MT－4 细胞保护作用弱。

关键词 云南松松塔；提取物；抗 HIV－1 活性

艾滋病又称获得性免疫缺陷综合征（acquired immunodeficiency syndrome，AIDS），是由人类免疫缺陷病毒（human immunodeficiency virus，HIV）引起，以全身免疫系统严重损害为特征的传染性疾病。截至 2013 年底，全球获得抗病毒治疗的人数 1300 万人；新发感染自 2002 年的 330 万人下降到 2012 年的 230 万人；艾滋病相关的死亡率从 2005 年的 230 万人下降到 2012 年的 160 万人。但艾滋病防治在全球范围内仍面临严峻的挑战。虽然抗病毒治疗和疫苗研发取得一定的进展，临床使用的高效抗逆转录病毒疗法（HAART 即“鸡尾酒疗法”）提高了患者生活质量，延长了 HIV 感染者寿命，但由于 HIV 变异产生耐药，加之药物毒副作用大、服药繁琐等问题及我国至今没有一种具有自主知识产权的抗 HIV 药物获准上市，促使人们不断从传统中药、植物和真菌资源等天然资源中寻找抗 HIV 新药或先导化合物。

松科松属（*Pinus*）植物全世界约 100 种，分布于北半球至北极圈。云南松主要分布于云南，资源丰富，松塔是其球果，《本草纲目》记载了松塔具有抗病毒、祛痰、止咳平喘、祛风、润肠、安神等功效。现代药理研究发现，松属植物松塔所含化学成分多，药理作用广泛，具有抗病毒、抗肿瘤、抗氧化和增强免疫等作用。迄今，国内外已有多位学者对不同松科植物进行了研究且发现松塔提取物含有抗肿瘤、抗 HIV、抗菌活性。而对云南松松塔的抗 HIV－1 药效物质基础及其机制方面的研究少有报告。故本文采用细胞毒性实验、合胞体形成抑制实验、HIV－1感染细胞保护实验对云南松松塔提取物进行体外抗 HIV－1 活性初步研究，以明确活性部位，为后续活性单体追踪及阐明抗 HIV－1 机制奠定基础。

1 材料与仪器

1.1 云南松松塔和提取物

云南松松塔采自云南松松塔采自云南省大理州漾濞县，经大理学院生药教研室夏从龙教授鉴定为松科松属植物云南松 *Pinus yunnanensis* Franoh. 的松塔，样品标本保存在大理学院有机药化教研室。将 10kg 云南松松塔粗粉，以 85% 乙醇提取 2 次，每次用乙醇 4000mL，每次浸泡 24h。过滤除去乙醇提取液，并回收乙醇。将残渣用热水提取，得残渣及热水提取液两部分，其中残渣部分在室温条件下，加碱液并过滤得到碱性提取液后调 pH 值至 5，浓缩、过滤，得沉淀 C（得率 5.2%）。将滤液用 1 倍量醇溶，过滤，得沉淀 D（得率 3.4%）。再将滤液用 2 倍量醇溶，过滤后继续将滤液用 5 倍量醇溶，过滤，得沉淀 F（得率 1.3%）。热水提取液部分浓缩，过滤后用 5 倍量醇溶，过滤，得沉淀 H（得率 8.8%）。在本实验中，样品 C、D、F、H 均用 RPMI－1640 培养基溶解。

1.2 试剂

培养基 RPMI－1640 及胎牛血清（FBS）（Gibco 公司）；双抗（100×），噻唑蓝（MTT）、齐多夫定（AZT）、SDS（Sodi－um dodecyl sulfate，十二烷基硫酸钠）、DMF（N，N′－Dimethyl for－mamine，N，N－二甲基甲酰胺）、HEPS

基金项目： 国家自然科学基金（No. 81102350；No. 81260632）

(Sigma 公司)。0.22μm 微孔滤膜(MiLLipore 公司)。

1.3 细胞与病毒

人 T 淋巴细胞系 C8166 细胞、MT-4 细胞及 HIV-1 实验株 HIV-$1_{ⅢB}$英国 MRC，AIDS Reagent Project 惠赠。按实验室常规方法培养细胞和病毒，病毒滴度 $TCID_{50}$(50% tissue culture infection dose)采用 Reed & Muench 方法确定，病毒小量分装于冻存管，-70℃保存。本研究所有涉及 HIV 操作的实验按照国际和国家有关生物安全操作规程在生物安全三级(BSL-3)实验室进行。

1.4 仪器

倒置相差显微镜(OLympus IX-7 型)；水套式 CO_2 细胞培养箱，Termo-A2-1287 二级生物安全柜(美国 Thermo 公司)；Es-315 型高压灭菌器(日本 Tomykogyo 公司)；ELx800 ELISA 酶标仪(BIO-Tek 公司)；Hair-DW-86L628 超低温冰箱(海尔公司)。

2 方法

2.1 云南松松塔提取物对 C8166 细胞毒性实验

将 $4\times10^5\cdot mL^{-1}$细胞悬液 100μl 与不同浓度的云南松松塔提取物混合，每个质量浓度设 3 个重复孔，同时设置阴性对照组、空白对照组及 AZT 药物对照。37℃、5% CO_2 培养箱培养 3d 后，每孔加入 20μl MTT ($4mg\cdot ml^{-1}$)，37℃，5% CO_2 培养箱培养 4h 后吸走 100μl 上清，补加 100μl SDS-DMF 溶液，37℃过夜，于 $\lambda_{595/630}$ BIO-TekELx800 酶标仪测定 A 值并按下式计算出存活率，计算出细胞毒浓度 CC_{50} 值。

存活率(%)=100%×($A_{实验孔}$-$A_{空白孔}$)/($A_{阴性孔}$-$A_{空白孔}$)

2.2 云南松松塔提取物对 HIV-1 诱导 C8166 细胞形成合胞体的抑制实验

在 96 孔板中，将 50μl C8166 细胞($8\times10^5\cdot mL^{-1}$)接种到 5 倍倍比系列稀释的云南松松塔提取物溶液(100μl·孔$^{-1}$)中的细胞培养板上，然后每孔加入 50μl 的 HIV-$1_{ⅢB}$稀释上清(MOI 值 0.03)，每个质量浓度设 3 个重复孔，同时设置阴性对照组，AZT 阳性对照组。37℃，5% CO_2 培养箱培养 3d，倒置显微镜下(100×)计数合胞体。按下式计算抑制率，并计算出 EC_{50} 及治疗指数(TI)。

抑制率(%)=(1-实验孔合胞体数/对照孔合胞体数)×100%

2.3 云南松松塔提取物对 HIV-1 感染 MT-4 细胞的保护作用

在 96 孔细胞培养板上，对云南松松塔提取物及 AZT 进行 5 倍倍比稀释(每孔 100μl)，然后每孔加 4×10^4 个 MT-4 细胞与 HIV-$1_{ⅢB}$病毒上清(MOI 值 0.03)，每孔总体积 200μl。同时设置细胞对照孔和病毒感染细胞对照孔，置 37℃、5% CO_2 培养箱中培养，培养 6 天后用，用 Bio-TekEL×800 在 $\lambda_{595/630}$测定 A 值，测定云南松松塔提取物对正常细胞的毒性作用和对 HIV-$1_{ⅢB}$感染细胞的保护率，计算得到 CC_{50}、EC_{50} 和 TI。

药物对 HIV-1 感染细胞的保护率(%)=($A_{实验孔}$-$AHIV_{感染细胞对照孔}$)/($A_{正常细胞对照孔}$-$AHIV_{感染细胞对照孔}$)×100%

2.4 统计学处理

实验数据均采用 SPSS(17.0)统计软件进行处理，数据以 $\bar{x}\pm s$ 表示，各组数据进行 t 检验。

3 结果

3.1 云南松松塔提取物对 C8166 细胞的毒性作用

从图 1 中可知：云南松松塔提取物 C、D、H 对 C8166 细胞毒性小，CC_{50} 均大于 $5000\mu g\cdot mL^{-1}$，在 $5000\mu g\cdot mL^{-1}$时，C8166 细胞存活率分别为(59.93±2.75)%、(67.57±0.32)%、(71.67±1.36)%，而云南松松塔提取物 F 在 $5000\mu g\cdot mL^{-1}$时，仅有(16.11±2.29)%细胞存活，其 CC_{50} 为 $2792.54\mu g\cdot mL^{-1}$。

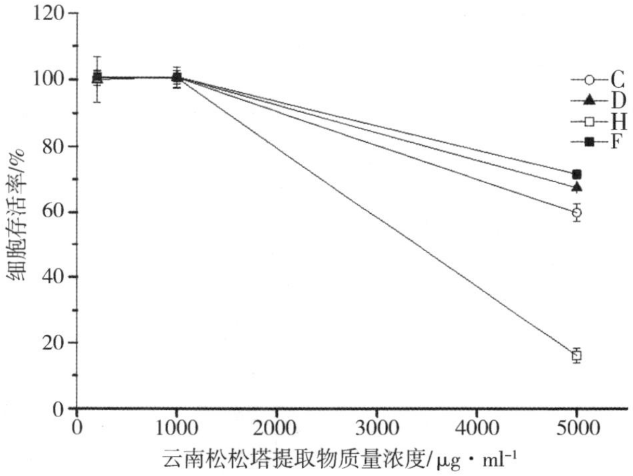

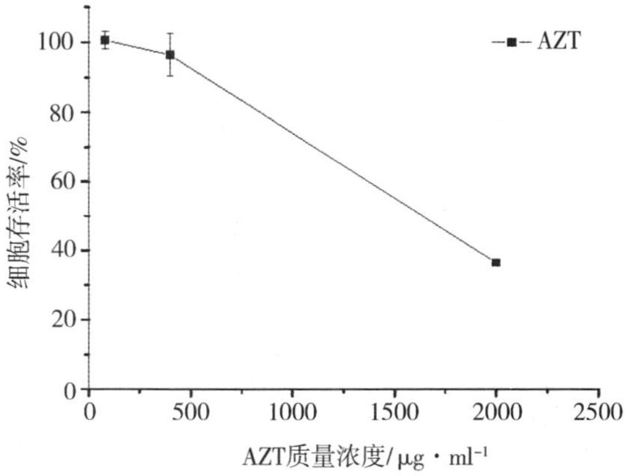

图 1 云南松松塔提取物对 C8166 细胞的毒性作用($\bar{x}\pm s$，$n=3$)

3.2 云南松松塔提取物对 HIV-1 诱导 C8166 细胞形成合胞体的抑制作用

本实验中，云南松松塔提取物 C、D、F、H 抑制 HIV-$1_{ⅢB}$诱导 C8166 细胞病变的 EC_{50} 分别为 $232.59\mu g\cdot mL^{-1}$、$56.46\mu g\cdot mL^{-1}$、$47.44\mu g\cdot mL^{-1}$、$1687.72\mu g\cdot mL^{-1}$。云南松松塔四个提取物中，D、F 对 HIV-1 诱导 C8166 细胞形

成合胞体的抑制作用较好，H 对 HIV－$1_{ⅢB}$诱导 C8166 细胞形成合胞体的抑制作用弱，云南松松塔四个提取物的治疗指数（TI）分别为＞21.49＞88.56＞105.40＞2.96（表 1）。

3.3 云南松松塔提取物对 HIV－1 致 MT－4 细胞死亡的保护作用

从表 2 的实验结果中可知：云南松松塔提取物 C、D、F、H 对体外未感染 HIV－1 的 MT4 细胞毒性小，CC_{50}均大于 1μg·mL^{-1}，在此浓度下 C、D、F、H 对体外感染 MT4 细胞的保护率分别为 42.39±0.36)%、(15.94±6.15)%、(29.86±3.41)%、(14.98±10.75)%。

表 1 云南松松塔提取物对 HIV－$1_{ⅢB}$诱导 C8166 细胞病变的抑制作用

组别	浓度/μg·mL^{-1}	抑制率±SD/%	EC_{50}/μg·mL^{-1}	TI（CC_{50}/EC_{50}）
阴性对照组	0.00	0.00±0.27		
松塔提取物 C	5000	100.00±0.00**	232.59	＞21.49
	1000	99.03±0.84**		
	200	44.93±2.90*		
阴性对照组	0.00	0.00±0.27		
	40	34.30±6.85*		
	8	25.12±2.21*		
	1.6	17.39±1.45		
松塔提取物 D	5000	100.00±0.00**	56.46	＞88.56
	1000	100.00±0.00**		
	200	73.91±7.67**		
	40	43.48±9.05*		
	8	42.75±3.07*		
	1.6	40.20±3.07*		
松塔提取物 F	5000	100.00±0.00**	47.44	＞105.40
	1000	100.00±0.00**		
	200	92.75±2.90**		
	40	44.93±2.90*		
	8	19.32±7.44		
	1.6	15.94±4.10		
松塔提取物 H	5000	94.20±4.42**	1687.72	＞2.96
	1000	28.70±10.57*		
	200	16.40±2.68		
	40	14.40±3.65		
	8	9.1±3.51		
	1.6	4.1±3.51		
AZT	1	99.22±0.78**	0.00401	498753.12
	0.2	92.76±0.45**		
	0.04	78.04±4.27**		
	0.008	60.21±0.90**		
	0.0016	36.43±2.80*		
	0.00032	14.34±4.93		

与阴性对照组比较，*$P<0.05$，**$P<0.01$；$n=3$

表 2 云南松松塔醇取物对 HIV－1 感染 MT－4 细胞死亡的保护作用（$\bar{x} \pm s$）

组别	浓度/μg·mL^{-1}	存活率±SD/%	CC_{50}/μg·mL^{-1}	保护率±SD/%	EC_{50}/μg·mL^{-1}
阴性对照组	0.00	100.00±3.25		0.00±2.41	无保护作用
松塔提取物 C	1000	102.64±8.43	>1000	42.39±0.36	>1000
	200	92.22±3.51		1.35±2.05	
	40	94.04±7.49		5.25±6.89	
	8	100.80±2.11		1.18±3.30	
	1.6	100.15±6.32		6.94±11.41	
	0.32	100.13±5.39		5.58±6.48	
松塔提取物 D	1000	111.23±4.18	>1000	15.94±6.15	>1000
	200	100.24±8.97		14.01±3.42	
	40	100.91±1.02		10.14±10.25	
	8	100.43±0.00		9.42±3.07	
	1.6	100.22±2.05		5.56±14.01	
	0.32	100.45±8071		1.69±4.44	
松塔提取物 F	1000	112.33±6.90	>1000	29.86±3.41	>1000
	200	99.27±4.72		18.01±2.66	
	40	100.31±8.69		0.54±5.46	
	8	100.73±11.63		6.27±3.66	
	1.6	100.93±1.58		3.05±2.17	
	0.32	100.39±3.32		2.51±1.89	
松塔提取物 H	1000	82.80±5.42	>1000	14.98±10.75	>1000
	200	82.70±3.73		10.75±9.15	
	40	84.16±2.61		9.22±8.33	
	8	87.78±4.93		8.60±1.16	
	1.6	90.62±8.66		7.99±4.73	
	0.32	92.52±3.11		4.61±7.17	
AZT	1	86.24±7.92		66.28±1.08	
	0.2	90.32±8.02	>1	71.46±6.77	0.0036
	0.04	97.30±2.05		86.49±1.76	
	0.008	100.28±1.27		82.76±4.88	
	0.0016	100.85±2.84		16.09±10.02	
	0.00032	100.85±2.84		4.77±0.68	

$n=3$

4 讨论

我国的中药资源丰富，且研究表明中药具有稳定和提高免疫功能、消除和缓解症状、改善生活质量、价格低廉，效果明显，易于普及等优点。从我国国情出发，利用中医药的独特性及经济性，开发传统的具有我国特色的抗 HIV 药物或抗艾滋病辅助药物是完全可能和可行的。

近年来，国内外已有多位学者对不同松科药理作用进行了研究。如发现日本五针松 *Pinus parviflora* 松塔、赤松 *Pinus densiflora*、湿地松 *Pinus elliottii var. elliottiib.* 、火炬松 *Pinus taeda*、加勒比松 Pinus caribaea 以及樟子松 Pinus sylvestris 松塔中的成分具有良好的体内抗肿瘤和抗菌活性。国内则对红松松塔、樟子松松塔的药理活性进行了研究。但对云南松松塔的抗 HIV 活性少有报道，故本文对云南松松塔的提取物进行了体外抗 HIV－1 活性研究。从实验结果中可知，云南松松塔提取物 C、D、F 对 C8166 细胞毒性小，CC_{50}均大于 5mg·mL^{-1}。同时，云南松松塔提取物 C、D、F 对 MT－4 细胞毒性也小，CC_{50}均大于 1mg·mL^{-1}，但对 HIV－1 感染的 MT－4 细胞保护作用弱。云南松松塔提取物D、F抑制HIV-1ⅢB诱导C8166细胞病变的效果较好，其EC_{50}分别为56.46μg·mL⁻¹、47.44μg·mL；云南松松塔提取物C、D、F、H的治疗指数分别为>21.49>88.56>105.40>2.96。初步得出云南松松塔提取物C、D、F具有体外抗HIV-1活性，且D、F体外抗HIV-1活性较好，进而明确其云南松松塔提取物活性组段为D、F。另有文献报告从日本五针松 *Pinus parviflora* Sieb. et Zucc. 中分离获得的松塔多糖具有抑制HIV-1逆转录酶的活性，提示云南松松塔活性部位（D、F）抗HIV-1活性成分有可能为松塔多糖，其抗HIV-1机制可能与抑制HIV-1逆转录酶有关。目前，本课题组正在对云南松松塔提取物的活性部位进行进一步的分离纯化，以期从中筛选出具有抗HIV活性的化合物，并阐明其作用机制。

参考文献（略）

（出自《时珍国医国药》2016年第27卷第4期第774-776页）

鱼芩解毒丸体外抗HIV-1活性探讨

马秀兰[1]，马建萍[1]，艾合买提·阿不都热依木[1]，郑永唐[2]，张　颖[1]，李静茹[1]，曾　琳[1]

（1. 新疆医科大学附属中医医院/新疆·国家中医临床研究基地艾滋病研究室，新疆 乌鲁木齐 830000；
2. 中国科学院昆明动物研究所免疫药理学实验室，云南 昆明 650023）

摘要　目的　探讨医院制剂鱼芩解毒丸的体外抗HIV-1病毒活性。方法　采用MTT比色法检测鱼芩解毒丸的细胞毒性；采用细胞病变法检测鱼芩解毒丸对HIV-1急性感染的抑制活性；采用HIV-1Ⅲ$_B$慢性感染细胞的p24抗原表达抑制实验检测鱼芩解毒丸的抗H1V-1活性。结果　鱼芩解毒丸抑制HIV-1Ⅲ$_B$诱导C8166细胞形成合胞体的EC_{50}为0.035~0.070mg·mL⁻¹，治疗指数为42.79~57.03mg·mL⁻¹；鱼芩解毒丸抑制HIV-1Ⅲ$_B$感染C8166的p24抗原表达的EC_{50}为0.070~0.090mg·mL⁻¹，治疗指数22.82~28.51mg·mL⁻¹。结论　鱼芩解毒丸具有一定的抗HIV-1活性。

关键词　中药；鱼芩解毒丸；HIV；抗病毒活性

艾滋病即获得性免疫缺陷综合征（acquired immune deficiency syndrome，AIDS），是感染人类免疫缺陷病毒（human immunedeficiency virus，HIV）引起的一种传染性疾病。艾滋病病毒侵入人体后主要靶器官为人体的免疫系统，损伤免疫功能，进而导致各种机会性感染的出现。在诸多机会性感染中，咳嗽为常见症状之一，发病率高，治疗易产生耐药。在国家科技部“十一五”重大专项子课题“艾滋病中医证候流行病学调查”研究中，调查结果显示在艾滋病常见症状中，咳嗽的出现率为42%，居第2位。全国各地研究者对艾滋病临床症状进行调查研究中均发现咳嗽症状的出现频次较高。咳嗽作为艾滋病患者常见症状，对患者的生存质量造成严重影响。运用中医药治疗咳嗽，凸显中医药优势，临床疗效显著。2014年2~7月，鱼芩解毒丸适用于痰热郁肺型艾滋病合并咳嗽患者，该方经多年临床应用，疗效显著。本试验对鱼芩解毒丸的体外抗HIV-1活性进行探索，为探索该药物的作用机制开展进一步深入研究提供参考。

1　试剂、仪器与药物

1.1　试剂与培养基

HEPES［N-2（2-Hydroxyothyl）piperazine-N′-（2-ethanesufonic acid）］、MTT［3，（4，5-Dimethylthiazol-2-yl）-2，5-diphenyl tetrazolium bromide］、DMF（N，N′-Dimethyl formaminde）、青霉素（Penicillin）、硫酸链霉素（Streptomycin sulfate）、谷氨酰胺（Glutamine）均购自Sigma公司；2-巯基乙醇（2-ME，2-Mercaptoethanol）为Bio-Rad公司产品。RPMI-1640和胎牛血清为Gibco公司产品。

RPMI-1640完全培养基，含有10%胎牛血清，2mmL-谷氨酰胺，10mmHEPES，50μm2-巯基乙醇，100，000IU青霉素，100μg·mL⁻¹链霉素。

1.2　主要仪器

Elx800酶标仪（Bio-Tek公司）；Nikon TS100倒置显微镜（Nikon公司）；二级生物安全柜Froma ClassⅡ；电热恒温鼓风干燥箱DHG-9075A型（上海一恒科技有限公司）；CO_2细胞培养箱（Thermo-Fisheries）。

基金项目： 国家“艾滋病和病毒性肝炎等重大传染病防治”科技重大专项（项目编号：2014ZX10005003；项目名称：中西医结合治疗艾滋病应用技术研究）

1.3 测定药物和化合物

测定药物鱼芩解毒丸（生产企业：新疆华世丹药业股份有限公司；批准文号：ZJ20130097；批件号：新药制字20130008）。阳性对照化合物叠氮胸苷（3′-Azido-3′-deoxythymidine，AZT）购自Sigma公司。

1.4 细胞和病毒

人T淋巴细胞系C8166以及HIV-1实验株HIV-1 $Ⅲ_B$均由英国Medical Research Council，AIDS Reagent Project惠赠。以含10%胎牛血清的RPMI-1640完全培养基对所有细胞和病毒进行培养。按常规方法制备HIV-1 $Ⅲ_B$，滴定并计算出病毒的半数组织培养感染剂量（tissue culture infective dose，$TCID_{50}$）。病毒贮存液分装后，置-70℃保存。

2 方法

2.1 HIV-1感染性滴定

HIV-1 $Ⅲ_B$按Johnson & Byington（1990）所述方法改良进行滴定，按Reed & Muench方法计算病毒的$TCID_{50}$（50% tissue culture infection dose）以判定感染成功与否。

2.2 药物对C8166细胞的毒性实验

将不同的待测药物溶液与4×10^5个·mL^{-1} C8166细胞悬液100μL混合，设置3个重复孔，同时设置不含药物的对照孔。上述样品于37℃，5% CO_2条件下培养3d，采用MTT比色法检测细胞毒性。ELx800酶标仪测定OD值，测定波长为570nm，参考波长为630nm。计算得到CC_{50}值（50% cytotoxic concentration），即对50%的正常T淋巴细胞系C8166产生毒性时的药物浓度。

2.3 药物对HIV-1 $Ⅲ_B$致细胞病变（CPE）的抑制实验

取96孔培养板，将药物按倍比稀释，每孔100μL；设3个重复孔以及不含药物的正常细胞对照孔。AZT为阳性药物对照。将8×10^5个·mL^{-1} C8166细胞50μL·孔$^{-1}$接种到药物中，然后加入50μL的HIV-1 $Ⅲ_B$稀释上清，1300 $TCID_{50}$·孔$^{-1}$。于37℃，5% CO_2条件下培养3d，倒置显微镜下（100×）计数合胞体的形成。

2.4 药物对HIV-1 $Ⅲ_B$急性感染C8166细胞中病毒复制的抑制实验

将4×10^5个·mL^{-1}的C8166细胞与HIV-1 $Ⅲ_B$（MOI=0.04）HIV-1RF（MOI=0.4）在37℃下感染2h，用PBS洗涤并离心3次，去除游离的病毒离子，取100μL细胞接种到含有100μL不同稀释度待测化合物的96孔板上，37℃，5% CO_2培养3d。将培养的上清离心后收集，用终浓度0.5% Triton X-100裂解灭活。检测药物对HIV-1复制的抑制作用采用捕捉p24抗原ELISA方法。

2.5 ELISA检测p24抗原

2μL·板$^{-1}$抗鼠IgG-Fc抗体4℃铺板过夜；5%脱脂奶粉4℃封板过夜；加入100μL·孔$^{-1}$自制鼠抗p24单抗，37℃，1h；加入100μL·孔$^{-1}$裂解感染细胞培养上清，37℃，2h；加入100μL·孔$^{-1}$ 1:100稀释的自制兔抗p24多抗，37℃，1h；加入100μL·孔$^{-1}$ 1:20000稀释的羊抗兔IgG-HRP（Sigma），37℃，1h；加入OPD底物反应液。10min后，2M硫酸终止反应。Elx800 ELISA仪测定OD值，测定波长490nm，参考波长630nm。计算出药物对HIV-1复制表达p24抗原的抑制率和EC_{50}，即抑制50% HIV-1p24抗原表达的药物浓度。

2.6 计算公式

根据实验结果绘制剂量反应曲线，按Reed & Muench法计算出化合物抑制病毒的50%有效浓度（EC_{50}），50%抑制细胞生长浓度（CC_{50}）及抗HIV-1活性的治疗指数TI值（therapeutic index）为：TI=CC/EC。

3 结果

鱼芩解毒丸对C8166细胞毒性实验的CC_{50}为1.996~2.054mg·mL^{-1}，其合胞体抑制实验的EC_{50}为0.035~0.048mg·mL^{-1}，治疗指数为42.79~57.03mg·mL^{-1}；而p24抑制实验的EC_{50}为0.07~0.09mg·mL^{-1}，治疗指数在22.82~28.51mg·mL^{-1}，见表1。综上所述，鱼芩解毒丸有一定的体外抗HIV-1活性。

表1 实验结果汇总

化合物	实验	方法	CC_{50} (mg·mL^{-1}) 第一次	EC_{50} (mg·mL^{-1}) 第一次	CC_{50} (mg·mL^{-1}) 第二次	EC_{50} (mg·mL^{-1}) 第二次	治疗指数(TI)
鱼芩解毒丸	细胞毒性实验	MTT	1.996		2.054		42.79~57.03
	致细胞病变抑制实验	CPE		0.035		0.048	
	p24	ELISA		0.070		0.090	22.82~28.51
	细胞毒性实验	MTT	1.371				1902038~6996785
AZT	致细胞病变抑制实验	CPE		0.721×10^{-6}		0.196×10^{-6}	
	p24	ELISA		0.140×10^{-6}		0.72×10^{-6}	1904680~9795500

4 讨论

艾滋病合并咳嗽中医治疗疗效显著。2004 年以来，通过在全国实施中医药治疗艾滋病试点项目及“十一五”国家科技重大专项“中医药治疗艾滋病课题”的开展，其临床治疗成效及研究成果均已证实中医药改善艾滋病咳嗽、腹泻、纳呆、头痛等症状具有显著优势。李广等提出艾滋病咳嗽中医治疗可采用宣法、降法、润法、补法等法则。马秀霞等用清肺培元微丸治疗 HIV 痰热壅肺证咳嗽，对患者咳、痰、喘等症状有一定的缓解作用，对艾滋病合并肺部感染患者的症状、体征有改善作用。

作为治疗艾滋病的系列方剂之一，鱼芩解毒丸由鱼腥草、黄芩、丹皮、桑白皮、山豆根等 11 味药物组成。具有清热解毒、宣肺化痰之功效，用于治疗艾滋病合并咳嗽证属热毒内蕴，痰热郁肺者，主要临床表现为咳嗽气喘、胸闷痛、痰多色黄、发热，或口渴、口干口苦、烦躁不安、大便干燥、小便短黄、舌红苔黄腻、脉滑数。

鱼芩解毒丸用药 11 味，选鱼腥草为君，黄芩、山豆根、桑白皮、丹皮等为臣，桔梗、甘草则佐使并用。方中鱼腥草为君药，其味辛，性微寒，归肺经，有清热解毒、消痈排脓功效，用于治疗肺热咳嗽、痰黄气急，常与黄芩等药物配伍。臣药黄芩味苦，性寒，归肺胆、脾胃、大小肠经等，乃上中二焦药，《名医别录》曰其“主治痰热”，主入肺经，善清泻肺火及上焦实热，用治肺热壅遏所致咳嗽痰稠，配伍鱼腥草药同用可增强清泻肺热之功。桑白皮、丹皮、山豆根等臣药合用可增强鱼腥草清热解毒、消痈排脓之功。桔梗味苦辛，性平，归肺经，可作为肺部之引经药；甘草味甘性平，归心肺、脾胃经，其性寒热皆用，调和药性，使不相悖，故而与桔梗相合，属于佐使并用之药。

现代医学研究表明，组方中的药物或可抑制艾滋病病毒，或可提高机体免疫力，对某些免疫细胞因子有诱生作用，并且具有诱生干扰素、增强自然杀伤细胞等作用，对免疫因素有较好的调节功效；或有抗疲劳、清除自由基等作用。诸药合而成方，对于艾滋病病毒有一定治疗作用。

运用中药治疗艾滋病常见机会性感染是中医药干预艾滋病的一个重要切入点。本研究对复方制剂鱼芩解毒丸进行体外抗 HIV－1 活性的研究，结果显示该药物具有一定的体外抗 HIV 病毒活性。在临床应用中，该方由于主治艾滋病合并咳嗽，用药周期短，对患者病毒载量的影响不明确。中药治疗艾滋病合并症，其疗效主要体现在对症状、体征、患者相关量表的积分改善，长期服药治疗对 CD_4^+ T 淋巴细胞稳定或升高具有积极促进作用，但是对病毒载量影响不明显。中医药是我国的国粹，具有独特的理论体系，对于疗效判定也有其特殊性，应用现代医学的检测手段难以尽显其功。尽管目前实验结果表明鱼芩解毒丸具有一定的体外抗 HIV－1 病毒活性，但在临床实际中是否确有其效有待于进一步深入研究。

参考文献（略）

（出自《中国医药导刊》2017 年第 19 卷第 9 期第 888－891 页）

核桃壳提取物体外抗 HIV－1 活性研究

崔雪青[1,2]，刘　熙[2]，陈　欢[1]，彭　芳[2]，罗荣华[1]，杨柳萌[1]，刘光明[2]，王睿睿[1]，郑永唐[1]

（1. 中国科学院昆明动物研究所，中国科学院和云南省动物模型与人类疾病机理重点实验室，昆明 650223；2. 大理学院药学与化学学院，大理 671000）

摘要　目的　探讨核桃壳提取物体外对艾滋病毒（HIV－1）的抑制活性和作用机制。方法　采用 MTT 比色法检验核桃壳提取物对细胞的毒性；合胞体抑制、p24 抑制和 MT－4 细胞保护作用检测提取物对 HIV－1 的抑制作用。通过 HIV－1 复制中间产物检测、融合阻断和分时给药实验判断提取物的作用机制。结果　核桃壳提取物 0504 对 HIV－1 有较好的抑制作用，对 $HIV-1_{ⅢB}$在 C8166 细胞中复制的选择指数 TI 值大于 1213.59。HIV－1 复制中间产物检测实验显示 0504 处理组 ssDNA 和 late－RT 的拷贝数明显低于 PC 组，提示作用于病毒复制的早期；融合阻断实验显示 0504 对慢性 $H9/HIV-1_{ⅢB}$与 C8166 细胞融合有较好的抑制作用，EC_{50}值为 20.79μg/mL，表明 0504 作用于病毒进入阶段；分时给药实验显示提取物对已进入细胞的 HIV－1 没有抑制作用，再次证明了 0504 作用于 HIV－1 进入细胞。结论　核桃壳提取物 0504 对 HIV－1 有

基金资助：国家自然科学基金项目（No. 81260632，No. 81001462，No. 81102483），国家科技重大专项课题（No. 2012ZX10001－006）

较好的抑制作用，其作用机制为抑制 HIV－1 进入细胞。

关键词 核桃壳提取物；艾滋病毒；融合阻断；病毒进入

艾滋病作为一种慢性疾病，需要终身药物治疗，而鸡尾酒疗法不但价格昂贵难以普及，且产生严重的耐药性。寻找一种新的高效、低廉抗艾滋病毒（human immunodeficiency virus，HIV）药物已迫在眉睫。核桃既是大众喜爱的食品也是传统的中药。《本草纲目》中记载，核桃对于尿路结石、气管炎性反应、皮炎、痢疾等有很好的疗效。核桃未成熟果实的外果皮也可入药，称为青龙衣，始载于《开宝本草》，多以其清热解毒、祛风疗癣、止痛止痢等功效入药。研究发现青龙衣具有抗氧化、抗菌、抗肿瘤作用，核桃壳未有用于疾病治疗的报道。我国作为核桃生产大国，种植面积、产量均居世界第一。我国核桃的主要栽培区域为云贵地区、西北地区和华北地区，其中云南为我国核桃生产的第一大省，全省 126 个县市都有核桃分布。我国每年年产核桃 116 万吨，大量外壳被丢弃或焚烧，不但造成环境污染，还浪费资源，核桃壳作为一种可再生资源，在工业上可制备活性炭，木质素，做刨花板原料，提取天然色素等。核桃壳中含有多类有效的活性成分，但对其生物活性的利用却甚少。有研究表明核桃壳具有抗菌和抗氧化作用。文章对核桃壳的抗 Ⅰ 型 HIV 病（HIV－1）作用进行研究，旨在探索新的抗 HIV－1 药物，提高核桃壳的生物利用价值。

材料

1. 核桃壳样品　核桃壳及青龙衣采集于云南省大理州漾濞县小金牛村附近（苍山西）；鉴定人：段宝忠副教授。将 10kg 核桃壳或青龙衣粗粉用 85% 乙醇提取 2 次，每次用乙醇 4000mL，每次浸泡 24h。过滤除去乙醇提取液，并回收乙醇。将残渣用热水提取，过滤除去热水提取液。在室温条件下，向残渣中加碱液进行提取并过滤得到碱性提取液。用醋酸调所得碱性提取液的 pH 值至 5，浓缩、过滤，去除沉淀。用乙醇分级沉淀得到核桃壳提取物 0504 和 1215，青龙衣提取物 0822、0823、0824。用无血清 RPMI－1640 培养基溶解，得到核桃壳或青龙衣提取物溶液。

2. 细胞与病毒　人 T 淋巴细胞系 C8166、MT－4 和 H9/HIV－$1_{ⅢB}$均由英国 MRC，AIDS Reagent Project 惠赠。HIV－1 实验株 HIV－$1_{ⅢB}$由英国 MRC，AIDS Reagent Project 惠赠。按常规方法培养制备 HIV－1 病毒。病毒感染性滴定按常规方法进行。病毒小量分装于冻存管，－80℃保存。

3. 试剂与仪器　噻唑蓝［3，（4，5－dimethylthiazol－2－Thiazolyl）－2，5－diphenyl tetrazolium bromide，MTT］、齐多夫定（AZT）、恩夫韦肽（T－20）、十二烷基磺酸钠（sodium dodecylsulfate，SDS）、N，N－二甲基甲酰胺（N，N'－Dimethyl formamine，DMF）、Triton X－100、青霉素（Penicillin）、硫酸链霉素（Streptomycin sulfate）、谷氨酰胺（Glutamine）均购自 Sigma 公司；2－巯基乙醇（2－Mercaptoethanol，2－ME）为 Bio－Rad 公司产品。RPMI－1640 培养基购自 Gibco 公司。CO_2 细胞培养箱（Thermo），ELX800 酶标仪（Bio－Tek），高压灭菌锅（HIRAYAMA），IEC CL40 离心机（Thermo），微量移液器（Gilson），Eclipse TS100 倒置显微镜（Nikon）；二级生物安全柜 Forma Class Ⅱ（Thermo）。

方法

1. 病毒的滴定　将 HIV－1 贮存液在 96 孔板上作 5 倍梯度稀释，10 个梯度，每梯度 6 个重复孔，每孔加入 C8166 细胞悬液 50μL（4×10^5/mL），每孔终体积 200μL。37℃，5% CO_2 培养。第 3 天补加新鲜 RPMI－1640 培养基 100μL。第 7 天在倒置显微镜下观察每孔中 HIV－1 诱导细胞病变效应（cytopathic effect，CPE），以每孔是否有合胞体（syncytium）的形成确定。按 Reed & Muench 方法计算 HIV－1 的半数组织培养感染剂量（50% tissue culture infection dose，$TCID_{50}$）。

2. C8166 细胞的毒性实验　在 96 孔细胞培养板上，将 4×10^5/mL 的细胞悬液 100μL 与 100μL 不同稀释度浓度的待测样品溶液混合，每个稀释度 3 个重复孔，同时设置不含化合物的对照孔。37℃，5% CO_2 培养箱培养 3d，加入 MTT 溶液 20μL，37℃ 5% CO_2 培养 4h，每孔吸弃 100μL 上清，加入 100μLSDS－DMF 溶液，37℃ 过夜。BIO－TEK ELx800 ELISA 仪测定 OD 值，测定波长为 570nm，参考波长 630nm。计算得到对 50% 的细胞产生毒性时的化合物浓度（50% cytotoxic concentration，CC_{50} 值）。

3. HIV－$1_{ⅢB}$诱导 C8166 细胞形成合胞体的抑制实验　待测样品对 HIV－$1_{ⅢB}$诱导 C8166 细胞形成合胞体的抑制作用，将 8×10^5/mL C8166 细胞 50μL 接种到含有 100μL 倍比稀释化合物的 96 孔细胞培养板上，然后加入 50μL 的病毒稀释上清（M. O. I. ＝0. 20）。设 3 个重复孔，同时设置不含化合物的正常细胞对照孔，AZT 为阳性药物对照。37℃，5% CO_2 培养 3d，倒置显微镜下（×100）计数合胞体的形成。抑制合胞体形成 50% 时的化合物浓度（50% effective concentration）为 EC_{50}。

4. 捕捉 p24 抗原 ELISA 方法测定 HIV－1 的复制　1μg/孔 Fc 抗体 4℃ 包被过夜；洗涤缓冲液洗涤 3 次，2min/次，200μL/孔，5% 脱脂奶粉 37℃ 封板 2h；洗涤同上，加入 100μL/孔 10000 倍稀释鼠抗 p24 单抗 P5F1，37℃，1h；洗涤同上，加入 100μL/孔裂解上清，37℃，2h；洗涤同上，加入 100μL/孔 1∶100 稀释的兔抗 p24 多抗，37℃，1h；

洗涤同上，加入 100μL/孔 1∶20000 稀释的羊抗兔 IgG－HRP，37℃，1h；洗涤同上，2min/次，加入 OPD 底物反应液。10min 后，2mol/L 硫酸终止反应，490/630nm 读取 OD 值；计算 HIV－1 复制的抑制率和 EC_{50} 值。

5. HIV－$1_{ⅢB}$感染 MT－4 细胞死亡的保护实验　在 96 孔细胞培养板上，对药物进行 5 倍倍比稀释，每个稀释度设 3 孔，共 6 个稀释度，每孔 100μL。同时设置不含药物的未感染或感染 HIV－$1_{ⅢB}$的细胞对照组。AZT 作为阳性对照药。每孔分别滴加 8×10^5/mL 的 MT－4 细胞悬液和 HIV－$1_{ⅢB}$上清各 50μL（感染复数为 0.3）。每孔终体积为 200μL。置 37℃、5% CO_2 培养箱中培养。感染后第 3 天补加 100μL 新鲜培养基。第 5 天用 MTT 方法用酶标仪测定 OD_{595}/630nm 值。计算药物对 HIV－$1_{ⅢB}$感染细胞的保护率。计算 CC_{50} 值和 EC_{50} 值。

6. HIV－1 感染和未感染细胞融合阻断检测实验　100μL 不同浓度的核桃壳样品加入 50μL HIV－$1_{ⅢB}$慢性感染 H9 细胞（2×10^5/mL）和 50μLC8166 细胞（6×10^5/mL），37℃，5% CO_2 共培养 6～8h，在倒置显微镜下计数合胞体的形成，计算抑制率。

7. 分时给药　将 4×10^5/mLC8166 细胞与 10 倍量的 HIV－$1_{ⅢB}$同步感染 2h，800r/min 离心洗去未感染的游离病毒，RPMI－1640 重悬，100μL 每孔接种到 96 孔板上，设置 3 个重复孔。不同时间段（0h，2h，4h，6h，8h，12h，24h，48h）加入 100μL 的终浓度为 100μg/mL 待测样品（浓度大于 EC_{50} 浓度 10 倍以上），同时设置不含化合物的对照孔。融合抑制剂 T－20 为阳性药物对照。37℃，5% CO_2 培养 3d。倒置显微镜下（×100）计数合胞体的形成。计算药物对合胞体的抑制率。同时，取出 100μL 细胞培养上清，用终浓度为 5% 的 TritonX－100 裂解病毒后，用 ELISA 方法检测 p24 抗原的表达。计算药物对 p24 抗原的抑制率。

8. HIV－1 复制中间产物检测实验　在 24 孔板上接种 1×10^6/孔 C8166 细胞，与 HIV－$1_{ⅢB}$（M. O. I＝0.3）在 4℃ 共同孵育 2h，每隔 15min 轻轻摇晃，以使病毒与细胞充分接触。2h 后 1000r/min 离心 5min 弃去上清，PBS 清洗 2 遍，加入浓度为 200μg/mL 的待测样品以及阳性对照 200mol/L AZT、200mol/L EFV、200mol/L RAL，同时设置不加药的阳性对照孔（positive control，PC），此时计时感染 0h。分别于感染 0、1、2、4、6、8、12、24h 收集细胞，1000r/min 离心 5min，PBS 清洗细胞 1 次，使用血液基因组小量提取试剂盒（康为世纪）提取全基因组 DNA，将标准品进行梯度稀释，采用 TaqMan® 探针法进行 qPCR。绘制标准曲线，检测 late－RT 片段。

结果

1. 核桃壳或青龙衣提取物对 C8166 细胞的毒性与活性实验　提取物对 C8166 细胞的毒性采用 MTT 比色法测定，活性实验通过合胞体的抑制实验和 HIV－1p24 抗原检测实验得到。核桃壳提取物 0504 与 1215 对 C8166 细胞的毒性均＞1000μg/mL，合胞体抑制实验测得 EC_{50} 值、p24 检测实验测得 EC_{50} 值，见表 1。选择指数均＞100，而 0504 的选择指数＞1000。青龙衣提取物 0822、0823 及 0824，其毒性略大于核桃壳样品，CC_{50} 值见表 1。对 HIV－$1_{ⅢB}$也有抑制作用，但活性较核桃壳提取物弱，合胞体抑制实验测得 EC_{50} 值、p24 检测实验的 EC_{50} 值见表 1。TI 值均大于 70。阳性化合物 AZT 合胞体抑制实验和 p24 检测实验的 EC_{50} 值、CC_{50} 值见表 1。

2. MT－4 保护实验　本实验采用 TI 值较高的核桃壳样品 0504 做了 HIV－$1_{ⅢB}$感染 MT－4 的保护实验，以验证抑制 HIV－1 复制的活性，MT－4 细胞对 HIV－1 感染敏感，感染后 5～7d 即会大量死亡，如果待测样品有抑制 HIV－1 复制的作用，则可以保护感染的 MT－4 细胞，减少死亡。本研究结果显示，核桃壳样品 0504 可以有效保护感染 MT－4 细胞的死亡，EC_{50} 值为 19.40μg/mL，阳性对照 AZT 的 EC_{50} 值为 1.43ng/mL，见图 1。

表 1　核桃壳提取物对 HIV－$1_{ⅢB}$在 C8166 细胞中复制的抑制作用（n≥2）

样品编号	测定方法	EC_{50}（μg/mL）	CC_{50}（μg/mL）	TI
0504	MTT	－	＞2500	－
	CPE	0.57±0.16	－	＞4385.96
	P24	2.06±0.27	－	＞1213.59
1215	MTT	－	1301.29±83.74	－
	CPE	2.68±0.06	－	488.64
	P24	8.33±0.11	－	147.37
0822	MTT	－	864.07±43.43	－
	CPE	1.90±0.07	－	454.77
	P24	2.09±0.57	－	395.15

续表

样品编号	测定方法	EC_{50} （μg/mL）	CC_{50} （μg/mL）	TI
0823	MTT	–	774. 59 ±25. 58	–
	CPE	5. 70 ±2. 29	–	135. 89
	P24	8. 76 ±2. 22	–	88. 42
0824	MTT	–	977. 97 ±27	–
	CPE	5. 11 ±2. 22	–	191. 26
	P24	13. 41 ±1. 78	–	72. 93
AZT	MTT	–	1345. 69 ±39. 68	–
	CPE	1. 49 ±0. 35	–	903144. 30
	P24	5. 15 ±0. 03	–	261298. 06

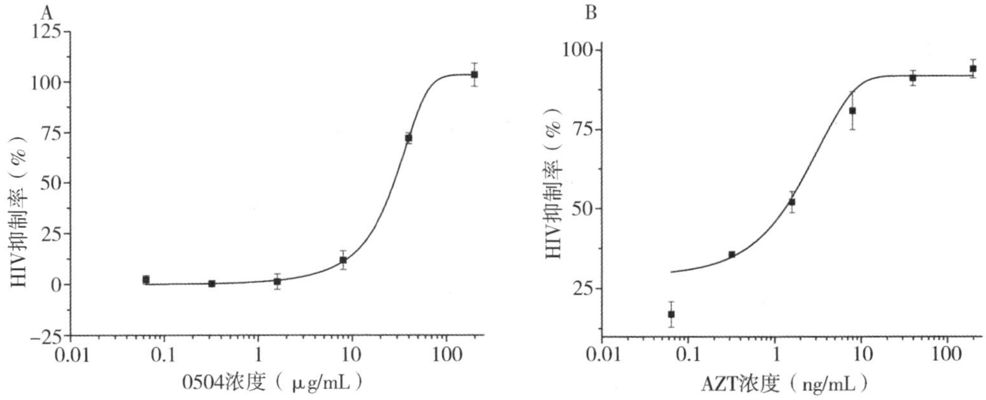

图1　样本0504（A）与AZT（B）对感染MT－4细胞的中HIV－1ⅢB复制的抑制作用

3. HIV－1复制中间产物检测实验　HIV－1在不同复制阶段会产生一些特征性的中间产物，检测这些中间产物可以推测抗HIV－1药物作用在HIV－1复制周期中的哪一阶段，即进一步指明药物的作用机制。本实验检测HIV－1复制中间产物ssDNA和Late－RT。ssDNA为HIV－1逆转录起始产物，标志着HIV－1进入细胞，逆转录开始。本实验检测了感染后0、1、2h后ssDNA的拷贝数，Late－RT为HIV－1逆转录后期产物，还检测了感染后4、6、8h后late－RT的拷贝数。结果显示：0504组的ssDNA和late－RT拷贝数均明显低于PC组，表明0504作用在HIV－1进入细胞或逆转录的早期。阳性对照T－20为HIV融合抑制剂ss-DNA拷贝数和late－RT拷贝数均明显低于PC组；AZT与EFV都是逆转录抑制剂，late－RT拷贝数明显低于PC组，但AZT并不能抑制逆转录的起始，因此ssDNA拷贝数未受影响；RAL为整合酶抑制剂，对逆转录过程无作用，而且由于后面的整合过程受阻，late－RT产生富集，ssDNA和late－RT拷贝数略高于PC组。

4. 融合阻断实验　在融合阻断实验中，同样采用活性较好的样品0504进行研究，测得EC_{50}值为20. 79μg/mL，阳性对照药T－20的EC_{50}值为22. 10ng/mL，见图2。

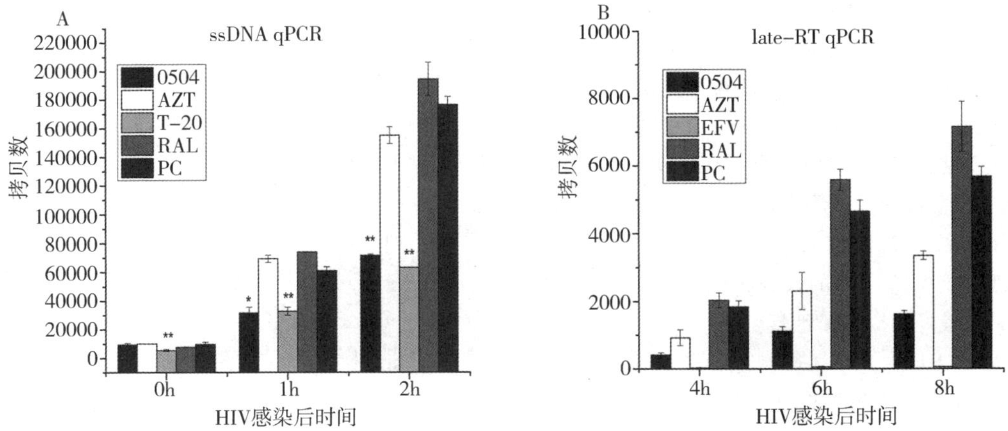

图2　0504对HIV复制中间产物ssDNA和late－RT的影响

注：A. ssDNA qPCR；B. late－RT qPCR。

5. 分时给药实验　采用 ELISA 方法检测了 0504 样品分时给药对 p24 抗原产生的抑制作用，结果发现 0504 对 HIV－1$_{\mathrm{IIIB}}$感染后基本无抑制作用，这与阳性对照药 T－20 对 HIV－1$_{\mathrm{IIIB}}$抑制作用的趋势基本一致，表明 0504 可能作用在 HIV 的进入融合阶段。

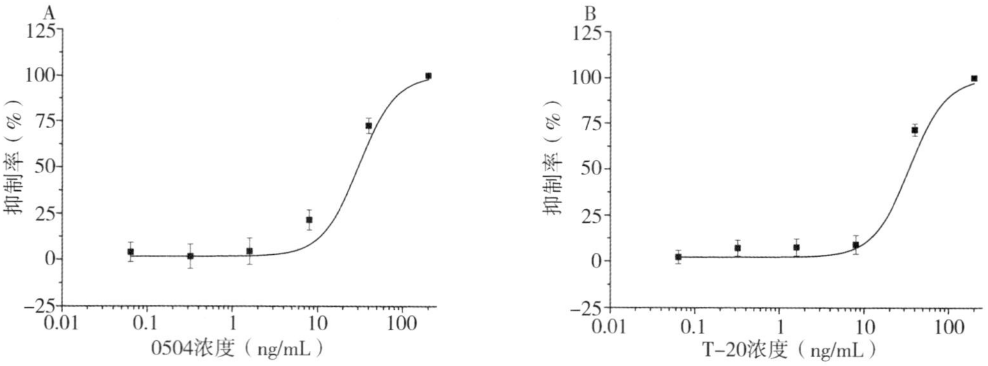

图 3　样本 0504 与 T－20 慢性 H9 与 C8166 的融合阻断作用

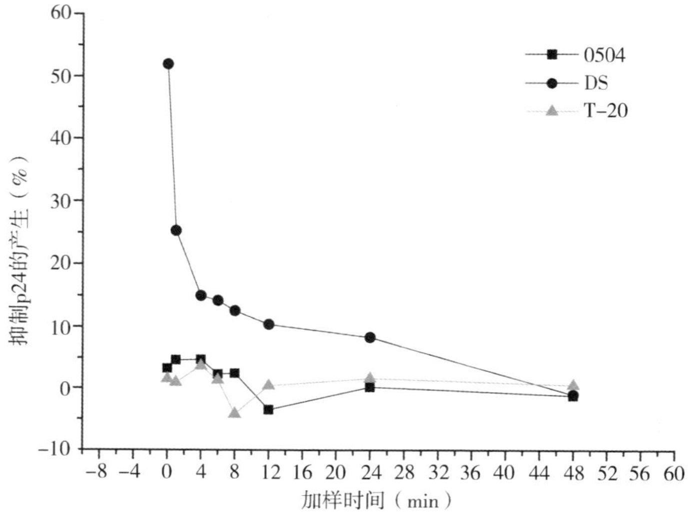

图 4　分时给药检测 0504 对 HIV－1$_{\mathrm{IIIB}}$的抑制作用

讨论

本研究对核桃壳提取物抗 HIV－1 活性及机制进行了初步评价。首先，通过计数合胞体法和 HIV－1p24 抗原检测方法研究了青龙衣，核桃壳提取物体外抗 HIV－1 活性，MTT 方法检验了提取物对 C8166 细胞的毒性作用，从治疗指数 TI 值判断核桃壳提取物活性好于青龙衣提取物，其中核桃壳提取物 0504 抗 HIV－1 的 TI 值 >1213.59。随后笔者对 0504 做了进一步活性确证，评价其对 HIV－1$_{\mathrm{IIIB}}$感染 MT－4 细胞的保护作用，EC$_{50}$值为 19.40μg/mL，说明 0504 对感染 MT－4 细胞的死亡有明显的保护作用。上述实验表明核桃壳提取物具有较好的抗 HIV 活性。

笔者对 0504 抗 HIV－1 作用机制进行了初步的研究。在 HIV－1 复制中间产物检测实验中，检测 HIV－1 进入细胞逆转录起始产物 ssDNA 和逆转录完成后产物 late－RT，结果显示 0504 药物组的拷贝数明显低于 PC 组，提示 0504 可能作用于 HIV－1 复制早期。以融合阻断实验进一步研究发现，0504 可以较好地阻断感染细胞与正常细胞间的融合，说明 0504 可能作用于 HIV－1 进入细胞。分时给药实验发现，0504 对已感染的 HIV－1$_{\mathrm{IIIB}}$从 0～24h 均没有抑制作用，这与阳性对照药 T－20 的作用趋势基本一致，确证了 0504 作用在病毒进入细胞阶段。

通过以上实验表明，核桃壳提取物 0504 具有较好的抗 HIV－1 活性，其作用机制为作用在 HIV 进入融合阶段，本研究拓展了核桃壳的应用范围，为进一步开发核桃壳的生物利用提供了理论支持。

参考文献（略）

（出自《中华中医药杂志》2016 年第 31 卷第 7 期第 2754－2758 页）

HIV 感染者和 AIDS 患者外周血 T 淋巴细胞活化亚群与病毒载量的相关性

李 强，李 杰，桑 锋，刘 真，岳静宇，沈俊岭，钱洁玉，何书杰，徐立然
（河南中医学院第一附属医院艾滋病临床研究中心，河南省病毒性疾病中医药防治重点实验室，河南省 郑州市 450000）

摘要 目的 探讨 HIV 感染者和 AIDS 患者外周血 T 淋巴细胞活化亚群与病毒载量相关性。方法 2012 年 6 月—8 月选择河南省某 AIDS 高发地区 HIV 感染者 322 例和 AIDS 患者 87 例为研究对象，分别采用流式细胞仪和全自动病毒载量仪检测 HIV 感染者和 AIDS 患者外周血 T 淋巴细胞及其活化亚群和血浆病毒载量，根据病毒载量水平将研究对象分为 Ⅰ ~ Ⅳ 组。结果 HIV 感染者与 AIDS 患者 CD_3^+ T 细胞相对值、CD_{28}^+/CD_4^+ 比较，差异无统计学意义（$P>0.05$）。HIV 感染者淋巴细胞绝对值和相对值、CD_3^+ T 细胞绝对值、$CD_3^+CD_8^+$ T 细胞绝对值、$CD_3^+CD_4^+$ T 细胞绝对值和相对值、$CD_3^+CD_4^+CD_8^+$ T 细胞绝对值均高于 AIDS 患者，$CD_3^+CD_8^+$ T 细胞相对值低于 AIDS 患者，辅助性 T 细胞与抑制性 T 细胞比值（H/S）、CD_{28}^+/CD_8^+ 高于 AIDS 患者，CD_{38}^+/CD_8^+ 低于 AIDS 患者，差异均有统计学意义（$P<0.05$）。各组淋巴细胞绝对值和相对值、CD_3^+ T 细胞相对值、$CD_3^+CD_8^+$ T 细胞相对值、$CD_3^+CD_4^+$ T 细胞绝对值和相对值及 H/S、CD_{28}^+/CD_4^+、CD_{28}^+/CD_8^+、CD_{38}^+/CD_8^+ 比较，差异均有统计学意义（$P<0.05$）。CD_3^+ T 细胞相对值、$CD_3^+CD_8^+$ T 细胞相对值及 CD_{38}^+/CD_8^+ 与病毒载量水平呈正相关（$r_s=0.128$、0.291、0.409，$P<0.05$）；$CD_3^+CD_4^+$ T 细胞绝对值和相对值、H/S、CD_{28}^+/CD_4^+、CD_{28}^+/CD_8^+ 与病毒载量水平呈负相关（$r_s=-0.246$、-0.318、-0.297、-0.184、-0.204，$P<0.05$）。结论 HIV 感染者和 AIDS 患者 T 淋巴细胞活化过程发生变化；随着病毒载量水平变化，HIV 感染者和 AIDS 患者的 T 淋巴细胞活化亚群水平也不同。

关键词 获得性免疫缺陷综合征；HIV；T 淋巴细胞亚群；病毒载量

淋巴细胞亚群的异常激活改变是反映 HIV 感染者和 AIDS 患者机体免疫状态和病情进展的最重要指标。免疫系统的异常活化包括淋巴细胞亚群重新分配、细胞因子表达混乱、细胞功能障碍和异常死亡等，其中淋巴细胞协同共刺激分子 CD_{28}、T 淋巴细胞激活分子 CD_{38} 的表达水平可反映 HIV 感染者和 AIDS 患者免疫细胞的异常激活程度，是 AIDS 疾病进展和高效抗反转录病毒治疗（HAART）效果监测的重要指标之一。本研究对河南地区 409 例 HIV 感染者和 AIDS 患者病毒载量与 T 淋巴细胞亚群的相关性进行分析，以对临床治疗效果评价提供指导。

1 对象与方法

1.1 研究对象

于 2012 年 6 月—8 月选择河南省某 AIDS 高发地区 HIV 感染者 322 例和 AIDS 患者 87 例为研究对象，其中男 283 例，女 126 例；年龄 18 ~ 65 岁；感染途径为有偿献血 246 例（60.2%），输血 17 例（4.2%），性传播 114 例（27.9%），不详 32 例（7.7%）。HIV 感染者和 AIDS 患者均符合中华医学会 AIDS 诊疗指南的诊断标准。

1.2 方法

1.2.1 主要仪器与试剂 FACS Calibur 流式细胞仪、Trucount 管（美国 BD 公司）；COBAS AmpliPrep/COBAS Taqman 全自动病毒载量仪（德国 Roche 公司）；抗 - FITC - CD_3/抗 - PE - CD_4/抗 - PerCP - CD_{45}/抗 - APC - CD_8 混合抗体、FITC - CD_8 抗体、PerCP - CD_{28}、APC - CD_{38} 抗体、FITC - CD_4 抗体（美国 BD 公司）；HIV - Ⅰ型核酸定量检测试剂盒（德国 Roche 公司）。

1.2.2 CD_4^+、CD_8^+ T 细胞检测 取 20mL 抗 - FITC - CD_3/抗 - PE - CD_4/抗 - PerCP - CD_{45}/抗 - APC - CD_8 混合抗体加入已标记的 Trucount 管中，加入 50mL 充分混匀的乙二胺四乙酸三钾（$EDTAK_3$）抗凝全血，振荡混匀，室温避光 20min。加入 450mL1 × FACS 裂解液，立即振荡混匀，室温避光 10min 至溶液澄清。采用 FACS Calibur 流式细胞仪进行检测，采用 MultiSET 软件收集细胞并同时进行分析，记录 CD_4^+、CD_8^+ T 细胞数。

1.2.3 CD_{28}^+/CD_4^+、CD_{28}^+/CD_8^+、CD_{38}^+/CD_8^+ 比值 取 100μl $EDTAK_3$ 抗凝新鲜外周血 2 份，1 份加入 10μl FITC - CD_8 抗体、10μl PerCP - CD_{28} 抗体、2.5μl APC - CD_{38} 抗体；另 1 份加入 10μl FITC - CD_4 抗体、10μl PerCP - CD_{28}

抗体。混匀后室温避光标记 15min，加入 2mL 溶血素，

基金项目：国家"艾滋病和病毒性肝炎等重大传染病防治"科技重大专项"十二五"计划课题（2012ZX10004905 - 003 - 003，2012ZX10005010 - 001）；国家中医药管理局临床科研基地科研专项（JDZX2012023）；河南省高等学校青年骨干教师资助计划（2013GGJS - 095）；河南省基础与前沿计划项目（132300413215）

立即振荡混匀，室温避光10min至溶液澄清，1500r/min离心10min，除去未结合的荧光抗体，加入2mL PBS溶液洗涤细胞，将标记细胞重悬于300μl的PBS中，采用FACS-Calibur流式细胞仪进行检测，使用Flow Jo软件分析CD_{28}^{+}/CD_{4}^{+}、CD_{28}^{+}/CD_{8}^{+}、CD_{38}^{+}/CD_{8}^{+}比值。

1.2.4 血浆病毒载量测定 取2~5mL $EDTAK_3$抗凝全血，室温2000r/min离心10min，将血浆分离移至无菌冻存管中，-76℃保存备用，待样本收集完全后，37℃震荡助融样本，使用同批试剂上机检测。取1100μl血浆，在全自动病毒载量仪上定量检测血浆中HIVRNA，其步骤依次为：样品制备并分离HIV-Ⅰ型RNA，RNA反转录形成cDNA，靶cDNA扩增以及裂解的、靶特异性的、双标记寡核苷酸探针的检测。仪器采用Real-time PCR（探针法）扩增HIV gag区，可检测HIV-Ⅰ型M组的A-H亚型。实验设阴性、弱阳性和强阳性质控品各一个，使用内标法对样本进行定量检测，检测线性范围为$40\sim10^{7}$copies/mL。根据病毒载量进行分组，未检测到HIVRNA为Ⅰ组，低于检测下限为Ⅱ组，$40\sim10^{3}$copies/mL为Ⅲ组，$>10^{3}$copies/mL为Ⅳ组。

1.3 统计学方法

采用SPSS19.0统计软件进行统计分析，符合正态分布的计量资料以（$\bar{x}\pm s$）表示，两组间比较采用t检验，多组间比较采用方差分析，组间两两比较采用SNK-q检验；非正态分布的计量资料以M（QR）表示，组间比较采用非参数检验；采用Spearman相关分析T淋巴细胞活化亚群和与血浆病毒载量的相关性。以$P<0.05$为差异有统计学意义。

2 结果

2.1 HIV感染者与AIDS患者外周血T淋巴细胞活化亚群水平比较

HIV感染者与AIDS患者CD_3^{+} T细胞相对值、CD_{28}^{+}/CD_{4}^{+}比较，差异无统计学意义（$P>0.05$）。HIV感染者淋巴细胞绝对值和相对值、CD_3^{+} T细胞绝对值、$CD_3^{+}CD_8^{+}$ T细胞绝对值、$CD_3^{+}CD_4^{+}$ T细胞绝对值和相对值、$CD_3^{+}CD_4^{+}CD_8^{+}$ T细胞绝对值均高于AIDS患者，$CD_3^{+}CD_8^{+}$ T细胞相对值低于AIDS患者，辅助性T细胞与抑制性T细胞比值（H/S）、CD_{28}^{+}/CD_{8}^{+}高于AIDS患者，CD_{38}^{+}/CD_{8}^{+}低于AIDS患者，差异均有统计学意义（$P<0.05$，见表1）。

表1 HIV感染者与AIDS患者外周血T淋巴细胞活化亚群比较

Table 1 Comparison of peripheral blood T lymphocyte activation subgroup between HIV-infected patients and AIDS patients

患者类型	例数	淋巴细胞		CD_3^{+} T细胞		$CD_3^{+}CD_8^{+}$ T细胞		$CD_3^{+}CD_4^{+}$ T细胞	
		绝对值〔M（QR），个/μl〕	相对值（%）	绝对值（个/μl）	相对值（%）	绝对值（个/μl）	相对值（%）	绝对值〔M（QR），个/μl〕	相对值（%）
HIV感染者	322	1760（945）	33.1±8.8	1347±552	71.3±10.5	862±435	44.7±11.8	410（245）	24.6±7.8
AIDS患者	87	1146（702）	28.7±9.6	873±433	72.2±10.4	709±414	57.4±13.1	136（86）	11.8±5.7
t（*Z*）值		10.44[a]	4.08	7.42	-0.70	2.94	-8.70	26.14[a]	14.29
*P*值		<0.001	<0.001	<0.001	0.48	<0.001	<0.001	<0.001	<0.001

组别	$CD_3^{+}CD_4^{+}CD_8^{+}$ T细胞〔M（QR），个/μl〕	H/S	CD_{28}^{+}/CD_{4}^{+}〔M（QR）〕	CD_{28}^{+}/CD_{8}^{+}	CD_{38}^{+}/CD_{8}^{+}
HIV感染者	6（7）	0.62±0.32	93.75（12.78）	38.36±13.88	71.50±15.97
AIDS患者	3（4）	0.23±0.16	94.00（13.85）	29.79±12.31	80.82±16.32
t（*Z*）值	7.80[a]	15.48	1.56[a]	5.22	-4.80
*P*值	<0.001	<0.001	0.12	<0.001	<0.001

注：a为Z值；H/S=辅助性T细胞与抑制性T细胞比值

2.2 病毒载量

AIDS患者病毒载量（lg copies/mL）为2.71（4.71），高于HIV感染者的病毒载量1.6（2.5），差异有统计学意义（$Z=-4.862$，$P<0.01$）。

2.3 不同病毒载量水平患者外周血T淋巴细胞活化亚群比较

各组CD_3^{+} T细胞绝对值、$CD_3^{+}CD_8^{+}$ T细胞绝对值、$CD_3^{+}CD_4^{+}CD_8^{+}$ T细胞绝对值比较，差异无统计学意义（$P>0.05$）。各组淋巴细胞绝对值和相对值、CD_3^{+} T细胞相对值、$CD_3^{+}CD_8^{+}$ T细胞相对值、$CD_3^{+}CD_4^{+}$ T细胞绝对值和相对值及H/S、CD_{28}^{+}/CD_{4}^{+}、CD_{28}^{+}/CD_{8}^{+}、CD_{38}^{+}/CD_{8}^{+}比较，差异均有统计学意义（$P<0.05$）；其中，Ⅲ组淋巴细胞绝对值高于Ⅱ组，Ⅳ组淋巴细胞绝对值低于Ⅰ组、Ⅲ组；Ⅲ组淋巴细胞相对值高于Ⅱ组，Ⅳ组淋巴细胞相对值低于Ⅲ组；

Ⅳ组 CD_3^+ T 细胞相对值高于Ⅰ组、Ⅱ组；Ⅳ组 $CD_3^+CD_8^+$ T 细胞相对值高于Ⅰ组、Ⅱ组；Ⅳ组 $CD_3^+CD_4^+$ T 细胞绝对值与相对值低于Ⅰ组、Ⅱ组和Ⅲ组；Ⅳ组 H/S 低于Ⅰ组、Ⅱ组和Ⅲ组；Ⅳ组 CD_{28}^+/CD_4^+ 低于Ⅰ组；Ⅳ组 CD_{28}^+/CD_8^+ 低于Ⅰ组、Ⅲ组；Ⅲ组 CD_{38}^+/CD_8^+ 高于Ⅰ组；Ⅳ组 CD_{38}^+/CD_8^+ 高于Ⅰ组、Ⅱ组和Ⅲ组，差异均有统计学意义（$P<0.05$，见表2）。

表2　不同病毒载量水平患者外周血 T 淋巴细胞活化亚群比较

Table 2　Comparison of peripheral blood T lymphocyte active subsets among the four groups

组别	例数	淋巴细胞		CD_3^+ T 细胞		$CD_3^+CD_8^+$ T 细胞		$CD_3^+CD_4^+$ T 细胞	
		绝对值（个/μl）	相对值（%）	绝对值（个/μl）	相对值（%）	绝对值（个/μl）	相对值（%）	绝对值（个/μl）	相对值（%）
Ⅰ组	168	1780±711	32.3±8.1	1265±556	70.8±9.4	819±421	45.4±11.8	415±210	23.8±8.1
Ⅱ组	55	1622±537	30.9±8.9	1148±469	70.4±10.7	734±333	44.8±10.8	380±206	23.6±8.8
Ⅲ组	86	1939±897^{b}	34.6±10.3^{b}	1338±596	70.3±11.6	864±479	44.6±13.7	415±201	22.4±8.8
Ⅳ组	100	1593±752^{ac}	30.6±9.5^{c}	1192±587	74.4±10.7^{ab}	872±465	54.8±13.4^{ab}	284±214^{abc}	17.2±9.2^{abc}
F (χ^2) 值		3.92	3.32	1.69	3.41	1.41	15.24	9.37	13.40
P 值		0.01	0.02	0.17	0.02	0.24	<0.001	<0.001	<0.001

组别	$CD_3^+CD_4^+CD_8^+$ T 细胞〔M (QR)，个/μl〕	H/S	CD_{28}^+/CD_4^+	CD_{28}^+/CD_8^+	CD_{38}^+/CD_8^+
Ⅰ组	6（7）	0.60±0.34	90.48±10.84	38.31±13.38	67.85±15.6
Ⅱ组	4（5）	0.58±0.32	91.02±10.31	36.68±13.25	71.23±15.17
Ⅲ组	6（7）	0.58±0.32	89.12±10.48	39.02±15.17	73.40±15.91^{a}
Ⅳ组	4（6）	0.36±0.26^{abc}	85.26±17.27^{a}	31.34±13.18^{ac}	84.26±13.81^{abc}
F (χ^2) 值	1.76^{d}	13.19	4.19	6.67	24.89
P 值	0.11	<0.001	<0.001	<0.001	<0.001

注：与Ⅰ组比较，$^{a}P<0.05$；与Ⅱ组比较，$^{b}P<0.05$；与Ⅲ组比较，$^{c}P<0.05$；^{d}为 χ^2 值

2.4　T 淋巴细胞活化亚群与病毒载量水平的相关性分析

淋巴细胞绝对值和相对值、CD_3^+ T 细胞绝对值、$CD_3^+CD_8^+$ T 细胞绝对值、$CD_3^+CD_4^+CD_8^+$ T 细胞绝对值和相对值与病毒载量水平无相关性（$P>0.05$）；CD_3^+ T 细胞相对值、$CD_3^+CD_8^+$ T 细胞相对值及 CD_{38}^+/CD_8^+ 与病毒载量水平呈正相关（$r_s=0.128$、0.291、0.409，$P<0.05$）；$CD_3^+CD_4^+$ T 细胞绝对值和相对值、H/S、CD_{28}^+/CD_4^+、CD_{28}^+/CD_8^+ 与病毒载量水平呈负相关（$r_s=-0.246$、-0.318、-0.297、-0.184、-0.204，$P<0.05$）。

3　讨论

CD_4^+ T 细胞是 HIV 感染人体的主要靶细胞，导致机体主要免疫病理改变，表现为 CD_4^+ T 细胞数量减少、细胞功能受损和异常免疫激活等。本研究结果表明，与 HIV 感染者相比，AIDS 患者由于 $CD_3^+CD_4^+$ T 细胞绝对值降低，导致淋巴细胞、CD_3^+ T 细胞绝对值等多项外周血淋巴细胞亚群指标降低，同时细胞免疫的异常激活使 $CD_3^+CD_8^+$ T 细胞相对值升高。因此，CD_4^+/CD_8^+ 降低也更为明显。随着 HIV 特异性 CD_8^+ T 淋巴细胞增加，$CD_{38}^+CD_8^+$ T 细胞相对值也增加，与 HIV 感染者相比，患者进入艾滋病期后 $CD_{38}^+CD_8^+$ T 细胞增加更多。随着疾病的不断进展，患者血浆病毒载量水平不断升高，分析原因可能为 HIV 病毒进入机体侵犯 CD_4^+ T 细胞，复制装配越来越多的病毒进一步侵犯更多的 CD_4^+ T 细胞，产生一定的级联放大效应。

随着病毒载量水平的不断增加，淋巴细胞、CD_3^+ T 细胞、CD_4^+ T 细胞、$CD_{28}^+CD_4^+$ T 细胞、$CD_{28}^+CD_8^+$ T 细胞有降低趋势，而 CD_8^+ T 细胞、$CD_{38}^+CD_8^+$ T 细胞逐渐增高。但是，病毒载量水平在 10^3 copies/mL 以下时，淋巴细胞亚群及活化亚群表达差异并不明显：当病毒载量水平为未检测至低于检测下限时，外周血 T 淋巴细胞活化亚群各指标均无显著性差异；病毒载量水平在检测下限至 10^3 copies/mL 时，各指标也无显著性差异，表明机体免疫功能变化较小。本研究表明，随着血浆 HIV-Ⅰ RNA 含量增加，CD_{38}^+/CD_8^+ T 细胞首先发生变化。CD_{38} 分子是 T 细胞激活分子标志，HIV-Ⅰ感染后 CD_{38} 分子表达比例增高。CD_8^+ T 细胞的 CD_{38} 分子表达与血浆 HIV-Ⅰ RNA 有一定的相关性。

本研究结果表明，Ⅳ组 CD_3^+ T 细胞相对值高于Ⅰ组、Ⅱ组，Ⅳ组 $CD_3^+CD_8^+$ T 细胞相对值高于Ⅰ组、Ⅱ组，Ⅲ组 CD_{38}^+/CD_8^+ 高于Ⅰ组，Ⅳ组 CD_{38}^+/CD_8^+ 高于Ⅰ组、Ⅱ组和Ⅲ组，提示随着血浆病毒载量水平的提高，机体对 HIV-Ⅰ

的复制具有一定的抵抗能力。其原因可能是细胞激活与病毒复制水平的升高互相促进，病毒复制速率加快，产生的病毒抗原也越多，可为T淋巴细胞激活提供更多的刺激信号；T淋巴细胞的异常激活又为病毒复制提供更多的宿主细胞，促进病毒的复制。因此，血浆病毒载量的变化可以在一定程度上衡量淋巴细胞免疫激活的状况。

参考文献（略）

（出自《中国全科医学》2016年第19卷第8期第869－872页）

狼毒大戟提取物通过NF－κB通路激活潜伏HIV

潘晓彦[1]，张明娇[2]，曾晓云[1]，林　健[1]，李　琳[1]，李珉珉[2]，赵　伟[1]

（1. 南方医科大学药学院，广东 广州 510515；2. 暨南大学附属第一医院临床医学检验中心，广东 广州 510630）

摘要　目的　研究狼毒大戟提取物对潜伏HIV激活的影响，探讨其激活潜伏HIV可能的机制以及清除HIV的作用。方法　取新鲜狼毒大戟植物根部组织，液氮速冻并粉碎成末，冷冻干燥3d后称取少量，采用丙酮一步法提取并浓缩。以甲醇－水为流动相，采用HPLC反相C18柱分离，并通过MS鉴定后，得到狼毒大戟提取物（EFE）。以潜伏HIV细胞系J－Lat10.6为激活模型，以TNF－α（10ng/mL）作为阳性对照，EFE（50μg/mL）处理24h后，采用FACS分析GFP阳性率以观测激活活性。采用不同浓度NF－κB抑制剂（Bay 11－7082）抑制EFE活性，并用WB检测2h内p65入核水平，以及24h内HIV蛋白p24随时间点变化情况。结果　丙酮一步法可简便快速从狼毒大戟植物中提取得到EFE，经鉴定含prostratin及其类似物，分离后测得其中prostratin浓度为0.53mmol/L。EFE（50μg/mL）作用24h可产生约50%激活潜伏HIV活性，同时HIV蛋白p24水平随时间显著增加。进一步研究发现NF－κB通路抑制剂（Bay 11－7082）可对EFE活性产生浓度依赖抑制作用，且2h内胞核p65水平在EFE作用下增加明显。结论　狼毒大戟提取物EFE含有效成分prostratin及其类似物，可产生较强激活潜伏HIV活性，其机制为通过激活NF－κB通路促进p65入核从而发挥作用。

关键词　NF－κB；prostratin；潜伏HIV；狼毒大戟

由HIV感染引发的艾滋病（AIDS）导致每年数百万人死亡。高效抗逆转录病毒疗法（HAART）应用于早期感染的患者，可有效抑制HIV感染，控制病毒血症，通过持续服药可有效延长感染者寿命。然而患者一旦停止服药，HIV便再次活化并产生甚至更为严重的病毒血症。研究发现HIV的潜伏感染是HAART根治HIV最大的障碍。潜藏于机体静息期免疫细胞（如记忆性T细胞，纯真CD_4^+T细胞，神经胶质细胞，星形胶质细胞等）中的HIV因无法被机体免疫细胞识别并清除，成为HIV难以治愈的根本原因。“激活再杀灭（shock and kill）”策略提出的理念在于尝试采用小分子化合物与HAART联合使用从而达到彻底清除HIV的目的。采用激活剂激活隐藏的HIV，从而使得机体的免疫细胞可特异性识别活化的细胞并清除，同时采用HAART治疗，可杀灭释放出来的HIV颗粒防止其再次感染和复制。

目前，多种“激活再杀灭”联合用药模式正在临床试验当中。寻找高效激活潜伏HIV小分子化合物成为当前亟待解决的问题，近年来研究发现植物来源的萜类化合物prostratin具有较强激活潜伏HIV作用。中药材狼毒大戟具有治疗淋巴结结核，骨结核，皮肤结核，牛皮癣，神经性皮炎，慢性支气管炎，阴道滴虫等多种功效，在我国黑龙江、辽宁、内蒙古、河北等地均可生长，分布广泛，其提取物中的萜类化合物在抗肿瘤领域和潜伏HIV激活领域获得广泛关注。本文通过改进的丙酮一步法高效提取了狼毒大戟萜类化合物，通过MS、HPLC分析鉴定该类化合物为prostratin及其类似物或衍生物，通过激活潜伏HIV细胞（J－Lat 10.6）实验，证明了该类化合物具有显著的潜伏HIV激活活性，并揭示其激活的分子机制。

1　材料与方法

1.1　材料

1.1.1　植物，细胞与试剂　狼毒大戟植物购自辽宁葫芦岛，潜伏HIV细胞系J－Lat 10.6由复旦大学病原微生物研究所馈赠。澳洲胎牛血清及RMPI 1640培养基均购自美国Gibco，核蛋白抽提试剂盒购自美国Thermo Fisher Pierce，

基金项目：中国第54批博士后基金面上项目（1091013）；暨南大学附属第一医院科研培育专项基金

蛋白酶抑制剂混合物及磷酸酶抑制剂混合物购于美国 Merk calbiochem。ECL 发光液，p65 兔 mAb，p24，LaminA/C 鼠 mAb 以及羊抗兔和羊抗鼠二抗均购自美国 CST，prostratin 标准品购自美国 SIGMA - Aldrich。提取用丙酮为分析纯，高效液相色谱仪流动相用甲醇为色谱纯。

1.1.2 仪器 药材粉碎机，超声仪，冷冻干燥机（Thermo SNL216V），高效液相色谱仪（岛津 LC - 10AT），质谱仪（WATERS 2695），台式低温离心机（Eppendorf 5810R）细胞培养箱（Thermo Forma Series II），荧光显微镜（Nikon Elipse Ti），流式细胞仪（BD FACS Canto II），电泳仪（Bio - Rad）。

1.2 方法

1.2.1 狼毒大戟前处理及活性成分提取 采购的新鲜狼毒大戟根部，用刀切成块状，浇液氮迅速冷冻，并立刻置于药材粉碎机粉碎成末状。将狼毒大戟粉末置于冷冻干燥机，使之充分去除水分，3d 后取出，称重。将预干燥狼毒大戟干粉 1g 溶于 25mL 丙酮，混匀，100HZ 超声 10min，55℃水浴 1h。真空过滤，除去滤渣，获得丙酮溶解部分。真空旋转蒸发 1.5h 左右，使丙酮挥发，浓缩至底部为黄褐色油状物为止，加入 200μL DMSO 溶解，保存于 - 20℃待检测。

1.2.2 狼毒大戟提取物检测与分离 提取物经 0.22μm 滤膜过滤后，上质谱分析，同时 prostratin 标准品用 DMSO 溶解作为对照。质谱鉴定提取物中的目标化合物后，采用 HPLC 分析，过 C18 柱，以甲醇/水为流动相，按照 25% 甲醇 2min，35% 甲醇 6min，80% 甲醇 10min 的程序梯度洗脱，记录保留时间和峰高并收集目标单峰，同时以 prostratin 标准品作对照制作标准曲线，计算提取物中的活性化合物浓度。

1.2.3 潜伏 HIV 激活活性检测 J - Lat10.6 细胞用添加 10% 胎牛血清和 1% 双抗的 RPMI 1640 培养基来进行培养，置于 5% CO_2 培养箱中，每隔 3d 传代 1 次。取对数生长期 J - Lat 10.6 细胞，800r/min 离心 5min 收集细胞，调整浓度为 5×10^5 个细胞/mL，0.5mL 培养液/孔均匀接种于 48 孔板中，以 50μg/mL EFE 刺激细胞，未加药物组作为阴性对照，以 10ng/mL TNF - α 做阳性对照。24h 后，置于荧光显微镜（放大倍数 10×10）下，蓝光激发，并拍摄图片。随后，转移细胞培养液于流式管中，800r/min 离心 5min 收集细胞，去除上清后，用 500μL PBS 洗 1 次，将细胞重悬于 300μL PBS 中，上流式细胞仪检测，计算 GFP 阳性比例。抑制实验分别以 50μg/mL EFE 合用 2.5、5、10μmol/L 的 BAY 11 - 7082，同法操作。

1.2.4 激活 NF - κB 通路验证 J - Lat10.6 调整细胞浓度为 2×10^6 个细胞/mL，2mL/孔接种于 6 孔板中，分别加 50μg/mL EFE 刺激 0.5、1、2h 或添加相应浓度 BAY 11 - 7082 并以未加药组作为阴性对照。4℃，500g 离心 21min 收集细胞于 EP 管中，在试剂盒细胞裂解液 CER 及 NER 中分别添加蛋白酶抑制剂混合物和磷酸酶抑制剂混合物，按照试剂盒操作步骤依次去除胞质并抽提核蛋白。或种板后分别在 3、6、12、24h 加 50μg/mL EFE 与添加相应浓度 BAY 11 - 7082 后提取总蛋白。蛋白定量后，加入上样缓冲液，将样品置于 100℃加热 5min 使蛋白变性。随后每孔上样 20μL（1μg/μL）蛋白，经 10% 聚丙烯酰胺凝胶电泳 100min 分离，再将蛋白转印于 PVDF 膜上。5% 脱脂奶粉室温封闭膜 1h 后，p65，β - actin 兔抗人单克隆抗体及 p24、Lamin A/C 鼠抗人单克隆抗体 1∶1000 稀释于 5% 脱脂奶粉中，置于 4℃摇床孵育过夜。第 2 天将膜取出，用 PBS - T（含 0.1% Tween 20）清洗 3 遍后与羊抗兔及羊抗鼠二抗室温共孵 1h，清洗 5 遍后用 ECL 发光液发光并显影。

1.2.5 数据分析 流式数据分析均采用 FlowJo 7.6 分析软件来进行处理，GFP 百分率采用 prism5 作图软件作图，误差线均用均数 ± 标准差来表示。荧光图片及 WB 图片运用 adobe photoshop CS5 处理。WB 条带灰度值采用 ImageJ2X 软件来分析。

2 结果

2.1 狼毒大戟提取物中活性组分质谱鉴定和高效液相色谱分析

根据化合物 prostratin 结构（图 1）分析，采用丙酮一步法从狼毒大戟粉末中提取得到的样品浓缩后溶于 DMSO，通过质谱检测，以标准品 prostratin 作为对照，鉴定出粗提物中含有 prostratin 及 prostratin 类似物。采用 ESI（+）- MS，检测到 M + 23（Na）离子峰，质谱结果（图 2）如下。

丙酮提取物过 C18 反相柱高效液相色谱仪，用甲醇作流动相来进行梯度洗脱，以 prostratin 标准品作对照，记录保留时间及峰面积。以 0、0.025、0.5、0.1、0.2mmol/L prostratin 标准品做标准曲线（$R^2=0.99$）。通过标准曲线计算，得到丙酮提取物中活性组分 prostratin 浓度约为 0.53 mmol/L。

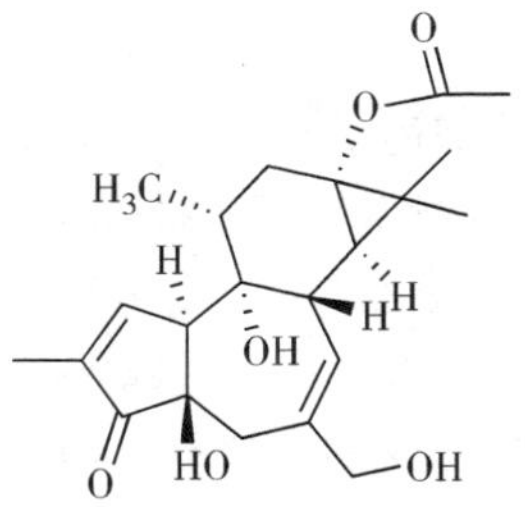

图 1 Prostratin 的化学结构（相对分子质量 390.47）

Fig. 1 Chemical structure of prostratin，C22H30O6，M. W. 390.47.

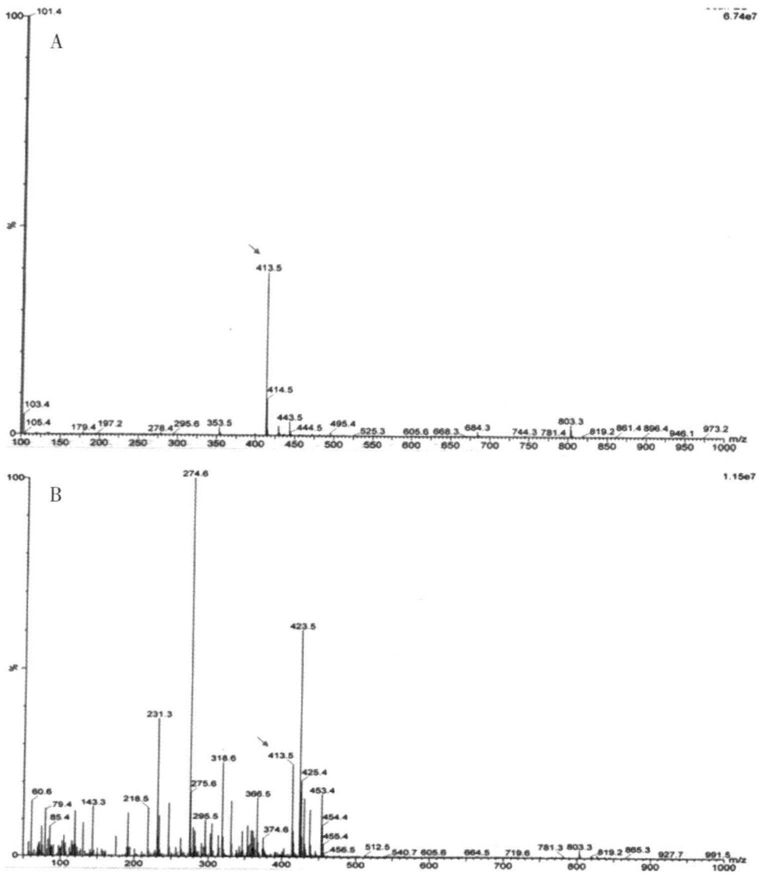

图 2　Prostratin 标准品及丙酮提取物的质谱图

Fig. 2　Mass spectrogram of prostratin standard control (*A*) and acetone extract of *Euphorbia fischeriana* (*B*).

2.2　狼毒大戟提取物对潜伏 HIV 的有效激活

J－Lat 10.6 是一株 HIV 潜伏细胞系，多用于激活化合物的筛选，插入 HIV 基因组中的 GFP 基因随 HIV 基因组整合于细胞中并处于潜伏状态，药物作用后 GFP 的表达水平即代表 HIV 的激活水平。用 50μg/mL EFE 刺激 24h 后，在荧光显微镜下观察并拍照，结果如图（图 3）所示。对应流式检测结果如图 4。结果显示在药物作用下，GFP 水平明显上调，说明 EFE 能显著激活潜伏 HIV。

2.3　狼毒大戟提取物通过提高激活 NF－κB 通路激活潜伏 HIV

EFE 刺激潜伏细胞的同时，采用 2.5、5、10μmol/L BAY 11－7082 处理细胞 24h 后，检测 GFP 阳性率，抑制结果如图 5 所示。结果显示 BAY 11－7082 呈浓度依赖方式抑制 EFE 激活潜伏 HIV 的作用，间接证明 EFE 激活潜伏 HIV 受到 NF－κB 通路调控。药物处理不同时间点提取核蛋白或总蛋白，用 WB 检测，蛋白印迹图片（图 6）显示随着时间变化，p65 核内水平显著上调，且 HIV 蛋白 p24 随着药物作用时间明显增加。为进一步确定 EFE 通过 NF－κB 通路激活潜伏 HIV，采用 NF－κB 通路特异性抑制剂 BAY11－7082 与 EFE 共同作用后（图 7），发现其能够抑制 EFE 诱导的 p65 入核，同时抑制了 p24 的生成。

3　讨论

研究结果表明，药用植物狼毒大戟根部含有大量 prostratin，采用丙酮一步法可高效提取，研究中采用 MS 鉴定并通过 HPLC 测得含量。实验结果证明 prostratin 能有效激活潜伏 HIV，进一步探讨其激活潜伏 HIV 机制，发现其可通过激活 NF－κB，诱导 p65 入核与 DNA 结合从而发挥转录激活作用。

狼毒大戟作为传统中药材，其适应病症与功效早有记载，因其毒性多作外用。在深入研究其活性组分的进程中，通过分离提取得到了多种萜类化合物：prostratin，phorbol，PMA（Phorbol 12－myristate 13－acetate），Phorbol 12，13，20－triacetate 等。其中 prostratin 作为酪氨酸激酶抑制剂在抗肿瘤方面发挥重要疗效，近年来，又发现其有强烈的激活潜伏 HIV 的作用，具有良好的清除潜伏 HIV 实现 HIV 功能性治愈的前景。随着各研究领域对 prostratin 的关注增多，研究人员也不再局限于从植物中提取，以 phorbol 为原料的半合成方法以及生物合成方法取得了突破性进展。然而，因其合成产率低以及合成难度大，依然不能改变 prostratin 价格昂贵的现状。本文中采用改进的丙酮一步法，可获得约 40μg/1g 干重的高产率，在提取方法上与传统方法按化合物极性分步提取的方法相比较，具有快速，简便的优势，避免了多次分步提取导致的活性组分损失，同时也节约了大量时间和精力，充分体现了丙酮一步法的优势，不失为 prostratin 提取分离的优良方法。

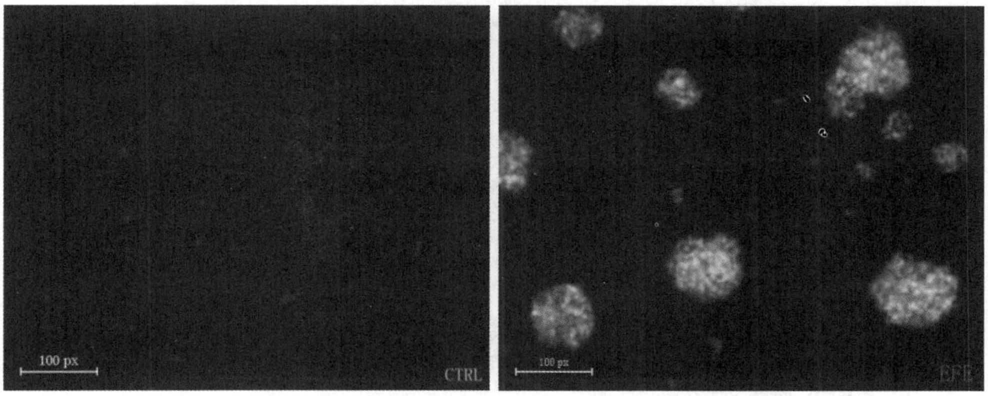

图 3 EFE 处理后对 J - Lat 10.6 细胞 GFP 的影响左为阴性对照，右为药物处理组

Fig. 3 Fluorescent images of GFP cells. The left is negative control; the right is J - Lat 10.6 cells treated with EFE.

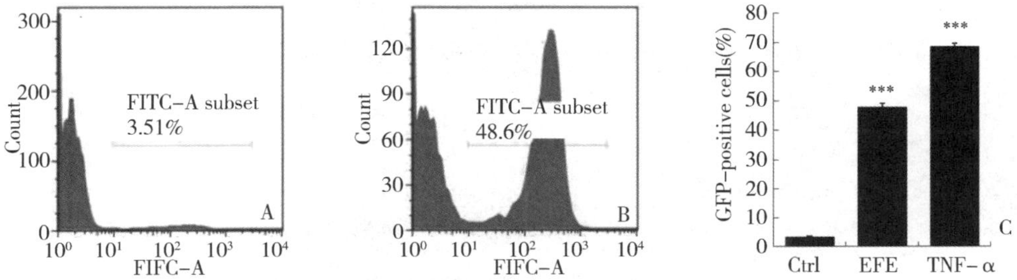

图 4 EFE 对潜伏 HIV 的激活效果

Fig. 4 Activity of EFE in reactivating latent HIV. *A*, *B*: Flow cytometry analysis of GFP subset; *C*: Statistics of GFP %. *** $P < 0.01$ *vs* control Group.

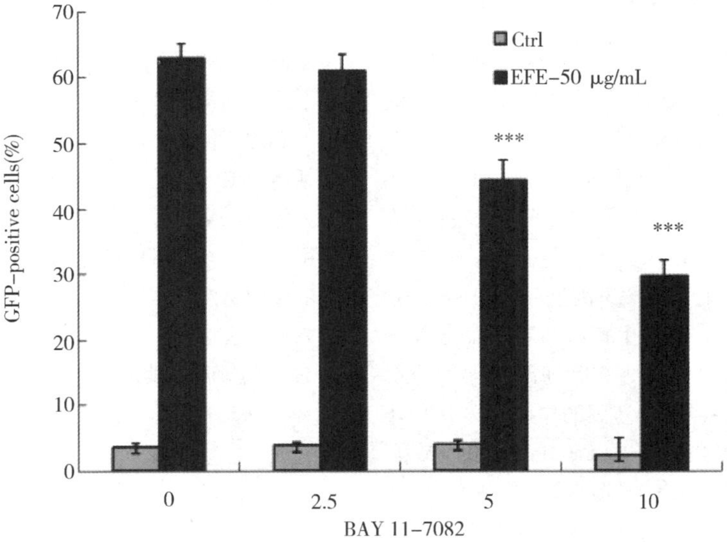

图 5 BAY 11 - 7082 对 EFE 激活潜伏 HIV 在 24 h 产生的抑制作用

Fig. 5 Inhibitory effect of BAY 11 - 7082 on EFE shown by GFP% reduction. *** $P < 0.01$ *vs* control Group.

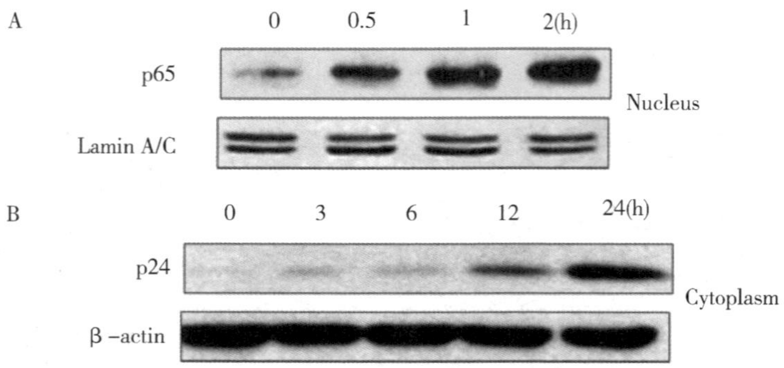

图 6　EFE 对 HIV 蛋白和 NF - κB 通路的影响

Fig. 6　Effect of EFE on p24 and NF - κB pathway. *A*: Nucleus protein level of p65 increased over time; *B*: HIV protein p24 increased apparently in 24 h.

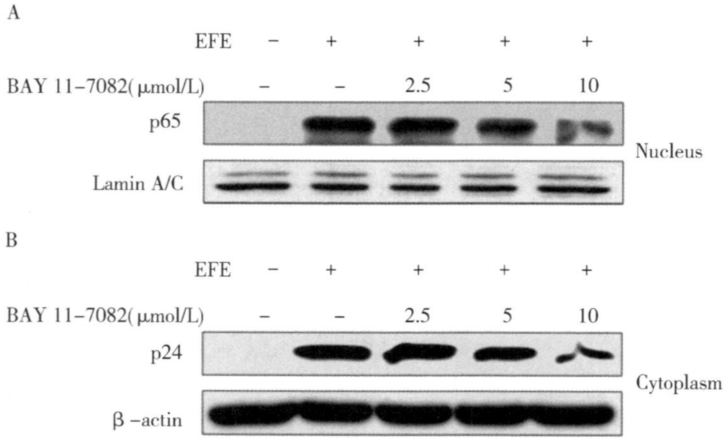

图 7　BAY 11 - 7082 对 EFE 激活的抑制作用

Fig. 7　Effect of BAY 11 - 7082 on HIV reactivation capacity of EFE. *A*: Nuclear accumulation of p65 was inhibited by BAY 11 - 7082; *B*: The expression of p24 mediated by EFE was inhibited by BAY 11 - 7082.

目前，关于 HIV 潜伏的机制并不十分明晰，总结已发现激活剂的激活途径，可主要分为以下四类：以 prostratin 为代表的 PKC 通路激活剂；以 vorinostat 为代表的 HDAC 抑制剂；以 JQ1 为代表的 P - TEFb 激活剂；以及以 IL - 7 为代表的免疫功能调节剂。而后续深入研究发现 PKC 通路下游入核转录效应因子 NF - κB 在四类激活剂的激活效应中均发挥作用，成为 HIV 基因转录的关键因子。经典 NF - κB 通路在介导炎症，免疫反应，肿瘤生长和抑制方面得到了深入研究，其在药物诱导作用下通过多种通路活化并入核与 DNA 相结合，发挥启动转录特异基因的作用。文中采用提取的 EFE 作用于潜伏 HIV 细胞系 J - Lat 10.6，发现其激活机制为促进 p65 入核从而发挥转录激活效应，充分论证了 NF - κB 通路在潜伏 HIV 激活过程中的关键作用。而在最新的研究中发现，非经典 NF - κB 通路在 HIV 的转录激活过程中同样发挥了非常关键的作用。

总之，传统中药材狼毒大戟根部提取组分具有良好的激活潜伏 HIV 活性，其药用价值和提取分离方法值得进行深入探究。NF - κB 通路在炎症肿瘤等多种疾病的发生和发展中发挥了至关重要的作用，在潜伏 HIV 转录激活的过程中的作用仍然值得进一步探索。本文研究为解决 prostratin 的来源问题提供一定的可行性，并为激活潜伏 HIV 机制以及 HIV 的清除提供了理论基础。

参考文献（略）

（出自《南方医科大学学报》2015 年第 35 卷第 11 期第 1614 - 1618 页）

· 文献综述 ·

2015 年中医药防治艾滋病进展报告

王 健，刘 颖，邹 雯，陆嘉鸣，梁碧颜，高国建
（中国中医科学院艾滋病中心，北京，100026）

中医药防治艾滋病工作已经走过了二十几年，2015 年作为“十二五”的收官之年，中医药防治艾滋病工作也取得了一些新进展，提出了一些新思路，现简述如下：

试点项目

截至 2016 年 7 月底，项目已先后在河南、云南、广西、安徽、北京、广东、陕西、湖北、四川、河北、黑龙江、湖南、江西、吉林、浙江、重庆、甘肃、上海、新疆 19 个省（自治区、市）开展，从 2004 年 5 省市扩大到 19 省市，试点省份的中医治疗点已达 163 个。累计救治人数从 2582 人上升到 31000 余人（计划治疗 12650 人），比 15 年同期增加 2100 余人。正在治疗人数达到 16354 人，比 15 年同期增加约 500 人。

实现了《中国遏制与防治艾滋病“十二五”行动计划》中提出：“累计接受中医药治疗的人数比 2010 年增加 70%”的目标。

科研动态

1 中医药将在免疫重建方面发挥越来越重要的作用。

高效抗转录病毒治疗（Highly active antiretroviral therapy，HAART）是目前最有效的艾滋病干预手段，使该病的发病率和病死率大大下降。但随着治疗时间的延长，人们发现在保证良好依从性的前提下接受 HAART 治疗后，血浆病毒载量较长时间控制在测不出的水平之下，仍有约 15% ~20% 的患者 CD_4 细胞数量未增长。这种现象被称为“免疫功能重建不全”或“免疫学无应答”，其机会性感染发生率及病死率等均高于“免疫学应答良好”的患者。艾滋病治疗中，免疫功能的存在和恢复是决定预后的关键。所以免疫重建不全是我国艾滋病临床治疗面临的难点之一。

通过“十一五”科技重大专项“艾滋病中医证候学研究”表明，艾滋病的核心病机是元气损伤。有研究表明，元气与免疫调控反映有关，元气不足，使 CD_4^+ T 细胞免疫功能低下，机体抗感染能力不足，还可使 T 淋巴细胞增生能力显著下降。当代医家多主张将中医在 AIDS 治疗方面的“正气”类推为西医的“免疫”。扶助正气，调节阴阳，保护机体是中医药促进免疫重建的理论基础。

二十余年的临床实践表明，中药复方在艾滋病免疫重建方面有独特的作用，具有安全性和可控性较高，长期使用毒副作用小，产生耐药性的概率小。在中医药促进免疫重建方面，传染病科技重大专项在“十一五”“十二五”给予了滚动支持，已经获得了疗效明确并可推广应用的治疗方案。

2 中医药抗病毒研究将开启新阶段。

现国际上有 30 余种 FDA 批准的抗艾滋病毒药物，而我国仅仿制 6 种逆转录酶抑制剂为一线治疗药物，由于 HIV 容易变异产生抗药性，迫切需要作用于不同机理及新靶点的药物，我国尚无自主知识产权的抗艾滋病药物。

2015 年国家中医药局中医药行业专项“中医药抗病毒治疗艾滋病的临床研究”课题从辨证论治出发，筛选中药抗病毒药物，在前期研究基础上，以临床疗效为导向，通过随机、盲法、对照的研究方法，对优化方案的有效性与安全性进行临床评价研究，并进一步从中提取有效方药，明确中药抗病毒的作用，该项目的实施将开启中医药抗病毒研究的新阶段。

3 HIV 感染者早期干预继续成为防控体系的有益补充。

以中医“未病先防、既病防变”的理念为指导，辨证应用中医药对艾滋病 HIV 感染者进行干预，使治疗视点前移，可以延缓 HIV 感染者进入艾滋病期，降低艾滋病期的发病率。虽然抗病毒治疗起始点一再前移，但仍有部分患者不能耐受，所以中医药对 HIV 感染者的早期干预是中国特色的艾滋病治疗体系的有益补充。此方面的研究也不断得到国家传染病科技重大专项的支持。

4　中医药将在非艾滋病相关疾病中发挥脏器保护作用。

在艾滋病治疗中，HAART 可有效控制病毒复制，但人体仍存在异常免疫激活和慢性炎症变化，并导致 HIV 感染人群病死率显著高于正常人群（非艾滋病直接相关的疾病导致患者死亡）。618 名男性艾滋病患者与 383 名非艾滋男性比较，结果表明，晚期艾滋病患者更容易出现心脏动脉斑块积聚和冠状动脉堵塞问题，从而导致患心脏病的风险增加。同时，艾滋病患者发生非艾滋病相关癌症的综合风险高 3.17 倍。

针对艾滋病患者的非艾滋死亡，如艾滋病合并心血管、代谢性疾病等造成的死亡，尚有待研发长期安全的艾滋病治疗策略与综合治疗新模式。同时，可以发挥中医药脏器保护作用，降低非艾滋病直接相关疾病的死亡率。

5　从能量代谢角度探索中医药治疗艾滋病的作用机制。

在艾滋病研究工作中，我们认为 HIV 为阴邪，损伤机体的阳气，特别是艾滋病中晚期的患者绝大多数已经启动抗病毒治疗，抗病毒药物直接针对病毒，根据不同作用靶点点研制，通过抑制病毒达到提高免疫功能的作用，单纯祛邪必然伤正，所以艾滋病患者在 HIV 病毒和抗病毒药物的双重压力下，临床表现为腰膝酸软、畏寒肢冷、头晕目眩、精神萎靡、面色㿠白、舌淡苔白和脉沉细等阳气不足的证候，表现为线粒体膜电位下降；T 淋巴细胞的表面标志受体多样性复杂度出现损害，克隆缺失，反映机体能量代谢下降；通过红外检测整体水平表现督脉、肾、命门热态△T 呈递减，能量代谢依次减低。

从能量代谢角度探索中医药治疗艾滋病的作用机制，为中医药治疗艾滋病提供的新思路和方法。此方面的研究已经得到国家自然科学基金以及中国中医科学院优青基金的支持。

6　艾滋病（成人）中医诊疗方案颁布，引领学术发展。

在总结和完善中医临床技术方案的基础上，为基层开展中医药治疗提供依据和指导；根据中医药治疗适宜人群、作用靶点、治疗优势等方面的特殊性，制定并颁布艾滋病（成人）中医诊疗方案和针对艾滋病相关十二个常见病证的临床治疗方案，将在“十三五”期间在全国推广和应用。

组织管理

1　10 省试点项目督导承前启后

2015 年 7 ~ 9 月，国家中医药管理局组建 5 个督导组，每组 5 ~ 6 人，通过听取汇报、实地查看、座谈交流、患者访谈、查阅资料、问卷调查等方式，对浙江、安徽、江西、河南、湖北、湖南、广东、广西、四川、云南等 10 个省（区）中医药治疗艾滋病工作进行了督导。

10 省（区）依托实施中医药治疗艾滋病试点项目，全面推进艾滋病中医药防治工作，组织管理、临床救治、患者管理与服务、科学研究、国际交流、宣传教育等方面取得积极进展。督导报告对试点项目给予高度肯定，以期在艾滋病的防治工作中起到越来越大的作用。

2　防治艾滋病分会队伍日益壮大

中华中医药学会防治艾滋病分会是一个新兴的学术组织，目前会员增至 123 人，涉及全国 31 个省和自治区。艾滋病分会委员均为各个项目省中坚力量，将继续发挥学术指导作用。中医药治疗艾滋病的研究已经走过了二十几年，经历了“感性认识—探索研究—完善规范”的过程，产生了一系列治疗艾滋病的方法和方药。但是成果梳理推广不够，艾滋病分会致力于研究、总结中医药防治艾滋病的理论和科研实践经验，挖掘亮点，阐示成果，推广应用，组织出版了《艾滋病中医药治疗手册》和《中医药治疗艾滋病实战论文汇编（四）》两部书，作为指导性文件和研究进展，将在中医药防治艾滋病工作中发挥越来越重要的作用。

分会将致力于发挥分会学术引领地位，以建设和完善全国中医药防治艾滋病协作组、艾滋病联盟、重点研究室、临床科研基地以及方法学平台等项目为契机，实现学科跨越式发展。

3　科研信息平台建设初显规模

以中国中医科学院、国家中医药防治艾滋病临床研究基地（河南、新疆）为依托，初步建立了技术支撑平台、科学研究平台、医疗救助平台、人才培养平台、信息交流平台、国际合作平台六大平台。

科研信息平台本着顶层设计、统一标准的原则，组织全国一流的中医、中西医传染病、方法学专家共同参与治疗工作；采取独立第三方进行数据管理、分析与结果评价；使治疗研究工作严谨、客观、公认、可信。从而实现科学研究和临床救治信息资源共享。

参考文献（略）

（出自中华中医药学会防治艾滋病分会 2016 年学术会议论文集第 263 – 265 页）

中医药防治艾滋病进展

王 健，刘 颖，何立云，徐立然，李 勇，王玉光，符林春

对于艾滋病的治疗，中医药在病因病机、治则治法、思路方法与评价、临床治疗经验、减轻西药毒副作用、提高生存质量等方面形成了许多新认识，积累了许多好经验。

中医药对艾滋病的治疗研究开始于20世纪80年代末期。中国中医科学院（原中国中医研究院）于1987年派中医医务人员赴非洲坦桑尼亚进行中医药试治艾滋病工作，积累了初步的临床治疗经验。从1990年开始，科技部“八五”“九五”和“十五”科技攻关计划、“863”计划、“973”计划、国家自然科学基金等项目中也都有中医或中西医结合治疗艾滋病的研究课题。特别是“省部局联动项目”“全国中医药治疗艾滋病试点项目”及“中医药防治重大传染病专项”的启动，使中医药防治艾滋病工作进入一个新的历史阶段。

初步阐明艾滋病基本病机

艾滋病患者表现以元气损伤为主要特点：①直接伤元气，损伤肾中精气，这类患者以性传播最多；②首先犯脾，脾气虚弱表现明显，中间夹湿，最后及肾，这类患者以采供血传播为主；③首先犯脾，很快演变为肺脾、肝脾、心脾，从不同的通路向肾转移，最终表现为元气的虚损。

揭示中医证候特征、演变规律

艾滋病不同分期、不同传播途径及不同干预手段对患者症状、病性病位及证型都有影响。艾滋病的基本病机表现为外邪致病、元气虚损，其演变规律是气虚—气阴两虚—阳虚的变化过程。HIV（人类免疫缺陷病毒）感染者以脾气虚弱证为主，艾滋病患者以脾肾阳虚证为主。性传播者以肝肾阴虚、肝郁气滞证为主，静脉吸毒者以气阴两虚、湿热蕴结证为主，采供血者以肝胃不和、脾虚湿盛证为主。

明确艾滋病舌脉象特征

经脉象仪分析发现，3414例次HIV/艾滋病患者的常见脉象为弦、沉、迟、数、滑、实、平、虚8种，弦脉所占比例最高，达43.7%，另外滑脉、数脉比例较高，沉脉、虚脉、迟脉、实脉比例次之。从舌象看，HIV感染者舌淡红、苔薄白、润泽的比例明显高于艾滋病患者；而艾滋病患者舌红少津、胖大、苔厚腻伴齿痕、裂纹比例明显高于HIV感染者。

完善艾滋病疗效评价体系

从临床评价角度，根据患者报告的治疗结局评价、医生关注的治疗评价、实验室指标、生存质量评价等方面，对疗效评价的指标研究中存在的关键技术进行了探索，最终目标是为了完善中医药疗效评价指标体系，指导中医药治疗艾滋病的临床实践，以及为中药新药研究开发提供标准。

创建猴免疫缺陷病毒感染复合艾滋病猴模型

通过创建脾气虚、肾阳虚证免疫缺陷病毒感染复合艾滋病猴模型，证实病证复合猴模型的指标体系中具有一些与单纯的猴模型不同的临床症状和检验指标。中医复合模型的实验治疗结果表明：中医辨证干预的疗效优于非辨证治疗；补脾法的疗效并不优于清热法的疗效；补肾法的疗效明显优于清热法的疗效。

初步形成中医药治疗艾滋病综合方案

1 中医药对延缓无症状HIV感染者进入发病期具有一定作用

无症状期HIV感染者中医药早期干预项目通过18个月的临床研究，治疗组有61.0%的患者免疫功能CD/T淋巴细胞计数1年内处于稳定或上升状态。经过18个月的临床治疗，终点事件（艾滋病期）的发生率为16.7%，与对照组比较差异有统计学意义。研究初步表明，中医药辨证论治能提高患者的生存质量，降低患者报告结局指标测评量表的评分，改善症状、体征，为提高患者的免疫功能奠定基础，进而降低艾滋病期的发病率。

2 中医药对高效抗反转录病毒治疗后免疫功能重建有一定促进作用

通过564例临床研究发现：中药免疫2方（扶正解毒、清解伏邪组）对HAART后免疫重建不完全的患者有明显提高CD/T淋巴细胞、$CD_{45}RA^{+}$等指标的作用，免疫重建有效率较对照组差异有统计学意义；中药免疫1方（培元固本、扶正益气组）联合HAART干预艾滋病无症状期患者可以提高患者CD/T淋巴细胞、$CD_{45}RA^{+}$和$CD_{45}RO$等免疫学指标，证明中药免疫1方、2方能够提高CD_4^{+}T淋巴细胞水平，促进免疫重建，提高生存质量。动物实验表明：中药免疫1方能改善猴免疫缺陷病毒感染的恒河猴淋巴结、胸腺和脾脏病变，提示中药可能作用于CD_4^{+}T淋巴细胞和纯真T细胞，改善胸腺功能，保护机体组织，促进免疫重建。

3 初步形成艾滋病机会性感染及减少HAART不良反应的中医药治疗方案

对于艾滋病慢性腹泻，中医药以健脾化湿、温肾收涩法为主治疗，可以明显减少腹泻次数，降低腹泻量表积分，显著提高慢性腹泻的临床控制率。对于艾滋病相关痒疹，采用清热凉血祛风和养血祛风止痒的方法，如使用消风散

等，具有明显减轻皮肤损害程度、瘙痒程度及减少皮损面积的作用，可以提高患者生活质量。针对目前我国一线HAART药物常见的消化道不良反应，运用健脾和胃、辛开苦降与清肝和胃辨证治疗方案，可明显减轻或改善患者呕吐和恶心等不良反应，提高临床控制率，从而改善因消化道不良反应导致的HAART依从性差的局面。针对我国常用的一组HAART药物导致的高脂血症，血脂康治疗能明显降低HAART致高脂血症患者的CH、TG和LDL水平；而中药颗粒剂组在改善HDL方面显示出更佳的优势，这对于越来越多的HAART药物导致的高脂血症继发心血管疾病将起到积极的预防作用。

中药新药开发

在艾滋病中药新药研发方面，目前获得国家食品药品监督管理局批准作为艾滋病辅助用药的中药新药只有一种——唐草片；已获临床批文的有艾奇康胶囊、克艾特胶囊、复方三黄片、乾坤宁片、艾宁颗粒、艾复康胶囊、复方SH、祛毒增宁胶囊、爱可扶正片、艾伏平胶囊及喘可治注射液等；正在进行新药临床试验的有艾奇康胶囊、艾复康胶囊、艾伏平胶囊及乾坤宁片等。

中医药防治艾滋病能力提高

1　中医药治疗的参与度逐步提升

试点项目的覆盖范围逐年扩大，受益人数逐年上升。从最初的5个省扩大到19个省，累计救治的患者数量从最初的2300余例上升至17110余例。

2　从事中医药防治艾滋病的医疗和科研机构初具规模

专门从事中医药治疗艾滋病的机构（科研院所、传染病医院和大学）逐步增加，其中包括46家临床与科研单位、36家传染病医院和研究所及13家大学。

3　中医药防治艾滋病队伍不断壮大

通过“中医药防治艾滋病临床科研基地建设项目”和“试点项目”共培训8000多人次，建立了一支覆盖全国19个省市（自治区）、老中青结合的中医艾滋病临床与基础研究队伍，直接参与人员近1000人。

4　中医药防治艾滋病文献质量提高

近年来，随机对照试验越来越多地应用于中医药治疗艾滋病的临床研究。1986～2010年的158篇临床研究文献报道中，采用随机对照试验方法的占近10%。虽然比例仍然比较低，但均为2000年以后发表的文献。采用随机对照试验方法的9项临床试验表明，中医药对某些HIV相关疾病有效，如泻痢康治疗腹泻、半夏泻心汤治疗复发性口腔溃疡等。一些临床随机对照试验表明，中医药治疗可以稳定或提高HIV/艾滋病患者的免疫功能。

尽管目前中医药治疗艾滋病已经取得了一些成绩，但艾滋病是一种极其复杂的难治性疾病，中医药还有很多的工作要做：①探索针对不同病理阶段、不同机会性感染、不同靶点的中医（中西药联合）治疗的综合方案和有效中药；②制订相应的病毒学、免疫学、症状、体征和生存质量等主客观相结合的疗效判定标准；③创建适合我国国情的中西医联合治疗模式，增加中医药的治疗参与度，丰富治疗手段。

（出自《中国中医药报》2014-12-01共3页）

中医药治疗艾滋病的研究进展

王　健，邹　雯

（中国中医科学院中医药防治艾滋病研究中心，北京100700）

摘要　近20年来，中医药治疗艾滋病（AIDS）在单味药及有效成分的筛选、中医、中西医结合的基础研究、临床研究和药物开发、医疗救助等方面取得了一些进展，在改善艾滋病病毒（HIV）感染者/AIDS患者临床症状和提高生存质量方面初见成效，随着中医药治疗艾滋病研究的进一步深入，将会使越来越多的HIV/AIDS患者受益。

关键词　中医药；艾滋病；治疗进展

自1981年美国报告首例艾滋病（Acquired immunodeficiency syndrome，AIDS）至今，艾滋病对人类的生存和发展提出了严峻的挑战，已成为全球面临的严重公共卫生和社会问题。艾滋病的预防和治疗是人类共同的责任，寻找有

基金项目：国家“十二五”重大科技专项（2013ZX10005-001）

Supported by National 12th five-year Major Science&Technology Specific Projects

效的治疗方法至关重要。高效抗反转录病毒治疗（Highly－active antiretroviral therapy，HAART）的广泛应用，使 AIDS 的病死率大大下降，存活艾滋病病毒（Human immunodeficiency virus，HIV）感染者数量不断上升。但 HAART 也存在某些局限性，如免疫重建不全、不良反应、耐药性等，仍没有完全的解决办法，更好的治疗手段仍然需要挖掘。中国越来越多的 HIV 感染者开始寻求中医药治疗，希望减轻症状或药物的不良反应，提高生存质量或延缓疾病进程。

中医药对 AIDS 治疗的探索始于 1987 年，国家中医药管理局组织中国中医研究院医疗队赴坦桑尼亚进行中医药防治 AIDS 工作，随后陆续在国内开展临床研究。20 多年来，中医对 AIDS 的研究经历了从初步感性认识到逐步规范完善的过程，人们和社会对 AIDS 的看法，也出现了从恐惧到理解到包容的转变。中西医学分属于不同的医学体系，各有优缺点。在 AIDS 的治疗上，中医药可以发挥整体调节和辨证论治的优势，与西医互补，目的在于提高临床疗效、降低病死率和发病率、改善生存质量、丰富 HIV 感染者/AIDS 患者（简称 HIV/AIDS 患者）的治疗手段。

文章主要从单味药及有效成分的筛选、中医、中西医结合的临床研究、中西药合用基础研究、中药新药开发、医疗救助、政策法规等方面进行概述。

1 中药筛选

随着世界疾病谱的改变，药物研发重心也在不断发生变化，基础研究成为药物创新源动力。诸如 AIDS 等的许多慢性复杂性疾病是高度异质性疾病，单一靶标、单一尺度的传统用药方法难以有效根治。中医药多靶点调节的作用特点为抗 HIV 药物的筛选提供了广阔的发展空间，有待深入挖掘其潜力。

有学者从数千种中药中，筛选出部分具有抑制 HIV 的活性作用的中药，如紫草、紫花地丁、金银花、野菊花、乌梅、肉桂、女贞子等等。一些从中药中提取的生物活性物质也表明有抑制 HIV 或增强免疫功能的作用：多糖类（如人参多糖、远志多糖、黄芪多糖、灵芝多糖、猕猴桃根多糖等）；蛋白质类（如芦荟中的糖蛋白、天花粉中的天花粉素、苦瓜中的苦瓜素、蓖麻毒蛋白等）；生物碱类（如澳粟精胺和秋水仙碱等）；萜类（如穿心莲内酯、五味子茎、甘草甜素等）等。其中天花粉素由于作用突出受到了全世界的关注，目前已经用于 AIDS 和 AIDS 相关合并症患者的Ⅰ和Ⅱ期临床试验研究。

许多中药或中药提取物可能通过免疫系统、细胞因子或其他途径来削弱 HIV 感染，例如黄芪、冬虫夏草能促进辅助性 T 淋巴细胞的增生，提高 CD_4/CD_8 比值。紫草素可以下调 CC 趋化因子受体 5（CC receptor 5，CCR5）和 CCR5 信使核糖核酸（Messenger ribonuc acid，mRNA）的表达。甘草可以诱发干扰素和增强自然杀伤细胞（Natural killer cell，NK）的功能。

2 临床研究

2012 年底，美国食品及药物管理局（Food and drug administration，FDA）批准了第一个治疗 AIDS 腹泻的植物药（Fulyzaq）。这说明美国已经开始重视植物药改善 AIDS 人症状的作用，抗 AIDS 的新药不仅可以抗病毒，改善或缓解症状、体征的药物同样重要。

近年来，中医药治疗 AIDS 的临床研究疗效作用点，主要集中在增强免疫功能、改善临床症状、体征、提高生存质量、针对 AIDS 相关机会性感染和不良反应等方面，降低病毒载量的报道较少。2008～2010 年启动的“十一五”传染病重大专项“中医药防治 AIDS 综合研究”项目，包括临床课题 3 个（分别以无症状期、免疫重建、机会性感染为切入点），本着顶层设计、统一标准的原则，组织全国一流的中医、中西医传染病、方法学专家共同参与艾滋病的治疗、诊断和疗效评价等方面与西医统一标准；采用国际公认的随机双盲对照（Randomized controlled trial，RCT）的研究方法，独立第三方进行数据管理、分析与结果评价。初步形成了针对无症状期 HIV 感染者、机会性感染、减小 HAART 不良反应和 HAART 后免疫功能重建等 4 个中医药综合治疗方案。

2.1 增强免疫功能及改善临床症状

近年来，关于中医药的运用与提高 AIDS 患者免疫功能和症状缓解的临床证据越来越多。乾坤宁胶囊、复方三黄散、Restore Plus 颗粒剂等 3 个随机对照试验表明，6～12 个月的治疗能有效提高免疫功能、降低病毒载量。4 个随机对照试验表明，使用唐草片、艾复康胶囊、艾宁颗粒和中研 4 号治疗 6～12 个月，能明显提高受试者的免疫功能，但对病毒载量影响两组差异无统计学意义。

中药免疫 1 号方联合 HAART，对 228 例 HIV/AIDS 患者免疫重建影响的 6 个月的多中心随机对照临床研究显示，对于 CD_4^+ T 淋巴细胞（简称 CD_4 细胞）计数在 200～350 个/mm^3 的患者，治疗组免疫重建有效率优于对照组。中药免疫 2 号方联合 HAART，对 264 例 HIV/AIDS 患者免疫重建影响的多中心随机对照临床研究显示，疗后 6 个月，免疫 2 号方能够提高患者 CD_4^+、$CD_{45}RA^+$、$CD_{45}RO^+$ 细胞的绝对计数，提高免疫重建有效率，促进免疫重建。一些临床试验说明，中医药能改善患者的症状（如乏力、腹泻、发热、皮疹等），提高生存质量，提高或者稳定免疫功能，对病毒载量效果的报道不多见。10 个 RCT 试验表明，中药对 HIV 相关口腔念珠菌感染、周围神经炎、皮疹、腹泻具有一定疗效。例如：消糜颗粒可能对 HIV 相关口腔念珠菌感染有效，独活寄生汤可能对减轻周围神经炎有效，参苓白术散可能对 HIV 相关腹泻有效，半夏泻心汤可能对消化道不良反应有效。但以上结果仍有待于进一步放大样本量，做更为严格的试验来验证。2009～2011 年开展的 158 例 AIDS 相关腹泻的随机双盲对照研究表明，泻痢康胶囊组可较西药对照组有效缓解腹泻的症状，且不良事件发生频率与对照组相比差异无统计学意义。

2.2 无症状 HIV 感染中医药早期干预

一项“十一五”传染病科技重大专项研究采用多中心随机、双盲、安慰剂平行对照的方法，观察中医药早期干预对 1188 例无症状 HIV 感染者 CD_4^+ 细胞计数及亚群的影响，结果显示，中医药早期干预对稳定 CD_4 细胞、$CD_4^+CD_{45}RA^+$ 计数，升高 $CD_4^+CD_{45}RO^+$ 计数有一定作用，可使无症状 HIV 感染者发病率降低 7.6%。

2.3 中西药合用的临床和实验研究

目前中国抗病毒治疗指南的 CD_4 细胞推荐值已经提高到 350 个/mm^3，国际上“治疗即预防”的治疗策略正逐渐取得共识，HAART 的广泛开展说明中药与西药的联合应用应该进一步被中医药研究者关注。一些体外药效学实验表明，某些中药有增效作用，如艾宁颗粒据报道可能延长抗病毒西药印地那韦在体内的代谢时间，艾可清胶囊可增加蛋白酶抑制剂的生物利用度。

中西药合用的临床研究，多为针对 AIDS 相关机会性感染和不良反应，或观察其增强免疫功能和改善症状的效果。180 例以评价消脂颗粒及二陈汤和桃红四物汤为组方的中药制剂，与血脂康胶囊治疗 HAART 致血脂异常的 12 周的多中心随机对照试验结果显示，治疗组高密度脂蛋白的升高优于对照组。观察中西医结合治疗与单纯西医治疗，对 164 例 AIDS 合并肺部感染患者症状影响的 28 天的多中心随机对照试验显示，中西医结合疗法对于缓解发热和头痛两个主要症状具有明显的优势。

上述临床试验均有规范的顶层设计，属于多中心的随机对照试验，样本量和观察时间均足够长，可以作为较高级别的展现中医药疗效的临床循证医学证据。

3 新药开发

中国国家食品药品监督管理局于 2003 年制定的 AIDS 中药新药评价标准草案，把 AIDS 中药新药分为两类：抗 HIV 药和 AIDS 辅助用药，后者主要包括增强现有抗 HIV 药物作用的药物；减轻或缓解抗 HIV 药物不良反应的药物；提高 HIV 感染者或 AIDS 患者免疫功能并改善症状的药物。

唐草片是第一个获得国家食品药品监督管理局证实，有减轻 HIV/AIDS 患者临床症状、体征作用的中药新药，已经被正式批准作为治疗 AIDS 的辅助用药生产上市。已获临床批文的有：艾奇康胶囊、克艾特胶囊、复方三黄片、乾坤宁片、艾宁颗粒、艾复康胶囊、复方 SH、祛毒增宁胶囊、爱可扶正片、艾伏平胶囊、喘可治注射液等。目前已经完成新药临床试验的有艾奇康胶囊、艾复康胶囊等。

4 医疗救助

中医药治疗 AIDS 试点项目于 2004 年 8 月开始，截至 2011 年 12 月 31 日，项目已先后在河南、云南、广西、安徽、北京、广东、陕西、湖北、四川、河北、黑龙江、湖南、江西、吉林、浙江、重庆、甘肃、上海、新疆等 19 个省（自治区、直辖市，下同）开展，对 HIV/AIDS 患者进行关怀救治，累计治疗 HIV/AIDS 患者 18782 例。2009 年底通过对 8946 例 HIV/AIDS 患者的累计治疗 4 年的数据分析，表明中医药可以改善发热、乏力、气短、咳嗽、纳呆、腹泻、皮疹等症状。单用中医治疗 HIV 感染者，可使 CD_4 细胞计数下降幅度减慢，平均每年下降约 12 个/mm^3，低于 CD_4 细胞每年平均自然下降数（30 ~ 50 个/mm^3）；中西药合用的 AIDS 患者 CD_4 细胞计数平均每年上升约 15 个/mm^3。2013 年通过对本项目中中药治疗连续 60 个月的 565 例 HIV/AIDS 患者的 CD_4 细胞变化情况的分析表明，长期服用中医药可使 CD_4 细胞保持稳定或者延缓其下降速度，远期疗效较好。

5 政策法规

2010 年 12 月 31 日，国务院在《关于进一步加强艾滋病防治工作的通知》中明确提出：“要充分发挥中医药的作用，扩大中医药治疗艾滋病的规模，卫生、中医药部门要加强对医务人员特别是基层医疗卫生机构人员的培训，提高治疗质量”。在《中国遏制与防治艾滋病行动计划》（2011 ~ 2015 年）中提到：“到 2015 年，累计接受中医药治疗的人数比 2010 年增加 70%，卫生、中医药部门要充分发挥中医药的作用，扩大中医药治疗 AIDS 的规模，加强 AIDS 诊疗能力和队伍建设，进一步完善 AIDS 中医药治疗方案，提高临床疗效。探索 AIDS 中西医结合的综合治疗方案，提高治疗质量”。这些都为今后中医药防治 AIDS 的工作指明了方向。

中医药防治 AIDS 工作开展 20 余年来，中医药的参与能力显著提高，试点项目的覆盖范围、受益人数逐年上升。从最初的 5 省扩大到 19 省，累计救治的患者 18782 人（计划治疗 11050 人）。专门从事中医药治疗 AIDS 的机构和队伍逐步增加和壮大，有科研院所、传染病医院、大学；其中包括 46 家临床与科研单位，36 家传染病院和研究所、13 家大学。通过“中医药防治艾滋病临床科研基地建设项目”和“试点项目”共培训 8000 多人次，建立了一支覆盖全国 19 个省、老中青结合的中医 AIDS 临床与基础研究队伍，直接参与人员近 1000 人。

目前新生病例仍在不断增加，根治 AIDS 的希望仍然渺茫，中医药的干预和治疗使得人们看到了曙光。尽管目前中医药治疗 AIDS 已经取得了一些成绩，但 AIDS 是一种极其复杂的难治性的疾病，中医药要充分发挥其治疗 AIDS 的优势还有很多的工作要做，任重而道远。

参考文献（略）

（出自《中国艾滋病性病》2014 年第 20 卷第 10 期第 794 - 797 页）

无症状 HIV 感染期的中医药研究进展

田淑娥[1]，张 毅[2]

（1. 成都中医药大学临床医学院，四川 成都，610075；2. 四川省中医药科学院，四川成都，610075）

摘要 目的 探讨艾滋病无症状 HIV 感染期的中医药研究进展。方法 通过搜集整理关于艾滋病无症状 HIV 感染期的中医病因病机认识，以及相关的治疗方法，并予以分析总结。结果 艾滋病无症状 HIV 感染期已经病及多脏腑多器官，由于人体正气尚足，因此全身临床变现不甚显著。结论 本期的防治中，应兼顾考虑多个脏腑的治疗，重点是积极固护脾胃，扶正祛邪；同时可以采用多种不同传统治疗方法，从不同角度对其施予治疗。

关键词 艾滋病；中医药；研究进展

艾滋病（acquired immunodeficiency syndrome，AIDS）即或得性免疫缺陷综合征，由人类免疫缺陷病毒（human immunodeficiency virus，HIV）感染引起，是以全身性免疫严重缺陷为主要特征的致命性传染病，具有传播迅速，发展缓慢，病死率极高的特点。自 1981 年第一例 AIDS 患者被确诊以来，便以极其迅猛的传播速度肆虐全球。中国作为幅员辽阔，人口众多的国家，疫情发展状况更是不容小觑。传统中医药以其“简”“便”“廉”“效”的特点以及整体观与辨证论治理论，对于艾滋病的防治，尤其是无症状 HIV 感染期的治疗不断探索，积累了一定资料，笔者查阅相关资料，将相关中医药研究进展简述如下。

1 中医对无症状 HIV 感染期的病因病机认识

徐立然认为无症状 HIV 感染期的病机为疫毒之邪潜伏体内，正不达邪，邪正相持。若脾气健运，气血生化有源，脏腑经脉，四肢百骸，肌肤九窍，精神思维均得以滋养，则长期处于潜伏期；若中焦运化功能不健，精微物质生成不足，气血营卫生化乏源，机体失养，卫外失固，脏腑之气得不到充养，机能减退，则进入艾滋病期。张艳燕也认为无症状 HIV 感染者的主要病机是气血亏虚，脾失健运，脾脏功能失调是无症状 HIV 感染者发展演变成艾滋病的根源。

邓鑫认为肾精是人体五脏六腑精气的根本，是化髓生血的主要物质，肾气即元气，乃正气之根，通过三焦运行全身，具有推动激发人体生命活动及抵抗外邪，护卫机体等作用，是维持人体免疫功能的重要基础。HIV 病毒通过精液，体液，血液等进入人体，潜伏于三焦之内，不断耗伤机体的肾精肾气，导致推动、激发脏腑活动的功能紊乱，气血运行失常，患者变现出一系列正气亏损的临床证候。周敬志认为元气亏虚贯穿于艾滋病感染和发展的全过程，同时，艾滋病潜伏期长达数十年，病程漫长，“久病伤气”，阐释了无症状 HIV 感染期元气亏损的发病机制。何琦等认为“艾毒”侵袭人体，正邪相持，潜伏三焦膜原，渐进持续损伤元气，五脏六腑失去元气的激发和充养，导致脏腑之气不足，功能失调。

艾军的以伏疫概念作为中医药认识诊治艾滋病潜伏期的理论基础，提出其在病理演变过程中的“疠” “郁”“瘀”“虚”的病机。正气不足，精血亏虚，容易被疫疠所侵，疫疠侵袭，潜伏体内，阻碍正气运行，气行受阻，升降出入失常而致郁；气行受阻，津液无以正常输布运行，血行不畅而化生痰饮，湿浊，积滞，瘀血等，即由郁生瘀。反之，体内有郁有瘀，则疠气深伏，胶结积聚难散，病深难解。

宗亚力等从络病学理论出发，认为艾滋病是由于病毒之邪乘虚而入，伏于血络，内舍于营而引起的一系列温热病症状。并将其潜伏期症状用“毒”“瘀”“虚”来概括和解释。“毒邪启动”，“络脉受损”，导致“络脉血瘀”和“络脉空虚”，引起“络脉病变”，“毒自络入，深伏为害”，易致“络伤瘀阻”，最后形成“至虚之处，便是留邪之地”的状态。

2 中医药对艾滋病无症状 HIV 感染期治疗的认识进展

在整个 HIV 感染的群体中，处于无症状 HIV 感染期的患者占多数，同时，这一时期所占病程的时间最长，因此有学者提出该期是中医药治疗艾滋病的黄金切入点。近年来，有不少学者从不同角度提出对艾滋病的中医药治疗方法。

李钦等认为脏腑虚损贯穿于艾滋病的整个病程，其临床表现基本可归纳于脏腑辨证体系中，无症状期患者正气亏虚，疫毒偏盛，正不胜邪，应注意攻补兼施，宏观整体地协调脏腑功能是治疗本病的大法，深悉脏腑功能失调与病情发生发展的关系，调整脏腑阴阳，以恢复人体正气功能。具体应注意辨证是肺脾气虚，肺肾阴虚，抑或是气郁痰阻等证型，从而针对性的使用补气健脾或滋补肺肾或理气化痰等方法。

张苗苗认为艾滋病的病因类似于温病理论中的杂气，将艾滋病的证候总概括为内伤杂病型和外感热病型。对内伤杂病治疗时以内伤杂病的治则为纲兼以凉血解毒，辛凉发散，以保存正气杀灭邪毒为要；外感热病型当以六经、卫气营血或三焦辨证理论为纲，兼以益气养营，以截断传变，防治闭脱为急，截断传变以清营凉血，辛凉透邪，填补下焦为主。

张亚萍从三焦角度辨证，认为无症状期病变在中焦，以脾胃为中心，强调此期的治疗原则是增加患者机体的抵抗力，提高其免疫功能，延缓艾滋病的病情进展，推迟艾滋病期的发病时间或进入艾滋病前期的时间，提出从生活饮食、药物治疗和情志调节方面调理脾胃功能，填补后天之本。

刘爱华认为无症状期乃阴柔之湿邪挟热深潜于内，渐耗脾肾，此期为疾病的转折点之期，治疗时应注重培补脾肾，以肾为主；清利湿热，以湿为主。周根锋提出艾滋病无症状期病因虽为"疫毒"，但其临床表现及基本病机为"虚劳"，因此，用桂枝汤调理补益中焦脾胃滋壮营卫气血生化之源，又调和畅达营卫有利于将精微物质运送至五脏六腑、四肢百骸，使其得到濡养。

郭建中针对本期患者反复出现的瘙痒性丘疹，认为当从化痰凉血祛风入手治疗。谢春梨则从艾滋病患者易于焦虑抑郁的情况着眼，提出针对无症状 HIV 感染者辅以音乐疗法以缓解其焦虑和抑郁的展望。根据患者存在的个体差异性，许前磊认为在艾滋病的治疗过程中应充分考虑患者的体质差异，强调个体化治疗的观点。徐立然认为"脾为枢机"是艾滋病的基本病机，治疗时应注意在发挥中医药整体观念和辨证论治的前提下，也应辨病与辨证结合，以益气扶正为主，兼以祛邪。

在潜伏期的治疗中，不仅药物治疗的方法和见解众多，也不乏运用针灸等传统方法治疗的报道。杜彩霞将无症状期的病机归属于本虚标实，肯定了艾灸调节免疫功能的作用，艾灸可以促使被抵制的造血功能得以恢复和增强，增强白细胞内的某些酶系统的活性，提高机体的细胞免疫和体液免疫能力。艾灸可以通过调整、消炎、镇痛、免疫、修复这五大药理作用治疗无症状 HIV 感染期。刘振威等也认为对 HIV 感染者进行艾灸早期干预，有其独特的治疗优势，对足三里、关元、气海、神阙、大椎、膏肓、命门等穴位进行艾灸刺激，稳定和提高机体免疫，改善临床症状，从而提高生存质量。

4 讨论

不少临床报道者对于艾滋病的中医病因病机及机理片面强调某一因素的作用。而艾滋病是免疫缺陷引起的全身综合征，它的病变范围以及病变进程远非普通病种所能比拟，又因其特殊的传播途径导致邪毒直中入里，进入血分而发病，因此不能单纯以脏腑、卫气营血或三焦辨证中的某个辨证方法一概而论。如某人素体脾虚，邪毒侵犯自当首犯脾脏，而滥交伐精纵欲者，最易肾精匮乏，邪毒则易从肾而入，所以临床应该根据患者个人史、体质特征及临床表现来寻求其主要病机，而不各执己说，将这个复杂的疾病归位于某个病变脏腑或病变部位。在治疗时应兼顾多个脏腑和器官的功能，重点是固护脾胃，扶正祛邪；同时可以采用多种不同传统治疗方法，从不同角度扶助人体正气，使疾病向愈。

不少专家从中医"治未病"思想入手，对无症状 HIV 感染期进行广泛的研究。笔者认为，尽管在艾滋病急性感染期和无症状 HIV 感染期不提倡使用西医的抗病毒治疗，但是这两阶段都尽早使用中医药的防治是很有必要的。目前，我国艾滋病多发区大多位于偏远山区和文化、经济相对落后的地区，发现较晚，对进行中医药早期干预带来了障碍。

中医药对艾滋病进行早期干预的时候，主要采用祛邪与扶正法。专家陈钢教授，认为在外邪亢盛而正气亦虚弱的情况下，建议扶正药与祛邪药分开服用，使两类药物的功效最有效地发挥出作用并直达病所，增强治疗效果。因补益药与祛邪药在药性药味方面都有明显差异，若分开时间服用，则有利于二者药效的发挥。

参考文献（略）

（出自《中医临床研究》2013 年第 5 卷第 16 期第 118－120 页）

艾滋病中药治疗现状分析

许前磊[1,2,3]，许二平[4]，谢世平[2,3]，徐立然[1,3]，郭会军[1,3]
（1. 河南中医药大学第一附属医院，郑州 450000；2. 河南中医药大学艾滋病研究所，郑州 450008；
3. 河南省病毒性疾病中医药防治重点实验室，郑州 450008；4. 河南中医药大学，郑州 450046）

摘要 人类免疫缺陷病毒感染与获得性免疫缺陷综合征（艾滋病）作为一种新发的传染病，中医学没有明确的记载，经过近30年医家们运用中医药的临床实践，取得了显著的临床疗效，研发出了大量的有效方药，但在中药新药研发方面进展缓慢，目前治疗艾滋病的中药新药仅唐草片一个品种，在一定程度上限制了中医药防治艾滋病作用的发挥。笔者通过对治疗艾滋病中药研究现状的分析，探讨限制治疗艾滋病中药新药研发的瓶颈，如缺少理想的动物模型，艾滋病的中医临床研究混杂因素过多，提出在深入开展动物模型研究的基础上，注重中医复方作用机制研究，尤其体外抗病毒、免疫调节活性成分筛选，为更好的研发治疗艾滋病中药新药提供证据。

关键词 艾滋病；中药；研究现状；分析

艾滋病（HIV/AIDS）作为一种新发传染病，经过近30年的中医药防治实践，中医药在改善患者临床症状，提高患者生活质量，延缓发病方面具有显著的临床疗效，但在治疗艾滋病的中药新药研发方面进展相对缓慢。目前治疗艾滋病的中成药获得国家新药临床批件并进行临床应用的仅唐草片一种，其他运用于艾滋病中医药临床研究及治疗的药物多为院内制剂、配方颗粒、区域性用药、个人验方，不具有中药新药的功能，在一定程度上限制了中医药在防治艾滋病作用的发挥。笔者通过对治疗艾滋病中药研究现状的分析，探讨限制治疗艾滋病中药新药研发的瓶颈，为更好地开展治疗艾滋病中药新药研发提供参考。

1 治疗 HIV/AIDS 的中药制剂

1.1 唐草片

唐草片是我国食品药品监督管理局首个批准中成药用于艾滋病症状的药物，国药准字 Z20050291，主要成分：老鹳草、瓜蒌、柴胡、香薷、黄芪、木棉花、鸡血藤、糯稻根、诃子、白花蛇舌草、马齿苋、黄连、全蝎等，具有清热解毒，活血益气的作用，用于艾滋病毒感染者以及艾滋病患者（CD_4^+ T 淋巴细胞在 100～400 个/mm^3），有提高 CD_4^+ T 淋巴细胞计数的作用，可改善乏力、脱发、食欲减退和腹泻等症状，改善活动功能状况。作为我国第一个正式批准用于艾滋病治疗的药物，已按照中药新药有关的研究程序进行了一系列研究，包括药效及毒理研究如抗病毒、免疫调节、临床研究、抗氧化、安全性评价；联合 HAART 药代动力学研究；质量标准及生产质量控制等方面，为其他治疗艾滋病中药新药研究提供了借鉴。

1.2 益艾康胶囊

益艾康胶囊为河南省国家中医药治疗艾滋病项目制剂，豫药制字 Lz05002，由河南省中医药研究院生产。主要成分：人参、黄芪、炒白术、茯苓、当归、川芎、白芍、黄芩、地黄、麦冬、防风、甘草等。具有健脾益气养血、化湿清热祛风的功效，主要用于艾滋病气血两虚证的治疗，能够缓解艾滋病机会性感染的症状，预防和减少机会性感染的发生，提高患者的生存质量。主要应用于河南省中医药防治艾滋病项目，已完成中药新药Ⅱ期临床前的相关工作，包括其安全性评价、药物的质量控制、药效学、临床研究、作用机制，为下一步的中药新药研究奠定了基础。

1.3 扶正排毒片

扶正排毒片是国家“十五”科技攻关计划资助下，针对艾滋病无症状期中医病因病机拟以“培元祛毒”之法确立的治疗药物，同时获得国家“863”重大新药创制项目资助。主要成分：西洋参、黄芪、白术、防风、白花蛇舌草、女贞子、山茱萸、南沙参、紫草、连翘、甘草，具有扶正固本，祛邪排毒的功效，主要用于无症状期患者的治疗，前期的临床研究显示其具有改善患者临床症状，提高生存质量的作用。另外对扶正排毒片进行长期毒性实验、药效学及作用机制研究，并成功获得国家发明专利（专利号 ZL200810049824.2），有待进一步按照新药的研发流程进行研究。

基金项目：国家“重大新药创制”科技重大专项（2012ZX10005－001－005，2013ZX10005－001－002）；国家自然科学基金项目（81403342）；河南省高校科技创新人才支持计划项目（16HASTIT031）；河南省高等学校青年骨干教师资助计划项目（2015GGJS－097）；河南省中医药科学研究专项重点项目（2015ZY01004）；河南中医学院省属科研业务费专项（2014KYYWF－YQ009）；河南中医学院科技创新人才支持计划项目（2015XCXRC06）

1.4 爱可扶正片

爱可扶正片（田氏免疫激发剂）国家中医药治疗艾滋病项目制剂，豫药制字Lz05001，由河南省中医药研究院生产，并获得国家“863”科研计划抗艾滋病新药研究项目资助。主要成分：人参、当归、黄芪、薏苡仁、丹参、地黄、甘草、冬虫夏草、茯苓、焦山楂、焦麦芽、焦神曲，具有补气养血、益肾健脾、清热解毒、除烦安神的功效，主要应用于艾滋病和艾滋病病毒携带者气血亏虚证。爱可扶正片研发已完成了实验研究、作用机制及临床研究，成功获得中药新药临床研究批件并与企业完成技术转让。

1.5 爱康胶囊

爱康胶囊是在国家“十五”科技攻关计划资助下针对艾滋病常见中医证候肺脾气虚证研发的中药制剂，主要成分：西洋参、山药、黄芪、茯苓、白术、地黄、当归、阿胶、白芍、麦冬等21味中药，具有益气养血、健脾补肺、祛风除湿的功效，主要用于艾滋病早期脾肺气虚证者。爱康较囊的研究已完成动物实验及药效学、临床研究，后续的研究正在进行。

1.6 艾可清胶囊

艾可清胶囊是广州中医药大学热带医学研究所依据中医理论及HIV/AIDS患者发病特点，在长期临床实践和实验研究的基础上研制而成的胶囊制剂。主要成分：夏枯草、黄芩、丹参、淫羊藿、虎杖、黄芪、甘草、骨碎补、紫草、莪术等10多味中药，具有清热解毒、补肾益气活血的功效。主要用于HIV/AIDS无症状期患者及进入发病期但CD_4^+ T淋巴细胞相对较高、无活动性机会性感染的患者。近10年的临床研究显示其能够提高HIV/AIDS患者的免疫力，改善临床症状和提高生存质量，与抗病毒西药联用具有一定的减毒增效作用。另外针对其作用机制开展了药理学研究及药物的制备研究，有待进一步按照中药新药的研发程序进行研究。

1.7 艾灵颗粒

艾灵颗粒是中国中医科学院广安门医院在长期艾滋病临床实践中摸索出的有效中药复方，主要成分：黄芪、黄芩、玄参、女贞子、桃仁、土鳖虫等，具有益气养阴、化瘀解毒的功效，适用于气虚血瘀、邪毒内滞型HIV/AIDS患者。针对艾灵颗粒的研究主要集中在临床方面，包括对机体免疫功能的调整、与HAART联合协同增效的功用，实验研究主要集中在提高细胞免疫功能和减轻HAART药物毒副作用等方面，有待进一步深入研究。

1.8 中研Ⅱ号

中研Ⅱ号由中国中医科学院基础理论研究所研制，是中国中医科学院艾滋病防治专家对艾滋病患者运用中医药辨证论治方和固定方相结合临床实践总结最为有效的方药，主要由人参、黄芪、当归、枸杞、升麻、柴胡、甘草等药物组成，具有益气养阴、补益肺脾的功效，主要用于HIV/AIDS早中期气阴两虚、肺脾不足证患者。中研Ⅱ号已完成临床研究和实验研究，并成功技术转让。

1.9 扶正抗毒胶囊和康爱保生胶囊

扶正抗毒胶囊和康爱保生胶囊经云南省食品药品监督管理局批准，用于云南省中医药治疗艾滋病试点项目的治疗药物，方药组成：人参、白术、黄芪、黄精、女贞子、甘草等药物，具有益气养阴、滋肾健脾、清热解毒功效，主要用于艾滋病潜伏期的辅助治疗，并开展相应临床研究。康爱保生胶囊由紫花地丁、黄芩、紫草、旱莲草、桑白皮、人参等药物组成，具有解毒清热、活血祛湿、养阴益气之功效，主要用于艾滋病发病期的辅助治疗，临床上有康爱保生胶囊、康爱保生散、康爱保生丸3种制剂类型，康爱保生胶囊的研究包括长期毒性实验研究、药物的稳定性、临床观察研究，其他有待进一步深入研究。

1.10 其他药物

其他还有大量运用在艾滋病防治的中药制剂，如免疫增强剂AAC胶囊、院内制剂中爱颗粒、中草药“再生丹”、新世纪康保、双黄连粉针剂、治疗免疫缺陷的三归片、中药复方普乐康口服液、乾坤宁片、金生宝胶囊、金龙胶囊、金黄胶囊、红毛五加多糖、中药喘可治、艾通冲剂、艾泰定、艾宁颗粒、艾乃吉Ⅰ号颗粒、复方三黄胶囊、复方SH、安体维康胶囊、克艾特胶囊、XQ－9302、扶正逐毒丸、扶正抗艾颗粒、艾复康胶囊、参灵扶正胶囊和清毒胶囊、芪苓益气片、艾颗胶囊、Restore Plus颗粒冲剂、复方芪玄颗粒、扶阳解毒颗粒等。上述药物在艾滋病防治中研发程度差别较大，如复方SH制剂由泰国卫生部正式批准通过Ⅰ、Ⅱ、Ⅲ期临床试验，已通过泰国FDA审查，获准在泰国上市销售；安体维康胶囊获得韩国保健部批准开发的新药批号。另外，现有的中药制剂拓展其治疗范围，如主治哮证的喘可治注射液、用于风温邪在肺卫或风热闭肺证的双黄连粉针剂、抗癌药物金龙胶囊、治疗肾气不足的芪苓益气片均用于艾滋病的治疗研究。其他还有院内制剂如中爱颗粒、参灵扶正胶囊和清毒胶囊等药物。

2 治疗HIV/AIDS相关病症的中药制剂

2.1 泻痢康胶囊

泻痢康胶囊为河南省中医药治疗艾滋病项目组首席专家李发枝教授领导的课题组在长期治疗艾滋病腹泻的临床实践中，总结凝练了以温补固涩为治则的泻痢康方药。主要成分以大蒜、肉豆蔻、五倍子为主，具有健脾补肾、涩肠温中、止泻痢的功用，主要用于艾滋病顽固性腹泻。在“十一五”“十二五”科技重大专项的资助下开展了运用泻痢康治疗艾滋病腹泻的临床研究，用于减少腹泻次数、改善大便性状、减轻腹胀腹痛等具有明显的疗效，并对其制备工艺进行进一步优化，有待进一步深入研究。

2.2 其他制剂

其他用于HIV/AIDS相关病症中药制剂有精元康胶囊，治疗HIV/AIDS患者HAART疗法致骨髓抑制；消糜颗粒治疗 HIV/AIDS 口腔念珠菌病；消脂颗粒治疗高效抗反转录病毒疗法后高脂血症；温胆颗粒干预抗逆转录治疗致消化道不良反应；龙胆泻肝颗粒、如意金黄膏治疗 HIV/AIDS 带状疱疹；参苓白术散治疗艾滋病相关腹泻；艾脂 1 号治疗艾滋病 HAART 后脂肪异常分布；紫草油治疗艾滋病合并皮肤黏膜溃疡；过敏煎合四物消风饮治疗艾滋病皮疹；河南中医药大学第一附属医院艾滋病临床研究中心依托国家中医临床研究基地，在长期的临床实践中针对艾滋病最常见机会性感染发热（气虚证、邪伏膜原证、外寒里热证）及肺部感染（痰热壅肺、脾肾亏虚证），研发了“参芪除热胶囊”“柴藿达原颗粒”“解表清里颗粒”“参芩龙清肺培元颗粒”4 种院内制剂。关于 HIV/AIDS 相关病症中药制剂的研发还处于初期阶段，有待进一步深入研究。

3 治疗艾滋病中药制剂研究瓶颈

3.1 动物模型的建立

HIV 感染和艾滋病动物模型是进行发病机制研究、艾滋病疫苗研制和治疗药物研发的关键，但是到目前为止理想的艾滋病动物模型并不存在，在一定程度上限制艾滋病的相关研究。艾滋病动物模型包括灵长类和非灵长类动物，虽然灵长类动物存在价格昂贵、来源困难和伦理学等方面问题，但由于其与人类在免疫学和生理学的高度相似性，仍然是国际公认的“金标准”，但是不同种属的灵长类动物感染不同的基因型病毒后，其免疫反应、病毒载量、临床症状及发病情况均存在很大差异，在一定程度上影响了中医药防治艾滋病实验研究的开展；非灵长类动物模型目前国内外应用最多的是转基因小鼠和猫免疫缺陷病毒模型，但是其发病特点与人的感染过程仍具有很大的差异。符合中医特色和艾滋病发病特点的动物模型的建立仍任重而道远。

3.2 临床研究困难

艾滋病作为一种严重危害人类健康、影响社会发展且目前没有治愈药物和方法的严重传染病，随着国际上使用的高效抗逆转录病毒联合疗法（HAART）在全球范围内的推广，临床疗效确切，覆盖人群不断扩大。虽然中医药在防治艾滋病领域也取得了重要进展，尤其是无症状期单纯运用中医辨证论治的早期干预能够延缓 HIV 感染者进入艾滋病期的进程，但随着 HAART 应用范围不断扩大，为单纯运用中医药治疗艾滋病的临床研究尤其是病例入组带来一定困难。另外，艾滋病不同于其他一些传染病，其在疾病的进展过程中常合并多种疾病，在进行中医药治疗的临床研究过程中常需要联合用药治疗，为客观评价中医药的临床疗效带来了诸多混杂因素，中医药防治艾滋病临床研究的困难在一定程度上影响到中药制剂的研发。

4 讨论

近年来众医家开展了大量中医药防治艾滋病的临床研究，取得一定的研究成果，但是由于艾滋病中药新药研发过程中动物实验研究和临床研究过程中的种种困难，造成艾滋病中药新药研究进展缓慢。国外开展中药复方的临床研究相对较少，散见一些非药物疗法如针灸、气功等治疗艾滋病的临床研究，实验研究主要为活性成分包括从中草药中提取的活性单体的体外抗病毒、调节免疫功能的研究，并取得了一定的研究进展。

为更好地推动艾滋病中药新药的研发，下一步在深入开展建立切合艾滋病发病的特点动物模型研究的基础上，注重中药复方体外抗病毒、免疫调节的作用机制研究，借鉴中药复方最新的研究方法，如网络药理学，分子药理学等，明确中药复方的作用机制，以期研发出更多治疗艾滋病的中药新药，提高艾滋病的中医药防治水平。

参考文献（略）

（出自《中国实验方剂学杂志》2016 年第 22 卷第 20 期第 197－202 页）

中医药治疗艾滋病科研工作回顾与展望

王 健，邹 雯，刘 颖

中医药治疗艾滋病工作已走过二十余年。我国政府强调中西医结合防治艾滋病工作的重要性，从政策法规上提供了保障。2010 年 12 月 31 日国务院在《关于进步加强艾滋病防治工作的通知》中明确提出：“要充分发挥中医药的作用，扩大中医药治疗艾滋病的规模，卫生、中医药部门要加强对医务人员特别是基层医疗卫生机构人员的培训，提高治疗质量”。在《中国遏制与防治艾滋病行动计划》（2011～2015 年）中提到：“到 2015 年，累计接受中医药治疗的人数比 2010 年增加 70%”；“卫生、中医药部门要充分发挥中医药的作用，扩大中医药治疗艾滋病的规模；加强艾滋病诊疗能力和队伍建设，进一步完善艾滋病中医药治疗方案，提高临床疗效。探索艾滋病中西医结合的综合治疗方案，提高治疗质量”。为今后中医药防治艾滋病的工作指明了方向。

国家中医药管理局直属的中国中医研究院早在1987年就派中医医务人员赴非洲坦桑尼亚进行中医药试治艾滋病工作，积累了初步的临床治疗经验。中医药治疗艾滋病坚持临床科研紧密结合，以临床实践为基础、以患者的需求和临床面临的问题为切入点，深入开展中医药防治艾滋病科研工作。纵观中医药防治艾滋病的研究历程可以概括为“试治—试点—重大专项”，同时中医对艾滋病的认识也经历了从“感性认识逐渐清晰全面了解”的过程。从20世纪90年代开始，科技部“八五”“九五”“十五”科技攻关计划、社会公益项目中都有“中医或中西医结合治疗艾滋病”的研究课题；特别是“省部局联动项目”“全国中医药治疗艾滋病试点项目”以及“中医药防治重大传染病专项”的启动，使中医药防治艾滋病的工作进入了一个崭新的历史阶段。

1　“863”“973”、国家自然科学基金、省部局联动项目

“863”计划科研项目“爱可扶正片”抗艾滋病新药的研究以临床研究为主，意在开发治疗艾滋病的中药新药；“973”计划科研项目“艾滋病中医病因及发病机制研究”与国家自然科学基金（不一一列举）以基础研究为主，意在阐明艾滋病的中医病因病机及证候规律，以及中药治疗的机理等。2006年，在我国艾滋病高发区河南、云南分别启动了“省部局联动”项目，探讨清热解毒、益气活血、益气养阴、健脾补肾等法治疗艾滋病的临床实践。

2　科技攻关计划

2005年启动的“十五”国家科技攻关计划“艾滋病防治关键技术及产品研究”和“艾滋病综合防治研究”包括的课题有：适合艾滋病防治示范区河南省艾滋病综合防治研究；中医药治疗艾滋病早期临床研究；中医不同治法治疗HIV/AIDS的临床观察；扶正排毒片对无症状HIV感染者的干预作用研究；中西医结合治疗艾滋病的临床研究；艾滋病中医发病学特点及中医证候数据库建立；艾滋病临床治疗研究等。

“十五”国家科技攻关计划滚动项目“中医药治疗艾滋病疗效评价的研究”包括的子课题有：艾宁颗粒对HAART疗法的影响及疗效评价研究；艾灵颗粒对HAART疗法的影响及疗效评价研究；克艾特胶囊治疗艾滋病的临床研究；精元康胶囊防治艾滋病HAART疗法所致骨髓抑制的临床研究；艾溃灵口服液治疗艾滋病的口腔溃疡的研究；艾灸法治疗艾滋病脾气虚腹泻的疗效评价研究；益艾康胶囊治疗艾滋病的临床研究；喘可治注射液联合抗艾滋病病毒药物治疗AIDS及其并发皮肤、黏膜溃疡的临床疗效评价研究；中成药对“鸡尾酒”疗法代谢性相互作用的增效机制研究；扶正排毒片对无症状HIV感染者干预作用的临床研究等。

总体来看，中医药治疗艾滋病国家科技攻关计划有以下特点：1. 以临床研究为主，初步形成针对机会性感染、改善免疫功能、减轻HAART毒副作用等八种治疗方案。2. 传统方法与现代方法相结合。如中西药代谢性相互作用的增效机制研究课题，建立并完善了体外中药代谢性相互作用的研究平台。3. 药物疗法与非药物疗法结合。“艾灸法治疗艾滋病脾气虚腹泻的疗效评价研究”子课题的临床研究结果显示：艾条灸HIV/AIDS患者的足三里、关元、神阙三个强壮穴对改善艾滋病患者脾气虚腹泻疗效显著。并提出了艾灸法治疗艾滋病脾气虚腹泻的临床操作规程和治疗方案。

3　国家科技重大专项

“十五”传染病重大专项“中医药防治艾滋病综合研究”项目共设置8个课题，其中临床课题3个（分别以无症状期、免疫重建、机会性感染为切入点），应用基础3个（证候学研究、疗效评价、复方优化和动物模型），基地建设2个（河南中医学院一附院，北京地坛医院）。取得成果如下：

形成针对HIV感染者早期干预、机会性感染、减小HAART毒副作用和促进免疫功能重建等中医、中西医结合综合治疗方案15个。初步明确了艾滋病中医常见证候及其分布和动态演变规律；基本构建了中医药治疗艾滋病疗效评价标准体系；创建了2个具有中医证候特征的猴艾滋病（SIV）动物模型；此外，形成了《艾滋病中医辨证系统》《艾滋病四诊信息采集表》《艾滋病红外诊断系统》PRO量表、HIV-QOL-BREF量表及其应用手册、农村版HIV-QOL-BREF量表（初稿），制订行业技术标准1项。

“艾滋病中医证候研究”课题研究成果：HIV/AIDS元气损伤的特点：一是直接伤元气，损伤肾中精气，这类患者以性传播最多；二是首先犯脾，脾气虚弱，湿邪中阻，导致脾肾受损，这类患者以采供血传播为主；三是首先犯脾，继而影响肺脾、肝脾，心脾，从不同的通路向肾转移，最终表现元气的虚损。肾虚往往与元气亏虚密切相关，因为肾之命门为元气化生的场所，但五脏之虚皆可致元气亏虚而非独肾虚。

艾滋病的基本病机是外邪（HIV）致病，元气虚损；其证候演变呈气虚→气阴两虚→阳虚的变化过程。HIV感染者以脾气虚弱证为主，AIDS患者以脾肾阳虚证为主。性传播者以肝郁气滞、脾肾阳虚为主；静脉吸毒者以热毒内蕴、气阴两虚为主；有偿供血者以脾气虚弱、脾肾阳虚为主。HIV感染者的证型向气阴两虚证转移最多，AIDS患者的证型向脾肾阳虚证转移最多。

“艾滋病机会性感染及减少HAART毒副作用的中医药治疗方案/方法研究”课题研究成果：①慢性腹泻（我国以病原体阴性者为主，约占85%），以健脾化湿、温肾收涩法为主治疗；②艾滋病相关痒疹，以清热凉血祛风和养血祛风止痒为主治疗；③对于目前我国线HAART药物常见的消化道不良反应，可采用健脾和胃、辛开苦降和清肝和胃辨证治疗方案；④对于我国常用的线HAART药物导致的高脂血症，血脂康治疗能明显降低HAART致高脂血症患者的Ch、TG、LDL水平，而中药颗粒剂组在改善HDL方面显示

出更佳的优势。⑤艾滋病早期常见的带状疱疹，中西医结合治疗在止痛时间、止疱时间和疱疹结痂时间等方面显示出明显疗效；机会性感染的证候学分布以气虚、阳虚为本，湿、浊、痰、热为标，主要脏腑定位于肺、脾、肾，以脾、肾为主，HAART毒副作用也涉及到多个脏腑，以虚实夹杂为主。

“无症状HIV感染者中医药早期干预研究”课题研究成果：通过18个月的临床研究，中医药对延缓无症状HIV感染者进入发病期具有一定作用，治疗组61.0%的患者的免疫功能CD_4计数1年内处于稳定或上升状态；终点事件（艾滋病期）的发生率为16.7%，与对照组比较有显著的统计学差异。初步表明中医药辨证论治可以改善HIV感染者免疫功能，提高生存质量，延缓发病。

“中医药对HAART后免疫重建功能的影响研究”课题研究成果：中药免疫2干预艾滋病HAART后免疫重建不全患者，可提高机体的免疫功能，促进机体免疫重建。中药免疫2可以提高体内CD_4^+ T细胞绝对计数，提高基于CD_4绝对计数的免疫重建有效率，增加CD_4/CD_8的比例；增加CD_{45}RA细胞、CD_{45}RO细胞、CD_8细胞、CD_4^+ CD_{28}^+细胞、CD_8^+ CD_{28}^+细胞的相对计数。对乏力、皮肤瘙痒等症状有明显改善作用。

“抗HIV中药复方优化及中医动物模型研究”课题研究成果：①通过对猴艾滋病病毒（SIV）感染恒河猴的实验，初步确认，在感染初期阶段出现烦躁等“实证”现象，中期出现“脾虚”表现，晚期出现“脾肾阳虚”表现；②创建了中医脾气虚、肾阳虚证SIV感染复合艾滋病猴模型，脾虚、肾虚复合模型出现较单纯的SAIDS猴模型病情更严重、病情进展更快的趋势，肾虚复合模型病情严重程度尤为突出；③单体化合物E（大戟烷二萜衍生物）具有明显改善艾滋病猴细胞免疫的作用，并且能够显著提升复方中药艾可清改善SAIDS模型动物CD_4细胞比率的作用；明显提升复方中药艾可清改善SAIDS模型动物CD_4^-/CD_8^+比值的作用。④建立了猴人嵌合病毒（SHIV）感染的猴艾滋病动物模型，初步观察到复方中药艾可清，单体化合物E在抑制病毒复制和促进CD_4细胞免疫重建有定效果；⑤基于中医复合模型的实验研究表明：中医辨证干预治疗效果优于非辨证治疗；补脾法治疗效果并不优于清热法的治疗效果；补肾法的疗效明显优于清热法的疗效。⑥通过动物模型体内试验，发现了2个具有自主知识产权的中药复方对HIV蛋白酶抑制剂的增效作用；验证了1个具有自主知识产权的中药复方在人体对HIV蛋白酶抑制剂的代谢性增效作用。

“十二五”国家科技重大专项包括以下三个课题：

1.“中医药延缓HIV感染者发病、促进免疫重建及降低耐药的临床研究”课题

通过单用中药延缓HIV感染者发病以及中西药合用降低HAART耐药、毒副作用和免疫重建的科学研究，形成安全有效的中医药优化治疗方案，降低“两率”，提高生存质量。建立中西医联合攻关的中医药干预艾滋病长期随访机制，为“十三五”在举国体制下进行中西医结合防治艾滋病奠定坚实基础。

2.“中医药活化潜伏HIV－1，促进病毒库清除的策略研究”课题

通过实施潜伏病毒活化中药方药－1和潜伏病毒活化中药方药－2治疗280例HIV/AIDS的临床研究、潜伏病毒活化中药方药－2临床研究的配套技术研究，验证潜伏病毒活化中药方药与抗病毒治疗组合的策略，具有活化潜伏HIV－1、改善免疫耐受性、清除病毒库的效果。可作为一种艾滋病功能性治愈的创新技术和临床治疗方案。

3.“中西医结合治疗艾滋病应用技术研究”课题

深入研究新疆地区艾滋病防治工作的重点和难点，以提高新疆地区艾滋病中西医结合临床防治水平为中心，以研究平台建设和人才队伍建设为支撑，在全疆范围内开展中西医结合治疗艾滋病应用技术的研究及推广应用，建立持续、稳定的适宜新疆地区的中西医结合艾滋病综合防治示范点，开展适宜新疆地区的规范的中医、中西医结合诊疗方案的研究及优化，提高中医药治疗覆盖率；开展用于治疗艾滋病的有效方药的应用推广评价。在技术创新、人才培养、平台建设、运行机制等方面取得较大突破。

总体来看，中医药防治重大传染病项目以优化艾滋病的中医或中西医结合治疗方案为重点，通过采取严谨的研究设计和评价标准实施大规模临床研究，取得如下进展：

1. 中医药防治艾滋病的理论水平显著提升。通过近万例临床流行病学调查和临床实践，初步阐明了艾滋病的中医证候规律，为深入地进行临床研究、提高疗效奠定良好基础。

2. 针对艾滋病的若干治疗难点，通过大样本、多中心、随机对照临床研究，证明了单纯中医或中西医结合方案的有效性、安全性，为专项降低“三病两率”的总目标提供了有效的技术手段。临床设计均采用国际公认的随机对照双盲试验，在疾病诊断和疗效评价与西医诊疗标准统一前提下，构建基于患者自身感受、体现中医疗效特点的疗效评价体系，引入循证医学、临床流行病学等团队参与研究，并由独立第三方进行数据管理、分析与结果评价，保证了研究结果客观、公正、可信。

3. 中医药防治艾滋病能力显著提高。通过临床科研基地、应急储备能力建设，制定了临床SOP、诊疗路径，构建网络平台、病例数据库、标本库；培养了一批科研骨干，为提高中医药防治艾滋病能力提供有力支撑。

4 展望

展望“十三五”，中医药治疗艾滋病还需针对艾滋病面临的重大难题，进一步完善清除病毒储存库、筛选促进HAART后的免疫重建功能和降低耐药的中医或中西医结合优化治疗方案，并获得国内外广泛认可。通过中医或中西医结合治疗方案，针对清除病毒储藏库、免疫功能重建以

及耐药等方面发挥中医药优势，以“功能性治愈”为目标，延缓发病、降低病死率，改善生存质量，仍然需要进行大量的基础和临床研究来解决上述问题。

1. 基础研究与临床研究相结合。以中医药治疗艾滋病的临床研究为基础，对一些确有临床疗效的方药开展基础研究，促进基础理论的发展与创新，用创新的理论指导临床实践，提高临床疗效。比如从初筛的具有抗 HIV 的中药中分离有效成分，并以该成分作为先导化合物进行结构改造，最后筛选出活性强、毒性低的新型抗 HIV 化合物，继而成为药物；或以中医理论为指导选取肯定有效的抗 HIV 中药或有效成分或有效部位进行组方，开发新的抗 HIV 中药或天然药物。中医药活化潜伏 HIV－1，促进病毒库清除作为一种艾滋病“功能性治愈”的创新前沿技术也具有较大的研究价值。

2. 加强艾滋病中药新药开发研究。在艾滋病中药新药研发方面，目前获 SFDA 批准上市的唯一中药新药为唐草片；已完成新药临床试验、正在药监局待批的有艾奇康胶囊、艾复康胶囊；已获临床前批文的有克艾特胶囊、乾坤宁片、艾宁颗粒、复方 SH、祛毒增宁胶囊、爱可扶正片、艾伏平胶囊、刹毒草口服液、喘可治注射液等；河南的科研用药有益艾康胶囊。十二年来只批准一个中药新药上市完全不能满足临床需要。考虑中医药自身的特点和优势，把西药的疗效评价指标（病毒载量）作为参考而不是唯一标准，研发具有我国自主知识产权的抗艾新药，在不能无偿仿制国外研制新药的知识产权保护日趋严格的大背景下具有非常重要的意义。另外，继续深化药品评审审批制度改革，修订和完善艾滋病中药新药注册审批相关的技术要求和指导原则也是政府部门亟待考虑的工作。

3. 针对制约中医药临床疗效提高的技术瓶颈问题和中医药防治艾滋病的关键共性技术，组织国内外及中西医联合攻关，争取研究成果得到主流医学及行业内认可，而不是仅限于中医圈内。艾滋病的中医证候特征及信息采集、诊疗标准的统一、治疗方案的优化和推广、临床疗效评价、中西药合用的作用机理等问题，这些都是中医药研究的难点，是中医药防治重大传染病的共性关键技术，是提高临床疗效、降低“两率”的基础性工作。针对这些技术瓶颈和共性关键技术，积极探索国内外联合攻关的机制与体制，引进国内外优势单位和优秀人才开展联合攻关，打造中医药防治艾滋病的一流临床科研团队。

参考文献（略）

（出自中华中医药学会 2015 年防治艾滋病学术年会论文集第 369－375 页）

治疗艾滋病中药复方制剂研究现状与新思路

李艳萍[1,2]，和丽生[2]，赵　远[2]，王　莉[2]，曹　玺[2]，邓家刚[3]
（1. 广西医科大学，广西 南宁 530021；2. 云南省中医中药研究院，云南 昆明 650223；
3. 广西中医药大学，广西 南宁 530021）

摘要　国外已经报道的艾滋病“功能性治愈”是在患者感染初期未形成病毒存储库的情况下实现的，尚属个例，治疗艾滋病有效的药物仍然是国内外很多学者研究的主要目标和方向。中医药在艾滋病的防治过程中进行了积极的探索和研究，开发了许多中药复方应用于临床并取得成效，但由于中药复方的特殊性，即物质基础不明、靶点不清等缺陷，中药复方制剂在艾滋病防治研发方面存在公认度不足、与现代技术结合程度不高导致发展缓慢、获准新药率不高的瓶颈。因此，结合近年来国内外报道的治疗艾滋病中药复方研究进展，探讨了在中医理论指导下，应用“有效部位（成分）配伍组方”“吸收/代谢复方原成分配伍”“循证药学临床筛方”等新思路研究治疗艾滋病中药复方制剂的可行性和挑战性，为开发治疗艾滋病中药新药提供新思路和尝试。

关键词　艾滋病；中药复方；吸收/代谢复方原成分配伍；循证药学临床筛方；新思路；功能性治愈

自 1981 年世界发现艾滋病这一病种以来，国内外对该病的病因、病程、治疗等方面展开了大量研究。2013 年 3 月，美国报道了首例艾滋病“功能性治愈”，而这种“治愈”是在患者感染初期未形成病毒存储库的情况下实现的。有许多证据表明，接受高效抗逆转录病毒治疗（highly active antiretroviral therapy，HAART）并且血浆病毒水平已经

基金项目：国家自然科学基金资助项目（81160537）；云南省科技厅科技惠民专项项目“延缓艾滋病病程进程的中医药临床治疗关键技术研究及应用示范”（2013CA020）

被抑制到检出限以下的感染者体内，艾滋病病毒仍然进行着低水平的复制，这是由于已经形成病毒存储库的患者体内病毒无法完全清除。因此“功能性治愈”仅用于个例患者，尚未大范围推广，国内外学者仍然在积极研究治疗艾滋病的有效药物。中医药是我国传统瑰宝，应用历史长，临床效果也越来越受到国内外认可，同时治疗艾滋病中药新药研发一直受到国家高度重视，本文就近年来治疗艾滋病中药复方开发方面的研究现状和存在问题进行总结，探讨开发治疗艾滋病中药复方制剂的新思路。

1 治疗艾滋病中药复方的研究现状和存在问题

1.1 治疗艾滋病中药复方研究现状

中医药应用于艾滋病防治中，在增强患者免疫功能、改善症状、延缓艾滋病发病、提高患者生活质量方面均取得了一定效果。近年来开发了许多治疗艾滋病的中药复方用于临床，这些中药复方以中医辨证论治的基本理论为依据，以长期应用的经方、验方为基础，针对艾滋病不同分期不同证型，通过扶正固本、解毒祛邪、益气解毒、益气活血等治法治则应用于艾滋病的治疗，品种及剂型多样化，研究层面各异，作用机制、主攻方向有所不同。表1和表2列出了已经形成制剂的用于艾滋病治疗的中药复方（自拟汤药及自拟方尚未列入）。

1.2 治疗艾滋病中药复方研究存在的问题

虽然中医药已经广泛应用于艾滋病的治疗并收到成效，但现阶段中药复方的研究中仍然存在以下4个问题。

1.2.1 艾滋病本身的复杂性和难治性，使得中医复方开发难度增加，新药获批率低 艾滋病属于严重危害人类健康的多发病和常见病等10类（种）重大疾病之一，其病程复杂，累及机体多个系统及脏器，且在不同分期及不同证型有不同的临床表现。根据中医辨证论治、整体观念的特色理论，仅凭一种药物显然不能治疗艾滋病的所有分期及证型。而国内目前仅有一种获批国药准字号的中成药——唐草片被批准为治疗艾滋病的辅助用药。

1.2.2 依据中医基础理论配伍形成复方后，物质基础不明，作用靶点不清，公认度不足 治疗艾滋病中药复方制剂，通常按照中医辨证论治理论，用“君、臣、佐、使”的配伍原则，由特定的几味药组合在一起，有效成分复杂，经人体口服代谢后的物质基础难以明确，作用机制和靶点不清晰，很难获得国内外专家同时认可。疗效明显的同时，确证疗效的依据不清，这成为制约中药复方开发为新药的主要瓶颈。

1.2.3 与现代技术结合程度不高导致发展缓慢中医药是我国的传统瑰宝，随着科学技术的发展，在单味药的有效成分、抗HIV活性筛选及药理机制方面与现代技术结合已经做了大量研究，取得很多成果，但治疗艾滋病中药复方的研究与现代技术结合程度明显低于单味药，大多数局限于小样本临床观察，病例对照或随机对照研究鲜见，发展较为缓慢。

1.2.4 中药复方处方量大 中药复方用药多，形成制剂后仍然服用量大，临床应用患者依从性不足，影响客观疗效评价。

表1 不同研究层面的应用于艾滋病治疗的中药复方

Table 1 CMMF application in AIDS treatment based on different research aspects

研究层面	品种
体外筛选及实验研究	喘可治注射液、新世纪康保、益爱康胶囊、五味灵芪胶囊、苦瓜“阴速康”、祛毒增宁胶囊、复方SH、安体维康胶囊、艾泰定、热毒清注射液、乾坤宁片、中研I号、艾乃吉系列、复方三黄颗粒
临床病例观察	扶正抗毒丸、小柴胡汤、金生宝胶囊、银翘散、艾乃吉系列、金龙胶囊、康爱保生丸、爱康1号、扶正抗艾颗粒、复方甘草酸苷、扶正逐毒丸、扶正排毒片、红毛五加多糖胶囊、艾灵颗粒、艾通颗粒、艾可清胶囊、中研2号（艾宁颗粒）、克艾特胶囊、唐草片

表2 不同作用机制的应用于艾滋病治疗的中药复方

Table 2 CMMF application in AIDS treatment based on different action mechanisms

作用机制	品种
调节免疫功能	扶正抗毒丸、益爱康胶囊、五味灵芪胶囊、六味地黄丸、金龙胶囊
抑制HIV病毒	喘可治注射液、小柴胡汤、双黄莲粉针剂、苦瓜“阴速康”祛毒增宁（ZL-1）胶囊、银翘散、复方SH、安体维康胶囊、艾泰定、热毒清注射液、中研I号、乾坤宁片、艾乃吉系列、复方三黄颗粒
调节免疫同时抑制HIV病毒	艾乃吉系列、康爱保生丸、爱康1号、扶正抗艾颗粒、复方甘草酸苷、公明抗一HIV注射液、扶正逐毒丸、扶正排毒片、红毛五加多糖胶囊、艾灵颗粒、艾通颗粒、艾可清胶囊、中研2号（艾宁颗粒）、唐草片、克艾特胶囊

2 开发治疗艾滋病中药复方制剂的新思路和尝试

2.1 应用“有效部位（成分）配伍组方”研究开发治疗艾滋病中药复方制剂

“有效部位（成分）配伍组方”是指与现代技术结合，在中医辨证论治的指导下，根据中医“君、臣、佐、使”及“七情”的配伍规则，提取与所治病证相关药理作用的有效部位（成分），组成复方应用治疗。目前已有一些方药如白术黄芪汤、三七茜草复方等，都开展了有效部位（成分）组方研究并获得初步成果。

“有效部位（成分）配伍组方”与HAART不同。HAART治疗中的“鸡尾酒疗法”也是几种抗病毒化学单体组方，那“有效部位（成分）配伍组方”是否等同于“鸡尾酒”疗法？这二者不能混为一谈。鸡尾酒疗法属于单体药物协同应用的一种治疗方式，其主攻靶点一致——人类免疫缺陷病毒（human immunodeficiency virus，HIV）。而“有效部位（成分）配伍组方”属于中医药治疗体系，在合乎中医“君、臣、佐、使”及“七情”配伍规则的前提下，再研究其配伍组方的物质基础及作用靶点，物质基础和作用靶点也可以是多个。例如，治疗艾滋病制剂康爱保生丸中既有调节免疫的黄芪等中药，也有抑制病毒的紫花地丁等中药，经配伍后产生的疗效明显高于单味药或拆方应用后效果，可以利用其中黄芪、紫花地丁等中药成分明确、药理作用清楚的生物活性物质，结合中医药理论进行有效成分组方配伍，在组分层次上进行现代模式研究，一方面可以深入明确其治疗艾滋病的物质基础和作用靶点；另一方面可对复方进行浓缩，取其精华，弃其糟粕，降低服用量，提高患者服药依从性。

2.2 应用“吸收/代谢复方原成分配伍”研究开发治疗艾滋病中药复方制剂

中药复方的药效物质来自于复方，虽然通过“有效部位（成分）配伍组方”可解决一些复方药效物质基础及作用靶点的问题，但由于人体的吸收代谢、生物转化过程，吸收入体内并产生作用的药效物质，并不完全等同于体外有效部位（成分）配伍的物质成分，有些是其代谢产物，质与量完全与口服前不同。因此，仅从复方本身有效部位（成分）的角度研究，还难以彻底搞清药效物质基础及作用靶点。故可应用“吸收/代谢复方原成分配伍”的方法，通过在艾滋病患者服用中药复方后的血清当中分析复方成分来源及代谢产物，应用均匀设计，找出与艾滋病治疗有关的提高免疫或抑制病毒的成分及其对复方疗效的贡献度，剔除无关及作用方向相反的成分，找出药效最大时的成分最佳配伍比例，不但能优化有效部位（成分）配伍组方的方式，还能更清楚地阐释各成分间的配伍关系、各成分在复方中的“君、臣、佐、使”地位，揭示作用机制，从根本上推动治疗艾滋病中药复方的开发应用，引起国内外的关注和认可。

2.3 应用“循证药学临床筛方”研究开发治疗艾滋病中药复方制剂

基于艾滋病不同于其他疾病的特殊性：一是灵长类动物易感，感染后长期潜伏；二是HIV为整合病毒，毒株变异进化程度高，体外抗HIV筛选结果仅能作为参考，不能明确说明药物在体内的抗HIV效果。故目前在治疗艾滋病药物研究中普遍存在动物模型难建，成本过高的问题，无论中药或化学药的主要药理作用及药效评价除了一些体外抗HIV筛选辅助参考外，主要通过临床评价证实药物的疗效，循证医学研究已经被广泛应用到艾滋病临床治疗评价中，那么作为循证医学主要分支的循证药学，可应用于新药准入及药物疗效评价、指导临床药学实践、指导药物经济学评价及指导中药进入临床等方面。因此，应用循证药学的Meta分析，对大样本队列研究中不同中药复方的治疗效果进行分析对比和评价，获得客观、准确的关于中药复方对艾滋病是否确有疗效、不良反应是否减少、对比不同复方的疗效及其副作用，从而筛选出疗效更佳、副作用较少、药费较低的治疗艾滋病中药复方，使开发治疗艾滋病新药的准入决策更加科学。

3 结语与展望

艾滋病“功能性治愈”目前尚用于个例，中医药治疗艾滋病在促进患者免疫功能、改善症状、延缓艾滋病发病、提高患者生活质量均取得了一定效果。艾滋病治疗的方案中，药物是不可或缺的重要因素，因此，针对艾滋病不同分期及不同证型开发中药新药既是机遇也是挑战。医学界认可中药复方治疗过程中全方位、多靶点的调节人体机能，但由于物质基础及作用靶点不明导致难以长足发展，而脱离中医基本理论的指导盲目结合现代新技术开发新药也难以实现，在前人研究成果及中医基本理论的指导下，应用现代新型复方研究模式，通过“有效部位（成分）配伍组方”制成复方，应用“吸收/代谢复方原成分配伍”进行配伍优化，最后在临床大样本队列应用后，以“循证药学临床筛方”科学决策出疗效更佳，副作用较少，药费较低的治疗艾滋病中药复方，是研制治疗艾滋病中药新药的新思路和尝试。

参考文献（略）

（出自《中草药》2014年第45卷第3期第303－307页）

编者按 近年来，我国艾滋病的防治工作取得了阶段性成果，艾滋病疫情快速传播的势头有所减缓，但目前艾滋病防治组织体系仍较薄弱；虽然国家出台了“四免一关怀”政策，HIV感染者/艾滋病患者的生存质量因服药依从性差、抗病毒药物不良反应严重而让人堪忧。在此背景下，祖国医学的辨证施治和整体观念在艾滋病防治工作中的优势逐渐凸显，已有多项研究证实中医药能有效减轻艾滋病病情，提高患者生命质量。本期“专题研究”即从艾滋病发热患者的中医证候出发，深入分析了艾滋病患者生命质量的影响因素、中医证候类型、中医药疗法在艾滋病防治中的应用情况，并构建了中医证候数据库系统。这为艾滋病的中医辨证治疗提供了很好的依据，同时也希望能为医者及政策制定者提供借鉴。

艾滋病中医药防治现状及相关政策

石学峰[1]，边学峰[2]，王伟庆[3]，房耘耘[1]

1. 北京中医药大学管理学院 北京 100029；2. 济南市疾病预防控制中心；3. 莱州市卫生监督所

摘要 本文从现有法律、法规、政策角度出发，分析了与中医药治疗艾滋病相关的政策现状，描述了艾滋病中医药防治体系、防治队伍、防治经费等方面的现状，提出了完善中医药治疗艾滋病相关政策的科学建议，以期推动中医药在艾滋病治疗中发挥更大作用。

关键词 获得性免疫缺陷综合征；中医药；治疗；中医政策

艾滋病是一种严重威胁人类健康的慢性传染性疾病，自 1981 年发现第 1 例艾滋病以来至 2013 年，全球已经有 7000 万人感染 HIV，约 3000 万人因艾滋病而死亡。艾滋病的防控工作是一项极其艰巨的公共卫生任务，动员一切可以动员的力量、利用医学发展的一切优秀成果共同抗击艾滋病是人类在对抗艾滋病道路上的必然选择。

人类在与疾病不断斗争的历史长河中，逐渐形成了传统医学（以“中医学”为典型代表）与现代医学（西医学）两种医学理论体系。为了能够战胜艾滋病，两种医学体系均在努力地从事关于艾滋病的病因、治疗、预防等方面的研究工作并取得了阶段性成果。本文描述了中医药防治艾滋病工作的基本现状，分析了与中医药治疗艾滋病相关政策的成效及存在的问题，提出了完善中医药防治艾滋病政策的具体建议，以推动中医药在艾滋病治疗中发挥更大作用。

1 我国艾滋病流行现状

截至 2013 年 9 月 30 日，全国共报告现存活 HIV 感染者和艾滋病患者 43.4 万例，2013 年 1—9 月新发 HIV 感染者约 7.0 万例。自 1985 年中国发现首例艾滋病患者以来，我国艾滋病的流行先后经历了散发期（1985 ~ 1988 年）和局部流行期（1989 ~ 1994 年），从 1995 年开始进入了广泛流行期。我国每年报告的 HIV 感染数和艾滋病患者数呈逐年上升趋势（见图 1）。

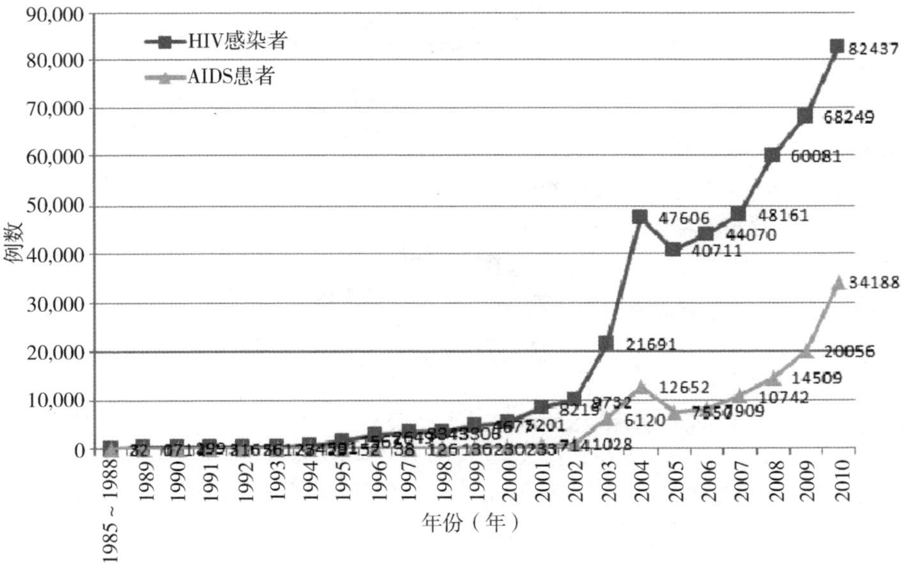

图 1 1985 ~ 2010 年我国新发 HIV 感染者/艾滋病患者数量

Figure 1 The number of new HIV infections / AIDS from 1985 to 2010 in China

目前，我国艾滋病的流行波及范围广、疫情波及范围大；自 2001 年以来，我国艾滋病进入了发病与死亡的高峰期；艾滋病疫情具有从高危人群到一般人群扩散的趋势。以上特点决定了今后艾滋病防控工作任重道远。

基金项目： 北京中医药大学中医药管理学重点学科资助研究；中国全球基金艾滋病防治项目资助研究（2012 - cso - 44）

2 我国艾滋病防治工作现状

近年来，我国艾滋病的防治工作取得了显著进展，艾滋病疫情快速传播的势头有所减缓，病死率有所下降，社会歧视有所减少，HIV 感染者和艾滋病患者的生活质量得到明显改善，基本实现了《中国遏制与防治艾滋病行动计划（2006～2010 年）》的总体目标。我国在艾滋病防控管理工作方面取得的主要成效包括：（1）建立健全了政府领导、部门协作、全社会参与的工作机制。（2）建立健全了防治艾滋病的法规政策体系。（3）建立健全了政府主导、综合治理的预防控制体系。（4）建立健全了艾滋病患者救治和生活保障体系。（5）建立了防治艾滋病的科研体系。

在艾滋病治疗方面，美沙酮维持治疗（西药抗病毒治疗）是目前艾滋病的主流疗法，截至 2013 年 10 月，全国共开设了 761 个社区美沙酮维持治疗门诊，累计治疗海洛因成瘾者已达 40.7 万人，参加治疗的人员中新感染艾滋病的比例较 2006 年下降了 89.5%。目前，全国共设立艾滋病抗病毒治疗机构 3413 个，已覆盖 31 个省 2286 个县（区市）。截至 2013 年 9 月底，累计接受抗病毒治疗人数约 26.0 万例，正在治疗者约 20.9 万例。

经费投入方面，各级财政艾滋病防治经费逐年增加，中央财政防治专项经费由 2002 年的 1.2 亿元增加到 2012 年的 23.9 亿元，10 年累计投入 120 多亿元。图 2 显示了从 1995～2007 年我国艾滋病防治经费总体投入情况，可以看出，2002 年之前的经费投入总体较少，2002～2004 年经费投入增加明显，2004 年之后经费的投入保持平衡。

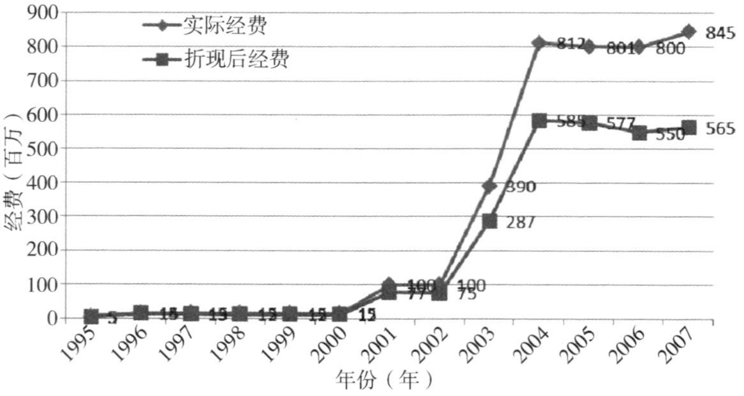

图 2 2000～2007 年中国艾滋病防治经费投入情况

Figure 2 AIDS prevention and therapy funds in China from 2000 to 2007

3 中医药防治艾滋病工作情况

3.1 中医药在治疗艾滋病中的疗效

中医药是最受欢迎的补充医学治疗方法。有研究表明，中医药可以缓解 HIV 感染者/艾滋病患者潜在的症状，能降低病毒载量，增加 HIV 感染者/艾滋病患者的 CD_4^+ 细胞载量，且有可能在提高 HIV 感染者/艾滋病患者的生存质量方面有独特的优势。

3.2 防治体系与防治队伍

中医药防治艾滋病工作在国家中医药管理局的领导下完成。国家中医药管理局中医药防治艾滋病工作领导小组、中医药防治艾滋病专家咨询组和中国中医科学院中医药防治艾滋病研究中心，共同构成了国家中医药管理局防治艾滋病工作组织领导与技术指导方面的组织框架。在省级层面，部分省份先后成立了中医药治疗艾滋病的临床研究基地和研究中心。最终形成了中国中医科学院中医药防治艾滋病研究中心、省（市、自治区）中医药防治艾滋病领导小组和专家组、中医药治疗艾滋病医疗点的三级管理体系（见图 3）。

自 2004 年中医药治疗试点项目启动至今，中医药试点治疗艾滋病的项目省份由 5 个扩展到 19 个，从事中医药治疗艾滋病的机构包括科研院所、传染病医院、中西医结合医院及大学在内的 132 家中医药治疗艾滋病相关的医疗机构，直接参与人员达 944 人，其中高级职称 264 人，中级职称 241 人，初级职称 439 人。

从中医药防治艾滋病的组织体系与队伍结构来看，存在 3 方面问题：（1）组织管理体系较为独立，缺乏中、西医（综合）之间的协调框架与机制；（2）中医药试点治疗艾滋病主要在中医系统内进行，较少在综合医院内开展，同时缺乏试点机构与防艾滋病主阵地——疾病预防控制中心之间的合作与交流机制；（3）虽然中医药试点治疗艾滋病的队伍不断壮大，但是总体力量薄弱，历时 10 年之久，中医药治疗艾滋病仍处于试点水平上。

目前，中西医行业主管部门、学术界、临床实践之间完善的、健全的合作机制缺失，将导致艾滋病防治工作方面中、西医“各自为战”，主要表现为中西医部门资源共享和协调机制不完善，科学研究的合作、沟通不足以及对疗效的认可存在分歧，在临床治疗方面甚至存在中西医疗法相互排斥、对立的现象，或导致资源的浪费等。

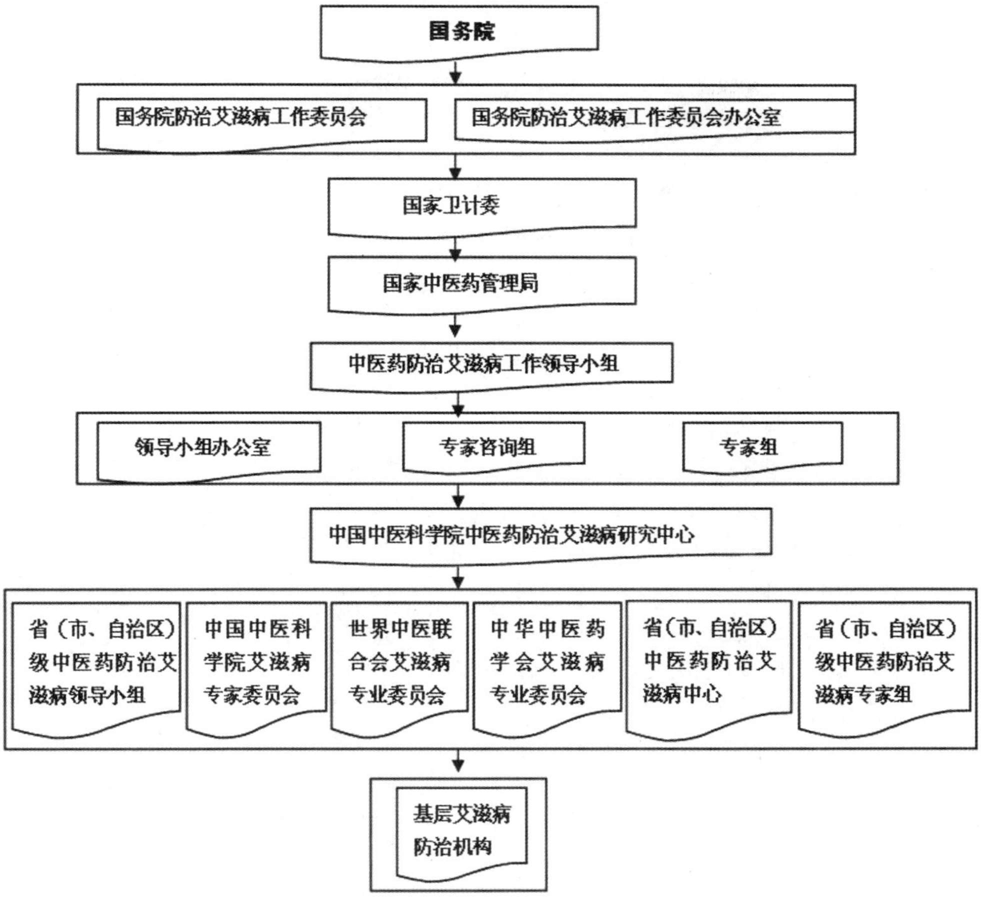

图3 中医药防治艾滋病组织机构图

Figure 3 Orgniazation chart on pevention and therapy of AIDS in TCM

3.3 服务提供与防治经费情况

2004～2010年，中央财政累计投入在试点项目的经费达到2.20亿，平均每年的财政投入为0.31亿元。2004～2008年中央财政在艾滋病防治专项的投入经费为8.15亿元〔计算方法 中央补助地方艾滋病专项经费=（2004年经费+2005年经费+2006年经费+2007年经费）/4=（8.10+8.00+8.00+8.45）/4=8.15亿元〕。据此计算，中医试点治疗艾滋病项目经费占中央补助地方艾滋病专项经费的3.8%。

在服务提供方面，“试点项目”累计治疗人数达到14244例，目前正接受治疗的人数为9561例。粗略计算，中医药“试点项目”治疗人数为抗病毒治疗人数的5.4%（14244/26万）。可以认为，中央财政对中医药试点治疗艾滋病的重视程度日益增加，但目前经费投入水平仍然偏低。

4 现有法律、法规与政策情况

通过分析、解读《新时期卫生工作方针》《中华人民共和国传染病防治法》《艾滋病防治条例》《中国预防与控制艾滋病中长期规划》《中国遏制与防治艾滋病行动计划》等法律、法规及政策，可以看出国家从宏观政策上支持、鼓励中医药在艾滋病治疗中发挥重要作用，中医药防治艾滋病有法可依、有章可循。

《艾滋病防治条例》中明确指出：“国家鼓励和支持开展艾滋病预防、诊断、治疗等有关的科学研究，提高艾滋病防治的科学技术水平；鼓励和支持开展传统医药以及传统医药和现代医药相结合防治艾滋病的临床治疗与研究”。

《中国预防与控制艾滋病中长期规划（1998～2010年）》提出了1998～2010年艾滋病防治工作应达到的总目标、具体目标及工作措施等。其中，在具体措施中指出，科学研究应结合落实规划，坚持防治工作服务的方向，充分发挥我国传统医学和中西医结合的优势，重视发挥专家委员会在科研中的咨询、指导作用，抓住重点和关键性技术问题，集中各学科、各领域的优秀人才，组织科技协作攻关。

《中国遏制与防治艾滋病行动计划（2006～2010年）国办发［2006］13号》中提出了2007、2010年我国艾滋病防治工作的总目标、具体目标、防治策略和行动措施。在行动措施中指出，国家支持开展中医治疗艾滋病的临床服务；同时指出，要开展艾滋病临床救治研究，总结中医诊治规律，完善艾滋病中西医综合治疗方案。其中，在2007年防治目标中提出，符合治疗标准的艾滋病患者50%以上接受抗病毒治疗或中医药治疗；在2010年工作目标中指出，符合治疗标准的艾滋病患者80%以上接受抗病毒治疗或中医药治疗。

《中国遏制与防治艾滋病“十二五”行动计划》中提出了“十二五”期间我国艾滋病防治的工作目标、防控措施、保障措施、督导及评估措施等。其中，在工作目标中指出，累计接受中医药治疗的人数较2010年增加70%，中医药治疗艾滋病的目标更为具体、清晰。此计划在防控措施中指出，卫生、中医药部门要充分发挥中医药作用，探索艾滋病中西医结合的综合治疗方案，扩大中医药治疗的规模，提高治疗质量。在保障措施中指出，卫生、中医药部门要加强防治队伍建设和各级各类艾滋病防治人员的培训，将艾滋病防治知识纳入执业医师考试的内容，重视学术带头人和创新型人才的培养。《中国遏制与防治艾滋病“十二五”行动计划》首次提出了中医药防治艾滋病的队伍建设问题，这对于促进中医药防治艾滋病力量的增长意义重大。

2005年1月21日，原国家卫生部、国家中医药管理局发布了《关于推荐<艾滋病诊疗指南><中医药治疗艾滋病临床技术方案（试行）>的通知（卫医发［2005］19号)》，该通知推出了艾滋病治疗的“中医”与“西医”两种方案。应当说，该方案提出了中医药治疗艾滋病的具体可行的办法。

但是，现有法律、法规或政策仍存在以下方面问题：(1）直接相关的高层面的政策法规较少，且中医药参与艾滋病防治的具体目标不清晰。国务院层面颁布的与中医药防治艾滋病直接相关的政策法规较少，如《中国预防与控制艾滋病中长期规划》《中国遏制与防治艾滋病行动计划》《艾滋病防治条例》中，虽然提及了中医药的相关内容，但是对于中医药参与艾滋病防治的具体目标界定欠清晰，缺乏较高层面的关于中医药参与艾滋病防治的可操作的实施策略；另外，作为国家艾滋病防治的主要政策，“四免一关怀”政策未对艾滋病患者中医药使用方面进行阐释。(2）从艾滋病诊疗方案来看，中医与西医方案割裂，未形成有机的整合体。从字面意思来看，《中医药治疗艾滋病临床技术方案（试行)》远未上升到“指南”的高度；事实上，《艾滋病诊疗指南》与《中医药治疗艾滋病临床技术方案（试行)》在疗法上是平行、割裂的，不能做到相互融合。(3）缺乏促进中医药参与艾滋病治疗的具体配套政策，如艾滋病治疗中药审批政策、医保政策、人员培训的长效机制等。如果说目前医学界正集全世界之力研究、改进西药抗病毒的治疗方法，那么中医药治疗艾滋病则是集中华民族之力研究、改进，如果使中医药疗法的进步速度能够跟得上世界的步伐，则应该给予更多的政策支持。然而，目前仍缺乏促进中医药参与艾滋病治疗的具体配套政策，如艾滋病治疗中药审批政策、医保政策、人员培训的长效机制等。

5 建议

自2004年至今，国家中医药管理局在全国范围内19个省（市、自治区）开展了“中医药治疗艾滋病试点项目”，累计治疗患者14244例，正接受治疗者9561例。“中医药艾滋病试点项目”取得阶段性的成效，在体系建设、组织管理、人才队伍建设等方面形成了一定的经验。

虽然国家中医药管理局在全国19个省（市、自治区）开展了“中医药治疗艾滋病试点项目”，但是由于政策缺陷，导致中医药艾滋病防治工作缺乏完整而独立的工作体系，缺乏中医与西医抗病毒治疗之间的沟通、协调与合作机制，大部分中医艾滋病治疗仅局限在“试点层面”上，并且19个省（市、自治区）的科学研究与临床实践成果尚未在全国推广。

在艾滋病防治方面，中医与西医尚未建立完善的、健全的合作机制。理论上，中医与西医在防治艾滋病方面应当“紧密合作、协同作战”。但是，由于政策缺陷，防治框架不完善，中西医行业主管部门、学术界、临床实践之间完善、健全的合作机制尚未建立，在临床治疗方面甚至存在中西医疗法相互排斥、对立的现象。

笔者认为，要充分发挥中医药在艾滋病防治中的作用，使中医药在艾滋病防治中大有作为，从政策层面上讲，应做的工作包括：(1）完善中医药治疗艾滋病的组织体系与架构，建立中医、西医之间的合作沟通交流机制，促进中、西医合作对抗艾滋病，尽快摘掉中医药“试点”的帽子；同时应增加经费投入。(2）出台更高层面（国务院层面）的与中医药治疗艾滋病直接相关的政策文件，清晰地界定中医药在艾滋病治疗中的目标，特别注意的是，“四免一关怀”政策中应增加对中医药参与艾滋病治疗的相关解释。(3）在国务院艾滋病防治工作委员会的组织与领导下，加快研究，讨论形成一个包括中医药、西药在内的整合的《艾滋病诊疗指南》并推广。(4）应完善促进中医药参与艾滋病治疗的具体配套政策，如艾滋病治疗中药审批政策、医保政策、人员培训的长效机制等。

本文观点：

(1）目前，中国“中医药艾滋病试点项目”已取得阶段性的成效，在体系建设、组织管理、人才队伍建设等方面积累了一定的经验，并且制定了与中医药防治艾滋病相关的政策，中国政府总体上鼓励并期待中医药在艾滋病防治中发挥积极作用。

(2）在现有政策中仍存在一些问题：直接与中医药防治艾滋病相关的高层面的政策法规较少，且中医药参与艾滋病防治的具体目标不清晰；中医与西医在艾滋病诊疗方案方面割裂，未形成有机的整体；缺乏促进中医药参与艾滋病治疗的具体配套政策等。

(3）要充分发挥中医药在艾滋病防治中的作用，应进行更加精准的政策设计，增加经费投入，促进中、西医共同合作对抗艾滋病。

参考文献（略）

（出自《中国全科医学》2015年第18卷第2期第127－131页）

后 HAART 时期中医药调节 HIV/AIDS 患者免疫功能研究评述

许向前[1]，许前磊[2,3,4]，金艳涛[2]，李青雅[3,4]，谢世平[3,4]，郭会军[2,3,4]
（1. 河南省中医院，郑州 450002；2. 河南中医药大学第一附属医院，郑州 450000；
3. 河南中医药大学艾滋病研究所，郑州 450008；4. 河南省病毒性疾病中医药防治重点实验室，郑州 450008）

摘要 艾滋病（AIDS）作为一种严重传染病，目前还没有治愈的药物和方法，高效抗逆转录病毒联合疗法（HAART）能够迅速降低病毒载量，促进免疫重建，从而降低艾滋病相关并发症和病死率，大大提高了艾滋病的治疗水平。但部分患者在治疗过程中易出现免疫重建不良及免疫炎症综合征等病症，是目前面临的治疗难点。中医药在调节机体免疫功能方面具有丰富的实践基础和广阔的应用前景。通过开展中医药治疗 HIV/AIDS 免疫功能重建不良和免疫炎症综合征基础和临床研究，推动中医药联合 HAART 协同增效研究，可以提升中医药防治 HIV/AIDS 水平。

关键词 高效抗逆转录病毒联合疗法；中医药；HIV/AIDS；免疫功能；切入点

艾滋病（acquired immunodeficiency syndrome，AIDS）即获得性免疫缺陷综合征，由机体感染人类免疫缺陷病毒（human immunodeficiency virus，HIV）所导致机体免疫功能被逐渐破坏和免疫缺陷，造成各种机会性感染发生，或继发恶性肿瘤，最终导致死亡的严重传染病。目前还没有可以治愈此病的药物和方法，国际上推广使用的是高效抗逆转录病毒联合疗法（highly active antiretroviral therapy，HAART），该疗法能够迅速降低病毒载量，促进免疫重建，从而降低艾滋病相关并发症和病死率，HAART 疗法的高效性使其迅速在全球范围内推广，覆盖人群不断扩大，大大提高了艾滋病的治疗水平。但部分患者在 HAART 治疗的过程中，易出现免疫重建不良及免疫重建炎症综合征（immune reconstitution inflammatory syndrome，IRIS）等病症，是 HIV/AIDS 患者面临的治疗难点。现代免疫学的特点与传统的中医理论如“正气存内，邪不可干”“整体观念”等相吻合，为中医药调节机体免疫功能研究奠定了理论基础，笔者通过对后 HAART 时期 HIV/ AIDS 免疫调节现状分析，结合中医药调节 HIV/AIDS 免疫功能的临床实践，探讨了后 HAART 时期中医药调节 HIV/AIDS 免疫功能研究的切入点，为开展中医药联合 HAART 协同增效研究提供借鉴。

后 HAART 时期 HIV/AIDS 免疫调节现状分析

HIV 感染的 3 个重要特征是病毒持续慢性复制、CD_4^+ T 细胞的逐渐减少及缺失、过度的免疫活化。HAART 疗法是 1996 年美籍华裔科学家何大一提出的“鸡尾酒”式的多种抗病毒药物联合治疗方法，该疗法避免了单一抗病毒药物易出现耐药的缺点，且能够最大限度地抑制病毒复制，重建免疫功能，提高患者生活质量，减少 HIV 相关疾病的发生率及病死率。但部分患者经 HAART 治疗后出现免疫重建不良及以机会性感染加重的 IRIS，直接影响到 HAART 疗法临床的推广和实施。

1 HIV/AIDS 免疫重建不良

HAART 疗法临床疗效评价的一个重要方面就是促进 HIV/AIDS 免疫功能重建，即 HIV 感染引起的免疫异常得以恢复到正常水平或接近正常水平，明显改善 HIV/AIDS 患者的疾病进展和预后。但研究发现，HAART 后约 15% ~ 20% 的患者在病毒控制良好的情况下 CD_4^+ T 淋巴细胞计数仍未明显增长，称为免疫学无应答，又称免疫重建不良。目前针对免疫重建不良的发生机制研究尚不明确，且临床发生的影响因素众多，如既往治疗史、治疗开始时间、是否合并重叠感染以及年龄、种族、性别等，有研究表明艾滋病患者接受抗病毒治疗后的病死率，不良反应发生与开始治疗时患者 CD_4^+ T 淋巴细胞数量呈明显的负相关；方美新等通过对接受 HAART 治疗的艾滋病儿童、艾滋病成人以及健康成人作为对照研究，结果显示儿童患者治疗后免疫重建的恢复程度比成人好。在关于免疫重建不良的临床如何处理方面也尚未形成统一方案，医家们采用多种治疗手段进行探索，如李重熙、赵燕等应用蛋白酶抑制剂（克力

基金资助：国家自然科学基金项目（No. 81403342），河南省科技攻关计划项目（No. 172102310199），河南省高校科技创新人才支持计划项目（No. 16HASTIT031），河南省高等学校青年骨干教师资助计划项目（No. 2015GGJS－097），河南省中医药科学研究专项课题（No. 2015ZY01004，No. 2017ZY2016），河南中医学院科技创新人才支持计划项目（No. 2015XCXRC06）

芝）HAART 方案中非核苷类反转录酶抑制剂均得到了可改善 HAART 后免疫功能重建不良的情况研究结果；胡毅文等对部分经 HAART 治疗后仍出现机会性感染的患者给予 IL-17治疗，可达到免疫重建的目的；另有过继性免疫细胞治疗、细胞因子治疗以及阻断免疫抑制途径等研究，具有提高患者免疫重建水平的潜在能力，有待更为规范的临床队列研究提供循证医学证据。

2 HIV/AIDS 免疫重建炎症综合征

HIV/AIDS IRIS 是指部分艾滋病患者在 HAART 治疗后，病毒载量下降，免疫功能部分恢复时其机会性感染症状反而加重，甚至导致死亡的临床综合征，发生率为 10%～32%，随着 HAART 治疗人群的不断扩大，发生 IRIS 已成为后 HAART 时期日益突出的问题和治疗难点之一。而目前关于国内外关于 IRIS 发病机制、临床诊断、治疗方案尚未达成共识，如其发生机制多归咎为 HAART 治疗“触发”宿主的病理性免疫炎性反应；其临床表现常由于涉及多种病原体感染而复杂多样，尤其是难以判断是 IRIS 还是机会性感染，给临床的诊断带来了一定的困难，而且临床诱发的危险因素众多，如 CD_4^+ T 细胞计数偏低、机会性感染的特异性（如结核）、病毒载量迅速下降、HAART 治疗的时间和方案、患者的年龄等，不利于开展 IRIS 的早期预防；治疗关键是精确的诊断，同时要排除药物的不良反应及新发的机会性感染，针对其是一种炎性反应相关疾病，可采用甾体类或非甾体类抗炎药物治疗，其他治疗如蓝珂等应用糖皮质激素治疗艾滋病 IRIS，可改善 IRIS 并发结核病、隐球菌脑膜炎的临床症状，提高患者治疗的依从性。但激素对机体广泛的免疫抑制，可能会诱发机会性感染，临床应用时要给予评估。IRIS 一般不会危及 HIV/AIDS 患者的生命，且经过积极恰当的治疗能够继续抗病毒治疗，但其临床后果常常会影响 HAART 治疗的依从性，造成 HAART 治疗的失败。

后 HAART 时期中医药调节 HIV/AIDS 免疫功能研究实践

中医药调节 HIV/AIDS 免疫功能的研究包括具有调节免疫功能的单味中药研究如人参、丹参、川芎、当归、五味子、黄精等；中药提取物研究如香菇多糖、灵芝多糖、甘草酸、人参皂苷等。中药复方对 HIV/AIDS 免疫功能的影响研究，如唐草片、益艾康胶囊、扶正排毒片、爱康胶囊、爱可扶正片、艾可清胶囊、艾灵颗粒、中研 2 号、康爱保生胶囊等，结果均具有稳定或提高机体免疫功能的作用。

随着 HAART 疗法在临床的推广，医家们对应用中医药联合 HAART 协同增效作用进行了研究，如邓鑫等应用中医联合 HAART 治疗 HIV/AIDS 患者，并与单纯 HAART 治疗为对照，结果显示中西医结合治疗提高 CD_4^+ T 细胞的效果优于单纯的抗病毒治疗；吴欣芳等应用中药免疫 1 号联合 HAART 组疗后的免疫重建有效率（71.4%）要高于单纯 HAART 组（68.5%），但两者比较差异无统计学意义；张爱民等采用中医辨证联合 HAART 治疗 HIV/AIDS 较单纯中药或单纯高效抗逆转录病毒疗法更有效提高患者免疫功能和降低病毒载量。

同时对 HAART 治疗过程中出现的免疫重建不良运用中医药治疗进行了积极探索，如王阶等应用免疫 2 号治疗艾滋病 HAART 后免疫重建不全患者，结果显示免疫 2 号能够促进机体免疫重建，改善患者的生活质量；赵霞等加用益气补肾方对艾滋病 HAART 后免疫重建不全患者进行临床观察，结果显示益气补肾方能够明显提高患者的 CD_4^+ T 细胞绝对计数，改善临床症状和体征，提高其生活质量和免疫功能；方路等针对 HARRT 治疗后免疫功能恢复不全者介入康爱宝生胶囊治疗，可促进患者免疫功能的重建；陆鹏等应用黄芪对常规 HAART 治疗免疫无应答的艾滋病患者 CD_4^+ T 淋巴细胞具有一定提高作用。

后 HAART 时期中医药调节 HIV/AIDS 免疫功能研究切入点

前期的临床实践显示出中医药在 HIV/AIDS 免疫功能调节方面具有广阔的应用前景。随着 HAART 疗法在临床的不断推广，覆盖人群不断扩大，在后 HAART 时期如何准确定位中医药调节 HIV/AIDS 免疫功能研究切入点对提高中医药防治 HIV/AIDS 临床疗效、拓展中医药应用范围、发挥中医药的特色和优势具有重要意义。HIV/AIDS 患者 HAART 后免疫重建不良及 IRIS 是开展 HAART 过程中面临的临床治疗难点，通过开展中医药防治 HIV/AIDS 免疫重建不良及 IRIS 的基础和临床研究，形成临床诊疗方案并进行推广，对提升艾滋病防治水平具有重要的推动作用。

1 开展中医药防治 HIV/AIDS 免疫重建不良及 IRIS 基础研究

开展中医药防治 HIV/AIDS 免疫重建不良及 IRIS 基础研究涵盖了其发病的中医病因病机、证候分布及演变规律、发病的体质类型等，是开展中医药防治 HIV/AIDS 免疫重建不良及 IRIS 的临床研究的基础。依托国家“艾滋病综合防治信息系统”数据库、“中医中药治疗 HIV/AIDS 项目”数据库的数据信息，在文献研究的基础上，通过专家问卷、回顾性分析、现况调查、数据挖掘等方法，开展 HIV/AIDS 免疫重建不良及 IRIS 中医基础研究，明确其中医病因病机、证候分布及演变规律、发病的体质类型，为开展中医药早期干预和辨证论治提供理论指导。

2 开展中医药防治 HIV/AIDS 免疫重建不良及 IRIS 的临床研究

首先，开展中医药防治 HIV/AIDS 免疫重建不良及 I-RIS 的临床研究首先是临床有效方药的筛选，在专家临床实践经验总结的基础上，借鉴中药体外免疫调节作用的研究成果，结合其中医发病的病因病机，筛选出针对 HIV/AIDS 免疫重建不良及 IRIS 常见中医证型治疗方药；其次，针对筛选出有效方药开展规范的临床研究，采用多中心、大样本、随机双盲对照的临床研究方法，为中医药防治 HIV/AIDS 免疫重建不良及 IRIS 临床方案的制定提供高级别的循证医学证据；再次，临床方案推广，借助中华中医药学会防治艾滋病分会及国家中医中药治疗艾滋病试点项目等平台进行方案推广，并通过国家中医药继续教育项目对中医药救治艾滋病项目相关人员进行培训，提升中医药防治 HIV/AIDS 免疫重建不良及 IRIS 的临床水平。

参考文献（略）

（出自《中华中医药杂志》2018 年第 33 卷第 3 期第 829 - 832 页）

中医药调节 HIV/AIDS 患者免疫功能研究现状与思考

桑 锋[1,2]，许前磊[1,2,3]，谢世平[2,3]，郭会军[1,2]，徐立然[1,2]

（1. 河南中医药大学第一附属医院，河南 郑州 450000；2. 河南省病毒性疾病中医药防治重点实验室，河南 郑州 450008；3. 河南中医药大学，河南 郑州 450046）

摘要 高效抗逆转录病毒疗法实施过程中，存在着患者免疫重建不良和免疫重建炎症综合征等治疗难点。中医药调节 HIV/AIDS 患者免疫功能的研究主要集中在以下几个方面：①中医药对 HIV/AIDS 免疫重建作用的研究；②中医药治疗 HIV/AIDS 免疫重建不良研究；③中医药治疗 HIV/AIDS 免疫重建炎症综合征研究；④中医药调节 HIV/AIDS 免疫功能机理研究。以上研究为进一步提高中医药防治 HIV/AIDS 的水平提供了理论基础。

关键词 艾滋病；人类免疫缺陷病毒；高效抗逆转录病毒疗法；免疫重建不良；免疫重建炎症综合征

艾滋病又称获得性免疫缺陷综合征（acquired immunodeficiency syndrome，AIDS），人类免疫缺陷病毒（human immunodeficiency virus，HIV）侵入机体后侵袭、破坏 CD_4^+ T 淋巴细胞，导致机体的免疫功能（主要是细胞免疫）严重受损，最后并发各种机会性感染和肿瘤而死亡。以往人们认为这种免疫功能的，破坏是不可逆转的但人类免疫缺陷病毒高效抗反转录病毒疗法出现后，受损的免疫功能重建成为研究的热点。免疫功能重建是指患者受损的免疫功能恢复到正常水平或接近正常水平，从而降低机会性感染和肿瘤的发生概率，降低发病率和病死率。现代免疫的概念为抵御传染病的能力，其相关组织称为淋巴组织，广泛分布在机体各个部位，具有免疫防御、免疫监视和免疫自稳三大功能。现代免疫学的特点与中医理论如“正气存内，邪不可干”“整体观念”“阴阳平衡”“五行制化”相吻合，为免疫重建研究奠定了理论基础。

1 西医学对 HIV/AIDS 免疫重建的认识

免疫功能重建的含义是指 HIV/AIDS 患者经抗病毒治疗或其他治疗后，HIV 感染引起的免疫异常得以恢复到正常水平或接近正常水平，从而使与艾滋病相关的各种机会性感染和肿瘤的发生率下降，艾滋病患者发病率和病死率相应减少。国内外免疫重建评价的主要指标是 CD_4^+ T 淋巴细胞数量和功能的恢复、免疫活化状态的自稳以及淋巴结结构的修复。目前国际上推广使用的高效抗逆转录病毒疗法（highly active antiretroviral therapy，HAART）能有效地降低 AIDS 相关并发症和病死率，使 HAART 疗法迅速在全球范围内推广，覆盖人群不断扩大。

但研究发现，HAART 治疗后的免疫重建具有局限性，HAART 不能帮助所有 HIV 感染的患者实现免疫功能的重建，HIV 复制被抑制是影响 HAART 介导的免疫重建的最主要的因素，虽然艾滋病患者经过 HAART 治疗后，血浆中检测不到病毒，但患者体内仍然存在低水平的病毒复制，有些接受 HAART 治疗的患者 CD_4^+ T 淋巴细胞上升与病毒抑制并不完全一致。此外，HAART 介导的免疫重建受多种因素的影响，如既往治疗史、治疗开始时间、是否合并重叠感染以及年龄、种族、性别等。还有研究证实 HAART 治疗的开始时间与疾病进展密切相关，如在 CD_4^+ T 淋巴细胞计数 $>500mm^{-2}$ 和 $350\sim500mm^{-2}$ 的两组患者研究中发现，延迟抗病毒治疗时间比早期治疗显著增加了患者的病死率；而另一项临床研究则比较了 CD_4^+ T 淋巴细胞计数为 $251\sim350mm^{-2}$ 和 $351\sim450mm^{-2}$ 两组患者接受抗病毒治疗后的疾

基金项目： 国家自然科学基金项目（81403342，81603403）；河南省科技攻关计划项目（172102310199）；河南省高校科技创新人才支持计划项目（16HASTIT031）；河南省高等学校青年骨干教师资助计划项目（2015GGJS - 097）；河南省中医药科学研究专项重点课题（2015ZY01004）

病进展情况，前者病死率更高，不良反应发生与开始治疗时患者 CD_4^+ T 淋巴细胞数量呈明显的负相关。方美新等观察 116 例接受 HAART 治疗的艾滋病患儿和 60 例艾滋病成人患者外周血情况，发现儿童患者治疗后免疫重建的恢复程度比成人好。HIV/AIDS 免疫重建影响因素众多，有待进一步深入临床和发生机制研究，以期更好地提高 HIV/AIDS 的治疗水平。

2　中医药调节 HIV/AIDS 免疫功能研究实践

中医药调节 HIV/AIDS 免疫功能作用研究包括临床和作用机制研究，临床研究主要集中在 3 个方面：①中医药对 HIV/AIDS 免疫重建作用的研究；②中医药治疗 HIV/AIDS 免疫重建不良研究；③中医药治疗 HIV/AIDS 免疫炎症综合征研究。

2.1　中医药对 HIV/AIDS 免疫重建作用的研究

中医药促进 HIV/AIDS 免疫重建研究包括单纯中药及中药联合 HAART 促进 HIV/AIDS 免疫重建研究。课题组依托河南中医药大学艾滋病研究所、河南省中医药防治艾滋病临床研究中心、国家中医临床研究基地，在“十五”“十一五”“十二五”期间，分别就爱康胶囊、爱可扶正片、扶正排毒片、益艾康等药物对 HIV/AIDS 免疫功能的调节作用进行了研究，结果显示以上药物均具有稳定或提高机体免疫功能的作用。其他中药调节 HIV/AIDS 免疫功能的研究主要有：赵竞等应用扶正抗毒中药制剂对 HIV/AIDS 患者进行治疗，结果显示其具有稳定和提高 HIV/AIDS 免疫功能的作用；危剑安等应用艾灵颗粒对 HIV/AIDS 患者进行干预，结果显示，艾灵颗粒可显著改善艾滋病患者的症状，提高免疫功能；李伟华等发现健脾益肾中药可增强 HIV 特异性 T 细胞免疫功能。其他有如唐草片、艾可清胶囊、中研 2 号、康爱保生胶囊、金龙胶囊、普乐康、三归片等中医复方对 HIV/AIDS 患者免疫功能的调节作用研究，结果显示以上药物均具有稳定或提高机体免疫功能的作用。

中医药联合 HAART 促进 HIV/AIDS 患者免疫重建研究，如吴欣芳等发现中药免疫 1 号联合 HAART 治疗组免疫重建有效率（71.4%）要高于单纯 HAART 组（68.5%），但两者比较差异无统计学意义，其联合 HAART 促进免疫重建的作用有待进一步深入研究；张爱民等发现中医辨证联合 HAART 治疗 HIV/AIDS 较单纯中药或单纯高效抗逆转录病毒疗法更能有效提高患者免疫功能和降低病毒载量；邓鑫等应用中医联合 HAART 治疗 HIV/AIDS 患者，并与单纯 HAART 治疗为对照，结果显示中西医结合治疗提高 CD_4^+ T 细胞的效果优于单纯的抗病毒治疗。HIV/AIDS 患者，并与单纯 HAART 治疗为对照，结果显示中西医结合治疗提高 CD_4^+ T 细胞的效果优于单纯的抗病毒治疗。

2.2　中医药治疗 HIV/AIDS 免疫重建不良研究

研究发现 HAART 治疗后 15% ~20% 的患者在病毒载量控制良好的情况下，CD_4^+ T 淋巴细胞计数仍未见明显增长，称之为免疫无应答，又称为免疫重建不良，是实施 HAART 治疗的临床难点之一。医家们应用中医药对艾滋病 HAART 疗法后免疫重建不全的防治进行了积极探索，如 Wang 等应用免疫 2 号治疗艾滋病 HAART 治疗后免疫重建不全患者，结果显示中药免疫 2 号方对 HAART 治疗后免疫重建治疗组有效率（34.48%）显著优于对照组（21.37%），差异有统计学意义，能够促进机体免疫重建改善患者的生存质量赵霞等加用益气补肾方对艾滋病 HAART 治疗后免疫重建不全患者进行临床观察，结果显示益气补肾方能够明显提高艾滋病免疫重建不全患者的 CD_4^+ T 细胞绝对计数，改善临床症状和体征，提高其生活质量和免疫功能；陆鹏等发现黄芪对常规 HAART 治疗后免疫无应答的艾滋病患者 CD_4^+ T 淋巴细胞具有一定提高作用；方路等针对 HARRT 治疗后免疫功能恢复不全者介入康爱宝生胶囊治疗，可促进患者免疫功能的重建。

2.3　中医药治疗 HIV/AIDS 免疫重建炎症综合征研究

HIV/AIDS 免疫重建炎症综合征（immune reconstitution inflammatory syndrome，IRIS）是指部分艾滋病患者在 HAART 治疗后，病毒载量下降，免疫功能部分恢复时其机会性感染症状反而加重，甚至导致死亡的临床综合征，发生率为 10% ~32%，是开展 HIV/AIDS 临床研究的热点之一。IRIS 的发生常涉及多种病原体感染，临床表现复杂多样，给临床的诊断和治疗带来了一定的困难。关于其发生机制多归咎为 HAART 治疗“触发”宿主的病理性免疫炎性反应，临床诱发的危险因素众多，如 CD_4^+ T 细胞计数偏低、机会性感染的特异性（如结核）、病毒载量迅速下降、HAART 治疗的时间和方案、患者的年龄等，不利于开展 IRIS 的早期预防。目前关于 IRIS 发病机制、临床诊断、治疗方案尚未达成共识，中医药在 HIV/AIDS 免疫重建炎症综合征防治方面研究较少，如段呈玉等观察康爱保生胶囊与抗结核药合用的安全性、有效性及 IRIS 的发生率，进行了中医药治疗艾滋病与免疫重建炎性综合征相关性的研究初步探索。下一步要通过开展中医药防治 HIV/AIDS 免疫重建炎症综合征的系统研究，涵盖其中医病因病机、证候分布及演变规律、体质分型，从而进行有效方药筛选，并开展相关的临床研究，制定临床方案并进行推广，充分发挥中医药的整体调节、早期干预的特色优势，降低 HIV/AIDS 免疫重建炎症综合征发生率，提升中医药防治艾滋病的临床水平。

2.4　中医药调节 HIV/AIDS 免疫功能机理研究

中医药在调节 HIV/AIDS 免疫功能研究方面主要集中于临床研究，其作用机制研究方面相对较少，如姜枫等通过检测用药前后血浆中 CD_3^+ CD_4^+ CD_{127}^+ 分子表达变化，探讨扶正排毒颗粒抑制 CD_4^+ T 细胞凋亡、调整 CD_4^+ T 细胞免疫激活的作用机制；王阶等通过观察中药干预对艾滋病免疫重建不全患者 TCRVβ 基因 CDR3 区克隆片断的影响，探讨中医药调节 T 淋巴细胞作用的分子机制；汤艳莉等通过对

Toll 样受体信号转导通路的研究，提出免疫 2 号方调节机体免疫功能的机制可能主要通过上调 TLR1 和 CD_{14} 表达，进而引起下游一系列通路信号分子传递而实现。尽管中医药在稳定或提高 HIV/AIDS 机体免疫功能具有明显的临床疗效，但其内在作用机制尚不明确。

3 讨论

HIV/AIDS 作为一种新发传染病，前期中医药防治的临床实践显示出了广阔的应用前景，尤其在调节 HIV/AIDS 免疫功能方面取得了显著的临床疗效。随着 HAART 疗法在临床上的推广和使用，有效地降低了 AIDS 相关并发症和病死率，但在 HAART 实施的过程中，存在着 HIV/AIDS 免疫重建不良和 HIV/AIDS 免疫重建炎症综合征治疗难点，在后 HAART 时期 HIV/AIDS 免疫重建不良和 HIV/AIDS 免疫重建炎症综合征是中医药调节 HIV/AIDS 免疫功能的治疗切入点，需进一步开展中医药防治 HIV/AIDS 免疫重建不良和 HIV/AIDS 免疫重建炎症综合征的系统研究，包括其中医病因病机、证候分布及演变规律、体质分型、有效方药筛选、临床方案的制定等，充分发挥中医药的整体调节、早期干预的特色优势，同时要深入开展中医药调节 HIV/AIDS 免疫功能的作用机制研究，为更好地推广中医药在 HIV/AIDS 防治中的作用提供现代医学证据。

参考文献（略）

（出自《中医学报》2017 年第 32 卷第 8 期第 1351－1354 页）

中医药治疗艾滋病临床文献的回顾性研究

刘 颖，刘婷婷，邹 雯，高国建，咸庆飞，王 健

（中国中医科学院中医药防治艾滋病研究中心 北京 100700）

摘要 近年来，中医药在治疗艾滋病方面的探索已经初见成效，在改善艾滋病患者的临床症状和提高生存质量及在防治艾滋病的并发症等方面体现出强大的优势。为了进一步深入观察中医药在艾滋病临床的治疗中应用的范围和确切疗效，提高中医辨证论治准确性，为临床辨证施治以及临床研究奠定基础，本文对近 20 年以来的艾滋病中医临床文献进行了回顾性研究。

关键词 中医药；艾滋病；临床文献；回顾性研究

本研究共纳入相关临床文献 172 篇，从 1998 年到 2011 年，其中涉及临床中药复方、经典名方以及针灸治疗艾滋病的疗效观察。

1 材料与方法

1.1 文献来源

利用中国期刊网 CNKI 数字图书馆、万方数据库、维普数据库与人工检索结合的方法，检索了 1998～2011 年国内中医期刊、中西医结合期刊和相关的西医期刊，共检索出自 1998 年以来有关艾滋病的中医治疗和中西医结合治疗的临床文献 172 篇。其中，中医药或联合 HAART 治疗临床疗效观察文献 116 篇、中医成方或联合 HAART 临床治疗文献 18 篇、针灸治疗或针灸联合汤药治疗文献 13 篇、从中医治法治则方面入手治疗的临床文献 9 篇；中西医结合临床治疗文献 15 篇；部分中药药理实验及免疫学研究文献 15 篇。

1.2 文献的选择标准

1.2.1 入选标准：中药临床疗效观察文献：中医临床辨证治疗艾滋病文献；中成药或成方治疗艾滋病文献；中西医结合治疗艾滋病临床文献：专家治疗艾滋病临床经验文献；涉及到部分中药新药开发药理及免疫学研究文献。

1.2.2 排除标准：可信度低者；一稿两投中的一篇；同一研究单位资料来源相同，经分析后进行整合，删除重复内容。

1.3 纳入文献中患者一般资料

纳入文献中可供统计者共 8742 例患者，其中男性 4638 例，女性 4104 例；年龄 0.8～83 岁；地区分布中国 7545 例，非洲各国患者 1197 例，其中，单独观察无症状期患者 463 例。

基金资助：“艾滋病和病毒性肝炎等重大传染病防治”重大专项“中医药延缓 HIV 感染者发病、促进免疫重建及降低耐药的临床研究”课题（No：2013ZX10005001）。通讯作者：王健，中国中医科学院中医药防治艾滋病研究中心，Tel：010—64039230，Email：62tiger@163.com

2 结果

2.1 复方研究

2.1.1 观察药物

从我国最早的援非医疗队对中医治疗艾滋病的探索，到今天的治疗艾滋病中药临床新药的开发，中医治疗艾滋病的过程是一个不断摸索和曲折前进的过程，总结近20年的中医治疗艾滋病的临床文献发现，对于中药治疗艾滋病的探索，先后有益爱康胶囊、爱灵颗粒、扶正排毒片等近45种中药临床实验观察，具体见表1。

表1

名称	样本量（例）	观察对象	名称	样本量（例）	观察对象
益爱康胶囊	1634	HIV/AIDS 患者 HIV/AIDS 患者	扶正排毒3号方	32	HIV/AIDS 患者
艾灵颗	367	ARC 期患者	扶正排毒颗粒	32	无症状期患
康爱保生胶囊	249	HIV/AIDS 患者	泻痢康胶囊	32	HIV/AIDS 患者
精元康胶囊	128	HIV/AIDS 患者	艾泰定	31	HIV/AIDS 患者
扶正排毒	119	无症状期患者	扶正抗艾颗粒	30	HIV/AIDS 患者
中研2号	117	HIV/AIDS 患者	复方 SH［52］	30	HIV/AIDS 患者
爱可扶正片	112	HIV/AIDS 患者	再生丹	28	HIV/AIDS 患者
爱乃吉系列颗粒	106	HIV/AIDS 患者	今生宝胶囊	22	HIV/AIDS 患者
唐草片	104	HIV/AIDS 患者	晒力口服液	22	HIV/AIDS 患者
田氏免疫激发剂	90	HIV/AIDS 患者	AAC 胶囊	21	HIV/AIDS 患者
乾坤宁	88	HIV/AIDS 患者	金龙胶囊	20	HIV/AIDS 患者
爱康胶囊	85	HIV/AIDS 患者	扶正排毒Ⅰ号方	15	无症状期患者
扶正排毒片Ⅱ号	65	无症状期患者	爱康1号	15	ARC 期患者
三归片	65	HIV/AIDS 患者	艾通颗粒	15	HIV/AIDS 患者
中爱颗	60	HIV/AIDS 患者	双黄连粉针剂	15	HIV/AIDS 患者
XQ－9302	58	HIV/AIDS 患者	红毛五加多糖	13	HIV/AIDS 患者
新世纪康宝	53	HIV/AIDS 患者	普乐康	12	HIV/AIDS 患者
克艾特胶囊	50	HIV/AIDS 患者	艾乃吉Ⅰ号	10	HIV/AIDS 患者
艾复康胶囊	50	HIV/AIDS 患者	金黄胶囊	10	HIV/AIDS 患者
艾宁颗粒	50	HIV/AIDS 患者	扶正逐毒丸	8	HIV/AIDS 患者
复方三黄颗粒	41	ARC 期患者	安体维康	5	HIV/AIDS 患者
消糜颗粒	40	HIV/AIDS 患者	喘可治	3	HIV/AIDS 患者
艾可清胶囊	39	HIV/AIDS 患者			

这45种中药制剂的临床观察中，大部分为中药新药的临床观察实验，也有部分是临床常用中药制剂，用于治疗艾滋病的探索，如金龙胶囊、喘可治、双黄连粉针剂等。

2.1.2 样本量

此次收集到的临床文献观察的样本量从1634例～3例不等，其中，益爱康胶囊、爱灵颗粒、康爱保生胶囊等观察的样本量较大。

2.1.3 观察时间

观察时间大部分是3个月到6个月，其中，观察时间在1年及以上的中药及时间具体见表2：

表 2

药物名称	益爱康胶囊	XQ9302	扶正逐毒丸	艾可清	田氏免疫激发剂	扶正排毒片	扶正排毒颗粒	爱可扶正片	爱灵颗粒	喘可治	金黄胶囊	克艾特	扶正排毒片Ⅱ号
观察时间（年）	2～3	1	1	1	1	1	1	3	1	3	3	1	1

可以看出益爱康胶囊、爱可扶正片、黄金胶囊观察时间较久，为1～3年。

2.1.4 受试对象

大部分中药新药临床实验的受试对象艾滋病各期的患者都有，也有部分是针对其中某期的患者，如扶正排毒系列方和扶正排毒片均针对无症状期的HⅣ感染者临床观察，爱康1号、AAC胶囊、爱灵颗粒、复方三黄颗粒均有针对ARC期患者的临床实验观察。

2.1.5 试验方法

总结文献发现，临床试验方法多采用自身前后对照较多，虽然多数文章标明随机对照，但是并没有交待随机具体方法，仔细研读文章发现是自身前后对照。有乾坤宁、晒力口服液、益爱康、艾宁颗粒、精元康胶囊、克艾特胶囊等采用的是随机双盲安慰剂对照；唐草片采用的是多中心、随机双盲安慰剂对照；复方三黄散颗粒、爱灵颗粒、艾可清胶囊、爱康胶囊采用的是随机单盲安慰剂对照。

2.1.6 药物定位

目前关于艾滋病的中药新药的研发基本定位在辅助性用药，提高患者的免疫功能或者是立足于降低HAART的毒副作用和治疗艾滋病相关的并发症，如消糜颗粒旨在治疗艾滋病口腔念珠菌病，泻痢康胶囊旨在治疗艾滋病相关性慢性腹泻，而精元康胶囊则是针对艾滋病HAART疗法的相关副作用如长期骨髓抑制。也有中药新药联合经典成方治疗各项并发症，如益爱康胶囊联合三黄泻心汤治疗艾滋病口腔溃疡，联合姜枣红糖茶治疗艾滋病慢性腹泻，联合逍遥散治疗艾滋病相关抑郁症。

2.1.7 疗效评价

临床疗效评价多采用国家中医药管理局颁布《五省中医药治疗艾滋病项目临床技术方案》和国家药品监督管理局2002年5月颁布的《中药新药临床研究指导原则》制定症状、体征计分，根据症状积分改善比判定疗效。以及CD_4及其亚群的计数、病毒载量、临床各项常规指标、生化指标。

2.1.8 基础研究

有药理学及免疫学研究的只有中研2号、双黄连粉针剂、艾泰定、艾灵颗粒、扶正抗艾颗粒、艾乃吉Ⅰ号、爱可扶正片、扶正排毒片，研究结果显示对提高免疫功能具有较好的作用，有些药物在体外对HIV－1有一定的抑制作用。

2.2 经方研究

来源于《伤寒论》和《金匮要略》中的经方大多数为原方用于减轻HAART毒副作用以及机会性感染。小半夏加茯苓汤、加味半夏泻心汤治疗HAART疗法的消化道反应，当归芍药散治疗HAART疗法的肝损。如半夏泻心汤、参苓白术散或合真人养脏汤治疗艾滋病相关性腹泻，当归芍药散加味治疗艾滋病并发慢性盆腔炎，升阳益胃汤治疗艾滋病腹泻伴发热。

人参养荣汤合右归丸、托里败毒散等治疗艾滋病的临床观察。免疫学研究发现补中益气汤对患者纯真型T淋巴细胞影响表现在纯真型T淋巴细胞出现的时间提前，并能增加纯真型和记忆性T淋巴细胞数目，并持续较长时间。

2.3 针灸研究

总结近年来针灸治疗艾滋病的相关文献并不多，只有13篇，主要集中在艾灸治疗艾滋病相关性腹泻，也有针刺治疗艾滋病并发带状疱疹，针刺治疗艾滋病并发周围神经病变以及针灸联合HAART治疗的临床观察。受试对象多为AIDS期患者，样本量20～274例不等，观察时间为15天～18个月不等，多为3个月。实验方法多为随机对照。针灸治疗艾滋病相关性腹泻的评价比较明确。免疫学研究发现针灸配合药物可以促进CD_4计数的提高；单独使用灸法可提高HAART治疗艾滋病的疗效。

2.4 国外研究

国外文献研究结果显示草药在提高艾滋病患者生存质量，延缓进展至艾滋病期，稳定CD_4细胞计数、改善腹泻、恶心等消化道症状方面有一定的效果，但除复方SH有明显降低病毒载量的效果以外，其他草药均对病毒载量没有抑制作用。国外针灸多用在改善消化道副反应和缓解疼痛症状方面，但试验显示仅对恶心有效果。

3 讨论

3.1 中医药治疗艾滋病做了大量的工作

本次纳入的文献报道病例数虽然差别很大（1634例～3例），但总数达到了8742例，充分体现从事中医药治疗艾滋病的科技工作者做出了大量的工作，初步明确的中医对艾滋病的认识，掌握了艾滋病的证候特征，确定了切入点和主攻方向，探索了治疗艾滋病的系列方药，建立了突显中医特色的疗效评价体系。

3.2 研究质量需要进一步加强

目前中医药治疗艾滋病的临床研究水平差别很大，多数属于自身前后对照，证据级别不高；样本量没有严格的测算依据；随机方法不规范；疗程确定存在随意性，缺乏依据；有些研究药物定位不明确，导致临床研究结果的可信性和可推广性比较差。

4 展望

高效抗反转录病毒治疗（HAART 疗法）至今是世界上公认的最有效的艾滋病干预手段，并使其艾滋病发病率和病死率大大下降，但 HAART 疗法也存在某些局限性如毒副反应、耐药性等，从而影响了抗病毒的治疗效果，也影响了患者服药的依从性和生活质量。

中西药联合应用治疗艾滋病是我国独特的干预模式，但两种药物同时使用后的作用效果和作用机制尚不清楚，需进一步明确；探索中药对延缓耐药产生的作用，降低耐药的发生率，是中医药治疗艾滋病新的切入点；开展多中心、大样本的随机双盲对照实验，验证中医药治疗艾滋病近期、远期疗效是目前的主攻方向。

参考文献（略）

（出自中华中医药学会防治艾滋病分会换届暨第九次学术会论文集第 369－375 页）

中药复方制剂联合 HAART 对 HIV/AIDS 患者免疫重建的系统评价

罗伟生[1]，王仕衎[1]，黄瑞[1]，唐宏亮[2]，康毅[2]，张扬武[1]，谭全肖[1]，禤传凤[1]，张夏[1]

（1. 广西中医药大学，南宁 530000；2. 广西中医药大学第一附属医院，南宁 530023）

摘要 目的 收集中药复方制剂联合高效抗反转录病毒疗法（HAART）治疗艾滋病病毒（HIV）感染者/艾滋病（AIDS）患者（简称 HIV/AIDS 患者）的临床随机和半随机对照试验的结果，并进行系统评价，评估中药复方制剂联合 HAART 对于 HIV/AIDS 患者免疫构建的疗效及安全性。方法 利用相关检索式计算机检索中国知网、万方数据系统、维普生物医药数据库、Medline、EMbase、CBM 数据库，收集有关中成药联合 HAART 治疗 HIV/AIDS 患者的随机对照试验，利用 Cochrane 协作网的系统评价方法进行评估，并利用 Cochrane 协作网风险偏倚评价标准制作漏斗图评价出版偏倚。分别由两名评价员独立对符合纳入标准的试验进行质量评价和资料提取，然后交叉核对。采用专用软件 Review Manage 5.2 进行 Meta 分析。结果 中药复方制剂联合 HAART 药物能够改善 HIV/AIDS 患者 CD_4^+ T 淋巴细胞计数［均数（MD）＝32.17，95%可信区间（*CI*）：5.95，58.40，*P*＝0.02］；同时对于改善 CD_8^+ T 淋巴细胞计数（MD＝－45.91，95% *CI*：－88.13，－3.68，*P*＝0.03）以及卡洛夫斯基积分（MD＝5.33，95% *CI*：0.16，10.49，*P*＝0.04）均具有一定的优势。此外，还能改善 HIV/AIDS 患者的一些临床并发症，诸如皮疹、腹泻、乏力等，且没有出现明显的不良反应。结论 受纳入文献质量的限制，中药复方制剂联合 HAART 能否促进艾滋病患者的免疫重建，尚需要高质量的临床试验进一步证实。

关键词 艾滋病病毒感染者/艾滋病患者；中药复方制剂；高效抗反转录病毒治疗；免疫重建；系统评价

艾滋病（AIDS）是以多系统、多器官受损、免疫功能不断下降甚至丧失为特征的传染性疾病。高效抗反转录病毒疗法（HAART）能够通过抑制 HIV 在细胞内的复制，减缓免疫功能的下降，从而有效地延缓病程的进展。但此种疗法不能彻底清除体内的 HIV，且其不良反应和耐药性已成为当前全球抗艾工作者所面临的难题及挑战。重建艾滋病病毒（HIV）感染者/AIDS 患者（简称 HIV/AIDS 患者）的免疫功能，对于改善其远期生活及生存质量具有长远的意义。近年来越来越多的研究表明，中医中药在改善 HIV/AIDS 患者临床症状，提高机体免疫力及生存质量，促进免疫重建，延长生命期等方面疗效确切。本文拟通过对照使用 HAART 或 HAART 联合安慰剂，系统评价中药复方制剂联合 HAART 对于 HIV/AIDS 患者免疫功能的影响，评估其有效性和安全性。

1 材料与方法

1.1 资料来源

中国知网（CNKI）、万方数据系统（Wanfang）、维普生物医药数据库（VIP）、Medline、EMbase、CBM 数据库。检索仅限中英文。检索截至时间为 2016 年 6 月。

1.2 方法

1）检索式为：“获得性免疫缺陷综合征” or “AIDS” or “艾滋病” or “HIV” and “中医药” or “traditional Chinese medicine” or “中药” and “HAART” or “高效抗反转录病毒”。针对电子数据库中无全文的文献进行手工检索。

基金项目：国家自然科学基金（8136053）；广西卫生厅重点项目（2013651）

纳入标准：①主要研究对象为经正规医疗机构确诊的HIV/AIDS患者，不论是否已经进行抗病毒治疗；②研究类型为随机对照临床试验（Randomized controlled clinical trials，RCTs）和半随机对照试验（Quasi - randomized controlled trials，qRCT）；③主要干预措施为：治疗组患者为中药复方制剂（中成药或者中药汤剂）联合HAART，对照组采用单纯HAART或HAART+安慰剂；④所观察的指标至少包含CD_4^+ T淋巴细胞（简称CD_4细胞）计数变化情况。

排除标准：①非临床试验研究，包括综述、动物实验、细胞实验等；②治疗组非中药复方制剂联合HAART或对照组并非采用单纯HAART或HAART+安慰剂；③重复发表的文献；④非随机及非半随机对照试验；⑤研究数据具有一致性的文献；⑥自身前后对照研究。

2）分别由两名评价员独立对纳入标准的试验进行质量评价和资料提取，然后进行交叉核对，若有分歧通过讨论解决。如对研究报告中的数据有疑惑，尽量与原作者寻求原始文献。

1.3 统计分析

采用国际Cochrane协作网提供的专用软件Review Manage 5.2进行Meta分析评价。纳入的二分类变量采用以均数差（Mean difference，MD）以及95%的可信区间（CI）表示；连续变量采用加权均数差；各纳入研究结果之间的异质性采用卡方检验，若纳入的各研究无异质性，即P≥0.1时，应用固定的效应模型分析相对危险度（RR）及95% CI，反之则采用随机效应模型进行分析。潜在的发表偏倚采用“漏斗”图形分析。

2 结果

共计检索754篇文献（Medline、EMbase、CBM：0篇；Wanfang：239篇；CNKI：268篇；VIP：247篇，手工检索0篇），其中，中文文献754篇、外文文献0篇。阅读文题，去掉重复发表的文献461篇，根据文题，去掉不相关文献206篇；阅读全文，根据纳入及排除标准，去掉不相关文献64篇；对数据重复一致的4篇（其中刘明、库启录、马秀珍的研究数据一致，洪恩思、夏瑾珍研究数据一致，刘震、王阶研究数据一致）予以剔除，只取其中各一篇。最终纳入Meta分析的中文文献19篇。各试验组间在年龄、性别等方面差异无统计学意义。所纳入文献基本资料见表1。

表1 纳入文献基本资料

文献作者	病例数/例（T/C）	治疗组	对照组	疗程/月
马伯艳	18（9/9）	艾可清胶囊+HAART	HAART	6
王健	100（50/50）	艾宁颗粒+HAART	HAART	11
刘明	62（34/28）	抗艾扶正胶囊+HAART	HAART6	
陈仁芳	70（35/35）	黄芪扶正胶囊+HAART	HAART	6
赵霞	40（20/20）	扶正解毒方+HAART	HAART	12
许文芳	55（28/27）	芪灵汤+HAART	HAART	6
刘翠娥	86（43/43）	益气健脾汤+HAART	HAART	12
江涛	114（68/46）	康爱保生丸+HAART	HAART	6
邓鑫	74（39/35）	辨证中药+HAART	HAART	6
靳娟	68（34/34）	辨证中药+HAART	HAART	6
梁娟英	200（100/100）	扶正解毒方+HAART	HAART	6
王建云	42（21/21）	驱邪培元汤+HAART	HAART	9
张情	58（38/20）	康爱保生丸+HAART	HAART	12
洪仲思	40（20/20）	中药复方+HAART	HAART	12
颜春晖	45（30/15）	八珍汤+HAART	HAART	12
盖鸿艳	22（11/11）	艾可清胶囊+HAART	HAART	3
陈晓蓉	44（21/23）	复方芪术汤+HAART	HAART	6
吴欣芳	228（114/114）	免疫1号方+HAART	HAART+安慰剂	6

2.1　文献质量评价

采用由 cochrane 协作网的方法学专家、编辑、系统评价员共同制定的新“偏倚风险评估”工具来评估纳入研究的偏倚风险性。通过 RevMan5.2 软件处理结果，纳入的 19 篇文献都存在较高风险偏倚，表明本系统评价的纳入文献质量不高，影响本研究的证据强度，见图 1。

2.2　CD_4 细胞计数

总共 19 项研究报告了 CD_4 细胞计数，据异质性检验 $P<0.00001$，$I^2=80\%$。根据不同疗程和不同治疗方案分亚组进行亚组分析，均不能有效降低异质性，因此，采用随机效应模型。结果表明，治疗组和对照组对改善 CD_4 细胞计数作用的差异有统计学意义（MD = 32.17，95% CI：5.95，58.40，P = 0.02）。中成药联合 HAART 能有效改善 HIV/AIDS 患者 CD_4 细胞计数水平。采用漏斗图评价对潜在发表偏倚进行分析，漏斗图趋势不对称，存在发表偏倚（图 2）。

2.2　CD_8^+ T 淋巴细胞（简称 CD_8 细胞）计数

同研究 CD_4 细胞计数文献相比，5 项研究报告了 CD_8 细胞计数，据异质性检验 $P=0.13$，$I^2=44\%$，采用固定效应模型进行分析，治疗组和对照组对改善 CD_8 细胞计数作用间差异无统计学意义（MD = -45.91，95% CI：-88.13，-3.68，P = 0.03）。中药复方制剂联合 HAART 能够有效改善 HIV/AIDS 患者 CD_8 细胞计数的水平。采用漏斗图评价对潜在发表偏倚进行分析，漏斗图趋势不对称，表明存在发表偏倚（图 3）。

2.4　卡洛夫斯基积分

4 项研究报告了卡洛夫斯基积分，据异质性检验 $P=0.07$，$I^2=58\%$，采用随机效应模型进行分析，治疗组和对照组对改善卡洛夫斯基积分间差异有统计学意义（MD = 5.33，95% *CI*：0.16，10.49，$P=0.04$）。中药复方制剂联合 HAART 能有效改善 HIV/AIDS 患者卡洛夫斯基积分。采用漏斗图评价对潜在发表偏倚进行分析，漏斗图趋势不对称，表明存在发表偏倚（图 4）

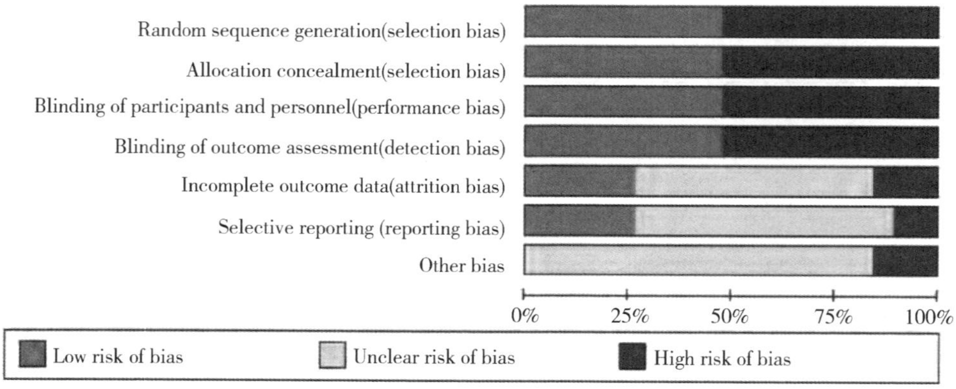

图 1　纳入文献的偏倚风险评估结果

Study or Subgroup	Experimental Mean	Experimental SD	Experimental Total	Control Mean	Control SD	Control Total	Weight	Mean Difference IV, Random, 95% *CI*
刘　明 2013	471.97	165.62	34	265.29	119.62	28	4.6%	206.68 [135.53, 277.83]
刘翠娥 2013	325.72	127.48	43	306.05	110.85	43	5.6%	19.67 [-30.82, 70.16]
刘　震 2013	233.8	127.5	116	224.4	109.1	117	6.4%	9.40 [-21.08, 39.88]
吴欣芳 2013	263.5	149.9	114	232.9	128.1	114	6.2%	30.60 [-5.60, 66.80]
张　情 2011	391.81	145.76	38	324.06	128.5	20	4.6%	67.75 [-5.18, 140.68]
梁娟英 2014	244.9	116.47	100	215.9	105.8	100	6.4%	29.00 [-1.84, 59.84]
江　涛 2011	286.93	127.41	68	251.5	121.33	46	5.8%	35.43 [-10.90, 81.76]
洪仲思 2011	304.8	105.3	20	242.7	59.81	20	5.5%	62.10 [-9.03, 115.17]
王　健 2008	277	165.89	46	248.02	155.01	41	4.8%	28.98 [-38.47, 96.43]
王建云 2015	433.29	163.69	21	368	127.58	21	3.9%	65.29 [-23.47, 154.05]
盖鸿艳 2015	224.6	46.9	11	358.3	53.4	11	6.0%	-133.70 [-175.70, -91.70]
许文芳 2014	285	105	28	250	107	27	5.3%	35.00 [-21.05, 91.05]
赵　霞 2015	276.8	133.24	20	207.95	93.48	20	4.6%	68.85 [-2.48, 140.18]
邓　鑫 2010	302.62	96.37	39	286.61	98.39	35	5.9%	16.01 [-28.46, 60.48]
陈仁芳 2014	268.2	101.5	35	231.6	97.6	35	5.8%	36.60 [-10.05, 83.25]
陈晓蓉 2010	319.35	102.5	21	255.4	91.67	22	5.2%	63.95 [5.73, 122.17]
靳　娟 2011	260.49	94.54	34	245.19	88.39	34	5.9%	15.30 [-28.20, 58.80]
颜春晖 2015	220.87	125.21	30	200.45	135.24	15	4.2%	20.42 [-61.38, 102.22]
马伯艳 2007	223.67	95.23	6	241.22	110.04	9	3.3%	-17.55 [-122.31, 87.21]
Total(95% *CI*)			824			758	100.0%	32.17 [5.95, 58.40]

Heterogeneity: $Tau^2=2540.77$, $Chi^2=89.66$, df=18 ($P<0.000\,1$); $I^2=80\%$

Test for overall effect: $Z=2.40$ ($P<0.02$)

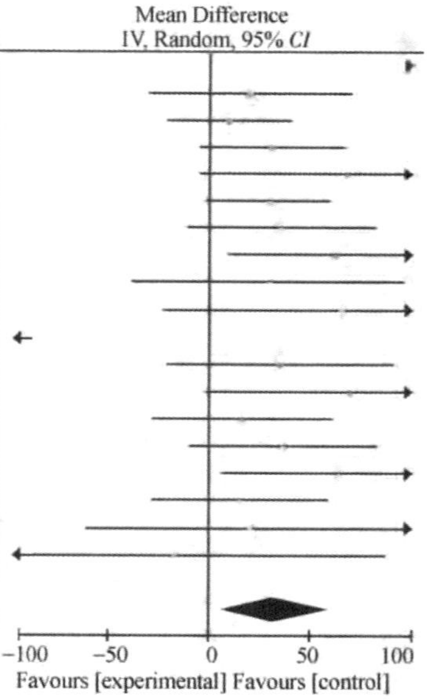

图 2　联合用药组与 HAART 或 HAART 联合安慰剂改善 CD_4 细胞计数疗效比较

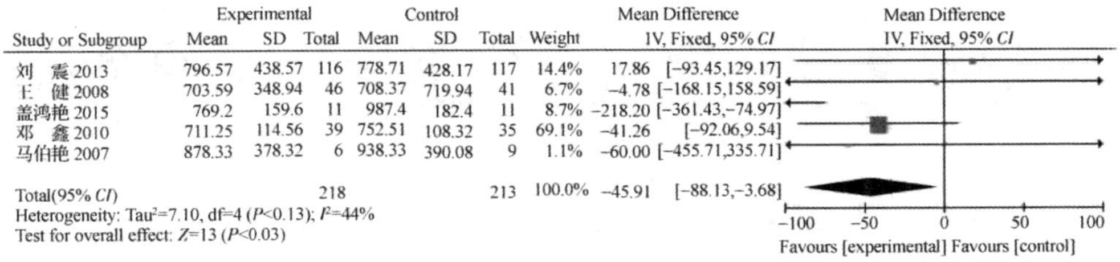

图 3　联合用药组与 HAART 或 HAART 联合安慰剂改善 CD_8 细胞计数的疗效比较

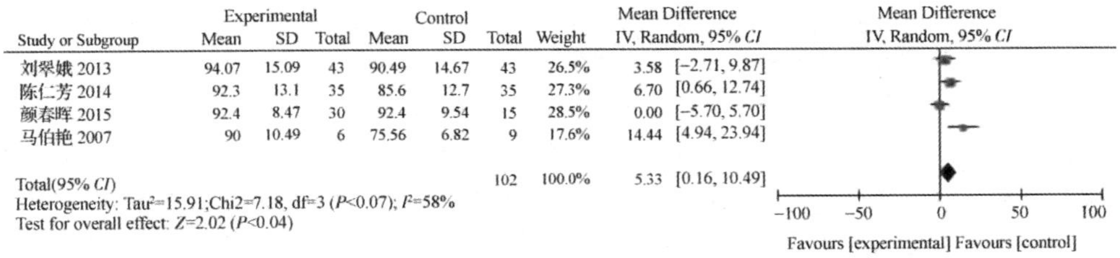

图 4　联合用药组与 HAART 或 HAART 联合安慰剂改善卡洛夫斯基积分的疗效比较

2.5　不良反应

考虑 HIV/AIDS 患者并发症较多，部分文献对研究过程中的不良反应进行了检测，均表明中药复方制剂联合 HAART 能够改善 HIV 患者的一些临床并发症，诸如白细胞减少、肝功能损害、皮疹、腹泻、乏力、盗汗等，同时能够提高症状及体征积分。

3　讨论

《素问·评热病论》："五疫之至，不相染者，正气存内，邪不可干；邪之所凑，其气必虚。"艾滋病为传染性疾病，属于疫气邪毒的范畴。艾滋病能够导致机体 T 淋巴细胞进行性下降，进而出现免疫力下降。中医认为，艾滋病的发生，其外因是感染温邪淫毒，损伤机体；内因是正气受损，气血亏虚。人体正气的强弱对于艾滋病的感染及发病过程均起着重要的作用。艾滋病初期出现的低热、盗汗、腹泻等症状直至发病，及晚期出现的各种机会性感染及并发症，均提示了人体的正气由起初尚能抗邪到最后正气消耗殆尽的过程。中医学主张将"正气"类属为西医学"免疫功能"的范畴，其两种理论相辅相成。目前治疗艾滋病的中药复方制剂大多以黄芪、甘草、女贞子、太子参、白术等具有益气扶正、补益脾肾功能的中药，以及以黄芩、桑白皮、虎杖、苦参等具有解毒功效的中药为主，具有调节人体阴阳、脏腑等功能，鼓舞人体自身正气从而发挥抗邪的作用。研究也表明，中医药能够通过促使 T 细胞部分受体基因重排，帮助机体免疫细胞有效地识别病毒，降低 T 细胞凋亡的方式，从而提高免疫功能，促进免疫重建。本文采用系统评价的方法，试图进一步分析中药复方制剂对于 HIV/AIDS 患者免疫功能重建过程中的有效性和安全性。Meta 分析结果显示，中药复方制剂联合 HAART 在改善 CD_4、CD_8 细胞计数及卡洛夫斯基积分上具有显著作用，且未见明显的不良反应，具有较高的安全性。

对以上 3 个指标通过绘制漏斗图，漏斗图均不对称，提示存在发表偏倚，纳入文献的质量不高，具有很大的局限性：1）本次研究纳入的研究均为国内文献，可能是因为中药复方制剂成分较多，作用机制复杂；国外发表的研究非常少，检索的语言包括中英文，但并没有检索到相关中药复方制剂联合 HAART 治疗艾滋病的外文文献。2）这些文献均提及"随机"字样，但只有 9 篇提及随机的方法，其他未明确描述随机的方法以及未描述盲法、失访及退出，存在选择性偏倚；此外，方法学质量偏低。3）所纳入的文献均缺少对观察对象远期的随访及记录。

中医中药治疗艾滋病要想得到广泛的国际化的认可，必须提高中医药临床研究的规范及质量，中医药在进行临床研究时，要详细阐述随机分配的方法、随机分配方案隐藏、盲法的实施情况、失访及退出的原因，同时详细地、准确地、真实地记录治疗过程中所出现的不良反应，形成统一的诊断及评价标准，尽可能减少偏倚的发生。此外，中医讲究辨证论治，在今后的研究中可在辨证的基础上纳入研究对象，以期得到更加理想的治疗效果。

参考文献（略）

（出自《中国艾滋病性病》2017 年第 23 卷第 1 期第 28－32 页）

中草药治疗艾滋病随机对照临床试验的系统综述

张云皎　贾丽燕　牟钰洁　王丽琼　任　君　刘兆兰
（北京中医药大学循证医学中心，北京 100029）

摘要　目的　评价中医药治疗艾滋病的疗效和安全性。方法　纳入文献为中草药治疗艾滋病的随机对照临床试验。全面检索 PubMed、Cochrane 对照试验注册中心及 CNKI、维普、万方和 CBM 数据库（截至 2013 年 4 月）。自行设计资料提取表提取资料，采用 Cochrane 手册推荐的质量评价工具评价文献质量，应用 RevMan5. 1 软件进行数据分析。结果　3 个试验评价为低风险偏倚，其他均为高风险偏倚。艾灵颗粒与安慰剂比较（2 个试验，120 名受试者）结果显示：CD_4 细胞计数增加：MD95. 47，95% CI：（41. 52，149. 41）；健康相关生活质量评分：MD4. 80，95% CI（2. 63，6. 96）。湘 A2 联合传统治疗与传统治疗联合安慰剂比较（2 个试验，120 名受试者）：CD_4 细胞计数增加：MD42. 92，95% CI：（4. 92，80. 86）。艾灵颗粒联合传统治疗与传统治疗联合安慰剂比较（5 个试验，334 名受试者），CD_4 细胞计数增加：MD60. 82，95% CI：（27. 00，94. 65）。纳入试验无严重不良反应报告。结论　部分中草药如艾灵颗粒等在艾滋病的治疗中表现出潜在优势疗效且无严重不良反应，但由于纳入试验的质量较低和中草药治疗的异质性较大，需要慎重解释结果并在将来的研究中加以验证。

关键词　中草药；艾滋病；疗效；安全性；系统评价

艾滋病（acquired immunodeficiency syndrome，AIDS）的治疗措施主要包括针对病因的抗病毒治疗，如采用高效抗逆转录病毒治疗（highly active antiretroviral therapy，HAART）。HAART 在临床实践中的应用极大地改变了 AIDS 相关疾病的发展。然而，发展中国家许多 AIDS 患者无法承受抗逆转录病毒治疗的高昂成本。应用 HAART 后由于监测和诊断治疗不及时，出现了许多与 HAART 相关的疾病，其中，贫血、营养不良和肺结核等尤为高发。同时抗病毒治疗往往伴随着一些比较严重的不良反应，这也导致人体免疫缺陷病毒（HIV）感染者和 AIDS 患者很难长期坚持服用。基于此原因，HIV 感染者和 AIDS 患者更希望寻求其他的治疗方法，如补充和替代医学疗法。

中医药（TCM）是深受欢迎的补充医学治疗方法，有研究表明，TCM 能缓解 HIV 感染者和 AIDS 患者潜在的症状，降低病毒载量，增加 HIV 感染者和 AIDS 患者的 CD_4 细胞载量且有可能提高 HIV 感染者和患者的生活质量。

但目前，是否应推广中草药在 HIV 感染者和 AIDS 患者中的治疗仍有争议。笔者通过对中医药治疗 HIV 感染者和 AIDS 患者的随机对照临床试验（randomized clinical trial，RCT）进行系统综述以评估中草药对于 HIV 感染者和 AIDS 患者的有效性和安全性，获取中草药治疗 AIDS 的最高级别研究证据，为临床实践和为中国政府推广中草药在治疗 HIV 感染和 AIDS 患者中的应用提供参考。

1　方法

1.1　纳入标准

（1）中药治疗 HIV 感染者或 AIDS 患者的 RCT，纳入发表文献和未发表文献，不限制语言。（2）以中药、中药和西药联合治疗作为干预措施。中药指来源于药用植物或中国传统理论中用于治疗疾病的植物某些部分及中药提取物。（3）对照可以为空白对照、安慰剂对照或常规西医治疗方法如 HAART。（4）有共同干预措施的试验，只要共同干预措施为西药，且在两组干预措施一致，则可以纳入。（5）研究至少报告下面所列主要或次要结局指标之一。主要结局指标：病死率（包括所有死因死亡以及因艾滋病引起的死亡），HIV 感染者或 AIDS 患者疾病状态恶化，发生新的 AIDS 诱发事件。次要结局指标：CD_4 细胞计数（个/mm^3），病毒载量，生活质量评价指标和不良事件。

1.2　检索策略

以艾滋病、随机和中药等为检索词，作为关键词、主题词或标题检索以下数据库：Cochrane 数据库之 Cochrane 随机对照试验数据库、Pub Med、CBM、CNKI、维普、万方数据库。检索截至 2013 年 4 月。

1.3　文献筛选及资料

提取文献筛选和资料提取由两位作者独立完成，有分歧的地方，由第 3 位作者参与讨论决定。

1.4　质量评估应用

Cochrane 风险偏倚评估工具评价纳入研究的方法学质量，即随机序列生成方法、分配隐藏、盲法设置、缺失值处理、选择性报告和其他偏倚等，按照研究方法报告是否恰当分别评价为低、不清楚和高风险偏倚。合并研究的异质性使用 I^2 值进行评价。结果判定由两位作者独立完成，有分歧的地方，由第 3 位作者参与讨论决定。

基金项目：中国全球基金艾滋病项目 2012 年支持社会组织参与艾滋病防治工作项目（No. CSO－2012－研 51）；2013 年教育部新世纪优秀人才支持计划项目（No. NCET－13－0694）

1.5 数据分析

资料描述应用 SPSS 软件，资料分析使用 RevMan5.1 软件。二分类资料计算相对危险度（relative risk，RR），数值变量资料计算平均差（mean difference，MD），统计计算 RR 或 MD 的 95% 可信区间（CI）。同一亚组研究≥2 个，当各研究间异质性不明显时（$I^2<30\%$），Meta 分析采用固定效应模型；当异质性一般时（$30\%\leq I^2<75\%$），采用随机效应模型。当异质性显著时（$I^2\geq75\%$），采用描述性的方法进行定性总结，而不进行 Meta 分析。

2 研究结果

1.1 文献检索、筛选结果（图 1）。

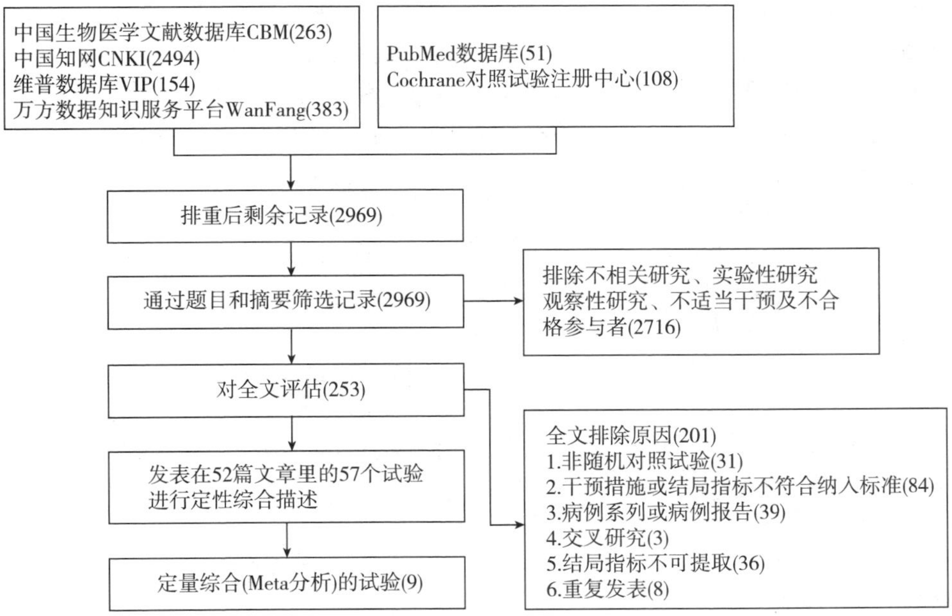

图 1 文献检索、筛选流程图

2.2 纳入研究的基本特征

17 篇是未发表的学位论文，4 篇是未发表的会议全文，2 篇是会议摘要，其余的试验均有全文发表。在美国开展的研究有 2 项，在法国、泰国、瑞士和肯尼亚开展的试验各有 1 项，其余试验均在中国进行。除 4 篇英文全文和 1 个英文摘要外，其余均为中文文章。11 个研究为多中心试验。4 个研究将患者分为 3 组，其余试验中患者均分为 2 组。7 个试验纳入对象为 HIV 感染患者，27 个试验纳入对象为 AIDS 患者，19 个试验同时纳入 HIV 感染者和 AIDS 患者，此 19 个试验均未按照 HIV 感染者和 AIDS 患者分别报告结果。研究样本量为（81.9±66.7）例（最小 18 例，最大 364 例），疗程（29.1±22.9）周（最短 4 周，最长 96 周）。

2.3 纳入研究的质量

3 个试验为低风险偏倚，其余试验均为高风险偏倚。21 个试验（20 篇文章）使用随机数字表产生随机序列。10 个试验实施分配隐藏。29（54.7%）个试验（28 篇文章）对受试者施盲。5 个试验报告对结果进行盲法评价。4 个试验有选择性报告偏倚，4 个试验选择性报告偏倚判定为不清楚，其余无选择性报告偏倚。36 个试验（35 篇文章）存在结果报告偏倚。20 个试验共有 163 例受试者脱落，每个试验脱落比例均<20%，其中有 13 个试验对照组共脱落 61 例。5 项试验报告采用意向性治疗分析（intention to treat analysis，ITT）。

2.4 疗效评价

中医药治疗 HIV 感染者和 AIDS 患者结局指标效应值（RR 或 MD）及其 95% CI 见表（略）。未报告：无报告，文章未报告关于此条目任何信息。无：未观察到，文章报告的在研究中未发现不良反应。

2.4.1 病死率（艾滋病相关及其他原因） 1 个试验报告了病死率，其在中研Ⅱ合并 HAART 和 HAART 合并安慰剂两组中差异无统计学意义［RR：1.36，95% CI：(0.29，6.43)］。

2.4.2 HIV 疾病进展和新的 AIDS 事件 无试验报告 HIV 疾病进展和新的 AIDS 事件发生。

2.4.3 CD_4 计数（细胞计数/mm^3） 48 个试验（44 篇文章）报告了 CD_4 计数。

在中草药与安慰剂比较中，18 个试验（16 篇文章）比较了中草药和安慰剂的试验报告了 CD_4 计数。依据单个试验结果，唐草片、益艾康胶囊、爱康胶囊、复方三黄胶囊、艾灵颗粒、辨证处方、免疫 1 号、艾复康胶囊、中药复方 SH 与安慰剂比较，在增加 CD_4 计数方面差异有统计学意义（表略）。2 个爱康胶囊的试验中不能做 Meta 分析（$I^2=86\%$）。2 个试验（120 名受试者）的 Meta 分析结果显示，与安慰剂比较，艾灵颗粒增加 CD_4 计数差异有统计学意义［MD：95.47，95% CI（41.52，149.41）］。

在中草药合并传统治疗与传统治疗比较中，13 个中草药合并 HAART 与 HAART 比较的试验报告了 CD_4 计数。与 HAART 比较，苦参素注射液及胶囊加 HAART、益气健脾汤加 HAART、中药复方制剂（5 味中药）加 HAART、复方芪术汤加 HAART 试验结果增加了 CD_4 计数。中药新血片合并 HAART 较单用 HAART 降低了 CD_4 计数。

在中草药合并传统治疗及中草药合并联合干预与联合干预合并传统治疗比较中，各有 1 例试验报告了 CD_4 计数，差异均无统计学意义（表略）。

在中草药合并传统治疗与传统治疗合并安慰剂的比较中，15 个中草药合并 HAART 与 HAART 合并安慰剂比较的试验（14 篇文章）报告了 CD_4 计数。与 HAART 合并安慰剂比较，复原解毒汤合并 HAART 和广安颗粒合并 HAART 增加了 CD_4 计数。湘 A1 合并 HAART 减少了 CD_4 计数。湘 A2 合并 HAART 与 HAART 合并安慰剂比较（2 个试验，120 名受试者），CD_4 细胞计数提高，MD：42.92，95% CI（4.92，80.86）。与 HAART 合并安慰剂比较，艾灵颗粒联合 HAART 增加了 CD_4 细胞计数；MD：60.82，95% CI（27.00，94.65）（5 个试验，334 名受试者）。

2.4.4 病毒载量（复制数/mL）　25 个试验（20 篇文章）报告了病毒载量。

12 个试验（10 篇文章）比较了中草药和安慰剂的试验报告了病毒载量。唐草片、复方三黄胶囊与安慰剂比较在降低病毒载量上差异有统计学意义（表略）。其他中草药试验在病毒载量降低方面差异无统计学意义（表略）。

在中草药联合传统治疗与传统治疗比较中，4 个中草药联合 HAART 与 HAART 比较的试验报告了病毒载量。3 个试验差异无统计学意义（表略），1 个试验数据无法分析。

在中草药与传统治疗比较中，1 个中医辨证汤剂与 HAART 比较的试验报告了病毒载量。与 HAART 比较，中医辨证汤剂增加了病毒载量。

在中草药联合传统治疗与传统治疗联合安慰剂比较中，8 个中草药联合 HAART 与 HAART 联合安慰剂比较的试验（7 篇文章）报告了病毒载量，但结果差异均无统计学意义（表略）。

2.4.5 健康相关生活质量　19 个试验（16 篇文章）报告了生活质量数据。应用了生存质量常用健康调查简表（SF－36）、卡诺夫斯基积分表（Karnovsky QOL）、AIDS 患者生存质量量表（MOS－HIV）、世界卫生组织 AIDS 患者生存质量量表（WHOQOL－HIV）4 个量表。

在中草药与安慰剂比较中，4 个中草药与安慰剂比较的（3 篇文章）试验报告了生活质量。IGM－1、辨证汤剂较安慰剂提高了健康相关生活质量。Meta 分析显示，与安慰剂比较，艾灵颗粒提高了生活质量（2 个试验，120 个受试者），MD：4.80，95% CI：（2.63，6.96）。

在中草药联合传统治疗与传统治疗比较中，7 个中草药联合传统治疗与传统治疗比较的试验报告了生活质量。益气健脾汤联合 HAART，扶阳治疗联合 HAART，艾可清胶囊联合 HAART 较 HAART 提高了生活质量。中医辨证汤剂联合阿昔洛韦较阿昔洛韦提高了生活质量。在 1 个试验中抗艾方Ⅱ号加减汤剂联合 HAART 与 HAART 比较，降低了生活质量。其余 2 个试验报告结果差异无统计学意义。

在中草药联合传统治疗比较中，中医辨证汤剂与 HAART 比较的试验报告了生活质量。对比 HAART，中医辨证汤剂降低了生活质量。

在中草药联合传统治疗与传统治疗联合安慰剂比较中，中草药联合 HAART 和 HAART 联合安慰剂的 4 个试验报告了健康相关生活质量。在 3 个试验中差异无统计学意义。与 HAART 联合安慰剂比较，艾灵颗粒联合 HAART 提高了生活质量。由于异质性较高（$I^2=92\%$），3 个以艾灵颗粒为干预的试验不能做 Meta 分析。

中草药联合传统治疗和传统治疗的 3 个试验报告了生活质量。1 个试验中中医辨证加艾洛松较艾洛松加氯雷他定提高了生活质量。其余 2 个试验结果差异无统计学意义。

2.4.6 安全性评价 14 个试验报告了不良反应，主要不良反应是恶心、呕吐、腹部不适、头疼和腹泻。1 个试验报告辨证治疗方剂与安慰剂比较，不良反应减少，1 个试验报告艾灵颗粒联合 HAART 的总体不良反应率高于 HAART 联合安慰剂组，RR：2.79，95% CI（1.66，4.68）。其他试验不良反应结果差异无统计学意义。

3　讨论

本研究纳入的试验中，纳入研究的样本量均较小，小样本试验在检验效果时往往效力不足，因此需要加大样本量来检验疗效。高偏倚风险研究可能会严重影响结果的可信度，而本研究中，大部分纳入试验均为高偏倚风险研究，因此对于结果的参考需谨慎。53 个试验中仅有不足一半的试验应用了盲法，由于中草药汤剂很难应用盲法，可能是对患者施盲的困难之处，但对于结局指标评价者来说，应尽可能地采用盲法，但本研究中大部分结局指标为客观指标，如 CD_4 计数等，因此是否应用盲法也不会对结果判定造成偏倚。

草药的种类很多，只有艾灵颗粒应用于 6 个试验，其他大多数中草药在试验中仅应用了 1 次，致使难以获得合并结果。尽管 2 个试验比较了艾灵颗粒与安慰剂，其余 4 个试验比较了艾灵颗粒与 HAART，但这些随机对照试验的结果并不一致，原因可能是由于样本量过小，研究质量不高，对于干预措施的限定如中草药的批号、加工产地等质量标准不同所引起的结果不一致，尚需要开展设计严谨的大样本研究对结果加以验证。由于纳入研究的干预时间的限制，对于一些结局指标，如病死率、AIDS 相关的新事件等，这些试验的时间较短，因此难以观察到这些结果，因此我们在下结论时需要特别谨慎，而这些研究证据则需要将来在开展临床试验时延长研究疗程以获得这些结果的信息。

本研究综合检索纳入了 20 个未发表的试验。即使已经进行了综合检索，并尽可能覆盖所有中草药治疗 HIV/AIDS 的 RCT，但本系统综述仍可能遗漏一些出版的和未出版的研究。另一方面，大部分中草药仅在一个研究中得以验证，因此并未做漏斗图来观察发表偏倚。

无试验提供中草药对 HIV/AIDS 疾病进展结局指标的证据。1 个试验报告了病死率。纳入文献未报告严重不良反应。2005 年发表的 1 篇系统综述纳入了 9 个试验测试了 8 种不同的中草药，其中有 3 个试验报告了阳性结果，试验中使用的 3 种草药治疗显示了一定疗效，其中中草药制剂 IGM－1 对 30 例有症状的 HIV 感染者健康相关生活质量的疗效明显优于安慰剂，草药 SPV30 在 1997 年 Durant 的预实验中对 CD_4 细胞计数有增加的作用，中药复方 SH 联合抗逆转录病毒药物较单纯使用抗逆转录病毒药物具有更强的抗病毒作用。在 2010 年发表的另一篇系统综述纳入了 13 个研究，但未写明中草药治疗分类，也未包括每一种中草药治疗是否有效的信息。据本研究结果，建议对在本系统综述中显示出潜在疗效的中药配方进行进一步的临床试验验证。实验室研究已经确定了一些抗 HIV 中药的活性成分包括多糖、苷类、蛋白质、多肽、生物碱、鞣质、黄酮类化合物。实验室研究需要与临床研究一起确定中草药治疗 HIV/AIDS 的活性成分和作用机制。

在纳入的 53 个试验中，26 个试验（25 篇文章，包括了 23 种中草药方）报告了阳性结果。其中单个试验显示唐草片、益艾康胶囊、爱康胶囊、复方三黄胶囊、艾灵颗粒、辨证处方、免疫 1 号、艾复康胶囊、中药复方 SH、苦参素注射液及胶囊加 HAART、益气健脾汤加 HAART、中药复方制剂（5 味中药）加 HAART、复方莪术汤加 HAART、复原解毒汤合并 HAART、广安颗粒合并 HAART、湘 A2 合并 HAART、艾灵颗粒联合 HAART 增加了 CD_4 细胞计数；唐草片、复方三黄胶囊降低了病毒载量；IGM－1、辨证汤剂、艾灵颗粒、益气健脾汤联合 HAART、扶阳治疗联合 HAART、艾可清胶囊联合 HAART、中医辨证汤剂联合阿昔洛韦、艾灵颗粒联合 HAART、中医辨证加艾洛松提高了生活质量。艾灵颗粒在提高 CD_4 计数和生活质量方面表现出了潜在优势，湘 A2 号颗粒在提高 CD_4 计数方面也表现出较好疗效，且均无严重不良反应。但由于大多数纳入试验的方法学质量较低和验证的中草药治疗的异质性较大，还需要开展设计良好的 RCT 来验证有潜在优势的中药配方的疗效和安全性。

参考文献（略）

（出自《中国中西医结合杂志》2017 年第 37 卷第 7 期第 863－869 页）

中医药治疗艾滋病试点项目总结报告（2014 年度）

王　健，梁碧颜，徐立然，邓　鑫，王军文，谭行华，郭会军，马建平，
张国梁，毛宇湘，张　毅，何丽生，李秀惠，李　鑫，杨　毅，陆嘉鸣，
张小平，刘　颖，邹　雯，刘宝录，欧阳龙明，王学冰，陈晓蓉，张晓忠，常占杰

1　基本情况

截至 2014 年 9 月 30 日，项目已先后在河南、云南、广西、安徽、北京、广东、陕西、湖北、四川、河北、黑龙江、湖南、江西、吉林、浙江、重庆、甘肃、上海、新疆 19 个省（自治区、市）开展，从 2004 年 5 省市扩大到 19 省市，累计治疗人数从 2582 人上升到 26276 人，正在治疗人数从 2418 人增加到 14478 人。

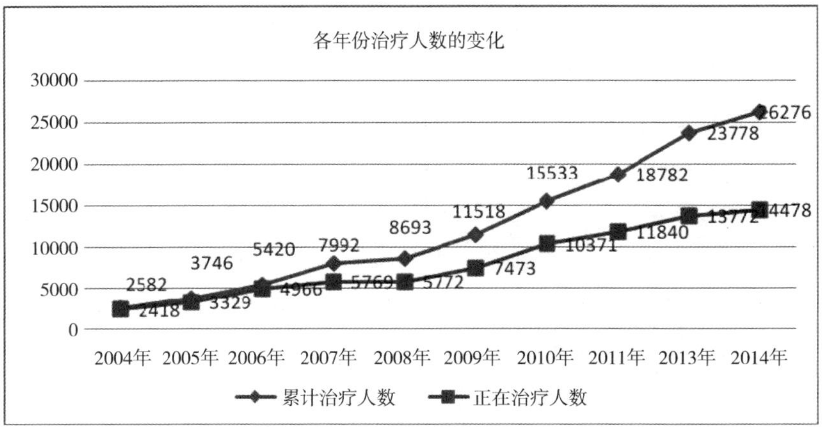

图 1　治疗人数

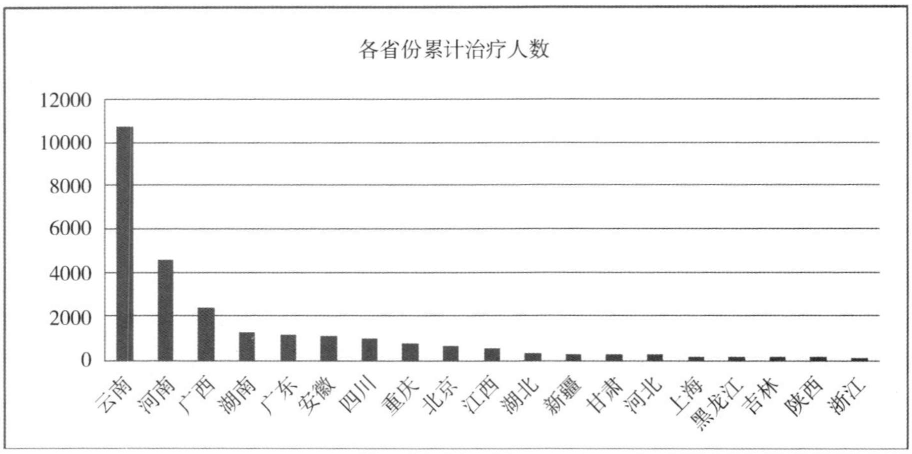

图2　以云南和河南人数最多，逐渐加大广西、四川、新疆等地覆盖力度

表1　病例分布情况

	累计治疗人数 n	%	正在治疗人数 n	%	累计死亡人数 n	%
云南	10758	40.9%	5653	52.5%	710	6.6%
河南	4586	17.5%	3473	75.7%	875	19.1%
广西	2356	9.0%	1266	53.7%	60	2.5%
安徽	1122	4.3%	826	73.6%	90	8.0%
湖南	1283	4.9%	503	39.2%	215	16.8%
四川	1001	3.8%	358	35.8%	85	8.5%
江西	575	2.2%	211	36.7%	134	23.3%
北京	671	2.6%	305	45.5%	25	3.7%
广东	1155	4.4%	389	33.7%	7	0.6%
河北	266	1.0%	162	60.9%	52	19.5%
重庆	789	3.0%	485	61.5%	31	3.9%
湖北	327	1.2%	195	59.6%	68	20.8%
新疆	301	1.1%	125	41.5%	3	1.0%
吉林	177	0.7%	112	63.3%	12	6.8%
甘肃	290	1.1%	154	53.1%	3	1.0%
上海	193	0.7%	48	24.9%	0	0.0%
黑龙江	179	0.7%	58	32.4%	0	0.0%
陕西	148	0.6%	58	39.2%	9	6.1%
浙江	99	0.4%	97	98.0%	1	1.0%
合计	26276	100.0%	14478	55.1%	2380	9.1%

注：上表为2014年9月底各省报送的总例数分布情况。

1.1 随访情况

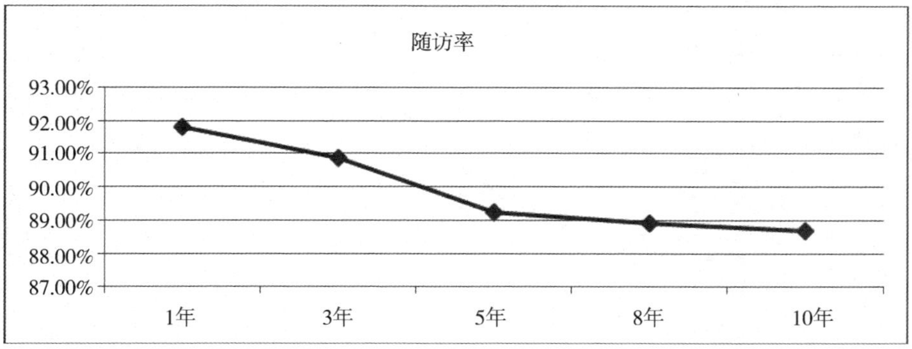

图3 1、3、5、8、10年随访率分别是91.8%、90.9%、89.3%、88.9%、88.7%；提示接受中医药治疗的患者依从性较好。

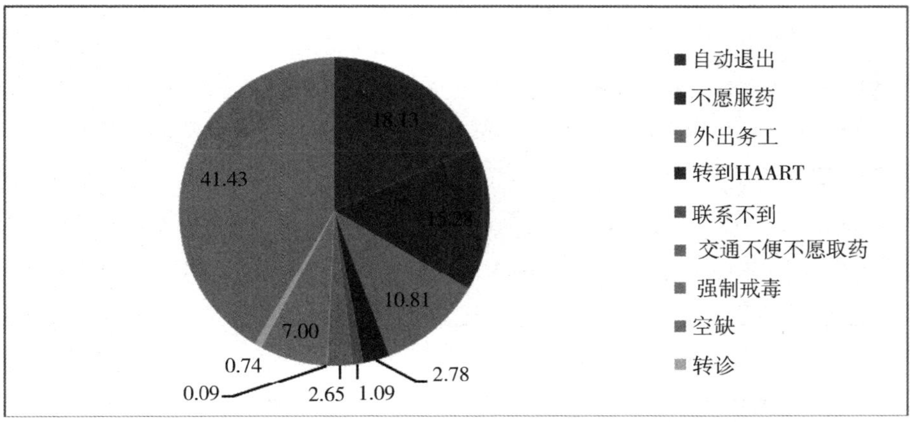

图4 失访主要原因：①自动退出（18.13%）；②不愿服药（15.28%）；③外出务工（10.81%）；④出狱（3.87%）

1.2 生存率分析

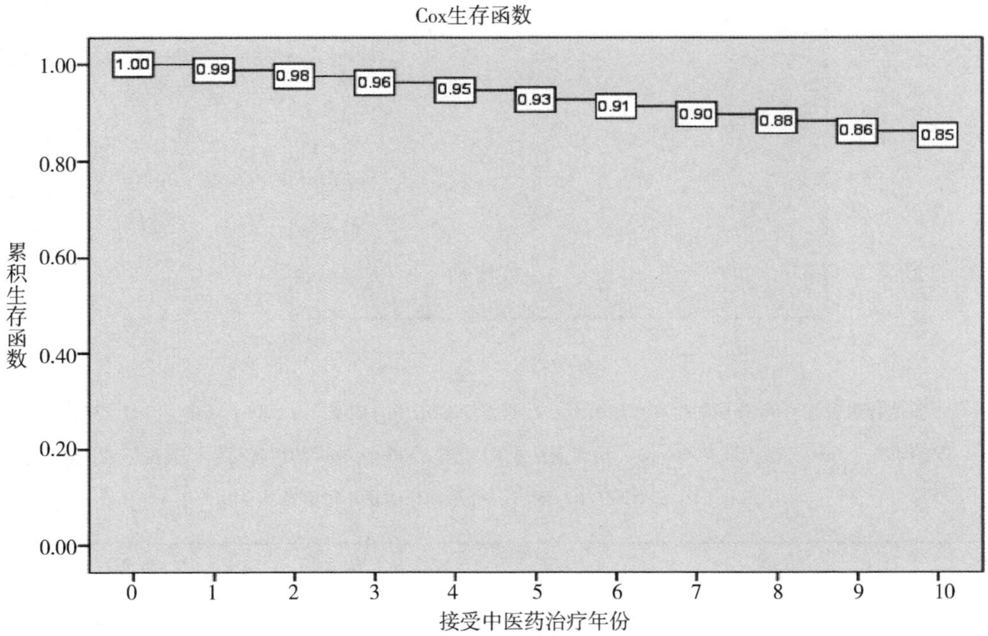

图5 总的生存率分析图：中医药干预后生存率呈缓慢下降趋势，10年的生存率为85%。

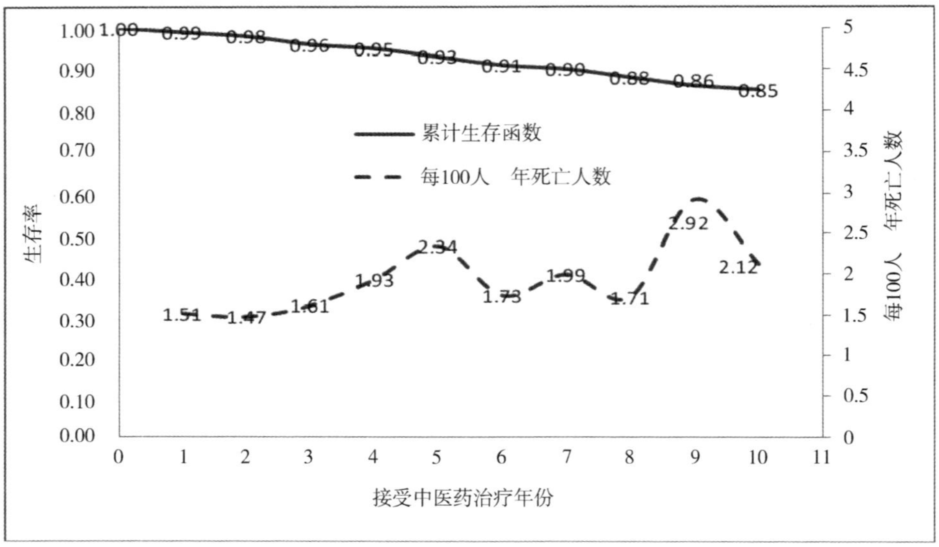

图6 以每100人年的死亡数来计算死亡率，1年时为1.51/100人，10年时为2.12/100人，其范围波动小，均保持在1～3/100人；这与入组时接受中医药治疗的患者病情较轻有关。

	1年	2年	3年	4年	5年	6年	7年	8年	9年	10年
期初治疗人数	19605	12585	8789	6113	4054	2972	2197	1789	1456	842
期内退出人数	6775	3638	2555	1960	999	730	368	305	580	833
期间死亡人数	245	158	121	99	83	45	40	28	34	9

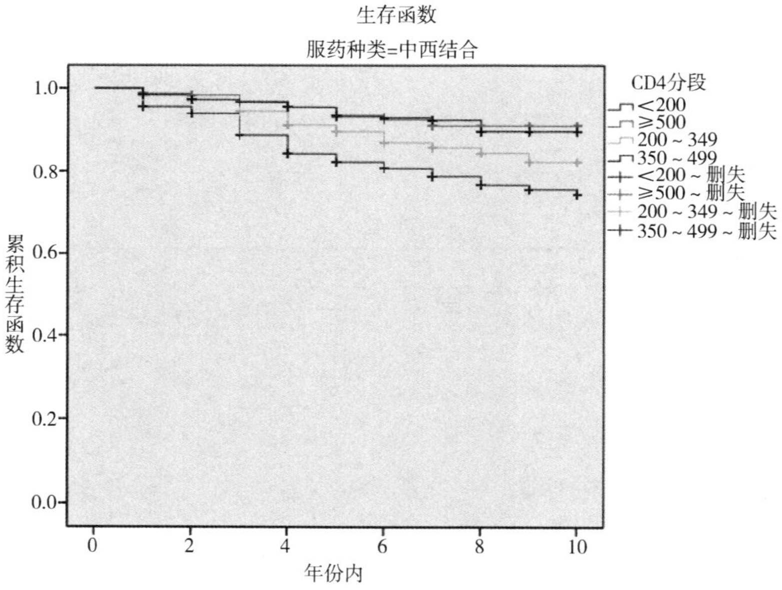

图7 中西结合组首诊 CD_4 分层的生存率比较图：按照首诊 CD_4 值分四层（<200个/mm^3、200～349个/mm^3、350～499个/mm^3、≥500个/mm^3），治疗前基线 CD_4 值<200个/mm^3的患者死亡风险高于其他患者（CD_4 值≥200个/mm^3），提示治疗时机不能太晚。

CD_4 计数分层	1年	2年	3年	4年	5年	6年	7年	8年	9年	10年
<200个/mm^3	1225	318	168	124	77	45	58	37	14	59
200～349个/mm^3	1092	374	188	153	73	58	88	49	22	56
350～499个/mm^3	787	268	112	105	41	26	70	37	14	51
≥500个/mm^3	554	204	71	91	35	23	55	11	12	40

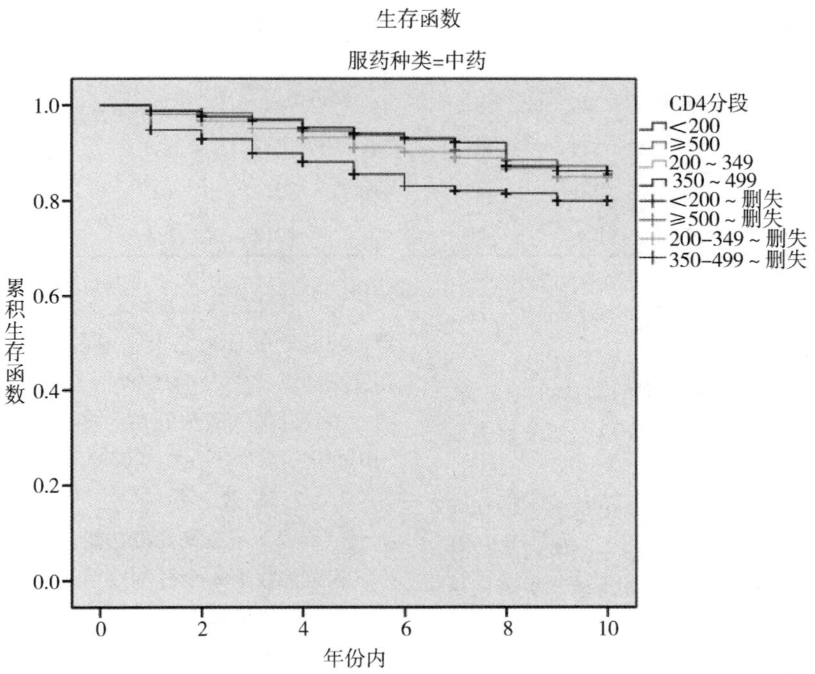

图8 中医组首诊 CD_4 分层的生存率比较图：按照首诊 CD_4 值分四层（<200 个/mm^3、200～349 个/mm^3、350～499 个/mm^3、≥500 个/mm^3），治疗前基线 CD_4 值<200 个/mm^3 的患者死亡风险高于其他患者（CD_4 值≥200 个/mm^3），提示治疗时机不能太晚。

CD_4 计数分层	1 年	2 年	3 年	4 年	5 年	6 年	7 年	8 年	9 年	10 年
<200 个/mm^3	1527	337	276	149	212	64	31	42	39	60
200～349 个/mm^3	1989	654	423	274	314	114	71	67	47	95
350～499 个/mm^3	2078	626	415	230	243	93	54	62	24	63
≥500 个/mm^3	1540	405	319	213	143	45	58	28	22	47

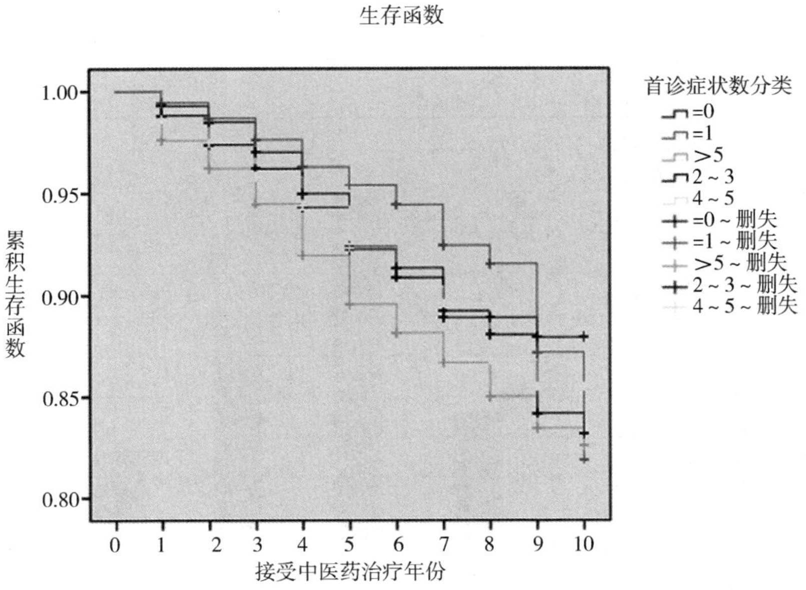

图9 首诊症状数分类的生存率比较图：按照首诊症状数分五类（0 个、1 个、2～3 个、4～5 个、>5 个），治疗前症状越多，治疗中死亡率越高。

首诊症状数分类	1年	2年	3年	4年	5年	6年	7年	8年	9年	10年
0	1071	542	387	335	144	52	31	28	47	44
1	985	425	249	264	133	56	37	20	51	33
2～3	2050	876	545	404	231	215	51	45	99	83
4～5	2374	1266	721	449	286	219	62	63	91	104
>5	3319	1572	1264	928	429	312	267	176	292	577

2 主要成效

2.1 社会效益逐步显现

（1）该项目得到社会和政府有关部门的认可与支持，得到“红丝带之家”等非政府组织（NGO）、越来越多西医同行的认可，引起社会广泛关注；

（2）给患者提供了新的治疗途径，受治患者免疫功能改善，症状减轻，生存质量提高，情绪稳定，增强了战胜疾病、生产自救的信心，“能吃、能睡、能干活”患者用最朴实的话代表了他们的真实感受，受到患者、家属的认可，促进了社会和谐与稳定；

（3）体现了政府积极履行承诺、对感染者和患者的关怀，减轻了政府的负担。

2.2 临床疗效明显

以下统计结果来自2014年9月9日导出的中医药治疗艾滋病试点项目数据库中26109例HIV/AIDS患者的记录。

2.2.1 临床资料

（1）年龄

（2）性别

男性15217例（60.64%），女性9875例（39.36%），男女比例为1：0.65。

（3）感染途径

（4）病情

（5）中医证型

将所有证型按照虚证、实证、虚实夹杂证进行分析发现，纯虚证在HIV感染者中占比例为56.71%～88.67%，在艾滋病患者中占41.94%～76.07%；HIV感染者以气血两亏型或肝郁气滞火旺型为多见，进入艾滋病患者后，以气阴两虚、肺肾不足型或脾肾亏虚，湿邪阻滞型为多见。

2.2.2 疗效

（1）稳定或提高免疫功能

连续治疗108个月治疗情况：HIV感染者单用中药治疗，CD_4计数呈缓慢上升、稳定或缓慢下降（低于每年的自然下降幅度或速度）趋势；对于艾滋病患者，以抗病毒治疗为主，中药为辅，其CD_4计数上升较明显。

（2）中药治疗连续84个月的110例HIV/AIDS患者的CD_4T淋巴细胞变化情况

选择2004～2013年采用中医药治疗的HIV/AIDS患者110例，对5个时间点（治疗0、12、36、60、84个月）的CD_4T淋巴细胞计数每年变化情况分析。

（3）减轻症状、体征

治疗120个月后，HIV感染者症状总积分有效率在62%以上，AIDS患者症状总积分有效率在70%以上；35%～55%患者乏力积分明显下降；16%～38%患者发热、咳嗽、纳呆、腹泻积分下降。说明中医药能减轻乏力、发热、咳嗽、纳呆、腹泻等主要症状，其中乏力、腹泻效果明显；中药对乏力、腹泻起效时间在3个月左右。

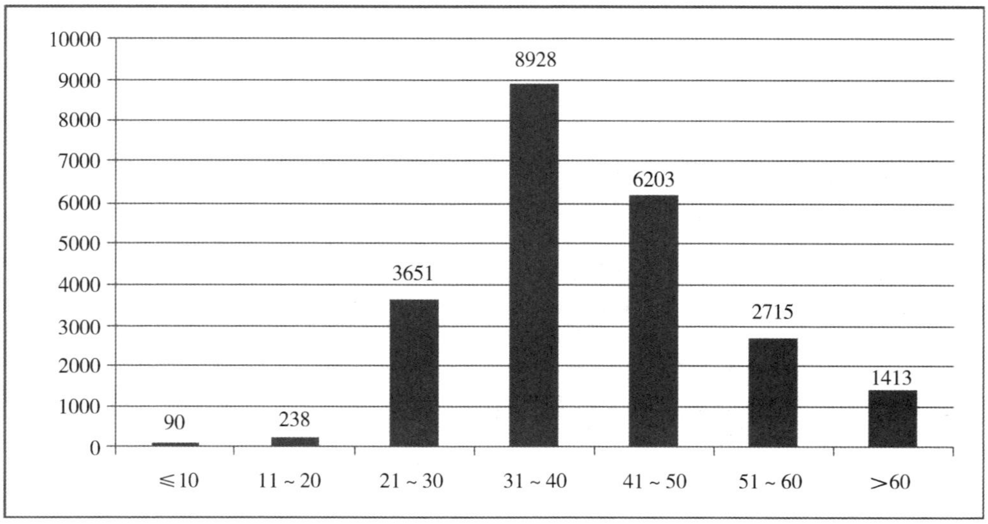

图10 年龄分布主要在21～50岁之间，平均年龄为40.67±11.43岁

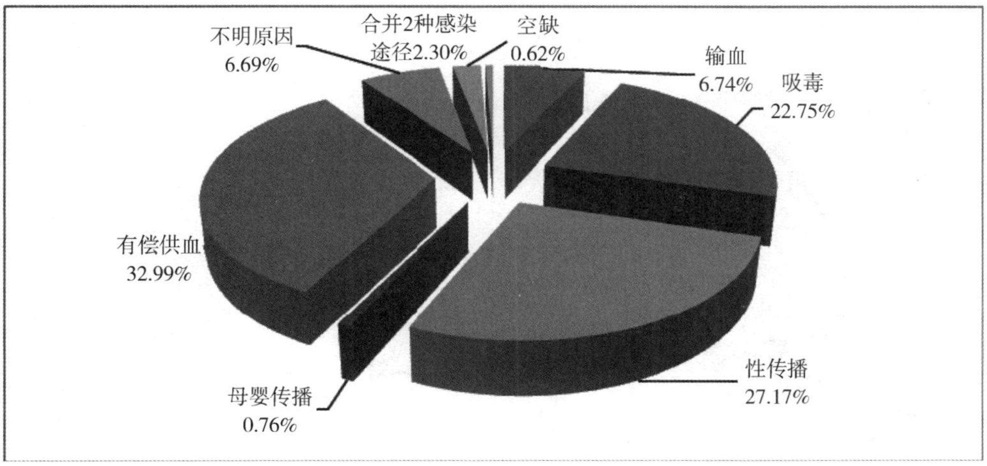

图 11　感染途径分布以有偿供血、性传播、静脉吸毒感染为主，
合并两种感染途径者以吸毒 + 性传播为主（占 1.83%）。

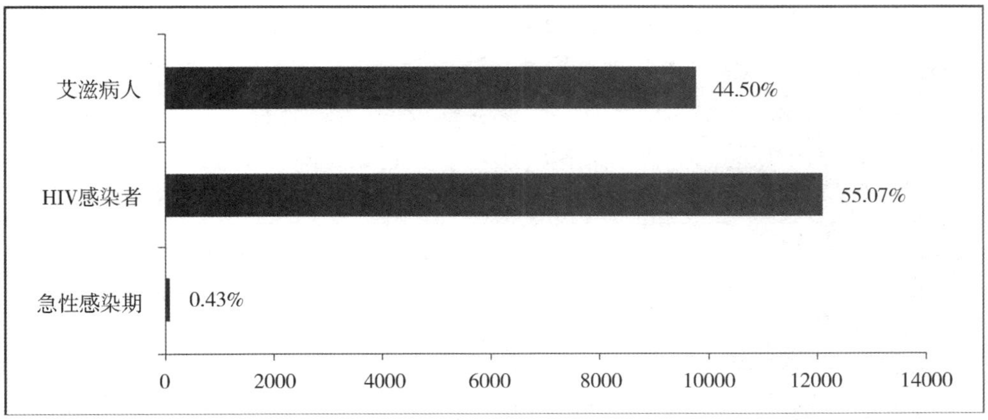

图 12　急性感染期 102 例，HIV 感染者 13570 例，艾滋病患者 10106 例，以 HIV 感染者和艾滋病患者为主

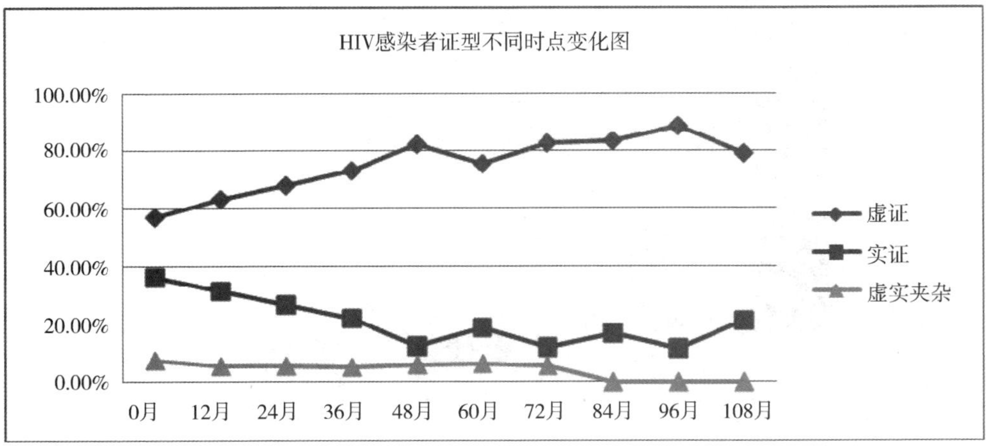

图 13　HIV 感染者以虚证和实证为主

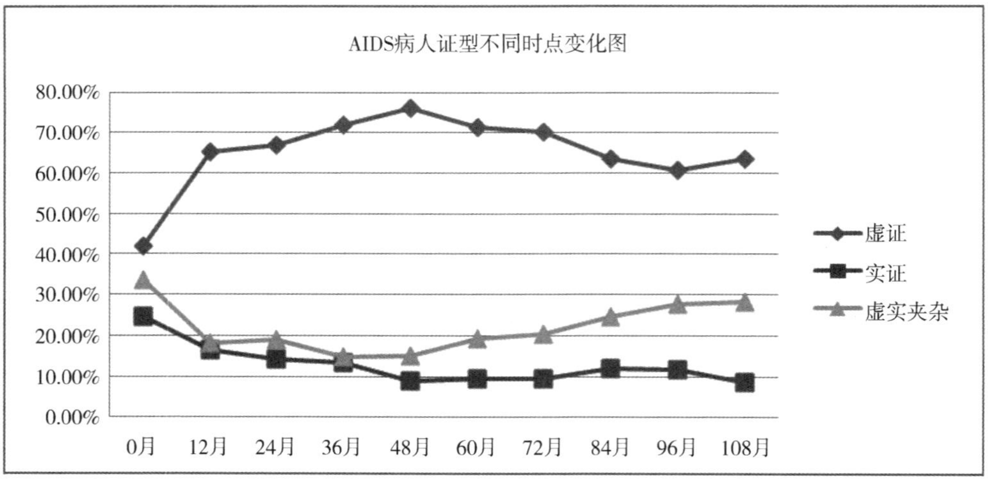

图 14　AIDS 患者以虚证和虚实夹杂为主

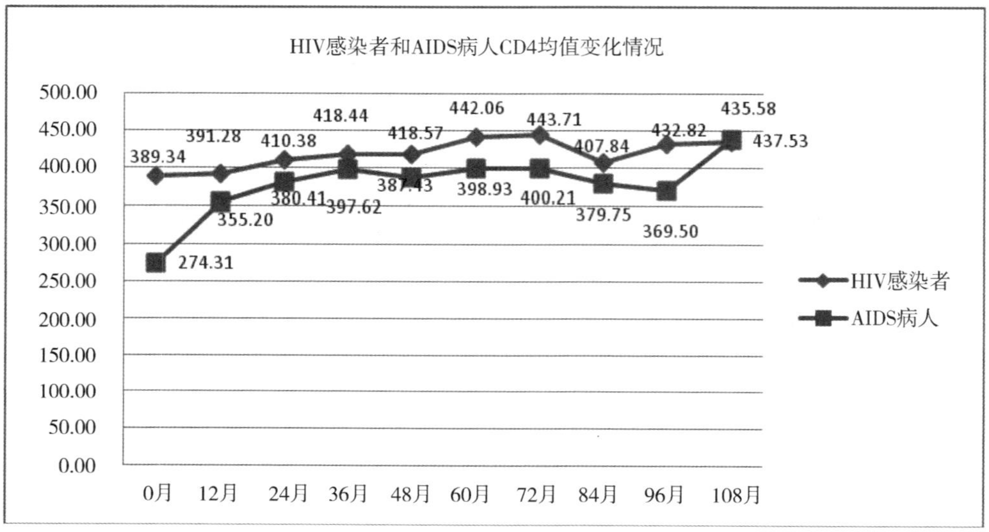

图 15　中药治疗可使 HIV/AIDS 的 CD_4 计数保持缓慢上升

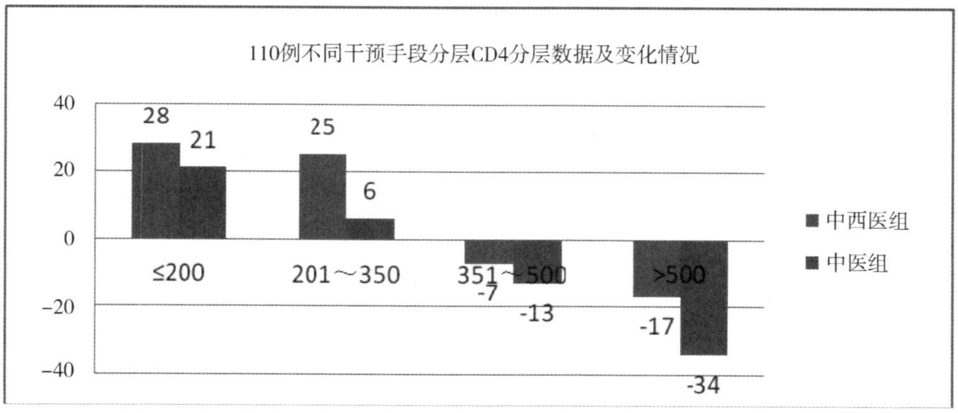

图 16　长期服用中医药可使 CD_4 保持稳定或者延缓其下降速度，远期疗效较好。

（《Frontier of Medicine》2014，8〈3〉：362－367）

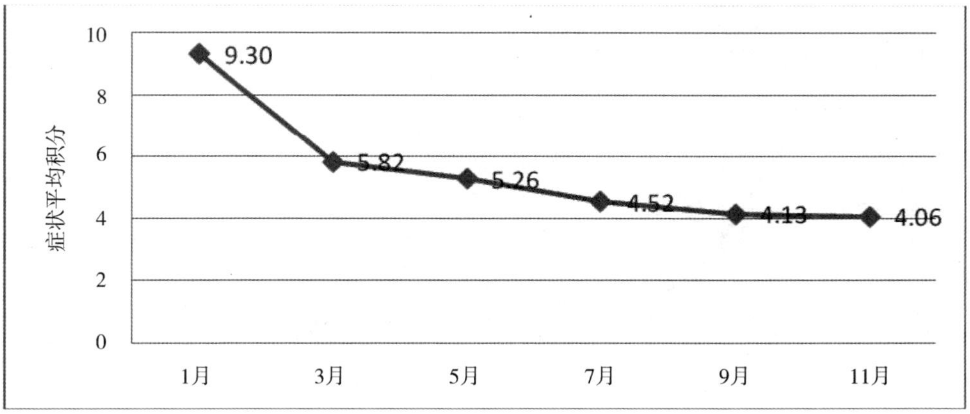

图 17　治疗一年症状、体征平均总积分变化

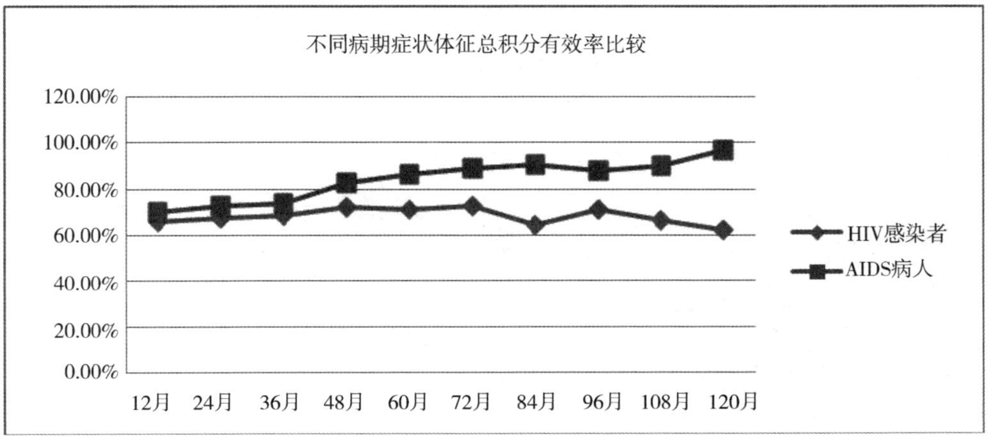

图 18　HIV/AIDS 症状、体征总积分有效率在 62% 以上

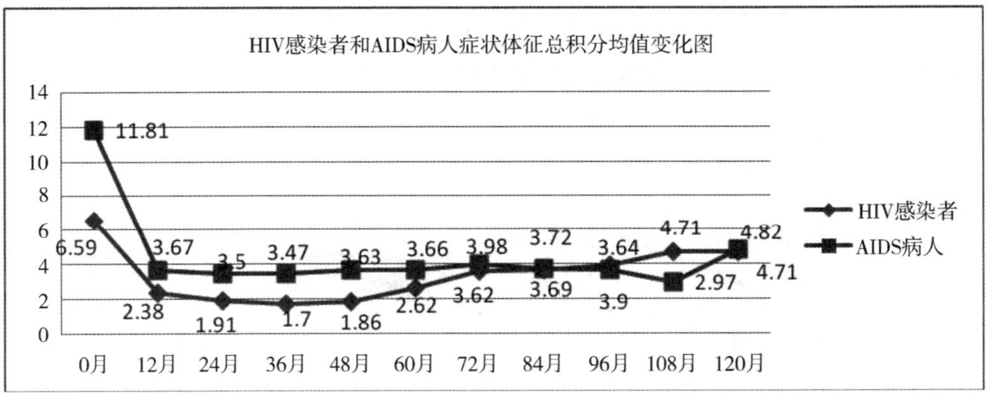

图 19　中医药对症状、体征总积分有较好改善作用

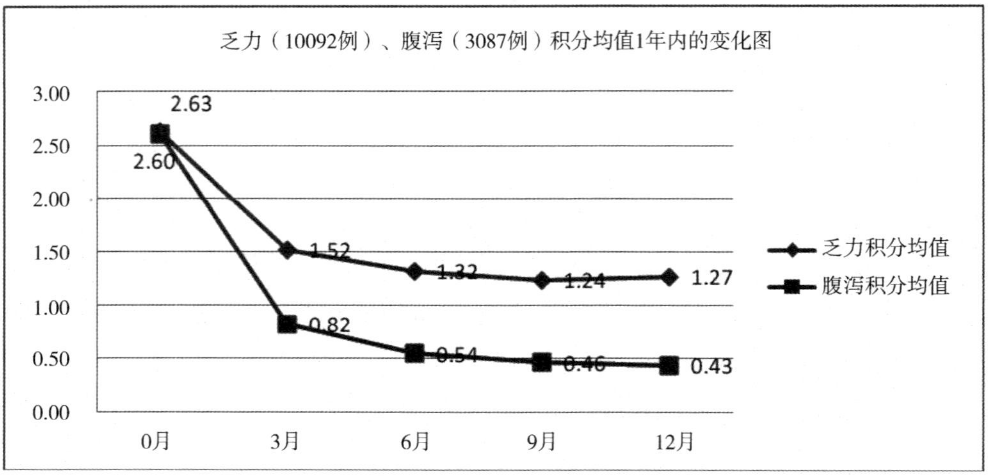

图 20　中药对乏力、腹泻起效时间在 3 个月左右

（4）中医、中西医疗效比较

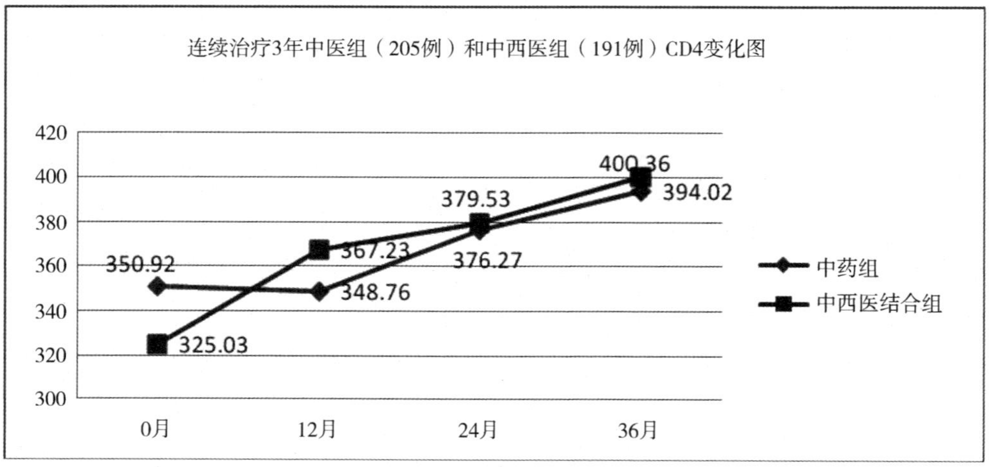

图 21　连续治疗 3 年中西医结合组上升幅度较中医组明显，提示中西药合用组疗效肯定。

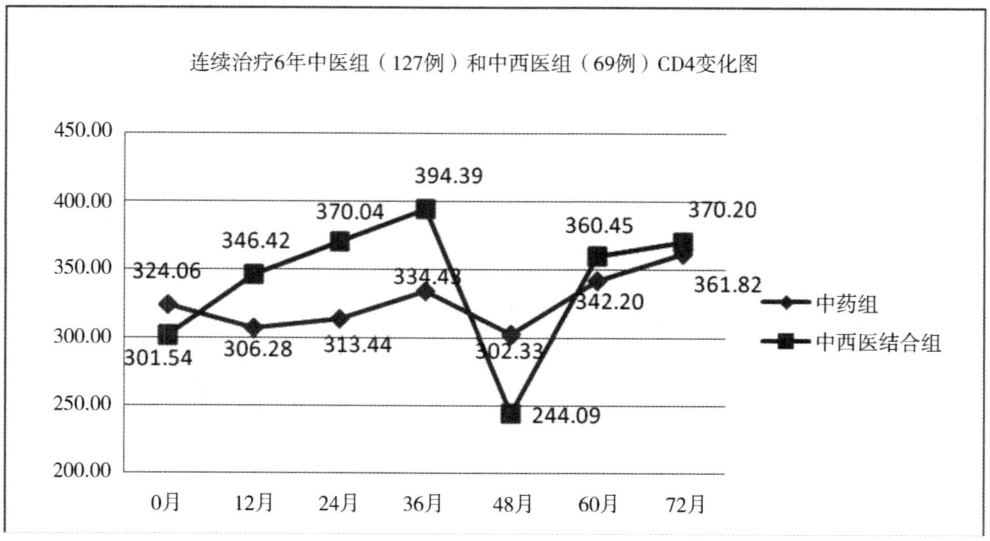

图 22　连续治疗 6 年中西医结合组比中医组的疗效较好。

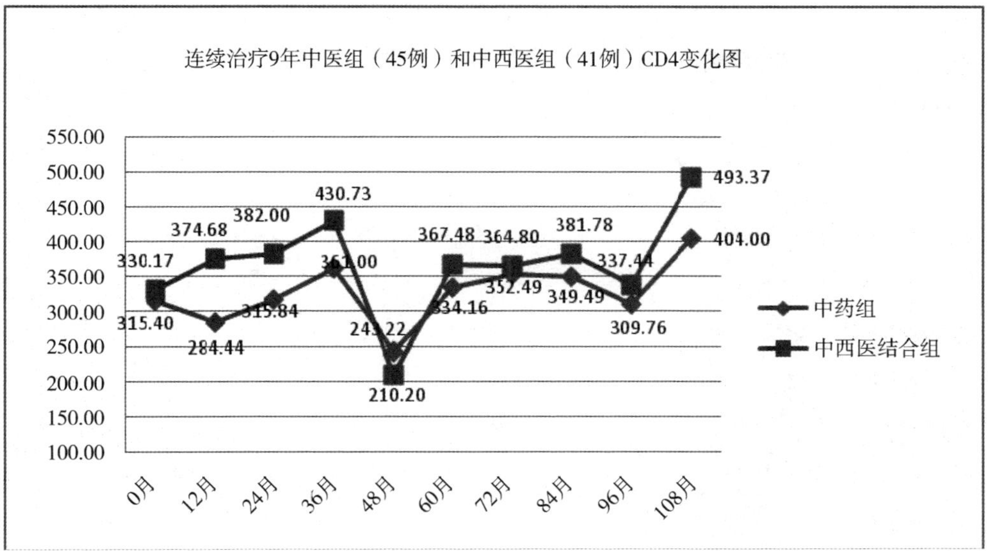

图 23　连续治疗 9 年中西医结合组比中医组的疗效较好。

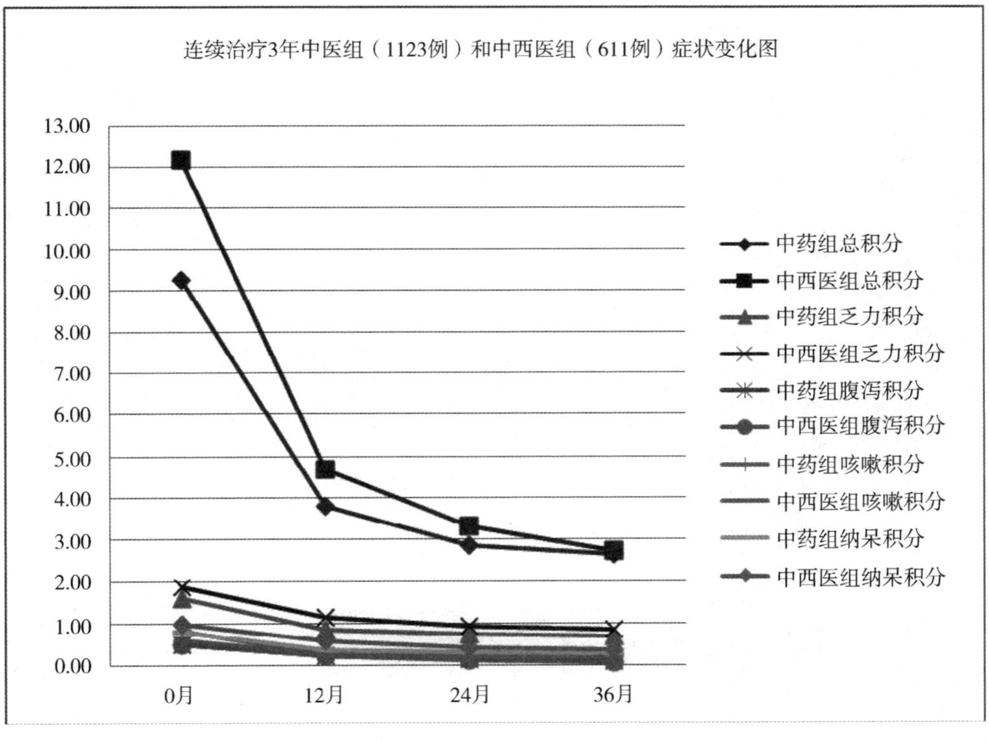

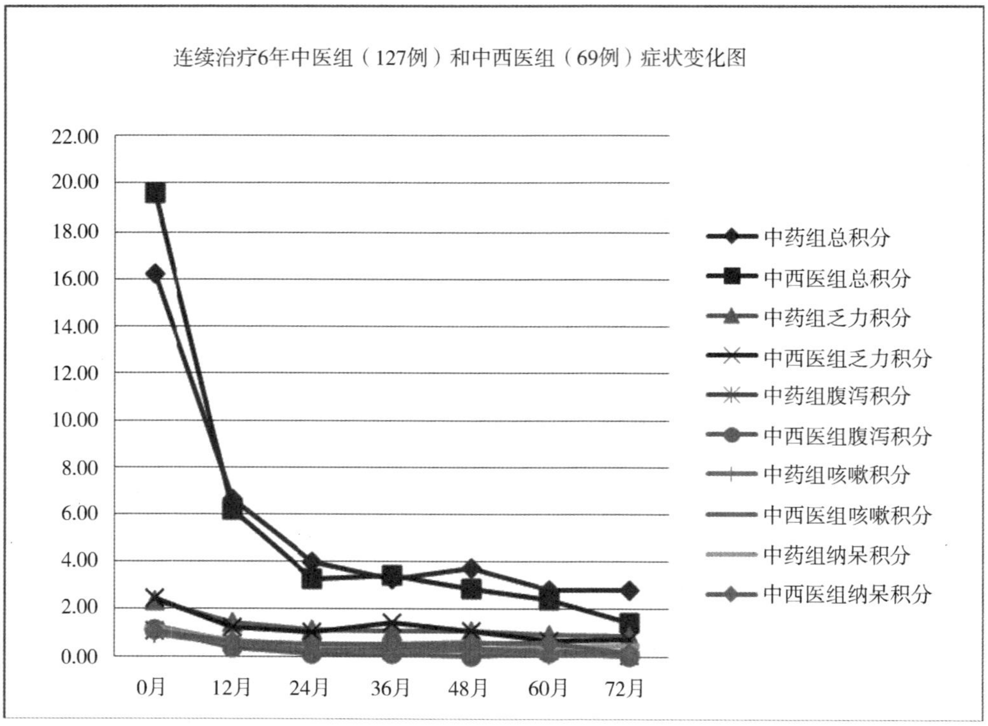

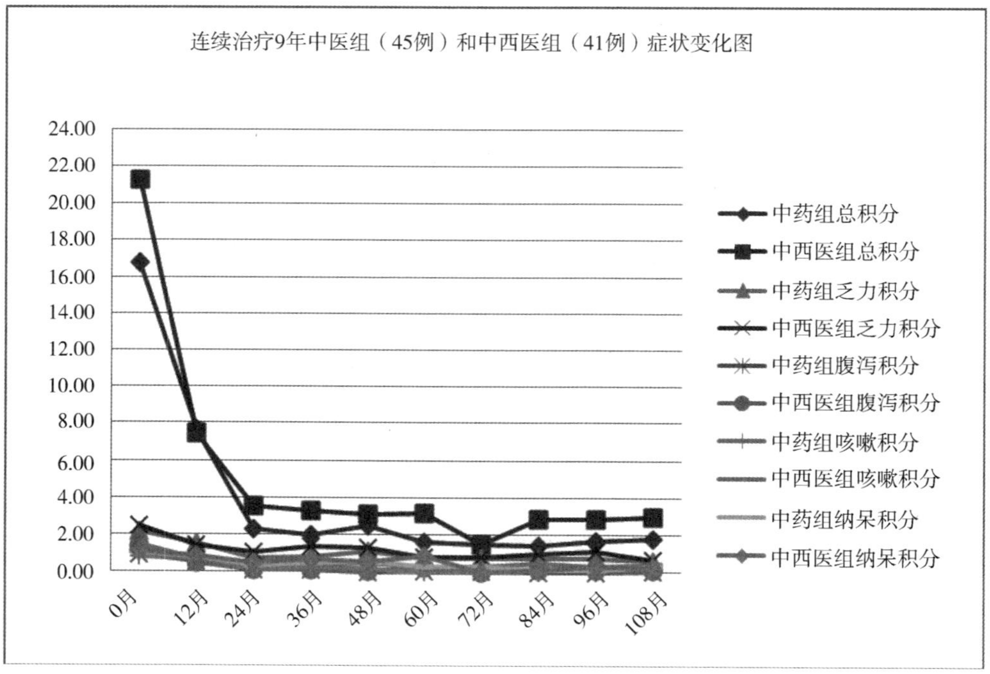

图 24　以上三个图说明中医药对症状积分有较好改善作用，长期疗效较好。

（5）HIV 感染者进展到 AIDS 患者分析

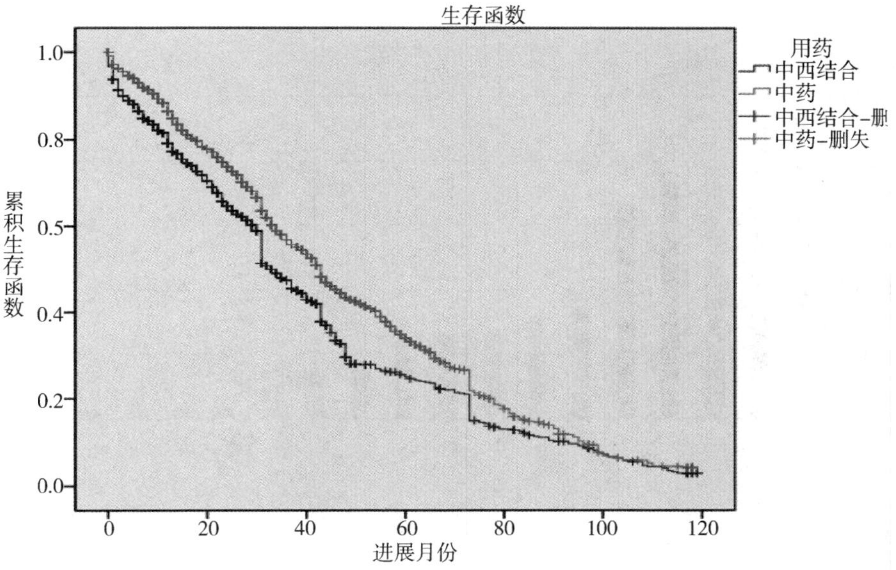

图 25　Kaplan Meier 生存分析显示，单纯中医组比中西医结合组对于延缓疾病的进展疗效较好，这可能与单纯中药组治疗前的病情较轻有关。

（6）患者报告的结局（PRO）和生存质量（QOL）量表分析

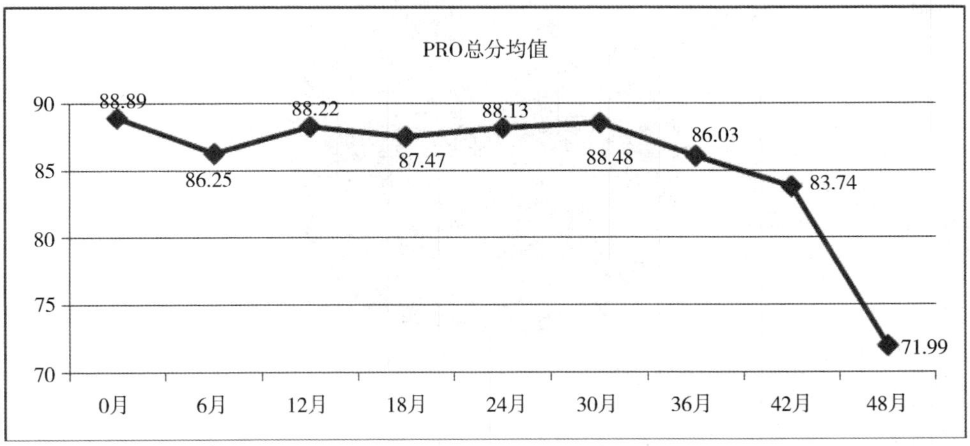

图 26　中药对改善症状、体征长期疗效较好

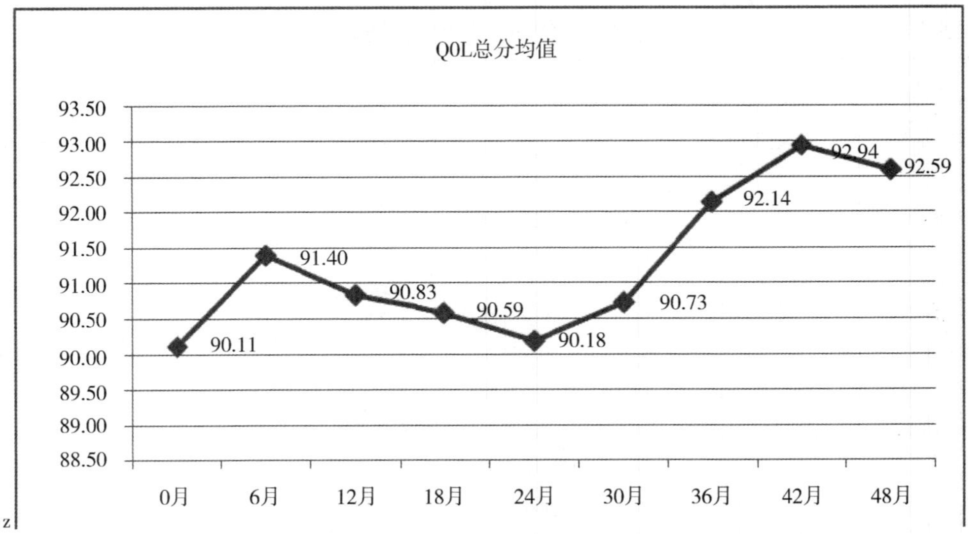

图 27　中药对提高生存质量疗效较好

（7）死亡分析

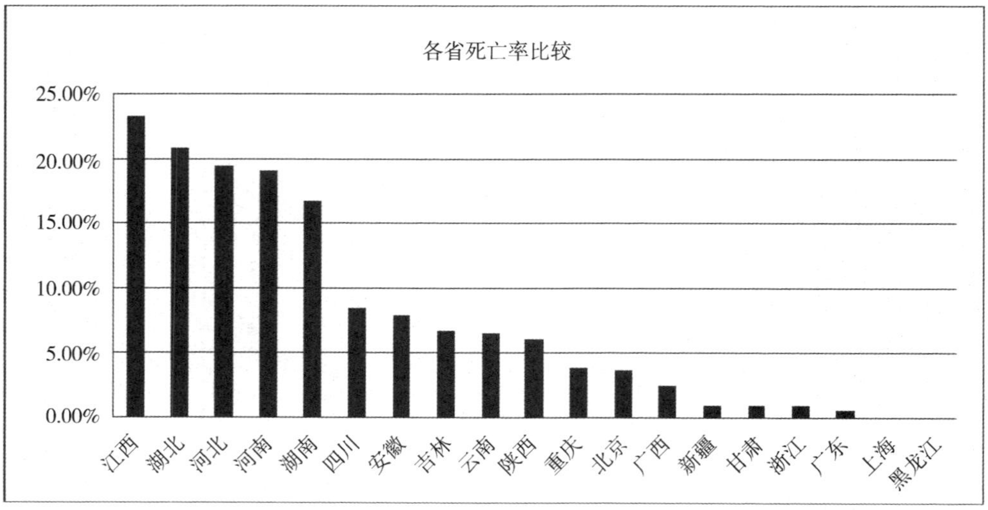

图 28　死亡率较高省份：江西 23. 3%，湖北 20. 8%，河北 19. 5%，河南 19. 1%

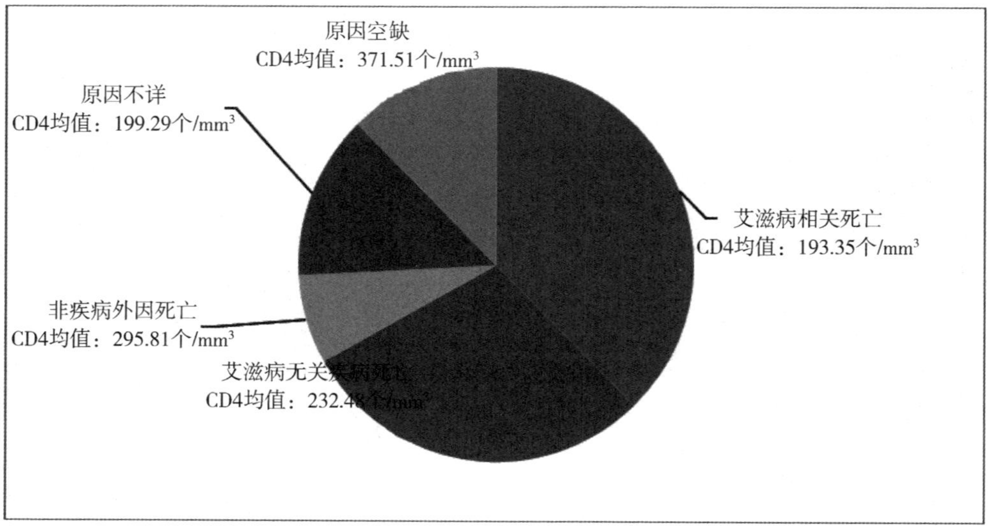

图 29　艾滋病相关死亡 37. 66%，艾滋病无关疾病死亡 29. 12%，
非疾病外因死亡 7. 34%，原因不详 13. 49%，原因空缺 12. 38%

表 2　1171 例患者死亡原因分类

死亡原因分类		死亡人数
艾滋病相关死亡 1	机会性感染 1. 1	268
相关性肿瘤 1. 2		1
相关综合征 1. 3		35
其他相关性疾病 1. 4		137
艾滋病无关死亡 2		
艾滋病无关疾病死亡 2. 1	心脑血管疾病 2. 1. 1	79
	恶性肿瘤 2. 1. 2	55
	呼吸系统疾病 2. 1. 3	33
	内分泌营养代谢疾病 2. 1. 4	4
	消化系统疾病 2. 1. 5	89
	多脏器功能衰竭 2. 1. 6	61

续表

死亡原因分类		死亡人数
	其他 2.1.7	20
非疾病外因死亡 2.2	自杀 2.2.1	23
	吸毒过量 2.2.2	32
	意外死亡 2.2.3	30
	破伤风 2.2.4	1
原因不详 3		158
原因空缺 4		145
合计		1171

（8）利用复杂网络分析中医药治疗艾滋病的症－药关系

采集“中医药治疗艾滋病试点项目”收集的自 2004 年 4 月—2010 年 12 月的 1695 例患者共 12985 例次的中药治疗临床数据，运用复杂网络分析方法，从中药的功效、单味药的频数及不同药的配伍关系探讨其对症治疗的特点。

（9）利用复杂网络分析中医药治疗 HIV/AIDS 证候的用药规律

提取中医药治疗艾滋病试点项目自 2004 年 4 月—2010 年 12 月的 1788 份病历首诊的中药处方和对应患者的证候诊断，利用复杂网络分析方法探索中医治疗 HIV/AIDS 证候的中药规律。

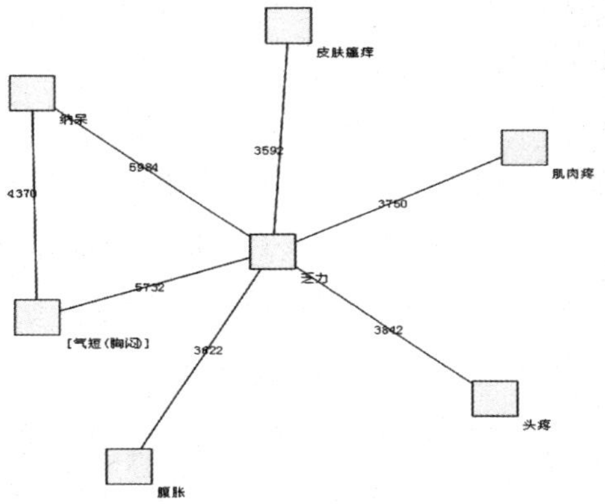

节点 1	节点 2	频度	互信息
乏力	纳呆	5984	388
［气短（胸闷）］	乏力	5732	361
［气短（胸闷）］	纳呆	4370	224
乏力	头疼	3842	139
乏力	肌肉疼	3750	131
乏力	腹胀	3622	123
乏力	皮肤瘙痒	3592	126

图 30　艾滋病的两两症状（体征）之间的关联强度，互信息积分越大说明两个症状之间的关联强度越大。从艾滋病患者 26 个症状、体征中发现，有比较明显的乏力、纳呆、气短（胸闷）等正气虚弱的特征。

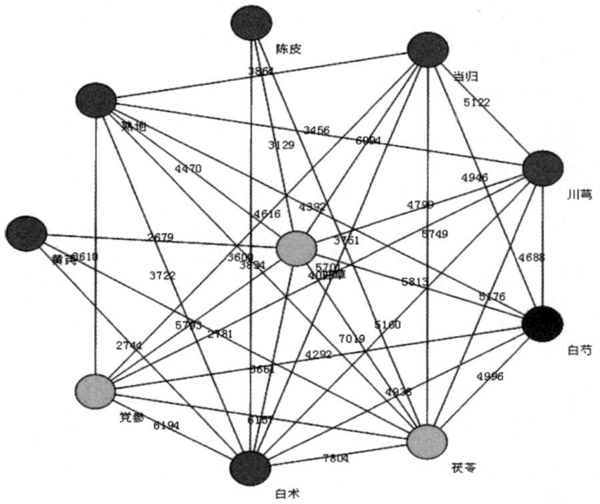

节点一	节点二	频度	互信息
白术	茯苓	7804	448
茯苓	甘草	7019	288
白术	甘草	6661	257
白术	党参	6194	295
党参	茯苓	6157	278
当归	甘草	6094	245
白芍	甘草	5813	235
党参	甘草	5793	213
当归	茯苓	5749	223
白术	当归	5701	227

图 31　白术/茯苓的互信息积分值 448，远远高于其他两个药物间的互信息积分，可见白术/茯苓是目前艾滋病最常用的药物，目的是健脾除湿，艾滋病“疫毒”首先损伤脾脏，脾为后天之本，脾脏受损，运化功能失常，湿邪内生，故脾气亏虚伴有湿邪。

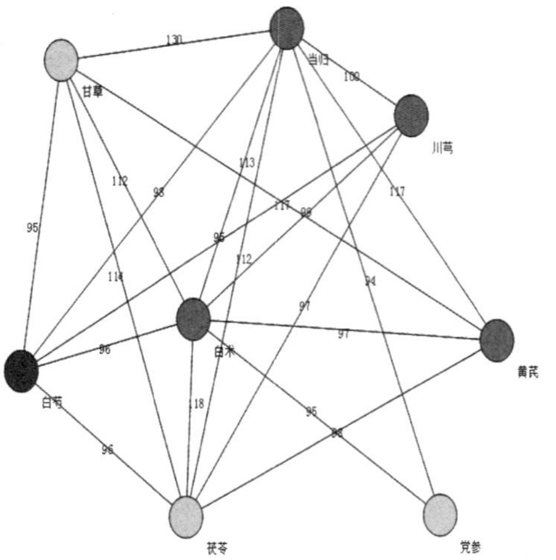

节点一	节点二	频度	互信息值
当归	甘草	130	35
白术	茯苓	118	36
当归	黄芪	117	28
甘草	黄芪	117	29
茯苓	甘草	114	28
当归	白术	113	26
白术	甘草	112	26
当归	茯苓	112	26
当归	川芎	100	22
川芎	白术	99	25

图 32　气血两亏型核心药物为白术、茯苓、当归、党参、川芎、白芍、甘草、黄芪，说明以气虚、血虚等为主要病机，其病位主要涉及脾、肝等。

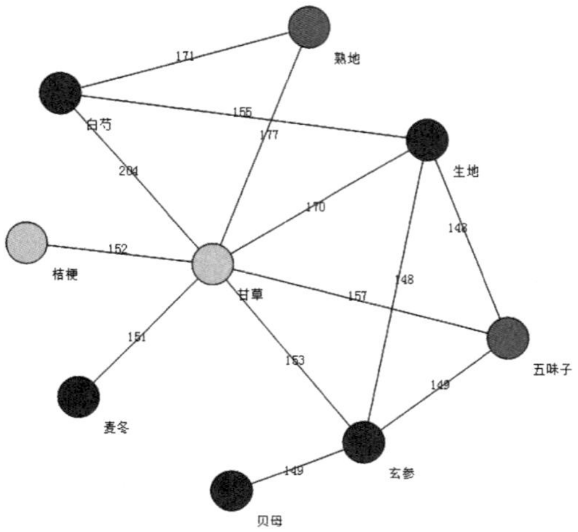

节点一	节点二	频度	互信息值
甘草	白芍	204	37
熟地黄	甘草	177	28
熟地黄	白芍	171	29
甘草	生地黄	170	23
五味子	甘草	157	21
生地黄	白芍	155	21
甘草	玄参	153	20
甘草	桔梗	152	19
麦冬	甘草	151	20
贝母	玄参	149	30

图 33　气阴两虚肺肾不足型核心药物为甘草、白芍、麦冬、玄参、生地黄、熟地黄、桔梗、贝母、五味子。

随着艾滋病患者免疫功能的逐渐减退，呼吸系统感染是艾滋病患者经常发生的感染之一。艾滋病肺系病症发生，乃机体正气亏虚为本，或脾肺气虚，卫外不固，或风寒袭肺，痰热内蕴，或痰热浊邪壅肺，肺气失宣，最终导致气阴两虚、肺肾不足等证候发生。

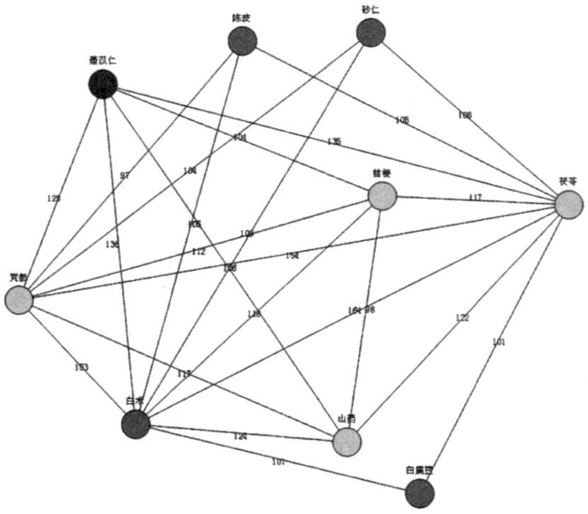

节点一	节点二	频度	互信息值
茯苓	白术	164	29
党参	茯苓	154	26
党参	白术	153	26
白术	薏苡仁	136	21
茯苓	薏苡仁	135	21
党参	薏苡仁	128	19
白术	山药	124	18
茯苓	山药	122	18
白术	桔梗	118	16
党参	山药	117	17

图 34　脾肾亏虚湿邪阻滞型核心药物为茯苓、白术、党参、陈皮、山药、薏苡仁、砂仁、白扁豆、桔梗。

以药推因反映了艾滋病病因与正虚有关，易伤脾、肾的特点，而肾为先天之本，脾为后天之本，艾滋病最终损伤人体元气。

（这与重大专项“十一五”课题“艾滋病中医证候学研究”结果一致）。

3 问题和建议

3.1 制定手册，规范治疗

为充分发挥中医药特色优势，提高中医药治疗艾滋病临床疗效，切实加强中医药治疗艾滋病协作组之间在临床诊疗方案、人才培养、科学研究等方面的交流，推进中医药治疗艾滋病协作组各项工作规范有序开展，不断完善管理方案、临床路径和诊疗方案；我们组织各项目省共同编写并出版了《中医药治疗艾滋病手册》；力求使治疗工作规范化、规模化、系统化；为了适应目前艾滋病防治形势，需要探索中医西协同治疗的综合方案，并制定相关规范；为将中医药治疗艾滋病纳入国家常规治疗体系奠定基础。

3.2 定期培训，提高水平

中医药治疗点大部分为县级中医医院，参与中医药治疗艾滋病的人员学历层次职称结构、学术水平普遍偏低，加之由于从事艾滋病治疗工作风险大、待遇低而导致人才流失严重，临床科研能力和水平亟待加强，建议管理部门，应建立健全人才培训机制、提供优惠政策、提高经济待遇，以保证队伍的稳定性，保障中医药治疗艾滋病事业可持续发展。

3.3 加强督导，保障质量

19个项目省份中，有的省份起步较早，推进较快，领导思想比较重视，建立了各种工作制度，组织实施，经常督促检查执行，工作已进入常态化。有的省份还处于起步阶段，加强项目组织领导和建立工作体系的任务还十分繁重。项目是国家防治艾滋病工作的一部分，不是严格的科学研究，临床治疗和数据采集都难以按科研标准来要求。有些项目省份的数据采集得不完整，填写和报送不及时，需专人负责，加强质量管理。

4 附录

试点省使用固定剂型药物情况

项目省	固定剂型药物
北京	
河北	唐草片（上市药）
吉林	
黑龙江	
安徽	中爱颗粒Ⅰ-Ⅳ号
江西	爱珍片/颗粒剂
河南	益艾康胶囊、泻痢康胶囊（河南省院内制剂）
湖北	
湖南	湘A颗粒
广东	艾可清胶囊、唐草片
广西	参灵扶正胶囊、清毒胶囊（广西院内制剂）、唐草片（上市药）
重庆	托里败毒散、健脾益肾颗粒
四川	芪苓益气片、扶阳解毒颗粒
云南	扶正抗毒胶囊、康爱保生胶囊（云南省院内制剂）
陕西	
甘肃	
新疆	
上海	唐草片（上市药）
浙江	
合计	共计有11个项目省，正在使用21种中药固定制剂。

（出自中华中医药学会防治艾滋病分会2014年学术会议论文集第5-27页）

“中医药治疗艾滋病试点项目”管理模式回顾及展望

陆嘉明，王　健，梁碧颜
（中国中医科学院艾滋病中心）

摘要　对“中医药治疗艾滋病试点项目”开展十年来，项目实施的领导模式、管理模式、诊疗模式、防治网络、经验体会、存在问题等进行总结与探讨。

2004年，全国“中医药治疗艾滋病试点项目”正式启动。随着项目逐年扩大，截至2015年上半年，已经有19个省（区、市）纳入试点项目，全国共计163个治疗点，超过2.7万艾滋病患者和感染者接受了中医药关怀治疗，中央财政累计投入超过5亿元。

“试点项目”实施十年来，开创了国家中医药管理局和省（区、市）中医局共同领导，联合推动项目的领导模式；形成了以中国中医科学院中医药防治艾滋病研究中心为核心，2个国家临床研究基地（河南中医学院一附院、新疆维吾尔自治区中医院）为依托，涵盖19个省（区、市）中医药防治网络；促进了中医药管理部门与疾病预防控制部门的沟通、协调与合作；带动了整个试点项目工作的深入开展。

一、项目初期的管理模式

项目初期以建设为主，主要体现在建立组织框架、制定实施方案、开展人员培训、落实经费使用、开展临床治疗。

（一）机构建设

成立了国家中医药管理局中医药防治艾滋病工作组织协调小组、国家中医药管理局中医药防治艾滋病专家咨询组和中国中医研究院艾滋病中医药防治中心，共同构成国家中医药管理局防治艾滋病工作的组织领导与技术指导方面的组织框架。项目省成立省级中医药防治艾滋病工作领导小组，许多省由卫生厅一把手亲自挂帅，负责全省（区、市）中医药治疗艾滋病项目计划制订、组织实施和监督考核，同时还成立了省级中医药防治艾滋病专家组。

（二）制度建设

财政部、卫生部和国家中医药管理局制定了《中医中药治疗艾滋病试点项目管理方案》，并纳入《15省（区）艾滋病防治项目管理方案》和《艾滋病防治项目管理方案》中。国家中医药管理局制定了《中医药治疗艾滋病试点项目临床技术报告样本》《中医药治疗艾滋病试点项目临床资料管理规定》《中医药治疗艾滋病试点项目质量控制规定》等相关管理文件，健全了项目国家层面的相关制度。各项目省制定了项目的具体管理办法及实施细则，对项目具体实施安排、各级医师的职责、药品发放服药制度、工作流程以及保障措施等方面都做出了明确的规定。

（三）技术支持

制订并印发了《中医药治疗艾滋病项目临床技术方案（试行）》《中医药治疗艾滋病项目临床技术方案实施细则》及相应的观察表格；根据临床经验，对《中医药治疗艾滋病项目临床技术方案》进行了补充修订，并印发到全部项目省。

（四）人员培训

国家中医药管理局举办了中医药治疗艾滋病临床技术骨干培训班，为项目省（区、市）培训了数百名中医药管理和技术人员。各项目省举办了省内培训班，对参与中医中药治疗艾滋病的基层医务人员和管理人员进行多次培训，培训内容主要是艾滋病防治基本知识与技术、中医药治疗艾滋病技术方案及实施细则和相关文件精神。另外，举办了试点项目数据软件录入培训班，保证各省基层录入人员接受数据收集、分析、录入方面的培训，加强信息收集和分析。

（五）经费落实和使用

除中央财政专项经费外，国家中医药管理局还在中医专款中对项目省进行补助，部分项目省还落实了配套经费。项目省都建立了经费管理方案，做到了专款专用，保证资金安全。除了将主要经费用于药费、人员培训费、检测费外，还改善了部分项目单位的条件，如购置煎药机、交通工具和计算机等办公设备。

（六）部门协调

国家中医药管理局与国家食品药品监督管理局就中医药治疗艾滋病试点项目中药制剂使用问题进行协商，达成一致意见，并形成了会议纪要。制订印发了《5省中医药治疗艾滋病项目中医医疗机构制剂使用实施方案》，国家食品药品监督管理局印发了《用于艾滋病辅助治疗的医疗机构中药制剂申报临床研究技术要求》。省级中医管理部门与药监、医政、疾控等部门积极协调，为项目的顺利实施营造良好的环境。

（七）管理工作

在项目实施前，国家中医药管理局和各项目省做了大量认真细致的准备工作。国家中医药管理局领导多次赴基层进行艾滋病工作调研和考察，召开了多次专家论证会和座谈会。项目正式实施后，国家中医药管理局和各项目省制定了相关规定，分批对有关人员进行了培训，加强了对项目的督促检查和指导，国家、省、市、县各级管理人员和专家深入临床线考察和了解情况，同时召开了多次专题会议，及时了解项目进展情况和存在问题，总结和交流经验，研究部署工作，为实施治疗工作奠定了基础。

（八）治疗工作

项目省经过周密部署，科学设计，加强治疗工作的质量控制，较好地落实了项目治疗工作。除广东省艾滋病患者在广州市第八人民医院接受住院治疗外，其余项目省均以市、县级中医院为依托，以市、县级中医药专业技术人员为主开展治疗、观察、记录和汇总报告等工作。各项目省均建立了省、市、县级专家巡诊制度，定期到县、乡、村查看患者，指导工作。

二、项目稳步开展后的管理模式

随着项目渐入正轨，管理模式逐渐侧重于强化领导、健全体系、完善方案、探索救治模式。项目的工作流程、人员的任务职责、各方面管理更加细化、深入、规范。各项目省的管理模式逐渐显示出特色，并取得了部分阶段性的成果。

（一）强化组织领导，健全管理体系

国家中医药管理局高度重视中医药治疗艾滋病工作，将中医药治疗艾滋病工作纳入工作重要常规议事日程。一是强化国家中医药管理局防治艾滋病工作的组织领导与技术指导方面的组织框架。二是制定工作方案，进一步明确工作职责和措施。三是健全管理体系，形成国家级中医药治疗艾滋病中心、省级中医药治疗艾滋病工作领导小组和专家组、中医药治疗艾滋病医疗点三级管理体系，制定系列管理文件，明确项目目标、实施内容和组织管理要求。各地根据本地实际，从项目定位、患者选择、工作流程、人员职责、技术培训、药品管理、经费管理等方面制定项目实施细则和配套工作制度，为项目工作的有序开展提供了保证。

（二）建立救治体系，探索救治模式

国家中医药管理局在中国中医科学院建立中医药防治艾滋病研究中心，在项目省开展治疗基地和治疗点建设。各项目省建立以省级机构为技术支撑、以县级中医医院为主要依托、以患者集中的乡村卫生室或城市定点医院为诊疗现场、各级医务人员共同参与的临床救治体系，并针对不同感染途径的艾滋病患者特点，结合当地社会经济状况，针对本省艾滋病防治工作特点，形成了既符合国家整体防治项目管理方案要求又具各省（区、市）项目管理特色的中医药防治艾滋病地方管理模式。

（三）加强队伍建设，强化人员培训

加强临床技术人员队伍的建设，国家层面和项目省层面培训每年均安排相关业务培训。通过技术培训和临床实践，培养和锻炼了一支水平不断提高的中医药治疗艾滋病技术队伍。

各地省级专家组定期巡诊、会诊，指导基层工作，培训基层医务人员，提高基层人员的水平，培养和锻炼一支水平不断提高的中医药治疗艾滋病技术队伍。

（四）完善技术方案

国家中医药管理局在中医药治疗艾滋病试点项目实施之初，即组织专家制定临床技术方案。此后，根据临床实践增补多次。在项目实施过程中，注重临床资料的积累，目前已有较为完整的病历数万份，为相关科研的开展提供丰富的临床资料。

三、取得的结果与成效

（一）构建了中医药治疗艾滋病的领导机制和管理体系

中医药治疗艾滋病是一项全新的工作，没有现成的经验可以借鉴，中医药管理部门也普遍缺乏实施此类项目的经验。确保项目顺利实施，必须依靠各级党委政府的理解和支持，必须建立强有力的领导和支持机制，必须精心设计好项目方案并在实施过程中不断总结完善。因此，构建科学有力的领导机制和管理体系是项目实施的首要任务。国家中医药管理局和有关项目省份为此做了大量工作并取得了显著成效。

国家中医药管理局按照中央部署和领导要求，于2004年成立了中医药防治艾滋病工作组织协调小组，最近又进行了调整充实，进一步加大了对局内各部门的协调整合力度。在项目管理上，制定了《中医药防治艾滋病工作计划》《中医中药治疗艾滋病试点项目管理方案》等，明确了项目目标、实施内容和组织管理要求。据统计，2004～2014年，中央财政共计拨付专项资金5亿余元，支持试点项目的实施。国家中医药管理局也从中医专项经费中安排了项目省基地建设经费和工作补助经费。

各项目省中医药管理部门积极向当地党委、政府汇报工作，争取支持，成立了卫生厅局主要领导挂帅的中医药治疗艾滋病领导小组，有的地方还吸收了疾控、医政、规财部门和地市卫生局领导参加，提高了领导小组的协调能力。部分项目省中医药管理部门还与项目实施地区的政府签订协议书，明确政府责任，在组织领导上给予支持。各地根据本地实际，制定了项目实施细则和配套工作制度，在项目定位、患者选择、工作流程、人员职责、技术培训、药品管理、经费管理等方面进一步细化，做出明确规定。北京、河北、安徽、江西、河南、湖北、湖南、广东和云南9省还落实了1382万元配套经费。许多项目省中医药管理部门主动与疾病控制、医政、药品监督等部门协调沟通，搞好配合。河南、云南省探索了项目数据库对接，实现资源共享，检测经费统一管理，解决检测经费不足等问题。河南、云南和安徽积极与药监部门进行沟通，使8个制剂获得了批号，保证了项目实施的需要。

（二）建立了临床救治体系和临床专业技术队伍

艾滋病是一种具有特殊社会属性的重大传染病，患者群体特殊、心理特殊、环境特殊、敏感性强。西医治疗中存在的困难和问题，在中医药治疗中同样存在，有的还更为突出。在救治模式选择、治疗点建设、救治队伍建设、患者管理、职业防护等方面，必须立足各地实际，因地制宜，全面统筹。不仅要处理好项目体系内部的各种关系，还要处理好中医药治疗与抗病毒治疗和抗机会性感染的关系。否则，项目的顺利实施就无从谈起。通过项目十年多的努力，克服了种种困难，建立了基本完善的临床救治体系和一支敬业精干的临床专业技术队伍。

1. 建立临床救治体系。成立了中国中医科学院艾滋病中医药防治中心，作为国家层面中医药治疗艾滋病工作的技术指导中心。在河南、北京、云南、安徽等项目省（市）建立了9个中医药防治艾滋病基地。同时，支持部分承担项目的县级中医院，开展了中医药防治艾滋病治疗点的建设。部分省份根据自身需要，还依托省级中医机构，成立了中医药艾滋病防治中心或临床研究中心。江西、湖北等省根据艾滋病诊疗特点，在定点医疗机构内建立相对独立的“爱心家园”，给患者提供温馨舒适的诊疗环境。以这些机构的建设为核心，在各项目省份范围内已基本上建立起了以省级防治机构为技术支撑、以县级中医医院为主要依托、以患者集中的乡村卫生室或城市定点医院为诊疗现场、各级医务人员共同参与的临床救治体系。

2. 探索多种救治模式。各项目省份针对经有偿供血、吸毒和性传播三种不同感染途径，结合城市和农村的社会经济状况和艾滋病患者分布特点，探索出几种行之有效的诊疗和患者管理模式。河南、安徽等省采取专家定点定期巡诊指导、基层中医医务人员提供治疗、乡村医生承担部分组织管理工作等方式，对因有偿供血感染艾滋病的农村患者提供中医药服务。北京市采取以医院为纽带、社会志愿者参与、患者自我管理的方式，依托红丝带之家、爱心家园、红树林等，形成城市艾滋病患者管理的新模式。云南、陕西等省积极与司法部门联系，在强制戒毒所和监狱内为吸毒感染艾滋病的患者进行治疗，摸索适合吸毒群体的诊疗管理模式。河北等省与疾病控制部门密切配合，建立了艾滋病临床救治统一组织领导、统一病例筛选、统一督导检查的工作机制。湖南针对患者分布的不同情况，探索建立了专科病房、示范区治疗和散在病例等多种诊疗模式。通过十年来的运行和调整，我们在各项目省份范围内已基本上建立起了以省级中医单位为技术支撑、以县级中医医院为主要依托、以患者集中的乡村卫生室或城市定点医院为诊疗现场、各级中医药技术人员共同参与的临床救治体系。

3. 加强人才队伍建设。成立了国家中医药管理局中医药防治艾滋病专家咨询组和专家组，各项目省也成立了省、市级专家组，指导基层开展中医药治疗艾滋病工作。国家中医药管理局先后举办了多期中医药治疗艾滋病临床技术骨干培训班，为项目省培训了千余名管理和技术骨干。各项目省份在省内举办了培训班，对参与中医药治疗艾滋病的基层医务人员和管理人员进行培训，培训基层医务工作者万余人次。在项目实施过程中，各地省级专家坚持深入基层一线，开展巡诊指导，参与疑难病例会诊，培训基层医务人员。通过技术培训和临床实践，培养和锻炼了一支水平不断提高的中医药治疗艾滋病技术队伍。

项目开展以来，从事中医药治疗艾滋病的机构和队伍不断发展壮大。全国共有19个省，包括中医院、中西医结合医院、传染病院、科研院所、大学在内有163家医疗机构正在应用中医药治疗艾滋病，其中包括中医和西医的医疗机构。直接参与救治人员达949人，拥有高级职称264名，中级职称241名，初级职称439名。

（三）取得了确切的临床疗效

十年多来的实践证明，规范的中医药治疗对艾滋病患者有确切的疗效。各项目省份的临床总结都提示了基本一致的结果。一是艾滋病患者临床症状有效改善，生存质量明显提高。其中乏力、发热、咳嗽、纳呆、腹泻等症状改善明显，总有效率达89%。“能吃、能睡、能干活”，朴实的话语表达了广大患者接受系统中医药治疗后的切身感受。二是主要实验室指标趋向良性改变。通过长时期的中医药治疗，患者免疫功能（CD_4 细胞）阶段性上升、长期保持稳定或者延缓其下降速度，常见机会性感染的发生频率明显减低。回顾性研究发现，206例志愿患者的病毒载量实测值整体呈下降趋势（每年两次的病毒载量检测）。三是患者死亡率逐年降低。河南中医学院第一附属医院艾滋病临床研究中心和中国中医科学院中医药防治艾滋病研究中心联合，通过回顾性总结，发现河南的艾滋病患者在2004年至2012年，中医药治疗组病例死亡密度为3.24/100人年，累计生存率为80.10%。未接受中医治疗感染者死亡密度为3.91/100人年，累计生存率为74.03%。

（四）为开展中医药防治艾滋病科学研究提供了宝贵的临床资料

为指导各地实施好试点项目，项目开始之初，国家中医药管理局组织有关专家制定了《5省中医中药治疗艾滋病试点项目技术方案（试行）》及其《实施细则》，设计了项目病例观察表，开发了项目病历资料计算机管理系统。在项目实施中，强调加强病历资料管理，重视临床总结，不断修订完善技术方案，持续提高救治水平。十年多来，已积累较为完整的临床病历2万余份，为开展艾滋病中医证候学、辨证论治规律的研究，制定疗效评价标准奠定了基础。

依托中医中药治疗艾滋病试点项目的临床现场和积累的大量临床资料，也为科学研究提供了素材。中医药治疗艾滋病的实践，给中医临床科研有机结合创造了良机。2004年以来，通过积极争取，“973”计划、国家科技支撑计划、重大传染病防治专项都专项支持了中医药防治艾滋病相关研究，科技部还设立了艾滋病防治部省联动课题。

各级专家组在项目实施中，围绕临床需要和关键技术问题，认真开展临床技术总结和研究。研究成果提示我们，作为一门实践性很强的学科，中医药治疗艾滋病的科研课题必须来源于临床，必须紧密结合临床，并为临床需求所主导，这样取得的成果才会真实可靠，实用性强。

（五）取得了显著的社会效益

目前，中医药治疗正以其确切的疗效和独特的优势，受到了艾滋病患者及其家属和地方政府的欢迎。接受治疗的患者情绪稳定，生活质量明显提高，战胜疾病、生产自救的信心得以增强，促进了当地的社会稳定，达到了政府满意、患者满意、家属满意、群众认同的效果。人民日报、健康报、中医药报等新闻媒体对中医药治疗艾滋病工作都进行了报道，给予了高度评价，引起了很好的反响。

四、存在的主要问题和困难

1. 项目进展不平衡　目前，19 个项目省份中，有的起步较早，工作已进入正常状态，下一步的任务主要是总结经验，改进工作，完善管理，持续提高。有的还刚刚起步，建立项目领导机制和工作体系的任务依然繁重。就计划任务完成情况看，有的已经超额，有的还有差距，个别省份差距还比较大。

2. 协调机制需要进一步完善　中医药治疗艾滋病在艾滋病防治总方案中仍是试点性质，没有纳入常规治疗手段。在患者选择、检验检测、治疗点建设等环节上，还要同疾病控制、医政、基层卫生等部门进一步加强协调。部分省份中西医治疗尚不能很好地衔接，资源不能共享。依托试点项目开展临床研究的科研立项工作还需得到地方和中央有关部门的理解和支持。

3. 管理水平有待加强　随着项目省份和治疗人数的增加，项目组织实施的难度也随之加大。从试点项目实施情况来看，尚存在制度不健全，资料收集整理报送不及时、不完整，监督检查力度不够，基层机构和人员的管理水平有待提高等问题，需要进一步完善制度，加强环节管理，不断提高项目实施水平。

4. 临床技术水平需进一步提高　首先，中医药治疗艾滋病在技术上还处于起步阶段，现有技术方案有待根据临床资料和研究进展不断改进完善。其次，由于绝大多数项目患者分布在基层，承担一线救治任务的基层医生业务水平有待提高。最后，艾滋病防治工作的艰苦性质和职业暴露的风险，加上工作补助水平较低，影响了临床队伍的稳定，不利于临床救治水平的持续提高。

5. 项目经费不足　近年来中药成本不断上涨，治疗费存在一定程度的经费缺口。患者检测费用的经费缺口较大。由于试点项目点多线长，管理成本较高，实施过程中发生的交通费、专家巡诊、一线人员补助以及项目管理中的总结评估、督查等经费严重不足。

6. 项目管理难度大，数据质量亟须提高，督导考核需常规化　由于各省中医主管部门的行政工作十分繁忙，试点项目的管理工作基本都是依托在某基层单位。管理人员多数为职，本职工作也较为繁重，用在项目上的时间和精力有限，又因为没有行政管理的权限，在项目管理上有较大难度。试点项目是国家防治艾滋病工作的一部分，不是严格的科学研究，临床治疗和数据采集都难以按科研标准来要求。有些项目省份的数据采集得不完整，填写和报送不及时，数据质量亟须提高，监管力度还需要加强。目前尚未建立定期督导考核制度与奖罚机制，项目省工作优不奖，劣不罚，一定程度上影响了项目的顺利开展。

五、经验和体会

总结项目实施的成绩，我们深刻地体会到，建立强有力的领导和协调机制，科学决策，精心策划，是项目顺利实施的前提；建立结构合理、规范运行的诊疗体系，建立适宜中医药特点和各地实际的临床救治模式，是项目顺利实施的基础；制订完善严密可行的项目管理制度，加强总结督导，开展质量控制，是项目顺利实施的关键；尊重科学，勇于探索，不断从临床实践中总结完善中医药治疗艾滋病技术方案，研究治疗手段和有效方药，取得确切的治疗效果，是项目顺利实施的根本；充分调动广大中医药人员的积极性和聪明才智，建立一支技术精湛、无私奉献的临床技术队伍，是项目顺利实施的保证。

（出自中华中医药学会 2015 年防治艾滋病学术年会论文集第 413－421 页）

中医药防治艾滋病（HIV/AIDS）外文研究现状分析

刘爱萍[1]，刘　娟[2,3]，苏小杰[2,3]，张俊华[4]，杜丽东[5]，王　菁[6]，田金徽[2,7]，王　健[8]

（1. 甘肃卫生职业学院药学系，甘肃 兰州 730000；2. 兰州大学循证医学中心，兰州大学基础医学院，甘肃 兰州 730000；
3. 兰州大学第二临床医学院，甘肃 兰州 730000；4. 天津中医药大学循证医学中心，天津 300193；
5. 甘肃中医药大学药学院，甘肃 兰州 730000；6. 北京大学医院，北京 100871；
7. 甘肃省循证医学与临床转化重点实验室，甘肃 兰州 730000；
8. 中国中医科学院中医药防治艾滋病研究中心，北京 100700）

摘要　目的　了解和分析目前外文艾滋病（HIV/AIDS）中医药研究者和研究主题的现状，以期为国内艾滋病研究者开展中医药研究提供借鉴和参考。方法　通过检索主要的外文数据库纳入外文艾滋病（HIV/AIDS）中医药研究，利用 BICOMS－2 分析软件对发表时间、期刊名称、国家、作者和主题词进行抽取和整理，并生成作者和主题词共现矩阵，利用 NetDraw 绘制网络关系图，采用 gCLUTO 进行聚类分析。结果　外文艾滋病（HIV/AIDS）中医药研究发文最多的国家依次为美国、英国、荷兰、德国和中国；载文量最多的为 Journal of Natural Products；不同地域之间的作者合作不够；高频主题词为 Plant Extracts，HIV－1，Anti－HIV Agents 和 HIV Infections，研究领域分为 4 个研究主题。结论　艾滋病（HIV/AIDS）中医药研究存在地域不平衡性，作者之间的合作度不高，研究主要集中在植物提取物在 HIV 中的应用。

关键词　艾滋病（HIV/AIDS）；研究现状；可视化分析

近年来，人们对中医药防治艾滋病给予越来越多的关注和希望，中医药治疗艾滋病在增强免疫、改善症状、提高患者生存质量等方面均取得了较好疗效，同时对艾滋病的用药规律和症候进行分析，这为艾滋病的进一步治疗提供了支持。国外研究者或以外文形式出版的论文在艾滋病（HIV/AIDS）的中医药研究关注点是什么，研究者合作现况如何，针对上述问题，本研究采用数据挖掘方法对外文艾滋病（HIV/AIDS）的中医药研究的现状进行分析，期望为国内研究者借鉴国外研究开展相关研究提供帮助。

1　资料与方法

1.1　资料来源和检索策略

计算机检索 PubMed 和 EMBASE. com，所有数据均检索至 2017 年 8 月。PubMed 数据库的检索策略见表 1。

表 1　PubMed 检索策略

序号	检索策略
#1	"Acquired Immunodeficiency Syndrome" [Mesh] OR " HIV" [Mesh] OR " HIV－1" [Mesh] OR " HIV－2" [Mesh] OR "HIV Infections" [Mesh] OR "Acquired Immunodeficiency Syndrome" [Mesh] OR "Acute Retroviral Syndrome" [Mesh] OR "AIDS Arteritis, Central Nervous System" [Mesh] OR "AIDS－Associated Nephropathy" [Mesh] OR "AIDS Dementia Complex" [Mesh] OR "AIDS－Related Complex" [Mesh] OR "AIDS－Related Opportunistic Infections" [Mesh] OR "HIV－Associated Lipodystrophy Syndrome" [Mesh] OR acquired immune deficiency syndrome [Title/Abstract] OR acquired immuno deficiency syndrome [Title/Abstract] OR AIDS [Title/Abstract] OR HIV [Title/Abstract] OR human immunodeficiency virus [Title/Abstract] OR acquired immunodeficiency syndrome virus* [Title/Abstract] OR acquired immune deficiency syndrome virus* [Title/Abstract] OR lymphadenopathy associated virus* [Title/Abstract]

基金项目：甘肃省循证医学与临床转化重点实验室开放基金（zujbky－2015－170）

续表

序号	检索策略
#2	"Plant Extracts" [Mesh] OR "Cascara" [Mesh] OR "Curare" [Mesh] OR "Drugs, Chinese Herbal" [Mesh] OR "Flower Essences" [Mesh] OR "Grape Seed Extract" [Mesh] OR "Ipecac" [Mesh] OR "Lecithins" [Mesh] OR "Opium" [Mesh] OR "Pectins" [Mesh] OR "Podo - phyllin" [Mesh] OR "Psyllium" [Mesh] OR "Senna Extract" [Mesh] OR "Plant Oils" [Mesh] OR "Medicine, Chinese Traditional" [Mesh] OR "Plants, Medicinal" [Mesh] OR traditional chinese medicine [Title /Abstract] OR chung I hsueh [Title /Abstract] OR zhong yi xue [Title /Abstract] OR chinese traditional medicine [Title /Abstract] OR medicinal plant* [Title /Abstract] OR pharmaceutical plant* [Ti - tle /Abstract] OR healing plant* [Title /Abstract] OR medicinal herb* [Title /Abstract] OR chinese herbal drug* [Title /Abstract] OR cas - cara [Title /Abstract] OR curare [Title /Abstract] OR flower essences [Title /Abstract] OR seed extract [Title /Abstract] OR ipecac [Title /Ab - stract] OR lecithins [Title /Abstract] OR opium [Title /Abstract] OR pectins [Title /Abstract] OR podophyllin [Title /Abstract] OR psyllium [Title /Abstract] OR senna extract* [Title /Abstract] OR plant oil* [Title /Abstract]
#3	#1AND #2

1.2 纳入排除标准

纳入以英文形式发表的艾滋病（HIV/AIDS）中医药研究。排除会议摘要、消息、资讯和新闻报道。

1.3 信息提取与主题词标化

提取信息主要有：①艾滋病（HIV/AIDS）中医药研究发表时间；②艾滋病（HIV/AIDS）中医药研究作者所在国家；③刊载艾滋病（HIV/AIDS）中医药研究的期刊名称；④撰写艾滋病（HIV/AIDS）中医药研究的作者；⑤艾滋病（HIV/AIDS）中医药研究的关键词。

利用美国国立医学图书馆的主题词表（MeSH. https://www.ncbi.nlm.nih.gov/mesh）标化纳入研究的关键词。

1.4 分析方法

通过 BICOMS-2（书目信息共现挖掘系统）分析软件对发表时间、国家、期刊名称、作者和关键词/主题词的信息进行抽取和整理，并生成作者和主要主题词共现矩阵。利用 gCLUTO 进行聚类分析，根据实际聚类效果，最终选择将主要主题词聚为 4 类，并生成可视化曲面图和可视化矩阵。采用 Ucinet 6.0 软件中的 Net Draw，按照中心度排列各主要主题词和作者之间的关系，并绘制社会网络图。

2 结果

2.1 检索结果

初步检索获取 1574 篇文献，去重 743 篇，在阅读题目和摘要基础上，排除与本研究纳入标准不符的文献 90 篇，共纳入 741 篇文献。

2.2 发表年代分布

由图 1 可知，1987～2017 年每年发表数量均不足 50 篇，其中 1987～1989 年每年不足 10 篇，1990 年、1992～1994 年、1997 年和 1998 年每年发文量介于 10～20 篇，1991 年、2002～2009 年、2013～2016 年每年发文量介于 21～30 篇，其余年份每年发文量介于 31～45 篇。

2.3 国家分布

从国家分布来看，前 5 位国家依次为美国、英国、荷兰、德国和中国（见图 2）；从地域分布看，欧洲发表的文章最多，其主要集中在英国、荷兰、德国和爱尔兰，其次为北美洲，而北美洲主要集中在美国，第三为亚洲，主要集中在中国、日本和印度，见图 3。

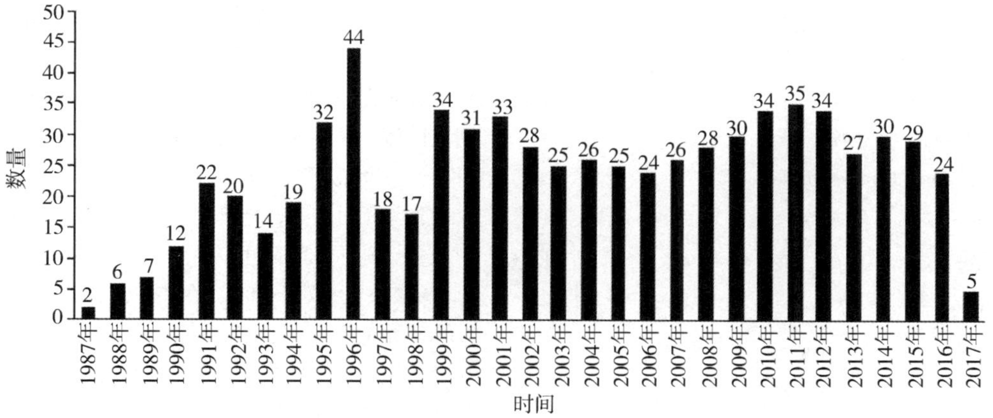

图 1 研究数量随时间变化趋势

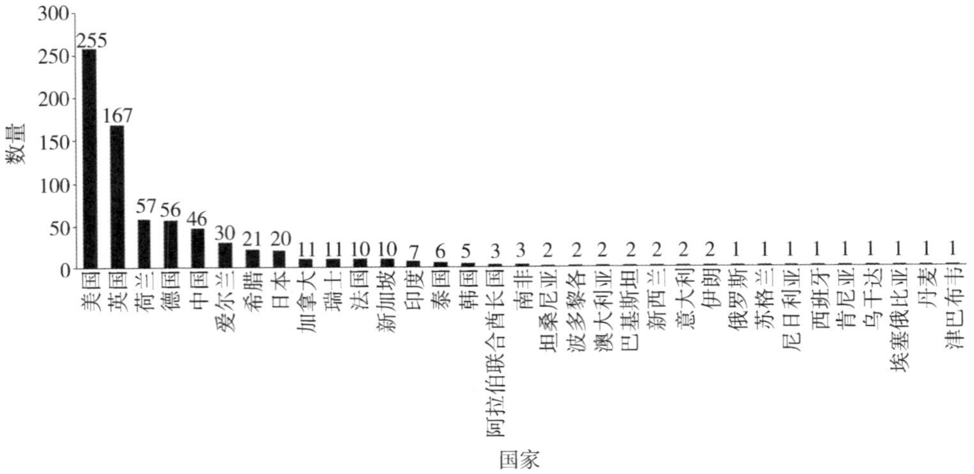

图 2　发表论文国家分布

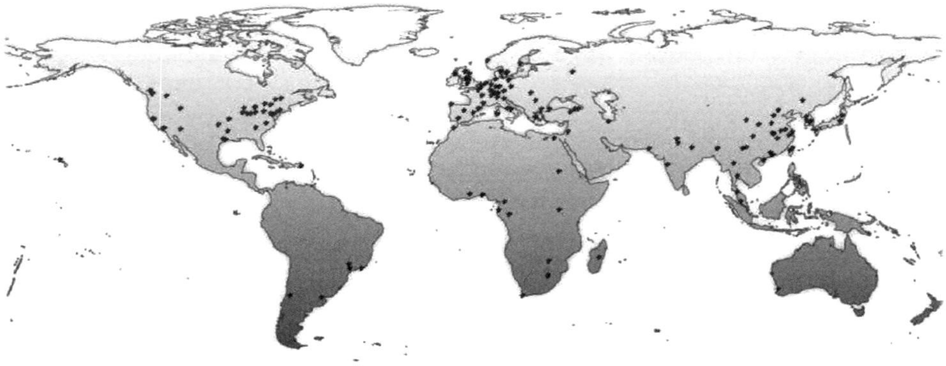
图 3　发表论文地域分布

2.4　发表杂志情况

741 篇论文发表在 263 种期刊上，表 2 显示了载文量大于 9 篇的期刊名称，载文量最多的为 Journal of Natural Products，而载文量为 1 篇的期刊数量多达 166 种，占期刊总数的 63.12%，见图 4。

表 2　载文量大于 9 篇的期刊信息

序号	期刊名称	载文数量（篇）
1	Journal of natural products	77
2	Planta medica	36
3	Journal of ethnopharmacology	28
4	Journal of traditional Chinese medicine	26
5	Phytotherapy research：PTR	26
6	In vivo（Athens，Greece）	18
7	Phytochemistry	16
8	Antiviral research	15
9	Fitoterapia	14
10	Chemical& pharmaceutical bulletin	10
11	BMC complementary and alternative medicine	10

2.5　作者情况

2.5.1　作者分布　图 5 显示了作者出现频次及其数量，参加艾滋病（HIV/AIDS）中医药研究的研究者数量不少，共计 2762 名，但呈现出了撰写艾滋病（HIV/AIDS）中医药研究数量越多的作者数量越少，79.36% 的研究者只参与撰写了 1 篇研究。表 3 为参与撰写艾滋病（HIV/AIDS）中医药研究数量大于 9 篇的作者信息一览表，大于 9 篇的作者只有 22 名，这说明高产作者数量不多。

2.5.2　作者合作情况　图 6 为艾滋病（HIV/AIDS）中医药研究作者的社会关系，可将高产作者分为 6 个主要的研究团体，其中 A、B、C、D、F 研究团队的人员均来自国外，而 E 研究团队的人员均来自国内。A、B、C、D 研究团队的作者相对较少，介于 3～5 人，E 和 F 研究团队的作者相对较多。E 研究团队由 14 名作者组成，Zhang YT 和 Wang RR 为核心作者处于中心，在核心作者周围均为非核心作者。F 研究团队由 12 名作者组成，Satoh K、Tani S 和 Nakashima H 处于中心，在其作者周围均为非核心作者。但国内的学者与国外学者的合作不强。总体来说，上述研究团队的研究在一定程度上能够反映全球艾滋病（HIV/AIDS）中医药研究的研究热点，除上述研究团队之外，其余作者之间的关系稀疏，无法形成作者的社会关系网。

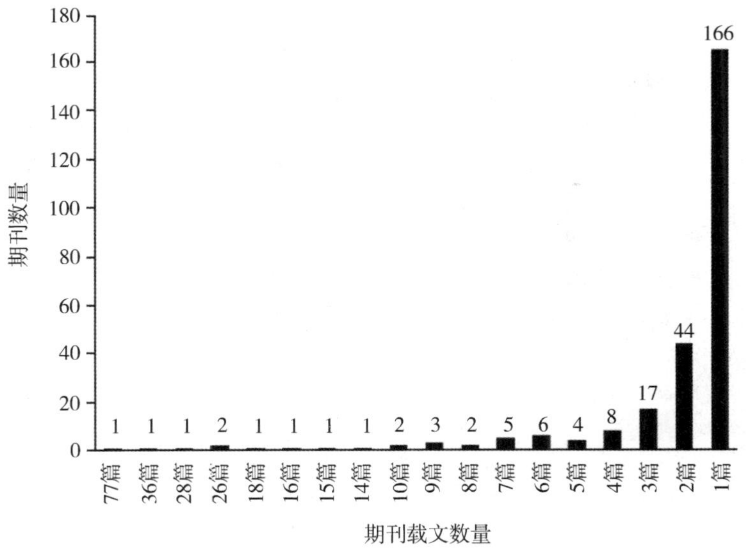

图4 刊载论文期刊分布

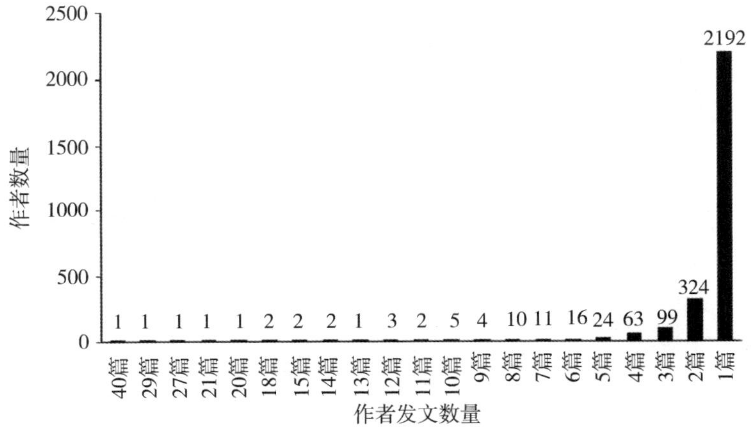

图5 作者出现频次及其数量分布图

表3 发文量大于9篇的作者信息

序号	作者	论文数量（篇）	序号	作者	论文数量（篇）
1	Zheng YT	40	12	Pu JX	13
2	Nakashima H	29	13	Pezzuto JM	12
3	Sakagami H	27	14	Ng TB	12
4	Lee KH	21	15	Boyd MR	12
5	Yang LM	20	16	Cardellina JH	11
6	Sun HD	18	17	Li Y	11
7	Xiao WL	18	18	Yoosook C	10
8	Satoh K	15	19	Beutler JA	10
9	Hattori M	15	20	Huang PL	10
10	Wang J	14	21	Zhang X	10
11	Wang RR	14	22	Nakamura N	10

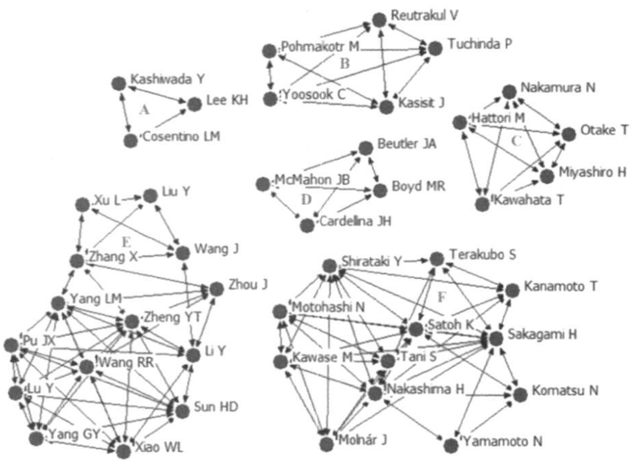

图6　主要作者的社会关系

2.6　主要主题词

2.6.1　主要主题词分布　741 篇艾滋病（HIV/AIDS）中医药研究共有 840 个具有实质意义的主要主题词，由图 7 可知，出现频率大于 10 的主要主题词为 36 个，而出现 1 次的主要主题词高达 554 个，由此可见，主要主题词出现频率越低，则主要主题词数量越多。主要主题词出现频次大于 19 的 20 个主要主题词累积频率超过 52.89%（见表 4），也就是说 20 个主要主题词代表着目前艾滋病（HIV/AIDS）中医药研究的主要研究方向。

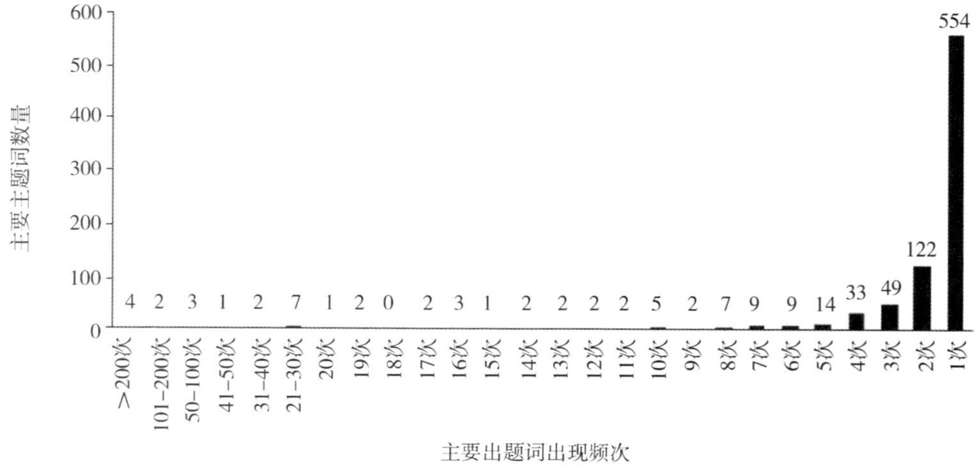

图7　主要主题词出现频次分布

表4　出现频次大于19的主要主题词一览表

序号	关键词	出现频次	序号	关键词	出现频次
1	Plant Extracts	269	11	Reverse Transcriptase Inhibitors	40
2	HIV – 1	244	12	Triterpenes	31
3	Anti – HIV Agents	228	13	Virus Replication	30
4	HIV Infections	207	14	Antineoplastic Agents, Phytogenic	29
5	Plants, Medicinal	195	15	Medicine, Chinese Traditional	29
6	Drugs, Chinese Herbal	118	16	HIV Protease Inhibitors	27
7	Antiviral Agents	99	17	Antifungal Agents	22
8	Acquired Immunodeficiency Syndrome	95	18	Flavonoids	21
9	Phytotherapy	92	19	Diterpenes	21
10	HIV	48	20	HIV Reverse Transcriptase	20

2.6.2　主要主题词社会网络分析　图 8 为对 41 个主要主题词（出现频率大于 10）进行社会网络分析的结果，Phytotherapy、HIV Infections、Anti – HIV Agents、HIV – 1、Plant Extracts、Antiviral Agents、Plants、Medicinal、Reverse Transcriptase Inhibitors、Drugs 和 Chinese Herbal 处于网络的中心位置，其中心性最大，与主要主题词共同出现在同一篇文献中的频率最高，是图 8 中最重要的节点，处于核心地位，即其他研究领域都是围绕着这个核心展开的。处于高频主要主题词共词网络图边缘的节点，虽然这些节点之间的联系比较稀疏，但它们更多的是通过中间节点作桥梁与核心节点进行联系，表明了它们是当前艾滋病（HIV/AIDS）中医药研究的研究热点。

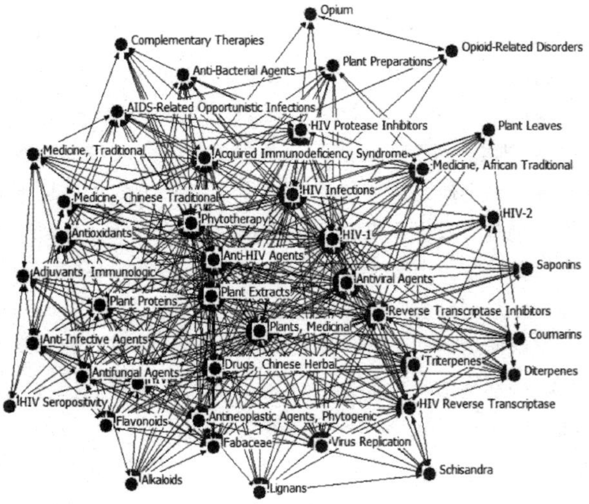

图 8　主要主题词社会网络分析图

2.7　主要主题词聚类分析

对 41 个主要主题词构建 41 × 41 的矩阵，并进行聚类分析，生成可视化矩阵（见图 9），可见艾滋病（HIV/AIDS）中医药研究领域主要涉及 4 个主题。主题 1：鸦片与阿片相关性障碍研究；主题 2：中药和植物提取物在 HIV－1 和 HIV－2 相关领域中的应用；主题 3：传统中国医学、传统非洲医学和补充替代治疗在 HIV 感染中的应用；主题 4：植物蛋白、抗感染药物、抗真菌剂和蝶形花科植物等在艾滋病毒血清阳性患者和艾滋病机会性感染患者的应用。

3　讨论

本研究基于数据挖掘方法结合信息可视化手段，利用词频分析、共词聚类分析，采用 3 种可视化软件分别对外文艾滋病（HIV/AIDS）中医药研究的发表时间、国家、期刊的数量进行了频次分析，对主要作者和主要主题词在频次分析基础上进行社会网络分析，最后对主要主题词进行了聚类分析，简洁、直观地展示主要作者的合作情况与主要研究主题。

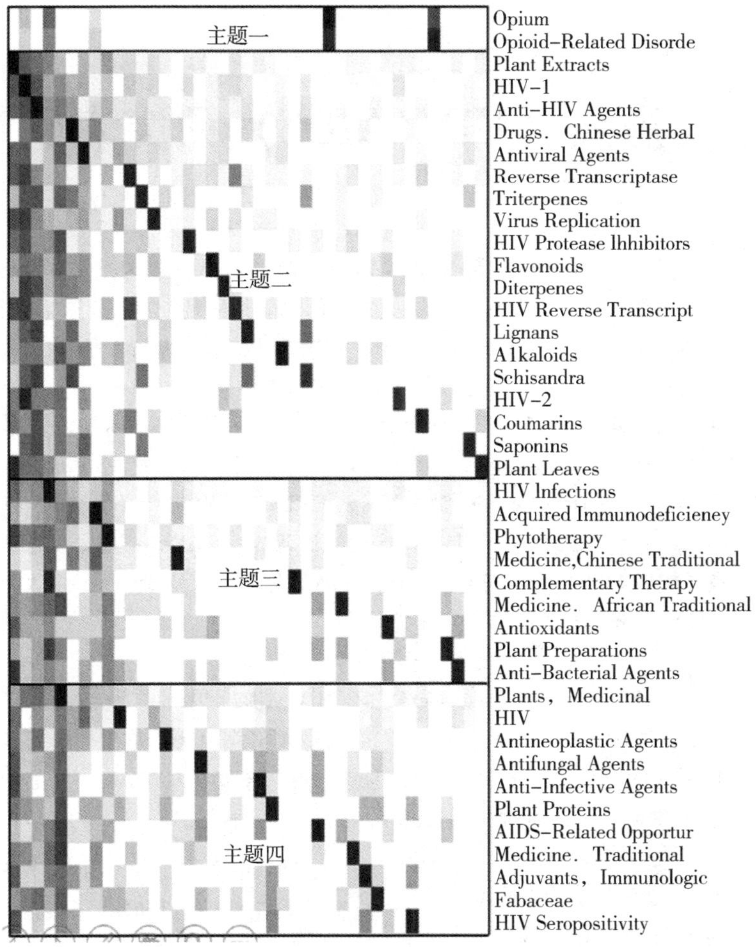

图 9　主要主题词的可视化矩阵

在时间分布方面，外文艾滋病（HIV/AIDS）中医药研究呈现出来缓慢发展的趋势，但是每年发表论文均未超过 100 篇，这从侧面说明有关中医药在艾滋病防治方面的缓慢发展；从国家分布来看，传统意义上的中医药研究强国并未在研究数量上处于领先，且五大洲也存在严重的不平衡，主要表现在欧洲、北美洲和亚洲发文量相对越多，但在同一大洲里面，不同国家发文量也不一样，这说明不同国家的研究者对中医药防治艾滋病的关注不同；从期刊分布来看，平均每种期刊发表2.82篇论文，但是实际上呈现了载文量越多的期刊，其数量相对较少，而63.12%的期刊只发表了1篇论文，这说明期刊在发表论文方面存在一定的差异；在作者分布方面，多达2762名作者参与了论文发表，但高达79.36%的研究者只参与撰写了1篇研究，这说明参与作者很多，但是高产作者严重不足，同时作者之间的合作不强，大多数作者无法形成作者的社会关系网；在主题词分布方面，也表现出了高频主题词数量偏少，同时，主要主题词数量与其出现频率并未形成正比，聚类分析结果提示，外文艾滋病（HIV/AIDS）中医药研究领域主要涉及4个主题，分别为鸦片与阿片相关性障碍研究、中药和植物提取物在HIV-1和HIV-2相关领域中的应用、传统中国医学、传统非洲医学和补充替代治疗在HIV感染中的应用和植物蛋白、抗感染药物、抗真菌剂和蝶形花科植物等在艾滋病毒血清阳性患者和艾滋病机会性感染患者的应用。上述主题重点关注植物提取物HIV中的应用，在一定程度上代表了目前外文艾滋病（HIV/AIDS）中医药研究热点，同时也代表着当前中医药防治艾滋病研究的主要方向。

本研究基于主要主题词对目前外文艾滋病（HIV/AIDS）中医药研究主题进行分类，鉴于国外文献的关键词比较混乱，本研究利用美国国立医学图书馆的主题词表对关键词进行了规范和标引，这是本研究的优势。此外，本研究只关注了期刊刊载的论文，并没有纳入会议摘要，可能会导致对国际会议研究的热点分析不够。

综上所述，艾滋病（HIV/AIDS）中医药研究数存在地域不平衡性，作者之间的合作度有待进一步提高，研究主要集中在植物提取物在HIV中的应用。

参考文献（略）

（出自《中国医药导刊》2017年第19卷第9期第874-879页）

中医药防治艾滋病（HIV/AIDS）研究者研究主题剖析

马文娟[1]，袁崇哲[1]，王　莹[1]，张俊华[2]，杜丽东[3]，王　菁[4]，田金徽[1,5]，王　健[6]

（1. 兰州大学循证医学中心，兰州大学基础医学院，甘肃 兰州 730000；2. 天津中医药大学循证医学中心，天津 300193；3. 甘肃中医药大学药学院，甘肃 兰州 730000；4. 北京大学医院，北京 100871；5. 甘肃省循证医学与临床转化重点实验室，甘肃 兰州 730000；6. 中国中医科学院中医药防治艾滋病研究中心，北京 100700）

摘要　目的　了解目前全国艾滋病（HIV/AIDS）中医药研究者研究主题情况，以期为艾滋病中医药研究提供借鉴和参考。方法　通过检索主要的中文数据库纳入艾滋病（HIV/AIDS）中医药研究，利用BICOMS-2分析软件对主题词进行抽取和整理，并生成共现矩阵，利用NetDraw绘制网络关系图，采用gCLUTO进行聚类分析。结果　纳入3182篇艾滋病（HIV/AIDS）中医药研究进行主题分析，主要分为HIV/AIDS的中医药治疗、AIDS中医证候与证型、抗病毒治疗的依从性3个研究主题。结论　艾滋病（HIV/AIDS）中医药研究者研究主题有待进一步加强，今后应该关注临床研究。

关键词　艾滋病（AIDS/HIV）；研究主题；可视化分析

艾滋病，获得性免疫缺陷综合征（acquired immunodeficiency syndrome，AIDS）是指由人类免疫缺陷病毒（human immunodeficiency virus，HIV）引起的一种以CD_4^+ T淋巴细胞减少为特征的进行性免疫功能缺陷，继发各种机会性感染、恶性肿瘤和中枢神经系统病变的综合性疾患。自20世纪80年代中期，中医药研究者在艾滋病防治方面进行了有益的探索，主要表现在对艾滋病证候和病因病机的认识不断深入，也伴随着许多研究不断发表。为了解我国艾滋病（HIV/AIDS）中医药研究的现状，本研究对中文艾滋病（HIV/AIDS）中医药研究的主题进行分析，期望为我国艾滋病（HIV/AIDS）中医药研究提供支持。

1　方法

1.1　纳入排除标准

纳入中文艾滋病（HIV/AIDS）中医药研究。排除会议摘要、消息、资讯和新闻报道。

1.2　资料来源和检索策略

中国生物医学文献数据库、中国知网、万方数据库，

基金项目：甘肃省循证医学与临床转化重点实验室开放基金（zujbky-2015-170）

所有数据均检索至 2017 年 8 月。万方数据库检索策略见表 1，其余数据库根据表 1 进行调整。

表 1　万方数据库检索策略

序号	检索策略
#1	题名或关键词：（“人免疫缺陷病毒”）+题名或关键词：（“艾滋病病毒”）+题名或关键词：（“获得性免疫缺陷综合征”）+题名或关键词：（“后天性免疫缺陷综合征”）+题名或关键词：（“艾滋病”）+题名或关键词：（“AIDS”）+题名或关键词：（“HIV”）+题名或关键词：（“爱滋病”）
#2	题名或关键词：（“中国医学”）+题名或关键词：（“中药”）+题名或关键词：（“中药材”）+题名或关键词：（“中草药”）+题名或关键词：（“中成药”）+题名或关键词：（“中西医结合”）+题名或关键词：（“中医”）
#3	#1 AND#2

1.3　提取信息及定义

提取信息主要有：①资助艾滋病（HIV/AIDS）中医药研究的基金名称；②艾滋病（HIV/AIDS）中医药研究的关键词。

1.4　分析方法

通过 BICOMS－2（书目信息共现挖掘系统）分析软件对基金名称和关键词/关键词的信息进行抽取和整理，并生成主要关键词共现矩阵。利用 gCLUTO 进行聚类分析，根据实际聚类效果，最终选择将主要关键词聚为 3 类，并生成可视化曲面图和可视化矩阵。采用 Ucinet 6.0 软件中的 NetDraw，按照中心度排列各主要关键词之间的关系，并绘制社会网络图。

2　结果

检索获得文献 4427 篇，重复文献 1213 篇，排除摘要和会议信息 32 篇，最终纳入 3182 篇。

2.1　基金资助情况

图 1 显示了中文艾滋病（HIV/AIDS）中医药研究受基金资助情况，从国际合作到院校和医院均有经费资助艾滋病（HIV/AIDS）中医药研究。从资助发表的论文数量看，省部级资助发表论文最多（435 篇），其次是国家重大专项资助（429 篇），第三是市厅级资助（418 篇），其他途径资助发表论文相对不多。

2.2　关键词分布

3182 篇论文共有 4191 个关键词，出现 9932 次，平均每个关键词出现 2.37 次。图 2 显示出现 1 次的关键词多达 3136 个，占所有关键词的 74.8%，同时关键词频率越高，则关键词的数量越少，这也说明当前研究的关注点相对分散。前 10 位的关键词分别为艾滋病、HIV、HIV/AIDS、中医药、服药依从性、中医证候、中医药疗法、中药、依从性和 HIV 抗体，间接反映出中医药研究的关注点。

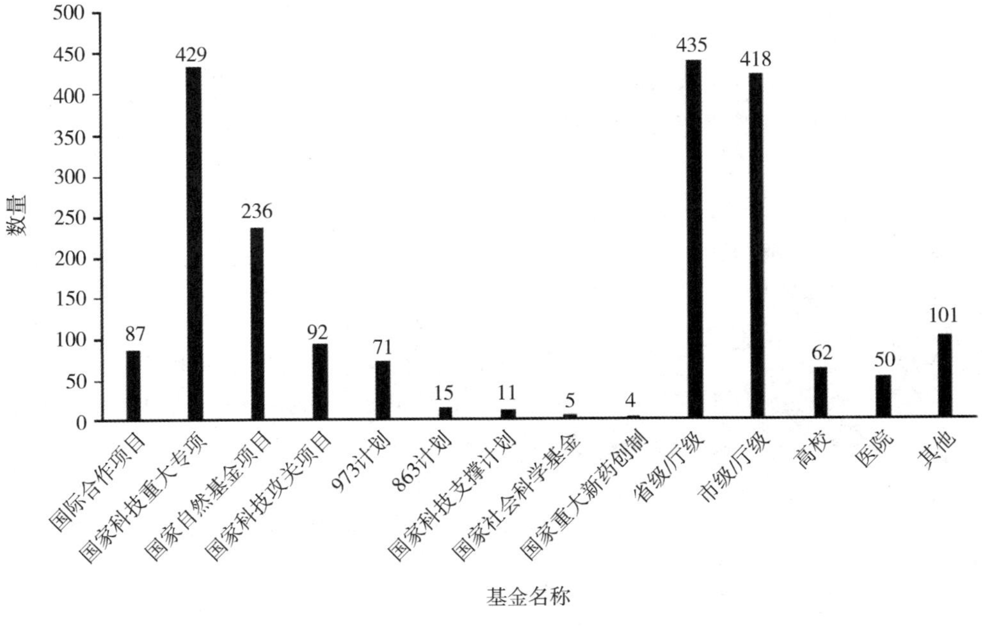

图 1　基金资助情况分布

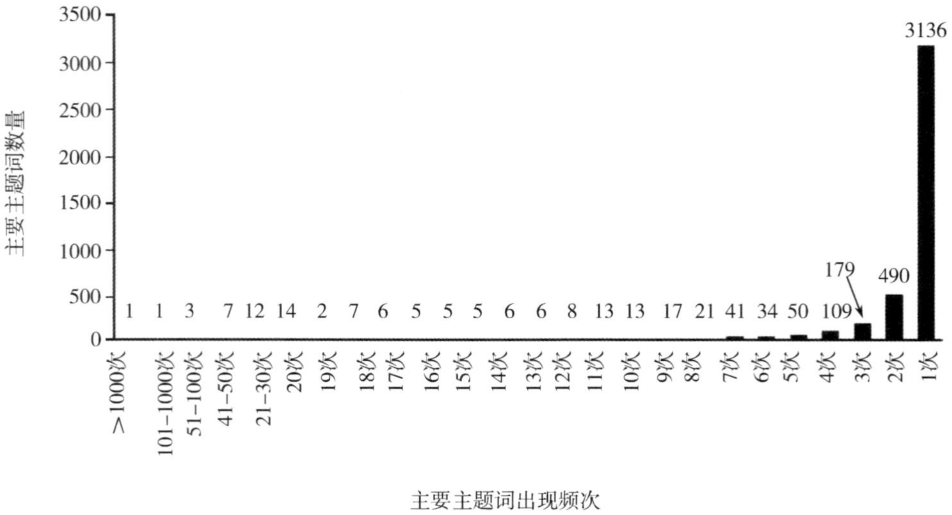

图 2　主要关键词出现频次分布

2.3　主要关键词社会网络分析

图 3 为对 40 个出现频率介于 20～1200 次的主要关键词进行社会网络分析，图中连线代表主要关键词之间的共现关系，连线数量代表词之间的紧密程度，艾滋病、HIV、HIV/AIDS、中医药、依从性、治疗和病毒载量均处于网络的中心位置，处于中心位置周围的关键词主要有 HIV 感染者、中药、服药依从性、影响因素、HIV 感染、吸毒人群、艾滋病病毒、中医证候、中医药疗法、辨证论治、腹泻，与中心位置关键词共同出现在同一篇文献中的次数最多，是网络中最重要的节点，处于核心地位，即其他研究领域都是围绕着这个核心展开，尽管图 3 边缘的关键词与处于中心位置的关键词较稀疏，但它们更多的是以中间节点作桥梁与核心节点进行联系，与其他关键词关系密切，在网络中心周围的关键词为词核心研究，最边缘的为孤立边缘研究。

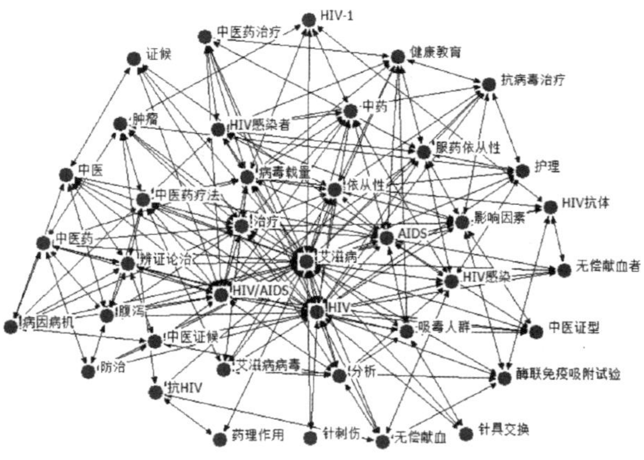

图 3　主要关键词社会网络分析图

2.4　主要关键词聚类分析

对 40 个中文关键词构建 40×40 的矩阵，并进行聚类分析，生成可视化矩阵（见图 4）和可视化曲面图（见图 5），可见中文艾滋病（HIV/AIDS）中医药研究领域主要涉及 3 个主题。主题 1：中医药疗法在 AIDS/HIV 治疗中的价值以及 AIDS 中医证候和证型研究；主题 2：酶联免疫吸附试验在 HIV、AIDS 和无偿献血者中的应用；主题 3：HIV 感染患者接受抗病毒治疗的依从性及其与艾滋病病毒载量研究。在 3 个研究主题中，研究主题 1 的类内相似度最高，说明聚类效果好，而研究主题 2 的内部相似性较差，见表 2。

表 2　聚类分析中参数值

主题	聚类对象数量	类内对象间平均相似度标准差（ISdev）	类间平均相似度（ESim）	类间平均相似度标准差（ESdev）
1	22	0.078	0.130	0.032
2	9	0.065	0.068	0.047
3	9	0.095	0.145	0.075

3　讨论

本研究全面检索 3 个中文主流数据库，纳入艾滋病（HIV/AIDS）中医药研究，采用书目信息共现挖掘系统分析软件生成主要关键词共现矩阵，用 Ucinet 软件制作的高频主要关键词共现图谱，从网络线格的疏密和高频主要关键词处于网络中的位置（离核心的距离），可以清楚展示主要关键词之间关系。在可视化矩阵图中，颜色代表原始数据矩阵中的数值。白色代表接近 0 值，逐渐加深的红色代表较大的数值。用黑色的水平线隔开各个类。在可视化曲面图中，每个山丘图的现状为高斯曲线，这种现状主要用来作为每个类内数据分布的粗略估计。山丘的高度与类内相似性成比例，体积与类群包含的对象数量成比例。合成的高斯曲线相加在一起形成可视化山丘图，反映各个聚类的整体特征和效果。其中山丘的高度和聚类内部的相似性成正比，山丘的体积和每个聚类中的元素个数成反比，山丘的颜色与聚类内部标准差有关系，红色代表低标准差，蓝色代表高标准差。只有峰顶的颜色有意义，而其他区域颜色混合以产生平滑过渡。研究主题1：山丘的体积大，高度最高，峰顶颜色偏黄，说明主题分布较为集中；研究主题2：山丘的体积居第二，高度最高，颜色最深，说明主题分布最为集中；研究主题3：山丘的体积和高度均居第三，颜色偏绿，说明主题分布较为广泛。然而，仔细研读核心艾滋病（HIV/AIDS）中医药研究，发现艾滋病（HIV/AIDS）中医药研究存在临床研究不足，今后开展的研究更应该关注临床研究。

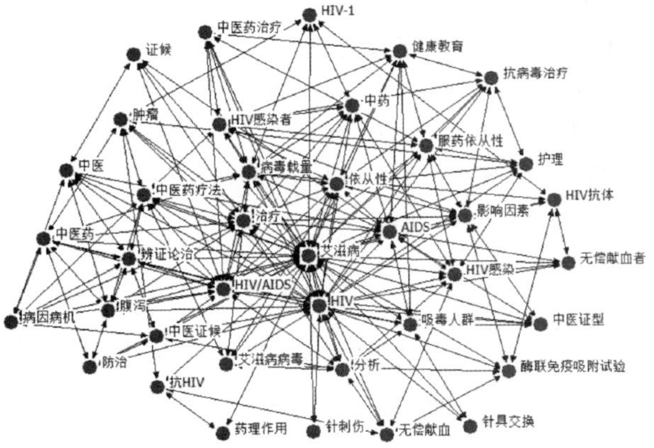

图4　主要关键词的可视化矩阵

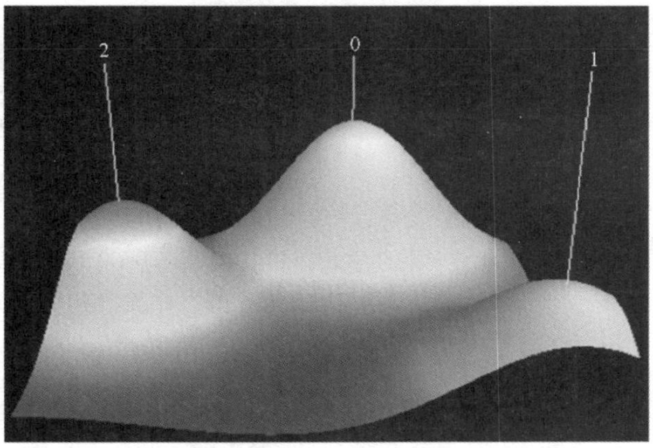

图5　主要关键词的可视化曲面图

注：图中0、1、2分别表示主题1、主题2、主题3

本研究基于关键词对目前艾滋病（HIV/AIDS）中医药研究的主题进行分类，鉴于国内艾滋病（HIV/AIDS）中医药研究的关键词比较混乱，本研究对关键词进行了统一，但本研究并没有纳入会议论文，研究结果并不能完全反映会议的研究热点。

综上所述，中文艾滋病（HIV/AIDS）中医药研究的研究主题主要集中在AIDS/HIV的中医药治疗、AIDS中医证候与证型、抗病毒治疗的依从性等研究。

参考文献（略）

（出自《中国医药导刊》2017年第19卷第9期第870－873页）

编者按　艾滋病是一类严重危害人类健康的公共卫生问题，目前中医药治疗优势凸显，并且传统中医药研究与免疫学、病毒学、蛋白质组学等学科相互交融，为中医药研究开拓了新的篇章。本期专栏刊发系列关于艾滋病中医药防治、研究的相关文章，从中医药防治艾滋病研究者合作情况以及研究主题、中药治疗艾滋病的免疫学、蛋白质组学研究前景等方面展开，以期为研究者提供参考。

中医药防治艾滋病（HIV/AIDS）研究者与研究机构现状分析

刘爱萍[1]，苏小杰[2,3]，刘娟[2,3]，张俊华[4]，杜丽东[5]，王菁[6]，田金徽[2,7]，王健[8]

（1. 甘肃卫生职业学院药学系，甘肃 兰州 730000；2. 兰州大学循证医学中心，兰州大学基础医学院，甘肃 兰州 730000；3. 兰州大学第二临床医学院，甘肃 兰州 730000；4. 天津中医药大学循证医学中心，天津 300193；5. 甘肃中医药大学药学院，甘肃 兰州 730000；6. 北京大学医院，北京 100871；7. 甘肃省循证医学与临床转化重点实验室，甘肃 兰州 730000；8. 中国中医科学院中医药防治艾滋病研究中心，北京 100700）

摘要 目的 了解目前全国中医药治疗艾滋病（HIV/AIDS）的主要研究者和研究机构的分布情况与合作关系以及存在的问题，以期为艾滋病中医药研究提供借鉴和参考。方法 通过检索主要的中文数据库纳入艾滋病（HIV/AIDS）中医药研究，利用 BICOMS－2 分析软件对发表时间、期刊名称、省份、作者和研究机构进行抽取和整理，并生成作者和研究机构共现矩阵，利用 NetDraw 绘制网络关系图。结果 艾滋病（HIV/AIDS）中医药研究数量总体呈上升趋势，但研究数量在期刊、研究者、省份和机构分布方面不平衡，2288 个研究机构（共出现 4495 次，机构均 1.96）的 8712 名研究者（共出现 11582 次，人均 1.33）从事艾滋病（HIV/AIDS）中医药研究。在主要研究者和研究机构合作方面，2 个研究团队和 33 个研究机构、5 位研究者和 47 位研究者之间合作密切。结论 艾滋病（HIV/AIDS）中医药研究者与研究机构众多，但地区分布不平衡，主要研究机构和研究者的合作关系有待进一步加强。

关键词 艾滋病（HIV/AIDS）；研究者；研究机构；合作情况；可视化分析

艾滋病，获得性免疫缺陷综合征（acquired immunodeficiency syndrome，AIDS）是由人类免疫缺陷病毒（human immunodeficiency virus，HIV）引起的一种获得性细胞免疫功能缺陷为特征的严重危害人类健康的传染性疾病。尽管抗艾滋病病毒疗法治疗艾滋病取得了很好疗效，但不能杀死病毒，具有较大的毒副作用，不能彻底清除体内的艾滋病病毒，且易引起病毒产生变异性和耐药。由于中药具有较高的安全性和可控性，长期使用毒副作用小，产生耐药性的概率小，但中药防治艾滋病研究系可能存在低水平、多单位、重复研究，也造成了大量的人力、物力、财力和时间的浪费。为了解我国中医药防治艾滋病（HIV/AIDS）研究者和研究机构的合作情况，本研究采用可视化的方法，对中文艾滋病（HIV/AIDS）中医药研究的省份、作者和研究机构的合作情况进行分析，为我国艾滋病研究者和研究机构更大范围的合作提供支持，为刚进入该领域的研究者寻求合作对象提供帮助。

1 方法

1.1 资料来源和检索策略

计算机检索中国生物医学文献数据库、中国知网、万方数据库，所有数据均检索至 2017 年 8 月。中国生物医学文献数据库检索策略见表 1，其余数据库根据表 1 进行调整。

表 1 中国生物医学文献数据库检索策略

序号	检索策略
#1	“获得性免疫缺陷综合征”［不加权：扩展］OR“HIV 感染”［不加权：扩展］OR“艾滋病相关复合征”［不加权：扩展］OR“HIV 血清阳性”［不加权：扩展］OR“HIV”［不加权：扩展］OR“HIV－1”［不加权：扩展］OR“HIV－2”［不加权：扩展］OR“人免疫缺陷病毒”［常用字段：智能］OR“艾滋病病毒”［常用字段：智能］OR“获得性免疫缺陷综合征”［常用字段：智能］OR“后天性免疫缺陷综合征”［常用字段：智能］OR“艾滋病”［常用字段：智能］OR“AIDS”［常用字段：智能］OR“HIV”［常用字段：智能］OR“爱滋病”［常用字段：智能］

基金项目： 甘肃省循证医学与临床转化重点实验室开放基金（zujbky－2015－170）

续表

序号	检索策略
#2	“中国医学”［分类号：扩展］OR“中药学”［分类号：扩展］OR“中药材”［分类号：扩展］OR“中药品”［分类号：扩展］OR“中草药”［不加权：扩展］OR“中成药”［不加权：扩展］OR“中西医结合”［不加权：扩展］OR“中西医结合疗法”［不加权：扩展］OR“中药”［常用字段：智能］OR“中药材”［常用字段：智能］OR“中草药”［常用字段：智能］OR“中成药”［常用字段：智能］OR“中西医结合”［常用字段：智能］OR“中医”［常用字段：智能］
#3	#1 AND #2

1.2 纳入排除标准

纳入中文艾滋病（HIV/AIDS）中医药研究。排除会议摘要、消息、资讯和新闻报道。

1.3 提取信息及定义

提取信息主要有：①艾滋病（HIV/AIDS）中医药研究发表时间；②艾滋病（HIV/AIDS）中医药研究作者所在省份；③刊载艾滋病（HIV/AIDS）中医药研究的期刊名称；④撰写艾滋病（HIV/AIDS）中医药研究的作者和机构名称。

1.4 统计学方法

采用 BICOMS－2（书目信息共现挖掘系统）分析软件对发表时间、省份、期刊名称、作者和机构名称的信息进行抽取和整理，并生成省份、作者和机构名称共现矩阵。采用 Ucinet 6.0 软件中的 Net Draw，按照中心度排列各主要省份、作者和机构名称词之间的关系，并绘制社会网络图。

2 结果

2.1 检索结果

检索 3 个中文数据库获得 4427 篇，去重后获得 3214 篇，排除摘要和会议信息 32 篇，最终纳入 3182 篇。

2.2 发表时间分布

由图 1 可知，1986～2013 年，中文艾滋病（HIV/AIDS）中医药研究数量总体呈现增长趋势，2006 年突破 100 篇，2008 年突破 200 篇，2010 年突破 300 篇，2011 年和 2013 年发表数量分别达到最高，2014～2016 年发表论文数量出现下降，但仍然保持在 200 篇以上。

2.3 发表杂志

3182 篇论文发表在 639 种期刊上（见图 2），其中发表数量位于前 5 的期刊分别为《中国艾滋病性病》（115 篇）、《中医学报》（110 篇）、《云南中医中药杂志》（86 篇）、《中华中医药杂志》（76 篇）和《中医研究》（53 篇），但是 37.87% 的期刊仅刊载了 1 篇论文，113 种期刊只刊载 2 篇论文，由此可见，期刊发表中文艾滋病（HIV/AIDS）中医药研究呈现严重的不平衡性。

2.4 省份分布与合作

图 3 显示，共有 32 个省、自治区和直辖市均有论文发表，前 5 位的省份分别为河南（558 篇）、北京（458 篇）、云南（280 篇）、广西（266 篇）和广东（218 篇），而江苏、四川、山东、上海和湖北发文量为 100～200 篇，但海南、西藏和中国香港地区发文量少于 10 篇。从侧面反应出艾滋病的高发区和人口密集区的研究数量较高，说明艾滋病（HIV/AIDS）中医药研究在国内具有明显的地域性。

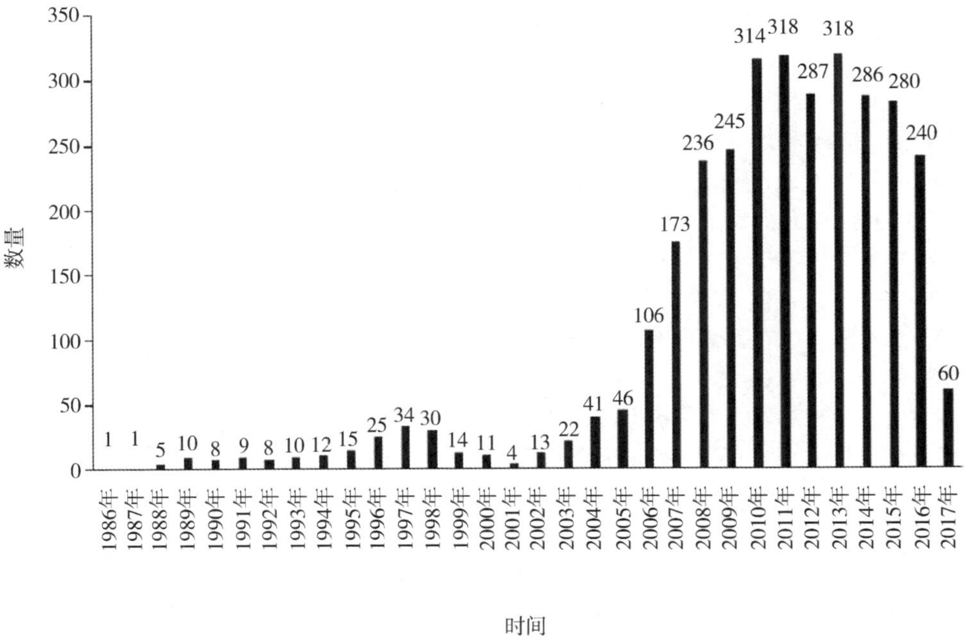

图 1　发表数量随时间变化趋势

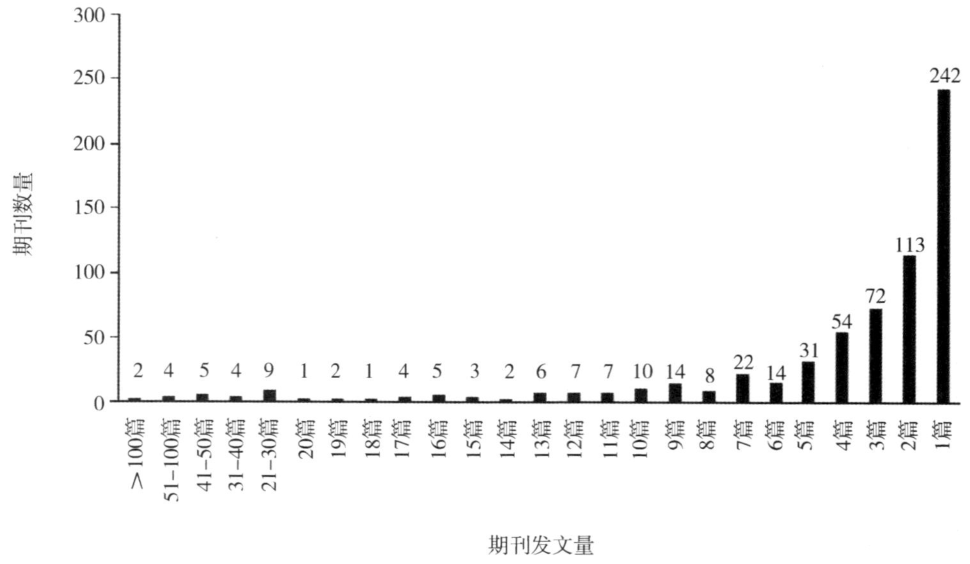

图 2　发表期刊数量分布

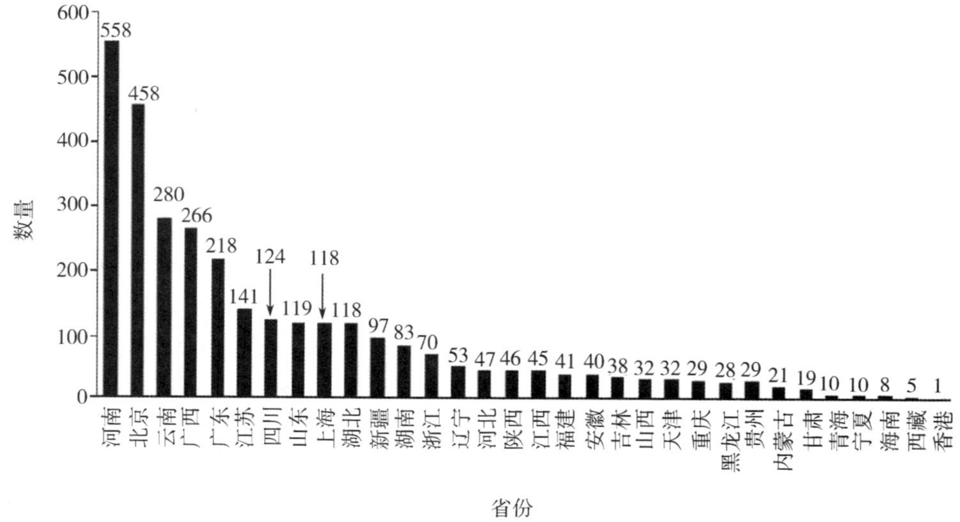

图 3　省份分布

在省份合作方面（见图 4），海南、西藏和福建并未与其他省份形成合作关系，其余省份之间形成了合作关系，且合作是以云南、广西、辽宁、湖北、河南、北京、新疆、广州和上海为核心，北京与合作省份的数量最多，从侧面反应了其在艾滋病（HIV/AIDS）中医药研究方面的核心作用。

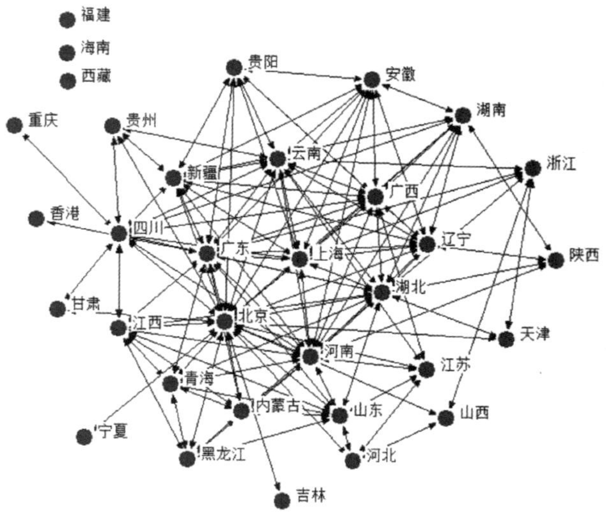

图 4　省份合作关系图

共有 2288 个机构参与了艾滋病（HIV/AIDS）中医药研究的撰写，但机构撰写论文数量呈现了严重的不平衡，即参与撰写论文数量越多的机构数量越少，参与撰写 1 篇论文的机构为 1749 个，占机构总数的 76.44%（见图 5），发文量大于 40 的机构依次是河南中医药大学第一附属医院（202 篇）、河南中医药大学（201 篇）、云南省中医中药研究院（58 篇）、广州中医药大学（48 篇）、中国中医科学院广安门医院（45 篇）和中国中医科学院中医药防治艾滋病研究中心（41 篇）。在前 10 位的机构中，3 个研究机构位于河南，4 个研究机构位于北京，广东、广西和云南各 1 个研究机构，这样的机构分布与省份发文量一致。

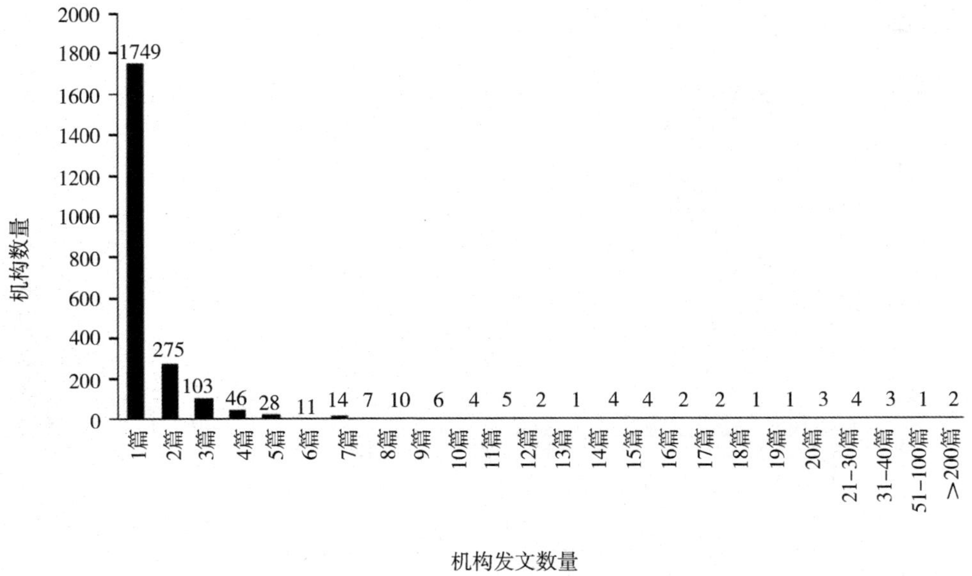

图5 撰写机构频次分布

图6为发文量大于9篇研究机构之间的合作关系图，35个研究机构形成了2个研究团队，10个研究机构未与其他研究机构形成网络。由图可知，来自四川、广西、北京、新疆、云南、河南、湖南、广东、江苏和上海的33个机构形成了一个庞大复杂的研究团队，与其他研究机构比较，和中国中医科学院、河南省中医药研究院、广西中医药大学附属瑞康医院、河南中医药大学/河南中医学院第一附属医院和河南中医药大学/河南中医学院合作的机构数量较多。

2.6 主要作者分布与合作

图7显示了8712名作者参与了艾滋病（HIV/AIDS）中医药研究撰写，参与撰写1篇论文的作者高达7855人，占所有作者的87.02%。5位作者分别为郭会军（河南中医药大学第一附属医院）62篇、谢世平（河南中医药大学）56篇、徐立然（河南中医药大学第一附属医院）43篇、邓鑫（广西中医学院附属瑞康医院）42篇和王健（中国中医科学院中医药防治艾滋病研究中心）41篇。

分析发文12～62篇作者的社会关系（见图8），可将作者分为如下研究团体：第1个研究团体分析发文12～62篇作者的社会关系（见图8），可将作者分为如下研究团体：第1个研究团体由中国中医科学院广安门医院的8位作者构成。第2个研究团队由来自新疆维吾尔自治区中医医院（5人）、中国中医科学院中医药防治艾滋病研究中心（3人）、中国科学院昆明动物研究所（1人）、广州中医药大学（1人）、广州市第八人民医院（2人）、上海市公共卫生临床中心（1人）、河南省中医药大学第一附属医院（11人）、河南中医药大学（7人）、河南省中医药研究院（1人）、河南中医药大学第二附属医院（1人）、河南省中医药研究院附属医院（1人）、河南中医药大学艾滋病研究所（1人）、广西中医药大学附属瑞康医院（5人）和云南省中医中药研究院（5人）的47名作者构成，另外2名研究者并未与其他研究者形成网络连接，但是作者合作的单位数量较少，上述研究团队更多来自同一个研究机构。

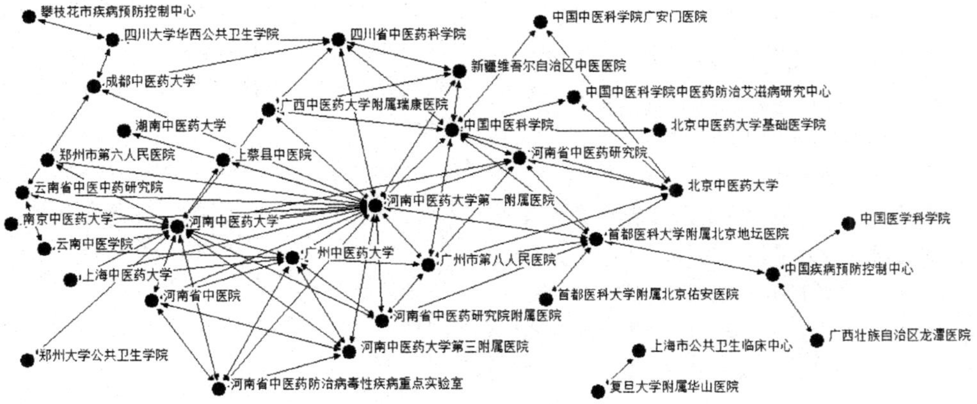

图6 主要研究机构关系图

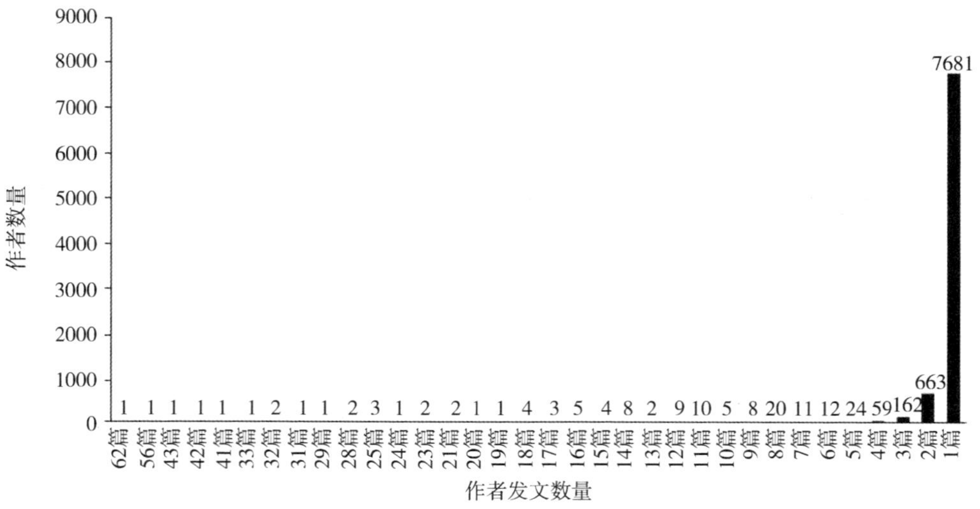

图7　作者出现频次及其数量分布图

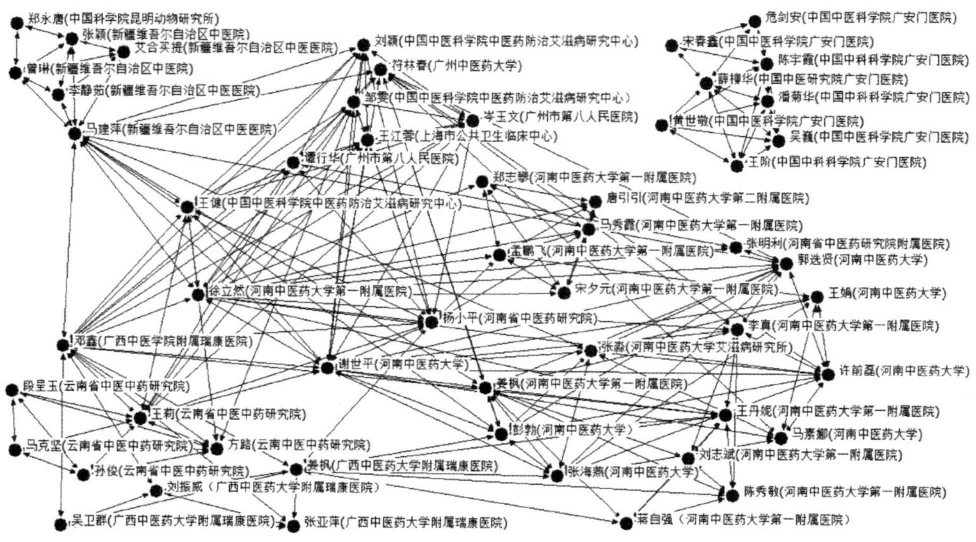

图8　主要作者的社会关系

3　讨论

本研究采用数据挖掘方法和两种软件分别对中文艾滋病（HIV/AIDS）中医药研究的发表时间、省份、期刊、作者和研究机构的数量进行了频次分析，对省份、主要作者和主要研究机构同时进行社会网络分析，清晰地呈现了不同省份、作者和研究机构之间的合作情况。

在时间分布方面，中文艾滋病（HIV/AIDS）中医药研究数量总体呈现增长趋势，这说明国内研究者有关中医药在艾滋病防治方面的研究进入平稳发展期；从省份分布来看，我国共有 32 个省、自治区和直辖市均有研究发表，但是发文量严重不平衡，高产省份主要集中在艾滋病的高发省份和人口密集省份，说明艾滋病（HIV/AIDS）研究具有明显的地域性；从期刊分布来看，平均每种期刊发表 4.98 篇论文，但 37.87% 的期刊仅刊载了 1 篇论文，这说明期刊发表中文艾滋病（HIV/AIDS）中医药研究呈现了不平衡性；在作者及机构分布方面，多达 2288 个研究机构（共出现 4495 次，机构均 1.96）的 8712 名作者（共出现 11582 次，人均 1.33）从事艾滋病（HIV/AIDS）中医药研究，说明参与的作者和研究机构众多，但是高产作者和研究机构并不是很多，同时作者和研究机构之间的合作仍有待增强，大多数作者和研究机构无法形成社会关系网络；高产作者分为 2 个主要的研究团体，1 个研究团体的作者最多，另 1 个团队的作者数量 8 人，且 2 个团队之间并未形成社会关系网，在每个研究团队内部的研究人员来自同一个研究机构居多，这说明研究机构之间的合作不够。

本研究主要以研究者和研究机构发文量及其分布情况和合作关系反映艾滋病（HIV/AIDS）中医药研究者的研究现状和合作情况分析，尽管我们在作者之后补充了机构名称，但存在研究机构的更名，虽经我们仔细校对，但难免会出现个别的误差。

今后，艾滋病（HIV/AIDS）中医药研究者的作者提高自身研究能力的同时，应该重视研究者之间的合作，同时应不断加强作者跨省份和机构之间合作，不断提升我国艾滋病中医药的研究能力，力争使研究结果惠及艾滋病患者。

参考文献（略）

（出自《中国医药导刊》2017 年第 19 卷第 9 期第 865 – 869 页）

临　床　篇

中药治疗26109例艾滋病患者10年临床观察

王　健[1]，梁碧颜[1]，徐立然[2]，邓　鑫[3]，李秀惠[4]，王　莉[5]，
谭行华[6]，李　鑫[7]，张国梁[8]，马建萍[9]，毛宇湘[10]
（1. 中国中医科学院中医药防治艾滋病研究中心，北京 100700；2. 河南中医学院第一附属医院，河南 郑州 450000；
3. 广西中医学院附属瑞康医院，广西 南宁 530011；4. 北京佑安医院，北京 100054；5. 云南省中医中药研究院，
云南 昆明 650031；6. 广东省广州市第八人民医院，广东 广州 510060；7. 北京地坛医院，北京 1000157；
8. 安徽省中医院，安徽 合肥 230000；9. 新疆自治区中医院，乌鲁木齐；10. 河北省中医院，河北 石家庄 050011）

摘要　目的　观察中药对26109例艾滋病病毒（human immunodeficiency viruses，HIV）感染者及艾滋病（acquired immunodeficiency syndrome，AIDS）患者（HIV/AIDS患者）治疗10年的临床疗效。方法　收集全国19个省（自治区、直辖市）从2004～2014年采用中药治疗HIV/AIDS患者26109例，对CD_4T淋巴细胞计数、死亡风险、症状积分、患者报告的结局（PRO）总分均值、生存质量（QOL）总分均值等进行比较。CD_4T淋巴细胞计数两组比较应用重复测量的方差分析；死亡分析应用Kaplan Meier法。结果　（1）CD_4T淋巴细胞计数总体呈缓慢上升趋势。（2）连续治疗3、6、9年CD_4T淋巴细胞计数中西医结合组上升幅度较中医组明显，提示中西药合用组疗效肯定。(3)治疗前基线CD_4值<200个/mm^3的患者死亡风险高于其他患者（CD_4值≥200个/mm^3），提示治疗时机不能太晚；治疗前症状越多，治疗中死亡率越高。（4）Kaplan Meier生存分析显示，单纯中医组比中西医结合组对于延缓疾病的进展疗效较好，这可能与单纯中药组治疗前的病情较轻有关。（5）中医药能减轻乏力、发热、咳嗽、纳呆、腹泻等主要症状，其中乏力、腹泻效果明显；中药对乏力、腹泻起效时间在3个月左右。（6）PRO分值48个月时较治疗前下降，患者自我评价有效；QOL分值48个月时较治疗前上升，患者生存质量提高。结论　长期服用中药可稳定或者延缓免疫功能，改善症状、体征，提高生存质量，远期疗效较好。

关键词　中医药；艾滋病；免疫功能

2004年，国家出台“四免一关怀”政策，国家中医药局和原卫生部、财政部联合实施了中医药治疗艾滋病试点项目，并作为落实该政策具体措施之一。截至2014年9月30日，项目在19个省（自治区、市）开展，累计治疗人数26276人，正在治疗14478人。本文观察中药对26109例艾滋病病毒（human immunodeficiency viruses，HIV）感染者及艾滋病（acquired immunodeficiency syndrome，AIDS）患者（HIV/AIDS患者）治疗10年的临床疗效。

1　资料与方法

1.1　诊断标准

临床诊断标准：按照卫生部、中华医学会《艾滋病诊疗指南》标准执行。

中医辨证标准：依据国家中医药管理局颁布《中医药治疗艾滋病项目临床技术方案》。

1.2　纳入标准

HIV/AIDS患者经当地疾病预防控制中心确认；符合《中医药治疗艾滋病试点项目临床技术方案》；患者签署知情同意书。

1.3　临床资料

年龄分布主要在21～50岁之间，平均年龄为（40.67±11.43）岁；男性15217例（60.64%），女性9875例（39.36%），男女比例为1∶0.65；感染途径分布以有偿供血、性传播、静脉吸毒感染为主，合并两种感染途径者以吸毒+性传播为主（占1.83%）。

1.4　方法

中医治疗　按照《中医药治疗艾滋病试点项目临床技术方案》的原则，选择中成药（制剂）与辨证施治相结合的治疗方法。

西医治疗　高效抗反转录病毒疗法（HAART）。

1.5　统计方法

采用SPSS 17.0统计软件分析，CD_4T淋巴细胞计数两组比较应用重复测量的方差分析；死亡分析应用Kaplan Meier法。$P<0.05$为差异有统计学意义。

2　结果

2.1　稳定或提高免疫功能

如图1所示，HIV感染者单用中药治疗，CD_4计数呈缓慢上升、稳定或缓慢下降（低于每年的自然下降幅度或速度）趋势；对于艾滋病患者，以抗病毒治疗为主，中药为辅，其CD_4计数上升较明显。

2.2　中医、中西医疗效比较（CD_4）

如图2、3、4所示，连续治疗3年、6年、9年中西医结合组上升幅度较中医组明显，提示中西药合用组疗效肯定。

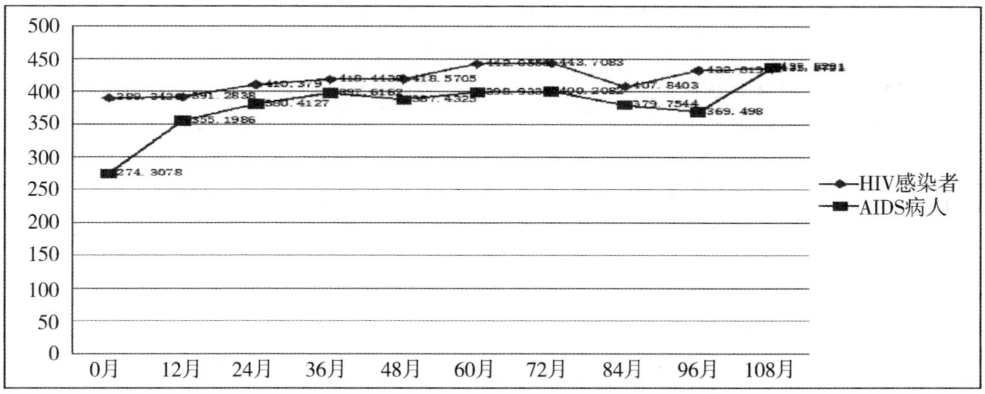

图 1　HIV 感染者和 AIDS 患者 CD_4 均值变化图

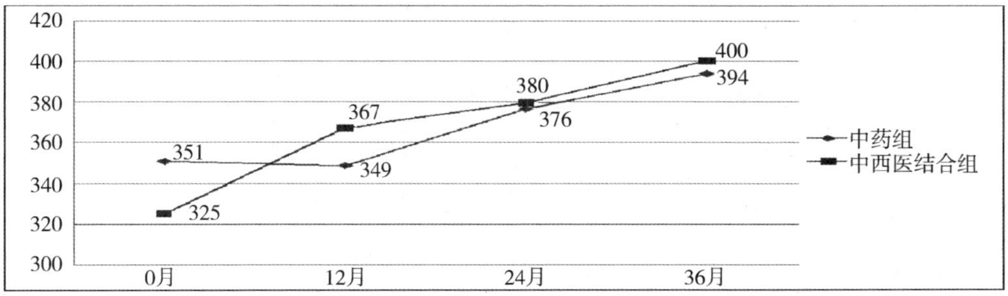

图 2　连续治疗 3 年中医组（205 例）和中西医组（191 例）CD_4 变化图

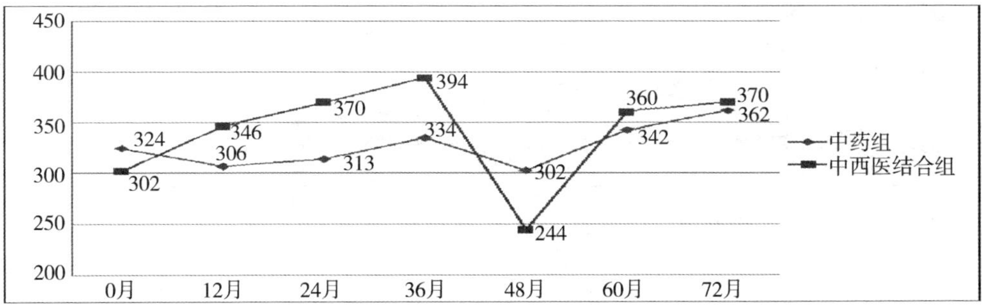

图 3　连续治疗 6 年中医组（127 例）和中西医组（69 例）CD_4 变化图

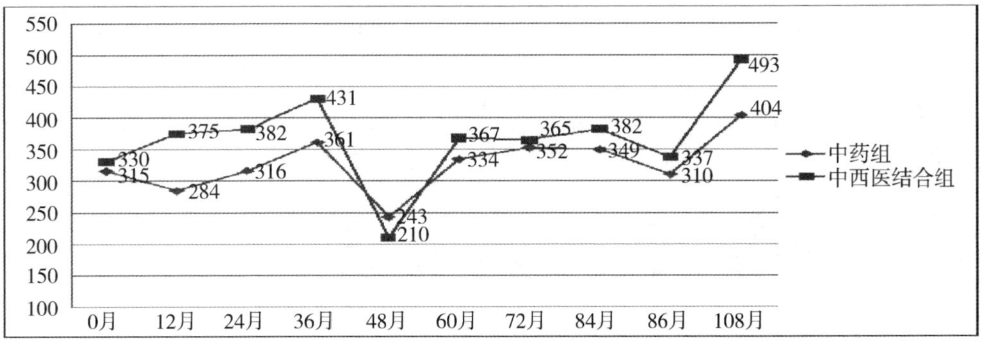

图 4　连续治疗 9 年中医组（45 例）和中西医组（41 例）CD_4 变化图

2.3　中医、中西医疗效比较（症状）

图 5、6、7 示，中药对症状积分有较好改善作用，长期疗效较好。

2.4　死亡风险

图 8、9 示，按照首诊 CD_4 值分四层（<200 个/mm^3、200～349 个/mm^3、350～499 个/mm^3、≥3500 个/mm^3），

治疗前基线 CD_4 值 < 200 个/mm^3 的患者死亡风险高于其他患者（CD_4 值≥200 个/mm^3）。

图 10 示，按照首诊症状数分五类（0 个、1 个、2 ~ 3 个、4 ~ 5 个、> 5 个），治疗前症状越多，治疗中死亡率越高。

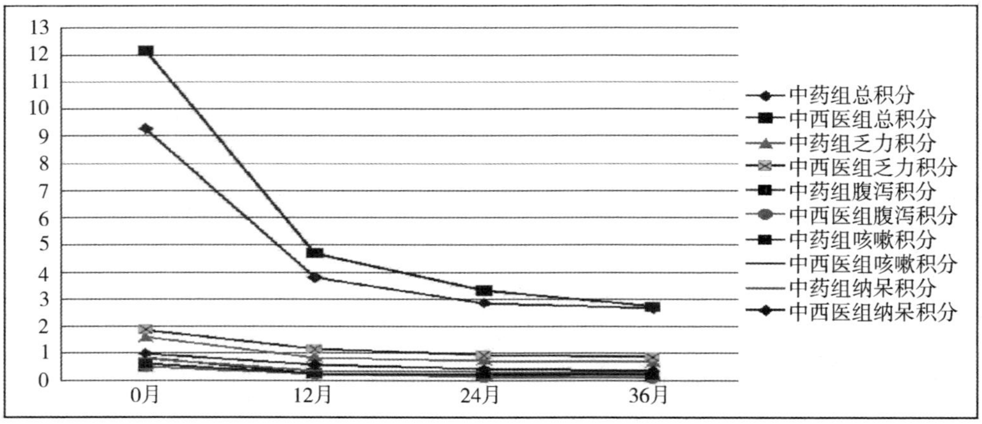

图 5　连续治疗 3 年中医组（1123 例）和中西医组（611 例）症状变化图

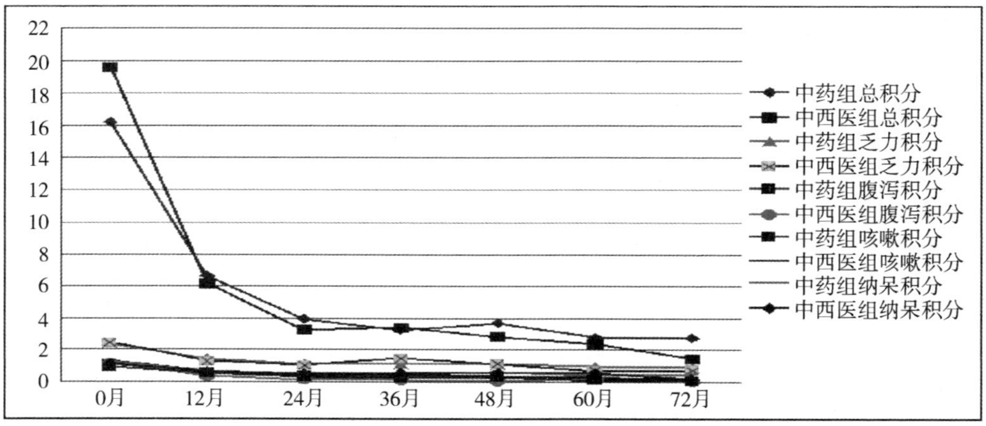

图 6　连续治疗 6 年中医组（127 例）和中西医组（69 例）症状变化图

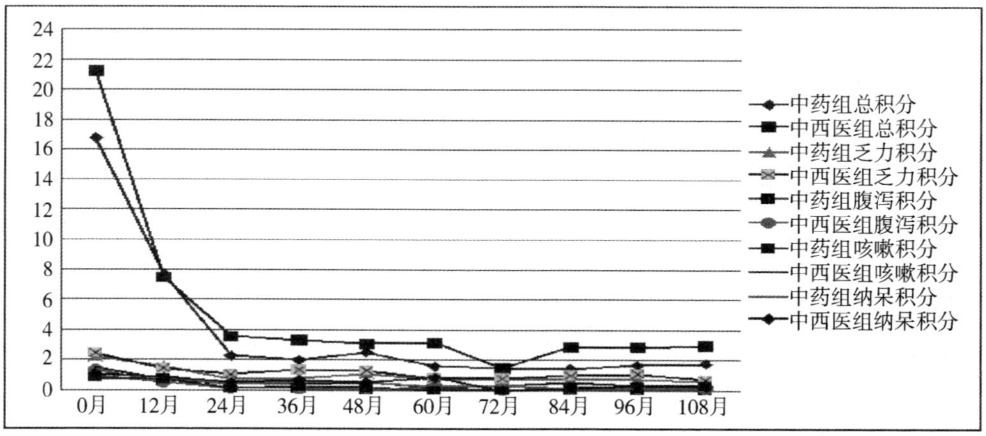

图 7　连续治疗 9 年中医组（45 例）和中西医组（41 例）症状变化图

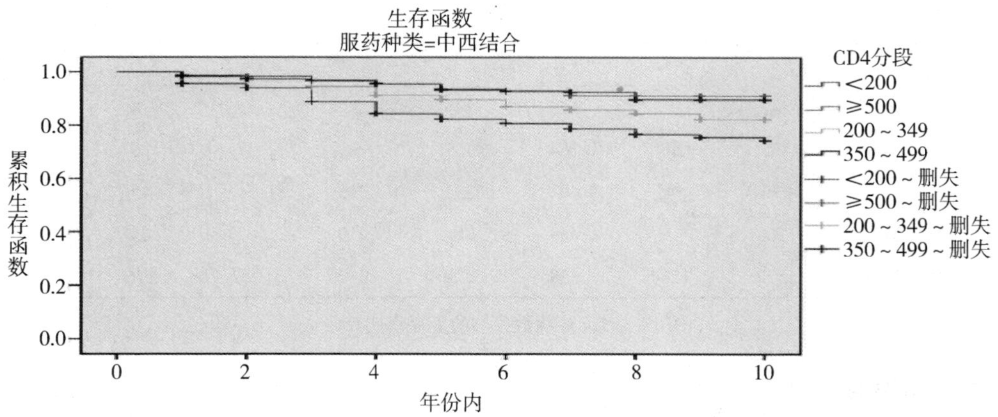

CD$_4$ 计数分层	1 年	2 年	3 年	4 年	5 年	6 年	7 年	8 年	9 年	10 年
<200 个/mm^3	1225	318	168	124	77	45	58	37	14	59
200～349 个/mm^3	1092	374	188	153	73	58	88	49	22	56
350～499 个/mm^3	787	268	112	105	41	26	70	37	14	51
≥500 个/mm^3	554	204	71	91	35	23	55	11	12	40

图 8　中西结合组首诊 CD$_4$ 分层的生存率比较图

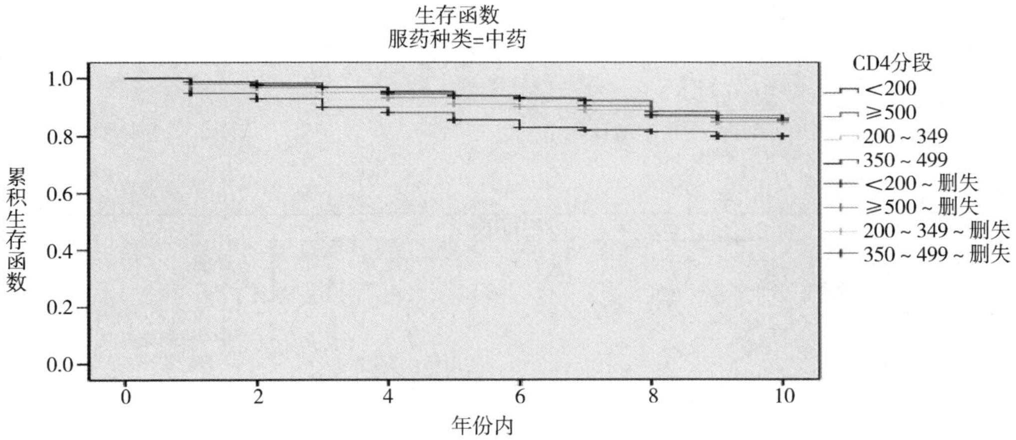

CD$_4$ 计数分层	1 年	2 年	3 年	4 年	5 年	6 笠	7 年	8 年	9 年	10 年
<200 个/mm^3	1527	337	276	149	212	64	31	42	39	60
200～349 个/mm^3	1989	654	423	274	314	114	71	67	47	95
350～499 个/mm^3	2078	626	415	230	243	93	54	62	24	63
≥500 个/mm^3	1540	405	319	213	143	45	58	28	22	47

图 9　中医组首诊 CD$_4$ 分层的生存率比较图

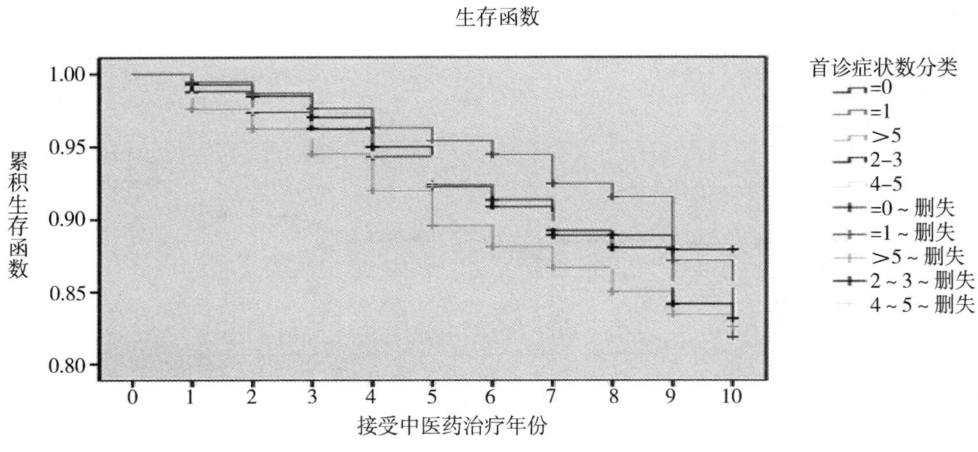

首诊症状数分类	1 年	2 年	3 年	4 年	5 年	6 笠	7 年	8 年	9 年	10 年
0	1071	542	387	335	144	52	31	28	47	44
1	985	425	249	264	133	56	37	20	51	33
2 ~ 3	2050	876	545	404	231	215	51	45	99	83
4 ~ 5	2374	1266	721	449	286	219	62	63	91	104
> 5	3319	1572	1264	928	429	312	267	176	292	577

图 10　首诊症状数分类的生存率比较图

2.5　HIV 感染者进展到 AIDS 患者分析

图 11Kaplan Meier 生存分析显示，单纯中医组比中西医结合组对于延缓疾病进展疗效较好。

2.6　减轻症状、体征

如图 12、13 所示，中医药减轻乏力、发热、咳嗽、纳呆、腹泻等主要症状，其中乏力、腹泻效果明显；起效时间在 3 个月左右。

2.7　PRO（自我评价）和 QOL（生存质量）量表

如图 14、15 所示，PRO 分值下降，患者自我评价有效；QOL 分值上升，患者生存质量提高。

2.8　随访情况

如图 16 所示，1 年、3 年、5 年、8 年、10 年随访率分别是 91.8%、90.9%、89.3%、88.9%、88.7%；提示接受中医药治疗的患者依从性较好。

如图 17 所示，失访主要原因：①自动退出（18.13%）；②不愿服药（15.28%）；③外出务工（10.81%）；④出狱（3.87%）。

2.9　死亡情况

如图 18 所示，死亡率较高省份：江西 23.3%，湖北 20.8%，河北 19.5%，河南 19.1%。如图 19 所示，艾滋病相关死亡 37.66%，艾滋病无关疾病死亡 29.12%，非疾病外因死亡 7.34%，原因不详 13.49%，原因空缺 12.38%。

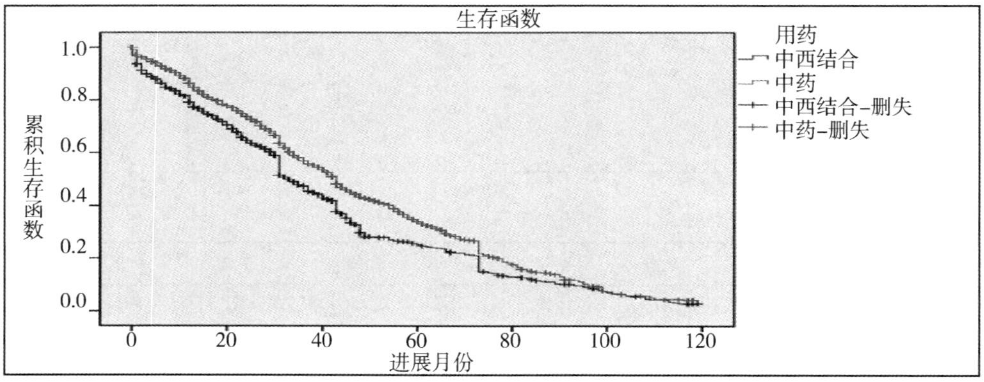

图 11　HIV 感染者进展到 AIDS 患者生存分析图

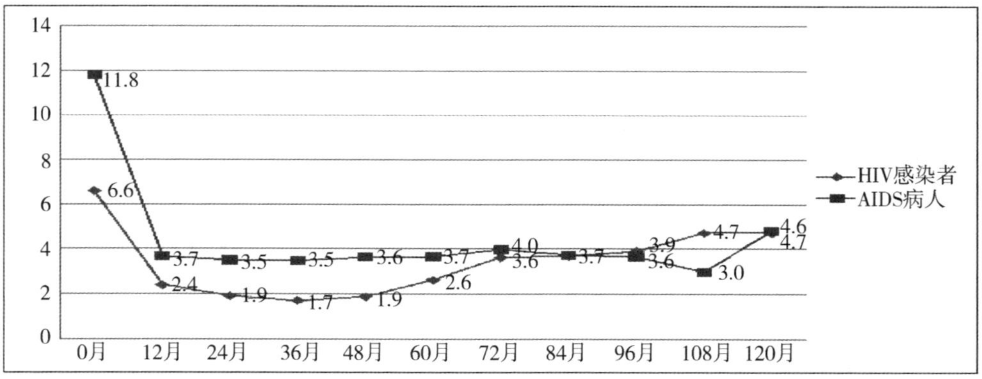

图 12　HIV 感染者和 AIDS 患者症状、体征总积分均值变化图

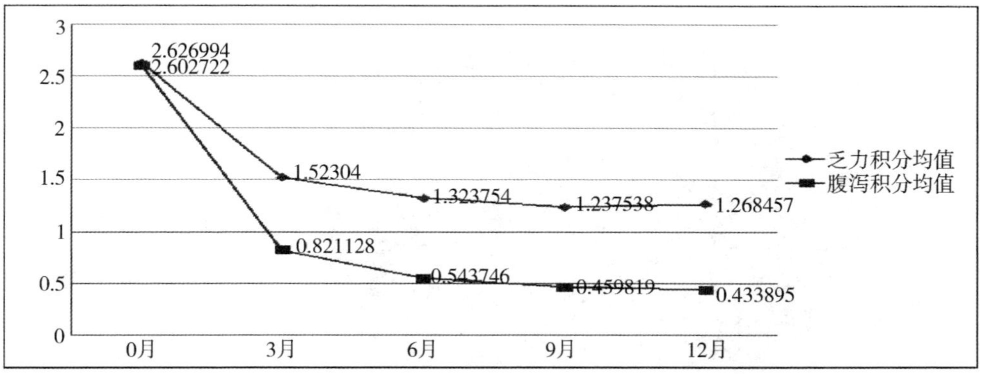

图 13　乏力（10092 例）、腹泻（3087 例）积分均值 1 年内的变化图

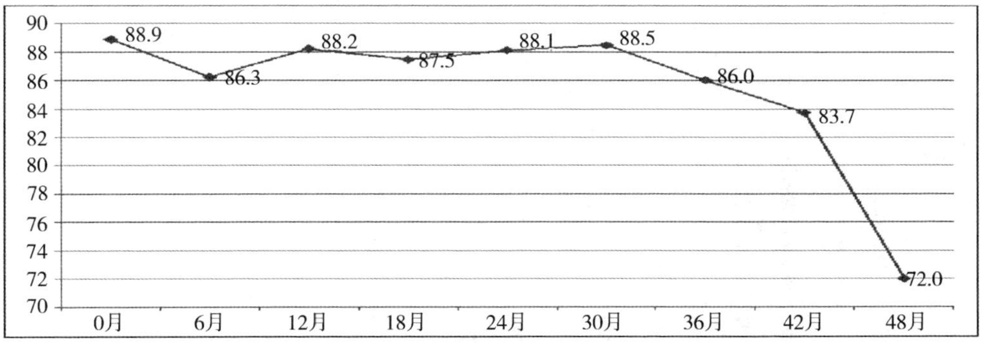

图 14　PRO 总分均值变化图

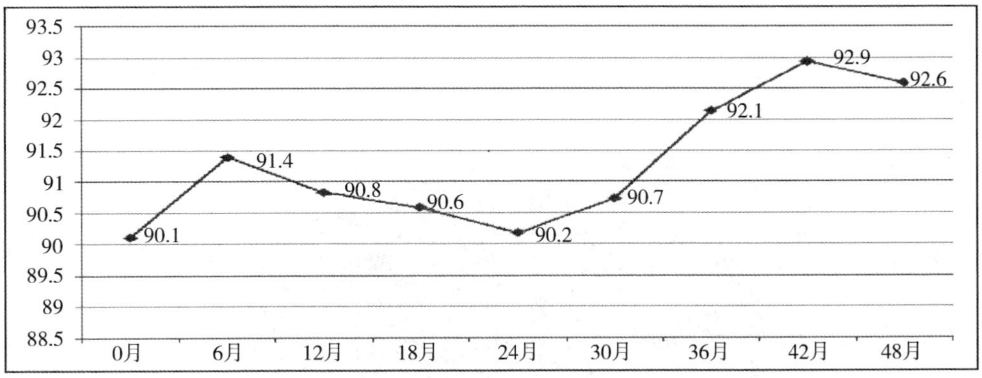

图 15　QOL 总分均值变化图

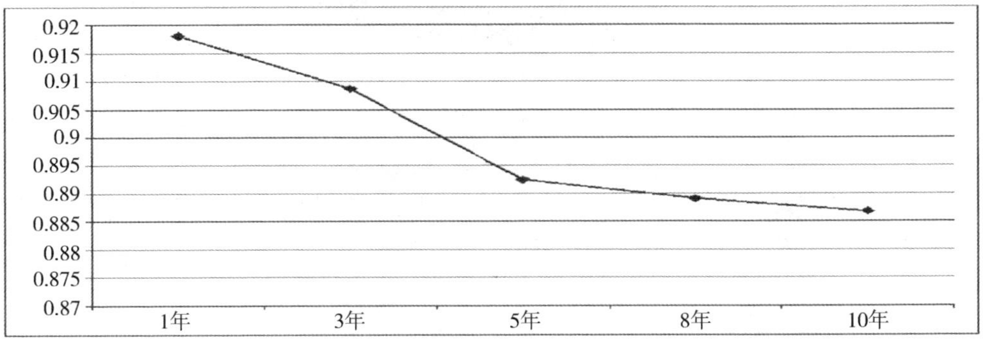

图 16　随访率

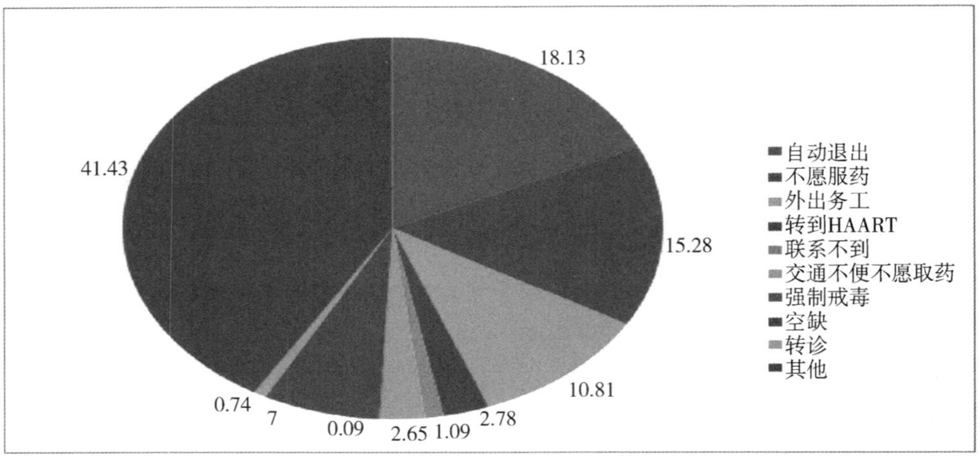

图 17　失访主要原因

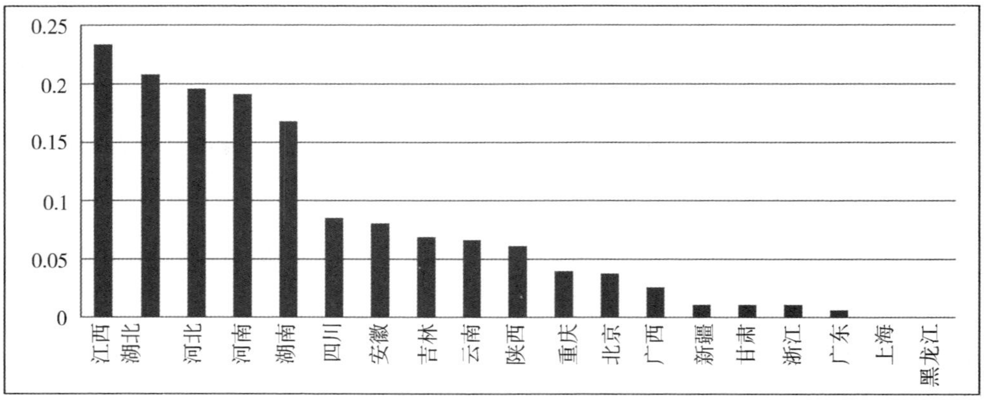

图 18　各省死亡率比较

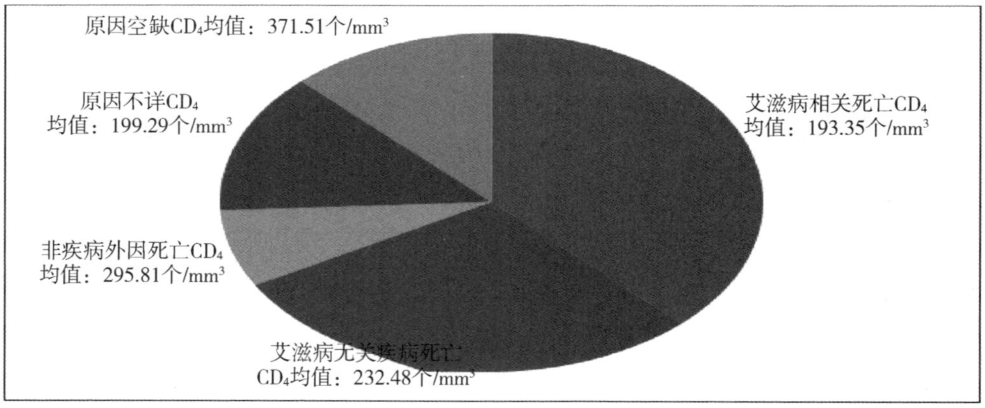

图 19　死亡原因分类图

表 1　1171 例患者死亡原因分类

死亡原因分类	死亡人数
艾滋病相关死亡	
机会性感染	268
相关性肿瘤	1

续表

死亡原因分类		死亡人数
相关综合征		
其他相关性疾病		
艾滋病无关死亡		
艾滋病无关疾病死亡	心脑血管疾病	79
	恶性肿瘤	55
	呼吸系统疾病	33
	内分泌营养代谢疾病	4
	消化系统疾病	89
	多脏器功能衰竭	61
	其他	20
非疾病外因死亡	自杀	23
	吸毒过量	32
	意外死亡	30
	破伤风	1
原因不详		158
原因空缺		145
合计		1171

3 讨论

中医重视机体免疫系统功能的调整，通过调节机体抗病防卫机制，以达到抗 HIV 感染的目的。中医药可阶段性地提高和稳定患者免疫功能。连续治疗 3 年、6 年、9 年的两组患者治疗后 CD_4T 淋巴细胞计数与基线比较增长，因此，提示中医能够在治疗期间对 HIV/AIDS 患者免疫功能起到一定作用。

单纯中医组比中西医结合组对于延缓疾病的进展疗效较好，这可能与单纯中药组治疗前的病情较轻有关。

接受中医药治疗后，患者临床症状改善，中医药对发热、乏力、咳嗽、纳呆、腹泻等症状有较好疗效，其中以乏力、腹泻改善最为突出。从 PRO、QOL 量表看，症状、体征的改善，自我评价有效，生活质量得到了提高。

基线 CD_4 越低，尤其 CD_4 值 < 200 个/mm^3 晚期患者，死亡风险越高，提示治疗时机不能太晚。治疗前症状越多，死亡风险越高。由于 HIV/AIDS 患者死因复杂多样，有 AIDS 直接导致的死亡，也有其他非 AIDS 相关的原因导致的死亡，不能简单地把死因归于 AIDS。

通过以上分析，长期服用中药可稳定或者延缓免疫功能，改善症状、体征，提高生存质量，远期疗效较好。

（致谢：本研究得到了 19 个中医药治疗艾滋病试点项目省工作人员及患者的大力支持，在此表示感谢。）

参考文献（略）

（出自中华中医药学会 2015 年防治艾滋病学术年会论文集第 106－118 页）

不同干预手段对1680例HIV/AIDS患者症状、体征影响的研究

王 健[1]，郭会军[2]，刘 颖[1]，徐立然[2]，金艳涛[2]，杨巧丽[1]，邹 雯[1]
（1. 中国中医科学院艾滋病中心 2. 河南中医学院第一附属医院）

摘要 目的 探索西药、中药、中西医结合不同干预手段对1680例HIV/AIDS患者症状、体征影响。方法 通过随机整群抽取2004年河南省纳入中医项目病例的地区进行横断面现况调查，将调查问卷结果进行统计学分析，比较不同干预手段对HIV/AIDS患者症状、体征的影响。结果 在全身症状、心系和脾系症状改善的方面，中药组及中西医组优于西药组；中西医结合组的毒副反应发生率低于西药组（$P<0.05$）。结论 初步明确中医药及中西医结合治疗艾滋病，在改善患者症状和减轻毒副作用方面有一定的优势，尤其表现在心、脾和一些全身症状的改善方面。

关键词 中医药；艾滋病；症状；体征

中医药治疗艾滋病具有个体化治疗，毒副作用小，患者依从性强，价格便宜、符合中国国情等特点。目前中医药治疗艾滋病主要以提高和保护患者的免疫功能，改善临床症状，治疗机会性感染，提高生存质量为主，手段主要是在辨证论治的基础上服用中药治疗，故正确的辨证论治是保证中医药治疗艾滋病疗效的关键。研究不同干预手段对HIV/AIDS患者症状、体征的影响，是中医药治疗艾滋病科学研究的一个重要方面，有利于正确的辨证论治，提高中医药治疗艾滋病的疗效。

资料与方法

1 研究对象

随机整群抽取2004年纳入中医项目病例的河南地区的患者进行横断面现况调查，共完成有效病例1680份。诊断标准采用《艾滋病诊疗指南》。纳入标准：①符合《艾滋病诊疗指南》中相关诊断标；②年龄18～65岁；③签署知情同意书。排除标准：①语言表述不清者；②记忆力减退，或有精神、神志疾病的患者；③患有脏器严重疾病或慢性病急性发作者。

2 研究内容

调查2004年纳入河南省中医项目病例的地区患者的一般人口学特征，病情基本情况，全身症状、体征，肺、心、脾、肾、肝五脏系统的症状、体征，并进行统计学分析。

3 研究方法

通过随机整群抽取2004年河南省纳入中医项目病例的地区进行现况调查，对调查员进行一致性培训，填写调查问卷，录入数据库。

4 统计学方法

应用SPSS13.0软件进行统计学处理与分析。组间比较分别应用t检验和非参数检验，结果以$P<0.05$认为有显著统计学差异；症状分析用频数分析。

结果

1 一般人口学特征情况

1680例患者中，男755例，女783例。民族以汉族为主（占98.3%）；文化程度以初中和小学为主，高中及高中以上学历仅有63例（占3.75%）；职业以工人农民为主，知识分子仅有17例（占1.01%）。已婚或同居人士1219例（占72.56%）。其中，接受西药治疗患者（西药组）754例，接受中药治疗患者（中医组）64例，接受中西医结合治疗患者（中西医结合组）720例，未服药物患者142例。

2 病情基本情况

感染途径以有偿供血为主1288例，其次为性传播105例，血液传播78例，母婴传播39例，其他途径或感染途径不详者28例。抗病毒治疗有毒副反应者，西药组210例，占西药组总病例数的27.85%；中西医结合组160例，占中西医结合组总病例数的22.22%。中药治疗有毒副作用者，中药组1例，占中药组总病例数的1.56%；中西医结合组4例，占中西医结合组总病例数的0.56%。经统计学分析表明抗病毒药物的毒副反应中西医结合组与单纯西医比，差异的统计学意义（$P=0.013$），说明中西医结合组的毒副反应发生率要少于西药组。

3 调查对象全身症状、体征分析

全身症状、体征调查分析中，三组患者在恶风寒（$P=0.037$）、神疲（$P=0.01$）、身体困重（$P=0.031$）3个方面差异有统计学意义，中药组及中西医组优于西药组；其他全身症状如发热、汗出异常、畏寒肢冷、消瘦等症状、体征差异无统计学意义。在汗出异常的类型上中医及中西医组以盗汗多见，西药组以自汗多见，差异有统计学意义。

表 1 HIV/AIDS 全身症状、体征

症状、体征	西药组（%）	中药组	中西医结合	χ^3	*P*
发热	48（6.37）	2（3.13）	36（5.00）	2.072	0.355
潮热	5	0	0		
寒热往来	10	0	6		
低热	33	2	28		
其他	0	0	2		
恶风寒	134（17.77）	7（10.93）	96（13.33）	6.591	0.037
轻微恶风寒，不需加	82	7	57		
显著恶风寒，需加衣	42	0	32		
需避风或增加厚衣	10	0	7		
汗出异常	156（20.69）	10（15.63）	120（16.6）	4.327	0.115
自汗	117（15.52）	6（9.38）	62（8.61）	17.045	0.001
盗汗	32（4.24）	2（3.13）	56（7.78）	9.249	0.010
大汗	5	0	2		
半身汗出	2	0	0		
手足心汗	0	2	0		
神疲	226（29.97）	9（14.06）	156（21.6）	17.950	0.001
精神不振	164	9	89		
精神疲倦，勉强维持	52	0	55		
精神萎靡不振，不能	10	0	12		
身体困重	232（30.77）	11（17.19）	193（26.8）	6.944	0.031
稍觉困重，不影响活	174	11	138		
困重明显，活动减少	46	0	43		
困重明显，不欲活动	12	0	12		
畏寒肢冷	132（17.51）	7（10.94）	116（16.1）	2.056	0.358
轻度畏寒	82	7	71		
畏寒，四肢发冷	43	0	36		
重度畏寒，全身发冷	7	0	9		
消瘦	196（25.99）	11（17.19）	168（23.3）	3.290	0.193
轻度消瘦，体重下降	118	5	91		
中度消瘦，体重减轻	62	3	53		
重度消瘦，体重减轻	16	3	24		

4 调查对象肺系症状、体征分析

肺系症状、体征调查分析中，三组患者在易患感冒方面差异有统计学意义（P=0.001），中西医结合组要优于单纯中药组和西药组；其他症状如咳嗽、咳痰、喘息等方面差异无统计学意义。

表 2　HIV/AIDS 肺系症状、体征分析

症状、体征	西药组（%）	中药组	中西医结合	χ^3	P
易患感冒	232（30.77）	21（32.81）	135（18.73）	30.243	0.001
每年感冒 6 次以上	151	21	67		
每年感冒 10 次以上	51	0	38		
每年感冒 12 次以上	30	0	30		
咳嗽	114（15.12）	9（14.06）	110（15.2）	0.069	0.966
偶尔	80	7	68		
经常	29	2	38		
持续	5	0	4		
咯痰	126（16.71）	12（18.75）	125（17.3）	0.238	0.888
少痰	64	5	61		
痰多	5	3	13		
痰白而稀薄	34	4	28		
痰白而清稀呈泡沫	5	0	3		
痰黄而黏稠	7	0	6		
痰白而黏	11	0	8		
咳吐血痰	0	0	2		
其他	0	0	4		
喘息	66（8.75）	9（14.06）	62（8.61）	2.196	0.334
偶有发作，程度轻	56	9	45		
感觉较频繁，动辄气	10	0	15		
静坐感觉明显	0	0	2		

5　调查对象心系症状、体征分析

心系症状、体征调查分析中，三组患者在气短方面差异有统计学意义（P＝0.001），中医、中西医结合组要优于西药组；其他症状如胸闷、心悸、健忘、情绪低沉、睡眠等方面差异无统计学意义。

表 3　HIV/AIDS 心系症状、体征分析

症状、体征	西药组（%）	中药组	中西医结合	χ^3	P
胸闷	99（13.13）	9（14.06）	103（14.31）	0.437	0.804
轻度胸闷	74	9	78		
胸闷明显，有叹息样	25	0	25		
气短	185（24.54）	7（10.94）	116（16.1）	19.766	0.001
一般活动后气喘	150	5	81		
稍活动后气喘	31	2	23		
平常不活动亦感气	2	0	2		
心悸	131（17.37）	5（7.81）	116（16.1）	4.011	0.135
偶尔发生	86	4	82		
时有发生	45	1	30		
经常发生	0	0	4		

续表

症状、体征	西药组（%）	中药组	中西医结合	χ^3	P
健忘	176（23.34）	9（14.06）	174（24.1）	3.354	0.187
偶尔健忘	53	4	71		
近事健忘	121	5	102		
远事遗忘	2	0	1		
情绪低沉	152（20.16）	13（20.31）	148（20.5）	0.036	0.982
偶有情绪低沉	104	10	99		
易发情绪低沉	39	3	42		
经常情绪低沉	9	0	7		
睡眠异常	190（25.20）	17（26.56）	146（20.2）	5.536	0.063
入睡困难	105	12	78		
睡后易醒	72	5	53		
困倦易睡	8	0	8		
其他	5	0	7		

6 调查对象脾系症状、体征分析

脾系症状、体征调查分析中，三组患者在食少纳呆（P=0.001）、大便异常（P=0.016）2 方面差异有统计学意义，中医组及中西医结合组优于单纯西药组，且在大便异常的症状、体征分析中，中西医结合组的优势突出体现在减少泄泻次数上；其他如恶心呕吐、口渴、口味异常差异无统计学意义。

表 4 HIV/AIDS 脾系症状、体征分析

症状、体征	西药组（%）	中药组	中西医结合	χ^3	P
食少纳呆	205（27.19）	11（17.19）	110（15.28）	31.922	0.001
食欲较差	147	7	84		
食欲不佳	56	4	22		
终日不欲进食	2	0	4		
口渴	43（5.70）	5（7.81）	40（5.56）	0.555	0.758
口大渴喜冷饮	19	3	8		
口渴不欲饮	10	0	8		
口渴饮水不多	2	0	7		
渴喜热饮，但量不多	12	2	15		
口干，欲漱水而不欲咽	0	0	2		
口味	85（11.27）	9（14.06）	92（12.78）	1.028	0.598
口中乏味	35	3	36		
口甜	2	2	2		
口黏	11	2	10		
口腻	2	0	4		
口中泛酸	3	0	5		
口苦	32	1	34		
其他	0	1	1		
恶心呕吐	52（6.90）	8（12.50）	61（8.47）	3.239	0.198
恶心	28	5	26		
呕吐	14	3	19		
干呕	10	0	15		
呕吐酸腐	0	0	1		

续表

症状、体征	西药组（%）	中药组	中西医结合	χ^3	P
大便异常	102（13.53）	5（7.81）	65（9.03）	8.237	0.016
便秘	13	0	14		
泄泻	85	5	44		
先干后溏	4	0	4		
里急后重	0	0	3		

7 调查对象肾系症状、体征分析

肾系症状、体征调查分析中，三组患者在各方面均无统计学差异。

表5 HIV/AIDS肾系症状、体征分析

症状、体征	西药组（%）	中药组	中西医结合	χ^3	P
腰膝酸软	156（20.69）	8（12.50）	162（22.5）	3.746	0.154
腰膝酸软较轻	92	8	98		
腰膝酸软时而作痛	52	0	51		
腰膝酸软经常作痛	12	0	13		
小便异常	26（3.45）	3（4.69）	21（2.92）	0.769	0.684
清长	0	0	7		
短少	0	0	2		
小便澄清，频数失禁	5	0	3		
夜尿增多，清长	12	3	9		
余沥不尽	4	0	0		
小便涩痛	4	0	0		
其他	1	0	0		

8 调查对象肝系症状、体征分析

肝系症状、体征调查分析中，三组患者在各方面均无统计学差异。

表6 HIV/AIDS肝系症状、体征分析

症状、体征	西药组（%）	中药组	中西医结合	χ^3	P
头晕	154（20.42）	11（17.19）	149（20.69）	0.445	0.801
时作时止	139	11	135		
视物旋转，不能行走	15	0	14		
头疼	94（12.47）	9（14.06）	92（12.78）	0.148	0.929
头痛昏蒙	48	5	35		
刺痛、钝痛，部位固	22	2	25		
头胀痛	21	2	18		
头痛时作，遇风加剧	3	0	7		
头痛如裹	0	0	5		
其他	0	0	2		

结论

河南地区艾滋病患者的文化程度普遍较低，感染途径以有偿供血为主，患者普遍接受西药治疗或中西药结合治疗，两者比例相当，而接受单纯中药治疗的患者较少。在全身症状、心系和脾系症状改善的方面，中药组及中西医组优于西药组；在肺系症状的改善方面，中西医结合组要优于单纯中药组和西药组；而在肾系和肝系症状改善的方面，三组无显著差异。中西医结合组的毒副反应发生率低于西药组。可初步明确中医药及中西医结合治疗艾滋病，在改善患者症状和减轻毒副作用方面有一定的优势，尤其表现在心、脾和一些全身症状的改善方面。

讨论

本研究与之前的研究结果以河南为代表的中部地区以经有偿献血感染 HIV 人群为主；临床常见证型以虚证为主，脏腑主要累及肝脾心大致相符。此研究为横断面研究，没有动态观察，结果具有一定的局限性，所以应该规范开展前瞻性的动态研究，以期得到更加可靠、客观的结果，指导临床实践。

1373 例 HIV/AIDS 患者中医药治疗临床疗效分析

赵　竞[1,2,3]，王　莉[1]，柳陈坚[2]，马克坚[1]，方　路[1]，段呈玉[2]
（1. 云南省中医中药研究院，云南 昆明 650223；2. 昆明理工大学生命科学与技术学院，云南 昆明 650504；
3. 西山红房子医院，云南 昆明 650118）

摘要　目的　分析中药治疗ⅡA、ⅡB、Ⅲ期 HIV/AIDS 的临床疗效。方法　收集云南各地医疗机构收治的中医药治疗 HIV/AIDS 病例，中药组给予扶正抗毒制剂或康爱保生制剂口服，中西药联合组加用 HAART 疗法，比较治疗前后（0 月与 6、12、24、36、48 月）的临床症状、体征评分、卡洛夫斯基评分、CD_4 计数、HIV-RNA 载量、血常规、肝肾功等指标变化。结果　纳入病例 1373 例。临床症状、体征积分：2 组治疗后均较治疗前显著下降或稳定。卡洛夫斯基评分：2 组治疗后均较治疗前显著上升或稳定。CD_4 计数：①ⅡA 期：中药组治疗后多数时点较治疗前显著下降；②ⅡB～Ⅲ期：2 组治疗后均较治疗前显著上升或稳定。HIV-RNA 载量：第 2、3 次检测值较第 1 次显著下降或稳定。安全性指标：治疗后较治疗前无不良变化。结论　中药能改善临床症状、体征、提高生存质量；不同病期 CD_4 计数疗效存在差异，ⅡB～Ⅲ期可稳定或上升，但ⅡA 期会下降。中药延缓 HIV 感染ⅡA 期病程进展、中药联合 HAART“减毒增效”等值得探索。

关键词　艾滋病；疗效；中药；康爱保生；扶正抗毒；HAART；云南

近年来，云南广泛开展了艾滋病中医药治疗，现收集各州市病例资料，回顾性分析临床疗效，探索中医药治疗该病的优势和挑战。

1　对象与方法

1.1　诊断标准

西医诊断及分期根据《艾滋病诊疗指南》（卫医发〔2005〕19 号文件）和《WS 293-2008 艾滋病和艾滋病病毒感染诊断标准》。所有病例均经当地疾控中心或有资质的实验室检查确诊。

1.2　病例来源

收集云南省昆明、红河、文山、临沧、大理、德宏、保山等地医疗机构收治的中医药治疗 HIV/AIDS 病例资料 3975 例，其中疗程 <6 月 2089 例（52.6%）。纳入疗程 ≥6 月且临床资料相对完整的 1373 例研究，具体分析时，缺失值不纳入统计，故各时点、各指标的病例数可与总病例数存在差异。

1.3　一般资料

1373 例中，性别：男性 859 例（62.6%），女性 514 例（37.4%）；年龄：最小 17 岁，最大 83 岁，平均（38.86 ± 9.98）岁；可能感染途径：性接触 649 例（47.3%），吸毒 551 例（40.1%），输血 9 例（0.7%），不明 164 例（11.9%）；入组 CD_4 计数：最低 2 个/μL，最高 1299 个/μL，平均（332.17 ± 192.28）个/μL。

1.4　治疗方法

辨证运用扶正抗毒中药制剂或康爱保生中药制剂治疗。

基金项目：云南省应用基础研究计划项目（2011FB137，2011FZ249）；云南省科技惠民专项（2013CA020）；国家中医药管理局云南省中医药治疗艾滋病试点项目符合《国家免费艾滋病抗病毒药物治疗手册》的 HAART 治疗标准而且自愿接受中西药联合治疗者，在服用中药制剂同时接受 HAART 治疗。

1.4.1 中药制剂治疗 使用云南省中医中药研究院附属医院制剂室生产已获云南省药监局医疗机构制剂批件并经该局批准在省内调剂使用的扶正抗毒制剂（批件号：滇 2005L－ZJ002，ZJ20090001）、康爱保生制剂（批件号：滇 2005L－ZJ001，ZJ20090004）治疗。两个制剂依据国医大师张震研究员经验研制。扶正抗毒制剂由人参、白术、黄芪、黄精、女贞子、甘草等组成，具有益气养阴、滋肾健脾、清热解毒之功效，用于辅助治疗艾滋病潜伏期，证属气阴两虚、脾肾不足、邪毒内蕴者。康爱保生制剂由紫花地丁、黄芩、紫草、旱莲草、桑白皮、人参等组成，具有解毒清热、活血祛湿、养阴益气之功效，用于辅助治疗艾滋病发病期，证属邪毒炽盛、瘀血湿浊壅遏、肝脾肾俱虚者。2 个固定制剂均有胶囊、散剂、浓缩丸 3 种剂型。每个制剂的不同剂型功效相同，临床运用无区别，早期使用胶囊剂、散剂较多，目前主要使用浓缩丸剂。使用方法 口服，胶囊 6 粒/次 ×4 次/d，散剂 1 袋/次 ×4 次/d，丸剂 1 袋/次 ×4 次/d。

1.4.2 抗逆转录病毒治疗（HAART） 使用当地抗病毒治疗定点机构的治疗方案及药物，一线方案为齐多夫定（AZT）或司他夫定（d4T）＋拉米夫定（3TC）＋依非韦伦（EFV）或奈韦拉平（NVP），口服，每天服用。

1.5 临床疗效评价指标

中医疗效评价据《中医药治疗艾滋病临床技术方案（试行）》（卫医发〔2005〕19 号文件）：（1）有效性评价：临床症状、体征评分（反应自觉症状频率、持续时间）、卡洛夫斯基评分（反应生存质量）每 1 个月评价 1 次，CD_4 计数每 3 个月检测 1 次，HIV－RNA 载量每 6～12 个月检测 1 次。（2）安全性评价：血常规及肝肾功等，每 3～6 个月检测 1 次，记录不良事件。

1.6 统计学方法

使用 SPSS15.0 统计软件，HIV－RNA 载量拷贝数转换为常用对数，计数资料报告其频数、频率，计量资料以（$\bar{x} \pm s$）表示，组内治疗前后比较使用配对 t 检验，不进行组间比较。检测水准 $\alpha - 0.05$。

2 结果

2.1 有效性评价

2.1.1 IIA 期 ①症状、体征总积分：治疗后 6 月、12 月、24 月、36 月均较治疗前下降，差异有统计学意义，见表 1。②卡洛夫斯基评分：治疗后 6 月、12 月、24 月、36 月均较治疗前上升，差异有统计学意义，见表 2。③CD_4 计数：治疗后 6 月、12 月、24 月、48 月均较治疗前下降，差异有统计学意义，见表 3。

表 1 ⅡA 期症状、体征总积分治疗前后变化

时点	n	中药			
		0 月	治疗后	t	P
6 月	565	7.12±7.70	3.20±4.27	13.438	0.000
12 月	339	7.50±7.87	2.57±4.02	12.387	0.000
24 月	163	8.49±9.03	2.02±2.97	9.409	0.000
36 月	46	8.72±10.57	1.74±2.96	4.556	0.000
48 月	11	10.73±12.48	2.09±4.70	2.009	0.072

表 2 ⅡA 期卡洛夫斯基评分治疗前后变化

时点	n	中药			
		0 月	治疗后	t	P
6 月	565	92.19±8.74	95.70±5.36	−9.485	0.000
12 月	339	92.22±9.83	96.33±5.11	−7.911	0.000
24 月	163	92.06±10.13	96.46±5.07	−5.353	0.000
36 月	46	91.30±7.71	96.61±5.07	−4.503	0.000
48 月	11	88.64±8.39	95.91±6.64	−1.926	0.083

表 3 ⅡA 期 CD_4 计数治疗前后变化（个/μL）

时点	n	中药			
		0 月	治疗后	t	P
6 月	295	525.02±180.95	489.95±210.37	3.137	0.002
12 月	167	498.99±148.29	473.91±197.62	2.185	0.030
24 月	78	569.40±222.28	488.98±215.66	3.869	0.000
36 月	20	518.65±166.33	469.35±185.14	1.349	0.193
48 月	6	504.83±101.88	356.00±118.86	3.275	0.022

可见中医药对改善ⅡA 期症状、体征、生存质量有明显疗效，但经治疗后该期 CD_4 计数仍下降。

2.1.2 ⅡB 期 ①症状、体征总积分：2 组治疗后 6 月、12 月、24 月、36 月及中药组治疗后 48 月，均较治疗前下降，差异有统计学意义，见表 4。②卡洛夫斯基评分：2 组治疗后 6 月、12 月、24 月、36 月、48 月均较治疗前上升，差异有统计学意义，见表 5。③CD_4 计数：2 组治疗后 6 月、12 月、24 月、36 月及中西药联合组治疗后 48 月，均较治疗前上升，差异有统计学意义，见表 6。

因此，中药或中西药联合治疗都能改善 IIB 期症状、体征和生存质量，有效提升 CD_4 计数。

2.1.3 III 期 ①症状、体征总积分：2 组治疗后 6、12、24、36 月及中西药联合组治疗后 48 月，均较治疗前下降，差异有统计学意义，见表 7。②卡洛夫斯基评分：2 组治疗后 6、12、24、36 月及中西药联合组治疗后 48 月，均较治疗前上升，差异有统计学意义，见表 8。③CD_4 计数：2 组治疗后 6、12、24 月及中西药联合组治疗后 36、48 月，均较治疗前上升，差异有统计学意义，见表 9。

因此，中药或中西药联合治疗都能改善Ⅲ期症状、体征和生存质量，有效提升或稳定 CD_4 计数。

2.1.4 HIV－RNA 载量　与第 1 次检测相比，中药组第 2、3 次及中西药联合组第 2 次均有下降，差异有统计学意义，见表 10。提示有一定稳定和抑制病毒复制的作用。

2.2 安全性评价

治疗后第 36 月与治疗前相比，淋巴细胞计数略上升、血肌酐略下降，差异有统计学意义，是中药治疗作用的良好效果。其余指标变化无统计学意义，未发生与中药相关的不良事件。可见中医药治疗对外周血象、肝肾功能指标均无不利影响，有较好的安全性。见表 11。

表 4　ⅡB 期症状、体征总积分治疗前后变化

时点	n	中药				n	中西药联合			
		0 月	治疗后	t	P		0 月	治疗后	t	P
6 月	344	8.84 ±8.02	3.99 ±5.42	12.486	0.000	121	8.79 ±5.30	5.50 ±5.30	5.850	0.000
12 月	211	9.11 ±8.33	2.99 ±4.36	12.063	0.000	86	8.81 ±7.57	4.09 ±4.82	6.367	0.000
24 月	90	10.29 ±8.79	2.21 ±4.35	9.585	0.000	32	9.00 ±8.49	2.63 ±3.87	5.148	0.000
36 月	33	9.09 ±9.84	1.52 ±3.24	5.181	0.000	14	7.36 ±8.68	0.79 ±1.48	2.853	0.014
48 月	17	11.53 ±12.27	1.41 ±2.40	3.820	0.002	10	3.50 ±4.01	1.80 ±2.30	1.460	0.178

表 5　ⅡB 期卡洛夫斯基评分治疗前后变化

时点	n	中药				n	中西药联合			
		0 月	治疗后	t	P		0 月	治疗后	t	P
6 月	344	90.15 ±6.89	93.78 ±7.72	−8.218	0.000	121	89.05 ±7.05	92.81 ±6.22	−7.337	0.000
12 月	211	89.48 ±7.26	94.09 ±8.67	−6.987	0.000	86	89.88 ±6.55	93.95 ±5.54	−6.326	0.000
24 月	90	89.94 ±7.48	96.22 ±6.10	−7.008	0.000	32	89.53 ±6.01	95.94 ±6.15	−5.326	0.000
36 月	33	90.76 ±7.19	95.94 ±5.51	−3.507	0.001	14	90.71 ±7.30	98.57 ±3.63	−5.078	0.000
48 月	17	89.41 ±6.34	97.35 ±4.37	−5.570	0.000	10	93.00 ±6.75	98.70 ±3.20	−2.626	0.028

表 6　ⅡB 期 CD_4 计数治疗前后变化（个/μL）

时点	n	中药				n	中西药联合			
		0 月	治疗后	t	P		0 月	治疗后	t	P
6 月	174	282.84 ±45.00	332.14 ±126.72	−5.500	0.000	74	266.30 ±43.73	335.91 ±133.70	−4.574	0.000
12 月	84	292.31 ±39.93	346.54 ±140.27	−3.584	0.001	50	272.64 ±44.14	358.47 ±112.36	−5.434	0.000
24 月	37	273.84 ±47.84	379.46 ±220.91	−3.212	0.003	15	273.40 ±50.70	387.20 ±113.07	−4.419	0.001
36 月	12	286.33 ±43.73	374.42 ±130.64	−2.335	0.040	12	262.17 ±52.31	507.92 ±124.31	−7.594	0.000
48 月	9	298.78 ±48.41	487.22 ±390.33	−1.347	0.215	7	260.29 ±49.65	541.43 ±121.95	−7.773	0.000

表 7　Ⅲ期症状、体征总积分治疗前后变化

时点	n	中药				n	中西药联合			
		0 月	治疗后	t	P		0 月	治疗后	t	P
6 月	167	11.57 ±9.85	5.37 ±6.06	9.702	0.000	176	11.19 ±8.23	4.80 ±4.78	11.361	0.000
12 月	97	11.38 ±9.72	4.41 ±5.69	6.970	0.000	121	12.15 ±9.21	3.67 ±4.48	10.685	0.000
24 月	36	11.97 ±11.53	2.64 ±4.07	6.917	0.000	56	13.22 ±8.85	2.45 ±4.11	9.156	0.000
36 月	10	14.10 ±11.53	1.00 ±1.89	3.598	0.006	29	15.97 ±9.87	2.45 ±4.77	8.221	0.000
48 月	4	13.50 ±12.82	1.75 ±3.50	2.043	0.134	17	15.06 ±8.74	2.01 ±1.97	6.675	0.000

表 8　Ⅲ期卡洛夫斯基评分治疗前后变化

时点	n	中药				n	中西药联合			
		0 月	治疗后	t	P		0 月	治疗后	t	P
6 月	167	87.52 ± 8.28	91.38 ± 10.21	−4.626	0.000	176	85.50 ± 9.27	90.94 ± 5.91	−8.175	0.000
12 月	97	87.16 ± 8.03	92.89 ± 7.63	−5.695	0.000	121	85.40 ± 10.17	93.60 ± 5.64	−8.828	0.000
24 月	36	88.89 ± 6.67	97.22 ± 5.13	−6.168	0.000	56	84.29 ± 8.28	95.54 ± 6.01	−9.620	0.000
36 月	10	88.00 ± 9.19	98.00 ± 4.22	−3.354	0.008	29	83.10 ± 8.06	96.21 ± 5.61	−7.924	0.000
48 月	4	85.00 ± 12.91	100.00 ± 0.00	−2.324	0.103	17	81.18 ± 8.57	97.35 ± 3.90	−8.139	0.000

表 9　Ⅲ期 CD_4 计数治疗前后变化（个/μL）

时点	n	中药				n	中西药联合			
		0 月	治疗后	t	P		0 月	治疗后	t	P
6 月	83	133.89 ± 49.00	225.07 ± 159.17	−5.189	0.000	107	111.65 ± 59.20	225.04 ± 131.13	−9.761	0.000
12 月	39	120.79 ± 51.80	259.40 ± 162.82	−5.108	0.000	76	109.41 ± 58.77	253.17 ± 125.00	−10.522	0.000
24 月	13	124.23 ± 57.21	331.62 ± 160.30	−4.506	0.001	30	103.80 ± 57.78	315.55 ± 127.21	−8.402	0.000
36 月	6	102.33 ± 51.02	382.17 ± 240.93	−2.361	0.065	21	113.05 ± 60.16	365.05 ± 150.77	−6.687	0.000
48 月	2	139.00 ± 38.18	288.00 ± 161.22	−1.057	0.482	11	105.55 ± 62.65	462.09 ± 179.03	−6.220	0.000

表 10　病毒载量变化（log/mL）

时点	n	中药				n	中西药联合			
		第 1 次	治疗后	t	P		第 1 次	治疗后	t	P
第 2 次	77	4.212 ± 0.836	3.514 ± 0.868	8.858	0.000	49	2.269 ± 0.969	1.996 ± 0.607	2.760	0.008
第 3 次	17	4.211 ± 0.850	3.089 ± 1.051	5.059	0.000	13	2.371 ± 1.028	1.371 ± 0.690	1.931	0.077

表 11　安全性指标治疗前后变化

项目	n	0 月	36 月	t	P
WBC（10^9/L）	80	5.55 ± 1.88	5.53 ± 2.11	0.067	0.947
Ly 总数（10^9/L）	48	1.65 ± 0.70	1.96 ± 0.72	−2.311	0.025
Hb（g/L）	81	134.00 ± 20.88	137.98 ± 23.04	−1.448	0.152
Plat（10^9/L）	79	166.04 ± 63.60	176.96 ± 63.58	−1.411	0.162
Cr（μmol/L）	70	73.96 ± 23.36	67.60 ± 20.32	2.395	0.019
Bun（mmol/L）	67	9.38 ± 41.40	4.40 ± 1.39	0.981	0.330
AST（IU/L）	73	41.30 ± 48.40	40.35 ± 47.92	0.142	0.888
ALT（IU/L）	74	39.24 ± 44.10	42.19 ± 55.08	−0.431	0.668

3　讨论

3.1　扶正抗毒制剂、康爱保生制剂治疗艾滋病的疗效分析

患者中青年为主，男性多于女性，性接触、吸毒感染占绝大多数，基本符合云南艾滋病流行特点。经分析，扶正抗毒制剂、康爱保生制剂改善症状、体征、生存质量与大多数研究一样，取得了良好的效果。

CD_4 计数与机会性感染的发生成正相关，反映了病情进展，是广泛采用的疗效评价指标。IIA 期，中药组 CD_4 计数治疗后仍下降；IIB～III 期，2 组 CD_4 计数都能在治疗后上升或稳定。IIA 期下降速度与疾病自然史进展的比较尚须进行临床研究。血浆 HIV－RNA 载量直接反映了病毒复制水平，是另一个重要的疗效评价指标。由于许多患者并未在治疗前检测病载，导致基线数据缺失，故只能对各次检测值进行比较，提示两个治疗组病毒载量都有一定的下降或稳定。

回顾性分析是基于真实诊疗条件下对现有临床资料的研究，进一步还可以采用随机盲法对照试验为中药的疗效评价提供更为有力的证据。

3.2　中医药延缓 HIV 感染 IIA 期病程进展以及中医药治疗艾滋病的疗效评价

本研究表明，不同病期的单纯中医药治疗 CD_4 计数疗效存在差异，IIA 期（一般 $CD_4 \geqslant 350$ 个/μL）CD_4 计数在治疗后下降，与 IIB～III 期（一般 CD_4 计数 <350 个/μL）相反。以 CD_4 计数为疗效评价指标，梁杰等研究云南红河地区单纯中药治疗满 1 年以上病例 116 例，发现治疗前 $CD_4 <350$ 个/μL 者疗效优于治疗前 $CD_4 \geqslant 350$ 个/μL 者；张祖英等研究云南文山地区单纯中药治疗满 2 年以上病例 71 例，发现治疗前 $CD_4 \leqslant 550$ 个/μL 者治疗后 CD_4 计数一般都显著上升，治疗前 $CD_4 >550$ 个/μL 者治疗后都显著下降。杨玉琪等收集 27 例中医药连续治疗 4 年以上的病例发现，IIA 期患者 CD_4 计数随时间的变化而降低但下降速度略低于自然下降速度。这些研究都表明 CD_4 偏低的患者疗效较佳，CD_4 偏高的患者虽下降但有可能缓于自然进程。这种反直觉式的结果，一方面需要严格的临床试验加以确认，另一方面提示该病病机的复杂性。

艾滋病病程长，患者心理负担重，求治心切。但是，IIA 期病情浅轻，大多不符合 HAART 治疗指征，且患者对病毒耐药、毒副反应、终身服药等多有顾虑，导致 HAART 治疗受到限制。中医药运用辨证论治的方法，对该病 IIB～III 期已经取得了一定疗效，继续对 IIA 期进行研究，探索疗效差异的机理，开发有效方药，延缓病程进展，才能更全面地为患者提供医疗服务。药物治疗之外，中医传统的针灸、推拿、导引等非药物疗法也值得关注。

疗效评价指标分为替代指标和终点指标。CD_4 计数、病毒载量等替代指标与临床结局相关，HAART 治疗把它们作为主要的疗效评价标准较为便捷。然而，与健康相关生存质量、发病、死亡等临床结局的评价与患者关系更为密切。CD_4 计数变化并不等同于治疗效果本身，国家科技重大专项“无症状 HIV 感染者中医药早期干预研究”对治疗前 CD_4 为（250～550）个/μL 的研究对象以终点事件为主要指标进行多中心、随机、双盲、模拟药对照试验发现中药对延缓发病时间和进入艾滋病期方面有明显的作用。

可见中药延缓 HIV 感染者病程进展可以有所作为，而临床研究设计及评价指标选择也极为关键。

3.3　中西药联合治疗艾滋病的展望

IIB～III 期一般都符合 HAART 治疗条件，而中药组、中西药联合治疗组对上述病期都取得了较好的效果。近年来，抗病毒治疗标准根据国际最新研究成果进行了修订，治疗范围较前扩大，更多患者因此受益，同时降低了该病传播，可以预见，中西药联合治疗比例将来必然增加。虽然现在中西药联合已经取得较好的临床效果，但不应局限于中西药物的简单合用，中医药协同 HAART 疗法“减毒增效”将成为目标，例如：减轻抗病毒治疗的不良反应、延缓耐药、对 HIV 复制有效抑制后 CD_4 计数未上升患者促进其免疫重建、清除 HIV 储藏库、治疗机会性感染等都极具探索价值。

参考文献（略）

（出自《云南中医学院学报》2017 年第 40 卷第 5 期第 34－39 页）

·免疫调节·

免疫2号颗粒对HAART后免疫重建不全艾滋病患者CD_4^+淋巴细胞计数的影响

刘　颖[1]，王　健[1]，邹　雯[1]，伦文辉[2]，邓　鑫[3]，张复春[4]，王　莉[5]，李永红[6]
（1. 中国中医科学院中医药防治艾滋病中心，北京市东直门内南小街16号，100700；
2. 首都医科大学附属北京地坛医院；3. 广西中医药大学附属瑞康医院；4. 广州市第八人民医院；
5. 云南省中医中药研究院；6. 沈阳市第六人民医院）

摘要　目的　观察中药免疫2号颗粒对高效抗转录病毒疗法（HAART）后免疫重建不全艾滋病患者的免疫重建效果。方法　将361例HAART后免疫重建不全的艾滋病患者随机分为治疗组189例和对照组172例，分别采用免疫2号颗粒+HAART（治疗组）和免疫2号颗粒模拟剂+HAART（对照组）治疗72周，并于治疗前及治疗后12、24、36、48、60、72周时检测两组患者CD_4^+、$CD_{45}RA$、$CD_{45}RO$淋巴细胞绝对值计数。结果　治疗后两组患者CD_4^+淋巴细胞计数绝对值均较治疗前升高（$P<0.05$），且治疗72周时治疗组明显高于对照组（$P<0.05$）。随着治疗周期的延长两组患者$CD_{45}RA$淋巴细胞计数、$CD_{45}RO$淋巴细胞计数均呈上升趋势（$P<0.05$）；治疗72周时治疗组$CD_{45}RA$淋巴细胞计数上升更明显（$P<0.05$），$CD_{45}RO$淋巴细胞计数两组比较差异无统计学意义（$P>0.05$）。结论　免疫2号颗粒能增加HAART后免疫重建不全艾滋病患者的CD_4^+淋巴细胞数量，从而改善机体免疫力。

关键词　艾滋病；免疫重建；免疫2号颗粒；CD_4^+淋巴细胞

高效抗转录病毒疗法（highly active antiretroviral therapy，HAART）是艾滋病目前最有效的干预手段，但其临床实用仍面临诸多难点，如临床上有15%~20%的患者接受HAART治疗后，血浆病毒载量虽然检测不出，但其CD_4^+淋巴细胞数增长缓慢或者未增长，出现低病毒载量、低CD_4^+淋巴细胞状态，影响了HAART的治疗效果。目前西医对该问题尚无明确的解决方法，已成为治疗难点。中医以整体、动态和辨证的思维模式治疗艾滋病，中药复方通过多种有效成分对人体进行多环节、多层次、多靶点的整合调节，作用持久且不良反应少。本研究采用随机、双盲、对照的方法评价免疫2号颗粒治疗HAART后免疫重建不全患者的有效性和安全性，从临床方面证实中医药在艾滋病免疫重建方面的作用。

1　临床资料

1.1　纳入标准

符合《艾滋病诊疗指南（2011版）》诊断标准；12个月<接受HAART治疗时间<24个月的患者CD_4^+淋巴细胞绝对计数<200cells/μl；接受HAART治疗>24个月的患者CD_4^+淋巴细胞绝对计数<350cells/μl；艾滋病病毒（HIV）RNA低于检测值，CD_4^+淋巴细胞绝对计数≥50cells/μl；年龄18~70岁；自愿参加本研究并签署知情同意书。

1.2　排除标准

严重的机会性感染未得到控制者；入组前1个月内或正在参加其他药物临床治疗者；入组前1个月内接受免疫调节治疗者；合并自身免疫性疾病者；妊娠或准备妊娠或哺乳期妇女；有任何肾功能不全症状者；存在智力或语言障碍，不能充分理解治疗内容或给予良好合作者。

基金项目：“十二五”国家科技重大专项（2013ZX10005-001）

1.3 一般资料

361例研究病例来源于2013年9月至2016年1月在首都医科大学附属北京地坛医院、广西中医药大学附属瑞康医院、广州市第八人民医院、云南省中医中药研究院、沈阳市第六人民医院就诊的患者。采用中心化随机分组方法分为治疗组189例和对照组172例。治疗组中男140例，女49例；平均年龄（43.64±11.2）岁；平均身高（165.87±7.52）cm；平均体重（58.56±8.41）kg。对照组中男135例，女37例；平均年龄（43.92±10.54）岁；平均身高（166.77±7.12）cm；平均体重（59.89±9.35）kg。两组患者一般资料比较差异无统计学意义（$P>0.05$），具有可比性。

2 方法

2.1 随机分组方法

本研究在中国临床试验注册中心进行注册，注册号ChiCTR-TRC-13003716，聘请第三方监理机构全程监理。随机化方案：统计学专业人员采用统计软件产生随机数字表，由中国中医科学院临床评价中心实现随机过程，各研究者在确定受试者符合纳入及排除标准后，通过中央随机系统获得“受试者编号”和“药物编号”。

本研究遵照赫尔辛基宣言，经中国中医科学院伦理委员会批准（批准号：2013第001号），所有患者进入治疗前均签署知情同意书，并全面了解参加本研究的目的、程序及可能的风险与收益。

2.2 治疗方法

治疗组采用HAART+免疫2号颗粒［黄芪24g、党参18g、灵芝18g、枸杞子18g等药物组成，规格5.5g/袋，由江阴天江制药有限公司提供，批号：1311327（第一批）、1409358（第二批）］。

对照组采用HAART+免疫2号颗粒模拟剂。模拟剂由江阴天江制药有限公司自行设计生产并由非治疗参与人员统一包装，模拟剂在外形、包装、颜色、气味上与原药一致。两组均连续治疗72周。

2.3 观察指标及方法

两组患者均于入组时及治疗12、24、36、48、60、72周时检测CD_4^+、$CD_{45}RA$、$CD_{45}RO$淋巴细胞绝对数等指标。采用Calibur流式细胞仪（美国BD公司）及MultiTEST软件自动分析数据，具体方法及操作步骤严格按照说明书进行。

2.4 疗效判定标准

根据《艾滋病（成人）中医诊疗方案》（国家中医药管理局、国家卫生计划生育委员会，国中医药办医政发〔2016〕18号）制定CD_4^+淋巴细胞上升疗效判定标准。有效：CD_4^+淋巴细胞计数上升≥50/μl；无效：CD_4^+淋巴细胞计数上升<50/μl。

2.5 统计学方法

采用SAS9.1统计软件进行统计学分析。所有的统计检验均采用双侧检验，以$P\leqslant0.05$为差异有统计学意义。计量资料采用（$\bar{x}\pm s$）进行描述。与治疗前基础值进行比较采用配对t检验；两组治疗前后比较采用t检验或非参数检验进行比较。

3 结果

3.1 两组患者CD_4^+淋巴细胞上升疗效比较

如表1所示，治疗后治疗组有效例数随着治疗周期逐渐增多。治疗72周时治疗组有效率为48.1%，对照组为34.9%，治疗组有效率高于对照组（$P<0.05$）。

表1 两组艾滋病患者治疗后不同时间CD_4^+淋巴细胞上升有效例数比较（例）

组别	例数	治疗12周	治疗24周	治疗36周	治疗48周	治疗60周	治疗72周
治疗组	189	30	39	46	58	67	91
对照组	172	28	26	39	48	58	60

将两组治疗后各时间点CD_4^+淋巴细胞计数与基线比较上升≥100的例数单独统计。如表2所示，随着治疗周期的延长治疗组CD_4^+淋巴细胞计数上升的例数逐渐增多，特别是第48、60、72周上升明显，而对照组变化不明显。治疗72周时治疗组上升率20.6%，对照组上升率11.0%，治疗组上升率高于对照组（$P<0.05$）。

表2 两组艾滋病患者治疗后不同时间CD_4^+淋巴细胞上升（与基线比较上升≥100）例数比较（例）

组别	例数	治疗12周	治疗24周	治疗36周	治疗48周	治疗60周	治疗72周
治疗组	189	14	14	15	29	34	39
对照组	172	7	13	17	16	15	19

3.2 两组患者治疗前后CD_4^+淋巴细胞计数绝对值比较

如表3所示，两组治疗后各时间点CD_4^+淋巴细胞计数绝对值均较治疗前升高（$P<0.05$），且治疗组升高更明显。治疗72周时两组之间比较差异有统计学意义（$P<0.05$），治疗组高于对照组。

3.3 两组患者治疗前后$CD_{45}RA$、$CD_{45}RO$淋巴细胞绝对值比较

如表4所示，治疗后两组患者$CD_{45}RA$淋巴细胞计数均呈上升趋势（$P<0.05$）；治疗72周时治疗组上升更明显（$P<0.05$）。

如表5所示，治疗后两组患者$CD_{45}RO$淋巴细胞计数均呈上升趋势（$P<0.05$）；治疗72周时两组比较差异无统计学意义（$P>0.05$）。

表 3 两组艾滋病患者治疗前后不同时间 CD_4^+ 淋巴细胞计数绝对值比较（个/μl，$\bar{x}\pm s$）

组别	例数	治疗前	治疗 12 周	治疗 24 周	治疗 36 周	治疗 48 周	治疗 60 周	治疗 72 周
治疗组	189	193.07 ±71.40	221.80 ±111.34 *	226.07 ±92.83 *	235.54 ±95.65 *	258.74 ±120.93 *	268.87 ±125.93 *	288.04 ±131.32 *△
对照组	172	200.26 ±75.19	210.96 ±88.07 *	226.87 ±107.86 *	228.55 ±88.32 *	252.27 ±157.77 *	267.37 ±120.31 *	263.78 ±124.15 *

注：与本组治疗前比较，* $P<0.05$；与对照组同时间点比较，△$P<0.05$。

表 4 两组艾滋病患者治疗前后不同时间 $CD_{45}RA$ 淋巴细胞计数绝对值比较（个/μl，$\bar{x}\pm s$）

组别	例数	治疗前	治疗 12 周	治疗 24 周	治疗 36 周	治疗 48 周	治疗 60 周	治疗 72 周
治疗组	189	33.87 ±32.15	38.25 ±31.78 *	38.07 ±31.72 *	34.99 ±25.66 *	43.49 ±44.91 *	41.10 ±31.32 *	52.82 ±61.53 *△
对照组	172	36.75 ±32.94	37.45 ±28.97	41.02 ±35.50 *	37.45 ±29.96	44.24 ±49.29 *	45.50 ±42.96 *	48.27 ±36.91 *

注：与本组治疗前比较，* $P<0.05$；与对照组同时间点比较，△$P<0.05$。

表 5 两组艾滋病患者治疗前后不同时间 $CD_{45}RO$ 淋巴细胞计数绝对值比较（个/μl，$\bar{x}\pm s$）

组别	例数	治疗前	治疗 12 周	治疗 24 周	治疗 36 周	治疗 48 周	治疗 60 周	治疗 72 周
治疗组	189	193.07 ±71.40	221.80 ±111.34 *	226.07 ±92.83 *	235.54 ±95.65 *	258.74 ±120.93 *	268.87 ±125.93 *	288.04 ±131.32 *
对照组	172	200.26 ±75.19	210.96 ±88.07	226.87 ±107.86 *	228.55 ±88.32 *	252.27 ±157.77 *	267.37 ±120.31 *	263.78 ±124.15 *

注：与本组治疗前比较，* $P<0.05$。

4 讨论

艾滋病患者出现免疫功能重建不全或免疫学无应答时，其机会性感染发生率、艾滋病相关疾病发病率及病死率等均高于免疫学应答良好的患者。在瑞士的一项队列研究中，2235 例开始接受 HAART 治疗的患者中，只有 39% 的患者 CD_4^+ 淋巴细胞计数恢复到了 $500/mm^3$ 的水平。

根据 HIV 感染不同时期的机体免疫功能状态，实施针对性的免疫干预疗法，如保持和增强现存针对 HIV 感染的特异性免疫应答、重建和增强机体非特异性免疫反应能力、恢复 HIV 感染过程中破坏和丧失的针对 HIV 感染的特异性免疫应答、诱导机体产生针对 HIV 感染的特异性免疫反应等，旨在抑制病毒复制，预防病毒体内传播，诱导不敏感细胞对药物的反应等。目前，包括被动输入 HIV 特异的抗体或细胞、细胞因子调节免疫等免疫疗法正在研发阶段，在临床上尚未获得肯定的结果。理想的免疫治疗药物应该能够根据机体免疫功能状态适时适度地发挥免疫活化或免疫抑制的作用，本研究结果亦证实了这一点。

艾滋病主要是因 CD_4^+ 淋巴细胞计数减少、白细胞介素 2（IL－2）分泌下降、自然杀伤细胞（NK 细胞）活性降低和 T4/T8 比值倒置，造成机体免疫功能缺陷和失调。肾为先天之本，是免疫功能的发源地，脾为后天之本，为机体免疫提供物质基础，脾肾功能直接影响人体正气的盛衰与免疫功能的强弱。中医学所称的“正气”即相当于西医的“免疫功能”，故正气调节阴阳平衡、保护机体，与现代免疫识别和抗原、抗体的概念是一致的。本研究以 HAART 为基础治疗，运用扶正固本、益气养阴的中药免疫 2 号颗粒进行大样本、多中心、长疗程地观察其对免疫功能的改善情况，结果表明，免疫 2 号颗粒可增加 CD_4^+ 淋巴细胞数量，提高免疫力，稳定病情，阻止疾病进展。

参考文献（略）

（出自《中医杂志》2017 年第 58 卷第 1 期第 34－37 页）

中医药综合干预对艾滋病病毒感染者/艾滋病患者免疫功能和机会性感染的长期影响

李亮平[1]，徐立然[1,2]，扶 伟[1]，孟鹏飞[2]，马秀霞[2]
（1. 河南中医学院，河南 郑州 450046；2. 河南中医学院第一附属医院，河南 郑州 450000）

摘要 目的 观察中医药综合干预对艾滋病病毒感染者/艾滋病患者免疫功能和机会性感染的长期影响。方法 采用回顾性研究方法，提取河南省沈丘县2004年以来接受中医药救治艾滋病项目的患者156例，不愿接受抗病毒治疗的患者，根据实际病情、症状表现、体征、舌苔、脉象等情况进行中医辨证治疗。辨证为气血两虚证给予补气养血的中成药益艾康胶囊常规治疗。符合抗病毒治疗者，可在中医辨证施治同时给予抗病毒治疗。出现机会性感染者，在给予中药汤剂治疗的同时可给予西医常规治疗。观察患者治疗期间的 CD_4^+ T淋巴细胞变化，临床症状、体征及卡氏积分情况。结果 治疗前后患者卡氏积分、主要临床症状、体征均有明显的变化，差异有统计学意义（$P<0.01$）。T淋巴细胞亚群检测结果显示，CD_4^+ T淋巴细胞下降幅度减缓，差异有统计学意义（$P<0.05$）。结论 中医药综合干预艾滋病疗效显著，能增强艾滋病病毒感染者/艾滋病患者的免疫功能，减少机会性感染，且可以达到协同增效的治疗目的。

关键词 艾滋病病毒感染者/艾滋病患者；中医药综合干预；益艾康胶囊；CD_4^+ T淋巴细胞

艾滋病又称获得性免疫缺陷综合征（acquired immune deficiency syndrome，AIDS），因感染人类免疫缺陷病毒（human immunodeficiency virus，HIV），以人体免疫系统损害和机会性感染为主要特征。自20世纪发现该疾病以来，给人类的生命健康带来严重的威胁，根据目前研究所取得成果分析，人类在攻克该疾病方面仍面临巨大的挑战。按照国家相关部门部署要求，2004年我国启动了中医中药治疗艾滋病试点项目，为艾滋病患者提供免费中医药治疗。经过10多年研究，中医药防治艾滋病取得了较大的成效。现选取河南省沈丘县全部156名接受中医药治疗的患者作为观察对象（其中41例患者为2009年11月新纳入项目对象），采用中医辨证论治与中药制剂相结合的方法对患者进行中医药综合干预，经过长期治疗疗效显著。现报道如下。

1 资料与方法

1.1 一般资料

选择确诊的患者（无症状期、感染期、艾滋病期）156例（其中41例患者为2009年11月新纳入项目对象），其中男92例，女64例，比例为1.0∶0.6。在所有的病例中感染途径较单纯，以有偿供血为主共147例，占94.23%。在全部的病例中无症状感染期79例，占50.64%，艾滋病期77例，占49.36%，急性感染期为0例，其中接受中医药治疗与中医药 + 抗病毒治疗比例为1.0∶0.8。

1.2 HIV/AIDS患者年龄分布情况

156例患者中，2～20岁5例，21～30岁2例，31～40岁41例，41～50岁65例，>50岁43例。可见，31～50岁艾滋病患者最多，为67.95%。

1.3 HIV/AIDS患者可能感染HIV的时间分布

156例患者中，1983～1990年15例，1991～1995年125例，1996～1999年12例，2002年2例，不能确定年份2例。可见，1991～1995年感染HIV的患者最多，为80.13%。

1.4 HIV/AIDS患者HIV感染的确诊时间分布

156例患者中，1995～1999年5例，2000～2003年116例，2004年25例，2005～2008年10例，不能确定年份0例。可见，2000～2004年，确诊感染HIV的患者最多，为74.36%。

1.5 诊断标准

1.5.1 临床诊断标准 按照卫生部、中华医学会《艾滋病诊疗指南》标准执行。

1.5.2 临床辨证标准 依据国家中医药管理局颁布《中医药治疗艾滋病项目临床技术方案》《河南省中医药治疗艾滋病常见病证辨证要点》制定。

1.6 治疗方法

不愿接受抗病毒治疗的患者，根据实际病情、症状表现、体征、舌苔、脉象等情况进行中医辨证治疗。辨证为气血两虚证者，给予补气养血的中成药益艾康胶囊治疗。符合抗病毒治疗者，可在中医辨证治疗同时给予抗病毒治疗。出现机会性感染者，在给予中药汤剂治疗的同时给予西医常规治疗。

基金项目： 国家"十二五"科技重大专项（2013ZX10005001001）；国家中医药治疗艾滋病试点项目（2004-001）

1.7 观察指标

观察临床症状、体征变化，卡洛夫斯基积分，治疗前后 CD_4^+ T 淋巴细胞（每年检测 2 次）。

1.8 统计学方法

采用 SPSS 19.0 统计学软件进行统计分析，计量资料以均数 ± 标准差（$\bar{x} \pm s$）表示，计量资料比较采用 t 检验，计数资料采用 χ^2 检验，以 $P<0.05$ 为有统计学意义。

2 结果

2.1 HIV/AIDS 患者中医临床症状、体征变化积分比较

见表 1。

2.2 HIV/AIDS 患者卡洛夫斯基积分变化比较

见表 2。

2.3 HIV/AIDS 患者治疗前后 CD_4^+ T 淋巴细胞变化情况比较

CD_4^+ T 淋巴细胞治疗后有所下降，差异有显著性统计学意义（$P<0.05$）。但是，以每年下降 50 个·（mm^3·a）$^{-1}$ 的指标来评价，经治疗 5a 后疗效显示其下降速度为 75.83 低于 100 个·（μL·a）$^{-1}$。因此，其疗效评价为稳定。另外，部分外出打工的患者未能参加此检测，如果加上恢复良好在外地打工人群 CD_4^+ T 淋巴细胞，均数应有所提高。因此，本研究提示中医药综合干预治疗可减缓患者 CD_4^+ T 淋巴细胞下降幅度。见表 3。

表 1 HIV / AIDS 患者中医临床症状、体征变化积分比较 （$\bar{x} \pm s$，分）

组别	n	治疗前	1a	2a	3a	4a	6a	9a
原纳入对象	115	6.58 ± 7.41	1.32 ± 2.27 *	–	2.46 ± 3.22 *	–	1.61 ± 2.99 *	1.41 ± 2.18 *
新纳入对象	41	0.64 ± 1.15	2.57 ± 2.44 *	2.11 ± 2.63 *	1.21 ± 1.67 *	1.29 ± 1.85 *	–	–

注：与同组治疗前比较，* $P<0.05$。

表 2 HIV/AIDS 患者卡洛夫斯基积分变化比较 （$\bar{x} \pm s$，分）

组别	n	治疗前	1a	2a	3a	4a	6a	9a
原纳入对象	115	88.80 ± 16.01	90.69 ± 4.53 *	–	91.33 ± 6.31 *	–	95.42 ± 7.68 *	96.29 ± 4.99 *
新纳入对象	41	91.85 ± 3.92	94.26 ± 4.99 **	95.28 ± 5.04 *	95.28 ± 5.04 *	96.48 ± 5.01 *	–	–

注：与同组治疗前比较，* $P<0.01$，** $P<0.05$。

表 3 原纳入对象治疗前后 CD_4^+ T 淋巴细胞变化情况 （$\bar{x} \pm s$，个·mm^{-3}）

组别	n	治疗前	2009 年	2011 年	2013 年
原纳入对象	115	420.95 ± 231.53	345.12 ± 221.34 *	–	305.24 ± 201.66 *
新纳入对象	41	391.23 ± 241.93	–	346.72 ± 211.48 *	320.17 ± 225.36 *

注：与同组治疗前比较，* $P<0.05$。

3 讨论

艾滋病的病机核心为虚实错杂，属本虚标实之证，由于疫毒夹杂湿、热等邪侵及人体，损伤元气，正虚多体现在气阴两虚，邪实多为湿热毒邪。因此，治疗上以扶正祛邪为治则。在本研究中，第一批加入中医药治疗的患者多为艾滋病期，多为西医治疗后疗效不明显者，其发生机会性感染者较多，导致死亡率较高，而长期观察结果显示患者在接受中医药治疗后生存质量明显提高，生命得到延长。可见，中医药在提高和稳定免疫功能的同时，降低机会性感染率，减缓临床症状、体征，从而提高患者生存质量，延长生存期。同时，较早接受规范的中医药治疗，可以延缓艾滋病患者病情的进展速度，延后无症状期 HIV 感染者的发病时间。

河南省通过 10 多年的中医药临床研究，使 20 世纪 90 年代有偿献血感染的患者已经生存 20 多年。现有研究表明，接受中医药综合干预的患者死亡风险降低，患者的生存率及生存质量得到改善。可见，中医药综合干预治疗艾滋病疗效显著。但是，由于艾滋病患者多为艾滋病期，有部分患者同时服用抗病毒药物，使统计学数据不能完全准确地反映中医药的临床疗效，然而从另一个角度考虑，抗病毒治疗的同时给予中医药治疗，可一定程度上增加患者服药或治疗的依从性，降低抗病毒药的不良反应，起到协同增效的作用，共同为艾滋病的防治起重要作用。

参考文献（略）

（出自中医学报 2016 年第 31 卷第 1 期第 1－3 页）

CD_4^+ T淋巴细胞计数不同基线值的艾滋病患者中医药治疗效果回顾性分析

杨玉琪，瞿广城，王　莉，和丽生

（云南省中医中药研究院，云南 昆明650223）

摘要　目的　回顾性分析云南省CD_4^+T淋巴细胞计数不同基线值的艾滋病患者接受中医药治疗的效果。方法　对4545例接受中医药治疗的艾滋病患者，按CD_4^+T淋巴细胞计数基线值分为4组（CD_4^+T≤200cell/μl、200＜CD_4^+T≤350、350＜CD_4^+T≤500及CD_4^+T＞500），比较分析4组艾滋病患者接受中医药治疗前后的CD_4^+T淋巴细胞计数、体重和临床症状、体征总积分的变化。结果　CD_4^+T淋巴细胞计数不同基线患者在接受中医药治疗后，CD_4^+T淋巴细胞计数、体重、患者体征总积分均有所恢复。结论　云南在国家中医药治疗艾滋病项目中所采用的临床治疗方案可以改善患者的症状、体征，生活质量，对患者免疫功能有一定的稳定和恢复作用。

关键词　中医药；艾滋病；CD_4^+T淋巴细胞；治疗效果

中医药治疗艾滋病试点项目是国家为艾滋病患者提供的免费的临床关怀救治项目，云南省于2005年启动了该项目。根据艾滋病疫情及艾滋病患者临床特点，云南省采取固定方药与辨证施治相结合、中医药治疗与抗病毒治疗相结合的治疗原则，对艾滋病患者进行临床救治。为了客观分析云南省中医药治疗艾滋病的工作成效，文章对2005～2015年云南不同CD_4^+T淋巴细胞基线值的艾滋病患者接受中医药治疗后的临床效果进行分析。现将结果报告如下。

1　临床资料

1.1　诊断标准

参照卫生部2008年发布实施的卫生行业标准《艾滋病和艾滋病病毒感染诊断标准》（WS293—2008）中的诊断标准。所有患者均经蛋白印迹法检查确认HIV抗体为阳性，自愿参加国家中医药治疗艾滋病试点项目，接受免费关怀救治，并签署知情同意书。

1.2　一般资料

选择2005年9月至2015年10月在云南省范围内参加国家中医药治疗艾滋病试点项目接受中医药免费治疗的HIV/AIDS患者4545例（具体分析时对缺失数据不计入统计，故不同指标病例数与总数略有差别）。男2589例（56.96%），女1956例（43.04%），平均年龄（36.42±13.57）岁。感染途径：输血39例（0.86%），静脉吸毒1049例（23.08%），性传播2821例（62.07%），母婴传播13例（0.28%），原因不明529例（11.64%），吸毒合并性传播94例（2.07%）。

2　方法

2.1　治疗方法

按照文献的原则，采用单纯中医药治疗或中西医结合治疗。单纯中医药治疗：根据患者病情、症状分别给予口服扶正抗毒丸（胶囊）或康爱保生丸（胶囊）治疗，丸剂：每次3g，每日4次，胶囊剂：每次6粒，每日4次，并根据临床需要辨证给予汤剂治疗。中西医结合治疗：按照常规的HAART一线治疗方案（3种：口服①AZT＋3TC＋NVP；②D4T＋3TC＋NVP；③TDF＋3TC＋EFV）进行治疗的同时，口服扶正抗毒丸（胶囊）和康爱保生丸（胶囊），中药与西药给药时间间隔1小时以上。扶正抗毒丸（滇药制字〈z〉20090003A）、扶正抗毒胶囊（滇药制字〈z〉20090001A）和康爱保生丸（滇药制字〈z〉20090006A）、康爱保生胶囊（滇药制字（z）20090004A）为云南省中医药治疗艾滋病试点项目用药。

2.2　观察指标

①临床症状与体征变化情况，定期进行随访，观察记录患者临床症状与体征变化情况，中医证候积分：参照文献中症状、体征评价标准。②治疗前后T淋巴细胞计数检测，定期用EDTA－K2抗凝的真空采血管采集空腹静脉血，常温下保存和运输，避免极端温度（冷冻或过热），24h内用流式细胞仪检测CD $+_4$T淋巴细胞计数。

2.3　统计学处理

采用SPSS17.0统计软件处理。

3　结果

3.1　治疗前后对CD_4^+T淋巴细胞计数变化情况

基线CD_4^+T≤200cell/μl、200＜CD_4^+T≤350两组患者随

基金项目：国家自然科学基金（81260579）；
云南省科技厅中医联合专项重点项目（017FF117－009）

着治疗时间的延长，CD_4^+ T淋巴细胞计数稳步上升，治疗后各检测时点与治疗前比较，差异均有显著统计学意义（$P<0.01$ 或 $P<0.05$）；而基线 $350<CD_4^+ T\leqslant 500$ 及 $CD_4^+ T>500$ 两组患者随着治疗时间的延长，CD_4^+ T淋巴细胞计数维持一定水平或缓慢下降。见表1。

3.2 治疗前后对患者体重变化情况

基线 $CD_4^+ T\leqslant 200$cell/μl、$200<CD_4^+ T\leqslant 350$、$350<CD_4^+ T\leqslant 500$ 三组患者随着治疗时间的延长，体重维持在一定水平，治疗后各检测时点与治疗前比较，差异无统计学意义（$P>0.05$）；而基线 $CD_4^+ T>500$ 一组患者随着治疗时间的延长，体重稳步上升，在疗后36个月起上升较明显。见表2。

3.3 治疗前后对患者临床症状总积分变化情况

基线 $CD_4^+ T\leqslant 200$cell/μl、$200<CD_4^+ T\leqslant 350$、$350<CD_4^+ T\leqslant 500$、$CD_4^+ T>500$ 四组患者随着治疗时间的延长，临床症状、体征明显改善，治疗后各检测时点与治疗前比较，差异有统计学意义（$P<0.01$ 或 $P<0.05$）。见表3。

表1 中医药治疗前后艾滋病患者 CD_4^+ T淋巴细胞计数变化情况（$\bar{x}\pm s$）

治疗时间点	$CD_4^+ T\leqslant 200$		$200<CD_4^+ T\leqslant 350$		$350<CD_4^+ T\leqslant 500$		$CD_4^+ T>500$	
	n	细胞计数/cell·μl^{-1}	n	细胞计数/cell·μl^{-1}	n	细胞计数/cell·μl^{-1}	n	细胞计数/cell·μl^{-1}
0个月	712	131±49	1319	277±43	1452	416±41	1062	662±177
6个月	487	219±125**	866	333±146**	993	420±159	746	568±227**
12个月	384	230±124**	731	354±153**	813	419±158	629	556±220**
18个月	334	249±133**	631	363±154**	709	440±185	549	581±240**
24个月	306	267±149**	525	384±185**	647	444±179*	461	583±230**
30个月	254	283±158**	474	390±171**	481	442±182	350	582±230**
36个月	196	313±182**	383	409±188**	374	445±180	265	579±232**
42个月	165	333±193**	329	406±175**	283	453±190	194	555±221**
48个月	133	353±176**	267	415±210**	219	445±197	160	573±235**
54个月	106	346±188**	197	418±220**	183	437±190	104	589±287
60个月	81	362±203**	167	401±210**	116	415±196	65	542±254
66个月	61	384±203**	103	413±214**	90	407±189	42	494±217**
72个月	32	353±179**	73	380±212**	58	388±200	23	593±194
78个月	20	455±231**	52	423±192**	35	429±191	13	538±186
84个月	21	419±300*	35	432±210*	27	406±147	8	515±197
90个月	16	420±291	27	476±185**	12	394±242	5	550±286
96个月	12	456±348	23	462±172**	9	508±188	5	645±290

50个月比较，* $P<0.05$，** $P<0.01$

表2 中医药治疗前后艾滋病患者体重变化情况（$\bar{x}\pm s$）

治疗时间点	$CD_4^+ T\leqslant 200$		$200<CD_4^+ T\leqslant 350$		$350<CD_4^+ T\leqslant 500$		$CD_4^+ T>500$	
	n	体重/kg	n	体重/kg	n	体重/kg	n	体重/kg
0个月	707	55.6±8.3	1307	56.0±8.5	1440	56.8±9.4	1053	57.0±9.6
6个月	485	56.0±7.9	860	56.6±8.7	991	57.6±9.7	740	57.2±9.8
12个月	383	56.5±8.4	724	56.7±8.1	809	57.8±9.5	628	57.0±9.3
18个月	332	56.5±8.4	628	56.5±8.4	709	57.8±9.3	547	57.5±9.9
24个月	305	56.4±8.0	523	56.5±8.3	644	57.7±8.8	462	57.7±9.2
30个月	253	56.6±8.1	474	56.2±8.4	480	57.4±8.8	347	58.0±9.7
36个月	196	56.7±8.3	381	56.0±8.1	373	57.6±8.3	264	58.5±9.9
42个月	165	56.2±8.0	329	56.2±8.1	282	57.0±8.4	195	58.6±9.6
48个月	133	57.1±8.8	265	56.1±8.1	217	57.2±8.6	160	59.2±9.7

续表

治疗时间点	CD_4^+ T≤200		200 < CD_4^+ T≤350		350 < CD_4^+ T≤500		CD_4^+ T > 500	
	n	体重/kg	*n*	体重/kg	*n*	体重/kg	*n*	体重/kg
54 个月	106	58.0 ±9.2	197	56.6 ±8.0	182	57.4 ±8.3	104	58.9 ±9.5
60 个月	79	57.8 ±8.6	167	57.0 ±8.9	115	57.2 ±7.8	65	59.9 ±9.3
66 个月	60	58.5 ±9.2	103	57.1 ±8.4	90	56.6 ±8.7	42	60.4 ±10.5
72 个月	32	57.7 ±7.9	73	58.0 ±8.3	58	57.0 ±9.3	23	58.6 ±9.5
78 个月	20	58.8 ±8.8	52	57.3 ±8.3	35	58.0 ±9.7	13	60.2 ±10.2
84 个月	21	57.1 ±9.8	35	58.9 ±9.7	27	57.6 ±10.6	8	61.7 ±12.4
90 个月	16	58.5 ±10.7	27	56.8 ±6.2	12	60.3 ±11.5	5	64.6 ±13.9
96 个月	12	54.6 ±5.8	23	57.5 ±7.8	9	57.8 ±10.1	5	62.8 ±6.9

表3 中医药治疗前后艾滋病患者临床症状总积分变化情况（$\bar{x} \pm s$）

治疗时间点	CD_4^+ T≤200		200 < CD_4^+ T≤350		350 < CD_4^+ T≤500		CD_4^+ T > 500	
	n	总积分	*n*	总积分	*n*	总积分	*n*	总积分
0 个月	708	7.3 ±6.6	1303	5.7 ±6.4	1435	4.8 ±5.3	1053	5.2 ±7.2
6 个月	487	2.9 ±5.0**	861	2.2 ±3.0**	987	2.2 ±4.5**	744	2.0 ±3.2**
12 个月	385	2.6 ±5.6**	722	1.9 ±2.9**	808	2.0 ±5.2**	629	2.2 ±5.9**
18 个月	331	2.2 ±3.1**	626	1.8 ±2.9**	706	2.0 ±4.6**	547	1.6 ±2.7**
24 个月	303	1.6 ±2.7**	523	1.5 ±2.6**	644	1.6 ±2.6**	461	1.6 ±2.9**
30 个月	253	1.6 ±3.0**	474	1.5 ±2.6**	474	1.6 ±2.6**	348	1.7 ±2.8**
36 个月	194	1.6 ±2.9**	379	1.4 ±2.4**	372	1.4 ±2.4**	265	1.7 ±2.8**
42 个月	165	1.8 ±2.5**	328	1.7 ±2.9**	282	1.4 ±2.5**	192	2.1 ±3.1**
48 个月	132	1.8 ±3.0**	266	1.6 ±6.4**	219	1.6 ±2.4**	160	2.3 ±8.3**
54 个月	106	2.6 ±5.3**	197	1.6 ±2.1**	181	1.5 ±2.4**	101	1.2 ±2.6**
60 个月	80	2.1 ±2.6**	165	1.8 ±2.6**	114	1.2 ±2.1**	65	1.2 ±1.8**
66 个月	61	4.1 ±12.2	103	1.3 ±2.4**	89	1.4 ±2.8**	42	1.0 ±1.8**
72 个月	32	2.6 ±3.7**	72	0.9 ±1.4**	58	1.3 ±3.0**	23	2.0 ±3.0**
78 个月	20	1.2 ±2.0**	52	0.6 ±1.1**	35	1.2 ±2.8**	13	0.8 ±1.6**
84 个月	21	1.3 ±2.2**	34	0.4 ±1.0**	27	0.7 ±1.5**	8	0.9 ±1.8*
90 个月	16	0.8 ±1.3**	27	1.0 ±1.9**	12	0.3 ±1.2**	5	1.2 ±1.8
96 个月	12	0.9 ±2.0**	23	0.7 ±1.7**	9	0.6 ±1.7**	5	0.8 ±1.8

与 0 个月比较，* $P<0.05$，** $P<0.01$。

4 讨论

国家中医药治疗艾滋病试点项目是贯彻落实国务院“四免一关怀”政策而在全国范围内对 HIV/AIDS 患者开展的免费关怀救治项目。云南省于 2005 年启动该项目，截至 2016 年 12 月底，全省累计治疗 HIV/AIDS 患者 13229 例，正在进行治疗的 6381 例。对云南省中医药治疗艾滋病试点项目中收集的大样本临床资料进行整理，分析临床疗效，获取相关数据支持，可一定程度反映中医药治疗艾滋病的特点。

本研究结果，不同基线 CD_4^+ T 的 HIV/AIDS 患者，经中医药治疗后，其临床症状、体征（主要为发热、咳嗽、乏力、气短、自汗、盗汗、皮疹、黏膜溃疡等）总积分随治疗时间延长而下降，CD_4^+ T 淋巴细胞计数稳步上升，体重维持稳定。提示接受中医药治疗后，患者临床症状有明显改善，对 CD_4^+ T 淋巴细胞有稳定作用。

分析云南省中医药治疗艾滋病临床救治方案，在选择患者时遵循原则：①暂未纳入西医抗病毒治疗，且自愿接受中药治疗；②患者不能接受西药毒副作用转而服用中药；③患者由于不能耐受毒副作用或生活质量不满意或由于机会性感染采用中西药联合用药。采用的临床治疗方案：对

于 CD_4^+ T 细胞计数为 350 < CD_4^+ T≤500、CD_4^+ T > 500 的患者，一般采用单纯中医药治疗，而 CD_4^+ T≤200cell/μl、200 < CD_4^+ T≤350 的患者则采用中西医结合治疗。临床治疗效果：中西医结合治疗或单纯中医药治疗对于患者的临床症状、体征改善有明显作用，但在提高患者机体免疫方面，中西医结合治疗较纯中医药治疗有较好的作用。

参考文献（略）

（出自《时珍国医国药》2018 年第 29 卷第 7 期第 1654 - 1656 页）

613 例经性/静脉吸毒感染的 HIV/AIDS 患者中医药治疗后 CD_4 计数变化分析

孙　俊，王　莉，刘彦丽，汪林芬，乔金丽
（云南省中医中药研究院，云南 昆明 650223）

摘要　目的　了解在中医药治疗 HIV/AIDS 的过程中，经性行为和经静脉吸毒感染的 2 类患者，其 CD_4 细胞的变化趋势是否存在差别。方法　通过国家中医药治疗艾滋病试点项目（云南）临床资料数据库，取得 2009 年 11 月—2015 年 3 月间在云南省入组接受中医药门诊治疗，经性行为或静脉吸毒途径感染，并于治疗前及接受治疗第 12 个月时均做过 CD_4 细胞计数检测的 613 例 HIV/AIDS 患者资料，比较治疗前后 CD_4 计数的变化情况以及不同感染途径患者之间是否存在差异。结果　2 种感染途径的患者疗后 CD_4 细胞均值较疗前都有提升并具有统计学意义（$P<0.05$），其中经性行为感染的患者 CD_4 变化统计学意义非常显著（$P<0.01$）。卡方检验显示，中医药治疗对 CD_4 的效果与患者的感染途径无关（$P>0.05$）。结论　中医药治疗对不同感染途径 HIV/AIDS 患者 CD_4 细胞计数能够起到稳定/提升的作用，无论是静脉吸毒感染的患者，还是性行为感染的患者，如果能长期坚持接受治疗，均能获得较好疗效。

关键词　艾滋病；中医药治疗；感染途径；疗效；CD_4

艾滋病是由艾滋病病毒（human immunodeficiency virus，HIV）感染引起的慢性传染性疾病，艾滋病病毒主要攻击人体内的 CD_4 细胞，造成 CD_4^+ T 淋巴细胞耗竭，感染者一旦失去了大量的 CD_4 细胞，就可能出现严重的疾病危险。性行为和静脉吸毒是目前艾滋病最主要的 2 个传播途径，有研究者称，经静脉吸毒感染的患者疾病进程较快，并且该人群接受高效抗逆转录病毒治疗（highly active antiretroviral therapy，HAART）的疗效较其他人群为低。近年来我国采用中医药治疗 HIV/AIDS，发现中药对于提高患者免疫功能，维持和恢复患者劳动能力，减少临床症状能起到一定的作用，但对于不同感染途径患者的疗效是否存在差异少见报道，为了解在中医药治疗 HIV/AIDS 的过程中，经性行为和经静脉吸毒感染的两类患者，其 CD_4 细胞的变化趋势是否存在差别，笔者展开了此项分析。

1　对象与方法

1.1　对象

通过国家中医药治疗艾滋病试点项目（云南）临床资料数据库，取得 2009 年 11 月—2015 年 3 月间在云南省入组接受中医药门诊治疗，经性行为或静脉吸毒途径感染，并于治疗前及接受治疗第 12 个月时均做过 CD_4 细胞计数检测的 HIV/AIDS 患者，剔除资料不完整或存在逻辑错误的数据，共纳入 613 例患者资料。

1.2　统计分析

数据采用 Minitab 统计分析软件处理。计量资料用均数、标准差描述，治疗前后 CD_4 计数的变化比较采用配对 t 检验，不同感染途径患者之间的比较采用卡方检验。

2　结果

2.1　一般情况

纳入分析的 613 例患者数据，入组平均年龄（37.793 ± 10.455）岁；性别：男 345 例，女 268 例；民族：少数民族 211 例，汉族 399 例，缺失 3 例；感染途径：经性行为感染 469 例，经静脉吸毒感染 144 例。

2.2　治疗前后 CD_4 计数变化分析

613 例 HIV/AIDS 患者治疗前后 CD_4 变化情况见表 1，2 种感染途径的患者疗后 CD_4 细胞均值较疗前都有一定提升并具有统计学意义（$P<0.05$），其中经性行为感染的患者

基金项目：云南省医疗卫生单位内设研究机构科研项目（NO：2014NS298）

CD_4变化统计学意义非常显著（$P<0.01$）。

表1 CD_4计数治疗前后变化情况配对 t 检验（$\bar{x}\pm s$）

感染途径	n	疗前 CD_4	治疗12个月后 CD_4	t	P
性行为	469	400.7±189.6	424.9±187.1	-3.08	0.002
静脉吸毒	144	334.4±185.8	371.6±201.1	-2.33	0.021

2.3 不同感染途径患者接受中医药治疗后 CD_4疗效评价比较

参考《艾滋病中医药治疗手册》提供的生物学指标评价标准，笔者将2种感染途径的患者接受中医药治疗12个月后 CD_4细胞计数的变化情况分为无效（治疗后 CD_4下降，≥50/μL）、稳定（治疗后 CD_4细胞变化在50/μL以内）及有效（治疗后 CD_4上升≥50/μL）3种，结果见表2。卡方检验显示，中医药治疗对 CD_4的效果与患者的感染途径无关（$P>0.05$）。

表2 不同感染途径患者接受中医药治疗后 CD_4疗效评价卡方检验

	静脉吸毒感染（人）	性行为感染（人）	χ^2	P
无效	45	131		
稳定	40	146	0.831	0.660
有效	59	192		

3 讨论

目前全世界对于艾滋病尚无根治性治疗方案，但 HIV/AIDS 患者可以通过长期接受 HAART 及中医药治疗，抑制病毒载量、保护免疫功能，提高生活质量，从而长期带毒生存。而在长期治疗过程中，吸毒人群可能由于社会支持、心理状态以及家庭关系等方面与其他人群存在差异，导致接受治疗的依从性较差，自行中断治疗的风险更高。

CD_4细胞是人体免疫系统中的一种重要免疫细胞，由于 HIV 的攻击对象正是人体的 CD_4细胞，因此 CD_4计数能够直接反映人体免疫功能，是判断艾滋病治疗效果和评估患者免疫系统损害状况的重要指标。就本次分析的数据而言，中医药治疗对于稳定/提升 HIV/AIDS 患者 CD_4细胞计数能够起到积极的作用，通过长期治疗，HIV/AIDS 患者能够从中受益，既往其他研究者报道的结论也与此类似。另外中医药对 HIV/AIDS 患者 CD_4细胞的治疗作用未受到不同感染途径的影响，无论是静脉吸毒感染的患者，还是性行为感染的患者，如果能长期坚持接受治疗，均能达到同样的效果。但本次分析仍有一定局限性，首先分析的数据无法识别患者是否在中途接受过 HAART 治疗，得到的结果可能在一定程度上会受到 HAART 治疗的影响。其次由于分析中纳入的样本为已经接受中医药治疗达12个月的患者，规避了吸毒人群中断治疗可能性更高的风险，而实际情况中，不能排外吸毒人群在接受治疗过程中存在更多依从性不佳，提前退出治疗的情况，并影响整体治疗的效果。医务人员在诊疗过程中，应针对不同感染途径患者的心理和实际情况，予以差异性的应对，以保障患者接受治疗的积极性，得到预期的疗效。

参考文献（略）

（出自《云南中医中药杂志》2016年第37卷第10期第28-29页）

唐草片的临床研究与应用

杨莉娅，邵宝平，李　倩，汝　芸，陈竞青，黄艳春
（上海百岁行药业有限公司，上海 201700）

摘要　本篇文章整理归纳了近年来有关唐草片的临床研究，揭示了唐草片单独用药治疗 HIV/AIDS，能够明显改善患者的临床症状，升高 CD_4^+ T 细胞计数，增加 CD_4^+ T/CD^{8+} T 比值。唐草片联合高效反转录疗法（HAART）的临床应用效果优于单独使用。人体的药动学研究证明其对依非韦仑代谢无影响，但在大鼠模型上被发现能延迟洛匹那韦的吸收、推迟达峰时间、提高迟洛匹那韦的生物利用度。此外临床应用中还发现唐草片能够抑制合并感染 HIV、HCV 患者的 HCV 病毒复制，联合阿昔洛韦用于治疗带状疱疹。

关键词　中药制剂；艾滋病；带状疱疹；丙型肝炎；唐草片

唐草片是我国第一个，也是目前唯一一个获得国家食品药品监督管理局颁发新药证书，并获准上市的治疗艾滋病的纯中药制剂，具有自主知识产权，它的面世改变了以往只能用西医治疗艾滋病的单一模式，自 2005 年上市至今已有接近十年时间，本文对近年来唐草片的临床研究进行了整理归纳，以期为临床上合理应用唐草片提供有价值的信息。

1　唐草片单独用药治疗 HIV/AIDS 有效性和安全性的临床评价

为了评价唐草片治疗 HIV/AIDS 的有效性和安全性，唐草片在北京佑安医院、北京地坛医院、北京协和医院、昆明第三人民医院进行了三期临床试验。试验采用随机双盲、安慰剂平行对照、多中心研究方法，在 2002 年 10 月—2003 年 6 月间，筛选合格的患者随机接受唐草片或安慰剂治疗，分别于 0 月、1 月、3 月和 6 月进行访视，治疗总疗程 6 个月。将临床诊断为 HIV/AIDS 的患者共 176 例进入临床试验，随机分组，其中唐草片组 88 例（其中 HIV 感染者 69 例），安慰剂组 88 例（其中 HIV 感染者 73 例），分别给予唐草片或安慰剂，每次 8 片，每日 3 次口服，期间不合并使用调节免疫功能的中、西药物及其他 HIV 治疗药物。完成试验全部访视者 155 例，其中唐草片组 83 例，安慰剂组 72 例；观察用药后患者的 CD_4^+ T' 细胞计数、HIV 病毒载量（对数值）、CD_8^+ T 细胞计数、CD_4^+ T/CD_8^+ T 比值、临床症状总评分、体重等指标，将 CD_4^+ T 细胞计数及疗效分级评定，CD_4^+ T 计数上升幅度大于 30%（含 30%）判为有效，CD_4^+ T 计数上升幅度小于 30% 判为无效。所有的统计检验均采用双侧检验，P 值小于或等于 0.05 将被认为所检验的差别有统计意义。定量指标的描述将计算均数、标准差、中位数、最小值、最大值，基线用方差分析，以基线为协变量、考虑中心和分组作用的协方差分析模型对两组进行比较。分类指标的描述各类的例数及百分数，采用按中心分层的 CMH $-\chi^2$ 分析方法对两组进行比较，秩和检验。

1.1　唐草片治疗 HIV/AIDS 的安全性评价

该临床试验中，唐草片组不良事件发生率为 24.14%，其中相关不良事件发生率为 8.05%，无严重不良事件发生，无导致脱落的不良事件，不良事件并不均与药物副作用有关。安慰剂组不良事件发生率为 31.76%，其中相关不良事件发生率为 12.94%，严重不良事件发生率为 2.35%，导致脱落的不良事件发生率为 3.53%。两例严重不良事件（死亡）均发生在安慰剂组，1 例为 AIDS 合并消化系统肿瘤致死，1 例为 AIDS 合并细菌性脑膜炎致死，死亡原因与服安慰剂无关，两例死亡原因明确，均与艾滋病本身有关。受试者治疗前后进行肝功能、肾功能、血常规、心电图等检查，唐草片对受试者的心、肝、肾功能及血常规均无明显影响，表明唐草片具有较好的安全性。

1.2　唐草片对 CD_4^+ T 计数的影响

研究发现，治疗 6 个月后，唐草片组 CD_4^+ T 计数上升，安慰剂组 CD_4^+ T 计数下降，CD_4^+ T 数量变化差异有统计学意义。将 HIV 感染者和 AIDS 患者分成两组对 CD_4^+ T 数量变化进行亚组分析，HIV 感染者和 AIDS 患者的 CD_4^+ T 计数均上升，明显优于下降的安慰剂组。疗效分级评定表明，治疗 6 个月后唐草片组有效率为 50.57%（有 50.57% 的患者 CD_4^+ T 计数上升幅度大于 30%），明显高于安慰剂组（有效率 4.76%），两组疗效差异有统计学意义。将 HIV 感染者租 AIDS 患者分成两组对有效率进行亚组分析，以 CD_4^+ T 细胞计数上升来判断效果，无显著性差异，都是唐草片组优于安慰剂组。但该临床试验 AIDS 患者数量较少，针对此类

基金项目：上海市中药现代化专项"抗艾滋病中药唐草片临床疗效再评价研究"（No：08DZ1971000）；上海市科技成果转化和产业化项目（N0：12DZ1970300）

患者尚需一定的后续研究与观察。

1.3 唐草片对 HIV 病毒载量的影响

分别对患者1月、3月、6月HIV病毒载量（log）变化比较发现，治疗后唐草片组病毒载量基本不变，安慰剂组上升相对较明显。统计分析结果表明：HIV病毒载量（log）治疗6个月后，唐草片组HIV载量与治疗前相当，安慰剂组HIV载量上升，HIV载量变化差异有统计学意义。将HIV感染者和AIDS患者分成两组对HIV载量进行亚组分析，均为唐草片组优于安慰剂组。

1.4 唐草片对 CD_4^+ T/CD_8^+ T 比值的影响

治疗6个月后，唐草片组与安慰剂组的 CD_8^+ T计数均上升，但两组比较无统计学差异，然而唐草片组 CD_4^+ T/CD_8^+ T比值增加，安慰剂组 CD_4^+ T/CD_8^+ T比值降低，差异有统计学意义。

1.5 唐草片对临床症状的影响

治疗6个月后，唐草片组患者腹泻、食欲不振、乏力、脱发、功能分级等各项临床症状明显改善，体重增加，与安慰剂组比较，差异均有统计学意义。临床症状总积分变化差值统计分析结果表明，唐草片组明显优于安慰剂组，两组疗效差异有统计学意义。

综上所述，该临床试验表明，唐草片有显著提高 CD_4^+ T细胞计数的作用，同时可显著改善艾滋病患者临床症状，使患者体重增加，CD_4^+ T/CD_8^+ T比值增加，有可能延缓HIV病毒复制。临床试验中未见明显毒副作用。

2 唐草片合并用药治 HIV/AIDS 的临床评价

2.1 唐草片单用与合并高效反转录疗法（HAART）治疗 HIV/AIDS 疗效评价

王江蓉等对37例HIV/AIDS患者进行了唐草片的干预治疗，将年龄在18～75岁，HIV抗体确证实验阳性（west-blot，W.B），自愿服用中成药且前3个月内未接受其他抗HIV/AIDS中药治疗的HIV/AIDS患者根据病情分为单独服用唐草片组和唐草片合并HAART治疗组。单独服用唐草片组11例，CD_4^+ T淋巴细胞计数最低126个/mm^3，最高403个/mm^3；合并治疗组26例，CD_4^+ T淋巴细胞计数最低18个/mm^3，最高354个/mm^3。合并治疗组由二例患者主诉服药后大便次数增多而停药导致脱落。唐草片组患者给予唐草片每次8片、每日3次、饭前口服。合并治疗组患者在唐草片组治疗基础上配合西药抗病毒药物，治疗方案均为两个核苷类反转录酶抑制剂联合1个非核苷类反转录酶抑制剂（国家免费治疗药物）。观测治疗6个月后 CD_4^+ T淋巴细胞计数、临床体征和症状（腹泻、食欲不振、乏力、脱发和功能分级）、血常规、肝肾功能、T淋巴细胞亚群等指标。根据郑筱萸主编的《中药新药临床研究指导原则》制定症状、体征计分表，依次分为无、轻、中、重四级，主要症状和体征采用1、2、3、4积分法，实行量化积分。根据症状积分改善比，治疗等级分为有效、稳定、无效三级。临床症状和体征改善较明显，总积分下降 >1/3 判为有效；临床症状和体征改善不明显，总积分下降 <1/3 判为稳定；临床症状和体征无改善或加重，总积分不下降或有所增加判为无效。免疫指标 CD_4^+ T淋巴细胞上升 >30% 或50个/mm^3判为有效；CD_4^+ T淋巴细胞无变化或逐渐上升，治疗后 CD_4^+ T淋巴细胞升高或下降 <30% 或50个/mm^3判为稳定；CD_4^+ T淋巴细胞下降 >30% 或50个/mm^3判为无效。

研究发现，两组治疗前后症状、体征变化情况：唐草片治疗组有效5例（占45.45%），稳定4例（占36.36%），无效2例（占18.18%）。总有效81.82%。合并治疗组有效18例（占69.23%），稳定7例（占26.92%），无效1例（占3.85%），总有效率96.15%。经 t 检验，单用唐草片组和合并HAART治疗组治疗后症状、体征积分与治疗前比较均有显著性差异。合用HAART药物对患者症状、体征积分改善情况，并不优于单用唐草片组。

两组治疗前后 CD_4^+ T细胞变化情况：唐草片治疗组有效4例（占36.37%），稳定3例（占27.27%），无效4例（占36.37%）。总有效率63.64%。合并治疗组有效18例（占69.23%），稳定6例（占23%），无效2例（占7.69%），总有效率92.31%。经 t 检验，无论是单用唐草片组还是合并HAART治疗组，治疗后 CD_4^+ T淋巴细胞与治疗前比较均无显著性差异。但在治疗前，合并HAART治疗组患者的 CD_4^+ T淋巴细胞计数显著低于单用唐草片组，治疗后，二组比较无显著性差异，说明合并HAART治疗对 CD_4^+ T淋巴细胞的提升，优于单用唐草片组。

2.2 唐草片对 HIV 感染者中抗逆转录病毒的药动学影响

如2.1所述，由于唐草片具有升高 CD_4^+ T细胞计数，改善腹泻、疲倦、脱发、食欲减退的作用，因此在临床中被用于和抗病毒药物联合使用，然而唐草片的成分十分复杂，其中可能含有各种化合物对抗病毒药物产生不同的影响，若影响抗病毒药物的药动学行为，自然会对其临床疗效造成影响，为确保临床用药的安全性和有效性，有必要对唐草片和抗病毒药物的相互作用做出评估。

为探究唐草片和抗病毒药物的相互作用，陈军等开展对唐草片是否影响HIV感染者中依非韦伦代谢的相关研究：将11例合格的HIV感染者在单纯用高效抗反转录病毒治疗之前以及联合服用唐草片之后两周进行了采血，分别采取了服用依非韦伦后0h，0h.5h，1h，2h，3h，4h，5h，6h，8h，12h，16h及24h的标本进行依非韦伦血浆浓度检测（患者在服用依非韦伦1h之后服用唐草片）。研究发现患者服用唐草片前依非韦伦的AUC为40.6mg/L·h，峰浓度为4.2mg/L，$t_{1/2}z$ 为18.3h，同时服用唐草片后依非韦伦的AUC为40.7mg/L·h，峰浓度为4.1mg/L，$t_{1/2}z$ 为16.4h。两组之间各参数均无显著差异，故认为唐草片对HIV感染者中依非韦伦的代谢无影响。

此外，姚亚敏等利用大鼠模型探索唐草片对抗病毒药洛匹那韦药代动力学的影响，研究唐草片与洛匹那韦合并用药后，洛匹那韦的峰浓度 Cmax 和曲线下峰面积 AUC 显著提高（$P<0.05$）、半衰期 $t_{1/2}z$ 和达峰时间 Tmax 延长（$P>0.05$）。提示唐草片可延迟洛匹那韦的吸收、推迟达峰时间、提高生物利用度，具体作用机制需要深入研究，临床用药需要考虑相互作用。

综上所述，就目前的研究分析，在服用抗病毒药物依非韦仑 1 小时之后服用唐草片，未发现其对依非韦仑的代谢有显著影响，而在与洛匹那韦同时服用的动物实验中，唐草片延迟洛匹那韦吸收，提高其生物利用度的作用。两个研究结果的差异有可能是因为依非韦伦主要通过 CYP286 代谢而洛匹那韦主要通过 CYP3A4 代谢，或者由唐草片的延迟给药造成。总之，目前的研究支持唐草片可以与抗病毒药物联合使用，并且没有不良影响。但是，药物的相互作用比较复杂，抗病毒药物种类较多，唐草片对抗逆转录病毒的影响评价还有待于更多的研究。

3　唐草片治疗 HIV 与丙型肝炎（HCV）共感染的临床研究

约有 1/4～1/3 的 HIV 感染者合并 HCV 感染，据此估计，全球约有近 1000 万的 HIV/HCV 重叠感染者。为观察唐草片治疗艾滋病与 HCV 共感染者的有效性，邵宝平等将符合要求的 12 例 HIV 感染者纳入本次研究，患者给予唐草片治疗，分别在服药前、服药 2 月、4 月、6 月时对患者采血，分别进行 HCV 病毒载量、β2－微球蛋白、新碟呤、IL－2、IFN－γ、IL4、IL－10 进行了测定。研究发现：12 例患者的 HCV 病毒载量的平均值，从服药前的 6.069Lg 持续下降至服药 6 个月的 4.241Lg，HCV 病毒载量下降了 1.828Lg，HIV 病毒载量则下降了 0.7Lg，CD_4^+ T 细胞绝对数则从服药前的 280 个/μl 上升至 532 个/μl。推测唐草片不仅可以降低 HIV 病毒载量，提高 CD_4^+ T 细胞绝对数，而且对丙型肝炎病毒也有较强的抑制作用。但由于病例数较少，空白对照组脱落，唐草片对 HCV 的影响还有待更多的研究展开。

另外研究还发现唐草片对于部分 HIV 感染者有降低 β2－微球蛋白、新碟呤的作用；患者 Th1 型细胞因子（IL－2、IFN－γ）总体趋势分泌增强，细胞免疫功能加强，Th2 型细胞因子（IL－4、IL－10）升高幅度较小，Th1 型细胞因子分泌的持续增强，表示细胞免疫功能持续被激活，处于细胞免疫高反应状态，对于控制病毒增值十分有利。这些可能是唐草片具有抗 HIV 作用的机制及作用靶点之一。

4　唐草片配合阿昔洛韦治疗带状疱疹临床疗效观察

娄芳等系统观察了唐草片配合阿昔洛韦对带状疱疹的临床疗效，将湖南中医药大学附属第二医院皮肤科门诊就诊的 45 例患者随机分为阿昔洛韦对照组，唐草片对照组以及唐草片合并阿昔洛韦治疗组。每组给予基础治疗维生素 B130mg，每日 3 次，连续口服 14 天；青黛散，每日外敷 1 次，连续外敷 14 天。阿昔洛韦对照组在基础治疗上再给予阿昔洛韦口服，每次 0.4g，每日 4 次，连续口服 14 天。唐草片对照组在基础治疗上给予唐草片口服，每次 2.4g，每日 3 次，连续口服 14 天。唐草片合并阿昔洛韦治疗组给予阿昔洛韦口服，每次 0.4g，每日 4 次，连续口服 14 天；唐草片口服，每次 2.4g，每日 3 次，连续口服 14 天。观察患者红斑、水疱、疼痛、瘙痒、皮损、心烦、口苦咽干、大便小便等指标。应用 SPSS17.0 统计软件对上述结果进行数据处理。

研究发现：三组患者治疗前积分分别与各自第一、第二个疗程结束时积分比较，具有显著的统计学意义；在一个疗程后的阿昔洛韦对照组、唐草片对照组与合并用药组比较，均具有显著统计学意义，合并用药组优于单独用药组。各个治疗组治疗前后的疼痛积分比较均具有显著差异，第一个疗程后，与治疗前比较，阿昔洛韦对照组没有明显改善，而唐草片对照组及合并用药组的疼痛积分与治疗前比较均具有统计学差异；各组治疗两个疗程后，阿昔洛韦与唐草片的治疗效果相当，经比较无统计学差异，而合并用药组效果明显优于单独应用阿昔洛韦和唐草片者，具有显著的统计学差异。故认为唐草片用于治疗带状疱疹，具有改善带状疱疹的症状、体征、疼痛的作用，联合阿昔洛韦应用，起效早，效果优于单独用药。

带状疱疹是由水痘一带状疱疹病毒（VZV）引起的急性感染性皮肤病。对此病毒无免疫力的儿童被感染后，发生水痘。部分患者被感染后成为病毒携带者而不发生症状。由于病毒具有亲神经性，感染后可长期潜伏于脊髓神经后根神经节的神经元内，当抵抗力低下或劳累、感染、感冒时，病毒可再次生长繁殖，并沿神经纤维移至皮肤，使受侵犯的神经和皮肤产生强烈的炎症。皮疹一般有单侧性和按神经节段分布的特点，有集簇性的疱疹组成，并伴有疼痛；年龄愈大，神经痛愈重。中医认为人体感受毒邪之后，正气强者，可不即病，所谓“正气存内，邪不可干，邪之所凑，其气必虚”，故带状疱疹发生于人体免疫功能低下之时，需扶正治疗，而疼痛是由于经络阻塞，至血滞不通所致，即“不通则痛”，或因病久耗伤气血，气血虚弱不能濡养经脉所成，也称“不荣则痛”，带状疱疹一病兼而有之，因此治则应在扶正基础上还需化瘀。唐草片以清热解毒为主，同时配伍了活血化瘀的红花，尤其应用了益气养血的黄芪、甘草、鸡血藤等以提高机体的免疫力，现代药理亦证明，唐草片中的酚酸类、黄酮类等化合物具有抑制病毒复制、提高免疫、抗氧化清除自由基、活血降脂、保护肝脏功能、抑菌消炎等作用，这可能是唐草片发挥治疗带状疱疹作用的机制。其治疗带状疱疹的效果，还有待于更多的药理和临床研究予以证实。

5　讨论

唐草片的Ⅲ期临床试验显示，唐草片单独治疗 HIV/

AIDS 具有提高 CD_4^+ T 可细胞计数，显著改善艾滋病患者临床症状，增加患者体重，升高 CD_4^+ T/CD_8^+ T 比值，有可能延缓 HIV 病毒复制的作用，安全性较好，并未发现严重的不良反应，偶有腹泻停药即可缓解。

唐草片合并使用 HAART 疗法治疗 HIV/AIDS 的临床试验显示，联合用药对提高患者 CD_4^+ T 细胞计数优于单独使用唐草片；在临床症状的改善方面，唐草片单独应用及与 HAART 合并用药均能改善患者腹泻、食欲不振、乏力、脱发的临床症状，合用 HAART 药物对患者症状、体征积分改善情况与单用唐草片比较并无明显差别；两组患者均未观察到有肝肾功能损害情况发生，也未观察到其他不良事件，因此持一种乐观的观点，唐草片可以和 HAART 疗法联合使用，尤其适用于改善艾滋病患者的临床症状。

另一方面，唐草片与 HAART 的药代动力学研究也表明，与依非韦仑相隔 1 小时服用，唐草片不会影响 HIV 感染者依非韦仑的代谢；而另一项唐草片与洛匹那韦相互作用的动物实验则显示，唐草片能延迟洛匹那韦的吸收、推迟达峰时间、提高其生物利用度，唐草片能否因此开发成为洛匹那韦的增强剂以及该种现象是否能通过延迟 1 小时给药予以避免都有待于更多的研究数据支持。

除了上述唐草片有关治疗 HIV/AIDS 的研究外，在临床应用中，亦发现了唐草片能够抑制 HCV 以及治疗带状疱疹的报道。唐草片具有清热解毒，活血益气的作用，原本开发成为治疗 HIV/AIDS 的中成药，但中医治病的法则，不是着眼于病的异同，而是着眼于病机的区别，不同的疾病在其发展过程中，由于出现了相同的病机经常采用同一方法治疗，同证同治，因此按照中医药理论，凡是符合脾虚湿热证、气虚血瘀证的疾病均可以应用唐草片。有研究显示慢性丙型肝炎病毒感染者外周血中 Th1 水平有下降趋势；而 VZV 特异性细胞免疫被认为与带状疱疹及带状疱疹后遗神经痛（PHN）发病密切相关，年龄是公认的 PHN 发病危险因素，老年人 VZV 特异性 CD_4^+ T 细胞显著减少，存在特异性细胞免疫功能减退，且主要是 Th1 亚群缺失的一种反应。从现代医学的角度，唐草片能够升高 CD_4^+ T 细胞的计数，升高 Th1 型细胞因子 IL－2、IFN－γ 的分泌，促使疾病由 Th2 型向 Th1 型转化，这可能是其治疗 HCV 和带状疱疹的机制之一，还有待更多相关研究的展开。

参考文献（略）

（出自《中国中医药现代远程教育》2015 年第 13 卷第 4 期第 14－17 页）

艾可清连续 60 个月治疗 HIV/AIDS 的效果

左小庭[1]，符林春[1]，谭行华[2]，陈淑云[2]

（1. 广州中医药大学热带医学研究所，广东 广州 510405；2. 广州市第八人民医院中医科，广东 广州 510060）

摘要 目的 观察长期接受艾可清胶囊治疗艾滋病病毒感染者/艾滋病患者（HIV/AIDS 患者）的临床疗效。方法 收集连续服用艾可清胶囊治疗的 HIV/AIDS 患者 69 例，根据是否联合高效抗逆转录病毒治疗（HAART）将其分为中西医组和中医组，采用自身前后对照的方法对 6 个时间点（治疗前、治疗后 12、24、36、48、60 个月）的症状、体征积分、卡洛夫斯基积分、CD_4^+ T 淋巴细胞计数及安全性指标变化进行分析。结果 治疗后各时点，中医组患者总积分均较治疗前下降，差异有统计学意义（$P<0.05$）；中西医组各时点差异无统计学意义（$P<0.05$）。除治疗后 24 个月，中医组各时点的卡洛夫斯基积分均较治疗前增长（$P<0.05$）。中西医组治疗后 24 个月的卡洛夫斯基积分较治疗前下降（$P<0.05$）。CD_4^+ T 淋巴细胞总体计数比较：中医组各时点治疗前后差异无统计学意义（$P<0.05$），中西医组治疗后 24、36、48、60 个月与治疗前相比均显著上升（$P<0.05$）。结论 长期服用艾可清治疗可稳定和提升 CD_4^+ T 淋巴细胞计数，联合 HAART 可显著提升 CD_4^+ T 淋巴细胞计数，能有效改善患者的临床症状和体征，提高生活质量，长期服用无明显毒副作用。

关键词 艾滋病；艾滋病病毒；艾可清；CD_4^+ T 淋巴细胞

国家中医药管理局 2004 年在全国范围内启动了中医药治疗艾滋病（AIDS）项目，广东省作为此项目首批 5 个试点省份之一，从 2004 年 8 月开始在全省多个市区开始进行中医药及中西医结合治疗 AIDS 项目，艾可清作为该项目指

＊国家“十二五”科技重大专项“艾滋病和病毒性肝炎等重大传染病防治”（编号 2014ZX10005－002）

定组方使用至今已有12年。为了观察长期服用艾可清胶囊治疗的临床疗效，本研究对服用艾可清胶囊治疗的69例艾滋病病毒（HIV）感染者/AIDS患者（HIV/AIDS患者）进行临床疗效回顾性分析。

1 资料与方法

1.1 一般资料

选择2010年7月至2011年4月在广东省江门地区参加国家中医药治疗AIDS试点项目接受艾可清胶囊连续治疗的HIV/AIDS患者69例（具体分析时对数据缺失者不计入统计，故不同指标病例数与总数略有差别）。其中单用艾可清胶囊治疗47例（中医组），艾可清胶囊联合高效抗逆转录病毒治疗（HAART）22例（中西医组）。中医组平均年龄（34.94±10.34）岁，基线CD_4^+ T淋巴细胞计数（436.43±179.09）cells/μL。中西医组平均年龄（39.09±6.93）岁，基线CD_4^+ T淋巴细胞计数（303.55±167.75）cells/μL。其他一般资料见表1。

表1 两组一般资料比较 例（%）

组别	例数	性别		民族		婚姻状况			
		男	女	汉族	少数民族	已婚	未婚	离异	丧偶
中医组	47	22（46.8）	25（53.2）	46（97.9）	1（2.1）	32（68.1）	9（19.1）	1（2.1）	5（10.6）
中西医组	22	9（40.9）	13（59.1）	22（100.0）	0（0.0）	17（77.3）	1（4.5）	1（4.5）	3（13.6）

组别	文化程度				可能感染途径*		基线CD_4^+ T淋巴细胞计数（cells/μL）△		
	小学	初中	高中	大专及以上	吸毒	性接触	≤200	201～350	≥351
中医组	6（12.8）	31（66.0）	6（12.8）	4（8.5）	6（12.8）	41（87.2）	2（4.2）	16（34.0）	28（59.6）
中西医组	2（9.1）	20（90.9）	0（0.0）	0（0.0）	8（36.4）	14（63.6）	7（31.8）	8（36.4）	7（31.8）

*中西医组中吸毒并性接触1例（4.5%），不明原因1例（4.5%）；△中医组缺失数据1例。

1.2 诊断标准

西医诊断及分期按照《艾滋病诊疗指南》标准执行，中医诊断参照《中医药治疗艾滋病临床技术方案（试行）》。所有患者均经确认HIV抗体为阳性，自愿参加国家中医药治疗AIDS试点项目，接受免费关怀治疗，并签署知情同意书。

1.3 方法

1.3.1 治疗方法 （1）中医组：采用广州中医药大学热带医学研究所研制的中药复方制剂艾可清胶囊。艾可清胶囊由熟附子、淫羊藿、虎杖、红参、丹参、干姜、甘草等中药经现代工艺提取制成。使用方法 口服，3粒/次，3次/d。（2）中西医组：艾可清胶囊联合常规HAART一线方案治疗，HAART主要药物为齐多夫定（AZT）/司坦夫定（d4T）/替诺福韦（TDF）+拉米夫定（3TC）+依非韦伦（EFV）/奈韦拉平（NVP）。中药与西药给药时间间隔2h以上。

1.3.2 观测指标 纳入观察最后日期为2016年7月（治疗均满60个月）。治疗前及治疗后每3个月记录1次。（1）临床症状、体征总积分：参照国家中医药管理局2004年颁布的《5省中医药治疗艾滋病项目临床技术方案》中的症状、体征评分标准。依据患者的主要症状（发热、咳嗽、乏力、纳呆、腹泻、呕吐）、次要症状（气促胸闷、自汗、盗汗、恶心、脱发、头痛、胸痛、腹胀、腹痛、肌肉痛、关节痛、腰痛、皮肤瘙痒、月经失常）及主要体征（皮疹、黏膜溃疡、口糜、疱疹、卡波西肉瘤、淋巴结肿大）的频次和持续时间采用4级评分法，主要症状计0、2、4、6分，次要症状计0、1、2、3分，主要体征计0、3、6、9分。所有单项症状、体征评分之和即为总积分。（2）卡洛夫斯基积分（Karnovsky Score）：参照文献方法，采用卡洛夫斯基积分对患者生活质量情况予以评价，评分范围0～100分。（3）免疫学指标：CD_4^+ T淋巴细胞计数检测。

（4）安全性指标：血常规、尿常规、肝肾功能检测，并进行胸部X片、心电图、腹部B超检查。询问并记录患者的不良事件情况。

1.4 统计学方法

采用SPSS 17.0统计软件，计量资料用均值±标准差（$\bar{x}\pm s$）表示，治疗前、后比较采用配对t检验，检验水准$\alpha=0.05$，$P<0.05$为差异有统计学意义。

2 结果

2.1 临床症状、体征总积分变化情况

治疗后各时点，中医组患者总积分均较治疗前下降，差异有统计学意义（$P<0.05$）。中西医组各时点差异无统计学意义（$P>0.05$）。见表2。

2.2 卡洛夫斯基积分变化情况

除治疗后24个月，中医组各时点的卡洛夫斯基积分均较治疗前增长，差异有统计学意义（$P<0.05$）。中西医组治疗后24个月的卡洛夫斯基积分较治疗前下降，差异有统计学意义（$P<0.05$）。见表3。

表 2 两组临床症状、体征总积分治疗前后变化情况 ($\bar{x} \pm s$) 分

时点	组别	例数	治疗前	治疗后	t 值	P 值
0 ~ 12 个月	中医组	34	6.7353 ± 8.57872	1.5294 ± 2.45240	3.162	0.003
	中西医组	20	5.1000 ± 8.83712	3.2500 ± 3.73990	0.800	0.434
0 ~ 24 个月	中医组	38	6.7632 ± 8.54696	1.9211 ± 3.02585	3.071	0.004
	中西医组	17	3.6471 ± 3.33431	4.9412 ± 5.63993	−0.725	0.479
0 ~ 36 个月	中医组	44	5.9545 ± 7.69764	1.3409 ± 2.47728	3.575	0.001
	中西医组	21	5.3333 ± 8.58681	2.5714 ± 2.76715	1.438	0.166
0 ~ 48 个月	中医组	43	5.6977 ± 7.21287	1.1860 ± 2.06162	3.764	0.001
	中西医组	22	5.0909 ± 8.45666	1.9091 ± 2.84369	1.588	0.127
0 ~ 60 个月	中医组	43	6.9302 ± 8.61172	1.6279 ± 2.83703	3.643	0.001
	中西医组	19	3.7895 ± 3.32631	2.2632 ± 2.57859	1.667	0.113

表 3 两组卡洛夫斯基积分治疗前后变化情况 ($\bar{x} \pm s$) 分

时点	组别	例数	治疗前	治疗后	t 值	P 值
0 ~ 12 个月	中医组	37	93.5135 ± 7.98130	97.2162 ± 3.97307	−2.292	0.028
	中西医组	19	96.3158 ± 7.60886	92.7895 ± 4.95063	1.426	0.171
0 ~ 24 个月	中医组	37	93.3784 ± 8.33784	96.4054 ± 5.08516	−1.648	0.108
	中西医组	17	97.6471 ± 4.37237	91.7647 ± 6.10870	2.731	0.015
0 ~ 36 个月	中医组	44	93.9773 ± 7.35950	97.7955 ± 3.78233	−2.860	0.007
	中西医组	21	96.1905 ± 7.40013	95.6667 ± 4.13924	0.303	0.765
0 ~ 48 个月	中医组	43	93.8372 ± 7.38702	97.0465 ± 5.05660	−2.433	0.019
	中西医组	22	96.3636 ± 7.26731	96.4545 ± 4.35045	−0.046	0.964
0 ~ 60 个月	中医组	42	93.2143 ± 8.02598	97.9524 ± 3.55413	−3.430	0.001
	中西医组	19	97.3684 ± 4.52414	95.2632 ± 4.24057	1.509	0.149

2.3 CD_4^+ T 淋巴细胞计数变化情况

2.3.1 CD_4^+ T 淋巴细胞总体计数变化情况 中医组治疗后前期与治疗前比较呈现下降，后两个时点（36 个月、60 个月）有所上升，但各时点与治疗前比较差异无统计学意义；中西医组治疗后各时点均升高，除治疗后 12 个月外，其余时间点 CD_4^+ T 淋巴细胞总体计数升高与治疗前比较，差异有统计学意义（$P<0.05$）。见表 4。

2.3.2 分层 CD_4^+ T 淋巴细胞计数变化情况 ≤350cells/μL：中医组治疗后各时点均升高，治疗后 24、36、48 个月与治疗前相比差异有统计学意义；中西医组各时点治疗前后差异无统计学意义。>350cells/μL：中医组治疗后 12、48 个月，CD_4^+ T 淋巴细胞计数相比治疗前下降有统计学意义（$P<0.05$）；中西医组各时点 CD_4^+ T 淋巴细胞计数治疗前后差异无统计学意义。见表 5、表 6。

表 4 两组 CD_4^+ T 淋巴细胞总体计数治疗前后变化情况 ($\bar{x} \pm s$) cells/μL

时点	组别	例数	治疗前	治疗后	t 值	P 值
0 ~ 12 个月	中医组	24	435.7083 ± 155.12225	397.4583 ± 160.18603	1.511	0.144
	中西医组	15	324.0000 ± 191.49002	373.5333 ± 188.43145	−1.678	0.116
0 ~ 24 个月	中医组	24	421.2083 ± 167.25429	413.1667 ± 160.42787	0.239	0.813
	中西医组	16	330.0000 ± 184.87617	442.3125 ± 277.66760	−2.140	0.049
0 ~ 36 个月	中医组	30	422.8667 ± 160.59345	436.5000 ± 209.86593	−0.379	0.707
	中西医组	15	320.3333 ± 185.50536	455.5333 ± 239.38668	−2.572	0.022
0 ~ 48 个月	中医组	24	451.0417 ± 162.93463	435.5833 ± 156.57779	0.377	0.709
	中西医组	11	340.8182 ± 202.60791	490.0909 ± 281.75183	−2.615	0.026
0 ~ 60 个月	中医组	22	454.3636 ± 168.66607	467.4091 ± 243.37305	−0.248	0.806
	中西医组	15	344.2667 ± 190.61085	430.3333 ± 202.61704	−2.571	0.022

表5 中医组分层 CD_4^+ T 淋巴细胞计数治疗前后变化情况 ($\bar{x} \pm s$) cells/μL

入组 CD_4	时点	例数	治疗前	治疗后	t 值	P 值
≤350	0～12 个月	9	282. 3333 ±58. 67921	335. 8889 ±104. 60216	-1. 595	0. 149
	0～24 个月	9	249. 3333 ±59. 53150	339. 0000 ±96. 56345	-2. 646	0. 029
	0～36 个月	11	256. 1818 ±46. 30511	366. 2727 ±121. 52291	-2. 722	0. 021
	0～48 个月	7	262. 0000 ±55. 85398	464. 7143 ±137. 29860	-6. 009	0. 001
	0～60 个月	7	269. 5714 ±57. 76348	371. 1429 ±147. 59226	-1. 558	0. 170
>350	0～12 个月	15	527. 7333 ±115. 62159	434. 4000 ±178. 89534	3. 477	0. 004
	0～24 个月	15	524. 3333 ±116. 39199	457. 6667 ±176. 90743	1. 518	0. 151
	0～36 个月	19	519. 3684 ±116. 40791	477. 1579 ±240. 82388	0. 883	0. 389
	0～48 个月	17	528. 8824 ±122. 14637	423. 5882 ±166. 25397	2. 716	0. 015
	0～60 个月	15	540. 6000 ±127. 28079	512. 3333 ±269. 65525	0. 406	0. 691

表6 中西医组分层 CD_4^+ T 淋巴细胞计数治疗前后变化情况 ($\bar{x} \pm s$) cells/μL

入组 CD_4	时点	例数	治疗前	治疗后	t 值	P 值
≤350	0～12 个月	10	212. 2000 ±72. 97001	260. 7000 ±82. 01768	-1. 565	0. 152
	0～24 个月	10	214. 1000 ±71. 57816	294. 1000 ±152. 50024	-1. 521	0. 163
	0～36 个月	9	203. 4444 ±84. 97222	330. 6667 ±158. 19608	-1. 952	0. 087
	0～48 个月	6	196. 0000 ±74. 60295	298. 0000 ±129. 38315	-1. 465	0. 203
	0～60 个月	8	202. 8750 ±80. 16846	286. 1250 ±131. 40606	-1. 763	0. 121
>350	0～12 个月	5	547. 6000 ±150. 38218	599. 2000 ±116. 84049	-0. 743	0. 499
	0～24 个月	6	523. 1667 ±147. 22013	689. 3333 ±268. 84841	-1. 469	0. 202
	0～36 个月	6	495. 6667 ±152. 70320	642. 8333 ±224. 17084	-1. 543	0. 183
	0～48 个月	5	514. 6000 ±162. 66315	720. 6000 ±236. 15419	-2. 150	0. 098
	0～60 个月	7	505. 8571 ±141. 98172	595. 1429 ±127. 39365	-1. 742	0. 132

2.4 安全性分析

治疗后48个月与治疗前血常规（白细胞、血红蛋白、血小板）、肝肾功能（谷丙转氨酶、谷草转氨酶、肌酐、尿素氮）比较，中医组白细胞计数、血小板计数有所上升且差异有统计学意义（$P<0.05$），中西医组各项安全指标与治疗前相比无明显变化，见表7。

表7 两组安全性指标治疗前后变化情况 $\bar{x} \pm s$

项目	组别	例数	治疗前	治疗后	t 值	P 值
白细胞（$\times 10^9 \cdot L^{-1}$）	中医组	35	5. 1629 ±1. 66911	6. 2769 ±1. 63288	-3. 974	0. 000
	中西医组	13	5. 2846 ±1. 44040	5. 6969 ±2. 22822	-0. 779	0. 451
血红蛋白（g/L）	中医组	35	134. 6571 ±24. 70287	138. 5429 ±15. 22641	-1. 044	0. 304
	中西医组	13	137. 9231 ±28. 04004	129. 7692 ±23. 32436	0. 803	0. 438
血小板（$\times 10^9 \cdot L^{-1}$）	中医组	34	206. 2647 ±70. 51469	243. 9412 ±63. 53426	-4. 264	0. 000
	中西医组	13	209. 5385 ±63. 78168	245. 9231 ±64. 85684	-1. 654	0. 124
肌酐（μmol/L）	中医组	25	64. 9720 ±11. 75711	68. 5120 ±13. 77423	-1. 688	0. 104
	中西医组	10	63. 9900 ±14. 72039	65. 6800 ±20. 38822	-0. 380	0. 712
尿素氮（mmol/L）	中医组	36	4. 2719 ±1. 38643	4. 4369 ±1. 05441	-0. 802	0. 428
	中西医组	13	4. 6754 ±1. 13823	4. 2815 ±0. 76984	1. 681	0. 119

续表

项目	组别	例数	治疗前	治疗后	t 值	P 值
ALT (U/L)	中医组	35	24.1943 ± 16.96820	30.9057 ± 21.94674	−1.737	0.091
	中西医组	13	23.7923 ± 10.91157	30.3462 ± 20.21087	−1.322	0.211
AST (U/L)	中医组	26	26.6500 ± 15.33739	26.4192 ± 10.14881	0.085	0.933
	中西医组	10	27.2200 ± 12.05403	22.2400 ± 7.79504	1.695	0.124

3 讨论

AIDS 是由 HIV 引起的一种免疫缺陷综合征，HIV 进入人体后破坏免疫系统，进而导致患者出现各种机会性感染或肿瘤，是导致 HIV/AIDS 患者就诊和死亡的主要原因。HAART 能有效抑制 HIV 复制，使血浆病毒载量下降到检测水平以下，重建机体免疫系统，降低 HIV 感染的发病率和病死率，是目前最主要的治疗方法。中医药干预 AIDS 的切入点主要是无症状感染者的早期干预、对 HAART 的增效减毒、AIDS 相关并发症的治疗或辅助治疗等。研究发现，艾可清胶囊对延缓 HIV 感染者进入发病期的疗效肯定，且对 HAART 疗法有增效减毒作用。本观察中，长期连续服用艾可清胶囊没有出现明显的毒副作用。

AIDS 主要是由于长期的性乱、药瘾等不良生活方式导致机体正气虚弱，肾精耗损，HIV 湿热疫毒之邪乘虚入侵，潜伏体内，伺机而发。正虚是 AIDS 发生发展的内在病理基础，主要是以肾虚为主。脾在 AIDS 发生、发展、病机演变、辨证论治过程中起到枢机的作用。艾可清胶囊具有补益脾肾，清热解毒的功效，用于治疗脾肾受损，邪毒留恋的 HIV/AIDS 患者。温凉并用，攻补兼施，标本兼治，以治本为主。本研究中艾可清胶囊对改善患者症状、体征疗效确切。

CD_4^+ T 淋巴细胞是人体免疫系统的重要调节细胞，也是 HIV 攻击的主要靶细胞，CD_4^+ T 淋巴细胞进行性减少是发生机会性感染的重要原因。国外相关研究发现基线 CD_4^+ T 淋巴细胞数 < 200cells/μL 者的死亡风险及抗病毒治疗病毒学失败的风险是基线 CD_4^+ T 淋巴细胞数 > 200cells/μL 者的 2 倍，且 CD_4^+ T 淋巴细胞数 < 100cells/μL 持续时间越长，患者死亡率越高。本研究结果表明，艾可清胶囊治疗后 CD_4^+ T 淋巴细胞计数基本保持稳定，没有显著下降。艾可清胶囊联合 HAART 能显著提高 CD_4^+ T 淋巴细胞计数，这对促进 HAART 后免疫重建不良的恢复有一定参考价值。在 CD_4^+ T 淋巴细胞计数分层比较时，由于过去临床上把 CD_4^+ T 淋巴细胞计数 < 200cells/μL 作为 HAART 的适应证，中医组 CD_4^+ T 淋巴细胞计数基线水平大多数分布在 200 以上，故本研究分 CD_4^+ T 淋巴细胞计数 ≤350 和 > 350cells/μL 两层进行比较。从比较结果可知，中医组治疗前 CD_4^+ T 淋巴细胞计数 ≤350cells/μL 的患者治疗后表现出一定的上升趋势，多数时点呈显著升高，差异有统计学意义。而治疗前 CD_4^+ T 淋巴细胞计数 > 350cells/μL 的患者治疗后各时点都出现了下降，但差异无统计学意义。提示艾可清胶囊对治疗前 CD_4^+ T 淋巴细胞计数基线水平不高的患者具有稳定和提升作用，临床上可以对 CD_4^+ T 淋巴细胞基线水平不高（≤350cells/μL）的患者尽早服用艾可清胶囊干预治疗。CD_4^+ T 淋巴细胞计数水平较高的患者该药仍不能阻止其下降，但对是否能减缓下降的速率却缺乏空白组的对照比较。中西医组治疗前 CD_4^+ T 淋巴细胞计数 ≤350cells/μL 和 > 350cells/μL 的患者治疗后 CD_4^+ T 淋巴细胞计数都基本稳定，各时点均有不同程度的增长，但差异无统计学意义。上述结论是基于单一地区现有临床数据而作的回顾性分析，今后应展开多地区、大样本的前瞻性研究。

参考文献（略）

（出自《广度医学》2017 年第 38 卷第 8 期第 1280 – 1283 页）

益艾康胶囊对HIV感染者免疫功能的影响

张国平，陈莉华，王丹妮，李政伟，郭会军
（河南中医学院第一附属医院，河南 郑州 450000）

摘要 目的 探讨益艾康胶囊对HIV感染者免疫功能的影响。方法 选取58例HIV感染者作为研究对象，运用中药益艾康胶囊治疗，比较治疗前后肝肾功能、血常规及CD_3^+ T、CD_4^+ T、CD_8^+ T淋巴细胞变化情况。结果 治疗后患者CD_3^+ T、CD_4^+ T、CD_8^+ T淋巴细胞计数较治疗前升高，CD_3^+ T、CD_4^+ T淋巴细胞治疗前后比较，差异有统计学意义（$P<0.05$）。肝肾功能及血常规未见明显异常。结论 益艾康胶囊可明显提高HIV感染者CD_3^+ T、CD_4^+ T淋巴细胞计数，可能与益艾康胶囊延缓病毒在CD_4^+ T淋巴细胞内复制的速度且促进T细胞增殖相关。

关键词 益艾康胶囊；HIV感染者；CD_3^+ T；CD_4^+ T；CD_8^+ T

艾滋病又称获得性免疫缺陷综合征，是20世纪80年代新发现的传染病，至今尚无根除该病的方法。该病的发病原因为感染人类免疫缺陷病毒（human immunodeficiency virus，HIV），自20世纪90年代高效抗逆转录病毒疗法（highly active antiretroviral therapy，HARRT）推广以来，患者的生存时间逐渐延长，生存质量不断提高。但HARRT疗法的不良反应也越来越明显。大量临床实践表明，中草药在改善患者免疫功能，减轻临床症状，提高生存质量方面效果良好。2004年，河南省中医药治疗艾滋病试点项目在全省开展起来，专家组采用以益艾康胶囊为主，结合中医药辨证治疗为辅助的方法治疗艾滋病，取得了良好的临床疗效。益艾康胶囊主要由人参、黄芪、炒白术、茯苓、当归、川芎、白芍、黄芩等组成，具有健脾补中、益气养血、化瘀解毒的功用。笔者参照《艾滋病中医诊疗指南》及《艾滋病常见病证辨证施治技术指导原则》，运用益艾康胶囊对河南中医学院第一附属医院艾滋病临床研究中心的HIV患者进行治疗，取得了较好的临床疗效，现报道如下。

1 资料与方法

1.1 一般资料

于河南中医学院第一附属医院艾滋病临床研究中心选取58例HIV感染者作为研究对象，其中男42例，女16例；年龄22～71（41.71±10.71）岁；婚姻状况：已婚或同居41例（70.7%），未婚12例（20.7%），离异或丧偶3例（5.2%），不详或不愿透露者2例（3.4%）；文化程度：文盲9例（13.4%），小学16例（39.7%），初中20例（41.4%），高中或中专10例（15.5%），大专以上3例（5.2%）；感染途径：性传播26例（44.8%）；血液传播28例（48.3%）；传播途径不详4例（6.9%）；发现HIV感染时间1～21（12.07±7.82）a。

1.2 病例纳入标准

①CD_4^+ T>350或CD_4^+ T<350且不愿服用抗病毒药物的患者；②未服用其他药物者。

1.3 病例排除标准

①患有严重的心、脑血管疾病，严重的肝肾疾病及精神疾病的患者；②年龄<18岁或者>65岁；③不愿意服用中成药者。

1.4 治疗方法

所有患者均口服中成药益艾康胶囊（生产厂家：河南奥林特制药厂），每日3次，每次5粒。每月领药1次，下次领药时交回空瓶。

1.5 观察指标

治疗前及治疗6个月后检查血常规及肝肾功能，并使用流式细胞仪（美国BD公司提供）测T淋巴细胞亚群计数。

1.6 统计学方法

用SPSS19.0软件分析数据，计量资料以均数±标准差（$\bar{x}\pm s$）表示，采用非配对t检验方法，$P<0.05$为差异有统计学意义。

2 结果

2.1 两组治疗前后T淋巴细胞亚群计数比较

58例患者治疗前CD_3^+ T淋巴细胞为（1408.31±633.19）%；治疗后为（1572.64±712.62）%；治疗前CD_4^+ T淋巴细胞为（363.00±167.16）%，治疗后为（432.36±192.77）%；治疗前CD_8^+ T淋巴细胞为（865.27±132.54）%，治疗后为（887.49±146.96）%。其中CD_3^+ T、CD_4^+ T淋巴细胞治疗前后比较，差异有统计学意义（$P<0.05$）。

2.2 两组治疗前后血常规及肝肾功能比较

治疗前后患者血常规及肝肾功能未见明显异常。

基金项目： 国家自然科学基金项目（81102575）；郑州市科技局攻关项目（083SGYS33264－10）

3 讨论

目前，HAART 疗法仍是治疗艾滋病的主要方法，随着应用时间的延长，患者耐药和药物不良反应等越来越明显。因此，中药逐渐进入人们的视线。益艾康胶囊是河南省治疗艾滋病专家组研制，经中医药研究院附属奥林特制药厂生产的具有健脾补中、益气养血、化瘀解毒作用的中成药。有资料表明，益艾康胶囊能明显改善艾滋病患者脾胃症状，提高生存质量。亦有文献报道益艾康胶囊合用其他药物治疗艾滋病疗效良好，如益艾康胶囊合用逍遥散可改善艾滋病患者、焦虑抑郁情况，提高生存质量。杨玲等用益艾康胶囊合连朴饮治疗艾滋病所致消化道反应疗效确切，患者依从性好。目前临床多将 CD_4^+ T 淋巴细胞作为反映人体免疫力的标准。HIV 病毒侵入人体后，如不干预，随着异常免疫激活，CD_4^+ T 淋巴细胞加速衰竭，机体免疫系统逐渐崩溃，各种机会性感染相继发生。CD_4^+ T 淋巴细胞作为 HIV 损害的主要细胞，其计数常为艾滋病进程的标志。有报道表明其计数与 HIV 病毒数量呈负相关。蒋自强等发现，无症状期感染者体内的病毒载量与 CD_4^+ T 淋巴细胞数和 CD_4^+ T /CD_8^+ T 比值呈负相关性。CD_3^+ T 淋巴细胞在机体免疫功能中发挥重要的作用，有研究表明 CD_3^+ T 淋巴细胞与外周血各组分均显著相关，特别与总淋巴细胞呈强相关性。

中医学多将艾滋病归属于中医学的“疫病”“虚劳”“伏气温病”“阴阳易”之中，HIV 侵入人体首先犯脾，继而影响其他脏腑，最终导致气血阴阳俱虚。因此，在艾滋病无症状期增强人体正气可以达到“正气存内，邪不可干”的目的。在艾滋病发病期，患者气血阴阳俱虚，以气虚为本，故治疗当以补气为先，气旺则生血，从而达到气血调和、阴平阳秘的效果。亦有学者提出阴虚与艾滋病相关的假说，认为养阴清热可以预防艾滋病的发生发展。脾为后天之本，气血生化之源，五脏功能赖脾胃以充养，脾虚则五脏俱虚。益艾康胶囊方中由黄芪补气；人参甘温益气、健脾养胃；炒白术健脾燥湿，加强人参健脾之功；茯苓健脾渗湿。诸药合用，可明显改善患者倦怠乏力、语声低微、纳呆的症状。现代药理研究证明，黄芩具有高活性、低毒性的抑制 HIV 复制的功能，且是新型的整合酶抑制剂；黄芪有促进 T 细胞增殖并使其作用增强的功能。陆鹏等发现，黄芪对艾滋病患者 CD_4^+ T 淋巴细胞有一定的提高作用，有利于艾滋病患者的免疫重建；甘草酸不仅具有免疫增强作用还具有较强的抗病毒作用。

益艾康胶囊每次 5 粒，每日 3 次服用后，患者 CD_3^+ T 淋巴细胞、CD_4^+ T 淋巴细胞、CD_8^+ T 淋巴细胞计数均升高，且 CD_3^+ T 淋巴细胞、CD_4^+ T 淋巴细胞治疗前后有统计学意义（$P<0.05$），CD_8^+ T 淋巴细胞未见有统计学意义。CD_4^+ T 淋巴细胞可协助 B 细胞分泌抗体和调节其他 T 细胞的免疫应答，CD_4^+ T 淋巴细胞计数升高的主要作用是延缓病毒在 CD_4^+ T 淋巴细胞内复制的速度且促进 T 细胞增殖。CD_8^+ T 淋巴细胞属抑制性淋巴细胞，发挥着重要的抑制病毒复制的作用。本研究表明，益艾康胶囊对病毒的抑制无明显效果。治疗前后患者血常规及肝肾功能未见明显差异说明益艾康胶囊在人体内代谢良好，未见明显肝肾毒性发生。

参考文献（略）

（出自《中医学报》2015 年第 30 卷第 7 期第 925 – 927 页）

扶正抗毒中药制剂治疗艾滋病临床疗效分析

赵 竞[1,2]，王 莉[3]，柳陈坚[1]，马克坚[3]，方 路[3]，段呈玉[1]

（1. 昆明理工大学生命科学与技术学院，云南 昆明 650504；2. 昆明圣爱中医馆，云南 昆明 650021；
3. 云南省中医中药研究院，云南 昆明 650223）

摘要 目的 分析扶正抗毒中药制剂治疗艾滋病（HIV/AIDS）的临床疗效。方法收集 2005 年 12 月—2010 年 3 月云南各地医疗机构服用扶正抗毒中药制剂且未行高效抗逆转录病毒治疗的 HIV/AIDS 病例 942 例，分析治疗 0、6、12、24、36 个月的临床症状、体征评分、卡氏评分、CD_4 计数、HIV – RNA 载量、血常规及肝、肾功能等指标。结果 临床症状、体征积分治疗后各时点均较治疗前下降（$P<0.01$），乏力、呕吐、自汗、头痛、肌肉痛、腰痛症状评分均下降（$P<0.05$）。治疗后各时点卡氏评分均较治疗前上升（$P<0.01$）。入组 CD_4 计数≥350 个/μL 者治疗后各时点均下降（$P<0.05$），CD_4

基金项目：国家自然科学基金（81160421）；云南省应用基础研究计划项目（2011FZ249、2011FB137）；云南省科技计划项目科技惠民专项（20130A020）

计数<350 个/μL 者治疗后第 6 个月上升（$P<0.05$）。病毒载量第 2、3 次检测值与第 1 次相比，差异无统计学意义。治疗前后安全性指标比较差异均无统计学意义。结论　扶正抗毒中药制剂能改善 HIV/AIDS 临床症状及生存质量，对 CD_4 水平偏低者有一定稳定和提高免疫功能的作用。

关键词　艾滋病；云南；扶正抗毒中药制剂；临床疗效

艾滋病即获得性免疫缺陷综合征（AIDS），是人类免疫缺陷病毒（HIV）感染引起的以 CD_4^+ T 淋巴细胞减少为特征的进行性免疫功能缺陷，继发各种机会性感染、恶性肿瘤和中枢神经系统病变的致死性疾病。中医药治疗艾滋病能够减少临床症状、体征、提高生存质量，具有一定的改善免疫功能作用。扶正抗毒中药制剂从 2005 年至今在云南各地用于该病治疗，取得了较好成效，现收集临床资料，进行疗效回顾分析。

1　资料与方法

1.1　诊断标准

西医诊断、分期根据《艾滋病诊疗指南》及《Ws 293-2008 艾滋病和艾滋病病毒感染诊断标准》。

1.2　纳入标准

符合 HIV/AIDS 诊断标准；年龄>18 周岁；接受扶正抗毒中药制剂治疗；签署知情同意书。

1.3　排除标准

正在接受或既往 3 个月内曾经接受高效抗逆转录病毒治疗（HAART）；正在接受或既往 3 个月内曾经接受其他中药治疗者；妊娠及哺乳期妇女；患有严重心、脑血管疾病，严重肝、肾及造血系统疾病，结核病，精神病者；研究者认为不适合纳入的其他情况。

1.4　一般资料

收集 2005 年 12 月—2010 年 3 月期间云南省昆明、红河、文山、临沧、大理、德宏等地医疗机构病例 942 例。艾滋病患者需终身服药，在真实诊疗环境下，随治疗时间增加，失访逐渐增多，其缺失值不纳入分析，故各时点、各指标例数可与总例数存在差异。个别指标满 24、36 个月病例数过少，检验效能低，亦不纳入统计。病例一般资料见表 1，CD_4 分布见表 2。

表 1　942 例 HIV/MDS 患者一般资料

项目	例数	百分比（%）
性别（男/女）	577/365	61.3/38.7
年龄		
≤20 岁	16	1.7
>20~30 岁	328	34.8
>30~40 岁	434	46.1
>40~50 岁	108	11.5
>50~60 岁	39	4.1
>60 岁	17	1.8

续表

项目	例数	百分比（%）
可能感染途径*		
吸毒	449	47.7
性接触	442	46.9
输血	8	8.0
不明原因	88	9.3

注：* 每位患者可有多种可能感染途径

表 2　752 例 HIV/AIDS 患者入组 CD_4 计数分布

CD_4	例数	百分比（%）
≤200 个/μL	106	14.1
201~349 个/μL	250	33.2
≥350 个/μL	396	52.7

1.5　治疗方法

使用依据全国名老中医张震研究员经验研制的扶正抗毒中药制剂治疗。该制剂通过云南省食品药品监督管理局批准（批件号：滇 2005L-ZJ002、ZJ20090001），由云南省中医中药研究院附属医院制剂室生产，经云南省食品药品监督管理局批准在云南省内调剂使用。处方由人参、白术、黄芪、黄精、女贞子、甘草等组成，具有益气养阴、滋肾健脾、清热解毒之功效，用于辅助治疗艾滋病潜伏期，证属气阴两虚、脾肾不足、邪毒内蕴者。该方先后生产扶正抗毒胶囊、扶正抗毒散、扶正抗毒丸 3 种剂型，现主要使用丸剂，3 种剂型药物组成、功能主治相同。使用方法口服，胶囊剂 6 粒/次，4 次/d；散剂 1 袋/次，4 次/d；丸剂 1 袋/次，4 次/d。

1.6　观察指标

1.6.1　疗效性指标　依据《中医药治疗艾滋病临床技术方案（试行）》。①主要症状（发热、咳嗽、乏力、纳呆、腹泻、呕吐）、次要症状（气短胸闷、自汗、盗汗、恶心、脱发、头痛、胸痛、腹胀、腹痛、肌肉痛、关节痛、腰痛、皮肤瘙痒、月经失常）及主要体征（皮疹、黏膜溃疡、口糜、疱疹、卡波西肉瘤、淋巴结肿大）据频次和持续时间采用 4 级评分法，主要症状和主要体征计 0、2、4、6 分，次要症状计 0、1、2、3 分，所有单项症状、体征评分之和为临床症状、体征积分。每月评价 1 次。②采用卡氏评分评价生存质量，每月评价 1 次。③CD_4 计数，每 3 个月检测 1 次。④HIV-RNA 载量，每 6~12 个月检测 1 次。

1.6.2　安全性指标　血常规及肝、肾功能，每 3~6 个月检测 1 次，记录不良事件。

1.7　统计学方法

采用SPSS15.0统计软件进行分析。HIV－RNA载量拷贝数转换为常用对数，计数资料以频数、频率表示，计量资料以$\bar{x}\pm s$表示，治疗前后比较采用配对t检验。检验水准$a=0.05$。

2　结果

2.1　有效性评价

2.1.1　临床症状、体征积分　治疗第6、12、24、36个月，临床症状、体征积分均较治疗前下降，差异有统计学意义，见表3。

表3　HIV/AIDS患者不同时点临床症状体征积分治疗前后比较（$\bar{x}\pm s$）

时点	例数	治疗前	治疗后
6个月	429	7.56±7.61	3.59±4.70**
12个月	264	7.56±7.26	2.96±4.43**
24个月	123	9.14±8.42	2.37±4.37**
36个月	29	11.90±10.14	1.17±2.24**

注：与治疗前比较，*$P<0.05$，**$P<0.01$（下同）

2.1.2　单项症状和体征评分　治疗第24个月与治疗前比较，乏力、呕吐、自汗、头痛、肌肉痛、腰痛症状评分下降，差异有统计学意义，见表4。

表4　HIV/AIDS患者单项症状、体征治疗前后比较（$\bar{x}\pm s$）

症状、体征	例数	治疗前	24个月
主要症状			
发热	36	0.61±1.34	0.22±0.64
咳嗽	43	0.88±1.88	0.65±1.04
乏力	51	1.84±1.49	1.25±1.50*
纳呆	38	0.63±1.15	0.47±0.98
腹泻	37	0.43±0.96	0.27±0.69
呕吐	32	0.25±0.67	0.00±0.00*
次要症状			
气短胸闷	40	0.63±0.84	0.38±0.63
自汗	36	0.69±0.95	0.28±0.66*
盗汗	44	0.52±0.85	0.55±0.88
恶心	37	0.19±0.46	0.16±0.37
脱发	36	0.22±0.49	0.14±0.35
头痛	37	0.68±0.82	0.16±0.37**
胸痛	33	0.12±0.42	0.09±0.29
腹胀	34	0.32±0.68	0.09±0.29
腹痛	34	0.32±0.59	0.15±0.44
肌肉痛	33	0.42±0.75	0.12±0.33*
关节痛	35	0.23±0.49	0.20±0.41
腰痛	34	0.50±0.83	0.15±0.36*
皮肤瘙痒	40	0.35±0.62	0.28±0.51
月经失常（女性）	16	0.31±0.70	0.25±0.78
主要体征			
皮疹	39	0.85±1.81	0.59±1.12
黏膜溃疡	32	0.38±1.26	0.06±0.35
中糜	32	0.00±0.00	0.09±0.53
疱疹	32	0.00±0.00	0.09±0.53
淋巴结肿大	38	0.37±1.20	0.63±1.44

2.1.3　卡氏评分　治疗第6、12、24、36个月，卡氏评分均较治疗前上升，差异有统计学意义（$P<0.01$），见表5。

表5　HTV/AIDS患者不同时点卡氏评分治疗前后比较（$\bar{x}\pm s$）

时点	例数	治疗前	治疗后
6个月	429	92.26±6.35	95.48±5.70**
12个月	264	92.07±6.23	96.00±5.47**
24个月	123	92.11±6.78	96.98±5.80**
36个月	29	88.97±6.46	98.28±3.84**

2.1.4　CD_4计数　根据入组CD_4计数分层：①$CD_4\geq$350个/μL：与治疗前比较，第6、12、24、36个月均下降且差异有统计学意义。②$CD_4$201～349个/μL：与治疗前比较，第6个月时上升值有统计学意义，第12、24个月上升值无统计学意义。③$CD_4\leq$200个/μL：与治疗前比较，第6个月上升值有统计学意义，第12个月上升值无统计学意义。详见表6。

表6　不同CD_4计数HIV/AIDS患者治疗前后CD_4计数比较（$\bar{x}\pm s$，个/μL）

CD_4计数	时点	倒数	治疗前	治疗后
≥350	6个月	115	545.96±192.80	481.21±236.29**
个/μL	12个月	60	500.67±154.63	435.92±227.90**
	24个月	41	562.07±219.52	481.29±250.61**
	36个月	11	555.55±254.32	395.55±189.52*
201～349	6个月	65	277.86±47.01	319.49±122.13**
个/Ml	12个月	26	287.85±43.01	315.08±121.67
	24个月	16	264.94±44.51	297.81±228.59
≤200	6个月	14	132.36±50.49	247.64±158.91*
个/μL	12个月	12	144.92±43.00	257.58±164.58

2.1.5　病毒载量　由于数据较少而检测时点多不统一，故按检测次数进行比较。第2、3次检测值与第1次比较，差异无统计学意义，见表7。

表 7 HIV/AIDS 患者不同检测时点病毒载量比较（$\bar{x} \pm s$，拷贝/mL）

时点	例数	第 1 次	治疗后
第 2 次	46	3.360 ± 1.033	3.482 ± 1.240
第 3 次	11	3.412 ± 1.295	3.343 ± 1.218

2.2 安全性评价

各项安全性指标治疗后第 24 个月与治疗前比较差异无统计学意义，未发生明显不良事件，见表 8。

表 8 HIV/AIDS 患者安全性指标治疗前后比较（$\bar{x} \pm s$）

指标	例数	治疗前	24 个月
AST（IU/L）	45	39.84 ± 39.22	46.81 ± 56.00
ALT（IU/L）	46	39.14 ± 51.00	46.54 ± 57.27
Cr（μmol/L）	43	75.69 ± 24.61	66.81 ± 20.31
BUN（mmol/L）	44	12.13 ± 51.05	4.03 ± 1.00
WBC（10^9/L）	50	5.87 ± 1.48	5.42 ± 1.83
Hb（g/L）	50	141.66 ± 18.55	142.32 ± 19.50
PLT（10^9/L）	49	159.79 ± 74.40	154.51 ± 69.81

3 讨论

入组病例以中青年为主，男性多于女性，吸毒、性接触感染占绝大多数，符合云南艾滋病流行特点。入组 CD_4 相对较高，这与该制剂主要用于艾滋病潜伏期有关。部分证型相符的发病期患者也使用该制剂。

本研究显示，扶正抗毒中药制剂能改善 HIV/AIDS 临床症状及生存质量，稳定病毒载量，且安全性较好。未对入组 CD_4 分层时，治疗前后比较差异无统计学意义。分层后则显示，该制剂对 CD_4 水平偏低者有一定稳定和提高免疫功能作用，用药初期尤为明显，但 CD_4 水平偏高者仍会下降。中药调节患者免疫功能的阶段性现象，在云南乃至全国都有报道。云南吸毒感染者较多，该人群无症状早期证候以气阴两虚、气机郁滞多见，情志症状普遍。研究表明，疏调气机可以调节神经、免疫、内分泌功能，本方研制者张震研究员近年亦提出“欲求临床疗效的提高，勿忘对病体气机之疏调”，故在“扶正抗毒”基础上辅以“疏调气机”，可作为提高该阶段中医疗效的思路之一。

随着艾滋病“治疗即预防”策略被认可，HAART 指征近年来不断“放宽”，治疗覆盖面进一步扩大，更多患者因此受益。可以预见，中西医结合治疗将是主攻方向，故总结中医药治疗经验，探索中医药协同 HAART 疗法“减毒增效”，如减轻抗病毒治疗的不良反应、延缓耐药、对 HIV 复制有效抑制后 CD_4 细胞数未上升患者促进其免疫重建、清除 HIV 储藏库、治疗机会性感染等的辅助治疗都极具研究价值。

参考文献（略）

（出自《中国中医药信息杂志》2015 年第 22 卷第 12 期第 14－17 页）

康爱保生中药制剂治疗艾滋病临床疗效分析

赵 竞[1,3]，王 莉[2]，柳陈坚[1]，马克坚[2]，方 路[2]，段呈玉[1]

（1. 昆明理工大学生命科学与技术学院，云南 昆明 650504；2. 云南省中医中药研究院，云南 昆明 650223；3. 昆明圣爱中医馆，云南 昆明 650021）

摘要 目的 分析康爱保生中药制剂治疗 HIV/AIDS 的临床疗效。方法 收集 2005 年 12 月－2010 年 3 月云南各地医疗机构服用康爱保生制剂且未行 HAART 治疗的 HIV/AIDS 病例 1038 例，分析治疗前后的临床症状、体征评分、卡洛夫斯基评分、CD_4 计数、HIV－RNA 载量、血常规、肝肾功等指标。结果 临床症状、体征评分：总积分治疗后各时点均较治疗前下降（$P<0.01$），发热、咳嗽、乏力、纳呆、腹泻、呕吐、气短胸闷、自汗、盗汗、恶心、脱发、头疼、腹疼、关节疼、腹疼、关节疼、腰疼、皮肤瘙痒、月经失常（女性）、皮疹等单项症状评分均下降（$P<0.05$）。卡洛夫斯基评分：治疗后各时点均较治疗前上升（$P<0.01$）。CD_4 计数：据入组 CD_4 分层：①≥350 个/μL：治疗后各时点均下降（$P<0.05$）；②201～349 个/μL：治疗后各时点均上升（$P<0.05$）；③≤200 个/μL：第 6 月上升（$P<0.01$）。病毒载量：第 2 次检测值与第 1 次相比上升（$P<0.05$）。安全性指标：血小板计数轻微下降，其余指标治疗前后差异均无统计学意义。结论 康爱保生制剂能改善艾滋病临床症状和生存质量，对 CD_4 水平偏低者有一定稳定和提高免疫功能的作用，但 CD_4 偏高者仍有下降。

基金项目：国家自然科学基金项目（81160421）；云南省应用基础研究计划项目（2011FB137）；云南省科技计划项目科技惠民专项（2013CA020）；云南省应用基础研究计划项目（2011FZ249）

关键词　云南；艾滋病；中药；疗效；康爱保生

云南是艾滋病的重灾区，为了遏制该病发展，全省范围内已开展中西医治疗多年。康爱保生制剂在中医药临床干预中发挥了十分重要的作用，为分析该药疗效，探索中医药治疗该病的优势和不足，收集临床资料进行分析。

1　对象与方法

1.1　诊断标准

西医诊断及分期根据卫生部《艾滋病诊疗指南》《WS 293－2008 艾滋病和艾滋病病毒感染诊断标准》。

1.2　病例来源

收集 2005 年 12 月—2010 年 3 月期间云南省昆明、红河、文山、临沧、大理、德宏等地医疗机构服用康爱保生制剂且未行 HAART 治疗的 HIV/AIDS 病例 1038 例。所有病例均经当地疾控中心确认感染 HIV。具体分析时，缺失值不纳入统计，故各时点、指标的病例数可与总病例数存在差异（例数过少者亦不纳入统计）。

1.3　一般资料

1038 例患者中，男性 706 例（68.0%），女性 332 例（32.0%）；年龄：≤20 岁 12 例（1.2%），21～30 岁 267 例（25.7%），31～40 岁 536 例（51.6%），41～50 岁 168 例（16.2%），51～60 岁 41 例（3.9%），≥61 岁 14 例（1.3%）；可能感染途径（1 名患者可有多种可能感染途径）：吸毒 564 例（51.2%），性接触 38.7 例（41.1%），不明原因 105 例（9.5%），输血 7 例（0.6%）；CD_4 计数：有人组数据者 822 例，其中≥350 个/μL 273 例（33.2%），201～349 个/μL 285 例（34.7%），≤200 个/μL 264 例（32.1%）。

1.4　治疗方法

使用云南省中医中药研究院依据全国名老中医张震研究员经验研制的康爱保生制剂治疗，该制剂获云南省药监局医疗机构制剂批件并经该局批准在云南省内调剂使用。由紫花地丁、黄芩、紫草、旱莲草、桑白皮、人参等组成，具有解毒清热、活血祛湿、养阴益气之功效，用于辅助治疗艾滋病发病期，证属邪毒炽盛、瘀血湿浊壅遏、肝脾肾俱虚者。该制剂最初为胶囊剂、散剂，为方便携带、服用及改善口感，改为浓缩丸剂，故先后生产康爱保生胶囊、康爱保生散、康爱保生丸等 3 种剂型，使用方法　口服，胶囊剂 6 粒/次 ×4 次/日；散剂 1 袋/次 ×4 次/日；浓缩丸剂 1 袋/次 ×4 次/日。3 种剂型药物组成、功能主治均相同，临床运用无区别。

1.5　临床疗效评价指标

中医疗效评价据《中医药治疗艾滋病临床技术方案（试行）》：①有效性评价：临床症状、体征评分、卡洛夫斯基评分每 1 个月评价一次，CD_4 计数每 3 个月检测一次，HIV－RNA 载量每 6～12 个月检测一次。临床症状、体征评分：主要症状（发热、咳嗽、乏力、纳呆、腹泻、呕吐）、次要症状（气短胸闷、自汗、盗汗、恶心、脱发、头疼、胸疼、腹胀、腹疼、肌肉疼、关节疼、腰疼、皮肤瘙痒、月经失常）及主要体征（皮疹、黏膜溃疡、口糜、疱疹、卡波西肉瘤、淋巴结肿大）据频次和持续时间采用 4 级评分法，主要症状和主要体征计 0 月、2 月、4 月、6 分，次要症状计 0 月、1 月、2 月、3 分；所有单项症状、体征评分之和即为总积分。卡洛夫斯基评分：依据生存质量情况予以评价，评分范围 0～100，②安全性评价：血常规及肝肾功等，每 3～6 个月检测一次，记录不良事件。

1.6　统计学方法

HIV—RNA 载量拷贝数转换为常用对数，计数资料报告其频数、频率，计量资料以（$\bar{x} \pm s$）表示，治疗前后比较使用配对 t 检验，采用 SPSS15.0 软件统计。

2　结果

2.1　有效性评价

2.1.1　临床症状、体征总积分　治疗后第 6、12、24、36 月，总积分均较治疗前下降，差异均有统计学意义，见表 1。

表 1　临床症状、体征总积分治疗前后变化

时点	n	0 月	疗后
6 月	446	11.37 ±10.00	5.61 ±6.41**
12 月	264	7.56 ±7.27	2.96 ±4.43**
24 月	106	12.80 ±10.50	2.26 ±3.77**
36 月	24	13.76 ±13.27	1.55 ±4.14**

注：与 0 月比较，**$P<0.01$。

2.1.2　单项症状、体征评分　治疗后第 24 月与治疗前比较，发热、咳嗽、乏力、纳呆、腹泻、呕吐、气短胸闷、自汗、盗汗、恶心、脱发、头疼、腹疼、关节疼、腰疼、皮肤瘙痒、月经失常（女性）、皮疹等症状评分下降有统计学意义，见表 2。

表 2　单项症状、体征治疗前后变化

	症状、体征	n	0 月	24 月
主要症状	发热	48	0.71 ±1.05	0.13 ±0.49**
	咳嗽	52	0.96 ±1.40	0.23 ±0.65**
	乏力	63	1.94 ±1.56	0.89 ±1.00**
	纳呆	51	1.29 ±1.69	0.47 ±0.86**
	腹泻	50	0.64 ±1.24	0.16 ±0.55**
	呕吐	47	0.26 ±0.68	0.00 ±0.00*

续表

	症状、体征	n	0 月	24 月
次要症状	气短胸闷	49	0.41 ±0.61	0.20 ±0.58*
	自汗	50	0.72 ±0.83	0.12 ±0.33**
	盗汗	50	0.68 ±0.89	0.16 ±0.42**
	恶心	47	0.30 ±0.51	0.00 ±0.00**
	脱发	49	0.31 ±0.51	0.04 ±0.20**
	头疼	51	0.63 ±0.75	0.18 ±0.39**
	胸疼	47	0.13 ±0.45	0.02 ±0.15
	腹胀	47	0.13 ±0.34	0.02 ±0.15
	腹疼	47	0.28 ±0.54	0.06 ±0.25**
	肌肉疼	51	0.35 ±0.59	0.18 ±0.43
	关节疼	49	0.49 ±0.71	0.14 ±0.41**
	腰疼	49	0.39 ±0.64	0.16 ±0.47*
	皮肤瘙痒	55	0.55 ±0.90	0.29 ±0.74**
	月经失常（女性）	19	0.63 ±0.76	0.05 ±0.23**
主要体征	皮疹	51	1.45 ±2.27	0.57 ±1.45**
	黏膜溃疡	46	0.13 ±0.62	0.00 ±0.00
	口糜	46	0.07 ±0.44	0.00 ±0.00
	疱疹	46	0.04 ±0.30	0.07 ±0.44
	淋巴结肿大	50	0.52 ±1.42	0.26 ±1.01

注：与 0 月比较，* $P<0.05$，** $P<0.01$。

2.1.3 卡洛夫斯基评分　治疗后第 6，12，24，36 月，卡洛夫斯基评分均较治疗前上升，差异有统计学意义，见表 3。

表 3　卡洛夫斯基评分治疗前后变化

时点	n	0 月	24 月
6 月	446	88.59 ±7.98	91.68 ±9.66**
12 月	264	92.07 ±6.23	96.00 ±5.47**
24 月	106	88.96 ±6.39	95.47 ±5.84**
36 月	24	87.50 ±7.23	95.83 ±5.84**

注：与 0 月比较，** $P<0.01$。

2.1.4　CD_4 计数

根据入组 CD_4 计数分层：①≥350 个/μL：与治疗前相比，第 6，12，24 月均下降且有统计学意义。②201～349 个/μL：与治疗前相比，第 6，12，24 月均上升且有统计学意义。③≤200 个/μL：与治疗前相比，第 6 月上升值有统计学意义，第 12 月上升值无统计学意义。见表 4。

2.1.5　病毒载量　第 2 次检测值与第 1 次相比上升，差异有统计学意义，见表 5。

表 4　入组 CI）4 计数分层治疗前后变化（个/μL）

入组 CD_4	时点	n	0 月	疗后
≥350	6 月	58	516.55 ±225.29	443.55 ±183.54**
	12 月	36	433.92 ±79.13	390.28 ±130.16*
	24 月	22	570.32 ±269.82	423.59 ±209.73**
201～349	6 月	69	283.52 ±46.17	330.22 ±129.04**
	12 月	34	286.91 ±46.20	351.32 ±142.58*
	24 月	14	278.50 ±54.11	408.71 ±235.00*
≤200	6 月	52	134.83 ±46.93	224.10 ±186.54**
	12 月	15	127.13 ±45.41	213.73 ±177.15

注：与 0 月比较，* $P<0.05$，** $P<0.01$。

表 5　病毒载量各时点变化（log/mL）

n	第 1 次	第 2 次
27	3.627 ±0.888	3.992 ±0.900*

注：与第 1 次比较，* $P<0.05$。

2.2　安全性评价

除血小板计数轻微下降有统计学意义外，其余各项安全性指标治疗前后变化均无统计学意义。未发生明显不良事件。见表 6。

表 6　安全性指标治疗前后变化

指标	例数	治疗前	24 个月
AST（IU/L）	45	39.84 ±39.22	46.81 ±56.00
ALT（IU/L）	46	39.14 ±51.00	46.54 ±57.27
Cr（μmol/L）	43	75.69 ±24.61	66.81 ±20.31
BUN（mmol/L）	44	12.13 ±51.05	4.03 ±1.00
WBC（10^9/L）	50	5.87 ±1.48	5.42 ±1.83
Hb（g/L）	50	141.66 ±18.55	142.32 ±19.50
PLT（10^9/L）	49	159.79 ±74.40	154.51 ±69.81*

注：与 0 月比较，* $P<0.05$。

3　讨论

3.1　一般资料

入组病例以中青年为主，男性多于女性，吸毒、性接触感染占绝大多数，符合云南艾滋病流行特点。入组 CD_4 分布较均衡，在实际辨证应用中，无论潜伏期或发病期，证型相符即可服用康爱保生制剂。

3.2　临床症状、体征与生存质量

治疗后临床症状、体征都明显减轻，生存质量明显改善。

3.3　免疫学指标

初步统计时，未对入组 CD_4 分层，治疗后各时点（第 6 月、12 月、24 月、36 月）与治疗前相比变化值均无统计意义。分层分析：入组 CD_4 计数 <350 个/μL 者在治疗后都呈现稳定或上升，入组 CD_4 计数 ≥350 个/μL 者治疗后

下降。提示该制剂对 CD_4 水平偏低者有一定稳定和提高免疫功能的作用，但 CD_4 偏高者仍有下降。

3.4 病毒学指标

病毒载量检测费用高昂，有检测数据病例较少，分析困难。两次检测值相比仍呈上升趋势，可能与该药主要针对免疫功能有关。

3.5 安全性指标

血小板计数下降轻微，其余各项安全性指标治疗前后变化均无统计学意义，未发生明显不良事件。

国内大量研究表明，中药对改善艾滋病生存质量、临床症状、免疫功能等都有一定的效果。康爱保生制剂是云南地区中医药治疗该病的主要固定制剂之一，通过分析初步证实该制剂能一定程度达到上述疗效。同时发现，CD_4 计数变化与人组分层有关，故应确定中药治疗的优势人群，并在证候病机等研究基础上继续探索有效方药。

回顾性分析未设对照组、存在数据偏倚，具有局限性，可以组织严格的临床试验以提高证据水平。除了 CD_4 和病毒载量外，应把病期进展（如：ⅡA 期→ⅡB 期、ⅡB 期→Ⅲ期）、死亡等终点事件列为评价指标，以及比较入组 CD_4 偏高者其 CD_4 计数变化值与未治疗人群的差异，从而评价中医药对延缓该病进展的干预作用。

参考文献（略）

中医药治疗对 HIV/AIDS 患者 CD_4^+ 淋巴细胞计数影响的回顾性分析

袁君　金艳涛　蒋自强　郭会军

（河南中医药大学第一附属医院艾滋病临床研究中心，郑州 450000）

摘要 目的 回顾性观察中医药（CM）对 HIV/AIDS 患者抗病毒治疗（cART）患者 CD_4^+ 淋巴细胞计数的影响。方法 以“艾滋病综合防治数据信息系统”和“中医药治疗艾滋病数据库”为信息来源，采用回顾性队列研究，以中医项目地区服用 cART 的 HIV/AIDS 患者为研究对象，以是否服用中药来分为 CM + cART 组和 cART 组，比较两组患者 2004、2006、2009、2012 年 CD_4^+ 淋巴细胞计数。结果 共有 487 例患者被纳入分析，其中 CM + cART 组 323 例，cART 组 164 例。重复测量资料的方差分析显示，两组的 CD_4^+ 细胞计数逐年均有增高趋势，CM + cART 组的增高趋势高于 cART 组（$F = 3.908$，$P < 0.05$）。2009、2012 年与 cART 组比较，CM + cART 组患者 CD_4^+ 细胞计数增加（$t = 2.411$，2.274，$P < 0.05$）。结论 中医药有助于提高 HIV/AIDS 患者 CD_4^+ 淋巴细胞计数水平。

关键词 艾滋病；中医药；抗病毒治疗；CD_4^+ 淋巴细胞计数

艾滋病（acquired immunodeficiency syndrome，AIDS）是由人类免疫缺陷病毒（human immunodeficiency virus，HIV）的感染而引发一系列免疫缺陷、免疫损害及免疫功能不全的综合征。HIV 主要侵犯和破坏辅助性 T 淋巴细胞（尤其 CD_4^+ T 淋巴细胞），使机体细胞免疫功能受损，最后并发各种严重的机会性感染和肿瘤，CD_4^+ 细胞计数随着病情的进展进行性下降。CD_4^+ 细胞计数 < 200 个/mm^3 是疾病进展到艾滋病期的标志，与机会性感染密切相关，因此，CD_4^+ 细胞计数被作为监测 AIDS 进程的标记和出现机会性感染和死亡率的重要参数。随着 2002 年抗病毒治疗（combine antiretroviral therapy，cART）在全国的免费推行，CD_4^+ 淋巴细胞计数水平不同程度得以提高，患者的病死率大幅下降。但目前国家的指南建议是 CD_4^+ 细胞计数 < 350 个/mm^3 才开始用抗病毒治疗，而 HIV 患者只能等到下降到此值才开始进行治疗，这样未免过于被动。但这为中医药干预治疗 HIV/AIDS 患者提供了平台。

早在 2004 年，河南中医学专家已经开始在省内对多个地区的艾滋病患者进行研究，研制出针对基本病机的一种中成药益艾康胶囊，并成立了中医药免费救治项目。笔者利用中国疾病预防控制中心信息系统子系统“艾滋病综合防治数据信息系统”和“中医药治疗艾滋病数据库”中 2004 年、2006 年、2009 年、2012 年 CD_4^+ 淋巴细胞计数记录者的信息，以仅服用抗病毒治疗患者为对照，分析中医药（Chinese medicine，CM）治疗对 HIV/AIDS 患者 CD_4^+ 淋

基金项目： 国家中医药管理局中医临床研究基地业务建设科研专项课题（No. JDZX2012035）；中医药防治艾滋病临床科研基地建设（No. 2012ZX10005010 - 001）；河南省中医管理局中医药科学研究专项（No. 2015ZY02097）

巴细胞计数的影响。

资料与方法

1 诊断标准

HIV/AIDS 患者诊断标准参考艾滋病诊疗指南第 3 版（2015 版）。

2 纳入标准

（1）年龄 18～65 岁；（2）2003 年 10 月 1 日～2004 年 9 月 30 日开始服用 cART 药物的 HIV/AIDS 患者；（3）有 2004 年、2006 年、2009 年、2012 年 CD_4^+ 细胞计数记录的患者。

3 排除标准

入组前同时服用其他药物或参加其他项目者；入组后停服抗病毒药物的患者。

4 一般资料

2004 年 10 月 1 日～10 月 31 日河南省中医药治疗地区的 HIV/AIDS 患者。在疾控数据库中记录服用抗病毒药物情况，且在中医库中记录参与中医药治疗的患者为 CM + cART 组，患者接受 cART + 益艾康胶囊（人参、黄芪、炒白术、茯苓、当归、川芎、白芍、黄芩等组成，每次 5 粒，每日 3 次，由河南中医研究院提供）治疗。随访患者有其他症状时，辨证施治。直到 HIV/AIDS 患者退出中医项目。仅在疾控数据库中记录服用抗病毒药物情况患者为 cART 组。cART 组参照《国家免费艾滋病抗病毒药物治疗手册》治疗。本研究遵照赫尔辛基宣言，经过河南中医第一附属医院伦理委员会批准（批准号：2016HL－084）。

5 数据来源及收集

数据信息来源中国疾病预防控制中心信息系统子系统“艾滋病综合防治数据信息系统”和“中医药治疗艾滋病数据库”。中医药治疗参与时间和退出时间来源于“中医药治疗艾滋病数据库”；其余信息如一般人口学特征（性别、年龄、文化程度、婚姻状况和职业），感染途径，抗病毒治疗信息均来自于“艾滋病综合防治数据信息系统”；CD_4^+ 细胞计数来自于两库综合。

6 统计学方法

采用 SPSS19.0 对数据进行整理和分析。将 CD_4^+ 细胞计数整理为一个数据库后，一年内有多次记录的取均值，缺失值取临近半年的记录结转，仍然没有记录，则为缺失。卡方检验比较两组患者社会人口学特征，CM + cART 组和 cART 组 CD_4^+ 淋巴细胞计数采用 $\bar{x} \pm s$ 表示，采用重复测量资料的方差分析。$P<0.05$ 为差异有统计学意义。

结果

1 两组患者一般资料比较（表 1）

符合标准的患者共有 487 例，其中 CM + cART 组 323 例，cART 组 164 例。纳入分析的人群职业为农民 484 例，占 99.4%。感染艾滋病的主要途径为有偿献血 480 例，占 98.6%。两组患者婚姻状况比较，差异有统计学意义（$P<0.05$），两组性别、年龄、文化程度、CD_4^+ 淋巴细胞计数比较，差异无统计学意义（$P>0.05$）。

表 1　两组患者一般资料　[例（%）]

项目	CM + cART（323 例）	cART（164 例）	统计量	P 值
性别［例（%）］			2.432	0.119
男	146（45.2）	62（37.8）		
女	177（54.8）	102（62.2）		
年龄（岁）			2.96	0.228
<41	153（47.4）	91（55.5）		
41～50	138（42.7）	58（35.4）		
>50	32（9.9）	15（9.1）		
婚姻状况			4.474	0.034
已婚有配偶	258（79.9）	117（71.3）		
未婚/丧偶	65（20.1）	47（28.7）		
文化程度			0.983	0.321
小学及以下	208（64.4）	113（68.9）		
初中及以上	115（35.6）	51（31.1）		
CD_4^+ 细胞计数（个/μL）			1.495	0.683
<200	81（25.1）	45（27.4）		
200～350	107（33.1）	59（36.0）		
351～500	73（22.6）	30（18.3）		
>500	62（19.2）	30（18.3）		

2　两组 CD_4^+ 细胞计数比较（表 2）

两组的 CD_4^+ 淋巴细胞计数逐年均有增高趋势，CM + cART 组的增高趋势高于 cART 组（$F = 3.908$，$P < 0.05$）。2009、2012 年与 cART 组比较，CM + cART 组患者 CD_4^+ 淋巴细胞计数增加（$t = 2.411$，2.274，$P < 0.05$）。

表 2　不同年份 CD_4^+ 细胞计数比较（个/μL）

组别	例数	2004 年	2006 年	2009 年	2012 年
CM + cART	323	340.9 ± 191.8	347.4 ± 209.7	409.9 ± 225.0*	428.5 ± 193.1*
cART	164	331.3 ± 189.5	341.7 ± 189.4	359.4 ± 204.9	391.1 ± 159.2

注：与 cART 组同年比较，*$P < 0.05$

讨论

AIDS 分为 3 个阶段，为急性感染期、无症状期、艾滋病期。CD_4^+ T 淋巴细胞是病毒侵袭人体的主要靶细胞。在未治疗的情况下，平均每年减少 40 ~ 50 个/mm^3。无症状期以 CD_4^+ 细胞计数持续缓慢下降为特点，数月或数十年不等，平均持续约 8 年左右；进入艾滋病期，CD_4^+ 淋巴细胞计数再次以较快的速度下降。2004 年 WHO“艾滋病临床分期及抗病毒治疗指征”指出，无症状期不适合抗病毒治疗，目前尚无公认的治疗措施。有学者认为患者一旦确诊 HIV 抗体阳性，不论 CD_4^+ 淋巴细胞计数水平，就开始服抗病毒药物。但由于其不良反应，长期依从性差，间断停药较易产生耐药，且诱发 HIV 病毒变异，对最终研制疫苗不利。

根据 AIDS 临床表现、发病特点，应归属于中医学“疫毒”范畴。但与传统意义上的“疫毒”在传播途径、病因性质等方面截然不同。李发枝教授认为，艾滋病“疫毒”首先损伤脾脏。脾为后天之本，气血生化之源，脾脏受损，气血生化无源，渐而导致心、肝、肺、肾受损，终至五脏气血阴阳俱损；另一方面脾运化不健，则湿邪内生，进而导致五脏气血阴阳俱损。这些是贯穿艾滋病全过程的基本病机，与现代医学机制损伤免疫功能基本相符。益艾康胶囊正是在此病机的指导下，以扶正为主兼祛邪，以健脾益气、滋阴养血、祛风清热、化湿解毒为治则，结合随诊辨证施治，为艾滋病救治项目长期治疗的中药。李发枝教授通过 4 年的自身对照临床观察发现，益艾康胶囊有稳定或减缓 CD_4^+ 淋巴细胞计数下降趋势的作用。

本研究采用回顾性队列研究的方法，分析中医药治疗对艾滋病患者 CD_4^+ 淋巴细胞计数的影响。结果表明：CM + cART 组与 cART 组细胞计数逐年均有增高趋势，CM + cART 组的增高趋势高于 cART 组，表明中医药加抗病毒药物比单用抗病毒药物效果好，能明显升高 CD_4^+ 淋巴细胞计数。中药联合 HAART 有协同增效功能。这与王健等通过 3 年的观察证实中西药合用比单纯中药能稳定 CD_4^+ 淋巴细胞水平基本相符。实验研究也证实某些中药能促进淋巴结中 CD_4^+ 淋巴细胞的激活与增生，提高机体免疫功能。

本研究回顾了长达 9 年中医药干预 CD_4^+ 细胞计数的数据，分析总结出了中医药联合抗病毒药物较单用抗病毒药物治疗能更好地提高 CD_4^+ 淋巴细胞计数水平。但因分层次的 CD_4^+ 淋巴细胞计数样本量不大，故未按分层分析中药对其的影响。因为考虑到 CD_4^+ 淋巴细胞计数是影响机体免疫系统的独立性影响因素，它的高低直接影响疾病进展、免疫状态及判断治疗效果。HIV 感染人体后，CD_4^+/CD_8^+ 比值呈倒置现象故本文只关注中医药治疗对 CD_4^+ 淋巴细胞计数的影响。结果显示到 2009 年两组的比较，差异有统计学意义，可见中医药需至少用药 2 年以上才有效，可能中药的远期治疗效果好。本研究由于为回顾性研究，存在选择性偏移和信息偏移，结论推广尚需大样本的前瞻性随机对照研究来证实。

参考文献（略）

（出自《中国中西医结合杂志》2018 年第 38 卷第 4 期第 407 - 409 页）

健脾益肾中药对 HIV 特异性 T 细胞免疫功能的影响

李伟华[1] 李传云[2] 闫惠平[1] 张欣[1] 赵丹彤[1] 李秀惠[3]

（1. 首都医科大学附属北京佑安医院感染与免疫研究中心 北京 100069；

2. 首都医科大学附属北京佑安医院肝脏移植中心 北京 100069；

3. 首都医科大学附属北京佑安医院中西医结合中心 北京 100069）

摘要 目的 探讨健脾益肾中药对 HIV/AIDS 患者、HIV 感染者特异性 T 细胞免疫功能的影响。方法 从 2010 年 6 月—2012 年 6 月在北京佑安医院随访的 HIV/AIDS 感染者中随机抽出健脾益肾中药联合高效抗逆转录病毒疗法（highly active antiretroviral therapy，HAART）治疗组患者 20 例，单独 HAART 治疗组患者 23 例。检测 CD_4^+ T 淋巴细胞绝对计数及病毒载量，同时使用 HIV 全基因重叠多肽作为刺激抗原，应用酶联免疫斑点实验（enzyme-linked immunospot，ELISPOT）技术测定两组 HIV 特异性 T 淋巴细胞免疫反应强度。结果 两组 CD_4^+ T 淋巴细胞绝对计数及病毒载量差异无统计学意义（$P>0.05$）。与单独 HAART 治疗组比较，健脾益肾中药联合 HAART 治疗组患者的 HIV 特异性 T 细胞免疫应答强度明显增强，差异有统计学意义（$P<0.05$）。随着治疗时间的延长（6 月、12 月、18 月、24 个月），健脾益肾中药联合 HAART 组 HIV 特异性 T 细胞有增强的趋势，但差异无统计学意义（$P>0.05$）。结论 健脾益肾中药治疗可增强 HIV/AIDS 患者 HIV 特异性 T 细胞免疫功能。

关键词 人类免疫缺陷病毒；健脾益肾中药治疗；高效抗逆转录病毒疗法；酶联免疫斑点试验；T 淋巴细胞免疫应答

大量的研究表明中药不仅能够改善患者体质，增强免疫力，延长患者的生命时间，还可改善患者的临床症状，降低机会性感染的发生率和病死率等。虽然目前中药在治疗艾滋病方面有着独特的优势，但如何来评价和体现其优势以及其治疗艾滋病的作用机制尚不清楚。本研究从 T 细胞的功能角度出发，使用非常特异和敏感的酶联免疫斑点实验（enzyme-linked immunospot，ELISPOT）方法从单个细胞水平来评价健脾益肾中药对艾滋病的干预作用。

资料与方法

1 诊断标准

AIDS 及 HIV 感染诊断参照中华医学会组织编写的《艾滋病诊疗指南》（2011 版）。中医辨证标准参照《中医药治疗艾滋病临床技术方案（试行）》（2005 年）中脾肾亏虚证标准拟定。

2 纳入标准

年龄 18~65 岁；$CD_4>100$ 个/mm^3；所有病例均经北京市或当地疾病控制中心免疫印迹试验确定为 HⅣ感染。本研究经北京佑安医院医学伦理委员会审批，所有受试者均签署知情同意书。

3 排除标准

合并其他自身免疫性疾病；合并其他机会性感染；活动性肺结核；孕妇；精神病史；严重心脏病；失代偿性肝硬化及严重的全血细胞减少。

4 一般资料

此研究为回顾性试验，按照设定的纳入和排除标准，从 2010 年 6 月—2012 年 6 月在北京佑安医院随访的 HIV/AIDS 感染者中按照简单随机抽样方法抽出健脾益肾中药联合高效抗逆转录病毒疗法（highly active anti retroviral therapy，HAART）治疗组（简称中药联合 HAART 组）患者 20 例，男 17 例，女 3 例，年龄 28~55 岁，平均（39.69±10.25）岁。单用 HAART 治疗组（简称 HAART 矿组）患者 23 例，男 19 例，女 4 例，年龄 25~56 岁，平均（38.95±9.42）岁。

5 治疗方法

HAART 组口服齐多夫定片（AZT，每片 200mg，东北制药总厂，批号 H20020324），每次 200mg，每日 2 次；或司他夫定（D4T，每片 15mg，上海迪赛诺生物医药有限公司，批号 H20050839），每次 30mg，每日 2 次；拉米夫定（3TC，每片 300mg，葛兰素史克制药有限公司，批号 H20090626），每次 300mg，每日 1 次；依非韦伦（EFV，每片 600mg，澳大利亚，Merck Sharpe Dohme 公司，批号 H200ǀ80218），每次 600mg，每晚 1 次。中药联合 HAART

基金项目： 国家“十二五”传染病重大专项资助项目（No. 2012ZX10001001-008）；北京市中医药科技发展基金项目（No. JJ2009-31）；北京市中医管理局青年科学研究资助项目（No. QN2011-122011）；北京佑安肝病艾滋病基金（No. BJYAH2011-023）

治疗组，在 HAART 治疗基础上给予健脾益肾中药，组成：黄芪 30g，甘草 15g，白术 10g，女贞子 15g，山药 15g，茯苓 15g，党参 15g，丹参 15g。每日 1 剂，患者每 30 天复诊 1 次，详细记录病情变化。病情有变化时随时来诊处理。90 天为 1 个疗程。每 180 天采集 1 次标本［包括血浆和外周血单个核细胞（PBMC）等］。

6 PBMC 的准备

应用 Ficoll 密度梯度离心法（挪威 Axis - shleld PoC AS 公司）分离获得 PBMC，放入液氮冻存备用。使用时将复苏好的 PBMC 加入完全 RPMI1640 培养液（美国 Hyclone 公司）培养过夜后使用。在研究过程中如出现培养液混浊、培养液明显变黄或镜下观察有菌丝出现则为细胞污染，应重新复苏细胞或抽取患者 PBMC 重新实验。

7 Elispot 实验

HIV 全基因重叠多肽［由英国牛津大学分子医学研究所人类免疫研究中心惠赠（美国 Sig - ma 公司），每个肽段长 18 个氨基酸，相邻肽段间重叠 10 个氨基酸］。每孔放入终浓度为 2μg/mL 的单肽，设 3 个复孔，进行 Elispot 筛选。先用浓度为 10μg/mL 抗 IFN - γ McA（瑞典 Mabtech 公司）包被 96 孔板（美国 Mill - pore）4℃过夜，将感染者 PBMC 调整浓度为 2×10^6 个/mL，每孔加入细胞悬液 50μL 和浓度为 4μg/mL 肽 50μL。阴性对照孔为 1×10^5 个细胞加终浓度为 10% 胎牛血清的 RPMI1640100μL，阳性对照为 1×10^5 个细胞加终浓度为 10μg/mL 的植物血凝素（PHA，购于德国 Bio Stat 公司）。37℃，体积分数为 0.05CO_2 温育 12 ~ 16h。含 0.01% 吐温的 PRS（美国 BD 公司）洗板 3 次。加入生物素标记的鼠抗人 IFN - γ 的二抗 100μL（终浓度 1μg/mL），室温温育 2h，同上方法洗板 6 次。每孔加入 100μL 碱性磷酸酶标记的链球菌亲和素（终浓度 1μg/mL），室温避光温育 45min，同上方法洗板 6 次。加入终浓度为 0.3mg/mL 的四唑硝基蓝底物（NBT，美国 BioRad 公司）和 0.15mg/mL 的 5 - 溴 - 4 - 氯 - 3 - 吲哚 - 磷酸底物（BCIP，美国 BioRad 公司）显色液 100μL/孔，室温反应 10min，流水冲洗终止反应。用酶联免疫斑点读板仪（Elispot Reader，德国 AID 公司产品）读取每孔中的点数，并将每孔测得值减去阴性对照值，以每一百万个 PRMC 产生的斑点形成单位数（spot forming unit，SFU）/10^6PBMC 为计算单位。单孔 >37SFU/10^6PBMC 并且高于阴性对照孔 3 倍以上为阳性。阳性对照孔大于 400SFU/10^4PBMC 的实验为有效数据。HIV 特异性 T 细胞反应强度是指每个 HIV - 1 感染者各个阳性孔中 SEU 数值之和。

8 CD_4^+ T 淋巴细胞绝对计数

仪器采用 FACS Calibur Flow Cytometry System（美国 BD 公司），试剂采用 TriTEST three color Reagent（美国 BD 公司）。检测分析软件为 CELLQUEST 自动软件。严格参照仪器及试剂操作规程执行。

9 HIV - 1 病毒载量检测

采集外周静脉血，乙二胺四乙酸（EDTA）抗凝，用 NucliSense EasyQHIV - 1v1.2 技术平台系统（法国 BioMerieux 公司），进行 HIV - 1 病毒载量检测，检测范围是 1.70 ~ 6.48 Log 值。

10 统计学方法

采用 SPSS 17.0 统计软件进行统计分析。本文数据均为正态分布，两组间均数比较采用 t 检验。$P<0.05$ 为差异有统计学意义。

结果

1 两组患者基线 CD_4^+ T 淋巴细胞绝对计数及病毒载量比较（图 1、图 2）

中药联合 HAART 组患者的 CD_4^+ T 淋巴细胞绝对计数平均值 353.44 个/μL（91 ~ 733 个/μL），病毒载量平均值 3.00 Log（0 ~ 5.82Log）。HAART 组患者的 CD_4^+ T 淋巴细胞绝对计数平均值 287.76 个/μL（27 - 556 个/μL），病毒载量平均值 2.59 Log（0 ~ 5.54 Log）。两组 CD_4^+ T 淋巴细胞绝对计数及病毒载量比较，差异无统计学意义（$P>0.05$）。

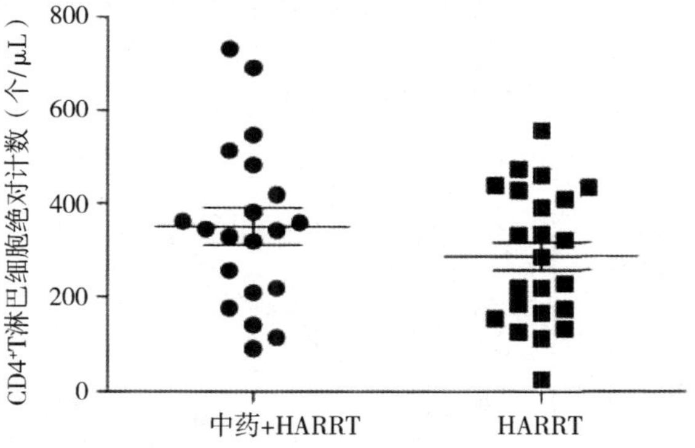

图 1 两组 CD_4^+ T 淋巴细胞绝对计数比较

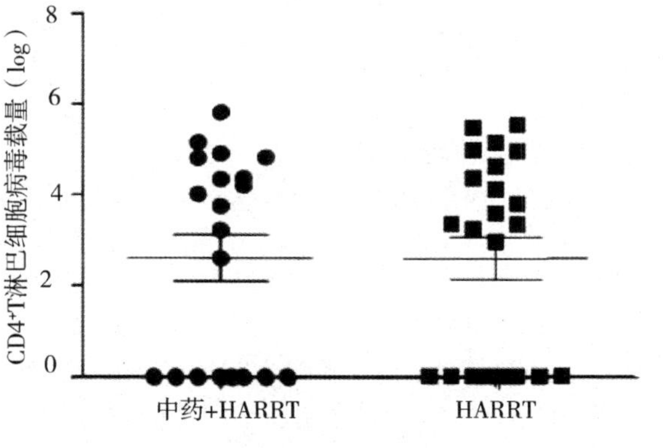

图 2 两组 CD_4^+ T 淋巴细胞病毒载量

2 两组患者 HIV 特异性 T 细胞免疫应答强度情况比较（图 3）

中药联合 HAART 组患者 HIV 特异性 T 细胞免疫应答强度的平均值是 5244.41SFU/10^6 PBMC（104 ~ 13497 SEU/

10^6 PBMC)。HAART 组 HIV/AIDS 患者中有 2 例未检测到 HIV 特异性 T 细胞阳性反应，其余 21 例 HIV 特异性 T 细胞免疫应答强度的平均值是 3 298.18 SEU/10^6 PBMC（80～10 542 SFU/10^6 PBMC)。与 HAART 组比较，中药联合 HAART 治疗组 HIV 特异性 T 细胞免疫反应强度明显增强，差异有统计学意义（$P<0.05$)。

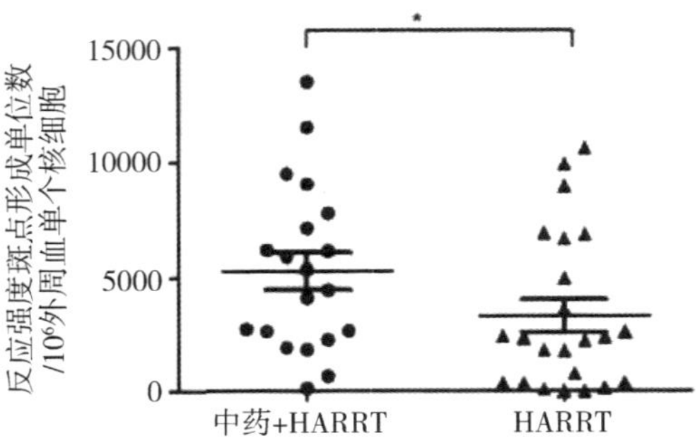

注：与 HAART 组比较，* $P<0.05$

图 3　两组患者 HIV 特异性 T 细胞免疫应答强度情况比较

3　中药联合 HAART 组不同时间点 HIV 特异性 T 细胞免疫应答强度比较（图 4）

在 20 例健脾益肾中药联合 HAART 治疗的 HIV/AIDS 患者中，有 10 例患者留取了治疗 6、12、18、24 个月的细胞标本，不同时间点 HIV 特异性 T 细胞免疫应答强度，差异均无统计学意义（$P>0.05$)。

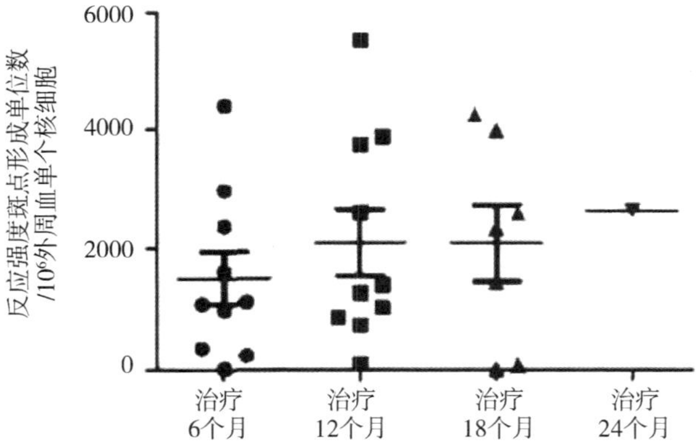

图 4　中药联合 HAART 治疗不同时间点 HIV 特异性 T 细胞免疫应答情况

讨论

本研究使用的健脾益肾中药基本方剂是北京佑安医院的协定处方健脾益肾方，其组方有黄芪、山药、茯苓、党参、白术、丹参等，临床应用过程中发现此方剂能明显改善患者临床症状、提高生活质量、减轻肝脏损伤。但其具体的作用机制还不清楚。HIV－1 特异性细胞毒 T 细胞（cytotoxic T lymphocyte，CTL）在控制 HIV－1 感染的发病中起着关键作用。通过对 HIV 自然感染过程的观察发现，在 HIV 感染初期，甚至在 HIV 特异性抗体出现之前，感染者的外周血中已有大量有活性的 CTL 存在。CTL 应答是在 HIV 感染急性期能测出的最早的 HIV 特异性免疫应答反应；HIV－1 感染后病情进展缓慢或长期不进展者 HIV－1 特异性 CTL 功能强，抗逆转录病毒治疗有效者 CTL 功能明显增高。因此，HIV 特异性 T 细胞的功能的增强甚至比 CD_4^+ T 细胞数目的增高意义更大。以 CTL 为基础的 HIV－1 疫苗设计也成为当前研究的热点。CTL 识别多肽的数量和强度直接反映了抗病毒治疗疗效或 HIV 疫苗应用的成功与否，因此 HIV－1 特异性 CTL 功能在 HIV 疾病进展中起了非常关键的作用。ELISPOT 技术是目前国际公认的检测细胞免疫功能的最可靠的方法之一，已经成为抗原特异性 T 细胞研究的主流技术。因此，本研究使用 HIV 全基因多肽和 ELISPOT 技术从单个细胞水平来评价中药对艾滋病的干预机制。ELISPOT 方法检测到的特异性 T 细胞 90% 以上的是 CD_8^+ T 细胞，也就是细胞毒 T 细胞，所以也有人直接称 ELISPOT 方法检测到的特异性 T 细胞的免疫反应是特异性 CTL 的免疫反应。因此，本研究采用 ELISPOT 方法检测药物治疗后 HIV 特异性 T 细胞的功能变化具有非常好的可靠性。

CD_4^+ T 细胞计数和 HIV 病毒载量是评判 HIV 疾病进程的 2 个主要指标。并且文献报道 HIV 特异性 T 细胞免疫功能与 CD_4^+ T 细胞计数呈正相关，与 HIV 病毒载量呈负相关。本研究中两组基线 CD_4^+ T 细胞计数和病毒载量比较差异无统计学意义，说明这两组患者的疾病进程和疾病状况均衡可比，这样就去除了疾病本身对试验的干扰。本研究结果显示健脾益肾中药联合 HAART 治疗组患者的 HIV 特异性 T 细胞的免疫应答强度明显高于 HAART 组，说明健脾益肾中药可以增强 HIV/AIDS 患者 HIV 特异性 T 细胞免疫功能。健脾益肾中药治疗 6、12、18、24 个月 4 个时间点 HIV 特异性 T 细胞免疫应答强度比较差异无统计学意义，其原因可能与样本量小有关，下一步应加大样本量进一步观察健脾益肾中药治疗时间与 HIV 特异性 T 细胞免疫应答的关系。

总之，本研究结果提示健脾益肾中药治疗可能增强 HIV/AIDS 患者 HIV 特异性 T 细胞免疫功能，这可能是健脾益肾中药有效治疗艾滋病的机制之一。

参考文献（略）

（出自《中国中西医结合杂志》2014 年第 34 卷第 7 期第 812－815 页）

黄芪对免疫无应答艾滋病患者 CD_4^+ T 淋巴细胞数的影响

陆 鹏，莫让辉，梁柱石
（梧州市第三人民医院感染科，梧州市 543001）

艾滋病全球广泛流行、破坏性极强，病死率高，目前尚无预防疫苗和根治措施。人体感染艾滋病病毒（human immunodeficiency virus，HIV）后，HIV 主要侵犯 CD_4^+ 的免疫细胞，在侵入细胞中大量繁殖，最终使免疫细胞完全破坏。目前已证实，高效抗反转录病毒治疗（highly active antiretroviral therapy，HAART）可促使 HIV 感染者的免疫功能重建，这也是近年来艾滋病治疗获得的重大进展之一。但是仍有 20% ~30% 患者的 HIV 载量被完全抑制，而 CD_4^+ T 细胞计数并未显著升高，这些被称为免疫无应答。中药黄芪具有提高人体免疫力的作用早已被人们认可，为探索黄芪是否对免疫无应答的艾滋病患者 CD_4^+ T 淋巴细胞数的增加具有促进作用，本研究对 HAART 治疗的免疫无应答的艾滋病患者加用中药黄芪联合治疗 1 年，观察 CD_4^+ T 淋巴细胞计数的变化。

对象与方法

1 病例选择

于 2010 年 4 月至 2012 年 5 月，收集本院门诊依从性良好、已经接受规范 HAART 治疗 1 年以上、HIV 载量被完全抑制但 CD_4^+ T 细胞计数与基线比较无显著增长的艾滋病患者共 30 例，进行前瞻性研究，在取得患者知情同意和医院伦理委员会批准情况下，随机分为黄芪联合 HAART 治疗组（治疗组）15 例和继续常规单纯 HAART 治疗组（对照组）15 例。治疗组中，男性 11 例，女性 4 例，年龄 35 ~72 岁，平均年龄 51.2 岁。对照组中，男性 12 例，女性 3 例；年龄 30 ~69 岁，平均 49.5 岁。入组者已排除合并丙型肝炎、梅毒以及肺结核病等影响免疫重建的疾病，两组患者均依从性好，年龄及性别差异无统计学意义，具有可比性。

2 检验与治疗方法

CD_4^+ T 淋巴细胞计数及病毒载量检测在广西梧州市疾控中心检验科检测，其中病毒载量检测采用生物梅里埃 Easy - Q（374 - 2675G）病毒载量仪，核酸提取试剂为生物梅里埃 Lysis Buffer 和 Magnetic Extraction Reagents 试剂盒，NASBA 扩增试剂为生物梅里埃 EasyQ HIV - 1 试剂盒；CD_4^+ T 淋巴细胞计数检测采用美国 BD 公司的 BDFACSCalibur 型号流式细胞仪分析，抗体试剂采用 BD 公司四色荧光抗体试剂。所有患者 HAART 治疗均予一线方案：司他夫定/齐多夫定 + 拉米夫定 + 奈伟拉平/依非韦伦（D4T/AZT + 3TC + NVP/EFV）。治疗组在 HAART 治疗的基础上加用黄芪联合治疗，隔日煎服黄芪饮片 30 g，煎服方法为：黄芪饮片 30 g 加水 500 mL 煎煮约 60min，每次煎煮的药液分上、下午服用。两组病例均治疗并观察 1 年。

3 统计学处理

使用 SPSS 17.0 统计软件包，计量资料采用两组配对样本 t 检验，以 $P < 0.05$ 为差异具有统计学意义。

结果

治疗组和对照组治疗 6 个月、12 个月时复查病毒载量，所有患者的病毒载量都保持低于检测下限值，两组患者治疗前、治疗后 6 个月、12 个月的 CD_4^+ T 淋巴细胞检测值比较见表 1。

讨论 HAART 治疗是艾滋病抗病毒治疗的常规方案，在 HAART 治疗期间，抑制病毒复制虽然重要，但 CD_4^+ T 细胞长期不能恢复，意味着免疫重建依然未获得成功，各种机会性感染就会随时发生，这无疑是 HIV 感染者和临床医生所关注的问题。对于引起患者的 HIV 载量被完全抑制，但 CD_4^+ T 细胞数并未显著增长（免疫无应答者）的原因，目前认为是基线 CD_4^+ T 计数低、患者胸腺胸分泌腺素减少、年老和合并 HCV 感染等，而以上因素一旦出现，应用常规方法治疗很难获得改善。尽管目前研究探讨过多种方法，但仍未有最有效的治疗方案。

本研究结果显示用单纯常规 HAART 治疗 1 年的患者 CD_4^+ T 淋巴细胞水平未升高，而加用黄芪与 HAART 治疗联合治疗的患者，在治疗 6 个月后 CD_4^+ T 淋巴细胞水平均值已有显著升高，在治疗到第 12 个月时 CD_4^+ T 淋巴细胞水平均值升高得更明显，有呈进行性升高趋势，与对照组比较具有统计学意义，提示加用黄芪对常规 HAART 治疗免疫无应答的艾滋病患者 CD_4^+ T 淋巴细胞有明显提高作用。

黄芪作为一种补益中药在我国应用已久，具有补气固表、利尿托毒、排脓、敛疮生肌以及增强机体免疫功能等药理作用。自从艾滋病传入我国后，我国医学科研工作者在中医药治疗艾滋病方面进行了多方面研究，丁佩佩等报道黄芪与 HAART 治疗联合使用可以能更有效提高 CD_4^+ T 淋巴细胞的数量。2008 年 Fauce 等研究从分子生物学水平证实了黄芪确实有阻止 CD_4^+、CD_8^+ 细胞死亡，提高免疫力以及治疗艾滋病的作用，该研究发现中药黄芪中含有 TAT2 物质，这是一种小分子端粒酶激活子，端粒是细胞染色体末端的重复 DNA 序列，随着免疫细胞的老化，当细胞分裂时端粒会越来越短，最终致使细胞不能继续分裂，细胞抗感染的能力减弱，而 TAT2 可使端粒缩短减慢，同时可刺激 CD_8^+ T 淋巴细胞产生趋化因子和细胞因子，阻断 HIV 病毒复制。

表 1　两组患者治疗前后各时间点的 CD_4^+ T 淋巴细胞检测均值（个/μl，$\bar{x} \pm s$）

组别	例数	治疗前	治疗后 6 个月	治疗后 12 个月
治疗组	15	41.33 ±23.67	70.00 ±45.41[a]	87.86 ±68.17[b]
对照组	15	40.80 ±20.63	44.20 ±18.78[c]	40.60 ±25.71[d]
t		0.271	2.596	3.944
P		0.831	0.021	0.001

注：与组内治疗前基线比较，[a]：$t=2.185$，$P=0.046$；[b]：$t=2.380$，$P=0.032$；[c]：$t=0.773$，$P=0.452$；[d]：$t=-0.023$，$P=0.982$

综上所述，黄芪对常规 HAART 治疗免疫无应答的艾滋病患者 CD_4^+ T 淋巴细胞具有一定提高作用，有利于艾滋病患者的免疫重建，但本研究病例数有限，应该累积更多的病例进一步验证，此外，长期加用黄芪的疗效尚需进一步研究。

参考文献（略）

（出自《中华实验和临床感染病杂志（电子版）》2014 年第 8 卷第 2 期第 267 – 268 页）

湘 A1 号颗粒治疗脾虚湿盛型艾滋病临床观察与机制研究

张予晋[1]，郑　萌[2]，卢芳国[2]，欧　松[3]，邓晓军[3]，李　靖[4]，欧小香[2]，王军文[2]

（1. 湖南中医药大学第二附属医院，长沙 410005；2. 湖南中医药大学，长沙 410208；3. 衡阳市第三人民医院，湖南衡阳 421005；4. 湖南省新开铺强制隔离戒毒所医院，长沙 410009）

摘要　目的　观察湘 A1 号颗粒治疗艾滋病的临床疗效及安全性，探讨湘 A1 号颗粒治疗艾滋病的相关机制。方法　采用双盲双模拟设计，将 60 例艾滋病脾虚湿盛型患者随机分为 3 组，每组 20 例。湘 A1 号组予湘 A1 号颗粒加抗病毒药物安慰剂；抗病毒组予抗病毒药物加湘 A1 号颗粒安慰剂；联合组予湘 A1 号颗粒加抗病毒药物；连续治疗 6 个月。治疗结束后通过症状、体征积分、病毒载量、T 细胞亚群进行疗效分析。结果　3 组均能有效改善症状、体征、提高生活质量（$P<0.05$），湘 A1 号组与抗病毒组无显著差异，联合组优于湘 A1 号组和抗病毒组（$P<0.05$）；联合组与抗病毒组治疗前后病毒载量计数下降明显（$P<0.01$），且抗病毒作用优于湘 A1 号组（$P<0.01$）；湘 A1 号组和联合组患者 $CD_{45}RA+$、$CD_{45}RA+CD_3^+$、$CD_{45}RA+CD_{28}^+$、$CD_{45}RA+CD_4^+$、$CD_{45}RA+CD_{25}^+$ 百分率及 CD_4/CD_8 比值显著上升（$P<0.01$），抗病毒组 $CD_{45}RA+$、$CD_{45}RA+CD_3^+$、$CD_{45}RA+CD_4^+$ 百分率及 CD_4/CD_8 比值显著上升（$P<0.01$），湘 A1 号组和联合组治疗后 $CD_{45}RA+$、$CD_{45}RA+CD_3^+$、$CD_{45}RA+CD_{28}^+$、$CD_{45}RA+CD_4^+$、$CD_{45}RA+CD_{25}^+$ 百分率与抗病毒组治疗后比较差异有统计学意义（$P<0.01$，$P<0.05$）。结论　湘 A1 号颗粒能缓解艾滋病脾虚湿盛型患者的症状、体征、提高生活质量，湘 A1 颗粒与抗病毒疗法联用有协同作用；湘 A1 号颗粒抗病毒作用不明显，但具有明显免疫重建作用。

关键词　艾滋病；脾虚湿盛；湘 A1 号颗粒；抗病毒疗法

获得性免疫缺陷综合征（aquired immunodeficiency syndrome，AIDS）是人类免疫缺陷病毒（human immunodefieieney virus，HIV）引起的以 CD_4^+ T 细胞进行性减少，使细胞的免疫功能严重受损的传染性疾病。艾滋病的传播速度快、病死率高，目前尚无有效的治愈方法，是致死性传染病之一。高效抗逆转录病毒疗法（highly active antiroviral therapy，HAART）是临床上最为迅速有效的抗 HIV 治疗方案，但其不良反应相当显著，并且耐药性不断出现。而中医药在艾滋病的治疗中因其减毒增效以及提高患者生活质量而逐渐被国内外广大患者接受，湘 A1 号颗粒剂是由湖南省中医药治疗艾滋病专家组在 400 余例艾滋病患者历时 3 年治疗的临床基础上研制而成，前期研究发现其治疗 HIV/AIDS 脾虚湿盛型患者临床疗效较好，但其作用机制尚未完全明确。本课题拟通过临床观察及相关机制方面的研究，客观评价湘 A1 号颗粒对艾滋病脾虚湿盛型患者的临床疗效，对 T 细胞亚群、病毒载量的影响及作用机制，为湘 A1 号颗粒应用于防治艾滋病提供依据。

基金资助：湖南中医药大学感染性疾病中医药防治研究团队基金计划项目（No. Crxjb – 12），湖南省教育厅中医外科学重点学科专项基金资助，湖南省科技厅课题（No. 2013SK3097）

资料与方法

1 临床资料

60例患者来源于2015年6月—2016年1月衡阳市第三人民医院门诊及住院HIV/AIDS发病期患者，辨证属脾虚湿盛型。随机分为3组，每组各20例，湘A1号组男9例，女11例；抗病毒组男11例，女9例；联合组男12例，女8例；湘A1号组平均年龄（45.35±9.10）岁；抗病毒组平均年龄（42.75±9.65）岁；联合组平均年龄（42.00±7.69）岁。各组间性别、年龄无统计学差异。

2 诊断标准

2.1 西医诊断标准

依据《艾滋病诊疗指南》（2013版）诊断为艾滋病。

2.2 中医诊断依据

参照《中药新药临床研究指导原则》辨证属脾虚湿盛型：脘腹痞闷，恶心纳呆，肢体困重，大便溏泄，面目肌肤发黄，皮肤瘙痒，身热起伏，汗出热不解，舌红苔腻，脉濡数。

3 纳入标准

①年龄：18～60岁；②符合艾滋病西医诊断标准；③符合艾滋病中医诊断标准，属脾虚湿盛型；④CD_4细胞数异常者（$>200/mm^3$）。

4 排除标准

①妊娠期及哺乳期患者，精神病患者；②在指征性疾病发生前≤3个月内，大剂量或长期服用皮质内固醇药物或其他免疫抑制剂，细胞毒类药物患者；③在指征性疾病诊断后≤3个月内，有下列任何一种疾病者：合并何杰金氏病、非何杰金氏淋巴肉瘤（不包括原发性脑淋巴瘤）、淋巴细胞性白血病、多发性骨髓瘤、任何一种淋巴网状内皮细胞或组织细胞的肿瘤和血管免疫母细胞淋巴病的患者；④遗传性（先天性）免疫缺陷综合征或非HIV所致的免疫缺陷综合征，如低丙种球蛋白血症；⑤合并有心、肺、肾、造血和内分泌系统严重原发性疾病；⑥过敏体质或对本药过敏者。

5 治疗方案

5.1 药物

湘A1号颗粒剂：15g/包，由藿香10g，茵陈15g，连翘10g，石菖蒲10g，白豆蔻6g，虎杖15g，滑石15g，木通6g，薄荷6g，薏苡仁30g，白花蛇舌草15g组成（湖南国华有限公司；批号：20150208）。抗病毒治疗药物：齐多夫定300mg/片（安徽贝克生物制药有限公司，批号：057031148）；拉米夫定300mg/片（中孚药业股份有限公司，批号：820150329）；依非韦伦600mg/片（浙江华海药业股份有限公司，批号：20140829）。

5.2 分组治疗

将60例脾虚湿盛型艾滋病患者随机分为三组。湘A1组：湘A1号颗粒/冲服，1包/次，2次/d＋齐多夫定安慰剂300mg＋拉米夫定安慰剂150mg＋依非韦伦安慰剂600mg，口服，2次/d。抗病毒组：齐多夫定300mg＋拉米夫定150mg＋依非韦伦600mg，口服，2次/d＋湘A1号颗粒安慰剂，冲服，1包/次，2次/d。联合组：齐多夫定300mg＋拉米夫定150mg＋依非韦伦600mg，口服，2次/d＋湘A1号颗粒，冲服，1包/次，2次/d，3个月为1个疗程，连续治疗2个疗程。湘A1号颗粒及安慰剂由湖南国华有限公司制备，安慰剂外形、包装、颜色、质地、大小、味道与原药相同。

6 指标及疗效

评价针对常见的22种症状、体征的积分进行比较，参照《中医药治疗艾滋病项目临床技术方案》（2014版），比较治疗前后积分值。

根据《HIV/AIDS生存质量量表》得分情况的比较，包括身体状况、心理状况、社会生活状况、一般感觉4个部分，共计46题，评价患者治疗前后生活质量的变化。治疗前后病毒载量的变化。治疗前后$CD_{45}RA+$、$CD_{45}RA+CD_3^+$，$CD_{45}RA+CD_4^+$，$CD_{45}RA+CD_8^+$，$CD_{45}RA+CD_{25}^+$，$CD_{45}RA+CD_{28}^+$比率及CD_4/CD_8比值。

7 统计学方法

3组患者治疗前后的数据均采用SPSS20.0软件进行统计学分析；计量资料符合正态性、方差齐性采用t检验，不符合正态性、方差齐性采用矫正t检验。以$P<0.05$为差异有统计学意义。

结果

1 各组治疗前后症状、体征积分比较

见表1。3组治疗前后症状、体征积分变化均有统计学意义（$P<0.05$）。治疗后，湘A1号组、抗病毒组与联合组比较，症状、体征积分差异有统计学意义（$P<0.01$，$P<0.05$）。

表1 各组治疗前后症状、体征积分比较（$\bar{x}\pm s$）

组别	例数	治疗前	治疗后
湘A1号组	20	79.40±7.02	66.70±11.28$^{*\triangle\triangle}$
抗病毒组	20	76.10±8.19	64.50±12.17$^{*\triangle}$
联合组	20	76.70±8.11	54.40±13.51*

注：与本组治疗前比较，$^{*}P<0.05$；与联合组治疗后比较，$^{\triangle}P<0.05$，$^{\triangle\triangle}P<0.01$。表2同。

2 各组治疗前后生活质量量表总分比较

见表2。3组治疗前后比较，差异显著（$P<0.05$）。治疗后，湘A1号组、抗病毒组与联合组比较，差异有统计学意义（$P<0.05$）。

表2 各组治疗前后生活质量量表总分比较（$\bar{x}\pm s$）

组别	例数	治疗前	治疗后
湘A1号组	20	112.75±22.05	124.30±23.29$^{*\triangle}$
抗病毒组	20	109.95±20.13	122.05±24.83$^{*\triangle}$
联合组	20	107.65±25.91	143.90±25.76*

3　病毒载量

见表3。经过6个月治疗后，联合组、抗病毒组治疗前后病毒载量下降明显（$P<0.01$），湘A1号组治疗前后病毒载量无明显差异；联合组与抗病毒组病毒载量下降明显优于湘A1号组（$P<0.01$）。

组别	例数	治疗前（$\times10^4$）	治疗后（$\times10^4$）
湘A1号组	20	8.19±7.20	8.14±6.68△△▲▲
抗病毒组	20	8.24±8.17	0.01±0.03**
联合组	20	8.19±8.27	0.02±0.04**

注：与本组治疗前比较，**$P<0.01$；与联合组治疗后比较，△△$P<0.01$；与抗病毒组治疗后比较，▲▲$P<0.01$。

4　细胞亚群比率比较

见表4。3组治疗前后T细胞亚群比率经多元方差分析，湘A1号组和联合组治疗后$CD_{45}RA+$、$CD_{45}RA+CD_3^+$、$CD_{45}RA+CD_{28}^+$、$CD_{45}RA+CD_4^+$、$CD_{45}RA+CD_{25}^+$百分率及CD_4/CD_8比值与治疗前比较差异有统计学意义（$P<0.01$），抗病毒组治疗后$CD_{45}RA+$、$CD_{45}RA+CD_3^+$、$CD_{45}RA+CD_4^+$百分率及CD_4/CD_8比值与治疗前比较差异有统计学意义（$P<0.01$），湘A1号组和联合组治疗后$CD_{45}RA+$、$CD_{45}RA+CD_3^+$、$CD_{45}RA+CD_{28}^+$、$CD_{45}RA+CD_4^+$、$CD_{45}RA+CD_{25}^+$百分率与抗病毒组治疗后比较差异有统计学意义（$P<0.01$，$P<0.05$）。

表4　各组治疗前后外周血T细胞亚群比率比较

组别	$CD_{45}RA+$（%）	$CD_{45}RA+CD_3^+$（%）	$CD_{45}RA+CD_4^+$（%）	$CD_{45}RA+CD_{25}^+$（%）	$CD_{45}RA+CD_8^+$（%）	$CD_{45}RA+CD_{28}^+$（%）	CD_4/CD_8
联合组前	26.80±4.16	19.67±4.13	4.15±2.09	0.18±0.07	14.18±3.37	4.77±1.08	0.31±0.17
湘A1号组前	25.83±3.22	18.88±3.45	4.05±2.03	0.18±0.08	13.63±2.92	4.71±1.48	0.31±0.17
抗病毒组前	24.45±3.63	17.82±3.43	3.82±1.99	0.17±0.08	12.85±2.80	4.44±1.39	0.31±0.17
联合组后	38.38±5.78**△△	27.97±4.37**△△	8.62±3.69**△△	0.39±0.16**△△	13.38±3.73	8.32±3.70**△△	0.71±0.39**
湘A1号组后	35.81±5.94**△△	26.72±5.39**△	8.03±2.80**△	0.34±0.13**△△	13.27±4.87	7.52±2.73**△	0.67±0.32**
抗病毒组后	31.84±4.49**	23.96±4.30**	6.00±2.57**	0.21±0.11	11.13±4.17	5.77±1.85	0.68±0.53**

注：与本组治疗前比较，**$P<0.01$；与抗病毒组治疗后比较，△$P<0.05$，△△$P<0.01$。

5　安全性分析

在治疗过程中，3组均无不良反应发生，治疗前后，血常规、小便常规、大便常规、肝肾功能、心电图均无明显异常变化。

讨论

艾滋病的病因为感染HIV病毒，其主要特征为HIV侵犯机体T淋巴细胞，主要是CD_4^+，从而引起机体细胞免疫系统严重缺陷，致使CD_4^+细胞数量减少，进而使免疫功能严重受损。HIV感染者、AIDS患者的CD_4细胞计数、CD_4/CD_8比值显著低于正常人这一观点已经被大量研究所证实。另外，还有许多可以反映T细胞功能状态的重要标志。CD_{25}是IL-2α受体发挥促进T细胞增殖、增强杀伤细胞活性所必需的细胞分子，是T细胞活化的重要表面标志；CD_{28}是T细胞正常激活所必须的协同刺激分子受体，如果CD_{28}分子减少，将直接影响CD_4^+T细胞的正常免疫功能。艾滋病患者免疫缺陷的主要表现为CD_4^+细胞的减少和CD_8^+细胞的增多，二者比值下降甚至出现倒置。CD_{45}分$CD_{45}RA+$和$CD_{45}RO+$两种异型，二者均属Ⅰ型跨膜蛋白，存在于白细胞表面，主要影响淋巴细胞的发育成熟、功能调节、信号传递等，$CD_{45}RA+$T细胞被称为“纯真”T淋巴细胞，即未致敏T细胞，具有抑制免疫的作用；$CD_{45}RO+$T细胞又称“记忆”T细胞，主要具有辅助诱导作用。有研究表明，$CD_{45}RA+$淋巴细胞计数与CD_8^+T淋巴细胞增长呈正相关。现代医学治疗艾滋病的着眼点在于研究抗病毒抑制剂，HAART是目前国内外治疗艾滋病的通用疗法，取得了很高的成就，然而也出现了一系列不良反应和耐药性，如，消化道反应、骨髓抑制、药疹、肾毒性、中枢神经系统症状及脂肪代谢异常等，不良反应的增多大大降低了艾滋病患者治疗的依从性。因此，HAART疗法的不良反应和耐药问题不容忽视。

从传统医学角度来看，艾滋病是由外感湿热疫戾之邪引起的，其致病因素为疫戾之气，其性质以湿热为主，湿热之毒蕴结，损伤人体正气，常出现虚实夹杂之征象，其病位以肝、脾、肾为主。中医药治疗艾滋病大多从改善患者临床症状及提高生活质量方面入手，并取得了一定的成就。相比于抗病毒疗法来说，中药治疗艾滋病可以明显改善患者临床症状及生活质量，不良反应较小，同时可以降低艾滋病患者病毒载量和帮助其免疫重建。

湘A1号颗粒在我省已进行多中心临床试验，临床疗效确切。在我们前期的研究中发现，湘A1号颗粒对艾滋病患者临床症状以及生活质量有明显改善，具有调节患者免疫功能的作用，不影响抗病毒疗法抑制HIV病毒复制，临床使用安全，无明显不良反应。小鼠动物模型的研究也表明，湘A1号颗粒可以提高免疫缺陷型小鼠模型的CD_4^+、CD_8^+T细胞亚群的百分率和CD_4^+/CD_8^+T扫细胞比值。就单味药物分析，湘A1号颗粒组方中虎杖的提取物白藜芦醇，能明显提高艾滋病小鼠外周血CD_3^+、CD_4^+及CD_8^+T淋巴细胞水平，对细胞免疫具有很好的上调作用。

本研究结果发现：在降低患者症状、体征积分、提高患者生活质量方面，联合疗法、湘A1号疗法、抗病毒疗法均有显著疗效（$P<0.01$），但治疗后，湘A1号疗法与抗病毒疗法之间并无明显差异，而联合疗法则明显优于湘A1号疗法和抗病毒疗法（$P<0.05$），由此可知，湘A1号疗法能改善艾滋病患者症状、体征、提高生活质量，但其疗效并不优于抗病毒疗法，湘A1号疗法与抗病毒疗法联用可能存在协同作用；联合疗法和抗病毒疗法均能使患者的病毒载量显著下降（$P<0.01$），而湘A1号疗法病毒载量下降并不明显，湘A1号疗法并不能有效抑制HIV病毒在机体内复制；湘A1号疗法和联合疗法均能有效提高患者$CD_{45}RA+$、$CD_{45}RA+CD_3^+$、$CD_{45}RA+CD_{28}^+$、$CD_{45}RA+CD_4^+$、$CD_{45}RA+CD_{25}^+$百分率及CD_4/CD_8比值（$P<0.01$），抗病毒疗法能有效提高$CD_{45}RA+$、$CD_{45}RA+CD_3^+$、$CD_{45}RA+CD_4^+$百分率及CD_4/CD_8比值（$P<0.01$），但湘A1号疗法和联合疗法在提高$CD_{45}RA+$、$CD_{45}RA+CD_3^+$、$CD_{45}RA+CD_{28}^+$、$CD_{45}RA+CD_4^+$、$CD_{45}RACD_{25}^+$百分率方面优于抗病毒疗法（$P<0.01$，$P<0.05$），由此可知，湘A1号颗粒可通过有效提高$CD_{45}RA+$、$CD_{45}RA+CD_3^+$、$CD_{45}RA+CD_{28}^+$、$CD_{45}RA+CD_4^+$、$CD_{45}RA+CD_{25}^+$百分率促进机体免疫重建，其作用机制还有待进一步研究。

综上所述，湘A1号颗粒能有效缓解患者症状、体征，提高患者生活质量，但其作用并不优于抗病毒疗法，湘A1号疗法与抗病毒疗法联合运用可能存在协同作用，从而提高疗效；湘A1号颗粒在治疗艾滋病过程中的主要机制为通过有效提高$CD_{45}RA+$、$CD_{45}RA+CD_3^+$、$CD_{45}RA+CD_{28}^+$、$CD_{45}RA+CD_4^+$、$CD_{45}RA+CD_{25}^+$百分率促进机体免疫重建；但从病毒载量数量变化及疗效分析结果来看，单纯口服湘A1号颗粒抗病毒作用并不理想。

参考文献（略）

（出自《中华中医药杂志》2017年第32卷第9期第4317－4320页）

复方芪玄颗粒对60例AIDS气虚血瘀证患者临床疗效的观察

张国梁[1]，陆 平[2]，侯 勇[1]，武 锐[2]，刘丽丽[1]
（1. 安徽省中医院；2. 安徽省利辛中医院）

摘要 目的 观察复方芪玄颗粒联合HAART疗法对气虚血瘀证AIDS患者症状、体征、患者报告结局、生存质量、焦虑抑郁、社会支持度及免疫学指标的影响，探讨复方芪玄颗粒对艾滋病临床疗效。方法 筛选符合诊断标准的患者120例，采用随机对照试验方法，将其分为治疗组和对照组，对照组采用一线抗病毒治疗方法，治疗组在此基础上加用复方芪玄颗粒，疗程12个月。两组患者分别在治疗的第0、12个月记录各项观察指标并于第0、6、12个月检测患者安全性指标。结果 两组临床疗效的比较 治疗组和对照组症状、体征总有效率分别为87.5%和75.9%，治疗组总有效率高于对照组（$P<0.05$）。免疫学疗效总有效率无明显差异（$P>0.05$）。两组症状、体征比较 疗后与疗前比较，两组症状总积分降低（$P<0.05$或$P<0.01$）；治疗后两组症状总积分无差异（$P>0.05$），治疗前后积分差比较，治疗组差值较对照组升高（$P<0.05$）。治疗后，治疗组乏力、纳呆、腹泻积分降低（$P<0.05$或$P<0.01$），对照组腹泻积分降低（$P<0.05$）；与对照组疗后比较，治疗组乏力、纳呆积分低于对照组（$P<0.05$）。疗后与疗前比较，治疗组气短、自汗积分降低（$P<0.05$）；对照组腹痛积分降低（$P<0.05$）。治疗组皮疹、疱疹、淋巴结肿大积分降低（$P<0.05$），对照组皮疹积分降低（$P<0.05$）；与对照组疗后比较，治疗组疱疹积分降低（$P<0.05$）。两组患者报告结局比较 疗后与疗前比较，治疗组躯体状况、生活状况积分及总积分升高（$P<0.05$或$P<0.01$），对照组躯体状况、生活状况积分升高（$P<0.05$）。与对照组治疗后比较，治疗组生活状况积分升高（$P<0.05$）。两组生存质量比较 疗后与疗前比较，治疗组生理领域、心理领域积分升高（$P<0.05$），对照组生理领域积分升高（$P<0.05$）。与对照组治疗后比较，治疗组心理领域积分升高（$P<0.05$）。两组焦虑、抑郁比较 疗后与疗前比较，治疗组和对照组治疗后SAS、SDS积分值降低（$P<0.05$或$P<0.01$），治疗组在改善SDS水平优于对照组（$P<0.01$）。两组T细胞亚群比较 两组治疗后T细胞亚群比较，治疗组CD_4^+/CD_8^+升高（$P<0.05$），其余指标差异无统计学意义（$P>0.05$）。结论 复方芪玄颗粒能提高患者症状、体征疗效和免疫学疗效，改善患者临床症状、体征，增加患者报告结局预期，提升患者生活质量，缓解患者焦虑、抑郁症状，调节患者T细胞亚群。

关键词 HIV/AIDS；气虚血瘀证；复方芪玄颗粒；HAART；临床疗效

艾滋病是由于人类免疫缺陷病毒（human immunodeficiency virus，HIV）特异性地侵害CD_4细胞，由此造成机体进行性免疫缺陷和引起各种机会性感染或肿瘤一组综合征。我们于2011年2月—2013年2月在安徽省利辛县对被临床诊断为AIDS120例患者，中医临床辨证为气虚血瘀证进行复方芪玄颗粒治疗，现将有关研究结果报告如下：

一般资料

所有病例均来自安徽省利辛县被确诊为 AIDS 患者，符合中医诊断标准的气虚血瘀证 120 例，其中男 68 例，女 52 例，年龄 18～60 岁，平均年龄（38.74±16.53）岁。职业：农民：94 例，学生：16 例，司机：3 例，其他：7 例。文化程度：高中：17 例，初中：48 例，小学：33 例，文盲：22 例。感染途径：有偿单采血浆：84 例，输入血制品：3 例，性接触：8 例，其他：25 例。病程：6～96 个月，平均病程：（30.97±24.15）月。两组经统计学处理，年龄、性别、病程等方面没有差异，具有可比性。

治疗方法

1 病例入选标准

所有患者均符合《中华人民共和国国家标准 HIV/AIDS 诊断标准及处理原则》（GB1600－2001）诊断标准，且行 HAAR 疗法，年龄在 18～65 岁之间，没有想、肝、肺、肾等重要脏器功能障碍患者。

2 中医诊断

按照参照中华人民共和国国标中医临床诊疗术语（GB/T1675 1997）、2005 年《11 省中医药治疗艾滋病项目临床技术方案》，证候参照国家技术监督局发布《中医临床诊疗术语》（GB/T16751.2－1997）。主症：发热、咳嗽、乏力、纳呆、腹泻、呕吐。次症：气短、自汗、盗汗、皮疹、消瘦。

舌脉象：舌质淡或紫暗、瘀点、瘀斑，苔白或腻，脉沉细、细涩、无力。上述标准中，主证 1 项或主证 1 项加次症 1 项，结合舌脉即可诊断为气虚血瘀证。

3 治疗方法

对照组 HARRT 疗法服用一线抗病毒药物方案，治疗组在对照组基础上给予复方芪玄颗粒，每日 2 次，每次 15g，开水冲服。疗程：12 个月。复方芪玄颗粒主要药物组成：炙黄芪、丹参、生地黄、川牛膝、元胡、蔓荆子、川芎等药物，采用水提雾化干燥，制成颗粒剂 5g/包。功效：益气活血，化瘀解毒。

4 观察指标

观察两组：中医临床症状和证候变化情况；临床报告结局的变化情况；生存质量变化情况；两组免疫学情况变化情况及临床安全性等比较。

5 疗效评价指标

根据 2005 年国家中医药管理局制定的《11 省中医药治疗艾滋病项目临床技术方案》进行评定。

6 统计学方法

采用统计软件 SPSS 11.5 进行统计分析。计量资料采用 t 经验；组间比较计量资料用独立样本 t 检验或方差分析，计数资料用卡方检验，非正态分布时用秩和检验。所有的统计检验均采用双侧检验，$P<0.05$ 为检验的差异有统计学意义。

结果

1 两组治疗后疗效的比较

1.1 两组症状、体征疗效（表 1）

两组比较，显效、有效率无明显差异（$P>0.05$），治疗组总有效率为 87.5%，对照组总有效率为 75.9%，与对照组比较，治疗组总有效率高于对照组（$P<0.05$）。见表 3，图 3。

表 1 两组症状、体征疗效比较

组别	例数	显效	有效	无效	总有效率（%）
治疗组	56	11	38	7	87.5*
对照组	54	7	34	13	75.9

注：$^{*}P<0.05$。

1.2 两组免疫学疗效（表 2）

治疗后，两组显效、有效、无效率无明显差异（$P>0.05$），治疗组总有效率为 78.6%，对照组总有效率为 77.8%，两组总有效率无明显差异（$P>0.05$）。见表 4、图 4。

表 2 两组免疫学疗效比较

组别	例数	显效	有效	无效	总有效率（%）
治疗组	56	11	33	12	78.6*
对照组	54	7	35	12	77.8

2 两组症状、体征量化积分比较

2.1 两组主要症状积分的比较（表 3）

治疗前，两组患者主要症状积分无明显差异（$P>0.05$）。治疗后，治疗组乏力、纳呆、腹泻症状积分降低（$P<0.05$ 或 $P<0.01$），对照组腹泻症状积分降低（$P<0.05$）；与对照组治疗后比较，治疗组乏力、纳呆症状积分低于对照组（$P<0.05$）。见表 5、图 5。

表 3 两组病例治疗前后主要症状积分变化情况比较（分，$\bar{x}\pm s$）

主要症状积分	治疗组		对照组	
	治疗前（n=60）	治疗后（n=56）	治疗前（n=60）	治疗后（n=54）
发热	2.80±2.06	2.22±2.05	2.91±2.47	2.17±1.63
咳嗽	1.93±1.03	1.84±1.26	1.71±1.02	1.59±1.47
乏力	4.69±2.43	2.36±1.45**△	4.76±2.18	3.97±1.98
纳呆	4.24±3.22	3.01±1.89*△	4.79±3.21	4.49±2.89
腹泻	4.48±2.72	2.94±2.12*	3.84±1.11	2.96±1.33*
呕吐	1.15±1.09	1.17±1.04	1.28±1.07	1.26±1.12

注：与本组治疗前相比，$^{*}P<0.05$，$^{**}P<0.01$；与对照组治疗后相比，$^{\triangle}P<0.05$。

2.2 两组次要症状积分的比较（表4）

治疗前，两组患者次要症状积分无明显差异（$P>0.05$）。治疗后，与治疗前比较，治疗组气短、自汗症状积分降低（$P<0.05$），恶心、腹痛、肌肉/关节痛积分降低，但差异无统计学意义（$P>0.05$）；对照组腹痛症状积分降低（$P<0.05$）。两组治疗后比较，治疗组气短、自汗、胸痛症状积分较对照组降低，但无统计学意义（$P>0.05$）。其他症状如恶心、脱发、头痛、胸痛、腹痛、关节肌肉痛、皮肤瘙痒等亦无统计学意义。

表4 两组病例治疗前后次要症状积分变化情况分析（分，$\bar{x}\pm s$）

次要症状积分	治疗组		对照组	
	治疗前（n=60）	治疗后（n=56）	治疗前（n=60）	治疗后（n=54）
气短	1.56±1.18	0.92±1.30*	1.13±1.00	0.99±1.14
自汗	1.55±1.06	0.87±0.72*	1.40±1.07	1.21±1.17
盗汗	0.56±0.90	0.61±0.93	0.80±1.12	0.67±1.09
恶心	1.39±1.69	0.95±0.81	1.67±1.98	1.33±1.74
脱发	0.96±1.01	0.98±0.70	1.01±0.83	0.99±1.02
头痛	1.06±0.47	1.03±0.78	1.40±1.04	1.47±0.92
胸痛	0.84±0.63	0.73±0.58	0.96±1.05	0.92±0.69
腹痛	1.37±0.53	0.95±1.12	1.66±1.21	0.92±0.70*
肌肉/关节痛	1.03±0.82	0.85±0.30	1.15±0.74	1.16±0.84
皮肤瘙痒	0.73±0.46	0.84±0.72	0.95±1.02	0.84±0.92

注：与本组治疗前相比，$^{*}P<0.05$，$^{**}P<0.01$。

2.3 两组症状总积分的比较（表5）

治疗前，两组症状总积分无明显差异（$P>0.05$）。治疗后，与治疗前比较，治疗组、对照组症状总积分降低（$P<0.05$ 或 $P<0.01$）；治疗后两组症状总积分无差异（$P>0.05$），治疗前后积分差比较，治疗组差值较对照组升高（$P<0.05$）。

表5 两组治疗前后症状总积分变化情况分析（分，$\bar{x}\pm s$）

指标	治疗组		对照组	
	治疗前（n=60）	治疗后（n=56）	治疗前（n=60）	治疗后（n=54）
症状总积分	17.75±10.09	11.17±7.04**	16.18±9.37	11.26±10.12*
治疗前后积分差	6.45±1.87△		4.52±1.41	

注：与本组治疗前相比，$^{*}P<0.05$，$^{**}P<0.01$；与对照组治疗后相比，$^{\triangle}P<0.05$。

2.4 两组体征积分的比较（表6）

治疗前，两组体征积分无明显差异（$P>0.05$）。治疗后，与治疗前比较，治疗组皮疹、疱疹、淋巴结肿大积分降低（$P<0.05$），对照组皮疹积分降低（$P<0.05$）。与对照组治疗后比较，治疗组疱疹积分降低（$P<0.05$）。其他体征积分比较，两组无差异（$P<0.05$）。

表6 两组治疗前后体征积分变化情况分析（分，$\bar{x}\pm s$）

主要体征积分	治疗组		对照组	
	治疗前（n=60）	治疗后（n=56）	治疗前（n=60）	治疗后（n=54）
皮疹	2.31±1.26	1.40±1.05*	2.51±2.07	1.61±1.03*
黏膜溃疡	1.13±0.73	1.04±0.72*	1.22±1.01	1.01±0.48
口糜	0.89±0.43	0.56±0.49	0.76±0.88	0.97±0.78
疱疹	4.12±2.16	3.11±2.08*△	4.68±2.23	4.50±2.65
卡波西肉瘤	1.12±0.76	1.03±0.89	1.24±1.15	0.96±1.02
淋巴结肿大	1.85±1.13	0.89±1.08*	1.68±1.07	0.96±1.03

注：与本组治疗前相比，$^{*}P<0.05$，$^{**}P<0.01$；与对照组治疗后相比，$^{\triangle}P<0.05$。

3　两组 PRO 量化积分比较（表 7）

治疗前，两组 PRO 量化积分无明显差异（$P>0.05$）。治疗后，与治疗前比较，治疗组躯体状况、生活状况积分及总积分升高（$P<0.05$ 或 $P<0.01$），对照组躯体状况、生活状况积分升高（$P<0.05$）。与对照组治疗后比较，治疗组生活状况积分升高（$P<0.05$）。

表 7　两组 PRO 量化积分比较（分，$\bar{x}\pm s$）

生存质量积分	治疗组		对照组	
	治疗前（n=60）	治疗后（n=56）	治疗前（n=60）	治疗后（n=54）
躯体状况	73.47±26.62	84.58±21.38*	76.73±17.29	86.45±25.06*
生活状况	32.47±7.83	45.07±6.51**△	31.59±15.73	37.19±23.25*
总体状况	5.04±2.29	5.29±3.45	5.15±3.10	5.03±1.33
总积分	127.4±34.6	135.9±26.7*	129.5±29.6	138.6±38.9*

注：与本组治疗前相比，*$P<0.05$，**$P<0.01$；与对照组治疗后相比，△$P<0.05$。

4　两组生存质量量化积分比较（表 8）

治疗前，两组生存质量各积分无明显差异（$P>0.05$）。治疗后，与治疗前比较，治疗组生理领域、心理领域积分升高（$P<0.05$），对照组生理领域积分升高（$P<0.05$）。与对照组治疗后比较，治疗组心理领域积分升高（$P<0.05$）。

表 8　两组生存质量量化积分比较（分，$\bar{x}\pm s$）

生存质量积分	治疗组		对照组	
	治疗前（n=60）	治疗后（n=56）	治疗前（n=60）	治疗后（n=54）
生理领域	13.29±6.15	16.35±7.62*	12.61±7.27	15.87±5.63*
心理领域	12.47±7.83	15.07±6.51*△	11.59±5.26	12.19±3.07
独立领域	11.88±6.11	13.12±5.41	12.06±2.22	12.95±5.87
社会关系领域	12.34±6.02	12.25±4.08	12.68±3.45	11.11±6.19
环境领域	10.24±6.66	12.98±5.03	10.97±9.52	10.11±4.37
精神/宗教/信仰领域	11.25±8.72	12.23±7.44	12.57±6.18	12.26±5.02
总积分	79.87±17.82	83.59±16.83	80.56±19.26	82.5±18.89

注：与本组治疗前相比，*$P<0.05$，**$P<0.01$；与对照组治疗后相比，△$P<0.05$。

5　两组焦虑、抑郁积分比较（表 9）

治疗前，两组焦虑、抑郁积分无明显差异（$P>0.05$）。治疗后，与治疗前比较，治疗组和对照组治疗后 SAS、SDS 积分值降低（$P<0.05$ 或 $P<0.01$），治疗组在改善 SDS 水平优于对照组（$P<0.01$）。

表 9　两组焦虑、抑郁积分比较（分，$\bar{x}\pm s$）

项目	治疗组		对照组	
	治疗前（n=60）	治疗后（n=56）	治疗前（n=60）	治疗后（n=54）
SAS	42.8±5.11	40.1±5.49*	44.0±5.65	41.2±5.35*
SDS	54.8±3.26	51.6±4.17**△△	55.7±3.12	54.1±3.20*

注：与本组治疗前相比，*$P<0.05$，**$P<0.01$；与对照组治疗后相比，△△$P<0.01$。

6　两组社会支持度比较

6.1　总体支持人数

治疗前，在社会支持量表中“你有几个关系亲密可以得到支持和帮助的人”的选项上，40.3%的人表示基本上无任何支持来源，22.4%的人表示身边有 1~2 人可以获得支持和帮助，29.1%的人表示身边有 3~5 人可以获取支持，而只有 8.2%的人表示可以从 6 个及以上人处获取支持。

治疗后，在此选项的问题中，治疗组 36.1%的人表示基本上无任何支持来源，24.2%的人表示身边有 1~2 人可以获得支持和帮助，31.3%的人表示身边有 3~5 人可以获取支持，8.4%的人表示可以从 6 个及以上人处获取支持。

治疗后，对照组38.2%的人表示基本上无任何支持来源，26.9%的人表示身边有1～2人可以获得支持和帮助，27.7%的人表示身边有3～5人可以获取支持，而只有7.2%的人表示可以从6个及以上人处获取支持。

6.2 居住环境

治疗前，在对患者的居住情况进行调查时，12.3%的人表示是自己是远离家人且独居一室的。19.7%的人表示住处经常变动，多数和陌生人住在一起。2.8%人表示自己和同学或者朋友住在一起。65.2%的人表示自己是和家人住在一起的。

治疗后，治疗组16.2%的人表示是自己是远离家人且独居一室的。13.3%的人表示住处经常变动，多数和陌生人住在一起。2.2%人表示自己和同学或者朋友住在一起。68.3%的人表示自己是和家人住在一起的。

治疗后，对照组18.7%的人表示是自己是远离家人且独居一室的。15.9%的人表示住处经常变动，多数和陌生人住在一起。1.6%人表示自己和同学或者朋友住在一起。63.8%的人表示自己是和家人住在一起的。

6.3 病友对自己的关心程度

治疗前，11.4%的人表示和病友相互之间只是点头之交，从不关心，26.1%的人表示和病友之间遇到困难会稍微关心，38.6%的人表示有些病友很关心自己，而23.9%的人表示大多病友都很关心自己。

治疗后，治疗组13.8%的人表示和病友相互之间只是点头之交，从不关心，20.6%的人表示和病友之间遇到困难会稍微关心，35.8%的人表示有些病友很关心自己，而29.8%的人表示大多病友都很关心自己。

治疗后，对照组中12.4%的人表示和病友相互之间只是点头之交，从不关心，18.8%的人表示和病友之间遇到困难会稍微关心，38.2%的人表示有些病友很关心自己，而30.6%的人表示大多病友都很关心自己。

6.4 家庭内部各成员对自己的支持程度

（1）配偶/恋人对自己的支持程度

治疗前，23.6%的人认为配偶/恋人对自己没有支持，1.8%人认为配偶对自己的支持极少，18.1%的人认为配偶/恋人对自己的支持一般，56.3%的人认为配偶/恋人对自己是全力支持的。

治疗后，治疗组26.2%的人认为配偶/恋人对自己没有支持，2.4%人认为配偶对自己的支持极少，23.0%的人认为配偶/恋人对自己的支持一般，48.4%的人认为配偶/恋人对自己是全力支持的。

治疗后，对照组24.7%的人认为配偶/恋人对自己没有支持，1.8%人认为配偶对自己的支持极少，25.6%的人认为配偶/恋人对自己的支持一般，47.9%的人认为配偶/恋人对自己是全力支持的。

（2）父母对自己的支持程度

治疗前，全部被试中120人向自己的父母透露了患病情况，其中24.8%的人认为父母对自己无支持，6.3%的人认为父母对自己的支持极少，14.3%的人认为父母对自己的支持一般，而54.6%的人认为父母对自己是全力支持的。

治疗后，治疗组中22.2%的人认为父母对自己无支持，8.6%的人认为父母对自己的支持极少，16.4%的人认为父母对自己的支持一般，而52.8%的人认为父母对自己是全力支持。

治疗后，对照组26.8%的人认为父母对自己无支持，5.7%的人认为父母对自己的支持极少，18.5%的人认为父母对自己的支持一般，而49.0%的人认为父母对自己是全力支持。

（3）子女对自己的支持程度

治疗前，在所以受试者中，43.8%的人认为子女对自己无支持，6.3%的人认为子女对自己的支持极少，9.4%的人认为子女对自己的支持一般，40.6%的人认为子女对自己是全力支持的。

治疗后，治疗组40.6%的人认为子女对自己无支持，7.2%的人认为子女对自己的支持极少，10.2%的人认为子女对自己的支持一般，42.0%的人认为子女对自己是全力支持的。

治疗后，对照组44.2%的人认为子女对自己无支持，6.0%的人认为子女对自己的支持极少，8.4%的人认为子女对自己的支持一般，41.4%的人认为子女对自己是全力支持的。

（4）兄弟姐妹对自己的支持程度

治疗前，全部被试中120人将自己的情况告诉自己的兄弟姐妹，其中28.6%认为兄弟姐妹对自己没有支持，9.4%认为兄弟姐妹对自己的支持极少，其中17.0%认为兄弟姐对自己的支持一般，其中45.1%认为兄弟姐妹对自己全力支持。

治疗后，治疗组24.8%认为兄弟姐妹对自己没有支持，10.6%认为兄弟姐妹对自己的支持极少，其中18.2%认为兄弟姐对自己的支持一般，其中46.4%认为兄弟姐妹对自己全力支持。

治疗后，对照组26.9%认为兄弟姐妹对自己没有支持，8.6%认为兄弟姐妹对自己的支持极少，其中20.3%认为兄弟姐对自己的支持一般，其中44.2%认为兄弟姐妹对自己全力支持。

（5）其他成员（嫂子/弟媳）对自己的支持程度

治疗前，总数中40人将自己的患病情况告诉其他成员，其中40%认为其他成员对自己没有支持，10%认为其他成员对自己的支持极少，27.5%认为其他成员对自己的支持一般，22.5%认为家庭中其他成员对自己是全力支持的。

治疗后，治疗组42.8%认为其他成员对自己没有支持，16.4%认为其他成员对自己的支持极少，29.7%认为其他成员对自己的支持一般，11.1%认为家庭中其他成员对自己是全力支持的。

治疗后，对照组46.2%认为其他成员对自己没有支持，14.8%认为其他成员对自己的支持极少，28.1%认为其他成员对自己的支持一般，14.9%认为家庭中其他成员对自己是全力支持的。

7 两组T细胞亚群比较（表10）

两组治疗前CD_3^+、CD_4^+、CD_8^+ T细胞及CD_4^+/CD_8^+无显著性差异（$P>0.05$）；治疗后两组均能提升CD_3^+、CD_4^+ T细胞及CD_4^+/CD_8^+的水平（$P<0.05$或$P<0.01$），并降低CD_8^+ T细胞水平，两者比较无显著性差异（$P>0.05$）。两组治疗后T细胞亚群比较，治疗组CD_4^+/CD_8^+升高（$P<0.05$），其余指标差异无统计学意义（$P>0.05$）。

表10 两组治疗前后T细胞亚群比较（$\bar{x}\pm s$）

T淋巴细胞	治疗组		对照组	
	治疗前	治疗后	治疗前	治疗后
CD_3^+（%）	72.5±5.44	76.2±3.85*	71.7±6.24	74.6±5.28**
CD_4^+（%）	36.9±4.13	39.9±4.87*	37.2±5.19	38.4±4.55*
CD_8^+（%）	32.0±4.55	29.7±2.78*	31.2±4.39	28.9±4.13*
CD_4^+/CD_8^+	1.35±0.23	1.77±0.25**△	1.39±0.32	1.62±0.22*

注：本组治疗前后比较，*$P<0.05$，**$P<0.01$，与对照组治疗后相比，△$P<0.05$。

8 安全性指标比较

两组病例分别在第0、3、6月检查血常规、尿常规、大便常规，肝肾功能及心电图、胸片，结果如下。

第0月，治疗组6例出现大便隐血阳性，6例ALT、AST升高，4例患者心电图检查出现st-t段改变；对照组4例大便隐血阳性，8例ALT、AST升高，2例患者心电图检查出现st-t段改变，3例出现1度房室传导阻滞。

第3月检查结果发现，治疗组4例出现大便隐血阳性，8例ALT、AST升高，3例患者心电图检查出现st-t段改变；对照组3例大便隐血阳性，4例出现白细胞、血红蛋白降低，6例ALT、AST升高，2例患者心电图检查出现st-t段改变，2例出现1度房室传导阻滞。

第6月，治疗组4例出现大便隐血阳性，2例白细胞降低，3例ALT、AST升高，2例患者心电图检查出现st-t段改变；对照组6例出现白细胞降低，5例血红蛋白降低，5例大便隐血阳性，4例ALT、AST升高，3例患者心电图检查出现st-t段改变，1例出现高电压。

第9月，治疗组3例出现大便隐血阳性，4例ALT、AST升高，3例患者心电图检查出现st-t段改变；对照组3例大便隐血阳性，5例白细胞降低，3例血红蛋白降低，5例ALT、AST升高，2例患者心电图检查出现st-t段改变，2例出现1度房室传导阻滞。

第12月，治疗组2例出现大便隐血阳性，3例ALT、AST升高，3例患者心电图检查出现st-t段改变；对照组4例大便隐血阳性，4例白细胞降低，3例血红蛋白降低，5例ALT、AST升高，3例患者心电图检查出现st-t段改变，3例出现1度房室传导阻滞。

讨论

1 HIV/AIDS患者临床疗效结果分析

本次研究发现，症状、体征疗效比较，两组病例显效、有效率无明显差异（$P>0.05$），治疗组总有效率为87.5%，对照组总有效率为75.9%，但与对照组比较，治疗组总有效率高于对照组（$P<0.05$）。同时，免疫学疗效比较，两组显效、有效、无效率无明显差异（$P>0.05$），治疗组总有效率为78.6%，对照组总有效率为77.7%，两组总有效率无明显差异（$P>0.05$）。由结果可以看出，治疗组对于改善艾滋病发病期患者的临床症状、体征有着明显的作用，对于患者的CD_4^+ T细胞水平也有一定的调节作用。进一步对T细胞亚群比较发现，治疗后两组均能升高CD_3^+、CD_4^+、T细胞及CD_4^+/CD_8^+的水平（$P<0.05$或$P<0.01$），两者比较无显著性差异（$P>0.05$）。两组治疗后T细胞亚群比较，治疗组CD_4^+/CD_8^+升高（$P<0.05$）。说明治疗组药物不但可以调节CD_4^+ T细胞水平，而且对于T细胞亚群的CD_3^+、CD_8^+ T细胞也有一定的调节作用。说明中医药治疗艾滋病通过整体调节，扶正祛邪来调节免疫平衡。中药通过激活一种或多种免疫活性细胞，实现对机体免疫功能的调节、增强、兴奋和恢复。

2 HIV/AIDS患者临床症状、体征结果分析

本次研究结果显示，通过药物治疗后，治疗组主要症状如乏力、纳呆、腹泻症状积分降低（$P<0.05$或$P<0.01$），对照组腹泻症状积分降低（$P<0.05$）；与对照组治疗后比较，治疗组乏力、纳呆症状积分显著低于对照组（$P<0.05$）。同时研究发现，由次要症状积分比较得出，与治疗前比较，治疗组治疗后次要症状气短、自汗症状积分降低（$P<0.05$），恶心、腹痛、肌肉/关节痛积分降低，但差异无统计学意义（$P>0.05$）；对照组腹痛症状积分降低（$P<0.05$）。两组治疗后比较，治疗组气短、自汗、胸痛症状积分较对照组降低，但无统计学意义（$P>0.05$）。进一步研究发现，治疗后，治疗组、对照组症状总积分均降低（$P<0.05$或$P<0.01$），而治疗后两组症状总积分无差异

（$P>0.05$）。但治疗前后积分差两者比较，治疗组差值较对照组升高（$P<0.05$）。说明治疗组在改善HIV/AIDS患者主要症状集中在消化道症状方面，如纳呆、腹泻等，同时也可以改善气虚症状如乏力、气短、自汗等。治疗组、对照组治疗后在主要症状和次要症状总积分方面比较无差异，说明通过“鸡尾酒”或结合中医治疗均可以改善患者的症状，而在治疗前后积分差比较有差异，并且在改善自汗、气短症状方面优于对照组，充分显示中医药改善患者整体症状的优势。

3　HIV/AIDS患者PRO、生存质量、焦虑抑郁结果分析

由研究结果可知，治疗前，两组PRO量化积分无明显差异（$P>0.05$）。治疗后，与治疗前比较，治疗组躯体状况、生活状况积分及总积分升高（$P<0.05$或$P<0.01$），对照组躯体状况、生活状况积分升高（$P<0.05$）。与对照组治疗后比较，治疗组生活状况积分升高（$P<0.05$）。说明治疗组和对照组药物均可以改善患者临床治疗预期，提高治疗HIV/AIDS的临床疗效。生存质量比较，治疗后，与治疗前比较，治疗组生理领域、心理领域积分升高（$P<0.05$），对照组生理领域积分升高（$P<0.05$）。与对照组治疗后比较，治疗组心理领域积分升高（$P<0.05$）。说明艾滋病患者生存质量一般较差，而两组在治疗后各领域得分都明显升高，说明治疗组和对照组均能改善艾滋病免疫重建患者的心理状况和一般感觉，提高患者生存质量。进一步通过对患者焦虑、抑郁研究发现，治疗后，与治疗前比较，治疗组和对照组治疗后SAS、SDS积分值降低（$P<0.05$或$P<0.01$），治疗组在改善SDS水平优于对照组（$P<0.01$）。说明治疗组药物可明显改善患者精神情绪状态。值得一提的是在本次研究中发现，PRO量表与生存质量量表及焦虑、抑郁量表在线性变化方面有一致性，即随着生存质量的改善，患者自我不适的主诉也明显减少，反映出生活质量有了明显改善，而且患者生理健康状况改善，这也同样说明患者在改善自身心理健康同时，其生理状况也得到调整，也增加了临床疗效。

4　HIV/AIDS患者社会支持结果分析

通过药物治疗后，上述家庭成员的支持度并没有改善，说明艾滋病感染者/患者在很大一段时间在社会支持上，仍然停留在直系亲属的支持上，而外界的支持度较低。这种社会支持度降低最主要因素可能是“歧视”的存在，很多感染者/患者表示自己是完全不会把患病的情况告诉自己给同事、朋友或者他人的，因而也就无从得到这些群体/个人的支持和帮助。这里要注意的是“社会组织”在给患者的信息支持上得分相对较高，这是因为民间组织的成员基本上为艾滋病感染者/患者，互相之间可以进行信息共享和交流。

结语

我们认为复方芪玄颗粒能提高AIDS中医辨证为气虚血瘀证患者临床症状、体征疗效和免疫学疗效，改善患者临床症状、体征，增加患者报告结局预期，提升患者生活质量，缓解患者焦虑、抑郁症状，调节患者T细胞亚群，值得临床进一步研究。

参考文献（略）

（出自中华中医药学会2015年防治艾滋病学术年会论文集第151－163页）

参苓白术散分期干预脾胃亏虚艾滋病随机平行对照研究

欧　松，邓晓军，杨　炼，凌雪梅，吉　婧

（衡阳市第三人民医院艾滋病科，湖南 衡阳 421005）

摘要　目的　观察参苓白术散分期干预脾胃亏虚艾滋病疗效。方法　使用随机平行对照方法，将154例住院及门诊患者分期按就诊顺序号方法简单随机分四组，潜伏期分中医治疗组与对照组，发病期分联合治疗组与西医治疗组。潜伏期：对照组44例不使用任何药物；中医治疗组42例参苓白术散颗粒剂（人参、茯苓、白术、山药、莲子、白扁豆、薏苡仁、砂仁、桔梗、甘草），10g/次，3次/d，温水冲服。发病期：西医治疗组34例一线抗病毒药物；联合治疗组34例参苓白术散颗粒剂与一线抗病毒药物治疗同中医治疗组和西医治疗组。连续治疗12周为1疗程。观测临床症状、CD_4^+ T淋巴细胞、肝功能、血常规、中医证候、不良反应。连续治疗4疗程，判定疗效。结果　CD_4^+ T淋巴细胞四组均有改善（$P<0.05$），

基金资助：衡阳市科技局科技计划项目（NO：2012KS40）

联合治疗组、中医治疗组改善分别优于西医治疗组、对照组（$P<0.05$）。发病期中医证候积分两组均有明显降低（$P<0.05$），治疗组降低优于对照组（$P<0.05$）。发病期肝功能、血常规白细胞变化均有改善（$P<0.05$），治疗组改善优于对照组（$P<0.05$）。结论 参苓白术散分期干预脾胃亏虚艾滋病，疗效满意，无严重不良反应，值得推广。

关键词 艾滋病；脾胃亏虚；参苓白术散；分期干预；CD_4^+ T淋巴细胞；肝功能；血常规；中医证候；中西医结合治疗；随机平行对照研究

艾滋病（AIDS）即人类免疫缺陷病毒（human immunodeficiency virus，HIV）感染人体所引起的获得性免疫缺陷综合征，导致各种机会性感染和肿瘤，死亡率极高，对社会危害性极大。近年来，国内研究发现除高效抗逆转录病毒治疗（highly active antiretroviral therapy，HAART），中医药在改善艾滋病患者免疫功能等方面具有可观前景。我们使用参苓白术散分期干预脾胃亏虚艾滋病，获满意疗效，现报告如下。

1 材料与方法

1.1 研究设计

采用随机平行对照方法，在衡阳市第三人民医院艾滋病科选择住院及门诊患者154例。

1.2 伦理审查

遵照赫尔辛基宣言及“涉及人的生物医学研究伦理审查办法（试行）”，方案获得衡阳市第三人民医院伦理委员会批准并全过程跟踪。

1.3 随机分组

纳入病例分期按就诊顺序号方法简单随机分四组。潜伏期分为中医治疗组与对照组，发病期分为联合治疗组与西医治疗组。

1.4 纳入标准

①年龄18~60岁。②辨证分型：脾胃亏虚。③知情同意，签署知情同意书。

1.5 排除标准

①合并严重机会性感染，如卡氏肺炎、新型隐球菌脑膜炎、肺结核、巨细胞病毒视网膜炎等并发症。②有长期静脉吸毒史，依从性差。③使用过免疫抑制剂。④合并有心脑血管疾病。⑤重度贫血或有凝血功能障碍。⑥特殊人群（孕妇、未成年人、高龄、精神患者）。如样本选择时正接受药物治疗，经洗脱期后符合纳入标准，不视为排除病例。

1.6 退出标准

①未按规定实施干预措施，无法判定疗效；②资料不全无法判定疗效及安全性；③出现严重并发症难以坚持治疗。（不良反应者纳入不良反应统计）④使用影响疗效药物。退出/脱落病例按退出，脱落时疗效纳入疗效判定。

1.7 诊断标准

1.7.1 西医诊断 参照《艾滋病诊疗指南》。①潜伏期诊断标准：有流行病学史，HIV-Ab阳性。②发病期诊断标准：有流行病学史，HIV-Ab阳性，加上下述各项中的任何一项；CD_4^+计数<200/mm^3。（1）原因不明的38.0°以上持续不规则发热，>1月；（2）慢性腹泻次数多于3次/d，>1月；（3）6个月内体重下降10%以上；（4）反复发作的口腔白念珠菌感染；（5）反复发作的单纯疱疹病毒感染或带状疱疹病毒感染；（6）反复发作的细菌性肺炎等。

1.7.2 中医诊断 参照《中医药治疗艾滋病临床技术方案（试行）》。平素体质虚弱，精神不振，面色微黄或白，易疲倦，声低气怯或少气懒言，不思饮食，睡眠欠安，舌质淡，脉细弱等。

1.8 治疗方法

四组均连续治疗12周为1疗程。

1.8.1 潜伏期

对照组 不使用任何药物。

中医治疗组 参苓白术散颗粒剂（国家中医药关爱项目免费提供），人参、茯苓、白术、山药、莲子、白扁豆、薏苡仁、砂仁、桔梗、甘草，10g/次，3次/d，温水冲服。

1.8.2 发病期

西医治疗组 一线抗病毒药物：拉米夫定+齐多夫定/替诺福韦+依非韦伦。

联合治疗组 参苓白术散颗粒剂与一线抗病毒药物治疗同中医治疗组和西医治疗组。

1.9 观测指标

临床症状、CD_4^+ T淋巴细胞、肝功能、血常规、中医证候、不良反应。

1.10 疗效判定

连续治疗4疗程（48周），判定疗效。

1.11 统计分析

采用SPSS16.0统计软件，计量资料采用均值±标准差（$\bar{x}\pm s$）表示，组间比较用单因素方差分析和t检验，计数资料采用χ^2检验。

2 结果

2.1 基线资料

纳入样本154例均为衡阳市第三人民医院艾滋病科2011年3月至2013年3月住院及门诊患者，四组人口学资料及临床特征具有均衡性（$P>0.05$），见表1。

表 1-1 潜伏期两组人口学资料及临床特征（n，$\bar{x} \pm s$）

组别	n	男/女	年龄/岁	平均年龄/岁	病程/年	平均病程/年
中医治疗组	44	34/10	20~56	38.34±5.36	3~10	5.53±2.56
对照组	42	31/11	19~57	40.23±3.26	2~10	5.33±2.23
组间比较		$\chi^2=5.36$		$t=35.135$		$t=4.143$
P 值		0.096>0.05		0.084>0.05		0.075>0.05

表 1-2 发病期两组人口学资料及临床特征（n，$\bar{x} \pm s$）

组别	n	男/女	年龄/岁	平均年龄/岁	病程/年	平均病程/年
联合治疗组	34	36/8	18~59	48.53±3.86	3~11	6.68±2.37
西医治疗组	34	25/9	20~60	46.78±4.63	2~12	6.42±2.18
组间比较		$\chi^2=3.28$		$t=38.236$		$t=5.28$
P 值		0.083>0.05		0.098>0.05		0.078>0.05

2.2 退出病例

观察期间无退出病例。

2.3 脱落病例

观察期间无脱落病例。

2.4 CD_4^+ T 淋巴细胞变化

连续治疗4疗程（8周），CD_4^+ T 淋巴细胞四组均有改善（$P<0.05$），联合治疗组、中医治疗组改善分别优于西医治疗组、对照组（$P<0.05$），见表2。

2.5 发病期中医证候积分

连续治疗4疗程（8周），发病期中医证候积分两组均有明显降低（$P<0.05$），治疗组降低优于对照组 $P<0.05$），见表3。

2.6 发病期肝功能、血常规白细胞

连续治疗4疗程（8周），发病期肝功能、血常规白细胞均有改善（$P<0.05$），治疗组改善优于对照组（$P<0.05$），见表3。

表 2 CD_4^+ T 淋巴细胞变化（个/mL，$\bar{x} \pm s$）

分期	组别	n	治疗前	治疗12周	治疗24周	治疗48周	治疗前组间比较		治疗前后组内比较		治疗后组间比较	
							检验值	P 值	检验值	P 值	检验值	P 值
潜伏期	中医治疗组	44	456±112.3	432±124.6	410±118.5	424±124.7	$t=68.56$	0.98>0.05	$t=65.56$	0.043<0.05	$t=58.85$	0.033<0.05
	对照组	42	462±108.5	440±120.8	402±115.6	384±110.5			$t=62.33$	0.038<0.05		
发病期	联合治疗组	34	104±54.3	165±60.3	186±65.3	223±72.8	$t=54.66$	0.83>0.05	$t=40.35$	0.039<0.05	$t=46.55$	0.041<0.05
	西医治疗组	34	107±52.6	154±62.4	178±64.8	201±60.3			$t=42.26$	0.036<0.05		

表 3 发病期两组中医证候积分、肝功能、血常规白细胞变化（$\bar{x} \pm s$）

指标	组别	n	治疗前	治疗48周	治疗前组间比较		治疗前后组内比较		治疗后组间比较	
					检验值	P 值	检验值	P 值	检验值	P 值
症候积分	联合治疗组	34	22.0±2.45	3.0±2.26	$t=12.23$	0.085>0.05	$t=8.36$	0.006<0.05	$t=5.28$	0.021<0.05
	西医治疗组	34	21.0±3.23	7.0±2.45			$t=8.13$	0.009<0.05		
WBC（$\times10^9$/L）	联合治疗组	34	2.36±0.46	6.72±0.33	$t=2.13$	0.163>0.05	$t=3.69$	0.026<0.05	$t=4.23$	0.038<0.05
	西医治疗组	34	2.43±0.38	6.37±0.56			$t=3.48$	0.031<0.05		
ALT（U/L）	联合治疗组	34	88.36±32.53	43.53±28.26	$t=56.38$	0.233>0.05	$t=52.35$	0.023<0.05	$t=42.34$	0.018<0.05
	西医治疗组	34	88.34±34.28	45.23±26.63			$t=49.63$	0.029<0.05		
AST（U/L）	联合治疗组	34	66.56±33.75	33.26±31.56	$t=51.36$	0.133>0.05	$t=47.65$	0.033<0.05	$t=43.51$	0.023<0.05
	西医治疗组	34	66.83±31.26	32.58±29.73			$t=46.36$	0.035<0.05		

2.7 不良反应

观察过程中两组均无严重不良反应。

3 讨论

艾滋病基本治疗原则为抗病毒与恢复机体免疫功能，最终达到免疫重建。当前已有较多研究发现高效抗逆转录病毒治疗（HAART）虽能抑制病毒复制，降低病毒载量，但对艾滋病患者免疫重建有局限性，对免疫功能破坏严重的患者治疗效果欠佳。近年国内大量研究发现中医药在改善艾滋病患者免疫功能及相关临床症状方面具有一定疗效，已成为当前艾滋病治疗的研究热点方向之一。

“正气存内，邪不可干”，“邪之所凑，其气必虚”。艾滋病病因为外因“邪毒入侵”，内因“正气亏虚”，正气虚与先天耗损，后天失养有着密切关系。脾、肾虚为本，疫毒为标，涉及肺、心、肝等脏腑，形成正虚邪盛、五脏俱衰，甚至命元败亡的病证。提出扶正祛邪治疗原则，“扶正”能在一定程度上增强机体免疫功能，祛邪外出，从而改善相关临床症状，提高患者生活质量。

据相关研究证实健脾类中药增强免疫和减毒增效，为当前主要治疗药物。本研究针对衡阳市第三人民医院自愿服用中药治疗的艾滋病患者进行临床辨证分型，发现脾胃亏虚为主，对脾胃亏虚型艾滋病采用参苓白术散治疗，该方出自《太平惠民和剂局方》，为治疗脾胃亏虚证之重要方药，本方以四君平补脾胃之气为主，配以扁豆、薏苡仁、山药之甘淡，莲子之干涩，辅助白术，既可健脾，又能渗湿止泻，加砂仁之辛温芳香醒脾，佐四君更能促中州运化，使上下气机贯通，吐泻可止，桔梗引经入药，载药上行，达于上焦以益肺，共奏益气健脾益肺，渗湿止泻之功。本研究结果发现艾滋病潜伏期脾胃亏虚型，CD_4^+ T淋巴细胞下降中医治疗组较对照组缓慢（$P<0.05$）。艾滋病发病期脾胃亏虚患者，CD_4^+ T淋巴细胞联合治疗组与西医治疗组均能改善，联合治疗组优于西医治疗组，中医临床症候积分中西医结合治疗组较西医治疗组改善明显，肝功能，血常规白细胞总数两组治疗后较治疗前比较均有改善（$P<0.05$）。

由此可知，参苓白术散能够改善脾胃亏虚艾滋病免疫功能与相关临床症状，同时在西医治疗基础上配合中医药治疗对患者免疫功能的恢复，临床症候改善以及病情进程延缓具有可观的现实意义。

参考文献（略）

（出自《实用中医内科杂志》2015年第29卷第4期第20－22页）

参芪愈艾汤治疗艾滋病临床研究

郭长河[1]，蒋士卿[2]，苏金忠[1]
（1. 上蔡县中医院，河南 上蔡 463800；2. 河南中医学院，河南 郑州 450046）

摘要 目的 观察参芪愈艾汤治疗艾滋病的临床疗效。方法 将符合诊断标准的40例艾滋病患者随机分为两组，对照组20例，给予常规抗病毒治疗；治疗组20例，在对照组基础上口服中药参芪愈艾汤治疗。两组均治疗3个月，观察疗效。结果 治疗组临床痊愈1例，显效9例，有效7例，无效3例，有效率为85.00%；对照组显效6例，有效5例，无效9例，有效率为55.00%。两组比较，差异有统计学意义（$P<0.05$）。结论 参芪愈艾汤治疗艾滋病疗效肯定，可显著改善病情。

关键词 艾滋病；参芪愈艾汤；扶正抗毒化湿法；AIDS

艾滋病（acquired immunodeficiency syndrome，AIDS）是一种由感染人类免疫缺陷病毒（human immunodeficiency virus，HIV）引起的危害性极大的传染病。近年来，艾滋病发病率呈逐渐增高趋势。HIV是一种攻击人体免疫系统的病毒，大量破坏人体免疫系统中最重要的T淋巴细胞，使人体丧失免疫功能而易于感染各种疾病，病死率较高，防治艾滋病传播已成为一个亟待解决的问题。近年来，笔者采用参芪愈艾汤治疗艾滋病取得了较好的效果，现报道如下。

基金项目： 国家“十二五”科技重大专项（2013ZX10005001001）；国家中医临床研究基地业务建设科研专项（JDZX2012020）

1　资料与方法

1.1　一般资料

所有病例均为2015年6月—2015年12月收集的上蔡县中医院符合艾滋病诊断标准的住院患者，按随机数字表法分为两组。治疗组20例，男9例，女11例；年龄18～63岁；病程6～25a。对照组20例，男8例，女12例；年龄18～64岁；病程8～24a。两组患者一般资料经统计学处理，无明显差异（$P>0.05$），具有可比性。

1.2　诊断标准

1.2.1　西医诊断标准　参照卫生部2008年颁布的《艾滋病和艾滋病病毒感染诊断标准》制定：HIV感染和至少一种AIDS指征性疾病，或有HIV感染，同时CD_4^+ T淋巴细胞数$<200 \cdot mm^{-3}$，上述2条满足任何1条者即可诊断为AIDS。

1.2.2　中医辨证标准　参照《中药新药临床研究指导原则》（试行）确定气虚痰湿、瘀毒互结证诊断标准：咳嗽，咳痰，胸闷气短，神疲乏力，气短喘促，食欲不振，纳呆便溏，舌质紫暗或有瘀斑，苔白腻，脉弦细滑。

1.3　治疗方法

1.3.1　对照组　采用抗逆转录病毒及相应的对症治疗。

1.3.2　治疗组　在对照组用药基础上，加服中药参芪愈艾汤治疗。方药组成：人参15g，黄芪30g，金银花15g，黄芩15g，白茅根30g，白蔹15g，薄荷（后下）6g。煎服方法　1200mL水浸泡30min，煎煮30min后过滤药液约350mL，第2次加水700mL，再煎30min后过滤药液约300mL，两次药汁合并，早晚各服1次，每日1剂。

两组均治疗3个月，观察疗效。

1.4　疗效判定标准

临床痊愈：临床症状、体征消失或基本消失；显效：临床症状、体征明显改善；有效：临床症状、体征均有好转；无效：临床症状、体征均无明显改善，甚或加重。

有效率＝（临床痊愈＋显效＋有效）/$n \times 100\%$

1.5　生活质量评定标准

按Karnofsky体力状况计分标准评定：凡在疗程结束后较治疗前评分增加10分者为提高，减少10分者为降低，增加或减少不及10分者为稳定。

1.6　体质量变化评定标准

凡治疗后体质量较治疗前增加≥1kg者为增加；凡治疗后体质量较治疗前减轻≥1kg者为降低；凡治疗后体质量较治疗前增加或减少<1kg者为稳定。

1.7　统计学方法

应用SPSS19.0统计学软件进行统计分析，计量资料采用t检验，计数资料采用χ^2检验。$P<0.05$为差异有统计学意义。

2　结果

2.1　两组患者临床疗效比较

见表1。

表1　两组患者临床疗效比较　例

组别	n	临床痊愈	显效	有效	无效	有效率/%
对照组	20	0	6	5	9	55.00
治疗组	20	1	9	7	3	85.00*

注：与对照组比较，* $P<0.05$。

2.2　两组患者生活质量比较（KPS评分）

见表2。

表2　两组患者生活质量比较（KPS评分）比较　例

组别	n	提高	稳定	降低	有效率/%
对照组	20	5	7	8	60.00
治疗组	20	9	8	3	85.00*

注：与对照组比较，* $P<0.05$。

2.3　两组患者体质量变化比较

见表3。

表3　两组患者体质量变化比较　例

组别	n	提高	稳定	降低	有效率/%
对照组	20	3	8	9	55.00
治疗组	20	15	4	1	95.00*

注：与对照组比较，* $P<0.05$。

3　典型病例

吴某，男，46岁。20世纪90年代初因多次有偿献血感染HIV，于2012年确诊为AIDS，反复出现消瘦、纳呆、发热、咳嗽等症状，导致身体状况较差，生活不能自理，服用抗病毒药物后出现严重不良反应，各种机会性感染不能得到有效控制和预防。就诊时患者咳嗽，咳痰，身体消瘦，神疲乏力，气短喘促，食欲不振，纳呆便溏，舌质暗，苔白腻，脉滑细。根据患者病情、症状及舌脉，中医诊断为气虚痰湿、瘀毒互结证，加服中药参芪愈艾汤3个月后，身体状况发生明显好转，食欲增加，体力恢复，面色红润，精力充沛，体质量从服用中药前53kg增加到现在的60kg，生活质量得到明显改善，患者现能从事各种体力劳动。

4　讨论

艾滋病患者免疫功能部分或完全丧失，导致人体功能障碍，以各脏器实质性损伤为特点，合并多种机会性感染，直至人体死亡。目前尚无针对HIV的特效药。

中医学历代文献中无艾滋病病名记载，但根据其发病过程及临床特征，可将其归属"疫病""伏气温病""虚劳""五劳损伤"等范畴。病因与温病学"伏气"相似，因其逾时而发，符合温病学"伏气温病"特点，HIV感染人体后病毒在机体持续复制并损伤人体正气，"虚、毒、湿"三气结合、正虚毒损、湿病缠绵是艾滋病的病机特点。治疗上，若单纯抗毒则正气难支；若单纯扶正则毒气难去，且有闭门留寇之虞；若单纯化湿则毒损难顾。因此笔者提出“扶正抗毒化湿”的治疗思维，扶正、抗毒、化湿同步进行，比较切合病机。参芪愈艾汤是笔者于2010年在民间老中医邢吉善祖传秘方的基础上结合患者实际病情精选药物，并在临床上反复验证而得。为进一步验证疗效，笔者筛选服用抗病毒药物有抗药性及病情较重的20例艾滋病患者作为观察对象，本研究发现，治疗组患者病情得到明显控制，体质量增加，生活质量等方面均有显著改善。由于大部分HIV/AIDS的患者均出现体质量下降、消瘦、恶病质等症状，并且死亡是一个总趋势。通过服用参芪愈艾汤治疗后患者的体质量明显增加，这对延长生命、提高生存质量以及可延续治疗提供了一个先决条件。

笔者提出扶正抗毒化湿思想是基于中医学“治病求本，标本兼治”理论。治疗上标本兼治，扶正、抗毒、化湿同步进行，标本并治。方中人参大补元气，补肺脾心肾之气，对HIV感染后的机体各脏器损伤均有补益作用，有增强机体免疫力的作用，可因机体的功能状态不同有双向调节作用。黄芪补益脾肺之气，有抗疲劳、增加机体免疫力作用。关于黄芪治疗艾滋病的报道甚多，如刘猛观察到，黄芪可提高HIV感染者CD_4^+细胞数，对HIV复制有一定的抑制、免疫调节作用。朱建光等还观察到，黄芪对心肌的正性肌力作用，对缺血、缺氧、感染病毒心肌有保护作用，还具有促进病毒诱生干扰素以及抗体和补体合成的作用；另有学者从分子生物学水平角度证实了黄芪确实有阻止CD_4^+、CD_8^+细胞死亡，提高免疫力，治疗艾滋病的作用。由于人参、黄芪二药调整、增加了机体的免疫力，对治疗HIV/AIDS起到了决定性的作用。金银花清热解毒，现代药理研究证实其具有抗病毒作用。《本草纲目》曰：“金银花……治一切风湿气及诸总毒，杨梅疮，散热解毒。”可用于温病的卫、气、营、血各阶段，对免疫系统有双向调节作用。故对艾滋病感染后造成的“伏气温病”有清解作用，善透伏邪，三药共为君药。黄芩具有清热、燥湿、泻火、解毒作用，使HIV感染后造成的毒得以解，湿得以燥，火得以泄，为臣药。药理研究发现黄芩苷及黄芩苷元均能抑制逆转录酶活性，在细胞培养实验中可抑制HIV。以上四药在HIV/AIDS治疗中发挥着相须相使的作用。白茅根，民间谓其治疫良药，具有清热凉血解毒作用。《本草正义》曰“白茅根，寒凉而味甚甘，而不伤于燥，又不黏腻，故凉血而不虑其瘀。”白蒜解毒、杀虫。《名医别录》日：“散痈肿，杀毒气。”属免疫激发型药物，有利于抗毒解毒。二药共为佐药。薄荷疏风散热，透疹止痒，又有疏肝行气、和中化湿及祛暑湿秽浊之气的功效。全方补而不腻、燥而不刚、凉而不寒、透而不过、解毒不伤正，共奏扶正抗毒、燥湿解毒、凉血透毒之功，又有提高、调整机体免疫力的作用。

参考文献（略）

（出自《中医学报》2016年第31卷第2期第155－157页）

芪精抗艾胶囊治疗艾滋病

南红梅[1]，南　征[1*]，臧立权[2]，王雪冰[2]，金惠英[3]，李　娜[3]，王学杰[3]
（1. 长春中医药大学附属医院，长春 130021；2. 吉林市船营区搜登站中心卫生院，吉林 132212；
3. 长春中医药大学，长春 130117）

摘要　目的　观察芪精抗艾胶囊治疗艾滋病的疗效。方法　治疗组50例，口服芪精抗艾胶囊、拉米夫定、齐多夫定、奈韦拉平联合治疗；对照组50例，用拉米夫定、齐多夫定、奈韦拉平联合治疗。4周为1个疗程。结果　6个疗程后，治疗组总有效率为90%，对照组为70%。治疗组治疗后CD_4^+ T淋巴细胞水平均明显上升，而对照组治疗后CD_4^+ T淋巴细胞水平无明显改善，2组治疗后CD_4^+ T淋巴细胞比较，差异有统计学意义（$P<0.05$）。2组中医症状均有改善，治疗组优于对照组。结论　芪精抗艾胶囊能明显升高艾滋病患者的CD_4^+ T淋巴细胞的水平，下降病毒载量，改善临床症状。

关键词　艾滋病；芪精抗艾胶囊；CD_4^+ T淋巴细胞

艾滋病（acquired immunodeficiency syndrome，AIDS）即获得性免疫缺陷综合征，是人体感染了人类免疫缺陷病毒HIV（human immunodeficiency virus）所导致的一种传染病。该病毒可导致被感染者CD_4^+ T淋巴细胞数量减少，免疫功

基金项目：“十一五”国家科技重大专项课题（2008ZX10005－012）

能部分或完全丧失，继而发生多系统、多器官、多病原体的机会性感染和肿瘤等，临床表现形式多种多样。芪精抗艾胶囊是吉林省名中医南征教授制定的方剂，用于治疗艾滋病50例，现报道如下。

1 临床资料

1.1 诊断标准

中华人民共和国卫生部2008年2月28日发布的卫生行业标准《艾滋病和艾滋病病毒感染诊断标准》。排除下列情况：1）诊断性资料不全的患者；2）患有严重的精神及神经疾病患者；3）不愿接受本调查研究者。

1.2 一般资料

100例患者均为吉林市关爱医院患者。治疗组50例，对照组50例。经统计学处理，2组病例在性别、年龄、病程及病情方面比较无统计学意义（$P>0.05$），具有可比性。

2 治疗方法

2.1 治疗组

以芪精抗艾胶囊治疗。药物由黄芪、黄精、土茯苓、厚朴、槟榔、草果仁、知母、芍药、黄芩、甘草等组成。每次取120mL，2次/d，温服。拉米夫定：300mg，1次/d，口服；齐多夫定：300mg，2次/d，口服；奈韦拉平200mg，1次/d，口服。

2.2 对照组

拉米夫定300mg，1次/d，口服；齐多夫定300mg，2次/d，口服；奈韦拉平200mg，1次/d，口服。

2.3 观察指标

生化指标CD_4^+ T淋巴细胞、病毒载量在治疗前后的变化。

2.4 统计学处理

用SPSS13.0统计软件，数据用均数±标准差（$\bar{x}\pm s$）表示，等级资料采用秩和检验，计量资料采用t检验。

3 结果

3.1 疗效标准

临床疗效评价标准参照国家中医药管理局中医药防治艾滋病工作组织协调小组办公室《五省中医药治疗艾滋病项目临床技术培训资料》。

3.2 结果

治疗组总有效率为90%，对照组为70%，2组比较治疗组优于对照组，差异有统计学意义（$P<0.05$）。治疗组治疗后CD_4^+ T淋巴细胞的水平均明显上升，差异具有统计学意义（$P<0.05$），而对照组治疗前后CD_4^+ T淋巴细胞的水平则无明显改善，差异无统计学意义（$P>0.05$）。治疗组与对照组治疗后CD_4^+ T淋巴细胞比较，差异具有统计学意义（$P<0.01$）。2组病毒载量比较有统计学意义（$P<0.01$）。2组中医症状均有改善。见表1～4。

表1 2组疗效比较（$n=50$） 例（%）

组别	有效	稳定	无效	总有效率/%
治疗组	17（34）	28（56）	5（10）	90$^{\#}$
对照组	10（20）	25（50）	15（30）	70

注：与对照组比较，$^{\#}P<0.05$。

表2 2组患者治疗前后CD_4^+ T淋巴细胞的比较（$\bar{x}\pm s$，$n=50$）

组别	治疗前/mm^3	治疗后/mm^3
治疗组	376.12±245.32	436.54.00±219.07.3$^{\#▲}$
对照组	307.86±161.12	281.52.14±215.22.0

注：治疗前后比较，$^{\#}P<0.05$；与对照组治疗后比较，▲$P<0.01$

表3 2组患者治疗前后病毒载量变化（$n=50$） 例

组别	下降	<LDL	上升
治疗组	9$^{\#\#}$	38	3
对照组	3	35	12

注：与对照组比较，$^{\#\#}P<0.01$。

表4 2组治疗前后中医症状积分的比较

项目	组别	治疗前				治疗后				组内	组间
		－	＋	＋＋	＋＋＋	－	＋	＋＋	＋＋＋	P	P
乏力	1	0	32	15	3	9	41	0	0	<0.01	<0.01
	2	3	8	24	15	0	5	31	14	>0.05	
气短	1	4	11	18	17	15	9	22	4	<0.01	<0.05
	2	6	9	22	13	18	10	13	9	>0.05	
疼痛	1	1	2	31	16	14	9	23	4	<0.01	<0.05
	2	6	8	24	12	13	9	20	9	>0.05	
腿脚麻木	1	1	7	26	16	11	11	25	3	<0.01	<0.05
	2	7	8	24	11	10	11	22	7	>0.05	

续表

项目	组别	治疗前				治疗后				组内	组间
		-	+	++	+++	-	+	++	+++	P	P
易汗出	1	4	9	21	16	27	11	8	4	<0.01	<0.05
	2	4	18	29	8	23	12	7	8	<0.01	
易感冒	1	1	11	32	6	29	110	11	0	<0.01	<0.05
	2	5	13	24	8	25	9	10	6	<0.01	
发热	1	1	21	26	2	31	14	5	0	<0.01	<0.05
	2	5	18	26	1	25	12	6	7	<0.01	
皮肤瘙痒	1	4	14	24	8	31	8	11	0	<0.01	<0.05
	2	2	19	24	5	25	4	16	5	<0.01	
皮疹	1	6	27	17	0	33	8	9	0	<0.01	<0.05
	2	3	25	20	2	25	6	18	1	<0.01	
口疮	1	11	35	4	0	40	7	3	0	<0.01	<0.05
	2	6	36	8	0	36	4	9	1	<0.01	
咳嗽	1	3	17	23	7	36	5	9	0	<0.01	<0.05
	2	7	18	19	6	32	6	4	8	<0.01	
咳痰	1	3	22	20	5	36	5	8	1	<0.01	<0.05
	2	8	23	17	2	32	6	5	7	<0.01	
气喘	1	3	22	16	9	31	6	12	1	<0.01	<0.05
	2	10	28	18	4	41	8	5	6	<0.01	
头晕	1	3	10	24	13	23	9	18	0	<0.01	<0.05
	2	7	17	21	5	27	7	11	5	<0.01	
心慌	1	1	8	24	17	19	8	21	2	<0.01	<0.05
	2	4	16	23	7	21	8	13	8	>0.05	
腹痛	1	10	25	14	1	27	12	11	0	<0.01	<0.05
	2	15	20	12	3	26	8	12	4	>0.05	
腹胀	1	9	25	15	1	27	12	12	3	<0.01	<0.05
	2	16	16	13	5	27	7	7	9	>0.05	
腹泻	1	6	15	28	1	24	9	16	1	<0.01	<0.05
	2	14	15	21	0	22	4	22	2	>0.05	
便秘	1	11	32	7	0	29	11	10	0	<0.05	<0.05
	2	13	24	13	0	27	13	10	0	<0.05	
恶心	1	13	24	13	0	31	14	5	0	<0.01	<0.05
	2	13	23	13	1	29	9	5	7	<0.05	
呕吐	1	15	32	3	0	31	16	3	0	<0.01	<0.05
	2	12	27	11	0	29	12	7	2	<0.01	

注：1 为治疗组，2 为对照组。

从表 4 可以看出，治疗组、对照组对中医症状均有改善，治疗组优于对照组。治疗组改善易感冒、咳嗽、咳痰、皮肤瘙痒、易汗出等症状排在前 5 位。

4 讨论

近年在艾滋病的治疗上，除了抗逆转录酶活性药物以外，还有蛋白酶抑制剂，且证明将几种药物联合治疗将显著提高抗 HIV 的治疗效果。这种治疗方法不良反应大，价格贵，容易产生耐药性。故中医药治疗艾滋病将对本病的防治以及减轻患者的经济负担，提高生存率有着极为重要的意义。

芪精抗艾胶囊系达原饮加减而成，主要治疗温疫秽浊毒邪伏于膜原。艾滋病则属于中医的“瘟疫”“温病”的范畴。《重订通俗伤寒论》说“膜者，横膈之膜；原者，空隙之处。外通肌腠，内近胃腑，即三焦之关键，为内外交界之地，实一身之半表半里也。”《温疫论》说“疫者感天地之疠气，……邪从口鼻而入，则其所客，内不在脏腑，外不在经络，舍于伏膂之内，去表不远，附近于胃，乃表里之分界，是为半表半里，即《针经》所谓‘横连膜原’者也。”虽然HIV侵犯人体可出现各种不同的临床表现，作用机制纷繁复杂，但其总的病机是邪正斗争。正气与邪气的消长，决定了艾滋病的全过程。中医药治疗艾滋病总的着眼点是扶正固本，解毒祛邪。方用黄芪，黄精为君药，黄芪补气升阳，黄精滋阴填髓，两药合用可气阴双补。槟榔辛散湿邪，化痰破结，使邪速溃；厚朴芳香化浊，理气祛湿；草果辛香化浊，辟秽止呕，宣透伏邪。共为臣药。以上3药气味辛烈，可直达膜原，逐邪外出。凡温热疫毒之邪，最易化火伤阴，故用白芍、知母清热滋阴，并可防诸辛燥药之耗散阴津；黄芩苦寒，清热燥湿，土茯苓通络解毒除湿，共为佐药。配以甘草生用为使者，既能清热解毒，又可调和诸药。全方合用，共奏开达膜原、辟秽化浊、清热解毒之功，可使秽浊得化，热毒得清，阴津得复，则邪气溃散，速离膜原。

结果表明，治疗组与对照组疗效有统计学意义，治疗组疗效优于对照组，总有效率为90.0%。芪精抗艾胶囊可升高 CD_4^+ T淋巴细胞的水平，治疗后为（436.54 ± 219.07），降低病毒载量，改善临床症状，其排名先后依次为易感冒，咳嗽、咳痰、皮肤瘙痒、易汗出、口疮、乏力、头晕、心慌、气喘、疼痛、皮疹、发热、腿脚麻木、恶心、腹泻、气短、呕吐、腹痛、便秘、腹胀。中医治未病还重视心理因素在疾病形成、发展中的重要作用，对患者进行心理健康教育，使患者减轻心理负担，积极配合医生进行有效的预防和治疗。中药治疗本病尚未发现明显的毒副作用，不但能缓解患者的痛苦，还能提高机体的免疫功能，提高生存质量。

参考文献（略）

（出自《吉林中医药》2014年第34卷第3期第265－268页）

益气化瘀解毒方治疗艾滋病临床研究

黄荣师，连晓明，何金玉，林金秘，廖炯，骆安德，覃琼珍
（来宾市人民医院，广西 来宾 546100）

摘要 目的 观察益气化瘀解毒方治疗艾滋病的临床疗效。方法 将60例艾滋病患者随机分为两组。对照组30例，按常规进行抗病毒治疗；治疗组30例，在对照组用药基础上联合益气化瘀解毒方治疗。比较两组患者治疗后症状、体征、卡诺夫斯基积分、CD_4^+ T淋巴细胞计数、肝肾功能及血常规变化情况。结果 治疗组治疗后临床症状、体征、卡诺夫斯基积分、CD_4^+ T淋巴细胞计数、肝肾功能及血常规改善情况。结果 治疗组治疗后临床症状体征、卡诺夫斯基积分、CD_4^+ T淋巴细胞计数、肝肾功能及血常规改善情况均优于对照组，差异有统计学意义（$P<0.05$）。结论 益气化瘀解毒方治疗艾滋病临床疗效显著，且具有保护肝肾功能、提高免疫功能、降低不良反应的作用。

关键词 艾滋病；益气化瘀解毒方；高效抗逆转录病毒治疗

艾滋病是由人类免疫缺陷病毒（human immunodeficiency virus，HIV）感染人体所引起的获得性免疫缺陷综合征（acquired immunodeficiency syndrome，AIDS），以免疫系统损害和机会性感染为主要特征，临床表现多样性，患者免疫功能部分或完全丧失，CD_4^+ 细胞数量明显减少。因此，CD_4^+ 细胞计数是病情变化的重要指标，也是判断预后及疗效观察的重要评价指标。由于高效抗逆转录病毒治疗（highly active antiretroviral therapy，HAART）的不良反应、耐药性、免疫重建及昂贵价格等原因，使发展中国家的应用受到限制，并有20% ~ 30% 的患者应用HAART疗法后无法实现免疫功能恢复。中药治疗AIDS用药方便、经济实惠、不良反应少。中药治疗艾滋病研究也为全世界抗击AIDS提供了一条有效途径。本研究将经来宾市疾病预防控制中心确诊的在来宾市人民医院进行抗病毒治疗的HIV／

基金项目：来宾市科技局科研资金资助项目（20143622）

AIDS 患者作为研究对象，研究益气化瘀解毒方治疗 AIDS 的临床疗效。

1 资料与方法

1.1 一般资料

60 例均为 2014 年 1 月—2015 年 1 月经来宾市疾病预防控制中心确诊、来宾市人民医院治疗的 HIV/AIDS 患者，且均为首次抗病毒治疗。采用随机数字表法分为两组。治疗组 30 例中，男 20 例，女 10 例；年龄 18 ~ 65（38.6 ± 8.3）岁；治疗前 CD_4^+ 细胞 29 ~ 365（199.42 ± 78.50）μL^{-1}；发病时间最长 15 个月；检测出 HIV 时间最长 28 个月。对照组 30 例中，男 22 例，女 8 例；年龄 19 ~ 63（39.7 ± 8.7）岁；治疗前 CD_4^+ 细胞 50 ~ 350（214.33 ± 67.91）μL^{-1}；发病时间最长的 19 个月；检测出 HIV 时间最长 19 个月。两组患者年龄、性别、CD_4^+ 细胞状况等一般资料比较，无显著性差异（$P>0.05$），具有可比性。60 例均有乏力、气短、纳差、舌体淡胖、舌质紫暗、淋巴结肿大等气虚证和血瘀证的临床表现。

1.2 病例纳入标准

①经来宾市疾病预防控制中心确诊的在来宾市人民医院进行抗病毒治疗的 HIV/AIDS 患者，依从性较好，能坚持配合治疗和接受检测者；②CD_4^+ 基线≤500μL^{-1}，或免疫功能重度下降明显者；③年龄 18 ~65 周岁；④基础体检正常，无明显机会性感染或机会性感染已控制良好。

1.3 病例排除标准

①合并有糖尿病、甲状腺功能亢进、肿瘤、风湿病等可能影响免疫功能的基础疾病；②怀孕或哺乳期妇女；③合并有重度精神病的患者。

1.4 治疗方法

对照组 30 例，按常规进行抗病毒治疗，HAART 治疗方案：齐多夫定片 + 拉米夫定片 + 依非韦伦片，早晚各 1 次，口服。其中齐多夫定 + 拉米夫定，每次 1 片，依非韦伦每次 1 片。治疗组 30 例，在知情同意和常规抗病毒治疗的基础上联合益气化瘀解毒方治疗，药物组成：红景天、灵芝、玄参、金银花、鸡血藤、当归，甘草等，每日 1 剂，水煎服，每日 2 次，30d 为 1 个疗程，3 个疗程后复查判定治疗效果。

1.5 疗效判定标准

1.5.1 症状及体征疗效判定标准　以食欲不振、呕吐、发热、腹泻、乏力、气短、咳嗽等为主要症状，以口糜、淋巴结肿大、皮疹等为主要体征。有效：症状和体征改善明显；无效：症状和体征无改善或加重；稳定：症状和体征改善不明显或无改变者。见表 1。

表 1　AIDS 患者症状及体征评价指标

症状及体征	有效	无效	稳定
食欲不振	食欲增加	食欲减少	无变化
呕吐	呕吐消失或次数减少	次数增加	无明显变化
发热	体温正常或下降 >2℃	体温升高	体温下降 <2℃
腹泻	消失或次数明显减少	腹泻次数增加	腹泻次数不变
乏力	自觉四肢较前有力量	乏力增加或变为	感觉无变化
	原卧床变可起床、行走	不能行走、卧床	
精神	精神状态较前好转	精神萎靡不振	感觉无改变
气短	气短消失或明显好转	气短加重	无改变
咳嗽	咳嗽消失或减轻	咳嗽加重，次数增加	咳嗽次数频率不变
口糜	病灶缩小 >30%	病灶增多 >10%	病灶变化 <30%
淋巴结肿大	肿大淋巴结缩小 >30%	肿大淋巴结增大 >30%	无变化或变化 <30%
皮疹	皮疹范围缩小 >30%	皮疹范围增加 >30%	皮疹范围无变化或变化 <30%

1.5.2 CD_4^+ 疗效判定标准　CD_4^+ 治疗后升高≥30% 或 50mm^{-3} 为有效；CD_4^+ 治疗后下降≥30% 或 50mm^{-3} 为无效；CD_4^+ 治疗后升高或下降 <30% 或 50mm^{-3} 为稳定。

1.5.3 卡诺夫斯基积分判定标准　卡诺夫斯基健康状况量表将患者的体能情况分为 11 个等级，从 100 分的无病状态 0 分的死亡，通过对 HIV/AIDS 患者全身状况进行评估，判定疗效的量化指标。积分等级分为有效，无效和稳定。卡诺夫斯基积分上升为有效；卡诺夫斯基积分下降为无效；卡诺夫斯基积分无变化为稳定。

1.5.4 肝、肾功能和血常规判定标准　有效：检测指标由异常转为正常或下降≥30%；稳定：检测指标变化 >10% 且 <30% 或无改变；无效：检测指标由正常转为异常或下降 <10%。

1.6 观察指标

观察两组患者治疗后症状、体征，卡诺夫斯基积分，CD_4^+ T 淋巴细胞计数，以及丙氨酸氨基转移酶（alanine aminotransferase，ALT）、天冬氨酸氨基转移酶（aspar - tate aminotransferase，AST）、白细胞（white blood cell，WBC）、血红蛋白（hemoglobin，Hb）、尿素氮（blood urea nitrogen，BUN）和肌酐（creatinine，Cr）等肝肾功能和血常规情况。

1.7 统计学方法

采用 SPSS 19.0 软件进行统计学分析，计量资料采用 t 检验，计数资料采用 χ^2 检验，以 $P<0.05$ 为差异有统计学意义。

2 结果

2.1 两组患者治疗前后症状、体征变化情况比较

见表 2。

表 2 两组患者治疗后症状、体征比较 例（%）

组别	n	有效	稳定	无效	有效率
对照组	30	8（26.67）	13（43.33）	9（30.00）	21（70.00）
治疗组	30	26（86.67）	2（6.67）	2（6.66）	28（93.33）*

注：与对照组比较，$^*P<0.05$。

2.2 两组患者治疗前后卡诺夫斯基积分比较

见表 3。

表 3 两组治疗后卡诺夫斯基积分比较 例（%）

组别	n	有效	稳定	无效	有效率
对照组	30	4（13.33）	24（80.00）	2（6.67）	28（93.33）
治疗组	30	9（30.00）	21（70.00）	0（0.00）	30（100.00）*

注：与对照组比较，$^*P<0.05$。

2.3 两组患者治疗后 CD_4^+ T 淋巴细胞计数变化情况比较

见表 4。

表 4 两组患者治疗后 CD_4^+ T 淋巴细胞计数变化情况比较

组别	n	有效	稳定	无效	有效率
对照组	30	7（23.33）	19（63.33）	4（13.33）	26（86.67）
治疗组	30	10（33.33）	17（56.67）	3（10.00）	27（90.00）*

注：与对照组比较 $^*P<0.05$。

2.4 两组患者治疗后肝、肾功能、血常规变化情况比较

见表 5。

表 5 两组患者治疗后肝、肾功能、血常规情况比较 例（%）

组别	n	项目	有效	稳定	无效	有效率
对照组	30	ALT	6（20.00）	20（66.66）	4（13.33）	26（86.67）
		AST	7（23.33）	21（70.00）	2（6.67）	28（93.33）
		WBC	7（23.33）	21（70.00）	2（6.67）	28（93.33）
		Hb	5（16.67）	18（60.00）	7（23.33）	23（76.67）
		Cr	8（26.67）	17（56.67）	5（16.67）	25（83.33）
		BUN	7（23.33）	21（70.00）	2（6.67）	28（93.33）
治疗组	30	ALT	9（30.00）	19（63.33）	2（6.67）	28（93.33）*
		AST	8（26.67）	21（70.00）	1（3.33）	29（96.67）*
		WBC	8（26.67）	21（70.00）	1（3.33）	29（96.67）*
		Hb	11（36.67）	18（60.66）	1（3.33）	29（96.67）*
		Cr	12（40.00）	17（56.67）	1（3.33）	29（96.67）*
		BUN	10（33.33）	19（63.33）	1（3.33）	29（96.67）*

注：与对照组比较，$^*P<0.05$。

3 讨论

20 多年来，中医界同仁孜孜不倦地探索、研究中医药治 HIV/AIDS 的临床疗效，努力寻找到一组方药或一种独特的、民族医药治疗 HIV/AIDS 的有效方法。中医药联合西医治疗 AIDS 也较单纯西药治疗者有明显效果，陈晓蓉等采用复方芪术汤联合 HAART 疗法治疗艾滋病脾虚证，在改善中医证候、提高 CD_4^+ 细胞水平方面，优于单纯的 HAART 疗法。刘恭智等在常规抗病毒治疗的基础上联合中医辨证论治 AIDS 及其并发症的疗效优于抗病毒治疗。邓联柏等经收集统计，证实具有直接抗病毒的中药有金银花、瓜蒌皮、柴胡、诃子、甘草、鸡血藤、白花蛇舌草。本研究用红景天、灵芝等益气，可提高免疫功能；黄芩、金银花、红藤、当归、甘草等清热化瘀解毒，对抗 HIV 有一定的作用。

研究表明，中药治疗可明显缓解 AIDS 患者症状、体征，提高生存质量，增加 AIDS 患者的存活率，具有不良反应低、价廉等优势。同时，中医药联合西医治疗 AIDS。也较单纯的西药治疗者有明显的效果。

AIDS 中医临床证候表现常为多脏器、多功能受损的慢性症候群，而“久病多瘀”的瘀证也常见于 AIDS 的临床证候中。毛宇湘等应用健脾益气、化浊解毒法治疗 AIDS 前期患者 20 例，结果表明，健脾益气、化浊解毒法对前期患者的免疫功能有稳定和恢复作用。王丹妮等探讨培元解毒法对无症状 HIV 感染者 CD_4^+ 计数和血清白细胞介素－8、可溶性白细胞介素－2 受体水平的影响，结果显示，培元

解毒法可降低无症状 HIV 感染者血清白细胞介素 -8、可溶性白细胞介素 -2 受体水平，提高临床疗效。而对于用益气法治疗 AIDS 的临床观察较多。南红梅等联合口服芪精抗艾胶囊治疗 AIDS，吴亚梅等应用芪苓益气片观察单纯中药治疗 AIDS 的疗效，结果均表明，HIV 感染者免疫功能较治疗前明显改善。

本研究运用益气化瘀解毒方结合 HAART 疗法治疗 AIDS，结果显示，治疗组 CD_4^+ T 淋巴细胞计数升幅较大，且治疗后肝肾功能、血常规等改善情况明显优于对照组，说明益气化瘀解毒方能够提高 HIV/AIDS 患者的免疫功能，保护肝肾功能，降低 HAART 疗法的不良反应，一定程度上可以减缓艾滋病的发病率和进程。

参考文献（略）

（出自《中医学报》2015 年第 30 卷第 10 期第 1387 - 1389 页）

壮药“抗艾 1 号”干预 HIV 感染治疗疗效对比观察

钟 鸣[1]，吴锋耀[2]，宋兴武[1]，欧 健[2]，梁飞立[3]，余胜民[1]，滕红丽[1]，蓝日春[1]

（1. 广西壮族自治区民族医药研究院，广西 南宁 530001；
2. 广西南宁市第四人民医院，广西 南宁 530023；
3. 广西横县人民医院，广西 横县 530300）

摘要 目的 通过壮药制剂“抗艾 1 号”介入 HIV 感染 ART 治疗疗效观察，探求壮医药治疗 HIV 感染的可能性，为壮医药治疗 HIV 感染寻找有效方剂。方法 选取 HIV 确诊阳性感染拟进入 ART 治疗的患者 107 人，随机分成对照组 51 例和观察组 56 例，对照组按方案给予常规 ART 抗病毒治疗，观察组在常规 ART 方案基础上，在治疗开始即加服壮药“抗艾 1 号”治疗，记录治疗前、治疗 3 个月后的症状、体征积分、血常规、肝肾功能及 CD_4^+ T 淋巴细胞等数据，对比其组内及组间治疗前后的变化。结果 壮药制剂“抗艾 1 号”介入 HIV 抗病毒治疗 3 个月后，在改善临床症状和免疫功能特别提升 CD_4^+ T 淋巴细胞效果更明显。结论 壮药制剂“抗艾 1 号”有改善艾滋病患者症状，提高免疫力和生存质量的作用。

关键词 壮医药；HIV 感染；疗效；抗艾 1 号

1 临床资料

1.1 病例选择

通过协作单位选取自 2013 年 1 月—2015 年 6 月，门诊中符合 2005 年卫生部《艾滋病诊疗指南》

诊断标准，拟进入 ART 抗病毒治疗，年龄 19 岁 ~ 67 岁，未使用其他中草药治疗的患者共 107 例。其中，南宁市第四人民医院提供 77 例，男 51 例，女 26 例；横县人民医院感染科提供 30 例，男 16 例，女 14 例。并对存在以下情况的患者予以排除：①妊娠期及哺乳期妇女，精神病患者；②急性 HIV 感染者；③合并肿瘤患者；④合并有心、肺、肝、肾、造血和内分泌系统严重原发性疾病者；⑤吸毒人员正在接受戒毒治疗或正在吸毒者；⑥依从性不良者排除在外。根据患者知情同意把 107 例患者随机分为对照组和观察组。对照 51 例（男 36 例，女 15 例），年龄 23 ~ 67 岁，平均年龄（40.64 ± 13.05）岁；体重 33 ~ 75kg，平均体重（54.33 ± 10.46）kg。观察组 56 例（男 31 例，女 25 例），年龄 19 ~ 64 岁，平均年龄（40.54 ± 12.53）岁；体重 38 ~ 76kg，平均体重（54.77 ± 8.63）kg。两组患者在年龄、体重上比较均无显著差异（$P > 0.05$），具有可比性。

1.2 治疗方法

按照 2005 年卫生部《艾滋病诊疗指南》推荐，两组患者均在治疗开始时给予抗病毒药物治疗。方案 1：AZT（齐多夫定：上海迪赛生物制药公司）300mg + 3TC（拉米夫定：安徽贝克生物制药有限公司）300mg + EFV（依非伟伦：美国默沙东澳大利亚分公司）600mg，每日 1 次；方 2：替诺福韦（TDF）300mg + 3TC300mg + EFV600mg，每日 1 次。（患者有肾功能不全是选择方案 1，有贫血倾向时选择方案 2，以上两方案在诊疗指南中抗病毒治疗疗效上显示无差异）。另外，观察组在进行抗病毒开始的同时，给予服用广西壮医医院制剂“抗艾 1 号”颗粒剂（南宁培力药业有限公司生产），每次 14g/1 小袋，每日 3 次，开水冲服。

1.3 观察指标及疗效评价

观察两组患者治疗前、治疗 3 个月后症状、体征、血

基金项目： 广西壮族自治区卫生厅中医药科技专项（GZMZ1217）

常规、肝肾功能及 CD_4^+ T 淋巴细胞变化。症状、体征积分评分标准，按照2005年国家中医药管理局制定《中医药治疗艾滋病项目临床技术方案（试行）》评判标准，采用定量记分法，各项症状根据严重、一般、轻微、阴性分别记6分、4分、2分、0分。

1.4　统计学方法

统计分析软件采用SPSS17.0软件、计量资料用t检验。

2　治疗结果

结果见表1～表4。

表1　对症状及体征积分的影响

组别	病例数	主要症状积分	次要症状积分	主要体征积分
对照组	治疗前51	3.25±3.58	1.02±1.29	0.53±1.67
	治疗后51	0.86±1.40△△△	0.39±0.63△△	0.12±0.84
观察组	治疗前56	2.57±3.07	1.63±1.90	0.70±2.21
	治疗后56	0.41±0.93△△△▲	0.45±1.33△△△	0.05±0.40△

组内治疗前后比较：P<0.05，△△P<0.01，△△△P<0.001（以下各表同）；
组间治疗前后比较：▲P<0.05，▲▲P<0.01，▲▲▲P<0.001（以下各表同）。

表2　对血常规的影响

组别	病例数	WBC（$\times10^9$/L）	Ly总数（$\times10^9$/L）	Hb（g/L）	Plat（$\times10^9$/L）
对照组	治疗前51	5.56±1.82	1.71±0.70	125.33±25.66	190.75±73.71
	治疗后51	6.08±2.18	2.01±0.83	130.10±19.39	225.24±66.95△
观察组	治疗前56	5.72±1.43	1.81±0.83	127.02±19.77	211.00±76.17
	治疗后56	6.09±1.62	1.97±0.59	128.39±18.96	246.43±67.57△

表3　对肝肾功能的影响

组别	病例数	Cr（μmol/L）	Bun（mmol/L）	CPT（IU/L）	AST（IU/L）
对照组	治疗前51	76.55±14.19	4.51±1.39	24.28±13.50	28.95±11.04
	治疗后51	75.87±16.51	11.23±46.40	26.00±13.30	33.73±27.43
观察组	治疗前56	79.80±22.60	4.28±1.32	29.44±33.62	33.26±48.69
	治疗后56	75.89±18.71	13.95±66.46	29.79±24.77	27.90±13.86

表4　对免疫功能的影响

组别	病例数	CD_4（个/mm^3）	CD_8（个/mm^3）	CD_4/CD_8	CD_3（个/mm^3）
对照组	治疗前51	199.23±168.89	899.33±581.19	0.25±0.18	1079.81±572.444
	治疗后51	331.73±240.63△△	1062.50±567.67	0.38±0.29△△	1439.42±695.79△△
观察组	治疗前56	255.35±158.97	953.48±559.59	0.30±0.19	1164.49±654.09
	治疗后56	393.00±217.34△△△	969.29±461.56	0.47±0.30△△△	1412.89±615.48

2.1　表1结果分析

对照组治疗3个月后症状缓解，其中，治疗前后主要症状积分具有显著性差异（$P<0.001$），次要症状积分具有显著性差异（$P<0.01$）。观察组治疗3个月后症状缓解治疗前后主要症状积分、次要症状积分均具有显著性差异（$P<0.001$），主要体征积分具有显著性差异（$P<0.05$）。观察组经3个月治疗后，主要症状明显缓解，与对照组比较，差异具有显著性（$P<0.05$），次要症状及主要体征积分与观察组比较均无显著性差异。

2.2　表2结果分析

对照组及观察组经3个月治疗后，血小板数量均有不同程度的回升，治疗前后组内比较均有显著性差异（$P<0.01$），其余血常规指标差异不具显著性。

2.3　表3结果分析

ART治疗及ART加壮药治疗均对肝肾功能无影响。

2.4　表4结果分析

对照组经ART疗法治疗3个月后，CD_4、CD_4/CD_8和CD_3均有明显回升，治疗前后组内比较均有显著性差异（$P<0.01$）。观察组经ART疗法加壮药治疗3个月后，CD_4、

CD_4/CD_8 有明显回升，治疗前后组内比较均有显著性差异（$P<0.001$），CD_3 亦有一定程度显回升，观察组3个月治疗后在提升 CD_4、CD_4/CD_8 指标方面要优于对照组，但经统计学处理无显著性差异（$P>0.05$）。

3 结论

本课题目的是通过壮药制剂“抗艾1号”介入HIV感染抗病毒治疗过程，通过对比疗效，探求壮医药治疗HIV感染的可能性，为壮医药治疗HIV感染寻找有效方剂，从临床数据统计，经ART治疗3个月的对照组和ART治疗加壮药制剂“抗艾1号”的观察组在疗效均有明显效果，表现在主要症状积分、次要症状积分、主要体征积分均有明显改善，两组比较壮药制剂“抗艾1号”介入HIV抗病毒治疗，在改善临床症状和免疫功能特别提升 CD_4^+ T淋巴细胞效果更明显。

4 讨论

4.1 壮医对艾滋病病因病机的认识

艾滋病（英文名：acquired immunodeficiency syndrome，AIDS，壮文名：aiswhbing）又称获得性免疫缺陷综合征，是由人类感染免疫缺陷病毒（HIV）引起的具有较强传染性的疾病。HIV感染后能破坏人体的免疫功能，机体易发生各种机会性感染和恶性肿瘤。壮医历史上虽无艾滋病之名，但根据其潜伏期较长，病情持续进展，病状起伏多变，最终以全身阴阳气血虚损殆尽为主要病理过程，从其传播方式、流行情况、发病特点、临床表现以及预后转归等方面来看，艾滋病应归属于壮医“瘴病”“疫病”“虚病”等范畴。

壮医认为，凡疫必有毒，其毒必传染。所谓毒，是对一切致病因素的总称。毒的种类多种多样，有痧毒、瘴毒、蛊毒、风毒、湿毒、热毒、寒毒等。毒之所以致病，一是因为毒性本身与人体正气势不两立，正气可以祛邪毒，邪毒也可损伤正气，两者争斗，正不胜邪，则影响三气同步而致病。

HIV病毒为疫毒之一种，其通过破损之肌肤、生殖孔道传染他人，或由母体通过咪花肠（胞宫）传给胎儿。这种传染性极强的“疫毒”，通过以上渠道侵入人体，藏于三道二路、脏腑经脉内外，养精蓄锐，择机而发。

早期（急性期）感受疫毒之时，一般没有特异性症状，只有通过化验检查才能得知；中期（无症状期），可因疫毒渐长，影响五脏六腑，阴阳气血渐现不足，使机体预防普通毒邪的功能减弱，或影响气道、谷道或水道的功能，气血阴阳渐亏，患者易于感冒、腹泻等，且比常人难以康复；后期（艾滋病期），疫毒炽盛，机体抵抗力大大减弱，毒邪深入三道二路和经脉，随经脉扩散，直接毒害脏腑，全身气机不行，三道两路功能障碍，疫毒与痰毒、瘀血等结成肿块，百病渐生；终末期（艾滋病期）之时，疫毒盛而不衰，而患者体内的阴阳气血涸竭，终至身亡。艾滋病患者终因全身衰竭而亡，壮医认为其也是“虚病”之一种。

4.2 壮医对艾滋病治疗的认识

壮医认为，毒是艾滋病发生发展的致病条件，虚是艾滋病发生发展的内在原因和病后必然结果。当并发感染时，则有热毒、湿毒夹杂的情况。在艾滋病发生发展的全过程，始终存在着邪毒炽盛与正气损伤的双重因素，只不过，在不同的临床时期，二者的程度各有轻重。因此，补助正气，兼顾祛毒是壮医治疗艾滋病的基本治则。

艾滋病发病期间，以发热、消瘦、盗汗、困倦、纳呆、腹泻、发斑、全身淋巴结肿大为主要临床表现。壮医治疗原则，早期以扶正排毒为主，争取制止或延缓疫毒发作；中后期以扶正为主，兼顾排毒，以延长生存年限，提高生存质量。

对于中后期（艾滋病期）的患者，由于艾滋病疫毒扩散于五脏，深入筋脉组织，毒气益甚，气血益亏，临床出现发热、消瘦、盗汗、困倦、纳呆、腹泻、发斑、全身淋巴结肿大等为主要临床表现。

壮医将艾滋病发病期分为3个类型进行论治：

气道损害：艾滋病患者，除艾滋病特异性临床异常表现之外，气道损害更甚，气道功能障碍更为严重，出现剧烈咳嗽、气喘难以平卧、痰多腥臭、胸痛彻背、咯血不止、口唇紫绀等。治疗以调气道，补气血，祛疫毒为原则。

谷道损害：艾滋病患者，除艾滋病特异性临床异常表现之外，谷道损害更甚，谷道功能障碍更为严重，出现剧烈胴尹（胃痛）、腊胴尹（腹痛）、腹胀如鼓、食滞不化、屙泻（泄泻）不止、便血难止等。治疗以调谷道，补气血，祛疫毒为原则。

龙路火路损害：艾滋病患者，除艾滋病特异性临床异常表现之外，龙路火路损害更期，龙路火路功能障碍更为严重，出现全身关节或肌肉剧烈疼痛、皮下出血、紫癜此起彼伏、剧烈头痛或四肢烧灼样疼痛、精神异常等。治疗以调龙路火路，补气血，祛疫毒为原则。

4.3 壮药“抗艾1号”作用分析

治疗艾滋病，当从清热解毒和补虚扶正两个方面入手。本课题根据以上壮医对艾滋病的认识，选配壮药中具有解毒，补虚的壮药，制成便于服用的壮药“抗艾1号”颗粒冲剂，对HIV感染者进行介入性治疗，其中，黄花参味甘，性平，具有大补气血、壮腰壮骨、祛湿解毒、活血止血的功能；五指毛桃味甘，性平，具有益气化痰、通乳下血、舒筋通路的功效。二药配合，可针对艾滋病患者病后气血大损、体质虚弱的现状而峻补气血，顾护正气；土茯苓味甘淡，性平，具有解毒、除湿、利关节的功效；白花蛇舌草味甘、淡，性凉，具有清热解毒、利湿消痈、抗癌消肿等功效，也是治疗恶性疾病的常用药。四味合用，攻补兼顾，补消结合，是治疗艾滋病毒邪炽盛、正气大亏的主药。牛大力、千斤拔等药为补益气血，活络通经之常用壮药，山银花、山芝麻、解毒草等均为清热解毒、凉血消肿、化瘀通络的药物加强补助之功，增大杀毒灭艾之力，是为帮药。主中的诸多补药，兼有公药性质；数味泻药，兼有母药性质。公母相配，阴阳调和，对于治疗处于正气大补虚，艾毒正盛阶段的艾滋病患者，可起到积极的纠治作用。

本课题在壮医药理论的指导下，在免疫考核指标如 CD_4^+ T细胞水平和 CD_4^+/CD_8^+ T细胞比值的基础上，采用一些发热、咳嗽、乏力、纳呆、腹泻、恶心、呕吐、脱发、头痛、皮疹、黏膜溃疡、卡波西肉瘤、淋巴结肿大等主客观性指标的结果进行量化积分，作为评价标准。经临床观察表明壮药“抗艾1号”颗粒冲剂配合常规抗病毒治疗艾滋病临床疗效较好，为开发利用壮药制剂于艾滋病提供临床资料。我们相信，随着壮医理论研究及临床水平的不断提高，壮医药独具特色的理论及经验方剂最终将为壮医药攻克艾滋病发挥积极作用。

参考文献（略）

（出自《中国民族医药杂志》2015年第21卷第8期第3－5页）

驱邪培元汤对艾滋病患者临床 CD_4^+ T细胞及胃肠功能的影响

王建云，张淑萍，周莹荃，魏宝楚

摘要 目的 观察中药“祛邪培元汤”对艾滋病患者 CD_4^+ T细胞及胃肠功能的影响，为临床中医治疗艾滋病提供理论基础。方法 将42例患者随机分为两组，对照组采用高效抗反转录病毒治疗（HAART方案），观察组在对照组治疗基础上，给予中药“祛邪培元汤”治疗，两组患者治疗持续9个月。观察治疗前后两组患者的胃肠功能改善情况，以及治疗前，治疗3、6、9个月时两组患者 CD_4^+ T细胞的变化情况。结果 经过为期9个月的治疗，与治疗前相比，两组患者脾胃症状均得到改善（$P<0.001$），治疗组在改善脾胃症状方面优于对照组（$P<0.001$）。在治疗第6、第9个月时，治疗组 CD_4^+ T细胞计数分别为（367.95±150.40）个/μl、（433.29±163.69）个/μl，与对照组及治疗前相比，有显著性提高（$P<0.05$）。结论 HAART结合中药“驱邪培元汤”治疗艾滋病，可提高患者机体免疫功能并改善脾胃症状。

关键词 艾滋病；中医药治疗；CD_4^+ T淋巴细胞；脾胃症状

艾滋病（acquired immunodeficiency syndrome，AIDS）是由人类免疫缺陷病毒（human immunodeficiency virus，HIV）感染人体引起的一种传染性疾病，主要导致患者免疫功能缺失，进而并发各种严重的机会性感染。AIDS患者免疫功能缺陷主要表现在 CD_4^+ T细胞数量与质量的降低，同时还伴有不同程度的脾胃症状，诸如食欲不振、食欲减退、恶心、呕吐、呃逆、腹胀等，从中医角度来讲，该临床症状是由于肝肾阴亏、气血两虚、热毒炽盛和瘀血内结所致。高效抗反转录病毒治疗（highly active antiretroviral therapy，HAART）能有效地抑制HIV的复制和长期维持极低的病毒量，但不可能完全恢复艾滋病患者的免疫功能。研究表明中医药在提高AIDS患者免疫功能和改善脾胃症状具有一定的作用。我院自2011年3月开始用中药“祛邪培元汤”结合HAART治疗艾滋病患者，临床疗效满意。现报道如下。

1 资料与方法

1.1 研究对象

经过本院伦理审查委员会批准之后，选择42例门诊长期随诊病例，所有人选患者需满足以下条件：（1）经AIDS确证实验确诊为艾滋病；（2）年龄：18～70岁，男女均可；（3）CD_4^+ ≤500细胞/μl；（4）自愿签署知情同意书并接受本次中医药治疗的患者。同时排除以下情况：（1）急性感染期的患者；（2）患有严重的精神及神经疾病；（3）严重肝、肾功能不全（转氨酶≥正常值的4倍或总胆红素≥70μmol/l_ 或肌酐检测值高于正常值1.5倍）者；（4）过敏体质者；（5）孕妇；（6）有酗酒史，不能终止酗酒者。

1.2 诊断标准

所有入选患者需满足以下临床艾滋病诊断标准以及中医关于艾滋病的证型，即：（1）艾滋病的诊断根据国家标准《HIV/AIDS的诊断标准和处理原则》。所有观察人群均经“甘肃省疾控中心艾滋病实验室”确证实验阳性。（2）中医诊断：证属脾虚不运，湿阻中焦。症见恶心、呕吐、腹胀、纳呆、胃脘痛、呃逆、苔腻、脉滑。

1.3 治疗方法

采用随机方法将长期门诊人组患者分为观察组（21例）和对照组（21例），两组患者均按照“国家免费艾滋病抗病毒药物治疗手册”标准进行抗病毒治疗。HAART药物组成：齐多夫定（AZT）300mg 2/日 + 拉米夫定（3TC）300mg 1/日 + 奈韦拉平（NVP）200mg 2/日。治疗组加服“祛邪培元汤”。该汤剂包含黄芪、党参、柴胡、山药、茯苓、白术、丹参、板蓝根、天花粉、黄芩、甘草等。每一剂制成水煎剂100mL×2袋，每日两次，每次一袋。共持续治疗9个月。

1.4 症状计分标准

按照以下计分对患者的主要胃肠症状进行评分。纳呆：无症状计0分；食欲较差，食量减少1/3计2分；食欲不佳，食量减少1/2计4分；终日不思进食，食量减少2/3以上计6分。呕吐：无症状计0分；能忍受，不治可自行好转计2分；食后即吐，难以进食计4分；呕吐剧烈，呕吐黄水计6分。腹胀：无症状计0分；偶尔，无其他原因计1分；时有发生，无其他原因计2分；经常发生，难以忍受计3分。呃逆：无症状计0分；偶尔，可以自止计1分；时有发生，不治可自行好转计2分；经常发生，难以忍受计3分。

1.5 观察指标

观察治疗前，治疗3、6、9个月患者 CD_4^+ T细胞计数和临床脾胃症状的改变。其中 CD_4^+ T细胞计数统一由甘肃省疾控中心艾滋病实验室检验（流式细胞仪型号：FACS-Calibui 343020）。

1.6 统计学方法

所有数据用SPSS 11.0软件进行统计分析。计量资料采用均数 ± 标准差表示，两组间比较采用 t 检验，各时点 CD_4^+ T细胞计数采用重复测量方差分析进行比较，以 $P<0.05$ 为差异有统计学意义。

2 结果

2.1 患者一般情况比较

42例患者中男性39例，女性3例。年龄20～68岁，平均年龄（38.40±12.06）岁；CD_4^+ T细胞计数最高404个/μl，CD_4^+ T细胞计数最低1个/μl，平均 CD_4^+ T细胞计数（208.79±93.82）个/μl。其中两组患者在治疗前的性别、年龄、脾胃症状积分及 CD_4^+ T细胞计数组间比较没有统计学差异，P 值均大于0.05。见表1。

表1 AIDS患者治疗前一般情况比较

组别	n	性别（男/女）	年龄（岁）	脾胃症状积分（分）	CD_4^+ T细胞计数（个/μl）
对照组	21	19/2	35.90±9.26	15.71±9.68	184.85±100.05
观察组	21	20/1	40.90±14.11	18.67±9.13	232.71±82.66

2.2 脾胃临床症状积分变化

经过9个月的治疗，两组患者的脾胃症状积分见表2。结果显示，经过治疗两组均能改善患者的脾胃症状（$P<0.001$），但治疗组在改善脾胃症状方面优于对照组（$P<0.001$）。

表2 不同时期AIDS患者脾胃症状积分　分

组别	n	治疗前	治疗后
对照组	21	15.71±9.68	8.86±4.27*
观察组	21	18.67±9.13	4.38±2.16*#

注：与治疗前相比* $P<0.05$；与对照组相比# $P<0.05$。

2.3 CD_4^+ T细胞计数变化

结果显示，通过6个月治疗，对照组和治疗组患者的 CD_4^+ 水平与自身基线对比均有显著提高（$P<0.05$）。9个月治疗后，对照组和治疗组患者的 CD_4^+ 水平与自身基线对比均有显著提高（$P<0.05$），但治疗组 CD_4^+ 水平提高更为显著，且与对照组相比具有显著性差异。见表3。

表3 不同时期AIDS患者 CD_4^+ T细胞计数　个/μl

组别	n	治疗前	3个月	6个月	9个月
对照组	21	184.85±100.05	251.34±89.38	275.67±111.46*	368.00±127.58*
观察组	21	232.71±82.66	299.32±114.29	367.95±150.40*#	433.29±163.69*#

注：与治疗前相比* $P<0.05$；与对照组相比# $P<0.05$。

3 讨论

随着人类免疫缺陷病毒感染在全球范围内的快速传播，人类面临着艾滋病的严重威胁。HAART虽然大大降低了AIDS的发病率和死亡率，但药物联用受到许多限制，有报道在1154例HAART治疗患者中，因各种原因更换药物共352例次，严重的药物不良反应为302例次（26.17%），治疗失败为50例次（4.33%）。部分患者虽然病毒载量检测不到，但CD_4^+T淋巴细胞得不到有效提升；或者是CD_4^+T淋巴细胞数值上升比较满意，但是患者常有容易感冒、腹泻、纳差等正气不足、脾胃虚寒等症状，生活质量不高。祖国传统中医药在改善症状，提高免疫方面有着独特的作用和悠久的历史。国内外专家先后对上千种中草药进行了抗艾滋病药效的研究，从中已发现近百种具有抑制、拮抗HIV活性的作用，如甘草、天花粉、黄芪、柴胡、灵芝等；一般认为这些中草药能够拮抗艾滋病病毒的原因在于它们具有清热解毒、补脾益气等功效，从而可调节、增强人体免疫机能。有研究表明认为在艾滋病的治疗上，中医药可以发挥整体调节和辨证论治的优势，与西医互补，目的在于提高临床疗效，降低病死率和发病率，改善生存质量，丰富HIV/AIDS患者的治疗手段。

本研究所选取的艾滋病患者中医辨证多为正气不足，湿毒蕴内，病机以“脾虚”为主，内邪淤积；究其原因，这些患者的CD_4^+T淋巴细胞均较低，感染病毒时间较长。通过我院制定的“祛邪培元汤”在治疗6个月及9个月时，患者的CD_4^+T淋巴细胞计数均有提升，与对照组相比也具有差异性。表明在西药抗病毒的基础上加用“祛邪培元汤”治疗，患者的免疫力可得到显著提升。9个月时，两组患者的临床症状积分结果显示，无论是西药抗病毒治疗或是抗病毒同时加用中医药治疗均能改善患者的临床症状，但在抗病毒的基础上加服“祛邪培元汤”能达到更好的改善患者症状的作用，提高患者生活质量。

参考文献（略）

（出自《甘肃医药》2015年第34卷第12期第917－919页）

滋肾活血解毒法益气健脾中药治疗AIDS感染疗效及对免疫功能、ROS及NF－κB的影响

姬群英

（山东省菏泽市立医院 山东 菏泽 274000）

摘要 目的 探讨滋肾活血解毒法益气健脾中药治疗艾滋病（AIDS）感染疗效及对免疫功能、ROS及NF－κB的影响。方法 将120例AIDS感染患者按照随机数字表法分为两组，对照组60例给予西药治疗，观察组60例在此基础上加用滋肾活血解毒法益气健脾中药治疗，观察两组治疗前后中医证候积分、KPS评分、体重、病毒载量水平、T淋巴细胞亚群水平ROS及NF－κB水平，统计两组近期疗效。结果 两组治疗后头痛、发热、食欲不振、肢体困重、舌苔腻或见瘀斑及脉沉细等中医证候积分均显著低于治疗前（$P<0.05$），且观察组治疗后各项积分均显著低于对照组（$P<0.05$）；两组治疗后KPS评分和体重水平均显著高于治疗前（$P<0.05$），且观察组治疗后各项指标水平均显著高于对照组（$P<0.05$）；两组治疗后病毒载量水平均显著低于治疗前（$P<0.05$），且观察组治疗后病毒载量水平显著低于对照组（$P<0.05$）；对照组治疗前后CD_3^+和CD_4^+水平比较，差异均无统计学意义（$P>0.05$）；观察组患者治疗后CD_3^+和CD_4^+水平均显著高于对照组（$P<0.05$）；两组治疗前后CD_8^+水平比较，差异无统计学意义（$P>0.05$）；两组治疗后ROS和NF－κB水平均显著高于治疗前（$P<0.05$），但观察组治疗后各项指标水平均显著低于对照组（$P<0.05$）；观察组近期治疗总有效率显著高于对照组（$P<0.05$）。结论 滋肾活血解毒法益气健脾中药治疗AIDS感染可有效改善症状、体征，提高日常生活质量，抑制病毒复制，提高机体免疫系统功能，并有助于调节ROS和NF－κB水平。

关键词 中药；AIDS；免疫功能；ROS；NF－κB

AIDS感染患者主要临床特征为免疫功能特异性受损，可见CD_4^+T细计数持续性下降；目前临床治疗AIDS感染常规采用高效抗病毒逆转录疗法（HAART），在抑制体内HIV病毒复制增殖，加快免疫系统重建进程及降低机会性感染发生风险方面作用确切，有助于延长生存时间和降低死亡率。但HAART疗法治疗AIDS感染存在价格昂贵、毒副作用严重及长期应用后耐药性产生等问题，患者治疗依从性和耐受性较差。中医认为AIDS感染发生与邪气侵袭损伤人体内正气，导致机体免疫系统功能降低关系密切。大量临床报道证实，中医药治疗AIDS感染患者可有效稳定机体免疫系统功能，延缓病情进展及提高生存质量。2013年5月—2015年5月笔者观察了滋肾活血解毒法益气健脾中药治疗AIDS感染疗效及对免疫功能、ROS及NF－κB的影响，现报道如下。

1 资料与方法

1.1 一般资料

选取2013年5月—2015年5月本院收治的AIDS感染患者共120例，均符合《艾滋病和艾滋病病毒感染诊断标准》西医诊断标准和《中医病证诊断疗效标准》中医诊断标准，年龄18～65岁，初次治疗；排除入组前4个月服用研究相关药物，酒精及药物依赖者，恶性肿瘤者，出血倾向者，精神系统疾病者，重要脏器功能不全者，对研究药物过敏者，妊娠、哺乳期女性及临床资料不全者。将120例患者按照随机数字表法分为两组：对照组60例，男34例，女26例，年龄23～61岁，平均（44.76±5.92）岁，根据感染原因划分：性感染32例，吸毒感染18例，混合或不明感染10例。观察组60例，男37例，女23例，年龄22～63岁，平均（44.83±5.95）岁，根据感染原因划分：性感染35例，吸毒感染17例，混合或不明感染8例。两组患者一般资料比较，差异均无统计学意义（$P>0.05$），具有可比性。该研究已经伦理学委员会批准，患者知情同意。

1.2 方法

对照组给予西医治疗，即HAART疗法，具体包括：（1）拉米夫定（北京万生药业有限责任公司生产，国药准字H20110078，规格0.1g），0.1g/次，1次/d；（2）司他夫定（上海迪赛诺生物医药有限公司生产，国药准字H20020477，规格20mg），20m/次，1次/d；（3）奈韦拉平（浙江华海药业股份有限公司生产，国药准字H20030872，规格0.2g），0.2g/次，1次/d；（4）依非韦伦［澳大利亚Merck Sharp & amp; Dohme（Australia）Pty. Ltd. 生产，注册证号H20080218，规格600mg］，600mg/次，1次/d。观察组则在此基础上加用滋肾益气解毒中药治疗，组方：黄芪30g，人参30g，黄精20g，白术20g，灵芝20g，黄芩20g，女贞子20g及甘草10g，每天1剂，早晚顿服。两组治疗时间均为12个月。

1.3 观察指标与评定标准

（1）中医证候积分：根据《中药新药临床研究指导原则》分别于治疗前和治疗后12个月对头痛、发热、食欲不振、肢体困重、舌苔腻或见瘀斑及脉沉细证候进行评分，按无、轻度、中度、重度分别记为0、2、4、6分，分值越高提示病情越严重。（2）KPS评分和体重：分别于治疗前和治疗后12个月计算KPS评分和测量体重。（3）病毒载量：分别于治疗前和治疗后12个月采用PCR－荧光探针法进行病毒载量检测。（4）T淋巴细胞亚群水平：分别于治疗前和治疗后12个月采用流式细胞学法进行CD_3^+、CD_4^+及CD_8^+等T淋巴细胞亚群水平检测。（5）NF－κB和ROS水平：分别于治疗前和治疗后12个月采用ELISA法对NF－κB和ROS水平进行检测。（6）临床疗效：标准评定，显效：症状、体征明显减轻或消失，中医证候积分减分率为>70%；有效：症状、体征有所减轻，中医证候积分减分率为30%～70%；无效：未达上述标准。显效＋有效＝总有效。

1.4 统计学处理

采用SPSS20.0软件对所得数据进行统计分析，计量资料用（$\bar{x}\pm s$）表示，比较采用t检验；计数资料以率（%）表示，比较采用χ^2检验。以$P<0.05$为差异有统计学意义。

2 结果

2.1 两组治疗前后中医证候积分比较

两组治疗后头痛、发热、食欲不振、肢体困重、舌苔腻或见瘀斑及脉沉细等中医证候积分均显著低于治疗前（$P<0.05$），且观察组治疗后各项积分均显著低于对照组（$P<0.05$），见表1。

2.2 两组治疗前后KPS评分和体重水平比较

两组治疗后KPS评分和体重水平均显著高于治疗前（$P<0.05$），且观察组治疗后各项指标水平均显著高于对照组（$P<0.05$），见表2。

表1 两组治疗前后中医证候评分比较（$\bar{x}\pm s$） 分

组别	头痛		发热		食欲不振	
	治疗前	治疗后	治疗前	治疗后	治疗前	治疗后
观察组（n＝60）	4.31±1.05	0.78±0.19	4.15±0.97	0.72±0.16	4.30±0.93	0.86±0.18
对照组（n＝60）	4.39±1.08	1.81±0.52	4.22±1.00	1.80±0.34	4.34±0.96	1.51±0.36
观察组（n＝60）	3.90±0.85	0.82±0.21	3.75±0.85	0.79±0.15	3.69±0.82	0.81±0.16
对照组（n＝60）	3.95±0.88	1.56±0.43	3.80±0.88	1.44±0.38	3.74±0.86	1.25±0.43

表 2　两组治疗前后 KPS 评分和体重水平比较（$\bar{x}\pm s$）

组别	KPS 评分　分		体重　kg	
	治疗前	治疗后	治疗前	治疗后
观察组（n = 60）	77.89 ± 3.12	90.34 ± 8.36	55.80 ± 3.10	65.21 ± 5.71
对照组（n = 60）	78.22 ± 3.25	83.15 ± 5.12	56.25 ± 3.06	61.86 ± 5.25

2.3　两组治疗前后病毒载量水平比较　两组治疗后病毒载量水平均显著低于治疗前（$P<0.05$），且观察组治疗后病毒载量水平显著低于对照组（$P<0.05$），见表 3。

表 3　两组治疗前后病毒载量水平比较（$\bar{x}\pm s$）

copies/mL

组别	治疗前	治疗后
观察组（n = 60）	1207.63 ± 150.46	58.95 ± 7.10
对照组（n = 60）	1225.85 ± 152.72	305.62 ± 40.36

2.4　两组治疗前后 T 淋巴细胞亚群水平比较

对照组治疗前后 CD_3^+ 和 CD_4^+ 水平比较，差异均无统计学意义（$P>0.05$）；观察组患者治疗后 CD_3^+ 和 CD_4^+ 水平均显著高于对照组（$P<0.05$）；两组治疗前后 CD_8^+ 水平比较，差异无统计学意义（$P>0.05$）。见表 4。

2.5　两组治疗前后 ROS 和 NF－κB 水平比较

两组治疗后 ROS 和 NF－κB 水平均显著高于治疗前（$P<0.05$），但观察组治疗后各项指标水平均显著低于对照组（$P<0.05$），见表 5。

2.6　两组近期疗效比较

观察组近期治疗总有效率显著高于对照组（$P<0.05$），见表 6。

表 4　两组治疗前后 T 淋巴细胞亚群水平比较（$\bar{x}\pm s$）个/mm³。

组别	CD_3^+		CD_4^+		CD_8^+	
	治疗前	治疗后	治疗前	治疗后	治疗前	治疗后
观察组（n = 60）	627.37 ± 134.12	960.52 ± 208.26	157.05 ± 73.61	283.82 ± 116.47	417.81 ± 116.03	433.75 ± 122.18
对照组（n = 60）	622.54 ± 132.18	647.01 ± 135.95	154.98 ± 72.87	159.56 ± 74.70	420.86 ± 117.66	425.45 ± 120.31

表 5　两组治疗前后 NF－κB 和 TNF－α 水平比较（$\bar{x}\pm s$）

	ROS　U/mL		NF－κB　ng/L	
	治疗前	治疗后	治疗前	治疗后
观察组（n = 60）	42.82 ± 10.13	57.90 ± 18.36	53.35 ± 17.97	107.03 ± 33.58
对照组（n = 60）	42.54 ± 10.02	93.86 ± 21.19	53.78 ± 17.94	124.16 ± 45.77

表 6　两组近期疗效比较

组别	显效（例）	有效（例）	无效（例）	总有效率（%）
观察组（n = 60）	25	27	8	86.67
对照组（n = 60）	18	22	20	66.67

3　讨论

AIDS 感染患者死亡率极高，而普遍存在社会性歧视，导致日常生活工作质量亦显著下降，给家庭及社会带来极大负担。已有研究显示，机体氧化损伤在 AIDS 感染病情发生发展过程中发挥着关键作用；患者感染病毒后可造成 ROS 过量释放，细胞膜磷脂层过量脂质过氧化发生，继而导致膜转运和线粒体呼吸链功能紊乱；同时侵袭机体病毒还能够激活吞噬细胞及 NF－κB 大量合成，提高病毒基因表达水平，继而加重 CD_4^+ T 淋巴细胞损伤及死亡比例。部分学者报道显示，AIDS 感染患者体内 ROS、NF－κB 水平与病情严重程度呈正相关。

近年来随着 HAART 疗法广泛应用，AIDS 感染患者病情控制效果获得明显改善，但长期应用抗病毒药物可导致生活质量持续下降，而因药物毒副作用发生，部分患者间断用药，则显著增加病毒变异和耐药性发生风险，严重影响临床治疗效果。如何有效缓解 AIDS 感染患者临床症状，控制病毒复制增殖及改善机体免疫功能已越来越受到医学界的关注。

祖国传统医学依据 AIDS 感染患者发病过程及临床特征将其归于“疫病”“伏气温病”及“五劳损伤”范畴；其病情因逾时而发，故与“伏气”更为接近；而感染后病毒持续复制增殖可进一步损伤人体正气，虚、毒及湿三者互结，正虚毒损、湿病缠绵为该病发生基本病机所在。《重订通俗伤寒论》云：“膜者，横膈之膜；原者，空隙之处。外通肌腠，内近胃腑，即三焦之关键，为内外交界之地，实一身之半表半里也。”；而《温疫论》则曰：“疫者感天地之疠气，……邪从口鼻而入，则其所客，内不在脏腑，外不在经络，舍于伏膂之内，去表不远，附近于胃，乃表里之分界”。故中医治疗 AIDS 感染应以滋肾阴，益脾气及解毒邪为主。本研究所用滋肾活血解毒法益气健脾中药治疗组方中，黄芪健脾益气，人参大补元气，黄精益气养阴，白术补脾燥湿，灵芝补气养血，黄芩解毒燥湿，女贞子补肾强腰，而甘草益气健脾，并调和诸药以共奏。滋肾益气、健脾养阴及凉血解毒之功效。现代药理学研究显示，女贞子可提高机体免疫力，改善造血功能；甘草具有确切抗炎、抑制免疫缺陷病毒复制感染等作用；而黄芩苷及黄芩苷元均能够有效抑制逆转录酶活性，干扰细胞中免疫缺陷病毒增殖，同时其提高患者 CD_4^+ T 淋巴细胞数量，降低 IL－2 和 IL－8 水平方面作用亦被证实。

本研究结果显示，两组治疗后头痛、发热、食欲不振、肢体困重、舌苔腻或见瘀斑及脉沉细等中医证候积分均显著低于治疗前（$P<0.05$），且观察组治疗后各项积分均显著低于对照组（$P<0.05$）；两组治疗后 KPS 评分和体重水平均显著高于治疗前（$P<0.05$），且观察组治疗后各项指标水平均显著高于对照组（$P<0.05$）；两组治疗后病毒载量水平显著低于治疗前（$P<0.05$），且观察组治疗后病毒载量水平显著低于对照组（$P<0.05$）；对照组治疗前后 CD_3^+ 和 CD_4^+ 水平比较，差异均无统计学意义（$P>0.05$）；观察组患者治疗后 CD_3^+ 和 CD_4^+ 水平均显著高于对照组（$P<0.05$）；两组治疗前后 CD_8^+ 水平比较，差异无统计学意义（$P>0.05$）；两组治疗 ROS 和 NF－κB 水平均显著高于治疗前（$P<0.05$），但观察组治疗后各项指标水平均显著低于对照组（$P<0.05$）；观察组近期治疗总有效率显著高于对照组（$P<0.05$）。提示滋肾活血解毒法益气健脾中药治疗 AIDS 感染可有效改善症状、体征，提高日常生活质量，抑制病毒复制，提高机体免疫系统功能，并有助于调节 ROS 和 NF－κB 水平。

参考文献（略）

（出自《中国医学创新》2017 年第 14 卷第 20 期第 69－73 页）

中药对 33 例 HIV/AIDS 骨折患者手术后的免疫调节作用

蒲　育

（成都市第十人民医院，四川 成都 610061）

摘要　目的　观察 HIV/AIDS 骨折手术患者应用中药治疗后机体免疫功能变化情况。方法　66 例患者随机分为中药治疗组和对照组各 33 例，分别术前 3 天、术后第 7 天和术后第 14 天检测 CD_4、CD_8。结果　术后 7 天、14 天治疗 CD_4 增加较对照组明显，CD_4 增加 >50 个/mm^3，同术前比较有显著差异（$P<0.01$）。结论　HIV/AIDS 骨折患者术后应用中药可明显改善患者免疫功能。

关键词　HIV/AIDS 骨折患者；术后；中药；免疫功能

肠黏膜是 HIV 复制的重要贮存库，HIV/AIDS 患者有 30%～80%存在腹泻。腹泻可能是机体对 HIV 的排泄，调和三焦、调理脾胃、疏利小肠可协助机体对 HIV 排泄，改善患者免疫功能，从而达到治疗 HIV/AIDS 患者的目的。为观察中药改善患者免疫功能情况，对 HIV/AIDS 骨折患者进行围手术期中药干预，和对照比较，观察术后 CD_4、CD_8 及 CD_4/CD_8 变化情况。

1　资料与方法

1.1　临床资料

诊疗标准：参照卫生部 2005 年颁布的艾滋病诊疗指南。所有病例经确诊试验诊断为 HIV，2006 年 1 月—2011 年 12 月收治 HIV/AIDS 骨折患者 66 例，上肢骨折 27 例，下肢骨折 35 例，胸腰椎暴裂骨折 4 例，抗病毒治疗 37 例，未抗病毒治疗 29 例，两组性别、年龄、骨折部位手术方式、麻醉方式等均有可比性。排除合并乙肝、丙肝、真菌感染、机会性肿瘤、严重机会性肺部感染。

1.2　方法

（1）两组患者术前请传染科会诊，评价免疫状态，选择手术时机，术前准备一致，置尿管、未置胃管，术前禁食 12 小时，禁水 6 小时，术前 30 分钟静滴头孢硫咪 2g，术后不用抗生素，术后 8 小时开始进食，术后通过输液调节水、电解质、酸碱平衡。（2）对照组按手术常规治疗，治疗组手术常规治疗同时给予中药治疗，中药治疗以疏利小肠、调理脾胃、调和三焦为法。疏利小肠：用麻子仁润肠通便，枳实、大黄下气通便，杏仁降气润肠，白芍养阴和里。调理脾胃：用四君子汤加白扁豆、苡仁益气健脾渗湿，加半夏燥湿降逆，使脾气升胃气降，促进小肠的降和分清泌浊。辅以桔梗开宣肺气，瓜蒌化痰通便，泽泻利水渗湿共达调和三焦，促使小肠疏利的目的。治疗组术前5天到术后14天，每天服中药1剂，分3次口服，每次100mL，我院药剂科煎成汤剂，中药汤剂：麻子仁15g，杏仁10g，大黄4g（后下），白芍10g，枳实6g，西洋参10g，白术10g，茯苓10g，白扁豆10g，半夏10g，桔梗10g，泽泻10g，瓜蒌10g，柴胡10g。两组患者术前5天、术后7天、术后14天凌晨空腹抽外周血，测CD_4、CD_8。

2 结果

2.1 CD_4T淋巴细胞疗效评价标准

参照国家中医药管理局防治艾滋病工作组织协调小组办公室于2004年6月8日发布的5省中医药治疗艾滋病项目临床技术方案，有效：治疗后CD_4T淋巴细胞升高≥50个/mm^3，稳定：治疗后CD_4T淋巴细胞无变化或升高、降低<50个/mm^3，无效：治疗后CD_4T淋巴细胞下降>50个/mm^3。

2.2 手术前后CD_4、CD_8度化比较

（1）治疗组抗病毒组术后第7天和术前第3天相比，CD_4增加55个/mm^3，>50个/mm^3，术后第14天和术后第7天比较，CD_4增加77个/mm^3，>50个/mm^3，未抗病毒治疗组术后第7天和术前3天比较CD_4增加65个/mm^3，>50个/mm^3，术后第14天和术后第7天比较，CD_4增加72个/mm^3，>50个/mm^3。对照组：抗病毒组术后第7天和术前第3天相比，CD_4下降42个/mm^3，<50个/mm^3，术后第14天和术后第7天比较，CD_4下降37个/mm^3，<50个/mm^3，未抗病毒治疗组术后第7天和术前3天比较CD_4下降59个/mm^3，>50个/mm^3，术后第14天和术后第7天比较，CD_4下降78个/mm^3，>50个/mm^3。（2）治疗组抗病毒组术后第7天和术前第3天相比，CD_8下降115个/mm^3，术后第14天和术后第7天比较，CD_8下降99个/mm^3，未抗病毒治疗组术后第7天和术前3天比较CD_8下降131个/mm^3，术后第14天和术后第7天比较，CD_8下降109个/mm^3，对照组：抗病毒组术后第7天和术前第3天相比，CD_8增加58个/mm^3，术后第14天和术后第7天比较，CD_8增加37个/mm^3，未抗病毒治疗组术后第7天和术前3天比较CD_8增加100个/mm^3，术后第14天和术后第7天比较，CD_8增加59个/mm^3。（3）治疗组抗病毒组术后第7天和术前第3天相比，CD_4/CD_8增加0.1，术后第14天和术后第7天比较，CD_4/CD_8增加0.12，未抗病毒治疗组术后第7天和术前3天比较CD_4/CD_8增加0.12，术后第14天和术后第7天比较，CD_4/CD_8增加0.1。对照组：抗病毒组术后第7天和术前第3天相比，CD_4/CD_8下降0.06，术后第14天和术后第7天比较，CD_4/CD_8下降0.05，未抗病毒治疗组术后第7天和术前3天比较CD_4/CD_8下降0.11，术后第14天和术后第7天比较，CD_4/CD_8下降0.12。（4）治疗组术后7、14天CD_4呈增加趋势，均>50个/mm^3，中药治疗有效，可能对提高HIV/AIDS患者术后免疫功能有作用；CD_8在术后、14天呈下降趋势，平均>200个/mm^3；CD_4/CD_8在术后、14天呈轻微上升趋势，上升0.1~0.2。对照组术后7、14天CD_4呈下降趋势，抗病毒治疗组下降50个/mm^3<CD_4<100个/mm^3；未抗病毒治疗组下降100个/mm^3<CD_4<150个/mm^3，下降均大于50个/mm^3，手术可能会使HIV/AIDS患者免疫功能进一步下降，未抗病毒的HIV/AIDS患者免疫功能较抗病毒治疗的HIV/AIDS患者免疫功能下降更明显；CD_8在术后7、14天呈上升趋势，抗病毒治疗的HIV/AIDS患者上升<100个/mm^3，未抗病毒治疗的HIV/AIDS患者上升>100个/mm^3、<150个/mm^3；CD_4/CD_8在术后7、14天呈轻微下降趋势，抗病毒治疗组下降0.11，未抗病毒治疗组下降0.23。见表1。

表1 手术前后CD_4、CD_8的变化

组别			术前3天	术后7天	术后14天	差值
中药组	CD_4	抗病毒治疗	196	251	273	55 \ 77
		未抗病毒治疗	396	461	468	65 \ 72
	CD_8	抗病毒治疗	901	786	802	-115 \ -99
		未抗病毒治疗	1035	924	976	-131 \ -109
对照组	CD_4	抗病毒治疗	218	176	181	-42 \ -37
		未抗病毒治疗	323	264	245	-59 \ -78
	CD_8	抗病毒治疗	906	964	943	58 \ 37
		未抗病毒治疗	764	864	823	100 \ 59
中药组	CD_4/CD_8	抗病毒治疗	0.22	0.32	0.34	0.1 \ 0.12
	CD_4/CD_8	未抗病毒治疗	0.38	0.5	0.48	0.12 \ 0.1

续表

组别			术前 3 天	术后 7 天	术后 14 天	差值
对照组	CD_4/CD_8	抗病毒治疗	0.24	0.18	0.19	-0.06 \ -0.05
	CD_4/CD_8	未抗病毒治疗	0.42	0.31	0.3	-0.11 \ -0.12

3 讨论

治疗组术后 7 天、14 天 CD_4 呈增加趋势，增加均 > 50 个/mm^3，治疗有效，提示中药可提高 HIV/AIDS 骨折患者术后的免疫功能（CD_8 在术后 7、14 天呈下降趋势，平均 > 200 个/mm^3；CD_4/CD_8 在术后 7、14 天呈轻微上升趋势，上升 0.1 ~ 0.2）。对照组术后 7 天、14 天 CD_4 呈下降趋势，抗病毒治疗组下降 50 个/mm^3 < CD_4 < 100 个/mm^3；未抗病毒治疗组下降 100 个/mm^3 < CD_4 < 150 个/mm^3，下降均大于 50 个/mm^3，手术使 HIV/AIDS 患者免疫功能进一步下降，未抗病毒的 HIV/AIDS 患者免疫功能较抗病毒治疗的 HIV/AIDS 患者免疫功能下降更明显（CD_8 在术后 7、14 天呈上升趋势，抗病毒治疗的 HIV/AIDS 患者上升 < 100 个/mm^3，未抗病毒治疗的 HIV/AIDS 患者上升 > 100 个/mm^3、< 150 个/mm^3，CD_4/CD_8 在术后 7、14 天呈轻微下降趋势，抗病毒治疗组下降 0.11，未抗病毒治疗组下降 0.2）。

CD_4 细胞是 HIV 感染的主要靶细胞，人体感染 HIV 后，CD_4 细胞逐渐耗竭，最终细胞免疫崩溃，机体产生各种机会性感染和机会性肿瘤。现在研究证实肠黏膜淋巴结是 HIV 贮存库，在 HIV 检测不出的情况下，HIV 依然在肠黏膜淋巴结复制，许多 HIV 感染者和 AIDS 患者都有腹泻症状，据报道 AIDS 临床症状中腹泻发生率为 30% ~ 80%，慢性腹泻的发生率比其他机会性感染高 2.5 倍，HIV 感染者细菌性腹泻发生率是 HIV 阴性患者 1.3 ~ 9.9 倍，腹泻可能是机体对 HIV 的排泄过程，是损其有余的适应性调整。这种适应性调整以小肠的疏利 - 腹泻为表达现象，因势利导，调理脾胃的功能状态，调和三焦，促进小肠的疏利，达治疗 HIV/AIDS 的目的。

在三焦中脾主运化，脾气升，赖肝的调达、肾的温煦和肺的宣降，推动胃的受纳和胃气下降，促使小肠受盛、化物、分清泌浊，调理脾胃，调和三焦使上焦如雾、中焦决渎、下焦分清泌浊的功能正常运行，有利于小肠的疏利，协助机体对 HIV 的排泄，HIV/AIDS 骨折患者手术后正气受损，脾气虚弱，免疫功能进一步降低，调理脾胃应健脾益气、渗湿降逆，用四君子汤加白扁豆、苡仁益气健脾渗湿，加半夏燥湿降逆，使脾气升胃气降，促进小肠的和降和分清泌浊。术后患者卧床，正气虚弱，加之机会性肺部感染使肺的宣降功能受阻，应宣肺祛痰，用桔梗宣肺祛痰，瓜蒌清肺化痰、滑肠通便，促使肺宣降功能的正常运行，以利脾气的上升，胃、小肠的和降；卧床、正气虚弱也使小肠受盛、化物、分清泌浊的功能障碍，应以润泄来疏利小肠，促使小肠功能运行，用麻子仁润肠通便，枳实、大黄下气通便，杏仁降气润肠，白芍养阴和里，加泽泻利水渗湿，促使下焦分清泌浊。在三焦功能正常、谐调运行下，确保有效的对小肠进行疏利，达到促进机体对 HIV 排泄的目的。

从治疗组和对照组的治疗结果来看，通过调和三焦，调理脾胃，疏利小肠的方法可有效提高 HIV/AIDS 骨折患者术后的免疫能力，协助机体对 HIV 排泄可能是中医治疗艾滋病的方法之一。

参考文献（略）

（出自《四川中医》2014 年第 32 卷第 9 期第 55 - 57 页）

·治疗机会性感染·

中医药治疗对1081例HIV/AIDS机会性感染发生率的影响研究

王 健[1]，徐立然[2]，刘 颖[1]，金艳涛[2]，郭会军[2]，邹 雯[1]
（1. 中国中医科学院艾滋病中心 2. 河南中医学院第一附属医院）

摘要 目的 探索中医药治疗对降低患者机会性感染的作用。方法 回顾性研究中国疾病预防控制中心信息系统子系统“艾滋病综合防治数据信息系统”和“中医药治疗艾滋病数据库”中符合纳入标准的病例，进行logistic回归分析，分析治疗对艾滋病相关机会性感染的影响。结果 对于细菌性肺炎和皮肤损害，HAART组比TCM+HAART组在12年发生机会性感染的危险度大（P<0.05）。结论 初步明确中医药对降低一些机会性感染的发生率有一定的作用。

关键词 中医药；艾滋病；机会性感染；相关分析

对象与方法

1. 研究对象 河南省纳入中医药治疗地区的艾滋病患者。纳入标准：①2009年已服用抗病毒治疗药物（HAART）的艾滋病患者；②年龄在18~65岁之间；③记录有2009年和2012年艾滋病相关机会性感染（发热、细菌性肺炎、带状疱疹、皮肤损害、鹅口疮、口腔毛状白斑和腹泻）信息；排除标准：①2012年12月31日前死亡的患者；②2009年1月1日之后停服抗病毒药的患者。

2. 数据来源及收集 数据信息来源中国疾病预防控制中心信息系统子系统“艾滋病综合防治数据信息系统”和“中医药治疗艾滋病数据库”。

3. 病例分组 ①TCM+HAART组：在“中医药治疗艾滋病数据库”中记录的病例；②HAART组：在“艾滋病综合防治数据信息系统”中记录但未在“中医药治疗艾滋病数据库”。

4. 统计学分析 采用SPSS19.0（SPSS Inc.，Chicago，IL，USA）对数据进行整理和分析。卡方检验比较两组患者社会人口学特征。对艾滋病相关机会性感染在一年内不管记录几次，只要有1次记录为发生，那么此年此机会性感染记录为发生。采用logistic回归分析，以2012年机会性感染是否发生为应变量，2009年机会性感染和治疗分组为协变量，分析治疗对艾滋病相关机会性感染的影响。$P<0.05$认为差异有统计学意义。

结果

1. 研究对象人口学特征

符合分析标准的病例1081例，其中TCM+HAART组252例，HAART组829例。纳入分析的人群只要职业为农民1068例，占98.8%。感染艾滋病的主要途径为有偿献血932例，占86.2%。TCM+HAART中2004年开始中医药治疗139例（55.2%），2006年开始中医药治疗30例（11.9%），2009年开始中医药治疗83例（32.9%）。其余人口学特征详见下表。

表1 纳入分析时人口学特征（%）

人群特征	TCM+HAART（252例）	HAART（829例）	统计量	P值
性别				
男	126（50.0）	393（47.4）	0.521	0.471
女	126（50.0）	436（52.6）		

续表

人群特征	TCM + HAART（252 例）	HAART（829 例）	统计量	P 值
年龄（$\bar{x} \pm s$）	44.4 ±7.6	45.3 ±8.2	1.543	0.123
婚姻状况				
未婚	4（1.6）	24（2.9）		
已婚有配偶	188（74.6）	610（73.6）	1.31	0.519
丧偶	60（23.8）	195（23.5）		
文化程度				
小学及以下	161（63.9）	513（61.9）	0.332	0.565
初中及以上	91（36.1）	316（38.1）		
HIV 阳性时期（年）	4.9 ±1.3	3.7 ±1.8	9.744	0.001
抗病毒治疗时期（年）	3.7 ±1.9	2.7 ±2.2	6.075	0.001

2. 机会性感染发生率

艾滋病相关机会性感染 2009 年和 2012 年的发生率及其差值见下表。

表 2　不同组 2009 年和 2012 年机会性感染发生率及差值（%）

症状	分组	2009 年	2012 年	2012 年降低
发热	TCM + HAART	50.4	64.7	-14.3
	HAART	49.3	54.9	-5.6
细菌性肺炎	TCM + HAART	2	3.2	-1.2
	HAART	4.7	9.3	-4.6
带状疱疹	TCM + HAART	10.7	4.4	6.3
	HAART	12.7	3.6	9.1
皮肤损害	TCM + HAART	39.7	30.6	9.1
	HAART	29.9	38.4	-8.5
鹅口疮	TCM + HAART	28.6	17.1	11.5
	HAART	27.9	21.8	6.1
口腔毛状白斑	TCM + HAART	19.8	11.9	7.9
	HAART	8.8	10.4	-1.6
腹泻	TCM + HAART	51.2	41.7	9.5
	HAART	31.7	39.8	-8.1

3. 回归分析结果

以 2012 年机会性感染是否发生为应变量（发生 =1，未发生 =0），治疗分组（TCM + HAART 组 =0，HAART =1）和 2009 年机会性感染是否发生（发生 =1，未发生 =0）为自变量，使用二分类 logistic 回归分析。对于每个机会性感染 2009 年机会性感染发生是 12 年机会性感染发生的危险因素。

对于细菌性肺炎和皮肤损害，HAART 组比 TAM + HAART 组在 2012 年发生机会性感染的危险度大（$P < 0.05$）。发热 HAART 组比 TAM + HAART 组在 2012 年发生机会性感染的危险度小（$P < 0.05$）。何种治疗对其他机会性感染发生的影响没有统计学意义。结果详见下表。

表3 2012 年机会性感染 logistic 回归分析结果

症状	变量	B 值	Wald 值	OR 值（95% CI）	P 值
发热	治疗分组	-0.433	7.731	0.65（0.48，0.88）	0.005
	2009 年是否发生	1.234	90.296	3.44（2.66，4.4）	0.001
细菌性肺炎	治疗分组	1.051	7.518	2.86（1.35，6.06）	0.006
	2009 年是否发生	2.12	35.519	8.33（4.30，16.14）	0.001
带状疱疹	治疗分组	-0.225	0.387	7.98（0.39，1.62）	0.534
	2009 年是否发生	1.032	7.96	2.81（1.37，5.75）	0.005
皮肤损害	治疗分组	0.556	11.232	1.74（1.26，2.41）	0.001
	2009 年是否发生	1.491	112.192	4.44（3.37，5.85）	0.001
鹅口疮	治疗分组	0.334	3.114	1.41（0.96，2.07）	0.078
	2009 年是否发生	1.429	81.746	4.18（3.06，5.69）	0.001
口腔毛状白斑	治疗分组	-0.151	0.44	0.86（0.55，1.34）	0.507
	2009 年是否发生	0.837	17.409	2.31（1.56，3.42）	0.001
腹泻	治疗分组	0.179	1.315	1.20（0.88，1.62）	0.252
	2009 年是否发生	1.256	86.539	3.51（2.69，4.57）	0.001

结论

艾滋病相关机会性感染病例 1081 例发生率分析，其中 TCM + HAART 组 252 例，HAART 组 829 例。对于细菌性肺炎和皮肤损害，HAART 组比 TCM + HAART 组在 2012 年发生机会性感染的危险度大（$P<0.05$），初步明确中医药对降低一些机会性感染的发生率有一定的作用，还需要前瞻性的研究进一步证明。

讨论

艾滋病合并机会性感染具有多样性、复杂性和难治性，以呼吸道和消化道感染多见，随着 CD_4^+ T 细胞计数的下降，艾滋病合并机会性感染发生的频率增加，发病更严重，病死率更高。诊断上能够早期明确诊断，及时预防和控制各种机会性感染，对于提高患者生活质量，延长生命具有重要意义。

艾滋病患者机会性感染出现的时间与患者机体的免疫水平有关，而外周血 CD_4 细胞的水平则是机体免疫状态的最好体现。血液中 CD_4 细胞在不同水平时，患者机会性感染的性质和种类是不一样的。当免疫功能尚好时（CD_4 细胞数多于 500/LL），机体一般不会出现机会性感染，但随着免疫功能的下降，当 CD_4 细胞数在（200～500）/uL 时，就可能出带状疱疹和慢性腹泻等机会性感染：当 CD_4 细胞数少于 200/uL 时，患者就会出现各种各样的严重机会性感染，免疫功能越低下，机会性感染的性质就越严重。有学者认为，中医对艾滋病肺型、胃肠型和皮肤型机会性感染等有较好的疗效和治疗优势，与本研究基本一致。

参考文献（略）

（出自中华中医药学会 2015 年防治艾滋病学术年会论文集第 139－143 页）

发　　热

中医药治疗艾滋病发热的临床研究现状

王　健，梁碧颜
（中国中医科学院 中医药防治艾滋病研究中心，北京 100700）

摘要　为了了解中医药治疗艾滋病发热的临床研究状况，通过检索中国期刊全文数据库、中国医院数字图书馆、万方数据、维普期刊资源整合服务平台、中国生物医学文献数据库的近10年有关文献报道，就病因病机、辨证分型、治疗等进行综述和讨论。艾滋病发热多因受艾滋病病毒侵袭正气，兼外感六淫之邪，导致营卫失和、肺脾肾亏虚。各医家对临床证型看法不一。通过调和营卫、和解少阳、滋阴补肾、补中气、清热解毒等治疗方法，中医治疗艾滋病发热取得较好的疗效。

关键词　艾滋病；发热；中医药；临床研究

发热是感染艾滋病病毒（HIV）者和艾滋病（AIDS）患者（简称 HIV/AIDS 患者）的常见症状，据报道，HIV/AIDS 患者发热的发生率为 10.3% ~44.1%，不明原因发热的发生率为 19.41% ~21.87%。艾滋病发热为持续、长期、反复的发热，并可见多种热型或不规则发热，机体免疫功能低下，伴随各种全身症状；晚期易于并发感染，与其他疾病发热特点有所不同。中药在治疗本病方面积累了一定经验，近 10 年来有关艾滋病发热的临床研究又取得了一定进展。为了了解本病的临床研究状况，通过检索中国期刊全文数据库、中国医院数字图书馆、万方数据、维普期刊资源整合服务平台、中国生物医学文献数据库，收集自 2005 ~2015 年已发表的中药治疗 HIV/AIDS 患者的临床研究文献，对关键词为“获得性免疫缺陷综合征”“HIV”“艾滋病”“AIDS”和“中药”“中医药”“TCM”进行电子检索，阅读文章题目，选择：①关于中医药治疗艾滋病发热的临床研究；②主要干预措施以中医药或中西医结合疗法为主的中药治疗艾滋病发热的临床研究文献，并进行综述和讨论。

1　关于艾滋病的病因病机和辨证分型

于晓敏等认为，艾滋病的外感发热证多由肺脾气虚、卫外不固、营卫失调所致。谢世平等认为外因是“艾毒”侵袭皮腠，兼外感风、热、湿之邪，内因为元气不足，肺脾肾气阴亏虚所致。朱菲菲等认为多因感受温邪热毒，病机以气血两虚兼胃气衰败、湿浊上泛为多见。郭会军认为多为内伤在先，六淫外邪乘虚侵入，或内生五气、郁久生热。荣震等报道指出，荣远明教授认为艾滋病发热是由肾虚邪袭所致。李鹏宇等认为其因受 HIV 侵袭，损伤正气，六淫外邪乘虚更易侵入，表现出本虚标实，病程缠绵则邪气更盛，最终使脏腑气血阴阳功能失调。综上所述，艾滋病发热多因受 HIV 侵袭正气，兼外感六淫之邪，导致营卫失和、肺脾肾亏虚。

各医家对临床证型看法不一。朱菲菲等认为大多数患者以肺卫表证为主，其次为里实热证。郭长河分为痰湿交阻、阴虚血瘀、少阳表虚、气血两虚四种证型。李广等分为气虚兼外感风热、气虚兼外感风寒、邪犯募原、暑湿伤表、阴虚、阳虚、气血两虚七种证型。赵少英等分为伏邪外感风寒、伏邪外感风热、气郁发热、血瘀发热、湿热蕴毒、气虚发热、阴亏阳脱七种证型。李发枝等分为风寒袭表、风热郁卫、湿热郁遏、邪与少阳、热入营血、肺脾气虚、气血亏虚、肝肾阴虚八种证型。薛柳华等分为外感风寒、外感发热、湿热内蕴、邪伏少阳、热毒炽盛、热入营血、气虚发热、阴虚火旺八种证型。

2　艾滋病中医治疗

2.1　调和营卫法

于晓敏等以调和营卫、益气固表为法，用桂枝麻黄各半汤与玉屏风散加减（黄芪、桂枝、白芍、麻黄、杏仁、防风、甘草、生姜、葱白）和桂枝汤合补中益气汤加减（桂枝、白芍、生姜、甘草、黄芪、红参、当归、白术、升麻、橘皮、柴胡、大枣），分别治疗 2 例艾滋病发热患者。

第1例患者服药5天病愈，第2例患者服药12天病愈，总有效率为100%（2/2）。该观察不足之处是没有对照。

2.2 和解少阳法

林长军以和解少阳、清热解毒、祛邪退热为法，对17例艾滋病患者给予小柴胡汤加减（柴胡、黄芩、党参、姜半夏、生姜、红枣、大青叶、板蓝根、甘草）治疗。若体温在39℃以上者，除加大柴胡、板蓝根用量外，还可加青蒿；若兼有项背强者，可加葛根；若兼有咳喘者加杏仁；若兼有小便黄赤、舌苔黄厚腻者，可加藿香、薏苡仁、滑石；若兼有腹泻者，可加参苓白术散（人参、茯苓、白术、山药、白扁豆、薏苡仁、莲子、砂仁、桔梗、甘草）；若兼有皮下出血或齿衄者，可加赤芍、白茅根、紫草。服药48小时后，总有效率为94.1%（16/17）。该观察不足之处是没有诊断标准、对照。

2.3 滋阴补肾法

荣震等以滋阴补肾、清热养阴为法，用大补阴丸合清骨散加减（生地黄、知母、龟板、黄柏、莪术、丹参、青蒿、银柴胡、地骨皮、胡黄连、秦艽、鳖甲）和六味地黄汤合清骨散加减（生地黄、山茱萸、山药、丹皮、地骨皮、青蒿、胡黄连、银柴胡、秦艽、知母、鳖甲），分别治疗2例艾滋病发热患者。服药10～13天，取得满意的效果。该观察不足之处是没有对照。

2.4 补中气法

范琼等以补中益气为法，将80例艾滋病发热患者分为两组，各40例。治疗组给予补中益气汤加减（黄芪、白术、党参、陈皮、当归、升麻、柴胡、麦冬、生地黄、炙甘草），对照组给予安乃近片和更昔洛韦片。1个月后，治疗组总有效率85.0%（34/40），优于对照组（$P<0.05$）。该观察不足之处是没有随机方法、纳入标准、统计学方法。潘金丽以补中气、升脾阳、下渗湿为法，对10例艾滋病腹泻伴发热患者给予升阳益胃汤加减（党参、黄芪、茯苓、白术、炙甘草、防风、陈皮、泽泻、白芍、独活、羌活、柴胡、半夏、黄连、生姜）治疗。若发热较甚者，柴胡加至50g；若腰膝酸软，黎明腹泻者，可加用补骨脂、五味子、肉豆蔻、吴茱萸、大枣；若肛门灼热甚者，黄连加至10g；若脾虚甚者，加用葛根、升麻。服药后，总有效率为90%（9/10）。该观察不足之处是没有对照、服药疗程。

2.5 清热解毒法

王宝亮等以清热解毒、扶正祛邪为法，将120例艾滋病外感发热患者随机分为两组，各60例。治疗组给予莲花清瘟汤加减（金银花、连翘、麻黄、杏仁、石膏、贯众、鱼腥草、板蓝根、藿香、大黄、薄荷脑、红景天、甘草）；对照组给予头孢氨苄胶囊。服药5天后，治疗组有效率93.3%（56/60），优于对照组（$P<0.05$）。该观察不足之处是没有随机方法。

2.6 辨证用药

李广等根据七种证型分别给予不同治法和用药。气虚兼外感风热证，治则辛凉解表，益气扶正，方用桑菊饮合升降散加减（桑叶、菊花、芦根、连翘、桔梗、杏仁、牛蒡子、薄荷、蝉蜕、僵蚕、山药、太子参、甘草）。气虚兼外感风寒证，治则益气固卫，解表散寒，方用御寒汤加减（黄芪、党参、苍术、白芷、羌活、防风、黄连、黄芩、陈皮、升麻、款冬花、甘草）。邪犯膜原证，治则清热化浊，透达膜原，方用达原饮合小柴胡汤加减（柴胡、黄芩、清半夏、党参、厚朴、草果仁、槟榔、知母、薏苡仁、甘草）。暑湿伤表证，治则清暑祛湿解表，方用新加香薷饮合藿朴夏苓汤加减（连翘、金银花、香薷、藿香、芦根、厚朴、茯苓、清半夏、薏苡仁、白扁豆、通常、甘草）。阴虚证，治则滋阴解表，方用加减葳蕤汤合益胃汤加减（麦冬、沙参、生地黄、玉竹、白薇、葱白、淡豆豉、葛根、桔梗、薄荷、甘草）。阳虚证，治则温阳益气，兼解表，方用再造散合补中益气汤加减（黄芪、党参、白术、当归、柴胡、升麻、附子、桂枝、白芍、生姜、细辛、大枣）。气血两虚证，治则补益气血，兼解表，方用归脾汤合参苏饮加减（炙黄芪、党参、白术、熟地黄、当归、龙眼肉、茯神、木香、苏叶、前胡、葛根、炙甘草、生姜、大枣）。

3 讨论

据报道，艾滋病患者70%以上的发热与机会性感染有关。Negin E等对120例艾滋病患者的发热病因检测发现，常见病原体有结核分枝杆菌、口腔念珠菌、肺孢子虫、弓形虫等。

艾滋病发热因其发病机制复杂，反复发作，常常合并多种感染，尤其是不明原因发热的诊断较困难，其病因可以是感染性、炎性、过敏性或恶性，与HIV相关的不明原因发热的病因有6%～14%仍然不明确，即使在应用高效抗反转录病毒治疗（HAART）后这比例也没有改变。西医对艾滋病发热主要针对病因治疗，而对于不明原因发热的治疗手段有限，一般给予解热剂或物理降温等方法。

根据患者的整体状况进行辨证论治，纵观文献报道，主要通过调和营卫、和解少阳、滋阴补肾、补中气、清热解毒等治疗方法，中医治疗艾滋病发热取得较好的疗效。但目前多为经验性研究，还存在以下一些问题：1）研究方法欠缺：中医药治疗艾滋病发热的报道，大多缺乏前瞻性、多中心、大样本、随机对照的临床研究，样本选择代表性差，每个医师在辨证标准、选方用药、用法用量等方面缺乏统一的标准和规范，影响到研究结果的科学性和推广性。且未进行病原学检测，发热病因不清。按照循证医学的要求，通过高质量的随机双盲对照研究，获得充分的临床证据，建立规范的标准，运用于临床实践。

2）疗效评价标准不统一：艾滋病发热中医临床疗效评价还没有统一标准，标准的内在联系性不够。疗效评价强调要在大样本、多中心、前瞻性的对照观察前提下，建立统一的评价指标体系。

3）中药用药不一致：大多是回顾性的临床观察，病例数少，经验用药，中药具有成分复杂，用药疗程不一致，中药复方缺乏从分子、细胞水平上进行深入的研究，无法客观表达复方的临床疗效。因此，可采用整方作为研究对象，建立与中医的“证”相对应的药理学模型进行研究探讨。

建立艾滋病发热的中医诊治标准、疗效评价体系，改进中药剂型，加强基础研究，对于提高中医药临床疗效具有一定意义。

参考文献（略）

（出自《中国艾滋病性病》2017 年第 23 卷第 5 期第 465－467 页）

论艾滋病发热

赵少英[1]，许前磊[2,3,4]，许向前[5]，谢世平[3,4]，徐立然[2,4]，郭会军[2,4]

（1. 河南中医学院第三附属医院，郑州 450008；2. 河南中医学院第一附属医院，郑州 450000；
3. 河南中医学院艾滋病研究所，郑州 450000；4. 河南省中医药防治病毒性疾病重点实验室，郑州 450000；
5. 河南省中医院，郑州 450002）

摘要　艾滋病发热是 HIV/AIDS 患者的主要并发症之一，与其他原因引起的发热具有不同的临床特点。中医药运用辨证论治在治疗艾滋病发热方面进行积极的探索，取得了较好的临床疗效。笔者通过对艾滋病发热特点及机制的分析，探讨艾滋病发热的辨证论治，为中医药防治艾滋病发热提供理论指导。

关键词　艾滋病；发热；辨证论治

艾滋病发热是 HIV/AIDS 患者的主要并发症之一，前期的 HIV/AIDS 中医证候流行病学调查结果显示 HIV/AIDS 发热的发生率为 24.5%，严重影响 HIV/ AIDS 患者的生活质量。艾滋病发热与其他疾病发热有所不同，其临床表现为长期、反复的发热，并可见多种热型或不规则发热，伴有各种全身症状，晚期合并多种机会性感染，持续高热，难以控制，是艾滋病常见的死亡原因之一。医家们运用中医药在治疗艾滋病发热方面进行积极的探索，取得较好的临床疗效。笔者通过对艾滋病发热特点及机制的分析，探讨艾滋病发热的辨证论治，为中医药防治艾滋病发热提供理论指导。

艾滋病发热特点

中医理论认为发热有外感和内伤之别，外感发热为邪正相争的基本表现，内伤发热则为体内气血阴阳亏虚，脏腑功能失调的基本表现。本课题组在“十五”期间通过河南省 1323 例 HIV/AIDS 中医证候的流行病学调查研究结果显示出现 HIV/AIDS 发热症状的 324 例，艾滋病发热类型以低热、恶寒发热多见，分别占发热患者的 40.12% 和 34.56%；并通过对国家中医药管理局“五省中医药治疗艾滋病项目”河南地区 72 份病例记录发热的症状和体征进行信息提取，结果显示艾滋病发热临床以青壮年为主，发病无明显的季节性，发热以低中度发热多见，临床以反复发热为主，发热常伴有咳嗽、乏力、头痛等症状。在对 80 例艾滋病与非艾滋病发热的流行病学对照调查研究结果显示，两组在发热程度、恶风寒、咳嗽、脉浮等外感症状差异没有统计学意义；在头身困重、口中乏味、口黏、口苦、恶心、口大渴喜冷饮、小便黄、潮热、盗汗、咽干、气短、喘息、消瘦、心悸、视瞻昏渺、唇甲色淡、皮肤瘙痒、肢体麻木、渴喜热饮、泄泻、牙齿松动、健忘、发脱、腰膝酸软、耳鸣、畏寒肢冷、五更泻、夜尿增多、红舌、厚苔、腻苔、沉脉、弦脉、细脉等症状差异有统计学意义。

综上，艾滋病发热特点以低热和恶寒发热最为常见，没有明显的季节性，临床常以反复发热多见，常伴有湿热、脾虚、肾虚等一系列症状。

艾滋病发热机制

据文献报道，HIV/AIDS 患者发热其中约 70% 以上与机会性感染有关，常见感染原因有分枝杆菌、肺孢子虫、巨细胞病毒、组织胞浆菌、隐球菌、曲霉菌、马尔尼菲青霉

基金资助：国家“十二五”科技重大专项（No. 2012ZX10005001－005，No. 2013ZX10005001），国家“十一五”科技重大专项（No. 2009ZX10005－021），国家自然科学基金（No. 81403342），中国博士后科学基金（No. 20110491002），河南中医学院省属科研业务专项（No. 2014KYYWF－YQ09）

菌、弓形虫、巴尔通氏体等；非感染性因素包括恶性肿瘤、药物热等，HIV感染者药物过敏导致发热的发生率为3%～20%。

中医对艾滋病发热机制的认识是由于艾滋病病毒作用于人体伤及机体元气而引起发热的临床表现。艾毒的病邪特性：第一，其“疫”“毒”之特性，说明致病力比较强，病情较重，决定了艾滋病发热常呈反复发作、易于传变，晚期患者发热以高热多见等特点。第二，具有“湿”“热”之特性，湿热可致发热，临床上表现为发热伴随头身困重、口中乏味、口黏、口苦、恶心、口大渴喜冷饮、小便黄等症状；湿热又可耗灼五脏阴津，可引起以低热为主要表现的阴虚发热，并伴随潮热、盗汗、咽干、脉细数等一系列阴虚症状。伤元是艾滋病的基本病机，一方面邪伏日久，元气渐耗渐衰，卫外功能不固，易受外邪入侵，可引起恶寒发热并伴有咳嗽、头痛、脉浮等外感症状；另一方面元气耗伤可引起气虚发热，并伴随易患感冒、气短、喘息等临床症状。元气的盛衰与肾、脾二脏关系最为密切，由于元气受损，临床常出现恶心、口大渴喜冷饮、腰膝酸软、耳鸣、畏寒肢冷、五更泻、夜尿增多等脾肾虚等症状。另外艾毒对机体的损伤是全方位的，涉及气、血、阴、阳、精、五脏、六腑诸多方面，使艾滋病发热患者临床伴随症状具有复杂多样的特点。

艾滋病发热论治

中医药对艾滋病发热的治疗多采用临床辨证用药，如薛柳华等分别辨为外感发热、外感风寒、邪伏少阳、湿热内蕴、热毒炽盛、热入营血、阴虚火旺及气虚发热八型进行辨证治疗；郭长河将艾滋病所致发热归纳为少阳表虚、痰湿交阻、阴虚血瘀、气血两虚等四种证型；李发枝等将艾滋病发热分为风热郁卫、风寒袭表、邪与少阳、湿热郁遏、热入营血、气血亏虚、肺脾气虚、肝肾阴虚等型。本课题组在前期研究的基础上进行了艾滋病发热的中医常见证候特点研究，结合中医药防治艾滋病专家组的临床经验，确立了艾滋病发热常见七个证型临床辨治规范。

1 伏邪外感风热证

主症：发热、汗出而热不解，头痛，咽痛，或微恶风寒，鼻塞，流黄涕，舌质红，苔薄黄或薄白而燥，脉浮或浮数；治法：清热解表，透邪解毒；方药：透邪解表汤加减（协定方，金银花、连翘、桔梗、芦根、牛蒡子、僵蚕、蝉蜕、荆芥、姜黄、大黄、生甘草）。

2 伏邪外感风寒证

主症：恶寒发热，头痛或身痛无汗，或鼻塞、流清涕，舌质淡红，苔薄白而润，脉浮紧数；治法：祛风散寒，透邪解表；方药：荆防败毒散加减。

3 气虚发热证

主症：长期发热，反复发作，时轻时重，倦怠乏力，气短懒言，或汗出，舌质淡，苔薄白，脉虚数；治法：补中益气；方药：补中益气汤加减。

4 湿热蕴毒证

主症：身热不扬，午后热甚，身体困重，咽喉肿痛，易发口疮，舌质红，苔腻或黄腻，脉濡数或滑数；治法：清热解毒，利湿化浊；方药：甘露消毒丹加减。

5 气郁发热证

主症：发热多为低热或潮热，热势常随情绪变化而起伏，精神抑郁，烦躁易怒，胸胁闷胀，口干而苦，纳食减少，大便秘结，舌质红，苔薄黄，脉弦数；治法：疏肝解郁，清肝泄热；方药：丹栀逍遥散加减。

6 血瘀发热证

主症：下午或夜晚发热，或自觉身体某些部位发热，口燥咽干，但欲漱水而不欲饮，肢体或躯干有固定痛处或肿块，面色萎黄或晦暗，皮肤粗糙甚至皮肤甲错，舌质青紫或有瘀点、瘀斑，脉弦或涩；治法：活血化瘀；方药：血府逐瘀汤加减。

7 阴亏阳脱证

主症：午后或夜间发热，手足心发热，或骨蒸潮热，少气懒言，畏寒肢冷，心烦，少寐，颧红，盗汗，口咽干燥，大便秘结，排便无力，或排稀溏，尿少色黄，舌质干红或有裂纹，无苔或少苔，脉细数；治法：滋阴清热，培元固脱；方药：清骨散合右归丸加减。

临床可根据不同证型参考以上标准进行辨证论治。

讨论

艾滋病发热是由艾滋病相关机会性感染所引起的以发热症状为主要临床表现的疾病，此种发热不同于一般患者因感染所致的发热症状，它是指艾滋病中后期由于自身免疫功能低下，不能抵御外邪侵袭或自身病理产物所发生的病证，患者常具有发热表现的同时往往伴随相关症状。中医认为由于病毒不断侵袭人体正气，使机体正气逐渐虚弱，肺卫气虚，肺脾气虚、卫气营血耗伤，卫外失司，艾毒日久，变证丛生，痰瘀互结，郁久发热，临床常表现为正虚邪实、虚实夹杂的复杂病理变比。在临床辨治艾滋病发热时，一定要注意辅助人体正气，攻补兼施，从而达到临床治愈的目的。

参考文献（略）

（出自《中华中医药杂志》2015年第30卷第12期第4339－4341页）

补中益气汤治疗艾滋病发热40例疗效观察

范　琼，段清克，梁　健，郭建韬
（镇平县中医院，河南 镇平 474250）

摘要　目的　观察补中益气汤加减治疗艾滋病气虚发热的临床疗效，完善艾滋病患者发热的治疗方案，提高患者的生存质量。方法　治疗组采用补中益气汤加减方，观察治疗艾滋病气虚发热患者40例，并设西药对照组40例对比观察。结果　治疗组总有效率85.0%，对照组总有效率52.5%。结论　本疗法对艾滋病气虚发热疗效显著，且副作用少，患者依从性好，对临床治疗具有重要的价值。

关键词：补中益气汤；艾滋病；气虚发热

艾滋病是由人类免疫缺陷病毒（HIV）感染引起的全身性免疫缺陷综合征，临床表现以各种机会性感染和恶性肿瘤为主，发热是其常见症状。对于发热的控制，现代医学多采用抗病毒、消炎退热为常用方法，但治疗时间长、副作用多。我们通过对艾滋病患者病因病机的分析，认为气虚是艾滋病发热的主要病机，临床采用补中益气汤加减治疗获效显著，且与西药治疗相比，具有疗程短、副作用少的优势，现报道如下。

1　临床资料

全部80例均为门诊病例，均符合卫生部制定的《艾滋病诊疗指南》中艾滋病诊断标准。80例艾滋病发热患者均有有偿献血史，其中男35例，女45例；年龄最大52岁，最小30岁；发热最高39.3℃，最低37.5℃；体重减轻最多17kg，最少4kg；艾滋病病程1～6a；CD_4细胞最高684/μL，最低35/μL。随机分为中药治疗组和西药对照组。两组在性别、体温、体重、病程等方面比较差异无统计学意义（$P>0.05$），具有可比性。

2　诊断标准

2.1　西医诊断标准

①确诊为艾滋病者；②发热时间长，多以低热出现，通常腋温≥37.5℃但<39℃；③实验室检查示白细胞升高、淋巴细胞比率升高等。

2.2　中医证候诊断标准

参考《中药新药临床研究指导原则》制定的艾滋病相关性发热脾气虚弱证标准：①发热时间长，多为低热或自觉发热；②形体消瘦；③五心烦热，面色潮红，自汗、盗汗；④一般有气、血、水壅遏或气血阴阳亏虚病史，或有反复发热的病史或肢体倦怠或神疲懒言；⑤舌质暗红，苔薄黄而干；⑥脉细数或弱。上述①、⑤、⑥必须具备，并应兼具其余各项中的1项。

3　治疗方法

治疗组予以补中益气汤加减方。药物组成：黄芪60g，白术30g，陈皮18g，党参30g，当归40g，柴胡15g，升麻9g，生地黄20g，麦冬20g，炙甘草10g。1剂/d，水煎取400mL，分2次温服。对照组予安乃近片（宜昌人福药业有限公司，国药准字H42022078）0.5～1g/次，2次/d；更昔洛韦片（山东罗欣药业股份有限公司，国药准字H20100030）1000mg/次，3次/d。同时根据病情予以营养、支持治疗。

4　疗效观察

4.1　疗效标准

参照《中药新药临床研究指导原则》（2002年版）中治疗发热的标准制定。治愈：体温测量在正常范围之内，临床症状消失或基本消失。显效：体温明显下降，但未在正常值内，临床症状明显改善。有效：体温稍有下降，临床症状部分改善。无效：体温无明显改善甚或加重。

4.2　治疗结果

两组均以1个月为1疗程，1个疗程后评定疗效，结果见表1。

表1　两组疗效比较　例

组别	n	治愈	显效	有效	无效	总有效率
治疗组	40	8	12	14	6	85.0%
对照组	40	5	4	12	19	52.5%

注：使用SPSS17.0对数据进行分析，两组相比，$P<0.05$。

5　病案举例

某男，39岁，2007年3月6日就诊。主诉：反复发热1a余，常因劳累诱发，体温常在38.0℃左右，伴口渴，自汗，盗汗，乏力，失眠，舌质红苔燥，脉细。实验室检查：AIDS阳性；血白细胞13.20×10^9/L，中性粒细胞34.0%，淋巴细胞52.3%，红细胞3.45×10^{12}/L，血红蛋白102g/L，血小板145×10^9/L；肝肾功能未见异常。西医诊断：AIDS发热。中医诊断：发热（脾虚气郁）。中医治法：补中益气，健脾除热，佐以安神生津。方药：黄芪60g，白术30g，陈皮18g，党参30g，当归40g，柴胡15g，升麻9g，生地黄20g，麦冬20g，炙甘草10g，乌梅10g，炒枣仁15g，夜交藤 15g。1 剂/d，水煎服。患者服药 7 剂后，发热间隔时间明显延长，发热得以控制。

6 讨论

艾滋病发热归属于中医内伤发热范畴。因艾滋病病程长，久病易致气虚，而发热作为艾滋病的常见症状之一，与气虚的病机密切相关。治疗这种发热，“惟当以甘温之剂，补其中，升其阳，甘寒以泻其火则愈”。(《内外伤辨惑论》) 而现代药理研究亦证明，甘温的黄芪能保护损伤的肝细胞，使降低的总蛋白及白蛋白增加，可增强细胞免疫，改善肝脏功能；甘温的白术对肝细胞具有解毒和保护作用，并能促进肝蛋白量的增加，增强吞噬细胞系统的吞噬功能。从补气入手辅以养阴，治疗免疫缺陷的艾滋病发热，方证的对，收效亦在情理之中。

(出自《国医论坛》2014 年第 29 卷第 1 期第 38－39 页)

中药安体唯思胶囊治疗艾滋病发热 7 例

程国全[1,2]，方 旭[2]

(1. 安徽省阜阳市疾病控制中心 安徽 阜阳 236030

2. 安徽省阜阳市经济技术开发区京九卫生站 安徽 阜阳 236112)

关键词 中药；安体唯思胶囊；艾滋病发热

艾滋病毒（HIV）感染者及艾滋病（AIDS）人机会性感染发热，是治疗 HIV/AIDS 临床上常见的症状之一。其特点是：发病突然，体温快速升高（体温 39℃以上），常用的解热止痛药物及对症治疗不易控制，甚至长期反复发热，久治不愈。2014 年以来，我们对艾滋病毒（HIV）感染者及正在进行高效抗逆转录病毒（HAART）治疗的艾滋病（AIDS）7 例发热者，在化学药物对症治疗效果不佳时，运用中药制剂安体唯思胶囊抗机会感染发热治疗，疗效顿佳，现报道如下。

病例介绍

案例 1，杨某，女，9 岁，安徽省阜阳市阜南县朱寨镇袁庄行政村人（现生活在阜阳市开发区智爱一家）。因母婴传播，于 2008 年 9 月 4 日经安徽省疾病控制中心确认 HIV 阳性，2009 年 12 月 1 日开始抗病毒治疗，治疗方案：司他夫定 + 拉米夫定 + 奈韦拉平。2013 年 9 月检测，病毒载量 < LDL，CD_4 细胞数量为 1100/uL。2014 年 1 月 3 日，出现机会感染发热，体温 39℃；查体：眼部充血，双肺未闻及干湿啰音，无其他阳性体征，临床初步诊断为急性上呼吸道感染。给予输液、抗炎、退热（用药有：克林霉素、阿奇霉素、氨基比林、地塞米松）等对症治疗，但在热退 4～6h 后，体温又升高到 39℃以上。反反复复，历时 10d，发热仍然不能得到根本控制。2014 年 1 月 12 日，由于患儿发热 10d，一般情况和精神状态良好，无咳嗽和咯痰，无其他炎症表现，且抗炎治疗无效，当即停用抗火药物和解热止痛药物，给予中药制剂安体唯思胶囊 400mg × 4 粒，口服，30min 后，体温恢复至常温（37℃）。跟踪观察 1 个月，未见复发。2014 年 2 月 14 日检测 CD_4 细胞数量为 326/uL。

案例 2，张某，男，13 岁，河南省驻马店市汝南县人（现生活在阜阳市开发区智爱一家）。因母婴传播，经河南省驻马店市疾病控制中心确认 HIV 阳性，2001 年 1 月 10 日开始抗病毒治疗，治疗方案：司他夫定 + 拉米夫定 + 奈韦拉平；由于一线抗病毒药物治疗失败，于 2013 年 5 月更换二线抗病毒治疗药物，治疗方案：阿巴卡韦 + 拉米夫定 + 克力芝。2013 年 9 月 14 日，检测病毒载量 960C/mL，CD_4 细胞数量为 201/uL，2014 年 1 月 9 日，出现机会感染发热，体温 39.3℃，查体：咽部充血，余无其他阳性体征，临床初步诊断为急性上呼吸道感染。给予输液、抗炎、退热等对症治疗，反复发热 3 天，体温仍在 39℃以上。2014 年 1 月 12 日，停止其他药物治疗，给予中药制剂安体唯思胶囊 400mg × 4 粒，口服，30min 后，体温恢复至 37℃。1 个月后跟踪随访，未见复发。2014 年 2 月 14 日检测 CD_4 细胞数量为 398/uL。

案例 3，某男，45 岁，安徽省阜阳市开发区京九办事处陈庄社区人。因有偿供血，于 2009 年 7 月 17 日经安徽省疾病控制中心确认 HIV 阳性，2014 年 2 月 15 日开始抗病毒治疗，治疗方案：司他夫定 + 拉米夫定 + 奈韦拉平，基线 CD_4 细胞数量为 269/uL。2014 年 3 月 10 日，突然出现高热，体温 39.5℃，查体：无阳性体征。给予输液、抗炎、退热（用药有：青霉素、氨基比林、地塞米松）等对症治疗，连续 6 天反复高热，未能得到有效控制。由于不能排除药物热的可能性，抗病毒治疗方案由齐多夫定 + 拉米夫定 + 奈韦拉平，改为替诺夫韦 + 拉米夫定 + 依非韦仑。2014 年 3 月 16 日，给予安体唯思胶囊 400mg × 6 粒，口服，

30min 后，体温恢复至常温（37℃）。再安体唯思胶囊 3 日量，即 400mg×36 粒，1 次 6 粒，1 日 2 次，巩固疗效。跟踪观察 1 个月，未见复发。该患 2014 年 3 月 19 日检测肝功能转氨酶 600U/L，诊断药物热，诊断依据：发热，肝功能严重损害。长期观察安体唯思的抗过敏作用是治愈本例药物热的必然效果。2014 年 5 月 7 日检测 CD_4 细胞数量为 314/uL。

案例 4，席某，男，20 岁，安徽省阜阳市阜南县于集镇席老家人。因母婴传播，于 2007 年 6 月 6 日经安徽省疾病控制中心确认 HIV 阳性，2008 年 3 月 5 日开始抗病毒治疗，治疗方案：司他夫定 + 拉米夫定 + 奈韦拉平，2011 年改为：齐多夫定 + 拉米夫定 + 奈韦拉平。2013 年 9 月 14 日，检测病毒载量 < LDL，2014 年 2 月 12 日检测 CD_4 细胞数量为 640/uL。2014 年 3 月 20 日，出现机会感染发热，体温 39.2℃，伴咳嗽，咯黄痰，经口服严迪、扑热息痛治疗无效，查体：双肺呼吸音粗，无其他阳性体征。反复发热 1 周，于 2014 年 3 月 27 日，给予安体唯思胶囊 400mg×4 粒，口服，1h 后，体温降至 38℃，继续常规用量服用该药，3d 后体温降至正常。同时行胸部 X 光片检查，发现右下肺片状阴影 3cm×2cm，诊断为右下肺炎，诊断依据：发热、咳嗽、咳黄痰，听诊双肺呼吸音粗糙，X 光右下肺片状阴影，按肺炎给予克林霉素、左氧氟沙星治疗半个月，X 光复查，右下肺阴影消失，临床治愈。跟踪观察 1 个月，未见复发。2014 年 7 月 14 日检测 CD_4 细胞数量为 709/uL。

案例 5，张某，男，52 岁，安徽省阜阳市开发区京九办事处岳寨行政村人。因有偿供血，于 2009 年 3 月 20 日经安徽省 CDC 确认 HIV 阳性。2009 年 4 月 14 日开始抗病毒治疗，治疗方案：齐多夫定 + 拉米夫定 + 奈韦拉平，因肝功能异常，于 2011 年 2 月治疗方案更换为：齐多夫定 + 拉米夫定 + 依非韦仑。2013 年 10 月 9 日检测病毒载量 < LDL，2013 年 12 月 10 日因发热体温 39.5℃转阜阳市传染病医院治疗，40 天后出院，2014 年 1 月 7 日检测 CD_4 细胞数量为 170/uL。2014 年 1 月 29 日再次发热，体温 39.5℃以上，经对症治疗无效，于 2014 年 2 月 1 日再次转阜阳市传染病医院治疗，1 个月后出院。2014 年 3 月 11 日再次出现发热至体温 39.5℃以上，给予安体唯思胶囊 400mg×6 粒，口服，1h 后，体温恢复至常温（37℃）。见于患者病程较长，再给予安体唯思胶囊 3 日量，即 400mg×36 粒，1 次 6 粒，1 日 2 次，巩固疗效。跟踪观察 1 个月，再无复发。2014 年 4 月 3 日检测 CD_4 细胞数量为 367/uL。

案例 6，刘某，女，45 岁，安徽省阜阳市开发区田庄社区人。因有偿供血，于 2001 年 4 月 27 日经安徽省 CDC 确认 HIV 阳性，2003 年 9 月 30 日开始抗病毒治疗，治疗方案：司他夫定 + 去羟基苷 + 奈韦拉平，2010 年 9 月，改治疗方案为：齐多夫定 + 拉米夫定 + 奈韦拉平，2010 年 9 月因一线抗病毒药物治疗失败，改为二线抗病毒治疗方案：替诺夫韦 + 拉米夫定 + 克力芝。2014 年 4 月 17 日晚，自行去医院门诊实施：肛周脓肿手术，术后返家途中受凉，当夜发冷发热，自服扑热息痛两粒后，仍不能退热，2014 年 4 月 18 日就诊，查体：体温 39.3℃，急性病容，咽部充血，余无阳性体征。给予静脉注射头孢他定 2g，替硝唑 0.4g，并给予安体唯思胶囊 400mg×6 粒，口服，0.5h 后，体温开始下降，21h 后体温恢复至常温（37℃），再给予 3 日量，即 400mg×36 粒，1 次 6 粒，1 日 2 次，巩固疗效。跟踪观察 1 个月，再无复发。2014 年 5 月 11 日检测 CD_4 细胞数量为 86/uL。

案例 7，冯某，男，66 岁，安徽省阜阳市临泉县工商局退休干部。1996 年因外科手术输血感染，于 2014 年 3 月 20 日安徽省阜阳市 CDC 确认 HIV 阳性，该患者 2014 年 3 月 5 日因发热（39.6℃）住阜阳市临泉县医院治疗，并突然出现高热昏迷抢救稳定后，于 2014 年 3 月 8 日转入阜阳市传染病医院，诊断为肺孢子虫肺炎，住院治疗 21 天。检测 CD_4 细胞数量为 10/uL。于 2014 年 4 月 5 日开始抗病毒治疗，治疗方案：司他夫定 + 拉米夫定 + 依夫韦仑。2014 年 4 月 21 日，因发热至体温 39.6℃，再次住进阜阳市临泉县医院，给予输液、抗炎、退热（用药有：先锋、布洛芬混悬液等）等对症治疗，住院期间反复高热 39.6℃以上，持续 6d，病情严重。由于患者属于艾滋病晚期，发现、诊断和治疗较晚，体质较差，抗病毒治疗刚半个月，突然高烧，应考虑免疫重建综合征可能性，但也不能排除药物热。抗病毒治疗停原方案改：替诺夫韦 + 克力芝。并加服给予安体唯思胶囊 400mg×6 粒，口服，1h 后，体温由 39.6℃退至 38℃，并逐渐下降，再给予 400mg×36 粒，1 次 6 粒，1 日 2 次，3d 后体温恢复至正常。为了巩固疗效，继续服用安体唯思胶囊，1 次 6 粒（400mg×6），1 日 2 次，连服 12d，跟踪观察 1 个月，未见复发。2014 年 6 月 24 日检测 CD_4 细胞数量为 139/uL。

讨论

艾滋病毒感染者（HIV）及艾滋病患者（AIDS）发热是机会感染常见症状，尤其是高热对机体影响较大，患者往往不能耐受。其主要原因是 HIV/AIDS 患者机体免疫缺陷，抵抗力低下，当病原体乘虚而入时，没有驱除外邪能力，仅借助于外来的药物作用抗邪，化学药物解热止痛类药物及激素，虽然降温较快，但大汗及不良反应，致使机体消耗较大，易出现虚脱和反复发热，不利于患者康复。

HIV/AIDS 机会感染发热，在祖国医学中属温病范畴。六经辨证归于太阴、阳明二经。发病脏腑与肺、脾、肠、胃相关。湿热邪毒为患，是本病与其他温病发热，辨证论治的鉴别点。湿热系外感六淫所致，邪毒由体内艾滋病毒（HIV）所为。湿为阴邪，热为阳毒；湿重损伤阳气，湿郁损伤脾肺；肺主气、朝百脉。气为血之帅，肺损伤乃气不足，则无力推动血液循环；脾统血、主运化，为后天之本。脾受困，则运化无力，人体所摄水谷精微，不能孵化升清，输布于五脏六腑、四肢百骸。故，脾肺损伤，免疫下陷是必然的。热为阳毒，阳毒久蕴，伤津耗液；津液耗伤，则肠胃运化传导失司、代谢功能紊乱，同样可以出现免疫下陷。因此，除湿排毒、肃肺健脾，标本兼治，则为抗 HIV/AIDS 机体感染之根本法则。

安体唯思胶囊处方源于明·李时珍《本草纲目》记载的治疗性病“搜风解毒汤”辨证加减，这与 HIV/AIDS 发病源于同性恋是相吻合的。方中土茯苓，味淡气平，解毒除湿，健脾强胃，驱邪而不伤正；金银花，甘寒轻扬，清热解毒，消炎消肿，二药相辅相成，合用为君，既能清热除湿排毒，又能肃肺健脾强胃，旨在标本兼治。天花粉，甘寒多汁，为滋阴润肺、清热解毒之上品；重楼又名七叶一枝花，为抗炎退热、消肿驱毒、治疗毒蛇咬伤之圣药。二药相伍为臣，相得益彰，力宏效奇，共助土茯苓、金银花抗邪之力。薏苡仁，甘淡性平，健脾利湿，能提高机体免疫力。以此为佐，一是借水道将湿热邪毒从尿中排出体外；二是通过渗湿健脾，激活自身免疫细胞，以增强机体抗病能力。甘草，清热解毒，调和药性，以此为使，促进诸药相协，共起除湿排毒、肃肺健脾，标本兼治之效。由于辨证合理、立法得当；遣方派药，针对性强。因此，药到病除，则是本品应有的疗效。

本研究观察结果显示，安体唯思胶囊控制艾滋病毒（HIV）感染者及艾滋病（AIDS）人机会感染发热，作用快、疗效高，无任何毒副作用，患者服用方便等特点。7 例中有 3 例患者，仅服药 1 次，就在 0.5 ~ 21h 内体温恢复正常；这在治疗 HIV/AIDS 机会感染发热临床上，疗效是不多见的；其中有 1 例，虽然出现了免疫重建综合征，病情严重。当服用 6 粒胶囊 1h 后，体温就由 39.6℃ 退到了 38℃。而在服完 3 日给药量时，体温也恢复到正常范围，这样的疗效也是较为可观的。解热止痛药及激素退热时大汗，丧失大量体液，损伤机体正气，不利于机体恢复。但安体唯思胶囊退热而不出汗，有利于机体恢复，这是与化学药物退热区别的显著特点，也是不易复发的根本所在，更是治疗患者长期发热的难得的有效药物。安体唯思胶囊退热作用，对病毒感染疗效优于对细菌感染疗效。安体唯思胶囊用于危重患者可以增加剂量和用药频次，且安全并能提高疗效。

安体唯思胶囊对呼吸、消化系统感染及皮疹有明显疗效，而退热作用是近期在本文中杨某发热 10d，抗炎、解热止痛药物无效时，服用时偶然发现，连续观察七例，均疗效可靠，因此值得总结和探讨。中药治剂安体唯思显著的退热作用，为艾滋病机会性感染治疗提供了广阔的前景。但由于验例较少，安体唯思胶囊，能否起到延缓发病作用，需要进一步探讨和长期观察。

参考文献（略）

（出自《中医药临床杂志》2015 年第 27 卷第 3 期第 403 - 405 页）

腹　泻

论中医药治疗艾滋病相关腹泻临床研究

王健，梁碧颜
（中国中医科学院中医药防治艾滋病研究中心，北京 100700）

摘要　艾滋病相关慢性腹泻的诊治问题始终是艾滋病研究领域中的热点和难点。分析近5年文献报道中医治疗艾滋病相关腹泻的临床观察，就病名、病因病机、治疗等进行评述。中药治疗艾滋病相关腹泻的疗效肯定，但研究方法、辨证与辨病、治疗用药等方面存在一些问题。中药治疗艾滋病相关腹泻应该遵循循证医学的原则，扩大样本量，从统一标准，多中心、大规模合作研究，避免低水平重复，便于临床推广应用。

关键词　艾滋病；腹泻；中医药；临床研究

艾滋病泄泻（腹泻）在艾滋病中晚期常见，以慢性腹泻为主，表现为腹泻或便溏、脘闷食少、泄下清稀，甚则如水或间歇发作，迁延不愈；如暴泻可加重病情导致死亡。中药在治疗本病方面积累了不少经验，近5年来有关艾滋病相关腹泻的临床研究又取得了一定进展。现就本病的临床研究状况，谈谈我们的看法。

病名认识

田明等认为，本病属于中医学“泄泻”范畴。刘昌华认为本病属中医“久泄”“久痢”“休息痢”范畴。从临床表现角度认为本病可归属中医学“疫病”“虚劳”“泄泻”范畴。

病因病机

病因主要是受疫毒之邪侵袭日久，脏腑受损，功能失调。再遇调摄失宜，饮食不节，情志失调，劳倦过度。

脾虚湿盛是本病的病机关键，泄泻日久，迁延不愈，可久病及肾，导致脾肾阳虚。《景岳全书·泄泻》曰：“泄泻之本，无不由于脾胃”。但汪昂又曰：“久泄皆由命名久衰，不能专责脾胃”。所以泄泻病位在肠胃，病机为脾肾阳虚，胃肠失于温煦，运化失司。王翠芳等提出脾在艾滋病相关性腹泻的发生、发展过程中起举足轻重的作用。因此其病机为脾虚湿盛，肠腑运化传导失司，清浊混杂而下；或毒邪久羁，耗伤肾精，命门火衰，脾失温煦，运化失常，湿浊内生而泄泻。病位在肠，并与肝脾肾密切相关。

治疗研究

1. 辨证分型治疗　由于病因病机不同，临床表现各异，所以辨证有证型之别，宜采用分型治疗。田明等认为，本病可分为脾虚湿盛、脾肾阳虚2型治疗，将311例艾滋病慢性腹泻患者分为健脾祛湿治疗组（健脾止泻颗粒）102例、补肾固涩组（泻痢康胶囊）106例及对照组（盐酸洛哌丁胺胶囊）103例。治疗2周后，健脾祛湿治疗组、补肾固涩组与对照组腹泻量表积分差异均有统计学意义（$P<0.05$）；治疗1周后与治疗2周后各组大便频次均较治疗前下降（$P<0.05$）。该观察不足之处是没有随机化。

2. 辨病专方治疗　辨病用药，方药固定，便于应用，缺点是难以对多种兼证都达到理想的效果。田明等认为本病以脾虚湿盛为核心病机，以健脾止泻为法，用药生黄芪、山药、补骨脂、炮姜、黄连、升麻、焦白术、焦山楂、木香、葛根、车前草、炙甘草组方，将143例艾滋病慢性腹泻患者随机分为2组，其中中医药治疗组96例，以健脾止泻中药配方颗粒加减治疗；对照组以易蒙停治疗47例。治疗组和对照组的患者腹泻量表积分差异在疗程结束后有统计学意义（$P=0.05$），治疗1周后2组的大便总量变化差异有统计学意义（$P=0.05$），治疗组明显好于对照组。该研究表明中医药疗法比西药疗法的疗效好。徐卓等以温补固涩为法，采用泻痢康方药取得较满意的疗效，将158例艾滋病相关慢性腹泻患者按照2∶1比例随机分为2组，治疗组106例，口服泻痢康胶囊（2.5g/次，3次/d）及盐酸洛哌丁胺胶囊模拟胶囊（2粒/次，3次/d）治疗；治疗组52例，口服盐酸洛哌丁胺胶囊胶囊（2mg/次，3次/d）及泻痢康模拟胶囊（5 粒/次，3 次/d）治疗。治疗第 14 天，试验组和对照组间的患者腹泻量表积分的差异有统计学意义（$P<0.05$），治疗第 7 天与第 14 天，试验组和对照组间的患者大便次数均明显减少，差异有统计学意义（$P<0.05$），试验组疗效优于对照组。该观察不足之处是疗效判定标准没说明参考依据。刘昌华认为本病以脾肾两虚为主，用温肾健脾、固涩止泻的益艾康胶囊（人参、黄芪等药物）配合四神汤（补骨脂、吴茱萸、肉豆蔻、五味子等）治疗艾滋病泄泻 55 例，治疗组口服益艾康胶囊，每天 3 次，每次 5 粒，对照组口服氟哌酸胶囊和黄连素片。治疗组总有效率 93.33%，对照组总有效率 64%。该观察不足之处是没有纳入标准、排除标准、统计学方法、安全性分析。

3. 主方主法加减　抓主要病机，根据兼症加味治疗，党中勤以健脾益肾、化湿和中、涩肠止泻为主，采用加味赤石脂禹余粮汤（赤石脂、禹余粮、乌梅、芡实、党参、炒白术、茯苓、炒山药、炒薏苡仁、炒白芍、炙甘草）加减治疗 56 例艾滋病合并顽固性腹泻患者，随症加减蒲黄、五灵脂等，临床治愈 20 例，好转 30 例，未愈 6 例，总有效率 89.29%。该观察不足之处是没有设立对照组，没有诊断标准、排除标准、统计学方法、安全性分析。郭建设等以健脾散结、除痞降逆止泻为主，运用半夏泻心汤（法半夏、干姜、黄芩、黄连、党参、甘草、大枣）口服或灌肠治疗 80 例艾滋病相关腹泻患者，随症加减姜竹茹、旋覆花等，2 周后治愈 32 例，好转 29 例，未愈 9 例，有效率为 87.14%。该观察不足之处是没有设立对照组，没有诊断标准、纳入标准、排除标准、统计学方法、安全性分析。

讨论

慢性腹泻是艾滋病患者常见和严重的并发症，艾滋病腹泻的发生率为 30% ~80%，按病程分为急性腹泻和慢性腹泻，其中慢性腹泻发生率远高于其他机会性感染，其原因复杂，可分为感染性和非感染性两类，多与免疫功能低下、胃肠道功能紊乱有关。目前西医学认为，艾滋病患者常见的病原菌有原虫、真菌、病毒、细菌等，其中原虫（主要为隐孢子虫）感染者占整个艾滋病腹泻的 40% 左右，是艾滋病病死的重要原因之一。CD_4^+ T 淋巴细胞计数和腹泻程度密切相关，随着疾病进展，CD_4^+ T 淋巴细胞计数降低，免疫功能明显受损，慢性腹泻症状表现更为严重，持续时间长。艾滋病相关慢性腹泻的诊治问题始终是艾滋病研究领域中的热点和难点。

中药治疗艾滋病相关腹泻的疗效肯定。但也存在以下一些问题。

一是研究方法问题：中医药治疗艾滋病相关腹泻的报道，大多是水平不高的临床研究，缺乏高质量的多中心，大样本的随机双盲对照研究；疗效判定的不一致，不同医家报道的疗效缺乏可比性，不能完全反映出临床的实际情况；且大多未进行大便病原学检测和肠道内镜检查，腹泻病因不清。因此，应严格按照临床流行病学的要求进行科研设计，从制定统一的诊断、分型、疗效标准着手，在此基础上，按照严格的科研设计、评价方法进行研究。

二是辨证与辨病：辨证治疗是中医的灵魂，艾滋病相关腹泻的治疗也不例外。在强调辨证治疗的同时，辨病治疗也不可少。多数医家都倾向于专方专药治疗。在艾滋病相关腹泻中医药临床治疗中，需要强调辨证治疗，即使在某些情况下应用中成药更符合患者意愿时，也需要根据药物的组成进行辨证应用。今后可开展中医常规辨证治疗与单纯应用中成药作为辨病治疗的相关因素分析；进行一些检测方法如病原学检测与中医辨证分型对应观察研究，为临床辨证论证提供客观依据。

三是治疗用药方面：研究多为一般的复方临床观察，而且大部分为回顾性报道，用药疗程亦各有异，处方缺乏药理、药效学方面的实验依据，不易反复验证。尚缺乏针对腹泻的单方单药的临床观察和实验研究结果。美国食品药品监督管理局（FDA）2012 年 12 月 31 日批准第 1 个口服植物药 Fulyzap 用于治疗艾滋病腹泻。因此，开展中药研究艾滋病腹泻很有必要。

中药治疗艾滋病相关腹泻应该遵循循证医学的原则，扩大样本量，从统一标准，多中心、大规模合作研究，避免低水平重复，便于临床推广应用。

参考文献（略）

（出自《中华中医药杂志》2017 年第 32 卷第 1 期第 104 - 106 页）

论艾滋病腹泻

赵少英[1]，许前磊[2,3,4]，许向前[5]，谢世平[3,4]，徐立然[2,4]，郭会军[2,4]
（1. 河南中医学院第三附属医院，郑州 450008；2. 河南中医学院第一附属医院，郑州 450000；
3. 河南中医学院艾滋病研究所，郑州 450000；4. 河南省中医药防治病毒性疾病重点实验室，郑州 450000；
5. 河南省中医院，郑州 450002）

摘要 艾滋病腹泻作为艾滋病患者常见的并发症之一，其病程较长、反复发作、缠绵难愈、病情较重的临床特点严重影响着艾滋病患者的健康。前期的临床实践显示中医药在防治艾滋病腹泻具有广阔的应用前景。文章通过对艾滋病腹泻的临床特点及发病机制分析，结合课题组前期的研究基础，确立了艾滋病腹泻常见的3个证型脾胃虚弱证、脾肾阳虚证、肠道湿热证的中医临床辨治规范，为中医药防治艾滋病腹泻临床辨治提供参考。

关键词 艾滋病；腹泻；辨证论治

艾滋病相关慢性腹泻是艾滋病最常见并发症之一，临床表现为急性或慢性腹泻，患者以持续或间断性每日水样便3次或3次以上超过1个月为特征，并逐渐出现体质量减轻、营养不良和恶病质等临床表现，其临床发生率达30% - 70%，严重威胁着艾滋病患者的健康。近年来，运用中医药治疗艾滋病腹泻取得了显著的疗效，尤其在改善患者症状、缩短病程，提高患者生活质量方面更为突出。但艾滋病腹泻与其他原因引起的腹泻在临床特点及发病机制方面有着显著的差异，笔者结合课题组前期运用中医药防治艾滋病腹泻的研究成果，对艾滋病腹泻的特点、发病机制、辨证论治给予论述，以期为中医药防治艾滋病腹泻提供参考。

艾滋病腹泻特点

艾滋病腹泻是在艾滋病的发展进程中常见的症状，临床上多见急性腹泻，一般腹泻在4周以内，每日3次或3次以上，常伴发腹痛、恶心、呕吐、发热、腹胀、神疲乏力、食少纳呆、头晕目眩、心悸气短、恶寒等症状。有些患者反复发生间歇性腹泻，迁延不愈达数月或数年，便次每日5~6次，也成为艾滋病慢性腹泻。艾滋病腹泻临床上不同于其他原因引起的腹泻，具有病程较长、反复发作、缠绵难愈、病情较重的特点。

本课题组在“十五”期间对1323例艾滋病患者中医证候的流行病学横断面调查研究结果显示：出现腹泻症状的385例，腹泻性质以稀便最为常见，占78.4%；腹泻特征以泻下畅利、便溏不爽多见，分别占57.9%、14.3%。课题组通过对国家中医药管理局“五省中医药治疗艾滋病项目”河南地区142份病例记录腹泻的症状和体征及相关信息进行提取，结果显示，艾滋病腹泻多发生在夏秋季，伴随症状以乏力最多97例（68.3%），其次为纳呆69例（48.6%）、腹痛41例（28.9%）、腹胀40例（28.2%），其他伴随症状还有消瘦、月经失调、失眠多梦等；舌象显示，舌色以淡舌频率最高84例（59.2%），白苔最为多见119例（83.8%），薄苔频率最高41例（28.9%），艾滋病腹泻患者的舌象主要是舌质淡白，苔薄白；脉象出现频率最高的是细脉93例（65.5%），其次为沉脉54例（38.0%），弦脉18例（12.7%）。

综上，艾滋病腹泻特点以稀便、泻下畅利最为常见，而且春秋季节多发，临床常伴有乏力、消瘦、食少纳呆等全身及脾脏的一系列症状。

艾滋病腹泻机制

艾滋病称获得性免疫缺陷综合征（acquired immunodeficiency syndrome，AIDS），是由人类免疫缺陷病毒（human immunodeficiency virus，HIV）损害机体的免疫功能导致对各种致病因素的抵抗力下降而出现各种病原菌的感染，腹泻是艾滋病患者并发肠道感染的主要症状之一。目前西医学认为，艾滋病患者常见的病原菌有原虫、真菌、病毒、细菌等，其中原虫（主要为隐孢子虫）感染者占整个艾滋病腹泻的40%左右，是艾滋病病死的重要原因之一。另外还有一种非感染性腹泻它包括由于艾滋病本身导致的艾滋病肠病所引起的慢性腹泻、艾滋病并发肿瘤累及肠道引起的腹泻及抗病毒药物引起的腹泻，由于缺乏明确的病原，给临床的治疗带来困难。

艾滋病腹泻根据其临床特点属于中医“泄泻”范畴，早在《素问》中就有“湿盛则濡泻”及“脾病者……虚则腹满肠鸣，飧泻食不化”的论述。医家们对艾滋病腹泻中

基金资助：国家“十二五”科技重大专项（No. 2012ZX10005001 - 005，No. 2013ZX10005 - 001）；国家自然科学基金项目（No. 81403342）；河南省高校科技创新人才计划（No. 16HASTIT031）；河南中医学院省属科研业务专项（No. 2014KYYWF - YQ009）

医病因病机的认识也不尽相同，贾新亭等认为，艾滋病腹泻是HIV病毒侵犯脾胃伤及元气而引起的脾虚、肾虚泄泻；李广认为，艾滋病腹泻的病机主要为脾虚湿盛、肾阳亏虚，病久则呈现寒热虚实错杂之证；王翠芳等通过研究古代文献及艾滋病腹泻的临床报道，结合现代免疫学及分子生物学对脾的功能的认识，提出脾在艾滋病相关性腹泻的发生、发展过程中起举足轻重的作用。

课题组通过对国家中医药管理局“五省中医药治疗艾滋病项目”河南地区符合艾滋病腹泻诊断标准患者进行因子分析和证候要素分析，结果显示：艾滋病腹泻外因以湿邪为主，兼有热邪、气滞等，内因主要为气血亏虚、正虚劳损等，其病位主要在脾，并与肾密切相关。因脾为后天之本，气血生化之源，肾为先天之脏，人身元气所藏之处，故艾滋病腹泻的主要为病因病机概括为元气不足，脾气亏虚，湿邪内盛，阻滞气机，是艾滋病患者并发腹泻区别于一般腹泻的根本原因。

艾滋病腹泻论治

艾滋病腹泻的临床治则方药不同医家根据个人的临证经验不同，分别采用半夏泻心汤、参苓白术散、香砂六君子汤合四神汤、加味赤石脂禹余粮汤、泻痢康胶囊方药进行治疗。也有医家进行辨证分型论治，如宋娟等运用中医辨证分型为湿邪困脾证、脾虚肝郁兼湿热证、脾胃虚弱证、中气下陷证、脾肾虚寒证、脾肾阳虚证等进行艾滋病腹泻临床治疗；高佩媛等将中医药治疗艾滋病腹泻的治疗心得总结为寒热错杂者清上温下、虚实夹杂者补虚泻实、木郁克土者疏肝健脾、阴阳互根者阴中求阳4个方面论治；张晓伟等在艾滋病临床救治实践中发现，艾滋病相关腹泻多为慢性腹泻，其中医证型以脾胃虚弱证和肾阳虚衰证为多，病程久或兼夹有湿邪、寒邪。医家们根据个人的辨证经验进行艾滋病腹泻的临床治疗均取得了较好的临床疗效。本课题组通过文献研究、流行病学调查、病例回顾性分析进行了艾滋病腹泻的中医常见证候特点研究，结合中医药防治艾滋病专家组的临床经验，确立了艾滋病腹泻常见3个证型的中医临床辨治规范。

1. 脾胃虚弱证　主症：大便溏泄，神疲乏力，食少纳呆，色质淡，苔薄白，脉细弱；治法：益气健脾，渗湿止泻；方药：参苓白术散加减（党参、焦白术、茯苓、陈皮、炒山药、炒白扁豆、炒薏苡仁、砂仁、莲子肉、炙甘草、大枣）。

随症加减：若兼见少腹坠胀，或久泻脱肛，头晕目眩，心悸气短等中气下陷者合补中益气汤；若兼见下利稀水，滑脱不禁加赤石脂、五倍子、诃子、罂粟壳等；若兼见口淡不渴，肢重无力，苔白腻，脉濡细者合胃苓汤；若兼见肝郁脾虚合痛泻要方；若兼见食积合保和丸。

2. 脾肾阳虚证　主症：便溏或泄泻日久，完谷不化，腰膝冷痛，舌质淡，苔白滑，脉细弱或虚弦；治法：温补脾肾，固涩止泻；方药：理中丸合四神丸加减或真人养脏汤加减（党参、焦白术、炮姜、煨肉豆蔻、吴茱萸、五味子、补骨脂、炙甘草、当归、白芍、肉桂、木香、诃子）。

随症加减：若久泻不止可喝桃花汤。

3. 肠道湿热证　主症：泄泻腹痛，泻下急迫，或泻而不爽，粪色黄褐，气味臭秽，肛门灼热，可伴发热，小便短黄，舌质红，苔黄腻，脉滑数或濡数；治法：清热燥湿，分利止泻；方药：葛根芩连汤加减（煨葛根、黄芩、黄连、车前草、木香、石菖蒲）。

随症加减：若热偏重可加金银花、马齿苋；若湿偏重，症见胸脘满闷，口不渴，苔微黄厚腻者，可加薏苡仁、厚朴、茯苓、泽泻。

讨论

艾滋病腹泻作为艾滋病患者常见的临床表现，尤其是其具有病程较长、反复发作、缠绵难愈、病情较重的特点，并常伴有体质量减轻、营养不良及消耗综合征，严重威胁着艾滋病患者的健康。前期的临床实践显示中医药辨证论治及非药物疗法（艾灸）在艾滋病腹泻的防治中具有广阔的应用前景。下一步要充分发挥中医药的辨证论治优势，针对艾滋病腹泻的中医病因病机、证候分布、治则方药、临床方案进行系统研究，制定艾滋病腹泻的中医临床诊疗规范，提高中医药治疗艾滋病腹泻的临床水平。

参考文献（略）

（出自《中华中医药杂志》2016年第31卷第4期第1165－1167页）

泻痢康胶囊防治艾滋病腹泻研究思路

康冰亚[1]，李学林[1]，高晓洁[2]，马秀霞[1]，徐立然[1]，段晓颖[1]，刘瑞新[1]
（1. 河南中医学院第一附属医院，河南 郑州 450000；2. 河南中医学院，河南 郑州 4500046）

摘要 泻痢康胶囊是中药复方制剂，以大蒜中的有效部位为君药，对艾滋病腹泻具有特异性和较强的功效性，但泻痢康胶囊的原制备工艺未能解决以下3个问题：①提高大蒜素的稳定性；②掩盖大蒜的臭味；③减少对胃的刺激性。现代研究发现，倍他环糊精具有独特的分子结构和理化性质，能较好地解决挥发油在制剂中的分散、稳定性等问题，矫臭矫味，提高生物利用度，若再结合肠溶包衣技术将原剂型改为肠溶胶囊，则可有效地解决制备工艺中存在的问题，更好地服务于患者。

关键词 艾滋病腹泻；泻痢康肠溶胶囊；倍他环糊精

艾滋病，即获得性免疫缺陷综合征（acquired immuno-defi - ciency syndrome，AIDS），是一种由感染艾滋病病毒（human immunodeficiency virus，HIV）引起的危害性极大的传染病，其传染性强，病死率高，以免疫系统损害和机会性感染为主要特征，目前AIDS已经成为严重的社会公共问题，全世界正面临着AIDS的严重挑战。腹泻是AIDS的三大主症之一，据报道，在发达国家艾滋病患者中，艾滋病腹泻（HIV - related diar - rhea，HIV - RD,）的发生率为60.0% ，而在发展中国家则高达90.0%，是导致AIDS患者死亡的重要因素之一。抗生素和化学药物虽然可以改善临床症状，但易反复且不良反应较大。已有研究表明，有些中药及其组分在治疗HIV - RD方面具有显著疗效。

HIV - RD是指AIDS患者出现便溏腹泻、脘闷食少、泄泻清稀甚则如水的症状。或间歇发作，迁延不愈，日久体质量下降，营养不良，形体枯萎，甚则形成恶液质状态，以致死亡。泻痢康胶囊是在中医药理论指导下，由河南省治疗AIDS专家在AIDS高发区巡诊后拟定的临床经验方，主要治疗HIV - RD。HIV - RD属于中医学“泄泻”“痢疾”范畴，其病机错综复杂，常见病机有脾虚湿热内蕴、寒湿困脾、肝郁脾虚、脾肾两虚等。泻痢康方主要治疗艾滋病腹泻脾肾阳虚证。脾主运化升清，脾气虚弱，清气不升，化生内湿，清气在下则大便溏泻或带脓；肾阳虚衰，命门之火不能上温脾土，脾失健运，故不思饮食，日久形体消瘦；脾肾阳虚，阴寒凝聚，则腹中冷痛、形寒肢冷、腰膝酸软；脾肾阳虚，阳气不能化精微以养神，以致神疲乏力。泻痢康方是在前人治疗“久泻”的基础上，依据长期治疗慢性腹泻、痢疾的经验，并结合现代医学观点而形成的具有特异性和实效性的经验方药，具有健脾补肾、涩肠止泻、杀虫通痢的功效，主治AIDS脾肾阳虚型顽固性腹泻。在河南省AIDS高发地进行的数百例治疗实践中发现，此药治疗HIV - RD具有显著疗效。如徐卓等在泻痢康胶囊治疗HIV - RD的临床研究中，以腹泻量为指标，发现泻痢康组疗效优于对照组。李发枝等在泻痢康胶囊治疗HIV - RD的临床小结中也发现，泻痢康胶囊有效率明显高于诺氟沙星胶囊。可见，泻痢康方在治疗HIV - RD患者方面具有显著疗效，因此很有必要将其开发成疗效更好的制剂服务于更多患者。

泻痢康方主要由大蒜的特有有效部位和具有温中收涩作用的中草药组成，君药为大蒜油，是从大蒜中提取而得，主要组分是大蒜素。现代医学研究证明，大蒜的广谱杀菌功能主要是大蒜素的作用，它在治疗HIV - RD方面起着主要的作用。国内外专家针对这个问题均有相关研究。如在加拿大蒙特利尔召开的第五届国际AIDS讨论会上，美国佛罗里达州的Abdullah博士指出，他的研究组曾将非处方药大蒜制剂胶囊给予10名AIDS患者服用共12周，前6周每日口服10粒，后6周增至每日20粒。结果除了3名AIDS患者未坚持服药而死亡外，其余7名患者体内的免疫细胞活性均增长3 ~14倍，从此研究中可知大蒜制剂可提高AIDS患者的机体免疫力。另有研究表明，大蒜尤其是大蒜的氯仿提取物，是非常有潜力的治疗HIV - RD的有效药物，尤其是对于发展中国家而言。也有文献表明，高剂量的大蒜制剂对似隐孢菌素腹泻有很好的治疗潜力，甚至可杀死HIV病毒。国内对大蒜制剂治疗AIDS也有相关报道，如潘金丽在大蒜素胶囊合半夏泻心汤治疗HIV / AIDS相关性慢性腹泻10例一文中，将大蒜素胶囊与半夏泻心汤合用治疗HIV/AIDS慢性腹泻，结果有效率达90.0%，且临床见效快，无不良反应，药物作用持久，无反弹。可见，从现代医学角度来看，大蒜制剂能增强AIDS患者的机体免疫功能，抑制病毒对人体正常细胞的损害，延缓病

基金项目： 郑州市科技局项目（CZSYJJ14012）；国家中医临床研究基地业务建设科研专项课题（JDZX2012021）

情发展，提高 AIDS 患者的生存质量，延长生存期。

由于大蒜的特有有效部位是泻痢康制剂中的君药，提高大蒜素的稳定性能、掩盖大蒜的臭味及减少对胃的刺激性是含有大蒜制剂所要解决的 3 个主要问题。泻痢康胶囊的原制备工艺中，大蒜油的加入方式是吸附法，虽然该方法比较简单，但并没有解决上述 3 大问题。若患者长时间服用此制剂，上述劣势会降低患者服药的依从性，并影响其疗效的发挥。解决上述 3 大问题，是泻痢康制剂研究与开发的一个非常重要的目标。

近年来，新技术、新辅料的应用为解决上述问题开辟了新途径，倍他环糊精以其独特的分子结构和理化性质用于挥发油包合具有诸多优点，能较好地解决挥发油在制剂中的分散、稳定性等问题，矫臭矫味，提高生物利用度。另外，有文献报道，采用倍他环糊精作为包合材料对大蒜油进行包合再制备成所需要的剂型，这样既避免了大蒜素的挥发，又不影响被包合药物的溶出、吸收与药效，同时克服了大蒜素对胃的刺激。药物工作者对肠溶包衣材料进行了更广泛的研制和开发，并取得了显著成绩。肠溶包衣的衣膜耐胃酸，进入肠内某部位后能迅速崩解并释放内容物，从而发挥药效。肠溶聚合物的作用机制是其在不同的 pH 介质中溶解度不同，即在低 pH 时保持完整而在较高 pH 时溶出并释放药物。肠溶衣属延迟释放剂型，其作用主要是：①避免药物受到胃内酶类或胃酸的破坏；②避免药物对胃黏膜产生强烈刺激，引起恶心、呕吐等不良反应；③将药物传递至肠道局部发挥作用；④提供延迟释放作用；⑤将主要由小肠吸收的药物尽可能以最高浓度传递至该部位。HIV－RD 主要由寄生虫感染引起，包括贾第鞭毛虫、隐孢子虫、阿米巴原虫等，也可由病毒、细菌或真菌引起，30%～80%腹泻患者能找到病原体。肠道黏膜固有层内含有丰富的 CD_4^+ 淋巴细胞、巨噬细胞和树突细胞，这些均为 HIV 感染的靶细胞。HIV 病毒感染肠黏膜并在肠道定居，从而出现消化道异常以及全身病理损害。可见，HIV－RD 的主要病变部位在肠道。综上，将泻痢康胶囊中的大蒜油进行倍他环糊精包合并将其制成肠溶胶囊，则可以解决泻痢康胶囊原制备工艺中存在的问题。

AIDS 的治疗，欧美发达国家多采用高效抗逆转录病毒疗法，该疗法又称“鸡尾酒”疗法，它能使 AIDS 的发病率和病死率明显下降，故已被国际医学界公认为确实有效的疗法。但其治疗费用也是“相当可观的”。有资料显示，在经济发达的城市，一个 AIDS 患者使用鸡尾酒疗法年均医疗总花费为人民币 8.2 万元～10.4 万元；而使用中药对症治疗，医药总花费不足人民币 1.8 万元。而在我国，AIDS 患者多在偏远落后的农村，医疗条件有限，鸡尾酒疗法远远超过了人们的经济承受能力。

近 20 年来，中医药在治疗艾滋病方面积累了一定经验。如杨国红等在参苓白术散治疗 HIV－RD 疗效观察中，以参苓白术散作为中药治疗组，以诺氟沙星胶囊＋蒙脱石散作为西药治疗组，比较两个治疗组对 HIV/AIDS 患者主要临床症状及次要临床症状的改善情况。结果表明，除肢体活动症状外，其余临床症状中药组均明显优于西药组，且两组组间具有统计学差异（$P<0.05$）；并且停药后，中医证候持续改善，停药 4 个月时达 95.8%，其中治愈率由 12.8%上升至 44.7%；而西药组则对中医证候的改善无持续效应，约 10.0%的患者复发。由此可见，在治疗 HIV－RD 时，中药制剂比西药制剂疗效更持久一些，治愈率更高。屈冰等运用半夏泻心汤治疗 HIV－RD68 例，其中治愈 24 例，好转 31 例，未愈 13 例，有效率为 80.9%。因此，寻找一条适合我国国情的中医药治疗 HIV－RD 的治疗方法是当务之急。

中医药治疗 HIV－RD 具有毒性小、作用持久的特点，能提高机体免疫功能，有效改善患者的症状、体征，提高生存质量，减少机会性感染的发生率，并且价格低廉、疗效明确，易于被患者接受。近年来，中国政府对中医药防治 AIDS 的工作亦给予了高度重视。2004 年国家中医药管理局成立了中医药防治 AIDS 工作组织协调小组，制定印发了《国家中医药管理局中医药防治 AIDS 工作计划》，并相继开展了中医药治疗 AIDS 的临床和科研工作，如 2008 年河南中医学院第一附属医院成为国家 AIDS 中医临床科研基地建设单位。同时国家还加大了中医药治疗 AIDS 的科研力度。泻痢康胶囊作为一个对 HIV－RD 具有显著疗效的中药制剂，对其进一步开发与研究具有深远的意义。

参考文献（略）

（出自《中医学报》2015 年第 30 卷第 6 期第 771－773 页）

泻痢康胶囊治疗艾滋病慢性腹泻临床研究

董少群
（尉氏县中医院，河南 尉氏 475000）

摘要 目的 观察泻痢康胶囊治疗艾滋病慢性腹泻的临床疗效。方法 选择艾滋病慢性腹泻患者130例，随机分为治疗组与对照组，每组各65例，治疗组口服泻痢康胶囊，每次3粒，每日3次；对照组口服参苓白术散，每次2袋，每日3次。两组均以14d为1个疗程，观察两组患者症状、体征积分及临床疗效。结果 治疗组症状、体征积分优于对照组，腹泻次数、大便性状、腹胀腹痛的改善情况与对照组相比，差异有统计学意义（$P<0.05$）；治疗组有效率100.00%，对照组有效率95.38%，差异有统计学意义（$P<0.05$）。结论 泻痢康胶囊治疗艾滋病慢性腹泻效果显著。

关键词 泻痢康胶囊；艾滋病；慢性腹泻

慢性腹泻是艾滋病患者常见的症状，发达国家艾滋病患者慢性腹泻的发生率约为60.00%，发展中国家的发生率更高达90.00%。艾滋病慢性腹泻使艾滋病患者工作日数显著减少，营养状况及生存质量下降，增加了患者的病死率及医疗费用。因此，艾滋病相关性慢性腹泻的治疗一直备受关注。2012年7月至2012年12月，笔者运用泻痢康胶囊治疗艾滋病慢性腹泻疗效显著，现报道如下。

1 资料与方法

1.1 一般资料

选取2012年7月至2012年12月尉氏县中医院收治的符合艾滋病慢性腹泻标准的患者130例，随机分为治疗组和对照组，各65例。对照组男22例，女43例；平均年龄44.75岁；慢性腹泻病程（2.51±1.14）a。治疗组男20例，女45例；平均年龄44.65岁；慢性腹泻病程（2.51±1.16）a。两组患者性别、年龄腹泻病程比较，差异均无统计学意义（$P>0.05$），具有可比性。

1.2 诊断标准

艾滋病的诊断标准依据《艾滋病诊疗指南》。慢性腹泻诊断标准：排便次数增多（每日>3次），粪便量增加（每日>200mg），粪质稀薄（含水量>85.00%）。腹泻持续时间>4周。可伴有程度不同的腹痛、纳呆、消瘦、乏力，恶心呕吐及吞咽困难。

1.3 病例纳入标准

①符合艾滋病诊断标准；②慢性腹泻次数每日>3次，持续时间>1个月；③年龄18~65岁；④患者自愿参与并签署知情同意书。

1.4 病例排除标准

①抗病毒药物导致慢性腹泻者；②慢性溃疡性结肠炎者；③患有精神疾病，包括严重的癔症等；④妊娠或哺乳期妇女，或准备妊娠妇女。

1.5 病例剔除与脱落标准

①凡不符合纳入标准而被误纳入者；②患者依从性差，不宜接受试验者；③发生了不良反应、不良事件或特殊生理变化，不宜继续试验观察者。

1.6 治疗方法

治疗组服用泻痢康胶囊（河南省奥林特制药厂生产），每次3粒，每日3次。对照组服用参苓白术散（陕西华康药业股份有限公司生产，国药准字Z14020346，每袋6g），每次2袋，每日3次。观察用药时间为14d。用药前、用药后第7天、第14天各记录1次。停药1个月后随访。

1.7 观察指标

观察治疗前后症状、体征积分，包含主要症状、体征和次要症状、体征积分。主要症状、体征包含腹泻次数、大便性状、腹胀腹痛、体质量4项指标，每个指标均设1、2、3、4选项，选1的计0分，选2的计2分，选3的计4分，选4的计6分，得分越高，说明症状越严重。次要症状、体征包括脓血黏液便、水样便、恶心、纳呆、神疲乏力、自汗盗汗、易感冒、形体消瘦8项指标，每个指标选项设置同上：选1的记0分，选2的记2分，选3的记4分，选4的记6分，得分越高，说明症状越严重。观察治疗前后主要症状、体征（腹泻次数、大便性状、腹胀腹痛、体质量）改善情况。

1.8 疗效判定标准

参照《中药新药临床研究指导原则》和国家中医药管理局《5省中医药治疗艾滋病临床技术方案（试行）》执行。临床痊愈：大便次数、量及性状恢复正常，伴随体征消失，大便常规检查正常，大便培养阴性，症状积分减少≥95%。显效：大便次数每日2~3次，近似成形，或便溏而每日仅1次，伴随体征积分较治疗前减少≥70%且<95%，大便常规检查正常。有效：大便次数、量及性状好

基金项目：国家“十二五”科技重大专项（编号：2012ZX10005010-001-002）

转，伴随症状及体征积分较治疗前减少≥30%且<70%，大便常规检查明显改善。无效：大便次数、量及性状无改变，症状积分<30%。

$$有效率=\frac{临床痊愈+显效+有效}{n}\times100\%$$

1.9 统计学方法

统计分析软件采用SPSS19.0软件包。采用 t 检验、χ^2 检验、秩和检验比较人口学资料和其他基础值指标，衡量两组均衡性；数值变量采用均数±标准差（$\bar{x}\pm s$）进行统计描述，分类变量采用频数（构成比）进行统计描述。$P<0.05$ 为差异有统计学意义。

2 结果

2.1 两组治疗前后症状、体征积分比较

见表1。

表1 两组治疗前后症状、体征积分比较 （$\bar{x}\pm s$）

组别	n	治疗前	治疗后	
			第7天	第14天
对照组	65	30.33±8.02	15.71±7.34*	11.76±4.98*
治疗组	65	30.94±8.13	11.42±5.32*△	6.59±4.24*△

注：与治疗前比较，* $P<0.05$；与对照组比较，△ $P<0.05$。

2.2 两组治疗前后主要症状、体征比较

见表2。

2.3 两组临床疗效比较

见表3。

表2 两组治疗前后主要症状、体征比较 （$\bar{x}\pm s$）

组别	时间	n	腹泻次数（次）	大便性状积分（分）	腹胀腹痛积分（分）	体质量（m/kg）
对照组	治疗前	65	4.84±1.42	4.42±1.06	4.63±1.75	54.86±8.64
	治疗第7天	65	2.51±1.10*	2.42±1.06*	1.34±1.81*	54.94±7.72
	治疗第14天	65	1.64±1.20*	1.95±0.98*	0.47±1.27*	55.54±7.72
治疗组	治疗前	65	5.00±1.44	4.13±1.60	3.48±1.79	54.58±9.14
	治疗第7天	65	1.75±1.11*△	1.81±0.93*△	0.77±1.12*△	56.34±7.59
	治疗第14天	65	1.00±1.02*△	0.81±1.00*△	0.45±0.85*△	56.66±6.97*

注：与治疗前比较，* $P<0.05$；与对照组比较，△ $P<0.05$

表3 两组临床疗效比较 例（%）

组别	n	临床痊愈	显效	有效	无效	有效率
对照组	65	1（1.53）	19（29.23）	42（64.62）	3（4.62）	（95.38）
治疗组	65	57（87.69）	0（0.00）	8（12.31）	0（0.00）	（100.00）*

注：与对照组比较，* $P<0.05$。

3 讨论

艾滋病已经成为全球性的一个健康问题，虽然高效抗反转录病毒疗法显著地降低了艾滋病相关病死率和患病率，但是随着病程的进展，一些与艾滋病相关的并发症正在成为人们不得不面对的难题。

艾滋病慢性腹泻致病病原的复杂性以及临床表现的多样性，使得艾滋病相关性腹泻成为艾滋病救治工作中日益突出的问题，近20余载，针对艾滋病慢性腹泻的病原学及对症止泻药物的临床试验效果较差，奥曲肽、易蒙停、苯乙哌啶等药物有效率仅在40.00%~50.00%，且不良反应较大，迫使临床工作者去寻找新的治疗方法。艾滋病相关性慢性腹泻是艾滋病感染者常见的并发症，是艾滋病主要的指征性疾病或常见的机会性感染之一，艾滋病腹泻是艾滋病死亡的六大原因之一。其病因复杂，感染病原体的实验室诊断仍缺乏有效的手段，病原的检出率低，检测方法复杂，假阴性率高，临床表现多样，多数病原体针对性治疗疗效差，导致大量的漏诊和误诊，使得艾滋病患者得不到及时、有效的救治。河南省中医药防治艾滋病专家组组长李发枝教授领导的课题组在广泛搜集整理艾滋病相关性慢性腹泻的临床资料，归纳病因病机的基础上，提出如下观点：艾滋病慢性腹泻属于中医学“泄泻”“痢疾”范畴，其病机错综复杂，一般而论，脾虚湿盛为其主要病机，但有兼寒、兼热、兼肝郁之不同，且脾虚日久，必累及肾，从而导致脾肾两虚。其常见病机有脾虚湿热内蕴、寒湿困脾、肝郁脾虚、脾气亏虚、脾肾两虚等。临床上可根据不同病机，采用与其相应的方药予以治疗，常可取得一定疗效。但艾滋病慢性腹泻，其病机多为寒热虚实错杂，按上述辨证施治方法，疗效欠佳。李发枝教授根据以往治疗慢性腹泻、痢疾的经验，结合现代医学认为艾滋病相关性慢性腹泻多为原虫、细菌、病毒、真菌等所引起的特点，选用具有温中、杀虫、收涩等功效的经验方，用现

代先进制药技术，制成泻痢康胶囊。

研究结果显示，泻痢康胶囊能显著改善艾滋病慢性腹泻患者的临床症状及体征，具有确切的临床疗效。从长远来看，能改善患者体质，恢复体力，延长患者生存时间。可以认为，泻痢康胶囊是治疗艾滋病相关性慢性腹泻的有效方剂，且无任何不良反应。为探讨中医药治疗艾滋病相关性慢性腹泻的病症，降低艾滋病机会性感染所导致的高致死率与致残率提供了一种可行的药物，但由于观察时间较短，仍需进一步深入研究。

参考文献（略）

（出自《中医学报》2014年第29卷第11期第1549－1551页）

加味当归芍药散治疗肝郁脾虚型艾滋病腹泻腹痛72例疗效分析

胡冠鹏[1]，郭会军[2]，李发枝[1]

（1. 河南中医学院，河南 郑州，450008；2. 河南中医学院一附院，河南 郑州，450000）

摘要 目的 观察李发枝教授治疗肝郁脾虚型艾滋病腹泻腹痛的有效性，为其临床治疗提供用药参考。方法 2008年6月—2013年7月，选择肝郁脾虚型艾滋病腹痛腹泻患者72例，运用加味当归芍药散随证加减治疗。结果 本组72例患者中，临床治愈68例，显效4例，无效0例。两周内治愈44例，三周内治愈28例。结论 加味当归芍药散治疗艾滋病肝郁脾虚型腹泻腹痛疗效确切，值得临床推广。

关键词 当归芍药散；艾滋病；肝郁脾虚；腹痛腹泻

艾滋病相关腹泻（HIV－related diarrhea）是指HIV感染者或AIDS患者出现的以腹泻为主要临床表现的一种常见病症，可造成患者体重减轻、营养不良、严重消耗、甚至死亡。不同国家、不同地区、不同文献报道艾滋病患者腹泻的发生率为30%～80%，慢性腹泻发生率高于其他机会性感染2.5倍，且临床疗效不佳。中医古籍并无该病记载，大多数学者将之归于中医“泄泻”范畴。本文观察李发枝教授运用加味当归芍药散治疗肝郁脾虚型艾滋病腹痛腹泻的临床疗效，为中医药治疗艾滋病腹痛腹泻提供用药依据。

1 资料与方法

1.1 一般资料

选择2008年6月—2013年7月期间在李发枝教授门诊接受治疗的肝郁脾虚型艾滋病腹痛腹泻患者72例。入选病例均经疾控中心确证，结合临床症状，舌脉合参，证型经李发枝教授确认。本组病例男20例，女52例；年龄最小39岁，最大60岁，平均年龄47.6岁；艾滋病经血传播48例，性传播24例。

1.2 西医诊断标准

参照2011年中华医学会感染病学分会艾滋病学组制定的《艾滋病诊疗指南》，艾滋病相关腹泻的诊断需要同时满足艾滋病诊断标准和腹泻诊断标准：实验室检查HIV抗体阳性，且腹泻（大便次数多于3次/d），大于1个月；6个月之内体质量下降10%以上。

1.3 中医证候诊断标准

肝郁脾虚型：腹泻、腹痛、身倦乏力、食少腹痛腹胀、两胁胀痛、大便稀溏，舌体两侧暗红，苔白腻，脉弦或濡。

1.4 治疗方法

治则：健脾扶正、疏肝解郁。

方药：当归芍药散加减。当归9g，芍药30g，茯苓12g，白术12g，泽泻15g，川芎9g，纳差、腹胀甚者加枳实12g，生白术18g，乏力消瘦甚加黄芪60g。伴水肿者，加冬瓜皮30g，茯苓皮30g；腹泻甚者合防己黄芪汤。对腹泻脱水患者及时纠正水、电解质紊乱。两周为1个疗程。

1.5 中医症状疗效评价标准

参考《中药新药临床研究指导原则》及《11省中医药治疗艾滋病项目临床技术方案（试行）》拟定。

基金项目：

①河南中医学院科技创新团队支持计划（2010XCXTD09）。

②国家十二五重大科技专项中医药防治艾滋病临床科研基地建设（2012ZX10005010－001）。

③郑州市科技创新团队（10CXTD140）

临床治愈：临床症状缓解，大便1～2次/d，颜色、形状正常，其他合并症明显改善，观察2个月未复发；显效：大便次数较前减少，基本成形，其他合并症状稍有改善；有效：大便次数每日较前减少2次以上，大便稀溏不成形；无效：大便次数、性状及其他合并症无改善。

2 结果

本组72例患者中，肝郁脾虚腹痛腹泻临床治愈68例，显效4例，全部有效，其中两周治愈44例，三周治愈24例，显效4例。

表1 肝郁脾虚盛腹痛腹泻临床疗效评价表

总例数	临床治愈（例）		显效（例）	治愈率（%）	有效率（%）
	两周治愈	三周治愈			
72	44	24	4	94.44	100

3 讨论

消化道是人体主要的食物消化吸收器官，也是人体最大的免疫器官。当人体免疫系统被HIV破坏后，导致免疫功能逐渐衰竭，机体对各种病原微生物感染的保护作用严重受损，常见腹泻、腹痛、纳呆、吞咽困难、消瘦等，是导致患者生存质量下降、引起死亡的主要原因之一。

艾滋病相关腹泻病因复杂，常见的感染性病因有细菌、原虫、真菌、病毒等，其中鸟分支杆菌（MAC）感染率可高达43%，隐孢子虫、微孢子虫等原虫感染也是艾滋病相关腹泻常见的病因，目前西医治疗艾滋病相关腹泻多在高效抗反转录病毒疗法（HAART）的基础上根据其感染源不同应用磺胺类药、抗菌素类药、抗真菌类药、抗原虫类药等进行治疗，临床疗效很差。而艾滋病非感染性腹泻即使可以明确病因，如HIV肠病、肠道肿瘤等，治疗效果也很难保证；对服用HAART药物如克力芝（LPV/r）等引起的腹泻患者，仅有有限的替代药物可供更换，难以满足临床需要。且对于艾滋病终末期腹泻患者，即使使用抗感染、对症处理、营养支持、HAART等治疗手段仍不能逆转病情。

艾滋病病毒不同于普通的六淫邪气，又有别于传统温病学中的疠气，是一种具有兼夹湿、热、毒、疠等的一种传染性病邪，它具有伤元性、邪伏深固性、内生性、间夹性、转化性、从化性、善变性等特点。脾为后天之本，元气的生成受到后天之本的滋养和补给。《景岳全书》云：“脾为土脏，灌溉四旁，是以五脏中皆有脾气，而脾胃中亦有五脏之气，此其互为相使……故善治脾者，能调五脏，即所以治脾胃也。”当艾滋病病毒侵袭人体，正邪交争，脾既要生成气血津液为机体提供能量，又要补充受损的气血津液。当脾气功能能够代偿时，此期为艾滋病的无症状期，脾脏功能失代偿时，此期为艾滋病的发病期。若脾气充沛，则五脏受荫，脾气虚弱，则百病由生；脾居中央，是气机运动的“枢纽”，五脏之气协调通畅，升降出入正常，人体则健康，若运转失调便产生疾病。

患者感染艾滋病疫毒后，脾胃失调，功能受损，机体免疫力下降，难以抵抗外邪，使得脾失健运，运化失常，常导致艾滋病腹痛腹泻。感染艾滋病之后，患者本身多思多虑，容易因感染后对生活的绝望，对家庭的顾虑以及经济负担的加剧，产生抑郁、焦虑情绪，加之周围社会舆论的歧视易导致患者肝气郁结，加剧腹痛腹泻程度。基于此，艾滋病腹痛腹泻临床多以脾虚肝郁证为主。

李发枝教授治疗脾虚肝郁腹痛腹泻以健脾扶正、疏肝解郁为基本原则。当归芍药散源于《金匮要略》。《金匮玉函经二注》：“此与胞阻痛不同，因脾土为木邪所克，谷气不举，浊淫下流，以塞搏阴血而痛也。用芍药多他药数倍以泻肝木，利阴塞，以与芎、归补血止痛；又佐茯苓渗湿以降于小便也；白术益脾燥湿，茯、泽行其所积，从小便出。盖内伤六淫，皆能伤胎成痛，不但湿而已也。”应用当归芍药散，重用芍药敛肝、和营、止痛，又佐以当归、川芎以调肝和血，更配以茯苓、白术、泽泻健脾渗湿。中医强调辨证施治，凭借中医四诊信息即可辨证用药，进行早期有效治疗；对于大量的艾滋病相关非感染性腹泻及艾滋病终末期腹泻患者在原有治疗基础上联合使用中药可以显著减少腹泻次数、减轻腹痛和腹胀程度，改善乏力、纳差等伴随症状，提高患者生存质量，提高疗效。

中医药辨证施治遵从整体观念和辨证论治原则，具有多靶点，多环节，多途径，疗效显著，副作用小等优势，对HIV感染无症状期患者进行辨证分型，针对性治疗，提高了患者的生活质量。

4 典型病案

患者甲，女，46岁，确诊艾滋病8年。2005年开始服用抗病毒药物，2006年加服中药益艾康，CD_4T76。症见腹痛腹泻，形体消瘦，面色萎黄，唇淡。伴神疲乏力、腹胀、纳差、舌质黯、苔白厚腻、脉滑而弱。中医辨证为疫毒内侵，损伤脾胃，疾病所困，郁郁寡欢，肝气郁结。李发枝教授方选当归芍药散健脾扶正、疏肝解郁，方中川芎10g，白芍20g，丹参12g，云苓12g，泽泻20g，苏叶12g，木贼12g。服药一周患者腹部疼痛减轻，腹泻缓解，欲纳食。守方再服，两周腹痛止，正常饮食，体力恢复，体重增加，大便成形，腹胀消失，精神亦振，能胜任一般体力劳动，随诊1个月未见复发。

参考文献（略）

（出自《中医临床研究》2014年第6卷第29期第11－12页）

中药联合艾灸治疗艾滋病腹泻60例

马玉红

（汝南县中医院艾滋病防治办公室，河南 汝南 463300）

摘要 目的 观察中药联合艾灸治疗艾滋病腹泻的临床疗效。方法 选择艾滋病腹泻患者60例，给予中药汤剂（党参、黄芪、补骨脂、淫羊藿、白术、茯苓、山药、木香、砂仁、黄连、黄芩、柴胡、白芍、甘草）水煎服，1日1剂，分2次口服。联合艾灸（神阙、天枢、足三里、关元、中脘、命门），每穴灸5～10min，至皮肤潮红，1日2次。治疗7日为1个疗程，共治疗2个疗程。结果 临床缓解36例，有效21例，无效3例，有效率为95.00%。结论 中药联合艾灸治疗艾滋病腹泻疗效确切。

关键词 艾灸；艾滋病腹泻/中医药疗法；疗效观察

艾滋病即获得性免疫缺陷综合征（acquired immuno－deficiency syndrome，AIDS），是感染人类免疫缺陷病毒（HIV）所致，可导致机体的免疫功能低下，常伴发机会性感染和恶性肿瘤。胃肠道是HIV主要攻击并复制的对象，因此慢性腹泻是艾滋病患者重要的临床表现之一。腹泻被WHO认定为艾滋病发病期的指征性症状之一。艾滋病腹泻可由细菌、真菌、病毒、寄生虫和药物等多种因素造成，临床常见纳差消瘦、神疲乏力、肢体倦怠等症状，严重影响了患者的工作能力及生活质量，同时，长期腹泻又可导致电解质紊乱、营养不良等并发症，增加了患者的病死率，加重了患者家庭和社会的经济负担。单纯西医常规止泻治疗效果常不理想，且药物不良反应较多，而中医药在治疗艾滋病腹泻方面有显著优势，能显著提高患者的生活质量，减少并发症发生。2010年10月—2013年10月，笔者采用中药联合艾灸治疗艾滋病腹泻60例，总结报道如下。

1 一般资料

选择门诊或住院收治的艾滋病患者60例，男33例，女27例；年龄最大者56岁，最小者20岁；病程最长者8a，最短者3个月。

2 诊断标准

西医诊断标准按照2001年修订的中华人民共和国艾滋病腹泻诊断标准。①经确诊为艾滋病者。②正在服用HAART药物者。③大便1日3次以上（包括3次），质稀不成形，便量增加。④腹泻持续时间3周以上。

中医证候诊断标准按照《中药新药临床研究指导原则》。辨证属脾肾亏虚型。

3 治疗方法

给予中药汤剂口服，药物组成：党参30g，黄芪20g，补骨脂30g，仙灵脾20g，白术15g，茯苓30g，山药30g，木香10g，砂仁12g，黄连9g，黄芩12g，柴胡12g，白芍12g，甘草20g。水煎服，1日1剂，分2次服用。联合艾灸，主穴：神阙、天枢、足三里、关元、中脘、命门。操作方法 采用温和灸法，艾条点燃对准应灸穴位，距皮肤2～3cm熏灸，以局部温热感而无灼痛为宜，每穴灸5～10min，至皮肤潮红，1日2次。治疗以7日为1个疗程，共治疗2个疗程。

4 疗效判定标准

按照《中药新药临床研究指导原则》标准。临床缓解：大便次数1～2次/日，形状、颜色正常，其他合并症状明显改善，观察7日以上未复发。好转：大便次数较前减少2次以上，仍未成形，其他合并症状稍有改善。无效：大便次数及形状同治疗前，其他合并症状无改善。

5 统计学方法

采用SPSS 13.0统计分析软件处理。计量资料数据以均数（$\bar{x}\pm s$）±标准差（s）表示，组间比较采用t检验；计数资料组间比较采用χ^2检验；等级资料组间比较采用*Ridit*分析；以$P<0.05$为差别有统计学意义。

6 结果

临床缓解36例，好转21例，无效3例，有效率为95.00%。

7 讨论

艾滋病腹泻是艾滋病患者常见的症状，其病机形成较为复杂，大致有3个方面：①外感毒邪疫毒，损伤机体正气。艾滋病病毒正是中医所说的毒邪疫毒，一旦侵犯人体，则暗耗身体气血，日久则损伤机体正气。艾滋病是先天获得性免疫缺陷症，侵犯人体后，则会破坏机体免疫功能，造成人体抵抗力下降。这与中医疫毒侵袭、正气受损的理论较为一致。②脾肾亏虚、水湿为患。脾为先天之本，肾为后天之本。艾滋病侵犯人体，首先损伤脾肾功能。脾主运化，脾胃功能亏虚，胃肠功能紊乱，无力运化水湿，而致泄泻；肾者水脏，肾阳虚衰，肾之蒸腾气化作用减退，津液运化失司，导致腹泻。正如《景岳全书·泄泻》曰："肾为胃关，开窍于二阴，所以二便之开闭，皆肾脏之所主，今肾中阳气不足，则命门火衰，而阴寒独盛，故于子丑五更之后，当阳气未复，阴气盛极之时，即令人洞泄不止也。"③正气亏虚，加重感染。患者腹泻日久，加重了机体的正气亏虚，增加了胃肠道感染的机会，最终导致恶性循环，加重腹泻症状。

本研究根据脾肾亏虚的疾病本质，以党参、黄芪健脾益气，补骨脂、仙灵脾温肾止泻，以上共为君药，温补脾肾之根本，使先天与后天相互资助、生生不息，以达固本培元之效。以白术健脾止泻；茯苓健脾利水止泻；山药补肺、脾、肾三脏之气；木香、砂仁理气健脾，使气机通畅，津液循行有道，达到止泻作用，上述诸药共为臣药。水湿内生日久，必然导致湿热内蕴，佐黄连、黄芩既能清湿热，又有止泻作用；金银花清热解毒，具有抗艾滋病毒作用。以甘草为使，调和诸药。诸药合用，标本兼顾，共奏温补脾肾、解毒止泻之效。在口服中药的同时，联合艾灸疗法治疗艾滋病腹泻，可明显提高临床治疗效果。中医艾灸具有健脾温肾、散寒止泻、回阳固脱之效，能够提高机体免疫力，扶助正气、固本培元。神阙为治疗腹泻的主要穴位，艾灸神阙具有明显的止泻作用；艾灸关元、足三里具有调动人体自身能量，提高机体免疫功能、调节阴阳平衡的作用。中脘、天枢分别是胃、大肠的募穴，艾灸中脘、天枢能够健脾和胃、调整胃肠道功能，提高 AIDS 患者的免疫力；艾灸命门穴能够培补先天之本，达到温肾阳、止泻泄的作用。上述诸穴位配合运用，起到健脾气、温肾阳、调解胃肠道功能、提高机体免疫力的作用。

本研究采用内服中药，外施艾灸，内外结合，标本兼顾，治疗艾滋病腹泻患者 60 例，结果显示临床疗效确切。本研究立足于艾滋病腹泻脾肾阳虚的病机本质，将口服中药与艾灸结合运用，温补脾肾、止泻解毒，治疗艾滋病腹泻，取得了较好的临床效果，提高了艾滋病患者的生活质量。

参考文献（略）

（出自《中医研究》2014 年第 27 卷第 6 期第 64－65 页）

中医综合疗法治疗艾滋病相关性腹泻疗效观察

刘石磊[1]，田　谧[2]

（1. 长春市传染病医院，吉林 长春 130123；2. 吉林省中医药科学院，吉林 长春 130021）

摘要 目的　观察中医综合疗法治疗艾滋病（AIDS）相关性腹泻的效果。方法　选取我院 2013 年 1 月—2016 年 10 月收治的 AIDS 相关性腹泻患者共 56 例，随机分为观察组和对照组各 28 例，对照组给予诺氟沙星口服治疗，观察组给予中药汤剂口服及艾灸治疗，两组均治疗 14 天。结果　经治疗后，观察组临床痊愈 13 例，显效 8 例，好转 6 例，无效 1 例，总有效率为 96.43%；对照组临床痊愈 7 例，显效 9 例，好转 7 例，无效 5 例，总有效率为 82.14%；观察组疗效明显优于对照组，差异有统计学意义（$P<0.05$）。结论　中医综合疗法治疗 AIDS 相关性腹泻效果理想，值得推广。

关键词 艾滋病；相关性腹泻；中医综合疗法；疗效观察

艾滋病（acquired immunodeficiency sydrome，AIDS）是一种严重威胁人类健康及生命的感染性疾病之一，是感染艾滋病病毒后，其在人体内大量复制，进而可引起多脏器的衰竭，最终导致死亡。我国 2011 年约有 78 万感染者及 AIDS 患者。AIDS 相关性腹泻是 AIDS 的临床常见并发症之一，可表现为急性腹泻或慢性腹泻，以持续性的，或间断性的排水样便，每日 3 次或在 3 次以上，病程超过 1 个月，同时可并发体重下降、营养不良及恶病质等表现。AIDS 相关性腹泻的发病率可高达 30%～70%，进一步威胁着 AIDS 患者的健康。中医药在治疗 AIDS 相关性腹泻方面具有较好的效果，近年来笔者采用中医综合疗法治疗本病，效果理想，现报告如下。

1　资料与方法

1.1　一般资料

选取我院 2013 年 1 月—2016 年 10 月收治的 AIDS 相关性腹泻患者共 56 例，随机分为中医治疗组（观察组）及西医治疗组（对照组），各 28 例，观察组男 15 例，女 13 例，年龄 36～49 岁，平均（41.3±2.7）岁，病程 1～5 个月，平均（2.6±0.3）个月；对照组男 16 例，女 12 例，年龄 35～48.5 岁，平均（41.1±2.8）岁，病程 1～4.5 个月，平均（2.5±0.5）个月。两组患者的性别、年龄、病程等一般资料比较，差异无统计学意义（$P>0.05$）。

1.2　纳入病例标准

①年龄18~65岁，男女均可。②符合艾滋病、腹泻的临床诊断。③腹泻持续时间≥1个月，每次腹泻次数≥3次。④符合中医脾胃虚弱证的中医证候诊断标准：大便次数增多，时泻时溏，时发时止，面色萎黄，倦怠乏力，食少纳呆，腹胀，少言，舌质淡，舌体胖或见齿痕，舌苔薄白，脉细弱。⑤签署知情同意书。

1.3　统计学方法

采用SPSS 17.0统计学软件对数据进行分析，计量资料采用t检验，计数资料采用x^2检验；以$P<0.05$为差异有统计学意义。

1.4　治疗方法

1.4.1　对照组

给予诺氟沙星胶囊0.4g，2次/d口服。连续治疗7天为1个疗程，共治疗2个疗程。

1.4.2　观察组

给予中医综合疗法进行治疗：①中药内服法：党参15g、山药20g、炒白术25g、茯苓20g、炒麦芽15g、神曲10g、炒白扁豆10g、砂仁5g、薏苡仁15g、炙甘草10g。每日1剂，水煎取汁200mL，分早晚2次口服。②艾灸疗法：取关元穴及双侧足三里穴，取艾条在三处穴位上施以灸法，每穴艾灸时间为20min，每日治疗1次。连续治疗7天为1个疗程，共治疗2个疗程。

2　结果

2.1　疗效判定标准

①临床痊愈：大便次数、性状及量均恢复至正常。②显效：大便近似成形，且2~3次/d；或便溏，但1次/d。③好转：大便次数较前减少，大便性状有所改善。④无效：未达到好转标准者。

2.2　结果

经治疗后，观察组临床痊愈13例（46.43%），显效8例（28.57%），好转6例（21.43%），无效1例（3.57%），总有效率为96.43%；对照组临床痊愈7例（25.00%），显效9例（32.14%），好转7例（25.00%），无效5例（17.86%），总有效率为82.14%；两组比较，差异有统计学意义（$P<0.05$），观察组疗效明显优于对照组。

3　讨论

AIDS相关性腹泻可归属于中医学“虚劳”“泄泻”等病证范畴，其发病原因主要是由于邪伏于内，或饮食不节，或劳累过度，或病程日久，或长期用药、药物过于寒凉等，导致脾胃虚弱，运化失司，水液、水谷不得运化输布，水化为湿，下注于肠而发为泄泻。故笔者采用具有健运脾胃功效的中药汤剂进行治疗，方中以大队健脾养胃、利水祛湿的药物为主，以促进脾胃生理功能的恢复，同时又去除水湿之邪，标本兼顾；同时配合艾灸疗法，取关元、足三里等健脾养胃、强壮等功效之穴位，促进脾胃功能的早期恢复，效果理想，值得推广。

参考文献（略）

（出自《临床医药文献杂志》2017年第4卷第23期第4882页）

中医治疗艾滋病患者腹泻的临床研究

周文劲

（昆明市第三人民医院 感染一科，云南 昆明 650041）

摘要　目的　对中医治疗艾滋病患者腹泻的临床疗效进行分析。方法 选取从2011年1月到2014年1月收治的32位艾滋病腹泻患者，随机将所有患者分成对照组（16）与观察组（16），对照组患者使用盐酸洛哌丁胺胶囊治疗，观察组患者使用健脾止泻颗粒治疗，对比两组患者的临床疗效以及不良反应。结果　在观察组中，患者治疗1周以及2周后临床有效治疗概率分别为56.25%、87.70%；在对照组中，患者治疗1周以及2周后临床有效治疗概率分别为31.25%、62.50%，观察组明显优于对照组，$P<0.05$，其差异有统计学意义。对照组发生不良反应概率为18.75，观察组发生不良反应概率为6.25%，在发生不良反应概率方面，观察组明显少于对照组，$P<0.05$，其差异有统计学意义。结论　对艾滋病腹泻患者采用健脾止泻颗粒进行治疗，能使患者症状得到明显的改善，大便频次显著减少，疗效较为理想，具有临床应用价值。

关键词　中医；艾滋病；腹泻；临床研究

引言

在临床中，腹泻是艾滋病比较常见的并发症。相关研究表明，与非腹泻患者相比较，腹泻患者死亡概率比较高，同时腹泻患者有吸收方面的障碍，这会降低患者的生活质量以及营养情况。艾滋病腹泻病因比较复杂，病情反复发作，止泻以及抗炎效果比较差。本文主要对中医治疗艾滋病患者腹泻的临床疗效进行分析，具体分析如下。

1 资料与方法

1.1 资料

选取从2011年1月到2014年1月收治的32位艾滋病腹泻患者，随机将所有患者分成对照组（16）与观察组（16）。在观察组患者中，有6位女性患者，10位男性患者，患者年龄在19岁到68岁之间，平均为（38.56±9.59）岁，CD_4^+计数（287.56±153.12）cells/mL；在对照组患者中，有7位女性患者，9位男性患者，患者年龄在20岁到69岁之间，平均为（40.12±10.23）岁，CD_4^+计数（256.12±100.57）cells/mL。诊断标准参照《艾滋病诊疗指南》。每日排便次数在3次以上，粪便含水量在85%以上，腹泻时间在4周以上，同时伴有一定程度的乏力、呕吐以及恶心等症状。病例排除标准：伴有严重的肾以及肝等脏器疾病；哺乳期或者是妊娠期妇女；精神疾病患者；肠镜检查结果显示为肠炎；由于使用蛋白酶抑制剂而造成腹泻患者。病例入选标准：与诊断标准相符合；患者年龄在19岁到69岁之间；最近一个月之内没有使用对试验造成影响的药物；签订知情同意书。将两组患者的年龄以及性别等一般资料进行对比，$P>0.05$，其差异没有统计学意义。

1.2 方法

在治疗的过程中，按照患者的实际病情，对患者采取基础治疗，主要包含纠正酸碱中毒、电解质紊乱、脱水以及补液等，对于采取粪便检查并且有病原学证据的患者，可以使用抗生素进行相应的治疗。在常规治疗的基础上，对照组患者使用盐酸洛哌丁胺胶囊进行治疗，每粒2mg，每次2粒，每天3次。观察组患者使用健脾止泻颗粒进行治疗，药物成分为：炙甘草6g，车前草15g，葛根20g，木香6g，炮姜6g，补骨脂10g，山药30g，黄芪20g，升麻12g，黄连6g，白术10g，山楂10g，每次6g，每天2次。根据《中药新药临床研究指导原则》，对慢性腹泻临床疗效进行评价。

1.3 统计学分析

数据的统计与分析使用SPSS13.0软件，采取χ^2检验，$P<0.05$，其差异有统计学意义。

2 结果

在观察组中，患者治疗1周以及2周后临床有效治疗概率分别为56.25%、87.70%；在对照组中，患者治疗1周以及2周后临床有效治疗概率分别为31.25%、62.50%。在临床有效治疗概率方面，观察组明显优于对照组，$P<0.05$，其差异有统计学意义。治疗后两组患者临床疗效对比见表1。

表1 治疗后两组患者临床疗效对比［n（%）］

分组	时间	n	有效	无效
观察组	治疗后1周	16	9（56.25）	7（43.75）
	治疗后2周	16	14（87.70）	2（12.50）
对照组	治疗后1周	16	5（31.25）	11（68.75）
	治疗后2周	16	10（62.50）	6（31.50）

在研究的过程中，患者没有出现较为严重的不良反应，主要以呕吐、恶心以及便秘为主要症状。在对照组患者中，3位患者出现不良反应，发生不良反应概率为18.75；在观察组患者中，有1位患者出现不良反应，发生不良反应概率为6.25%。在发生不良反应概率方面，观察组明显少于对照组，$P<0.05$，其差异有统计学意义。在停止使用药物以后，对患者采取对症治疗，患者症状均得到了缓解。

3 讨论

通过中医证候学研究可以发现，艾滋病腹泻患者主要为虚证，比较常见的就是肾虚以及脾虚，也会伴有气滞、湿盛等。通常艾滋病腹泻患者病程比较长，容易反复发作，治疗难度较大。在中医学内，艾滋病腹泻属于泄泻的范畴，艾滋病的关键病机就是脾虚湿盛，长时间泄泻，会对肾造成影响，引起脾肾阳虚，这样会使腹泻的病程以及程度加重。健脾止泻颗粒中的黄连起到燥湿的作用；木香起到调中导滞以及行气止痛的作用；车前草起到渗湿止泻以及清热利尿的作用；山楂起到消食止泻的作用；葛根以及升麻起到升阳举陷的作用；补骨脂起到温脾止泻以及补肾助阳的作用；山药起到益肺滋肾以及补益脾胃的作用；炙甘草、炮姜、白术以及黄芪起到补气健脾、温中祛寒的作用。诸药联合使用起到扶正祛邪的功效，达到标本兼治。本文研究结果显示，在临床有效治疗概率方面，观察组明显优于对照组，$P<0.05$，其差异有统计学意义；对照组发生不良反应概率为18.75%，观察组发生不良反应概率为6.25%，在发生不良反应概率方面，观察组明显少于对照组，$P<0.05$，其差异有统计学意义，这说明中医药能使腹泻症状得到减轻，不容易出现不良反应，安全有效。总而言之，对艾滋病腹泻患者采用健脾止泻颗粒进行治疗，能使患者症状得到明显的改善，大便频次显著减少，疗效较为理想，具有临床应用价值。

参考文献（略）

（出自《世界最新医学信息文献》2014年第14卷第11期第13－14页）

中药外敷治疗艾滋病慢性腹泻 20 例

梅希玲，杨　玲，郭淑梅
（新蔡县中医院，河南 新蔡 403500）

摘要　目的　探讨中药外敷治疗艾滋病慢性腹泻的疗效。方法　采用自拟止泻敷贴方贴敷神阙、足三里、天枢等穴，并进行疗效统计。结果　治疗 1 ~2 个疗程显效 11 例，有效 8 例，无效 1 例，总有效率 95%。结论　中药外敷治疗艾滋病腹泻具有明显疗效。

关键词　艾滋病；腹泻；中药外敷

腹泻是艾滋病的常见机会性感染病症，其临床表现为腹泻便溏，脘闷食少，泄泻清稀，甚则如水样，或间歇发作，迁延不愈达数月或数年，日久体重下降，营养不良，形体枯萎，是导致患者生存质量下降的主要原因之一。笔者运用中药外敷治疗艾滋病慢性腹泻 20 例，经济方便，疗效满意。现报告如下。

1　资料与方法

1.1　一般资料

观察病例来自 2006 年 6 月—2009 年 10 月本院门诊患者，所有患者均经县疾病控制中心确诊的 HIV 抗体（+）。男 12 例，女 8 例，年龄最小 35 岁，最大 56 岁。腹泻症状最短 1 个月，最长 2 年。

1.2　诊断标准

①经县疾病控制中心确诊的 HIV 抗体（+）

②参照《中医实用内科》每日大便 3 次以上（包括 3 次）质稀不成形，便量增加，腹泻持续时间 3 周以上者。

1.3　治疗方法

采用自拟止泻敷帖方治疗：吴茱萸 30g，白术 30g，丁香 30g，肉桂 30g，共研为细末，贮瓶备用。用时取适量药物，加白醋少许，用温开水调成糊状，敷于神阙、足三里（双）、天枢（双）、脾俞（双）、大肠俞（双）、肾俞（双），热水袋热敷天枢、神阙，每天 2 次，每次 0.5 小时，一般 24 个小时取下，隔日 1 次，15 次为一个疗程。

1.4　疗效判定标准

标准参照《中药新药治疗泄泻的临床研究指导原则》显效：大便性状、次数基本正常，症状明显改善；好转：大便性状、次数稍有好转，症状部分改善；无效：大便性状、次数无好转，症状无明显改善，甚或加重。

2　结果

显效 11 例，有效 9 例，无效 1 例，总有效率 95%。

3　病案举例

患者，男，43 岁，于 2008 年 8 月 5 日就诊，间断性腹泻 6 个月，2008 年元月出现腹泻，一日 4 ~5 次，曾服用诺氟沙星胶囊、黄连素片、参苓白术散及中草药等治疗，病情时轻时重。现症见：腹泻便溏，一日 3 ~4 次，食少脘闷，形体消瘦，四肢无力，舌质淡，边有齿痕，脉沉弱。患者 2003 年有卖血史，2004 年在县疾病控制中心检测 HIV 抗体（+）。笔者给予止泻敷帖方治疗，一个疗程后患者大便次数减少，一日 2 ~3 次，饮食增多，精神转佳，续用一个疗程，患者大便基本正常，一日 1 ~2 次，症状明显改善。嘱患者忌食生冷油腻，随访一年，一般状况良好，腹泻未见反复。

4　讨论

艾滋病是由于艾滋病毒（HIV）侵犯机体免疫系统，免疫功能下降，抗病能力减弱，归属中医“虚劳”范畴。腹泻是艾滋病的常见的机会性感染病症，属中医“泄泻”范畴，《景岳全书·泄泻》篇说：“泄泻之本，无不由于脾胃”。又言“肾为胃之关，开窍于二阴，二便之开闭，皆肾脏之所主。今肾中阳气不足，则名门火衰……阴气盛极之时，令人洞泄不止也。”其病机是脾肾亏虚，湿浊内阻所致。治宜温补脾肾，祛湿止泻。方中吴茱萸温中止痛，理气祛湿止泻；白术补气健脾，燥湿利水；丁香温中暖肾，散寒止痛；肉桂补火助阳，散寒止痛，温经通脉，诸药合用，具有温肾健脾，祛湿止泻的作用。足三里为足阳明胃经合穴，可健脾胃，扶正培元，理气化湿，补益气血。还可提高机体免疫力，对免疫球蛋白中的 IgA、IgG 有一定影响，能提高补体 C_3 而控制发病；神阙有升阳举陷，回阳固脱，止泻之功能，温灸可调整全身气血及脏腑功能；天枢为大肠经之募穴有调中和胃，理气健脾之功能；大肠俞可疏调肠胃，理气化滞；脾俞具有健脾和胃益气之作用。中药外敷可使药物经皮肤由表及里循经络传到脏腑，以调节脏腑阴阳，提高机体免疫力，改善体质，扶正祛邪，以达到治疗疾病的目的。

参考文献（略）

（出自《中医临床研究》2014 年第 6 卷第 9 期第 142 - 144 页）

健脾止泻方治疗艾滋病相关腹泻脾肾阳虚证 19 例

李 卓[1]，袁 君[2]，张晓伟[2]，郭会军[2]
（1. 河南中医学院 2013 级硕士研究生，河南 郑州 450046；2. 河南中医学院第一附属医院，河南 郑州 450000）

摘要 目的 观察健脾止泻方治疗艾滋病相关腹泻脾肾阳虚证的临床疗效。方法 将 37 例艾滋病相关腹泻脾肾阳虚证患者采用随机数字表法随机分为两组。治疗组 19 例给予健脾止泻方颗粒剂（党参、焦白术、炮姜、煨肉豆蔻、吴茱萸、五味子、补骨脂、炙甘草），1 格/次，2 次/d，冲服；对照组 18 例给予诺氟沙星胶囊、蒙脱石散（思密达）口服，以及必要的补液治疗、病原学对因治疗。两组均以 1 周为 1 个疗程，治疗 2 个疗程。结果 治疗组临床缓解 1 例，显效 15 例，有效 1 例，无效 2 例，有效率为 89.47%；对照组临床缓解 0 例，显效 6 例，有效 7 例，无效 5 例，有效率为 72.22%。两组对比，差别有统计学意义（$P<0.01$）。结论 健脾止泻方治疗艾滋病相关腹泻脾肾阳虚证有较好疗效，能显著改善临床症状。

关键词 艾滋病相关腹泻/中医药疗法；脾肾阳虚证；健脾止泻方/治疗应用；免疫缺陷病毒；临床观察

艾滋病是由人类免疫缺陷病毒（HIV）引起的一系列免疫缺陷综合征，因其可引起全身各个系统的损害和病变，以及高传染率、高死亡率，备受国内乃至国际的重视。HIV 常侵及胃肠道，在国内发生率达 30% ~ 80%，在某些落后的发展中国家甚至可达 90%。随着高效抗逆转录病毒治疗（highly active antiretroviral therapy，HAART）的普遍运用和人体免疫机制的重建，目前艾滋病相关腹泻的发生率大幅度下降。但因其病因、病原学复杂，加之非感染因素 HIV 病毒的介入、抗病毒药物的长期服用及相关肿瘤的并发，导致艾滋病相关腹泻仍时有发生。现代医学治疗该病常采用经验用药，但疗效欠佳，易反复。笔者认为：艾滋病患者长期患病，脾虚为本，累及肾虚，脾肾阳虚为主要病证。2015 年 6 月—2016 年 5 月，笔者采用健脾止泻方治疗艾滋病相关腹泻脾肾阳虚证 19 例，总结报道如下。

1 一般资料

选择某县中医院门诊及住院的艾滋病相关腹泻脾肾阳虚证患者 37 例，采用随机数字表法随机分为治疗组和对照组。治疗组 19 例，其中男 14 例，女 5 例；年龄 35 ~ 57 岁；艾滋病病程 3 ~ 10a；腹泻病程 6 ~ 36 个月；有并发症 3 例，无并发症 16 例。对照组 18 例，其中男 8 例，女 10 例；年龄 26 ~ 56 岁；艾滋病病程 2 ~ 11a；腹泻病程 5 ~ 36 个月；有并发症 5 例，无并发症 13 例。两组一般资料对比，差别无统计学意义（$P>0.05$），具有可比性。

2 病例选择标准

2.1 西医诊断标准

按照《艾滋病诊疗指南》中艾滋病的诊断标准和《内科学》中腹泻的诊断标准。经检查确诊为艾滋病，每日腹泻次数超过 3 次，排粪量增加（每日超过 200g），粪质稀薄（含水量超过 85%），即可诊断为艾滋病相关腹泻。

2.2 中医诊断标准

按照《中药新药临床研究指导原则》相关诊断标准。

2.3 中医辨证标准

脾肾阳虚证。主症：大便泄泻。次症：食欲不振，倦怠乏力，腰膝冷痛，畏寒肢冷。舌、脉象：舌质淡胖，苔白，脉细弱或虚弦。同时具备主症和任何一项次症，以及舌、脉象者，方可诊断。

3 试验病例标准

3.1 纳入病例标准

①符合成人 HIV 感染的诊断标准；②年龄 18 ~ 60 岁；③慢性腹泻 >3 次/d，病程 >2 周者。

3.2 排除病例标准

①不符合病例选择标准和纳入病例标准者；②合并肝、肾、心等严重脏器损害者；③哺乳期或妊娠妇女；④有相关药物过敏反应者；⑤合并其他疾病，影响用药者；⑥已参加其他临床试验者。

4 治疗方法

治疗组给予健脾止泻方，药物组成：党参 15g，焦白术 15g，炮姜 10g g，煨肉豆蔻 15g，吴茱萸 10g，五味子 10g，补骨脂 15g，炙甘草 6g。将以上药物制成颗粒剂，1 格/次，2 次/d，冲服。

对照组给予诺氟沙星胶囊（由北京京丰制药公司生产，批号 150103，0.1g/粒），0.4g/次，2 次/d，口服；蒙脱石散［由益普生（天津）制药有限公司生产，批号 K18844，3g/袋］，1 袋/次，3 次/d，口服；同时根据病

基金项目：国家中医药管理局业务建设专项课题（JDZX2012021）；“十二五”国家科技重大专项（2012ZX10005010 - 001 - 002）；郑州市科技创新团队——艾滋病中医药防治基础与临床研究（10CXTD140）

情给予必要的补液治疗，以及根据病原学检查给予对因治疗。

两组均以 1 周为 1 个疗程，治疗 2 个疗程。

5 观测指标

观测两组治疗前后的症状积分。临床症状分级评分标准见表 1。

表 1 临床症状分级评分标准

临床症状		轻度	中度	重度
主症	大便泄泻	大便不成形，每日 3～4 次	大便稀溏，每日 5～10 次	大便如水样，每日 10 次以上
次症	食欲不振	食欲较差，食量减少＜1/3	食欲不佳，食量减少≥1/3	终日不欲饮食，食量较病前较病前减少 1/2
	倦怠乏力	肢体稍倦，可轻体力工作	四肢乏力，勉强坚持日常活动	全身无力，终日不愿活动
	腰膝冷痛	腰部冷痛，遇冷偶发	腰部冷痛，反复发作	秩序发作，不易缓解
	畏寒肢冷	手足微感发冷	四肢发冷明显	全身发冷，得温不解

注：轻度为 4～9 分，中度为 10～15 分，重度为 15 分以上。

6 疗效判定标准

按照《中药新药临床研究指导原则》标准。临床缓解：腹泻 1～2 次/d，大便成形、颜色正常，食欲不振、腰膝冷痛等症状基本改善，食量增加，症状积分减少≥90%，7d 以上未复发。显效：腹泻 2～3 次/d，大便基本成形、颜色正常，食欲不振、腰膝冷痛等症状稍有改善，食量增加，症状积分减少 70%～＜90%。有效：大便次数较治疗前每日减少 2 次以上，形状稍有改善，但仍未成形，食欲不振、腰膝冷痛等症状稍有改善，食欲有所好转，症状积分减少 30%～＜70%。无效：大便次数、形状均无改善，食欲不振、腰膝冷痛等症状无改善，甚至加重或死亡，症状积分减少＜30%。

7 统计学方法

采用 SPSS 19.0 统计分析软件处理。计量资料数据以均数（$\bar{x}$）±标准差（s）表示，组间比较采用 t 检验；计数资料组间比较采用 χ^2 检验；等级资料组间比较采用 *Ridit* 分析。以 $P<0.05$ 为差别有统计学意义。

8 结果

8.1 两组疗效对比

见表 2。两组对比，经 *Ridit* 分析，$u=2.90$，$P<0.01$，差别有统计学意义。

表 2 两组疗效对比

组别	例数	临床缓解	显效	有效	无效	有效率/%
治疗组	19	1	15	7	2	89.47
对照组	18	0	6	7	5	72.22

8.2 两组治疗前后症状积分对比

见表 3。

表 3 两组治疗前后症状积分对比　分，$\bar{x}\pm s$

组别	例数	治疗前	治疗后
治疗组	19	17.00±0.16	4.21±4.73**#
对照组	18	16.22±1.96	7.56±4.62**

注：与同组治疗前对比，** $P<0.01$；与对照组治疗后对比，# $P<0.05$。

9 讨论

腹泻根据病因可分为感染性腹泻和非感染病腹泻。感染性腹泻常见的致病微生物有细菌、病毒、真菌、原虫等，其中细菌性感染尤其是革兰阴性菌的肠道感染在 HIV 感染者中是普通人群的 20～100 倍，隐孢子虫等原虫感染也是艾滋病相关腹泻常见诱因。研究显示：低 CD_4 水平是肠道寄生虫感染的一个危险因素，更容易发生腹泻。非感染性腹泻主要由 HIV 病毒所致肠病、脂肪吸收障碍引起。某些抗病毒药物（如替诺福韦、替拉那韦、洛匹那韦力托那韦片等）、肿瘤亦会引起腹泻发生。艾滋病相关腹泻病因多种，机制复杂。临床单用西药治疗该病往往收效甚微；中医药治疗讲究整体观念、辨证论治，在临床中取得了较好疗效。有研究表明：中药治疗艾滋病相关腹泻较西药对照组疗效明显，复发率低。

艾滋病相关腹泻属中医学“泄泻”范畴。《景岳全书》曰：“泄泻之本，无不由于脾胃。”脾胃乃先天之本，艾滋病患者长期患病，脾气亏虚，劳倦内伤，导致脾虚不能受纳水谷和运化精微，清浊不分，则生泄泻；久病伤及肾阳，阳气不足，脾失温煦，则生泄泻。因此，本病治疗重在健脾温肾、固涩止泻。健脾止泻方中党参、白术为君药，健脾益气，温中；补骨脂补肾阳；吴茱萸、肉豆蔻温中散寒；五味子涩肠止泻；炮姜温中散寒；炙甘草调和药性。

本研究显示：健脾止泻方治疗艾滋病相关腹泻脾肾阳虚证有较好疗效，能显著改善临床症状。然而，本研究仅为小样本的局部地区临床研究，结果尚待大样本、多中心的随机对照试验来验证。

参考文献（略）

（出自《中医研究》2016 年第 29 卷第 8 期第 11－13 页）

基于德尔菲法的艾滋病相关腹泻脾肾阳虚证中医辨证要点研究

张晓伟，张爱萍，蒋自强，郭会军

［江苏省南京市，南京中医药大学基础医学院（张晓伟）210023；河南中医学院第一附属医院艾滋病临床研究中心，国家中医药管理局中医传染病学重点学科（张晓伟，蒋自强，郭会军）450000；郑州市中医院妇产科（张爱萍）450007］

摘要 目的 探讨艾滋病相关腹泻常见证型脾肾阳虚证的中医辨证要点。方法 于2013年9～11月采用德尔菲法，选取在艾滋病相关腹泻治疗领域经验丰富的专家20名。制定艾滋病相关腹泻脾肾阳虚证辨证要点调查表，进行两轮专家问卷调查。采用均值、等级和及不重要百分比（R）评价专家意见集中程度，采用变异系数（CV）评价专家意见协调程度。辨证要点纳入原则是答卷条目等级和≥满分的50.0%，均值≥1分。结果 第一轮调查问卷主要根据德尔菲法结合艾滋病相关腹泻文献，罗列艾滋病相关腹泻脾肾阳虚证辨证要点相关条目，包括便溏、泄泻日久、完谷不化、腹部冷痛、腰膝酸冷、久泻不止、四肢不温、形寒肢冷、粪质清稀、小便不利、面浮身肿、面色苍白、久泻滑脱、舌质淡、苔白滑、脉细弱或沉迟。第一轮专家问卷调查结果显示，小便不利、面浮身肿、面色苍白3个条目等级和分别为14分、9分、12分，均值分别是0.70分、0.45分、0.60分，不符合“等级和≥满分的50.0%，均值≥1分”的纳入标准；以上3个条目的CV值分别为0. 67分、1.13分、0.83分，高于其他条目。而其余条目在等级和、均值等方面均符合纳入要求，故纳入第二轮专家问卷调查中。第二轮专家问卷调查结果显示，便溏、粪质清稀的等级和分别是14、17分，均小于满分的50.0%，均值分别为0.74、0.89分，均<1分；而其余条目在等级和、均值等方面均符合纳入要求。结论 泄泻日久、完谷不化、腰膝冷痛、舌质淡、苔白滑、脉细弱或沉迟是艾滋病相关腹泻脾肾阳虚证的主要辨证要点。

关键词 HIV肠病；脾肾阳虚；德尔菲法

腹泻是艾滋病患者常见的临床症状之一，在高效抗反转录病毒治疗（highly active antiretroviral therapy，HAART）前，西欧、北美约半数以上的艾滋病患者出现腹泻症状，腹泻发生率30.0%～80.0%，在某些发展中国家腹泻症状发生率可高达90.0%。艾滋病相关腹泻（HIV/AIDS associated diarrhea）指在艾滋病发病过程中出现腹泻等相关病症。艾滋病相关腹泻可分为感染性腹泻及非感染性腹泻，其病因繁多，无论腹泻的病因如何，腹泻症状的发生均可导致患者体质量下降、营养不良及消耗症状，显著降低了患者的生活质量，是HIV/AIDS不良预后的独立因素，艾滋病晚期顽固性腹泻所导致的营养不良和消耗症状是患者死亡的主要原因之一。中医药从20世纪90年代介入艾滋病治疗，对艾滋病相关腹泻的发生发展、病机演变及用药规律积累了一定的认识。崔敏认为艾滋病相关腹泻患者肺、脾、肾三脏功能失调，而又以脾虚湿盛为关键，各种原因以致肾精亏虚，命门火衰，火不生土，脾失温煦，运化失常，湿浊内生，发为泄泻。张亚萍等认为艾滋病相关腹泻是一种虚实夹杂的病症，并认为该病的发生多有明显的诱发因素。倪量等通过对艾滋病相关腹泻患者进行中医证候学调查发现，其中医证候以虚证为主，尤其脾虚、肾虚多见，兼夹湿盛、气滞等，常迁延难愈，脾虚湿盛是艾滋病相关腹泻的病机关键，腹泻日久累及肾脏，出现脾肾阳虚证。中医辨证施治在艾滋病相关腹泻诊治方面发挥了积极作用，对该病治疗经验的积累以及对其发病病因、病机演变、辨证施治、预防调摄等认识的深入使人们对中医防治艾滋病相关腹泻工作提出了更高要求，迫切需要建立统一、符合临床实践的艾滋病相关腹泻中医诊疗方案及中医证候标准，更好地指导临床工作。本文应用德尔菲法（Delphi method）对艾滋病相关腹泻脾肾阳虚证中医辨证要点进行研究。

1 对象与方法

1.1 研究对象

于2013年9～11月，在河南省中医学院第一、二、三附属医院及河南省中医药研究院等多家三级甲等中医院选取艾滋病相关腹泻领域专家20名。纳入标准：（1）为河南省中医中药治疗艾滋病项目省级专家组成员；（2）从事艾滋病防治工作6年以上，具有一定专业权威性；（3）具有高级职称。其中男13名，女7名；年龄38～60岁，平均年龄（50.6±7.2）岁，正高级职称16人，副高级职称4人。依据第一轮专家问卷回复情况，对回复积极地进行第二轮专家问卷调查。

基金项目： 国家中医药管理局基地科研专项（JDZX2012021）；国家科技重大专项（2009ZX10005 －015）；国家中医药管理局中医药重点学科建设项目（国中医药发〔2009〕30号）

1.2 研究方法

德尔菲法主要对问卷调查中专家意见的集中程度、协调程度进行评价。均值、等级和、不重要百分比（R）主要用于评价专家意见集中程度，均值是专家对调查条目赋分的平均值，等级和是专家对调查条目赋分的代数和，均值、等级和的分值越大，说明专家意见越集中，条目越重要；不重要百分比是对调查条目赋值为零的专家数与参评专家总数的比值，不重要百分比分值越大则该条目越不重要。变异系数（CV）为调查条目标准差与均数的百分比，用于评价专家意见协调程度，变异系数越小则提示专家意见协调度越高，意见一致性越好。

1.2.1 调查评价方法 专家根据自己的临床经验综合考虑，对问卷所列的各项指标采用赋分方法进行评分，依据重要程度分别计 0、1、2 分。以专家积极系数评价专家参与问卷调查的积极程度，专家积极系数 = 收回的问卷调查份数/发出的问卷调查份数 ×100.0%。

1.2.2 问卷调查方法 依据调查问卷设计原则，本次调查问卷中使用到的中医术语尽量通俗易懂，避免出现歧义。第一轮调查问卷主要根据德尔菲法结合艾滋病相关腹泻文献研究结果，尽可能多地罗列艾滋病相关腹泻脾肾阳虚证辨证要点，相关条目见表 1。以第一轮专家调查问卷统计分析为基础设计第二轮专家调查问卷。辨证要点纳入标准为：等级和≥满分的 50.0%，均值≥1 分。“满分”指该指标最高得分（2 分）乘以答卷份数。

本次问卷调查采用当面送达方式发放问卷。第一轮专家问卷调查寄出 20 份，回收 20 份，调查问卷回收率为 100.0%，专家积极系数为 100.0%；第二轮专家问卷调查寄出 20 份，回收 19 份，调查问卷回收率为 95.0%，专家积极系数为 95.0%。

1.3 统计学方法

对问卷表中的各项信息建立 Excel 表数据库，数据采用双人双录入方法，统计分析采用 SPSS18.0 统计软件进行。

2 结果

2.1 第一轮专家问卷调查分析

通过对艾滋病相关腹泻脾肾阳虚证辨证要点第一轮专家问卷调查分析（见表 1）发现，小便不利、面浮身肿、面色苍白三条目的等级和分别为 14 分、9 分、12 分，均值分别为是 0.70 分、0.45 分、0.60 分，不符合“等级和≥满分的 50.0%，均值≥1”的纳入标准，说明专家认为此 3 项条目指标在脾肾阳虚证辨证要点中重要性较低；以上三条目的变异系数分别为 0.67 分、1.13 分、0.83 分，高于其他条目，提示专家认为这些条目对脾肾阳虚证辨证的重要性意见比较不一致，协调度较差。以上三条目的不重要百分比分别是 30.0%、55.0%、40.0%，高于其他条目。而其余条目在等级和、均值方面符合纳入要求，专家认为这些指标对脾肾阳虚证辨证较为重要，专家意见较为集中，协调度较高，故纳入第二轮专家问卷调查中。

表 1 艾滋病相关腹泻脾肾阳虚证辨证要点的第一轮问卷结果

Table 1 The first round of the questionnaire on spleen and kidney yang deficiency syndrome differentiation of AIDS related diarrhea

症状	等级和（分）	均值（$\bar{x}\pm s$，分）	CV	R（%）
便溏	25	1.25±0.44	0.35	0
泄泻日久	35	1.75±0.44	0.25	0
完谷不化	30	1.50±0.51	0.34	0
腹部冷痛	36	1.80±0.41	0.23	0
腰膝酸冷	33	1.65±0.49	0.30	0
久泻不止	32	1.60±0.50	0.31	0
四肢不温	30	1.50±0.51	0.34	0
形寒肢冷	30	1.50±0.51	0.34	0
粪质清稀	21	1.05±0.22	0.21	0
小便不利	14	0.70±0.47	0.67	30.0
面浮身肿	9	0.45±0.51	1.13	55.0
面色苍白	12	0.60±0.50	0.83	40.0
久泻滑脱	34	1.70±0.47	0.28	0
舌质淡	30	1.50±0.51	0.34	0
苔白滑	28	1.40±0.50	0.38	0
脉细弱或沉迟	35	1.75±0.44	0.25	0

注：CV = 变异系数，R = 不重要百分比。

2.2 第二轮专家问卷调查分析

第二轮艾滋病相关腹泻脾肾阳虚证辨证要点专家问卷调查中（见表 2），便溏、粪质清稀等级和分别是 14 分、17 分，均小于满分的 50.0%，均值分别为 0.74 分、0.89 分，小于 1，说明专家认为这些条目对脾肾阳虚证重要性不高。而泄泻日久、完谷不化、腹部冷痛、腰膝酸冷、久泻不止、四肢不温、形寒肢冷、久泻滑脱、舌质淡、苔白滑以及脉细弱或沉迟等条目在等级和、均值方面均符合纳入要求，说明专家普遍认为这些指标较为重要，意见也较为集中。据专家建议将临床意义相似的项目进行合并，避免重复。如将四肢不温、形寒肢冷、腰膝酸冷合并为腰膝冷痛，将泄泻日久、久泻不止、久泻滑脱合并为泄泻日久。最终专家意见统一认为泄泻日久、完谷不化、腰膝冷痛、舌质淡、苔白滑以及脉细弱或沉迟对艾滋病相关腹泻脾肾阳虚证的辨证较为重要。

表 2 艾滋病相关腹泻脾肾阳虚证辨证要点的第二轮问卷结果

Table 2 The second round of the questionnaire on spleen and kidney yang deficiency syndrome differentiation of AIDS related diarrhea

症状	等级和（分）	均值（$\bar{x} \pm s$，分）	CV	R（%）
便溏	14	0.74±0.45	0.61	26.3
泄泻日久	33	1.74±0.45	0.26	0
完谷不化	28	1.47±0.51	0.35	0
腹部冷痛	34	1.79±0.42	0.23	0
腰膝酸冷	32	1.68±0.48	0.29	0
久泻不止	30	1.58±0.51	0.32	0
四肢不温	28	1.47±0.51	0.35	0
形寒肢冷	29	1.53±0.51	0.33	0
粪质清稀	17	0.89±0.32	0.36	10.5
久泻滑脱	32	1.68±0.48	0.29	0
舌质淡	28	1.47±0.51	0.35	0
苔白滑	27	1.42±0.51	0.36	0
脉细弱或沉迟	33	1.74±0.45	0.26	0

3 讨论

本研究使用德尔菲法，德尔菲法又称为专家咨询法或专家评分法，是医学领域常用的一种社会研究方法。德尔菲法可将人的知识、经验等模糊性信息量化表达，并通过讨论等形式逐步取得对某一事物较为一致的看法或意见，是中医证候研究中的一项重要方法学。艾滋病相关腹泻病因复杂，对该病中医病因病机、辨证施治等尚未形成统一认识。而德尔菲法通过调查问卷将专家经验信息量化，并逐步形成较为统一意见。因此，本研究以德尔菲法对调查从事艾滋病相关腹泻中医药治疗的临床专家进行调查问卷，通过对专家意见量化，期望统一艾滋病相关腹泻脾肾阳虚证辨证要点。

艾滋病为免疫缺陷综合征，其临床表现复杂多样，患者常见症状有疲乏、头晕、气短、胸闷、消瘦、易感冒，患者多见舌质淡红、苔白，脉象可见沉、细、弱等。进一步研究发现不同年龄患者症状有一定差异性，年长患者乏力、头晕、食欲不振、四肢困重、消瘦等症状更为明显。艾滋病相关腹泻是艾滋病疾病过程中出现以腹泻为主要症状的相关病症，其发病及病机演变与艾滋病病机密切相关。目前认为艾滋病相关腹泻多为慢性腹泻，其证以虚为主，患者多晨起腹泻，畏寒怕冷。

本研究经两轮专家问卷调查，专家意见统一认为泄泻日久、完谷不化、腰膝冷痛、舌质淡、苔白滑以及脉细弱或沉迟对艾滋病相关腹泻脾肾阳虚证的辨证较为重要，这与目前对艾滋病相关腹泻脾肾阳虚证的认识基本一致。中医认为肾为先天之本，脾为后天之本，脾胃运化水谷精微，滋养肾脏，同时又需肾阳温煦方可升清，而肾阳得水谷精微之滋补才可不断发挥其功能，两者相互滋生、相互影响。艾滋病腹泻患者久病耗气伤阳，以致肾阳虚衰不能温养脾阳，或脾虚日久、脾阳虚衰不能充养肾阳，故见泄泻日久不愈，反复发作；阳虚无力温煦故见腰膝冷痛、晨起腹痛腹泻；脾肾阳虚无力运化，故可见完谷不化；其舌质淡、苔白滑，脉沉细亦为脾肾阳虚之象。而小便不利、面浮身肿、面色苍白等条目虽可见于脾肾阳虚证患者，但是有些专家认为其对艾滋病相关腹泻脾肾阳虚证的辨证意义不大，专家意见分歧较大。而对于某些临床意义相似或相近的条目，如四肢不温、形寒肢冷、腰膝酸冷等，专家认为可将其进行统一，以便形成规范的临床辨证用语。

中医对艾滋病相关腹泻在病因、病机等方面还未形成统一认识，在总结临床经验及文献研究基础上对艾滋病相关腹泻的中医病因病机、辨证论治等内容进行总结，按照循证医学的原则，以德尔菲法进行专家问卷调查，统一艾滋病相关腹泻中医辨证要点具有重要意义，本文仅对艾滋病相关腹泻脾肾阳虚证中医辨证要点的专家问卷调查工作进行了总结，在两轮专家问卷调查基础上，讨论并接受专家意见建议，兼顾临床实用性，对艾滋病相关腹泻脾肾阳虚证中医辨证要点进行了明确，为艾滋病相关腹泻中医证候标准的建立奠定了基础。但研究中也存在参与问卷调查专家来源具有区域局限性等不足，艾滋病相关腹泻中医证候标准有待进一步研究完善。

参考文献（略）

（出自《中国全科医学》2015 年第 18 卷第 34 期第 4257 - 4260 页）

皮肤损害

中医药治疗艾滋病皮肤损害临床研究述评

王 健，梁碧颜

（中国中医科学院中医药防治艾滋病研究中心，北京 100700）

摘要 分析近5年文献报道中医治疗艾滋病皮肤损害的临床观察，就病因病机、治疗等方面进行评述。

关键词 艾滋病；皮肤损害；中药；临床研究；述评

HIV感染者中皮肤黏膜疾病的发病率高达86.2%，且可出现在HIV感染的每个阶段，是其发病的主要临床特征之一。据临床调查发现，以皮肤损害为首要症状确诊的HIV/AIDS患者达22.6%。中药在治疗本病方面积累了不少经验，近5年来有关艾滋病皮肤损害的临床研究又取得了一定进展。现就本病的临床研究状况，谈谈我们的看法。

1 病因病机

艾滋病属于中医疫病范畴，《素问·刺法论》云："五疫之至，皆相染易，无问大小，症状相似"，中医对发病机制的基本认识归结为"邪之所奏，其气必虚"。经研究艾滋病患者免疫功能严重受损，正气虚弱，正不胜邪，毒邪余留，久则化毒从肌肤而出。

2 治疗研究

2.1 辨证论治

由于病因病机不同，临床表现各异，所以辨证有证型之别，宜采用分型治疗。张润田将66例艾滋病相关瘙痒性丘疹性皮疹患者随机分为试验组和对照组。试验组分血热生风、血虚风燥、脾虚湿蕴三型辨证，分别给予凉血消风饮（生地黄、赤芍、丹皮、金银花、蝉蜕、防风等）、养血润肤汤（当归、生地黄、赤芍、白芍、何首乌、钩藤等）、除湿胃苓汤加减（苍术、白术、苦参、泽泻、陈皮、半夏等）；对照组给予氯雷他定片、维生素C片。治疗第7天，两组在皮损严重程度积分改善方面差异无统计学意义（$P>0.05$），但试验组在皮损面积积分和皮损瘙痒程度积分改善方面皆明显优于对照组（$P<0.05$）；治疗第14天、21天、28天，试验组在3个积分量表的改善方面均明显优于对照组（$P<0.05$）。

2.2 内服加外用

余丰等以清热解毒止痛为法，将72例老年HIV/AIDS并发带状疱疹患者随机分为两组，各36例。治疗组给予痰热清注射液（黄芩、熊胆粉、山羊角、金银花、连翘等）+中药外洗，对照组给予阿昔洛韦+阿昔洛韦软膏外用。21天后，治疗组有效率86.1%，优于对照组（$P<0.05$）。但是两组患者的带状疱疹后遗神经痛的发生率差异无统计学意义（$P>0.05$）。该观察不足之处是没有随机方法。

姜枫等以清热除湿、散瘀化痰、止痛消肿为法，将60例HIV/AIDS带状疱疹患者随机分为治疗组和对照组，每组30例，治疗组给予龙胆泻肝颗粒+如意金黄膏外用，对照组给予阿昔洛韦+昔洛韦乳膏外用，14天后，治疗组有效率93.3%，优于对照组（$P<0.05$）。

谢正等以养血清热、活血祛风祛燥为法，将63例艾滋病相关瘙痒性丘疹性皮疹患者随机分为治疗组（33例）和对照组（30例）。治疗组用糠酸莫米松霜联合凉血消风饮（生地黄、丹皮、赤芍、黄芩、金银花、连翘、防风、牛蒡子、苦参、夏枯草、荆芥穗、甘草）治疗，对照组用糠酸莫米松霜治疗，4周后，改善皮肤临床症状：治疗组总有效率为90.9%，对照组总有效率76.67%。改善中医证候：治疗组总有效率为96.97%，对照组总有效率83.33%。该观察不足之处是没有随机方法。

2.3 专方治疗

辨病用药，方药固定，便于应用，缺点是难以对多种兼证都达到理想的效果。吕卫华以清热利湿、活血化瘀为法，对33例艾滋病带状疱疹患者采用龙胆泻肝汤合桃红四物汤加减（龙胆草、黄芩、栀子、泽泻、木通、车前子、当归、生地黄、柴胡、甘草、桃仁、红花、白芍、延胡索）治疗，10天为1疗程，治愈率78.8%。该观察不足之处是没有纳入标准、排除标准、随机、对照。

邱廷山等以益气养阴、行气活血、清热除湿、化瘀止痛为法，对60例AIDS并发带状疱疹后遗神经痛患者分为治疗组和对照组，每组30例，治疗组给予自拟止痛饮（太子参、龙胆草、栀子、甘草、当归、川芎、三七粉、赤芍、桃仁、红花），对照组给予地塞米松片、消炎痛片、三七片、维生素B1片，10天后，治疗组总有效率93.3%，优于对照组的83.3%（$P<0.05$）。该观察不足之处是没有诊断标准、纳入标准、排除标准、统计学方法。

段行武等将20例患者随机分为治疗组和对照组，每组10例，治疗组给予龙胆泻肝汤加减（龙胆草、泽泻、生地黄、赤芍、黄芩、川楝子、通草、栀子、金银花、柴胡、茵陈、车前子、甘草），对照组给予伐昔洛韦片，4周后，治疗组有效率100%，优于对照组（$P<0.05$），治疗组在止疱时间、结痂时间及止痛时间都有明显的优势（$P<0.01$）。

付立功以滋阴活血祛风为法，将45例艾滋病慢性皮疹患者随机分为两组。两组均以拉米夫定片、司他夫定片、耐韦拉平片、益艾康胶囊。对照组15例加用赛庚啶片、维生素C片、扑尔敏片。治疗组30例加用加味四物消风饮（生地黄、当归、荆芥穗、防风、赤芍、川芎、蝉蜕、白鲜皮、薄荷、独活、柴胡、丹参、黄芪、首乌、大枣）。两组均连服4周，观察6个月。治疗组有效率93.33%；对照组有效率73.33%，差别有统计学意义（$P<0.05$）。该观察不足之处是没有纳入标准、排除标准。

施晓玲将34例艾滋病皮肤黏膜病变患者给予康爱保生丸（人参、紫花地丁、黄芩、桑白皮等）、扶正抗毒丸（黄芪、黄精、白术、女贞子等）治疗，半年后，皮疹总有效率55%，溃疡总有效率88%。该观察不足之处是没有纳入标准、排除标准、对照、疗效判定。

王小莉等治疗1例HIV感染者合并重度银屑病，病程分三期：①进行期：火毒炽盛证，予黄连解毒汤合竹叶石膏汤加减，药用水牛角、黄连、漏芦、黄芩、栀子、竹叶、石膏、沙参、麦冬、麻黄。②静止期：血热内蕴证，予凉血解毒，药用黄连、生地黄、连翘、水牛角、重楼、黄芩、五味子、漏芦、白花蛇舌草。③退行期：热毒未尽证，药用连翘、竹叶、黄连、生地黄、水牛角、重楼、黄芩、五味子、漏芦、白花蛇舌草。

2.4 其他方法

刘静静等以行气活血、清热止痛为法，用拔罐和拔罐放血治疗AIDS合并带状疱疹68例，有效率为97.22%。该观察不足之处是没有纳入标准、排除标准、随机。

刘振威等以止痛消炎、祛风止痒、祛湿通痹、强壮补益为法，采用随机对照方法，将60例AHZ患者随机分为试验组和对照组，每组30例。试验组采用壮医药线点灸配合围针及京万红烫伤膏治疗；对照组给予泛昔洛韦片、尼美舒利分散片、维生素B1及利巴韦林软膏进行治疗。14天后，试验组愈显率显著高于对照组（86.7% vs53.3%，$P<0.01$）。该观察不足之处是没有随机方法。

李俊岩等将35例AIDS合并肛瘘患者切开挂线疗法辅以中药治疗，以清热解毒利湿，破癥散结，健脾补气活血为法，药用双花、连翘、蒲公英、地丁、天花粉、栀子、元参、胆草、川连、知母、川柏、乳香、没药、黄芪、白芷、皂刺、蜈蚣、僵蚕、全蝎、大黄、朴硝、斑蝥、白术、茯苓组方，1个月后，治愈率90%。该观察不足之处是没有排除标准、对照。

3 讨论

90%以上的HIV/AIDS患者均有不同程度的皮损。多数AIDS患者以皮肤损害为首发症状，儿童患者尤其明显。皮损一般分3类：①感染性：病毒性皮肤病、细菌性皮肤病、真菌性皮肤病、梅毒和寄生虫感染等。②炎症性：脂溢性皮炎、HIV相关瘙痒性丘疹、HIV相关嗜酸性毛囊炎、药疹和银屑病等。③肿瘤性：HIV相关卡波西肉瘤等。研究显示，AIDS患者免疫功能受损严重，CD_4^+细胞计数越低出现皮肤病损种类越多，两者呈负相关。AIDS患者皮损多呈严重、不典型和难治等特点，故皮肤黏膜异常表现对预测HIV/AIDS非常有用。HIV感染患者免疫功能进行性下降，皮肤疾病不仅顽固难以治愈，且变证丛生。各种皮肤损害的发生提示患者CD_4^+水平的下降、病毒载量的升高、抗病毒治疗的失败。西医主要以抗病毒、抗真菌、抗感染、免疫调节治疗为主。

中医通过清热利湿、活血化瘀、益气养阴、祛风止痒等方法治疗艾滋病皮肤损害取得了一定疗效，但也存在以下一些问题：

一是报道缺乏高质量的多中心，大样本的随机对照双盲研究；疗效判定的不一致，不同报道的疗效缺乏可比性，不能反映出临床的实际情况。因此，应按照严格的科研设计、评价方法进行研究，制定统一的诊断、分型、疗效标准。

二是在强调辨证治疗的同时，辨病治疗也不可少。多数医家都倾向于专方专药治疗。在艾滋病皮肤损害中医药治疗中，需要强调辨证治疗，即使在某些情况下应用中成药更符合患者意愿时，也要根据药物的组成进行辨证应用。今后可开展中医辨证治疗与单纯应用中成药作为辨病治疗的相关因素分析。

三是研究多为一般的复方临床观察，且多为回顾性报道，用药疗程亦各有异，处方缺乏药理、药效学方面的实验依据，不易反复验证。尚缺乏针对皮肤损害的单方单药的临床观察和实验研究结果。

中药治疗艾滋病皮肤损害应该遵循循证医学的原则，扩大样本量，从统一标准，多中心、大规模合作研究，避免低水平重复，便于临床推广应用。

参考文献（略）

（出自中华中医药学会防治艾滋病分会2017年学术年会论文集第163－166页）

艾滋病抗病毒治疗后皮疹应用中西医结合治疗的效果

艾莉莎，孙　昳，郭殊君
（中国平煤神马集团医疗集团总医院，河南 平顶山 467000）

摘要　目的　探讨艾滋病抗病毒治疗后皮疹应用中西医结合治疗的效果。方法　选取164例艾滋病患者，随机分为观察组和对照组各82例，观察组给予中西医结合治疗，对照组给予单一西医治疗，观察两组治疗效果以及治疗满意度。结果　观察组治疗整体有效率96.3%，高于对照组的86.6%（$P<0.05$）；观察组整体满意度86.6%，高于对照组的75.6%（$P<0.05$）。结论　艾滋病抗病毒治疗后皮疹的治疗中采用中西医结合方式，能够提高患者的整体治疗有效性与满意度，降低治疗过程中并发症的发生率。

关键词　抗病毒治疗；艾滋病；皮疹；中西医结合

艾滋病是一种全球性疾病，在全世界范围内均有较高的发病率。改革开放以来随着人们生活方式以及性观念的改变，我国的艾滋病患者数量也在不断增多。对患者进行抗病毒治疗是减缓艾滋病并发症的重要措施。抗病毒治疗后患者极易出现皮疹等并发症。而皮疹的发生可能导致患者因过度搔抓而出现一系列后遗症，从而影响到患者后续的生活质量。现对我院收治的164例艾滋病抗病毒患者的治疗资料，分析中西医结合治疗的临床应用方式、方法以及取得的效果。

1　对象与方法

1.1　对象

收集我院2011年4月至2017年5月收治的164例艾滋病患者。纳入标准：（1）患者均符合卫生部HIV/AIDS（艾滋病病毒/艾滋病）的诊断标准且治疗后出现皮疹。（2）可以收集到患者完整检测和病史资料等。（3）患者均已自愿签署知情同意书。排除标准：（1）存在药物过敏，恶性肿瘤，患有严重心、肝、肾疾病等情况的患者。（2）孕妇和哺乳期妇女。（3）依从性差，或者拒绝参加研究者。将164例患者随机分为观察组和对照组各82例。观察组中男性50例、女性32例，年龄23～65岁、平均年龄45.7岁，病程1～6年、平均病程3.91年；对照组中男性48例、女性34例，年龄22～64岁、平均年龄45.0岁，病程1～6年、平均病程3.40年。两组一般资料比较差异无统计学意义（$P>0.05$），具有可比性。

1.2　方法

对照组给予西医治疗，患者口服氯雷他定（四川奥邦药业有限公司，国药准字H20060838），10mg/次、2次/d。观察组患者在此基础上给予中药治疗，荆芥、蝉蜕、丹皮、赤芍、防风各6g，苦参、竹叶、生甘草各5g，金银花、紫草、生地黄各10g，生石膏30g，以水煎服，1剂/d、分2次服用，连续用药2周。

1.3　观察指标

比较两组患者的临床治疗效果、并发症发生率以及治疗满意度。治疗效果评价：痊愈指患者的皮疹消失；有效指患者的皮疹得到了一定改善；无效指患者的皮疹未减轻或出现恶化。患者的满意度评价采用自制问卷调查方式由患者进行评价，评价分为满意与不满意两类，满分100分，其中≥80分为满意，<80分为不满意。

1.4　统计学方法

利用SPSS 19.0软件统计分析，计数资料以率（%）表示，采用χ^2检验；以$P<0.05$为差异具有统计学意义。

2　结果

2.1　两组治疗效果对比

观察组治疗整体有效率高于对照组（$\chi^2=5.207$，$P=0.022$），见表1。

表1　两组患者的治疗效果

组别	N	痊愈		有效		无效		总有效	
		n	率（%）	n	率（%）	n	率（%）	n	率（%）
观察组	82	49	59.8	30	36.6	3	3.7	79	96.3
对照组	82	45	54.9	26	31.7	11	13.4	71	86.6

2.2　两组并发症发生率对比

结果显示，观察组有1例患者出现恶心呕吐，并发症发生率为1.2%；对照组有1例患者出现发热、1例出现恶心呕吐，并发症发生率为2.4%。两组并发症发生率比较差异无统计学意义（$P>0.05$）。

2.3　两组满意度比较

观察组的满意度为86.6%（71/82），高于对照组的75.6%（62/82），（$\chi^2=4.013$，$P=0.045$）。

3　讨论

艾滋病自传入我国以来，在我国各地区均快速蔓延。目前，我国的艾滋病患者不再局限于吸毒人群，已经扩散到普通居民群体中，吸毒、性工作者以及血液交易者是艾滋病的主要发患者群。艾滋病每年在我国造成的人员与财产损失十分巨大，并且艾滋病还有进一步蔓延的趋势。

在艾滋病抗病毒治疗后皮疹的治疗中，传统的西医治疗虽然能够在短时间内取得明显的效果，但西医治疗的根治性较差且存在一定的并发症。艾滋病皮疹及瘙痒以气血亏虚为本、湿热瘀阻为标。本文采用的中药剂方能够实现诸药合用，提高治疗效果。本文研究显示，观察组的皮疹治疗有效率高于对照组，可知，中西医结合治疗措施在改善患者的皮疹上具有更好的治疗有效性。观察组患者的并发症发生率与对照组比较差异无统计学意义，可见采用中西医结合治疗艾滋病抗病毒治疗后的皮疹未增加并发症的发生。在对艾滋病抗病毒治疗后出现皮疹的患者进行治疗过程中，如何提升患者的满意度也是当前学术界探讨的热点，治疗过程中过低的满意度会降低患者的治疗依从性以及对治疗的信心，从而制约治疗效果的发挥。观察组的整体满意度为86.6%且高于对照组，可知观察组采用中西医结合治疗方式获得的患者满意度更高。有研究指出采用中西医结合治疗能够实现标本兼治的目的，从而改善患者的治疗有效性，提升综合治疗效果。

综上所述，在艾滋病抗病毒治疗后皮疹的治疗中采用中西医结合方式，能够提高患者的整体治疗有效性与满意度。

参考文献（略）

（出自《包头医学院学报》2018 年第 34 卷第 2 期第 122 – 123 页）

中西医结合方法治疗56例艾滋病患者皮疹的临床效果分析

饶 兵

（攀枝花市第四人民医院，四川 攀枝花 617061）

摘要 目的 分析中西医结合治疗艾滋病患者皮疹的临床效果。方法 回顾性分析收治的56例艾滋病皮疹患者的临床资料，根据皮疹治疗方法不同分为中西医结合组和中药治疗组，各28例，分别给予中西医结合治疗和单纯中药治疗，比较两组患者的临床效果。结果 中西医结合组的总有效率为75.00%，显著高于中药治疗组患者的总有效率43.57%（$P<0.05$）；中西医结合组的基本治愈率为35.71%，中药治疗组的基本治愈率为25.00%，两组比较差异有统计学意义（$P<0.05$）。结论 艾滋病皮疹是艾滋病患者临床常见的并发症之一，应从中医和西医两方面正确认识其发病的病因病机，中西医结合治疗艾滋病皮疹具有重要意义。

关键词 艾滋病；皮疹；中西医结合

艾滋病（AIDS）即获得性免疫缺陷综合征，是由人类免疫缺陷病毒（HIV）引起的以免疫缺陷为特征的一种严重传染病。艾滋病患者的皮肤黏膜是最易受侵袭的主要部位之一，约占20%～30%。皮疹是患者常见的症状之一，是一组慢性、瘙痒性、以丘疹和结节为主要表现的症状。伴皮疹的艾滋病患者因过度搔抓可导致炎症性色素沉积、表皮剥脱性丘疹和瘢痕性结节等，严重影响患者的生活质量。本研究对我院艾滋病皮疹患者进行中西医结合治疗，取得了良好的临床效果，报告如下。

1 资料与方法

1.1 一般资料

56 例艾滋病皮疹患者诊断均符合中华人民共和国卫生部的 HIV/AIDS 诊断标准，且均自愿接受抗病毒治疗，排除过敏体质患者，排除伴有肝炎、高血压、心功能衰竭的患者以及孕妇和哺乳期妇女。根据皮疹治疗方法不同分为中西医结合组和中药治疗组，各 28 例。

1.2 治疗方法

中药治疗组患者采用纯中药水煎剂治疗，药物包括：荆芥6g，蝉蜕6g，防风6g，苦参5g，金银花10g，竹叶5g，生石膏30g，紫草10g，生地黄10g，丹皮6g，赤芍6g，生甘草5g，每日1剂，水煎2次，混合后分2次，早晚饭后1小时温服，5剂为1个疗程，休息1日后再服第2个疗程。中西医结合组患者在中药治疗的基础上加服氯雷他定胶囊，每次10mg，每日2次。两组患者均治疗11日，比较两组患者的临床效果。

1.3 疗效评定标准

临床效果按以下方法进行疗效评定。基本治愈：治疗后皮疹消失，无瘙痒感；有效：治疗后皮疹消失大于50%，瘙痒感明显减轻；无效：治疗后皮疹消失小于50%，瘙痒感无明显减轻。总有效率＝基本治愈率＋有效率。

1.4 统计学方法

所有结果均根据 SPSS13.0 软件进行统计学处理，计数

资料组间进行 χ^2 分析，计量资料以 $\bar{x} \pm s$ 表示，组间进行 t 检验，$P<0.05$ 表示差异有统计学意义。

2　结果

2.1　两组患者的临床资料比较

两组患者在性别、平均年龄、平均病程等一般资料方面比较，差异均无统计学意义，具有可比性（$P>0.05$）（见表2）。

2.2　两组患者皮疹治疗的临床效果比较

总有效率中西医结合组为75.00%，显著高于中药治疗组（43.57%）（$P<0.05$）；基本治愈率中西医结合组为35.71%，中药治疗组为25.00%，两组比较，差异有统计学意义（$P<0.05$）。

表1　两组患者的临床资料比较

组别	性别（男/女，例）	平均年龄（$\bar{x} \pm s$，岁）	平均病程（$\bar{x} \pm s$，d）
中西医结合组（n=28）	15/13	31.32±3.22	6.78±2.48
中药治疗组（n=28）	16/12	30.84±3.45	6.82±2.45
χ^2 值	0.364	0.527	0.451
P 值	>0.05	>0.05	>0.05

表2　两组患者皮疹治疗的临床效果比较　例（%）

组别	基本治愈	有效	无效	总有效
中西医结合组	10（35.71）	11（39.29）	7（25.00）	21（75.00）
中药治疗组	7（25.00）	8（28.57）	13（46.43）	15（43.57）
χ^2 值	2.575	3.163	3.644	2.876
P 值	<0.05	<0.05	<0.05	<0.05

3　讨论

艾滋病自20世纪80年代发现以来，很快在全球蔓延，我国的艾滋病患者已由吸毒者、暗娼等人群逐渐向普通人群扩散，在全国各省、自治区、直辖市均有不同程度的覆盖，目前已面临艾滋病患者发病和死亡高峰时期。艾滋病主要通过以下三种方式进行传播：性接触，其中包括异性、同性和双性性接触；血液及血制品，包括共用针具静脉吸毒、介入性医疗操作等；母婴传播，包括产前、产中和产后母婴传播。近年来，针对其发病机制，中医学依据其传播方式、发病情况、临床表现以及预后转归等将其归属于中医学中的“疫病”“虚劳”“伏气温病”“癥瘕”“阴阳易”等范畴。中医学认为，艾滋病患者体内正邪相争、气血失常、脏腑功能紊乱，日久则正气亏损，气血、阴阳、脏腑功能则日渐衰败，故出现正虚邪实，虚实夹杂的病情变化，而艾滋病皮疹及瘙痒亦以气血亏虚为本、湿热瘀阻为标，艾滋病患者因气血亏虚不能抵御外邪的侵袭，不能濡养肌肤而生风生燥，故诱发斑疹、丘疹、疱疹等，引起皮肤瘙痒。西医学认为，当患者受 HIV 感染时发病，Th2 细胞和相关细胞因子发生改变，产生大量的免疫球蛋白 E（IgE）及诱发嗜酸粒细胞增多症，从而导致变态反应发生。另有学者认为，艾滋病皮疹的发作是由于机体免疫功能低下，易受真菌感染，致过敏反应发生。本研究对我院收治的艾滋病皮疹患者分别采用中西医结合和纯中药方式治疗。研究结果表明，中西医结合组的总有效率为75.00%，基本治愈率为35.71%，中药治疗组总有效率为43.57%，基本治愈率为25.00%，两组比较差异有统计学意义。综上所述，艾滋病皮疹是艾滋病患者临床常见并发症之一，应从中医和西医两方面正确认识其发病的病因病机，中西医结合治疗艾滋病皮疹具有重要意义。

参考文献（略）

（出自《临床医药实践》2014年第23卷第2期第92－94页）

中西医结合治疗艾滋病患者并发皮疹临床观察

陈永宏，牟方政，向江琳，肖江峰
（重庆三峡中心医院，重庆 404000）

摘要 目的 观察中西医结合治疗艾滋病患者并发皮疹的临床效果。方法 选取我院2010年1月至2014年3月40例艾滋病并发皮疹患者为研究对象，以抽签法随机分为观察组与对照组，两组均为20例，对照组接受单一西药口服治疗，观察组在此基础上增加中医消风散治疗，对比两组患者治疗效果。结果 本次研究应用消风散加减联合西药治疗的观察组总有效率为90.0%，显著高于对照组的40.0%，差异有统计学意义（$P<0.05$），观察组7天、14天、21天、28天四个时间段各评分下降幅度均高于对照组，差异有统计学意义（$P<0.05$）。结论 中药消风散有消风、滋血等疗效，可兼顾清热祛湿及养血祛风，治疗艾滋病并发皮疹效果显著，经本次研究证实疗效可靠，具有较高的临床推广价值。

关键词 艾滋病；皮疹；中西医结合

艾滋病又称获得性免疫缺陷综合征，主要因人类免疫缺陷病毒（HIV）导致，带有较强的传染性质。在免疫系统遭受破坏后，患者会出现一系列并发症状，皮疹则为常见的艾滋病并发症，具有慢性、瘙痒、结节、丘疹等众多特性。当患者因瘙痒感多度抓挠时就会发现表皮剥脱、炎症色素沉淀等，对患者的生活质量有严重影响。本次研究选取我院40例艾滋病并发皮疹患者为研究对象，分别采取中西医治疗及单一西医治疗两种方式，现将结果报告如下。

1 临床资料

1.1 一般资料

40例患者均为我院2010年1月至2014年3月门诊病例，满足我国卫生部HIV/AIDS诊断标准，在抗病毒治疗前均已签署知情同意书。其中男19例，女21例；年龄22～38岁，平均（29.24±5.35）岁；病程2～10天，平均（4.98±1.26）天。将上述患者以抽签法随机分为观察组与对照组，两组均为20例，且性别、年龄等基线资料差异无统计学意义（$P>0.05$），具有可比性。

1.2 排除标准

①HAART治疗过程使用其他药物患者；②药物过敏患者或抗病毒治疗后出现皮疹（药物性皮炎）；③高血压、糖尿病患者；④肝炎患者；⑤儿童；⑥肾功能不全；⑦孕妇或哺乳期妇女；⑧心功能不全患者。

1.3 临床症状及辨证标准

起病急，主要为红斑、丘疹及风团三种形态，患处集中于躯干及头面，同时伴随头痛、恶寒、发热，苔薄黄、脉浮散，患者小便腥黄。结合《中医外科学》内容并经过专家分析进行判定，血热生风症：主要症状为皮疹瘙痒感强烈，呈红色，且温度越高症状越明显，同时伴随便秘、舌红、燥郁、口渴等。

1.4 方法

对照组接受氯雷他定胶囊（国药准字H20050040，生产单位：北京星昊医药股份有限公司）治疗，口服每次10mg，每天2次。观察组在西药治疗基础上增加的中医消风散加减治疗，药方：防风、荆芥、蝉蜕、苦参、竹叶各10g，丹皮、赤芍各15g，生石膏30g，生地黄、当归、紫草各20g。每日1剂煎服，水煎2次，均在早晚饭后1小时内服用。持续治疗28天后观察患者的皮损严重程度、皮损面积大小及皮损瘙痒程度的情况变化，后进行疗效对比。

1.5 观察指标

治疗效果分为痊愈、有效、无效三个标准。痊愈：皮疹完全消失，无瘙痒症状；有效：皮疹面积减少50%以上，瘙痒等临床症状显著缓解；无效：皮疹仍然存在，面积减少数低于50%，或加重。观察两组治疗前后皮损严重程度、面积大小及瘙痒程度，后记录7天、14天、21天、28天四个时间点的具体数值，进行评分。

1.6 统计学方法

应用SPSS 16.0统计学软件对数据进行分析，计数资料率（%）表示，χ^2检验，计量资料均数±标准差表示，t检验，以$P<0.05$为有统计学意义。

2 结果

2.1 治疗前两组皮损指标对比

观察组皮损严重程度、面积大小及瘙痒程度与对照组比较差异均无统计学意义（$P>0.05$），观察组7天、14天、21天、28天四个时间段各评分下降幅度均高于对照组，差异有统计学意义（$P<0.05$），见表1、2、3。

2.4 两组治疗效果比较

观察组治疗总有效率为90.0%，显著高于对照组的40.0%，差异有统计学意义（$P<0.05$），见表4。

表1 两组治疗前后皮损严重程度积分比较（$\bar{x} \pm s$）

组别	治疗前	7天	14天	21天	28天
观察组	15.64±11.06	2.16±0.34	4.03±1.15	6.45±1.68	9.17±2.16
对照组	14.97±12.34	0.72±0.16	1.33±0.35	3.02±0.78	3.74±1.97

表2 两组治疗前后皮损面积积分比较（$\bar{x} \pm s$）

组别	治疗前	7天	14天	21天	28天
观察组	6.45±3.08	1.28±0.57	2.04±0.97	3.24±1.03	4.87±1.16
对照组	6.37±3.16	0.16±0.03	0.62±0.11	1.03±0.21	1.24±0.34

表3 两组治疗前后皮损瘙痒程度积分比较（$\bar{x} \pm s$）

组别	治疗前	7天	14天	21天	28天
观察组	15.64±11.06	1.34±0.64	2.54±0.91	3.77±1.41	4.57±1.82
对照组	14.97±12.34	0.27±0.07	1.24±0.64	2.21±1.21	2.47±1.92

表4 两组临床疗效比较［n（%）］

组别	n	痊愈	有效	无效	总有效率
观察组	20	13（65.0）	5（25.0）	2（10.0）	18（90.0）
对照组	20	4（20.0）	4（20.0）	12（60.0）	8（40.0）

3 讨论

艾滋病从发现初期以来，已经开始在全世界范围内蔓延，发病群体从暗娼、吸毒等群体向普通人群蔓延，我国各地区的艾滋病发病率均呈明显的上升趋势，其主要通过血液制品、异性或同性性接触、静脉吸毒、介入性诊断治疗、母婴传播等方式进行传播。中医学根据其临床特征及预后转归将其化为虚劳、疫病等范畴，同时认为艾滋病患者常伴随血气失常，体内正邪相争，脏腑功能异常，长此以往导致正气亏损、器官功能下降等情况出现，引发虚实夹杂、正虚邪实的病情变化，艾滋病瘙痒及皮疹主要为气血亏虚、湿热瘀阻，因此艾滋病患者肌肤因生燥生风难以对皮肤进行滋养最终导致丘疹、斑疹及疱疹出现，产生皮肤瘙痒等临床症状。

消风散在《医宗金鉴》中有详细记载。其中防风、荆芥为君药，其中荆芥可去血中之风；防风可祛风除湿，《外科正宗》中记载其具有疏风养血，清热除湿功效，主治风疹，湿疹；苦参性寒，清热燥湿效果显著；蝉蜕透疹、散风热；生地黄、当归具有滋养阴血，和血息风的功效，赤芍可抑制瘙痒、活血化瘀；牡丹皮可增强体液与细胞免疫能力。诸药合用具有显著的祛风清热、养血息风功效，可明显缓解抑制瘙痒症状。

而西医认为艾滋病患者的Th2细胞等细胞因子会出现变化，可导致嗜酸粒细胞上升，最终引发变态反应。还有研究认为艾滋病皮疹主要是因为患者免疫力下降，对真菌抵抗能力下降，进而导致过敏反应产生。本次研究对我院40例患者采取中西医结合治疗方式，其有效率显著高于单一西药治疗组，各时间点的症状评分下降幅度显著高于对照组。

综上，中西医联合治疗艾滋病并发皮疹可显著改善患者临床症状，疗效可靠，具有较高的临床推广价值。

参考文献（略）

（出自《四川中医》2015年33卷第9期126~127页）

中西医结合治疗艾滋病带状疱疹35例的疗效观察

王　倩
（河南省南阳市中心医院皮肤科，473000）

摘要　目的　观察用中西医结合的方法治疗艾滋病带状疱疹（herpes zoster，HZ）的临床疗效。方法　将70例艾滋病带状疱疹患者随机分为两组，治疗组（35例）给予中药辨证结合更昔洛韦联合复方甘草酸苷治疗；对照组（35例）给予更昔洛韦联合复方甘草酸苷治疗，比较两组止疱、结痂、止痛、痊愈时间及后遗神经痛发生率。结果　治疗组总有效率为82.6%，明显优于对照组的54.9%（$P<0.01$），后遗神经痛发生率两组差异无统计学意义（$P>0.05$）。结论　中药辨证结合更昔洛韦联合复方甘草酸苷治疗艾滋病带状疱疹疗效明显优于对照组。

关键词　中西医结合；带状疱疹；治疗

近年，艾滋病患者的数量在我国逐年上升，艾滋病患者由于机体免疫功能受损，常伴皮肤带状疱疹的发生。艾滋病患者带状疱疹（HZ）具有发病急、进展快，皮疹广泛，疼痛剧烈，极易遗留后遗神经痛的特点。艾滋病带状疱疹严重影响了患者的睡眠和日常生活。本院采取中西医结合的方法治疗艾滋病带状疱疹（HZ）35例，疗效确切，现总结报告如下。

1　资料与方法

1.1　一般资料

2011年1月—2013年12月从艾滋病伴随带状疱疹患者中筛选病例70例。入选病例具有带状疱疹的典型临床症状和体征，符合艾滋病带状疱疹的诊断标准，排除病例为：①病程>7d者；②治疗前2周内曾使用过糖皮质激素类药物；③对更昔洛韦或复方甘草酸苷类药物过敏者；④伴有恶性肿瘤或慢性结缔组织病患者；⑤伴有严重的肝肾功能不全者、中重度高血压或严重糖尿病患者。将入选患者分为治疗组和对照组，各35例。对照组男18例，女17例，平均年龄（45±2）岁，下肢5例，上肢10例，胸背部10例；治疗组男18例，女17例，平均年龄（46±2）岁；下肢6例，上肢11例，胸背部18例；两组患者的年龄、性别、临床表现差异无统计学意义（$P>0.05$），具有可比性。

1.2　治疗方法

对照组患者给予静脉滴注更昔洛韦注射液0.5g/次，每8小时1次，静脉滴注复方甘草酸苷注射液40mL加入5%葡萄糖注射液，1次/d，7d为1个疗程。同时给予肌内注射卡介菌多糖核酸1mg/次，隔日1次，共4次。口服维生素B_{12}片，同时局部外用抗病毒软膏，有渗出病例局部给予炉甘石洗剂外敷。治疗组患者在上述治疗的基础上，加用中药汤剂内服辨证治疗：①肝胆湿热型：皮疹色红，壁薄紧张，心烦易怒，舌红苔黄或黄腻，脉滑或弦数，处方龙胆泻肝汤加减（龙胆草15g，栀子10g，黄芩10g，柴胡10g，生地黄10g，车前子30g，泽泻10g，通草10g）；②气血双虚型：皮疹色淡，疱疹散在，心悸气短，自汗乏力，易感冒，舌淡红苔薄白，脉细数，处方用八珍汤（熟地黄20g、党参20g、焦白术15g、当归15g、川芎10g、炒白芍20g、防风10g、茯苓25g、炙甘草10g）；上述方子均加虎杖、紫草、金银花各20g，水煎服，早晚各1次，1周为1个疗程，一般2~3个疗程。观察两组患者皮损止疱、结痂、止痛、痊愈时间，同时观察患者后遗神经痛的发生率。

1.3　疗效评定标准

疗效指数＝（治疗前积分－治疗后积分）/治疗前积分×100%。痊愈：疗效指数≥96%，显效：疗效指数≥60%且<96%。有效：疗效指数≥31%且<59%。无效：疗效指数<31%。总有效率包括痊愈率和显效率。

1.4　统计学方法

采用SPSS11.0进行统计学分析。结果以均数±标准差（$\bar{x}\pm s$）表示，采用t检验。$P<0.05$为差异有统计学意义。

2　结果

2.1　总有效率比较

治疗组的总有效率为82.6%；对照组的总有效率为54.9%，治疗组和对照组的总有效率比较，差异有统计学意义（$P<0.05$），见表1。

表1　两组临床疗效比较（%）

组别	例数	痊愈	显效	有效	无效	总有效率
治疗组	35	31.2	51.4	117.4	0	82.6[a]
对照组	35	8.0	46.9	45.7	0	54.9

注：与对照组比较，[a]$P<0.05$。

2.2　疗效比较

两组止疱、结痂、止痛及痊愈时间比较，差异有统计学意义（$P<0.05$），见表2。

表2 两组临床疗效比较（$\bar{x}\pm s$，d）

组别	例数	止疱时间	结痂时间	止痛时间	痊愈时间
治疗组	35	2.7±1.6[a]	5.4±2.6[a]	5.6±1.8[a]	9.5±3.6[a]
对照组	35	3.6±2.8	7.7±3.4	7.3±2.8	12.4±2.9

注：与对照组比较，[a] $P<0.01$。

2.3 后遗神经痛情况比较

治疗组与对照组在病程满1.5个月时发生后遗神经痛分别为1例和3例，发生率分别为2.9%和8.6%，差异无统计学意义（$P>0.05$）。

2.4 不良反应

首次静脉滴注抗病毒药物后，对照组1例、治疗组2例出现轻度头晕，症状轻微可耐受，未影响治疗进程，两组治疗前后血尿常规、肝功肾功等未见明显变化。

3 讨论

艾滋病患者由于细胞免疫功能下降，潜伏在感觉神经末梢的水痘－带状疱疹病毒（varicella－zoster virus，VZV）被重新激活并到达发病部位，引起相应神经节和外周神经的炎症反应，表现为神经细胞水肿、变性坏死，使受累皮肤深部细胞发生肿胀坏死，从而形成表皮内疱疹，沿受累神经支配的皮肤呈带状分布。同时，带状疱疹常伴随的后神经痛，是一种剧烈持久的疼痛症，严重影响患者饮食睡眠和生活质量。本研究观察到艾滋病患者HZ早期采用综合疗法治疗，不仅能迅速有效减轻患者疼痛不适、改善睡眠，加快疱疹的止疱、结痂时间，而且其伴随症状——带状疱疹后遗神经痛的发生率大大降低。B族维生素有改善营养神经细胞的功能，其中维生素B_{12}对神经组织有高度亲和力，能加速神经细胞内核酸、蛋白质合成，快速修复因疱疹受损的神经节。复方甘草酸苷制剂有免疫调节、抗炎、抗病毒等类激素样作用。不但可抑制病毒的扩散，还可以抑制VZV的增殖，诱发干扰素生成，增强NK细胞的活性，提高吞噬细胞功能，并能保护细胞膜，减轻神经节的水肿后纤维化。八珍汤能显著增强正常小鼠的脾淋巴细胞和混合脾淋巴细胞产生IL－2，促进血虚大鼠脾淋巴细胞和混合脾淋巴细胞分泌IL－2，增强机体的细胞免疫功能，故八珍汤通过提高机体淋巴细胞及其细胞因子免疫功能，增强机体的特异性与非特异性免疫功能，从而保护免疫器官免受损伤。章健等通过测定血清溶菌酶含量及T细胞增殖反应的方法，证实了龙胆泻肝汤可提高动物血清溶菌酶的含量以及提高T细胞的转化率，且显示治疗有随剂量加大而治疗作用相应提高的量效关系，结果显示龙胆泻肝汤有提高机体细胞、体液免疫功能，增强机体的非特异性免疫的作用，提示中药方剂“八珍汤”“龙胆泻肝汤”治疗HZ是通过调节机体免疫机制来实现的。

参考文献（略）

（出自《中国现代药物应用》2014年10月第8卷第20期135－136页）

中西医治疗28例艾滋病合并带状疱疹临床观察

左 勇

（广西龙潭医院 广西 柳州 545005）

摘要 目的 对我院28例艾滋病合并带状疱疹患者中西医治疗及临床观察。方法 根据中医辨证论治予以中医分型治疗，并配合西药治疗。结果 经治疗后患者明显好转。结论 用中西医结合治疗艾滋病合并带状疱疹具有较好的临床疗效。

关键词 艾滋病；带状疱疹；中西医治疗

带状疱疹是由水痘—带状疱疹病毒（varicella zoster virus，VZV）感染后引起感染性皮肤病。是人感染免疫缺陷病毒（human immunodeficiency virus，HIV）/艾滋病（acquired immune deficiency syndrome，AIDS）患者中较常见的皮肤病之一。感染水痘－带状疱疹病毒后，常见损害为在红斑上出现成群丘疹及水疱，损害沿一侧周围神经分布，呈带状排列，可有发热，患部附近淋巴结肿大，并伴随神经痛，病程约4周。

1 资料与方法

1.1 病例来源

2010年1月至2010年12月，在我院诊治28例艾滋病合并带状疱疹患者，艾滋病诊断参照2011年中华医学会感

项目基金：国家传染病重大专项课题“艾滋病带状疱疹的中医药治疗方案研究”（课题编号.2008Z10005～003D）

染病学分会艾滋病学组制定的《艾滋病诊疗指南》；带状疱疹诊断参照国家中医药管理局的《中医病证诊断疗效标准》。其中男性22例，女性6例，年龄（20～40）岁12例，（41～60）岁15例，60岁以上1例。平均年龄为42岁，感染途径异性接触24例、静脉吸毒4例。入组时CD_4 <50个/mm^3 3例，（50～200）个/mm^3 14例，（200～350）个/mm^3 9例，>350个/mm^3 2例，平均CD_4为176个/mm^3。既往有带状疱疹患病史7例，其中出现1次5例，出现4次1例，出现2次1例。

1.2　纳入和排除标准

病例入选标准：（1）患者HIV抗体阳性（2）符合带状疱疹诊断标准，发病在1周之内（3）年龄：18～65岁（4）无严重心、肾等重要脏器疾病（5）受试者自愿签署知情同意书。病例排除标准：（1）患者有精神疾病，包括严重的癔病等。（2）对本试剂观察的药物过敏或不能耐受者（3）妊娠或哺乳期妇女，或准备妊娠妇女（4）任何病史，据研究者判断可能干扰试验结果或增加患者治疗风险。

1.3　治疗方法

在28例入组患者中，24例接受抗病毒治疗，入组时抗病毒时间为当日至两年零八个月，平均抗病毒时间为半年，4例未治疗。28例患者中27例完成疗程，1例入组4天后要求退出治疗。在治疗期间合并阿昔洛韦软膏外用5例，合并伐昔洛韦口服4例，合并阿昔洛韦口服3例，合并曲马多缓释片口服1例，合并更昔洛韦静滴1例。

根据中医的辨证分型，1. 肝经郁热证（皮损疼痛+2项主症+2项次症）：主症：皮损斑色鲜红，疱壁紧张，灼热刺痛。次症：口苦咽干，烦躁易怒，大便干或小便黄，舌红，苔黄，脉弦滑数，方药龙胆泻肝汤加减，龙胆草6g、泽泻15g、生地黄33g、赤芍15g、黄芩12g、川楝子10g、通草10g、栀子10g、银花20g、柴胡6g、茵陈20g、车前子10g、甘草6g，痛甚者加元胡10g，蜈蚣3g，便秘加生大黄6g，外用三黄洗剂，皮损有糜烂渗液者，加黄柏30g，马齿苋30g，煎汤冷湿敷，湿敷后用青黛散麻油调涂。2. 脾虚湿蕴证（皮损疼痛+2项主项+2项次症）：主症：皮损颜色不红或淡红，疱壁松弛，隐痛或窜痛。次症：口黏不渴，食少腹胀，大便时溏，舌淡胖，苔白或白腻，脉沉缓或滑，方药除湿胃苓汤加减，苍白术10g，川楝子10g，陈皮6g，猪茯苓各15g，泽泻20g，通草6g，生薏仁30g，生黄芪15g，党参15g，甘草6g。痛甚者加元胡10g，蜈蚣3g，外用三黄洗剂。皮损有糜烂渗液者，加黄柏30g，马齿苋30g，煎汤冷湿敷，湿敷后用青黛散麻油调涂。

1.4　疗效标准

参照《中医病证诊断疗效标准》拟定，经治疗4周后，治愈：疱疹消退，并全部结痂，无疼痛后遗症。好转：疱疹消退，疼痛减轻。未愈：皮疹消退不足30%，仍有疼痛或遗留神经痛。

1.5　治疗结果

见表1。

表1　2组临床疗效比较n（%）

分型	n	治愈	好转	未愈
肝经郁热证	20	11（55）	8（40）	1（5）
脾虚湿蕴证	8	4（50）	4（50）	0（0）
合计	28	15（53.57）	12（42.85）	1（3.58）

2　讨论

带状疱疹属于中医"缠腰火丹""蛇串疮""蜘蛛疮""缠腰龙"等范畴。主要的证型有肝经郁热证和脾虚湿蕴证。清代《医宗金鉴．外科心法要诀》提出"蛇串疮，有干湿不同，红黄之异，皆如累累珠形，干者色红赤，形如云片，上起风粟，作痒发热，此属肝心二经风火，治宜龙胆泻肝汤；湿者色黄白，水疱大小不等，溃烂流水，较干者多疼，此属脾肺二经湿热，治宜除湿胃苓汤。"病因多与外感邪毒、情志内伤、饮食不调、疲劳过度、素体亏虚有关，病机为患者外感HIV病毒日久，日久体虚，水痘/带状疱疹病毒乘虚而入，病属本虚标实，该病病位主要在肝脾。在临床观察中肝经郁热的居多，考虑为患者从患病后承受来自社会和家庭的多方压力和歧视，肝气不舒，肝经郁结，郁久化热，所以多表现为肝经郁热证，感邪日久易损伤脾胃，或饮食不节，脾失健运，湿浊停滞，外发于肌表为疱疹。故治疗原则为急则治其标，缓则治其本。带状疱疹作为HIV感染者和AIDS患者常见的皮肤病，在临床观察中有25%患者既往有带状疱疹患病史，并可以发生在HIV感染的任何时期，与CD_4的数量无明显的关系，但在临床观察中发现CD_4^+淋巴细胞越低，患者发病的临床表现越重，CD_4水平越低表示患者感染HIV病毒越久，日久体虚，正气越虚邪气越重。而在免疫正常的人一般一生中只发作一次，患过一次带状疱疹后基本都能获得终身免疫。经过此次对28例患者的治疗和临床观察及疗效评估，表明经中医药辨证论治并结合西医治疗艾滋病合并带状疱疹有较好的疗效。

参考文献（略）

（出自《特别健康》2014年7月第7期529－530页）

中医治疗艾滋病皮肤瘙痒30例临床观察

赵　霞[1,2]，李　钦[2]，李金润[2]，李宝才[1]
（1. 昆明理工大学生命科学与技术学院，云南 昆明 650504；2. 云南省中医中药研究院，云南 昆明 650223）

关键词　艾滋病；皮肤瘙痒；临床观察

艾滋病即获得性免疫缺陷综合征（acquired immunodeficiency syndrome，AIDS），是感染人类免疫缺陷病毒（human immunodeficiency virus，HIV）后导致免疫缺陷，并发一系列机会性感染及肿瘤，严重者可导致死亡的慢性进展性综合征。皮肤瘙痒症是艾滋病感染者及患者（HIV/AIDS患者）较为常见的临床症状，国外研究报道，HIV/AIDS相关皮肤表现的发病率高达70%～90%，在我国HIV相关皮肤瘙痒症也较常见，几乎所有艾滋病患者在HIV感染的不同时期都经历过不同形式、不同程度相关皮肤疾病的困扰，一些患者甚至因过度的搔抓出现表皮剥脱性丘疹和瘢痕性结节，影响容貌及睡眠，加重了心理压力，降低了生存质量。关于本病的治疗，现代医学尚无针对性强且疗效肯定的方法，通常应用抗组织胺类药物或糖皮质激素，但只能起到缓解症状的作用，并且容易复发。笔者通过中医方法对本病进行治疗取得良好效果，现报道如下。

1　临床资料

30例患者均为云南省中医中药研究院中医药治疗艾滋病项目2013年10月—2014年8月收治的患者，年龄18～60岁，男17例，女13例，治疗前HIV抗体确认阳性，出现皮肤瘙痒半年以上，未接受过任何与艾滋病有关的中医药治疗及皮肤外用药治疗。

2　治疗方法

中医治疗以养血祛风、清热除湿、扶正固本为主，基本方组成为：黄芪25g，当归15g，生地黄20g，丹皮15g，沙参15g，防风15g，黄芩10g，地肤子10g，白芍20g，柴胡10g，土茯苓30g，甘草10g，水煎服，每日1剂，分3次服。7d为1疗程，根据病症随症加减，如咳嗽加贝母、杏仁；失眠加枣仁、远志；瘀血加桃仁、红花；烦渴加知母、黄柏。配合外用荷芩止痒搽剂（为云南省中医中药研究院院内制剂），1日3次，每次适量，外搽皮肤患处。

3　疗效标准与治疗结果

3.1　疗效标准

参照《常见疾病的诊断与疗效判定（标准）》拟定。临床治愈：瘙痒完全消失，皮损基本消退。显效：瘙痒明显减轻，皮损消退大于或等于70%。有效：瘙痒减轻，皮损消退大于或等于30%。无效：瘙痒改善不明显，皮损消退小于30%。总有效率＝（临床治愈数＋显效数＋有效数）/总病例数×100%。

3.2　治疗结果

临床治愈：7例，显效：14例，有效：6例，无效：3例。总有效率为90%。

4　典型病例

患者，车某某，女，38岁，云南腾冲人，农民。感染艾滋病5年，体形干瘦，皮肤瘙痒1年余，瘙痒始于双臂部，后见胸背和下肢等处，痒处经搔抓后出现散在表皮脱落，皮肤颜色片状变红。舌红，苔黄腻，脉弦细，口苦咽干，大便干，小便黄，夜寐差，纳可，易疲乏。治疗以养血祛风、清热除湿、扶正固本为主，处方以黄芪25g，当归15g，生地黄20g，丹皮15g，沙参15g，防风15g，黄芩10g，地肤子10g，白芍20g，柴胡10g，土茯苓30g，火麻仁30g，龙胆草10g，枣仁30g，甘草10g，水煎服，每日1剂，分3次服。7d为1疗程。配合外用荷芩止痒搽剂，每日3次，每次适量，外搽皮肤患处。1周后复诊，明显好转，瘙痒减轻，皮损面积缩小，小便正常，大便通畅。继按上方去火麻仁、龙胆草服用并配合荷芩止痒搽剂外用。1月后复查时，该患者瘙痒完全消失，皮损基本消退。精神佳，舌淡红，苔薄白，纳眠可，二便正常。

5　体会

5.1　本证是由于感染湿邪淫毒，损伤机体，致正气受损，日久“伏邪疫毒”伏于血络，耗伤正气，表卫不固，再受邪侵，风邪、湿毒聚结于皮肤，并因气血两亏，血虚则肌肤失养，化燥生风，气虚风邪易袭，皮肤干燥，故发为瘙痒。属“本虚标实”之证，以气血亏虚为本，湿热瘀阻为标。治以养血祛风、清热除湿兼扶正固本为原则，以达“治风先治血，血行风自灭”、扶正祛邪的整体治疗目标。方中以黄芪、当归以补气养血活血，生地黄、白芍滋阴润燥、养血祛风；地肤子、黄芩清热利湿；防风、柴胡祛风解表；丹皮清热凉血；沙参养阴润燥；土茯苓除湿通络；甘草调和诸药而解百毒。全方扶正祛邪并举标本同治，不仅能明显改善皮肤瘙痒症状，而且补益气血，同时配以外用药荷芩止痒搽剂加强局部解毒之力，共奏“清热利湿、祛风止痒”之功。诠释了中医在疾病诊治中所注重的“整体观念”。

5.2　重视心理健康及饮食起居　艾滋病为比较特殊的

疾病，患者精神压力较大，在治疗时要给予一定的心理疏导，嘱其要保持心情舒畅、积极乐观向上。饮食宜清淡，忌食辛辣燥热、肥甘厚腻之品。注意个人卫生，勤换衣、洗澡。患处应避免过度抓挠，尽量减少刺激，以免并发感染加重病情。

参考文献（略）

（出自《云南中医中药杂志》2015 年第 36 卷第 4 期 107 页）

参灵扶正胶囊配合穴位贴敷治疗 HIV 感染者合并荨麻疹 36 例

罗春艳[1]，刘振威[2]，蒋著椿[1]

（1. 广西壮族自治区贺州市中医医院 皮肤科，广西 贺州 542899；

2. 广西中医药大学附属瑞康医院 艾滋病研究中心，广西 南宁 530011）

摘要 目的 观察参灵扶正胶囊配合穴位贴敷治疗 HIV 感染者合并荨麻疹的临床疗效。方法 应用参灵扶正胶囊配合穴位贴敷治疗 36 例 HIV 感染者合并荨麻疹患者，疗程 4 周，观察指标包括风团数量、大小、每次发作持续时间、瘙痒、总有效率、生存质量综合评分、生理评分、皮肤生活质量评价等。结果 治疗后患者风团数量、大小、每次发作持续时间、瘙痒均较治疗前改善，生存质量综合评分、生理评分、皮肤生活质量评价均有明显改善（$P<0.05$）。结论 参灵扶正胶囊配合穴位贴敷可显著改善 HIV 感染者合并荨麻疹的症状、体征，提高生活质量。

关键词 HIV 感染；荨麻疹；参灵扶正胶囊；穴位贴敷

艾滋病即获得性免疫缺陷综合征（acquired immunodefi - ciency syndrome，AIDS），是由人类免疫缺陷病毒（human immunodeficiency virus，HIV）引起的、以免疫缺陷为特征的、一种慢性进展性传染病。皮肤黏膜是 HIV 侵袭的主要部位之一，在 HIV 感染的整个过程中都可以出现皮肤黏膜的病变。大部分艾滋病患者及 HIV 感染者在疾病发展过程中都常出现不同类型的皮肤疾病，荨麻疹在艾滋病感染者的相关性皮肤病中的发生率较高，常规的应用抗组胺类药物、糖皮质激素等治疗后，通常只能缓解局部症状，远期治疗效果欠佳，长期反复发作严重影响患者的生存质量。笔者通过参灵扶正胶囊配合穴位贴敷对本病进行治疗，取得良好效果，现报道如下。

1 临床资料

1.1 一般资料

本组 36 例患者来自于贺州市中医医院关爱门诊，男 16 例，女 20 例；年龄 46～62 岁；感染途径：性传播 28 例，静脉吸毒 2 例，原因不明 6 例。HIV 感染确诊 6～86 个月，CD_4细胞计数（346.72±48.53）个/UL。

1.2 诊断标准

参照 2011 年中华医学会制订的《艾滋病诊疗指南》诊断标准准，并符合《临床皮肤病学》中荨麻疹的诊断标准。

1.3 纳入标准

均是 HIV 抗体确认检测报告阳性的患者，HIV 感染确诊 6～86 个月，CD_4 细胞计数（346.72±48.53）个/UL。HIV 感染者出现的反复发作、瘙痒性的风团，每周至少 2 次并连续 6 周以上。

1.4 排除标准

①1 周内未系统使用抗组胺药；②1 个月内未系统使用糖皮质激素；③严重心、肝、肾功能不全者，妊娠及哺乳期妇女，由糖尿病、肝胆疾病、肿瘤等疾病引起的荨麻疹；④对试验药物过敏者。

2 治疗方法

中药穴位贴敷：主药：吴茱萸 10g、桂枝 10g、白附子 10g、干姜 10g、地肤子 10g、丹参 6g、蝉蜕 5g 等各以

基金项目：国家科技部国际合作项目（编号：2014DFA30580）；
广西科技厅攻关课题（编号：桂科攻 1355005－1－4，1298003－1－1，1355006－7 14124004－2－2）；
广西自然基金课题（编号：2014GXNSFBA118196）；
广西中医药管理局科技专项（编号：GZLC14－13 GZZY13－24. GZPT1223）；
广西八桂学者专项资助

姜汁调成膏状。主穴：大椎、肺俞、脾俞、神阙。操作时注意保暖，先清洁穴位周围皮肤，取膏药适量，敷贴于穴位处，隔日1次，每次贴敷4～6h。注意局部皮肤有无发红、水泡、溃疡等反应。1d 1次，4周为1个疗程。内服参灵扶正胶囊（由党参、黄芪、白术、绞股蓝、黑蚂蚁、灵芝等组成），每次4粒（1.5g），3次/d，4周为1个疗程。

3 疗效分析

3.1 观察指标

3.1.1 主要指标 通过治疗前和治疗第1周、第2周，记录患者瘙痒、风团的数量和大小，以及每次发作持续时间，疗效观察指标采用4级评分法。瘙痒：0为无；1为轻度、不影响正常生活和工作；2为中度、可忍受，对日常工作有一定影响；3为重度、不能忍受明显影响生活和睡眠。风团数量按照1～10个、11～25个和>25个；风团最大直径按0、≤1.5cm、≤25cm和>25cm；每次发作持续时间按0、≤1h、≤12h和>12h。分别计0、1、2和3分。症状积分下降指数（SSRI）=（治疗前合计分值-治疗后合计分值）/治疗前合计分值×100%。疗效结果判断：痊愈为SSRI>90%；显效为SSRI值60%～89%；好转为SSRI 20%～59%；无效为SSRI值<20%或继续加重。总有效率=痊愈率+显效率。

3.1.2 选用WHQOL-BREF简表评估患者治疗前后生存质量 该表包括26个条目，有4个领域及2个独立问题条目构成，采用1级～5级评定，分析指标为量表4个领域的得分，分别为生理、心理、社会关系和环境领域，领域得分按正向记，即得分越高生存质量越好。

3.1.3 皮肤生活质量指数 采用皮肤生活质量指数问卷作为工具，采取研究者与被观测患者一对一访谈或者患者独立填写的形式测评。

3.2 统计学方法

采用PEMS3.1软件进行统计学分析，计数资料比较采用（$\bar{x} \pm s$）表示，采用t检验，以$P<0.05$为差异有统计学意义。

3.3 治疗结果

3.3.1 皮肤临床症状改善情况评价 治疗后风团数量、风团大小、每次发作持续时间、瘙痒及症状总积分分值明显低于治疗前，治疗后第1周和第2周症状总积分分值逐渐降低，第2周、第4周SSRI值较前上升，有效率分别为55.56%、83.33%，见表1。

表1 治疗前后疗效评估 例

治疗时间	n	痊愈	显效	好转	无效	总有效率/%
第2周末	36	3	17	11	5	55.56
第4周末	36	7	23	4	2	83.33

3.3.2 治疗前后生存质量评价 治疗后生存质量综合评分明显高于治疗前（$P<0.001$）；治疗后生理评分明显高于治疗前（$P<0.05$），见表2。

表2 治疗前后生存质量评价

项目	n	治疗前	治疗后	t（t'）值	P值
综合评分	36	65.26±6.45	78.84±8.67	7.54	<0.001
生理评分	36	14.75±2.36	21.86±3.43	10.25	<0.05

3.3.3 治疗前后皮肤生活质量评价 治疗前皮肤生活质量评分为（8.97±2.27）分，治疗后（5.21±1.52）分，较治疗前显著改善，差异有统计学意义（$t'=8.26$，$P<0.05$）。

4 讨论

中医学认为，荨麻疹多因先天禀受浊恶之气，使人体五脏六腑失调，气血失和，或平素体弱，使五脏六腑失调，至气血不足则卫外失固，邪气易犯，血不足肌肤失养所致。艾滋病患者多属于本虚标实的证型，在疾病发展过程中，病毒持续在体内复制生长，“伏邪疫毒”伏于血脉经络，耗伤正气，正气亏虚，又复感风、寒、湿、热、毒等邪气侵袭肌肤，正不胜邪则发病，故在治疗中需要坚持固护正气。

参灵扶正胶囊由党参、黄芪、白术、绞股蓝、黑蚂蚁、灵芝组成，主要功能健脾益气，用于确诊为HIV感染、无症状或发病期辨证属于气虚、气血两虚型者。其中黄芪可补气固表，利尿，排脓，敛肌生疮；白术可健脾益气，燥湿利水，有健脾胃、壮身体和提高抗病能力的作用；绞股蓝消炎解毒，止咳祛痰；黑蚂蚁为广西道地药材，作用补肾益精，通经活络，解毒消肿；灵芝入肺经，补益肺气，补养气血。

穴位贴敷疗法最早见于《五十二病方》，其理论基础为整体观念、经络学说以及腧穴作为脏腑经络气血汇集之处，有独特的生理功能几个方面。通过对人体穴位的刺激，激发经络的功能，调节气机，提高机体的免疫功能，达到人体内外的动态平衡，从而达到内病外治的目的。大椎为手足三阳、督脉之会。督脉为诸阳之海，统摄全身阳气，而太阳主开，少阳主枢，阳明主里，故本穴可清阳明之里，启太阳之开，和解少阳以驱邪外出而主治全身热病及外感之邪。神阙穴位出自《外台秘要》，别称脐中、气舍、气合，属任脉。在脐中部，脐中央。具有调节人体神气、元气的作用，而人体神气、元气为生命之根，五脏六腑之本，通过调节神阙穴能起到调节五脏六腑的作用。神阙穴是通过调节机体神气、元气而达到调和气血、阴阳、脏腑的目的，五脏调和，正气得固，达到提高患者免疫力的作用。

本文结果显示，参灵扶正胶囊配合穴位敷贴治疗HIV感染者合并荨麻疹，可以提高机体免疫、扶正祛邪，改善患者症状、体征，提高生存质量。艾滋病病毒感染人体后是一个缓慢渐进的持续发展过程，中医治疗艾滋病的主要目标是提高机体的免疫功能、减少机会性感染，提高生存质量，患者能够更好地带毒生存。穴位贴敷疗法的机理与中医治疗提高艾滋病的免疫力机理一致，疗效确切，副作用小，便于推广。

参考文献（略）

（出自《中医外治杂志》2016年12月第25卷第6期21－22页）

清毒胶囊配合外用药治疗HIV感染者合并痒疹的临床观察

刘振威[1]　罗春艳[2]　梁爱华[1]　石德贤[1]　文彬[1]　邓鑫[1]

（1. 广西中医药大学附属瑞康医院艾滋病研究中心，南宁市　530011，E－mail：liuzhenwei169@163.com；
2. 广西贺州市中医医院，贺州市542899）

摘要　目的　观察清毒胶囊配合外用药治疗HIV感染者合并痒疹的临床疗效。方法　采用清毒胶囊配合外用氟替卡松乳膏治疗56例HIV感染合并痒疹患者，疗程1个月，观察指标包括：皮损严重程度评分、皮疹面积评分、瘙痒程度评分、总有效率、皮肤生活质量及生存质量。结果　治疗后，患者皮损严重程度、皮疹面积、瘙痒程度及皮肤生活质量评分均较治疗前改善（$P<0.05$）；生存质量中的生理评分明显高于治疗前（$P<0.05$）。结论　清毒胶囊配合外用氟替卡松乳膏可显著改善HIV感染者相关性痒疹的症状、体征，提高了感染者的皮肤生活质量及生存质量。

关键词　清毒胶囊；艾滋病相关性痒疹；中医药；治疗；氟替卡松

艾滋病相关性痒疹是艾滋病相关瘙痒性丘疹性皮疹（pruritic papular eruption，PPE）的简称，是HIV／AIDS患者最常见的炎症性皮肤病之一。常规治疗疗效欠佳，局部外用类固醇激素及口服抗组胺药改善瘙痒症状不明显。2012年1月至2014年9月，我们运用清毒胶囊配合外用氟替卡松乳膏治疗56例艾滋病相关性痒疹患者，取得了一定疗效，现报告如下。

1　资料与方法

1.1　临床资料

本组56例PPE患者来自广西中医药大学附属瑞康医院及贺州市中医医院，均已抗病毒治疗，男26例，女30例；年龄（45.42±8.67）岁；感染途径：性传播48例（85.71%），静脉吸毒3例（5.36%），原因不明5例（8.93%）。HIV感染确诊8～96（35.43±17.62）个月，CD_4^+细胞计数为（234.76±35.64）个/μl。患者均符合2011年中华医学会制订的《艾滋病诊疗指南》诊断标准，并符合PPE的诊断标准：HIV感染者出现的瘙痒性、散发性、以丘疹或结节为主要疹型的皮疹，持续时间＞1个月。排除标准：（1）过敏体质或对本药已知成分过敏者；（2）合并严重心、胆、肾、内分泌、造血系统、精神神经疾病及法律意义上的残疾者；（3）近3个月内参加其他临床试验者。

1.2　治疗方法

外用氟替卡松乳膏（葛兰素史克）；口服清毒胶囊（由党参、黄芪、苍术、绞股蓝、黑蚂蚁、穿心莲、砂仁等组成），每次4粒（1.5g），3次/d，共治疗1个月。

1.3　疗效评价

使用瘙痒性丘疹性皮疹临床表现量化表评估患者的临床表现并计分，其中皮损严重程度采用SCORAD标准分级（包括红斑，丘疹结节，苔藓化）和积分；皮损面积和瘙痒程度采用欧洲特应性皮炎研究组提出的标准分级和积分。以尼莫地平法评价皮肤症状改善情况，治愈：皮损积分减少≥90%；显效：皮损积分减少70%～89%；有效：皮损积分减少30%～69%；无效：皮损积分减少＜30%。选用WHOQOL－BREF简表评估患者治疗前后生存质量，该表包括26个条目，有4个领域及2个独立问题条目构成，采用1～5级评定，分析指标为量表4个领域的得分，分别是生理、心理、社会关系和环境领域，领域得分按正向记，即得分越高生存质量越好。皮肤生活质量指数：采用皮肤生活质量指数问卷作为工具，采取研究者与被观测患者一对一访谈或患者独立填写的方式进行评测。

基金项目：国家国际科技合作专项（2014DFA30580）；广西科学研究与技术开发计划项目（1355005－1－4，1298003－1－1，1355006－7，14124004－2－2）；广西自然科学基金项目（2014GXNSFBA118196）；广西中医药科技专项（GZLC14－13，GZZY13－24，GZPT1223）；八桂学者建设工程专项经费资助［桂教人（2010）38号］

1.4 统计学分析

采用 PEMS 3.1 软件进行统计分析，计量资料采用（$\bar{x}\pm s$）表示，采用 t 检验，以 $P<0.05$ 为差异有统计学意义。

2 结果

2.1 皮肤临床症状改善情况评价

治疗后皮损严重程度、皮疹面积及瘙痒程度均较治疗前明显改善（$P<0.01$）。治愈 3 例（5.36%），显效 16 例（28.57%），有效 29 例（51.79%），无效 8 例（14.29%），总有效率为 85.71%。

2.2 治疗前后生存质量评价

治疗前后生存质量综合评分比较，差异无统计学意义（$P>0.05$）；治疗后生理评分显著高于治疗前（$P<0.01$），见表 2。

表 1 治疗前后皮损评分比较（$\bar{x}\pm s$，分）

项目	n	治疗前	治疗后	t（t'）值	P 值
皮损严重程度	56	2.34 ±0.58	1.58 ±0.32	8.586	<0.001
皮疹面积	56	5.17 ±0.69	3.75 ±0.59	11.705	<0.001
瘙痒程度	56	3.55 ±0.36	1.62 ±0.43	25.754	<0.001

表 2 治疗前后生存质量评分比较（$\bar{x}\pm s$，分）

项目	n	治疗前	治疗后	t（t'）值	P 值
综合评分	56	72.64 ±10.74	75.48 ±9.26	1.499	<0.137
生理评分	56	15.34 ±2.36	22.75 ±2.32	16.756	<0.001

2.3 治疗前后皮肤生活质量评价

治疗前皮肤生活质量评分为（8.68 ±2.63）分，治疗后为（5.34 ±1.62）分，较治疗前显著改善，差异有统计学意义（$t=8.092$，$P<0.001$）。

3 讨论

PPE 表现为慢性、散在分布的瘙痒性丘疹、丘疱疹或结节，其发病与性别、年龄无相关性，目前其发病机制尚不完全清楚，局部外用类固醇激素及口服抗组胺药效不明显。PPE 类似于中医的粟疮、马疥，中医药可以明显缓解瘙痒症状，提高患者的生存质量。

清毒胶囊由党参、黄芪、苍术、绞股蓝、黑蚂蚁、穿心莲、砂仁等组成，主要功用为健脾清热祛湿，用于确诊为 HIV 感染、无症状期或发病期辨证属于气虚夹湿热型者。其中，黄芪可补气固表，利尿，排脓，敛疮生肌；苍术，辛、苦、温，燥湿，健脾，祛风，镇静，辟秽；穿心莲为清热药，苦、寒，清热解毒，凉血，消肿，抗癌；黑蚂蚁为广西道地药材，作用补肾益精，通经活络，解毒消肿；砂仁醒脾运化水湿，加强祛湿之效。本文结果显示，清毒胶囊配合外用药治疗 HIV 感染者相关性痒疹，减轻了皮损严重程度及瘙痒程度，总有效率达 85.71%，与谢正等的研究结果相似。皮肤生活质量及生存质量中的生理评分也比治疗前显著改善（$P<0.05$），这与一些学者的研究一致。综上，清毒胶囊配合外用药可显著改善 PPE 患者的症状、体征，提高感染者的生存质量。

本文尚存在不足之处，如没有随机对照分组，一定程度上影响了其证据的可靠、可重复性强度；临床观察发现个别患者经过抗病毒一段时间（一般 3 个月左右），没有其他特殊干预，病情也会逐渐减轻，可能跟病毒抑制，免疫功能上升有关，有待今后进一步观察研究。

参考文献（略）

（出自《广西医学》2015 年 1 月第 37 卷第 1 期 65 – 66 页）

中药熏洗治疗艾滋病感染者及患者皮肤瘙痒症临床观察

王夏青，王晓霞，王 萍，邓丽萍
（武汉市第八医院皮肤科，湖北 武汉 430010）

摘要 目的 观察中药熏洗治疗艾滋病感染者及患者（HIV / AIDS）瘙痒症的临床疗效。方法 将54例 HIV / AIDS 瘙痒症患者随机分为两组，治疗组采用中药熏洗，对照组采用曲安奈德益康唑乳膏外用。比较两组皮损愈合临床疗效及治疗前后瘙痒积分。结果 治疗组总有效明显优于对照组（$P<0.05$）；两组瘙痒积分均较治疗前下降，且治疗组明显低于对照组（$P<0.05$）。结论 中药熏洗治疗 HIV / AIDS 瘙痒症优于西药对照组。

关键词 艾滋病感染者；皮肤瘙痒症；中药熏洗治疗；曲安奈德益康唑

艾滋病感染者及患者（HIV / AIDS）皮肤瘙痒症是 HIV / AIDS 特征性的皮肤病，可分为 HIV / AIDS 相关性瘙痒症和高效的抗逆转录病毒治疗（HAART）期间出现的皮肤瘙痒症，多以脂溢性皮炎、结节性痒疹、泛发型湿疹、慢性荨麻疹等为表现；或以服用非核苷类药物奈韦拉平、依非韦伦引起的药疹为表现两类。其是 HIV / AIDS 最常见的伴发疾病之一。据国外研究报道 HIV / AIDS 相关皮肤表现的发病率高达 70% ~90%，几乎所有的艾滋病患者在 HIV 感染的不同时期都经历过不同形式、不同程度的皮肤瘙痒症的困扰。瘙痒剧烈者导致睡眠障碍并加重心理压力，严重影响患者的生活质量。其患病率、病程、严重程度均因 HIV 感染与正常人群不同，其治疗也比一般人群困难。目前临床多采用西药抗过敏对症治疗，疗效不尽满意。武汉市第八医院为武汉市江岸区 HAART 治疗定点医院，笔者采用中药熏洗治疗 HIV / AIDS 皮肤瘙痒症效果满意。现报道如下。

1 临床资料

1.1 一般资料

54 例患者均来自武汉市第八医院 HAART 门诊，随机分为两组。治疗组 31 例，其中男 29 例，女 2 例；平均年龄（34 ±8.01）岁；平均病程（36.20 ±12.95）个月；其中脂溢性皮炎 12 例，结节性痒疹 14 例，药疹 5 例。对照组 23 例，其中男 20 例，女 3 例；平均年龄（29 ±9.12）岁；平均病程（35.26 ±12.09）个月；其中脂溢性皮炎 8 例，结节性痒疹 9 例，药疹 6 例。两组患者在年龄、性别、病程等方面，经统计学分析均无显著性差异（$P>0.05$），具有可比性。

1.2 诊断标准

艾滋病诊断标准：HIV 抗体阳性，并经过 HIV – WB 确认实验阳性。

HIV / AIDS 皮肤瘙痒症诊断标准：HIV 感染者出现的瘙痒性、散发性、以丘疹、鳞屑或结节为主要疹型的皮疹，持续时间 > 1 个月。

1.3 纳入标准

确诊的 HIV/AIDS 患者，并正在 HAART 治疗者；符合 HIV/AIDS 皮肤瘙痒症诊断标准；年龄 18 ~65 岁；受试者自愿并签署知情同意书。

1.4 排除标准

伴有严重的艾滋病相关机会性感染患者；合并有其他皮肤病患者；伴有精神疾病患者。

2 治疗方法

对照组：给予曲安奈德益康唑乳膏（西安杨森制药有限公司生产）外用涂于患处，每日早晚各 1 次。

治疗组：给予瘙痒 1 号（武汉市第八医院药剂科自制，药物组成：黄柏 20g，黄连 15g，苍术 20g，苦参 20g，蛇床子 15g，地肤子 15g，土槿皮 15g，忍冬藤 15g，土茯苓 15g，百部 15g，徐长卿 12g，丹皮 15g，桃仁 12g，白僵 12g，野菊花 6g，薄荷 6g），自动煎药机煎汁，每付药煎汁 600mL，密封于塑料中药袋（200mL/袋）备用。使用前根据皮损面积大小，每次使用 3 ~6 袋药汁，按 1∶1 比例兑取 100℃沸水，配成药液，距离皮损处 10cm 熏蒸，待水温下降至 40℃左右，将皮损部位浸入药液中泡洗或坐浴，持续 20min。每日 1 次。

两组均以治疗 14 日为 1 个疗程。

3 治疗结果

3.1 疗效判定标准

显效：皮损全部消退；有效：皮损消退 70% 以上；无效：皮损无变化或有新皮损出现。瘙痒症状临床疗效标准，按照症状积分值的计算，瘙痒按轻、中、重程度，分别计 2 分、4 分、6 分，即为该证候的积分值。

3.2 结果

3.2.1 两组皮损愈合临床疗效比较，见表 1。

表 1 两组皮损愈合临床疗效比较 （例）

分组	例数	显效	有效	无效	总有效率（%）
治疗组	31	12	13	6	80.65*
对照组	23	5	7	11	52.17

与对照组比较，* $P<0.05$。

3.2.2 两组治疗前后瘙痒积分比较，见表2。

表2 两组治疗前后瘙痒积分比较（$\bar{x} \pm s$）

分组	例数	治疗前	治疗后
治疗组	31	23.53±12.13	13.60±10.24*△
对照组	23	25.50±16.36	19.40±9.98*

与本组治疗前比较，* $P<0.05$；与对照组治疗后比较，△ $P<0.05$。

4 讨论

HIV/AIDS皮肤瘙痒症是艾滋病感染者及患者较为常见的临床疾病，其原因及病理机制尚处于不断的研究中。现代医学认为HIV/AIDS皮肤瘙痒症与CD_4^+ T细胞计数的关系较为密切。CD_4^+ T淋巴细胞水平越低，并发皮肤瘙痒症的种类就越多、越严重。也与HAART相关药物引发的药物疹有关，HAART治疗方案中含有非核苷类药物奈韦拉平、依非韦伦用药的患者，HIV/AIDS皮肤瘙痒症的发生率高于未用此药的患者。中医关于艾滋病的病因病机尚无系统理论，通常认为：外感疫毒，正气虚衰，血虚风燥，肌肤失养，湿毒内蕴，浸淫成疮。治疗上多为对症处理。西药多以抗组胺药内服，外用糖皮质激素软膏。中医用疏散风热、除湿消疮、调和营卫，益气扶正法等。

瘙痒1号方中黄连、黄柏、苍术清热燥湿，泻火解毒；苦参、地肤子、土槿皮、忍冬藤、蛇床子、蒲公英、土茯苓、百部、徐长卿燥湿利水，杀虫止痒；玄参、丹皮、桃仁、白僵蚕凉血解毒，活血化瘀；野菊、薄荷、冰片疏风清热，润肤止痒。诸药合用，共奏清热解毒，燥湿利水，凉血活血，祛风祛燥止痒之效。方中现代药理研究报道：黄连对免疫系统的影响主要表现在对T淋巴细胞有活化和增殖的作用，对许多细菌、真菌以及病毒均有较好的拮抗作用；苦参中的生物碱－苦参碱、氧化碱、槐果碱及槐定碱均为免疫抑制剂，有治疗菌痢、肠炎、心律不齐、慢性皮炎湿疹等作用；同时还有抑制过敏介质组织胺释放，使皮肤瘙痒症状减轻或消失；黄柏具有抗细菌、真菌以及抗结核杆菌，促进皮肤渗液吸收，并能疏通病灶微循环，修复上皮细胞，发挥抗炎消肿、溶解角质、止痒防腐、收敛生肌、控制继发感染等作用。在治法上采用中医外治法，中医传统熏洗疗法，自拟瘙痒1号借助一定温度的药雾熏蒸患处，透皮吸收，直达病所，再将患处浸泡于药液之中，充分渗透，发挥药效。

本研究结果显示，治疗组和对照组均有缓解瘙痒，消除皮损的作用，治疗组有效率高于对照组（$P<0.05$）。表明瘙痒1号中药熏洗治疗对HIV/AIDS皮肤瘙痒症有显著减轻瘙痒，消除皮损作用，瘙痒1号中药熏洗治疗对HIV/AIDS皮肤瘙痒症的瘙痒症状减轻起效时间快，皮损愈合时间短，在缓解症状，缩短病程上有显著疗效。综上所述，瘙痒1号中药熏洗治疗HIV/AIDS瘙痒症疗效确切、安全简便，费用低廉，值得临床推广应用。

参考文献（略）

（出自《湖北中医药大学学报》2017年6月第19卷第3期第74－76页）

自拟中药方联合糠酸莫米松凝胶治疗HIV相关丘疹性皮疹患者临床疗效及对患者生活质量的影响

安　军
（新疆伊犁哈萨克自治州中医医院）

摘要 目的 探讨自拟中药方联合糠酸莫米松凝胶治疗HIV相关丘疹性皮疹患者临床疗效及对患者生活质量的影响。方法 选择2013年4月至2015年5月我院收治的HIV相关丘疹性皮疹且中医辨证为血热生风型患者71例，随机分为对照组35例、观察组36例，对照组患者给予糠酸莫米松凝胶外用，观察组联合运用我院自拟中药方剂口服，两组患者均连续治疗4周，比较两组患者临床疗效、治疗前后皮疹相关情况以及生活质量。结果 观察组患者治疗4周后总有效率显著高于对照组（$P<0.05$）；两组患者治疗前皮损严重程度、皮损面积以及瘙痒程度积分均无差异（$P>0.05$），治疗后两组患者各积分均显著降低（$P<0.05$），且观察组治疗后积分均显著低于对照组（$P<0.05$）；两组患者治疗前DLQI生活质量评分无显著差异（$P>0.05$），治疗后两组患者DLQI评分均显著降低（$P<0.05$），且治疗后观察组DLQI评分显著低于对照组（$P<0.05$）。结论 我院自拟方剂联合糠酸莫米松凝胶治疗血热生风型HIV相关丘疹性皮疹具有显著的临床疗效，能够有效改善患者皮损情况以及瘙痒程度，有助于患者生活质量的提高，且用药安全，值得临床推广运用。

关键词 中医；糠酸莫米松；艾滋病；皮疹；生活质量

艾滋病（HIV）全称为获得性免疫缺陷综合征，是由于人类免疫缺陷病毒（HIV）感染所引起的一种以免疫缺陷为临床特征的严重感染性疾病。皮肤黏膜是艾滋病患者最容易受侵袭的部位，因此HIV相关性丘疹性皮疹（HIV－PPE）是艾滋病患者当中最为常见的一种炎症性皮肤疾病，在HIV感染的各个阶段均可出现。HIV－PPE的发生可能导致患者过度瘙痒而引起皮肤炎症性色素沉积，出现瘢痕性结节、表皮剥脱性皮疹，对患者的生活质量造成了严重的影响。我院对HIV－PPE患者采取中西医结合方法治疗，并取得了一定的疗效，本研究探讨我院自拟中药方联合糠酸莫米松凝胶治疗HIV相关丘疹性皮疹患者临床疗效及对患者生活质量的影响，现将结果报道如下。

资料与方法

1. 临床资料

选择2013年4月至2015年5月我院收治的HIV相关丘疹性皮疹患者71例作为研究对象，其中男性患者39例、女性患者32例，患者年龄21～63岁，平均年龄为（33.42±10.25）岁，平均病程（6.84±1.95）年。按照随机数字表法将71例患者随机分为观察组36例、对照组35例，经统计学分析，两组患者在性别、年龄以及病程方面差异均无统计学显著性意义（$P>0.05$），组间具有可比性，详见表1。

表1　两组患者临床资料比较

组别	例数	性别（n）		年龄（岁，$\bar{x}\pm s$）	病程（年，$\bar{x}\pm s$）
		男性	女性		
观察组	36	21	15	32.08±9.36	6.36±2.08
对照组	35	18	17	34.17±11.24	7.21±1.57
t/χ^2值		0.342		0.852	1.939
P值		>0.05		<0.05	>0.05

2. 诊断标准及中医辨证标准：

诊断标准参照2006年中华医学会所制定的《艾滋病诊疗指南》中关于艾滋病的相关诊断标准；HIV－PPE诊断标准参照国际相关标准：HIV患者所表现出的散发性、瘙痒性以丘疹或者结节为主要疹型的一种皮疹，且皮疹持续时间在一个月以上。中医辨证标准：中医辨证属于血热生风型，主症：皮疹色红且瘙痒剧烈，遇热瘙痒更加强烈；次症：口渴、心烦、尿黄、便秘、舌红苔黄，脉弦滑或滑数。

3. 入组标准与排除标准

入组标准：①符合上述艾滋病以及HIV－PPE相关诊断标准；②中医辨证属于血热生风型患者；③患者年龄在18周岁以上；④患者自愿签署知情同意书。排除标准：①对本研究所用药物过敏患者；②合并其他皮肤疾病患者；③合并高血压患者；④合并肝炎患者；⑤合并肝、肾功能衰竭患者；⑥合并心功能衰竭患者；⑦患有精神疾病患者；⑧孕妇及哺乳期妇女。

4. 治疗方法

对照组：给予患者糠酸莫米松凝胶（华润三九医药股份有限公司，H20090212，药物浓度0.1%）外用，取适量涂于患处，每日两次；并给予氯雷他定片（上海先灵葆雅制药有限公司，H10970410，规格10mg/片）口服，每次1片，每日1次；维生素C（重庆青阳药业有限公司，H50021496，规格100mg/片）口服，每次1片，每日3次。以连续治疗四周为一个疗程。观察组：观察组患者在对照组基础上给予我院自拟中药方剂治疗，组方为：荆芥10g、防风10g、蝉蜕6g、地肤子6g、白蒺藜10g、牡丹皮10g、紫草6g、赤芍6g、地骨皮6g、苦参6g、甘草6g。水煎服，每日1剂，以连续治疗四周为一个疗程。

5. 观察指标

（1）临床疗效评价标准：参照文献标准，临床治愈：患者治疗后皮疹消失，且无瘙痒；有效：患者治疗后皮疹消失50%以上，且瘙痒症状较治疗前明显减轻；无效：患者治疗后皮疹消失不足50%，瘙痒无明显减轻。治疗总有效率＝临床治愈率＋有效率。（2）治疗前后皮疹相关情况：分别于治疗前、治疗后记录并比较两组患者皮损严重积分、皮损面积积分以及瘙痒程度积分。（3）生活质量：治疗前后采用皮肤病患者生活质量量表（DLQI）对患者皮肤病相关质量进行评分比较，各项分为“极其严重”“严重”“轻微”以及“没有”四个等级，分别赋分3分、2分、1分、0分，得分越高表示患者生活质量越差。（4）安全性评价：治疗前后常规检测两组患者血、尿常规，并进行肝、肾功能检查，记录两组患者用药期间不良反应。

6. 统计学分析

将本研究所获得数据资料录入统计学软件SPSS22.0进行处理分析，计量资料采用（$\bar{x}\pm s$）表示，计数资料采用百分率（%）表示，两组比较分别采用t检验以及χ^2检验，以$P<0.05$为差异具有统计学显著性意义。

结果

1. 临床疗效比较

观察组患者治疗4周后总有效率显著高于对照组（$P<0.05$），详见表2。

表2　两组患者治疗临床疗效比较结果 n（%）

组别	例数	临床治愈	有效	无效	总有效率（%）
观察组	36	21（58.33）	11（30.56）	4（11.11）	88.89
对照组	35	9（25.71）	13（37.14）	13（37.14）	62.86
χ^2值					6.604
P值					<0.05

2. 两组患者治疗前后皮损严重程度、皮损面积积分以及瘙痒程度积分比较

两组患者治疗前皮损严重程度、皮损面积以及瘙痒程度积分均无差异（$P<0.05$），治疗后两组患者各皮疹相关指标均显著降低（$P<0.05$），且观察组治疗后积分均显著低于对照组（$P<0.05$），详见表3。

表3　两组患者治疗前后皮损严重程度、皮损面积积分以及瘙痒程度积分比较（分，$\bar{x}\pm s$）

组别	皮损严重程度积分	皮损面积积分	瘙痒程度积分
观察组（$n=36$）			
治疗前	15.48±4.72	7.39±2.15	6.18±1.72
治疗后	9.85±2.06*	2.46±0.58*	2.07±0.64
t值	6.559	13.283	13.437
P值	<0.05	<0.05	<0.05
对照组（$n=35$）			
治疗前	16.03±5.21	7.11±1.57	5.96±1.37
治疗后	12.42±4.10	4.13±1.41	4.25±1.06
t值	3.221	8.420	5.892
P值	<0.05	<0.05	<0.05

注：与同期对照组比较，*$P<0.05$。

3. 两组患者治疗前后DLQI生活质量比较

两组患者治疗前DLQI生活质量评分无显著差异（$P>0.05$），治疗后两组患者DLQI评分均显著降低（$P<0.05$），且治疗后观察组DLQI评分显著低于对照组（$P<0.05$），详见表4。

表4　两组患者治疗前后DLQI生活质量评分比较（分，$\bar{x}\pm s$）

组别	例数	治疗前	治疗后	t值	P值
观察组	36	10.24±2.85	7.48±1.60	5.067	<0.05
对照组	35	11.06±3.73	9.01±1.28	3.075	<0.05
t值		1.043	4.442		
P值		>0.05	<0.05		

4. 不良反应

两组患者治疗期间，均未出现肝肾功能异常，且均未出现明显药物相关不良反应。

讨论　HIV-PPE是艾滋病患者最为常见的一种皮疹，该病病程缓慢，主要以皮肤结节、皮疹为临床表现，并伴随着严重的瘙痒，给患者造成了极大的痛苦，严重影响着患者的生活质量。相关研究显示，HIV-PPE的发生于患者的性别以及年龄均无明显的相关性，到目前，对于HIV-PPE的相关发病机制尚不完全清楚。研究报道显示，HIV-PPE可能是机体在免疫抑制状态下出现的丘疹性荨麻疹、虫咬性皮炎、结节性痒疹以及嗜酸细胞性毛囊炎的不典型临床表现。目前对于HIV-PPE的治疗，采用常规的止痒剂其临床疗效不甚理想，而采用高效抗逆转录病毒药物治疗则能够取得一定的疗效。

我国传统中医学典籍中并没有关于HIV-PPE相关记载，但根据本病的表现，可将其归属于"马疥""粟疮"的范畴当中。本病多由于艾滋病病久内伤，郁而化火，或者患者过时辛辣燥热之物，再急肌肤受到风毒的侵袭，风火相搏而发为皮疹，因此临床上，HIV-PPE患者中医辨证多以血热生风型患者为主。患者临床表现为皮疹色红且瘙痒剧烈，遇热瘙痒更加强烈，口渴、心烦、尿黄、便秘、舌红苔黄，脉弦滑或滑数。对于上述患者，治疗原则主要以凉血祛风为主。组方中荆芥、防风为君药，祛风止痒；牡丹皮、赤芍、地骨皮、苦参共为臣药，清热凉血止痒；蝉蜕、地肤子、白蒺藜、紫草共为佐药，以加强君臣药物祛风、凉血、止痒之功效；生甘草为使药，清热解毒且调节诸药。以上诸药共用，体现了中医学辨证论治理论，共奏清热、凉血、祛风、止痒之功效。

本研究结果显示，治疗一个疗程后，观察组患者临床疗效显著优于对照组。表明我院自拟方联合西药治疗血热生风型HIV-PPE能够获得更为理想的临床治疗效果。从两组患者治疗前后皮损严重程度、皮损面积积分以及瘙痒程度积分变化情况来看，观察组患者各皮疹相关积分降低情况显著优于对照组；且观察组患者DLQI皮肤病生活质量评分改善情况显著优于对照组。均表明中西医结合用药更加有利于HIV-PPE患者的治疗疗效，是一种有效的治疗方式。

综上所述，我院自拟方剂联合糠酸莫米松凝胶治疗血热生风型 HIV 相关丘疹性皮疹具有显著的临床疗效，能够有效改善患者皮损情况以及瘙痒程度，有助于患者生活质量的提高，且用药安全，值得临床推广运用。

参考文献（略）

（出自《齐齐哈尔医学院学报》2016 年第 37 卷第 8 期 1009 - 1011 页）

中西医结合治疗艾滋病患者复发性带状疱疹 1 例

唐春蕾，张丽君，丛丽娜
大连市皮肤病医院，116021

临床资料 患者，女，46 岁。因右胸、背及腋下皮肤红斑、水疱伴疼痛 7 天于 2012 年 3 月 27 日收治。患者曾于 10 年前于北京某医院诊断艾滋病，3 年前因左胸、背部皮疹伴疼痛 2 天诊断为带状疱疹，给予抗病毒、营养神经及提高机体免疫功能等治疗后痊愈。2012 年 3 月 20 日自觉右侧胸、背及腋下针刺样疼痛，当晚发现皮疹，来我院诊断为艾滋病合并带状疱疹并收住院。患者既往无其他病史。体格检查：T37.2℃，R22 次/min。一般情况可，全身浅表淋巴结未触及肿大。系统检查无异常。皮肤科情况：右胸、背及腋下皮肤大片红斑及红斑基础上簇集性水疱，疱壁紧张发亮、部分皮疹疱液浑浊，中心发生坏疽，结黑痂（图 1）。皮疹大致呈单侧分布。实验室检查：抗 HIV 抗体（+）；CD_4 为 7%，CD_8 为 42%；血清 P24 抗原阴性；红细胞 $4.37 \times 10^{12}/L$；白细胞 $7.4 \times 10^9/L$，血小板 $265 \times 10^9/L$；血红蛋白 14.43g/L，淋巴细胞 0.41，肝、肾功正常。

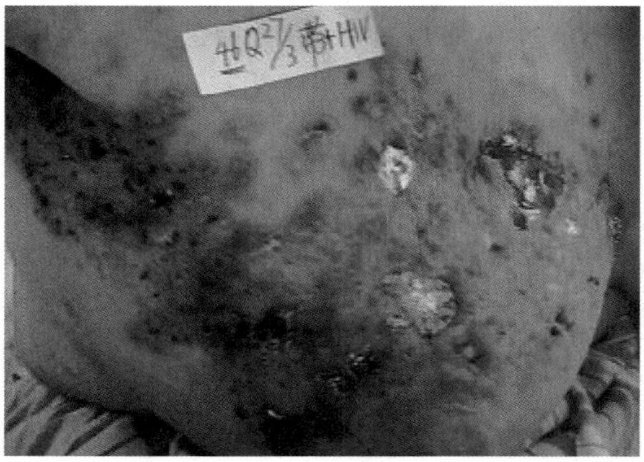

图 1　右胸、腋下大片红斑及红斑基础上簇集性水疱，疱壁紧张发亮、部分皮疹疱液浑浊，中心发生坏疽，结黑痂

诊疗经过：患者入院后给予更昔洛韦 250mg，2 次/d，胸腺肽（日达仙）1.6mg 皮下注射，每周 2 次，共 4 周；NB - UVB（德国 Waldmann 公司，BL701 型 NB - UVB 光疗仪）照射皮损，照射剂量为 0.2J/cm^2，每日 1 次；④针刺加艾灸治疗：局部取穴（极泉、天宗、肩贞等）与辨证取穴（肝俞、脾俞、关元、气海、足三里等具有疏肝理气、健脾利湿、扶正固本作用的穴位），进行针灸，每日 1 次。5 日后皮疹明显减轻，水疱干涸，无新发皮疹，局部疼痛有所缓解；10 日后红斑大部分消退，少部分痂皮脱落，仍频发针刺样疼痛，程度减轻；15 天后痂皮基本脱落，偶有阵发疼痛。停止药物治疗和 NB - UVB 治疗，继续针刺加艾灸治疗半月，修复受损神经、巩固疗效。

讨论 艾滋病是 HIV 感染所致，它主要侵犯辅助性 T 细胞，使机体免疫功能部分或全部丧失，继而发生机会致病菌感染及恶性肿瘤。带状疱疹系水痘 - 带状疱疹病毒感染所致，人体在细胞免疫功能低下状态易患本病，可发生于 HIV 感染的任何阶段，临床上可以出现局限或单个皮段的红色斑丘疹，1 ~ 3 日后发展为水疱或结痂，也可发展为大疱、出血、坏死等。艾滋病患者带状疱疹播散到肺、肝、中枢神经系统将引起生命危险。胸腺肽能提高机体免疫、提高 CD_4 水平；NB - UVB 照射可明显抑制表皮朗格汉斯细胞等抗原提呈细胞的活性，减轻炎症反应，改善局部血液循环，促进皮疹愈合及缓解疼痛等。祖国医学认为本病多为情志内伤，肝郁气滞，久而化火，肝经火毒，外溢肌肤而发；或饮食不节，脾失健运，湿邪内生，蕴而化热，湿热内蕴，外溢肌肤而生；或感染毒邪，湿热火毒蕴结于肌肤而成。年老体弱者，常因血虚肝旺，湿热毒盛，气血凝滞，以致疼痛剧烈，病情严重而病程迁延。故治疗原则以疏肝理气、健脾利湿、扶正固本为主，通过穴位与经络的调节作用降低患者体内 HIV 感染毒力。

本例患者同时患有艾滋病，皮疹较严重，除常规治疗外，配合针灸、紫外线、胸腺肽等中西医结合治疗，提高了治疗带状疱疹的临床疗效、减轻患者病痛尤其是后遗神经痛和治疗 HIV 感染都有重要意义。

参考文献（略）

（出自《中国麻风皮肤病杂志》2015 年 11 月第 31 卷第 11 期 648 - 649 页）

艾滋病合并成人水痘的中西医治疗及护理

张　敏，陈秀敏，张　丽，田爱玲，刘静静
（河南中医学院第一附属医院艾研中心，郑州 450000）

关键词　艾滋病；水痘；中西医疗法；护理

艾滋病（AIDS，获得性免疫缺陷综合征）是由免疫缺陷病毒（HIV）感染所致的慢性传染性疾病。水痘是由水痘/带状疱疹病毒所致的疾病。临床特征是分批出现的皮肤、黏膜的斑疹、丘疹、疱疹及结痂，全身症状轻微。免疫功能低下者易形成播散型水痘，病情重，高热及全身中毒症状较重，皮疹多而密集，易融合成大疱型或呈出血型，若多脏器受病毒侵犯，病死率。HIV 感染者带状疱疹的发生率是普通人的 15 倍以上。带状疱疹可发生于任何 CD_4^+ 细胞水平的 HIV 感染者中，但 CD_4^+ 细胞 <200/uL 的患者发生率最高，且经抗反转录病毒治疗后，该发生率不降低。我科室收治数例艾滋病合并水痘患者并取得了一定的效果，收获一些临床护理经验，现将一典型病例报告如下：

1　病例介绍

患者，男，20 岁。因发热伴胸闷、气喘、咳嗽、咳痰 1 月余入院。入院时患者神志清楚，有疲乏、胸闷、气喘等症状，双肺呼吸音粗，可闻及细湿啰音。入院后给予抗感染、解痉平喘及激素治疗，临床表现趋向好转。治疗 16 天后出现高热，T 最高 38.6℃。患者面部散在出现数个孤立性透明水疱，按之有痛感，给予利巴韦林抗病毒治疗，并配合中成药清开灵注射液静脉输入为主，辅以中药五味消毒饮合祛风止痒药（石膏 12g，知母 10g，黄芩 10g，生地黄 15g，白芍药 12g，丹皮 12g，连翘 10g，白鲜皮 10g，地肤子 10g，蝉蜕 10g，防风 10g，僵蚕 10g，鱼腥草 12g，蒲公英 12g）口服。治疗 21 天后水痘处于发生的高峰期，患者面部、躯干和四肢逐渐出现水痘伴疼痛感，维持原方案继续治疗。30 天后多数水疱结痂并脱落，仅上肢散在有水疱，无疼痛。治疗 41 天后病情稳定出院，继续门诊随访。

2　临床护理常规

2.1　皮肤护理

患者面部、躯干和四肢散在分布大小不一的水痘，伴疼痛感，为减轻患者不适，我们采取以下护理措施：①指导患者穿着宽松棉质内衣或病号服；②指导患者 2 小时翻身 1 次，避免长时间压迫出现水疱，引发感染；③患者出现高热，汗出较多时，用干毛巾擦干并及时更换衣物，以免受凉，加重病情；④观察水疱出诊情况，指导患者修剪指甲，勿抓挠，以免引起感染；⑤用 5% 硫磺炉甘石洗剂涂擦全身，3～4 次/天，以减轻瘙痒不适感；⑥勤洗手，避免交叉感染；⑦水痘结痂后不要随意抠取，以免日后留下痘印，影响美观；⑧静脉穿刺及粘贴输液贴时，避开疱疹处，以免疱疹破裂继发感染。

2.2　病情观察与护理

发热的观察及护理：密切观察体温变化，体温超过 39℃时应每 4 小时测量一次。遵医嘱给予物理降温或药物降温，观察降温后的反应，避免发生虚脱。行降温措施 30 分钟后应再测量一次体温。指导其卧床休息，多饮水，进食高热量、高维生素流质或半流质饮食，少量多餐；汗出较多时及时更换衣物，以保持皮肤清洁、干燥，防止受凉。

2.3　饮食护理

中医认为，水痘发病多与风、热、湿、毒有关。饮食上以清淡、易消化的食物为主；宜饮绿豆汤、银花露、小麦汤、粥、面条等；出疹期间，忌食油腻、姜、辣椒等刺激性、燥热、滋补性食物及发物。

2.4　用药护理

治疗以对症及抗病毒治疗为主，西药以利巴韦林，并配合中成药清开灵注射液静脉输入为主，辅以中药五味消毒饮合祛风止痒药口服。中药宜温服，休息片刻，与用餐时间间隔半小时，以免影响药效。避免用糖皮质激素以免加重病情。退热药不可用水杨酸类药物退热，以防诱发 Reye's 综合征。出院后建议患者进行 HARRT 治疗，HARRT 的实施可大大降低 HIV 感染者相关疾病的发生率和 AIDS 的病死率，但治疗过程中会出现皮疹、胃肠道反应、外周神经炎、急性胰腺炎、中毒性肝炎等不良反应，强调服药依附性对治疗效果的影响，加强服药的依从性，减少不良反应的发生。

2.5　心理护理

该患者治疗过程中出现症状的加重与反复，使其身心遭受疾病的折磨。根据患者病情，我科室请心理医师采取一对一的指导，医护人员对患者及其家属采取循序渐进的方法，利用宣传画、科普读本等，讲解疾病发生、发展及

基金项目：国家“艾滋病和病毒性肝炎等重大传染病防治”科技重大专项“十二五”计划课题［No：2012ZX10004905］

预后情况，使其正确对待疾病，保持良好的心理状态；同时鼓励患者家属多陪伴患者，让其感受亲情，增强战胜疾病的信心。该患者在治疗过程中，情绪逐渐稳定，能积极配合治疗护理。

2.6　消毒隔离和职业防护

水痘主要是通过空气及飞沫传播，潜伏期 14～16 天，隔离期到水痘疱疹完全结痂为止，但不得少于发病后 14 天。①病室隔离：提供单间病房，床单位、地面采用 0.5% 有效氯消毒液擦拭，每天至少空气消毒两次，每次 1 小时；对患者用过的器皿及衣物，先用消毒后送洗，以避免交叉感染；②防护：减少探视人数及时间，以免出现交叉感染；医务人员进出病房时应戴口罩、帽子，穿隔离衣；进行护理操作及可能接触患者分泌物时应戴手套；体温表、血压计、听诊器做到专人专用。

3　体会

水痘中医学称之为“水花”“水疮”“水疱”，中医学认为水痘多因外感时邪之毒从口鼻而入，蕴郁于肺，邪伤肺卫，故初起发热，流涕咳嗽；病邪深入，郁于肺脾，与内湿相搏，发于肌表而见皮疹，疹色发红即可化为水疱，疱浆清亮。现代药理研究认为，鱼腥草具有抗菌、抗病毒、增强免疫、利尿等多种药理作用；连翘也具有抗病毒、抗菌作用；蝉蜕疏风清热；紫草、板蓝根凉血解毒；地肤子清热利湿；生甘草清热、泻火、解毒。诸药合用，共奏清热凉血、解毒渗湿之功。中西医结合治疗，能缩短病程，减少并发症，减轻患者痛苦。

艾滋病患者抵抗力差，患者易出现并发症，注重提高艾滋病患者的抵抗力，防止继发感染。向患者做好疾病知识的宣教，增加对疾病知识的了解，做好预防措施。同时医务工作者也应加强自我防护意识，减少职业暴露发生的概率。

参考文献（略）

（出自《中国中医药现代远程教育》2014 年 8 月第 12 卷第 16 期 101－102 页）

中西医结合治疗 HIV/AIDS 并发带状疱疹后遗神经痛

张　雪[1]，蒋自强[2]，孙　燕[1]，杨　萱[1]，徐丽霞[1]
（1. 河南省郑州市第六人民医院，450000　2. 河南中医学院第一附属医院 450000）

关键词　HIV/AIDS；带状疱疹；中西医结合治疗

带状疱疹后遗神经痛（postherpetic neuralgia，PHN）是指带状疱疹（herpes zoster，HZ）急性期疱疹消退后，疼痛仍然持续，并超过 3 个月者，是临床较为常见的慢性疼痛病理综合征。HIV 感染人体后，CD_4 细胞计数进行性下降，细胞免疫功能受损，导致各种感染和肿瘤发生率上升，水痘/带状疱疹病毒是 AIDS 常见的机会性感染。带状疱疹病毒可潜伏于感觉神经节并于短期内反复发作，临床上患者常表现为针刺样、烧灼样或刀割样疼痛，受累皮节会出现感觉下降和感觉过敏。

我们在临床工作中应用中药内服联合西药治疗 HIV/AIDS 并发带状疱疹后遗神经痛，取得了良好的效果，现将 2013 年 1 月—2014 年 1 月我们应用中药内服联合西药治疗 HIV/AIDS 并发带状疱疹后遗神经痛患者 120 例报道如下。

一般资料

全部病例均来自我院 2013 年 1 月—2014 年 1 月的住院患者，HIV/AIDS 诊断经我院实验室确认，带状疱疹的诊断主要依据临床症状和体征，并排除严重进展性机会性感染病例。

其中 63 例有有偿献血史，32 例有输血史，25 例为性传播感染。在治疗过程中随机分为两组，治疗组 60 例，男 36 例，女 24 例；年龄最小 25 岁，最大 65 岁，平均年龄 45 岁；病程 3～28 个月，平均 5.9 个月；CD_4^+ T 淋巴细胞计数（231±34）个/μl。对照组 60 例，男 32 例，女 28 例；年龄最小 28 岁，最大 60 岁，平均 44 岁；病程 3～32 个月，平均 6.6 个月；CD_4^+ T 淋巴细胞计数（226±30）个/μl。

两组间性别、年龄、病程、CD_4^+ T 淋巴细胞计数比较无显著性差异，具有可比性。

诊断标准：艾滋病根据中华人民共和国卫生部发布的《艾滋病诊疗指南》诊断。带状疱疹后遗神经痛诊断标准参照《临床皮肤病学》和 schmader 诊断标准。带状疱疹原发皮损消退后，只遗留轻微色素沉着，但其受累皮肤仍有持

基金项目：国家“十一五”科技重大专项课题（N02009ZX10005－015）

续性刀割样痛，且局部疼痛持续3个月以上。

纳入标准：①符合诊断标准；②年龄20～75岁；③疼痛视觉模拟评分（VAS）≥6分；④签署知情同意书。

排除标准：①合并心、脑、肝、肾、造血系统等严重原发性疾病；②严重进展性机会性感染；③其他原因导致的周围神经病变；④精神心理疾患或不能配合治疗者。

治疗方法

对照组：维生素B_1片（华中药业股份有限公司，批号20120829）10mg/次，3次/d；甲钴胺片（卫材中国药业有限公司，批号131110A）0.5mg/次，3次/d，口服。加巴喷丁胶囊（江苏恒瑞医药股份有限公司，批号13092391NO.208）0.3g/次，3次/d，口服。

治疗组：西医治疗同对照组，并加用中药内服，方用龙胆泻肝汤合桃红四物汤加减。常规水煎分2次服用。

两组治疗期间若疼痛剧烈，则加用曲马多缓释片（西南药业股份有限公司，批号12100006），每次100mg，口服，并记录治疗过程中两组曲马多的总用量。两组疗程均为8周。

观察指标：①疼痛评分：采用国际上通用的视觉模拟评分（visual analogue scale，VAS）判定疼痛程度。0分代表不痛，10分代表能想象的最剧烈的疼痛。分别于治疗前，治疗第2周、4周、8周记录。并计算疼痛下降指数=（治疗前VAS记分－治疗后VAS记分）/治疗前VAS记分×100%。②生存质量（QOL）评分：观察与疼痛治疗相关的食欲、精神、睡眠、情绪、交际、生活兴趣等6项指标，采用1～10分评估，1分为最差，10分为最好。③记录治疗过程中曲马多用量。

治疗结果

疗效标准参照《中医病症诊断疗效标准》制定：治愈：疼痛下降指数为100%；显效：疼痛下降指数>80%；有效：疼痛下降指数≥30%但<80%；有效：疼痛下降指数<30%；无效：疼痛无缓解。

结果见表1。

表1 治疗组与对照组疗效比较（例）

组别	治愈	显效	有效	无效	总有效率（%）
对照组	25	16	4	15	75.00
治疗组	32	16	7	5	91.67*

注：与对照组比较*$P<0.05$。

两组临床疗效比较：治疗组总有效率91.67%，对照组75%，两组疗效比较差异有统计学意义（$P<0.05$）。

两组不同时点VAS评分比较见表2。

表2 两组不同时点VAS评分比较（$\bar{x}\pm s$）

组别	治疗前	治疗后		
		第2周	第4周	第8周
对照组	6.38±1.62	4.62±1.38*	4.12±1.21*	3.26±1.03*
治疗组	6.03±1.57	4.12±1.26*△	4.03±1.06*△	3.10±0.96*△

注：与治疗前比较*$P<0.01$；与对照组同期比较△$P<0.05$。

治疗后两组VAS评分均较治疗前明显下降，治疗组在第2、4、8周VAS评分均低于对照组，差异有统计学意义（$P<0.05$或$P<0.01$）。

两组治疗前后QOL评分比较见表3。

表3 两组治疗前后QOL评分比较（$\bar{x}\pm s$）

组别	治疗前	治疗后
对照组	2.31±2.38	6.38±2.31*
治疗组	2.32±2.46	6.65±2.42*△

注：与治疗前比较*$P<0.01$；与对照组治疗后比较△$P<0.05$

治疗后两组QOL评分均较治疗前升高（$P<0.01$），治疗后治疗组QOL评分高于对照组，差异有统计学意义（$P<0.01$）。

两组治疗期间曲马多缓释片用量比较：治疗8周期间，对照组曲马多缓释片用量为（35.6±13.6）片/人，治疗组为（23.3±12.6）片/人，两组比较差异有统计学意义（$P<0.01$）。

讨论

HIV感染者/AIDS患者出现疱疹后神经痛的概率比较高。临床上患者常表现为3种类型的疼痛：持续而严重的疼痛或烧灼感；自发性的刺痛；由轻触或穿衣引起的皮肤感觉过敏。目前针对带状疱疹后神经痛的治疗包括：药物治疗、神经阻滞、介入手术治疗、物理治疗和心理治疗等。但是这些并不一定都适用于HIV阳性患者，这类患者的治疗应在对患者进行全面评估的基础上，采取个体化的综合治疗措施。但总体来讲，治疗效果不甚满意。

中医认为，PHN为感染湿热毒邪，损伤阴血、经络失养，余邪未尽，痹阻经络，气血运行不畅，气滞血瘀。虽然疱疹消失，但阴血损伤，不能濡养筋脉，余邪瘀阻络脉的病机已经形成，不荣则痛，不通则痛。因此治疗上应清利湿热，理气活血止痛。方用龙胆泻肝汤合桃红四物汤加减。方中熟地黄甘温味厚，长于滋养阴血；当归补血养肝，和血调经；白芍养血柔肝和营；川芎活血行气；配以桃仁、红花以活血化瘀；龙胆草、黄芩、栀子上清肝胆实火，下泻肝胆湿热；车前子、木通、泽泻导湿热下行，使邪有出路，则湿热无留；为防苦寒之品伤阴，及肝胆之气被抑，加用生地黄养阴，柴胡疏畅肝胆，并引诸药归于肝胆之经；甘草可缓苦寒之品伤胃，又可调和诸药。诸药合用，泻中有补，降中寓升，祛邪不伤正，使火降热清，湿浊得消，又能散瘀滞，开郁结，从而活血而不耗血，祛瘀又能生新，因此脉络得以新生，达到活络止痛的良效。

综上，在常规西医治疗的基础上，采用中药内服能快速减轻 PHN 疼痛症状，减少曲马多用量，提高患者生活质量。

参考文献（略）

（出自《中西医结合中国民间疗法》2014 年 12 月第 22 卷第 12 期 50－51 页）

咳　嗽

中医药防治艾滋病肺部感染问题与对策

李春燕[1]，徐立然[1,2]，邱　荃[1]，杨超华[1]，王豪杰[1]，韩迎东[1]，赵正阳[1]

（1. 河南中医药大学第一附属医院，河南 郑州 450000；2. 河南省病毒性疾病中医药防治重点实验室，河南 郑州 450000）

摘要　艾滋病患者免疫力低下，极易发生各种机会性感染，肺部感染是常见的并发症之一。中医药在艾滋病肺部感染的防治中存在的主要问题和对策如下：①临床应用及研究方面，中医药地位往往不高，在某种程度上只是作为一种辅助手段；传统中药使用起来比较麻烦，患者依从性较差；相关政策对中药颗粒剂的支持力度较差，患者不愿长期使用；临床研究课题设计不合理，缺乏准确性、客观性。为解决以上问题，首先临床中应该减少抗生素的使用，加强中药治疗；其次应加强科研人员素质培养，提高研究能力，完善研究实施方案、观察量表及疗效判定标准，保证临床研究的严谨性。②中药制剂方面，中药新药的研究方法及相应的技术手段、制作工艺比较落后；相关复方制剂均存在不同程度的相似药物，缺乏搭配的科学性和严谨性；大部分临床课题忽略了实验室数据的变化情况及药物的作用机理与实验室数据的关系；科研工作者缺乏创新性及同行业之间的沟通交流，造成重复研究泛滥。要解决以上问题，应该对重点、优势项目加大扶持力度；增加单味中药、复方、经方、验方的筛选范围，从历代医家经验中发现更多有用的信息；加强人员的沟通交流。③实验室研究方面，存在中药的抗炎作用研究尚未取得突破、艾滋病研究的理想模型尚未建立、影响相关实验室检查准确性的因素较多等问题。故在今后的研究中应加强对中草药有效成分的分析研究，并与其他优势专业相结合，以期有所突破；国家应对动物模型研究给予政策和资金支持，科学工作者也要结合现代基因研究，尽快建立一种合适的动物模型；同时尽可能考虑影响实验室检查准确性的各种因素，并予以避免。

关键词　艾滋病；肺部感染；中医药治疗；临床研究；中药制剂；实验室研究

艾滋病即获得性免疫缺陷综合征，是由人免疫缺陷病毒引起的慢性传染病。以早期乏力、易感冒，继则皮肤黏膜溃疡、高热不退、消瘦、出血、肺部感染、多脏器损害等为主要表现。近年来，艾滋病的发病率有不断上升的趋势，据统计数据显示，截至 2016 年 5 月，全国累计报告艾滋病病毒感染者和艾滋病患者 811145 例，现存活艾滋病病毒感染者和艾滋病患者 618989 例，死亡 192156 例。进入 21 世纪，国家开始重视中医药防治艾滋病的研究，通过近

基金项目：“十二五”国家科技重大专项（2013ZX10005001001）；国家中医药管理局国家中医临床研究基地业务建设科研专项（JDZX2015161）；河南省科技攻关项目（14210210511）

20年的不断总结，中医药在防治艾滋病，尤其是在一些常见的机会性感染，如艾滋病合并肺部感染方面取得了突破性进展，但尚未完全攻克这一难题。笔者通过查阅近年来中医药防治艾滋病合并肺部感染的文献，简要分析中医药防治艾滋病肺部感染研究中存在的问题和对策，以期指导今后的临床应用。

1 临床应用及研究

中医中无艾滋病这一病名，总体来看，其可以归属于“瘟疫”“疫毒”“伏气温病”“虚劳”等范畴。但以上疾病均只涉及艾滋病症状的某一个方面，没有对整个疾病做出概括。肺部感染主要是各种因素引起的肺炎，中医学对艾滋病合并肺部感染的治疗多采取辨证与辨病相结合的手段，按照患者主诉，四诊合参进行辨证施治。不同医家、不同流派对本病病因病机认识的侧重点各不相同。温病医家叶天士说：“温邪上受，首先犯肺，逆传心包”。艾滋病作为一种疫毒，首先侵袭人体最为薄弱的器官，中医学有“肺为娇脏”之说，所以肺部首当其冲最先发病。肺在人体之中居于高位，被称为“华盖”，朝百脉，合皮毛，开窍于鼻，与自然界之气相接应，且其对寒热的调节作用较差，故六淫邪气、疫毒之气从口鼻或是皮肤腠理侵入人体，均容易导致肺系疾病的发生。五脏一体观是中医学的特点之一，体内诸脏腑器官、体表诸组织结构都是有机的统一体，同时自然界的时令、五运六气、外界环境等因素也可对人体产生影响。中医从整体上对肺脏主气、主水、主治节、主宣发肃降的功能进行调节，相对于现代医学，其治疗思想更为严谨。

肺部感染患者多需要住院治疗，加之艾滋病本身的特殊性，相当数量的患者愿意入院接受规范化、系统化的治疗。患者一旦入院，首先接受的就是西医疗法，中医药在某种程度上只是作为一种辅助手段。另外，传统中药使用起来比较麻烦，为充分发挥其疗效，常有先煎、后下、包煎、烊化之分，部分患者文化程度不高，故依从性较差。现代中药颗粒剂虽省去了煎药的麻烦，但其气味仍然不能得到较好的矫正，成本远高于传统中药，且相关政策对其支持力度较差，患者也不愿意长期使用。

为解决以上问题，首先临床应减少抗生素的使用，杜绝滥用，采用有效剂量控制病情，同时辅助中药对疾病进行治疗；其次临床中医师应努力学习中医药学知识，提高业务水平，熟记药物性味归经，提高辨证的准确性，避免药物之间的拮抗作用，同时应尽量避免同类药物多种并用，坚决杜绝无用药物的使用。

在临床研究中，也伴随着一些问题。艾滋病肺部感染包含了许多肺部疾病，如大叶性肺炎、小叶性肺炎、间质性肺炎以及支气管哮喘、支气管炎、肺气肿、肺源性心脏病等，且CD_4^+、CD_8^+、血常规、肝功能、肾功能、胸部CT和DR等辅助检查，不同的医院因设备不同，结果存在明显差异。同时在一些研究课题的设计中，纳入标准过宽、排除标准过窄、患者刻意隐瞒病情及既往史导致未被剔除、部分课题实施者工作中不够认真负责以致脱落病例过多、一些终止事件及不良反应事件未及时记录、患者的用药情况记录不完整、未使用完药物没有按照要求回收等因素均在一定程度上影响了研究结果，导致其缺乏准确性、客观性。

鉴于以上情况，笔者认为，在实际工作中应该定期对原始病历记录表进行抽查，定期对数据录入人员及医生进行培训，对一些需要检查的项目应该及时检验，同时应加强科研人员素质培养，提高其自身的研究能力，完善研究实施方案、观察量表及疗效判定标准，保证临床研究的严谨性。

2 中药制剂

研究表明，中药、西药联合应用防治艾滋病合并肺部感染的效果明显，其作用优于单纯西药治疗。同时中药在剂型方面也得到不断完善，不仅有传统的汤剂、丸剂、散剂，也有许多新型的制剂如颗粒剂、胶囊剂，可随症加减，灵活变通，在治疗主要症状的同时兼顾其他病症。但相对于西药，中药在种类、数量上还十分有限，并且起效稍慢。另外，中药新药的研究方法及相应的技术手段、制作工艺比较落后，与西药相比还有很大差距。如我国目前仅有一种经国家食品药品监督管理总局批准的治疗艾滋病的中药复方制剂，即唐草片，其他的复方制剂还处在临床试验阶段；相关复方制剂均存在不同程度的相似药物，大多为补益剂、清热剂，甚至是同种功效中药的堆叠，缺乏搭配的科学性和严谨性；大部分临床课题都涉及中医证候的记录与相关实验室检查数据，但多重点针对患者证候的改善，忽略了实验室数据的变化情况及药物的作用机理与实验室数据的关系；有些中药科研工作者缺乏创新性及严谨的态度，忽视同行业之间的沟通交流，造成重复研究泛滥；中药复方的研究技术水平较低，难以得到学术界的认可。

因此，中药制剂要想在治疗艾滋病中发挥更大作用，应该对重点、优势项目加大扶持力度；增加单味中药、复方、经方、验方的筛选范围，从历代医家经验中发现更多有用的信息；同时加强沟通交流，避免重复研究造成的资源浪费。

3 实验室研究

3.1 抗炎作用

近年来，针对中医药治疗艾滋病肺部感染的实验室研究越来越多，但截至目前，不管是单药、复方还是经验方，其作用均以改善症状为主，而抗感染效果较差。以往的中医药实验研究重点多在探索其药理性质、作用机理方面，但中药成分复杂，想要解释清楚其作用机制十分困难。以人参为例，研究者从红参、生晒参或白参中共分离出30余种人参皂苷、有机酸及酯类、维生素类、甾醇及其苷类、酶类和微量元素，但其茎叶、根、参须、参芽、参叶、参花、参果等不同部位所含成分不同，造成研究的困难。而传统中药理论的核心——药性，也仅仅从四气五味上论述了各种中药的性质，难以与现代研究相结合。所以在今后的研究中应该加强对中药成分的分析研究，尽快梳理其所含有效治病成分，积极与其他优势专业相结合，拓宽渠道，以期有所突破。

3.2 动物模型

艾滋病造模常用的动物有灵长类动物如黑猩猩、长臂猿、豚尾猴、亚洲猴、恒河猴、狒狒、食蟹猴、短尾猴、戴帽猴、台湾岩猴、苏拉威西猴、日本猴和熊猴等；非灵长类动物如绵羊、山羊、马、牛；其他动物如小鼠、兔等。尽管供实验选用的物种有很多，但没有一种是完全符合条件的理想模型，同时由于与人类高度相似的灵长类动物全部被列入《世界自然保护联盟（IUCN）》2008 年至2016 年濒危物种红色名录以及《华盛顿公约（CITES）》附录保护动物，故在一定程度上加大了实验研究的难度。艾滋病是一场世纪瘟疫，现代医学无法完全治愈，若不进行有效的治疗，将会引发重大的社会问题。因此，国家应给予政策和资金的支持，开展相关研究，科学工作者要结合现代基因研究，选用一种合适的动物建立模型，进行针对性的观察。中国科学院昆明动物研究所郑永唐研究员表示，在现有的灵长类动物中，北平顶猴（国家一级保护动物和濒危物种）是较为理想和合适的艾滋病模型动物，建立一个基于北平顶猴的艾滋病灵长类动物模型是可行的。

3.3 实验室检查

肺部感染常作的实验室检查包括血常规、尿常规、粪常规、肝功能、肾功能、胸部 X 线片、CT、痰培养、C 反应蛋白、TLR2 - mRNA、TLR4 - mRNA、T 细胞亚群、白细胞介素 - 2、白细胞介素 - 4、白细胞介素 - 6、白细胞介素 - 8、白细胞介素 - 17、肿瘤坏死因子 - α、γ - 干扰素等种类繁多，且相关项目检测时间不同，故在临床工作中常会出现漏检、错检等问题，在一定程度上影响了结果的准确性。还有一些检测项目由于条件限制，样本需要送往第三方检验机构，在运送过程中若忽略储存手段，运送时间过长，则可导致检验无效，这些问题均应该引起研究人员的重视。

4 结语

前期研究的成果及现阶段正在进行的研究表明，中医药应及早介入到艾滋病及其各种并发症的治疗过程中，而不是在病程的中后期应用。中医药治疗艾滋病合并肺部感染已经取得了一定的成果，可有效降低患者的病死率，提高患者的生存质量，延长患者的生存时间，其较为低廉的费用也容易被患者接受。故今后应加强中医药治疗艾滋病合并肺部感染的作用机制研究，制定完整、合理的辨证用药方案，充分发挥中医药防治艾滋病合并肺部感染的优势。

参考文献（略）

（出自《中医学报》2018 年第 33 卷第 6 期第 923 - 926 页）

艾滋病合并肺部感染中医证型研究探析

扶 伟，徐立然，马秀霞，宋夕元，李亮平，李 正，丁 雪，邱 荃，杨超华
（河南中医学院第一附属医院，河南省郑州市人民路 19 号，450008）

摘要 艾滋病合并肺部感染已成为艾滋病患者发生机会性感染的主要疾病，并成为艾滋病患者死亡的主要原因之一。从中医学角度对艾滋病合并肺部感染的临床研究进行探讨，分析与该疾病证型相关的病因病机、辨证分析及其影响因素。认为艾滋病合并肺部感染具有复杂病理因素，在临床辨证过程中需要综合考虑脏腑、气血、阴阳等辨证方法，并且需要与艾滋病的分期辨证相结合，其病机以肺、脾、肾多脏腑及气血亏虚为特点，痰、虚、湿仍为其重要的病理因素。在肺部感染发病早期，正盛邪实，多见痰热壅肺证，随着脏腑气血功能的虚弱，而见痰湿阻肺证，后期多脏腑受累多见肺肾两亏证。证型的分布也受到地域、性别、感染途径等因素的影响，在临床辨证过程中需要综合考虑。

关键词 艾滋病；肺部感染；中医证型

基金项目：“十二五”国家科技重大专项（2013ZX10005001001）；国家中医药管理局国家中医临床研究基地业务建设科研专项（JDZX2012020）；郑州市技术研究与开发经费支持项目（13IPLJRC671）；河南省中医药科学研究专项（2013ZY01001）

艾滋病病毒进入人体后通过不断破坏免疫系统，造成免疫系统功能相对低下，继而并发各类机会性感染，其中最常见的是艾滋病合并肺部感染，约占机会性感染的50%~69.6%，成为艾滋病患者死亡的主要原因之一。在肺部感染的治疗过程中因其病因复杂、临床症状多样、辨证分型及临床疗效评价标准不统一，有碍于中医药在防治艾滋病方面的推广应用。到目前为止，对艾滋病合并肺部感染的研究甚少、规范化程度不高，无法满足临床的需求。我们对艾滋病合并肺部感染的证型研究进行探讨，并进一步探析中医药对于肺部感染的证型认识，以寻求其与现代医学相关领域的联系，为探求病证治疗的规律提供理论基础。

1 辨证分型

近些年所开展的肺部感染证型临床研究主要根据《中医药治疗艾滋病临床技术方案（试行）》，该技术方案通过患者临床所表现出的症状进行主症、次症分析，然后进行辨证分型。该方案对于复杂的肺部感染症状及证候表现作了统一的证型概括，为客观评价中医药临床疗效提供了辨证依据并指导了临床和科研用药。如岑玉文、周桂琴等按照该方案的辨证分型，采用随机、多中心、平行对照的试验方法，分别运用清金化痰汤、补肺汤合七味都气丸、小青龙汤合二陈汤加减治疗痰热壅肺证、肺肾两亏证、痰湿阻肺证，研究结果显示，中医辨证结合西医基础疗法在改善患者临床症状、缩短治疗时间方面优于单纯西医治疗。马秀霞等应用清肺培元微丸加西医基础治疗方法治疗痰热壅肺证141例，结果表明清肺培元微丸可以改善患者症状、体征，提高生存质量，疗效明显优于对照组。

由于艾滋病合并肺部感染病理因素复杂，在临床辨证过程中需要综合考虑脏腑、气血、阴阳等辨证方法，并且需要与中医关于艾滋病的分期辨证相结合，以体现艾滋病合并肺部感染的特殊病因病机。如赵晓梅提出艾滋病无症状期从肺气阴虚证入手，艾滋病相关综合征期多属肺脾气虚证或肺肾气阴两虚证，分别选用四君子汤、补肺汤等补脾益肺、纳气定喘，取得了较好的临床效果。刘占国采用活血化瘀方加丹参注射液治疗以喘闷、紫绀、舌质暗为主要临床表现的血瘀证收到良好的效果。另外，马秀霞等根据该技术方案采用聚类分析的研究方法，并结合症状指标的频数分布及专业知识与临床实际，将艾滋病合并肺部感染分为：风热外袭、痰热壅肺证，肺脾两虚、痰湿阻肺证，肺肾两亏、阴虚内热证。该统计显出了相兼证型之间的联系，病位涉及肺、脾、肾三脏，病邪涉及风、热、痰、湿、瘀。徐立然等根据临床经验提出了六大基本证型（痰热壅肺证、痰湿阻肺证、肺肾两亏证、肺脾气虚证、肺阴不足证、痰瘀阻肺证）及治疗原则和方药。

2 病因病机分析

目前中医学将艾滋病多归属于“疫病”“伏气温病”等范畴，艾滋病合并肺部感染则可归属于“咳”“痰”“喘”范畴，因此，有医家提出在艾滋病合并肺部感染早期，“疫毒”侵入人体后导致正气不足，卫外功能减退，复感外邪，则肺失宣肃，肺气上逆出现发热、咳嗽、咯痰等风寒束肺证、风热袭肺证，又因艾滋病患者本质为虚，故可见乏力、气短等风寒袭肺、肺脾气虚等虚实相兼之证。

艾滋病“疫毒”首先损伤脾脏，脾为后天之本，气血生化之源，脾脏受损运化功能失常。一方面，水谷精微不能吸收输布，气血化生无源，渐而导致心、肝、肺、肾受损，“脾为孤脏，中央土以灌四旁”，终至五脏气血阴阳俱损，此阶段则可出现肺肾亏虚、肺脾气虚等相兼脏腑疾患；另一方面，脾运化水湿功能失常，导致水湿、痰饮内生，上行胸中，痹阻于肺，肺失宣肃而出现咳、痰、喘。“痰”“虚”相互影响，导致气血运行不畅，亦可为瘀。复感外邪，兼痰、湿、瘀、浊于内，可出现本虚标实之证。因此，肺部感染病位在肺，不外乎“痰”“虚”两大基本病理因素。治疗应当分清本虚标实，扶正与祛邪二者不可偏废。

综合近年的肺部感染临床研究结果，从侧面印证了以上病因病机的分析。张钟通过分析艾滋病合并肺部感染患者所出现频率较高的症状进行了病机探析指出，喘促、自汗为肺虚不主气，乏力、腹胀、纳差是“疫毒”侵脾，腰膝酸软、气喘则是病久及肾，肾不纳气，肾虚腰府失养；舌体胖大因脾肾阳虚，舌质淡多为气血两虚、阳虚，咯黄或稀白痰、舌质暗、舌苔黄腻或白腻等症状则提示痰、湿、热、瘀蕴于体内。并且在治疗中应用健脾益肺、纳气定喘之法，病情得到较快缓解，进一步证实了肺、脾、肾亏虚的病机特点。而仅用扶正固本药或化痰祛瘀药用量较少时，则症状改善较慢或无变化，证明湿、热、痰、瘀贯穿疾病的始终。屈冰通过分析艾滋病合并肺部感染中医症状、证型并与非艾滋病合并肺部感染人群进行对比发现，艾滋病合并肺部感染患者痰湿阻肺证、肺肾两亏证明显高于非艾滋病合并肺部感染人群，其出现的气短、胸闷、气喘、身体困重、食欲不振等症状较非艾滋病患者群显著，体现了艾滋病合并肺部感染患者肺、脾、肾多脏腑及气血亏虚的特点，痰、虚、湿仍为其重要的病理因素。

3 中医证型分布及其相关因素

对于常见的证型进行规律性的研究有助于探讨艾滋病合并肺部感染的中医机理，为临床和科研指明方向。随着近年对艾滋病研究的不断深入，初步证明了中医证型与病情程度、年龄等方面有着紧密的关系，而对艾滋病合并肺部感染证型也进行了相关研究，为其提供了更为客观的理论依据。

1）总体来说，在临床方面以痰热壅肺证、痰湿阻肺证、肺肾两亏证为主，肺脾两虚证、风热袭肺证较少。在肺部感染发病早期，正盛邪实，多见痰热壅肺证，随着脏腑气血功能的虚弱，而见痰湿阻肺证，后期多脏腑受累多见肺肾两亏证。2）在病情程度方面，痰热壅肺证多为中度和轻度，其所占比率随着病情的加重而减少，肺肾两亏证所占比率随着病情的加重而增大，痰湿阻肺证随着病情的加重而减少。3）年龄方面，肺部感染多发生于40岁以上人群，并且以痰热壅肺证为主，肺肾两亏证、痰湿阻肺证随着年龄增长而增多。4）随着治疗效果的出现，一些症状消失后证型随之发生变化，具体表现为痰热壅肺证、痰湿阻肺证减少，肺肾两亏证和无证可辨型增加。除此之外，证型的分布也受到地域、性别、感染途径等因素的影响，在临床辨证过程中需要综合考虑。

4 中医证型与免疫生化指标的相关研究

查阅近年文献，艾滋病合并肺部感染所开展的研究以临床用药疗效观察为主。初步显示了各证型分布与 CD_4^+ T淋巴细胞计数的相关性，痰湿阻肺证、肺肾两亏证所占比率随着 CD_4^+ 计数的下降而增长，痰热壅肺证在 CD_4^+ 为200~500个/μl时所占比率较大，但 CD_4^+ <200个/μl时其所占比率有所下降。另有研究发现，艾滋病肺部感染与淋巴细胞亚群、T细胞活化指标、基因表达等有着客观联系，提示其证型与相关指标的关系应当是今后的研究方向。

5 结语

艾滋病合并肺部感染病因复杂且易反复发作，西药治疗价格昂贵并面临耐药的风险，且长期应用不利于业已受损的免疫系统，故探究艾滋病合并肺部感染证型机理，发挥中医辨证论治和治未病优势，对于降低艾滋病患者肺部感染概率、提高中医药的临床疗效有着重要意义。

参考文献（略）

（出自《中医杂志》2015年9月第56卷第18期1552~1554页）

基于转化医学的艾滋病肺部感染病证结合诊疗体系的应用研究

徐立然[1]，宋夕元[1]，马秀霞[1]，丁 雪[2]，邱 荃[2]
（1. 河南中医学院第一附属医院艾滋病研究中心 郑州 450008；2. 河南中医学院第一临床医学院 郑州 450000）

摘要 转化医学是近10年来医学领域最热门的话题之一，是现代医学发展的趋势，转化医学理念的引入为中医药防治艾滋病肺部感染提供了契机。中医药的转化医学模式主要有“从典籍到基础到临床”和“临床到基础到临床”两种模式。中医药防治艾滋病肺部感染具有一定的优势，以此为基础，基于转化医学，进一步深入探讨艾滋病肺部感染病证结合诊疗体系的应用研究。

关键词 艾滋病；肺部感染；中医药；转化医学；病证结合；应用

艾滋病即由人类免疫病毒缺陷病毒（human immunodeficiency virus，HIV）侵袭免疫系统引起多系统机会性感染和恶性肿瘤发生的获得性免缺陷性综合征。HIV病毒侵袭 CD_4^+ T淋巴细胞亚群，导致免疫功能低下，条件致病性肺部感染已成为艾滋病死亡的主要原因之一。中医药在防治艾滋病肺部感染中发挥着不可替代的作用，具有独特的优势。随着以倡导整合医学、多学科交叉协作，引领多方向的医学研究聚焦AIDS的防治，向“以患者为本”方向发展的转化医学理念的出现，为中医药的发展提供了新的机遇。本文拟从转化医学的角度探讨艾滋病肺部感染病证结合诊疗体系的研究成果在临床应用中的实践。

1 转化医学的理念

针对目前基础与临床研究的脱节，转化医学（translational medicine）应运而生，旨在打破基础医学与药物研发、临床医学之间的屏障，建立从“实验室到临床和临床到实验室（bench to bedside to bench，简称B to B to B）”的联系。B to B to B是双向的，就是把基础研究获得的成果快速转化为可在临床应用的技术、方案、药物，同时在循证基础上，以临床实践为依托，吸取临床经验，收集临床证据反馈于基础研究，迅速达到临床与科研的双赢。目前转化医学的理念已得到国际上的高度重视，“实验室到临床”是转化医学的基础，而应用推广后转化医学才具有真正的临床价值。

基金项目：“十一五”国家科技重大专项（2008ZX10005-002）；国家中医药管理局国家中医临床研究基地建设科研专项JDZX2012020）

2 艾滋病肺部感染的转化医学研究模式

2.1 加强典籍到基础研究，诠释中医药的内涵与外延

中医称艾滋病为“疫毒”“虚劳”“湿温”“阴阳易”等疾病，将肺部感染归属于“咳、痰、喘”等范畴。艾滋病肺部感染从初始感染到病程的进展，发病时间长，病情急而且复杂多变。《素问遗篇·刺法论》记载：“五疫之至，皆相染易，无问大小，病状相似……其病者，挨户挨村，若徭役然，故名四疫，且又互相传染也。”即论病因及传变。《医学三字经·咳嗽》篇提到：“肺为脏腑之华盖，呼之则虚，吸之则满，只受本脏之正气，受不得外来之客气，客气干之则呛而咳矣；只受得脏腑之清气，受不得脏腑之病气，病气干之，亦呛而咳矣。”《温病条辨》首创三焦辨证，明确指出：“温病由口鼻而入，鼻气通于肺，口气通于胃；肺病逆传，则为心包。”即论症状。吴鞠通详细阐述了肺热病的病位在太阴肺以及肺热病的传变规律。以典籍为指导，加强基础体系研究，逐渐形成了“气虚为本”“脾为枢机、涉及肺肾”等学术思想。

（1）艾滋病肺部感染病因病机研究

近年来，中医药在艾滋病肺部感染的防治方向，取得了长足的进展。李发枝教授从病位的角度分析，认为艾滋病 HIV 病毒首先损伤脾脏，脾气亏虚，健运失常，内湿化生，气血生化乏源，进而导致五脏气血阴阳俱损，尤其是脾、肺、肾三脏亏虚是贯穿艾滋病全过程的基本病机。在病因病机研究方面，痰热蕴肺证与清肺化痰、扶正培元的研究逐步走向成熟，扶正祛邪、益肺健脾补肾、清热化痰法治疗艾滋病肺部感染的理论与基础研究不断深入，艾滋病肺部感染气虚、痰热蕴肺、肺脾肾亏虚的病机逐步受到重视，基于组学（omics）、功能组学和蛋白组学的艾滋病肺部感染研究成为学术研究的一个热点。在国家中医临床研究基地业务建设科研专项的资助下，项目组通过文献分析、病例回顾、流行病学调查等方法对艾滋病肺部感染中医病因病机进行了系统研究，进一步验证、完善了项目组提出的“气虚为本、痰湿（热）蕴肺”病因病机假说。项目组认为“虚、痰”是艾滋病肺部感染发病的主要病邪特征，其实质表现为本虚标实，虚实错杂，其中气机亏虚是艾滋病肺部感染的直接病因。病机分为虚实两种病机，实证病机为外邪壅肺、痰浊阻肺和痰热蕴肺，虚证病机为肺脾肾亏虚。扶正培元、益肺健脾补肾、清湿（热）化痰是艾滋病肺部感染的基本治则。

（2）艾滋病肺部感染证候研究

证候规律研究是中医基础理论和临床研究的核心所在，同时也是证候动物模型研制的关键。在中医学的整体观念和辨证施治原则指导下，许前磊等通过对 1632 例艾滋病患者基本中医证候因子分析中发现，筛选的 45 个症状和体征的变量中，气虚共 1037 例（79.6%），咳嗽咯痰共 532 例（40.8%），确定的 15 个公因子载荷系数 >0.2 的症状、体征中，咯痰黏稠为 0.884，痰色黄为 0.783，咳嗽咯痰为 0.717。最终确立了 10 个艾滋病临床常见证型，其中包括了艾滋病肺部感染的肺脾气虚证、痰热蕴肺证、风寒袭肺证等。屈冰等对 164 例 AIDS 合并肺部感染的患者中医辨证和症状的观察，发现初期的主要证型为“痰热蕴肺证”和“痰湿阻肺证”，与非 AIDS 的肺炎不同点在于，AIDS 合并肺部感染很少有表证，而大多都有一些虚证的存在，在治疗结束时则虚证更为多见。在国家“十一五”科技重大专项的资助下，项目组采用流行病学的方法开展了针对艾滋病肺部感染患者的中医证候横断面流行病学、中医四诊信息、实验室指标等调查，并通过对艾滋病专家处方分析、临床数据挖掘，分别从病因、病机、病性、病位、疾病转归等各个方面进行研究，其结果显示艾滋病肺部感染患者病位涉及肺、脾、肾，症状以气短、胸闷、喘息、咳嗽咯痰为主，舌苔以舌质红或淡白，苔白或黄腻。中医证候分析凸现艾滋病肺部感染以虚证、虚实夹杂为特点，出现频率较多的为痰热蕴肺证、痰湿阻肺证、肺肾亏虚证，其中痰热壅肺证在 $200 \leqslant CD_4^+ \leqslant 500$ 及 $CD_4^+ < 200$ 均占有较高比率，痰湿阻肺证与肺肾两亏证比率随 CD_4^+ 的降低呈增加趋势。

（3）以病证结合为基础的实验动物学研究

病证结合动物模型即是依据中西医结合病因学说塑造动物模型，其特点是同时复制疾病与证候于同一动物身上，建立在整体水平上能够真实模拟人类疾病的动物模型，并运用于在临床研究难以复制的病与证结合的情况。由于艾滋病病情复杂、特殊，对艾滋病动物模型的建立的研究慎之又慎。目前国外常用的艾滋病动物模型主要有以下几类即：Thy/liv 模型，hu－PBL－SCID 模型，脑炎重度联合免疫缺陷鼠模型，LP－BM5 模型等。国内对艾滋病肺部感染动物模型的制备多以复合模型为主，先通过注射环磷酰胺、糖皮质激素、鼠白血病病毒、环孢素 A、电离辐射等方法建立免疫低下模型，在免疫低下模型的基础上通过滴鼻法给予小鼠肺炎链球菌、肺炎克雷伯杆菌、铜绿假单胞菌、肺炎衣、支原体、卡氏肺孢子虫、巨细胞病毒建立细菌性、真菌性、病毒性肺部感染模型等。项目组以病证结合为指导，经过反复的实践探讨，与国内常用的动物模型进行了系统评价研究，建立了较为成熟的免疫低下小鼠肺部肺炎链球菌感染模型，为艾滋病肺部感染病理机制、药物研发及机理的研究奠定了基础。

2.2 艾滋病肺部感染基础研究模式向临床研究转化

（1）艾滋病肺部感染的治疗及中医药新制剂的研发

2011 版《艾滋病诊疗指南》中制定了艾滋病合并细菌性肺炎、PCP、肺结核、巨细胞病毒肺炎、非结核分枝杆菌感染等艾滋病肺部感染的相关治疗方案。杨林萍等运用两性霉素 B 治疗艾滋病肺部感染合并深部真菌感染，有效地减轻了患者的不良反应，取得了较好的疗效。中医药在防治艾滋病肺部感染中有独特的优势，周桂琴等运用清金化

痰汤、补肺汤合七味都气丸、小青龙汤合二陈汤加减取得了较好的疗效。靳华观察西药加真武汤合葶苈大枣泻肺汤治疗 AIDS 患者 PCP 疗效，结果显示其总有效率 92.2%，可明显减轻和改善患者的症状与体征。项目组在前期艾滋病肺部感染中医证候大样本临床流行病学调查的基础上，结合河南省中医药救治专家组的临床经验，进行了新药、新制剂的临床研究。研发了针对气虚兼痰热蕴肺证患者治疗的参芩龙清肺培元颗粒，并进行了规范化研究。在动物学研究方面，分别进行了信号传导通路 - 转录因子 - 免疫细胞和炎性细胞因子研究。在临床试验研究方面，分别进行了 Th1/Th2、Th17/Treg 等免疫平衡细胞因子、T 淋巴细胞亚群、PCT/CRP 等炎性因子、TLR - 4mRNA 等基因转录和表达研究。结果显示本制剂在改善患者临床症状、提高患者生活质量均有明显疗效，并获得了国家发明专利 1 项。

（2）艾滋病肺部感染中医诊疗方案和路径的制定

目前国内外尚未制定较为完善的艾滋病肺部感染中医诊疗规范，在“十一五”国家科技重大专项、国家中医临床研究基地业务建设科研专项研究的基础上，在河南省《艾滋病常见病症辨证施治要点》《艾滋病常见病证技术指导原则》等技术方案的指导下，结合前期关于艾滋病肺部感染中医证候大样本流行病学调查、文献研究、专家论证、专家处方分析，制定了《艾滋病肺部感染中医诊疗方案及路径》。通过对艾滋病肺部感染常见 6 种证型风寒袭肺证、风热犯肺证、痰热壅肺证、痰湿蕴肺证、肺阴亏耗证、肺肾两亏证的临床治疗方案进行了优化，形成了专用经方和中成药，配合针灸、药物贴敷及耳穴、拔罐、食疗等替代疗法的综合诊疗方案，确立了切实可行的临床诊疗路径。目前该诊疗方案已在河南省 21 个市（县），进行推广应用，取得了显著的社会经济效益。

（3）引入循证理念，提升中医药证据等级，建立疗效评价体系

中医生命力的体现在于其临床疗效，中医药的现代化发展和在与西医的医疗竞争中所面临的一个重要挑战是，如何拿出中医药疗效的客观证据。循证医学是转化医学的一个重要节点，属于转化医学的第二个阶段，转化的手段是通过实施临床实践诊疗方案和路径，将临床干预研究最终应用到临床诊疗决策中。因此，循证医学方法应用于中医药的疗效评价是中医转化研究的关键。目前尚无针对包括艾滋病肺部感染在内的，较为完善的艾滋病机会性感染的中医疗效评价体系。项目组以转化医学、病证结合模式的指导下，通过对进 30 年文献的系统评价研究、大样本临床资料回顾研究、专家咨询问卷，以及 AIDS 机会性感染患者指标筛选与指标体系的建立及考核研究，创新性地建立了艾滋病病证结合疗效评价体系，即《艾滋病常见机会性感染临床观察与评价研究方案》包括：①综合指标：症状与体征、病原学结果所综合形成的指标；②医护人员注重的指标：终点指标（病死率）及替代指标（稳定时间）、症状和体征；③患者自身关注的指标：症状，日常生活、健康状况和疗效的满意；④实验室指标；⑤安全性指标；⑥卫生经济学指标；⑦中医证候指标：证候消失、减轻、无变化及加重率。目前该疗效评价方案已在多个艾滋病高发区进行了推广应用，效果反应良好。

3 小结

转化医学是一种新理念，其提出主要在于观念的改变，核心在于转化。艾滋病肺部感染是中医药防治的优势病种之一，目前转化医学在中医药防治艾滋病肺部感染研究中的应用还处于初级阶段，通过借鉴现代医学的理念、方法与技术，深入开展中医药防治艾滋病肺部感染转化医学的研究，诠释中医药科学内涵和外延，逐步提升中医药证据等级，为艾滋病中医药防控体系的建立奠定坚实的基础。

参考文献（略）

（出自中华中医药学会 2015 年防治艾滋病学术年会论文集第 165 - 170 页）

中医体质学说在艾滋病肺部感染无症状期一级防治的理论探讨

韩迎东[1] 徐立然[1,2] 马秀霞[1] 李亮平[1] 杨超华[1] 邱荃[1] 王豪杰[1] 赵正阳[1] 李春燕[1]
(1. 河南中医药大学第一附属医院，河南 郑州 450000；2. 河南省病毒性疾病中医药防治重点实验室，河南 郑州 450000)

摘要 中医体质学说发展迅速，有关中医体质的研究及探讨日渐增多，国家教育部已将中医体质医学确立为北京中医药大学"十五"及"211"重点发展学科。从中医体质学对艾滋病肺部感染的无症状期进行体质分型，并引入疾病的一级防治中，对预防和控制病程发展，提升患者生存质量具有极大的意义。从中医体质入手开阔艾滋病肺部感染的证候研究思路。

艾滋病（acquired immunodeficiency syndrome，AIDS）是一种由人类免疫缺陷病毒（human immunodeficiency virus，简称 HIV）感染引起的慢性致死性疾病，是全球重大疾病之一。肺部感染占艾滋病机会性感染的 50.0% ~69.6%，成为艾滋病患者死亡的主要原因之一，中医药疗效与中医辨证的准确性息息相关，从中医体质入手开阔艾滋病肺部感染证候研究思路，可体现中医学"治病求本"的学术思想。

1 中医体质学说的学术渊源

中医体质学说是以祖国传统中医理论为主导，研究机体的生理病理特征，并总结病变性质及发展趋向，从而指导疾病预防和治疗的一门传统学说。"体质"反映了人体在生命运动进展中的形态特征和心理特征，以及对所生长环境的适应性和在生病时对某种疾病的抵抗性和趋向性，包括人体的解剖结构、生理活动、心理变化等。

中医学关于人体体质的论述，最早可追溯到《灵枢》中的"阴阳二十五人"及"老、壮、少、小、脂、膏、肉、瘦"等对人体体质划分的理论。《黄帝内经》中的《灵枢·寿夭刚柔》曰："人之生也，有刚有柔，有弱有强，有短有长，有阴有阳。"金元四大家之一的朱丹溪在《格致余论》中写到"治病先观形色然后察脉问证论"，其中的"形色"就是指体质。叶天士在《临证指南医案》中写到"凡论病先论体质、形、色、脉象，以病外加于身也"。至 20 世纪 70 年代，匡氏和王氏等较明确提出了中医体质学说和体质病理学理论。

中医学强调"不治已病，治未病"，越来越多的学者对中国古文献探索与挖掘，开拓出"辨体—辨病—辨证"的新道路。这一新模式开辟了体质对相关疾病诊疗、预防的新窗口。对中医体质学说理论渊源以及相关学者新发现的阐述，发现不同的体质对艾滋病合并肺部感染患者的发病类型有直接作用，根据艾滋病肺部感染患者临床潜伏期较长的特点，可根据患者的体质类型对其可能发病的趋势进行一级防治，达到中医"已病防变"的目的，提高艾滋病合并肺部感染患者的生存质量，彰显中医体质学防治艾滋病合并肺部感染的优势。

2 艾滋病合并肺部感染的中医体质分型

中医药治疗艾滋病肺部感染患者在增强免疫、改善症状、提高患者生活质量、减少机会性感染率、降低死亡率等方面都发挥了独特的优势，研究艾滋病肺部感染的中医体质分型具有不可小觑的临床意义。体质是艾滋病肺部感染无症状期早期干预治疗的切入点，人体从艾滋病病毒感染到艾滋病发病，需要经历很长一段时间，大致经过 3 个时期：急性感染期、无症状期、最后发展成艾滋病期。无症状期持续时间较长，一般为 6 ~8 年，其时间的长短与感染病毒的数量、型别、感染途径、机体免疫状况的个体差异、营养条件及生活习惯等因素有关，而无症状期的患者数量多，占感染者总数的 80% 以上。

现代中医领域无论理论还是临床大都秉承明清以来的带有显著病理特点的分类。其典型代表是匡调元从研究体质病理学角度的体质六分法以及王琦的七分法。匡氏病理体质分型学说根据中医临床诊疗的实践经验将人类体质分成六型：正常质、燥红质、迟冷质、倦恍质、腻滞质、晦涩质，除正常质外，病理体质分型有五。王琦根据中医理论及临床体质调查，将体质划分为正常质、阴虚质、阳虚质、痰湿质、湿热质、气虚质、瘀血质 7 种类型。经学者研究，艾滋病肺部感染的中医体质分型主要为湿热质、痰湿质、血瘀质、气虚质、阴虚质以及痰瘀互结质。

痰湿体质：湿性黏滞，湿性重浊，湿以内生，湿性趋

基金项目：国家"十二五"科技重大专项（2013ZX10005001001），河南省科技攻关项目（142102310511），河南省科技创新团队（C20140057），河南省中医管理局中医药科学研究专项（2014ZY01007），河南省科技创新人才计划（154200510016）

下，多伴痰饮。湿为阴邪，易阻遏气机，损伤阳气，且缠绵难愈，病程滞长。喘咳胸闷，痰多易咯，痰黏或咯吐不爽，胸中窒闷，口腻，脘痞腹胀，舌质淡，舌苔白腻，脉弦滑。

湿热体质：在湿邪致病的基础上易发口苦口干，喘咳胸闷，痰多易咯，痰黏或咯吐不爽，痰多黄稠，胸中窒闷，口腻，脘痞腹胀，气粗，烦躁不安，大便秘结，小便短赤，舌红苔黄腻，脉滑数。

血瘀体质：易出现血行不畅，瘀血内积，不通则痛，疼痛特点以刺痛多见；血行障碍，气血不能濡养肌肤，则易出现皮肤干涩、肌肤甲错的症状；脉络瘀阻，则多见络脉显露、舌现斑点、脉涩等症状。

气虚体质：元气不足，脏腑机能衰退，易出现患者气短乏力，少气懒言，精神疲惫；气虚而不能推动血液上荣，则易出现头晕目眩，动则诸症加重症状，卫气虚弱，不能固护肌肤，则易出现自汗现象，脉象以虚为常见，舌质多淡嫩。肺肾两亏：喘促日久，动则为甚，自汗，五心烦热，腰膝酸软，盗汗遗精，舌红苔少，脉细弱。肺脾两虚：喘息短促无力，语声低微，自汗心悸，面色㿠白，神疲乏力，食少便溏，舌淡苔少，脉弱。

阴虚体质：多易出现阴液亏少，机体濡润滋养不足，同时阴不制阳等一派虚热、干燥不润、虚火内扰的证候，咳久痰少，咯吐不爽，痰黏或夹血丝，咽干口燥，手足心热或病久咳声低微，咳而伴喘，气短胸闷，神倦乏力，舌红，少苔或无苔，脉细数。

痰瘀互结体质：痰多蕴积，则壅塞于胸肺。日久生瘀，“肺为贮痰之器”，痰瘀交杂互结，则见咳嗽痰多，色白或黄，质稠，喉间痰鸣，喘息不能平卧，胸部膨满。

艾滋病合并肺部感染无症状期 HIV 虽已侵入人体，但机体正气尚未明显亏虚，尚能抗邪，病邪处于潜伏状态。若及时采取防治措施，扶正祛邪则能延缓病程进展。

3　中医体质学说对艾滋病一级防治的指导

3.1　中医体质

痰湿体质：宜燥湿化痰。可选用半夏、桔梗、贝母、瓜蒌、竹茹等。而具体调补又重在肺脾肾三脏，因痰湿之生，与肺脾肾功能失调关系最密切。其中调肺可选补肺汤合二陈汤；健脾可选六君子汤，或香砂六君子汤；补肾可选金匮肾气丸；若湿偏重者，宜加重化湿之品；如兼浮肿者，可配用五苓散；平素须常服六君子汤，或肾气丸，以绝痰湿化生之源。

湿热体质：宜清利湿热。可选用黄芩、龙胆草、秦皮、苦参、白鲜皮、黄柏等。治疗主要从增强体质，提高免疫功能（增强脾胃功能、滋阴补肾）和治疗、预防机会性感染（清热除湿、化浊解毒）入手。

血瘀体质：宜活血祛瘀，选用川芎、丹参、桃仁、红花、元胡、郁金、鸡血藤等。并配以补气行气，随瘀血之部位而遣方用药。如头部瘀血，选通窍活血汤；胸部瘀血，选血府逐瘀汤；躯干四肢瘀血，选身痛逐瘀汤；胁下痞块，选鳖甲煎丸；全身瘀血，成干血痨者，选大黄蛰虫丸以缓中补虚。凡瘀血大部去后，即投补气养血扶正之剂，以利善后，防止瘀血复生。

气虚体质：治宜补气。因肺主气，脾生气，肾纳气，故又当重点补益肺脾肾。可选用黄芪、人参、白术、山药、大枣、甘草等。如肺气虚，宜选补肺汤；若自汗易感冒者，以玉屏风散小量久服，可获良效。脾气虚，宜选四君子汤，或参苓白术散；如中气下陷者，则选补中益气汤升阳举陷。肾气虚，又宜服肾气丸。

阴虚体质：当养阴补虚，佐以清热，可选用生地黄、沙参、麦冬、玉竹、旱莲草、石斛、龟板等，不宜过于滋腻，以免滞膈碍胃。可随其阴虚部位和程度而调补之，如肺阴虚，宜服百合固金汤，月华丸；心阴虚，宜服天王补心丹；肝阴虚，宜服一贯煎；胃阴虚，宜服益胃汤；骨蒸潮热明显者，可选清骨散，或秦艽鳖甲散，养阴、清热、退蒸。

痰瘀互结体质：在这类患者的治疗过程中确定活血化痰的治则后，要重点改善痰湿体质和血瘀体质。这一类患者在药物种类和用药剂量上要拿捏准确，可以根据患者倾向于哪种体质来酌情加大药物的用量。这种辨体与辨证相结合的思想也正是中医学提倡“因人制宜，以人为本”的思想体现。

3.2　养生保健

起居有常：保证充足的睡眠、保持居室的静雅，此外还要做好防寒保暖工作，降温对艾滋病合并肺部感染有显著的影响；寒冷天气及空气雾霾问题对其影响最大。

情志调畅：中医体质学研究发现急躁、易怒、易激动性格容易加速艾滋病肺部感染无症状期向前进展，因而保持精神乐观、心境清静、性格平和，对减慢患者病情向前进展具有不可忽视的作用。

运动适量：坚持适度的锻炼，因个人体质而异，并科学锻炼，坚持有恒、有序、有度的原则，即长期规律地、循序渐进地按个人具体情况适度地运动，可增强机体免疫力，提升人体正气。

针灸治疗：针灸是中医传统的疗法，是以经络进行辨证论治的，有效而无毒副作用，目前越来越受到国内外医学界的重视，充分显示了针灸在艾滋病合并肺部感染无症状期的一级防治方面具有良好前景，是非药物疗法的有效途径。如平时针灸或按摩百会、印堂、风池、合谷、内关、涌泉、大椎、足三里、丰隆、三阴交、太溪等穴均可以起到健脾益气，活血通络，清肺培元，滋阴益肺的良好作用。

4　结语

艾滋病合并肺部感染无症状期占艾滋病病程进展中的时间最长，因而从中医体质学说探讨艾滋病合并肺部感染无症状期的一级防治意义深远，继续探索更为完善的中医体质学说具有实践意义。体质作为艾滋病肺部感染的重要影响因素，贯穿整个发病过程。运用中医体质学说理论对艾滋病合并肺部感染进行体质分型，并引入疾病无症状期的一级防治中，对预防和控制病程发展，提升患者生存质量具有极大的意义。

参考文献（略）

（出自《中医临床研究》2017 年第 9 卷第 17 期第 130 – 132 页）

清肺培元微丸辅助治疗 141 例艾滋病肺部感染患者的临床观察

马秀霞[1]　徐立然[1]　郑志攀[1]　孟鹏飞[1]　王东旭[2]　宋夕元[1]

（1. 河南中医学院第一附属医院艾滋病临床研究中心 郑州 450000；2. 河南省开封市中医院呼吸科 河南 475000）

摘要　目的　观察清肺培元微丸对艾滋病肺部感染痰热壅肺证患者的影响。方法　将 141 例艾滋病肺部感染痰热壅肺证患者随机分为治疗组（94 例）和对照组（47 例），治疗组在西医治疗基础上加用清肺培元微丸，疗程 28 天。观察两组患者症状、体征改善情况，并检测体温、胸部 X 线及白细胞。结果　在治疗第 7、21、28 天时治疗组中医证候评分低于对照组，两组比较差异有统计学意义（$P<0.05$）；治疗第 7、21、28 天时治疗组疗效优于对照组，差异有统计学意义（$P<0.05$）；第 7 天时治疗组体温低于对照组；治疗前、治疗第 7 天时两组白细胞正常例数比较，差异无统计学意义（$P>0.05$），但治疗第 14、21、28 天时两组比较，差异有统计学意义（$P<0.05$）；治疗前、治疗第 7、28 天时治疗组胸部 X 线正常例数与对照组比较，差异无统计学意义（$P>0.05$）；治疗第 14、21 天时两组比较，差异有统计学意义（$P<0.05$）。结论　清肺培元微丸对艾滋病肺部感染痰热壅肺证患者有一定的辅助治疗效果。

关键词　艾滋病；肺部感染；痰热壅肺证；清肺培元微丸

艾滋病即感染人类免疫缺陷病毒（human immunodeficiency virus，HIV）而出现一系列机会性感染或者肿瘤的一种获得性免疫缺陷综合征（acquired immunodeficiency syndrome，AIDS）。AIDS 患者由于免疫功能低下易发多种机会性感染和肿瘤，其中肺部病变占 80%，而其中 90% 是感染性疾病。针对感染目前主要是抗生素治疗，而抗生素有其缓解症状快速的优势，但是长期疗效差，容易产生耐药性，导致二重感染，降低患者的免疫功能。清肺培元微丸（原名芩胆咳喘康片）具有清热化痰，止咳的功效。2009 年 4 月 21 日—2011 年 3 月 25 日，笔者采用其辅助治疗艾滋病肺部感染痰热壅肺证患者，取得较好的临床效果，现将结果报道如下。

资料与方法

1　诊断标准

1.1　艾滋病西医诊断标准

参考《艾滋病诊疗指南》，肺部感染诊断参考《实用内科学》，即：（1）艾滋病新近出现的咳嗽、咳痰，或原有呼吸道疾病症状加重，并出现脓性痰；伴或不伴胸痛；（2）发热；（3）肺实变体征和（或）湿啰音；（4）$WBC>10\times10^9/L$ 或 $<4\times10^9/L$，伴或不伴核左移；（5）胸部 X 线检查显示片状、斑片状浸润性阴影或间质性改变，伴或不伴胸腔积液。以上 1 ~ 4 项中任何 1 项加第 5 项并 HIV 抗体阳性即可确诊。

1.2　中医辨证分型标准

参照《中药新药临床研究指导原则》和《11 省中医药治疗艾滋病项目临床技术培训资料》属痰热壅肺证。主症：身热，气喘，痰多黄稠或白黏稠。次症：口干口苦，烦躁不安，大便秘结，小便短赤，疲乏，舌红苔黄腻，脉滑数。咳嗽加 2 项主症及 2 项次症即可诊断。

2　纳入标准

（1）符合西医艾滋病肺部感染诊断者；（2）符合中医辨证属痰热壅肺证；（3）年龄 18 ~ 65 岁，性别不限；（4）受试者自愿并签署知情同意书；（5）治疗期间不服用其他中药。

3　剔除标准

（1）24h 内胸片检查考虑肺结核、卡氏肺囊虫肺炎者；（2）肺部肿瘤、非感染性肺间质性疾病、肺水肿、肺不张、肺栓塞、肺嗜酸性粒细胞浸润症、肺血管炎等；（3）患有严重心、肝、肾等重要脏器疾病者；（4）患有精神疾病，

基金项目："十一五"国家科技重大专项资助项目（N02008ZX10005 – 003G）

包括严重的癔症等；（5）妊娠或哺乳期妇女，或准备妊娠妇女；（6）近1个月内接受过影响本试验观察的药物治疗；最近3个月参加过其他临床试验。

4　一般资料

141例患者均为2009年4月21日~2011年3月25日在河南省驻马店市上蔡县中医院和河南省商丘市传染病医院住院的患者，采用随机数字表法按照2∶1的比例分为治疗组（94例）及对照组（47例）。两组患者性别、平均年龄、体温、呼吸、血压、心率比较（表1），差异无统计学意义（$P>0.05$）。

表1　两组一般资料比较（$\bar{x}\pm s$）

项目	治疗组（94例）	对照组（47例）
性别（男/女）	52/42	22/25
平均年龄（岁）	49.18±8.72	49.13±7.55
体温（℃）	37.11±0.70	37.20±0.70
呼吸（次/min）	18.72±1.82	20.57±9.21
收缩压（mm Hg）	124.11±15.88	126.53±16.82
舒张压（mm Hg）	79.87±11.78	82.48±14.19
心率（次/min）	76.78±8.97	78.13±10.66

5　治疗方法

对照组给予艾滋病肺部感染常规基础治疗（根据患者的感染类型使用不同抗生素治疗，常用盐酸左氧氟沙星注射液0.2g，2次/天，静脉滴注；或头孢他啶注射液2g，加入0.9%氯化钠注射液250mL，2次/天，静脉滴注，连用7天）。治疗组在对照组治疗基础上加用清肺培元微丸（由人参、黄芩、栝蒌皮、地龙、甘草等组成，每瓶150g，含生药168g，河南省中医药研究院制剂室提供）口服，每次10g，每天3次，连服28天。

6　观察指标及检测方法

6.1　中医证候评分

参照《中药新药临床研究指导原则》及《11省中医药治疗艾滋病项目临床技术培训资料》设计中医证候调查问卷。对咳嗽、咳痰、胸痛、喘息、胸闷、干啰音、湿啰音等主要症状、体征设置0、2、4、6不同的分值，对于次要症状和体征如口渴、口苦、气短、疲乏、纳差等分别设置0、1、2、3不同的分值。

6.2　疗效评定

参照《中药新药临床研究指导原则》不同治疗时间段对每位患者进行咳嗽、咯痰、胸痛、喘息等症状、体征分级量化评分。根据评分结果计算改善率（%）＝（治疗前积分－治疗后积分）/治疗前积分×100%。临床痊愈：临床症状、体征消失或基本消失，改善率>95%。显效：中医临床症状、体征明显改善，改善率为70%$^{+}$~95%。有效：中医临床症状、体征有好转，改善率为30%~70%。无效：中医临床症状、体征无明显改善，甚或加重，改善率<30%。

6.3　白细胞、胸部X线、体温

在治疗前及第7、14、21、28天检测和记录。抽取静脉血2mL，置于二胺四乙酸（EDTA）－K_2抗凝管内，使用SYSMEX－XE－2100五分类血细胞分析仪检测；胸部X线采用西门子MULTIX SWINGGE型CR摄影系统，摄影条件为100~110KV，摄片间距180cm，取胸部后前位投射；体温采用水银体温计定时记录腋下体温。

7　统计学方法

采用SAS 9.0统计分析软件，计量资料采用$\bar{x}\pm s$表示，计数资料用频数表示，两组间比较用独立样本t检验或*Wilcoxon*秩和检验。$P<0.05$为差异有统计学意义。

结果

1　完成试验情况

纳入141例患者中125例完成试验。剔除10例，其中治疗组9例，对照组1例。共脱落6例，治疗组5例，其中2例因在治疗期间服用其他治疗肺部感染的药物自愿退出，1例失访，2例患者自愿退出；对照组1例，因患者不愿坚持治疗退出。

2　两组治疗前后中医证候评分比较（表2）

在第7、21、28天时治疗组中医证候评分低于对照组，两组比较，差异有统计学意义（$P<0.05$，$P<0.01$）；第1、14天时两组比较，差异无统计学意义（$P>0.05$）。

3　两组治疗前后体温比较（表3）

治疗第7天时治疗组体温低于对照组，两组比较差异有统计学意义（$P<0.05$）；在第1、14、28天两组间体温比较，差异无统计学意义（$P>0.05$）。

4　两组疗效比较（表4）

治疗第7、21、28天两组疗效比较，差异均有统计学意义（$P<0.05$，$P<0.01$），治疗组明显优于对照组。

5　两组治疗前后白细胞正常例数比较（表5）

治疗前、治疗第7天时两组白细胞正常患者比较，差异均无统计学意义（$P>0.05$）；在治疗第14、21、28天时比较，差异有统计学意义（$P<0.05$，$P<0.01$）。

6　两组治疗前后X线检查结果比较（表6）

治疗前、治疗第7、28天治疗组胸部X线正常患者与对照组比较，差异无统计学意义（$P>0.05$）；治疗第14、21天时两组比较，差异有统计学意义（$P<0.05$）。

表 2　两组治疗前后中医证候评分比较（分，$\bar{x}\pm s$）

组别	例数	证候评分				
		第 1 天	第 7 天	第 14 天	第 21 天	第 28 天
治疗	80	31.10±9.15	24.40±8.62*	19.95±7.62	14.58±7.96**	11.57±6.49**
对照	45	31.80±9.71	28.53±8.01	22.24±10.17	21.22±10.75	17.73±8.73

注：与对照组同期比较，* $P<0.05$，** $P<0.01$。

表 3　两组治疗前后体温比较　（$\bar{x}\pm s$）

组别	例数	体温（℃）				
		第 1 天	第 7 天	第 14 天	第 21 天	第 28 天
治疗	80	37.11±0.70	36.68±0.38*	36.59±0.53	36.59±0.53	36.56±0.40
对照	45	37.20±0.70	36.83±0.39	36.68±0.46	36.68±0.46	36.65±0.43

注：与对照组同期比较，* $P<0.05$

表 4　两组疗效比较　［例（%）］

组别	例数	时间	临床痊愈	显效	有效	无效
治疗	80	第 7 天	0（0.00）	6（7.50）*	17（21.25）*	57（71.25）*
		第 14 天	1（1.25）	6（7.50）	39（48.75）	34（42.50）
		第 21 天	0（0.00）	21（26.25）*	42（52.50）*	17（21.25）*
		第 28 天	1（1.25）	28（35.00）**	41（51.25）**	10（12.50）**
对照	45	第 7 天	0（0.00）	0（0.00）	5（11.11）	40（88.88）
		第 14 天	0（0.00）	8（17.78）	8（17.78）	29（64.44）
		第 21 天	0（0.00）	7（15.55）	18（40.00）	20（44.44）
		第 28 天	2（4.44）	7（15.55）	19（42.22）	17（37.78）

注：与对照组同期比较，* $P<0.05$，** $P<0.01$。

表 5　两组治疗前后白细胞正常例数比较　［例（%）］

组别	例数	时间	正常	异常
治疗	80	治疗前	45（56.25）	35（43.75）
		治疗第 7 天	44（55.00）	36（45.00）
		第 14 天	59（73.75）*	21（26.25）
		第 21 天	59（73.75）**	21（26.25）
		第 28 天	62（77.50）**	18（22.50）
对照	45	治疗前	29（64.44）	16（35.56）
		治疗第 7 天	29（64.44）	16（35.56）
		第 14 天	24（53.33）	21（46.67）
		第 21 天	22（48.89）	23（51.11）
		第 28 天	22（48.89）	23（51.11）

注：与对照组同期比较，* $P<0.05$，** $P<0.01$。

表6 两组治疗前后 X 线检查结果比较 [例(%)]

组别	例数	时间	正常	异常	缺失
治疗	80	治疗前	—	78 (97.50)	2 (2.50)
		治疗第7天	0 (0.00)	78 (97.50)	2 (2.50)
		第14天	32 (40.00)*	47 (58.75)	1 (1.25)
		第21天	41 (51.25)*	38 (47.50)	1 (1.25)
		第28天	45 (56.25)**	31 (38.75)	4 (5.00)
对照	45	治疗前	—	45 (100.00)	0 (0.00)
		治疗第7天	2 (4.44)	42 (93.33)	1 (2.22)
		第14天	9 (20.00)	33 (73.33)	3 (6.67)
		第21天	13 (28.89)	29 (64.44)	3 (6.67)
		第28天	21 (46.67)	21 (46.67)	3 (6.67)

注：与对照组同期比较，* $P<0.05$。

讨论

艾滋病患者由于T淋巴细胞受损，抗病能力降低，容易继发各种机会性感染，其中肺部感染是其中之一，也是其死亡的主要疾病之一。相关研究表明，当 CD_4^+ T淋巴细胞数小于200个/μL时，1年内出现机会性感染的频率约33%，2年后发生机会性感染的频率约58%，在所有的机会性感染中，其肺部感染占50.0%～69.6%。因艾滋病合并的肺部感染具有多样性、混合性和难治性等特点。因此对艾滋病肺部感染的治疗对于减少艾滋病相关病死率至关重要。

肺部感染属中医学中“咳嗽”“喘证”“风温肺热”等范畴，有研究表明艾滋病肺部感染主要病机为艾滋病“疫毒”导致脾失运化，气血乏源，渐而引起肺脏虚损；一方面脾失健运，则湿邪内生，湿不运化，痰湿内生，郁闭于肺。故脾虚湿生、肺虚痰停，是贯穿艾滋病肺部感染全过程的基本病机。“痰”“虚”是艾滋病肺部感染的基本病理因素。而痰热壅肺证在艾滋病肺部感染中所占比率较高。因此本研究采用清肺培元微丸对艾滋病肺部感染痰热壅肺证进行研究。

清肺培元微丸是徐立然教授多年临床经验方，是根据“辨证求因、审因论治”的中医学理论，深入分析病因病机特点研制的治疗艾滋病肺部感染痰热壅肺证的方药。方中人参为君，性温，味甘，微苦，归肺、脾经，具有大补元气，补脾益肺，生津功效，研究表明人参具有免疫调节作用并能提高机体免疫功能，调节内分泌系统，延长细胞寿命，消除自由基，延缓大脑衰老，改善大脑功能。黄芩清热燥湿，对绿脓杆菌、葡萄球菌、链球菌、肺炎双球菌等有抗菌作用而且具有抗病毒、抗肿瘤等作用；栝蒌皮润肺化痰，利气宽胸，不仅可以抗炎、抗菌、抗肿瘤，而且可以显著提高小鼠碳粒廓清水平，显著促进免疫，抑制小鼠血清溶血素的生成；地龙平喘、止咳化痰、通络止痛，显著扩张支气管作用，并能对抗组胺和毛果美香碱引起的支气管收缩，并有良好的解热作用。佐以陈皮理气化痰，使以甘草镇咳、祛痰并抗炎、抗过敏。

参考文献（略）

（出自《中国中西医结合杂志》2014年第34卷第8期第960－963页）

药物对 HIV/AIDS 肺部感染的临床研究

张世玺，杨晓莉，徐立然

［商丘市第一人民医院分院感染科（张世玺），商丘医学高等专科学校内科护理学教研室（杨晓莉），

河南中医学院第一附属医院（徐立然）476100］

摘要 目的 探讨中医辨证治疗联合头孢曲松钠治疗 HIV/AIDS 肺部感染患者的临床疗效。方法 选择 2009 年 4 月至 2011 年 3 月商丘市第一人民医院分院收治的 HIV/AIDS 肺部感染患者 141 例，将其按随机数字表法分为两组，对照组 47 例，给予头孢曲松钠 2.0g 静脉点滴，2 次/d；试验组 94 例，在对照组治疗基础上进行中医辨证治疗，以清肺化痰、止咳平喘、健脾培元为主，采用咳喘康微丸 3g 口服治疗，3 次/d。两组疗程 4 周，比较两组治疗后的临床疗效。结果 胸闷、咳嗽、喘息症状在治疗 0、28d 后，治疗组疗效明显优于对照组，差异有统计学意义（$P<0.05$），提示中医药能改善临床症状，特别是在改善咳嗽、气喘等方面有较好优势。结论 中药联合抗生素治疗 HIV/AIDS 肺部感染效果好，且优于单独使用抗生素效果，能明显改善临床症状，减轻患者的经济负担及长期住院和药物的副作用。

关键词 肺部感染；中医辨证治疗；艾滋病

艾滋病即获得性免疫缺陷综合征（AIDS），是感染人类免疫缺陷病毒（HIV）引起的传染性疾病。而艾滋病死亡大多是因机会性感染导致。随病程延长，病毒载量升高，CD_4^+ T 淋巴细胞下降，机会性感染的概率相应增高。当 CD_4^+ T 淋巴细胞低于 200 个/μl 时，1 年内出现机会性感染的概率为 33%，2 年内为 58%。各种机会性感染，以肺部感染最为常见，约占 50%，严重的肺部感染进而导致呼吸衰竭，已经成为 AIDS 患者重要的死亡原因之一。本研究对 141 例艾滋病肺部感染（痰热壅盛、肺肾两亏证）患者进行中西医结合治疗，旨在探讨中医药治疗 HIV/AIDS 肺部感染的临床疗效，为临床诊治提供依据。

对象与方法

1. 对象：选择 2009 年 4 月至 2011 年 3 月商丘市第一人民医院分院收治的 141 例 HIV/AIDS 肺部感染患者为研究对象。入选标准：（1）HIV 抗体阳性患者；（2）符合肺部感染诊断，中医辨证符合痰热壅盛、肺肾两亏证诊断标准；（3）年龄 18~65 岁，性别不限；（4）受试者自愿并签署知情同意书。排除标准：（1）临床不符合肺部感染诊断和中医证候标准者；（2）<24 h 胸片检查考虑肺结核、卡氏肺孢子虫肺炎（PCP）等 8 项标准。

2. 诊断标准：肺部感染诊断标准参考《艾滋病诊疗指南》《实用内科学》制定。中医证候标准参考《中药新药临床研究指导原则》《11 省中医药治疗艾滋病项目临床技术培训资料》1997 年制定。

3. 方法 （1）治疗方案：研究对象通过中央随机系统进行随机化和药物指定，根据系统给出的药物编号给予受试者相应的药物。对照组患者给予常规基础治疗，头孢曲松钠（联邦制药生产，批号：30201907）2.0 g+5% 葡萄糖溶液 250 mL，静脉点滴，2 次/d；试验组在对照组常规基础治疗上进行中医辨证治疗，以清肺化痰，止咳平喘，健脾培元为主，采用咳喘康微丸（生晒参、黄芩、牧荆油、地龙、陈皮、甘草等，3g 口服，3 次 /d）治疗，两组疗程 4 周。试验组如果 4 周内患者病情痊愈，可以继续服药 3d 后再停药。抗生素的使用按照抗生素指导原则。（2）胸闷、咳嗽及喘息症状改善评分标准：（1）咳嗽：轻度 0 分；中度 2 分；咳嗽较重 4 分；咳嗽十分严重 6 分；（2）喘息症状：0 分：无喘息症状；轻度 2 分；中度 4 分；重度 6 分；（3）胸闷症状：无胸闷 0 分；活动时胸闷 2 分；平静时胸闷 4 分；不能活动，活动就喘 6 分。证候疗效判定标准：治愈：证候积分减少 ≥ 95%；显效：证候积分减少 ≥ 70%；有效：证候积分减少 ≥30%；无效：证候积分减少 <30%。有效率 = ［（治疗前积分 - 治疗后积分）- 治疗前积分］×100%。

4. 统计学方法 数据采用 SAS 13.0 软件进行统计分析，计量资料用 $\bar{x}\pm s$ 表示，与筛选期基础值进行比较，组内比较采用配对 t 检验。两组间比较用独立样本 t 检验或 Wilcoxon 秩和检验进行比较，采用双侧检验，$P<0.05$ 为差异有统计学意义。

结果

1. 两组患者治疗情况：共纳入研究对象 141 例，随机分为试验组 94 例和对照组 47 例。共脱落 16 例，试验组脱落 14 例，对照组脱落 2 例。两组在年龄、性别及病情等方面比较，差异均无统计学意义（$P>0.05$）。

基金项目：“十一五”国家科技重大专项子课题（2008ZX10005-003）

2. 两组患者治疗前后白细胞变化比较：两组者治疗前、治疗后第1天及治疗后第7天白细胞异常率比较，其差异均无统计学意义（均 $P>0.05$）；试验组治疗第28天白细胞计数正常比例明显高于对照组，其差异均有统计学意义（$P<0.01$ 或0.05）（表1）。

表1　两组治疗前后白细胞异常率比较［例（%）］

组别	例数	治疗前		治疗后第1天		第7天		第28天	
		正常	异常	正常	异常	正常	异常	正常	异常
对照组	45	31（68.9）	14（31.1）	29（64.4）	16（35.6）	29（64.4）	16（35.6）	22（48.9）	23（51.1）
试验组	80	43（53.8）	37（46.3）	45（56.3）	35（43.8）	44（55.0）	36（45.0）	62（77.5）	18（22.5）
χ^2值		2.71		0.79		1.05		10.61	
P值		0.10		0.373		0.306		0.001	

3. 两组患者治疗前后胸闷、咳嗽及喘息症状改善评分比较：研究对象以中、重度咳嗽为主，占80.0%（100/125），喘息症状以中、重度咳嗽为主，占69.6%（78/125），以活动或平静时胸闷为主，占74.4%（93/125）。两组患者治疗前和治疗后第7天胸闷、咳嗽及喘息证候积分比较差异均无统计学意义（均 $P>0.05$），对照组胸闷、咳嗽及喘息证候积分平均分别减少39.3%、58.4%、50.9%，仅达到有效标准；而试验组治疗第28天胸闷、咳嗽及喘息证候积分平均分别减少60.0%、74.4%、78.4%，一项达有效标准，二项达显效标准，两组比较差异均有统计学意义（$t=2.62$、2.39、2.75，$P<0.05$）（表2）。

表2　两组治疗前后胸闷、咳嗽及喘息证候积分比较（分，$\bar{x}\pm s$）

组别	例数	咳嗽证候总积分	咳嗽评分	胸闷证候总积分	胸闷评分	喘息证候总积分	喘息评分
对照组	45						
治疗前		158	3.51±1.60	120	2.67±1.81	106	2.36±1.77
治疗后第7天		154	3.42±1.57	118	2.62±1.75	102	2.27±1.63
治疗后第28天		96	2.13±1.68	50	1.11±1.14	52	1.16±1.56
试验组	80						
治疗前		300	3.75±1.01	234	2.93±1.46	214	2.68±1.12
治疗后第7天		260	2.25±1.07	180	2.25±1.20	152	1.90±1.31
治疗后第28天		120	1.50±1.01	58	0.73±0.64	46	0.58±0.80

4. 两组患者治疗28天后主要临床症状消失率比较：试验组治疗28d后主要胸闷、咳嗽及喘息症状消失率均高于对照组，仅胸闷症状消失率比较差异有统计学意义（$\chi^2=4.63$，$P<0.05$），其余咳嗽及喘息症状消失率比较差异均无统计学意义（均 $P>0.05$）。

5. 两组患者治疗后临床疗效比较：治疗4周后试验组痊愈为0，显效为90.0%（72/80），有效为10.0%（8/80），无效为0，有效率90.0%（72/80）。对照组痊愈为0，显效为73.3%（33/45），有效24.4%（11/45），无效2.2%（1/45），有效率为73.3%。试验组有效率高于对照组（$\chi^2=5.95$，$P<0.05$）。

讨论

目前中医一般认为艾滋病为艾滋病疫毒侵袭人体，耗伤人体正气，以虚为主，虚实夹杂，机体多脏腑受累，其证候特点复杂多变。需注意的是艾滋病有其特有的病因病机、传变规律及预后转归，在艾滋病病变过程中，其病机错综复杂，变化多端，非能以单一的脏腑、气血津液、六经、卫气营血、三焦病机所能概括。从发病的病机上，李发枝等认为，艾滋病“疫毒”首先损伤脾脏。彭勃等认为艾滋病是艾毒之邪自破损的皮腠入络或直入血络论。徐立然等在临床研究认为，“痰”“虚”是艾滋病肺部感染的基本病理因素。然其在疾病的发展过程中各有偏重，在艾滋病肺部感染急性发病期，多见于痰热壅肺证；在缓解期，则多以痰湿阻肺证为多见；对于久治不愈患者，母病及子，进而导致肾虚精气耗损，而成为肺肾两亏证，应以清肺培元为基本治法。

本研究中，试验组治疗第28天白细胞计数正常比例明显高于对照组，其差异均有统计学意义，提示中医药联合抗生素治疗艾滋病合并肺部感染能有效控制感染，并促进白细胞总数恢复正常，改善其机体免疫功能。治疗第 28 天时对照组胸闷、咳嗽及喘息证候积分平均分别减少 39.3%、58.4%、50.9%，仅达到有效标准，试验组胸闷、咳嗽及喘息证候积分平均分别减少 60.0%、74.4%、78.4%，一项达有效标准，二项达显效标准，两组比较差异均有统计学意义，且临床有效率（90.0%）明显高于单独使用抗生素（73.3%），差异有统计学意义。提示中药联合抗生素治疗 HIV/AIDS 肺部感染（痰热壅盛证、肺肾两亏证）取得满意疗效，说明咳喘康微丸具有清肺化痰，止咳平喘，健脾培元为主的标本兼治的作用。咳喘康微丸联合头孢曲松钠治疗 HIV/AIDS 肺部感染效果满意，可能与两药抗菌上具有协同作用或中药具有改善免疫功能有关。这也证明了中药联合抗生素治疗 HIV/AIDS 肺部感染的效果优于单独使用抗生素，其改善临床症状明显，也缩短疗程，并减轻患者的经济负担及药物的副作用，也降低了抗生素的耐药性。

目前，抗生素治疗 HIV/AIDS 患者肺部感染效果不满意，因其免疫功能低下，病原菌对抗生素易产生耐药性，大大影响了临床疗效。但本研究采用中药联合抗生素治疗 HIV/AIDS 肺部感染（痰热壅盛证、肺肾两亏证）效果满意，因此笔者认为中药制剂具有抗病毒、抗细菌作用，且临床未发现明显毒副作用，不易致菌群失调，为双重感染者及用抗生素过敏者提供了有效的方法。而咳喘康微丸有改善艾滋病患者免疫功能的作用，改善临床症状明显，使其生活质量也有不同程度的改善。

但本研究样本量不够大，在研究中可能存在一定的局限性，有待今后不断积累中医中药治疗 HIV/AIDS 患者肺部感染的经验，完善中医辨证施治的理论与实践，加强基层中医证候学研究，从理论上提出比较符合艾滋病规律的诊断及治疗方案，才能形成系统的、完整的中医理论体系，提高中医诊治质量。

参考文献（略）

（出自《中国临床实用医学》2014 年 6 月第 5 卷第 3 期第 10－12 页）

清肺培元微丸治疗艾滋病肺部感染痰热壅肺证的安全性评价

马秀霞[1]，徐立然[1]，郑志攀[1]，孟鹏飞[1]，王东旭[2]，宋夕元[1]
（1. 河南中医学院第一附属医院，郑州 450000；2. 开封市中医院，开封 475000）

摘要 目的 观察清肺培元微丸对艾滋病肺部感染痰热壅肺证患者肝、肾功能的影响。方法 将 141 例艾滋病肺部感染痰热壅肺证患者随机分为治疗组（94 例）和对照组（47 例），治疗组在西医治疗基础上加用清肺培元微丸，疗程 28d。主要观察两组患者肝功能、肾功能的部分指标，进行统计分析。结果 清肺培元微丸对艾滋病肺部感染痰热壅肺证患者的血清丙氨酸氨基转移酶、血清谷氨酸氨基转移酶、总胆红素、直接胆红素、尿素氮、肌酐均无显著影响，治疗前后及组间比较无统计学差异。结论 清肺培元微丸对艾滋病肺部感染痰热壅肺证患者肝、肾功能无明显影响。

关键词 艾滋病；肺部感染；痰热壅肺证；清肺培元微丸；安全性评价

艾滋病是一种传染性疾病，是由感染人类免疫缺陷病毒（human immunodeficiency virus，HIV）而出现一系列机会性感染或者肿瘤的一种获得性免疫缺陷综合征（acquired immunodeficiency syndrome，AIDS）。艾滋病患者由于免疫功能受损或者低下从而容易诱发多种机会性感染或者肿瘤，而肺部病变占 80%，而其中 90% 是感染性疾病。艾滋病肺部感染是一种多发、难愈、病死率较高的机会系感染，目前没有很好的治疗方法，西医多采用对症及针对病原微生物的治疗。笔者采用中药清肺培元微丸合并常规西医治疗，发现中医药对艾滋病肺部感染患者的咳嗽、气喘、咯痰等有一定疗效，且能够提高患者的生活质量。但是其安全性如何笔者目前尚未见报道。

基金资助：国家科技重大专项（No. 2008ZX10005－003G，No. 2013ZX10005001001），国家中医临床研究基地业务建设科研专项（No. JDZX2012020），郑州市科技领军人物（No. 13IPLJRC671），河南省中医药科学研究专项（No. 2013ZY04023，No. 2013ZY01001），河南中医学院第一附属医院科研基金专项（No. 2013KJ05），河南省科技创新人才计划（No. 154200510016）

资料与方法

1. 诊断标准 艾滋病西医诊断标准参照《艾滋病诊疗指南》，肺部感染诊断标准参照《实用内科学》。即：①艾滋病新近出现的咳嗽、咳痰，或原有呼吸道疾病的症状加重，并出现脓性痰；伴或不伴胸痛；②发热；③肺实变体征和（或）湿啰音；④WBC $> 10 \times 10^9/L$ 或 $< 4 \times 10^9/L$，伴或不伴核左移；⑤胸部X线检查显示片状、斑片状浸润性阴影或间质性改变，伴或不伴胸腔积液。以上①~④项中任何1项加第⑤项并HIV抗体阳性即可确诊。

中医辨证标准参照《中药新药临床研究指导原则》和《11省中医药治疗艾滋病项目临床技术培训资料》。痰热壅肺证，主症：身热、气喘、痰多黄稠或白黏稠。次症：口干口苦、大便秘结、烦躁不安、小便短赤、疲乏、舌质红，苔黄腻，脉滑数。咳嗽加2项主症加2项次症即可诊断。

2. 纳入标准 ①符合西医艾滋病肺部感染诊断者；②符合中医辨证属痰热壅肺证者；③年龄18~65岁，男女不限；④受试者自愿并签署知情同意书；⑤治疗期间未服用其他药物。

3. 排除标准 ①24h内胸片检查考虑肺结核、肺孢子菌肺炎者；②肺部肿瘤、非感染性肺间质性疾病、肺不张、肺水肿、肺栓塞、肺嗜酸性粒细胞浸润症、肺血管炎者等；③患有严重心、肝、肾等重要脏器疾病者；④患有精神疾病，包括严重的癔症等；⑤妊娠或哺乳期妇女，或准备妊娠妇女；⑥近1个月内接受过影响本试验观察药物治疗者；最近3个月参加过其他临床试验者。

4. 一般资料 纳入2009年4月21日~2011年3月25日在河南省驻马店市上蔡县中医院和河南省商丘市传染病医院住院的141例艾滋病肺部感染患者，采用随机数字表法按照2:1的比例分为治疗组（94例）和对照组（47例）。两组在平均年龄、体温、呼吸、血压、心率等方面比较差异无统计学意义。

5. 治疗方法及检测指标 对照组给予西医常规基础治疗（根据患者的感染类型使用不同抗生素治疗，常用盐酸左氧氟沙星注射液0.2g，2次/d；或头孢他啶注射液2g，加入0.9%氯化钠注射液250mL，2次/d，静脉滴注，连用7d）。治疗组在西医常规基础治疗上加用清肺培元微丸（由人参、黄芩、栝蒌皮、地龙、甘草等组成，每瓶150g，含生药168g，河南省中医药研究院制剂室提供），每次10g，每天3次，连续服用28d。

肝功能、肾功能在治疗前及第28天时主要检测丙氨酸氨基转移酶、血清谷氨酸氨基转移酶、总胆红素、直接胆红素、尿素氮、肌酐等。

6. 统计学方法 采用SAS 9.0统计分析软件，计数资料采用频数表示，两组间的比较采用χ^2检验。以$P<0.05$为差异有统计学意义。

结果

1. 完成试验的情况 纳入的141例患者中125例完成试验。剔除10例，其中治疗组9例，对照组1例。脱落6例，治疗组5例，其中2例因在治疗过程中服用其他治疗肺部感染的药物而自愿退出；1例失访；2例患者无理由自愿退出；对照组1例，因患者不愿坚持治疗而退出。

2. 肝功能、肾功能治疗前后变化分析 肝、肾功能统计显示：血清丙氨酸氨基转移酶、血清谷氨酸氨基转移酶、总胆红素、直接胆红素、尿素氮、肌酐治疗前后及组间正、异常比较无统计学差异。见表1~表2。

表1 血清丙氨酸氨基转移酶、血清谷氨酸氨基转移酶、总胆红素治疗前后变化分析［例（%）］

组别	例数	时间	血清丙氨酸氨基转移酶		血清谷氨酸氨基转移酶		总胆红素	
			正常	异常	正常	异常	正常	异常
治疗组	80	治疗前	53（56.99）	40（43.01）	45（49.45）	46（50.55）	83（89.25）	10（10.75）
		第28天	46（51.69）	43（48.31）	33（35.87）	59（64.13）	80（84.21）	12（15.79）
对照组	45	治疗前	23（48.94）	24（51.06）	22（48.89）	22（48.89）	41（89.13）	5（10.87）
		第28天	25（55.56）	20（44.44）	18（39.13）	28（60.87）	41（89.13）	5（10.87）

表2 肌酐、尿素氮、直接胆红素治疗前后变化分析［例（%）］

组别	例数	时间	肌酐		尿素氮		直接胆红素	
			正常	异常	正常	异常	正常	异常
治疗组	80	治疗前	66（73.33）	24（26.67）	80（88.89）	10（11.11）	83（89.25）	10（10.75）
		第28天	85（97.70）	2（2.30）	78（89.66）	9（10.34）	80（86.96）	12（13.04）
对照组	45	治疗前	40（85.11）	7（14.89）	41（87.23）	6（12.77）	44（95.65）	2（4.35）
		第28天	45（100.00）	0（0.00）	42（93.33）	3（6.67）	43（91.49）	4（8.51）

讨论

艾滋病患者容易继发各种机会性感染，而其中肺部感染是艾滋病死亡的主要疾病之一。相关研究表明，当患者的 CD_4^+ T淋巴细胞数<200个/μL时，1年内出现机会感染的比率约为33%，2年后出现机会感染的比率约为58%，在所有的机会感染中肺部感染占50%～69.6%。因此，治疗艾滋病肺部感染对于减少艾滋病相关死亡起着至关重要的作用。

肺部感染归属中医学中“咳嗽”“喘证”“风温肺热”等范畴。研究表明“痰”“虚”是艾滋病肺部感染的基本病理因素。而痰热壅肺证在艾滋病肺部感染各证型中占有较高比例。因此本课题组采用清肺培元微丸对艾滋病肺部感染痰热壅肺证进行研究。

清肺培元微丸是根据徐立然教授多年临床经验，在“辨证求因、审因论治”的中医理论基础上，深入分析病因病机特点研制的治疗艾滋病肺部感染痰热壅肺证的方药。本药由人参、黄芩、栝蒌皮、地龙、甘草等组成。前期笔者报道了清肺培元微丸联合西药治疗对艾滋病患者证候改善方面优于单纯西药治疗，对患者的体温、白细胞及胸部X线片改善方面也有一定效果并且长期效果明显。而对本药是否对肝、肾功能是否有影响尚未报道。

本研究表明中医药在艾滋病治疗过程中发挥了重要的作用，中医药对艾滋病患者的症状、体征、生活质量、免疫功能等有一定的影响。中医药也在艾滋病各种机会性感染中发挥了不可估量的效果，但是中医药在艾滋病治疗过程中对肝、肾功能的影响却很少见报道。本研究采用随机、双盲对照的研究方法观察清肺培元微丸对艾滋病肺部感染痰热壅肺证患者的肝、肾功能的影响研究中表明，本药对血清丙氨酸氨基转移酶、血清谷氨酸氨基转移酶、总胆红素、直接胆红素、尿素氮、肌酐等没有明显影响，治疗前后及组间比较均无统计学差异，表明清肺培元微丸是相对安全的。但是由于本研究病历较少，研究时间较短，以本试验最终评价清肺培元微丸的安全性是有一定缺陷的。

参考文献（略）

（出自《中华中医药杂志》2016年11月第31卷第11期第4847－4849页）

中西医结合治疗对获得性免疫缺陷综合征合并肺部感染患者生存质量的影响分析

张世玺，杨晓莉

（河南省商丘市第一人民医院分院感染科 张世玺；商丘医学高等专科学校护理系 杨晓莉 476100）

摘要 目的 探讨中西医药物结合治疗对获得性免疫缺陷综合征（AIDS）合并肺部感染患者生存质量的改善作用。方法 将60例AIDS合并肺部感染患者按照随机、双盲对照方法分为两组，西药＋安慰剂组30例，西药＋中药组30例，患者住院观察时间均为4周。用WHO QOL－HIV生存质量量表加上AIDS相关条目，对两组患者治疗前后生存质量进行调查。结果 西药＋中药组与西药＋安慰剂组治疗前WHO QOL－HIV量表中生活质量、活动能力、健康状况、睡眠、工作能力、休闲机会得分差异均无统计学意义（P均>0.05），治疗后西药＋中药组上述各指标得分均高于西药＋安慰剂组［（3.78±0.69）、（2.90±0.77）分，（3.55±0.67）、（2.75±0.85）分，（3.55±0.67）、（2.75±0.85）分，（3.18±0.72）、（2.85±0.68）分，（3.66±0.70）、（3.35±0.57）分，（3.03±0.73）、（2.95±0.85）分］，差异均有统计学意义（t值分别为－2.79、－2.79、－4.28、－3.08、－4.08、－2.56，P均<0.05）；西药＋中药组与西药＋安慰剂组治疗前WHO QOL－HIV量表中自己满意度、性生活、人类获得性免疫缺陷病毒对身体影响、生活意义、精力评分差异均无统计学意义（P均>0.05），治疗后西药＋中药组各指标得分高于西药＋安慰剂组［（3.51±0.67）、（2.93±0.71）分，（3.13±0.46）、（2.86±0.74）分，（3.96±0.71）、（3.45±0.98）分，（3.66±0.72）、（3.23±0.88）分，（3.23±0.67）、（2.90±0.65）分］，差异均有统计学意义（t值分别为－4.38、－2.34、－3.75、－2.76、－2.38，P均<0.05），人类获得性免疫缺陷病毒对精神影响组间治疗前比较差异无统计学意义（P>0.05），治疗后西药＋中药组低于西药＋安慰剂组［（3.05±0.90）、（3.46±0.87）分］，差异有统计学意义（t=2.31，P<0.05）。结论 中药联合西药治疗能明显改善AIDS合并肺部感染患者的生存质量。

关键词 获得性免疫缺陷综合征；肺部感染；生存质量；中西医结合治疗

基金项目：国家科技重大专项课题（2008ZX10005－003）

2000 年 WHO 和联合国获得性免疫缺陷综合征规划署（UNAIDS）提出，在降低发病率和死亡率的同时，把提高与健康相关的生存质量作为关怀和支持人类获得性免疫缺陷病毒（HIV）感染者和获得性免疫缺陷症患者的第 3 个目标。为了进一步改善获得性免疫缺陷综合征（AIDS）患者的生存质量，我们对 AIDS 合并肺部感染患者进行西药联合中药干预治疗，并与西药联合中药安慰剂组进行比较，报道如下。

资料与方法

1. 一般资料：选择 2009 年 4 月至 2011 年 3 月在我院住院治疗的 60 例 AIDS 合并肺部感染患者为研究对象，男 42 例，女 18 例；年龄 21 ~65 岁，平均 41 岁；平均感染时间为 12.5 年。入选标准：（1） HIV 抗体阳性；（2） 符合肺部感染诊断，中医辨证符合痰热壅盛、肺肾两亏证诊断标准；（3） 年龄 21 ~65 岁，性别不限；（4） 受试者自愿并签署知情同意书。

2. 方法　将 60 例患者按照随机、双盲对照方法分为两组，西药 + 安慰剂组 30 例，给予头孢曲松钠（联邦制药生产，药物批号：30201907） 2.0g +5% 葡萄糖溶液 250mL，2 次/d 静脉滴注；中药安慰剂 3g 口服、3 次/d。西药 + 中药组 30 例，给予头孢曲松钠（联邦制药生产，药物批号：30201907） 2.0g +5% 葡萄糖溶液 250mL，2 次/d 静脉滴注，咳喘康微丸（生晒参、黄芩、牧荆油、地龙、陈皮、甘草等） 3g 口服，3 次/d。两组疗程均为 4 周。住院当天由患者根据自评法填写住院前 1d 的 WHO QOL – HIV 生存质量调查表，住院第 28 天再次填写调查表，量表包含生理、心理、独立性、社会关系、环境和精神支柱等 6 个领域以及 AIDS 患者特有特征的相关内容。量表包括对生活质量的评价，身体活动能力，健康状况，性生活的满意度，生活的意义等。打分标准：非常差 1 分，差 2 分，一般 3 分，好 4 分，很好 5 分。得分越高表示生存质量越好。本研究经伦理委员会批准，患者均签署知情同意书。

3. 统计学方法　应用 SPSS13.0 统计软件进行数据录入和分析，计量资料采用$\bar{x} \pm s$ 表示，两组间比较采用独立样本的 t 检验。影响因素分析采用皮尔逊相关分析。$P<0.05$ 为差异有统计学意义。

结果

两组 AIDS 合并肺部感染患者治疗前后生存质量得分比较，见表 1。

表 1　两组获得性免疫缺陷综合征合并肺部感染患者治疗前后生存质量得分比较（$\bar{x} \pm s$，分）

组别	例数	生活质量				活动能力			
		治疗前	治疗后	t 值	P 值	治疗前	治疗后	t 值	P 值
西药 + 安慰剂组	30	2.78 ±0.73	2.90 ±0.77	−7.14	0.00	2.63 ±0.90	2.75 ±0.85	−5.96	0.00
西药 + 中药组	30	2.93 ±0.86	3.78 ±0.69	−11.41	0.00	2.83 ±0.78	3.55 ±0.67	−8.67	0.00
t 值		−1.01	−2.79			−1.31	−2.79		
P 值		0.31	0.00			0.19	0.00		
组别	例数	健康状况				睡眠			
		治疗前	治疗后	t 值	P 值	治疗前	治疗后	t 值	P 值
西药 + 安慰剂组	30	2.26 ±0.75	2.75 ±0.85	−4.81	0.00	2.68 ±0.77	2.85 ±0.68	−2.61	0.11
西药 + 中药组	30	2.23 ±0.83	3.55 ±0.67	−9.27	0.00	2.85 ±0.77	3.18 ±0.72	−4.51	0.00
t 值		0.21	−4.28			−1.29	−3.08		
P 值		0.82	0.00			0.19	0.00		
组别	例数	工作能力				休闲机会			
		治疗前	治疗后	t 值	P 值	治疗前	治疗后	t 值	P 值
西药 + 安慰剂组	30	3.10 ±0.87	3.35 ±0.57	−2.94	0.00	2.85 ±0.95	2.95 ±0.85	−0.53	0.59
西药 + 中药组	30	2.78 ±0.55	3.66 ±0.70	−8.29	0.00	2.73 ±0.97	3.03 ±0.73	−5.02	0.00
t 值		2.33	−4.08			0.59	−2.56		
P 值		0.02	0.00			0.55	0.01		
组别	例数	自己满意度				性生活			
		治疗前	治疗后	t 值	P 值	治疗前	治疗后	t 值	P 值
西药 + 安慰剂组	30	2.81 ±0.87	2.93 ±0.71	−2.79	0.00	2.75 ±0.85	2.86 ±0.74	−2.79	0.00
西药 + 中药组	30	3.10 ±0.75	3.51 ±0.67	−5.75	0.00	2.90 ±0.43	3.13 ±0.46	−4.23	0.00
t 值		−1.71	−4.38			−1.27	−2.34		
P 值		0.91	0.00			0.21	0.02		

续表

组别	例数	生活质量				活动能力			
		治疗前	治疗后	t 值	P 值	治疗前	治疗后	t 值	P 值
组别	例数	HIV 对身体影响				生活意义			
		治疗前	治疗后	t 值	P 值	治疗前	治疗后	t 值	P 值
西药+安慰剂组	30	3.28±1.13	3.45±0.98	-3.43	0.00	3.11±0.99	3.23±0.88	-2.79	0.00
西药+中药组	30	3.41±1.01	3.96±0.71	-7.53	0.00	3.13±1.03	3.66±0.72	-7.70	0.00
t 值		-0.69	-3.75			-0.85	-2.76		
P 值		0.49	0.00			0.93	0.00		
组别	例数	HIV 对精神影响				精力			
		治疗前	治疗后	t 值	P 值	治疗前	治疗后	t 值	P 值
西药+安慰剂组	30	3.43±1.03	3.46±0.87	-0.70	0.48	2.68±0.81	2.90±0.65	-3.69	0.00
西药+中药组	30	3.23±1.03	3.05±0.90	3.69	0.00	2.68±0.98	3.23±0.67	-7.53	0.00
t 值		1.02	2.31			0.00	-2.38		
P 值		0.31	0.02			1.00	0.02		

注：HIV：人类获得性免疫缺陷病毒。

讨论

1. 生存质量量表来源和目前 AIDS 患者的生存质量分析：WHO QOL-HIV 量表是在 WHO QOL-100 的基础上发展的，WHO QOL-100 生存质量测定量表是由 WHO 研制的、用于测量个体与健康有关生存质量的国际性量表，不仅具有较好的信度、效度、反应度等心理测量学性质，而且具有国际可比性，主要用于测量慢性疾病和健康人群的生存质量。量表包含生理、心理、独立性、社会关系、环境和精神支柱（宗教、个人信仰）等 G6 个领域。WHO QOL-HIV 用于 HIV 感染者和 AIDS 患者生存质量的测量。

目前对于 AIDS 患者的生存质量国内外报道较多，国外研究表明 HIV 阳性的患者生存质量得分显著降低，卧病在床的患者生存质量显著下降，病情严重患者的生存质量显著下降。国内报道来医院就诊患者的生存质量与正常人相比较显著下降，且所有维度得分均低于正常组，和国外的研究结果类似。影响 AIDS 生存质量的因素包括多方面，如疾病因素（临床症状、CD_4 细胞数、治疗情况）、社会环境支持与心理因素（社会支持、心理因素；）和个体因素（年龄、性别、吸烟）。有研究者分析认为，HIV 感染对生存质量有直接影响，出现症状的感染者和已经发展为 AIDS 的患者生存质量更差。无症状感染者的生存质量比相同年龄组的门诊慢性疾病（如癫痫、胃食管反流症、前列腺癌、临床抑郁症和糖尿病）患者更差。有症状的感染者和 AIDS 患者的工作时间显著减少，且残疾时间更长，尤其是年老、失业、吸毒和吸烟患者其生存质量下降更显著。说明 HIV 感染人体以后从发病开始生存质量会随着病情的进展而下降。国外研究认为，出现症状、进行了抗病毒治疗、已经发病、低收入和低基础教育水平等与较差的生存质量及健康状态相关。社会支持、病毒载量、CD_4 细胞等也与生存质量密切相关。此外，影响患者生存质量的因素还有年龄、发病时间、性别和 CD_4/CD_8 等因素。所以 AIDS 患者生存质量的影响因素是多方面的。

2. 药物对 AIDS 患者生存质量的影响：目前，国内对 AIDS 的治疗研究集中在中医药的突破上。研究表明，中医药对增强患者机体免疫，减少机会性感染和虚弱症状、提高患者生存质量具有很大的优势。从本实验的结果分析认为西药联合中药治疗在改善 AIDS 合并慢性肺炎患者的生活质量、活动能力、健康状况、日常处理能力、工作能力、精力方面作用显著，在自己满意度、HIV 对身体影响改善方面有明显优势。但本文样本量较小，在研究中可能存在一定的局限性，有待今后增大样本量进一步研究。

参考文献（略）

（出自《中国综合临床》2014 年 2 月第 30 卷第 2 期第 144-147 页）

口腔病变

中药含漱液防治艾滋病口腔病损的效果研究

孙 春
（荆州市疾病预防控制中心 湖北 荆州 434000）

摘要 目的 中药含漱液防治艾滋病口腔病损的效果研究。方法 本文选取60例艾滋病口腔病损患者，随机划分两组，对照组采用氯化钠注射液含漱治疗，治疗组采用中药含漱液疗法，对比两组的口腔病损发生率以及药物功效结果。结果 治疗组患者的口腔病损发生率为16.67%（5/30），其中分别有2例口腔溃疡患者，1例口腔黏膜白斑患者，1例患者在一周内出现白色念珠菌，1例患者在两周内出现白色念珠菌，治疗组患者的口腔病损发生率为46.67%（14/30），两组结果对比存在显著性差异（$P<0.05$）。结论 艾滋病口腔病损患者采用中药含漱液用药治疗后，可以明显改善患者的口腔病损，充分发挥药物功效，提升患者的机体免疫力和抵抗力，提升治疗效果。

关键词 中药含漱液；艾滋病；口腔病损；效果

艾滋病是一种感染侵袭性疾病，此类疾病患者的身体抵抗力下降，免疫功能下降，口腔黏膜屏障受损，容易引发口腔病损情况，一旦没有及时开展治疗过程后，会使得患者的消化道、呼吸道等出现真菌败血症状，给患者身体带来很大的不良影响，甚至引起更多的疼痛反应，因此需要对艾滋病患者加强口腔清洁护理，进一步缓解临床症状，发挥药物功效。

1 资料与方法

1.1 临床资料

本次试验选取2014年4月—2015年4月的60例艾滋病口腔病损患者，每组各30例。男51例，女9例，年龄25.60岁到60.10岁，平均年龄（33.59±8.88）岁。

1.2 治疗方法

对照组采用氯化钠注射液含漱治疗，采用浓度为0.90%的氯化钠注射液进行含漱治疗，每天早中晚餐后含漱治疗四次到五次，每次含漱液用药量为50毫升，将药液含漱在口中持续3分钟到5分钟，含漱治疗半个月。

治疗组采用中药含漱液疗法，采用我院自拟的中药药方，中药药方主要组成包括生地黄18克、玄参8克、沙参18克、川黄连6克、苦参12克、麦冬12克，将其中医药物完全混合后，用水煎煮，留置药液。每天早中晚餐后含漱治疗四次到五次，每次含漱液用药量为50毫升，将药液含漱在口中持续3分钟到5分钟，含漱治疗半个月。

1.3 疗效评价依据

显效：口腔病损程度明显缓解，临床症状基本消失，同时自觉症状以及其他不适感基本消失；有效：口腔病损程度有所缓解，临床症状有所缓解，同时自觉症状以及其他不适感有所缓解；无效：口腔病损程度没有缓解，临床症状没有缓解，同时自觉症状以及其他不适感没有缓解。

1.4 统计学处理

本研究应用SPSS19.0统计学软件进行处理，组间比较采用χ^2检验（%），$P<0.05$为差异有统计学意义。

2 结果

2.1 两组的药物功效结果对比

治疗组的药物治疗总有效率为96.67%（29/30），对照组的药物治疗总有效率为83.33%（25/30），两组结果对比存在显著性差异（$P<0.05$），如表1所示。

表1 两组的药物功效结果对比（%）

组别	例数	显效	有效	无效	总有效率
治疗组	30	22（73.33）	7（23.33）	1（3.33）	29（96.67）
对照组	30	13（43.33）	12（40.00）	5（16.67）	25（83.33）
P		<0.05	<0.05	<0.05	<0.05

2.2 两组的口腔病损发生率结果对比

治疗组患者的口腔病损发生率为16.67%（5/30），其中分别有2例口腔溃疡患者，1例口腔黏膜白斑患者，1例患者在一周内出现白色念珠菌，1例患者在两周内出现白色念珠菌，治疗组患者的口腔病损发生率为46.67%（14/30），两组结果对比存在显著性差异（P<0.05），如表2所示。

表2　两组的口腔病损发生率结果对比（%）

组别	例数	口腔溃疡	口腔黏膜白斑	白色念珠菌阳性（一周）	白色念珠菌阳性（两周）	总有效率
治疗组	30	2（6.67）	1（3.33）	1（3.33）	1（3.33）	5（16.67）
对照组	30	5（16.67）	3（10.00）	3（10.00）	3（10.00）	14（46.67）
P		<0.05	<0.05	<0.05	<0.05	<0.05

3　讨论

采用自拟的中药含漱液，其中苦参、川黄连等都具有败火功效，在具体用药过程中，可以起到清热消毒的作用，同时苦参中的苦参碱可以对患者的白细胞下降情况起到很好的缓解和改善作用，有效降低了细菌感染发生率。川黄连中的黄连素，可以促进患者的淋巴细胞发生转化作用，从而对于抑制依稀真菌感染有着很好的应用效果。除此之外，选取的沙参、麦冬等中医药物，都有其自身独有的用药功效，在具体含漱液漱口治疗过程中，可以充分发挥药物功效，缓解不适症状。选取不同的中医药物制作形成自拟的重要漱口液，可以充分发挥每一种中医药物的功效，进一步提升患者的身体抵抗力，提高身体免疫功能，降低真菌感染发生率，促进患者的淋巴细胞功能转化，对于防治疾病，预防感染等各个方面都有着重要作用。

采用中药含漱液实施有效地治疗过程后，可以调节患者的机体功能，有效的预防真菌感染，缓解口腔病损情况，进一步充分发挥了不同中医药物的功效，缓解患者不适感，消除不良影响，且用药成本较低，在临床中值得推广应用。

同时在具体用药治疗过程中，医护人员一定要加强对患者心理等各个方面的调节管理，使得患者保持良好的情绪状态，有助于更好地配合医护工作开展和实施，增强用药效果，提升身体抵抗力，缓解不良反应症状，更好地促进患者病情好转和康复，同时加强正确认知，提前做好预防、控制工作。

参考文献（略）

（出自《中国保健营养》2016年5月第26卷第191页）

自拟中药含漱液防治艾滋病口腔病损的临床效果

林深常
（广东省中山市人民医院，广东 中山 528402）

摘要　目的　探讨自拟中药含漱液防治艾滋病口腔病损的临床效果。方法　选取80例艾滋病口腔病损患者，将其采用随机数字表法分为两组，观察组患者使用自拟中药含漱液含漱，对照组患者使用0.9%氯化钠注射液含漱。比较两组患者的治疗效果。结果　观察组患者治疗总有效率为95.0%，口腔病损发病率为22.5%，对照组则分别为82.5%、65.0%，差异均有统计学意义（均 $P<0.05$）。结论　采用中药含漱液防治艾滋病口腔病损，疗效较好，可明显改善患者的口腔病损情况。

关键词　中药含漱液；艾滋病；口腔病损

艾滋病患者是感染侵袭性真菌的高危人群，由于其机体免疫力下降、口腔黏膜的屏障功能受损，时常发生口腔病损。若口腔病损得不到及时有效的控制，会蔓延至消化道和呼吸道，引发真菌败血症，给患者带来更大的痛苦。因此，对艾滋病患者需要采用特殊的口腔清洁护理。本研究应用我院自拟的中药含漱液后患者口腔病损情况明显改善，现报道如下。

1　资料与方法

1.1　一般资料

选取2012年9月至2014年9月在我院接受治疗的80例艾滋病口腔病损患者，将其采用随机数字表法分为两组，每组40例。观察组患者中男33例，女7例，年龄23～58岁，平均（35.3±1.5）岁，口腔溃疡12例，口腔黏膜白斑28例；对照组患者中男30例，女10例，年龄25～57岁，平均（34.5±2.2）岁，口腔溃疡13例，口腔黏膜白斑27例。两组患者一般资料比较，差异无统计学意义（$P>0.05$），具有可比性。

1.2　治疗方法

观察组患者在含漱时使用我院自拟的中药含漱液，其方药组成为：沙参20g、生地黄20g、苦参15g、麦冬15g、玄参10g、川黄连5g，用水煎煮，每天早中晚餐后含漱5

次，每次50mL，含漱时间为3～5min。患者在含漱时要鼓唇、鼓腮、头后仰，将药液和口腔的各部分进行充分接触。对照组患者使用常规0.9%氯化钠注射液进行含漱，漱口方法与观察组相同，两组患者均治疗2周为1个疗程。

1.3 观察指标

患者在入院时接受全身检查，观察患者是否有口腔病损症状，如溃疡、疱疹等，取患者的唾液进行白色念珠菌的培养。患者含漱后，每天检查其口腔病损情况，每隔1周取其唾液进行白色念珠菌的培养，观察两组患者2周后白色念珠菌的感染情况。

1.4 疗效判定

显效：患者的口腔病损症状消失，自觉症状消失；有效：患者的口腔病损症状有所缓解，自觉症状好转；无效：患者的口腔病损症状无改善，甚至加重，检测白色念珠菌为阳性。总有效率（%）=（显效例数+有效例数）/总例数×100%。

1.5 统计学分析

采用SPSS 18.0统计软件进行分析，计数资料以百分率表示，组间比较采用χ^2检验，$P<0.05$为差异有统计学意义。

2 结果

2.1 疗效比较

观察组患者总有效率为95.0%，对照组患者总有效率为82.5%，差异有统计学意义（$P<0.05$），见表1。

表1 两组患者临床疗效比较

组别	例数	显效	有效	无效	总有效率［n（%）］
对照组	40	17	16	7	33（82.5）
观察组	40	33	5	2	38（95.0）*

注：与对照组比较，* $P<0.05$。

2.2 口腔病损情况比较

观察组患者口腔病损的发病率为22.5%，明显低于对照组的65.0%，差异有统计学意义（$P<0.05$），见表2。

表2 两组患者口腔病损情况比较

组别	例数	口腔黏膜		白色念珠菌阳性		总发病率
		溃疡	白斑	1周	2周	［n（%）］
对照组	40	9	7	6	4	26（65.0）
观察组	40	4	2	1	2	9（22.5）*

注：与对照组比较，* $P<0.05$。

3 讨论

本研究应用我院自拟的中药含漱液，其中苦参、川黄连具有降虚火、清热解毒的功效，苦参中含有的苦参碱能有效防止白细胞减少，抑制多种真菌的感染；川黄连含有多种生物碱以及黄连素，具有促进淋巴细胞转化和抑制链球菌、葡萄球菌等多种真菌的功效；沙参、生地黄、麦冬具有清热养阴的效果，沙参中含有大量生物碱，具有清热和镇痛的效果；生地黄中含有15种氨基酸和多种苷类，可以抵抗炎症、增强免疫力、消炎杀菌。此外，生地黄还具有促进淋巴细胞转化和增加T细胞的数量，可增强吞噬细胞的功能；麦冬是一种化合物，具有多种氨基酸、维生素和多聚糖，能提高患者的免疫力、机体适应力，抑制多种真菌的感染（如大肠杆菌、白葡萄球菌、伤寒杆菌等），对流感病毒、疱疹病毒等具有较强的抵抗力；玄参具有解热功效，因其含有甲氧基桂皮酸，能抑制葡萄球菌、发癣菌等多种真菌。中药含漱液具有多重功效，可从根本上治愈患者的口腔病损，对患者的机体进行整体调节，有效预防真菌的感染。本研究结果显示，观察组患者治疗总有效率高于对照组，且口腔病损的发病率低于对照组，差异均有统计学意义。

综上所述，中药含漱液可降低艾滋病患者口腔病损的痛苦，且价格低廉，不良反应少，疗效确切。

参考文献（略）

（出自《中国药物经济学》2015年05期第51－52页）

中西医结合治疗护理艾滋病口腔溃疡

汪喜明，黎希予，刘文涛
［湖北省黄石市中医院（传染病医院），湖北 黄石 435000］

关键词 口腔溃疡；艾滋病；中西医结合疗法；甘草泻心汤；阿昔洛韦；制霉菌素

艾滋病即获得性免疫缺陷综合征（AIDS），是由人类免疫缺陷病毒（HIV）引起的一种严重传染病，其中口腔溃疡是最常见的并发症，发生率为80%～90%。现将本院感染科2006年12月—2012年12月诊治的艾滋病合并口腔溃疡病例整理如下。

1 临床资料

本组艾滋病合并口腔溃疡患者16例，其中男7例，女

9例；年龄22岁~56岁，平均41岁；艾滋病感染途径：血液传播10例，性接触传播6例。均符合艾滋病诊疗指南诊断标准。其中15例轻型患者在舌缘、颊黏膜出现毛状白斑及溃疡，直径2~5mm；1例重型男性患者，体型消瘦，溃疡从口角向内发展，直径7~10mm，口唇糜烂，舌面凹凸不平、触之疼痛难忍、进食困难。

2 治疗方法

（1）甘草泻心汤：炙甘草20g，党参10g，黄芩12g，黄连4g，制半夏10g，干姜6g，大枣14枚。水煎，早晚两次口服；

（2）5%葡萄糖1000mL + 阿昔洛韦1.g静脉慢速滴注，每天1次；

（3）制霉菌素甘油剂：用制霉菌素片剂150万单位研成粉末后与20mL甘油混合而成，涂布患处，每天3次。

3 临床护理

3.1 消毒与隔离

艾滋病患者免疫功能低下，应做好保护性隔离，按照标准预防原则，每天用紫外线照射60min做好病房的空气消毒，口腔护理应严格执行无菌操作，医疗器具严格消毒，专人专用。

3.2 加强口腔护理

每天3次无菌操作，先用4%的碳酸氢钠溶液含漱2~3次，每次1~2min，可改变口腔酸碱度，抑制细菌的生长；再采用制霉菌素甘油涂擦整个口腔黏膜、舌面及牙龈患处，动作要轻柔、准确，1h禁饮禁食；指导患者每次饭后用益口含漱液5~10mL，含漱5min，每日多次。

4 结果

经中西药联合治疗及精心护理，本组16例患者口腔溃疡均愈合，轻型患者愈合时间7~10d，重型患者愈合时间为15d，定期随访无复发。

5 讨论

艾滋病患者由于自身免疫力降低以及抗病毒治疗，体内菌群失调，口腔溃疡为常见的并发症。口腔溃疡带来持续性疼痛，导致咀嚼吞咽困难以及味觉的改变，影响食欲及进食，造成患者营养进一步缺乏，水电解质紊乱，低蛋白血症，甚至发生败血症而死亡。

中医学认为，艾滋病为邪毒损伤机体（外因），气血亏虚（内因），导致正气受损，发病之关键在于正气亏虚，体质多为湿热型及脾胃虚损型，应补正气、和中固本、清热化湿解毒。研究发现，甘草泻心汤方中甘草、大枣、党参补中气、益脾胃，黄连、黄芩清热燥湿，半夏、干姜辛开散结，使湿热之邪无内居之地，诸药合用，达到扶正祛邪，和中固本之疗效。制霉菌素甘油涂布剂为多烯类抗真菌药，是膜渗透性增强剂，使细胞内容物及钾离子外移而抑制其生长，一般不易产生耐药性，对皮肤黏膜无刺激性，安全有效；益口含漱液漱口，可杀灭口腔变异链球菌、抑制真菌的生长、杀灭病毒、保护口腔黏膜。对有严重口腔溃疡患者既要局部给药，还应针对病因，以扶正固本为原则，通过调节脏腑，充分调动机体的内因，增强身体的免疫功能，积极地抗病毒治疗，精心地口腔护理，才能达到最佳治疗效果。

参考文献（略）

（出自《湖北中医杂志》2010年05月第36卷第05期第46页）

用消糜颗粒对合并口腔念珠菌病的HIV/AIDS患者进行治疗的效果研究

孔　庚，唐宁新，宗祖彬
（南宁市第四人民医院　广西 南宁 530023）

摘要　目的　探究用消糜颗粒对合并口腔念珠菌病的HIV/AIDS（人免疫缺陷病毒/获得性免疫缺陷综合征，即“艾滋病”）患者进行治疗的临床效果。方法　对近年来在我院接受治疗的70例合并口腔念珠菌病的HIV/AIDS患者的临床资料进行回顾性研究。根据这70例患者就诊时间的不同，将他们平均分为治疗组和参照组。我院使用消糜颗粒对治疗组患者进行治疗，使用制霉菌素对参照组患者进行治疗，治疗3周后，比较两组患者治疗的效果，在治疗第一周时、治疗第二周时和治疗第三周时其疼痛症状的评分以及病情的复发率。结果　治疗组患者治疗的总有效率、在治疗第一周时、治疗第二周时和治疗第三周时其疼痛症状的评分以及病情的复发率均明显优于参照组患者，差异有统计学意义（$P<0.05$）。结论　用消糜颗粒对合并口腔念珠菌病的HIV/AIDS患者进行治疗可取得令人满意的效果，而且起效迅速，患者在治疗后病情的复发率低。

关键词　口腔念珠菌病；HIV/AIDS；合并；消糜颗粒；效果

HIV/AIDS 是临床上常见的免疫性疾病。调查资料显示，约有 61% 的此病患者可合并口腔念珠菌病。口腔念珠菌病是一种由真菌和白色念珠菌感染引起的口腔黏膜病变。合并口腔念珠菌病的 HIV/AIDS 患者可出现口唇部黏膜白斑和疼痛等症状，而且病情迁延难愈。在本次研究中，我院使用消糜颗粒对 35 例合并口腔念珠菌病的 HIV/AIDS 患者进行治疗，取得了令人满意的效果。现将此次研究的情况报告如下：

1 资料与方法

1.1 一般资料

本次研究的对象为 2013 年 1 月—2015 年 6 月在我院接受治疗的 70 例合并口腔念珠菌病的 HIV/AIDS 患者。这 70 例患者的病情均符合 2001 年修订的《中华人民共和国国家艾滋病诊断标准》中规定的 HIV/AIDS 的诊断标准和《临床疾病诊断依据治愈好转标准》（第二版）中规定的口腔念珠菌病的诊断标准。这 70 例患者均未合并有严重的心、脑血管疾病，他们中的女性患者均未处于妊娠期和哺乳期。他们中有男性 43 例，女性 27 例，其年龄在 21 ~53 岁之间，平均年龄为（37.4 ±2.5）岁。根据这 70 例患者就诊时间的不同，将他们平均分为治疗组（35 例患者）和参照组（35 例患者）。两组患者的一般资料相比无统计学意义（$P>0.05$）。

1.2 治疗方法

我院使用消糜颗粒对治疗组患者进行治疗。消糜颗粒的用法为：每天服 3 次，每次服 10g，应连续用药 3 周。我院使用制霉菌素对参照组患者进行治疗。制霉菌素的用法为：每天服 3 次，每次服 1 片（50 万单位），应连续用药 3 周。

1.3 观察指标

治疗 3 周后，比较两组患者治疗的效果、在治疗第一周时、治疗第二周时和治疗第三周时其疼痛症状的评分以及病情的复发率。其中，患者疼痛症状评分的满分为 5 分。患者疼痛症状的评分越高，说明其疼痛的症状越严重。

1.4 疗效评定标准

①痊愈：经治疗，患者疼痛的症状完全消失，其生活质量良好，其口腔黏膜恢复正常。②显效：经治疗，患者疼痛的症状得到明显缓解，其生活质量较好，其口腔黏膜恢复 70% 以上。③好转：经治疗，患者疼痛的症状得到一定的缓解，其生活质量一般，其口腔黏膜恢复 30% ~70%。④无效：经治疗，患者未达到上述标准。总有效率 = 痊愈率 + 显效率 + 好转率。

1.5 统计学处理

我们使用 SPSS 13.0 软件包对本次实验中的数据进行处理，计量资料用均数 ± 标准差（$\bar{x} \pm s$）表示，采用 t 检验，计数资料用百分比（%）表示，采用 χ^2 检验。$P<0.05$ 为差异具有统计学意义。

2 结果

2.1 两组患者治疗效果的比较

治疗组患者治疗的总有效率明显高于参照组患者，差异有统计学意义（$P<0.05$）。详情见表 1。

表 1 两组患者治疗效果的比较（例/%）

组别	n	痊愈	显效	好转	无效	总有效率
治疗组	35	14（40.00）	14（40.00）	5（14.29）	2（5.71）	33（94.29）
参照组	35	8（22.86）	10（28.57）	9（25.71）	8（22.86）	27（77.14）
χ^2		6.82	2.89	4.08	12.01	12.01
P		0.01	0.09	0.04	0.00	0.00

2.2 两组患者疼痛症状评分的比较

治疗组患者在治疗第一周时、治疗第二周时和治疗第三周时其疼痛症状的评分均明显优于参照组患者，差异有统计学意义（$P<0.05$）。详情见表 2。

表 2 两组患者疼痛症状评分的比较（分）

组别	n	治疗第一周时	治疗第二周时	治疗第三周时
治疗组	35	1.52 ±1.63	0.58 ±0.31	0.40 ±0.11
参照组	35	2.23 ±1.95	0.95 ±0.32	0.72 ±0.17
t		1.65	0.63	0.26
P		0.10	0.53	0.79

2.3 两组患者病情复发率的比较

在治疗 3 周后，治疗组患者病情的复发率明显低于参照组患者，差异有统计学意义（$P<0.05$）。详情见表 3。

表 3 两组患者病情复发率的比较（例/%）

组别	n	复发	未复发
治疗组	35	4（11.43）	31（88.57）
参照组	35	16（45.71）	19（54.29）
χ^2		28.79	28.79
P		0.00	0.00

3 讨论

口腔念珠菌病是 HIV/AIDS 患者常见的并发症。此病主要是由于 HIV/AIDS 患者身体的免疫力明显下降，使真菌或白色念珠菌在其口腔中大量繁殖引起的。多年来，临床上一直使用制霉菌素、咪康唑、克霉唑和酮康唑等抗真菌药对合并口腔念珠菌病的 HIV/AIDS 患者进行治疗，但效果较差，而且容易引起多种不良反应。

在本次研究中，我院使用消糜颗粒对35例合并口腔念珠菌病的HIV/AIDS患者进行治疗。

消糜颗粒是在加味甘草泻心汤的基础上研制出的一种中成药。此药的主要成分为甘草、黄芩、黄连、人参、干姜和清半夏。其中，甘草具有清热解毒、益气补中的功效。黄连和黄芩具有泻痞气、散热结的功效。干姜具有补气温中的功效。人参具有补气的功效。清半夏具有燥湿化痰的功效。将上述药物合用，具有清热补气、解毒祛湿的功效。

总之，用消糜颗粒对合并口腔念珠菌病的HIV/AIDS患者进行治疗可取得令人满意的效果，而且起效迅速，患者在治疗后病情的复发率低。

参考文献（略）

（出自《当代医药论丛》2016年第14卷第20期第21－22页）

·中西药合用·

HAART联合中成药唐草片治疗HIV感染的有效性及安全性研究

陈　军[1]　张仁芳[1]　王江蓉[1]　沈银忠[1]　刘　莉[1]　卢洪洲[1,2]

［1. 上海市（复旦大学附属）公共卫生临床中心　上海　201508；2. 复旦大学附属华山医院 200040］

摘要　目的　探讨高效抗反转录病毒治疗（HAART）联合中成药唐草片治疗HIV感染的有效性和安全性。方法　入选118例HIV感染者在我院进行抗病毒治疗患者，加用唐草片后每3月随访一次，记录其临床症状及实验室检查结果。结果　治疗前患者CD_4T细胞计数为223（136～379）个/μl，经过（11.8±3.7）月的联合治疗后患者CD_4 T细胞计数上升至320（206～469）个/μl（$P<0.0001$）。其中刚开始治疗患者采用联合治疗后1年内CD_4 T细胞计数上升幅度和单HAART无显著差异。23.7%（28/118）的患者在随访过程中出现不良反应，均为1、2级，经对症治疗后均改善。结论　HAART联合唐草片治疗HIV感染具有较好的免疫学治疗效果及安全性。

关键词　中成药；唐草片；艾滋病；HIV

中医中药具有悠长的历史，在我国仍被广泛使用。对于治疗艾滋病，虽然目前我国已采用高效抗反转录病毒治疗（highly active antiretroviral therapy，HAART），许多医师与患者仍使用中医药作为辅助治疗手段，以更好地改善症状。唐草片作为第一个被批准用于辅助治疗艾滋病的中成药，常应用于HIV感染的无症状期或与HAART联合应用于AIDS期，但其与HAART联用的有效性和安全性仍不清楚。因此，本研究总结了HIV感染者中接受HAART联合唐草片治疗的数据。

1　对象与方法

1.1　研究对象

2012年9月—2014年4月在上海市公共卫生临床中心接受HAART联合应用唐草片治疗的HIV感染者118例。病例纳入标准：年龄在18～60岁，经确诊HIV抗体阳性并自愿服用唐草片；在入组前3个月内未使用其他中药治疗。排除标准：孕妇、哺乳妇女；伴有严重的心、肝、肾

基金项目：1. 上海市科技成果转化和产业化项目“抗艾滋病中成药的临床应用及其作用机理研究”（编号：12DZ1970302）；2. 国家“十二五”科技重大专项“成人艾滋病适宜治疗策略研究与应用”（编号：2012ZX10001003）；3. 国家“十二五”科技重大专项“抗艾滋病病毒新药临床评价研究技术平台建设”（编号：2012ZX09303013）

功能障碍及其他重要器官障碍者；患有严重神经或精神疾病；活动性机会性感染以及不能按时服药者。入组患者平均年龄为（40.3 ± 11.1）岁，91.5%（108/118）为男性，平均联合治疗时间为（11.8 ± 3.7）月，其中62.7%（74/118）患者在使用唐草片前已开始HAART。

1.2 研究方法

患者入组后每日服用唐草片3次，每次8片，与抗病毒药物间隔1h以上。患者每3月随访一次，记录不适症状及实验室检查。症状主要包括皮肤改变（皮疹、皮肤瘙痒、皮肤干燥及脱发等）和胃肠道反应（食欲改变、恶心呕吐及腹泻等）以及乏力等。实验室指标主要包括血液系统指标及肝肾功能指标。不良反应按修改后的艾滋病临床试验联盟（AIDS Clinical Trials Group，ACTG）不良反应评分表对临床及实验室异常进行评分。

1.3 统计学方法

采用STATA12.0软件，数据的正态分布采用Shapiro－Wilk检验，正态数据用（$\bar{x} \pm s$）表示，非正态数据用中位数（四分卫间距）表示。根据数据正态与否而后进行t检验（自身前后对照采用配对t检验）或秩和检验。不同组间的比例数据采用Fisher精确概率法。所有检验采用双侧，$P < 0.05$为差异有统计学意义。

2 结果

118例患者入组时CD_4细胞计数为223（136～379）/μl，联合治疗后患者CD_4上升至320（206～469）个/μl，中位增加数为88（30～154）个/μl（$P < 0.0001$）。

既往研究发现单独使用唐草片治疗可以提高CD_4 T淋巴细胞计数，但联合治疗是否较单独使用HAART更好地提高CD_4 T细胞计数的效果尚不明确。我们分离了采用HAART联合唐草片治疗作为初始治疗并持续治疗至少满1年的29例患者作为试验组。同期在我院开始进行HAART而不采用其他辅助治疗的69例患者作为对照组。两组间年龄、性别、治疗前CD_4 T细胞计数均无差异。两组患者治疗后CD_4 T细胞计数均显著上升（表1）。但两组间无论是治疗1年后的CD_4 T细胞计数还是治疗前后的CD_4 T细胞计数差值均无显著差异。

表1 初治患者CD_4 T细胞计数改善情况比较（个/μl）

组别	初始CD_4	1年后CD_4	差值	P
试验组	137（85～247）	232（175～351）	102（68～182）	<0.0001
对照组	122（46～178）	233（165～351）	121（80～173）	<0.0001
P	0.13	0.72	0.47	

实验组中13例患者在入组前已进行至少1年以上HAART，但CD_4 T细胞计数仍低于200个/μl。其中7例（53.8%）加用唐草片后1年内CD_4 T细胞计数达到200个/μl。对照组患者中有23例在第1年末CD_4 T细胞计数仍低于200个/μl，第2年末则有10例（43.5%）CD_4 T细胞计数达到200个/μl。两组间无显著性差异（$P = 0.58$）

23.7%（28/118）的患者在随访过程中出现不良反应，均为1、2级。其中9例出现消化道不适（恶心、呕吐、腹泻等），14例出现血液系统不良反应（包括贫血、白细胞减少、血小板减少等），13例出现转氨酶异常增高。上述不良反应经对症治疗后均改善，未影响药物服用。

3 讨论

既往研究发现唐草片单药治疗HIV感染对于提升CD_4 T细胞计数及改善患者症状有一定作用，但其于HAART合用的效果及安全性上不明确。

本研究发现，与单用HAART相比，联合唐草片治疗并不降低患者免疫学治疗效果。这与我们之前的研究显示唐草片并不影响患者部分抗病毒药物的血药浓度这一结果相一致。然而，对于刚开始HAART的患者，加用唐草片也并不能使患者获得更佳的免疫学效果。本研究实验组免疫重建不理想的患者中53.8%（7例）在加用唐草片后1年内CD_4 T细胞计数达到200个/μl，略高于对照组（但两组间无统计学差异），提示此类患者联合唐草片或许可增加其免疫学获益，但仍需大规模的前瞻性对照临床研究证实。

本研究显示HAART联合唐草片治疗具有良好的安全性，这与之前的报道相一致。其不良反应发生率低于前期我们报道的抗病毒治疗一线方案的不良反应（81.1%患者出现不同程度的不良反应）。这部分是由于本研究中部分患者在入组前已开始抗病毒治疗，而多数抗病毒治疗相关不良反应发生在治疗初期。另外，唐草片可能有改善症状、减轻抗病毒治疗不良反应的作用，但仍需大规模的前瞻性对照试验证实。

总之，我们的研究结果显示唐草片与HAART联用具有较好的免疫学治疗效果和安全性，但其是否能够增加HAART效果或降低HAART的不良反应仍需进一步研究证实。

参考文献（略）

（出自《上海医药》2014年第35卷第21期第17－19页）

中药联合 HAART 治疗对艾滋病免疫功能重建不全患者 TLR 相关基因 mRNA 水平的影响

邹　雯[1]，王　健[1]，刘　颖[1]，杨巧丽[1]，高国建[1]，张复春[2]
（1. 中国中医科学院，北京 100700；2. 广州市第八人民医院，广州 510060）

摘要　目的　观察免疫 2 号颗粒联合高效抗逆转录病毒治疗（HAART）对 46 例艾滋病免疫功能重建不全患者人外周血中 TLR 相关基因 mRNA 水平的影响，初步探索该疗法对机体免疫调节的作用机制。方法　随机双盲安慰剂对照研究，治疗组 23 例采用 HAART + 免疫 2 号颗粒，对照组 23 例采用 HAART + 免疫 2 号颗粒模拟剂，观察时间 1 年。观察指标包括 CD_4^+ T 淋巴细胞计数、TLR1、TLR9。结果　治疗后，两组 CD_4^+ T 淋巴细胞计数均上升，治疗组优于对照组，但组间比较差异无统计学意义；治疗组 TLR1 上升，ΔCT 增加 2.13 ± 2.96，对照组 ΔCT 基本持平，两组疗后与疗前差值比较有统计学意义（P = 0.046）；治疗组 TLR9 上升，ΔCT 增加 1.66 ± 2.96，对照组 ΔCT 值略有下降，两组疗后与疗前差值比较有统计学意义（P = 0.04）。结论　中药免疫 2 号颗粒联合 HAART 治疗可上调艾滋病免疫功能重建不全患者 TLR1、TLR9 表达，初步体现中医药干预对提升 CD_4^+ T 淋巴细胞以外免疫调节的作用机制。

关键词　中医药；艾滋病；高效抗逆转录病毒治疗；免疫功能重建不全；toll 样受体

20 世纪 90 年代末高效抗逆转录病毒治疗（highly active antiretroviral therapy，HAART）的应用显著降低了艾滋病的病死率和死亡率，多数患者服用后病毒载量下降，CD_4^+ T 细胞数量逐渐回升，免疫功能得到重建，但随着研究的深入和治疗时间的延长，人们发现在保证良好依从性的前提下接受 HAART 疗法后，血浆病毒载量较长时间控制在测不出的水平之下，仍有约 30% ~40% 的患者 CD_4^+ T 淋巴细胞数量始终在基线水平或低于 200cells/mm³。研究者们将这类艾滋病患者定义为“免疫功能重建不全”或“免疫学无应答”。CD_4^+ T 细胞在 200 ~ 500cells/mm³ 之间的感染者称“免疫不完全应答”。免疫功能重建不全是艾滋病治疗领域的难点和瓶颈问题。中药联合 HAART 能够有效提高患者免疫功能，促进免疫重建，然而其作用机制尚不明确。近年来有研究证据表明，许多中药的免疫调节作用与人外周血中 Toll 样受体（toll - like receptors，TLR）基因有相关性。本研究采用随机双盲安慰剂对照的方法研究免疫 2 号颗粒联合 HAART 对 46 例艾滋病免疫功能重建不全患者人外周血中 TLR 相关基因 mRNA 水平的影响，初步探索该疗法对机体免疫调节的作用机制。

资料

1. 一般资料　2014 年 2 月至 2015 年 5 月于广州市第八人民医院收集免疫功能重建不全患者 48 例，46 例患者参加中国中医科学院临床评价中心中央随机系统分组。其中，治疗组 23 例，对照组 23 例。治疗组年龄（40.35 ± 9.50）岁，身高（162.33 ± 6.12）cm，体质量（56.75 ± 9.20）kg，CD_4 基线值（211.22 ± 60.10）cells/μL；对照组年龄（41.62 ± 10.12）岁，身高（163.21 ± 6.42）cm，体质量（57.40 ± 8.30）kg，CD_4 基线值（185.76 ± 64.80）cells/μL。两组年龄、体质量、体温、心率、呼吸、血压、症状、体征基线比较差异无统计学意义。

2. 诊断标准　参照《艾滋病诊疗指南》。

3. 纳入标准　接受 HAART 治疗 > 12 个月且 < 24 个月的患者 CD_4^+ T 淋巴细胞绝对计数 < 200cells/μL，接受 HAART 治疗 > 24 个月的患者 CD_4^+ T 淋巴细胞绝对计数 < 350cells/μL，HIV RNA 低于检测值；入组时 CD_4^+ 绝对计数 ≥50cells/μL；年龄 18 ~ 70 岁；自愿参加本研究，签署知情同意书。

4. 排除标准　入组前严重的机会性感染未得到控制者；入组前 1 个月内或正在参加其他药物临床试验的患者；入组前 1 个月内接受免疫调节治疗者；有自身免疫性疾病者；妊娠或哺乳期妇女，或准备妊娠妇女；任何有肾功能不全症状者；存在智力或语言障碍，不能充分理解试验内容或给予良好合作者。

方法

1. 治疗用药　治疗组采用 HAART [药物组合为齐多夫定（AZT）/替诺福韦（TDF）+ 拉米夫定（3TC）+ 依非韦伦（EFV）/奈韦拉平（NVP）] + 免疫 2 号颗粒（黄芪 24g，党参 18g，灵芝 18g，枸杞子 18g 等药物组成），规格：5.5g/袋，由江阴天江制药有限公司提供，批号：1311327；对照组采用 HAART（药物组合为 AZT/TDF + 3TC + EFV/NVP）+ 免疫 2 号颗粒模拟剂。模拟剂由上述厂家自行设计生产最终由非试验参与人员统一包装，模拟剂在外形、

基金资助　国家自然科学基金项目（No. 81503571），中国中医科学院自主选题项目（No. YZ - 1662）

包装、颜色、气味上与原药一致。用药时间为1年。

2. 观察指标及方法　人外周血中TLR相关基因mRNA水平检测采用Real－time RT－PCR技术，CD_4^+ T淋巴细胞绝对计数采用流式细胞术，以上均委托广州金域医学检验中心有限公司进行检测。所用试剂：RNA提取TRIZOL LS REAGENT Invitrogen（批号：10296010）；逆转录MLV REVERSE TRANSCRIPTASE Invitrogen（批号：28025013）、RNASEOUT RECOMB Invitrogen（批号：10777019）；扩增Faststart Universal SYBR Roche（批号：4913914001－1）。所用PCR仪器Bio－Rad（型号：CFX－96）。检测指标包括TLR1、TLR9，疗前疗后检测1次。

3. 数据处理　采用ΔCT方法计算靶基因的相对表达水平：先计算每组中每个TLR相关基因3个复孔的平均CT值，ΔCT＝平均CT值（靶基因）－CT（β－actin）。

4. 统计学方法　采用SPSS20.0统计软件进行统计学分析。所有的统计检验均采用双侧检验，以$P \leq 0.05$为差异有统计学意义。计量资料采用$\bar{x} \pm s$进行描述。与治疗前基础值进行比较，采用配对T检验比较组内前后差异。两组治疗前后的变化采用独立样本t检验进行比较。

结果

1. 两组CD_4^+ T淋巴细胞绝对计数比较，见表1。治疗12个月后，两组CD_4^+ T淋巴细胞计数均呈上升趋势，且试验组上升好于对照组，但差值无统计学意义（$P=0.057$）。

表1　两组CD_4^+ T淋巴细胞计数绝对值及疗前后差值比较（$\bar{x} \pm s$，cells/μL）

组别	例数	治疗前	治疗后	差值
对照组	23	185.76±64.80	222.64±67.35	36.88±54.76
治疗组	23	211.22±60.10	287.77±69.32	77.32±81.80

2. 两组患者外周血中TLR相关基因mRNA水平（ΔCT）值比较，见表2～表3。治疗12个月后，治疗组TLR1上升，ΔCT增加2.13±2.96，对照组ΔCT基本持平，两组治疗前后差值比较差异有统计学意义（$P=0.046$）；治疗组TLR9上升，ΔCT增加1.66±2.96，对照组ΔCT值略有下降，两组治疗前后差值比较差异有统计学意义（$P=0.04$）。

表2　两组治疗前后外周血中TLR1基因mRNA水平（ΔCT值）比较（$\bar{x} \pm s$）

组别	例数	治疗前	治疗后	差值
对照组	23	7.45±2.23	7.45±2.73	2.13±2.96
治疗组	23	6.11±2.48	8.24±2.59	0.00±3.99*

注：与对照组同期比较，$^*P<0.05$。下表同。

表3　两组治疗前后外周血中TLR9基因mRNA水平（ΔCT值）比较（$\bar{x} \pm s$）

组别	例数	治疗前	治疗后	差值
对照组	23	10.07±2.07	9.41±3.49	1.66±2.96
治疗组	23	8.75±3.09	10.41±2.46	0.66±4.32*

讨论

TLR能够启动和传导与感染、炎性反应和天然免疫相关的多条细胞信号通路，在免疫学及药物研究领域受到广泛关注，是免疫治疗的重要切入点。Scagnolari C等发现，抗病毒治疗失败的HIV－1感染者较治疗有效者及正常人群的TLR9的表达下降，高病毒载量的患者TLR9水平较低，提示TLR表达的改变很可能是决定HIV－1感染临床预后的重要决定因素之一。Schlaepfer E等研究发现，通过TLR9介导的通路可以抑制HIV病毒复制，并诱导Th1类免疫调节因子的生成。因此，人外周血中TLR相关基因mRNA水平研究对于探索中医药治疗艾滋病的疗效作用机制具有一定的创新意义。

中药免疫2号颗粒由黄芪、党参、灵芝、枸杞子等药物组成，具有扶正固本的功效。本研究用中药免疫2号颗粒联合HAART干预12个月后分析结果显示，治疗组上调TLR1、TLR9表达明显优于对照组，组间比较差异有统计学意义（$P<0.05$）。虽然已有研究认为部分中药多糖可以作用于细胞膜的TLR或者通过影响TLR活化所需的辅助分子，如白细胞分化抗原14（CD_{14}）的表达与分泌，对TLR产生广泛的调控作用，进而提高机体抗感染免疫防御能力。但这是否与中医药治疗注重整体调节，对机体免疫系统的抑制与激活的状态进行双向调节，及中药具有多组分的物质基础和多靶点的作用特性有一定关系，还需要扩大样本量进一步证实。两组CD_4^+ T淋巴细胞计数试验组上升优于对照组，但组间比较差异无统计学意义。目前临床上评价中医药治疗HIV/AIDS患者疗效及其免疫系统重建的指标，仍然主要依据西医的CD_4^+ T淋巴细胞计数和病毒载量，无法全面体现中医药改善HIV/AIDS患者各种虚弱表现（如乏力、腹泻等临床症状明显改善，机会性感染的发生率下降，体能、生活质量改善）以及整体调节免疫系统功能的特点。慢性免疫激活是HIV感染者病程发展的标志，免疫激活的程度比外周血CD_4^+ T细胞和血浆病毒载量能够更好地预测疾病的发展进程。有希望补充目前CD_4^+ T细胞和病毒载量这两大疗效评价指标不够全面的现状。遗憾的是本研究未能进行两组免疫异常激活水平检测，若能得到免疫异常激活程度指标，再结合CD_4^+ T细胞及TLR1、TLR9表达状态，应该会对中医药干预HAART后免疫重建功能不全有一个更为全面的认识。期待将来能扩大样本量继续深入研究。

参考文献（略）

（出自《中华中医药杂志》（原中国医药学报）2017年12月第32卷第12期第5672－5674页）

中药联合高效抗逆转录病毒疗法对艾滋病免疫重建不全患者 IL－2 及 IL－10 mRNA 水平的影响

邹 雯[1]，王 健[1]，刘 颖[1]，戚庆飞[1]，张复春[2]
（1. 中国中医科学院，北京 100700；2. 广州市第八人民医院，广州 510060）

摘要 目的 观察中药免疫 2 号颗粒联合 HAART 疗法对 44 例艾滋病免疫重建不全患者 IL－2 及 IL－10 mRNA 水平的影响，初步探索该疗法对机体免疫调节的作用机制。方法 随机双盲安慰剂对照研究，治疗组 23 例采用 HAART＋免疫 2 号颗粒，对照组 21 例采用 HAART＋免疫 2 号颗粒模拟剂，观察时间 1 年。观察指标包括 CD_4^+ T 淋巴细胞计数、IL－2mRNA、IL－10mRNA。结果 试验组 CD_4^+ T 淋巴细胞计数上升显著优于对照组，组间比较差异有统计学意义；试验组 IL－2 上升，Ct 增加值试验组上升幅度明显优于对照组，2 组疗后－疗前差值比较有统计学意义；试验组和对照组 IL－10 Ct 值均上升，2 组疗后－疗前差值比较无统计学意义。结论 中药免疫 2 号颗粒联合 HAART 治疗可较对照组明显上调艾滋病免疫重建不全患者 IL－2 的表达，还需扩大样本量进一步验证。

关键词 中医药；免疫重建不全；IL－2；IL－10

免疫功能重建不全是艾滋病治疗领域的难点和瓶颈问题，30% 左右的患者在保证良好依从性的前提下接受高效抗逆转录病毒治疗（highly active antiretroviral therapy，HAART）疗法后，即使血浆病毒载量较长时间控制在检测不出的水平之下，其 CD_4^+ T 淋巴细胞数量始终在基线水平或低于 200 ～350 cells/mm³。中药联合 HAART 能够有效调节患者免疫功能，促进免疫重建，然而其作用机制尚不明确。

文献研究显示，IL－2（Interleukin－2）、IL－10（Interleukin－10）等细胞因子在调节免疫应答和维持免疫平衡方面具有重要作用 。本研究采用随机双盲安慰剂对照方法研究中药免疫 2 号颗粒联合 HAART 对 44 例艾滋病免疫重建不全患者 IL－2、IL－10 等细胞因子的影响，探索该疗法对机体免疫调节的作用机制。

1 资料

1.1 一般资料

选取 2014 年 2 月至 2015 年 5 月广州市第八人民医院 44 例免疫重建不全患者，患者均参加中国中医科学院临床评价中心中央随机系统分组。其中治疗组 23 例，对照组 21 例。治疗组年龄（41.62 ±9.8）岁，身高（164.83 ±6.52）cm，体质量（55.45 ± 8.7）kg，CD_4 基线值（201.67 ± 62.36）cells/uL；对照组年龄（41.53 ± 9.89）岁，身高（164.11 ±6.52）cm，体质量（57.8 ±8.6）kg，CD_4 基线值（193.1 ±67.54）cells/uL。2 组年龄、体质量、体温、心率、呼吸、血压症状、体征基线比较差异无统计学意义。

1.2 纳入标准

艾滋病诊断标准参照《艾滋病诊疗指南》。接受 HAART 治疗大于 12 个月且小于 24 个月的患者 CD_4^+ T 淋巴细胞绝对计数＜200 cells/uL，接受 HAART 治疗大于 24 个月的患者 CD_4^+ T 淋巴细胞绝对计数＜350 cells/uL，HIV RNA 低于检测值；入组时 CD_4^+ 绝对计数≥50 cells/uL；年龄 18～70 岁；自愿参加本研究并签署知情同意书。

1.3 排除标准

入组前严重的机会性感染未得到控制者；入组前 1 个月内或正在参加其他药物临床试验的患者；入组前 1 个月内接受免疫调节治疗者；有自身免疫性疾病患者；妊娠或哺乳期妇女或准备妊娠妇女；任何有肾功能不全症状患者；存在智力或语言障碍，不能充分理解试验内容或给予良好合作的患者。

2 方法

2.1 治疗用药

治疗组采用 HAART（药物组合为 AZT/TDF ＋3TC ＋EFV/NVP）＋免疫 2 号颗粒（黄芪 24g，党参 18g，灵芝 18 g，枸杞子 18 g 等药物组成），规格：5.5g/袋，温水冲服，每日 2 次，每次 1 袋，与抗病毒西药间隔 1h 以上。颗粒剂由江阴天江制药有限公司提供（批号 1311327）；对照组采用 HAART（药物组合为 AZT/TDF＋3TC＋EFV/NVP）＋免疫 2 号颗粒模拟剂。模拟剂由上述厂家自行设计生产最终由非试验参与人员统一包装，模拟剂在外形、包装、颜色、气味上

基金项目 国家自然科学基金青年基金项目（81503571）－从 T 细胞免疫活化分子及 Toll 样受体信号通路探究中医药治疗 HAART 后免疫无应答患者的免疫调节机制；中国中医科学院中医基础理论研究所自主选题项目（YZ－1662）

与原药一致。用药疗程为1年。

2.2 观察指标及方法

抽取患者5mL静脉血EDTA－K2抗凝，用Trizol LS提取全血中总RNA，M－MLV逆转录试剂盒合成cDNA，采用Real－time RT－PCR技术检测IL－2及IL－10 mRNA水平，CD_4^+ T淋巴细胞绝对计数采用流式细胞术，以上均委托广州金域医学检验中心有限公司进行检测。数据处理采用$^{\triangle}$CT方法计算靶基因的相对表达水平：先计算每组中每个基因3个复孔的平均Ct值，$^{\triangle}$Ct＝平均Ct值（靶基因）－Ct（β－actin），疗前疗后各检测1次。

2.3 主要仪器与试剂

RNA提取TRIZOL LS REAGENT（Invitrogen，货号10296010）；逆转录MLV REVERSE TRANSCRIPTASE（Invitrogen，货号28025013）、RNASEOUT RECOMB（Invitroge，货号10777019）；扩增Faststart Universal SYBR（Roche，货号4913914001－1），所用PCR仪器Bio－Rad（型号CFX－96）。

2.4 统计学方法

采用SPSS 20.0统计软件进行统计分析，计量资料以均值±标准差（$\bar{x} \pm s$）表示，所有统计检验均采用双侧检验，P≤0.05为差异有统计学意义。与治疗前基础值进行比较，采用配对t检验比较组内前后差异，2组治疗前后的变化采用独立样本t检验比较。

3 结果

表1显示，治疗12个月后，2组CD_4^+ T淋巴细胞计数均上升，试验组上升显著优于对照组（$P<0.05$）。试验组和对照组IL－2 mRNA △Ct值均上升，试验组上升幅度明显优于对照组，2组疗后－疗前差值比较有统计学意义（$P<0.05$）；试验组和对照组IL－10 mRNA Ct值均上升，但2组疗后－疗前差值比较无统计学意义（$P>0.05$）。

表2组CD_4^+ T淋巴细胞计数及外周血中IL－2、IL－10mRNA水平CT值前后比较（$\bar{x} \pm s$）

组别	例数	时间	IL－2mRNA ΔCt值	IL－10mRNA ΔCt值	CD_4^+ T淋巴细胞计数（cells/uL）
对照组	21	治疗前	13.05±3.28	8.23±3.65	193.10±67.54
		治疗后	15.47±2.34	9.47±2.49	226.71±69.37
		差 值	2.42±3.76	1.24±4.37	
试验组	23	治疗前	11.67±3.25	8.60±3.63	201.67±62.36
		治疗后	16.91±2.03	9.11±2.89	278.48±74.00*
		差 值	5.24±3.00*	0.51±3.20	

注：与对照组治疗后比较：*P＜0.05。

4 讨论

HIV进入人体后，CD_4^+ T淋巴细胞被大量吞噬、破坏，成为人体免疫系统中最主要的攻击目标。CD_4辅助T细胞（Th）可分泌Th1和Th2等不同细胞因子，其中IL－2由Th1产生，具有增强吞噬细胞、NK细胞及细胞毒T淋巴细胞活性，促进细胞免疫的作用，是参与免疫应答的重要细胞因子，与其他细胞因子有协同和拮抗作用，共同完成机体免疫机能的平衡调节。IL－10是一种多功能负性调节因子，主要由Th2细胞、活化的B细胞、单核细胞、巨噬细胞产生，参与免疫细胞、炎症细胞、肿瘤细胞等多种细胞的生物调节。有研究显示，免疫重建不全患者的IL－2水平较免疫重建良好的患者明显降低；另外IL－2作为一种免疫调节剂，与HAART疗法联合应用可比单用HAART疗法更有效提升CD_4细胞计数。现代医学认为，免疫调节指机体通过多方面、多层次的正负反馈机制控制免疫应答的强度和时限，以维持机体生理功能的平衡与稳定。其方法包括通过免疫增强剂或免疫抑制剂对机体神经－内分泌系统、免疫细胞之间以及免疫细胞与各种体液因子之间进行整体调节。而且免疫学认为人体是一个统一的整体，要保持人体的健康，就必须保持免疫系统处于相对稳定的平衡状态。这种认识与中医的整体观念以及治疗上的扶正祛邪、调整阴阳颇为相似。因此IL－2、IL－10mRNA水平研究对于探索中医药治疗艾滋病的疗效作用机制具有一定的价值。

IL－2被发现迄今已有30余年，但仍然是最受关注和被广泛研究的细胞因子之一。其主要功能不仅是提升免疫反应，更重要的是维持Treg细胞的稳定及其介导的免疫耐受，具有双向免疫调节作用。既往IL－2多应用于提高抗肿瘤免疫研究，在中医药治疗艾滋病方面研究较少。中药免疫2号颗粒由黄芪、党参、灵芝、枸杞子等药物组成，具有扶正固本的功效。本研究用中药免疫2号颗粒联合HAART干预12个月后分析结果显示，试验组CD_4^+ T淋巴细胞计数上升明显优于对照组，试验组与对照组IL－2均上升，ΔCt增加值试验组上升幅度明显优于对照组，2组疗后－疗前差值比较差异有统计学意义。而试验组与对照组IL－10均上升，ΔCt增加值2组疗后－疗前差值比较差异无统计学意义。说明IL－2可能是一个有潜力且比较敏感的反应免疫调节能力的指标，其与反映艾滋病患者免疫系统重建国际公认的金指标CD_4^+ T淋巴细胞计数之间的关系还有待进一步扩大样本量深入研究。

参考文献（略）

（出自《中国中医基础医学杂志》2017年6月第23卷第6期第824－825，836页）

雷公藤多甙合 ART 治疗艾滋病免疫应答不良患者 CD_4^+ T 细胞计数的影响

陈建仁，梁雪梅，黄震辉

（广东省阳江市公共生医院，广东　阳江 529500）

摘要　目的　研究雷公藤多甙联合抗逆转录病毒疗法（ART）对艾滋病免疫应答不良患者的治疗效果及对 CD_4^+ T 细胞计数的影响。方法　选取 2016 年 3 月至 2017 年 1 月收治的 60 例艾滋病免疫应答不良患者，随机分为两组各 30 例。研究组采用雷公藤多甙联合 ART 治疗，对照组采用 ART 治疗。对比两组患者的治疗效果。结果　治疗前，两组患者的 CD_4^+ T 细胞计数比较无统计学差异（$P>0.05$）；治疗 3 个月、6 个月、9 个月及 12 个月后，研究组的 CD_4^+ T 细胞计数均高于对照（$P<0.05$）。研究组的总有效率高于对照组（$P<0.05$）。两组的不良反应发生率比较无统计学差异（$P>0.05$）。结论　采用雷公藤多甙联合 ART 治疗艾滋病免疫应答不良患者，效果明显，可有效改善 CD_4^+ T 细胞计数，促进病情快速稳定，避免不良反应发生，安全性高。

关键词　免疫应答不良；艾滋病；雷公藤多甙；抗逆转录病毒疗法

艾滋病属于临床上常见的传染性疾病，主要由艾滋病病毒感染引起，对机体免疫系统造成攻击，尤其是 CD_4^+ T 细胞被大量破坏，使患者失去免疫能力。免疫应答不良包括免疫无答或免疫不完全应答，主要是指机体对抗原的刺激未表现出免疫应答，可能与免疫系统异常或特异性免疫不反应有关。临床通常采用药物进行治疗，其中抗逆病毒疗法（ART）被广泛应用于临床，能够有效避免患者的免疫系统受到进行性破坏，防止 HIV 发生复制，同时重新建立免疫能力。虽然对大多数艾滋病患者具有明显治疗效果，但有部分患者免疫功能处于抑制状态，ART 治疗无法取得相应的效果，长期处于低 CD_4^+ T 淋巴细胞状态。随着临床研究的深入，有研究认为在此基础上加用雷公藤多甙效果更好，可有效改善 CD_4^+ T 细胞计数，快速稳定病情。本研究分析 ART 联合雷公藤多甙治疗艾滋病免疫应答不良患者的效果，现报道如下。

1　资料与方法

1.1　一般资料

选取阳江市艾滋病诊疗中心 2016 年 3 月至 2017 年 1 月收治的 60 例艾滋病免疫应答不良患者。纳入标准：①符合艾滋病临床诊断标准，均经过初筛试验与免疫印迹确诊；②患者及家属均签署知情同意书并自愿加入研究；③资料齐全，意识正常，能够配合研究，保证定期随访及标本收集。排除标准：①合并精神类疾病、文盲或沟通障碍；②妊娠或哺乳期妇女；③研究前 6 个月进行免疫抑制剂或细菌毒性药物治疗；④合并急性感染性疾病；⑤ 研究药物过敏；⑥严重肝肾功能异常。按照数字表法分为两组各 30 例。研究组：男 16 例，女 14 例；年龄 18 ~ 65 岁，平均（36.8 ± 1.4）岁。对照组：男 17 例，女 13 例；年龄 18 ~ 65 岁，平均（36.2 ± 1.5）岁。两组的一般资料比较无统计学差异（$P>0.05$）。

1.2　方法

对照组采取 ART 治疗，包括：①替诺福韦［Aspen Port Elizabeth（Pty）Ltd. H20130589，300mg，用法用量：300mg/次，1 次/日］，拉米夫定（安徽贝克生物制药有限公司，国药准字 H20103618，0.1g，用法用量：300mg/次，1 次/日）和奈韦拉平（北京星昊医药股份有限公司，国药准字 H20060675，0.2g，用法用量：200mg/次，1 次/日）；②替诺福韦、拉米夫定及依非韦伦（Merck Sharp & Dohme Australia Pty. Ltd.，H20130135，600mg，用法用量：600mg/次，1 次/日）；③拉米夫定、奈韦拉平及齐多夫定（东北制集团沈阳第一制药有限公司，国药准字 H20020325，0.1g，用法用量：300mg/次，2 次/日）；④拉米夫定、依非韦伦及齐多夫定。研究组在 ART 治疗基础上采用雷公藤多甙（上海复旦复华药业有限公司，国药准字 Z31020415，10mg），10mg/次，3 次/日。两组患者均治疗 12 个月。

1.3　观察指标

密切关注患者治疗后的病情变化，于治疗前、治疗 3 个月、6 个月、9 个月及 12 个月后检测患者的 CD_4^+ T 细胞计数，对比两组患者的治疗效果。疗效标准：显效：治疗后相关症状消退，病情稳定；有效：治疗后相关症状缓解，病情得到一定控制；无效：治疗后相关症状无变化，甚至

基金项目：2015 年度阳江市医疗卫生类科技计划项目（社发［2015］04）

恶化。

1.4 统计学处理

采用 SPSS 18.0 统计软件，计量资料采用 t 检验，计数资料采用 χ^2 检验。$P<0.05$ 为差异有统计学意义 。

2 结果

2.1 两组患者的 CD_4^+ T 细胞计数比较

治疗前，两组患者的 CD_4^+ T 细胞计数比较无统计学差异（$P>0.05$）；治疗 3 个月、6 个月、9 个月及 12 个月后，研究组的 CD_4^+ T 细胞计数均高于对照组（$P<0.05$），见表 1。

表 1 两组患者的 CD_4^+ T 细胞计数比较（$\bar{x}\pm s$，个/μL）

时间	研究组（n=30）	对照组（n=30）	P
治疗前	160.07±10.68	164.25±10.60	0.134
治疗 3 个月	244.40±11.09	191.77±11.25	0.000
治疗 6 个月	267.83±12.36	224.87±13.25	0.000
治疗 9 个月	279.53±13.05	246.10±13.57	0.000
治疗 12 个月	271.23±13.45	262.33±13.90	0.015

2.2 两组患者的疗效比较

研究组的总有效率 90.00%，明显高于对照组的 66.67%（$P<0.05$）。见表 2。

表 2 两组患者的疗效比较［n（%）］

组别	n	显效	总有效	无效	有效
研究组	30	15（50.00）	12（40.00）	3（10.00）	27（90.00）*
对照组	30	12（40.00）	8（26.67）	10（33.33）	20（66.67）

注：与对照组比较，$^*P<0.05$。

2.3 两组患者的不良反应比较

两组的不良反应发生率比较无统计学差异（$P>0.05$）。见表 3。

表 3 两组患者的不良反应比较［n，n（%）］

组别	n	腹泻	发热	乏力	肝脏损伤	总发生
研究组	30	1	1	1	1	4（13.33）*
对照组	30	1	1	1	0	3（10.00）

注：与对照组比较，$^*P>0.05$。

3 讨论

近年来我国艾滋病患者逐年增多，属于临床上常见的致命性传染病，临床特征以 CD_4^+ T 细胞计数明显降低为主，从而引发一系列免疫缺陷现象。患者早期并无典型症状，仅表现为全身乏力、发热及食欲减退等，若未及时进行有效治疗，随着疾病进展可能出现疱疹、气促、呼吸困难 、胸痛及腹泻等，严重影响患者的生命安全，降低生活质量。

临床既往多采取 ART 治疗，其中包括替诺福韦、拉米夫定、奈韦拉平、依非韦伦、齐多夫定，联合治疗能够显著降低艾滋病病毒复制情况，从而增加 CD_4^+ T 细胞计数，降低病死率，有效控制病情。但有研究表明，虽然临床上少数患者的病情控制良好，但仍然无法重新创建免疫功能。有研究认为，ART 联合雷公藤多甙效果更好，可增强治疗效果，明显改善生活质量，快速稳定病情。本研究结果显示，治疗前两组患者的 CD_4^+ T 细胞计数比较无统计学差异（$P>0.05$）；治疗 3 个月、6 个月、9 个月及 12 个月后，研究组的 CD_4^+ T 细胞计数高于对照组（$P<0.05$）；研究组的总有效率高于对照组（$P<0.05$）；两组的不良反应发生率比较无统计学差异（$P>0.05$），表明研究组治疗不同时间后的 CD_4^+ T 细胞计数明显升高，并不会增加不良反应发生率，安全性高，保障患者身心安全。雷公藤多甙具有祛风解毒、舒筋活血及除湿消肿之功效，可发挥抗炎、抑制细胞免疫的效果，在系统性红斑狼疮、类风湿性关节炎等自身免疫疾病的治疗中具有一定价值。有研究显示，雷公藤可防止 TLRs / NF-KB 信号传导，避免外周血单核细胞表达 IL-1B、IL-6、IFN-γ 等炎性因子。另外，雷公藤可改善调节性 T 细胞亚群比例，雷公藤中的萜类化合物能够抑制艾滋病病毒蛋白。因此，雷公藤联合 ART 治疗可提高艾滋病免疫应答不良患者的免疫应答效果，从而促进疾病治疗的成功率。

综上所述，雷公藤多甙联合 ART 治疗艾滋病免疫应答不良具有明显效果，可有效改善 CD_4^+ T 细胞计数，快速控制病情，安全性高，避免不良反应产生，为预后提供保障。

参考文献（略）

（出自《临床医学工程》2018 年 9 月第 25 卷第 9 期第 1169－1170 页）

雷公藤治疗对艾滋病患者 CD_4^+ T 淋巴细胞及炎症因子水平的影响

张绿浪[1]，陈思源[1]，邓长刚[1]，周怡宏[1]，刘原杰[1]，林连升[2]
（1. 重庆市公共卫生医疗救治中心感染一科，重庆 400036；2. 广州市第八人民医院感染科，广东 广州 510060）

摘要 目的 探究雷公藤治疗对艾滋病（AIDS）患者 CD_4^+ T 淋巴细胞及炎症因子水平的影响。方法 选择符合入选标准的患者 68 例，随机分配为对照组和观察组，每组各 34 例。对照组采用 HAART 治疗，观察组在对照组基础上予以雷公藤治疗，比较两组治疗前及治疗 6 个月及 12 个月后 CD_4^+ 细胞计数、IFN－γ、TNF－α 及 IP－10 的变化情况及免疫重建有效率。结果 治疗后，两组 CD_4^+ T 细胞数量随治疗时间延长呈上升趋势，较治疗前增加（$P<0.05$）；两组炎症因子随治疗时间呈下降趋势。观察组在治疗 6 及 12 个月的 CD_4^+ T 细胞数量均高于对照组，但差异无统计学意义（$P>0.05$），其炎症因子水平低于对照组及治疗前（$P<0.05$）。观察组治疗后其免疫重建总有效率高于对照组（$P<0.05$）。结论 雷公藤联合 HAART 治疗可有效提高 AIDS 患者免疫重建有效率，其作用机制可能与增加 CD_4^+ T 细胞数量及降低炎症因子水平有关。

关键词 雷公藤；艾滋病；CD_4^+ T 淋巴细胞；炎症因子

艾滋病（acquired immunodeficiency syndrome，AIDS）是因人类免疫缺陷病毒（human immunodeficiency virus，HIV）攻击人体免疫系统进而引起的一种传染病。高效抗逆转录病毒治疗（highly active antiRoviral therapy，HAART）可抑制 AIDS 患者的病毒复制，对改善患者的免疫功能有一定的帮助。然而，长期采用 HAART 治疗无法完全逆转免疫激活，AIDS 患者的多项免疫激活及相应的炎症指标并不能因长期采用 HAART 治疗而降低至正常水平。中西医药结合治疗 AIDS 已成为当前学者研究的热点之一。雷公藤是一种免疫调节剂，可用于治疗免疫性疾病、肿瘤及多种皮肤疾病等，现代医学研究证实其主要通过改善免疫功能、降低炎症反应及抑制细胞增殖等机制治疗上述相关疾病。本研究采用雷公藤治疗 AIDS 患者，探究其对患者 CD_4^+ T 细胞数量、炎症因子水平及免疫重建有效率的影响。

1 资料与方法

1.1 一般资料

回顾性分析 2013 年 6 月至 2016 年 7 月在本院接受 HAART 治疗并定期复查的 AIDS 患者，筛选其中 68 例符合免疫重建不佳的患者，根据治疗方案将患者分为对照组和观察组，每组各 34 例。对照组中，男性 19 例，女性 15 例，年龄 22～65 岁，平均年龄（43.26±21.74）岁；观察组中，男性 17 例，女性 17 例，年龄 20～63 岁，平均年龄（42.79±21.93）岁。

纳入标准：年龄 18～65 岁，符合 AIDS 诊断标准；HAART 治疗时间 12～24 个月，病毒载量 <50 copies/mL，持续 24 个月，CD_4^+ T 淋巴细胞计数 <200 个/μL；HAART 治疗时间超过 24 个月，CD_4^+ T 淋巴细胞计数 <300 个/μL；患者或其亲人签署知情同意书。

排除标准：存在并发机会性感染者；除 AIDS 之外的其他自身免疫疾病、肿瘤、心、肾、肝等器官严重受损或皮肤性疾病等；妊娠或哺乳期妇女；不愿意配合或有精神病者。

1.2 方法

对照组只进行 HAART 治疗（齐多夫定/替诺福韦＋拉米夫定＋依非韦伦/奈韦拉平），观察组在对照组基础上给予雷公藤多苷片（生产厂家：上海复旦复华药业有限公司，国药准字 Z31020415，规格：10mg）进行治疗，根据体重计算每日服用剂量：1～1.5mg/kg，3 次/d，饭后口服两组治疗时间都为 12 个月。

1.3 观察指标

治疗后，每 6 个月对血、尿常规及肝肾功能指标进行定期检测，记录治疗前、治疗后 6 个月及治疗后 12 个月后的 CD_4^+ T 细胞数量。免疫重建有效率评判标准：根据《中医药治疗艾滋病临床技术方案》，有效为 CD_4^+ T 细胞数量逐渐增加，治疗后 CD_4^+ T 细胞数量超过 30% 或 50 个/μL；稳定为 CD_4^+ T 细胞数量变化不大，治疗后 CD_4^+ T 细胞数量升高或下降低于 30% 或 50 个/μL；无效为 CD_4^+ T 细胞数量下降超过 30% 或 50 个/μL。总有效率 = 有效率＋稳定率。抽取患者静脉血 6mL，于治疗前、治疗后 6 个月及治疗后 12 个月后采用 ELISA（试剂盒从上海江莱生物科技有限公司购买）法测定干扰素－γ（IFN－γ）、肿瘤坏死因子 α（TNF－α）及干扰素诱导蛋白－10（IP－10）。

1.4 统计学分析

通过 SPSS 22.0 统计软件对数据进行分析。CD_4^+ T 细胞数量及炎症因子计量资料使用（$\bar{x}\pm s$）表示，观察组与对照组比较使用 t 检验，治疗前、治疗 6 个月及 12 个月 3 组采用单因素方差分析。计数资料的对比使用χ^2检验，P<0.05表示差异有统计学意义。

2 结果

2.1 两组患儿CD_4 T细胞数量的变化情况

两组患儿治疗前差异无统计学意义（$P>0.05$）。组内比较：治疗后，两组CD_4 T细胞数量均高于治疗前（$P<0.05$）；且治疗12个月后与治疗6个月相比，CD_4^+ T细胞数量变化并不明显（$P>0.05$），但总体较治疗前呈上升趋势；组间比较：观察组治疗6个月及12个月，CD_4^+ T细胞数量均高于对照组，但差异无统计学意义（$P>0.05$）。见表1。

表1 两组患者CD_4 T细胞数量的变化比较（$\bar{x}\pm s$，个/μL）

治疗时间	对照组（n=34）	观察组（n=34）	t值	P值
治疗前	153.26±38.71	155.79±41.77	0.259	0.796
6个月	213.61±58.60*	227.79±62.48*	0.965	0.338
12个月	215.16±53.04#	241.11±62.04#	1.854	0.068

*$P<0.05$，与治疗前相比；#$P>0.05$，与治疗6个月后相比。

2.2 两组患者炎症因子水平的变化情况

两组患者治疗前IFN-γ、TNF-α及IP-10水平差异无统计学意义（$P>0.05$）。治疗后，两组IFN-γ、TNF-α及IP-10水平均总体呈下降趋势。其中观察组中，治疗后IFN-γ、TNF-α及IP-10水平均较治疗前和对照组降低（$P<0.05$），而治疗6个月及12个月IFN-γ、TNF-α及IP-10差异无统计学意义（$P>0.05$）。对照组中，治疗6个月与治疗前IFN-γ差异无统计学意义（$P>0.05$），治疗12个月IFN-γ较治疗前降低（$P<0.05$）；治疗前后TNF-α差异无统计学意义（$P>0.05$）；治疗后IP-10较治疗前降低，治疗12个月较治疗6个月降低（$P<0.05$）。见表2。

2.3 两组患者免疫重建有效率的比较

治疗12个月后，观察组免疫重建有效及总有效率均高于对照组，差异有统计学意义（$P<0.05$）。见表3。

表2 两组患者炎症因子水平的变化情况（$\bar{x}\pm s$）

组别	治疗前	6个月	12个月
IFN-γ（pg/mL）			
对照组	12.37±3.65	11.39±2.96	10.68±3.14*
观察组	12.94±4.10	9.39±2.27*△	8.33±2.69*△
TNF-α（pg/mL）			
对照组	9.16±2.77	9.04±1.35	8.62±2.37
观察组	9.43±2.90	7.26±2.05*△	6.83±1.73*△
IP-10（pg/mL）			
对照组	613.94±106.44	501.62±93.40*	450.39±72.46*#
观察组	626.73±113.46	297.64±57.60*△	273.36±51.07*△

*$P<0.05$，与治疗前相比；#$P<0.05$，与治疗6个月后相比；△$P<0.05$，与对照组相比。

表3 两组患者免疫重建有效率的比较［n（%）］

组别	例数	有效	稳定	无效	总有效率
观察组	34	16(47.06)*	13(38.24)	5(14.71)	29(85.29)
对照组	34	8(23.53)	16(47.06)	10(29.41)	24(70.59)

*$P<0.05$，与对照组相比。

3 讨论

AIDS是由HIV病毒感染引发的免疫缺陷综合征，致使患者CD_4T细胞数量明显降低，使机体产生免疫缺陷。1995年，HAART治疗的引入，发现可有效控制AIDS病情，随着HAART的治疗研究进展，患者发病及病死率也逐渐降低，然而仍存在部分患者在接受抗病毒治疗后（多在半年之内）出现机会性感染病情加重及新发感染、过度炎症反应等，即免疫重建炎症反应综合征（immunere-constitution inflammatory syndrome，IRIS）。通过对比接受HAART治疗的IRIS患者与非IRIS患者细胞免疫分子水平，陈荷玲发现治疗1个月后，IRIS患者较非IRIS患者在细胞炎症因子水平上显著增加，提示HAART治疗并不能改善免疫重建不全AIDS患者病情。通过比较长期采用HAART治疗的AIDS患者与AIDS阴性健康人的炎症免疫因子水平，研究者们发现hs-CRP、IL-6、IP-10、CD38+HLADR+CD_8及slCAM等指标水平在AIDS患者中依然较高，且多数HAART治疗药物具有较大的毒副作用。

中医认为AIDS属于疫病、虚劳、伏气温病等范畴，具有发病严重、病情潜伏、病相似、易流行等特征。中医药治疗AIDS主要方式是针对无症状的早期治疗，且中医药毒副作用较小，实施整体治疗方式，辨证论治，兼具扶正和祛邪两方面，长期服用，可提升机体免疫功能。雷公藤是一种具有免疫抑制功能的中药，雷公藤多苷是从雷公藤去皮的根部提取而来，已被广泛用在临床治疗类风湿关节炎、白塞综合征、肾小球肾炎、系统性红斑狼疮、湿疹等。现代药理研究表明雷公藤多苷药用机制主要为改善免疫功能、抑制炎症反应、抗细胞增殖等。

有研究报道，病毒抑制时间超过3年，CD_4^+ T细胞数量少于200个/μL的AIDS患者，其发病及致死率是含有较多CD_4^+ T细胞数量患者的2.6倍。因此免疫调控对AIDS免疫重建不全患者具有积极意义。通过对患者CD_4^+ T细胞数量的分析，本研究表明两组治疗6个月及12个月后，CD_4^+ T细胞数量均高于治疗前（$P<0.05$），说明通过HAART及雷公藤治疗均可改善患者免疫功能。观察组治疗6个月及12个月后，其CD_4^+ T细胞数量均高于对照组，说明采用雷公藤联合HAART治疗较HAART单独治疗更能有效地调节患者的免疫功能，这可能是因为雷公藤多苷本身对细胞免疫及体液免疫等有增强作用，且前期研究已经证明HAART治疗可调节患者的免疫功能，故二者联合治疗其免疫功能可能会进一步提升。

IP-10是一种表达受IFN-γ诱导的趋化因子，与IFN-γ相关，可直接与CXCR-3受体结合，抑制免疫功能，进而影响 AIDS 患者的免疫重建。通过对炎症指标的分析，本研究表明两组 IFN-γ、TNF-α 及 IP-10 水平均随治疗时间延长总体呈下降趋势，说明 HAART 及雷公藤治疗均可缓解患者机体的炎症反应。其中观察组治疗 6 个月及 12 个月其 IFN-γ、TNF-α 及 IP-10 水平均较对照组降低（$P<0.05$），说明雷公藤联合 HAART 治疗较 HAART 治疗单独更能有效地抑制患者机体的炎症反应，可能是因为雷公藤多苷具有抑制血管通透性的增加、炎性介质产生及释放等作用，同时王赤华等发现 HAART 治疗可有效地降低 AIDS 患者机体的炎症反应，故两者联合抗炎作用更加显著。通过对两组免疫重建疗效分析发现，观察组免疫重建总有效率显著高于对照组，进一步说明雷公藤联合 HAART 治疗更能有效控制 AIDS 患者病情的发展及发生。

综上所述，雷公藤联合 HAART 治疗通过增加患者 CD_4^+ T 细胞数量及降低炎症因子水平，进而有效地控制 AIDS 患者病情发展。

参考文献（略）

（出自《川北医学院学报》2018 年 10 月第 33 卷第 5 期第 748-751 页）

HAART 联合康爱保生丸对 HIV-1 病毒载量被有效抑制后的 126 例艾滋病患者的 T 淋巴细胞影响的临床观察

温　敏[1]，李艳萍[2]，和丽生[2]，何　鹏[3]，江　涛[3]，任体莲[4]
（1. 云南民族大学民族医药学院，云南 昆明　650504；2. 云南省中医中药研究院，云南 昆明　650223；
3. 云南省腾冲县人民医院　679100；4. 云南省祥云县人民医院　672100）

摘要　目的　观察 HAART 联合康爱保生丸治疗对艾滋病患者 T 淋巴细胞数量的影响。方法 对 126 名 HIV-1 病毒载量被有效抑制（HIV-1RNA<100 拷贝/mL）的艾滋病患者随机双盲分组，分别给予 HAART 联合康爱保生丸和 HAART+安慰剂，考察 12 个月 T 细胞亚群数量的变化；以入组时 CD_4^+ T 细胞基线分层考察两种治疗方法对 CD_4^+ T 细胞的干预作用。结果 各时间点两组的 T 细胞亚群的绝对计数的差异无显著性意义（$P>0.05$）；12 月时 HAART 联合康爱保生丸能显著提高 CD_4^+ T 细胞基线<200 个/μl 的艾滋病患者的 CD_4^+ T 绝对数量（$P=0.015$）。结论　HAART 联合康爱保生丸可能将持续提高 HIV-1 病毒载量被有效抑制但 CD_4^+ T 增长缓慢的艾滋病患者的 CD_4^+ T 细胞数量，其作用机制有待进一步研究。

关键词　艾滋病；HAART；康爱保生丸；T 细胞；CD_4^+ T 细胞；HIV-1RNA

艾滋病（acquired immunodeficiency syndrome，AIDS）是由人类免疫缺陷病毒（human immunodeficiency virus，HIV）引起的一种传染病，以 HIV 特异性攻击辅助性 T 淋巴细胞，造成人体免疫系统的进行性破坏为特征，从而导致各种机会性感染和相关肿瘤的发生，最终导致死亡。我国现在基本上是艾滋病感染者一经发现国家即给予免费抗病毒治疗。高效抗反转录病毒疗法（highly active antiretroviral therapy，HAART）能控制大多数 HIV 感染者的病毒复制，使血浆 HIV 病毒载量下降到检出限之下，使 CD_4^+ T 细胞稳定增加，在临床上显著降低了 AIDS 的发生率。但随后的实践证明虽然 HAART 治疗能最大限度地抑制血浆病毒载量，但感染者体内仍有病毒持续存在，同时 5%~15% 患者 CD_4^+ T 淋巴细胞数量没有明显增加，免疫功能重建有局限性。本文研究对 126 例接受免费抗病毒治疗 HIV-1 病毒载量已被有效抑制至检测限以下（HIV-1RNA 拷贝数<100 拷贝/mL）的艾滋病患者进行随机双盲研究，分别给予 HAART 联合康艾保生丸和 HAART+安慰剂治疗，随访 12 个月（0、3、6、9、12 月），考察各时间点 T 细胞亚群数量的变化，同时以入组时 CD_4^+ T 细胞基线分层考察 HAART 联合康艾保生丸和 HAART+安慰剂对 CD_4^+ T 细胞数量在各时间点的干预作用。现报告如下。

1　资料与方法

1.1　病例选择

1.1.1　西医诊断标准　2011 年卫生部发布的《艾滋病诊疗指南》。

基金项目：国家自然科学基金地区科学基金项目（No. 81360690）

1.1.2 中医诊断标准　按照《艾滋病中医药治疗手册》有关规定。

1.1.3 纳入标准　经疾病预防控制中心确认为 HIV 感染者；符合中医药治疗标准；入组时 HAART 治疗 6 个月以上，其血浆 HIV－1 病毒载量经 2 次试验测定均小于检测下（HIV－1RNA 拷贝数 <100 拷贝/mL）；签署知情同意书。

1.1.4 排除标准　合并妊娠期妇女；有严重的过敏史者；死亡。

1.1.5 病例来源　本课题选择 Y 省的 T 县和 X 县作为研究地点。

1.2 研究方案设计

1.2.1 试验设计　采用随机双盲试验。

1.2.2 药物治疗　HAART 药物为国家免费艾滋病抗病毒药物。包括 AZT（zidovudine，齐多夫定）+3TC（lamivudine，拉米夫定）+ NVP（nevirapine 奈韦拉平），AZT + 3TC + EFV（efavirenz，依非韦伦），3TC + d4T（stavudine，司他夫定）+EFV，3TC + d4T + NVP。

康爱保生丸　系云南省中医中药研究院附属医院制剂，并用于云南省中医药治疗艾滋病试点项目的中药院内制剂，批准文号为滇药制字（Z）20090006A。该剂处方由紫花地丁、黄芩、桑白皮、人参等组成。具有解毒清热，活血祛湿，养阴益气等功效。服用方法　6g/次，1 日 4 次，有效期 36 个月。由云南省中医中药研究院提供。

安慰剂　提取康爱保生丸后药渣打粉后加入辅料按制备康爱保生丸工艺制得。

1.2.3 分组　采用随机双盲的方法随机分为 2 组。

1.2.4 观察时间　连续服药 12 个月，分别在 0、3、6、9、12 月进行相关指标的检测。

1.2.5 检测指标及方法　在各个随访时间点检测入组患者外周血中 CD_4^+、CD_3^+、CD_8^+、$CD_4^+CD_{28}^+$、CD_{38}^+、$CD_4^+CD_{45}RA^+$、$CD_4^+CD_{45}RO^+$、$CD_8^+CD_{38}^+$ 细胞的绝对数量。

1.2.6 实验方法　用 FC500 流式细胞分析仪进行荧光抗体标记检测。所用单克隆抗体及其组合为：$CD_3/CD_{16}\pm 56/CD_4/CD_{38}/CD_8$，$CD_{45}RA/CD_{45}RO/CD_{28}/CD_4/CD_{45}$。加入 20μl 试剂和 100μl Flow－Count 荧光微球至管底，加入 100μl 混合均匀的受试对象抗凝全血至管底，轻柔振荡混匀后室温避光孵育 15min，加入 450μl FACS Lysing solution 溶解红细胞，室温溶血 6～12 min。1700 r/min 离心 5min，倒掉上清，用 1% 小牛血清洗液 2mL 洗涤，1700r/min 离心 5min 后，倒掉上清，加入 600μl 1% 多聚甲醛固定液，上机检测。每份样品经五色流式细胞仪检测和 Coulter MXP/CXP 分析法对 T 淋巴细胞进行绝对计数和相对计数测定。绝对计数是加入浓度已知的标准微球与标本一起测定。流式细胞仪控制软件在设置后能自动计算出浓度。流式细胞仪获取数据后，由各目标群的含量，可以计算出相对含量（%）。T 细胞亚群（cells/μl）=（要计数的细胞总数/flow count 微球总计数）× flow count 微球浓度。

1.2.7 统计学方法　用 SPSS 15.0 软件包处理所有的数据。T 细胞亚群年龄、时间等指标用中位数（四分位数）表示。分类统计用 chi－square 检验，分组比较用 Mann－Whitney U 检验。以双侧 $P<0.05$ 作为显著性差异。

2　结果

2.1 126 名入组 HIV/AIDS 患者一般人口学资料见表 1。126 例 HIV－1AIDS 患者均来自云南中医药治疗艾滋病项目。其中男 100 人，女 26 人，年龄中位数为 37 岁（32～51 岁），男性比例为 79.3%。126 名艾滋病患者接受国家免费艾滋病抗病毒治疗前 CD_4^+ T 细胞绝对计数为 78 个/μl（22～155 个/μl），CD_8^+ T 细胞绝对计数为 691 个/μl（461～1068 个/μl）。进行该项研究入组时 CD_4^+ T 细胞基线中位数为 204 个/μl（145～282 个/μl），CD_8^+ T 细胞基线中位数为 775 个/μl（565～1058 个/μl）。HAART 持续时间中位数为 21 月（12～32 月），HIV－1 传播途径：静脉注射毒品占 4.7%，异性性传播占 86.5%，其他和不详占 8.7%。HAART 联合中药组合和 HAART + 安慰剂两组各人口学因素的差异没有显著性意义（$P>0.05$）。

表 1　126 例 AIDS 患者分组的一般情况

因素	所有入组患者（n =126）	HAART + 安慰剂组（n =62）	HAART + 中药组（n =64）	P
性别				0.791
男 [n（%）]	100（79.3）	38	62	
女 [n（%）]	26（20.7）	24	22	
入组时年龄（岁）	37（32～51）	36（31～49）	38（33～54）	0.188
HIV－1 传染途径				0.451
静脉吸毒 [n（%）]	6（4.7）	3（4.8）	3（4.7）	
异性性传播 [n（%）]	109（86.5）	51（82.3）	58（90.6）	
其他/不详 [n（%）]	11（8.7）	8（12.9）	3（4.7）	
CD_4^+ T 细胞基线（个/μl）	204（145～282）	200（145～270）	204（146～285）	0.622
CD_8^+ T 细胞基线（个/μl）	775（565～1058）	751（546～1151）	786（579～1057）	0.892
HAART 持续时间（月）	21（12～32）	27（17～42）	24（14～32）	0.239

2.2 对T淋巴细胞的干预作用

见表2。在12个月的随访过程中HAART+安慰剂和HAART+康爱保生丸两组的各T细胞亚群的绝对计数的差异无显著性意义（$P>0.05$）。

2.3 以入组时 CD_4^+ T

细胞基线分层考察两组对 CD_4^+ T细胞绝对值的干预作用见图1。入组时 CD_4^+ T细胞基线<200个/μl，HAART+安慰剂组和HAART+中药组在0、3、6、9、12月随访点的 CD_4^+ T细胞绝对计数分别为：0月，145个/μl（94~175个/μl）（n=31），140个/μl（96~147个/μl）（n =30）；3月，246个/μl（187~291个/μl）（n=31），237个/μl（169~305个/μl）（n=25）；6月，225个/μl（157~339个/μl）（n=28），230个/μl（173~304个/μl）（n=30）；9月，240个/μl（173~316个/μl）（n=25），271个/μl（233~385个/μl）（n=26）；12月，261个/μl（206~363个/μl）（n=27），372个/μl（201~507）个/μl（n=24）。第6个月后HAART+中药组的 CD_4^+ T细胞绝对计数增长趋势高于HAART+安慰剂组的，12月时HAART+安慰剂组和HAART+中药组的 CD_4^+ T细胞绝对计数的差异有显著性意义（P=0.015），入组时 CD_4^+ T细胞基线≥200个/μl，HAART+安慰剂组和HAART+中药组在0、3、6、9、12月随访点的 CD_4^+ T细胞绝对计数分别为：0月，269个/μl（231~314个/μl）（n=31），282个/μl（225~347个/μl）（n=35）；3月，292个/μl（224~375个/μl）（n=26），247个/μl（221~388个/μl）（n=27）；6月，281个/μl（220~319个/μl）（n=28），278个/μl（200~355个/μl）（n =31）；9月，240个/μl（173~316个/μl）（n=25），271个/μl（233~385个/μl）（n=26），12月，314个/μl（252~415个/μl）（n =23），336个/μl（263~436个/μl）（n=30）。各时间点两组的 CD_4^+ T细胞绝对计数的差异无显著性意义（$P>0.05$）。

表2 HAART联合中药对HIV-1 RNA有效抑制下的T淋巴细胞绝对值的干预作用研究

组别	例数	CD_4^+	CD_3^+	CD_8^+	CD_4^+ CD_{28}^+	CD_{38}^+	CD_4^+ $CD_{45}RA^+$	CD_4^+ $CD_{45}RO^+$	CD_8^+ CD_{38}^+
HAART+安慰剂组	62	200 (145~270)	1077 (735~1446)	751 (546~1151)	188 (117~233)	60 (46~83)	80 (51~141)	168 (120~205)	41 (26~59)
HAART+康爱保生丸组	64	204 (146~285)	1011 (761~1363)	786 (579~1057)	186 (138~260)	59 (46~83)	95 (53~151)	173 (126~212)	41 (28~61)
HAART+安慰剂组	57	266 (206~337)	1035 (780~1329)	765 (613~1000)	205 (152~273)	194 (145~291)	91 (52~120)	173 (141~229)	85 (65~139)
HAART+康爱保生丸组	52	243 (196~334)	1024 (767~1348)	789 (555~1110)	188 (129~261)	129 (181~249)	69 (49~120)	172 (116~211)	88 (61~128)
HAART+安慰剂组	56	250 (172~319)	1048 (775~1560)	791 (603~1265)	207 (144~270)	311 (250~431)	73 (36~117)	161 (115~205)	192 (144~346)
HAART+康爱保生丸组	61	250 (194~322)	1094 (787~1407)	804 (552~1152)	215 (140~283)	294 (226~457)	55 (27~92)	167 (108~220)	183 (120~305)
HAART+安慰剂组	50	296 (190~378)	1222 (882~1691)	949 (646~1307)	180 (122~261)	477 (350~635)	59 (34~106)	151 (123~211)	249 (178~357)
HAART+康爱保生丸组	53	271 (222~389)	1216 (873~1516)	853 (611~1254)	179 (118~286)	450 (382~577)	58 (38~89)	157 (110~228)	250 (179~379)
HAART+安慰剂组	50	298 (232~389)	916 (604~1261)	632 (412~985)	237 (142~305)	142 (78~223)	28 (14~54)	61 (25~102)	137 (89~285)
HAART+康爱保生丸组	54	341 (247~461)	981 (644~1392)	679 (512~1392)	263 (186~369)	139 (97~195)	32 (21~56)	68 (26~132)	201 (116~365)

注：两组比较，* $P<0.05$。

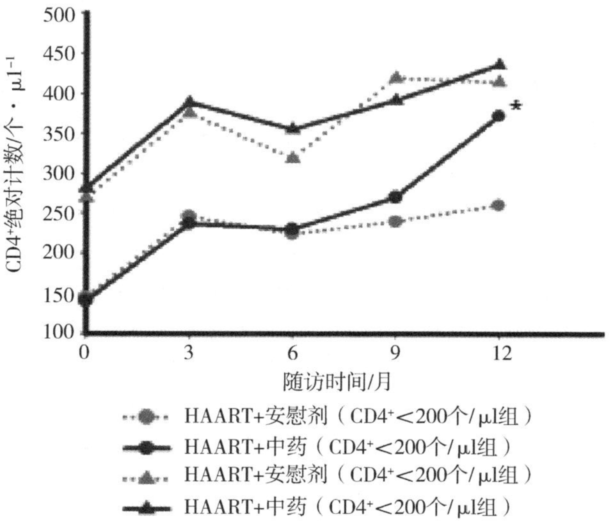

图1 以入组时 CD_4^+ T 细胞绝对计数分组随访 12 月 CD_4^+ T 细胞绝对计数变化

3 讨论

HAART 已被实践证明可以长期有效地抑制 HIV 病毒的复制，保持和恢复受损的免疫功能，促进 CD_4^+ T 细胞计数上升，降低 HIV 感染者机会性感染的发病率和病死率，提高患者生存质量，减少 AIDS 的传播。HAART 治疗通过 3 个方面进行评估：即免疫学指标、病毒学指标和临床症状。HAART 疗法在临床上取得巨大成效的同时还存在着以下问题：①免疫重建不足：②HAART 疗法的毒副反应很常见，部分患者难以坚持服药；③抗病毒药物的耐药性。这些问题对目前进行中医药干预 HIV/AIDS 的研究和中医药联合 HAART 提供了机遇和挑战。HAART 治疗后即使在血浆病毒载量被持续有效抑制的情况下约 5% ~15% 的患者的 CD_4^+ T 淋巴细胞数量也没有明显增加，原因尚不明确。因此本研究将探讨 HAART 联合中药对 HAART 后病毒被成功抑制的 CD_4^+ T 细胞的干预作用。

我们前期对纳入该项研究的两个地方的国家免费艾滋病抗病毒治疗进行回顾性研究研究发现 HAART 治疗后第 24 月 CD_4^+ T 细胞增长进入平台期。本研究中 126 名 HIV/AIDS 患者 HAART 平均持续时间为 24 个月（14 ~ 32 个月），研究发现持续服用 HAART 联合康爱保生丸 HIV/AIDS 患者在 12 个月后 CD_4^+ T 细胞增加至 341（247 ~ 461）个/μl，而持续单一服用 HAART 的 HIV/AIDS 患者的 CD_4^+ T 细胞增加至 298（232 ~ 389）个/μl，尽管两组的差异没有显著性意义，但随着 HAART 联合中药治疗时间的持续延长，HAART 联合中药治疗 HIV/AIDS 在持续增加 CD_4^+ T 细胞和提高患者机体免疫方面将凸显更多的优势？同时研究发现研究发现 HIV－1 病毒载量被有效抑制但 CD_4^+ T 细胞仍 <200 个/μl 的 HIV/AIDS 患者经 HAART 联合康爱保生 6 个月 CD_4^+ T 细胞的绝对计数增长趋势明显好于 HAART⁺安慰剂组的，经过 12 月的治疗 HAART 联合康爱保生 CD_4^+ T 细胞增长了 232 个/μl，HAART⁺安慰剂组的 CD_4^+ T 细胞增长了 115 个/μl，这也提示我们 HAART 联合中药的切入点可能在于 HIV/AIDS 患者的免疫重建，当然这需要我们再进行深入研究，延长观察时间进行持续性研究和扩大临床病例数。

参考文献（略）

（出自《时珍国医国药》2017 年第 28 卷第 4 期第 898－900 页）

加用益气补肾方对艾滋病免疫重建不全患者免疫功能的影响

赵 霞 谢正兰 李 铁

（桂林市中医医院 541002 桂林市临桂路 2 号）

摘要 目的 观察加用益气补肾方对艾滋病高效逆转录抗病毒治疗（HAART）后免疫重建不全患者免疫功能、临床症状、体征的影响，探讨益气补肾中药对艾滋病患者的可能作用机制。方法 20 例艾滋病患者采用益气补肾方（主要由黄芪、鹿角胶、党参、茯苓、白术、黑蚂蚁、绞股蓝、甘草等组成）治疗，同时合用高效逆转录抗病毒治疗。治疗 1 年后，观察治疗前后临床症状、体征积分、CD_4^+ T 细胞绝对计数的变化，并评价免疫重建有效率。结果 20 例患者临床症状、体征积分较治疗前均有不同程度下降，其中乏力、纳呆、腹泻、气短、自汗症状积分较治疗前有显著性差异（$P<0.05$）；治疗后免疫重建有效 12 例，无效 8 例，免疫重建有效率为 60%；CD_4^+ T 细胞计数明显上升，由治疗前 149.3 ± 67.8cells/μl 上升为 201.0 ± 79.5cells/μl，差异有显著意义（$P<0.05$）。结论 益气补肾方能够明显提高艾滋病免疫重建不全患者的 CD_4^+ T 细胞绝对计数，改善临床症状和体征，提高其生活质量和免疫功能。

关键词 益气补肾方；艾滋病感染；艾滋病；免疫重建

高效逆转录抗病毒治疗（highly active antiretroviral therapy，HAART）是目前公认治疗艾滋病的有效方法。CD_4^+ T淋巴细胞计数是目前评价治疗艾滋病疗效的主要指标之一。经过高效逆转录抗病毒治疗（HAART）或其他方法治疗后仍有部分患者 CD_4^+ T淋巴细胞未得到有效提高，即免疫重建不全。这类患者因为免疫功能不能有效重建，容易导致机体免疫系统功能缺陷，患者最终死于各种机会性感染和肿瘤。本研究旨在通过观察加用益气补肾方对艾滋病免疫重建障碍患者临床症状和体征的影响，进一步探讨中药提高患者免疫功能的可能作用机制。

1 资料与方法

1.1 临床资料

本研究共纳入2012年桂林市中医医院接诊的艾滋病患者20例，其中男14例，女6例；年龄23～69岁，平均37岁；感染途径：异性传播18例，同性传播1例，不明原因1例；感染HIV病程：1～8年；服用抗病毒药物时间：1～6年；免疫水平：20例患者 CD_4^+ T淋巴细胞数为98～350cells/μl，其中 CD_4^+ T淋巴细胞数低于200cells/μl者15例。

1.2 诊断标准

艾滋病西医诊断标准参照文献，中医辨证参照国家中医药管理局2004年颁布的《中医药治疗艾滋病临床技术方案（试行）》中制定的标准：以气虚证为主，兼见湿热证、血瘀证等。患者多表现为倦怠乏力、少气懒言、面色无华兼见腹胀、便溏或面黑、肌肤甲错，舌质淡或淡红、淡紫，苔薄或黄腻，脉象虚或濡数或涩。

1.3 纳入标准

①全部病例均经ELISA（上海雷杜全自动酶标仪RT－6500）和Western Blot（TECAN公司全自动免疫蛋白印迹仪Profi－blot48）检测HIV为阳性。②HAART治疗1年以上；与治疗前相比，CD_4^+ T淋巴细胞绝对计数上升＜100cells/μl。③病毒载量（HIVRNA）＜50 copies/mL。

1.4 排除标准

①入组前严重机会性感染未得到控制者；②患严重心、脑血管疾病、造血系统疾病、自身免疫性疾病、活动性肿瘤、结核及神经系统内分泌系统疾病者及肝、肾功能不全者；③妊娠或哺乳期妇女以及未采用安全避孕措施的育龄妇女；④精神病患者以及智力障碍者。

1.5 治疗方法

20例患者在HAART治疗的同时，均给予益气补肾方（黄芪15 g，鹿角胶12 g，党参15 g，白术15 g，茯苓12 g，绞股蓝15 g，黑蚂蚁15 g，甘草6 g。每天1剂，加水2次煎煮，浓缩药汁至400mL左右，分2次饭后口服。由我院制剂室煎煮包装好发给患者）。6个月为1个疗程，共2个疗程。分别在治疗前及治疗1年后记录临床症状、体征积分，治疗前、治疗6个月及1年后分别检测 CD_4^+ T淋巴细胞计数。

1.6 观察指标与方法

①免疫重建有效率：经过1年的治疗，CD_4^+ T淋巴细胞绝对计数上升≥50 cells/μl为有效，上升＜50 cells/μl为无效；免疫重建有效率＝有效例数/受试者总数×100%。②外周血T淋巴细胞绝对计数测定：在治疗前、治疗后6个月、1年分别进行 CD_4^+ T淋巴细胞绝对计数测定，采用流式细胞术进行检测，应用美国BD公司Calibur流式细胞仪检测数据。③症状、体征积分：参照国家中医药管理局2004年颁布的《中医药治疗艾滋病临床技术方案（试行）》中制定的标准，根据症状、体征积分法，分为有效、稳定、无效。有效：临床症状、体征明显改善，总积分下降≥1/3；稳定：临床症状、体征改善不明显，总积分下降＜1/3；无效：临床症状、体征无改善或加重，总积分不下降或有所增加。

1.7 统计学处理

统计学方法采用SPSS 11.5统计软件，计量资料采用 t 检验（自身对照采用配对 t 检验）。

2 结果

2.1 免疫重建不全改善情况

治疗期间，无脱落病例，有个别患者停服中药半个月后又继续服用中药。治疗后免疫重建有效12例，无效8例，免疫重建有效率为60%，表明益气补肾方能明显提升免疫重建不全患者的免疫重建率。

2.2 外周血 CD_4^+ T淋巴细胞计数改善情况

治疗前患者 CD_4^+ T淋巴细胞计数为149.3±67.8cells/μl，治疗6个月时 CD_4^+ T淋巴细胞计数为168.8±71.3cells/μl，与治疗前相比，无显著性差异（$P>0.05$）；治疗1年后，CD_4^+ T淋巴细胞计数为201.0±79.5cells/μl，与治疗前相比，差异具有显著性（$P<0.05$）。

2.3 临床症状、体征积分改善情况

20例患者治疗后临床症状、体征积分较治疗前均有不同程度下降，其中乏力、气短、自汗、纳呆、腹泻等症状积分较治疗前有显著性差异（$P<0.05$），见表1。其中，有效者8例，稳定者7例，无效者5例，总有效率为75%。另外，20例患者中体重上升2.5kg以上者10人，体重上升1kg以上者5人，体重稳定者5人，无体重下降病例。表明益气补肾方能较好地改善艾滋病患者的临床症状和体征，提高患者的生存质量。

表1 20例患者治疗前后临床症状、体征积分比较（分，$\bar{x}\pm s$）

项目	治疗前	治疗后
咳嗽	0.1578±1.2981	0.7951±1.3623
乏力	1.0654±1.9581	0.6571±1.1058①
气短	0.5967±0.9829	0.1258±0.3127①
自汗	0.6014±0.8206	0.1229±0.2985①

续表

项目	治疗前	治疗后
盗汗	0.2865±0.6138	0.1875±0.4913
纳呆	1.0775±1.0638	0.3962±0.5276①
腹泻	0.3185±0.6278	0.1029±0.2153①
胸痛	0.1526±0.4185	0.1529±0.49816
腹痛	0.3385±0.6393	0.0573±0.3183
皮肤瘙痒	0.4039±0.7953	0.1083±0.3158
淋巴结肿大	0.2156±0.9072	0.1836±0.5017

注：与治疗前比较，①$P<0.05$。

3 讨论

艾滋病，又称获得性免疫缺陷综合征（AIDS），由人类免疫缺陷病毒（HIV）引起。HIV/AIDS患者的免疫重建是指这一类患者经HAART或其他治疗后，HIV感染引起的免疫异常得以恢复到正常水平或接近正常水平，从而使与艾滋病相关的各种机会性感染和肿瘤的发生率下降，艾滋病患者的死亡率和发病率相应降低。目前国内外评价免疫重建的主要指标是CD_4^+ T淋巴细胞数量和功能的恢复、免疫活化状态的自稳以及淋巴结结构的修复。临床上经过HAART后，仍有约20%患者即使病毒载量控制良好，CD_4^+ T淋巴细胞仍无法得到有效提高，即所谓的免疫重建不全。免疫重建与个人体质有关，如年龄、CD_4^+ T淋巴细胞数、病毒复制、机体耐药性等。

中医药治疗艾滋病具有显著的临床效果，已经得到了业内公认。国内中医界普遍认为HIV/AIDS患者以虚证为主，其中以气虚证最为常见。主要表现为免疫功能的下降。在免疫重建不全患者中，这种免疫功能低下的情况更为常见。这一类患者，无论病情或长或短，因为个人体质因素，在疾病的发展过程中，多数患者会有乏力、倦怠、纳差、自汗、气短、头痛、胸痛、腹痛、肢体疼痛麻木、舌质淡或舌质暗红、脉象弱或细涩等肺脾气虚证候。据此有学者认为免疫重建不全患者是一种气虚血瘀证候，提出了补肺健脾益肾、益气活血养阴等扶正祛邪方法，使用黄芪、太子参、冬虫夏草、女贞子等中药治疗，从临床上改善患者的症状和体征，提高免疫重建有效率。

中医学认为“正气存内，邪不可干”，人体正气亏虚，邪气入侵，发展到一定程度，必会出现元气亏损、正虚，邪留证候。在此基础上，笔者认为肾中精气不足，肺脾气虚是免疫重建不全患者之本，气虚生湿化瘀是标，并在临床实践中总结出经验方——益气补肾方。本着中医学补先天助后天的原则，益气补肾方以鹿角胶益肾中精气，黄芪补肺脾之气而共为君药。肾中精气足，则化生精微促进肺脾之气生；肺脾气足，滋生精血荣养肾元，使先天、后天之气化生源源不息，循环有序。中医学认为脾胃乃后天之本，为气血生化之源，位居中焦，是气机升降之枢纽，也是运化吸收后天水谷精气的重要脏器。党参、白术、茯苓、甘草四君子为臣药，健脾益气，辅助君药加强扶正之效。同时，甘草也为使药，起到调和诸药的作用。气虚久则湿不化，体内易滋生湿热。故佐以绞股蓝和黑蚂蚁助君药祛邪外出，扶正不留邪。

本研究发现，益气补肾方可以显著改善艾滋病患者的临床症状、体征。艾滋病患者在采用HAART的同时，辅以益气健脾补肾祛瘀中药治疗，虽然部分患者CD_4^+ T淋巴细胞计数上升并不明显，但临床症状却明显改善，抗病毒治疗的毒副作用减轻，身体各方面机能得到提高，生活质量好转，而且免疫力得到进一步提高，促进了患者的免疫重建。与其他文献比较，本研究中益气补肾类中药促进免疫重建率相对较高，这也许与样本量太少有关。下一步工作可以扩大研究样本量，进一步论证益气补肾中药的免疫重建效果。

参考文献（略）

（出自《广西中医药》2014年6月第37卷第3期第36－38页）

原方案加中药对比换用克力芝改善 HAART 后免疫重建不良的临床研究

刘俊[1]，汪亚玲[1]，白劲松[1]，李重熙[1]，田波[1]，陈欣[R]
（1. 昆明市第三人民医院，昆明 650041；R. 昆明市中医医院，昆明 650041）

摘要 目的 了解高效抗反转录病毒治疗（HAART）后，免疫重建不良的艾滋病（AIDS）患者，换用克力芝（洛匹那韦/利托那韦），或继续原 HAART 方案加用中药治疗，比较这两种方法对免疫重建不良 AIDS 患者的疗效。方法 47 例免疫重建不良患者中，30 例换用克力芝治疗，17 例加用中药治疗，观察治疗半年后两组患者的 CD^+ T 淋巴细胞（简称 CD_4 细胞）水平。结果 克力芝组 30 例患者换药半年后，CD_4 细胞水平较前有明显升高（$P < 0.05$），中药组 17 例患者加用中药半年后，CD_4 细胞水平较前有明显升高（$P < 0.05$），两组比较，克力芝组的 CD_4 细胞水平较中药组升高明显（$P < 0.05$）。结论 中药及克力芝治疗均可改善 AIDS 患者 HAART 后的免疫重建，换用克力芝治疗能较快提高患者 CD_4 细胞水平。

关键词 艾滋病患者；高效抗反转录病毒治疗；克力芝；中药；免疫重建不良

随着高效抗反转录病毒疗法（highly active antiretroviral therapy，HAART）的问世，艾滋病（acquiRed immunodeficiency syndrome，AIDS）患者的治疗迎来了质的飞跃。HAART 后多数 AIDS 患者艾滋病病毒（human immunodeficiency virus，HIV）核糖核酸（ribonucleic acid，RNA）可以控制在最低检测线以下，免疫功能得到明显改善，HIV 感染者/AIDS 患者（简称 HIV/AIDS 患者）可以正常生活。但是仍然有 15% ~20% 的患者，在病毒控制良好的情况下，CD_4^+ T 淋巴细胞（简称 CD_4 细胞）计数未见明显增长，称为免疫学无应答，也称之为免疫重建不良。发生免疫重建不良的可能影响因素众多，目前临床处理多数采用更换非核苷类反转录酶抑制剂为双蛋白酶抑制剂（克力芝）。为此对比研究换用克力芝与继续原 HAART 方案加用中医药治疗这两种方法，对于治疗免疫重建不良的 HIV/AIDS 患者的疗效，现将结果报告如下。

1 对象与方法

1.1 对象

2007 年 2 月至 2012 年 5 月，昆明市第三人民医院感染科抗病毒治疗门诊进行 HAART 及随访的 1560 例 HIV/AIDS 患者，其中符合免疫重建不良患者 132 例。

诊断标准：HIV/AIDS 患者血清标本经蛋白印迹试验（western blotting，WB）确定 HIV 感染。免疫重建不良诊断标准参考免疫学失败标准自行定义：1）患者 HAART 治疗时间一年以上，血浆病毒载量低于 50 拷贝/mL；2）CD_4 细胞计数 <200 个/μL 或较基线增长 <20%；3）患者初始治疗方案中不含蛋白酶抑制剂。

1.2 方法

1）根据患者意愿自愿选择换用克力芝（洛匹那韦/利托那韦）治疗（克力芝组），或者维持原治疗方案下加用中药治疗（中药组）。2）对于进入中药治疗组的患者参照《云南省中医药治疗艾滋病项目临床技术方案》进行辨证分型，由中医主治医师以上的医师进行中医辨证后，给予复方中药免煎颗粒（组成：黄芪、附子、五味子等）口服治疗，随症加减，每日 1 剂，疗程 1 年。免煎颗粒由深圳市三九现代中药有限公司生产。3）CD_4细胞计数检测采用 BD 公司 FACSCalibur Flow Cytometry System 仪器和相应试剂完成，HIV RNA 采用 bDNA 方法，严格参照仪器及试剂操作规程执行。4）采用 SPSS 16.0 统计软件进行数据分析，计量资料采用单因素方差分析、配对 t 检验，$P<0.05$ 为差异有统计学意义。

2 结果

共 47 例免疫重建不良的 HIV/AIDS 病例。克力芝组 30 例中，男性 22 例，女性 8 例；平均年龄（21.25 ± 13.04）岁。静脉吸毒感染 13 例，同性性途径感染 2 例，异性性途径感染 15 例，合并丙型肝炎病毒（hepatitis cvirus，HCV）感染 10 例。中药组 17 例中，男性 11 例，女性 6 例；平均年龄（22 ± 12.215）岁。静脉吸毒感染 6 例，同性性途径感染 2 例，异性性途径 9 例，合并 HCV 感染 5 例。

感染患者换用克力芝或加用中药后各 6 个月，CD_4细胞计数都较以前明显升高，差异有统计学意义（$P<0.05$）；治疗 6 个月时，克力芝组患者的 CD_4细胞水平高于中药组（$P<0.05$）；换药前及换药 6 个月后，CD_4 细胞变化差异有统计学意义（$P<0.05$）。详见表 1。

表1 两组免疫学失败时 CD_4 细胞计数与换药后 CD_4 细胞计数（个/μL）比较

Table1 Comparison of CD_4 counts (cell/μL) between two ART groups at time immune non - response and 6 months after switching

治疗时间 Time of therapy	克力芝组（$n=30$） LPV/r group	中药组（$n=17$） Traditional Chinese Medicine group	P 值 Pvalue
治疗前 Immune non - response	174.3 ± 56.3	147.8 ± 65.1	0.149
治疗后6个月 6 months after switching	283.2 ± 23.5	182.6 ± 85.3	0.006
P 值 P value	0.000	0.013	

3 讨论

随着 HAART 的广泛开展，HIV/AIDS 患者艾滋病相关的发病率和死亡率明显降低，但是对于免疫重建不良的 HIV/AIDS 患者如何处理，意见还有分歧。国内研究表明，对于 HAART 初治使用非核苷类反转录酶抑制剂发生免疫学无应答患者，换用蛋白酶抑制剂治疗对于多数患者有效。对于 HAART 初始治疗使用蛋白酶抑制剂或无法耐受蛋白酶抑制剂的患者应该如何处理呢？中医中药可能是较好的办法之一。中药联合 HAART 能够有效提高 HIV/AIDS 患者的免疫功能，促进免疫重建，然而其机制尚不明确。目前国内对于中医药改善 HAART 后 HIV/AIDS 患者免疫功能不良反应的报道较多，但是中医中药改善 HIV/AIDS 患者免疫功能的研究多数是针对普通患者而非免疫学无应答患者，少数免疫学无应答患者也没有与蛋白酶抑制剂进行对比研究，中药能改善免疫学失败患者的免疫功疗效尚不确定。本研究中对 HIV/AIDS 患者加用中药治疗，并由中医医师随症加减，采用以黄芪、附子、五味子等为主要药物的中药治疗。组方中黄芪具有健脾补中、升阳举陷、益卫固表、托毒生肌之功效。黄芪含有的皂苷、黄酮、多糖等成分，有免疫调节作用，对免疫低下患者黄芪有肯定的免疫增强作用，对非特异性和特异性免疫都有一定的增强作用。附子具有回阳救逆、温补肾阳、祛寒止痛之功效。近年来有文献报道，附子提取液具有强心、抗癌、抗衰老和增强免疫机能之功效。附子多糖具有抗肿瘤作用，增强机体的细胞免疫功能，并提高白细胞数量。五味子具有敛肺滋肾、生津敛汗、宁心安神之功效。动物实验表明，五味子多糖有较好的免疫兴奋作用和抗衰老作用。研究表明，免疫学无应答患者无论换用克力芝或者加用中药治疗均能有效提高患者的 CD_4 细胞水平，但是克力芝治疗对于短期内 CD_4 细胞水平提高优于中药，两种治疗方案的长期疗效差异需进一步观察。中药对比克力芝治疗后免疫学失败 HIV/AIDS 患者是否有效，值得进一步研究。

参考文献（略）

（出自《中国艾滋病性病》2015 年 8 月第 21 卷第 8 期第 654 - 655，694 页）

中药、克力芝治疗 HAART 后免疫重建不良患者疗效及成本效益

刘 俊[1]，汪亚玲[1]，白劲松[1]，李重熙[1]，田 波[1]，陈 欣[2]
（1. 昆明市第三人民医院，云南 昆明 650041；2. 昆明市中医医院，云南 昆明 650041）

摘要 目的 了解 HAART 治疗后免疫重建不良患者加用中药或换用克力芝（洛匹那韦/利托那韦）治疗的疗效并进行成本效益分析。方法 92 例 HAART 治疗后免疫重建不良患者更换克力芝或中药治疗，观察患者治疗前后 CD_4 水平及治疗费用，对比两种方法对于 HAART 治疗后患者免疫重建不良的疗效，比较 2 种方法治疗成本。结果 克力芝组 42 例患者半年后 CD_4 水平较前有明显升高（$P<0.05$）。中药组 50 例患者半年后 CD_4 水平较前有明显升高（$P<0.05$），使用中药治疗方案的治疗成本低于克力芝组（$P<0.05$）。结论 换用克力芝或者加用中药治疗均可改善艾滋病 HAART 后的免疫重建不良，使用中药治疗的方法均具有更好的成本效益。

关键词 LPV/r（克力芝）；中药；艾滋病；免疫重建不良；成本效益

随着 HAART（highly active anti - retroviral ther - apy 高效抗逆转录病毒疗法）治疗的广泛开展，艾滋病患者的寿命基本接近正常人群．HAART 治疗后多数患者 HIV 病毒载量被控制在最低检测线以下、免疫功能接近正

常、临床无任何症状，但是研究表明大约有20%患者在病毒控制良好的情况下CD_4淋巴细胞未见明显增长，这种情况称为免疫学无应答，也有学者称之为免疫重建不良．免疫重建不良发生机制尚不明确，目前对于免疫重建不良的处理尚无目前方案，临床上通常采用更换非核苷类逆转录酶抑制剂为双蛋白酶抑制剂（克力芝）的方法、既往研究表明中医中药对于改善HIV/AIDS患者免疫功能具有一定疗效，因此对比研究克力芝与中医两种方法对于免疫重建不良的疗效及成本效益分析，现将结果报告如下。

1 资料与方法

1.1 病例选择

选择2007年2月至2013年10月昆明市第三人民医院感染科抗病毒门诊进行HAART治疗、随访的1760例患者进行观察，其中符合免疫重建不良患者166例，根据患者意愿自愿选择换用克力芝治疗或者维持原治疗方案下加用中药治疗。

1.2 一般资料

克力芝组42人，其中男性32例，女性10例，平均年龄（42.26±13.14）岁，其中静脉吸毒感染15例，同性感染2例，异性感染25例，合并HCV感染10例。中药组50人，其中男性38例，女性12例，平均年龄（41.4±12.30）岁，静脉吸毒感染18例，异性感染30例，同性感染2例，合并HCV感染12例。

1.3 诊断标准

HIV/AIDS患者血清标本经免疫印迹试验（Western blot，WB）以确定HIV感染；免疫重建不良诊断标准：患者HAART治疗时间1年以上、血浆病毒载量低于50拷贝/mL、CD_4T淋巴细胞计数小于200个/μL或较基线增长低于20%、患者初始治疗方案中不含蛋白酶抑制剂．

1.4 中医治疗方法

对于进入中药治疗组的患者参照《云南省中医药治疗艾滋病项目临床技术方案》进行辨证分型，由中医主治以上医师进行中医辨证后，给予中药免煎颗粒复方（组成：黄芪、附子、五味子等）口服治疗，随症加减，每日1剂，疗程1年，免煎颗粒由深圳市三九现代中药有限公司生产。

1.5 检测方法

CD_4T淋巴细胞计数检测采用BD公司FACSCalibur Flow Cytometry System仪器和相应试剂完成，HIVRNA采用bDNA方法，严格参照仪器及试剂操作规程执行。

1.6 统计学方法

采用SPSS统计软件进行数据分析，计量资料采用单因素方差分析、配对t检验，$P<0.05$为差异有统计学意义。

2 结果

CD_4 T淋巴细胞计数：克力芝组患者换药6月CD_4水平较换药前CD_4水平明显升高，差异有统计学意义（$P<0.05$），见表1．中药组患者加用中药6月后CD_4水平较加中药前CD_4水平明显升高，差异有统计学意义（$P<0.05$）。比较2组患者治疗6月时CD_4水平，克力芝组患者CD_4水平高于中药组（$P<0.05$），见表2。克力芝组患者治疗1a费用明显高于中药组（$P<0.05$），见表3。

表1 2组免疫学失败时CD_4计数与换药后CD_4计数比较（$\bar{x}\pm s$）

Tab. 1 Comparison of CD_4 counts after immune non - response and after switching drug between two groups（$\bar{x}\pm s$）

组别		CD_4	P
克力芝组（$n=42$）	治疗前	173.5±55.4	
	治疗后	285.2±24.5	0.000
中药组（$n=50$）	治疗前	159.8±62.5	
	治疗后	183.4±84.7	0.013

表2 换药半年时2组患者CD_4水平比较（$\bar{x}\pm s$）

Tab. 2 Comparison of CD_4 counts after switching drug between two groups（$\bar{x}\pm s$）

治疗前后	克力芝组	中药组	P
治疗前	173.5±55.4	159.8±62.5	0.149
治疗后	285.2±24.5	183.4±84.7	0.006

表3 2种治疗方案费用比较

Tab. 3 Comparison of the treatment expenses between two treatment protcols

费用	克力芝组	中药组	P
每年治疗费用（元）	1320×12=15840	460×12=5520	0.004

3 讨论

随着 2004 年开始高效抗逆转录病毒治疗（HAART）在中国广泛开展，艾滋病机会性感染及肿瘤导致的死亡明显降低，患者生存率明显提高。随之而来的问题是免疫重建不良的患者如何处理？国内及既往研究表明对于 HAART 初治使用非核苷类逆转录酶抑制剂发生免疫学无应答患者，换用蛋白酶抑制剂治疗多数有效。那么对于 HAART 初始治疗使用蛋白酶抑制剂或者患者无法耐受蛋白酶抑制剂的患者应该如何处理呢？中医中药可能是较好的办法之一。国内对于中医药改善 HAART 治疗患者免疫功能及降低毒副作用报道较多，但研究是针对普通患者而非免疫学无应答患者，中医中药对于免疫学无应答患者疗效如何、与蛋白酶抑制剂比较疗效如何目前尚无报道。我们的研究中，中药患者由中医师临床辨证随症加减，采用以黄芪、附子、五味子等为主要药物的中药治疗，组方中黄芪具有健脾补中、升阳举陷、益卫固表，托毒生肌之功效。黄芪含有的皂苷、黄酮、多糖等成分有免疫调节作用，对免疫低下患者黄芪有肯定的免疫增强作用，对非特异性和特异性免疫都有一定的增强作用。附子具有回阳救逆、温补肾阳、祛寒止痛之功效。近年来有文献提到附子提取液具有强心、抗癌、抗衰老和增强免疫机能之功效。附子多糖具有抗肿瘤作用，增强机体的细胞免疫功能，并提高白细胞数量。五味子具有敛肺滋肾、生津敛汗，宁心安神之功效。动物实验表明五味子多糖有较好的免疫兴奋作用和抗衰老作用。本研究中克力芝组 42 例患者半年后 CD_4 水平较前有明显升高（$P<0.05$）。中药组 50 例患者半年后 CD_4 水平较前有明显升高（$P<0.05$），克力芝组患者治疗 1 年费用明显高于中药组（$P<0.05$）。因此笔者认为克力芝或中药治疗免疫重建不良均有明显疗效，中药治疗费用较克力芝费用更低，具有更好的成本效益。

参考文献（略）

（出自《昆明医科大学学报》第 2015 年第 36 卷第 7 期第 163－165 页）

中医药配合 HAART 对 HIV/AIDS 患者 CD_4^+ T 细胞及病毒载量影响的研究

李 娜[1] 陈 均[2] 吴 薇[1] 刘析亮[1] 曹 燕[2]

（1. 乐山市疾控中心，四川 乐山 614000； 2. 乐山市市中区疾控中心，四川 乐山 614000）

摘要 目的 观察中医药配合 HAART 对 HIV/AIDS 患者 CD_4^+ T 细胞及病毒载量的影响。方法 将 180 例 HIV/AIDS 患者随机分成 2 组，治疗组予以芩花解毒胶囊，艾可清颗粒以及 HAART 治疗，对照组予以 HAART 治疗，分别于治疗前后检测患者 CD_4^+ T 细胞、病毒载量变化以及安全性指标。结果 治疗前后 CD_4^+ T 细胞绝对计数治疗组与对照组比较均能显著提高（$P<0.05$），治疗组与对照组 CD_4^+ T 细胞计数与 CD_4^+ T 细胞上升幅度无显著性差异（$P>0.05$）。安全性方面治疗组并未出现血常规、肝功能以及肾功能，相反，血常规和肝肾功能方面有改善的趋势。结论 艾可清颗粒与芩花解毒胶囊没有影响 HAART 的免疫学疗效，同时可以改善 HIV/AIDS 患者血常规、肝肾功能方面的问题以及尿黄、盗汗和便秘等症状。

关键词 中医药；HAART；HIV/AIDS；CD_4^+ T 细胞；病毒载量

艾滋病即获得性免疫缺陷综合征（AIDS），是由人类免疫缺陷病毒（human immunodeficiency virus，HIV）感染引起的传染性疾病。其特异性破坏 CD_4^+ T 淋巴细胞，损害人体免疫系统功能，造成免疫功能低下，容易引起各种机会性感染和恶性肿瘤。目前，西药高效抗病毒治疗（HAART）仍是艾滋病治疗的主要方法，但由于大多数 HAART 药物有较大毒副作用，临床上常出现一些毒副反应，影响患者服药的依从性，且容易使病毒产生变异从而导致治疗失败，使 HAART 疗法的长期应用受到了制约。因此探索中医药治疗艾滋病成为当前热点之一。现将中医药配合 HAART 对 HIV/AIDS 患者 CD_4^+ T 细胞及病毒载量影响的研究结果报告如下。

1 临床资料

1.1 研究对象

所有病例来自乐山市疾控中心。考虑中医用药的方便性和可控性，将我市市中区患者纳入中西医治疗组，其余区县患者为纯西医治疗组。

1.2 诊断标准

西医诊断标准：《艾滋病诊疗指南（2011）》中关于 HIV/AIDS 的诊断标准。中医诊断标准：2004 年国家中医药管理局《中医药治疗艾滋病项目临床技术方案（试行）》。

1.3 纳入标准

①自愿参加本研究，签署知情同意书，依从性好，可随访；②符合《艾滋病诊疗指南（2011）》HIV/AIDS 诊断标准；③初始抗病毒治疗者；④符合我国免费抗病毒治疗标准，具有抗病毒治疗统一编号；⑤符合脾肾阳虚或热毒内蕴诊断标准；⑥年龄 18～65 岁。

1.4 排除标准

①孕妇、哺乳妇女或者 2 年内准备妊娠的妇女；②肝功能高于正常值上限 2 倍以上者；③CD_4 计数≤50 Cell/uL 者；④合并致死性并发症，严重感染、多脏器功能衰竭等；⑤并发严重心肺疾病、原发性肾脏衰竭、其他严重的全身性疾病；⑥有严重精神和神经系统疾病者；⑦正在参与其他临床科研者。⑧满足以上任何一项均予以排除。

1.5 中止标准

①出现严重机会性感染，住院治疗超过 2 个月者；②临床试验过程中出现严重的其他并发疾病；③发生严重不良事件或者严重不良反应者；④意外事故；⑤失访；⑥死亡。

1.6 剔除及脱落病例标准

①受试者依从性差的病例；②自动中途换药或加用此方案禁止使用的中西药物者；③因各种原因不能坚持治疗而中止试验，或因故不能完成全部检验观察项目，影响疗效判断者。

2 方法

2.1 随机方法

将符合纳入标准的 190 例 HIV/AIDS 患者，考虑中医用药的方便性和可控性，将我市市中区患者纳入治疗组（中药配合 HAART 组），其余区县患者为对照组（HAART 组），每组 95 例 HIV/AIDS 患者。

2.2 治疗方法

所有患者的 HAART 药物均为国家免费治疗药物。治疗组在 HAART 药物的基础上由乐山市市中区疾控中心提供中药治疗：①对于 CD_4 计数＜200 Cell/uL 的患者服用艾可清颗粒由广州中医药大学热带医学研究所监制的艾可清颗粒，口服，2 次/d，1 次 1 袋，早晚服用，每袋加约 80 mL 开水冲服；②对于 CD_4 计数＞200 Cell/uL 的患者服用由甘肃瑞霖医药科技有限责任公司生产的芩花解毒胶囊（艾复康），口服，1 次 4 粒，2 次/d 中药治疗疗程为 18 个月。

2.3 观察指标

分别于治疗前、治疗后 6 个月、12 个月与 18 个月检测受试者 CD_4^+ T 细胞，于治疗后 9 个月与 18 个月检测病毒载量变化。

2.4 评价方法

采用单盲（评价者盲）法进行评价，临床研究人员与临床评价人员分开。

2.5 安全性评价

监测患者血常规、肝肾功能等指标。

2.6 统计学方法

采用 SPSS 10.0 统计软件进行统计学处理。抗病毒治疗情况用描述性统计分析，对于服从正态分布，方差齐性的资料应用 2 组之间 t 检验，对于两个或多个构成比的比较应用卡方检验。检验标准取 $\alpha = 0.05$，当 $P < 0.05$ 是差异具有显著性。

3 结果

3.1 基线比较

试验过程中失访 3 人，死亡 2 人，停药 3 人，剔除 2 人，一共 180 人完成试验。其中治疗组 90 例，男 66 例，女 24 例；年龄 24～45 岁，平均（39±12.75）岁；对照组 90 例，男 64 例，女 26 例；年龄 21～46 岁，平均（41.3±9.71）岁，以吸毒和性传播途径感染为主。2 组患者年龄、性别、体质量、病情等比较，差异均无显著性意义（$P > 0.05$），具有可比性。

3.2 治疗前后各观察指标比较

3.2.1 治疗前后 2 组 CD_4^+ T 细胞比较

治疗组与对照组在性别构成和年龄均衡可比，治疗后 6 个月、12 个月与 18 个月 2 组 CD_4^+ T 细胞均较治疗前有所上升，$P < 0.05$，在治疗前和治疗后各个时间点，2 组间 CD_4^+ T 细胞计数比较无显著差异，均 $P > 0.05$（见表 1）。治疗后 2 组间 CD_4^+ T 细胞计数上升幅度比较无显著差异，均 $P > 0.05$（见表 2）。

表 1 2 组治疗前后 CD_4^+ T 细胞结果比较

组别	n	治疗前	治疗后 6 个月	治疗后 12 个月	治疗后 18 个月
治疗组	90	203.76±116.34	247.35±131.35	288.60±147.35	344.40±211.02
对照组	90	181.67±113.87	251.22±110.04	302.65±156.95	354.54±168.20

表 2 2 组治疗前后 CD_4^+ T 细胞计数上升幅度比较

组别	n	治疗后 6 个月	治疗后 12 个月	治疗后 18 个月
治疗组	90	80.59±114.35	165.65±136.25	223.65±189.47
对照组	90	93.22±136.26	173.36±144.90	243.98±168.26

3.2.2 治疗后2组病毒载量比较

治疗9个月后，治疗组和对照组HIV病毒载量不能检测出来的（HIV病毒载量低于20拷贝/mL）构成比，发生病毒学失败（定义为HIV病毒量>1000拷贝/mL）均无统计学意义，治疗18个月后，治疗组和对照组HIV病毒载量不能检测出来的（HIV病毒载量低于20拷贝/mL）构成比，发生病毒学失败（定义为HIV病毒量>1000拷贝/mL）亦无统计学意义（见表3）。

表3 2组治疗前后 CD_4^+ T 细胞计数上升幅度比较

组别	n		治疗后9个月（%）	治疗后18个月（%）
治疗组	90	病毒载量不能检测出来	70（77.78）	72（80.00）
		病毒学失败	11（12.22）	9（10.00）
对照组	90	病毒载量不能检测出来	69（76.67）	73（81.11）
		病毒学失败	13（14.44）	10（11.11）

4 安全性分析

治疗前与治疗后6个月、治疗12个月和治疗18个月2组血常规、肝功能、肾功能异常情况见表4，加用中医药治疗后并未出现血常规、肝功能以及肾功能，相反，治疗组患者在血常规、肝肾功能方面有改善的趋势。

表4 2组治疗前后安全性指标检测结果比较

组别	n		治疗前（%）	治疗6个月（%）	治疗12个月（%）	治疗18个月（%）
治疗组	90	血常规	21（23.33）	11（12.22）	5（5.56）	1（1.11）
		肝功能	27（30.00）	20（22.22）	9（10.00）	2（2.22）
		肾功能	11（12.22）	5（5.56）	2（2.22）	0（0）
对照组	90	血常规	18（20.00）	24（26.67）	24（26.67）	16（17.78）
		肝功能	24（26.67）	35（38.89）	37（42.22）	34（37.78）
		肾功能	24（26.67）	37（42.22）	11（12.22）	9（10.00）

5 讨论

中医对HIV/AIDS的认识："艾滋病"为现代医学病名，历代中医文献未见此病名记载，但其所表现的症状则散见于中医的某些病症中。由于其具有发病潜伏、病情重、病相似、易于流行的特点，因此可将其归属于中医"疫病""伏气温病""虚劳"等范畴。目前有关治疗HIV/AIDS是以西药高效抗病毒治疗（HAART）为主要方法，但大多数HAART药物有较大毒副作用，临床上常出现一些毒副反应，存在患者服药的依从性以及病毒产生变异从而导致治疗失败的问题。中医药相对毒副作用小，采用整体治疗法则，辨证论治，以补虚扶正为主，按时长期服药，可增强机体免疫功能。

本研究使用的艾可清颗粒、芩花解毒胶囊配合HAART治疗HIV/AIDS患者中，与单纯的HAART治疗组比较，2组在治疗后6个月、12个月与18个月均能提高患者 CD_4^+ T细胞计数，但是2组 CD_4^+ T细胞计数与上升幅度无显著统计学差异。结果与马伯艳、张苗苗、苏齐鉴结论一致。一方面艾可清颗粒与芩花解毒胶囊没有影响HAART的免疫学疗效，另一方面需要其他的观察指标来证明中医药的有效性。在安全性方面，观察治疗前与治疗后2组血常规、肝功能、肾功能异常情况发现加用艾可清颗粒与芩花解毒胶囊治疗后并未出现血常规、肝功能以及肾功能，相反，治疗组患者在血常规、肝肾功能方面有改善的趋势；同时中药能改善HIV/AIDS患者尿黄、盗汗以及便秘等症状。说明艾可清颗粒与芩花解毒胶囊能在保证用药安全性，改善尿黄、盗汗以及便秘等症状，同时对患者血常规、肝肾功能异常有一定的改善作用。

目前仍需在全国范围内大面积普及艾滋病防治知识，开展有效的预防控制工作。同时广泛吸取中医与西医两方面的经验，取长补短，发挥各自的优势，使用中西医结合的方法综合治疗，增强免疫、改善症状、提高患者生存质量，使治疗效果达到最大化。制定相应严格而科学的评价统一标准，提高中医治疗艾滋病的效果评价说服力。

参考文献（略）

（出自《成都中医药大学学报》2016年9月第39卷第3期第70－73页）

长期服用扶正抗毒丸对接受高效抗反转录病毒治疗的艾滋病患者免疫重建的影响

李钦[1,2]，赵景云[2]，金玉才[3]，段俊国[1]
（1. 成都中医药大学，四川 成都 610075；2. 云南省中医中药研究院，云南 昆明 650223；
3. 禄劝彝族苗族自治县中医院，云南 禄劝 651500）

摘要 目的 观察长期服用扶正抗毒丸对接受高效抗反转录病毒治疗（highly active antiretroviral therapy，HAART）艾滋病（AIDS）患者免疫重建的影响。方法 将200例无症状期人类免疫缺陷病毒（HIV）感染者分为对照组（单纯HAART）和试验组（服用扶正抗毒丸满1年后，在扶正抗毒丸的基础上加入HAART）；分别在治疗0、6、12个月对患者症状、体征总积分和卡洛夫斯基积分（生存质量）进行评分，监测CD_4^+、$CD_4^+CD_{45}RA^+$、CD_8^+ T淋巴细胞计数，治疗12个月时，计算患者免疫重建成功率。结果 试验组的免疫重建成功率（77.53%）、在治率（89%）均高于对照组（成功率58.97%和在治率78%），不良反应发生率（4%）、失访率（3%）低于对照组（不良反应发生率8%、失访率12%）；CD_4^+、$CD_4^+CD_{45}RA^+$ T淋巴细胞计数与对照组相比明显增加（$P<0.05$），CD_8^+ T淋巴细胞计数呈逐渐增加的趋势；症状、体征总积分较对照组显著降低（$P<0.001$），卡洛夫斯基积分则显著升高（$P<0.001$）。结论 无症状期HIV感染者在未行HAART前长期服用扶正抗毒丸可有效提高患者后期接受HAART时的免疫重建成功率及CD_4^+、$CD_4^+CD_{45}RA^+$、CD_8^+ T淋巴细胞计数，减少不良反应发生率以及增加患者用药依从性。

关键词 扶正抗毒丸；长期服用；艾滋病；高效抗反转录病毒治疗；免疫重建

高效抗反转录病毒治疗（highly active antiretroviral therapy，HAART）俗称“鸡尾酒疗法”，是通过3种或3种以上的抗病毒药物联合使用来治疗艾滋病的方法。HAART对艾滋病患者免疫功能重建有其局限性，如长期、规律性治疗后仍有5%～30%的患者CD_4^+ T淋巴细胞数量未出现显著增长，研究者们将这类艾滋病患者定义为“免疫功能重建不全”，其机会性感染发生率、艾滋病相关疾病发病率及病死率等均较高。

中医调节免疫功能采取的是扶助人体正气，提高机体抗病能力的方法，在艾滋病的治疗中，中医药与HAART联合应用，对促进患者免疫功能的重建具有重要意义。扶正抗毒丸是云南省中医中药研究院根据全国名老中医张震主任医师对艾滋病的治疗经验及现代研究资料研制的用于云南省中医药治疗艾滋病试点项目的中药复方，由黄芪、人参、黄精、白术、女贞子等10味中药组成，具有益气养阴、滋肾健脾、清热解毒之功，用于治疗艾滋病无症状期（HIV感染IIB期）患者，证属气阴两虚、脾肾不足、邪毒内蕴者。自2005年至今已经应用于1万多例HIV/AIDS患者，可稳定患者的免疫功能，延缓无症状期艾滋病感染者进入艾滋病发病期，改善相关症状及体征，且安全无明显毒副作用。本研究通过观察2014年1月—2015年12月到云南省中医中药研究院中医药防治艾滋病研究中心就诊的艾滋病患者服用扶正抗毒丸治疗满1年再同时接受HAART的患者免疫重建情况，为中西医结合治疗艾滋病提供临床应用的基础支持，为扶正抗毒丸的临床应用提供依据。

1 临床资料

1.1 一般资料

2014年1月—2015年12月云南省中医中药研究院中医药防治艾滋病研究中心就诊的艾滋病患者，符合纳入标准的病例200例，试验过程中有12例因HAART不良反应脱落，15例失访，3例数据资料不完全，1例怀孕，2例未服用药物，这些患者在统计数据时均予剔除。最终入组患者167例，其中对照组78例，年龄（38.08±12.35）岁，男性48例，女性30例，感染途径：静脉吸毒26例，性接触52例；试验组89例，年龄（39.38±14.32）岁，男性55例，女性34例，感染途径：静脉吸毒30例，性接触59例。两组患者年龄、性别、感染途径基线比较差异无统计学意义（$P>0.05$）。

1.2 诊断标准

1.2.1 HIV感染诊断标准 参照2011年卫生部颁布的《艾滋病诊疗指南》中的诊断标准，所有患者血样经云南省疾控中心HIV抗体血清学酶联免疫吸附试验（ELISA）和蛋白免疫印迹（Western Blotting）确认试验均为阳性。

1.2.2 证候诊断标准 参照国家技术监督局1997年

基金项目：国家自然科学基金地区科学基金项目（81360583）；云南省医疗卫生单位内设研究机构科研项目（2016NS338）

颁布的中华人民共和国国家标准《中医临床诊疗术语·证候部分》、2002 年版《中药新药临床研究指导原则》等相关的证候诊断标准，按照主症、次症及相应的选择条件，进行统一的辨证。采用中医四诊方法收集患者中医症状、体征，进而根据上述辨证标准进行中医证候的筛检，选出证属气阴两虚、脾肾不足、邪毒内蕴的患者。

1.2.3　无症状期诊断标准　参照 2011 年卫生部颁布的《艾滋病诊疗指南》中的无症状期的诊断标准，有流行病学史，结合 HIV 抗体阳性即可诊断，或仅实验室检查 HIV 抗体阳性即可诊断。

1.3 病例纳入标准

符合西医 HIV 感染诊断标准，经疾控中心确认 HIV 抗体阳性；中医辨证属气阴两虚、脾肾不足、邪毒内蕴的患者；年龄 18～60 岁，男女兼有；属 HIV 感染无症状期；未接受过任何艾滋病的治疗；获取患者知情同意，自愿受试，能够严格遵守研究要求；具有完全民事行为能力。

1.4 排除标准

以前服用过艾滋病治疗药物的患者；妊娠、哺乳期妇女；有酗酒史，不能终止酗酒者；对本药品过敏者；精神病患者及智障者。

1.5 剔除标准

发生严重不良事件；治疗过程中妊娠者；违反研究方案或服用禁忌药物者；依从性差、自行退出及失访患者。

1.6 伦理学审查

本研究提交云南省中医中药研究院伦理委员会审查通过，每例患者入组时即详细告知研究内容，自愿参加本试验并签署知情同意书。

2　方法

2.1　扶正抗毒丸的制备

黄芪（批号 YP20130401，产地甘肃）、人参（批号 YP20130401，产地吉林）、白术（批号 YP20130403，产地浙江）、黄精（批号 YP20130401，产地云南）、女贞子（批号 YP20130403，产地云南），所有药材均购自云南白药集团天紫红中药饮片分公司。药材均由云南省中医中药研究院中药研究中心鉴定：黄芪为豆科植物蒙古黄芪 *Astragalus membranaceus*（Fisch.）Bge. var. *mongholicus Bge.* Hsiao 的干燥根，人参为五加科植物人参 *Panax ginseng* C. A. Mey. 的干燥根，白术为菊科植物白术 *Atractylodes macrocephala* Koidz. 的干燥根茎，黄精为百合科植物滇黄精 *Polygonatum kingianum* Coll. et Hemsl. 的干燥根茎，女贞子为木犀科植物女贞 *Ligustrum lucidum* Ait. 的干燥成熟果实。

按《中国药典》2015 年版一部丸剂项下进行制备。取人参及白术粉碎成细粉备用；其余黄芪等 8 味药材用 4 倍量 90% 乙醇提取 4h，滤过，滤液减压回收乙醇，滤液浓缩；药渣加 3 倍量水提取 3h，滤过，滤液浓缩；合并两次浓缩液，再浓缩至相对密度为 1.25～1.35（70 ℃），加入细粉，混匀，干燥，粉碎，加入适量淀粉至 1000 g，混匀，制丸、干燥、打光，即得。每克相当原生药 3.40 g，含黄芪甲苷 0.141%、毛蕊异黄酮葡萄糖苷 0.101%、人参皂苷 Rg_1 2.14%、人参皂苷 Rb_1 2.46%。

2.2　治疗方法

2.2.1　对照组　患者接受 HAART 治疗，采用国家推荐的一线方案 HAART 疗法，即拉米夫定（3TC）+司他夫定（D4T）+奈韦拉平（NVP）/依非韦伦（EFV）；若服用奈韦拉平出现皮疹的患者均以依非韦伦替代。拉米夫定片，葛兰素史克制药（苏州）有限公司，国药准字 H20030581；司他夫定片，美吉斯制药（厦门）有限公司，国药准字 H20041726；奈韦拉平片，上海迪赛诺生物医药有限公司，国药准字 H20020580；依非韦伦片，Merck SharpDohme（Australia）Pty. Ltd.，H20080222。疗程为 12 个月。

2.2.2　试验组　口服扶正抗毒丸［云南省中医中药研究院附属医院，滇药制字（Z）20090003A］，1 次 1 袋，每天 4 次，满 1 年后，在扶正抗毒丸的基础上加入 HAART 疗法。

2.3　随访时间

于治疗前及治疗第 6 月、12 个月时各随访 1 次，对患者症状、体征总积分和卡洛夫斯基积分（生存质量）进行评分，抽取静脉血检测 CD_4^+、$CD_4^+CD_{45}RA^+$、CD_8^+ T 细胞计数，随访 12 个月时，计算患者免疫重建成功率。

2.4　指标检测

2.4.1　症状、体征总积分及卡洛夫斯基积分　参照国家中医药管理局《5 省中医药治疗艾滋病项目临床技术方案（试行）》中制定的标准。

2.4.2　CD_4^+、$CD_4^+CD_{45}RA^+$、CD_8^+ T 淋巴细胞计数用 $EDTAK_2$ 抗凝负压真空采血管采集研究对象外周静脉血 2 mL，48h 内完成指标检测。主要试剂及仪器：BD Multitest™ CD_3－FITC/CD_8－PE/CD_{45}PerCP/CD_4APC 抗体 BD Trucount tubes－Catalog（美国 BD 公司，批号 340491）、CD_{45} RATFITC 标记的单抗（美 BD 公司，批号 38939）；BD FACSCalibur 流式细胞仪。采用流式细胞术检测 CD_4^+、$CD_4^+CD_{45}RA^+$、CD_8^+ T 淋巴细胞绝对值及得出其相应比值，具体操作步骤如下：试剂用前轻轻摇匀，准确加入 20 μL 荧光试剂和 50 μL 全血，充分混匀，置于室温（20～25 ℃）孵育 15 min；加入 450 μL BD FACS 溶血液，充分混匀，置于室温（20～25 ℃）孵育 15 min 后上机检测。

2.4.3　免疫重建成功率测定　免疫学失败标准采用世界卫生组织抗病毒治疗指南所描述的标准：连续 2 次 CD_4^+ T 淋巴细胞计数低于基线水平；或最近结果较峰值下降 50%；或抗病毒治疗满 1 年或以上患者 CD_4^+ T 淋巴细胞计数仍 <100 个/μL。

免疫重建成功率＝免疫重建成功者/（免疫重建成功者＋免疫重建失败者）

2.5 统计学分析

SPSS 16.0 软件进行数据统计，计量资料采用 Kolmogorov－Smirnov 方法检验变量是否服从正态性分布，取 $P<0.05$ 作为有显著性差异的标准；使用 Levene's test 进行方差齐性检验，两组正态分布变量比较采用配对 t 检验进行各组每个时间点间进行两两比较，两组非正态分布变量比较采用非参数秩和检验，计数资料采用 χ^2 检验。

3 结果

3.1 患者在治率及剔除原因

表1 结果显示，治疗12个月时，试验组患者在治率（89%）高于对照组（78%），不良反应发生率、失访率均低于对照组，但两组相比差异无统计学意义（$P>0.05$）。

表1 两组患者在治率及剔除原因比较

Table1 Comparison on cure rate and removed cause in of patients in two groups

组别	入组患者例数	在治例数	在治率/%	数据资料剔除原因				
				不良反应/例（占比）	失访/例（占比）	数据资料不完全/例（占比）	妊娠/例（占比）	未服药物/例（占比）
对照	100	78	78	8（8%）	12（12%）	1（1%）	0（0%）	1（1%）
试验	100	89	89	4（4%）	3（3%）	2（2%）	1（1%）	1（1%）

3.2 患者 CD_4^+、CD_8^+ T 淋巴细胞绝对计数

治疗6月、12个月时，对照组和试验组患者 CD_4^+ T 淋巴细胞计数呈逐渐增加的趋势，与治疗前相比明显增加，差异显著（$P<0.05$）；试验组 CD_4^+ T 淋巴细胞计数与对照组相比明显增加，差异显著（$P<0.05$）。对照组和试验组 $CD_4^+CD_{45}RA^+$ T 淋巴细胞计数呈逐渐增加的趋势，其中对照组在治疗12个月时，试验组在治疗6月、12个月时，与治疗前相比差异显著（$P<0.05$）；治疗6月、12个月时，试验组 $CD_4^+CD_{45}RA^+$ T 淋巴细胞计数与对照组相比明显增加，差异显著（$P<0.05$）。治疗6个月时，对照组和试验组 CD_8^+ T 淋巴细胞计数与治疗前相比差异无统计学意义（$P>0.05$）；治疗12个月时，试验组 CD_4^+ T 淋巴细胞计数与治疗前相比明显增加，差异显著（$P<0.05$）；试验组 CD_8^+ T 淋巴细胞计数呈逐渐增加的趋势，治疗12个月时，试验组 CD_8^+ T 淋巴细胞计数与对照组相比明显增加，差异显著（$P<0.05$）。见表2。

3.3 症状、体征总积分及卡洛夫斯基积分

治疗6月、12个月时，对照组症状、体征总积分呈逐渐升高的趋势，与治疗前相比显著升高，差异显著（$P<0.001$），试验组症状、体征总积分呈逐渐降低的趋势，治疗12个月时，与治疗前相比显著降低，差异显著（$P<0.01$）；治疗6月、12个月时，试验组患者症状、体征总积分与对照组相比显著降低，差异显著（$P<0.001$）。

治疗6个月时，对照组卡洛夫斯基积分显著降低，与治疗前相比，差异显著（$P<0.001$），试验组卡洛夫斯基积分呈逐渐升高的趋势，治疗6月、12个月时，与治疗前相比，差异显著（$P<0.001$）；治疗6月、12个月时，试验组患者卡洛夫斯基积分与对照组相比显著升高，差异显著（$P<0.001$），见表3。

表2 两组患者 CD_4^+、$CD_4^+CD_{45}RA^+$、CD_8^+ T 淋巴细胞绝对计数比较（$\bar{x}\pm s$）

Table2 Comparison on CD_4^+, $CD_4^+CD_{45}RA^+$, and CD_8^+ T lymphocyte absolute count of patients between two groups（$\bar{x}\pm s$）

组别	例数	时间	CD_4^+/（个·μL^{-1}）	$CD_4^+CD_{45}RA^+$/（个·μL^{-1}）	CD_8^+/（个·μL^{-1}）
对照	78	治疗前	353.21±70.05	127.87±71.23	839.01±234.18
	78	治疗6个月	401.35±123.12△	145.34±49.12	919.23±286.67
	78	治疗12个月	489.35±100.01△	198.45±110.68△	887.18±332.34
试验	89	治疗前	388.84±149.58	154.23±89.45	898.34±243.25
	89	治疗6个月	467.34±91.34△*	238.39±111.27△*	916.24±134.27
	89	治疗12个月	555.43±124.47△*	358.98±161.27△*	1159.98±378.97△*

与本组治疗前比较：△$P<0.05$；与对照组治疗同期比较：*$P<0.05$；

△$P<0.05$ vs pretreatment of same group; *$P<0.05$ vs control group at same time。

表3 两组患者症状、体征积分、卡洛夫斯基积分比较（$\bar{x}\pm s$）

Table3 Comparison on symptoms and signs points, Karovsky integral of patients between two groups（$\bar{x}\pm s$）

组别	例数	时间	症状、体征总积分	卡洛夫斯基积分
	78	治疗前	9.75±3.54	90.44± 7.21
对照	78	治疗6个月	13.67±3.56$^{\triangle\triangle\triangle}$	84.42±8.62$^{\triangle\triangle\triangle}$
	78	治疗12个月	15.55±3.45$^{\triangle\triangle\triangle}$	89.01±10.87
	89	治疗前	7.34±3.65	92.26±7.14
试验	89	治疗6个月	5.56±4.34***	95.79±4.97$^{\triangle\triangle\triangle ***}$
	89	治疗12个月	3.76±2.34$^{\triangle\triangle ***}$	97.82±4.05$^{\triangle\triangle\triangle ***}$

与本组治疗前比较：$^{\triangle\triangle}P<0.01$ $^{\triangle\triangle\triangle}P<0.001$；与对照组治疗同期比较：$^{***}P<0.001$；

$^{\triangle\triangle}P<0.01$ $^{\triangle\triangle\triangle}P<0.001$ vs pretreatment of same group; $^{***}P<0.001$ vs control group at same time。

3.4 免疫重建成功率

试验组免疫重建成功率（69/89，77.53%）明显高于对照组（46/78，58.97%），两组相比差异显著（$P<0.05$）。

3.5 不良反应

对照组有8例患者出现不良反应，其中1例为骨髓抑制，3例为严重皮疹，2例为恶心呕吐、腹部疼痛，2例为肝损害；治疗组有4例患者出现不良反应，其中3例为恶心呕吐，1例为肝损害。

4 讨论

从HIV感染到AIDS发病，需8~10年，其中大部分时间处于无症状期，如何延缓无症状期向艾滋病期过渡，使患者长期处于无症状期，改善感染者生活质量，使其长期带毒生存，对艾滋病的临床治疗具有十分重要的意义。HAART是目前治疗艾滋病的主流疗法，其有效降低了艾滋病的发病率和死亡率。但随着研究深入和治疗时间延长，HAART的局限性也表现出来，如部分患者在保证良好依从性的前提下接受HAART后，血浆病毒载量较长时间控制在测不出的水平之下，CD_4^+ T淋巴细胞数量仍未出现显著增长，而CD_4^+ T淋巴细胞数量显著增长的患者，其免疫功能能否恢复到正常水平尚未证实。更为遗憾的是，这些患者CD_4^+ T细胞特异性抗HIV的免疫反应能力并未得到有效恢复，再生的$CD_4^+CD_{45}RA^+$ T淋巴细胞甚至在HIV复制时就被抗病毒药完全抑制；因此，寻找免疫重建的新策略和新方法成为目前国际艾滋病研究的热点。

目前，常用的免疫重建的评价指标主要有以下3个：①CD_4^+ T淋巴细胞计数：HIV病毒进入人体后，对CD_4^+ T淋巴细胞进行攻击，造成患者免疫功能损伤，通过监测CD_4^+ T淋巴细胞数量可以对患者治疗后免疫功能重建效果进行评价。②$CD_4^+CD_{45}RA^+$ T淋巴细胞计数：艾滋病患者在接受HAART后，CD_4^+ T淋巴细胞的恢复分3个阶段：第一阶段是淋巴系统CD_4^+ T淋巴细胞的重新分布使得CD_4^+ T淋巴细胞增加；第二阶段是记忆CD_4^+ T淋巴细胞（$CD_4^+CD_{45}RO^+$ T）增加；至少经过12周以上的抗病毒治疗后，第三阶段的幼稚CD_4^+ T淋巴细胞（$CD_4^+CD_{45}RA^+$ T）才有增加，免疫才真正开始重建。如何快速、稳定地升高患者$CD_4^+CD_{45}RA^+$ T淋巴细胞水平，在艾滋病免疫重建中具有非常重要的作用。③CD_8^+ T淋巴细胞计数：CD_8^+ T淋巴细胞对控制血液中的HIV的复制起到关键作用，但由于CD_8^+ T淋巴细胞能够攻击感染CD_4^+ T淋巴细胞，导致CD_4^+ T淋巴细胞的持续减少，它的这一多样性特点使其既能清除病毒也会减少CD_4^+ T淋巴细胞，在艾滋病免疫重建过程中如何控制使其产生最佳效果是艾滋病治疗药物必备的重要条件。

中药由于其作用温和，产生疗效的时间较长，同时，中医强调"治病求本"，重在扶助人体正气，而在研究中药治疗艾滋病的疗效时，往往由于患者服药时间较短，药效并没有得到充分发挥，这时对中药疗效进行评价会有失偏颇。在前期临床实践中患者反映长期服用扶正抗毒丸后再进行HAART不良反应出现较少的基础上开展本试验研究，结果发现，服用扶正抗毒丸1年后，再同时接受HAART治疗的患者免疫重建成功率、在治率均高于单纯HAART治疗者，不良反应发生率、失访率均低于单纯HAART治疗组，提示在未进行HAART前应尽早、长期服用扶正抗毒丸，这有助于后期患者接受HAART时提高免疫重建成功率，减少不良反应发生率以及增加患者用药依从性。在免疫学指标方面，服用扶正抗毒丸1年后，在其治疗的基础上再加入抗病毒药物较单纯HAART疗法能明显增加患者的CD_4^+、$CD_4^+CD_{45}RA^+$ T淋巴细胞计数（$P<0.05$），改善患者免疫重建状况；而CD_8^+ T淋巴细胞计数较单纯HAART组也呈逐渐增加的趋势，这可能与CD_4^+ T细胞具有辅助和调节CD_8^+ T淋巴细胞产生的作用有关。也说明患者在免疫功能提高的同时其抗HIV病毒的能力也在随之增加。结果还观察到，试验组患者症状、体征总积分与对照组相比显著降低（$P<0.001$），卡洛夫斯基积分与对照组相比显著升高（$P<0.001$），这可能是由于HAART的毒副作用使得单纯HAART患者症状、体征明显增加，生存质量下降，而扶正抗毒丸具有减少患者症状、体征，提高生存质量的作用，

长期服用扶正抗毒丸后再接受 HAART 患者的临床症状和体征明显好于单纯 HAART 者，生存质量明显提高，这也是中医药治疗艾滋病的优势所在。

综上所述，对无症状期 HIV 感染者可长期服用扶正抗毒丸进行治疗，并动态监测 CD_4^+、$CD_4^+CD_{45}RA^+$、CD_8^+ T 淋巴细胞计数，在 CD_4^+ T 淋巴细胞计数下降明显时，及时加入 HAART。同时，在艾滋病的疗效评价中应注意观察中医药的中长期疗效，避免盲目做出评价。

参考文献（略）

（出自《中草药》2016 年 10 月第 47 卷第 19 期第 3469 - 3474 页）

贞芪扶正胶囊联合 HAART 治疗艾滋病临床分析

陈仁芳，杨崎恩，徐淑凡，陆宇红，蒋亦明

（江苏省无锡市第五人民医院，江苏　无锡 214005）

摘要　目的　探讨贞芪扶正胶囊联合 HAART 治疗艾滋病（AIDS）的临床疗效。方法　将 70 例患者随机分为 2 组，ZQFZ + HAART 组 35 例使用贞芪扶正胶囊联合 HAART 治疗，HAART 组 35 例单用 HAART 治疗，2 组疗程均为 24 周。结果　ZQFZ + HAART 组治疗后中性粒细胞下降数、肝功能异常发生率均明显低于对照组（P 均 <0.05），生活质量卡氏评分明显高于 HAART 组（$P<0.05$）。治疗 12 周、24 周，2 组 HIV - RNA 转阴率均无明显差异（P 均 >0.05），但 ZQFZ + HAART 组 CD_4^+ T 淋巴细胞计数显著高于 HAART 组（P 均 <0.05）。结论贞芪扶正胶囊联合 HAART 治疗 AIDS，能降低 HAART 药物不良反应，改善生活质量，提高 CD_4^+ T 淋巴细胞计数，对 HIV 病毒转阴率无明显影响。

关键词　艾滋病；贞芪扶正胶囊；HAART；免疫

艾滋病（AIDS）是由人类免疫缺陷病毒（HIV）感染，侵犯人体 CD_4^+ T 淋巴细胞，破坏人体免疫系统引起的慢性传染病。现代医学研究认为，中医药能提高人体免疫功能，改善生活质量。为此，笔者采用贞芪扶正胶囊联合高效抗逆转录病毒疗法（HAART）治疗艾滋病，观察中药联合 HAART 对患者生活质量、抗病毒疗效及免疫功能的影响，现将结果报道如下。

1　临床资料

1.1　一般资料

选择 2011 年 6 月—2012 年 12 月在我院门诊或住院治疗的 AIDS 患者 70 例，均符合 2011 版《艾滋病诊疗指南》中的诊断标准，经 ELISA 法初筛及蛋白印迹试验（WB）确认 HIV - 1 抗体阳性；CD_4 计数 $\leq 200\times10^6 L^{-1}$；年龄 18 ~ 65 周岁；既往无抗病毒治疗史。排除标准：①乙型、丙型肝炎病毒感染；②严重肝、肾功能异常、严重心、肺部疾病；③合并结核病；④合并脑膜炎；⑤合并其他肿瘤或淋巴瘤；⑥怀孕或哺乳期妇女。患者治疗前均进行服药的依从性教育并签署知情同意书。将患者随机分为 2 组：ZQFZ + HAART 组 35 例，男 29 例，女 6 例；年龄 21 ~ 60 岁，平均 39.8 岁。HAART 组 35 例，男 30 例，女 5 例；年龄 20 ~ 59 岁，平均 40.2 岁。2 组年龄、性别比较均无显著性差异（P 均 >0.05）。具有可比性。

1.2　治疗方案

70 例患者均给予常规 HAART（齐多夫定/司他夫定 + 拉米夫定 + 奈韦拉平/依非韦伦）治疗，XQFZ + HAART 组 35 例接受贞芪扶正胶囊（甘肃新兰药业有限公司生产，国药准字 Z62010987）口服，2.1g，2 次/d + HAART 治疗；HAART 组 35 例接受 HAART 治疗。2 组均治疗 24 周。

1.3　观察指标

治疗前及治疗 12，24 周时进行症状、体征记录并进行卡氏评分（KPS），测定肝功能、血常规、CD_4^+ T 淋巴细胞、HIV RNA 等。KPS 评分法评定生活质量，依据患者能否正常活动、病情、生活自理程度把患者的健康状况视为总分 100 分，10 分一个等级。得分越高，健康状况越好，得分越低，健康状况越差。肝功能检测采用日立 7600 全自动生物化学分析仪；CD_4^+ T 淋巴细胞测定应用 BD 公司 FAC - SCalibur 机型及 BD 公司三色荧光抗体 TriTEST CD_3PerCp/CD_4FITC/CD_8PE，按照说明书操作。HIV - RNA 检测采用瑞士罗氏 Lightcycle 基因荧光定量分析仪，试剂购自深圳匹基生物工程有限公司，灵敏度为 1000 拷贝/mL。

1.4　统计学方法

应用 SPSS 17.0 统计分析软件分析数据，计数资料用例

基金项目：江苏省无锡市科技局资助项目（CSZ01045）

数和率表示 采用χ^2检验或 Fisher 精确检验；计量资料以$\bar{x} \pm s$表示，采用 t 检验，$P<0.05$ 为差异有统计学意义。

2 结果

2.1 卡氏评分

治疗前 2 组卡氏评分无显著性差异。治疗 24 周 ZQFZ + HAART 组卡氏评分均显著高于 HAART 组（$P<0.05$）。见表 1。

表 1 2 组治疗前后卡氏评分比较（$\bar{x} \pm s$）

组别	n	治疗前	治疗后	t	P
ZQFZ + HAART 组	35	75.3 ± 14.2	92.3 ± 13.1	5.205	<0.001
HAART 组	35	78.1 ± 13.5	85.6 ± 12.7	2.394	<0.05
t		−0.845	2.173		
P		0.400	0.033		

2.2 病毒学疗效

治疗前 ZQFZ + HAART 组 HIV RNA（4.52 ± 1.12）lg 拷贝 /mL，HAART 组（4.49 ± 1.15）lg 拷贝 /mL，（$t=0.111$，$P>0.05$）；治疗后 12，24 周，ZQFZ + HAART 组 HIV RNA 转阴率分别为 86%（30/35）和 97%（34/35），均高于 HAART 组的 80%（28/35）和 91%（3R/35），但 2 组间差异均无统计学意义（P 均 >0.05）。

2.3 免疫学疗效

治疗前 2 组 CD_4^+ T 淋巴细胞计数差异无统计学意义（$P>0.05$）。12，24 周 ZQFZ + HAART 组 CD_4^+ T 淋巴细胞计数均高于 HAART 组，有显著性差异（P 均 <0.05）。见表 2。

表 2 2 组患者治疗前后 CD_4^+ T 淋巴细胞计数比较（$\bar{x} \pm s$，%）

组别	n	治疗前	12 周	24 周
ZQFZ + HAART 组	35	121.1 ± 77.5	209.3 ± 88.5①	289.2 ± 101.5②
HAART 组	35	118.9 ± 76.2	159.7 ± 81.5①	231.6 ± 97.6②
t		0.120	2.439	2.420
P		0.905	0.017	0.018

注：①与治疗前比较，P = 0.05。②与 12 周比较，P < 0.001。

2.4 不良反应

治疗 24 周 ZQFZ + HAART 组消化道症状、皮疹发生率与 HAART 组比较无显著性差异（P 均 >0.05），2 组中性粒细胞下降数、肝功能异常发生率比较均有显著性差异（P 均 <0.05）。见表 3。

表 3 2 组患者 24 周内不良反应发生率 例（%）

组别	n	消化道症状	皮疹	中性粒细胞小于 1.5×10^9L	ALT≥2 倍正常值
ZQFZ + HAART 组	35	6（17）	3（9）	1（3）	4（11）
HAART 组	35	8（23）	5（14）	8（23）	11（31）
χ^2		0.357	0.141	4.590	4.158
p		0.550	0.707①	0.032①	0.041

注：①连续校正。

3 讨论

HAART 疗法俗称“鸡尾酒疗法”，是目前已被证实的针对艾滋病病毒（HIV）感染最有效的治疗方法。HAART 的应用改变了 HIV 感染的自然史，使 HIV/AIDS 从“不治之症”变为可控的传染病。但 HAART 疗法也有其局限性，药物不良反应、免疫功能重建不良、长期使用后耐药株的出现等均影响 HAART 治疗效果。

贞芪扶正胶囊由黄芪、女贞子两味中药组成，是纯天然的中草药加工而成的药物，黄芪所含药效成分黄芪皂苷、多种必需氨基酸均可提高机体免疫力；女贞子所含药效成分齐墩果酸可提高白细胞和血红蛋白，保护骨髓造血，保肝降酶，同时有明确的调节免疫功能。本研究结果表明：①贞芪扶正胶囊联合 HAART 治疗艾滋病，能降低 HAART 药物引起中性粒细胞绝对值下降以及肝功能异常发生率，减轻 HAART 毒副作用，提高了患者的服药依从性。②2 组治疗 12 周、24 周 CD_4 细胞计数均明显升高，但贞芪扶正胶囊联合 HAART 治疗组 CD_4 细胞计数高于 HAART 治疗组（$P<0.05$）。CD_4 细胞计数的上升是 HAART 治疗非常重要的独立的成功标志，能降低机会性感染的发生率，改善生活质量。所以，联合组 24 周后卡氏评分高于 HAART 组。③联合组 12 周、24 周 HIV - RNA 转阴率均优于 HAART 组，但 2 组间差异均无统计学意义。提示三联 HAART 治疗方案具有良好的抑制 HIV 作用，中成药贞芪扶正胶囊和西药 HAART 药物之间不存在药物相互拮抗。

本研究为临床上中西药联合治疗艾滋病做了有益地探索，但仍有以下几方面的不足：①样本量偏少；②观察时间不够长；③对 HIV 的耐药测定不够。因此，笔者下一步还需要加大样本量，进行更合理的前瞻性研究，长期跟踪观察联合治疗的疗效及病毒耐药变化。

参考文献（略）

（出自《现代中西医结合杂志》2014 年第 24 期第 2664 - 2665 页）

贞芪扶正胶囊联合高效抗逆转录病毒疗法对艾滋病患者 Th1/Th2、Tc1/Tc2 和 CD_4^+ T 淋巴细胞的影响

陈仁芳[1]　戴亚萍[2]　杨琦恩[1]　陆宇红[1]　蒋亦明[1]
（1. 江苏省无锡市第五人民医院感染科 江苏 无锡 214005；2. 江苏省无锡市第五人民医院检查科 江苏 无锡 214005）

摘要　目的　探讨贞芪扶正胶囊联合高效抗逆转录病毒疗法（highly active antiretroviral therapy，HAART）对艾滋病患者 Th1/Th2、Tc1/Tc2 和 CD_4^+ T 淋巴细胞的影响。方法　本研究为随机对照研究。将符合纳入标准的 70 例艾滋病患者按随机数字表法分为 2 组各 35 例，对照组采用 HAART 治疗，给予拉米夫定 + 齐多夫定或司他夫定 + 奈韦拉平或依非韦伦，治疗组给予贞芪扶正胶囊联合 HAART 治疗，疗程均为 24 周。采用流式细胞仪检测所有患者治疗前、后血清 Th1、Th2、Tc1、Tc2、CD_4^+ T 淋巴细胞的变化。结果　治疗后，治疗组 Th1/Th2［（6.27 ± 0.70）比（5.39 ± 0.64），$P<0.05$］、Tcl/Tc2［（10.70 ± 0.68）比（10.16 ± 0.85），$P<0.05$］比值显著高于对照组，差异均有统计学意义。治疗组［（289.2 ± 101.5）个/μl 比（121.1 ± 77.5）个/μl，$P<0.01$］和对照组［（231.6 ± 97.6）个/μl 比（118.9 ± 76.2）个/μl，$P<0.01$］CD_4^+ T 淋巴细胞计数均较治疗前增加，2 组治疗后比较差异有统计学意义（$P<0.05$）。结论　贞芪扶正胶囊联合 HAART 可改善艾滋病患者 Thl/Th2、Tcl/Tc2 平衡，提高 CD_4^+ T 细胞计数。

关键词　获得性免疫缺陷综合征；T－淋巴细胞亚群；CD_4^- 阳性 T 淋巴细胞；Th1 细胞；Th2 细胞；抗逆转录病毒治疗，高效；贞芪扶正胶囊

获得性免疫缺陷综合征（acquired immunodeficiency syndrome，AIDS），又称“艾滋病”。是由人类免疫缺陷病毒（human immunodeficiency virus，HIV）破坏人体免疫系统引起的慢性传染病，随着 CD_4^+ T 淋巴细胞的减少，Th1/Th2 出现失衡，促进病情进展和机会性感染的发生。中医学认为，HIV/AIDS 属“瘟疫”“伏气瘟疫”范畴，其致病因素具有湿、热、毒、疠的特征，病程较长，后期多表现为五脏阴阳气血虚损。贞芪扶正胶囊可益气养阴，适用于免疫功能受损的慢性疾病。因此，无锡市第五人民医院感染科门诊采用贞芪扶正胶囊联合高效抗逆转录病毒疗法（highly active antiretroviral therapy，HAART）治疗 AIDS，观察治疗前后血清 Th1/Th2、Tcl/Tc2 及 CD_4^+ T 淋巴细胞计数的变化，以期探讨贞芪扶正胶囊对 AIDS 患者免疫功能的影响。

1　资料与方法

1.1　一般资料

选择 2011 年 6 月—2012 年 12 月在无锡市第五人民医院门诊接受治疗的艾滋病患 70 例，均符合艾滋病的诊断标准，均经酶联免疫吸附测定法（ELISA）初筛及蛋白质印迹法确认 HIV－1 抗体阳性；均通过性接触感染 HIV；CD_4^+ T 细胞计数≤200 个/μl；年龄 18～65 岁；既往无抗病毒治疗史。所有患者治疗前均进行服药的依从性教育、告知须长期服药，服药过程中可能出现的不良反应；所有患者均签署知情同意书，并经医院伦理委员会批准本研究。排除乙、丙型肝炎病毒感染；严重肝、肾功能异常，患有心、肺疾病者；合并结核病者；合并脑膜炎者；合并其他肿瘤或淋巴瘤者；怀孕或哺乳期妇女。采用随机数字表法将患者分为 2 组各 35 例，2 组人口学特征及基线资料比较，差异均无统计学意义（$P>0.05$），具有可比性，见表 1。另入选同期门诊的 HIV 病毒携带者（HIV 检测阳性，但未发病）20 例为 HIV 对照组，男性 17 例、女性 3 例，平均年龄（39.4 ± 7.67）岁；感染时间平均（15.7 ± 12.3）月。

表 1　艾滋病患者人口学特征及基线资料 2 组比较

变量	对照组（35 例）	治疗组（35 例）	t 值/χ^2 值	P 值
男/女（例）	30/5	29/6	0.157	0.692
年龄（岁，$\bar{x} \pm s$）	38.5 ± 7.78	37.9 ± 7.9	0.320	0.749
病程（月，$\bar{x} \pm s$）	18.2 ± 15.7	18.5 ± 15.2	0.081	0.935

基金项目：江苏省无锡市科科技局资助项目（CS201045）

续表

变量	对照组（35 例）	治疗组（35 例）	t 值/χ^2值	P 值
体质量指数（kg/m2，$-\chi \pm s$）	18.1 ±4.5	17.9 ±3.8	1.908	0.060
血红蛋白（g/L，$-\chi \pm s$）	110.9 ±29.0	110.0 ±27.0	0.134	0.893
中性粒细胞计数（$\times 10^9$/L，$-\chi \pm s$）	2.0 ±1.1	2.1 ±0.9	0.416	0.678
白蛋白（g/L，$-\chi \pm s$）	30.9 ±4.9	31.2 ±5.2	0.248	0.804

1.2 治疗方法

对照组采用常规 HAART 方案，给予抗艾滋病药拉米夫定、齐多夫定或司他夫定、奈韦拉平或依非韦伦口服。拉米夫定（安徽贝克生物制药有限公司生产，国药准字 H20103284），0.3g/次，1 次/d；齐多夫定（上海迪赛诺生物医药有限公司生产，国药准字 H20061223），0.3g/次，2 次/d；司他夫定（上海迪赛诺生物医药有限公司生产，国药准字 H20050839），30mg/次，2 次/d；奈韦拉平（安徽贝克生物制药有限公司生产，国药准字 H20103445），0.2g/次，2 次/d；依非韦伦（美国默沙东公司生产，国药准字 H20080208），0.6g/次，1 次/d。治疗组在对照组治疗基础上，加用贞芪扶正胶囊（甘肃新兰药业有限公司生产，国药准字 Z62010987）口服，2.1g/次，2 次/d。2 组疗程均为 24 周。HIV 对照组测定基线细胞免疫功能，未予任何干预治疗。

1.3 临床观察指标

取空腹静脉血，分离外周血单个核细胞（peripheral blood mononuclear ce11，PBMC），Th1、Th2、Tc1、Tc2 亚群的测定。CD_4^+ T 淋巴细胞测定应用 BD 公司 FAC－SCalibur 机型及 BD 公司三色荧光抗体 TriTEST CD_3PerCp/CD_4FITC/CD_8PE，严格按照说明书操作。

1.4 统计学方法

应用 SPSS 17.0 软件进行分析。数据以 $\bar{x} \pm s$ 表示；计量资料符合正态分布，组间比较采用单因素方差分析。本组资料治疗前后及组间比较采用配对 t 检验；计数资料采用 χ^2检验。$P<0.05$ 为差异有统计学意义。

2 结果

2.1 2 组艾滋病患者治疗前后血清 Th1、Th2 细胞变化比较

与 HIV 对照组比较，治疗组、对照组治疗前 Th1 均降低、Th2 均升高、Th1/Th2 比值均下降（$P<0.01$）。治疗后，治疗组、对照组 Th1 均较同组治疗前均升高、Th2 均降低、Th1/Th2 比值均升高（$P<0.01$）；与 HIV 对照组比较，差异均有统计学意义（$P<0.01$）。治疗后，治疗组 Th1/Th2 比值高于对照组（$P<0.05$），见表2。

表 2 HIV 病毒携带者、艾滋病患者治疗前后血清 Th1、Th2 细胞变化比较（$\bar{x} \pm s$）

组别	例数	Th1（%）	Th2（%）	Th1/Th2
HIV 对照组	20	20.97 ±2.26	2.25 ±0.81	9.32 ±0.65
治疗组	35			
治疗前		15.48 ± 2.14^{a}	3.79 ± 0.65^{a}	4.14 ± 0.55^{a}
治疗后		18.34 ± 1.96^{ab}	2.95 ± 0.39^{ab}	6.27 ± 0.70^{ab}
对照组	35			
治疗前		15.32 ± 1.99^{a}	3.85 ± 0.77^{a}	4.09 ± 0.72^{a}
治疗后		18.01 ± 1.75^{ab}	3.08 ± 0.38^{ab}	5.39 ± 0.64^{abc}

注：与 HIV 对照组比较，$^{a}P<0.01$；与同组治疗前比较，$^{b}P<0.01$；与治疗组治疗后比较，$^{c}P<0.05$

2.2 2 组艾滋病患者治疗前后血清 Tc1、Tc2 细胞的变化比较

与 HIV 对照组比较，治疗前治疗组、对照组 Tc1 均降低、Tc2 均升高、Tc1/Tc2 比值均降低（$P<0.01$）。治疗后，治疗组、对照组均较同组治疗前 Tc1 升高、Tc2 降低、Tc1/Tc2 比值升高（$P<0.01$）；与 HIV 对照组比较，差异均有统计学意义（$P<0.01$）。治疗后，治疗组 Tc1/Tc2 比值高于对照组（$P<0.05$），见表 3。

表 3 HIV 病毒携带者、艾滋病患者治疗前后血清 Tc1、Tc2 细胞变化比较（$\bar{x} \pm s$）

组别	例数	Tc1（%）	Tc2（%）	Tc1/Tc2
HIV 对照组	20	30.63 ±2.84	2.09 ±0.21	14.64 ±0.46
治疗组	35			
治疗前		25.51 ± 3.08^{a}	3.48 ± 0.37^{a}	7.33 ± 0.39^{a}
治疗后		27.79 ± 1.94^{ab}	2.61 ± 0.22^{ab}	10.70 ± 0.68^{ab}
对照组	35			
治疗前		25.28 ± 3.10^{a}	3.45 ± 0.35^{a}	7.32 ± 0.43^{a}
治疗后		27.24 ± 2.31^{ab}	2.69 ± 0.29^{ab}	10.16 ± 0.85^{abc}

注：与 HIV 对照组比较，$^{a}P<0.01$；与同组治疗前比较，$^{b}P<0.01$；与治疗组治疗后比较，$^{c}P<0.05$

2.3 2组艾滋病患者治疗前后 CD_4^+ T 细胞变化比较

治疗前，治疗组、对照组 CD_4^+ T 细胞计数分别为（121.1±77.5）个/μl、（118.9±76.2）个/μl，治疗后分别为（289.2±101.5）个/μl、（231.6±97.6）个/μl。2组治疗后比较差异有统计学意义（$P<0.05$）。

3 讨论

HAART疗法，俗称“鸡尾酒疗法”，是目前针对 AIDS 有效的治疗方法。HAART 的应用，使 AIDS 从“不治之症”变为可控传染病。但部分患者免疫功能重建不良，直接影响 HAART 的治疗效果。贞芪扶正胶囊由黄芪、女贞子组成，黄芪益气健脾生血，健运后天之本，使气血生化有源，含有多种必需氨基酸、黄芪皂苷，有增强机体免疫力的作用；女贞子滋阴补肾，培补先天之本，含齐墩果酸，有免疫增强作用，但具体机制未完全明了。人体 CD_4^+ T 淋巴细胞中辅助性 T 细胞（Th）可分为 Th1、Th2 等亚群。Th1 型细胞分泌干扰素 γ（IFN-γ）、白细胞介素（IL）-2 等细胞因子促进细胞免疫，对细胞毒性 T 细胞的功能有辅佐作用，促进细胞内病毒包括 HIV 病毒的清除；Th2 型细胞起相反作用，分泌 IL-4、IL-10 等 Th2 型细胞因子，促进体液免疫反应，抑制细胞免疫反应，对 Th1 型细胞有抑制作用，使抗病毒免疫应答弱化，抗原呈递功能受损、IL-2 产生减少和对抗原反应活化能力丧失，使 AIDS 患者易极发生各种感染。人体感染 HIV 病毒后，HIV 主要攻击和破坏 CD_4^+ T 细胞，CD_4^+ T 细胞的绝对计数与 AIDS 的病程进展直接相关。随着 AIDS 病情的进展，Th1 向 Th2 亚群漂移，Th1 型细胞因子水平降低与 CD_4^+ T 细胞绝对数降低呈正相关，Th2 型细胞因子水平增高与 CD_4^+ T 细胞的绝对数降低呈负相关，从而加速疾病进展。CD_8^+ T 细胞中的 Tc1、Tc2 与 Th1、Th2 的功能基本一致。正常情况下，Th1/Th2、Tc1/Tc2 比值处于相对平衡状态，可维持机体正常的免疫功能。在 AIDS 病情进展过程中，患者 Tc1 向 Tc2 亚群漂移，从而加快病情进展。AIDS 患者接受 HAART 治疗后，随着治疗时间的延长，Th1 型细胞百分比逐渐回升、Th2 细胞百分比逐渐下降，Th2 向 Th1 亚群漂移，促进病情恢复。

本研究显示，治疗组、对照组患者 Th2、Tc2 水平高于 HIV 对照组，Th1、Tc1、Th1/Th2 和 Tc1/Tc2 比值低于 HIV 对照组，与其他研究一致，提示 HIV 感染者进展到 AIDS 过程中，伴随 CD_4^+ T 细胞计数的下降，出现 Th1、Tc1 向 Th2、Tc2 极化，Th1/Th2、Tc1/Tc2 比值下降，Th1/Th2、Tc1/Tc2 平衡紊乱，临床上表现为病情进展，机会性感染增多。治疗组、对照组治疗后 Th2、Tc2 较治疗前下降，Th1、Tc1 较治疗前上升，与王晓辉等研究一致，提示 HAART 治疗可逆转 Th2、Tc2 极化优势，调节 Th1/Th2 及 Tc1/Tc2 平衡，促进 CD_4^+ T 细胞计数上升。治疗组、对照组治疗前 Th1/Th2、Tc1/Tc2 比值具有可比性，治疗后治疗组 Th1、Tc1 稍高于对照组，Th2、Tc2 稍低于对照组，但差异不明显，但治疗组 Th1/Th2 和 Tc1/Tc2 比值高于对照组，仍达不到 HIV 对照组水平。因此，推测贞芪扶正胶囊联合 HAART 较单用 HAART 治疗，可更好地调节 Th1/Th2 和 Tc1/Tc2 平衡，逆转 Th2、Tc2 极化优势，促进 Th2、Tc2 向 Th1、Tc1 亚群漂移，Th1、Tc1 类细胞因子的产生增多，增强细胞免疫功能和促进 CD_8^+ T 细胞活化，从而有利于 HIV 病毒清除和 CD_4^+ T 细胞计数的上升。CD_4^+ T 细胞计数的上升，是 HAART 治疗重要的独立标志，以降低机会性感染的发生率，促进病情尽早恢复，改善生活质量。

综上所述，AIDS 患者存在明显的 Th1/Th2 和 Tc1/Tc2 平衡紊乱，贞芪扶正胶囊联合 HAART 治疗有利于改善 Th1/Th2、Tc1/Tc2 平衡，促进 CD_4^+ T 细胞计数上升。治疗过程中无明显不良反应，值得临床推广。

参考文献（略）

（出自《国际中医中药杂志》2015年7月第37卷第7期第594-597页）

芪灵汤联合 HAART 对艾滋病患者 B7-H1/PD-1 表达水平的影响

钟建平　许文芳　吴　勇　兰少波　吕秋琼　周亚娣

（浙江省绍兴市第六人民医院　浙江　绍兴　312000）

关键词　芪灵汤　人类免疫缺陷病毒　程序性死亡受体1　HAART　临床研究

艾滋病（AIDS）是由人类免疫缺陷病毒（HIV）引起的免疫缺陷性疾病，HIV 病毒的持续和慢性化是由于机体细胞免疫功能缺陷所致，其机制尚有许多不明之处，但 HIV 病毒抗原的持续存在导致体内特异性效应 T 细胞的功能衰竭是一个重要原因，高效抗逆转录病毒疗法（HAART）治疗，可显著降低患者 PD-1 表达水平。本研究通过芪灵汤联合HAART治疗，观察HIV/AIDS患者的免疫共刺激通路B7-H1/PD-1的表达变化情况，评价芪灵汤联合抗病毒药物对B7-H1/PD-1表达的影响，并初步探讨其可能作用靶点与机制。

1 材料和方法

1.1 临床资料

45例均为2010年12月—2012年12月绍兴市第六人民医院、绍兴市疾病预防控制中心及绍兴市越城区疾病预防控制中心就诊的AIDS患者，所有患者均经酶联免疫吸附试验（ELISA）初筛及绍兴市疾病预防控制中心蛋白印迹（WB）确诊HIV-1抗体阳性，其中男31例，女14例；平均年龄39.5±11.0岁。随机分为2组，对照组23例，单纯进行HAART治疗；治疗组22例，采用芪灵汤联合HAART治疗。两组均为初治患者。同时选取21例HIV-1抗体阴性（HIV初筛及确诊试验均为阴性）的健康体检者为对照者，其中男15例，女6例；平均年龄36.5±14.3岁。3组在年龄、性别等比较无显著性差异，具有可比性（$P>0.05$）。

1.2 仪器与试剂

流式细胞仪购置美国Beckman Coulter公司，型号为EPICS XL4-MCL型，Y试剂CD_4^- FITC/CD_8-PE/CD_3-Percp、CD_4^- FITC、溶血剂等购自美国Becton Dicknson公司，PE标志的B7-H1、PD-1及同型对照管购自美国eBioscience公司；病毒载量检测仪器为美国Roche公司的Light Cycler480实时荧光PCR仪，试剂购于深圳市匹基生物工程公司；血常规检测仪为Beckman GEN.S五分类血液分析仪。

1.3 标本采集

用EDTA抗凝负压真空采血管采集研究对象外周静脉血，在6小时内进行试验。

1.4 CD_4^+ T淋巴细胞绝对计数

取10μl CD_4^- FITC/CD_8-PE/CD_3-Percp单克隆抗体加人流式试管中，然后加入50μL全血，振荡混匀，避光10min，溶血，于室温放置10min，上流式细胞仪检测得CD_4^+细胞的百分率，与血液分析仪上的淋巴细胞绝对值相乘。

1.5 外周血B7-Hl/PD-l表达水平检测

取3支专用流式管，分别加入抗人CD_4^- FITC抗体10μl和Mouse IgGl-PE同型质控2.5μl、抗人CD_4^- FITC抗体10μl和抗PD-1-PE抗体2.5μl、抗人CD-FITC抗体10μl和抗人B7-H1-PE抗体2.5μl，然后每管各加入全血50μl，混匀，避光15min后加入1mL溶血剂，室温放置10min，1500r离心，5min弃上清，再分别加入1mL生理盐水，混匀，1500r离心，5min弃上清，最后加入500μl生理盐水重悬细胞，上流式细胞仪检测。采用FS-SS参数分析基础上，对全PBMC设门，设定CD_4阳性细胞门，检测CD_4^+ T细胞上B7-H1/PD-1的表达水平，并扣除同型对照的非特异性本底值。

1.6 病毒载量检测

用美国Roche公司的Light Cycler 480实时荧光PCR仪定量检测感染者血浆中HIV-1RNA含量，试剂为深圳匹基生物工程公司生产，严格按照操作说明进行。

1.7 治疗方法

单纯治疗组采用HAART：AzT 300mg+3TC 300mg（qd）+NVP 200mg（bid）/EFV 600mg（qd）；联合治疗组在上述治疗的基础上，加服芪灵汤。芪灵汤中黄芪、灵芝和红枣的配伍比例为5∶5∶2，浓缩为中药合剂，每剂100mL，含生药分别为50、50、20g，每日1剂，分2次口服。

两组治疗以30天为1周期，连续治疗6个周期。

1.8 统计分析

所有资料采用SPSS 17软件分析，结果以均值±标准差表示，组间比较采用独立样本£检验。使用Spearman rank进行相关性分析，应用单因素方差分析比较各时间点PD-1/PD-L1的表达水平，统计概率采用双侧检验，$P<0.05$为有统计学意义。

2 结果

2.1 AIDS及健康对照组B7-H1/PD-1的表达水平

详见表1。从表中可知，在治疗前、治疗4周、治疗12周、治疗24周4个不同时点检测受试者外周血PDL1的变化，两种方法治疗前后不同时间点比较均有显著性差异（$P<0.001$）。随着治疗时间的延长，PD-1表达水平均逐渐呈下降趋势，单纯治疗组治疗前与治疗4周后比较、治疗4周后与治疗12周后比较、治疗12周与治疗24周比较，其平均下降率分别为16.31%、13.56%和4.90%。而联合治疗组其平均下降分别为18.57%、14.91%和11.34%。治疗24周后与治疗前基线相比单纯治疗组PD-1表达水平下调了31.20%，联合治疗组总的下调40.00%。

2.2 AIDS患者不同治疗时间B7-H1/CD_4^+的表达变化

详见表2。两种方法治疗前后不同时间点比较，对照组与治疗组均有显著性差异（$P<0.001$）。两组随着治疗时间的延长，PD-Ll表达水平均呈下降趋势，单纯治疗组治疗前基线与治疗4周、12周、24周比较，其平均下降率分别为9.52%、5.55%和3.70%。而联合治疗组其平均下降分别为12.50%、5.35%和5.66%。治疗24周后与治疗前基线相比单纯治疗组PD-Ll表达水平下调了21.15%，联合治疗组总的下调了21.87%。

表1　不同治疗时间点 PD－1/CD_4^+ 表达水平变化情况（%）

组别	单纯治疗组	联合治疗组	t	p
治疗前	1.16±0.26	1.18±0.31	0.728	0.470
治疗4周	0.94±0.21	0.94±0.20	0.681	0.435
治疗12周	0.82±0.16	0.77±0.15	0.589	0.409
治疗24周	0.76±0.14	0.68±0.12	1.503	0.140

表2　不同治疗时间点 B7－H1/CD_4^+ T 表达变化情况（%）

组别	单纯治疗组	联合治疗组	t	p
治疗前	0.63±0.14	0.64±0.20	－0.380	0.706
治疗4周	0.57±0.12	0.56±0.15	0.102	0.936
治疗12周	0.54±0.08	0.53±0.10	0.337	0.715
治疗24周	0.52±0.06	0.50±0.06	0.665	0.423

3　讨论

已有许多研究证明中药治疗 HIV，能有效改善 HIV 感染者的免疫功能、抑制 HIV 的复制及改善生存质量。芪灵汤主要由黄芪、灵芝和红枣组成，其与补肺益肾和增强人体免疫力有关。研究发现，两种治疗方法在同一治疗时间节点无统计学意义（$P>0.05$），但联合治疗组治疗24周后其对 PD－1 表达下调率优于单纯治疗组。进一步观察各个治疗时间点，发现 HAART 单纯治疗组对 PL－1 的下调主要发生在前12周，12周至24周其平均下调百分率只有4.90%，而联合治疗组在12周至24周时仍可下调11.3%，这表明芪灵汤对 PD－1 的下调作用的影响是持续而有效的，芪灵汤很有可能通过下调 PD－1 负性免疫调控因子达到降低免疫活化程度的效果，但本实验发现两组患者各治疗时间节点的 PD－L1 的表达频率基本相似，我们推测芪灵汤对 PD－1 的下调可能不仅仅是通过 PD－1/PD－L1 信号通路来实现的。

综上所述，联合治疗组对 PD－1 的表达水平的调节影响高于单纯治疗组，初步显示了芪灵汤可通过降低升高了的免疫共刺激分子的表达，从而在一定程度上能有效地调节 HIV 患者的免疫功能，促进 CD_4^+ T 细胞的数目，抑制 HIV 病毒的复制。

参考文献（略）

（出自《浙江中医杂志》2014年1月第49卷第1期第13－14页）

芪灵汤联合高效抗逆转录病毒疗法对 HIV/AIDS 患者 Th17 和 Treg 细胞表达水平的影响

许文芳[1]　吴　勇[1]　潘国绍[2]　钟建平[1]　兰少波[1]　陈雪芳[1]　吕秋琼[1]

（1. 浙江省绍兴市第六人民医院检验部 浙江 绍兴 312000；2. 浙江省绍兴市疾病预防控制中心 浙江 绍兴 312000）

摘要　目的　探讨芪灵汤联合高效抗逆转录疗法（HAART）对 HIV/AIDS 患者外周血 Th17 和 Treg 细胞表达水平的影响。方法将55例 HIV/AIDS 患者随机分成 HAART 治疗组28例和联合治疗组27例，并选取21例 HIV 阴性患者为健康对照组。HAART 治疗组给予 HAART 治疗，联合治疗组给予芪灵汤联合 HAART 治疗，观察24周。同时根据治疗前外周血 CD_4^+ T 细胞计数水平，将 HIV/AIDS 患者分为3层，第一层：1～100个/μl；第二层：101～200个/μl；第三层：201～350个/μl，运用流式细胞术（FCM）检测 HIV/AIDS 患者治疗前基线、治疗4、12、24周时间点、健康对照组外周血 Th17、Treg 细胞的表达水平及 CD_4^+ T 细胞数目。结果与健康对照组比较，HIV/AIDS 患者外周血中 Th17 细胞基线表达水平及 CD_4^+ T 细胞数显著降低，Treg 细胞基线表达水平则升高，差异有统计学意义（$P<0.01$）；与同组治疗前比较，HAART 治疗组与联

基金项目：浙江省绍兴市重点科技计划项目（NO. 2011A32016）

合治疗组治疗 4、12 和 24 周时 CD_4^+ T 细胞计数均升高，差异有统计学意义（$P<0.05$，$P<0.01$）。不同 CD_4^+ T 细胞水平，两组患者有效率差异无统计学意义（$P>0.05$）。各时间点上，HAART 治疗组与联合治疗组 Th17 细胞、Treg 细胞表达水平无统计学意义（均 $P>0.05$）。与 HAART 治疗组比较，治疗 24 周后，联合治疗组 Th17/Treg 比例显著升高，差异有统计学意义（$U=2.135$，$P=0.038$）。结论 芪灵汤能够改善 Th17/Treg 细胞免疫平衡，这可能是芪灵汤提高 HIV/AIDS 患者免疫功能的机制之一。

关键词 芪灵汤；获得性免疫缺陷综合征；人类免疫缺陷病毒；辅助性 T 细胞 17；调节性 T 细胞；CD_4^+ T 细胞

高效抗逆转录病毒疗法（highly active antiretroviral treatment，HAART）是目前临床上广泛应用的有效治疗艾滋病的手段，它能有效地抑制病毒在细胞内的复制，使患者免疫功能的损伤降低到最低限度或使受损的免疫功能得到恢复，从而降低 HIV 感染相关并发疾病的发生率及患者的病死率，延长患者的生存时间，改善患者的生活质量。但成功使用 HAART 治疗的同时，抗病毒治疗会使患者出现病毒耐药和毒副反应，患者的依从性变差。一些研究表明，西药治疗 HIV/AIDS 能够直接高效抗病毒，快速降低患者血液中的病毒载量，联合中药治疗可以增强患者的免疫功能，减少西药的毒副作用。本研究通过观察芪灵汤联合 HAART 治疗对 HIV/AIDS 患者的免疫功能及免疫平衡标志物的影响，评价芪灵汤联合西医抗病毒药物用于 HIV/AIDS 患者治疗的有效性。

资料与方法

1　诊断、纳入及排除标准

诊断依据我国《艾滋病诊疗指南（2011 版）》。纳入标准：所有患者均经酶联免疫吸附试验初筛及绍兴市疾病预防控制中心蛋白印迹法确诊符合诊断标准；CD_4^+ T 细胞计数≤350 个/μL；18～64 岁；自愿参加本研究，签署知情同意书。排除标准：入组前接受过抗病毒治疗或正在应用抗 HIV 药物者；入组前严重机会性感染未得到控制者；合并严重心、脑血管疾病，肝、肾功能不全，造血系统疾病、自身免疫性疾病、活动性肿瘤、结核及神经系统内分泌系统疾病；妊娠或哺乳期妇女。

2　一般资料

55 例均为 2010 年 1 月—2012 年 12 月浙江省绍兴市第六人民医院传染科、艾滋病门诊和绍兴市疾病预防控制中心就诊 HIV/AIDS 患者。按随机数字表法分成 HAART 治疗组（28 例）和联合治疗组（27 例）。联合治疗组男性 21 例，女性 7 例，平均（41.4±13.4）岁；HAART 治疗组男性 19 例，女性 8 例，平均（39.1±12.8）岁。HAART 治疗组单独进行 HAART 治疗，联合治疗组为芪灵汤联合 HAART 治疗，两组患者均为初治患者。同时选取 21 例 HIV－1 抗体阴性（HIV 初筛及确诊试验均为阴性）的健康体检者为健康对照组，其中男性 15 例，女性 6 例，平均（36.5±14.3）岁，3 组的年龄及性别差异无统计学意义（$P>0.05$）。根据患者治疗前外周血 CD_4^+ T 细胞计数水平，进一步将 HIV/AIDS 患者分为 3 层进行比较，第一层：1～100 个/μL；第二层：101～200 个/μL；第三层：201～350 个/μL。

3　方法

3.1　治疗方法

HAART 治疗组给予单纯 HAART 治疗：齐多夫定（AZT）300mg 和拉米夫定（3TC）300mg，1 天 1 次；奈韦拉平（NVP）200mg，1 天 2 次；依非韦仑（EFV）600mg，1 天 1 次；联合治疗组在 HAART 治疗基础上，同时服用芪灵汤（由浙江省绍兴市第六人民医院药剂科提供），芪灵汤中黄芪、灵芝和红枣的配伍比例为 5∶　5∶　2，浓缩为中药合剂，每剂 100mL，含生药分别为 50、50 和 20g，1 天 1 剂，分 2 次口服。两组治疗以 4 周为 1 个疗程，共连续治疗 6 个疗程。随访时间为疗后 4、12、24 周。

3.2　标本采集　采用 EDTA 抗凝（美国 BD 公司）真空采血管采集研究对象外周静脉血 10mL，在 6h 内进行试验。

3.3　CD_4^+ T 淋巴细胞绝对计数　取 10μLCD_4^- FITC/CD_8－PE/CD_3－Percp 单克隆抗体（美国 Becton Dicknson 公司）加人流式上样试管中，然后加入 50μL 全血，振荡混匀，室温避光 10min，溶血，于室温放置 10min，应用流式细胞仪（美国 Beck man Coulter 公司，型号：EPICS XL4－MCL）检测得 CD_4^+ T 细胞的百分率，与血液分析仪（美国 Beckman Coulter 公司，型号：Gens）上所测的淋巴细胞数相乘换算为 CD_4^+ T 细胞绝对值。CD_4^+ T 细胞计数疗效判断标准：有效：CD_4^+ 逐渐上升，CD_4^+ 升高＞30% 或 50 个/μL；稳定：CD_4^+ 无变化或逐渐上升，CD_4^+ 升高或下降＜30% 或 50 个/μL；无效：CD_4^+ 下降＞30% 或 50 个/μL。

3.4　Treg 细胞表达水平检测　取流式上样试管 2 支，一管为实验管，另一管为同型对照管，依次加入细胞数约为 1×10^6/mL 细胞悬液 100μL 和 CD_4^- PE/CD_{25}－APC（美国 Bec fon Dicknson 公司）10μL，放置于 4℃ 孵育 30 min，然后加入 1mL 的固定/破膜工作液（美国 eBioscience 公司）混匀、4℃ 避光孵育 30 min 后，用破膜缓冲液离心洗涤 1 次，然后加入 1μL Rat 血清，再经 4℃ 孵育 15 min，分别加入 2.5μL PE anti－mouse/rat Foxp3 抗体（美国 eBioscience 公司）和 2.5μL PE Rat　IgG2a 同型（美国 eBioscience 公司）对照，避光 4℃ 孵育 30min，经破膜工作液离心洗涤 3 次后，加入 500μL 的 Flow Cytometry Staining Buffer 重悬细胞（美国 eBioscience 公司），最后流式细胞仪检测，分析 CD_4^+

T 淋巴细胞上的 Treg 细胞表达水平。

3.5 Th17 细胞表达水平检测

取肝素抗凝的患者外周静脉血 10mL，用 Ficoll 密度梯度离心法分离外周单个核细胞（PBMC），调整 PBMC 密度至 2×10^6/mL，并悬浮于 RPMI 1640 培养液（美国 lnvitrogen 公司）。取 PBMC 悬液 2×10^6/mL 加入 24 孔培养板内，每孔 1mL，加人佛波醇乙酯（PMA，美国 Sigma 公司）20ng/mL、离子霉素（1μg/mL，美国 Sigma 公司），置培养箱中培养 2h（37℃，5% CO_2），再加入莫能菌素 2 nmol/mL（美国 Sigma 公司），培养 2h。收集细胞后，PBS 洗 3 次，分为同型对照管和实验管，每管各加入 CD_4^- FITC（美国 Becton Dicknson 公司）10μL，避光室温孵育 15 min，加入固定剂 100μL 混匀，室温放置 15min，经 PBS 洗涤 3 次后，加入破膜剂 100μL，轻轻混匀，避光室温放置 5 min。于实验管加入 PE 抗人 IL－17 mAb（美国 eBioscience 公司）5μL，同型对照管加入同型对照抗体 lgG－PE 5μL，混匀室温避光孵育 30min，经 PBS 洗涤 3 次后，用 500μL 的 PBS 重悬细胞，流式细胞仪检测，以 CD_4^+ T 淋巴细胞设门，分析 Th17 细胞表达水平。

3.6 统计学方法 所有资料采用 SPSS17.0 软件分析，计量资料结果以$\bar{x}\pm s$ 表示，组间比较采用独立样本 t 检验。计数资料采用非参数秩和检验，统计概率采用双侧检验，$P<0.05$ 为差异有统计学意义。

结果

1 脱落情况 本研究共纳入 HIV/AIDS 患者 55 例，在研究过程中，HAART 治疗组中 1 例患者死亡，3 例患者未能按时随访，1 例发生不良反应，退出试验。联合治疗组中 4 例患者未能按时随访，1 例发生不良反应，退出试验。余 45 例患者完成本研究。联合治疗组 22 例，HAART 治疗组 23 例。

2 健康对照组与 HIV/AIDS 患者 CD_4^+ T 细胞、Treg、Th17 细胞基线水平比较（表 1）与健康对照组比较，HIV/AIDS 组 CD_4^+ T 细胞及 Th17 细胞基线水平明显降低，Treg 细胞基线水平明显升高，差异有统计学意义（$P<0.01$）。

表 1 健康对照组与 HIV/AIDS 组 CD_4^+ T 细胞、Treg、Th17 细胞基线水平比较

组别	例数	CD_4^+ (cells/μL)	Th17 细胞 (%)	Treg 细胞 (%)
健康对照	21	857 ± 272	3.85 ± 1.13	4.02 ± 0.77
HIV/AIDS	55	182 ± 76*	1.31 ± 0.45*	8.32 ± 1.12*

注：与健康对照组比较，$^*P<0.01$

3 HAART 治疗组与联合治疗组 CD_4^+ T 细胞计数及疗效比较（表 2）与本组治疗前比较，两组治疗 4、12、24 周时 CD_4^+ T 细胞计数均升高，差异有统计学意义（$P<0.05$，$P<0.01$）。但两组间同期比较，差异无统计学意义（$P>0.05$）。治疗 24 周后，联合治疗组有效 14 例，稳定为 6 例，无效为 3 例，有效率为 60.86%；联合治疗组有效 17 例，稳定 4 例，无效 1 例，有效率 77.27%。两组疗效比较，差异无统计学意义（U = －1.141。$P>0.05$）。

表 2 两组 CD_4^+ T 细胞计数比较（cells/μL，$\bar{x}\pm s$）

组别	例数	CD_4^+ T 细胞			
		治疗前	治疗 4 周	治疗 12 周	治疗 24 周
HAART 治疗	23	178 ± 67	196 ± 69*	240 ± 78**	250 ± 107**
联合治疗	22	187 ± 78	210 ± 95*	259 ± 94**	285 ± 105**

注：与本组治疗前比较，$^*P<0.05$，$^{**}P<0.01$

4 不同 CD_4^+ T 细胞水平患者疗效情况比较（表 3）与 HAART 治疗组比较，联合治疗组 CD_4^+ T 细胞基线在 101～200cells/μL 和在 201～350cells/μL 的有效率虽高，但差异无统计学意义（$P>0.05$）。

表 3 不同 CD_4^+ T 细胞基线水平患者疗效情况比较

组别	CD_4^+ T (cells/μL)	例数	有效 (例)	稳定 (例)	无效 (例)	有效率 (%)
HAART 治疗	1－100	6	3	2	1	50.0
	101－200	8	5	2	1	62.5
	201－350	9	6	2	1	66.7
联合治疗	1－100	6	3	3	0	50.0
	101－200	6	5	0	1	83.3
	201－350	10	9	1	0	90.0

5 HAART 治疗组与联合治疗组 Th17 细胞、Treg 细胞表达水平及 Th17/Treg 比例变化比较（表 4）各时间点上，两组间 Th17 细胞、Treg 细胞表达水平无统计学意义（均 $P>0.05$）。治疗 24 周后与 HAART 治疗组比较，联合治疗组 Th17/Treg 比例显著升高，差异有统计学意义（$U=2.135$，$P=0.038$）。

表 4 两组 Th17 细胞、Treg 细胞表达水平及 Th17/Treg 比例变化比较（$\bar{x}\pm s$）

组别	例数	时间	Th17 细胞 (%)	Treg 细胞 (%)	Th17/Treg
HAART 治疗	23	治疗前	1.32 ± 0.44	8.19 ± 1.03	0.15 ± 0.03
		治疗 4 周	1.48 ± 0.49	7.35 ± 1.20	0.19 ± 0.04
		治疗 12 周	1.75 ± 0.58	6.52 ± 1.12	0.27 ± 0.06
		治疗 24 周	1.83 ± 0.82	6.07 ± 0.91	0.31 ± 0.08
联合治疗	22	治疗前	1.29 ± 0.41	8.23 ± 1.00	0.16 ± 0.03
		治疗 4 周	1.52 ± 0.44	7.27 ± 1.10	0.21 ± 0.05
		治疗 12 周	1.86 ± 0.67	6.04 ± 0.93	0.30 ± 0.06
		治疗 24 周	2.13 ± 0.89	5.65 ± 0.56	0.38 ± 0.11*

注：与 HAART 治疗组同期比较，$^*P<0.05$

讨论

CD_4^+ T细胞是HIV感染的主要靶细胞，人体感染HIV后，数量逐渐耗竭，目前已成为监测疾病进展以及判断抗病毒治疗疗效的监测指标。本研究中治疗4、12、24周后不论是联合治疗组还是HAART治疗组，CD_4^+ T细胞绝对计数均较治疗前升高，且呈不断上升趋势，但同一治疗时间点两组间比较，差异无统计学意义。治疗24周后，联合治疗组患者CD_4^+ T细胞计数疗效有效率（77.27%）高于治疗组（60.86%），但差异仍无统计学意义。因此，对于本研究的患者，不论是芪灵汤联合HAART治疗还是HAART治疗对CD_4^+ T细胞的影响差异无统计学意义，此结果考虑可能与观察周期较短有关，有待于增加研究周期继续观察两组治疗后CD_4^+ T细胞的变化趋势。

有研究显示，治疗前CD_4^+ T细胞计数较低的患者在治疗后免疫反应的发生率较低。本研究发现CD_4^+ T细胞基线在1～100cells/μL的HAART治疗组患者经治疗24周后其CD_4^+ T细胞治疗有效率为50.0%，CD_4^+ T细胞基线在101～200cells/μL的患者有效率为62.5%，而CD_4^+ T细胞基线在201～350cells/μL的患者有效率达66.7%，而联合治疗组有效率分别为50.0%、83.3%和90.0%，提示CD_4^+ T细胞基线高的患者较基线低的患者具有较强的免疫应答能力，原因考虑CD_4^+ T细胞基线较低的患者，可能存在不同程度的淋巴组织的器质性损害，中医药而这种器质性损害的逆转作用尚不明确或非短期内治疗所能实现，而CD_4^+ T细胞基线较高的患者，芪灵汤可能通过某些药理成分延缓了CD_4^+ T细胞的凋亡。因此，中医药联合HARRT进行早期干预，能够进一步提高患者的免疫功能，延缓或阻止免疫系统的破坏，提示中医药早期干预的重要性。

Th17和Treg细胞为CD_4^+ T细胞亚群，两者均为不同于Th1、Th2新的CD_4^+ T辅助细胞亚群。Treg细胞具有免疫抑制作用，在预防和抑制自身免疫性疾病、炎症、超敏反应的移植排斥的发生和发展。Th17细胞是一群主要产生IL－17的辅助型T细胞。IL－17是机体肠黏膜的免疫屏障，在抵御细菌和真菌感染中起着重要作用。Treg细胞表达的叉头状转录因子3（Foxp3）通过直接与维甲酸相关孤儿受体－yt（ROR－yt）结合而抑制IL－17的转录，从而影响Th17细胞的功能，Th17细胞与Th1细胞、Treg细胞的诱导分化过程之间存在的微妙调节关系。Treg细胞与Th17细胞都来源于初始T细胞，两者的功能和分化过程相互对抗，在正常情况下两者保持平衡，有利于机体的免疫稳定状态的维持。研究证明HIV/AIDS患者外周血neg细胞比健康人的表达水平显著升高，而Th17细胞相应地表达下降，本研究结果也显示了这一点，原因可能在HIV/AIDS感染过程中，体内细胞因子环境的改变，使得CD_4^+ T细胞更容易向Treg细胞分化，而抑制Th17细胞的产生，最终Th17减少而Treg增多。富含Th17细胞的肠道黏膜组织中的Th17细胞大量减少，使病原体通过黏膜屏障而易位，导致机体免疫激活和病毒复制加速，加重疾病的发生，最终造成机体的免疫调节系统严重失衡。HAART抗病毒治疗能够抑制病毒复制，降低病毒载量，机体产生CD_4^+ T细胞增多，Th17细胞得到复原和再生，逐渐恢复机体免疫。研究发现虽然两组在相同治疗时间点上其Th17和Treg细胞的表达水平无统计学意义，但治疗24周后联合治疗组Th17/Treg比例显著高于HAART治疗组，说明芪灵汤联合HAART较单纯HAART治疗能更有效地调节Th17和Treg细胞的平衡，其机制尚不清楚，推测芪灵汤能通过对体内细胞因子的调节，诱导CD_4^+ T细胞向Th17细胞分化，抑制Treg细胞的分泌，从而达到改善体内二者平衡的作用。

本研究的芪灵汤主要由黄芪、灵芝和红枣组成，其功效主要和增强人体免疫力有关。灵芝一直被列为补中益气，滋补强壮，扶正固本，延年益寿的名贵药材。《神农本草经》中记载：赤芝，苦，平，无毒，主治胸中结，益心气，增智慧，不忘，久食轻身不老。黄芪：性微温味甘，入肺脾两经，补肺脾之气，补气之中且有升发及外达的特点。具有补气固表，温养脾胃等功效，主治气血虚弱、自汗、肺、脾两虚等症。药理研究证明，红枣具有补肺益肾抗疲劳作用，能增强人的耐力。灵芝和黄芪具有抑制HIV的活性，提高CD_4^+ T细胞数，增强免疫功能。本研究的芪灵汤是通过水煎汤剂的口服给药途径来实现治疗目的，这使药物能够直达病所，在肠道局部维持较高的浓度而较少被吸收，可增加药效，而减少全身的不良反应。

总之，芪灵汤联合HAART治疗HIV/AIDS，能够持续有效地调节机体Th17/Treg细胞免疫平衡，提高患者的免疫功能，延缓艾滋疾病进展。

参考文献（略）

（出自《中国中西医结合杂志》2014年第34卷第2期第157－161页）

中西医结合治疗艾滋病52例临床疗效观察

肖　钢
（湖南省长沙市第一医院 艾滋病科 410005）

摘要　目的　对中西医结合治疗艾滋病52例临床疗效进行观察与讨论。方法　资料选自2012年4月—2014年4月在本 院接受治疗的艾滋病患者52例，将其设置为实验组，给予实验组研究对象中西医结合治疗。在随机选取52例艾滋病患者为对照组，予以常规抗病毒治疗，对比分析两组研究对象临床疗效。结果　经治疗后，两组研究对象在总疗效、肝肾功能等方面的比较存在着显著差异（$P<0.05$）。结论　中西医结合治疗艾滋病患者具有较高临床价值，不仅能改善患者整体生活质量，还能增强其抵抗力，对于延长患者生命具有积极意义，值得推广。

关键词　中西医结合；治疗；艾滋病；临床疗效；观察

艾滋病本身具有病死率高的特征，已经成为威胁人类健康的危重型病症之一。针对艾滋病患者的治疗，临床上以西医治疗为主，尽管取得了明显的临床效果；但是这种治疗方式也有不足之处，而选择最佳治疗方式也已经成为医学界的重点关注对象。鉴于此，笔者将收治的52例艾滋病患者设置为实验组，再随机选取52例艾滋病患者为对照组。给予两组研究对象分别进行常规抗病毒治疗与中西医结合治疗，旨在寻找艾滋病患者的最佳治疗方案，取得了一定成效。

1　资料及方法

1.1　临床资料

资料选自2012年4月—2014年4月在本院接受治疗的52例艾滋病患者，将其设置为实验组，男女比例31∶21；患者年龄在30～75岁之间，其平均年龄约（50±4.25）岁，CD_4^+平均数（98±35）个/μL。其中，有5例患者因吸毒而感染，35例患者因性传播而感染，12例患者的感染源尚不清晰。在随机选取52例艾滋病患者为对照组，男女比例35∶17；患者年龄在29～69岁之间，其平均年龄约（47±5.07）岁，CD_4^+平均数（105±42）个/μL。其中，有7例患者因吸毒而感染，35例患者因性传播而感染，10例患者的感染源尚不清晰。实验组和对照组均无明显机会性感染。两组研究对象在性别与年龄、CD_4^+、感染因素等相关资料中的比较均无明显性差异（$P>0.05$）。

1.2　方法

给予对照组常规抗病毒治疗，而实验组除予以常规抗病毒治疗外，还予以中医辨证施治治疗。药方主要包括扶正方与祛邪方，并根据患者症状加减。其中，扶正方的药物构成为10g党参、15g黄芪、15g茯苓、1%白术、10g山药等；祛邪方的药物构成为10g厚朴、6g陈皮、10g桃仁以及6g砂仁等。服药的前60d，1剂/d，150mL/次，2次/d。服药的180～300d，2剂/d，150mL/次，2次/d。

1.3　观察指标与疗效判断指标

（1）观察指标：观察患者的总疗效、肝功能状况以及血常规状况等。

（2）疗效判断指标：显效：机体临床症状已全部消失，患者体重已有明显增加，且病原学的指标已经转为阴性，症候积分的降低幅度超过70%；有效：机体临床症状已有所好转，患者体重趋于稳定，且病原学的指标已经转为阴性，症候积分的降低幅度超过30%；无效：机体临床症状未发生任何改变，甚至出现加重的迹象。

1.4　统计学分析

采取SPSS18.0统计学软件分析以及处理本组研究数据，通过（$\bar{\chi}\pm s$）代表一般资料，通过x^2检验计数资料的对比，组间数据对比差异明显，具有统计学意义以$P<0.05$表示。

2　结果

实验组研究对象临床疗效明显优于对照组，组间比较差异较为显著（$P<0.05$）。详见表1。

表1　两组研究对象总疗效对比（n%）

组别	例数（n）	显效	有效	无效	有效率
试验组	52	32（61.54）	17（32.69）	3（5.77）	94.23%
对照组	52	25（48.08）	18（34.62）	9（17.31）	82.69%

3　讨论

近几年，艾滋病的感染率呈现上升趋势，在给人类身体健康带来严重威胁的同时，也对社会带来不利影响。艾滋病能够直接破坏患者的免疫系统，使其CD_4^+淋巴细胞受到严重破坏，以至于CD_4^+淋巴细胞明显降低，免疫功能也出现严重损害，导致机体诱发多器官性病变与机会性的感染。中医学把艾滋病定位为虚劳和温病等范畴，机体在精气亏虚的基础上又遭受邪毒入侵而致。艾滋病基本发病原理为气血津液与脏腑虚损异常，因此中医治疗强调"清疫败毒""扶正固本"以及"调理虚羸"等。

针对艾滋病患者的治疗，重点目标是抑制艾滋病毒不断复制，就目前而言，针对该疾病尚未找到中医治根的方式，许多医师更倾向于中西医结合治疗。采取中西医结合治疗旨在保护与提升患者免疫能力，通过改善其临床症状，促使机会性的感染症状得以有效抑制，最终达到提升患者整体生存质量以及延长其生存期限的目标。

艾滋病患者的中医证型主要为"气虚血瘀"，因此中药组方应当以"扶正""健脾益肾"作为基本原则；以"祛邪""活血清热"作为主要辅助原则。通过中医辨证和中医辨病相结合等形式，予以患者中西医结合治疗。在本组研究实践活动中，将52例艾滋病患者设置为实验组，予以行中西医结合治疗，再随机选取52例艾滋病患者设置为对照组，予以常规抗病毒治疗。经治疗后，实验组研究对象整体治疗效果、肝功能、肾功能等指标明显优于对照组研究对象，组间差异极为显著（$P<0.05$）。

经研究表明，中西医结合治疗艾滋病患者具有较高临床价值，除了能改善患者临床症状和提升其治疗效果之外，还能在一定程度上能增强患者抵抗力，同时还能改善患者生活质量，因此值得在临床上推广。

参考文献（略）

（出自《家庭心理医生》2014年10月第10期第74页）

扶正排毒方联合高效抗逆转录病毒疗法治疗艾滋病合并神经系统病变临床研究

沈 露，张金武，朱建光

（咸宁市中心医院，湖北科技学院附属第一医院，湖北 咸宁 437100）

摘要 目的 研究扶正排毒方联合高效抗逆转录病毒疗法治疗艾滋病合并神经系统病变的临床疗效。方法 选择86例艾滋病合并神经系统病变患者作为研究对象，随机分为单纯治疗组和联合治疗组，每组各43例。单纯治疗组予以高效抗逆转录病毒治疗，联合治疗组在单纯治疗组基础上加用扶正排毒方联合治疗。比较治疗前、后两组患者外周血 CD_4^+ T淋巴细胞计数、中医证候积分、体质量、血常规的变化情况，评价临床疗效。结果 治疗后单纯治疗组与联合治疗组患者外周血 CD_4^+ T淋巴细胞计数均明显上升，而中医证候积分、白细胞、血红蛋白、血小板均明显下降，与治疗前比较，差异有统计学意义（$P<0.05$）；和治疗前相比，单纯治疗组治疗后患者体质量明显下降，差异具有统计学意义（$P<0.05$）；治疗后，联合治疗组患者的体质量未见明显变化（$P>0.05$）；外周血 CD_4^+ T淋巴细胞计数、体质量均明显高于单纯治疗组，而中医证候积分明显低于单纯治疗组，差异具有统计学意义（$P<0.05$）；联合治疗组有效率高于单纯治疗组，差异具有统计学意义（$P<0.05$）。结论 扶正排毒方联合高效抗逆转录病毒疗法治疗艾滋病合并神经系统病变效果显著，可提高患者的外周血 CD_4^+ T淋巴细胞计数，增强机体的免疫功能。

关键词 艾滋病；神经系统病变；扶正排毒方；高效抗逆转录病毒疗法；中医药治疗；中西医结合

艾滋病（获得性免疫缺陷综合征）是由感染艾滋病病毒引起的一种危害性极大的传染病，多发于18～40岁人群，具有较高的发病率、致残率、病死率，严重威胁着人类的健康。艾滋病患者临床常表现出长期咳嗽、呼吸困难、持续发烧、食欲下降、持续广泛性全身淋巴结肿大、消瘦等症状，给患者的生活及工作带来一定程度的负面影响。神经系统病变是艾滋病较为常见的一种合并症，临床症状以精神异常、头痛、意识障碍、智力减退、痴呆、偏瘫等为主。目前，临床常采用高效抗逆转录病毒药物对艾滋病合并神经系统病变患者进行治疗，虽对病毒复制有一定程度的抑制，有效恢复免疫功能，但由于抗病毒药物存在不同程度的不良反应，因此，不能将其作为治疗艾滋病的常规治疗方法。因此，选用何种方式对艾滋病合并神经系统病变患者进行治疗，是临床医师面临的棘手问题。中医学无艾滋病病名的记载，根据其临床表现、传播方式、发病原因，可将其归属于"伏气温病""疫病""虚劳"等范

基金项目：湖北省自然科学基金重点项目（2012FF064）

畴，临床症状以头晕、畏寒肢冷、腰膝酸软、健忘、消瘦等为主。本研究对 86 例艾滋病合并神经系统病变患者分别应用高效抗逆转录病毒药物治疗和扶正排毒方联合高效抗逆转录病毒药物治疗，旨在研究扶正排毒方联合高效抗逆转录病毒药物治疗艾滋病合并神经系统病变的临床效果，现报道如下。

1 资料与方法

1.1 一般资料

选取 2012 年 2 月—2014 年 1 月在咸宁市中心医院接受治疗的 86 例艾滋病合并神经系统病变患者作为研究对象，其中男 56 例，女 30 例；年龄 25 ~ 56（40.12 ± 1.76）岁；病程 5 ~ 13（8.23 ± 1.41）a。所有患者随机分为单纯治疗组和联合治疗组，每组各 43 例。两组患者一般资料比较，差异无统计学意义（$P > 0.05$），具有可对比性。见表 1。

表 1 两组患者一般资料比较（$\bar{x} \pm s$，例）

组别	n	性别		年龄（岁）	病程（t/a）
		男	女		
单纯治疗组	43	27	16	39.98 ± 1.34	8.36 ± 1.55
联合治疗组	43	29	14	40.36 ± 1.56	8.14 ± 1.42
χ^2/t 值		0.205		1.212	0.686
P 值		>0.05		>0.05	>0.05

1.2 诊断标准

符合 2011 年中华医学会感染病学分会艾滋病学组制定的《艾滋病诊疗指南》和 2014 年中华中医药学会防治艾滋病分会制定的《艾滋病中医诊疗指南》中相关艾滋病合并神经系统病变的诊断标准。

1.3 病例纳入标准

①符合上述艾滋病诊断标准者；②年龄 20 ~ 60 岁；③病程 <15a；④符合抗病毒治疗者；⑤CD_4^+ T 淋巴细胞计数 <400μL^{-1}；⑥对本研究知情，并签署同意书。

1.4 病例排除标准

①病程 >15a；②不符合上述艾滋病诊断标准者；③妊娠或哺乳期妇女；④患有严重的精神疾病者；⑤不配合本次研究、依从性较差者；⑥对本研究中的抗逆转录病毒药物过敏者。

1.5 治疗方法

1.5.1 单纯治疗组 单纯给予高效抗逆转录病毒治疗，包括司他夫定（东北制药集团沈阳第一制药有限公司，国药准字 H20020548），每次 30 ~ 40mg，2 次 · d^{-1}；奈韦拉平（四川省宜宾五粮液集团宜宾制药有限责任公司，国药准字 H20143247），每次 20mg，1 次 · d^{-1}；依非韦仑（浙江华海药业股份有限公司，国药准字 H20133265），每次 600mg，1 次 · d^{-1}；拉米夫定（山东罗欣药业集团股份有限公司，国药准字 H20133201），每次 0.1g，1 次 · d^{-1}，3 个月为 1 个疗程，连续治疗 4 个疗程。

1.5.2 联合治疗组 在高效抗逆转录病毒治疗的基础上，给予扶正排毒方治疗，药物组成：鹿角胶 3g，牡丹皮 6g，黄芪 10g，白术 10g，寸草 3g，白花蛇舌草 15g，泽泻 10g，党参 10g，茯苓 10g，金银花 10g，紫河车 3g，水煎服，1 剂 · d^{-1}，3 个月为 1 个疗程，连续治疗 4 个疗程。

1.6 观察指标

观察治疗前后两组患者外周血 CD_4^+ T 淋巴细胞计数、体质量、血常规（白细胞、血红蛋白、血小板）的变化情况及临床疗效。

1.7 疗效判定标准

依据中医诊断标准中的中医证候进行积分，每项症状得分为 0 ~ 3 分，得分越高，症状越严重。临床疗效可分为显效、有效及无效，其中中医证候积分较治疗前下降 ≥70% 的为显效；中医证候积分较治疗前下降 ≥40% 的为有效；中医证候积分较治疗前下降 <40% 的为无效。

有效率 =（显效 + 有效）/n × 100%

1.8 统计学方法

本研究所得数据采用 SPSS18.0 软件进行数据处理，计量资料以均数 ± 标准差（$\bar{x} \pm s$）表示，采用 t 检验，计数资料以百分比表示，采用 χ^2 检验，$P < 0.05$ 为差异具有统计学意义。

2 结果

2.1 两组患者 CD_4^+ T 淋巴细胞计数变化情况比较 见表 2。

表 2 两组患者 CD_4^+ T 淋巴细胞计数变化情况比较（$\bar{x} \pm s$，μL^{-1}）

组别	n	治疗前	治疗后	t 值	P 值
单纯治疗组	43	272.56 ± 20.23	295.36 ± 18.53	5.450	<0.05
联合治疗组	43	273.26 ± 19.68	330.35 ± 25.36	11.662	<0.05
t 值		0.163	7.305		
P 值		>0.05	<0.05		

2.2 两组患者治疗前后中医证候积分比较 见表 3。

表 3 两组患者治疗前后中医证候积分比较（$\bar{x} \pm s$，分）

组别	n	治疗前	治疗后	t 值	P 值
单纯治疗组	43	20.12 ± 1.77	17.26 ± 1.56	7.949	<0.05
联合治疗组	43	20.22 ± 1.69	13.69 ± 1.21	20.601	<0.05
t 值		0.268	11.858		
P 值		>0.05	<0.05		

2.3 两组患者治疗前后体质量比较 见表4。

表4 两组患者治疗前后体质量比较（$\bar{x} \pm s$，kg）

组别	n	治疗前	治疗后	t 值	P 值
单纯治疗组	43	62.36 ± 1.49	57.36 ± 1.45	15.770	<0.05
联合治疗组	43	62.13 ± 1.71	62.03 ± 1.47	0.291	<0.05
t 值		0.665	14.831		
P 值		>0.05	<0.05		

2.4 两组患者治疗前后白细胞变化情况比较 见表5。

表5 两组患者治疗前后白细胞变化情况比较 例（%）

组别	n	治疗前	治疗后	χ^2 值	P 值
单纯治疗组	43	9（20.93）	2（9.30）	5.108	>0.05
联合治疗组	43	8（18.60）	1（6.98）	4.468	<0.05
X^2 值		0.073	0.000		
P 值		>0.05	<0.05		

2.5 两组患者治疗前后血红蛋白比较 见表6。

表6 两组患者治疗前后血红蛋白比较 例（%）

组别	n	治疗前	治疗后	χ^2 值	P 值
单纯治疗组	43	10（23.25）	2（11.63）	6.198	>0.05
联合治疗组	43	11（25.58）	1（9.30）	9.685	<0.05
X^2 值		1.513	0.000		
P 值		>0.05	<0.05		

2.6 两组患者治疗前后血小板比较 见表7。

表7 两组患者治疗前后血小板比较 例（%）

组别	n	治疗前	治疗后	χ^2 值	P 值
单纯治疗组	43	13（16.28）	3（6.98）	7.679	<0.05
联合治疗组	43	14（13.95）	2（4.65）	11.057	<0.05
χ^2 值		0.054	0.000		
P 值		>0.05	>0.05		

2.7 两组患者临床疗效比较 见表8。

表8 两组患者临床疗效比较 例（%）

组别	n	显效	有效	无效	有效率
单纯治疗组	43	13（30.23）	17（39.53）	13（30.23）	（69.77）
联合治疗组	43	21（48.84）	18（41.86）	4（9.30）	（90.70）
χ^2 值					5.939
P 值					<0.05

3 讨论

近年来，我国艾滋病合并神经系统病变的发患者数不断上升，给人类的健康造成了极大的威胁。据相关研究表明，我国每年新增艾滋病患者约5万人，死亡约3万人。艾滋病是因感染艾滋病病毒而引起的，艾滋病病毒是一种可对人类免疫系统进行攻击的病毒。艾滋病患者和艾滋病病毒感染者是本病的传染源，可通过母婴、血及血制品、性接触等途径进行传播。艾滋病的发病机制比较复杂，大部分学者认为是人体感染艾滋病病毒后，对T淋巴细胞进行攻击，大量破坏T淋巴细胞，从而造成免疫功能的丧失。神经系统病变是艾滋病较为常见的一种合并症，临床症状以精神异常、头痛、意识障碍、智力减退、痴呆、偏瘫等为主。相关研究表明，当艾滋病病毒进入人体后，会大量破坏T淋巴细胞，造成细胞免疫的严重受损，大大增加机体肿瘤的易感性。感染艾滋病病毒的单核细胞，会通过血脑屏障到达中枢神经系统，对大脑、脊髓及周围神经造成不同程度的损害，从而引起神经系统病变的发生。目前，临床仍缺乏治疗艾滋病的特效药，但高效抗逆转录病毒治疗可抑制艾滋病病毒的复制，重建免疫功能，有效降低病死率。抗逆转录病毒药物被广泛应用于艾滋病合并神经系统病变的治疗中，3种或4种抗逆转录病毒药物联合运用被称为高效抗逆转录病毒治疗。由于抗逆转录病毒药物的搭配较为复杂，容易出现一些不良反应，再加上病毒对药物产生的耐药性，因此，不能将其作为治疗艾滋病的常规治疗方法。

中医学无艾滋病病名的记载，根据其临床表现、传播方式、发病原因，可将其归属于“伏气温病”“疫病”“虚劳”等范畴，临床症状以头晕、畏寒肢冷、腰膝酸软、健忘、消瘦为主。中医学认为，人体正气的强弱是决定艾滋病是否发病的重要因素，艾滋病的病因可分为内因和外因2种。疫毒不断损伤正气为外因，如《温疫论》说：“此气之来，无论老少强弱，触之者即病。邪自口鼻而入，则其所客，内不在脏腑，外不在经络，舍于伏脊之内，去表不远，附近于胃，乃表里之分界，是为半表半里。”后天失养、禀赋薄弱、气血阴阳亏损为内因，正如《理虚元鉴·虚症有六因》中记载：“有先天之因，有后天之因，有痘疹及病后之因，有外感之因，有境遇之因，有医药之因。”在临床治疗中，中医学多将艾滋病分为气阴两虚证、湿热内蕴证、脾肾两亏证、脾胃虚损证等证型。由此可见，艾滋病以免疫功能严重缺陷为标，以正气亏虚为本，故治疗应以补肺益气、健脾益气、扶正祛邪为主，对机体的免疫功能进行增强，做到标本兼治，方可治愈疾病

扶正排毒方的药物组成为鹿角胶、牡丹皮、黄芪、白术、甘草、白花蛇舌草、泽泻、党参、茯苓、金银花、紫河车。鹿角胶是一种中药，具有益精养血、温补肝肾的作用，主治虚劳羸瘦、腰膝酸冷、阳痿滑精等。牡丹皮又叫丹皮，是一种多年生落叶小灌木的干燥根皮，始载于《神农本草经》，味苦、辛，性微寒，具有活血化瘀、抗炎、抑菌、增强免疫功能等作用，正如《本经疏证》中记载：

"牡丹皮入心，通血脉中壅滞与桂枝颇同，特桂枝气温，故所通者血脉中寒滞，牡丹皮气寒，故所通者血脉中热结。"黄芪又叫北芪，是一种多年生草本植物，具有补气固表、增强免疫功能等作用，正如《日华子本草》中记载："助气壮筋骨，长肉补血。"白术是菊科苍术属的一种多年生草本植物，具有燥湿、补脾、和中等功效，正如《医学启源》中记载："除湿益燥，和中益气，温中，去脾胃中湿，除胃热，强脾胃，进饮食，和胃，生津液，主肌热，四肢困倦，目不欲开，怠惰嗜卧，不思饮食，止渴，安胎。"甘草又叫甜草，是一种豆科、甘草属多年生草本植物，具有补中益气、调和药性等作用，如《名医别录》说："温中下气，烦满短气，伤脏咳嗽，止渴，通经脉，利血气，解百药毒。"白花蛇舌草又叫羊须草，是一年生披散草本植物，具有消痈散结、清热解毒等作用，正如《泉州本草》中记载："清热散瘀，消痈解毒。治痈疽疮疡，瘰疬。又能清肺火，泻肺热。治肺热喘促、嗽逆胸闷。"泽泻俗称水药菜，是一种多年生沼生植物，具有泄热、渗湿等功效，如《名医别录》说："补虚损五劳，除五脏痞满，起阴气，止泄精、消渴、淋沥，逐膀胱、三焦停水。"党参是一种多年生草本植物，具有健脾益肺、补中益气等功效，如《得配本草》说："上党参，得黄耆实卫，配石莲止痢，君当归活血，佐枣仁补心。补肺蜜拌蒸熟；补脾恐其气滞，加桑皮数分，或加广皮亦可。"茯苓又叫万灵桂，是一种寄生在松树根上的菌类植物，出自《神农本草经》，具有宁心安神、健脾和胃等功效，正如《名医别录》中记载："止消渴，好睡，大腹，淋沥，膈中痰水，水肿淋结。开胸腑，调脏气，伐肾邪，长阴，益气力，保神守中。"金银花又叫忍冬，始载于《本草纲目》，是一种多年生半常绿缠绕及匍匐茎的灌木，具有清解血毒、宣散风热等功效。紫河车又叫人胞衣，是指人类的胎盘，始载于《本草拾遗》，具有益精、养血、补气等功效，正如《本经逢原》中记载："紫河车禀受精血结孕之余液，得母之气血居多，故能峻补营血，用以治骨蒸羸瘦，喘嗽虚劳之疾，是补之以味也。"由此可见，扶正排毒方具有祛邪解毒、扶正固本等功效。

本研究结果显示，治疗后，联合治疗组患者的外周血 CD_4^+ T 淋巴细胞计数、体质量均明显高于单纯治疗组，而中医证候积分明显低于单纯治疗组。提示和高效抗逆转录病毒治疗相比，应用扶正排毒方联合高效抗逆转录病毒疗法对艾滋病合并神经系统病变患者进行治疗，可提高患者外周血 CD_4^+ T 淋巴细胞计数，有效缓解临床症状，且不会减轻患者的体质量。本研究中，联合治疗组有效率为 90.70%（39/43），明显高于单纯治疗组的 69.77%（30/43）。治疗后单纯治疗组与联合治疗组患者的白细胞、血红蛋白、血小板变化情况比较，差异无统计学意义（$P>0.05$），说明两种治疗方式均安全可靠。

综上所述，应用扶正排毒方联合高效抗逆转录病毒疗法治疗艾滋病合并神经系统病变，可显著提高患者外周血 CD_4^+ T 淋巴细胞计数，增强机体的免疫功能，有效改善临床症状，促进身体恢复。

参考文献（略）

（出自中医学报 2017 年第 32 卷第 3 期第 313－317 页）

高效抗逆转录病毒联合中药疗法治疗艾滋病效果分析

蒋丽华

（桂平市人民医院，广西 桂平 537200）

摘要 观察分析高效抗逆转录病毒（HAART）联合中药疗法治疗艾滋病（AIDS）的临床效果。选取我院 2013 年 1 月—2015 年 10 月收治的 80 例艾滋病患者，运用双色球随机分组法分为观察组及对照组各 40 例，对照组患者给予高效抗逆转录病毒疗法（HAART），观察组患者给予高效抗逆转录病毒联合中药疗法治疗，科学评估两组患者临床治疗效果。观察组患者治疗有效率 97.50%，高于对照组 90.00%；治疗后观察组 CD_4^+ T 淋巴计数高于对照组；不良反应发生率、合并症发生率、复发率、死亡率较对照组明显降低（$P<0.05$）。针对艾滋病患者，采用高效抗逆转录病毒联合中药治疗，有利于缓解临床症状，减少 HIV 病毒复制，降低复发率和死亡率，值得临床推广应用。

关键词 艾滋病；高效抗反转录病毒；中药疗法；临床效果

艾滋病（AIDS），又称为获得性免疫缺陷综合征，是一种由艾滋病病毒（HIV 病毒 ）感染导致的危害性极大的传染病 ，大量破坏 CD_4^+ T 淋巴细胞 ，降低或丧失人体免疫力 ，死亡率极高。高效抗逆转录病毒疗法（HAART）是治疗艾滋病主要方法，有利于抑制 HIV 感染流行，延长患者生命。我国中医历史悠久，蕴藏着治疗各种疾病的方法，当然对于艾滋病也具有一定的疗效。我院针对 80 例艾滋病患者进行分析，探讨中医联合高效抗逆转录病毒疗法的临床效果。报道如下。

1 资料与方法

1.1 一般资料

本组 80 例艾滋病患者为我院 2013 年 1 月—2015 年 10 月所收治，男 42 例，女 38 例，年龄 21 ~ 64（39.87 ± 4.31）岁；WHO 临床分期：Ⅱ期 6 例，Ⅲ期 63 例，Ⅳ期 11 例。根据随机分组原则，将 80 例患者分为观察组和对照组各 40 例，两组患者基线资料比较无显著性差异（$P>0.05$），具有可比性。纳入标准：结合患者临床症状，详细询问病史，经 HIV 抗体初筛、确证试验（WB）阳性，CD_4^+ T 淋巴细胞测试结果 <200 个/μL，确诊为艾滋病；无药物过敏史；知晓研究内容，自愿签署知情同意书。排除标准：合并心、肝、肾、脑、造血系统严重疾病者；智力、意识、语言表达障碍者；对所用药物过敏者；治疗依从性较差，拒绝签署知情同意书者。

1.2 方法

对照组患者接受高效抗逆转录病毒疗法，采用国家统一药物治疗方案，包含一线抗病毒药品，替诺福韦（TDF）、拉米夫定（3TC）、齐多夫定（AZT）、依非韦伦（EFV），奈韦拉平（NVP），HAART 方案：AZT + 3TC + NVP6 例，AZT + 3TC + EFV 者 3 例，TDF + 3TC + EFV 者 31 例。观察组患者在此基础上给予中医治疗，采用生脉散合百合固金汤加减，方剂组成为：生地黄、熟地黄、元参、麦冬各 15g，甘草、百合、桔梗、五味子、人参各 10g，浙贝母 6g。失眠者，加柏子仁、夜交藤各 10g；腹泻者，加 15g 茯苓，30g 薏米仁；皮疹者，加地肤子 30g，牡丹皮、赤芍各 15g，蝉蜕、荆芥各 10g；纳呆者，加焦三仙、鸡内金各 10g。用水煎服，每日 1 剂，分早晚服用。根据患者病情合理调整处方。两组患者均以 90 天为一个疗程，持续治疗 4 个疗程。

1.3 评价指标

治疗前后进行常规体检，填写症状积分体征表，根据症状、体征积分法及免疫功能检查结果，分为有效、稳定、无效三个等级，其中有效：临床症状、体征显著改善，总积分降低≥1/3，CD_4^+ T 淋巴细胞上升 30% 以上；稳定：临床症状及体征有所缓解，积分降低 <1/3，CD_4 淋巴细胞计数升高或下降 <30%；无效：临床症状、体征无明显改善，积分未下降，或增加，CD_4^+ T 淋巴细胞下降 30% 以上。临床治疗有效率 =（病例总数 - 无效例数）/病例总数 × 100%。于治疗后 6、12、18 个月，采血检查 CD_4^+ T 淋巴细胞计数。详细统计两组患者复发率、死亡率、合并症发生率、不良反应发生率等。

1.4 统计学处理

统计学软件 SPSS 18.0 中作计量资料和计数资料处理并分析，前者通过（$\bar{x}\pm s$）表示，独立样本经 t 检验；后者采用 n（%）描述，组间差异比较经卡方检验，如果检验结果为差异，$P<0.05$ 其具有统计学意义。

2 结果

2.1 临床治疗有效率

观察组患者临床治疗总有效率相比于对照组明显提高，差异存在统计学意义（$P<0.05$）。见表 1。

2.2 治疗 6、12、18 个月 CD_4^+ 计数结果比较

治疗后 6、12、18 个月观察组患者 CD_4^+ T 淋巴细胞计数均高于对照组（$P<0.05$）。见表 2。

2.3 两组患者治疗效果比较

观察组患者复发率、不良反应发生率、合并症发生率、死亡率均低于对照组（$P<0.05$）。见表 3。

表 1 两组患者临床疗效比较（n）

	n	有效	稳定	无效	治疗有效率［n（%）］
观察组	40	22	17	1	39（97.50）
对照组	40	17	19	4	36（90.00）
χ^2					4.8000
P					0.0284

表 2 两组患者治疗后 CD_4^+ 计数比较（$\bar{x}\pm s$）

	n	6 个月	12 个月	18 个月
观察组	40	318 ± 36	348 ± 23	362 ± 20
对照组	40	231 ± 12	320 ± 15	343 ± 45
t		9.0000	2.3511	5.0625
P		0.0000	0.0090	0.0000

表 3 两组患者治疗效果比较［n（%）］

	n	复发率	合并症发生率	不良反应发生率	死亡率
观察组	40	2（5.00）	0（0.00）	2（5.00）	1（2.50）
对照组	40	9（22.50）	4（10.00）	7（17.50）	8（20.00）

3 讨论

艾滋病（AIDS）已经是我国常见的传染病，具有高感染、高发病率、高复发率、高死亡率等特点，对患者生理、心理造成严重的影响。HIV 感染者经过急性感染期后很多感染者经过 8 ~ 10 年的潜伏期后才发展为艾滋病，多因机体抵抗力下降而发生，后期多并发机会性感染、恶性肿瘤，加上机体能量被大量消耗，导致患者因感染及全身衰竭而死亡。HIV 病毒侵入人体后，直接抑制 CD_4^+ T 淋巴细胞产生，导致此细胞数目减少，导致患者免疫功能出现缺陷，增大了外

界感染风险，加重病情，危及生命安全。加强艾滋病患者预防和诊治，有利于降低发病率，延长患者生存时间，改善生活质量，减轻对家庭、社会的危害。目前临床尚无特效治疗方案，感染艾滋病患者，只能通过抗病毒治疗。

高效抗逆转录病毒（HAART）是目前拮抗艾滋病较为理想的方法，常用药物包括齐多夫定、替诺福韦、拉米夫定、奈韦拉平、依非韦伦等，通过各种药物协同作用，充分发挥出治疗效果。HAART 可更加持久控制艾滋病毒，延长药效时间，耐药性产生概率较低，有效增强患者免疫力，阻滞病情进展。从本组研究结果来看，HAART 联合中药疗法治疗有效率高达 97.50%，相比于 HAART 单独治疗有效率 90.00% 显著提高，同时发现观察组患者 CD_4^+ T 细胞计数高于对照组，复位率、死亡率、不良反应发生率均低于对照组，同时中西医结合治疗艾滋病疗效显著，有利于缓解临床症状、体征，增加 CD_4^+ T 淋巴细胞数目，增强机体免疫力，且不良反应少，安全可靠性高。

现代药理学表明，中医学中补肾、补气、活血化瘀、清热解毒等相关中药对免疫功能具有不同程度的调节作用。我院采用生脉散合百合固金汤加减治疗，其中五味子、麦冬、人参具有敛阴止汗、益气生津之功效，有利于增加外周血 T 淋巴细胞数目；百合、白芍、生地黄、熟地黄、元参滋补肺肾，白芍具有较强的免疫调节作用，可增加单核巨噬细胞的吞噬作用，生地黄可促进内皮细胞吞噬，增加外周血 T 淋巴细胞数目；桔梗、浙贝母化痰止咳、宣肺理气，提高嗜中性白细胞杀菌能力，增强机体免疫力，诸药合用，可达滋肾养阴、补肺益气之功效，使患者与 HIV 共存，抑制 HIV 复制，延迟发病，延缓生存时间。

综上所述，采用 HAART 联合中医治疗艾滋病疗效安全显著，值得临床推广应用。

参考文献（略）

（出自《现代诊断与治疗》2017 年第 1 期第 60－61 页）

扶正排毒方联合 HAART 治疗气虚型 HIV/AIDS 患者临床观察

赵　霞[1]，李　铁[1]，蒋　琴[1]，姜　枫[2]
（1. 桂林市中医医院，广西 桂林 541002；2. 广西中医药大学附属瑞康医院，广西 南宁 530011）

摘要　目的　观察扶正排毒方联合高效逆转录抗病毒治疗对 HIV/AIDS 患者临床症状、体征的影响。方法　选择 HIV/AIDS 患者 HAART 治疗 1 年以上气虚型患者 40 例，随机为治疗组、对照组各 20 例。治疗组采用扶正排毒方（黄芪、党参、白术、茯苓、泽泻、牡丹皮、紫河车、鹿角胶、白花蛇舌草、金银花、甘草）治疗，同时合用高效逆转录抗病毒治疗；对照组单独应用高效逆转录抗病毒治疗，分别在治疗 1 年前后，比较治疗前后两组患者临床症状、体征积分、CD_4^+ T 淋巴细胞绝对计数和血常规等指标变化。结果　治疗 1 年前后，治疗组乏力、气短、自汗、纳呆、腹泻等症状积分较治疗前有明显差异（$P<0.05$），治疗组 CD_4^+ T 淋巴细胞绝对计数明显上升（$P<0.05$），未发现明显不良反应。结论　扶正排毒方能够改善气虚型 HIV/AIDS 患者临床症状和体征，提高其 CD_4^+ T 淋巴细胞绝对计数。

关键词　扶正排毒方；艾滋病；高效逆转录抗病毒治疗；临床症状、体征；CD_4^+ T 淋巴细胞

艾滋病是获得性免疫缺陷综合征（acquired immunodeficiency syndrome，AIDS）的简称，是感染人类免疫缺陷病毒（human immunodeficiency virus，HIV）后而导致的一种传染病。人体感染 HIV 后，病毒不断攻击 CD_4^+ T 淋巴细胞，人体免疫功能逐渐降低，容易出现乏力、气短、自汗、腹胀、腹泻等功能下降的表现，影响生活质量并导致各种机会性感染和并发肿瘤性疾病。大量的研究和观察显示中医在改善临床症状和体征方面有着明显的优势。课题组观察扶正排毒方对 HIV/AIDS 患者临床症状和体征的影响，进一步探讨中药提高患者免疫功能的可能作用机制。

1　资料与方法

西医诊断标准，采用《艾滋病诊疗指南（2011 版）》，有流行病学史，结合抗 HIV 阳性即可诊断，或仅实验室检查抗 HIV 阳性即可诊断。

中医辨证标准：参考《中医临床诊疗术语——证候部分》《中医药治疗艾滋病临床技术方案（试行）》相关内容制定。以气虚证为主，兼见湿热证、血瘀证等。患者多表现为面色㿠白、倦怠乏力、少气懒言、自汗畏风、声低气怯，兼见腹胀、便溏或面黑、肌肤甲错，舌质淡或淡红、淡紫，苔薄或黄腻，脉象虚或濡数或涩。

纳入标准：①符合艾滋病诊断标准；②年龄 18～65 岁；

③HAART 治疗 1 年以上；④病毒载量（HIVRNA）< 50copies/mL。⑤自愿作为受试对象，签署知情同意书。

排除标准：①入组前严重机会性感染未得到控制者；②严重心、脑血管疾病，肝、肾功能不全，造血系统疾病、自身免疫性疾病、活动性肿瘤、结核及神经系统内分泌系统疾病；③妊娠或哺乳期妇女以及未采用安全避孕措施的育龄妇女；④精神病患者以及智力障碍者。

治疗方法　对照组给予 HAART 治疗，药物选择为：AZT/d4T + 3TC + EFV/NVP（AZT：齐多夫定；d4T：司他夫定；3TC：拉米夫定；EFV：依非韦仑；NVP：奈韦拉平）。试验组在 HAART 治疗的基础上加用扶正排毒方（江苏江阴天江药业有限公司颗粒剂），黄芪 10g、党参 10g、白术 10g、茯苓 10g、泽泻 10g、牡丹皮 6g、紫河车 3g、鹿角胶 3g、白花蛇舌草 15g、金银花 10g、甘草 3g，每天一剂，分两次饭后温服。两组各以 6 个月为 1 个疗程，共治疗 2 个疗程。

观察指标：临床症状、体征、CD_4^+ T 细胞计数、血常规、ALT、AST、BUN、Cr 等安全性指标，治疗开始前、治疗后各检查、记录 1 次。

疗效判定标准：中医证候疗效判定标准采用《中药新药临床研究指导原则（试行）》中的证候判定标准。主要依据中医证候积分值的减少的百分比进行，具体方法采用尼莫地平法，将中医证候疗效分为四级，具体分级如下：

①基本痊愈：中医临床症状、体征消失或基本消失，疗效指数≥95%；②显效：中医临床症状、体征明显改善，95% >疗效指数≥70%；③有效：中医临床症状、体征均有好转，70% >疗效指数≥30%；④无效：中医临床症状、体征均无明显改善，甚或加重，疗效指数 <30%。

注：尼莫地平法计算公式为：[（治疗前证候积分 - 治疗后证候积分）÷治疗前证候积分］×100%。

统计学处理：采用 SPSS 19.0 统计软件，计量数据采用均数 ± 标准差（$\bar{x} \pm s$）表示，计量资料采用 t 检验等，等级资料采用非参数检验，$P<0.05$ 为差异有统计学意义。

2　结果

2.1　一般资料结果

45 例病例来源于 2012 年 10 月至 2014 年 6 月桂林市中医医院关爱门诊，随机分入治疗组及对照组。治疗组 23 例，对照组 22 例。最终完成治疗者 40 例，其中治疗组 20 例，对照 20 例；两组性别构成、年龄比较见表 1。两组基线资料比较差异无统计学意义（$P>0.05$），具有可比性。

表 1　两组性别、年龄基线比较

性别	组别		年龄（岁）
	男	女	
HIV/AIDS 组（$n=20$）	16	4	37.6 ± 17.7
对照组（$n=20$）	17	3	38.9 ± 14.3
统计量	$\chi^2=5.545$		$t=2.024$
P 值	$P=0.136$		$P=0.799$

2.2　两组患者临床症状、体征改善情况比较

两组患者治疗后，临床症状、体征积分较治疗前均有不同程度下降，两组比较差异具有统计学意义（$P>0.05$），见表 2。

表 2　两组临床疗效比较（n）

组别	显效	有效	无效
试验组（n = 20）	12	6	2
对照组（n = 20）	7	4	9
Z		-2.133	
P		0.033	

两组主要症状、体征治疗前后比较见表 3，可以看出，治疗前两组的乏力、气短、自汗、纳呆、腹泻等症状积分较没有差异（$P>0.05$），治疗后比较有差异（$P<0.05$），治疗组优于对照组。

表 3　两组主要症状、体征治疗前后比较（$\bar{x} \pm s$）

组别	n	时点	乏力	纳呆	腹泻	气短	自汗
治疗组	20	疗前	1.80 ± 0.62	1.10 ± 1.20	0.80 ± 1.64	1.70 ± 1.17	0.50 ± 0.82
	20	疗后	0.10 ± 0.44	0.20 ± 0.62	0.10 ± 0.44	0.20 ± 0.41	0.50 ± 0.20
对照组	20	疗前	1.50 ± 0.88	1.20 ± 1.36	0.70 ± 0.97	1.70 ± 1.17	0.45 ± 0.68
	20	疗后	0.90 ± 1.02	0.80 ± 1.30	0.50 ± 0.88	0.60 ± 0.68	0.20 ± 0.41
P 值			$P_{bef}=0.221$	$P_{bef}=0.806$	$P_{bef}=0.813$	$P_{bef}=0.999$	$P_{bef}=0.834$
			$P_{aft}=0.003$	$P_{aft}=0.031$	$P_{aft}=0.034$	$P_{aft}=0.024$	$P_{aft}=0.003$

注：bef：两组治疗前积分比较；aft：两组治疗后积分比较。

2.3 两组患者治疗前后外周血 CD_4^+ T 淋巴细胞计数比较

两组治疗前 CD_4^+ T 淋巴细胞计数没有差异（$P>0.05$），治疗后两组 CD_4^+ T 淋巴细胞计数比较有差异（$P<0.05$），治疗组优于对照组。

表 4 两组治疗前后 CD_4^+ T 细胞计数比较（$\bar{x}\pm s$）

CD_4	n	治疗组		对照组	
		疗前	疗后	疗前	疗后
	20	210.45 ±104.03	276.8 ±133.24	181.4 ±84.01	207.95 ±93.48
P 值		$P_{bef}=0.337$	$P_{aft}=0.033$		

注：bef：两组治疗前积分比较；aft：两组治疗后积分比较。

2.4 安全性指标

两组治疗前后，血常规、ALT、AST、BUN、Cr 等均未出现明显异常。

3 讨论

自 20 世纪 80 年代人类发现艾滋病以来，各国医学科学界开展了大量的临床治疗和研究工作。作为一种新的传染病，在中医历代文献中并没有该病的记载。现代医家多将该病列入中医学中的疫病或瘟疫、伏气温病、虚劳、虚毒疫等范畴。临床治疗中，多辨证分型为气虚证、气阴两虚证、风热蕴络证、湿热内蕴等证型。

从中医学的角度分析，感染 HIV 相当于邪毒内侵，艾毒不断耗损人体正气，使机体免疫力逐渐下降，最终导致各种机会性感染和肿瘤而死亡。总体症候以虚证为主，夹杂实证，是一种整体免疫力低下的表现。常见乏力、健忘、畏寒肢冷、纳呆、自汗、腰膝酸软、腹泻、头晕、脱发等免疫功能的下降，尤其是乏力、纳呆、气短等气虚症状常见于各个证型。故健脾益气、补肺益气药物常见于艾滋病治疗方药中。

本研究中，扶正排毒方黄芪、党参、白术、茯苓、甘草健脾益气，补肺脾之气而共为君药；紫河车、鹿角胶益肾中精气，肾中精气足，则化生精微促进肺脾之气生为臣药；金银花、泽泻、牡丹皮、白花蛇舌草共为佐药祛除艾毒，使扶正不留邪；甘草也为使药，起到调和诸药的作用。结果证明，扶正排毒方可以显著改善患者气虚症候，患者乏力、纳呆、气短等明显改善，且与对照组比较有差异（$P<0.05$）。

中医学认为，气是人体生命活动的原动力，它推动人体的生长和发育，温煦和激发各个脏腑、经络等组织器官的生理活动。是维持生命活动的最基本物质，在人体功能活动中占有重要位置。在本研究中，通过扶正排毒方的治疗，治疗组患者 CD_4^+ T 淋巴细胞计数上升的同时，乏力、纳呆、气短等气虚症状得以明显改善，身体各方面机能好转，生活质量得以提高，延长了存活期。免疫力得到进一步提高。但是，扶正排毒方具体通过哪些环节发挥其免疫调节作用，尚待进一步研究。

参考文献（略）

（出自《大众科技》2015 年第 17 卷 193 期第 108－110 页）

HAART 疗法联合益气固本养阴汤治疗艾滋病的临床观察

金春英[1]，张铮[1]，李宇欧[1]，张晓忠[2]
（1. 哈尔滨市传染病院，黑龙江 哈尔滨 150036；2. 黑龙江省中医药科学院，黑龙江 哈尔滨 150036）

摘要 目的 观察 HAART 疗法联合益气固本养阴汤治疗艾滋病的临床疗效。方法 给予纳入 HAART 疗法联合益气固本养阴汤，同时与单用 HAART 疗法和单用益气固本养阴汤治疗艾滋病 6 个月为一疗程进行对比。结果 HAART 疗法联合益气固本养阴汤治疗艾滋病效果优于单用 HAART 疗法和单用益气固本养阴汤。结论 HAART 疗法联合益气固本养阴汤治疗艾滋病（AIDS）临床疗效比较满意。

关键词 HAART 疗法；艾滋病；CD_4 细胞；益气固本养阴汤

艾滋病是由人免疫缺陷病毒感染，导致 CD_4 淋巴细胞的产生减少继发免疫缺陷，引起的一种慢性、致死性累及全身多器官系统的传染病。临床研究表明，CD_4 细胞数下降与 HIV RNA 升高呈负相关。1996 年温哥华的第 10 届国际艾滋病大会上美籍华裔科学家何大一发表了采用所谓“鸡尾酒”式的混合药物治疗方法，称为高效抗逆转录病毒治疗（HAART），又称鸡尾酒疗法。此后 HAART 疗法被推广，艾滋病的治疗进入了后 HAART 时代，近 20 年来

HAART 疗法在抗病毒效果及延长患者生存时间等取得了显著的成绩。但是 HAART 推行过程中发现大多数化疗药物有较大的毒副反应，影响了患者服药的免疫重建和服药依从性，影响治疗效果，导致治疗失败。笔者以 HAART 疗法联合益气固本养阴汤治疗 30 例艾滋病患者，对比单用 HAART 疗法治疗 30 例艾滋病患者和单用益气固本养阴汤治疗 30 例艾滋病患者，得到满意疗效，现总结如下。

1 资料与方法

1.1 一般资料

90 例病例均为哈尔滨市传染病院 2013 年 6 月至 2015 年 1 月门诊患者，年龄 18～60 岁，随机分成三组各 30 例，其中男性 88 例，女性 2 例；同性恋者 79 例，性传播 8 例，卖血、吸毒 1 例，患病途径不详 3 例。

1.2 诊断标准

1.2.1 西医诊断标准 根据《艾滋病诊疗指南》《艾滋病和艾滋病病毒感染诊断标准》（WS 293－2008）诊断标准。

1.2.2 中医辨证分型标准 患者符合西医诊断标准及国家中医药管理局组织专家编写的《中医药治疗艾滋病三期十二型诊疗规范》诊断标准和《中医药治疗艾滋病临床技术方案（试行）》。

1.3 病例纳入标准

HAART 对照组符合以上诊断标准，年龄 18～60 岁，实施 HAART 疗法治疗超过 6 个月以上，200≤CD_4^+细胞≤500；HAART 疗法联合益气固本养阴汤治疗组具备西医诊断标准同时符合中医气阴两虚，肺阴不足型者，200≤CD_4^+细胞≤500；中药对照组 200≤CD_4^+细胞≤650；患者自愿签署知情同意书并能接受随访和复查。排除孕妇、哺乳妇女；伴严重的心、肝、肾功能障碍；合并严重机会性感染和卡波济肉瘤以外的其他恶性肿瘤者。

1.4 治疗方法

1.4.1 中药组治疗方法 益气固本养阴汤药物组成：生黄芪 50g，党参 30g，陈皮 25g，白术 15g，天冬 15g，麦冬 15g，泽泻 15g，生地黄 15g，丹皮 15g，当归 15g，公英 30g，甘草 10g，上药加水 500mL，煎煮 20min，取汁 200mL，再加水 300mL，煎煮取汁 100mL，两煎混合，分早晚两次温服。30 例 AIDS 患者，每日 1 剂。以 6 个月为 1 观察疗程。

1.4.2 西药抗病毒治疗方法 30 例 AIDS 患者给予拉米夫定 300mg/天，2 次/日口服，依非韦伦 600mg，1 次/日口服，齐多夫定 300mg，2 次/日口服，全部为国家指南规定的一线治疗药物。以 6 个月为 1 观察疗程。

1.4.3 中西医联合组 30 例 AIDS 患者每天给予西药抗病毒治疗方案同时给予益气固本养阴汤，每日 1 剂。以 6 个月为 1 观察疗程。

1.5 观察指标

1.5.1 一般体格检查 包括发热、乏力、食欲不振、体重减轻等。

1.5.2 血常规 特别是血红蛋白下降指标。

1.5.3 治疗前后外周血 T 淋巴细胞亚群（CD_4^+、CD_8^+）细胞数检测 根据三组病例治疗前后血红蛋白、CD_4^+ T 淋巴细胞数等数值变化幅度进行比对，观察各组病例之间的差异。

1.6 统计学处理

数据用 SPSS 13.0 统计分析软件处理，$P < 0.005$ 认为差异有统计学意义。

2 结果

调查结果表明，HAART 对照组服药前 CD_4^+ T 淋巴细胞平均基线数 208，服药后平均 CD_4^+ T 淋巴细胞数 317，上升 109，但是调查发现 16 例（53.3%）病例出现血红蛋白下降，其中 5 例（16.6%）因血红蛋白下降低于 7g/L 改换替诺福韦。中药对照组服药前平均基线 CD_4^+ T 淋巴细胞数 391，服药后平均 CD_4^+ T 淋巴细胞数 423，上升 32。所有病例未出现粒细胞、血红蛋白明显下降。HAART 疗法联合益气固本养阴汤治疗组服药前平均基线 CD_4^+ T 淋巴细胞数 224，服药后平均 CD_4^+ T 淋巴细胞数 345，上升 121 仅有 11 例（36.6%）出现血红蛋白下降，2 例（6.6%）因血红蛋白下降低于 7g/L 改换替诺福韦。

3 结论

AIDS 患者在未经过任何中药或西药抗病毒时，其 CD_4^+ T 淋巴细胞数平均每年下降 50～60。从研究结果可以看出，三组病例 CD_4^+ T 淋巴细胞数均有不同程度的升高，提示以上治疗方案都可以提升 AIDS 患者的免疫水平。在 HAART 对照组中，服药前后平均 CD_4^+ T 淋巴细胞数升高数量明显高于中药对照组。但患者不良反应明显，尤其是对抗病毒药物齐多夫定所造成的骨髓抑制进而出现的贫血依从性差。其中有一半以上病例出现血红蛋白下降，5 例患者达到换药指征；中药对照组不良反应发生率低，但服药前后平均 CD_4^+ T 淋巴细胞数升高数量为 32，明显低于 HAART 对照组；HAART 疗法联合益气固本养阴汤治疗组服药前后平均 CD_4^+ T 淋巴细胞升高数量略高于 HAART 对照组，但是平均血红蛋白下降比例以及血红蛋白下降低于 7 g/L 改换替诺福韦病例数明显低于 HAART 对照组。

提示 HAART 疗法联合益气固本养阴汤治疗艾滋病患者时，在保证患者 CD_4^+ T 淋巴细胞数升高同时，可减轻患者临床症状、体征，增加依从性，减少了患者因血红蛋白下降而停药换药的风险。

4 讨论

艾滋病目前属于世界疑难疾病，主要经过性传播、母婴传播、血液传播三种方式传播。我国感染艾滋病死亡人数逐年增多，以男男同性传播为主，患病年龄出现低龄化引起医学界震惊和重视。目前治疗主要采用“鸡尾酒”疗法，增强患者免疫功能，抗病毒，疗效确切，虽可延长患者生命，但副作用大，不能从根本上解决这一医学难题。

益气固本养阴汤方中重用生黄芪益气固表为君药，可益元气壮脾胃，补诸虚不足，增强患者抵抗力，驱邪外出；党参、蒲公英、陈皮、白术、上药、天冬、泽泻、生地黄、丹皮、当归、公英共为佐药，甘草调和诸药为使药。以上诸药配伍，益气养阴，清热解毒，切中艾滋病现代医学研究病机，收到了较好的效果。

现代医学研究表明黄芪主要成分是黄芪多糖、黄芪皂苷、黄芪黄酮等化学成分，可增强淋巴系统和骨髓中干细胞的数量，具有增强机体免疫力的作用。党参中党参根多糖成分具有良好的促进机体非特异性免疫及 T 细胞免疫的作用，可使正常兔的红细胞及血红蛋白略有增加，正好可以对抗齐多夫定的不良反应，增加患者的依从性。白术、天冬、麦冬等药具有增强机体免疫功能，显著增强白细胞吞噬金黄色葡萄球菌的能力，对 HIV 病毒本身造成的免疫力下降以及齐多夫定造成的骨髓抑制所引起的机会性感染均能起到较好的辅助作用。协同西药 HAART 疗法抗病毒治疗艾滋病患者 CD_4^+ T 淋巴细胞数升高数量明显的优势，中西医结合治疗艾滋病可以达到双方优势互补，值得大力推广。

参考文献（略）

（出自《哈尔滨医药》2015 年 8 月第 35 卷第 4 期第 320－321 页）

芪灵汤联合高效抗逆转录病毒治疗艾滋病的临床观察

吴新娟　许文芳　吴　勇
（浙江省绍兴市第六人民医院消化内科 浙江 绍兴 312000）

高效抗逆转录病毒疗法（HAART）是目前临床上使用广泛的治疗艾滋病（AIDS）手段，但存在病毒耐药和毒副反应，且 HAART 也仅能抑制病毒的复制。中西医结合治疗艾滋病一方面可利用西医的高效抗病毒作用，使 HIV 病毒载量在很短的时间内快速下降，同时能发挥中药作用缓慢持久的优势，增强患者机体免疫功能，改善生存质量。本文拟通过观察芪灵汤联合 HAART 治疗对艾滋病患者细胞免疫功能的影响及其在改善症状、体征方面的作用，初步评价芪灵汤联合抗病毒药物用于艾滋病治疗的有效性及安全性。

1　临床资料

1.1　一般资料

2010 年 1 月至 2012 年 12 月绍兴市第六医院传染科、艾滋病门诊和绍兴市疾控中心就诊的 HIV/AIDS 患者 45 例，均经酶联免疫吸附试验（ELISA）初筛及蛋白印迹（WB）确诊 HIV－1 抗体阳性。45 例患者中男 31 例，女 14 例，平均年龄（39.5 ± 11.0）岁。随机分为两组，一组 23 例单纯进行 HAART 治疗，另一组 22 例为芪灵汤联合 HAART 治疗。

1.2　检测方法

（1）仪器与试剂：流式细胞仪购置美国 Beckman Coulter 公司 EPICS XL4－MCL 型，试剂抗人 CD_4－FITC/CD_8－PE/CD_3－Percp 及同型对照购于美国 Becton Dicknson 公司；血常规检测仪为 Beckman GEN. S 五分类血液分析仪，试剂和质控为公司配套。血浆病毒载量用美国 Roche 公司的 Light Cycler 480 实时荧光 PCR 仪检测，试剂购自于深圳匹基生物工程公司（检测下限 <500 拷贝/mL）。（2）标本采集：用 EDTA 抗凝负压真空采血管采集患者外周静脉血，在 6h 内进行试验。（3）CD_4^+ T、CD_8^+ T 淋巴细胞绝对计数：取 10μlCD_4^- FITC/CD_8^- PE/CD_3^- Percp 单克隆抗体和同型对照各加入流式上样试管中，然后加入 50μl 全血，振荡混匀，室温避光 10min，溶血，于室温放置 10min，上流式细胞仪检测得 CD_4^+ T、CD_8^+ T 细胞的百分率，与血液分析仪上的淋巴细胞绝对值相乘。（4）病毒载量检测：Light Cycler 480 实时荧光 PCR 仪定量检测感染者血浆中 HIV－1RNA 含量，严格按照操作说明进行（检测下限 <500 拷贝/mL）。（5）干预方法　联合治疗组：HAART：AZT 300mg + 3TC 300mg（1 次/d）+ NVP 200mg（2 次/d）/EFV200mg（1 次/d），同时服用芪灵汤（由本院提供），芪灵汤中黄芪、灵芝和红枣的配伍比例为 5∶5∶2，浓缩为中药合剂，每剂 100mL，含生药分别为 50、50、20g，1 剂/d，分 2 次口服。单纯治疗组：HAART ：AZT 300mg + 3TC 300mg（1 次/d）+ NVP 200mg（2 次/d）/EFV200mg（1 次/d）。两种治疗方法均为 4 周为 1 个周期，连续治疗 6 个周期。

1.3　统计学分析

采用 SPSS 17.0 软件，结果以（$\bar{x} \pm s$）表示，组间比较采用独立样本 t 检验，计量资料采用 $\chi 2$ 检验，统计概率采

基金项目：浙江省绍兴市重点科技计划项目（2011A23016）

用双侧检验。$P<0.05$ 为差异有统计学意义。

2 结果

2.1 两组患者 CD_4^+ T 细胞治疗前后变化比较

治疗前，单纯治疗组 CD_4^+ T 细胞（181 ± 67），联合治疗组（187 ± 78），差异无统计学意义（$t=-0.403$，$P=0.689$）；治疗 24 周，单纯治疗组 CD_4^+ T 细胞（250 ± 107），联合治疗组（285 ± 105），两组均有升高（联合治疗组比治疗前上升 52.41%，$t=5.45$，$P<0.01$；单纯治疗组比治疗前上升 38.12%，$t=3.84$，$P<0.01$），但两组间差异无统计学意义（$t=-0.834$，$P=0.387$）。

2.2 两组患者 CD_8^+ T 细胞治疗前后变化比较

治疗前，单纯治疗组 CD_8^+ T 细胞（843 ± 245），联合治疗组（798 ± 254），差异无统计学意义（$t=0.595$，$P=0.555$）；治疗 24 周，单纯治疗组 CD_8^+ T 细胞（873 ± 247），联合治疗组（821 ± 252），两组均有升高，但差异无统计学意义（t 分别为 0.595 和 0.937，P 分别为 0.664 和 0.429），两组间差异也无统计学意义（$t=0.693$，$P=0.492$）。

2.3 两组患者血浆病毒载量治疗前后变化比较

血浆病毒载量经对数转换且属于非正态分布资料，故用非参秩和检验。治疗前，单纯治疗组血浆病毒载量 5.37（4.13 ~ 6.32），联合治疗组 5.46（4.80 ~ 6.32），差异无统计学意义（$t=-0.681$，$P=0.132$）；治疗 24 周，单纯治疗组血浆病毒载量 3.18（2.60 ~ 3.95），联合治疗组 3.14（2.45 ~ 3.88），两组均有下降（t 值分别为 5.44 和 5.15，P 均 <0.01），但组间差异无统计学意义（$t=-0.947$，$P=0.343$）。

2.4 治疗患者单项症状、体征改善比较

资料属于单向有序的计数资料，故用 Ridit 进行检验。两组患者治疗后各项症状、体征均有所改善甚至消失，组间比较，芪灵汤联合 HAART 治疗在改善患者乏力、纳呆、腹泻、自汗等症状时疗效优于对照组（$P<0.05$），其他症状方面差异无统计学意义（$P>0.05$），见表 1。

表 1 治疗前后单项症状改善比较（*n*）

	单纯对照组				联合治疗组				U 值	*P* 值
	总数	有效	稳定	无效	总数	有效	稳定	无效		
发热	13	10	2	1	12	10	1	1	−0.344	0.734
咳嗽	15	10	2	3	13	8	3	2	−0.273	0.787
乏力	15	4	5	6	13	9	2	2	−2.138	0.042
纳呆	9	2	3	4	10	7	1	2	−2.185	0.043
腹泻	14	6	4	4	14	12	1	1	−2.366	0.025
气短	11	6	2	3	10	6	2	2	−0.154	0.879
自汗	8	2	3	3	9	7	1	1	−2.276	0.038
盗汗	11	7	2	2	12	7	3	2	0.173	0.865
头痛	15	10	2	3	16	9	3	3	0.430	0.671
胸痛	5	3	1	1	5	3	2	0	−0.226	0.827
腹胀	9	6	2	1	10	7	1	2	−0.148	0.884
关节痛	7	5	1	1	7	4	2	1	0.436	0.671
皮肤瘙痒	8	4	1	3	7	3	1	3	0.245	0.811
淋巴结肿大	6	4	1	1	7	4	1	2	0.237	0.817
皮疹	8	3	3	2	7	5	1	1	−1.161	0.267
恶心呕吐	7	2	2	3	7	3	3	1	−1.155	0.271

2.5 不良反应

单纯组中 1 例转氨酶异常升高（考虑为服用 HAART 后所致的急性肝损伤），2 例患者出现皮疹，反应发生率 13.04%；联合治疗组中 1 例转氨酶异常升高，1 例出现皮疹，反应发生率 9.09%。无死亡病例，两组不良反应发生率差异无统计学意义（$\chi^2=0.138$，$P=0.711$）。

3 讨论

CD_4^+ T 细胞是 HIV 感染的主要靶细胞，在感染 HIV 后，其数量逐渐耗竭，目前已成为监测疾病进展以及判断抗病毒治疗疗效的主要指标。CD_8^+ T 淋巴细胞是特异性细胞免疫的效应细胞，通过分泌各种细胞因子，杀死被病毒感染的靶细胞，是机体抗 HIV 最主要的免疫细胞。国际公认的

艾滋病疗效评价体系以 CD_4^+ T 淋巴细胞计数及血浆病毒载量的改变为主要评价指标。

本资料显示，治疗 24 周后，两种治疗方法较治疗前 CD_4^+ T 细胞均显著升高（P 均 < 0.01），组间差异虽无统计学意义，但联合治疗组 CD_4^+ T 细胞数平均上升 52.41%，高于单纯治疗组的 38.12%，表明联合治疗组疗效优于单纯治疗组，原因可能是芪灵汤能促进 CD_4^+ T 细胞在体内的重新分布，使得外周血 CD_4^+ T 细胞得到持续缓慢地重建，提示中医药联合 HARRT 进行早期干预，能够进一步提高 AIDS 患者的免疫功能。本资料，两种治疗方法治疗后 CD_8^+ T 细胞有所上升，但与治疗前差异均无统计学意义；同时，两种治疗方法治疗后血浆病毒载量水平较治疗前明显下降（P 均 < 0.01），而两组间差异无统计学意义。这也表明芪灵汤对 CD_8^+ T 细胞和血浆病毒载量的影响作用不大，中药的抗病毒效果不显著，中药治疗有其一定的局限性，也可能中药的作用较为缓慢，本资料 24 周时间尚短有关。

艾滋病患者常有头痛、肌痛、恶心、呕吐、腹泻、贫血，并可能发生血脂升高、胰腺炎、皮疹和肝功能损害等，从而引起依从性下降或停药而影响抗病毒治疗效果［3～5］。本资料表明，高效抗逆转录病毒疗法（HAART）仍是目前临床上治疗艾滋病的主要方法，芪灵汤联合 HAART 治疗在改善艾滋病患者乏力、纳呆、腹泻、自汗等症状时疗效优于单纯治疗组，表明芪灵汤在减轻或消除艾滋病患者的症状方面有一定作用。

参考文献（略）

（出自《浙江临床医学》2014 年 10 月第 16 卷第 10 期第 1578－1579 页）

三仁汤加味联合 HAART 疗法对艾滋病前期防治的临床研究

罗向群　陈国锋　赵　权　赖添武　温颜华

（广西防城港市中医医院预防保健科 广西 防城港 538021）

摘要　目的　探讨三仁汤加味联合抗反转录病毒（HAART）疗法在艾滋病前期防治中的临床疗效。方法　选取 2013 年 9 月至 2014 年 12 月期间我院收治的 60 例符合中医辨证湿热内蕴型艾滋病前期患者作为本组研究的观察对象，随机将其分为对照组与试验组各 30 例，对照组给予单纯 HAART 治疗，试验组在 HAART 治疗的基础上加用三仁汤加味治疗，分别于观察起点与治疗 6 个月时对比 2 组患者的临床疗效及症状、体征积分、卡洛夫斯基积分及 CD_4^+ T 淋巴细胞计数，并分析三仁汤加味联合 HAART 疗法的有效性与安全性。结果　（1）治疗 6 个月后，2 组的症状、体征积分均有所下降，试验组有效 16 例，稳定 9 例，无效 5 例，总有效率为 83.33%；对照组有效 11 例，稳定 7 例，无效 12 例，总有效率为 60%，试验组明显高于对照组，具有统计学意义（$P < 0.05$）。（2）观察起点，2 组患者的卡洛夫斯基积分及 CD_4^+ T 淋巴细胞计数之间无明显差异，不具有统计学意义，$P > 0.05$；治疗 6 个月后，试验组的卡洛夫斯基积分及 CD_4^+ T 淋巴细胞计数明显增高，均具有统计学意义，$P < 0.05$。结论　三仁汤加味联合 HAART 疗法可改善艾滋病前期患者的湿热症状和体征，提高生存质量，安全性较好，值得在临床中推广应用。

关键词　艾滋病前期；湿热内蕴型；三仁汤；抗反转录病毒疗法（HAART）；干预治疗

艾滋病前期（AIDS－related complex，ARC）是艾滋病的发病初期，HIV 病毒开始不断复制并攻击人体的免疫系统，导致淋巴结肿大、乏力、发热、体质量减轻、盗汗、血小板减少及可出现轻微的机会性感染等全身症状相继出现，而且 CD_4^+ T 淋巴细胞会明显减少，如不及时控制会很快进入发病期。HAART 疗法是目前临床中针对艾滋病的重要方法，但并不能完全消灭 HIV 病毒，而且治疗费用昂贵、药物毒副作用大，因此开展传统中医药治疗艾滋病防治工作成为当务之急。本文中将探讨三仁汤加味联合 HAART 疗法在艾滋病前期防治中的临床疗效，具体报告如下。

1　临床资料

1.1　一般资料

选取 2013 年 9 月至 2014 年 12 月期间我院收治的 60 例符合中医辨证湿热内蕴型艾滋病前期患者作为本组研究的观察对象，随机将其分为对照组与试验组各 30 例。对照组中，男性 13 例，女性 17 例；年龄 24～70 岁，平均（43.34

基金项目：课题编号：2013 年广西防城港市科学技术局科技攻关计划；防科 20131907

±3.49）岁；感染时间3～9年，平均（11.58±3.21）年；传播途径：性传播24例，血液传播2例，吸毒1例，不明原因感染3例。试验组中，男性22例，女性8例；年龄27～74岁，平均（44.05±4.61）岁；感染时间3～11年，平均（11.23±5.16）年；传播途径：性传播23例，血液传播2例，吸毒2例，不明原因感染3例。两组患者在性别、年龄、感染时间及传播途径方面无明显差异，具有可比性。

1.2 诊断标准

遵循以下标准：①符合卫生部、中华医学会《艾滋病诊疗指南》中的艾滋病前期诊断标准。②中医证候符合湿热内蕴型：乏力，少气懒言，间断或持续发热，或朝轻暮重，自汗、盗汗，头身困重，纳呆脘痞，肠鸣腹痛，呈水样便或大便溏泻、黏滞不爽；或咳吐黏痰，胸闷、气喘；或胁肋胀痛，口苦纳呆，呕恶；多伴有情绪抑郁、忧虑、恐惧等。舌红、苔黄腻，脉濡数或弦滑数。

1.3 排除标准

妊娠期或哺乳期妇女；患有严重神经或精神疾病；活动性机会感染者；卡波济氏肉瘤以外的其他恶性肿瘤；不按要求治疗，无及时随访者。

1.4 研究方法

1.4.1 对照组

对照组给予单纯HAART疗法治疗，HAART又称“鸡尾酒疗法”，是指通过三种或三种以上抗病毒药物的联合治疗作用，控制HIV病毒在CD_4^+ T细胞内的繁殖，促进人体免疫系统的重建。本组药物选择为：AZT/d4T+3TC+EFV（AZT：齐多夫定；d4T：司他夫定；3TC：拉米夫定；EFV依非韦仑）。

1.4.2 试验组

试验组在HAART疗法的基础上加用三仁汤治疗，方选：杏仁10g、薏苡仁30g、厚朴15g、白豆蔻10g、法半夏15g、滑石20g、车前仁15g、竹叶10g、通草10g、桑叶10g。加500mL冷水煎至100mL，每天分早晚服用一次，1剂/d。

分别于观察起点与治疗6个月时对比2组患者的临床疗效及症状、体征积分、卡洛夫斯基积分及CD_4^+ T淋巴细胞计数，并分析三仁汤加味联合HAART疗法的有效性与安全性。

1.5 统计学方法

应用SPSS 15.0软件分析，计量数据采用均数±标准差（$\bar{x}\pm s$）表示，组间比较采用t检验；计数资料采用百分比表示，数据对比采取χ^2校验，P>0.05，差异无统计学意义，P<0.05，差异具有统计学意义，P<0.01，差异具有显著性统计学意义。

1.6 评价标准

参照国家中医药管理局《5省中医药治疗艾滋病项目临床技术方案（试行）》中的证候、体征分级及评分标准，将症状得分与体征得分相加和症状得分与舌脉得分相加的得分作为中医临床证候积分。有效：治疗后中医临床证候积分较治疗前下降1/3及以上；稳定：治疗后中医临床证候积分较治疗前下降，但小于1/3；无效：治疗后中医临床证候积分较治疗前无变化或者增加。总有效率=（有效+稳定）/总例数×100%。

2 结果

2.1 临床疗效

治疗6个月后，2组的症状、体征积分均有所下降，试验组有效16例，稳定9例，无效5例，总有效率为83.33%；对照组有效11例，稳定7例，无效12例，总有效率为60%，试验组明显高于对照组，具有统计学意义（P<0.05），见表1。

表1　两组临床疗效情况对比（n/%）

组别	有效	稳定	无效	总有效率（%）
试验组（n=30）	16/53.33	9/30	5/16.67	83.33
对照组（n=30）	11/36.67	7/23.33	12/40	60
P	<0.05	>0.05	<0.05	<0.05

2.2 其他指标

观察起点，2组患者的卡洛夫斯基积分及CD_4^+ T淋巴细胞计数之间无明显差异，不具有统计学意义，P>0.05；治疗6个月后，试验组卡洛夫斯基积分及CD_4^+ T淋巴细胞计数明显增高，均具有统计学意义，P<0.05，见表2。

表2　两组卡洛夫斯基积分及CD_4^+ T淋巴细胞计数对比（$\bar{x}\pm s$）

组别	卡氏积分		CD_4^+ T	
	观察起点	治疗6个月	观察起点	治疗6个月
试验组（n=30）	81.41±9.73	90.55±10.27	268.83±45.96	305.19±41.22
对照组（n=30）	80.91±8.52	84.08±8.53	272.11±38.17	302.51±35.09
P	>0.05	>0.05	<0.05	<0.05

2.3 安全性评估

在治疗过程中，试验组治疗前2例病例的谷丙转氨酶和谷草转氨酶超出正常值范围，治疗后仍为异常；另4例病例的谷丙转氨酶超出正常值范围，治疗后转为正常。其余病例未见血常规、血清肌酐和尿素氮异常。

3 讨论

2010年，WTO一项调查报告显示：全世界约为艾滋病患者及HIV病毒携带者3400万，每年约有180万人因艾滋病死亡，而且每天有超过7000人被检测出感染HIV病毒。

目前，艾滋病已经成为全球共同关注的首要社会问题与公共卫生问题之一，在我国艾滋病的传播途径以性接触传播与血液传播为主，每年 HIV 病毒在夫妻及家庭成员之间传播的情况越来越严重，对我国人民的健康及社会稳定都构成了严重威胁。

单纯依靠西医药物治疗艾滋病使患者容易产生赖药性病毒株，必须长期服用维持疗效，一旦停药病毒就会立即反弹，对患者的生活质量影响非常大。中医理论认为艾滋病属“疫毒”范畴，当艾滋病病毒侵入人体后，会累及卫、气、营、血，流布三焦，损伤脾胃，耗灼阴津，进而导致湿浊、痰浊、瘀血形成浊毒、浊毒内蕴，正不达邪，最终损伤机体元气而发病。因此，艾滋病前期病机为本虚标实，治疗应以脾肾虚损为本，湿热浊毒、壅遏三焦为标。中医中药在艾滋病的临床治疗应用已经有 20 年的历史，大量文献报道中药可以明显改善艾滋病患者症状与体征，减少药物的毒副作用，促进淋巴细胞的激活与增生，提高机体免疫功能，从而减少病毒载量，值得在临床中推广应用。

参考文献（略）

（出自《大家健康》2015 年 6 月第 9 卷第 12 期第 89－90 页）

补中益气丸配合 HAART 治疗艾滋病疗效观察

靳 娟

（西安市第八医院 陕西 西安 710061）

摘要 目的 观察中药补中益气丸配合西药 HAART 治疗艾滋病的疗效观察。方法 通过辨证分型论治选取气血两虚型的患者配合西药（拉米夫定、齐多夫定、司他夫定、依非为伦、奈韦拉平）HAART 治疗本病 38 例，并设对照组 38 例，对照组仅应用西药 HAART 治疗，观察治疗前后患者的证候、体征积分以及实验室检查 CD_4 细胞计数的变化情况。结果 治疗组治疗后证候、体征积分较对照组明显下降（$P<0.05$）；两组治疗后的 CD_4 细胞计数均较治疗前有所上升，由于观察时间较短，样本量少，在用统计方法统计后无显著性差异，有待于进一步探讨。结论 应用西药 HAART 治疗艾滋病加用中药治疗后，患者的证候、体征积分明显下降（$P<0.05$），CD_4 细胞计数治疗后均明显上升，与中药中应用补益剂，气血双补，健脾养心，增强机体的免疫功能，调整全身的功能状态，使正邪处于平衡状态，尽量延缓发病时间有关。这也与多年来中医药防治艾滋病的经验总结（缓解症状和体征包括 HAART 治疗带来的副作用，提高患者免疫力，进而改善患者的依从性和提高生存质量）相一致。本方法对本病有扶正固本、增强机体的免疫功能，调整全身的功能状态，使正邪处于平衡状态，尽量延缓发病，提高患者的生存质量的作用。

关键词 艾滋病；中西医结合治疗；补中益气丸；辨证分型论治

艾滋病又称获得性免疫缺陷综合征，是由人类免疫缺陷病毒（HIV）感染引起的传染性疾病。中医将艾滋病归属于“疫病”“伏气温病”“虚劳”等病证范畴。笔者就 2010 年以来，应用中医辨证论治配合 HAART 治疗该病患者 38 例，取得了满意的效果，现报道如下：

1 临床资料

本组 38 例均为本院门诊治疗确诊病例，符合艾滋病的西医诊断要点。中医诊断标准参照 2004 年我国《中医病治疗艾滋病临床技术方案（试行）》中的相关标准，辨证分型参照 2005 年国家中医药管理局关于《11 省中医药治疗艾滋病项目临床技术培训资料》的辨证分型。年龄在 22－60 岁，平均年龄 43.5 岁，其中男 62 例，女 6 例，病程 3－5 年，平均 3.7 年，随机分为治疗组 34 例，气血两虚型 15 例，肝郁气滞火旺型 8 例，痰热内扰型 6 例，气阴两虚，肺肾不足型 5 例。对照组 34 例，两组年龄、性别、病情、病程等比较，差异无显著性意义（$P>0.05$）具有可比性。

2 治疗方法

对照组用 HAART—线方案治疗：AZT（或 d4T）＋3TC＋EFV（或 NVP）。治疗组在对照组治疗基础上，加用中医辨证分型论治，并根据患者的临床症状，随证加减。

气血两虚型临床表现平素体质虚弱，面色苍白，倦怠乏力，食少，畏风寒，易感冒，语声低微，时有自汗，舌质淡，脉虚弱或细弱。治法：气血双补。方药八珍汤或归脾汤加减，黄芪 30g、人参 15g、白术 15g、茯苓 12g、当归 15g、茯苓 10g、酸枣仁 15g、远志 15g。若大便溏薄者，加山药 12g、薏苡仁 10g、砂仁 15g 以健脾益气止泻。

肝郁气滞火旺型临床表现胸胁胀闷，情绪抑郁，饮食减少，嗳气频作，呕逆，每因情志不遂而发，舌苔薄白，脉弦。治法：疏肝理气。方药：柴胡疏肝散加减，方中柴胡、香附各 10g，陈皮 12g，枳壳 10g，川芎 159，白芍 12g，炙甘草9g。若胀痛较甚者加青皮10g、元胡8g以理气止痛；恶心呕吐较重者，加半夏10g，竹茹12g以和胃止呕。

痰热内扰型临床表现平素饮食不节，或嗜食辛辣肥厚之品，口苦吞酸，呕恶嗳气，失眠，头晕目眩，舌苔黄腻，脉滑数。治法：化痰清热，理气和中。方药：温胆汤加减。方中半夏12g，陈皮12g，竹茹12g，茯苓15g，枳实15g，甘草9g。

气阴两虚　肺肾不足型临床表现低热盗汗，骨蒸潮热，心烦少寐，五心烦热，干咳少痰，气短心悸，舌红干红，少苔，脉细数。治法：补肺养阴　滋肾养阴。方药：生脉散和百合固金汤加减。方中党参15g，麦冬12g，熟地黄15g，芍药12g，桔梗10g，玄参9g，甘草9g。

以上方剂，根据患者的病情加减药量，中药由我院中药房代煎，每天1剂，水煎300mL，分两次口服。

疗程：2组均3个月为一疗程，共治疗两个疗程。

3　观察指标

症状、体征积分评分标准，参照国家中医药管理局制定的《11省中医药治疗艾滋病项目临床技术方案》[m]中的证候、体征分级及评分标准。实验室检测CD_4细胞计数变化情况。

4　统计方法

运用SPSS 13统计软件进行数据处理。

5　疗效标准

显效：患者症状消失，CD_4细胞计数上升。有效：患者症状好转，CD_4细胞计数上升。无效：患者症状无明显改善，CD_4细胞计数不上升。

6　治疗结果

治疗组显效18例，有效14例，无效2例，总有效率达到94.1%；对照组显效9例，有效18例，无效7例，总有效率79.4%，两组总有效率比较，差异有显著性差异（$P<0.01$），治疗组疗效优于对照组。

两组治疗前后证候、体征积分变化比较：治疗组加用中药治疗6个月后，证候、体征积分明显下降与治疗前比较有显著性差异（$P<0.05$），与对照组治疗后比较有显著性差异（$P<0.05$）。

两组治疗前后CD_4细胞计数测定结果比较：两组治疗后的CD_4细胞计数均较治疗前有所上升，由于观察时间较短，样本量少，在用统计方法统计后无显著性差异，有待于进一步探讨。

两组治疗前后中医症状积分、CD_4细胞计数比较

组别	例数	时间	中医症状积分	CD_4细胞计数
治疗组	34	治疗前	18.38±1.89	94.85±67.32
		治疗后	4.36±1.84? △	260.49±94.54?
对照组	34	治疗前	18.31±1.82	98.32±95.79
		治疗后	10.35±1.93?	245.19±88.39?

注:? 与本组治疗前比较 $P<0.05$；△与对照组治疗后比较 $P<0.05$。

7　讨论

艾滋病是一种由逆转录病毒引起的人体免疫防御系统方面的疾病。目前我国应用的治疗方案是高效联合抗病毒治疗（HAART），其治疗作用是肯定的，HAART治疗显著降低了艾滋病相关疾病的发病率和死亡率，提高了患者的生活质量，延长了患者的寿命。但在治疗过程中存在许多问题：①部分药品价格昂贵，给患者和国家造成了巨大经济负担。②只能抑制病毒，尚无能彻底清除病毒的药物。③毒副作用大，患者很难坚持。④需长期服药，易产生耐药性。⑤疗效不高，停药后反弹。祖国医学认为，艾滋病的发生亦不外乎“正虚”，“邪盛”两端。其外因是感染温邪淫毒，内因是长期生活紊乱，饮食不节，精神失调，导致正气受损，气血亏虚。其病因为外感邪毒及肾精亏损两方面。本病的病机为疫毒之邪肆虐、内侵气血、伤阴耗精，机体脏腑功能受损，产生痰、瘀、湿、毒等病理产物，久则形成虚实夹杂、本虚标实之证。所以气虚血瘀是其主要病机。2005年国家中医药管理局将艾滋病分为三期12型分型论治。急性感染期分为风热型，风寒型。潜伏期（无症状HIV感染）辨证为气血两亏型；肝郁气滞火旺型；痰热内扰型。发病期（AIDS期）分为热毒内蕴、痰热壅肺；气阴两虚、肺肾不足；气虚血瘀、邪毒壅滞；肝经风火、湿毒蕴结；气郁痰阻、瘀血内停；脾肾亏虚、湿邪阻滞；元气虚衰、肾阴亏涸等证，这一辨证分型标准成为目前临床工作的指导原则。我们在临床工作中，加用中药治疗后，患者的证候、体征积分明显下降（$P<0.05$），CD_4细胞计数治疗后均明显上升，与中药中应用补益剂，气血双补，补肺养阴，滋补肾阴以及疏肝解郁、清热化痰驱邪外出，增强机体的免疫功能，调整全身的功能状态，使正邪处于平衡状态，尽量延缓发病时间有关。这也与多年来中医药防治艾滋病的经验总结（缓解症状和体征包括HAART治疗带来的副作用，提高患者免疫力，进而改善患者的依从性和提高生存质量）相一致。

单一的HAART治疗，单一的中药治疗均没有辨证论治配合HAART治疗的效果理想。同时在治疗的过程中，我们也发现治疗效果与病情的严重程度、治疗时机、患者的耐受程度均有很大的关系，这也进一步证明了早诊断、早治疗、辨证论治联合HAART治疗的重要性。总之，采用中西医结合治疗艾滋病值得临床推广。

参考文献（略）

（出自《第九次中医药防治艾滋病学术交流会暨防治艾滋病分会换届改选会议》论文集第176－179页）

小柴胡汤联合西药治疗艾滋病45例

徐焕新[1]　魏继童[2]

（1. 江西省九江市第三人民医院急传科，九江 332000；2. 江西省九江市第三人民医院感染门诊，九江 332000）

摘要　目的　重点研究加减小柴胡汤联合西药治疗艾滋病的临床疗效及实用性。方法　本次实验研究对象为我院急传科2012年6月1日至2013年6月31日期间收治的87例艾滋病患者。将此87例艾滋病患者按照治疗方法不同分为观察组和对照组。观察统计行不同治疗方法患者的治疗效果、CD_4细胞计数、患者满意率、并发症发生率等情况以此来具体探析加减小柴胡汤联合西药治疗艾滋病的临床疗效及实用性。结果　加减小柴胡汤联合西药抗病素治疗的观察组的治疗有效率为95.08%，治疗后CD_4细胞计数为（321.73±15.32），患者满意率为84.44%（38/45），并发症发生率为8.89%（4/45）。而单纯运用西药治疗的对照组的治疗有效率为54.76%，治疗后CD_4细胞计数为（251.84±19.37），患者满意率为59.52%（25/42），并发症发生率为38.10%（16/45）。两组患者治疗效果（$\chi^2=34.532$，$P=0.000$）、CD_4细胞计数（t=32.532，$P=0.000$）、患者满意率（$\chi^2=16.643$，$P=0.000$）、并发症发生率（$\chi^2=18.842$，$P=0.000$）等情况有显著性差异（$P<0.05$）。结论　加减小柴胡汤联合西药抗病素治疗艾滋病患者能够显著提高治疗有效率，减少各种并发症的发生，值得临床借鉴和进一步推广。

关键词　小柴胡；艾滋病；中西医结合疗法

艾滋病为一种获得性免疫缺陷综合征，HIV是一种能攻击人体免疫系统的病毒。它把人体免疫系统中最重要的T淋巴细胞作为主要攻击目标，大量破坏该细胞，使人体丧失免疫功能，往往易于感染各种疾病，并可发生恶性肿瘤，病死率较高。为了探讨加减小柴胡汤联合西药治疗艾滋病的临床疗效及实用性，本次实验，回顾了急传科于2012年6月1日至2013年6月30日期间收治的87例艾滋病患者的临床资料，加减小柴胡汤联合西药的治疗方法显著提高治疗有效率，使CD_4细胞计数显著改善，现将临床经验总结报道如下。

1　资料与方法

1.1　一般资料

本次实验研究对象为我院急传科2012年6月1日至2013年6月31日期间收治的87例艾滋病患者。所有患者初现此病征兆即来我院进行相关检查和治疗。将此87例艾滋病患者按照治疗方法不同分为观察组和对照组。其中42例运用单纯西药治疗的艾滋病患者作为对照组，其中男性患者63例，女性患者59例，年龄跨度为25～59岁，平均年龄为（32.9±9.6）岁。将其中运用加减小柴胡汤联合西药治疗45例艾滋病患者作为观察组，其中男性患者51例，女性患者50例；年龄跨度为25～60岁，平均年龄为（33.1±8.6）岁。其中所有患者均经临床确诊为艾滋病。两组患者的性别、年龄之间差异没有统计学意义（$P<0.05$），对实验结果没有影响。

1.2　治疗方法

对我院皮肤科于2012年6月1日至2013年6月31日期间收治的87例艾滋病患者的临床资料进行回顾性分析。将此87例艾滋病患者按照治疗方法不同分为观察组和对照组。其中42例运用单纯西药治疗的艾滋病患者作为对照组：拉米失定（3TC）+齐多夫定（AZT）+依非韦仑（EFV）；将其中运用加减小柴胡汤联合西药治疗45例艾滋病患者作为观察组，加减小柴胡汤：柴胡10g，黄芩6g，法半夏6g，人参5g，甘草5g，生姜10g，大枣5枚。水煎，分三次服用。西药采用3TC（300mg/日）+AZT（600mg/日）+EFV（600mg/日）。观察统计两组患者治疗效果、CD_4细胞计数、患者满意率等情况。

1.3　统计学方法

采用SPSS16.0统计学软件对本次实验87例艾滋病患者的治疗效果、CD_4细胞计数、患者满意率、并发症发生率等数据进行处理。计量资料比较采用t检验，计数资料采用χ^2检验，P<0.05视为差别有统计学意义。

2　结果

2.1　治疗效果、患者满意率、并发症发生率情况比较

加减小柴胡汤联合西药治疗的观察组的治疗有效率为95.08%，患者满意率为84.44%（38/45），并发症发生率为8.89%（4/45）。而单纯运用西药治疗的对照组的治疗有效率为54.76%，患者满意率为59.52%（25/42），并发症发生率为38.10%（16/45）。两组患者治疗效果（$\chi^2=34.532$，$P=0.000$）、患者满意率（$\chi^2=16.643$，$P=0.000$）、并发症发生率（$\chi^2=18.842$，$P=0.000$）等情况有显著性差异（$P<0.05$）。治疗效果具体情况如下表所示。

表1 实验组与对照组治疗效果情况 [n (%)]

组别	n	治疗效果				满意率	并发症
		优秀	有效	无效	总有效率		
观察组	45	30 (66.67)	3 (6.67)	12 (4.92)	95.08	84.44 (38/45)	8.89 (4/45)
对照组	42	16 (38.10)	7 (16.67)	19 (45.24)	54.76	59.52 (25/42)	38.10 (16/45)
χ^2值		-	-	-	34.532	16.643	18.842
P值		-	-	-	<0.05	<0.05	<0.05

2.2 治疗后CD_4细胞计数比较

观察组治疗后CD_4细胞计数为（321.73±15.32），对照组治疗后CD_4细胞计数为（251.84±19.37），两组CD_4细胞计数比较有显著性差异（$t=32.532$，$P=0.000$）。

3 讨论

艾滋病为一种获得性免疫缺陷综合征，由感染艾滋病病毒（HIV病毒）引起。传统西药疗法即使用高效抗逆转录病毒治疗和抗反转录病毒（ARV）药物等。HIV是一种能攻击人体免疫系统的病毒。它把人体免疫系统中最重要的T淋巴细胞作为主要攻击目标，大量破坏该细胞，使人体丧失免疫功能，因此，人体易于感染各种疾病，并可发生恶性肿瘤，病死率较高。目前最多有的是针对病毒逆转录酶的双脱氧核苷类似物，其中最常用的AZT，副作用为骨髓抑制，引起全血细胞减少。AZT能抑制HIV在宿主细胞内的增殖，但并不能消灭HIV。使用AZT能减缓患者免疫功能的损害，延缓病情的发展，减少继发感染，增加生存机会，联合用药可以提高疗效，降低毒性。因此适当在单纯西药疗法上加用中药，以扶正固本。小柴胡汤为中医常用方剂之一。始记载于张仲景《伤寒论》，主要组成为柴胡、黄芩、人参、法半夏、甘草、生姜、大枣等。可治邪在半表半里，症见往来寒热等，可拮抗艾滋病所导致免疫功能下降。本次实验，加减小柴胡汤联合西药治疗的观察组的治疗有效率为95.08%，治疗后CD_4细胞计数为（321.73±15.32），患者满意率为84.44%（38/45），并发症发生率为8.89%（4/45）。而单纯运用西药治疗的对照组的治疗有效率为54.76%，治疗后CD_4细胞计数为（251.84±19.37），患者满意率为59.52%（25/42），并发症发生率为38.10%（16/45）。两组患者治疗效果（$\chi^2=34.532$，$P=0.000$）、CD_4细胞计数$t=32.532$，$P=0.000$）、患者满意率（$\chi^2=16.643$，$P=0.000$）、并发症发生率（$\chi^2=18.842$，$P=0.000$）等情况有显著性差异（$P<0.05$）。综上，加减小柴胡汤联合西药治疗艾滋病患者能够显著提高治疗有效率，使艾滋病患者的疾病严重程度的指示性指标CD_4细胞计数显著改善。中西医结合的方式，使治疗方法更加全面。传统单纯运用西药主要作用为抑制HIV病毒的复制，没有着重对患者免疫功能重建。中医治法的辅助加用能够很好地帮助艾滋病患者修复免疫功能，减少各种并发症的发生，值得临床借鉴和进一步推广。

参考文献（略）

（出自《中国中医药现代远程教育》2014年10月第12卷第19期第55－56页）

小柴胡汤联合西药治疗艾滋病的疗效分析

张玉辉
（河南省驻马店市第二中医院，河南 驻马店 463000）

关键词 艾滋病；小柴胡汤；HAART治疗

艾滋病是由人体感染艾滋病病毒后产生的一种获得性免疫缺陷综合征，其主要攻击人体的淋巴细胞，减弱免疫功能，造成机会性感染。近年来艾滋病的发病率有逐年升高的趋势，由于缺乏特效的治疗方法，其病死率也较高，已经成为影响人类健康的一大难题。目前临床上对于艾滋病患者的治疗方法仍以西药抗病毒治疗为主，大量研究显示经过正规的抗病毒治疗能够取得一定的临床疗效，使一部分患者获得明显的缓解，但是在治疗过程中所暴露出的毒副作用和耐药性也大大减弱了药物的治疗作用。近年来随着人们对中医药发展越来越重视，已经有相当一部分学者将目光转向中医药领域，以求获得较好的用于治疗艾滋病的药物。本研究旨在探讨小柴胡汤联合西药治疗艾滋病的临床疗效分析，为治疗艾滋病提供参考依据。

一般资料

本研究为回顾性分析，选择自2012年7月—2015年6月在驻马店市第二中医院接受治疗的52例艾滋病患者为研究对象，所有患者均有单采血浆有偿献血的病史，人类免疫缺陷病毒（HIV）抗体阳性，并有不同程度的乏力、发热、全身不适和淋巴结肿大等症状。均符合以下纳入标准：①经艾滋病确证试验确诊为艾滋病；②符合国家中医药管理局规定的治疗艾滋病项目临床技术方案要求；③预计生存年限>2年；④同意参加本研究并签署知情同意书；⑤按规定完成治疗，临床资料完整。排除以下患者：①临床资料不完整；②中途因各种原因退出该研究；③合并严重的心肝肾等脏器功能障碍；④生存期限<2年。按照随机原则分为对照组和观察组，每组各26例。对照组男11例，女15例；年龄34~58岁，平均（42.73±6.53）岁；症状、体征积分2~45分，平均（16.64±8.14）分。观察组男12例，女14例；年龄33~59岁，平均（42.75±6.16）岁；症状、体征积分2~47分，平均（16.74±7.62）分。两组间性别、年龄和症状、体征积分比较差异无统计学意义（$P>0.05$），具有可比性。

治疗方法

对照组患者接受HAART治疗（拉米夫定+齐多夫定+依非韦仑）。观察组患者在对照组HARRT治疗基础上联合应用小柴胡汤，即柴胡10g，法半夏6g，黄芩6g，人参5g，生姜10g，甘草5g，大枣5枚，水煎服后分3次服用。治疗过程中注意维持水电解质平衡，若出现机会性感染，给予抗感染治疗，注意治疗期间的并发症。比较两组患者治疗前后CD_4细胞计数及治疗后临床效果差异。

治疗结果

1 临床疗效标准

参考国家中医药管理局中医药防治艾滋病工作组织协调小组组织制定的《中医药治疗艾滋病临床技术方案（试行）》中的疗效判定标准，主要考察临床症状与体征、生存质量和CD_4淋巴细胞的变化，分为有效、稳定和无效。有效：临床症状及体征较前明显改善，CD_4淋巴细胞计数明显升高；稳定：临床症状及体征较前改善不明显，CD_4淋巴细胞计数升高不明显；无效：临床症状及体征较前无改善甚至恶化，CD_4淋巴细胞计数较前无升高甚至降低。有效率=有效例数/总例数×100%。

2 结果

（1）两组患者治疗后临床效果比较：观察组有效率明显高于对照组，差异有统计学意义（$P<0.05$）。见表1。

表1 对照组与观察组患者治疗后临床效果比较（例）

组别	例数	有效	稳定	无效	有效率（%）
对照组	26	15	7	4	57.69
观察组	26	22	3	1	84.62*

注：与对照组相比，$^{*}P<0.05$

（2）两组患者治疗前后CD_4淋巴细胞计数比较：治疗后观察组CD_4淋巴细胞计数较前均明显升高，与对照组相比差异有统计学意义（$P<0.05$）。见表2。

表2 对照组与观察组患者治疗前后CD_4淋巴细胞计数比较（$\bar{x}\pm s$）

组别	例数	治疗前	治疗后
对照组	26	224.25±26.54	256.45±34.49
观察组	26	226.54±34.12	325.67±41.85*#

注：与同组治疗前相比，$^{*}P<0.05$；与对照组治疗后相比，$^{\#}P<0.05$

讨论

艾滋病至今仍是一个世界性的医学难题，目前国际上公认的治疗方案仍是鸡尾酒疗法（简称为HAART），但是该疗法费用昂贵且副作用大，导致部分患者因为难以耐受治疗过程中出现的副作用和耐药性而导致治疗失败。近年来随着人们对中医药关注的提升，部分学者开始将目光转向传统的中医药领域，并希望找到一些能够治疗艾滋病的药物。艾滋病在中医学属于“瘟病”范畴，因此在治疗上应该遵循“损者益之、劳者温之”的治疗原则，当以补益为主。本研究在西药治疗基础上联合应用小柴胡汤，主要成分为甘草、黄芩、生姜、人参、法半夏和大枣等，主治邪在半表半里及症见寒热往来等。本研究结果发现将其用于治疗艾滋病后有效率明显提高，且患者的CD_4淋巴细胞计数得到明显升高，增强了患者的免疫力。这一点与徐焕新等研究结果一致，再次证实了在西药治疗基础上联合应用小柴胡汤治疗艾滋病的疗效。本研究认为在西药治疗基础上联合应用小柴胡汤既可以保证西药治疗的效果，又可以明显减少治疗过程中的副作用，增加患者耐受性，从而保证治疗效果。

综上所述，在西药治疗基础上联合应用小柴胡汤能够明显提高治疗效果，减少并发症，值得在临床中推广应用。

参考文献（略）

（出自《中西医结合中国民间疗法》2017年3月第25卷第3期66-67页）

中西医结合治疗艾滋病合并肺结核的临床研究

肖文秀
（重庆市公共卫生医疗救治中心感染门诊，重庆 400036）

摘要 目的 对中西医结合治疗艾滋病合并肺结核的疗效和综合性护理效果进行分析。方法 选取2009年1月—2012年1月到本院进行治疗的艾滋病合并肺结核患者124例，平均分成两组，分别是优质组和对照组，全部患者均采用中西医结合治疗的方法，其中优质组对患者进行综合性的护理方法，对照组采用一般护理方式，并对护理效果进行比较。结果 优质组对患者采用综合性护理方法，护理总有效率为92.0%，对照组采用一般护理方式总有效率为74.2%，差异具有统计学意义（$P<0.05$）。结论 采用中西医结合治疗艾滋病合并肺结核患者，并对患者进行综合性的护理措施能减轻患者的心理负担，帮助患者尽早恢复身体健康。

关键词 中西医结合；艾滋病合并肺结核；综合性护理

1 资料与方法

1.1 一般资料

选取2009年1月—2012年1月到本院进行治疗的艾滋病合并肺结核患者，共124例，平均分成两组，分别是优质组和对照组，优质组62例，男40例，女22例，平均年龄（44.6±1.8）岁；对照组62例，男38例，女24例，平均年龄（45.1±2.3）岁。全部患者的临床症状主要表现为咳嗽、体温过高、气短、消瘦、口腔溃疡和腹泻等。

1.2 方法

①中医治疗：中医治疗以辨证为主要依据，对患者的病情进行充分了解和分析，如果处于早中期的患者，主要以补气养阴、清热解毒化痰为主，加上参苓白术散和百合固金汤进行治疗；若是晚期患者，肝气浓厚郁结，先服用柴胡将肝气散去后，根据不同体质的患者对药物剂量进行加减。

②西医治疗：艾滋病用药是拉米夫定、替诺福韦、依非韦伦。先治疗结核病一个月后再用艾滋病抗病毒治疗。结核用药9个月—1年。患者的临床症状消失，肺部吸收好转，痰培养阴性。

护理方法 对照组采用一般护理方法，而优质组采用综合性护理方法，具体如下。

①心理护理：艾滋病合并肺结核患者由于治疗过程漫长，大部分的患者会出现敏感、抑郁、焦虑不安、内心焦躁、情绪波动大等情况，以消极的心态配合治疗。因此护理人员应先对患者的进行心理护理，护理人员充分理解患者的心情，并对患者表现出关心和帮助的友好态度，在语言上对患者表示充分的尊重，与患者保持良好的关系，同时，护理人员应该留心观察患者的心理和行为上的变化，耐心照顾患者，适时选择转移注意力的方式，对患者进行心理上的辅导和安慰，帮助患者建立起积极应对治疗的信心。

②饮食护理：护理人员增加患者的饮食护理，不仅能够帮助患者有效提高身体抵抗能力，还能降低患者服用药物的毒副作用，因此在患者的饮食护理方面，建议患者食用蛋白质含量较高的食物，还可以选择食用蛋制品、鱼汤和鸡汤等温补食物，同时加上新鲜的时令蔬菜和水果。针对存在长期腹泻症状的患者，可以选择每日服用适量的糖水或盐水，帮助患者体内的水电解质恢复平衡。

③健康教育：护理人员应该向患者耐心地讲解关于艾滋病合并肺结核疾病的知识，进而帮助患者增强自我保护能力，让患者学会注意自身的身体的变化状况，当患者出现咳嗽、发烧、体重变化、食欲不振、口腔疾病或者外阴感染等状况时进行观察和记录，并按时向护理人员报告记录结果。护理人员也要重视对患者的治疗，按时提醒患者服用药物。同时护理人员也要加强与患者家属交流，向患者的家属解释和宣传关于艾滋病合并肺结核疾病治疗的知识和预防方法，为患者提供安全、舒适的治疗环境。

1.3 疗效判定标准

①显效：艾滋病合并肺结核患者的临床症状完全消失，体重增加，肺部的阴影被完全吸收，痰涂片转阴；②有效：患者的临床症状基本消失，体重保持稳定，肺部的阴影被吸收，痰涂片逐渐转阴；③无效：患者的临床症状尚未消失，体重降低，肺部的阴影未被吸收，痰涂片仍然处于阳性。

1.4 统计学方法

数据均采用SPSS 18.0统计学软件进行统计计算，计数资料组间比较采用χ^2进行检验，以$P<0.05$为差异具有统计学意义。

2 结果

艾滋病合并肺结核患者经过中西医结合治疗时，优质组对患者采用综合性护理方法，护理总有效率为92.0%，明显高于对照组，采用一般护理方式总有效率为74.2%，差异具有统计学意义（$P<0.05$）。见表1。

表1 两组患者使用不同的护理方法疗效对比［n（%）］

组别	n	显效	有效	无效	总有效率
优质组	62	45（72.6）	12（19.4）	5（8.1）	92.0
对照组	62	24（38.7）	22（35.5）	16（25.8）	74.2

3 讨论

艾滋病合并肺结核疾病需要较长的时间进行治疗，对于艾滋病合并肺结核患者应该做到早发现，这样才能在最快地时间内对患者进行治疗，并对患者进行中西医结合的治疗方式，因此对该患者实行综合性护理方式是十分必要的，护理人员应鼓励患者提升应对治疗的信心，减轻患者治疗过程的心理负担，以积极的心态配合治疗，让患者尽早恢复身体健康。

参考文献（略）

（出自《中西医结合心血管病杂志》2014年11月第2卷第13期第70－72页）

中西医结合治疗HIV/AIDS相关性腹泻40例

陆雪萍[1]，黄　进[2]

（广西壮族自治区武鸣县人民医院，广西 武鸣 530100）

摘要 目的 观察中西医结合治疗HIV/AIDS相关性腹泻的效果。方法 80例随机分为对照组40例和观察组40例，两组均口服伊曲康唑，观察组加服中药。14天后观测腹泻量表积分、腹泻恢复时间及住院时间。结果 观察组腹泻量表积分少于对照组，腹泻恢复时间、住院时间显著短于对照组（$P<0.05$或$P<0.01$）。总有效率对照组72.5%、观察组87.5%，两组比较差异有统计学意义（$P<0.05$）。结论 中西医结合治疗HIV/AIDS相关性腹泻疗效明显优于单用西药治疗。

关键词 HIV/AIDS相关性腹泻；中西医结合；对照治疗观察

艾滋病即获得性免疫缺陷综合征（acquired immunodeficiency syndrome，AIDS），系由人类免疫缺陷病毒HIV引起的一种严重传染病。2012年7月至2014年7月，笔者用中西医结合治疗HIV/AIDS相关性腹泻40例取得满意疗效，报道如下。

1 一般资料

共80例，均为2012年7月至2014年7月在我院住院患者，随机分为两组。对照组40例，男23例，女7例；年龄30～70岁，平均（48.5±7.3）岁。观察组40例，男25例，女5例；年龄31～70岁，平均（46.3±6.7）岁。两组性别、年龄等比较差异无统计学意义（$P>0.05$），具有可比性。

纳入标准为经确诊HIV抗体（＋），慢性腹泻次数1日3次以上，腹泻持续时间大于1个月；结肠镜排除肠道器质性病变，签署知情同意书。排除治疗前2周内服用影响本试验的药物（如止泻药及HAART药物）者。

2 治疗方法

两组均给予伊曲康唑200mg口服，每日1次，连续2周。

观察组加用中药。人参10g，黄芪15g，白术20g，茯苓20g，薏苡仁20g，肉桂15g，补骨脂20g，肉豆蔻20g，吴茱萸6g，石榴皮20g。兼湿热内阻（腹痛即泻，泻下急迫或泻而不爽，粪色黄褐而臭）加半夏10g，葛根20g，黄芩10g，黄连6g；兼食滞胃肠（腹痛肠鸣，泻后痛减，粪便臭如败卵或夹有未消化食物）加山楂10g，神曲15g，莱菔子15g，枳实10g，槟榔10g；兼肝气乘脾（腹泻伴腹痛肠鸣、胸胁胀闷，常因情绪紧张或恼怒抑郁而诱发）加防风12g，陈皮12g，柴胡6g，木香10g；脾肾阳虚甚（顽固性腹泻或五更泄泻，肢倦乏力、腰膝酸软）加制附子6g（先煎），干姜10g，诃子15g，炙甘草10g。水煎服，日1剂，疗程2周。

3 疗效标准

按腹泻评价量表，《中国腹泻诊断治疗方案》（诊断标准）。显效：症状消失，大便1日1～2次，且粪便性状恢复正常。有效：症状基本消失，大便3日1～2次，粪便性状基本恢复正常。无效：症状无明显改善甚至加重，大便1日3次以上，粪便性状无改变。

用SPSS 19.0软件统计分析，计量资料以均数±标准差（$\bar{x}\pm s$）表示、用配对t检验，计数资料以百分比表示、用χ^2检验，$P<0.05$为差异具有统计学意义。

4 治疗结果

两组腹泻量表积分比较见表1。

表1 两组腹泻量表积分比较（分，$\bar{x} \pm s$）

组别	治疗前	治疗第3日	治疗第7日	治疗第14日
对照组（$n=40$）	13.27 ±2.83	11.29 ±3.28	9.65 ±2.42	6.71 ±2.18
观察组（$n=40$）	13.81 ±3.14	10.43 ±3.26	8.56 ±2.78$^{\triangle}$	5.42 ±1.96$^{\triangle\triangle}$

注：与对照组比较，$^{\triangle}P<0.05$，$^{\triangle\triangle}P<0.01$。

两组腹泻恢复及住院时间比较见表2。

表2 两组腹泻恢复及住院时间比较（d，$\bar{x} \pm s$）

组别	腹泻恢复时间	住院时间
对照组（$n=40$）	6.5 ±2.6	13.5 ±3.6
观察组（$n=40$）	4.1 ±1.9$^{\triangle\triangle}$	9.6 ±2.7$^{\triangle\triangle}$

注：与对照组比较，$^{\triangle\triangle}P<0.01$。

两组临床疗效比较见表3。

表3 两组临床疗效比较 例（%）

组别	显效	有效	无效	总有效率
对照组（$n=40$）	11	18	11	(72.5)
观察组（$n=40$）	13	22	5	(87.5)$^{\triangle}$

注：与对照组比较，$^{\triangle}\chi^2=2.8125$，$P<0.05$。

5 讨论

HIV/AIDS相关性腹泻的发病机制主要有两点：一是逆转录病毒HIV攻击人体CD_4^+ T细胞，导致CD_4^+ T细胞溶解，继而CD_4^+ T细胞进行性减少；二是HIV感染骨髓干细胞，从而抑制CD_4^+ T细胞产生，引起CD_4^+ T细胞总量急剧下降。人体细胞免疫防御功能缺陷后，机体对体内的真菌、病毒、细菌等清除能力下降，病原菌大量繁殖导致腹泻的发生。HIV/AIDS相关性腹泻之所以成为艾滋病研究领域的热点和难点，主要在于其病因复杂、病原体诊断缺乏有效手段、病原体检出率低、检测方法复杂、假阳性高及多种病原体针对性治疗效果差。研究表明，在HIV/AIDS相关性腹泻的发病过程中，真菌起着重要作用，王慧珠等对253例HIV感染合并慢性腹泻患者粪便标本进行病原微生物检测，结果发现真菌、隐孢子菌、分枝杆菌、难辨梭状芽孢杆菌是HIV感染者慢性腹泻的主要病原菌，其中真菌最多（45%）。因此，临床上多采用经验性抗真菌及对症止泻治疗为主。至今，HIV/AIDS相关性腹泻的诊疗方案仍驳杂不一，没有现成的诊疗共识或指南。

中医认为，HIV/AIDS相关性腹泻病机多为疫毒入侵，脏腑功能受损，正气虚弱，气血阴阳不足，加之饮食不节、情志失调伤及脾胃，脾胃虚弱，运化失司，肠道失调，导致腹泻的发生。治当以温补脾肾、涩肠止泻为主。中药方中人参、黄芪、白术益气补脾祛湿，茯苓、薏苡仁健脾渗湿，补骨脂、肉桂、肉豆蔻补肾壮阳、温脾止泻，吴茱萸温暖脾肾、散寒止痛，石榴皮涩肠止泻。诸药合用，共奏补脾暖肾、涩肠止泻之功。在西药治疗的基础上加用补脾暖肾、涩肠止泻中药治疗，效果优于单用西药治疗。

参考文献（略）

（出自《实用中医药杂志》2015年6月第31卷6期第532－533页）

中西药联合治疗美沙酮维持HIV/AIDS临床观察

李万红 任体莲 冯丽娟 王春玉
（云南省祥云县人民医院，云南祥云672100）

摘要 目的 研究中西药联合运用治疗美沙酮维持HIV/AIDS患者，美沙酮对中西医结合治疗的临床疗效及安全性的影响。方法 采用治疗前后自身对照的研究方法，对26例美沙酮维持的HIV/AIDS患者进行为期24个月的中西医结合治疗，于12月、24月观察患者HIV病毒载量；于0月、12月、24月观察患者的CD_4^+ T淋巴细胞计数；于0月、6月、12月、24月观察患者症状、体征积分、卡氏积分、血常规、肝肾功能；比较治疗前后的各项指标变化情况。结果 中西药联合治疗与MMT并行时，MMT对艾滋病治疗的疗效无显著性影响；治疗前后各项安全性指标无显著差异。结论 中西药联合治疗美沙酮维持HIV/AIDS患者，是安全有效的。

关键词 美沙酮；中西药联合；艾滋病；临床观察

毒品滥用人群是HIV感染的高危人群，也是HIV经性途径向普通人群传播的“桥梁”人群。近年来，由于毒品滥用导致的艾滋病（acquired immunodeficiency syndrome，AIDS）流行已经成为日益严峻的公共卫生问题。所以，针对 HIV 感染的吸毒者，戒毒的同时进行抗 HIV 治疗势在必行。美沙酮维持治疗（methadone maintenance treatment，MMT）是全球应用最广泛的毒品滥用治疗措施，国外相关经验表明 MMT 联合高效抗逆转录病毒疗法（highly active antiretroviral therapy，HAART）在防治 HIV 传播方面具有积极的作用。

云南省是 HIV/AIDS 感染的重灾区，因静脉吸毒导致的 HIV 感染较为常见，部分地区甚至超过 50%；我省是第二批开展中医药治疗艾滋病试点项目省份，自 2005 年以来积极开展中医药治疗艾滋病相关临床和科研工作，并且在此基础上借鉴国外经验在美沙酮维持治疗门诊开展中医药治疗 HIV/AIDS 患者，取得一定的经验。

本院自 2010～2013 年以来，在经静脉吸毒感染 HIV/AIDS 人群中，对开展美沙酮维持治疗的 HIV/AIDS 患者进行艾滋病中西医联合治疗，现将结果报道如下。

1　资料与方法

1.1　一般资料

26 例美沙酮维持的 HIV/AIDS 感染者均系云南省大理州祥云县人，入组前均在美沙酮门诊进行 MMT 治疗。其中女 3 例，男 23 例；年龄最大者 49 岁，最小者 22 岁，平均年龄 31 岁；有配偶/性伴 19 例，职业分布：农民 7 例、无业 16 例、性工作者 3 例。

1.2　诊断标准

符合 2006 年中华医学会订制的《艾滋病诊疗指南》的诊断标准，确定抗 HIV 阳性者；并经云南省艾滋病监测中心或大理州疾病预防控制中心蛋白印迹法确证。

1.3　复吸毒品诊断依据

美沙酮替代治疗门诊尿检阳性，并经过问诊证实。

1.4　治疗方法

1.4.1　美沙酮维持治疗　所有病例均在美沙酮门诊替代治疗，能定期随访进行尿检监测毒品复吸情况。

1.4.2　中医药治疗方法　“康爱保生丸”和“扶正抗毒丸”是云南省中医中药研究院研制的纯中药制剂。经云南省食品药品监督管理局批准以医院制剂用于中医药治疗艾滋病试点项目。扶正抗毒丸主要成分为黄芪、白术、女贞子等，具有益气养阴、滋肾健脾、清热解毒之功效，临床用于中医辨证属气阴两虚、脾肾不足、邪毒内蕴的艾滋病无症状期患者。康爱保生丸主要成分为紫花地丁、黄芩、紫草等，具有解毒清热，活血祛湿，养阴益气之功效，临床用于中医辨证属邪毒炽盛、瘀血湿浊壅遏，肝脾肾俱虚的艾滋病发病期患者。26 例患者按照中医辨证论治理论分别给予扶正抗毒丸口服，1 次 3g，1 日 4 次，或者康爱保生丸口服，1 次 3g，1 日 4 次。

1.4.3　抗逆转录病毒治疗　抗逆转录病毒治疗依据国家艾滋病抗病毒治疗手册，抗逆转录病毒治疗方案：一线方案 AZT/D4T/TDF + 3TC + 因静脉吸毒感染 HIV/AIDS，二线方案 TDF/AZT + 3TC + 克力芝。随访根据国家治疗手册要求规律随访。

2　疗效标准与治疗结果

2.1　疗效标准

参照国家《中医药治疗艾滋病临床技术方案（试行)》：(1) 有效性评价：临床症状、体征评分（反应自觉症状频率、持续时间)、卡洛夫斯基评分（反应生存质量）每 1 个月评价 1 次，CD_4^+ T 淋巴细胞计数每 6 个月检测 1 次。(2) 安全性评价：血常规、肝肾功等，每 3～6 个月检测 1 次，记录不良事件。

2.2　疗效评价指标

观察了 0 月、6 月、12 月，24 月 3 个时段的卡洛夫斯基积分、中医临床症状及体征积分、肝肾功能变化情况，以及 0 月、12 月，24 月的 CD_4^+ T 淋巴细胞计数变化情况。

2.3　统计学方法

使用 SPSS 13.0 统计软件，HIV－RNA 载量拷贝数转换为常用对数，计数资料报告其频数、频率，计量资料以表示，组内治疗前后比较使用配对 t 检验。

2.4　结果

2.4.1　症状、体征总积分、卡洛夫斯基积分、CD_4^+ T 淋巴细胞计数见表 1。

表 1　症状、体征、卡洛夫斯基积分、CD_4^+ T 淋巴细胞计数比较（$\bar{x} \pm s$）

项目	n	0 月	6 月	12 月	24 月
症状、体征	26	7.84 ± 5.70	5.50 ± 258 *	4.76 ± 1.77 *	4.44 ± 1.29 *
卡洛夫斯基积分	26	88.84 ± 6.36	91.42 ± 5.14	91.73 ± 1.77	91.40 ± 2.25
CD_4^+ T 淋巴细胞	26	277.42 ± 101.36		384.88 ± 163.70 **	443.80 ± 258.75 **

注：与 0 月比较，* $P<0.05$，** $P<0.01$。

2.4.2 安全性指标 见表2。

表2 安全性指标治疗前后比较分析（$\bar{x} \pm s$）

	0月	6月	12月	24月
ALT	39.65±34.68	48.15±46.38	43.48±42.91*	49.79±38.80**
AST	41.19±29.97	56.76±57.98	49.44±50.85	50.25±40.78**
TBIL	16.90±12.98	13.99±6.51	12.74±6.16*	13.62±5.67**
Cr	72.68±11.82	73.38±14.14	72.49±15.86	69.80±10.30*
UREA	4.53±1.27	4.33±094	4.26±0.99*	4.45±1.00*
UA	332.60±119.61	332.03±78.83	333.48±70.02	334.66±61.03*

注：与0月比较，*$P<0.05$，**$P<0.01$。

2.4.3 美沙酮剂量调整及复吸率 26例患者中有7例（27%）患者出现美沙酮服用量增加；定期尿检有3例（12%）海洛因检测阳性。

3 讨论

中医药以其整体调节，辨证论治的独特优势，在艾滋病的防治领域已经得到广泛认可，临床研究表明中医药联合HAART治疗在降低HIV病毒载量同时具有提高HIV/AIDS感染者免疫重建率，降低单纯HAART治疗的毒副作用以及减轻耐药性等特点。然而，中西药联合治疗美沙酮维持HIV/AIDS患者，美沙酮与中药、高效抗逆转录病毒治疗药物之间的相互作用并不十分明确。因此，通过对本院26例经静脉吸毒感染HIV/AIDS美沙酮维持治疗联合中西医艾滋病治疗满2年的患者进行分析，发现治疗是有效的、安全的。症状、体征改善明显，CD_4^+T淋巴细胞计数升高，提示免疫功能改善，从而减少机会性感染，延缓病情的进展；同时在治疗过程中，通过规律的治疗，26例患者在治疗满1年后随访观察中无严重机会性感染发生，2年中无严重的毒副反应；毒品复吸率降低。但由于样本量较少，今后总结经验，增加观察样本量，进一步观察中西药联合治疗美沙酮维持HIV/AIDS感染的临床疗效，分析药物间相互影响以及安全性，以探索最佳治疗方案。

中西医结合治疗艾滋病临床分析研究

韦爱萍

（湖南省永州市江华县人民医院 湖南 江华 425500）

摘要 目的 对采用中西医结合方式治疗艾滋病的临床效果进行分析研究。方法 选取艾滋病患者49例均接受中西医结合治疗，西药治疗给予抗病原治疗和对症治疗；中药治疗以中医药治疗艾滋病的技术方案为基础，对患者实行辨证治疗，分析患者的治疗效果。结果 在接受中西医结合治疗后，49例患者中治疗效果达到显效32例，有效13例，无效4例，治疗有效率为91.84%。患者在治疗前后其中医证候积分明显降低，CD_4^+T细胞数目明显增多，差异有统计学意义（$P<0.05$）。结论 中西医结合治疗能够明显减轻艾滋病患者临床症状，提高患者生活质量，延长患者生存率。

关键词 中西医结合；艾滋病；临床效果

中西医结合方法在近年被广泛应用到临床治疗中，所取得的临床效果已经得到多方证实，而在艾滋病的治疗中也开始显示出突出的治疗优势，对于减轻患者症状，延长患者生命具有重要临床价值。本研究主要对中西医结合方法在艾滋病治疗中的效果进行分析，现报道如下。

1 资料与方法

1.1 一般资料

选取2011年12月—2013年10月于江华县人民医院确诊的艾滋病患者49例，其中男32例，女17例，年龄26～45岁，平均年龄（31.6±4.4）岁；感染时间1～9年，平均（4.3±1.2）年；均符合相关艾滋病诊断标准。49例患者中表现出发热症状者10例，出现乏力症状者22例，出现纳差症状者15例，出现睡眠差症状者11例，出现盗汗、自汗者18例。

1.2 治疗方法

患者均接受中西医结合治疗。西药治疗给予抗病原治疗和对症治疗，包括服用拉米夫定、奈韦拉平、齐多夫定等药物；中药治疗以中医药治疗艾滋病的技术方案为基础，对患者实行辨证治疗，其中基础方为五味子、白术、白芍、葛根、茯苓、太子参、麦冬、黄芪，3次/d，200mL/次，与西药相隔2h服用。上述治疗方法持续3个月。

1.3 观察项目

对患者的临床症状、中医证候积分、CD_4^+ T淋巴细胞及体质量等在用药前后进行测定，并根据测定结果对患者的治疗效果进行评价，分为显效、有效及无效。（1）显效：患者的临床症状消失，体质量增加，中医证候积分减少在70%以上，病原学指标转阴；（2）有效：患者临床症状好转，体质量稳定或增加，中医证候积分减少在30%以上，70%以下，病原学指标转阴；（3）无效：患者临床症状未出现变化或加重，体质量降低，证候积分未出现变化，病原学指标呈阳性。治疗有效率＝显效率＋有效率。对患者的治疗效果进行评价，并计算相关治疗有效率。

1.4 统计学方法

正态计量资料采用“$\bar{x} \pm s$”表示，组间比较采用t检验。计数资料用例数（n）表示，计数资料组间率（%）的比较采用χ^2检验。以$P<0.05$为差异有统计学意义。

2 结果

经过3个月的治疗，49例患者中治疗效果达到显效32例，有效13例，无效4例，治疗有效率为91.84%。患者在治疗前后其中医证候积分明显降低，CD_4^+ T细胞数目明显增多，差异有统计学意义（$P<0.05$）。见表1。

表1 患者治疗前后证候积分和CD_4^+ T细胞变化（$\bar{x} \pm s$）

项目	治疗前	治疗后
中医证候积分	27.9±6.2	9.2±0.6[a]
CD_4^+ T细胞	100.5±16.3	158.7±19.1[b]

注：与治疗前比较，$t=9.68$，[a]$P<0.05$；$t=3.65$，[b]$P<0.05$。

3 讨论

49例患者在接受中西医结合治疗后，其临床症状得到了明显改善，患者中医证候积分减少，CD_4^+ T细胞水平提高，体质量增加，对于改善患者病情，延长患者生存期具有重要作用。在本次研究中，49例患者接受中西医结合治疗后，其治疗有效率达到了91.84%，这一数据与国内其他单纯接受西医治疗的患者组相比明显较高，这说明中西医结合治疗能够有效改善大部分艾滋病患者的临床症状，减轻患者病情。在中医证候积分的比较上，49例患者在接受中西医结合治疗后，其中医证候积分较治疗前明显减少，这说明患者的临床症状明显减轻，病情明显好转，而在CD_4^+ T细胞水平比较上，在治疗后患者的CD_4^+ T细胞水平明显较治疗前有所升高，这说明经过治疗患者的免疫细胞水平得到提升，患者自身免疫力增强，对于延长患者生存期具有重要作用。

临床治疗中，艾滋病的治疗一般采用西药HAART方案进行治疗，但其所具有的长期服药所带来的药物耐药性和毒性对患者病情缓解有限，且HAART治疗对患者的免疫功能不具有完全重建性，因而在临床上只靠抗病毒治疗很难稳定艾滋病患者的病情，也起不到根除感染和病毒的目的。而单纯中药治疗侧重的是患者免疫功能的调节，中药治疗方案在提高患者免疫力方面具有突出作用，但在抗病毒治疗方面的效果并不突出，并不能有效杀死艾滋病毒，因而在临床治疗中将中西医药结合起来进行治疗，是目前较为理想的治疗方法。本研究认为，中西医结合的治疗方法能够有效改善艾滋病患者的临床症状，其治疗有效率达到90%以上。同时有研究表明，中西医结合治疗的群众基础良好，患者普遍接受中西医结合治疗方法。在调查中显示有70%以上的患者表示愿意接受中西医结合治疗，有90%以上的医务工作者认为应该采用中西医结合治疗方法治疗疾病。同时在艾滋病患者群中同样受到欢迎，患者对中西结合治疗的满意率较高。在本次研究中，并没有对患者的治疗满意率情况进行调查，还有待进一步研究。但目前中西医结合治疗中还存在着较多问题，包括治疗评价方面还沿用西医评价方法，以及中西医结合并不紧密，对患者所采取的西医和中医治疗仅仅是依靠西医机制和中医机制的指导，而没有形成中西医结合治疗机制，因而在治疗方法上还有很大空间可以发展。像是在本次研究中所采用的中西医结合治疗，就是单纯将西医与中医合并到一起进行治疗，将西医的抗病毒治疗和中医调节免疫功能的治疗联合在一起，并没有真正从中西医结合的角度去思考或指定相应的治疗方法，这也是未来中西医结合治疗艾滋病临床研究中的重点，为艾滋病的中西医结合提供理论依据，以发展出更加完善的新型结合治疗方法，进一步提高艾滋病临床治疗效果。另外，还应该对艾滋病患者在治疗过程中其实验室检查指标与临床症状变化之间存在不平衡问题，在采用中西医结合治疗过程中应该对此不平衡进行干预，以保证中西医结合治疗能够起到确定效果。

综上所述，中西医结合治疗能够有效改善艾滋病患者的临床症状，提高艾滋病治疗有效率，延长患者生存期，值得临床推广应用。

参考文献（略）

（出自《当代医学》2015年3月第21卷第9期第158－159页）

· 降低耐药 ·

中医药干预 HIV 耐药的研究思路

许前磊[1,2]，许向前[3]，谢世平[2]，徐立然[1]，郭会军[1]
（1. 河南中医学院第一附属医院，河南省郑州市人民路 19 号，450000；2. 河南中医学院艾滋病研究所；3. 河南省中医院）

摘要 高效抗逆转录病毒联合疗法（HAART）是目前治疗艾滋病最有效的方法，人类免疫缺陷病毒（HIV）耐药是影响 HAART 治疗效果的主要原因之一。中医药在干预其他疾病的耐药方面积累了丰富的经验，为中医药干预 HIV 耐药的研究提供了借鉴和参考。通过对 HIV 耐药分类与流行病学分析，结合目前我国 HIV 耐药发生的特点和中医药干预 HAART 的初步实践，提出开展 HAART 耐药的中医基础研究，筛选干预 HAART 耐药有效方药，最终形成中医药干预 HAART 耐药临床方案并进行推广，拓展中西医结合治疗艾滋病的新途径。

关键词 中医药疗法；获得性免疫缺陷综合征；人类免疫缺陷病毒耐药；高效抗逆转录病毒联合疗法

艾滋病（AIDS）目前仍是一种严重危害人类健康且无治愈药物和方法的重大传染病，随着高效抗逆转录病毒联合疗法（highly active antiretroviral therapy，HAART）在全球范围内的推广和使用，人们发现 HAART 能够最大限度地抑制病毒在细胞内的复制，从而降低 AIDS 相关并发症和死亡率，提高了 AIDS 的治疗水平。研究表明，人类免疫缺陷病毒（human immunodeficiency virus，HIV）是一种变异性很强的病毒，不规范的抗病毒治疗常常导致 HIV 耐药的产生，而耐药则是降低 HAART 治疗效果的主要原因之一。中医药以往在干预其他疾病的耐药方面积累了丰富的经验，尤其在逆转，肿瘤耐多药研究方面取得了一定的进展这些均为中医药干预 HIV 耐药的研究提供了借鉴和参考。

1 HIV 耐药现状

1.1 HIV 耐药分类

根据 HIV 耐药的不同检测方法可分为基因型耐药和表型耐药两种。基因型耐药是指由于 HIV 基因发生变化而导致对一种或多种药物敏感性的下降；表型耐药是指在野生型 HIV 病毒受到抑制的药物浓度条件下，待测病毒生长的能力。由于表型耐药检测方法所需设备复杂，价格昂贵，检测时间长，目前亚洲国家和地区 HIV 耐药性的检测方法多集中于基因型检测法。耐药变异分为原发变异和继发变异，原发变异能直接影响抗病毒药物作用靶点，通常在用药早期出现，具有药物特异性，显著降低一种或一类抗病毒药物敏感性，甚至使其失效；继发变异又称为补偿变异，常出现于原发变异已存在的病毒基因组中。原发变异会造成 HIV 复制遗传学缺陷，导致病毒复制不利，继发变异纠正由原发变异导致的复制缺陷，存储变异病毒的复制能力，并提高病毒的耐药性，对原发变异起到保护和促进作用。

2012 年世界卫生组织（WHO）发布的 HIV 耐药报告把 HIV 耐药分为传播性耐药和获得性耐药两种。传播性耐药统计数据显示，欧洲、美国、日本、加拿大 10% ~17% 的 HIV 新感染者对至少 1 种抗逆转录病毒药物产生耐药性，WHO 在 2007 年至 2010 年对 12 个中低收入国家的 5000 多人做了 36 次关于获得性 HIV 耐药的调查，发现在开始抗逆转录病毒疗法的人群中，对任何药物均产生 HIV 耐药的发生率从 2007 年的 4.8% 增加至 2010 年的 6.8%。据中国疾病预防控制中心性病艾滋病防治中心 2011 年 12 月发布的《全国艾滋病综合防治数据信息年报》显示，我国 AIDS 抗

基金项目： 国家“十二五”科技重大专项（2022X10005001 - 005，2013ZX1005 - 001 - 002）；国家自然科学基金（81403342）；中国博士后科学基金（20110491002）；河南中医学院省属科研业务专项（2014KYYWF - YQ09）

病毒治疗总体耐药率约为12%，使抗病毒的治疗效果受到威胁，给AIDS的防治工作带来了极大挑战。

1.2 我国HIV耐药发生特点

HIV耐药性是由于病毒基因发生突变，使药物作用靶点的生化或结构特征发生改变，导致药物对病毒不敏感或敏感性下降，从而影响AIDS抗病毒治疗效果。目前HAART治疗药物主要有6类：核苷类反转录酶抑制剂、非核苷类反转酶抑制剂、蛋白酶抑制剂、HIV融合酶抑制剂、HIV辅助受体拮抗剂、HIV整合酶抑制剂，已经确定的与6类AIDS抗病毒药物耐药的有关HIV突变基因有200多个。

我国自2002年起开始对AIDS患者实施免费抗病毒治疗，抗病毒药物开始在国内广泛的应用。目前使用的免费HAART治疗方案主要包含核苷类反转录酶抑制剂、非核苷类反转酶抑制剂、蛋白酶抑制剂三大类药物，截止到2010年底，累计有超过10万例患者接受了免费抗病毒治疗。随着抗病毒药物治疗时间的延长，耐药监测已成为AIDS抗病毒治疗的重要研究内容。研究者分别对不同地区的耐药情况进行了监测，如叶晟等对湖北省大冶市12例AIDS患者抗病毒治疗失败及耐药情况进行分析，发现抗病毒治疗失败患者高度耐药情况严重，建议应及早开展二线药物治疗；高红等对2011年宁波市272例HAART效果及耐药变异进行检测，结果显示，宁波市HIV抗病毒治疗人群耐药毒株流行处于较低水平，但耐药突变呈多样化趋势；郑本锋等对河南省西华县整群抽取接受抗病毒治疗者371例进行分析，结果显示，抗病毒治疗人群中病毒抑制失败率和耐药突变率较高。其他还有大量关于不同地区的HAART的耐药研究，部分地区已根据耐药情况进行了抗病毒方案的调整，以提高AIDS抗病毒治疗的临床效果。

但由于目前耐药检测的费用及实验要求等条件的影响，我国部分地区还未实现以HIV耐药性检测指导临床抗病毒治疗的目的，下一步要针对抗病毒治疗后HIV耐药性突变发生及流行情况进行深入研究，了解和掌握我国整体耐药发生特点，对于制定我国合理的抗病毒治疗方案、提高抗病毒治疗临床疗效具有重要的意义。

2 中医药干预其他耐药的实践

中医药在肿瘤、类风湿关节炎、慢性乙型肝炎、耐药菌感染等疾病耐药治疗中进行了积极的实践，取得了显著的临床疗效，拓展了中西医结合临床应用的新途径。尤其在肿瘤多药耐药性研究方面进行了更为系统和全面的研究，如在中药单体方面有姜黄素、汉防己甲素、黄芩苷、浙贝母碱等单体对不同肿瘤耐药细胞株的逆转作用研究；在中药复方方面有健脾解毒方益气养阴解毒方、至真方等方药对不同肿瘤耐药细胞株的影响和机制研究，均显示出了广阔的应用前景，并为中医药干预疾病耐药研究提供了研究思路和方法。但目前中医药干预耐药的研究多局限于动物和体外细胞培养方面，研究对象多为药物单体，在中医药复方临床干预耐药的作用机制方面有待进行深入研究，为中医药在干预耐药方面的应用提供更为可靠的实验依据。

3 中医药干预HIV耐药的探索

鉴于HAART耐药是影响AIDS抗病毒治疗临床疗效的主要影响因素，且随着抗病毒治疗使用疗程的延长，HAART耐药的发病率逐渐升高，中医药干预HAART耐药已成为中医药防治AIDS研究的一项重要任务。虽然一些中药提取物具有明显抗HIV效果和增强机体免疫功能的作用，但抗HAART耐药的中药研究尚处于初期阶段。运用艾康颗粒进行干预HIV耐药的随机双盲对照试验研究结果提示，艾康颗粒干预HIV耐药可以稳定、提高免疫功能，且无明显不良反应。“十二五”艾滋病重大专项中医药减轻HAART毒副作用和HIV耐药的治疗方案研究正在进行，以期在中医药干预HAART耐药研究中取得突破。

4 中医药干预HAART耐药的研究思路

如何发挥中医药干预HAART耐药的特色和优势，我们认为，可以从以下3个方面开展研究，以期在中医药防治HAART耐药方面取得突破。

4.1 开展HAART耐药的中医基础研究

首先要针对目前HAART耐药的基本情况进行多中心、大样本的流行病学研究，针对不同的耐药情况运用中医学传统理论进行诠释，分析其耐药发生的中医病因病机、证候分布规律及耐药基因变化与证候演变的相关性，为筛选干预HAART耐药的有效方药提供理论支撑。

4.2 筛选干预HAART耐药的有效方药

借鉴中医药干预其他疾病耐药研究的思路和方法，开展中医药干预HAART耐药方药筛选，尤其是借鉴肿瘤耐多药研究的方法如耐药细胞株的培养，开展HAART耐药方药的体外研究，同时参考中医药抗病毒研究的最新成果，结合耐药发生的中医基础研究，筛选出干预HAART耐药的有效方药。

4.3 形成降低HAART耐药发生的临床方案

针对筛选出的有效方药进一步优化，采用多中心、随机双盲对照的临床研究方法，纳入HAART治疗的AIDS患者联合中医辨证治疗进行临床研究，通过检测用药前后耐药基因及HIV耐药率变化，以期形成中西药合用降低HAART耐药的优化治疗方案，为中医药治疗HAART耐药提供临床依据，为其进一步推广提供循证医学证据。

参考文献（略）

（出自《中医杂志》2016年3月第57卷第6期第473－475，479页）

中药加 HAART 降低 HIV/AIDS 患者 HIV 耐药发生的临床研究

董继鹏[1] 王 健[1] 徐立然[2] 邓 鑫[3] 张 毅[4] 马建萍[5] 邓小军[6] 王 莉[7] 邢 辉[8]

(1. 中国中医科学院艾滋病中心，北京 100700；2. 河南中医药大学第一附属医院，郑州 450099；
3. 广西中医药大学附属瑞康医院，南宁 530011；4. 四川省中医药科学院，成都 610041；
5. 新疆维吾尔自治区中医医院，乌鲁木齐 830099；6. 衡阳市第三人民医院，湖南 衡阳 421005；
7. 云南省中医中药研究院，昆明 650223；8. 中国疾病预防控制中心 性病艾滋病预防控制中心，北京 102206)

摘要 目的 评价中药降低高效抗反转录病毒治疗（HAART）初治患者耐药的有效性，为中国抗病毒治疗提供新的思路和证据。方法 采用多中心、随机、双盲、安慰剂对照的临床研究方法，治疗组与安慰剂对照组按1∶1比例随机分配。根据入组辨证结果，治疗组给予 HAART + 艾可清胶囊（脾肾阳虚证）或艾复康胶囊（热毒蕴结证），对照组给予 HAART + 艾可清胶囊或艾复康胶囊模拟剂，疗程72周，记录抗病毒治疗耐药发生情况、病毒载量及免疫学指标。结果 共有536例受试者完成试验，治疗组（266例）耐药率为6.35%，对照组（270例）为10.58%，治疗组的耐药率比对照组降低了4.23%。核苷类耐药位点 M184V、K65R 和非核苷类耐药位点 V108I 的出现率治疗组显著低于对照组；48周治疗组病毒学抑制率为68.42%，对照组为61.48%，治疗组的病毒学抑制率比对照组提高了6.94%（$P=0.049$）。分层分析显示，CD_4^+ T 淋巴细胞计数≥350个/μL 时中医药降低耐药效果更显著。结论 中西医结合治疗，可提高 HAART 病毒学抑制率，降低耐药率，免疫学指标较高时干预效果更好。

关键词 艾滋病病毒感染者/艾滋病患者；耐药；病毒学抑制率；中医药防治艾滋病

自1996年高效抗反转录病毒治疗（highly active antiretroviral therapy，HAART）出现以来，艾滋病死亡率呈现下降态势，使本病成为一种慢性可控性疾病。尽管 HAART 可以抑制艾滋病病毒（human immunodeficiency virus，HIV）的复制，但仍存在着无法清除病毒、停药后复发、易产生耐药和不良反应等问题，这些问题在抗病毒药物资源有限的中国更为突出。目前，我国 HAART 以一线药物为主，药物不良反应影响了治疗患者的生存质量和依从性，大约有25%的患者在第一年内因为不良反应而中断治疗。随着疗程的增加，HIV 耐药也将逐渐产生，导致抗病毒治疗失败。据中国疾病预防控制中心性病艾滋病预防控制中心（简称中国疾控中心性艾中心）2011年12月发布的《全国艾滋病综合防治数据信息年报》显示，我国艾滋病抗病毒治疗总体耐药率约为12%。因此，探索在 HAART 基础上运用中药降低抗病毒治疗耐药的临床研究，具有十分重要的意义。

1 对象与方法

1.1 对象

首次接受抗病毒治疗的 HIV 感染者或艾滋病（acquired immuno deficiency syndrome，AIDS）患者（简称 HIV/AIDS 患者）。纳入标准：①年龄≥18岁至≤65岁，自愿参加本研究，签署知情同意书；②初始抗病毒治疗者；③符合我国免费抗病毒治疗标准，具有抗病毒治疗统一编号；④符合脾肾阳虚证或热毒内蕴证诊断标准。排除标准：①妊娠期、哺乳期或准备妊娠的妇女；②肝功高于正常值上限2倍以上者；③CD_4^+ T 淋巴细胞（简称 CD_4 细胞）计数≤50个/μL 者；④合并严重心肺疾病、原发性肾脏疾病、多脏器功能衰竭、其他严重的全身性疾病等。

1）疾病诊断标准参照卫生部《艾滋病和艾滋病病毒感染诊断标准》（WS293－2008）和《艾滋病诊疗指南（2011版）》的诊断标准。

2）中医证候诊断标准参照国家中医药管理局《艾滋病（成人）中医诊疗方案》。

1.2 方法

1）研究设计：前瞻性、多中心、随机、对照、双盲临床试验，治疗组与安慰剂对照组按1∶1比例随机分配。

2）用药方案：所有受试者均给予 HAART，其中，治疗组辨证为脾肾阳虚证用艾可清胶囊，由制附子、淫羊藿、干姜、甘草等组成，口服，每次3粒，每日2次，服用抗病毒药后1小时温开水送服。辨证为热毒内蕴证用艾复康胶囊，由黄芩、金银花、两面针、虎杖、当归、甘草等组成，口服，每次4粒，每日2次，服用抗病毒药后1小时

基金项目：“十二五”国家科技重大专项（2013ZX10005001－002）

温开水送服。无证可辨者根据 CD_4 细胞计数判断用药，CD_4 细胞 ≤200 个/μL 者服用艾可清胶囊，CD_4 细胞 >200 个/μL 者使用艾复康胶囊。对照组采用同样的方法，给予相应的中药模拟剂。

3）耐药检测方法 HIV 基因耐药检测由中国疾控中心性艾中心国家重点实验室完成。采集 EDTA 抗凝血，统一编号后安全运输到检测实验室。使用 NucliSenseasyMAGExtration 自动核酸提取仪提取病毒核酸；采用 In - hous 方法，运用巢式聚合酶链反应（Polymerasechainreaction，PCR）对 *pol* 基因区进行扩增，使用 Promega Access Quick™ RT - PCR System 和天根 Taq PCR MasterMix 进行二轮扩增，测得序列用 Sequencher 4. 10. 1 软件进行编辑和校对，使用 MEGA5. 0 软件 Neighbor - joining TRee 重复运算 1000 次进行分型验证。所得序列利用美国斯坦福大学 HIV 耐药数据库的［the calibrated population resistance（CPR）tool］在线分析，确定耐药突变位点和对各种抗病毒药物的耐受程度。

1.3 统计分析

采用 R version 3. 30 软件进行。定量资料的统计描述以（均值 ± 标准差）、中位数（四分位数间距）、95% 可信区间（Confidence interval，*CI*）等表示；定性资料的统计描述以例数（构成比）表示。定量资料的组间比较，根据数据的正态性和方差齐性采用 *t* 检验、秩和检验等；定性资料的组间比较，采用 Fisher 确切概率法。以 $P \leq 0.05$ 表示具有统计学意义。

2 结果

2.1 一般资料

本研究在 Chinese Clinical Trial Registry 进行了临床注册（注册号：ChiCTR - TRC - 13003705），通过了伦理委员会审查（批件号为 2013 第 004 号）。首例病例于 2013 年 11 月 1 日入组，共入组 600 例患者。其中，四川省中医药科学院 300 例，云南中医中药研究院 50 例，河南中医学院第一附属医院 50 例，广西瑞康医院 50 例，衡阳市第三人民医院 100 例，新疆中医医院 50 例。经过数据审核后，536 例受试者进入 PPS 人群，其中治疗组 266 例，对照组 270 例。治疗组男 164 例，女 102 例，平均年龄（39. 83 ± 12. 47）岁；对照组男 171 例，女 99 例，平均年龄（39. 96 ± 12. 31）岁。HIV 确诊阳性时间：治疗组为 506. 41 天，对照组 454. 72 天；HAART 方案见表 1。一般资料比较差异无统计学意义（$P > 0.05$），具有可比性。

表 1 两组患者用药方案比较（全数据集）

指标项	治疗组	对照组	*P* 值
例数（缺失）	286 （2）	292 （1）	0.988
TDF + 3TC + EFV	156（54.55）	160（54.79）	
AZT + 3TC + EFV	50（17.48）	42（14.38）	
AZT + 3TC + NVP	29（10.14）	34（11.64）	
TDF + 3TC + LPV/r	23（8.04）	29（9.93）	
AZT + 3TC + LPV/r	10（3.50）	13（4.45）	
TDF + 3TC + NVP	12（4.20）	9（3.08）	
D4T + 3TC + NVP	3（1.05）	3（1.03）	
D4T + 3TC + EFV	3（1.05）	2（0.68）	

续表

注：TDF：替诺福韦（Tenofovir disoproxil fumarate）；3TC：拉米夫定（Lamivdine）；EFV：依非韦仑（Efabirenz）；AZT：齐多夫定（Zidovudine）；NVP：奈韦拉平（Nevirapine）；LPV/r：洛匹那韦/利托那韦（Lopinavir/Ritonavir）；D4T：司坦夫定（Stavudine）

2.2 耐药率比较

排除基线原发耐药情况，治疗 72 周与对照组相比，治疗组耐药率下降 4. 23%。详见表 2。

表 2 两组患者治疗 72 周耐药率比较（例数/比例/%）

指标项	治疗组	对照组	*P* 值
例数（缺失）	189（77）	189（81）	0.195
非耐药	177（93.65）	169（89.42）	
耐药	12（6.35）	20（10.58）	

2.3 耐药基因突变位点比较 详见表 3。

表 3 两组患者耐药基因突变位点比较（例数/比例/%）

指标项	治疗组	对照组	*P* 值
M184V			0.021
无	7（77.78）	9（60.00）	
有	2（22.22）	6（40.00）	
K65R			0.021
无	9（100.00）	11（73.33）	
有	0（0）	4（26.67）	
V108I			0.042
无	9（100.00）	12（80.00）	
有	0（0）	3（20.00）	

注：表中所列为两组具有统计学差异的基因突变位点，其他耐药位点两组比较无统计学差异，未予列出。

2.4 病毒学抑制率 详见表 4。

表 4 两组患者病毒抑制率比较（例数/抑制率/%）

指标项	治疗组	对照组	*P* 值
例数	266	270	0.049
无效	84（31.58）	104（38.52）	
有效	182（68.42）	166（61.48）	

注：病毒抑制率为服用 HAART 方案后 HIV 病毒载量维持在检测不到水平患者的比例

2.5　分层 HIV RNA 载量值与耐药关系分析

8.97% 耐药病例发生在病毒载量 > 500 的患者中，4.33% 耐药病例发生在病毒载量 < 500 的患者中。耐药率 HIV RNA 载量分层的组间比较 $P = 0.063$。详见图 1。

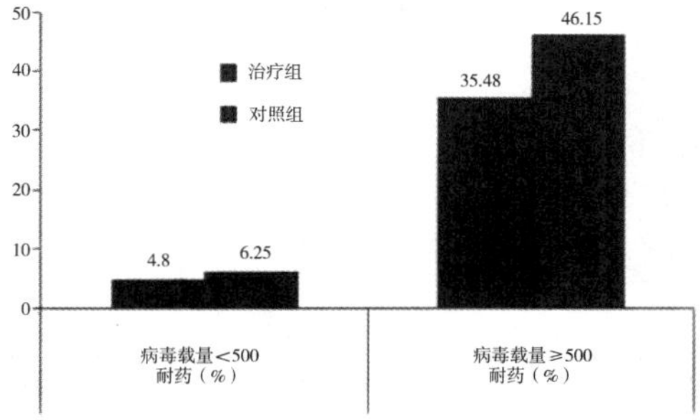

图 1　病毒载量分层的耐药率组间比较

2.6　CD_4 细胞计数与耐药关系分析

CD_4 细胞计数≥350 个/μL 的病例两组耐药率比较具有统计学差异（$P = 0.05$），表明中药对 CD_4 细胞计数在 350 以上的病例降低耐药疗效更好。详见图 2。

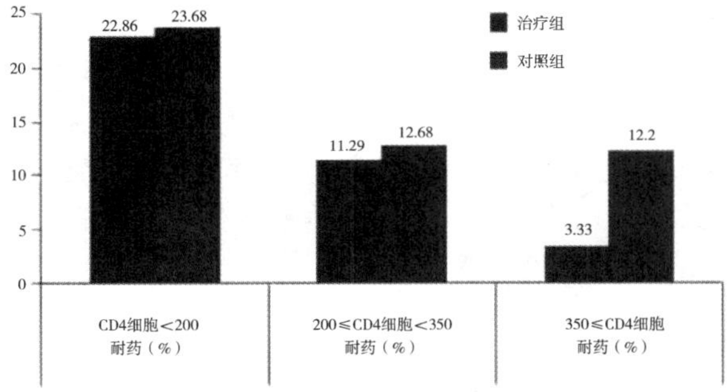

图 2　CD_4 细胞计数分层的耐药率组间比较

3　讨论

艾可清胶囊是广州中医药大学热带医学研究所依据中医理论及艾滋病发病特点研制而成，具有温补脾肾的作用，适于艾滋病期免疫功能较为低下的患者。张奉学等观察，艾可清可体外抑制猴免疫缺陷病毒活性，发现其对抗原阳性细胞的抑制率为 69.6%，病毒产量显著下降，SIV - P27 抗原表达抑制率为 94.7%。多个临床试验表明，艾可清具有促进外周血 CD_4 细胞增长，稳定 CD_4/CD_8 比值，显著降低患者症状、体征积分与舌脉积分，增加体重的作用。艾复康胶囊由黄芩、金银花、两面针、秦皮、虎杖等 13 味中药组成，具有清热解毒、活血止痛的功用，适用于感染者 CD_4 细胞 200 个/μL 以上的实证热证者。吴昊对 198 例艾滋病患者的随机、双盲、对照临床研究表明，艾复康胶囊能明显提高受试者的免疫功能，增加体重，明显改善疲劳不适、食欲减退、头痛、皮疹、失眠等临床症状，但病毒载量两组间未见明显差异。体外药效学实验表明，不同剂量艾复康均能明显提高小鼠环孢素 A 诱导小鼠 CD_4 细胞数量的表达，对免疫受抑动物恢复免疫功能有较好的作用。

本研究共检测到 45 种耐药位点，治疗组耐药位点出现 35 次，对照组出现 62 次，表明中西医结合治疗总体耐药程度低于单纯 HAART。M184V、K65R 分别是导致拉米夫定和替诺福韦耐药的主要突变，非核苷类耐药位点 V108I 可降低奈韦拉平和依非韦伦敏感性 2 倍，提示中药可有效降低 M184V、K65R、V108I 耐药位点突变引发的相关药物耐药。中医学的特色之一是辨证论治，本研究辨证运用上述两种制剂，二者一寒一热、一补一消，使方证相应，故而能减少患者 HAART 过程中的临床症状、增加体重、缓解相关药物不良反应，可能是治疗组耐药总体水平较低的原因之一。HAART 后良好的病毒学抑制率是防止耐药发生的关键。王蕾对 517 例 HIV/AIDS 患者利用多因素 Logistic 回归分析建立 48 周 cART 病毒抑制效果的影响因素模型，显示二者显著相关（$OR = 6.12$；95% CI：2.82 ~ 13.29；$P < 0.01$）。本研究治疗组病毒学抑制率优于对照组，说明病毒学抑制率的提高是治疗组耐药率较低的另一原因，病毒载量分层与耐药相关分析同样印证了该结论（图 1）。CD_4 细胞计数分层与耐药相关性分析，CD_4 细胞 < 200 个/μL、200 ~ 350 个/μL 时，治疗组耐药率低于对照组，但无统计学差异；CD_4 细胞 ≥ 350 个/μL 时，治疗组耐药率显著低于对照组。提示中医干预 HIV/AIDS 患者耐药宜尽早进行。

参考文献

（出自《中国艾滋病性病》2016 年 10 月第 22 卷第 10 期第 768 - 771 页）

·减轻 HAART 不良反应·

中药减轻艾滋病抗病毒治疗后不良反应临床研究

王　健，梁碧颜
（中国中医科学院中医药防治艾滋病研究中心，北京 100700）

摘要　检索近10年文献报道的中医药减轻艾滋病抗病毒治疗后不良反应的临床研究，分析临床观察，就病名、病因病机、治疗进行评述。中医通过疏肝利胆、清营凉血、祛风消肿、健脾益气、益气活血、通经活络、活血祛瘀化浊等为主要治则，改善抗病毒治疗后相关不良反应，提高了艾滋病的治疗效果。

关键词　艾滋病；不良反应；中药；抗病毒治疗

高效抗反转录病毒疗法（HAART）是目前世界公认的治疗艾滋病（AIDS）最有效的方法，能有效抑制艾滋病病毒（HIV）的转录与复制，使AIDS患者获得免疫重建，但有一定的不良反应。抗病毒西药加中药（Traditional Chinese medicine，TCM）对抗HAART的不良反应，可以增效减毒，已获得国内业界的广泛认同，并取得了一定进展。现就临床研究状况做以下评述。

通过中国期刊全文数据库、中国医院数字图书馆期刊全文数据库、中国学术会议论文全文数据库、中国学位论文全文数据库、万方数据库、维普医药信息资源系统、中国生物医学文献数据库，收集自2006～2016年已发表的中药治疗HIV感染者/AIDS患者（简称HIV/AIDS患者）的临床研究文献。检索式为“获得性免疫缺陷综合征”“HIV”“AIDS”“艾滋病”和“中医药”“TCM”“中药”，电子检索。通过阅读文章题目，选择出中药治疗艾滋病抗病毒后不良反应的临床研究文献。文献纳入标准为：1）关于中医药治疗艾滋病抗病毒后不良反应的临床研究；2）有肝损伤、皮疹、消化道不良反应、血液系统异常、周围神经病变、脂代谢异常的研究；3）主要干预措施以中医药或中西医结合疗法为主。

1　肝损伤

在接受HAART的HIV/AIDS患者中，有14%～20%出现肝酶升高，伴随或不伴随肝炎。肝功能异常多发生在拉米夫定（3TC）＋齐多夫定（AZT）＋奈韦拉平（NVP）、3TC＋司坦夫定（d4T）＋NVP组，考虑其发生与NVP有关。同时由于一部分HIV/AIDS患者还同时合并乙型肝炎病毒或丙型肝炎病毒感染，肝脏存在慢性炎症病变基础，肝功能储备较差，更容易出现不同程度的药物性肝炎，严重影响抗病毒治疗的持续应用。

HAART致肝损伤，中医无此病名。根据临床表现属“胁痛”“黄疸”“呃逆”范畴，病因是药物先损肝，肝不疏泄，木郁则土壅，脾失健运，水湿内停，困遏脾阳或湿久化热，阻滞中焦。

樊移山等以疏肝利胆、清热利湿为法，药用炒柴胡、炒黄芩、川楝子、炒栀子、当归、杭芍、茵陈、生黄芪、沙参、黄精、玉竹、乌梅、豆蔻、神曲、炒谷芽组方。将41例HAART致肝损伤患者予化肝煎合茵陈蒿汤加减，20天为1疗程。3个疗程后，总有效率为85.37%（35/41）。该观察不足之处是没有排除标准、对照。邱廷山等以健脾疏肝、活血利湿为法，药用当归、白芍、柴胡、茯苓、焦白术、炙甘草、煨姜片、薄荷组方。将100例HAART致肝损伤患者随机分为两组，对照组采用常规治疗，治疗组加用逍遥散，10天后，治疗组总有效率为98.00%（49/50），优于对照组（$P<0.05$）。该观察不足之处是没有排除标准、随机方法。

邢燕丽等将72例HAART致肝损害患者随机分为治疗组（36例）和对照组（36例），两组均采用谷胱甘肽治疗。治疗组同时配合益气活血化瘀的中药黄芪注射液和丹参注射。4周后，治疗组总有效率94.44%（34/36），优于对照组（$P<0.05$）。该观察不足之处是没有随机方法。

熊卫标等将60例HAART致肝损伤患者随机分为三组，

每组20例，分别给予西药（A组）、中药（B组）、中西医结合（C组）治疗。中药用黄连温胆汤加减：黄连、法半夏、陈皮、茯苓、泽兰、枳实、淡竹茹、茵陈、炙甘草、浙贝。60天后，A组、B组、C组的总有效率分别是50.00%（10/20）、40.00%（8/20）、90.00%（18/20），C组疗效显著（$P<0.01$）。该观察不足之处是没有诊断标准、随机方法和统计学方法。

甄月映将82例HAART致肝损伤患者随机分成对照组40例和治疗组42例，对照组予葡醛内酯片，治疗组加用水飞蓟宾胶囊。2周后，治疗组总有效率为95.24%（40/42），优于对照组（$P<0.05$）。该观察不足之处是没有诊断标准、随机方法。

2 皮疹

在接受HAART的HIV/AIDS患者中，大约有26%会出现轻到中度的斑丘疹，多出现于治疗开始后的6周内，严重皮疹的发生率大约是6.50%。皮疹多发生在3TC + AZT + NVP、3TC + d4T + NVP组，考虑其发生与NVP有关。HAART致皮疹，中医称为“药毒疹”。是因患者禀赋不足，毒邪内侵，复感药物之毒，导致风、热、湿等邪气郁于肌肤腠理而致皮疹。

熊卫标等将42例HAART致皮疹患者随机分为三组，每组14例，分别给予西药（A组）、中药（B组）、中西医结合（C组）治疗。中药用消风散加减：荆芥、防风、蝉蜕、苦参、金银花、竹叶、生石膏、紫草、生地黄、丹皮、赤芍、生甘草。11天后，A组、B组、C组的总有效率分别是50.00%（7/14）、42.86%（6/14）、92.86%（13/14），C组疗效显著（$P<0.01$）。该观察不足之处是没有随机方法。

杨应彪等采用清营汤治愈1例AIDS患者，因服奈韦拉平致中度皮疹。方中重用金银花50g，加赤芍、桔梗、紫花地丁、苦参、地肤子、蛇床子、荆芥、防风、薄荷、刺蒺藜。先拟清营汤加味以清营凉血，解毒化湿，祛风消肿，后治益气活血，扶正祛邪，调和脾胃，证治准确，药到病除。

3 消化道不良反应

消化道不良反应症状多在服药后2个月内出现，其发生率在16%以上，是HAART早期常见的药物不良反应，影响患者的服药依从性，是抗病毒治疗失败的原因之一。消化道反应多发生在3TC + d4T + NVP、3TC + AZT + 依非韦伦（EFV）、3TC + AZT + NVP组。抗病毒药物进入人体后可伤及脾胃。脾胃为后天之本，有运化水谷之功，脾胃虚弱，则失于运化，水湿内停，出现恶心、呕吐、腹泻、腹胀、食欲不振等症状，属中医“呃逆”“呕吐”“胃脘痛”“痞满”“纳呆”范畴。

王丹等采用随机、多中心、阳性对照的方法，观察了354例HAART致胃肠道不良反应患者。试验组用HAART + 中医辨证治疗，对照组用HAART + 吗丁啉片。4周后，两组在恶心、呕吐、腹胀、腹泻及食欲不振等5种症状的消除情况差异无统计学意义（$P>0.05$）。治疗前后，5种胃肠道不良反应症状的严重程度总体上均有改善，但改善程度的组间差异无统计学意义（$P>0.05$）。该观察不足之处是没有排除标准、随机方法。

张明利以健脾益气、降逆止呕为法，药用半夏、茯苓、生姜组方，对24例HAART致消化道反应患者采用小半夏加茯苓汤。2周后，恶心、呕吐总有效率分别为91.67%（22/24）和95.00%（19/20）。纳呆、呕吐、恶心、腹胀治疗前后积分比较有显著性差异（$P<0.01$）。该观察不足之处是没有纳入标准、排除标准、对照和统计学方法。

余丰以扶正健脾、养阴消食为法，药用人参、茯苓、木香、甘草、山楂、麦芽、神曲、白术、山药、肉豆蔻、玉竹、沙参、麦冬组方。将60例HAART致食欲不振的老年艾滋病患者随机分为治疗组与对照组，每组30例，均采用维生素B1、多潘立酮和多酶片治疗。治疗组加服健脾汤联合益胃汤加减。10天后，治疗组的总有效率为96.67%（29/30），优于对照组（$P<0.01$）。该观察不足之处是没有纳入标准、排除标准和随机方法。

张晓伟等以健脾益气、行气化湿、降逆止呕为法，药用旋覆花、陈皮、姜半夏、茯神、党参、炒白术、炒莱菔子、黄连等组方。将100例HAART致消化道不良反应患者随机分两组，治疗组予温胆颗粒，对照组予安慰剂。1个月后，治疗组消化道不良反应发病率为20.41%（10/49），低于对照组48.00%（24/50）（$P<0.05$）。该观察不足之处是没有随机方法。

刘翠娥以健脾益气、理气燥湿为法，药用苍术、厚朴、陈皮、甘草、木香、党参、黄芪等组方。将89例有脾胃症状的HIV/AIDS患者分为2组，试验组（58例）采用中药平胃散加减治疗，对照组（21例）采用西药法莫替丁和吗丁啉口服治疗。4周后，治疗组总有效率为87.93%（51/58），优于对照组（$P<0.05$）。该观察不足之处是没有纳入标准、排除标准和随机方法。

4 血液系统异常

骨髓抑制多发生在3TC + AZT + EFV、3TC + AZT + NVP、3TC + AZT + 洛匹那韦/利托那韦（LPV/r）组，考虑其发生与AZT有关。根据临床表现属中医“虚劳”“血虚”范畴，其病机为HAART药物进入机体，正气奋起抵抗，正邪交争于中焦，扰乱中焦气机，日久伤及脾肾，脾虚则气血生化无源，肾虚则髓不能满，血不能化生。

李东芳等以健脾补肾、气血双补为法，药用紫河车、当归、川芎、熟地黄、炙甘草、阿胶、砂仁、木香、黄芩、白芍、党参、白术、茯苓、补骨脂、菟丝子、黄芪、鸡血藤组方。将35例艾滋病合并贫血患者给予中药益肾健脾生血汤治疗，10天为1疗程，6个疗程后，总有效率为

94.29%（33/35）。该观察不足之处是没有排除标准、对照。

刘鸿雁等以益气养血、健脾补肾为法，将55例HAART致骨髓抑制患者随机分为精元康胶囊组（治疗组）35例，利可君片组（对照组）20例。治疗后总有效率为88.57%（31/35），优于对照组（$P<0.01$）。该观察不足之处是没有排除标准、观察疗程。

唐宁新等以益气补血为法，药用党参、白术、茯苓、当归、川芎、白芍、熟地黄、黄芪、远志、酸枣仁、甘草组方。将70例HAART致高乳酸血症患者随机分为两组，治疗组35例，用HAART+加味八珍汤；对照组35例，用HAART+碳酸氢钠片。48个月后，治疗组乏力、四肢麻木、肌肉疼痛、趾痛等临床症状评分均优于对照组（$P<0.05$）。治疗组血乳酸值小于对照组（$P<0.05$）。

5 周围神经病变

约15%的艾滋病患者合并有周围神经损害。在中医药艾滋病救治试点项目中发现，在应用HAART的患者当中，大约30%～40%的患者有不同程度的外周神经损害，在3TC+d4T+NVP/EFV组多发，考虑其发生与d4T有关。HAART致外周神经损害，属于中医“痹证”范畴，其病机为HAART后伤气血、气虚失运、血虚不荣、瘀血阻滞而不荣四末。

毛宇湘等以补气血、益肝肾、通经络、止痹痛为法。将35例HAART致外周神经损害患者给予独活寄生汤加减（独活、桑寄生、赤芍、桃仁、当归、黄芪、山药、白术）内服，配合中药自拟艾麻退痹汤（桑枝、鸡血藤、透骨草、怀牛膝、当归、木瓜、海风藤、桂枝等）外用，3个月为1疗程。治疗2个疗程后，外周神经损害症状总有效率为88.57%（31/35）。该观察不足之处是没有排除标准、对照和统计学方法。

刘翠娥等以益气活血、通经活络为法。将59例艾滋病合并周围神经病变患者分为2组，治疗组36例和对照组23例。治疗组用独活寄生汤加减内服，或联合中药外用（苦参、蛇床子、桃仁、川芎、当归、薄荷）；对照组采用维生素B1、B12和能量合剂。2个月后，治疗组总有效率为88.89%（32/36），优于对照组（$P<0.01$）。

6 脂代谢异常

在接受HAART的患者中，有近40%会出现血脂异常，在3TC+d4T+NVP/EFV组多发，考虑其发生与d4T有关。血脂异常属中医“血浊”范畴。脂肪代谢障碍多因脏腑功能失调、三焦气化不及、脾失健运、肝失疏泄、肾失气化、不能化脂降浊，致使脂膏痰浊瘀阻脉络，沉积于血脉而成。

倪量等以健脾益气、活血祛瘀化浊为法。采用多中心、随机对照方法，将HAART致血脂异常患者随机分为治疗组（115例）和对照组（55例），治疗组中脾虚痰阻证予消脂颗粒，痰浊瘀阻证予二陈汤和桃红四物汤配方颗粒，对照组予血脂康胶囊。治疗12周后，治疗组患者总胆固醇（TC）、低密度脂蛋白胆固醇（LDL－C）的变化与对照组比较差异有统计学意义（$P<0.05$）；两组治疗前后高密度脂蛋白（HDL－C）差值比较差异有统计学意义（$P<0.05$）。

苏齐鉴等将60例HAART致血脂异常患者随机分为试验组（40例）和对照组（20例），试验组给予绞股蓝总苷片和山楂精降脂片，对照组给予阿托伐他汀钙片。治疗6周后，试验组总有效率为72.50%（29/40），对照组总有效率为100.00%（20/20），试验组未见不良反应发生，对照组不良反应发生率为20.00%（4/20）。绞股蓝总苷片和山楂精降脂片可在一定程度上改善血脂，虽疗效不及阿托伐他汀钙片，但安全性优于阿托伐他汀钙片。该观察不足之处是没有随机方法。

李秀惠等以健脾补肾、益气养阴、理气活血为法，对5例HAART后脂肪代谢异常患者服用艾脂1号。随访治疗2年，患者脂肪分布异常出现改善时间平均96天（60－150天），改善部位依次为面部、四肢、胸部、腹部。治疗前血甘油三酯（TG）平均为6.20mmol/L，治疗后为3.75mmol/L，差异有统计学意义（$P<0.01$）；治疗前TC平均为3.54mmol/L，治疗后为1.85mmol/L，差异有统计学意义（$P<0.01$）。

李强等采用实用性随机对照方法，对50例HAART致高脂血症患者分别给予中医辨证或对照治疗。12周后，中医辨证治疗可以显著降低TC和LDL－C水平，对于TG的治疗虽然无统计学意义，但是治疗后TG水平也有明显的下降。对照组治疗后TC和TG水平有明显下降，但是HDL－C和LDL－C治疗后无变化。

7 讨论

采用HAART治疗艾滋病，使艾滋病的发病率和死亡率明显下降，可重建患者免疫功能。但抗病毒药物易引发多种不良反应，中医通过疏肝利胆、清营凉血、祛风消肿、健脾益气、降逆止呕、益气活血、通经活络、活血祛瘀化浊等为主要治则，改善HAART相关不良反应，提高艾滋病治疗效果。

中药减轻HAART后不良反应的疗效肯定，临床观察取得了一定的认识和经验。但还存在以下一些不足之处：观察多为回顾性报道，观察时间相对较短，病例数较少，疗效判定不一致；处方缺乏药理、药效实验依据，有不少研究并没有采取随机对照的方法，甚至有些研究也没有设立对照组；而中药起效相对较慢，对长期中药辨证治疗的效果未能进一步观察。

今后要通过以下几个方面解决问题：1）改进剂型。由于本病病程长这一特殊性，对该病多进行长期随访调查。中药服用不方便，患者难以坚持治疗，可以在剂型上加强研究。2）筛选有效药物。纵观文献报道，用于治疗抗病毒治疗后不良反应的中药达80余种，重复率较高的药物有黄芪、白术、茯苓、当归、甘草、党参、白芍、赤芍、山药、山楂、桃仁等10余种。今后应加强药物的筛选，寻找有效药物。3）规范临床科研。既要突出中医特色，做到理法方药完整统一，又要进行统一标准、多中心、大样本、前瞻性的随机双盲临床研究，从循证医学的角度来进一步论证其临床疗效，来确认中医药减轻HAART后不良反应的优势所在。4）加强基础性研究。如何对处方药物进一步筛选，建立符合中医证候特点的动物模型，通过开展动物实验，借助现代医学手段，探讨处方药物的确切作用机制，使中医药能够更好地发挥在HAART治疗中的作用。

因此，中药在减轻HAART后不良反应的应用中有良好发展前景，值得深入研究和探讨。

参考文献（略）

（出自《中国艾滋病性病》2017年8月第23卷第8期第683－687页）

艾滋病400例抗病毒治疗中药物副作用的临床观察研究

周巧玉

（广西来宾市人民医院内三科　广西 来宾 546100）

摘要　目的　分析并探讨艾滋病患者服用抗病毒药物治疗中的毒副作用。方法　选取2000～2014年在我院接受免费抗病毒药物治疗的艾滋病患者400例，所有患者均接受国家免费抗病毒药物治疗，并定期进行随访。所有药物服用均以国家抗病毒治疗手册为根据，主要包括四种治疗方案：AZT＋3TC＋NVP、D4T＋3TC＋NVP、AZT＋3TC＋EFV和D4T＋3TC＋EFV。随访观察患者服用药物后的副作用。结果　400例患者随访时间（8.65±2.12）个月。胃肠道反应是最常见的副作用，共96例，占24.00%，出现时间在服药后4周左右，平均持续时间（2.13±0.34）周，主要表现为恶心、呕吐等胃肠不适。皮疹共28例，占7.00%，主要为NVP类药物，共24例，而EFV药物皮疹发生较少，共4例。因此，及时地将NVP药物更换为EFV药物可以有效地改善皮疹情况。神经系统毒副作用和骨髓抑制也是常见的毒副作用，分别有15例和28例，占3.75%、9.50%。在随访过程中，有11例患者发生脂肪重分布，占4.50%，2例患者发生视力改变，占0.50%，胰腺炎1例，占0.25%，乳酸酸中毒1例，占0.25%，肝功能损害11例，占2.75%。结论　艾滋病患者抗病毒药物治疗早起即可发生毒副作用，其中胃肠道反应和皮疹是常见的副反应，及时地进行预防和治疗对于提高生活质量至关重要。

关键词　艾滋病；抗病毒治疗；毒副作用

自2004年国家起，国家通过抗病毒药物免费用于艾滋病患者相关规定，旨在通过免费规范化治疗提升患者生活质量，延缓艾滋病患者寿命。对艾滋病患者予以抗病毒药物治疗是通过降低患者体内病毒携带量从而延长患者临床症状出现的时间，为争取免疫功能重建提供更大机会。有文章表明，通过高效抗逆转录病毒治疗确实可以降低艾滋病症状表现概率及病死率，但也有研究报道，多种药物联合使用对患者产生的不良反应相对较大。在本次研究中，选取2000～2014年在我院接受免费抗病毒药物治疗的艾滋病患者400例，分析并探讨艾滋病患者服用抗病毒药物治疗中的毒副作用。

1　资料与方法

1.1　一般资料

选取2000～2014年在我院接受免费抗病毒药物治疗的艾滋病患者400例。其中，男284例，女116例。年龄14～74岁，平均年龄（41.56±7.67）岁。纳入标准：CD_4计数≤350个/μl。400例患者具体资料见表1。

表1　400例艾滋病患者临床资料

临床资料		例数（例）	百分比（%）
传播途径	血液传播	178	44.50
	性传播	110	27.50
	传播途径不详	112	28.00
治疗方案	AZT＋3TC＋NVP	136	34.00
	D4T＋3TC＋NVP	117	29.25
	AZT＋3TC＋EFV	79	19.75
	D4T＋3TC＋EFV	68	17.00

注：AZT齐多夫定；3TC拉米夫定；NVP奈韦拉平；EFV依非韦伦

1.2　实验方法

所有患者均接受国家免费抗病毒药物治疗，并定期进行随访。所有药物服用均以国家抗病毒治疗手册为根据，主要包括四种治疗方案：AZT + 3TC + NVP、D4T + 3TC + NVP、AZT + 3TC + EFV 和 D4T + 3TC + EFV。

2 结果

400 例患者随访时间（8.65 ±2.12）个月。胃肠道反应是最常见的副作用，共 96 例，占 24.00%，出现时间在服药后 4 周左右，平均持续时间（2.13 ±0.34）周，主要表现为恶心、呕吐等胃肠不适。皮疹共 28 例，占 7.00%，主要为 NVP 类药物，共 24 例，而 EFV 药物皮疹发生较少，共 4 例。神经系统毒副作用和骨髓抑制也是常见的毒副作用，分别有 15 例和 28 例，占 3.75%、9.50%。在随访过程中，有 11 例患者发生脂肪重分布，占 4.50%，2 例患者发生视力改变，占 0.50%，胰腺炎 1 例，占 0.25%，乳酸酸中毒 1 例，占 0.25%，肝功能损害 11 例，占 2.75%。具体资料见表 2。

表 2 400 例患者抗病毒药物治疗中毒副作用统计

毒副作用	AZT + 3TC + NVP	D4T + 3TC + NVP	AZT + 3TC + EFV	D4T + 3TC + EFV	合计（例/%）
胃肠道反应	56	12	20	8	96（24.00）
皮疹	21	3	3	1	28（7.00）
神经系统	—	—	9	6	15（3.75）
骨髓抑制	31	2	5	—	38（9.50）
脂肪重分布	—	11	—	7	18（4.50）
视力改变	2	—	—	—	2（0.50）
胰腺炎	—	1	—	—	1（0.25）
乳酸酸中毒	—	1	—	—	1（0.25）
肝功能损害	5	1	3	2	11（2.75）

3 讨论

抗病毒药物治疗是通过降低患者体内病毒携带量从而延长患者临床症状出现的时间，为艾滋病患者争取免疫功能重建提供更大机会。有文章表明，通过高效抗逆转录病毒治疗确实可以降低艾滋病症状表现概率及病死率，但也有研究报道，多种药物联合使用对患者产生的不良反应相对较大。不仅如此，在日常工作及文献报道中均可发现，在患者接受抗病毒治疗初期，通常因为个别不良反应造成一定恐惧心理，从而产生治疗的不依从性，延缓患者治疗时机，所以说，正确对待处理抗病毒药物的毒副作用对于患者身心健康均有重要影响 。

对本次研究对象 400 例患者进行随访调查，随访时间为（8.65 ±2.12）个月。结果显示，胃肠道反应是最常见程度相对较轻的副作用，出现时间在服药后 4 周左右，平均持续时间为（2.13 ±0.34）周，主要表现为恶心、呕吐等胃肠不适。对于此类不良反应首先需告知患者不需过多担心，采取一定的心理安抚措施，3 周左右症状基本缓解，这与其他文献中报道情况基本一致。出现皮疹的患者也相对较多，大约反应在治疗后 6 周内，以面部躯干及四肢出现为主，主要为 NVP 类药物，而 EFV 药物皮疹发生较少。因此，及时地将 NVP 药物更换为 EFV 药物可以有效地改善皮疹情况。值得注意的是，虽然皮疹出现较为常见，但也应给予一定重视，一旦皮疹症状严重应该立即甚至永久性停药。

神经系统毒副作用和骨髓抑制也是常见的毒副作用。在随访过程中，有 11 例患者发生脂肪重分布，应将患者 D4T 药物改为 AZT，当再次出现症状时则应换为 TDF。脂肪分布异常在抗病毒治疗中出现概率相对较高，当脂肪过多沉积于内脏及腹部时患者糖耐量风险增加，较难继续维持治疗，所以必须提高注意。乳酸酸中毒患者 1 例，主要与 AZT 及 D4T 药物有关，通过作用于 DNA 聚合酶从而干扰线粒体代谢功能所致，据调查，长期接受抗病毒治疗的患者体内均存在乳酸值升高的问题，停药后缓解。当患者乳酸酸中毒时，也会表现为恶心、呕吐，防止同患者早期胃肠道反应混淆，延误临床处理时机。

综上所述，艾滋病患者抗病毒药物治疗早起即可发生毒副作用，其中胃肠道反应和皮疹是常见的副反应，及时地进行预防和治疗对于提高生活质量至关重要。

参考文献（略）

（出自《医药前沿》2015 年 3 月第 5 卷第 8 期第 104 – 106 页）

清毒胶囊对 HIV 感染者常用一线 HAART 方案所致相关不良反应疗效观察

李福英，文 彬，黎芬芬，邓碧云，姜 枫，刘振威，李 璇，张亚萍，邓 鑫

［广西中医药大学（李福英、黎芬芬）南宁 530001；广西中医药大学附属瑞康医院艾滋病研究中心（文彬、姜枫、刘振威、李璇、张亚萍、邓鑫）南宁 530001；鹿寨县中医院（邓碧云）柳州 545600］

摘要 目的 探讨前1个月常用一线高效抗反转录病毒治疗（HAART）相关不良反应，并观察清毒胶囊的有效性及安全性。方法 观察分析380例HIV感染者常用一线HAART方案，即拉米夫定（3TC）+替诺福韦（TDF）+依非韦伦（EFV）前1个月内所致的相关不良反应，并将患者随机分为对照组和观察组，每组各190例，对照组给予HAART+西医对症治疗，观察组在对照组治疗基础上+清毒胶囊治疗，疗程均为15天。观察两组患者治疗前后WHO－HIV生存质量量表、卡氏评分，并对临床疗效及安全性进行评估。结果 高效抗反转录病毒方案（3TC+TDF+EFV）相关不良反应主要以消化道症状（24.5%）、药疹（20.5%）、中枢神经毒性（3.1%）、肝功能损害（25.3%）、肾功能损害（19.5%）为主。经治疗后，观察组临床总有效率为91.8%，换药率为7.9%；对照组总有效率为82.6%，换药率为17.4%，差异均有统计学意义（$P<0.05$）。其中胃肠道症状、药疹、肾功能损害等毒性不良反应，观察组改善率显著优于对照组（$P<0.05$）；肝功能损害、中枢神经毒性改善率差异无统计学意义（$P>0.05$）。生存质量评分，观察组优于对照组，差异有统计学意义（$P<0.05$）；治疗过程中两组患者均无严重不良事件的发生。结论 清毒胶囊能够有效减少HAART方案（3TC+TDF+EFV）所致的胃肠道症状、药疹及肾功能损害等相关不良反应，提高患者生活质量，并具有良好的安全性，值得临床上推广应用。

关键词 高效抗反转录病毒治疗 清毒胶囊 不良反应 临床疗效 生活质量 安全性

高效抗反转录病毒治疗（HAART）极大抑制了人类免疫缺陷病毒（HIV）的复制，降低了机会性感染的发生率和病死率，提高了艾滋病（AIDS）患者的生活质量。国家“四免一关怀”政策的不断落实和推广，使得众多艾滋病感染者早期即可被发现并进行抗病毒治疗。但艾滋病患者免疫功能整体低下，药物耐受性差，加之抗病毒药物的毒性不良反应及早期免疫重建炎性综合征等，在抗病毒治疗早期不良反应时有发生，严重影响服药依从性，甚至耐药及治疗终止。如何避免或减轻药物相关不良反应成为当前迫切需要解决的问题。中医药治疗以人为本，强调机体五脏六腑，气血阴阳的平衡，在改善艾滋病患者临床症状，减轻抗病毒药物不良反应上有独特优势。笔者前期的探索研究也发现，中药制剂清毒胶囊在提高艾滋病患者生活质量及免疫功能上有一定疗效。基于此，本研究主要观察评估清毒胶囊对我国目前最常用HAART（3TC+TDF+EFV）相关不良反应的临床疗效，为进一步推广中医药治疗艾滋病积累经验。

对象与方法

1. 一般资料：随机选取2012年6月—2014年10月在笔者院及柳州市鹿寨县中医院门诊或住院诊治的HIV感染患者380例，均符合2011版《艾滋病诊疗指南》中无症状期的诊断标准，并且 CD_4^+ T淋巴细胞水平在200～500个/升范畴。其中男性250例，平均年龄为35.27±13.48岁；女性130例，平均年龄为33.46±12.57岁。排除标准：①患者 CD_4^+ T淋巴细胞<200个/升。②严重肝、肾功能异常，严重心、肺部疾病；③合并结核病、肿瘤或其他严重的机会性感染；④合并脑膜炎；⑤怀孕或哺乳期女性；⑥同时服用其他药物。两组患者性别，年龄、CD_4 水平间差异无统计学意义（$P>0.05$）。治疗前均进行服药的依从性教育并签署知情同意书。

2. 治疗方案：380例患者均采用《国家免费艾滋病抗病毒药物治疗手册》中的一线抗病毒方案，即拉米夫定（3TC）+替诺福韦（TDF）+依非韦伦（EFV）治疗方案。自HAART后1个月内发生不良反应起，对照组给予西医对症治疗（肝损者给予甘草酸二铵胶囊150mg，每天3次；肾损者服用金水宝胶囊0.99g，每天3次；药疹者服用氯雷他定分散片10mg每天1次；消化道症状给予吗丁啉片1

基金项目：国家科技部国际合作项目（2014DFA30580）；国家中医药管理局课题基金资助项目（JDZX2012022）；教育部新世纪优秀人才支持计划基金资助项目（NCET－13－0745）；广西壮族自治区八桂学者专项基金资助项目；广西壮族自治区中医药管理局科技专项基金资助项目（GZZY13－24，GZFT1223）；广西壮族自治区科技攻关课题（14124004－2－2，1355006－7）

片，每天3次；神经毒性较重者给予换药）。观察组在对照组治疗基础上+清毒胶囊（由黄芪、苍术、黄芩、绞股蓝、茯苓、薏苡仁、灵芝、黑蚂蚁组成）6粒，每天2次，温开水送服。清毒胶囊由广西中医药大学附属瑞康医院提供（桂药制字Z20110001）。疗程均为15天。

3. 观察指标：（1）不良反应观察：观察前1个月内高效抗反转录病毒方案（3TC+TDF+EFV）相关不良反应。（2）临床疗效判定：①显效（症状，体征消失或较前改善2/3以上，复查血常规、肝肾功能均为阴性）；②有效（症状，体征较前改善1/3以上，但<2/3，复查血常规、肝肾功能较前明显改善）；③无效（临床症状，体征无明显改善或加重，血常规、肝肾功能改善不明显。总有效率（%）=［（显效人数+有效人数）/总例数］×100%。（3）生活质量评分：对两组患者治疗前后的卡氏评分，WHO－HIV生存质量积分（WHOQOL－HIV－BREF）进行统计分析。（4）严重不良事件及换药率：观察两组患者严重不良事件发生率及因HAART（3TC+TDF+EFV）相关不良反应而换药的比率。

4. 统计学方法　用SPSS 19.0软件对数据进行统计分析。计量资料用均数±标准差（$\bar{x} \pm s$）表示，属正态分布者采用t检验；计数资料采用χ^2检验，以$P<0.05$为差异有统计学意义。

结果

1. 高效抗反转录病毒方案（3TC+TDF+EFV）相关药物（不良反应：380例患者经高效抗反转录病毒）3TC+TDF+EFV）治疗后，出现的药物不良反应主要以消化道症状（24.5%）、药疹（20.5%）、肝功能损害（25.3%）及肾功能损害（19.5%）、中枢神经毒性（3.1%）等为主，见表1。

表1　3TC+TDF+EFV抗病毒方案主要药物不良反应发生率

相关不良反应	主要观察项目	n（%）
消化道症状	恶心、呕吐、腹胀、腹泻、食欲不佳	93（24.5）
药疹	斑疹、丘疹、红斑	78（20.5）
肝功能损害	谷丙、谷草转氨酶，总胆红素	96（25.3）

续表

相关不良反应	主要观察项目	n（%）
肾功能损害	血肌酐、肌酐清除率，尿素、尿蛋白	74（19.5）
中枢神经毒性	头痛、失眠、注意力不集中、多梦、抑郁、自杀倾向	11（3.1）
其他不适	皮肤干燥、疲倦、视力改变等	20（5.3）

2. 两组患者临床疗效及换药率：两组患者均无严重不良事件及死亡的发生，对照组有33例（17.4%）因不良反应而换药；观察组有15例（7.9%）换药，差异有统计学意义（$P<0.05$）；观察组患者在改善胃肠道症状、肾功能损害及药疹方面优于对照组，差异均有统计学意义（$P<0.05$）；两组患者在改善肝功能损害、中枢神经毒性方面差异无统计学意义（$P>0.05$）；综合疗效比较，观察组疗效率优于对照组（$P>0.05$）见表2。

表2　两组患者综合疗效及换药率比较

相关不良反应	对照组 n	对照组 疗效率（%）	观察组 n	观察组 疗效率（%）	χ^2	P
胃肠道症状	46	83.6	47	92.5	4.252	0.037
药疹	39	87.2	39	96.7	4.187	0.039
肝功能损害	48	85.1	48	87.3	0.357	0.483
肾功能损害	37	76.6	37	89.5	5.124	0.006
中枢神经毒性	6	81.7	5	82.4	0.216	0.518
其他不适	10	84.3	10	96.2	5.656	0.000
换药率	33	17.4	15	7.9	6.018	0.000
综合疗效率		82.6		91.8	4.261	0.025

3. 生活质量评分：治疗前两组患者卡氏评分、生活质量量表评分差异无统计学意义（$P>0.05$）；治疗后卡氏评分、生活质量量表评分均显著高于治疗前（$P<0.05$）；比较治疗后卡氏评分、生活质量量表评分，观察组优于对照组（$P<0.05$，表3）。

表3　两组患者治疗前后卡氏评分、生活质量量表评分比较（$\bar{x} \pm s$，分）

组别	n		治疗前	治疗后	t	P
对照组	190	卡氏评分	78.1±13.5	85.6±12.7	3.794	0.000
		生活质量量表评分	82.51±8.78	9.37±8.70	4.458	0.000
观察组	190	卡氏评分	75.3±14.2	92.3±13.1	5.205	0.000
		生活质量量表评分	81.64±8.47	99.39±9.30	5.058	0.000
t		卡氏评分	−0.845	2.173		
		生活质量量表评分	1.082	3.250		
P		卡氏评分	0.400	0.037*		
		生活质量量表评分	0.163	0.005*		

讨论

高效抗反转录病毒治疗（HAART）可显著抑制 HIV/AIDS 患者体内病毒的复制，重建机体的免疫功能，提高生存质量，降低病死率，并可控制疫情发展，使艾滋病成为可防可控的慢性感染性疾病。与其他慢性病不同，艾滋病抗病毒治疗需要长期按时、按量服药才能维持体内足够的血药浓度，如患者自行停药或不规律服药，极容易耐药，从而导致抗病毒治疗的失败，因此保持良好的服药依从性是 HIV/AIDS 患者获得最佳治疗效果的根本保证。然而 HIV/AIDS 患者免疫功能降低及特殊的免疫激活状态，服用抗病毒药后在抑制 HIV 复制的同时也抑制了其他宿主细胞 DNA 聚合酶活性，故难免出现各种各样的不良反应，给患者带来心理和身体的双重负担。国内外研究均表明，药物不良反应与患者依从性之间存在显著的相关性。

国家"四免一关怀"政策的推进，使得广大感染者得到了及时检测和治疗，极大地避免了发展到艾滋病期。抗病毒方案也更趋成熟、简化，目前 HAART（3TC + TDF + EFV）方案，由于服药便捷（每天 1 次，睡前服），可以最大限度保护患者隐私，成为首选的一线抗病毒方案，因此研究该方案所致相关不良反应则尤为重要。本研究对 380 例 HIV 感染者经 HAART（3TC + TDF + EFV）后出现的相关不良反应进行了回顾性分析，发现主要以胃肠道症状（24.5%）、药疹（20.5%）、中枢神经毒性（3.1%）、肝功能损害（25.3%）及肾功能损害（19.5%）为主。O′Brien 等研究结果表明，胃肠道不良反应是导致治疗中止的最主要原因，而姚仕堂等研究表明 HAART 相关不良反应中，药疹是引起患者换药主要原因，肝损则是停药或终止治疗的重要因素。如何减少或避免这些不良反应，提高患者的服药依从性是治疗 HIV/AIDS 亟待解决的问题。

中医文献并无艾滋病病名，现代多数观点认为艾滋病是人体感染"疫毒"后，人体五脏六腑受损，气血津液失调，从而产生一系列病变。HAART 作为一种鸡尾酒疗法，是复合用药，毒性不良反应易叠加，在抑制体内"疫毒"的同时也损伤了人体的正气。正气虚则肺主皮毛功能失调，卫外不固，故体外易发皮疹；药毒作用于脾，则影响脾胃运化，出现如恶心、呕吐、脘痞、腹痛、腹泻等胃肠道症状；脾虚肝郁则胁痛、易怒、脉弦等肝脏受损表现；肾气虚则腰膝无力、疲乏、骨质异常等；脑髓失养则出现精神恍惚、记忆力下降等神经毒性反应。目前的研究发现中医药虽然在抗病毒疗效上并不占优，但在增强免疫功能，减少毒性不良反应，提高生活质量上确有西医无法比拟的优势。

清毒胶囊主要由黄芪、苍术、黄芩、绞股蓝、茯苓、薏苡仁、灵芝、黑蚂蚁等组成。研究结果显示，加服清毒胶囊组在改善胃肠道症状、药疹及肾功能损害方面优于对照组（$P<0.05$）。胃肠道不良反应的改善可能与方中黄芪益气固表，温养脾胃；薏苡仁、苍术、茯苓等健脾胃，渗湿止泻，辟秽之功效有关。黄芩、绞股蓝味苦寒，具有清热燥湿，解毒之效；配合黄芪的益气固表之功，诸药合用可在祛除体内药毒的同时，不忘扶正固本，故在改善 HAART 相关药疹方面有一定优势。灵芝性甘平，补益气血，是中医扶正固本、滋补强壮的珍贵中药；黑蚂蚁性平略温，有扶正固本、滋补肝肾、补益气血等作用；在 HAART 早期治疗中，清毒胶囊通过补肾精，益髓，扶助正气等，从而达到减轻肾损害等毒性不良反应。陈莉华等通过对艾滋病患者 HAART 后相关不良反应的中医证型进行聚类分析，发现肝郁脾虚湿盛型和脾肾气虚型所占比率大，辨证用药尤注重健脾祛湿，疏肝补肾。在本研究中，清毒胶囊对肝功能损害的改善和对照组差异无统计学意义（$P>0.05$），这可能与本方缺乏补肝益髓药有关，这是今后需要完善之处。

本研究结果也表明，加服清毒胶囊组在改善 HAART 相关不良反应中，综合疗效改善情况显著优于对照组（$P<0.05$），换药率低于对照组（$P<0.05$），而 HAART 相关不良反应的减少，可以避免频繁换药的发生，这无疑有助于减少耐药的发生及服药依从性的提高。研究表明，接受 HAART 治疗后的 1～2 年，患者的生活质量较前确有明显提高，但之后基于种种原因，患者的生活质量却慢慢下降，这严重影响到了患者服药依从性。如何提高患者远期生活质量，是国内外研究者一直探索解决的问题。在笔者的研究中，早期 HAART 加清毒胶囊治疗，在改善生活质量（卡氏评分、生活质量量表评分）上均优于对照组（$P<0.05$），这是否意味着也可以改善患者远期生活质量，是今后需要进一步探索和解决的问题。

参考文献（略）

（出自《医学研究杂志》2016 年 1 月第 45 卷第 1 期第 62－65 页）

肝 损 害

艾滋病高效抗逆转录病毒治疗后肝损伤的中医疗效观察

王炳恒[1]，姚自凤[2]，张晓华[2]
（1. 河南中医药大学第三附属医院，河南 郑州 450008；2. 郑州市第六人民医院，河南 郑州 450061）

摘要 目的 观察中医药治疗艾滋病高效抗逆转录病毒治疗后肝损伤的临床效果。方法 收集 80 例艾滋病高效抗逆转录病毒治疗后肝损伤患者的临床资料，随机分为观察组和对照组，各 40 例，对照组采用常规西药还原型谷胱甘肽片治疗，观察组在对照组基础上联合化肝煎合茵陈蒿汤加减治疗，连续治疗 4 周后，观察两组患者丙氨酸氨基转移酶、天冬氨酸氨基转移酶、血清总胆红素及直接胆红素表达水平的变化情况，记录两组患者中医证候积分变化及 CD_4^+、病毒载量测定结果，评价患者疗效。结果 治疗后观察组患者丙氨酸氨基转移酶、天冬氨酸氨基转移酶、血清总胆红素及直接胆红素表达水平较治疗前明显改善，且明显高于对照组，两组比较，差异有统计学意义（$P<0.05$）；观察组患者中医证候积分下降率为 27.3%，对照组中医证候积分下降率为 20.4%，两组比较，差异有统计学意义（$P<0.05$）；观察组患者临床有效率为 97.5%，对照组为 87.5%，两组比较，差异有统计学意义（$P<0.05$）；两组患者治疗前后 CD_4^+ 测定结果较为接近，差异无统计学意义（$P>0.05$）。结论 中医药治疗艾滋病高效抗逆转录病毒治疗后肝损伤疗效确切，患者肝功能恢复明显，用药安全、方便，且对高效抗逆转录病毒治疗无影响。

关键词 艾滋病；高效抗逆转录病毒治疗；肝损伤；化肝煎合茵陈蒿汤；还原型谷胱甘肽片；中医药治疗；中西医结合

艾滋病又称获得性免疫缺陷综合征，主要由人类免疫缺陷病毒（human immunodeficiency virus，HIV）感染引起，是世界范围内严重程度最高的传染病之一，对人类健康造成严重威胁。HIV 属逆转录病毒科慢病毒属中的人类慢病毒组，分为 HIV－1 型与 HIV－2 型。目前，我国针对艾滋病患者开展的免费高效抗逆转录病毒治疗（highly active antiretroviral therapy，HAART），取得了较好的治疗效果，但艾滋病患者需要长期甚至终生服药，故肝损伤发生率较高。长期用药的不良反应已经成为制约艾滋病患者抗病毒治疗的主要因素，因此，有效保护此类患者肝功能是保证治疗效果的关键。为研究中医药治疗艾滋病抗病毒治疗后肝损伤的临床效果，现收集近期在河南中医药大学第三附属医院和郑州市第六人民医院感染科诊疗的 80 例艾滋病抗病毒治疗后肝损伤患者的临床资料，并采用化肝煎合茵陈蒿汤联合还原型谷胱甘肽片治疗，疗效显著。现报道如下。

1 资料与方法

1.1 一般资料

收集 2014 年 4 月至 2016 年 4 月河南中医药大学第三附属医院和郑州市第六人民医院感染科收治的 80 例艾滋病 HAART 后肝损伤患者的临床资料，按照随机数字表法分为观察组和对照组，各 40 例。其中观察组男 26 例，女 14 例；年龄 27～51（38.5±3.9）岁；接受 HAART 3～26（16.2±3.0）个月；治疗前丙氨酸氨基转移酶（138.2±29.5）$U \cdot L^{-1}$，天冬氨酸氨基转移酶（128.7±32.7）$U \cdot L^{-1}$，总胆红素（35.7±19.0）$mmol \cdot L^{-1}$，直接胆红素（23.0±14.7）$mmol \cdot L^{-1}$。对照组男 25 例，女 15 例；年龄 22～54（38.7±3.7）岁；接受 HAART 2～29（16.4±3.2）个月；治疗前丙氨酸氨基转移酶（139.0±29.7）$U \cdot L^{-1}$，天冬氨酸氨基转移酶（129.1±32.8）$U \cdot L^{-1}$，总胆红素（34.9±19.2）$mmol \cdot L^{-1}$，直接胆红素（23.5±

基金项目：国家中医药管理局全国名老中医传承工作室基金项目｛国中医药人教函［2012］149 号｝

14.8) mmol·L^{-1}。两组患者年龄、性别、抗病毒治疗时间、肝功能指标等一般资料比较，差异无统计学意义（$P>0.05$），具有可比性。本次研究经河南中医药大学第三附属医院和郑州市第六人民医院伦理委员会审批通过并备案。

1.2 诊断标准

参照《国家免费艾滋病抗病毒药物手册》的相关标准，且患者临床表现及实验室检查结果符合肝功能损伤诊断标准。

1.3 病例纳入标准

①两组患者经 HAART 后，肝功能主要指标出现不同程度的升高，满足肝功能损伤的诊断标准；②治疗依从性好，具有独立完成相关调查问卷的能力；③知情同意本次调查，并签订知情同意书。

1.4 病例排除标准

①合并肝癌、瘀血性肝硬化、自身免疫性肝炎、病毒性肝炎、原发性硬化性胆管炎等影响肝功能的患者；②进行本次调查前 1 个月内有相同药物或相类似药物应用史的患者；③相关药物过敏者；④孕妇及哺乳期妇女、肾功能不全者、糖尿病患者、随访过程中死亡者。

1.5 治疗方法

两组患者按照既定治疗方案继续行 HAART，加用不同护肝方案改善肝功能。对照组采用西医常规保肝方案，具体用药为：还原型谷胱甘肽片（阿拓莫兰，重庆药友制药有限责任公司，国药准字 H20067129，每片剂量 100mg）口服，每次 3 片，每日 3 次，连续用药 2 周为 1 个疗程。观察组采用中医辨证保肝方案治疗，主方采用化肝煎合茵陈蒿汤，药物组成：炒栀子 6g，焦神曲 10g，炒谷芽 15g，当归 15g，白芍 30g，柴胡 15g，茵陈 20g，炒黄芪 30g，沙参 30 g，黄精 30g，玉竹 20g，乌梅 10 g，肉豆蔻 15g，黄芩 10g，炙川楝子 6g。辨证加减：脾虚胃弱者，加枳壳 15g，木香 10g，茯苓 15g，主方中炒栀子改为 3g，炙川楝子改为 3g，去炒黄芪、茵陈；黄疸显著、不思饮食者，加茵陈至 30g，炙川楝子至 15g，炒栀子至 10g，另加泽泻 15g，桂枝 6g，茯苓 15g，猪苓 15g；大便硬结者，加用大黄 10g，黄柏 10g。上方水煎服，每日 1 剂，分 2 次温服。连续治疗 2 周为 1 个疗程。两组患者均连续治疗 2 个疗程。

1.6 观察指标

分别于治疗前后测定两组患者丙氨酸氨基转移酶、天冬氨酸氨基转移酶、血清总胆红素及直接胆红素等肝功能主要指标的变化以及 CD_4^+ 的变化；记录两组患者厌食、恶心呕吐、口干口苦、腹胀、胁肋疼痛、神疲懒言、身目发黄、倦怠乏力等中医证候积分的变化，各项证候评分满分 100 分，得分越高说明症状严重程度越重。观察中医证候积分的下降率。

1.7 疗效判定标准

根据《中药新药临床研究指导原则（2002 试行）》中肝功能损伤疗效判定标准中的相关规定制定。显效：患者临床症状消失或基本消失，实验室检查结果恢复正常；有效：患者临床症状明显改善，实验室检查结果大幅缓解，但仍处于异常范围内；无效：患者临床症状无明显改善，实验室检查结果无降低甚至恶化。

$$有效率 = (显效 + 有效)/n \times 100\%$$

1.8 统计学方法

数据均用 SPSS 19.0 统计软件处理，计量资料以均数±标准差（$\bar{x} \pm s$）表示，采用 t 检验，计数资料采用 χ^2 检验，以 $P<0.05$ 表示差异有统计学意义。

2 结果

2.1 两组艾滋病 HAART 后肝损伤患者中医证候评分变化比较

观察组患者中医证候积分下降率为 27.3%，对照组患者中医证候积分下降率为 20.4%，两组比较，差异有统计学意义（$P<0.05$），见表 1。

表 1 两组艾滋病 HAART 后肝损伤患者中医证候评分变化比较 分

症状	对照组（$n=40$）		观察组（$n=40$）	
	治疗前	治疗后	治疗前	治疗后
厌食	83	66	82	63
恶心、呕吐	62	47	61	44
口干口苦	85	68	90	61
腹胀	54	50	52	40
胁肋疼痛	67	46	68	42
神疲懒言	92	80	95	76
身目发黄	99	69	96	62
倦怠乏力	74	65	76	63
总分	616	490	620	451
下降率/%	20.4		27.3	

2.2 两组艾滋病 HAART 后肝损伤患者肝功能指标比较

两组艾滋病 HAART 后肝损伤患者治疗后肝功能指标见表 2。

表 2 两组艾滋病 HAART 后肝损伤患者肝功能指标比较 （$\bar{x} \pm s$）

组别	n	时间	丙氨酸氨基转移酶/U·L^{-1}	天冬氨酸氨基转移酶/U·L^{-1}	总胆红素（c/mmol·L^{-1}）	直接胆红素（c/mmol·L^{-1}）
对照组	40	治疗前	139.0±29.7	129.1±32.8	34.9±19.2	23.5±14.8
	40	治疗后	81.4±25.5#	73.9±35.0#	26.2±15.3#	14.6±10.7#

续表

组别	n	时间	丙氨酸氨基转移酶/ U·L^{-1}	天冬氨酸氨基转移酶/ U·L^{-1}	总胆红素 (c/mmol·L^{-1})	直接胆红素 (c/mmol·L^{-1})
观察组	40	治疗前	138.2 ±29.5	128.7 ±32.7	35.7 ±19.0	23.0 ±14.7
	40	治疗后	78.2 ±23.0$^{*\#}$	64.9 ±31.9$^{*\#}$	23.8 ±14.2$^{*\#}$	12.2 ±10.1$^{*\#}$

注：与本组治疗前比较，$^{\#}P<0.05$；与对照组治疗后比较，$^{*}P<0.05$

2.3　两组艾滋病 HAART 后肝损伤患者临床疗效比较

两组艾滋病 HAART 后肝损伤患者临床疗效见表3。

表3　两组艾滋病 HAART 后肝损伤患者临床疗效比较　例

组别	n	显效	有效	无效	有效率/%
对照组	40	14	21	5	87.5
观察组	40	17	22	1	97.5*

注：与对照组比较，$^{*}P<0.05$

2.4　两组艾滋病 HAART 后肝损伤患者 CD_4^+ 检测结果比较

两组患者治疗前后 CD_4^+ 测定结果较为接近，差异无统计学意义（$P>0.05$）。见表4。

表4　两组艾滋病 HAART 后肝损伤患者病毒载量及 CD_4^+ 检测结果比较　($\bar{x}\pm s$)

组别	n	时间	CD_4^+/copy·mm^{-3}
对照组	40	治疗前	263.0 ±171.8
	40	治疗后	342.3 ±201.7*
观察组	40	治疗前	261.3 ±172.5
	40	治疗后	345.5 ±211.4$^{*\#}$

注：与本组治疗前比较，$^{*}P>0.05$；与对照组治疗后比较，$^{\#}P>0.05$

3　讨论

艾滋病是世界范围内严重传染病之一。据世界卫生组织和联合国艾滋病规划署调查结果显示，截至2014年，全球共有3500多万人感染HIV，较2004年统计数字提高了近3000万。从发病地区看，撒哈拉沙漠以南的非洲地区是受影响最严重的地区，发患者数超过了全球总感染人数的一半以上，其次是我国，我国HIV感染者超过500万，2014年1年内死于艾滋病的人数达20万以上。从以上统计数据可以看出，目前艾滋病的预防及诊疗工作任重而道远。我国开展的免费HARRT给艾滋病患者带来了福音，但长期用药导致的不良反应同样明显。HAART易造成肝损伤，其主要原因是方案中非核苷类反转录酶抑制剂，即依非韦伦和奈韦拉平，依非韦伦能够造成转氨酶的升高，而奈韦拉平具有潜在的肝毒性。肝功能损伤出现后若得不到有效治疗，最终结果是HAART失败，甚至患者死亡。

中医学对肝功能损伤的记载历史悠久。根据中医理论，肝损伤属中医学“胁痛”“黄疸”范畴。《素问·平人气象论》有“溺黄赤，安卧者，黄疸……目黄者曰黄疸”的记载；孙思邈《千金翼方》曰：“凡遇时行热病，多必内瘀发黄。”病因病机方面，《黄帝内经》认为是湿热相交。因此根据诸家理论，本病总体治疗原则应为清热利湿、疏肝利胆。本研究中观察组患者采用的化肝煎出自《景岳全书》，茵陈蒿汤出自《伤寒论》。《伤寒论·辨阳明病脉证并治》云：“伤寒七八日，身黄如橘子色，小便不利，腹微满者，茵陈蒿汤主之。”方中重用茵陈为君药，苦泄下降，清热利湿，是治疗“胁痛”“黄疸”的要药；黄精能补气养阴、健脾润肺；炙川楝子疏肝泻热，常用于治疗胁脘胀痛、肝经郁火者；炒栀子清热燥湿、凉血解毒。诸药合用，共奏清热利湿、疏肝利胆之功。从本研究结果可知，采用中医方剂治疗的观察组患者治疗有效率高达97.5%，各项肝功能指标明显改善，其改善率高于对照组，差异有统计学意义（$P<0.05$）。另外，从 CD_4^+ 检测结果分析，两组患者治疗前后比较，差异无统计学意义（$P>0.05$），说明化肝煎合茵陈蒿汤对HARRT无明显影响。

综上所述，中医药治疗艾滋病抗病毒治疗后肝损伤疗效确切，患者肝功能恢复明显，且用药安全、方便，对HARRT无影响。

参考文献（略）

（出自中医学报2018年第33卷第5期第697－700页）

中、西医分级治疗艾滋病患者肝损伤的疗效观察

欧书强　廖艳霞　易理萍　任桂萍　王樨霞　廖世宏　黄水根

［萍乡市第二人民医院（欧书强、廖艳霞、任桂萍、黄水根）；
江西省萍乡市疾病预防控制中心（易理萍、王樨霞）；江西省萍乡市皮肤病防治所（廖世宏）江西省 萍乡 337000］

摘要　目的　观察艾滋病肝损伤患者分级治疗的疗效及药物不良反应。方法　参照《国家免费艾滋病抗病毒药物治疗手册》第2版中肝毒性分级标准，将住院及门诊的有肝损伤的艾滋病患者分为Ⅰ、Ⅱ、Ⅲ、Ⅳ级，在治疗机会性感染和（或）抗HIV病毒基础上根据肝损伤程度及机制分别予以相应治疗，并以中医药治疗作对照，四周为一疗程，然后对比分析西药与中药治疗、各级肝损伤分级治疗、中药分型治疗的疗效、药物不良反应。结果　西药与中药治疗、各级肝损伤分级治疗、中药分型治疗疗效比较，差异均无统计学意义（$P>0.05$），中西药、各级治疗药物不良反应差异无统计学意义。结论　艾滋病肝损伤患者分级治疗疗效肯定，各级治疗及中药分型治疗疗效无差异，不良反应轻微，值得推广；而且可以改善成本效益。

关键词　获得性免疫缺陷综合征/并发症；肝/损伤；肝疾病/药物疗法

艾滋病（AIDS）是当前严重危害人类健康、影响经济发展和社会稳定的重大传染病之一。肝损伤是AIDS患者常见的并发症，随着抗病毒治疗的广泛应用，肝损伤给患者带来的威胁日益显现，已成为影响AIDS患者治疗依从性与安全性的重要因素，因此采取有效措施防治AIDS患者的肝损伤是很有必要的。笔者在原研究“121例艾滋病患者肝功能异常临床分析”的基础上，选取有肝损伤的艾滋病患者，参照《国家免费艾滋病抗病毒药物治疗手册》第2版中肝毒性分级标准，将住院及门诊的有肝损伤的艾滋病患者分为Ⅰ、Ⅱ、Ⅲ、Ⅳ级，在治疗机会性感染和（或）抗HIV病毒基础上根据肝损伤程度及机理分别予以相应治疗，以同期肝损伤程度及基线临床资料无差异的中医药治疗的患者作对照，提高艾滋病肝损伤患者治疗依存性及生活质量及延长生存期，并通过观察疗效及治疗过程中产生的副作用，分析比较中医、西医治疗不同分级的肝损伤的疗效，现将结果报告如下。

1　资料与方法

1.1　一般资料

收集2012年1月至2013年3月萍乡市传染病院及萍乡市皮肤病防治所门诊及住院的艾滋病合并有肝损伤、年龄18～65岁患者的资料。艾滋病合并有肝癌、肝硬化失代偿者、瘀血性肝硬化、脂肪肝、原发（继发）性胆汁性肝硬化、自身免疫性肝炎、原发性硬化性胆管炎、心肌炎等其他可直接导致肝损伤的患者不纳入研究。参照《国家免费艾滋病抗病毒治疗手册第2版》标准，将肝损伤程度分为Ⅰ～Ⅳ级，肝损伤分级标准见表1。

表1　肝损伤程度分级标准

项目	Ⅰ级	Ⅱ级	Ⅲ级	Ⅳ级
ALT或AST（正常上限倍数）	1～2.5	2.5～5	5～10	>10
TBIL（正常上限倍数）	1～1.5	1.5～2.5	2.5～5	>5

1.2　病例分组及治疗方案

将入组的患者按入院先后顺序进行编号，奇数号的患者为西医（A）组，偶数号的为中医（B）组。A组在治疗机会性感染和（或）抗HIV病毒基础上，根据肝损伤分级进行护肝治疗：Ⅰ级予以葡醛内酯0.2g口服（3次/d）、还原型谷胱甘肽1.2g加入10%葡萄糖注射液250mL静滴（1次/d）、甘草酸二胺150mg加入10%葡萄糖注射液250mL静滴（1次/d）；Ⅱ级予以多烯磷脂酰胆碱10mL加入10%葡萄糖注射液250mL静滴（1次/d）、复方甘草酸苷100mg加入10%葡萄糖注射液250mL静滴（1次/d）；Ⅲ级予以还原型谷胱甘肽1.8g加入10%葡萄糖注射液250mL静滴（1次/d）＋异甘草酸镁150mg加入10%葡萄糖注射液250mL静滴（1次/d）、前列腺素E110μg加入0.9%氯化钠注射液100mL静滴（1次/d）；Ⅳ级予以促肝细胞生长素120mg加入10%葡萄糖注射液250mL静滴（1次/d）或前列腺素E110μg加入0.9%氯化钠注射液100mL静滴（1次/d）＋异甘草酸镁150mg加入10%葡萄糖注射液250mL静滴（1次/d）。B组亦在治疗机会性感染和（或）抗HIV病毒基础上，经辨证分型：肝气郁结型，予疏肝理气（方药：柴胡疏肝散）；肝胆湿热型，予清热利湿解毒（方药：龙胆泻肝汤）；肝阴不足型，予养阴柔肝（方药：一贯煎）。两组治疗均以4周为一疗程，可根据病情酌情延长疗程。

基金项目：江西省科技计划项目（20123BBG70190）

1.3 检测指标

每周检测肝功能，空腹静脉新鲜抗凝血当日检测肝功能，ALT、AST、TBIL 的检测使用 Olymp usAU640 检测仪。

1.4 疗效判断标准

参照《中华医学会感染病学分会病毒性肝炎防治指南》《中华医学会肝病学分会 2009 肝脏生化试验的分析与监测共识意见（草案）》进行疗效判断。显效：症状、体征消失，肝功能正常；有效：症状、体征减轻，肝功能好转；无效：症状、体征无减轻，肝功能无变化。

1.5 药物不良反应监测及处理

（1）上腹部不适、纳减、腹胀、恶心等一般消化道反应，予以胃黏膜保护剂、促胃动力药物等处理；（2）低热、皮疹、瘙痒等过敏反应，予以扑尔敏等抗过敏治疗；（3）水钠潴留、高血压等，予以适当利尿、降压或减量、停用甘草酸制剂等。

1.6 统计学处理

应用 SPSS 18.0 统计软件，计量资料采用独立样本 t 检验，计数资料采用 χ^2 检验，$P<0.05$ 为差异有统计学意义。

2 结果

2.1 基本临床资料

两组患者的性别、年龄、职业、治疗前肝损伤程度、机会性感染种类及程度比较，差异均无统计学意义（$P>0.05$），见表 2。中医治疗组中医分型：肝气郁结 55 例，肝胆湿热 14 例，肝阴不足 6 例。

表 2 两组基本临床资料比较

组别	例数	性别（男/女）	年龄（岁，$\bar{x}\pm s$）	体质量（kg，$\bar{x}\pm s$）	治疗前肝损伤分级（Ⅰ/Ⅱ/Ⅲ/Ⅳ）
西医治疗组	56	44/12	33.4 ± 10.5	60.1 ± 15.8	35/11/5/5
中医治疗组	75	58/17	34.5 ± 11.2	63.4 ± 17.5	51/17/4/3

2.2 治疗疗效观察

西医组：显效 35 例，有效 16 例，无效 5 例；中医药组：显效 50 例，有效 18 例，无效 7 例；两组显效率与有效率比较，差异均无统计学意义（$P>0.05$）。

2.3 各级肝损伤的疗效观察

中医治疗组、西医治疗组组间、组内Ⅰ、Ⅱ、Ⅲ、Ⅳ级肝损伤患者的显效率、有效率比较，差异均无统计学意义（$P>0.05$），见表 3。

表 3 两组各级肝损伤患者治疗疗效比较

组别	例数	显效	有效	无效
西医治疗组	56			
Ⅰ级		25	9	1
Ⅱ级		4	6	1
Ⅲ级		3	1	2
Ⅳ级		3	0	2
中医治疗组	75			
Ⅰ级		36	10	1
Ⅱ级		6	4	1
Ⅲ级		4	3	2
Ⅳ级		4	1	3

2.4 中医治疗组各型患者疗效观察

肝气郁结：显效 40 例，有效 10 例，无效 5 例；肝胆湿热：显效 7 例，有效 4 例，无效 3 例；肝阴不足：显效 3 例，有效 2 例，无效 1 例。中医药三型治疗疗效比较，差异无统计学意义（$P>0.05$）。

2.5 不良反应

西医治疗组：上腹不适、纳减 8 例，低热皮疹、瘙痒 5 例，水钠潴留 3 例；中医治疗组：上腹不适、恶心 9 例，头晕、肢寒冷 3 例，下腹不适、大便频次 3 例。以上不良反应经过一般对症处理均好转，未影响治疗的顺利进行。

3 讨论

肝损伤是 AIDS 患者使用抗 HIV 药物过程中常见的并发症，据文献报道其发生率为 6% ~30%，随着抗病毒治疗的广泛应用，患者的生存期明显延长，肝损伤给患者带来的威胁日益凸显，因此很有必要采取有效措施防治 AIDS 患者的肝损伤。

在“艾滋病患者肝功能异常的原因分析及处理研究”的前期研究中，基本明确了艾滋病患者肝功能异常的项目、比例及主要原因；而本课题组选择胆红素、AL－AST 等指标异常的肝损伤患者，参照《国家免费艾滋病抗病毒治疗手册第 2 版》标准，将肝损伤患者分为Ⅰ、Ⅱ、Ⅲ、Ⅳ级，在抗机会性感染和抗 HIV 病毒、一般支持治疗基础上，西医组按照肝损伤级别及损伤机理予以相应西药治疗，中医药组由中医师根据辨证论治原则予以中药方剂治疗。通过统计学分析艾滋病肝损伤患者分级治疗，疗效显著，各级治疗显效率及有效率比较，差异无统计学意义（$P>0.05$）；同样，中医药组根据辨证论治，治疗效果也显著，各型治疗之间显效率及有效率比较差异也无统计学意义（$P>0.05$）；而两组间比较，差异也无统计学意义（$P>0.05$）。

通过以上研究证实，艾滋病肝损伤患者进行分级治疗既节约了医疗资源，又保证了很好的疗效，各级治疗效果也无差异，而且除一般的消化道反应外，没有严重不良反应，保障了护肝及抗 HIV 病毒的顺利进行，这与目前的研究结果相似。中医药在艾滋病肝损伤的治疗也有独到之处．国内学者的研究也充分肯定了中医治疗的优势，其作用机理多认为与清除自由基、抗氧化作用有关，不仅能使患者乐于接受，而且疗效与西药相近，不良反应也很低，值得进一步挖掘。

通过本课题组有关艾滋病患者肝损伤的原因分析及分级治疗，使肝功能异常的项目明显减少，发生比例也大大降低，而且经过分级和中医药治疗，明显提高肝损伤的治愈好转率，使艾滋病患者的治疗依存性提高，保障了艾滋病患者抗 HIV 病毒治疗顺利进行。当然由于本课题组入选病例数还不够大，以后还有待于进一步扩大样本数，并进一步探索更好的护肝治疗方法。

参考文献（略）

（出自《中国医师杂志》2014 年 2 月第 16 卷第 2 期第 246－248 页）

艾滋病抗病毒治疗后肝损伤的中医药治疗及护理分析

蒋再静

（黑龙江省大庆市第二医院肝炎科 163461）

摘要 目的　探讨艾滋病抗病毒治疗后肝损伤的中医药治疗和综合护理效果。方法　61 例临床确诊为艾滋病患者，均采用齐多夫定（AZT）、拉米夫定（3TC）、奈韦拉平（NVP）方案进行治疗，记录治疗后肝损伤患者，并为其采用中药治疗和综合护理干预，最终对患者肝功能指标进行检查。结果　61 例患者治疗后共 56 例（91.80%）出现肝损伤症状。治疗和护理前丙氨酸氨基转移酶为（126.08 ± 21.32）U/L；治疗和护理后为（78.19 ± 5.31）U/L。治疗和护理前天冬氨酸氨基转移酶为（72.95 ± 15.33）U/L；治疗和护理后（61.23 ± 12.17）U/L：治疗和护理前总胆红素为（36.52 ± 6.31）mmol/L；治疗和护理后为（23.29 ± 5.33）mmol/L；治疗和护理前直接胆红素为（17.92 ± 5.62）mmol/L；治疗和护理后为（12.37 ± 2.89）mmol/L；治疗和护理后各项肝功能指标均明显低于治疗和护理前，差异具有统计学意义（$P < 0.05$）。结论　采用中医药治疗可有效起到温养肝脏的作用，同时开展综合性的护理干预，可进一步保障肝脏功能。

关键词 艾滋病；抗病毒治疗；肝损伤；中医药治疗；护理

艾滋病是全球性高传染性疾病之一，患者在感染艾滋病毒后会出现免疫功能下降的症状，进而引发多种感染性并发症，目前还未有根治此类病症的方法。可通过抗病毒治疗药物降低艾滋病病毒的复制，从而延长患者的生命，但此类药物对人体肝脏具有一定的损伤，需要结合保肝治疗和护理进行干预。本文即是研究中医药治疗和护理干预艾滋病抗病毒治疗导致肝损伤患者的效果，以下为具体研究正文。

1　资料与方法

1.1　一般资料

选取 2014 年 6 月—2016 年 10 月 61 例艾滋病患者，其中男 36 例，女 25 例，年龄最大 68 岁，最小 21 岁，平均年龄（47.21 ± 6.93）岁；病程最长 17 年，最短 3 年，平均病程（6.28 ± 3.57）年。经临床确诊后所有患者均为人类免疫缺陷病毒（HIV）/获得性免疫缺陷综合征（AIDS）阳性，且均了解本次研究目的，在自愿参与的前提下签订知情同意书。

1.2　方法

1.2.1　艾滋病抗病毒治疗方法　所有患者均采用 AZT/3TC/NVP 方案治疗艾滋病，其中 AZT 服用剂量为 600mg/d，每隔 4h 服用 100mg；3TC 单次口服剂量为 100mg，1 次/d；NVP 前 14d 口服剂量为 200mg/次，1 次/d，随后单次剂量不变，口服 2 次/d 治疗。

1.2.2　中医药保肝治疗方法　使用中药保肝汤剂进行治疗，方剂包括柴胡（炒制）、当归、豆蔻、谷芽（炒制）各 15g；黄芩（炒制）、乌梅、神曲各 10g；炙川楝、栀子（炒制）各 6g；杭芍药、生黄芪、沙参、黄精各 30g；茵陈、玉竹各 20g。如患者肝功能损伤且伴有明显黄疸症状，则需将删除方剂当中的沙参、黄精、玉竹、乌梅，将茵陈增加为 30g，川楝、栀子增加为 10g，另加入茯苓、泽泻、猪苓各 15g；桂枝 6g。如患者舌苔淡且薄，颜色白腻或淡黄，则删除方剂当中的黄芩、川楝、茵陈和栀子，加入枳壳、茯苓各 15g；木香 10g。如患者具有大便困难症状，则加入大黄和黄柏各 10g，其中大黄单独后放入汤剂中。采用传统水煎制方式，1 剂/d，得药液 750mL，共分为 3 次服用。连续服用 20d

后如患者肝损伤症状无明显好转，则继续服用40d。

1.2.3 护理方法

1.2.3.1 心理护理干预 因艾滋病患者本身具有明显的负面情绪，如在治疗中出现并发症后更加容易导致产生轻生或放弃治疗的冲动。因此护理人员应及时告知患者当前的病情状态，并对引发肝损伤的原因、治疗方式、护理技巧等进行宣教，使患者能够大致了解下一阶段的治疗模式，从而缓解其负面心理。宣教时应重点对中医治疗方法的无毒副作用进行解释，并叮嘱患者中医治疗减小较慢，坚持长期服药后病症可以有效缓解。

1.2.3.2 饮食干预 为保证出现肝损伤患者的身体健康，应对其饮食结构进行科学的调整。与患者进行面对面沟通，了解日常生活中其饮食偏好情况，并以此为基础制定个性化的饮食护理方案。食材选择方面应降低动物内脏、肥肉、生冷、油炸类食品，有效降低肝脏代谢的负担，应多食用绿叶蔬菜、豆类、奶制品、鱼肉、鸡肉等，此类食材容易消化，且含有丰富的维生素、纤维素，同时可降低患者治疗阶段便秘的发生率。

1.2.3.3 常规干预 患者入院治疗阶段应定时打扫室内卫生，及时通风换气，以免发生院内交叉感染问题。同时患者休息时应采用半坐卧位，将床头抬高约30°，并指导患者如何有效咳痰。如患者发生体温异常升高症状，则需采用冰敷物理降温的方式，尽量避免使用酒精擦拭身体，以免对皮肤产生过大的刺激。冷敷时需注意冰袋放置的时间，应每隔20min抬离患者额头，以免放置时间过程导致额部皮肤损伤。

1.3 观察指标

观察患者治疗和护理前后肝功能情况。肝功能包括丙氨酸氨基转移酶、天冬氨酸氨基转移酶、总胆红素及直接胆红素。

1.4 肝损伤判断依据

患者肝功能指标中丙氨酸氨基转移酶和天冬氨酸氨基转移酶含量异常升高（40～300U/L），临床症状为尿黄、眼黄、舌苔黄腻、四肢无力、右侧肋下疼痛等。

1.5 统计学方法

采用SPSS18.0统计学软件对数据进行统计分析。计量资料以均数±标准差（$\bar{x} \pm s$）表示，采用t检验。$P<0.05$表示差异具有统计学意义。

2 结果

61例患者治疗后共56例（91.80%）出现肝损伤症状。治疗和护理前丙氨酸氨基转移酶为（126.08±21.32）U/L；治疗和护理后为（78.19±5.31）U/L。治疗和护理前天冬氨酸氨基转移酶为（72.95±15.33）U/L；治疗和护理后（61.23±12.17）U/L；治疗和护理前总胆红素为（36.52±6.31）mmol/L；治疗和护理后为（23.29±5.33）mmol/L；治疗和护理前直接胆红素为（17.92±5.62）mmol/L；治疗和护理后为（12.37±2.89）mmol/L；治疗和护理后各项肝功能指标均明显低于治疗和护理前，差异具有统计学意义（$P<0.05$）。见表1。

表1 56例患者治疗前后肝功能指标比较（$\bar{x} \pm s$）

时间	丙氨酸氨基转移酶（U/L）	天冬氨酸氨基转移酶（U/L）	总胆红素（mmol/L）	直接胆红素（mmol/L）
治疗和护理前	126.08±21.32	72.95±15.33	36.52±6.31	17.92±5.62
治疗和护理后	78.19±5.31[a]	61.23±12.17[a]	23.29±5.33[a]	12.37±2.89[a]

注：与治疗和护理前比较，[a]$P<0.05$

3 讨论

艾滋病是由于艾滋病毒感染所引发的全身性免疫障碍疾病，通常治疗艾滋病的药物均具有一定的肝脏毒性，而这也是抗病毒类药物的主要副作用。一旦发生肝损伤就会进一步加剧患者的病情，在治疗时可采用中医疏肝利胆、清热利湿、补气养肝的方剂，同时对出现明显黄疸病变的患者加入茯苓、泽泻、猪苓、桂枝等药物。另外，根据患者的临床症状为其提供综合性护理，并使用心理干预对患者的心理状态进行疏导，使患者能够积极配合治疗，保证临床治疗效果。

参考文献（略）

（出自《中国现代药物应用》2017年5月第11卷第10期175－176页）

中药减轻艾滋病抗病毒治疗后不良反应的临床观察

巴桂梅
（云南省玉溪市中医医院 653100）

摘要 目的 分析中药减轻艾滋病抗病毒治疗后患者肝损伤的临床观察。方法 按照中医胁痛和黄疸辨证与疏肝利胆以及清热利湿的治疗原则，对化肝煎合茵陈蒿汤加减，分析和观察艾滋病60例抗病毒治疗前后的肝功能、临床症状与抗病毒效果。结果 运用中医治疗之后，患者的症状体、征积分明显下降，丙氨酸氨基转移酶、天冬氨酸氨基转移酶、总胆红素以及直接胆红素都发生了明显的降低（$P<0.01$），显效32例，有效18例，无效10例。结论 将中药治疗方法用于艾滋病抗病毒治疗后造成的肝损伤中，具有比较好的临床疗效，且不影响患者的抗病毒治疗。

关键词 中药治疗；抗病毒治疗；艾滋病；肝损伤；不良反应

艾滋病对人们的生命健康造成严重的威胁，现阶段，我国对该病治疗主要运用的是免费高效联合抗反转录病毒（HAART），它具有很好的临床治疗效果，其能够持续性对艾滋病的病毒复制进行抑制，对人体的免疫系统进行恢复并重建，进而有效延缓艾滋病的发展，此外，还能够有效延长患者的寿命，降低死亡率和发病率。然而，因为HAART必须终身服用，产生的不良反应受到社会各界的关注。艾滋病患者产生严重的药物不良反应，或者是因为药物不良反应造成治疗中断，是现阶段抗病毒治疗出现问题比较多见的原因。最常见的抗病毒治疗引发的不良反应是肝功能的损伤。本文将对中药减轻艾滋病抗病毒治疗后不良反应的临床观察进行分析。

资料与方法

收治艾滋病抗病毒治疗后肝损伤患者60例，均出现比较明显的药物不良反应、肝损伤问题，实施必要性的药物更换以后，还是存在持续性的肝损伤患者。本次研究中的所有患者均自愿采取中药治疗，而且能够坚持随访。其中女36例，男24例；年龄22～53岁，平均38.11岁；所有患者中，实施艾滋病抗病毒治疗3个月32例，治疗时间≤1年24例，治疗时间>1年4例；发生合并感染HCV40例，出现合并感染HBV11例，没有合并感染而具有其他类型肝炎病毒9例。

治疗方法 本次研究中，以疏肝利胆、清热利湿、补气养阴以及保肝为主要目的，自拟肝损Ⅰ号，用化肝煎合茵陈蒿汤加减。根据病症加减炒柴、胡当归、豆蔻、炒谷芽各15g，炒黄芩、乌梅、神曲各10g，炙川楝子、炒栀子各6g，杭芍、生黄芪、沙参、黄精各30g，茵陈、玉竹各20g。根据患者的病症加减。①如果患者的肝功能异常主要是黄疸指数升高，治疗选择疏肝利胆和清热退黄的中药，在上文中的药方中减去沙参、黄精、玉竹以及乌梅，将茵陈改用30g，川楝子和炒栀子均改成10g；另外，加茯苓、猪苓、泽泻各15g，桂枝6g。②如果是脾胃虚弱和舌淡苔薄黄以及厚白腻的患者，减炒黄芩、炙川楝子、茵陈以及栀子的用量，加入枳壳、茯苓各15g，木香10g；③合并丙肝和乙肝患者，加入贯众、虎杖各30g；④热重和大便困难的患者，加入大黄、黄柏各10g。

结果

临床疗效：本次研究患者60例中，显效32例，有效18例，无效10例。

患者症状、体征积分的变化：患者实施中药治疗之后的症状、体征总积分明显减少，明显改善了不良反应，见表1。

表1 治疗前后症状、体征量化总积分对比

症状	治疗之前（分）	治疗之后（分）	下降率（%）
厌食	182	52	71.4
恶心、呕吐	181	52	71.2
倦怠乏力	181	58	67.9
神疲懒言	174	34	80.4
腹胀	179	36	79.8
胁肋疼痛	175	43	75.4
身目发黄	122	37	69.6

患者治疗前后的肝功能变化：患者中药治疗后肝功能明显比治疗之前有所改善，见表2。

表2 治疗前后患者肝功能的变化（$\bar{x}\pm s$）

肝功能指标	治疗前	治疗后	P
ALT（U/L）	125.16±76.05	78.32±53	0.005
AST（U/L）	74.69±38.6	64.8±31.96	0.000
TBIL（mmol/L）	34.57±15.35	23.77±14.16	0.000
DBIL（mmol/L）	17.18±10.95	12.18±10.16	0.002

CD_4细胞与病毒载量没有发生明显变化：将中药在艾滋病患者肝损伤的治疗中运用后，60例患者全部实施了CD_4检测，均没有发生明显变化；患者检测了病毒载量40

例，治疗前患者病毒载量不能检测到的46例，超过1万的患者6例，在中药治疗之后分别是30例和2例，没有明显变化。因此可以说这一中药方案并不会影响艾滋病患者的抗病毒治疗效果，见表3。

表3 中药治疗前后 CD_4 细胞技术和VL的变化（$\bar{x} \pm s$）

指标	治疗前	治疗后	P
CD_4（拷贝/mm^3）	262.15±174.8	342.26±211.56	0.092
VL（拷贝/mm^3）	<50：87%	<50：95%	0.379
	>10000：23%	>10000：5%	

讨论

从相关报道中可以看出，HAART治疗的患者非常容易出现的肝损伤，原因在于抗病毒治疗药物方案当中非核苷类反转录酶抑制剂（NNRTIs）-奈韦拉平（NVP）与依非韦仑（EFV），NVP的潜在肝毒性非常明显，E-FV会导致转氨酶逐渐升高。如果出现严重的肝损伤不能得到及时治疗的话，就会造成HAART治疗出现问题，严重型的肝毒性甚至会造成肝坏死，所以，中药治疗对于HAART所造成的肝损伤是非常重要的一种方法。

本次研究中对60例由于HAART所造成的药物性肝损伤艾滋病患者做了中医保肝治疗，并且取得了非常好的疗效。然而因为持续性的HAART，运用抗病毒药物会严重影响患者的肝脏，其会出现一定的肝功能损害现象，因此，需要间隔2个月进行1次肝功能监测。如果转氨酶上升，或者是胆红素有所上升的话，就要继续运用中药进行治疗。如果是合并HBV与HCV的患者，就要长时间运用中药治疗。艾滋病患者在抗病毒治疗之后所造成的肝损伤和肝炎，是中医胁痛和黄疸范畴，根据疏肝利胆和清热利湿退黄的原则处方用药。将这一方法在使用抗病毒药之后出现肝功能损伤1～3级患者治疗中运用，如果没有较好的治疗效果，ALT升高、>300U/L的患者，就要及时有效地进行转院治疗。

综上所述，运用中医治疗的方法在艾滋病抗病毒治疗后造成的肝损伤中的效果比较好，因此，可以在临床中进行推广。然而这只是最初的探索，在今后的治疗过程中，还需要进一步筛选和研究。

参考文献（略）

（中国社区医师2018年第34卷第13期第116-118页）

消 化 道

香砂六君子颗粒治疗HAART后消化道症状的疗效观察

谢玉兰，勾春燕，罗晓岚，孙丽君

（首都医科大学附属北京佑安医院，北京，100081）

摘要 目的 为HAART治疗后消化道不良反应提供疗效确切、合理可行的临床治疗方药。方法 按照纳入标准收录患者共36例，随机分为治疗组20例，给予香砂六君子颗粒1剂/d冲服，疗程14d；对照组16例，常规西药治疗；记录2组服药前后症状积分，比较2组间疗效差异。结果 2组患者的年龄、治疗前症状积分无统计学意义，治疗后均可缓解HAART所致的纳差、恶心、呕吐等症状，但治疗组平均有效率为（87.6±3.3）%，高于对照组平均有效率为（76.8±10.1）%，（$P<0.05$），具有统计学意义。结论 香砂六君子颗粒可改善HAART所致消化道症状。

关键词 香砂六君子汤；艾滋病；HAART

基金项目：国家科技重大专项“艾滋病和病毒性肝炎等重大传染病防治”（编号：2008ZX10005-003F）——“艾滋病HAART消化道不良反应的中医药治疗方案研究”；北京市中医药科技发展基金项目（编号：JJ2011-05）——“艾滋病1号方治疗艾滋病HAART治疗后脂肪分布临床观察”

获得性免疫缺陷综合征是一种危害性极大的传染病，人类免疫缺陷病毒（human immunodeficiency virus，HIV）感染可引起辅助性T细胞的缺陷，导致感染者机体免疫力下降，严重威胁着人类的健康。目前针对HIV的主要治疗为高效抗逆转录病毒治疗（highly active antiretroviral therapy，HAART），可有效抑制艾滋病病毒复制并重建机体免疫功能，能最大程度地减少病毒载量并将其维持在检测不到的水平，使患者维持或重建免疫功能，延长生命并提高生活质量，但由于其明显的不良反应影响了患者服药的依从性，其中消化道反应比较常见，曾有临床报道消化道反应出现的比率为59.62%。本研究采用香砂六君子汤治疗艾滋病HAART所致消化道反应脾胃虚弱型36例，疗效显著，现报道如下。

1　临床资料

1.1　一般资料

本研究共纳入36例患者，为2009年10月至2010年5月北京佑安医院性病艾滋病临床诊治中心门诊患者。均符合纳入标准。随机分为治疗组20例和对照组16例。入组患者感染途径主要包括：血制品输注感染3例，性接触感染26例，不明原因感染7例。文化程度以小学及以下文化程度者12例，初中及以上文化程度者24例。

1.2　病例纳入标准

需同时符合以下2点。

西医纳入标准：艾滋病确诊患者，在应用HAART治疗过程中出现恶心、呕吐、食欲不振、腹胀、腹泻等症状。（依据2004年中华医学会制定的《艾滋病诊疗指南》的诊断标准及参照第二版《国家免费艾滋病抗病毒药物治疗手册》制定消化道不良反应的诊断标准制定）。

中医纳入标准：脾胃虚弱证：证见纳差、呕吐、恶心、乏力，面色少华或面色萎黄，大便溏泻，舌淡苔薄，脉细缓无力。参照《中医临床诊疗术语》与《中医药学名词》制定。

2　治疗方法

所有患者均进行HAART基础治疗，方案根据2004年中华医学会制定的《艾滋病诊疗指南》中推荐方案：2种核苷类逆转录酶抑制剂（齐多夫定或司他夫定）加拉米夫定联合1种非核苷类逆转录酶抑制剂（依非韦伦或奈韦拉平）。对照组针对纳差、恶心、呕吐、腹胀症状给予枸橼酸莫沙必利片（国药准字：H19990315），5mg口服，3次/d；针对腹泻症状患者给予培菲康胶囊（国药准字S10950032）2粒口服，3次/d。治疗组给予香砂六君子颗粒（颗粒剂均由项目组统一提供协定处方颗粒剂），1剂/d，温水冲服，具体药物组成：党参15g，白术10g，茯苓15g，木香10g，砂仁6g，半夏10g，陈皮10g，生姜10g，炙甘草5g。共治疗14d。

3　观察与疗效判定标准

3.1　观察指标

分别在治疗的第0、14天记录症状，症状积分指标采用《中药新药临床研究指导原则》和国家中医药管理局颁布《11省艾滋病中医药临床治疗技术方案（试行）》规定，对于纳差、恶心、呕吐、腹胀、腹泻症状进行分级，按照无、轻、中、重分别记录为0分、2分、4分、6分，同一患者出现2个及以上症状者，记录最高分进行比较。

3.2　疗效判定标准

参照《中药新药临床研究指导原则》（2002年版）制定，改善比=（治疗前积分－治疗后积分）÷治疗前积分×100%。治愈：中医症状消失或基本消失，症状积分减少≥95%；显效：中医症状明显改善，症状积分减少≥70%，<95%；好转：中医症状部分改善，症状积分减少≥30%，<70%；无效：中医症状无明显改善，甚或加重，症状积分减少<30%。

3.3　统计学方法

采用SPSS11.0软件进行数据分析，计量资料采用方差分析，计数资料采用χ^2检验。$P<0.05$为差异有统计学意义。

4　结果

4.1　一般情况比较

共纳入36例患者，其中治疗组20例，其中男12例，女8例，年龄21～59岁，平均年龄（36.1±9.6）岁，平均病程（3.98±1.76）年，症状积分（4.13±1.71）；对照组16例，其中男10例，女6例，年龄20～60岁，平均年龄（33.1±11.0）岁，平均病程（4.12±1.24）年，症状积分（3.92±1.63），2组患者治疗前性别、年龄、病程、症状积分比较无统计学意义（P值均>0.05）。见表1。

表1　2组患者治疗前一般情况比较

组别	年龄	病程	症状积分
治疗组	36.1±9.6	3.98±1.76	4.13±1.71
对照组	33.1±11.0	4.12±1.24	3.92±1.63
P值	$P>0.05$	$P>0.05$	$P>0.05$

4.2　消化道症状的治疗前后疗效统计

治疗组应用香砂六君子颗粒治疗后纳差有效率为93%，呕吐有效率为87%，恶心有效率为84%，腹胀有效率为87%，腹泻有效率为87%，平均有效率为（87.6±3.3）%。见表2。对照组应用多潘立酮片治疗后纳差有效率为69%，呕吐有效率为89%，恶心有效率为80%，腹胀有效率为82%，腹泻有效率为64%，平均有效率为（76.8±10.1）%。见表3，治疗组和对照组有效率对比统计分析得出$P<0.05$，具有统计学意义，说明治疗组疗效高于对照组。

表 2　治疗组应用香砂六君子颗粒治疗疗效统计

症状	例数	痊愈	显效	好转	无效	有效率%
纳差	15	9	1	4	1	93
呕吐	8	5	1	1	1	87
恶心	19	11	2	3	3	84
腹胀	16	8	4	2	2	87
腹泻	8	2	2	3	1	87

表 3　对照组应用多潘立酮片治疗疗效统计

症状	例数	痊愈	显效	好转	无效	有效率%
纳差	16	6	2	3	5	69
呕吐	9	6	1	1	1	89
恶心	15	8	2	2	3	80
腹胀	11	3	4	2	2	82
腹泻	8	2	1	2	3	64

5　讨论

HARRT 所致消化道反应，是临床常见的不良反应，导致治疗依从性下降，阻碍序贯治疗，并且由于严重消化不良造成营养吸收障碍，患者摄入能量明显减少，免疫力进一步下降，增加机会性感染的风险，预后极差，而目前针对此不良反应的西药治疗常用多潘立酮、莫沙必利等，笔者观察长期服用此类药物虽然控制恶心呕吐，但很难改善食欲不振，甚至导致患者精神状态淡漠，此时中药的作用可以被充分发挥出来。本回顾研究共纳入 36 例患者，经中药治疗后总有效率大于 84%，依从性良好。中医病机分析是因为 ARV 药物进入人体系毒物攻伐，易伤及脾胃阳气，损伤脾胃，脾主运化水湿，脾虚则运化无力，痰湿内生；胃主受纳水谷，以通降为顺，脾胃失和，则胃气上逆。出现不同程度的恶心、呕吐、纳差、腹胀、便秘、便溏、舌淡等一系列脾虚湿困、胃失和降的症状。

香砂六君子汤方中党参甘温益气，健脾养胃，苦温之白术，健脾燥湿，与党参相须，益气健脾之力益著，茯苓甘淡渗湿健脾，苓、术相配，则健脾祛湿之功益彰，半夏最善燥湿化痰，且能降逆和胃，陈皮理气燥湿，使脾健湿除，气行痰消，与半夏相伍，行气与燥湿化痰同用，加强祛痰作用，木香健胃宽中，醒脾消食，砂仁和胃醒脾，通行结滞，生姜温胃散寒，和中降逆止呕，炙甘草益气和中，调和诸药。该方既有四君健脾益气，又有二陈理气化痰，辅以香砂醒脾理气止痛，使补而不滞。动物实验研究表明，香砂六君子汤在保护胃黏膜、促进胃动力、调节胃功能紊乱等方面有着良好的作用。临床报道中，香砂六君子汤在治疗慢性胃炎、消化性溃疡、药物性消化道不良反应如化疗药物、镇痛药物等均有良好效果。

本研究证明，香砂六君子汤可有效缓解 HAART 过程中消化道不良反应，使患者产生良好服药依从性，有利于 HAART 治疗效果得以保证。由于观察病例数有限，相关临床疗效证据需要进一步补充，是否可以将香砂六君子汤作为治疗 HAART 消化道不良反应的长期用药有待进一步研究。

参考文献（略）

（出自《世界中医药》2016 年 5 月第 11 卷第 5 期第 832 – 834 页）

血液系统

中医辨证联合西药治疗艾滋病HAART致血液毒性反应130例随机对照研究

郭会军，闫 磊，李政伟，蒋自强
（河南中医学院第一附属医院艾滋病临床研究中心，河南省郑州市人民路19号，450000）

摘要 目的 评价中医辨证联合西药对高效抗反转录病毒疗法（HAART）致血液毒性反应的有效性及安全性。方法 将226例艾滋病HAART致血液毒性的患者随机分为治疗组149例和对照组77例。对照组采用原HAART疗法+西药基础治疗，治疗组在对照组治疗的基础上根据辨证分型加用加味八珍汤（气血两虚证）和肾气丸合人参养荣汤（脾肾阳虚证），每日1剂。两组均治疗16周。第0、4、8、12、16周观察两组患者症状、体征，治疗前后观察两组患者生活质量，治疗后评价临床疗效及其安全性。结果 治疗组临床疗效总有效率为77.7%，对照组为65.7%，治疗组明显高于对照组（$P<0.05$）。两组患者不同时间点症状、体征积分逐次下降，组内比较差异有统计学意义（$F=108.412$，$P=0.000$）；组间比较，差异无统计学意义（$F=1.858$，$P=0.174$）。治疗后两组患者生活质量均明显提高（$P<0.05$）；治疗后两组患者生活质量比较，差异无统计学意义（$P>0.05$）。两组患者治疗过程中无严重不良事件发生。结论 中医辨证联合西药治疗能够减轻HAART血液毒副作用，使患者的临床症状、体征和生活质量得到明显改善。

关键词 艾滋病；高效抗反转录病毒疗法；血液毒性；虚劳

高效抗反转录病毒疗法（HAART）是目前世界公认的治疗艾滋病最为有效的方法，能有效抑制人类免疫缺陷病毒（HIV）的转录与复制，使HIV感染者体内的病毒载量得以最大限度地控制，同时使免疫系统获得重建，从而降低艾滋病的发病率和病死率。目前我国抗病毒药物已向艾滋病患者免费发放，患者需长期、同时使用多种药物，因此HAART所致血液毒性是临床常见的不良反应。我们前期研究发现HAART致血液毒性反应的中医证候类型主要为气血两虚证和脾肾阳虚证。本研究在前期研究基础上进一步规范研究设计，通过实用性随机对照临床试验，评价中西医结合治疗方案对HAART致血液毒性反应的疗效及安全性。

1 临床资料

1.1 诊断标准

艾滋病西医诊断标准参照《艾滋病诊疗指南》：①原因不明的持续不规则发热38℃以上，>1个月；②慢性腹泻次数多于3次/日，>1个月；③6个月之内体重下降10%以上；④反复发作的口腔白色念珠菌感染；⑤反复发作的单纯疱疹病毒感染或带状疱疹病毒感染；⑥肺孢子虫肺炎（PCP）；⑦反复发生的细菌性肺炎；⑧活动性结核或非结核分支杆菌病；⑨深部真菌感染；⑩中枢神经系统占位性病变；⑪中青年人出现痴呆；⑫活动性巨细胞病毒感染；⑬弓形虫脑病；⑭青霉菌感染；⑮反复发生的败血症；⑯皮肤黏膜或内脏的卡波氏肉瘤、淋巴瘤。有流行病学史、实验室检查HIV抗体阳性，加上述各项中的任何一项，即可诊为艾滋病。或者HIV抗体阳性，而CD_4^+ T淋巴细胞数$<200/mm^3$，也可诊断。

血液毒性的临床分级标准参照世界卫生组织（WHO）抗癌药物血液学毒副作用分级标准制定，见表1。

基金项目：国家“十一五”科技重大专项（2008ZX10005-003）；国家“十二五”科技重大专项（2013ZX10005001002）

表 1　抗癌药物血液学毒副作用分级标准

检测项目	0 级	Ⅰ级	Ⅱ级	Ⅲ级	Ⅳ级
血红蛋白（g/L）	≥110	95～109	80～94	65～79	<65
白细胞（$\times10^9$/L）	≥4.0	3.0～3.9	2.0～2.9	1.0～1.9	<1.0
粒细胞（%）	≥2.0	1.5～1.9	1.0～1.4	0.5～0.9	<0.5
血小板（$\times10^9$/L）	≥100	75～99	50～74	25～49	<25
出血	无	瘀点	轻度失血	严重失血	失血致衰竭

中医辨证标准参照《中医临床诊疗术语·疾病部分》与《中医药学名词》拟定。气血两虚证：主症：面色㿠白或萎黄，神疲乏力。次症：头晕目眩，少气懒言，自汗，易患感冒，心悸失眠，唇甲色淡，妇女月经量少、色淡、经期延长或闭经，舌质淡，脉细弱。凡具备 2 项主症 +2 项次症，即可诊断。脾肾阳虚证：主症：面色㿠白，腰膝酸软。次症：面浮或肢肿，形寒肢冷，腹部冷痛，神疲乏力，小便清长或夜尿多，男子阳痿遗精、早泄、不育，妇女带下清稀，舌质淡、舌体胖边有齿痕、苔白或滑，脉沉迟而弱。凡具备 2 项主症 +2 项次症，即可诊断。

1.2　纳入标准

①符合上述西医诊断标准和中医辨证标准者；②符合抗癌药物血液学毒副作用分级标准Ⅰ级、Ⅱ级，且不需要换药者；③年龄 18～65 岁；④有 HAART 药物治疗史者；⑤近 1 个月内未接受过影响本试验观察的药物治疗者；⑥近4 个月内无输血治疗史者；⑦患者签署知情同意书。

1.3　排除标准

①妊娠或哺乳期妇女；②发生严重机会感染或合并严重肝肾心肺功能不全者；③患有原发性血液系统疾病者；④对试验用药过敏者。

1.4　脱落标准

失访；撤回知情同意书；因过敏或其他不良反应终止用药者；因治疗无效而退出研究者。

1.5　剔除标准

不符合纳入标准而误纳入者；未按规定治疗，在治疗过程中使用其他治疗方法，或自行中途更换治疗方法。

1.6　一般资料

226 例研究对象来自 2010 年 1～12 月河南省 3 个艾滋病临床救治点的门诊患者。采用实用性随机对照研究，通过中央随机系统以 2∶1 比例进行网络随机，分为治疗组 149 例和对照组 77 例。其中治疗组剔除 8 例、脱落 11 例，130 例完成研究；对照组剔除 2 例、脱落 5 例，70 例完成研究，两组的脱落率差异无统计学意义（$P>0.05$）。治疗组男 63 例，女 67 例；年龄 31～65 岁，平均年龄（46.15±7.53）岁；气血两虚证 79 例，脾肾阳虚证 51 例。对照组男 27 例，女 43 例；年龄 35～63 岁，平均年龄（46.91±7.61）岁；气血两虚证 53 例，脾肾阳虚证 17 例。两组患者一般资料比较差异无统计学意义（$P>0.05$），具有可比性。

2　方法

2.1　治疗方法

对照组采用原 HAART 疗法 + 西药基础治疗。西药基础治疗：根据患者血液毒性作用发生的具体情况：①白细胞和（或）粒细胞减少者：给予利可君片 20mg/次（江苏吉贝尔药业有限公司，国药准字：H32025443）、肌苷片 0.2g/次（上海中西制药有限公司，国药准字：H31022240）、鲨肝醇片 20mg/次（上海信谊万象药业股份有限公司，国药准字：H31022128）、维生素 B6 片 20mg/次（山西太原药业有限公司，国药准字：H14022073），均每日 3 次口服；②贫血者：给予叶酸片 10mg/次（江苏亚邦爱普森药业有限公司，国药准字 H32023288）、腺苷钴胺片 0.5mg/次（华北制药集团制剂有限公司，国药准字 H13020514），均每日 3 次口服；③血小板减少者：检测血小板，Ⅰ、Ⅱ度者一般无须特殊治疗。

治疗组在对照组治疗的基础上给予中医辨证治疗。①气血两虚证：给予加味八珍汤，处方：人参 10g，白术 10g，茯苓 20g，熟地黄 10g，当归 10g，白芍 10g，川芎 12g，炙甘草 6g，阿胶 6g，灵芝 10g，女贞子 20g，大枣 5 枚。②脾肾阳虚证：给予肾气丸合人参养荣汤加减，处方：熟地黄 10g，山茱萸 15g，炮附子 12g，人参 10g，炙黄芪 20g，肉桂 9g，当归 10g，阿胶 6g，淫羊藿 20g，巴戟天 20g，炙甘草 9g，生姜 3 片，大枣 2 枚。研究用药统一使用三九医药股份有限公司生产的中药配方颗粒，每日 1 剂，混匀后分两次早晚餐后 30min 开水冲服。两组均治疗 16 周。

2.2　观察指标及方法

第 0、4、8、12、16 周观察两组患者症状、体征，根据《中药新药临床研究指导原则》和国家中医药管理局《11 省艾滋病中医药临床治疗技术方案（试行）》拟定观察积分表观察症状、体征。按主症与次症不同的项目进行评分，其中主症程度分级为无、轻、中、重，分别赋值为 0 分、2 分、4 分、6 分，主症无、有分别赋值 0 分、2 分；次症程度分级为无、轻、中、重，分别赋值为 0 分、1 分、2 分、3 分，次症无、有分别赋值为 0 分、1 分。主症：包括面色㿠白或萎黄、神疲乏力、腰膝酸软。次症：包括面色异常（青紫、潮红、晦暗）；汗出异常；头晕；心悸；气短；唇甲色淡；易患感冒；失眠；疲乏；焦虑；健忘；多梦；头痛；脱发；目涩；耳鸣；口渴；咽干；胸闷；胁痛；食欲不振；腹胀；腹泻；面浮肢肿；形寒肢冷；腰腹疼痛；形体类型；大小便异常；女性月经、带下异常，男性阳痿遗精、早泄、不育；舌象（舌色、舌形、舌态、舌苔、苔色）；脉象（沉、迟、细、弱、代、结等）。

治疗前后观察两组患者生活质量变化：采用 WHO 生活质量测定表（WHOQOL－HIV－BREF）评价。

安全性指标：治疗前后观察心电图、肝肾功能、尿常规。

2.3 疗效判定标准

证候疗效判定标准根据《中药新药临床研究指导原则》和《11 省艾滋病中医药临床治疗技术方案（试行）》拟定（尼莫地平法）。计算公式：证候减分率＝［（治疗前积分－治疗后积分）÷治疗前积分］×100%。①临床痊愈：中医临床症状、体征消失或基本消失，证候减分率≥95%；②显效：中医临床症状、体征明显改善，70%≤证候减分率＜95%；③有效：中医临床症状、体征好转，30%≤证候减分率＜70%；④无效：中医临床症状、体征无明显改善，甚或加重，证候减分率＜30%。

临床疗效判定标准参照抗癌药物血液学毒性作用分级标准：①治愈：治疗后血液常规检查恢复正常；②显效：治疗后血液常规检查相关指标上升达到 0 级；③有效：治疗后血液常规检查相关指标上升 Ⅰ 级；④无效：治疗后血液常规检查相关指标无明显变化，甚至恶化者。

2.4 统计学方法

采用 SPSS18.0 软件进行统计分析，计量资料用均值±标准差（$\bar{x}\pm s$）表示，属正态分布者采用 t 检验；计数资料采用 χ^2 检验，如数据中有 0 或者理论数小于 5 时，则采用 *Fisher* 精确概率法。临床疗效分析采用非参数检验。对症状积分重复测量分析，以治疗前数据为协变量，进行协方差分析。对症状积分或证候积分的治疗前后的绝对差值和相对差值（差值减少率），组内采用配对 t 检验，非正态分布者采用配对符号秩和检验，组间采用差值的两样本均数 t 检验，非正态分布者采用秩和检验。

3 结果

3.1 两组患者临床疗效比较

表 2 示，治疗组临床疗效总有效率明显高于对照组，差异有统计学意义（$P<0.05$）。

3.2 两组患者各时间点临床症状、体征积分比较

表 3 示，两组患者不同时间点症状、体征积分逐次下降，组内比较差异有统计学意义（$F=108.412$，$P=0.000$）；组间比较，差异无统计学意义（$F=1.858$，$P=0.174$）。

表 4 示，两组患者治疗后各时间点的症状、体征积分与 0 周比较均明显减少，差异有统计学意义（$P<0.05$）。两组患者治疗后 12 周症状、体征积分与 0 周差值、16 周症状、体征积分与 0 周差值比较差异均有统计学意义（$P<0.05$）。

表 2 两组 HAART 致血液毒性反应患者临床疗效比较［例（%）］

项目	例数	显效	有效	无效	总有效	Z 值	P 值
治疗组	130	33（25.4）	68（52.3）	29（22.3）	101（77.7）	2.099	0.036
对照组	70	11（15.7）	35（50.0）	24（34.3）	46（65.7）		

表 3 两组 HAART 致血液毒性反应患者各时间点症状、体征积分比较（分，$\bar{x}\pm s$）

组别	例数	0 周	4 周	8 周	12 周	16 周
治疗组	130	26.86±9.40	23.02±9.18	17.49±9.22	14.88±7.54	12.55±7.13
对照组	70	26.11±9.71	23.60±9.75	19.39±9.21	17.33±9.07	14.93±9.45

注：重复测量结果组内比较，$F=108.412$，$P=0.000$；组间比较，$F=1.858$，$P=0.174$

表 4 两组 HAART 致血液毒性反应患者不同时间点与 0 周症状、体征积分比较统计值

组别	4 周/0 周		8 周/0 周		12 周/0 周		16 周/0 周	
	t 值	P 值	t 值	P 值	t 值	P 值	t 值	P 值
治疗组	4.795	0.000	8.508	0.000	11.230	0.000	15.181	0.000
对照组	2.765	0.007	6.042	0.000	7.368	0.000	9.098	0.000
差值	0.788	0.376	2.419	0.122	4.615	0.033	4.963	0.027

3.3 两组患者治疗前后生活质量比较

表5示，治疗后两组患者生活质量评分均明显提高，差异有统计学意义（$P<0.05$）；治疗后两组患者生活质量评分比较，差异无统计学意义（$P>0.05$）。

表5 两组HAART致血液毒性反应患者治疗前后生活质量评分比较（分，$\bar{x}\pm s$）

组别	例数	治疗前	治疗后	t值	P值
治疗组	130	95.64±9.47	101.39±8.75	5.058	0.000
对照组	70	92.51±10.78	99.37±7.90	4.681	0.000
t值		2.122	2.194		
P值		0.056	0.140		

3.4 安全性评价

两组患者治疗前后心电图、尿常规、肾功能异常率无明显变化。治疗组治疗前后肝功能异常率无明显变化，对照组总胆红素（TBiL）治疗前异常率为0，治疗后异常率为11.1%，治疗后，TBiL异常率明显上升（$P<0.05$），对照组治疗前后肝功能异常率无明显变化。

4 讨论

根据HAART致血液毒性反应患者神疲乏力、食欲不振、腰膝酸软、毛发枯脱、头晕、畏寒肢冷、舌淡、脉细无力等临床表现，可将其归属于中医“虚劳”“血虚”等范畴。由于长期使用HAART损伤脾肾，导致气血化生不足，气虚血亏，进一步发展则阴阳受损，使气血阴阳俱虚，促使病情恶化。由此可见，脾肾损伤是其内在之本，气血亏虚为其外在表象。治疗上总以健脾补肾、培元固本、益气养血为主，各家根据临床实践不同又酌以活血、化瘀、清热、祛毒等法。在以往的研究中国内学者运用中医药治疗HAART致血液毒性反应均取得较好的疗效。本研究针对HAART血液毒性常见的两个证型气血两虚型和脾肾阳虚型，分别给予加味八珍汤和肾气丸合人参养荣汤治疗。

八珍汤为中医“气血双补”的代表方，如吴昆《医方考》云：“血气俱虚者，此方主之。人之身，气血而已。气者百骸之父，血者百骸之母，不可使其失养者也。是方也，人参、白术、茯苓、甘草，甘温之品也，所以补气；当归、川芎、芍药、地黄，质润之品也，所以补血。气旺则百骸资之以生，血旺则百骸资之以养。形体既充，则百邪不入，故人乐有药饵焉。”本研究在此基础上加用阿胶、灵芝、女贞子、大枣等以增强补益气血之力。

“脾为后天之本，气血生化之源；肾为先天之本，生命之根”。久病耗气伤阳，以致肾阳虚衰不能温养脾阳，或脾阳久虚不能充养肾阳，终致脾肾阳气俱伤。脾阳虚衰，运化无力，气血生化无缘则见神疲乏力。腰为肾府，位当下焦，在体合骨，主生殖，故肾阳不足则腰膝酸软、畏寒肢冷、生殖功能减退。方中熟地黄养血滋阴，填精益髓，与山茱萸共用壮元气，补肝肾而益精血，共为君药；与当归、阿胶养血之品同用则填精养血；黄芪、人参、炙甘草益气之药鼓舞气血补养五脏；附子、肉桂辛热之品共用，温补心、脾、肾三脏之阳气；淫羊藿、巴戟天重用以温补肾阳，以上九药共为臣药；甘草、生姜为佐，调和诸药又兼解毒之功；生姜、大枣为使，调和脾胃之气，促进药力吸收。诸药合用共奏温补脾肾、益气养血之功。

本研究结果显示，中医辨证联合西药治疗艾滋病HAART所致血液毒性疗效确切，能明显改善患者的临床症状、体征，并且随着疗程的增加改善作用更加明显，并能明显改善患者的生活质量，提示中医辨证联合西医治疗可以减轻HAART毒副作用。两组患者用药期间未见明显不良反应，说明研究试验用药安全性良好，验证了加味八珍汤、肾气丸、人参养荣汤与HAART协同使用的安全性。

参考文献（略）

（出自《中医杂志》2014年11月第55卷第21期第1830－1834页）

陈黄汤对 HAART 继发高乳酸血症 HIV/AIDS 患者的影响

肖江峰，陈永宏，牟方政
（重庆三峡中心医院，重庆 404000）

摘要 目的 探讨陈黄汤对高效抗逆转录病毒疗法（HAART）继发高乳酸血症 HIV/AIDS 患者临床症状评分及血乳酸水平的影响。方法 将 HAART 继发高乳酸血症 HIV/AIDS 患者 120 例随机分为对照组和观察组各 60 例，对照组予常规碳酸氢钠治疗，观察组口服陈黄汤辅助治疗；比较 2 组患者治疗前后临床症状评分、血乳酸及 CD_4^+ T 淋巴细胞绝对计数水平。结果 观察组患者临床疗效优于对照组，差异有统计学意义（$P<0.05$）；观察组患者治疗后临床症状评分和血乳酸水平低于对照组及治疗前，差异有统计学意义（$P<0.05$）；观察组患者治疗后 3 个月和 6 个月 CD_4^+ T 淋巴细胞绝对计数水平均与对照组相当，差异无统计学意义（$P>0.05$）。与治疗前比较，差异有统计学意义（$P<0.05$）。结论 陈黄汤可有效改善 HAART 继发高乳酸血症 HIV/AIDS 患者临床症状及体征，降低血乳酸水平。

关键词 高乳酸血症；HAART；HIV/AIDS；陈黄汤

艾滋病即获得性免疫缺陷综合征（AIDS）是一类由人类免疫缺陷病毒（HIV）引起的以特异性免疫功能受损为主要特点的严重传染性疾病；高效抗逆转录病毒疗法（HAART）被认为是目前唯一能缓解并控制病情进展的治疗方案；但大量临床报道显示，该方案长期应用可引起线粒体毒性损伤和血乳酸水平升高，高乳酸血症发生率居高不下，而一旦出现则死亡风险高达 60%，严重威胁患者生命安全。以往继发高乳酸血症 HIV/AIDS 患者多口服碳酸氢钠，可部分缓解症状及体征，但无法有效控制乳酸水平上升，远期疗效欠佳。本研究以 HAART 继发高乳酸血症 HIV/AIDS 患者为研究对象，分别给予碳酸氢钠和陈黄汤治疗；比较 2 组治疗前后临床症状评分、血乳酸及 CD_4^+ T 淋巴细胞绝对计数水平，探讨陈黄汤对 HAART 继发高乳酸血症 HIV/AIDS 患者临床症状评分及血乳酸水平的影响，现报道如下：

1 资料与方法

1.1 临床资料

将重庆三峡中心医院 2013 年 3 月至 2015 年 7 月收治的 HAART 继发高乳酸血症 HIV/AIDS 患者 120 例采用随机抽签法分为对照组和观察组各 60 例。对照组中男 34 例，女 26 例；年龄 35 ~ 68 岁，平均（52.64 ± 4.90）岁；其中经性途径感染 33 例，经输血途径传播 27 例。观察组中男 36 例，女 24 例；年龄 34 ~ 70 岁，平均（52.81 ± 4.96）岁；其中经性途径感染 38 例，经输血途径传播 22 例；2 组患者基线资料比较差异无统计学意义（$P>0.05$）。

1.2 纳入标准

纳入：1）符合中华医学会感染病学分会艾滋病学组制定的《艾滋病诊疗指南》（2006 年）诊断标准，并行规范 HAART 治疗；2）符合《中医内科学》脾气虚弱证诊断标准；3）行蛋白免疫印迹试验确定抗 HIV-1（+）；4）血乳酸浓度 ≥ 2.0mmol/L，动脉血 pH 值为 7.35 ~ 7.45；5）研究方案经医院伦理委员会批准；6）患者及家属知情同意。

1.3 排除标准

排除：1）服用影响乳酸代谢药物者；2）恶性肿瘤者；3）机会性感染者；4）吸毒者；5）糖尿病患者；6）重要脏器功能障碍者；7）精神系统疾病者；8）妊娠、哺乳期妇女；9）临床资料不全者。

1.4 治疗方法

2 组患者均给予 HAART 方案治疗，包括 AZT（克度，东北制药集团沈阳第一制药有限公司，国药准字 H20020324，规格：0.3g/片，300mg/次，2 次/d）+ 3TC（艾息，安徽贝克生物制药有限公司，国药准字 H2010328，规格：0.3g/片，300mg/次，1 次/d）+ EFV（施多宁，浙江华海药业股份有限公司，国药准字 H20133265，规格：600mg/片，600mg/次，1 次/d）；对照组患者加用碳酸氢钠（广州康和药业有限公司，国药准字 H44021960）辅助治疗，0.5g/次，2 次/d；观察组患者加用陈黄汤辅助治疗，药物组成：黄芪 30g，丹参 30g，川芎 15g，红景天 10g，灵芝 30g，黄连 8g，姜半夏 10g，白术 15g，陈皮 10g，甘草 10g，茯苓 15g；煎药及包装采用北京东华原医疗设备有限公司生产的密闭煎药机和自动包装机。取上药 10 剂，装入专用药品布袋内，加水 8.0L，浸泡 20 分钟，煎沸 30 分钟后压榨得药液 6.0L，再煮沸消毒，分装 30 袋，200mL/袋，1 袋/次，餐前口服，3 次/d；2 组患者均治疗 6 个月。

1.5 观察指标

1）依据《中药新药临床研究指导原则》计算临床症状积分，主要指标包括乏力、纳差、四肢麻木、肌肉酸痛及恶心呕吐等，每项分值0、2、4及6分；2）采用罗氏COBAS INTEGRA 800全自动生化分析仪检测血乳酸水平；3）CD_4^+ T淋巴细胞绝对计数水平检测仪器（美国贝克曼库尔特公司生产Gallios流式细胞仪），观察时间分别为治疗前，治疗后1个月、3个月及6个月。

1.6 疗效标准

显效：血乳酸水平恢复正常，临床症状评分减分率>80%；有效：血乳酸水平下降但未恢复正常，临床症状评分减分率为50%~80%；无效：未达上述标准。

1.7 统计学方法

数据采用SPSS 14.0软件处理，计量资料以（$\bar{x}\pm s$）表示，采用t检验；计数资料采用χ^2检验，以百分比（%）表示；检验水准为$\alpha=0.05$。

2 结果

2.1 临床疗效

观察组患者临床疗效优于对照组，2组比较差异有统计学意义（$P<0.05$），见表1。

表1 2组患者临床疗效比较

组别	例数	显效/例	有效/例	无效/例	总有效率/%
对照组	60	15	30	15	75.0
观察组	60	22	32	6	90.0$^{\triangle}$

注：△表示与对照组比较，$P<0.05$

2.2 临床症状评分及血乳酸水平

观察组患者治疗后临床症状评分及血乳酸水平低于对照组，2组比较差异有统计学意义（$P<0.05$），见表2。

2.3 CD_4^+ T淋巴细胞绝对计数水平

观察组患者治疗后3个月和6个月CD_4^+ T淋巴细胞绝对计数水平与对照组相当，差异无统计学意义（$P>0.05$）；与治疗前比较差异有统计学意义（$P<0.05$），见表3。

表2 2组患者治疗前后临床症状评分和血乳酸水平比较

组别	例数	临床症状评分/分		血乳酸/（$mmol\cdot L^{-1}$）	
		治疗前	治疗后	治疗前	治疗后
对照组	60	16.56±3.70	7.36±2.08$^{※}$	2.78±1.01	2.11±0.84$^{※}$
观察组	60	16.90±3.75	3.80±1.14$^{※\triangle}$	2.90±1.07	1.75±0.63$^{※\triangle}$

注：$^{\triangle}$表示与对照组比较，$P<0.05$；$^{※}$表示与治疗前比较，$P<0.05$。

表3 2组患者治疗前后CD_4^+ T淋巴细胞绝对计数水平比较（$\bar{x}\pm s$）

组别	例数	治疗前	治疗后1个月	治疗后3个月	治疗后6个月
对照组	60	162.54±51.38	197.11±70.80$^{※}$	250.36±82.23$^{※}$	286.50±90.94$^{※}$
观察组	60	160.60±50.41	203.72±73.42$^{※}$	254.44±91.27$^{※\triangle}$	276.02±101.77$^{※\triangle}$

注：$^{\triangle}$表示与对照组比较，$P>0.05$；$^{※}$表示与治疗前比较，$P<0.05$

3 讨论

自2004年开始我国对HIV/AIDS患者进行免费HAART治疗，而随着抗病毒治疗的广泛应用，由抗病毒药物导致的毒副作用也逐渐显现；作为最常用的抗病毒药物之一，核苷类逆转录酶抑制剂（NRTIs）应用诱发的毒副作用以线粒体毒性为主，进而造成血乳酸水平显著增高，成为导致患者生活质量下降和死亡的重要原因之一。如何有效预防或降低HIV/AIDS患者采用HAART所致高血乳酸水平，改善患者生活质量及增强患者坚持HAART方案的信心越来越受到医学界的关注。

高乳酸水平或者乳酸中毒可表现为头昏、乏力、食欲下降、恶心、呕吐，重者昏迷，呼吸困难等症状。祖国传统医学认为HIV病毒侵犯人体可致五脏精耗；其中脾为后天之本，主运化、生血，统摄气血生化；长期使用HAART损伤脾胃，脾气亏虚则气血生化乏源无以供养机体，四肢百骸失养，久之则乏力、纳呆、四肢麻木及肌肉酸痛等症。乳酸代谢方式和乳酸中毒症状相当于中医气虚血瘀、痰湿蒙蔽证，故中医治疗以益气健脾，渗湿活血为主。本研究所用陈黄汤中黄芪益气固表；丹参活血祛瘀；川芎行气散瘀；红景天补气散瘀；灵芝益气安神；黄连清热解毒；姜半夏降逆止呕；白术健脾渗湿；陈皮健脾燥湿；甘草益气补中；茯苓健脾利水，诸药合用共奏益气健脾，渗湿活血之功效。现代药理学研究证实，白术和茯苓可有效调节IL-4水平，维持机体Th1/Th2分化平衡；甘草具有良好抗HIV病毒和增强机体免疫功能作用；丹参能够有效改善机体微循环状态，提高组织对于缺血缺氧损伤耐受性，抑制过度脂质过氧化反应，并有助于清除机体氧自由基；健脾中药在提高肝细胞膜、线粒体膜稳定性，加快损伤细胞修复进程方面作用已被证实。陈黄汤可通过改善组织供氧，促进有氧代谢，保护线粒体，促进乳酸循环代谢（糖异生）和乳酸排泄，减少抗病毒治疗药物带来的高乳酸血症。

本研究结果表明中医药辅助治疗HIV/AIDS继发高乳酸血症在缓解乏力、四肢麻木及肌肉酸痛等临床症状、体征及降低机体血乳酸水平方面优势明显；而对于 HARRT 所致 HIV/AIDS 患者 CD_4^+ T 淋巴细胞绝对计数水平无改善作用。

综上所述，陈黄汤可有效改善临床症状、体征，提高临床疗效，降低血乳酸水平，对 CD_4^+ T 淋巴细胞绝对计数水平无显著提高。但本研究样本量小，随访时间短及研究中心单一，需多中心、大样本、高质量的随机对照研究进一步证实。

参考文献（略）

（出自《西部中医药》2018 年第 31 卷第 5 期第 81－83 页）

加味四君子汤治疗 HIV/AIDS 患者 HAART 中高乳酸血症临床观察

李伟新，吴念宁，黄绍标，文乐敏

（南宁市第四人民医院，广西艾滋病临床治疗中心，广西 南宁 530023）

摘要 目的 观察加味四君子汤治疗 HIV/AIDS 患者 HAART 中高乳酸血症的临床疗效。方法 将 HIV/AIDS 患者 HAART 中高乳酸血症者 60 例随机分为治疗组和对照组各 30 例，对照组予碳酸氢钠片口服，治疗组予碳酸氢钠片和加味四君子汤口服，2 组均治疗 3 个月，观察 2 组患者乏力、四肢麻木、肌肉酸痛、恶心呕吐、纳差等临床症状变化情况。结果 治疗组患者症状改善效果优于对照组，2 组临床症状平均积分比较差异具有统计学意义（$t=8.641$，$P=0.000$）。结论 四君子汤对 HAART 中高乳酸血症 HIV/AIDS 患者出现的乏力、四肢麻木、肌肉酸痛、恶心呕吐、纳差等临床症状具有改善作用。

关键词 HIV/AIDS；高乳酸血症；加味四君子汤

高效抗逆转录病毒治疗（highly active antiretroviral therapy，HAART）俗称"鸡尾酒疗法"，是目前已被证实的针对艾滋病病毒感染最有效的治疗疗法，可促进艾滋病患者重建免疫功能，降低有症状 HIV 感染和艾滋病相关性疾病死亡率。在抗病毒治疗时高乳酸血症和乳酸酸中毒虽不多见，但一旦发生有致命危险，其导致的病死率高达 57%，且尚无满意的治疗方法。本研究运用补气健脾，活血理气法辨证施治，予加味四君子汤治疗脾气虚弱型 HAART 致高乳酸血症 HIV/AIDS 患者，取得一定效果，现报道如下：

1 资料与方法

1.1 临床资料

将 2009 年 1 月至 2012 年 12 月在南宁市第四人民医院治疗（含住院和门诊治疗患者）的 AIDS 患者 60 例采用随机数字表法分为治疗组和对照组。治疗组 30 例中男 25 例，女 5 例；年龄 23～57 岁，平均（40.42±10.16）岁。对照组 30 例中男 24 例，女 6 例；年龄 21～59 岁，平均（39.22±5.21）岁。2 组患者性别、年龄、HAART 方案等资料比较差异无统计学意义（$P>0.05$），具有可比性。

1.2 诊断标准

高乳酸血症及乳酸酸中毒诊断标准依据《国家免费艾滋病抗病毒药物治疗手册》（第 3 版）；脾气虚弱型诊断标准参照《实用中医内科学》（第 2 版）相关标准。

1.3 纳入标准

纳入：1）抗 HIV－1 阳性由广西壮族自治区疾病预防控制中心及广西各市级疾病预防控制中心采用蛋白免疫印迹试验确证，均符合上述诊断标准者；2）已经接受 HAR-RT 治疗者；3）未服用影响乳酸代谢药物者；4）无糖尿病等影响血乳酸疾病者；5）血乳酸的升高浓度≥2.0mmol/L，动脉血气分析中 Ph 在 7.35～7.45 之间；6）年龄 20～60 周岁。

1.4 排除标准

排除：1）年龄小于 20 周岁或大于 60 周岁；2）妊娠期及哺乳期妇女；3）精神病患者；4）合并机会性感染或肿瘤患者；5）吸毒人员；6）依从性不良者；7）合并高血压、糖尿病、心脏病等疾病患者。

1.5 检测指标

采用雅培 C8000 全自动生化分析仪，试剂为北京利德曼股份有限公司生产的乳酸测定试剂盒，检测方法为酶法。2 组患者采血前休息半小时以上，不扎止血带，抽取静脉全血，30 分钟内送检，检测乳酸。

1.6 治疗方法

对照组予碳酸氢钠片（天津力生制药股份有限公司生产，批号：1010387）1g/次，3 次/d。治疗组在对照组的基础上予加味四君子汤口服，并随证加减，用法：水煎煮，

基金项目：南宁市科技计划重大项目（编号 201109047C）；广西卫生厅科研课题（编号 Z2011100）

分早、晚2次口服，100mL/次，1g/次，3次/d。2组均治疗3个月。

1.7 疗效标准

观察治疗前后2组患者乏力、四肢麻木、肌肉酸痛、恶心呕吐、纳差等临床症状变化情况，参照《中药新药临床研究指导原则》和临床症状评判标准症状积分进行评定，采用定量记分法，各项症状根据严重、一般、轻微、阴性分别记6分、4分、2分、0分。

1.8 统计学方法

数据采用SPSS 16.0统计学软件进行分析。计数资料采用χ^2检验，计量资料采用t检验，$P<0.05$为差异有统计学意义。

2 结果

治疗前症状平均积分治疗组为（15.73±3.10）分，对照组为（16.47±3.18）分，2组患者治疗前临床症状积分比较差异无统计学意义（$t=-0.905$，$P=0.369$）。治疗3个月后，2组患者乏力、四肢麻木、肌肉酸痛、恶心呕吐、纳差等临床症状均出现不同程度的缓解或消失，但治疗组症状改善效果优于对照组，2组治疗后临床症状平均积分治疗组为（3.47±2.03）分，对照组为（8.00±2.03）分，2组比较差异有统计学意义（$t=-8.641$，$P=0.000$）。

3 讨论

高乳酸血症和乳酸酸中毒是艾滋病患者HAART治疗中较为罕见但极其严重的不良反应，其发生与NRTIs药物的使用有关，主要为d4T（尤其是和ddI合用时），通常发生在开始治疗后8~9个月内。血乳酸浓度是诊断高乳酸血症的特异性指标，正常人休息状态下静脉血乳酸含量为0.4~1.4mmol/L，一般当乳酸浓度>2.0mmol/L即可诊断为高乳酸血症。其发生机制为：因线粒体功能障碍导致丙酮酸未经三羧酸循环代谢而聚集在胞浆中转变为乳酸，或因肝脏疾病乳酸未能被充分利用，出现清除障碍，血乳酸浓度升高。在临床上，部分患者症状相对较重，表现为乏力、四肢麻木、肌肉酸痛、恶心呕吐、纳差、体质量下降、腹痛等症状，高乳酸血症可进展为LA，导致死亡。当临床检测发现血乳酸值升高，停用NRTIs药物后，患者临床症状的减轻或消失均需要较长时间，在一定程度上影响着HIV/AIDS患者治疗的依从性。

中医学认为，脾主运化，为后天之本，气血生化之源。脾主生血，统摄血液，肝主藏血，调节血量，主身之筋膜，脾气健旺，生血有源，统血有权，使肝有所藏，肝血充足，藏泻有度，血量正常，气血才能运行无阻，筋膜肌肉才能得以濡养。脾气虚可致气血生化不足，四肢百骸失于荣养，出现乏力，四肢麻木，肌肉酸痛；胃虚不纳，脾虚不运，则见食少纳呆，脘腹胀满，呕恶便溏。加味四君子汤由四君子汤加丹参、柴胡组成。四君子汤（出自《太平惠民和剂局方》）补气健脾，主治脾虚气弱，食少便溏，面色萎白，语声低微，四肢无力，脉细软，或沉缓，四君子汤方中人参为君，甘温益气，健脾养胃；臣以苦温之白术，健脾燥湿，加强益气助运之力；佐以甘淡茯苓，健脾渗湿，苓术相配，则健脾祛湿之功益著；使以炙甘草，益气和中，调和诸药。4药配伍，能使脾气足而气血生化有源。艾滋病毒侵犯人体，人体五脏精力皆耗，《神农本草经》谓人参能补五脏，然五脏精气均以肾精化生的元气为其根本，故该方中人参补元气之功尤显。该方具有增强免疫功能、促进代谢、护肝、改善微循环、抗应激反应等作用。四君子汤主治脾胃气虚证，在AIDS的治疗当中，按照中医理论组成的方剂不但可以抑制或杀灭病毒，还有调节机体免疫力、防治并发症、对西药增效和减少副反应发生等作用。人参对心血管系统、消化及肝肾系统、中枢神经系统、免疫系统等起作用。白术茯苓可调节Th1/Th2分化而调控肠道炎症，白术茯苓5:4剂量配比健脾为主，针对脾虚的基本病机，其对相关细胞因子的调节作用最佳，IL-4可抑制IL-1、IL-6、IL-8和TNF分泌，其在诱导肠道CD_4^+ T细胞Th2型向Th1的转化中起主要作用，通过影响IL-4的分泌恢复Th1/Th2分化的平衡。甘草既能够抗病毒也能提高免疫力，甘草在细胞水平抗AIDS的活性较甘草酸高，可见，甘草中抗HIV有效成分可能不止一种，在治疗艾滋病的中药制剂中，甘草排在前几位。“一味丹参饮，功同四物汤”，丹参专走血分，具有活血化瘀、清热解毒、除烦、镇痛、镇静安神等功效。现代药理研究发现，丹参具有改善微循环、提高集体耐缺氧能力、抗脂质过氧化和清除自由基，保护肝损伤细胞等作用；柴胡能入肝胆，疏达气血，具有抗炎、抗病毒、免疫系统调节作用；丹参、柴胡、四君子汤合用共奏补气健脾、理气活血之功。疏肝健脾方能够改善大鼠NAFLD肝郁、脾虚症状，同时对肝细胞膜、线粒体膜有保护、修复和稳定作用，能够促进NAFLD大鼠肝细胞的恢复。本研究结果显示加味四君子汤对HAART中高乳酸血症HIV/AIDS患者出现的乏力、四肢麻木、肌肉酸痛、恶心呕吐、纳差等临床症状具有改善作用。

参考文献（略）

（出自《西部中医药》2016年第29卷第3期第73-75页）

周围神经

扶正排毒方联合高效抗逆转录病毒疗法治疗艾滋病合并神经系统病变临床研究

沈 露，张金武，朱建光
（咸宁市中心医院，湖北科技学院附属第一医院，湖北 咸宁 437100）

摘要 目的 研究扶正排毒方联合高效抗逆转录病毒疗法治疗艾滋病合并神经系统病变的临床疗效。方法 选择 86 例艾滋病合并神经系统病变患者作为研究对象，随机分为单纯治疗组和联合治疗组，每组各 43 例。单纯治疗组予以高效抗逆转录病毒治疗，联合治疗组在单纯治疗组基础上加用扶正排毒方联合治疗。比较治疗前、后两组患者外周血 CD_4^+ T 淋巴细胞计数、中医证候积分、体质量、血常规的变化情况，评价临床疗效。结果 治疗后单纯治疗组与联合治疗组患者外周血 CD_4^+ T 淋巴细胞计数均明显上升，而中医证候积分、白细胞、血红蛋白、血小板均明显下降，与治疗前比较，差异有统计学意义（$P<0.05$）；和治疗前相比，单纯治疗组治疗后患者体质量明显下降，差异具有统计学意义（$P<0.05$）；治疗后，联合治疗组患者的体质量未见明显变化（$P>0.05$）；外周血 CD_4^+ T 淋巴细胞计数、体质量均明显高于单纯治疗组，而中医证候积分明显低于单纯治疗组，差异具有统计学意义（$P<0.05$）；联合治疗组有效率高于单纯治疗组，差异具有统计学意义（$P<0.05$）。结论 扶正排毒方联合高效抗逆转录病毒疗法治疗艾滋病合并神经系统病变效果显著，可提高患者的外周血 CD_4^+ T 淋巴细胞计数，增强机体的免疫功能。

艾滋病（获得性免疫缺陷综合征）是由感染艾滋病病毒引起的一种危害性极大的传染病，多发于 18～40 岁人群，具有较高的发病率、致残率、病死率，严重威胁着人类的健康。艾滋病患者临床常表现出长期咳嗽、呼吸困难、持续发烧、食欲下降、持续广泛性全身淋巴结肿大、消瘦等症状，给患者的生活及工作带来一定程度的负面影响。神经系统病变是艾滋病较为常见的一种合并症，临床症状以精神异常、头痛、意识障碍、智力减退、痴呆、偏瘫等为主。目前，临床常采用高效抗逆转录病毒药物对艾滋病合并神经系统病变患者进行治疗，虽对病毒复制有一定程度的抑制，有效恢复免疫功能，但由于抗病毒药物存在不同程度的不良反应，因此，不能将其作为治疗艾滋病的常规治疗方法因此，选用何种方式对艾滋病合并神经系统病变患者进行治疗，是临床医师面临的棘手问题。中医学无艾滋病病名的记载，根据其临床表现、传播方式、发病原因，可将其归属于“伏气温病”“疫病”“虚劳”等范畴，临床症状以头晕、畏寒肢冷、腰膝酸软、健忘、消瘦等为主。本研究对 86 例艾滋病合并神经系统病变患者分别应用高效抗逆转录病毒药物治疗和扶正排毒方联合高效抗逆转录病毒药物治疗，旨在研究扶正排毒方联合高效抗逆转录病毒药物治疗艾滋病合并神经系统病变的临床效果，现报道如下。

1 资料与方法

1.1 一般资料

选取 2012 年 2 月—2014 年 1 月在咸宁市中心医院接受治疗的 86 例艾滋病合并神经系统病变患者作为研究对象，其中男 56 例，女 30 例；年龄 25～56（40.12±1.76）岁；病程 5～13（8.23±1.41）年。所有患者随机分为单纯治疗组和联合治疗组，每组各 43 例。两组患者一般资料比较，差异无统计学意义（$P>0.05$），具有可对比性，见表 1。

1.2 诊断标准

符合 2011 年中华医学会感染病学分会艾滋病学组制定的《艾滋病诊疗指南》和 2014 年中华中医药学会防治艾滋

基金项目：湖北省自然科学基金重点项目（2012FFA064）

病分会制定的《艾滋病中医诊疗指南》中相关艾滋病合并神经系统病变的诊断标准。

表1　两组患者一般资料比较　($\bar{x}\pm s$，例)

组别	n	性别		年龄（岁）	病程（t/a）
		男	女		
单纯治疗组	43	27	16	39.98±1.34	8.36±1.55
联合治疗组	43	29	14	40.36±1.56	8.14±1.42
χ^2/t值		0.205		1.212	0.686
P值		>0.05		>0.05	>0.05

1.3　病例纳入标准

①符合上述艾滋病诊断标准者；②年龄20~60岁；③病程<15a；④符合抗病毒治疗者；⑤CD_4^+ T淋巴细胞计数<400μL^{-1}；⑥对本研究知情，并签署同意书。

1.4　病例排除标准

①病程>15年；②不符合上述艾滋病诊断标准者；③妊娠或哺乳期妇女；④患有严重的精神疾病者；⑤不配合本次研究、依从性较差者；⑥对本研究中的抗逆转录病毒药物过敏者。

1.5　治疗方法

1.5.1　单纯治疗组　单纯给予高效抗逆转录病毒治疗，包括司他夫定（东北制药集团沈阳第一制药有限公司，国药准字H20020548），每次30~40mg，2次·d^{-1}；奈韦拉平（四川省宜宾五粮液集团宜宾制药有限责任公司，国药准字H20143247），每次20mg，1次d^{-1}；依非韦仑（浙江华海药业股份有限公司，国药准字H20133265），每次600mg，1次d^{-1}；拉米夫定（山东罗欣药业集团股份有限公司，国药准字H20133201），每次0.1g，1次·d^{-1}，3个月为1个疗程，连续治疗4个疗程。

1.5.2　联合治疗组　在高效抗逆转录病毒治疗的基础上，给予扶正排毒方治疗，药物组成：鹿角胶3g，牡丹皮6g，黄芪10g，白术10g，甘草3g，白花蛇舌草15g，泽泻10g，党参10g，茯苓10g，金银花10g，紫河车3g，水煎服，1剂·d^{-1}，3个月为1个疗程，连续治疗4个疗程。

1.6　观察指标

观察治疗前后两组患者外周血CD_4^+ T淋巴细胞计数、体质量、血常规（白细胞、血红蛋白、血小板）的变化情况及临床疗效。

1.7　疗效判定标准

依据中医诊断标准中的中医证候进行积分，每项症状得分为0~3分，得分越高，症状越严重。临床疗效可分为显效、有效及无效，其中中医证候积分较治疗前下降≥70%的为显效；中医证候积分较治疗前下降≥40%的为有效；中医证候积分较治疗前下降<40%的为无效。

有效率=（显效+有效）/n×100%

1.8　统计学方法

本研究所得数据采用SPSS 18.0软件进行数据处理，计量资料以均数±标准差（$\bar{x}\pm s$）表示，采用t检验，计数资料以百分比表示，采用χ^2检验，$P<0.05$为差异具有统计学意义。

2　结果

2.1　两组患者CD_4^+ T淋巴细胞计数变化情况比较

见表2。

表2　两组患者CD_4^+ T淋巴细胞计数变化情况比较　($\bar{x}\pm s$，μL^{-1})

组别	n	治疗前	治疗后	t值	P值
单纯治疗组	43	272.56±20.23	295.36±18.53	5.450	<0.05
联合治疗组	43	273.26±19.68	330.35±25.36	11.662	<0.05
t值		0.163	7.305		
P值		>0.05	<0.05		

2.2　两组患者治疗前后中医证候积分比较

见表3。

表3　两组患者治疗前后中医证候积分比较　($\bar{x}\pm s$，分)

组别	n	治疗前	治疗后	t值	P值
单纯治疗组	20	20.12±1.77	17.26±1.56	7.949	<0.05
联合治疗组	43	20.22±1.69	13.69±1.21	20.601	<0.05
t值		0.268	11.858		
P值		>0.05	<0.05		

2.3　两组患者治疗前后体质量比较

见表4。

表4　两组患者治疗前后体质量比较　($\bar{x}\pm s$，kg)

组别	n	治疗前	治疗后	t值	P值
单纯治疗组	43	62.36±1.49	57.36±1.45	15.770	<0.05
联合治疗组	43	62.13±1.71	62.03±1.41	0.291	>0.05
t值		0.665	14.831		
P值		>0.05	<0.05		

2.4　两组患者治疗前后白细胞变化情况比较

见表5。

表5　两组患者治疗前后白细胞变化情况比较　例（%）

组别	n	治疗前	治疗后	χ^2值	P值
单纯治疗组	43	9（20.93）	2（9.30）	5.108	<0.05
联合治疗组	43	8（18.60）	1（6.98）	4.468	<0.05
χ^2值		0.073	0.000		
P值		>0.05	>0.05		

2.5 两组患者治疗前后血红蛋白比较

见表6。

表6 两组患者治疗前后血红蛋白比较 例（%）

组别	n	治疗前	治疗后	χ^2值	P值
单纯治疗组	43	10（23.25）	2（11.63）	6.198	<0.05
联合治疗组	43	11（25.58）	1（9.30）	9.685	<0.05
χ^2值		1.513	0.000		
P值		>0.05	>0.05		

2.6 两组患者治疗前后血小板比较

见表7。

表7 两组患者治疗前后血小板比较 例（%）

组别	n	治疗前	治疗后	χ^2值	P值
单纯治疗组	43	13（16.28）	3（6.98）	7.679	<0.05
联合治疗组	43	14（13.95）	2（4.65）	11.057	<0.05
χ^2值		0.054	0.000		
P值		>0.05	>0.05		

2.7 两组患者临床疗效比较

见表8。

表8 两组患者临床疗效比较 例（%）

组别	n	显效	有效	无效	有效率
单纯治疗组	43	13（30.23）	17（39.53）	13（30.23）	（69.77）
联合治疗组	43	21（48.84）	18（41.86）	4（9.30）	（90.70）
χ^2值					5.939
P值					<0.05

3 讨论

近年来，我国艾滋病合并神经系统病变的发患者数不断上升，给人类的健康造成了极大的威胁。据相关研究表明，我国每年新增艾滋病患者约5万人，死亡约3万人。艾滋病是因感染艾滋病病毒而引起的，艾滋病病毒是一种可对人类免疫系统进行攻击的病毒。艾滋病患者和艾滋病病毒感染者是本病的传染源，可通过母婴、血及血制品、性接触等途径进行传播。艾滋病的发病机制比较复杂，大部分学者认为是人体感染艾滋病病毒后，对T淋巴细胞进行攻击，大量破坏T淋巴细胞，从而造成免疫功能的丧失。神经系统病变是艾滋病较为常见的一种合并症，临床症状以精神异常、头痛、意识障碍、智力减退、痴呆、偏瘫等为主。相关研究表明，当艾滋病病毒进入人体后，会大量破坏T淋巴细胞，造成细胞免疫的严重受损，大大增加机体肿瘤的易感性。感染艾滋病病毒的单核细胞，会通过血脑屏障到达中枢神经系统，对大脑、脊髓及周围神经造成不同程度的损害，从而引起神经系统病变的发生。目前，临床仍缺乏治疗艾滋病的特效药，但高效抗逆转录病毒治疗可抑制艾滋病病毒的复制，重建免疫功能，有效降低病死率。抗逆转录病毒药物被广泛应用于艾滋病合并神经系统病变的治疗中，3种或4种抗逆转录病毒药物联合运用被称为高效抗逆转录病毒治疗。由于抗逆转录病毒药物的搭配较为复杂，容易出现一些不良反应，再加上病毒对药物产生的耐药性，因此，不能将其作为治疗艾滋病的常规治疗方法。

中医学无艾滋病病名的记载，根据其临床表现、传播方式、发病原因，可将其归属于“伏气温病”“疫病”“虚劳”等范畴，临床症状以头晕、畏寒肢冷、腰膝酸软、健忘、消瘦为主。中医学认为，人体正气的强弱是决定艾滋病是否发病的重要因素，艾滋病的病因可分为内因和外因2种。疫毒不断损伤正气为外因，如《温疫论》说：“此气之来，无论老少强弱，触之者即病。邪自口鼻而入，则其所客，内不在脏腑，外不在经络，舍于伏脊之内，去表不远，附近于胃，乃表里之分界，是为半表半里。”后天失养、禀赋薄弱、气血阴阳亏损为内因，正如《理虚元鉴·虚症有六因》中记载：“有先天之因，有后天之因，有痘疹及病后之因，有外感之因，有境遇之因，有医药之因”。在临床治疗中，中医学多将艾滋病分为气阴两虚证、湿热内蕴证、脾肾两亏证、脾胃虚损证等证型。由此可见，艾滋病以免疫功能严重缺陷为标，以正气亏虚为本，故治疗应以补肺益气、健脾益气、扶正祛邪为主，对机体的免疫功能进行增强，做到标本兼治，方可治愈疾病。

扶正排毒方的药物组成为鹿角胶、牡丹皮、黄芪、白术、甘草、白花蛇舌草、泽泻、党参、茯苓、金银花、紫河车。鹿角胶是一种中药，具有益精养血、温补肝肾的作用，主治虚劳羸瘦、腰膝酸冷、阳痿滑精等。牡丹皮又叫丹皮，是一种多年生落叶小灌木的干燥根皮，始载于《神农本草经》，味苦、辛，性微寒，具有活血化瘀、抗炎、抑菌、增强免疫功能等作用，正如《本经疏证》中记载：“牡丹皮入心，通血脉中壅滞与桂枝颇同，特桂枝气温，故所通者血脉中寒滞，牡丹皮气寒，故所通者血脉中热结。”黄芪又叫北芪，是一种多年生草本植物，具有补气固表、增强免疫功能等作用，正如《日华子本草》中记载：“助气壮筋骨，长肉补血。”白术是菊科苍术属的一种多年生草本植物，具有燥湿、补脾、和中等功效，正如《医学启源》中记载：“除湿益燥，和中益气，温中，去脾胃中湿，除胃热，强脾胃，进饮食，和胃，生津液，主肌热，四肢困倦，目不欲开，怠惰嗜卧，不思饮食，止渴，安胎。”甘草又叫甜草，是一种豆科、甘草属多年生草本植物，具有补中益气、调和药性等作用，如《名医别录》说：“温中下气，烦满短气，伤脏咳嗽，止渴，通经脉，利血气，解百药毒。”白花蛇舌草又叫羊须草，是一年生披散草本植物，具有消痈散结、清热解毒等作用，正如《泉州本草》中记载：“清热散瘀，消痈解毒。治痈疽疮疡，瘰疬。又能清肺火，泻肺热。治肺热喘促、嗽逆胸闷。”泽泻俗称水药菜，是一种多年生沼生植物，具有泄热、渗湿等功效，如《名医别录》说：“补虚损五劳，除五脏痞满，起阴气，止泄精、消渴、淋沥，逐膀胱、三焦停水。”党参是一种多年生草本植物，具有健脾益肺、补中益气等功效，如《得配本草》说：“上党参，得黄耆实卫，配石莲止痢，君当归活血，佐枣仁补心。补肺蜜拌蒸熟；补脾恐其气滞，加桑皮数分，或加广皮亦可。”茯苓又叫万灵桂，是一种寄生在松树根上的菌类植物，出自《神农本草经》，具有宁心安神、健脾和胃等功效，正如《名医别录》中记载：“止消渴，好睡，大腹，淋沥，膈中痰水，水肿淋结。开胸腑，调脏气，伐肾邪，长阴，益气力，保神守中。”金银花又叫忍冬，始载于《本草纲目》，是一种多年生半常绿缠绕及匍匐茎的灌木，具有清解血毒、宣散风热等功效。紫河车又叫人胞衣，是指人类的胎盘，始载于《本草拾遗》，具有益精、养血、补气等功效，正如《本经逢原》中记载：“紫河车禀受精血结孕之余液，得母之气血居多，故能峻补营血，用以治骨蒸羸瘦，喘嗽虚劳之疾，是补之以味也。”由此可见，扶正排毒方具有祛邪解毒、扶正固本等功效。

本研究结果显示，治疗后，联合治疗组患者的外周血 CD_4^+ T 淋巴细胞计数、体质量均明显高于单纯治疗组，而中医证候积分明显低于单纯治疗组。提示和高效抗逆转录病毒治疗相比，应用扶正排毒方联合高效抗逆转录病毒疗法对艾滋病合并神经系统病变患者进行治疗，可提高患者外周血 CD_4^+ T 淋巴细胞计数，有效缓解临床症状，且不会减轻患者的体质量。本研究中，联合治疗组有效率为 90.70%（39/43），明显高于单纯治疗组的 69.77%（30/43）。治疗后单纯治疗组与联合治疗组患者的白细胞、血红蛋白、血小板变化情况比较，差异无统计学意义（$P>0.05$），说明两种治疗方式均安全可靠。

综上所述，应用扶正排毒方联合高效抗逆转录病毒疗法治疗艾滋病合并神经系统病变，可显著提高患者外周血 CD_4^+ T 淋巴细胞计数，增强机体的免疫功能，有效改善临床症状，促进身体恢复。

参考文献（略）

（出自《中医学报》2017 年第 32 卷第 3 期第 313－317 页）

加味黄芪桂枝五物汤治疗艾滋病并发周围神经病变临床研究

李全庆，赖昌生

（广西玉林市红十字会医院，广西 玉林 537000）

摘要 目的 观察黄芪桂枝五物汤加壮药治疗艾滋病并发周围神经病变的临床疗效。方法 采用随机对照研究的试验方法，将 60 例艾滋病并发周围神经病变患者随机分为治疗组和对照组，每组各 30 例，在应用艾滋病抗病毒药物的基础上，治疗组加用黄芪桂枝五物汤加壮药，对照组予以西药对症治疗，观察两组患者临床疗效。结果 治疗组有效率 86.7%，对照组有效率 76.7%，两组疗效比较，有效率提高了 10%。结论 中药联合壮药对艾滋病并发周围神经病变有效，能在一定程度上提高患者的临床疗效。

关键词 艾滋病；周围神经病变；中药治疗

周围神经病变是艾滋病最常见的慢性并发症之一，临床有多种类型，其中以末梢感觉多神经病（distal sensory polyneuropathy，DSPN）最为常见。研究表明 30% ~ 67% HIV 阳性患者存在末梢感觉多神经病，主要与 HIV 病毒感染相关，称为 HIV 相关周围神经病变，或者与抗病毒药物治疗（ART）有关，称为 ART 毒性神经病变，临床上这两种损伤并不能完全区分开。其临床主要表现为肢体麻木、刺痛、疼痛等症状，属于中医学之痹证、痿证范畴。中医认为艾滋病周围神经病变的病机关键在于气血亏虚，经络痹阻，不荣则痛，不通则痛，引起四肢末端皮肤、肌肉发生麻木、刺痛、疼痛、灼热、感觉迟钝等临床表现。我院为国家中药管理局中医药治疗艾滋病重点专科协作组中的艾滋病痹症组（艾滋病末梢神经炎组）的成员单位，本研究运用中药黄芪桂枝五物汤加壮药治疗艾滋病并发周围神经病变，临床疗效显著，现报道如下。

基金项目：本研究为玉林市科学研究与技术开发计划项目，合同编号为：玉市科攻 1421035

1 资料与方法

1.1 一般资料

60例患者均来自玉林市红十字会医院2013年1月—2016年6月的门诊患者，其病程2~35个月，表现为不同程度的肢体远端对称性感觉、运动和神经功能障碍。将60例患者随机分为两组，治疗组30例，男21例，女9例；年龄28~67岁，平均48岁；病程2个月—35个月，平均7.8个月。对照组30例，男18例，女12例；年龄27~66岁，平均46.7岁；病程2~36个月，平均6.6个月。两组患者性别、年龄、病程等一般资料比较，无显著性差异（$P>0.05$），具有可比性。

1.2 诊断

①符合《艾滋病诊疗指南（2015年）》，处于艾滋病期或HIV期；②予HAART疗法，或未HAART疗法者；③符合《国家免费艾滋病抗病毒药物治疗手册（第3版）》中的有关周围神经病变表现。

1.3 中医诊断

1.3.1 中医诊断标准 参照《中医脑病学》中麻木、《国家免费艾滋病抗病毒药物治疗手册（第3版）》中的诊断要点。①患者自觉四肢肌肤感觉异常如虫行，按之不止，或无痛无痒，按之不知，掐之不觉，有如木厚之感。②多发于四肢，更多见于手指、脚趾末端。③一般不伴有肌肉运动障碍，尚无明显肌肉萎缩，可伴有冷热、针刺、蚁行、潮湿、震动等感觉。④在麻木局部可有浅感觉障碍，其分布区域常与神经走向一致。⑤肌电图、CT、MRI等辅助检查有助于明确诊断。

1.3.2 证候诊断 ①气血亏虚，痰湿阻滞证：肢体麻，但皮肤感觉正常，或伴痿弱无力，舌质正常或稍淡，脉沉滑。②气血亏虚，血行瘀阻证：肢体局部木而不仁，皮肤搔之不知痛痒，或伴有麻或刺痛，舌暗或有瘀斑，苔薄白，脉涩。

1.4 治疗方法

黄芪桂枝五物汤加味。黄芪、桂枝、白芍、当归、大枣、鸡血藤、乳香、没药、红花等。水煎服，1剂/d。以3个月为一个疗程。中成药：血塞通片等。

1.5 疗效评价

参照《中药新药临床研究指导原则》（中国医药科技出版社，2002年）和《国家免费艾滋病抗病毒药物治疗手册（第3版）》拟定。

1.5.1 症状及神经损伤评分标准

1.5.1.1 症状分级标准，见表1。

表1 症状分级标准

症状	0分	2分	4分	6分
麻木	无	轻度	中度	重度
疼痛	无	轻微疼痛	明显疼痛	严重疼痛
针刺、蚁行等异常感觉	无	轻微	明显	严重
乏力	无	劳累后乏力	活动后乏力	不动也乏力
肢冷	无	手足时有发凉	手足经常发凉	四肢持续发凉
汗出异常	无	轻微异常	明显异常	严重异常

1.5.1.2 神经损伤分级评分标准，见表2。

表2 神经损伤分级评分标准

神经系统	无（0分）	1级（2分）	2级（4分）	3级（6分）	4级（8分）
肌力	无	2	4	6	8
反射感觉缺失	无	2	4	6	8
感觉异常	无	2	4	6	8
小脑功能失调	无	2	4	6	8

1.5.2 疗效评价标准 临床痊愈：临床症状、体征完全消失者；显效：临床症状、体征减轻二级或以上者；有效：临床症状、体征减轻一级者；无效：临床神经损伤分级减轻未达到一级或加重者；

1.6 统计学方法

采用SPSS18.0统计学软件进行统计分析，计数资料采用χ^2检验，以$P<0.05$为差异有统计学意义。

2 结果

两组患者临床疗效比较组别，见表3。

表3 两组患者临床疗效比较组别（n,%）

组别	n	痊愈	显效	显效	无效	有效率
对照组	30	4	10	9	7	76.7
治疗组	30	7	13	6	4	86.7

3 讨论

艾滋病并发周围神经病变的典型症状表现为足趾末梢对称性的疼痛或感觉异常（如麻木、刺痛、烧灼样、蚁行感等异常感觉），并逐渐向下肢和膝部发展，同时伴有双手一定程度的受累，严重时则影响睡眠、行走等日常活动。本病属于中医“痹证”范畴，人体感染艾滋病毒后，久患入络，暗耗人体气、血、精、液，导致气血虚衰，正气不足，腠理不密，卫外不固，感受风、寒、湿邪，留恋于筋脉、肌肉，荣卫凝涩不通，气血运行不通，筋脉、肌肉失去荣养，故见麻木、疼痛、肢凉等。总之，艾滋病并发周围神经病变，以气血亏虚为本，风寒湿邪及痰瘀留滞为标。其病机为气血不能正常运行流通，以至皮肉筋脉失养所致。

加味黄芪桂枝五物由黄芪桂枝五物汤加壮药藤杜仲、罩捞藤、大钻、小钻而成。方中黄芪桂枝五物汤出自《金匮要略》，具有益气温经，和营通痹之功，而壮药藤杜仲性味苦、辛，长于祛风活络止痛；罩捞藤又名龙眼睛、红鱼眼，味淡涩，性平，具有祛风活血、散瘀消肿、清热止痛之功；大钻又名黑老虎，小钻又名钻骨风，二药性味均为辛、苦、温，善于祛风活血。诸药合用，共奏和营养血，通络除痹之功，故用黄芪桂枝五物汤加壮药治疗艾滋病并发周围神经病变有较好的疗效。

参考文献（略）

（出自《医学信息》2016 年第 19 卷 10 月第 96 – 97 页）

中药治疗艾滋病并发周围神经病变 35 例临床研究

李全庆，赖昌生
（广西玉林市红十字会医院，广西 玉林 537000）

摘要 目的　观察艾灸治疗艾滋病并发周围神经病变的临床疗效。方法　采用黄芪桂枝五物汤加味治疗艾滋病并发周围神经病变 35 例。结果　有效率 88.7%，临床症状得以改善。结论　艾灸疗法对艾滋病并发周围神经病变有效。

关键词 艾滋病；周围神经病变；艾灸

周围神经病变是指原发于周围神经系统结构或功能损害的疾病，病变累及指嗅、视神经以外的脑神经和脊神经、自主神经及其神经节。艾滋病并发周围神经病变（艾滋病痹症）是艾滋病最常见的慢性并发症之一，临床有多种类型，其中以末梢感觉多神经病（distal sensory polyneuropathy，DSPN）最为常见，其发生率为 30% ～ 67%，其中，与 HIV 感染相关，称为 HIV 相关周围神经病变（HIV – DSP）；与 ART 相关，称为 ART 毒性神经病变（ATN），有时候两者临床难以区分。ART 疗法之前 36%，ART 疗法后 21%，由 ART 引发的 57% 。主要药物：ddI（去羟肌苷）、d4T（司他夫定）、ddC（扎西他滨）的神经毒性最强。国内学者报道，在未接受抗病毒治疗的艾滋病患者中 HIV – DSP 的发病率为 20% 左右。蔡卫平等报道采用 ddI + d4T + NVP（奈韦拉平）方案治疗 HIV 感染者和艾滋病患者（HIV / AIDS），出现手足麻木、肢体疼痛等周围神经病变的发生率为 55%，发生时间在治疗 3 ～ 9 个月。中医证候主要表现为肢体麻木、刺痛、疼痛等症状，属于艾滋病痹症范畴，临床治疗可参考肢体麻木等。本试验运用中药黄芪桂枝五物汤加壮药疗法治疗艾滋病并发周围神经病变 35 例，临床疗效显著，现报道如下。

1　资料与方法

1.1　一般资料

35 例患者均来自玉林市红十字会医院 2013 年 1 月—2016 年 10 月的门诊患者，其病程 2 ~ 35 个月不等，表现为不同程度的肢体远端对称性感觉、运动和神经功能障碍。其中男 25 例，女 10 例；年龄 28 ~ 68 岁，平均 48.5 岁；病程 2 ~ 36 个月，平均 8.8 个月。

1.2　诊断

符合《艾滋病诊疗指南（2014 年）》，处于艾滋病期或 HIV 期；予 HAART 疗法，或未 HAART 疗法者；符合《国家免费艾滋病抗病毒药物治疗手册（第 3 版）》（人民卫生出版社出版，2012，6）中的有关周围神经病变表现。

1.3　中医诊断

1.3.1　中医诊断标准　参照《中医脑病学》（王永炎、张伯礼主编，人民卫生出版社，2007 年）中麻木、《国家免费艾滋病抗病毒药物治疗手册（第 3 版）》（人民卫生出版社出版，2012，6）中的诊断要点。

患者自觉四肢肌肤感觉异常如虫行，按之不止，或无痛无痒，按之不知，掐之不觉，有如木厚之感。多发于四肢，更多见于手指、脚趾末端。一般不伴有肌肉运动障碍，

基金项目： 玉林市科学研究与技术开发计划项目（编号：玉市科攻 1421035）

尚无明显肌肉萎缩，可伴有冷热、针刺、蚁行、潮湿、震动等感觉。在麻木局部可有浅感觉障碍，其分布区域常与神经走向一致。肌电图、CT、MRI 等辅助检查有助于明确诊断。

1.3.2 证候诊断

气血亏虚，痰湿阻滞证：肢体麻，但皮肤感觉正常，或伴痿弱无力，舌质正常或稍淡，脉沉滑。

气血亏虚，血行瘀阻证：肢体局部木而不仁，皮肤搔之不知痛痒，或伴有麻或刺痛，舌暗或有瘀斑，苔薄白，脉涩。

1.4 治疗方法

黄芪桂枝五物汤加味。黄芪、桂枝、白芍、罼捞藤、大钻、小钻等。水煎服，日 1 剂，分二次服。药渣外敷患处。

1.5 疗效评价

参照《中药新药临床研究指导原则》（中国医药科技出版社，2002 年）和《国家免费艾滋病抗病毒药物治疗手册（第 3 版）》拟定。

1.5.1 症状及神经损伤评分标准

1.5.1.1 症状分级标准（表 1）

1.5.1.2 神经损伤分级评分标准（表 2）

表 1 症状分级标准

症状	0 分	2 分	4 分	6 分
麻木	无	轻度	中度	重度
疼痛	无	轻微疼痛	明显疼痛	严重疼痛
针刺、蚁行等异常感觉	无	轻微	明显	严重
乏力	无	劳累后乏力	活动后乏力	不动也乏力
肢冷	无	手足时有发凉	手足经常发凉	四肢持续发凉
汗出异常	无	轻微异常	明显异常	严重异常

表 2 神经损伤分级评分标准

神经系统	无（0 分）	1 级（2 分）	2 级（4 分）	3 级（6 分）	4 级（8 分）
肌力	无	2	4	6	8
反射感觉缺失	无	2	4	6	8
感觉异常	无	2	4	6	8
小脑功能失调	无	2	4	6	8

1.5.2 疗效评价标准

临床痊愈：临床症状、体征完全消失者；显效：临床症状、体征减轻二级或以上者；有效：临床症状、体征减轻一级者；无效：临床神经损伤分级减轻未达到一级或加重者。

2 结果

治疗效果：痊愈 8 例、显效 15 例、无效 8 例、有效 4 例，有效率 88.6%。

3 典型病例

患者某男，42 岁，已婚，于 2014 年 6 月确诊为艾滋病，CD_4^+ 细胞 186 个/μL，血浆 HIV－1 病毒载量 9128copies/mL。开始艾滋病免费抗病毒治疗，方案为 D4T＋3TC＋NVP，抗病毒治疗后半年复查 CD_4^+ 细胞上升达 672 个/μL，血浆 HIV－1 病毒载量小于 50copies/mL，西医抗病毒治疗效果好，但是在抗病毒治疗 2 年左右患者开始出现四肢麻木、疼痛、消瘦、体型改变，药物毒副作用考虑 D4T 引起，将 D4T 更换为 AZT 联合 3TC 和 NVP 继续抗病毒治疗，更换方案后患者以上毒副作用缓解不明显，持续存在四肢麻木、疼痛，在继续的抗病毒治疗 2 年期间，患者由于难以忍受副作用常常漏服和自行减量抗病毒药物，在 2016 年 8 月复查 CD_4^+ 细胞下降为 367 个/μL，血浆 HIV－1 病毒载量反弹达 6237copies/mL，耐药检测报告：核苷类反转录酶抑制剂主要耐药位点：184V；非核苷类反转录酶抑制剂主要耐药位点：106M，108I，181C，查体：双下肢膝腱反射减退，浅表感觉减退，双侧足背动脉搏动明显减弱。舌紫暗，苔薄，脉沉细无力。西医诊断：艾滋病，周围神经病变。中医诊断：血痹症。中医治以补气活血之法，方选仲景黄芪桂枝五物汤加减。方药用：黄芪 30g，桂枝 15 g，白芍 15 g，党参 15 g，当归 12 g，罼捞藤 12 g，大钻 10 g，小钻 12 g，六剂，水煎服，日 1 剂分 2 次服，药渣敷患处。一周后来复诊，自诉四肢麻木疼痛症状好转，疼痛感基本消失，但仍有麻木。考虑其病程较久，邪已入络，除应加大补气药用量外，需少佐舒筋活络之壮药。遂上方黄芪改为 60 g，加半枫荷 10 g。服一周后再次复诊，自诉麻木症状好转明显，乏力亦减轻，嘱其继服一周，以巩固疗效。

4 讨论

周围神经病变是 AIDS 早期的主要表现之一，大多表现为多发的单一神经病变，主要是由于 HIV 病毒嗜神经性及核苷类逆转录酶抑制剂阻断人类 DNA 聚合酶，诱导线粒体毒性，从而引发一系列神经、肌肉症状，表现为四肢远端麻木，感觉减退、缺失，肌无力，肌张力低下，膝腱反射减退甚至消失等。目前，西医主要采用 B_1，B_{12} 营养神经治疗，缺乏有效的治疗手段。

HIV/AIDS 属于中医学“瘟疫”“伏气瘟疫”范畴，本病因感染疫毒之邪而发病。禀赋不足、房劳过度、血虚体弱、毒疫损伤、情志所伤等，是本病发生发展的重要因素，而感染疫毒之邪是患者发病的主要病因。人感染疫毒后，潜伏期长，病程迁延，耗伤气血，致气血亏损，“气为血之帅”，气虚则无力推动血的运行，气虚血瘀，皮毛肌肉失养，出现麻木症状。AIDS 相关周围神经损害所致肢体麻木症状，以气血亏虚为本，瘀血留滞为标。

加味黄芪桂枝五物汤由《金匮要略》中黄芪桂枝五物汤加罼捞藤，大小钻，而成。方中黄芪助卫固表；桂枝温阳通经；芍药通络以去血痹；鸡血藤补血和血、通络止痛；生姜、大枣调和脾胃，以益生化之源，全方配伍，扶正祛邪，气血兼顾，共奏益气温经，活血通痹之功。

加味黄芪桂枝五物由黄芪桂枝五物汤加壮药藤杜仲、罩捞藤、大钻、小钻而成。方中黄芪桂枝五物汤出自《金匮要略》，具有益气温经，和营通痹之功，而壮药藤杜仲性味苦、辛，长于祛风活络止痛；罩捞藤又名龙眼睛、红鱼眼，味淡涩，性平，具有祛风活血、散瘀消肿、清热止痛之功；大钻又名黑老虎，小钻又名钻骨风，二药性味均为辛、苦、温，善于祛风活血。诸药合用，共奏和营养血，通络除痹之功，故用黄芪桂枝五物汤加壮药治疗艾滋病并发周围神经病变有较好的疗效。

（出自《微量元素与健康研究》2017 年 9 月第 34 卷第 5 期第 41－42 页）

皮　疹

中药治疗艾滋病抗病毒治疗药物引起的药疹的临床研究

粟　强

（重庆市合川区中医院 42724351）

摘要　目的　探讨对采用抗病毒治疗艾滋病引发的药疹采用中药治疗临床效果。方法　本次选取艾滋病抗病毒治疗并引发药疹的患者 40 例，均为我院 2013 年 9 月至 2014 年 9 月收治，随机分组，就西医常规治疗（对照组，n＝20）与中药治疗（观察组，n＝20）效果展开对比。结果　观察组选取病例临床总有效率为 95%，明显高于对照组 60%，差异有显著统计学意义（P＜0.05）。两组均无严重不良事件发生。结论　对采用抗病毒药物治疗艾滋病引发的药疹并发症，可发挥中医学优势，采用辨证施治，取中医治疗，使临床效果显著提高，促使症状消除，并具有较高安全性，对保障患者生命安全，提高生存质量意义重大，值得临床推广应用。

关键词　中药治疗；艾滋病；抗病毒治疗；药疹；临床研究

近年来，随着危险因素的增多，艾滋病发病率显著上升，应用抗病毒治疗，显著降低了临床死亡率，在一定程度上改善了患者生活质量，但抗病毒药物引发的不良反应逐渐成为临床关注的焦点。本次选取艾滋病抗病毒治疗诱发的药疹病例，随机分组，就常规西医治疗与中药治疗临床效果展开对比，现将结果总结如下。

1　资料与方法

1.1　一般资料

本次选取艾滋病抗病毒治疗合并药疹的患者 40 例，艾滋病诊断均与《艾滋病诊疗指南》制定的标准符合。抗病毒药物治疗 3 个月内有皮疹并发。男 29 例，女 11 例，年龄 19～68 岁，平均（42.5±2.4）岁。随机按观察组和对照组各 20 例划分，组间一般情况具可比性，无明显差异（$P>0.05$）。

1.2　方法

对照组：取复方甘草酸苷片口服，每次 0.5g，每日 3 次，并取炉甘石洗剂外用。观察组：在上述用药基础上，加用中药治疗，具体操作如下：①热毒蕴肤证：临床主症：瘙痒明显；皮损主要为风团、丘疹、红斑，疹色鲜红，呈荨麻疹、猩红热或麻疹样；治法：解毒透疹，清热凉血。组方：泽泻 15g，生地黄 30g，牛蒡子 10g，赤芍 30g，竹叶 10g，黄芩 10g，连翘 10g，银花 15g，生甘草 5g。1 剂/d，分 2 次热水冲服。瘙痒剧烈加白藓皮 15g，白蒺藜 12g；疹色紫红加白茅根 15g，紫草 12g。②湿毒蕴肤证：临床主症：瘙痒明显，皮损以水疱、水肿性红斑为主要表现，严重者有渗液、糜烂；阴部、疹色淡红或暗红，阴部、口腔黏膜溃烂。治法：解毒消斑，清热利湿。组方：银花 15g，龙胆草 10g，木通 5g，黄芩 10g，车前子 15g，栀子 10g，泽泻

20g，茯苓 15g，生地黄 30g，生甘草 5g，1 剂/d，分 2 次热水冲服。大便燥结者取大黄 5g 加用；瘙痒剧烈加白蘚皮 15g；外阴黏膜糜者加茵陈 15g。③火毒炽盛证：临床主症：全身皮肤灼热，全身皮肤紫红或鲜红；大疱、血疱、紫斑，或大片表皮剥脱。治法：凉血护阴，泻火解毒。组方：生石膏 30g（先煎），羚羊角粉 0.6g（冲服），竹叶 10g，生地黄 30g，连翘 10g，丹皮 10g，银花 15g，赤芍 30g，栀子 10g，赤芍 30g，黄芩 10g，黄连 10g，生甘草 5g。1 剂/d，分 2 次热水冲服。大便秘结者取大黄 6g 加用。

1.3 疗效评定

依据《中医证候调查问卷》评定，治愈：临床症状积分减少在 95% 及以上；显效：临床症状积分减少在 70% 及以上；有效：临床症状积分减少在 30% 及以上；无效：症状积分减少不及 30%。

1.4 统计学分析

统计学软件采用 SPSS13.0 版，计量资料行 t 检验，计数资料行 χ^2 检验，$P<0.05$ 差异有统计学意义。

2 结果

观察组选取病例临床总有效率为 95%，明显高于对照组 60%，差异有显著统计学意义（$P<0.05$）。两组均无严重不良事件发生。临床总有效率对比见表 1。

表 1 两组临床总有效率对比［n（%）］

组别	治愈	显效	有效	无效	总有效率
观察组（n=20）	4（20）	11（55）	4（20）	1（5）	95%*
对照组（n=20）	1（5）	3（15）	8（40）	8（40）	60%

注：$^*P<0.05$

3 讨论

药疹在中医学中的病因与禀赋不耐，药毒之邪内侵相关，引发热毒、湿、风，达肌腠，进而发病，严重者可内攻脏腑。本病经辨证分型认为，初起主要为邪实，属火毒、风热、湿热、血热之证，发展至后期，引发气阴两伤，以虚证为主。本次选取的观察组患者，按火毒炽盛证、湿度蕴肤证、热毒蕴肤证划分，取相应药物治疗，临床效果理想。因艾滋病治疗具有一定特殊性，有药疹出现时，治疗药物通常无法停用，现代医学对此型药疹治疗，虽安全性及有效性被证实，但仍有缺陷存在，如其他免疫抑制剂和激素，可使艾滋病患者免疫功能进一步受到抑制，增加机会性感染率，除对抗病毒治疗效果造成影响外，还对患者生命安全构成威胁。故采用中药治疗药疹，针对热毒蕴肤型，可清热凉血，解毒透疹；针对湿毒蕴肤型，可清热利湿，解毒消斑；针对火毒炽盛型，可泻火解毒，凉血护阴，并随证加减，取得的临床效果理想。结合本次研究结果显示，观察组采用中药治疗，效果优于对照组，且具安全性。

综上，艾滋病采用抗病毒药物引发的药疹并发症，发挥中医学优势，采用辨证施治，取中医治疗，使临床效果显著提高，促使症状消除，并具有较高安全性，对保障患者生命安全，提高生存质量意义重大，值得临床广泛推广应用。

参考文献（略）

（出自《中外女性健康研究》2015 年第 7 期第 176－189 页）

·老年艾滋病·

广西壮族自治区老年艾滋病患者中医证候特点

姜 枫，张荣欣，张亚萍，刘振威，李 璇，吴卫群，文 彬，邓 鑫
［广西中医药大学附属瑞康医院艾滋病研究中心（南宁 530011）］

摘要 目的 采用病例对照的方法研究广西壮族自治区老年艾滋病（human immunodeficiency virus /acquired immune deficiency syndrome，HIV /AIDS）患者的中医证候特点。方法 按照病例对照研究方法设计调查表，于2013年10月—2014年4月在广西壮族自治区HIV/AIDS患者集中的地市中抽取定点医疗机构，收集年龄在50岁以上老年HIV/AIDS患者及年龄、性别匹配的体检对照人群的中医证候信息，采用《WF－Ⅲ中医（辅助）诊疗系统》进行证素分析，比较老年HIV/AIDS患者和对照人群的中医病位、病性证素差异，总结老年HIV/AIDS患者的中医证候特点。结果 共调查HIV/AIDS患者417例，对照组体检者362名。老年HIV/AIDS患者中医证素分析中病性证素成立的有气虚、阳虚、阴虚、血虚、湿、痰，病位证素成立的有肾、肺、脾、肝。与对照组比较，HIV/AIDS患者成立的病位、病性证素差异均有统计学意义（$P<0.05$）。结论 老年HIV/AIDS患者的证候特点为肾、肺、脾、肝等脏腑的气血阴阳虚损和湿痰等邪内生，中医证候属虚实夹杂、以虚为主。

关键词 艾滋病；老年；中医证候；病例对照研究；广西壮族自治区

艾滋病，即获得性免疫缺陷综合征（acquired im－mune deficiency syndrome，AIDS），是由人类免疫缺陷病毒（human immunodeficiency virus，HIV）感染引起的一种疾病，是当今世界受关注度最高的传染性疾病之一。据联合国AIDS规划署发布的数据，全球到2010年底HIV感染总数达3500万人，其中75%集中在15个国家，中国约81万。中国2014年新报告感染者和患病者10.4万例，较2012年增加14.8%。我国AIDS疫情的一个重要特点是中老年人、青年学生等重点人群疫情上升明显。老年HIV/AIDS问题已成为AIDS防治领域的新课题。证候是中医诊断、治疗疾病的基础，目前老年AIDS患者中医证候的研究资料缺乏，制约相关临床研究及治疗等工作的开展。基于此，本课题组开展广西壮族自治区老年HIV/AIDS患者的病例对照研究，现将结果报道如下。

资料与方法

1 诊断标准

HIV/AIDS诊断标准采用中华医学会感染病学分会艾滋病学组制定的“艾滋病诊疗指南（2011版）”。

2 纳入与排除标准

纳入标准：（1）符合诊断标准；（2）年龄≥50岁；（3）患者签署知情同意书。排除标准：（1）出现严重机会性感染的患者；（2）合并重要脏器严重疾病者；（3）出现并发症的高血压病、糖尿病等疾病者，合并终末期肿瘤者；（4）记忆力减退或有精神疾病的患者；（5）语言表述不清者；（6）资料不完整者。

3 样本量估算

采用一般多变量分析的样本含量估计方法，依据调查

基金项目： 国家自然科学基金资助项目（No.81460716）；广西自然科学基金资助项目（No.2013GXNSFAA019123）；广西中医药民族医药传承创新专项（No.GZLC14－09）；广西中医药科技专项（No.GZPT13－18）；广西医疗卫生适宜技术研究与开发项目（No.S201308－02）；广西科技攻关项目（桂科攻1140003B－62）；广西八桂学者及其科研创新团队；广西中西医结合人才小高地

问卷的变量个数（本研究证素变量20项），根据多元统计分析原则，按20倍样本量计算，需纳入样本400例。

4 一般资料

2013年10月—2014年8月采用多阶段整群随机抽样法，从广西壮族自治区HIV/AIDS患者集中的地市中抽取定点医疗机构（广西中医药大学附属瑞康医院、鹿寨县中医院、桂林市中医院、贺州市中医院），其中老年HIV/AIDS患者417例，对照组人群从医院体检者中按照性别、年龄匹配的原则收集，要求年龄≥50岁并签署知情同意书，共纳入362名。老年HIV/AIDS组患者CD_4^+ T淋巴细胞计数26~512个/μL，平均（390.6±202.2）个/μL；感染途径中，性传播371例，静脉吸毒传播34例，途径不明12例。

5 调查内容及方法

首先开展文献研究，制定调查表。在前期研究的基础上，通过系统复习相关文献，参照《中医临床诊疗术语·证候部分》（GB/T16751.2－1997）、《中医诊断学》《中医内科学》及《中医症状鉴别诊断学》，结合临床实践，筛选覆盖本疾病全病域的指标条目池，设计临床调查表，内容包括基本人口学信息、症状、体征、舌象及脉象等。制定操作规范、调查流程等规程，数据资料保存与管理规范，并制定研究者手册、知情同意书等文件，严格筛选并培训具有高级职称的AIDS中医临床医生及硕士研究生作为调查员，进行专业培训，开展临床调查，调查时由主管医生或护师先对患者集中进行依从性教育，然后由调查员向调查对象介绍调查表的填写方法，由调查对象根据自身实际情况自行填写，若调查对象书写有困难，则改为口述，由调查员如实填写。调查员不进行诱导式提问或解释。要求被调查人根据平时情况尤其是最近3个月情况回答调查表中的各个项目。

6 证素分布分析

采用证素分析软件《WF－Ⅲ中医（辅助）诊疗系统》进行证素分析。具体方法如下：将每份病历的阳性症状、体征输入该系统，系统自动给出每位患者的70分以上的病位及病性证素。

7 统计学方法

将各个病历的证素积分录入Excel，采用SPSS17.0进行统计分析。计量资料以$\bar{x}\pm s$表示，满足正态分布采用t检验，不满足正态分布采用非参数检验，$P<0.05$为差异有统计学意义。

结果

1 两组纳入对象一般资料比较（表1）

共发放调查表800份，回收779份。有效回收率为97%。两组性别及年龄比较，差异无统计学意义（$P>0.05$）。

表1 两组纳入对象一般资料比较

组别	例数	性别（例）		年龄（岁，$\bar{x}\pm s$）
		男	女	
老年HIV/AIDS	417	245	172	62.6±17.7
对照	362	192	170	61.9±14.3

2 老年HIV/AIDS患者病性及病位证素分析（表2、3）

老年HIV/AIDS患者中，病性证素成立的包括气虚、阳虚、阴虚、血虚、湿、痰，病位证素成立的包括肾、肺、脾、肝。与对照组比较，差异均有统计学意义（$P<0.01$）。

表2 两组主要病性证素积分比较（分，$\bar{x}\pm s$）

组别	例数	气虚	阳虚	阴虚	血虚	湿	痰
老年HIV/AIDS	417	203.58±93.52*	170.70±83.69*	133.13±81.51*	134.69±69.54*	129.31±71.23*	105.83±79.06*
对照	362	83.56±105.77	68.91±89.16	28.59±51.73	44.72±72.70	79.01±70.07	57.78±60.64

注：与对照组比较，*$P<0.01$；表3同。

表3 两组主要病位证素积分比较（分，$\bar{x}\pm s$）

组别	例数	肾	肺	脾	肝
老年HIV/AIDS	417	194.56±97.95*	129.58±81.70*	93.33±76.71*	72.34±61.06*
对照	362	91.09±66.88	90.86±65.12	39.25±60.69	12.86±34.89

讨论

在AIDS领域，15~49岁为成年人，50岁及以上为老年，如在联合国AIDS规划署2010年发布的全球流行病学数据中，50岁以上归入老年或长年组。我国50岁以上的感染率在2006—2009年快速增长，50~64岁组AIDS患者从2006年的6.1%增加到2009年的10.6%。在美国，50岁以上的老年占AIDS全部病例从2001年的17%增加到2012年的30%，部分城市达到37%。老年AIDS研究之所以受到关注，是由于该人群在临床表现、诊断、治疗等方面呈现出与其他年龄段不同的特点，如病情进展加快、药物的毒副作用出现率增加，老年期的各种疾病如老年痴呆、冠状动脉粥样硬化、衰弱与 AIDS 机会性感染不易区分，并且老年 AIDS 可与心血管疾病、糖尿病等叠加，尤其是对高效抗逆转录病毒治疗（highly active antiretroviral therapy，HAART）的治疗应答率下降，已成为 AIDS 研究的热点和难点。到目前为止，国内开展的老年 AIDS 的专项研究较少，主要集中在病例报道、临床特点、心理健康调查及社会学等方面。

证候的判断、分析方法是研究中医证候的核心技术问题，当前应用较多的是多元统计分析方法，但也存在缺陷，如判别分析和回归分析都是不加区别地、均衡地看待每个症状变量对线性关系的影响，同时还基于各变量的作用与其他变量值无关，且各变量的作用可以叠加这一不甚合理的假定而建立的症状和证候关系的一种简单的线性描述。本研究采用证素研究方法，将证候与证素间的隶属关系进行定量描述，较好地解决了临床症状、体征与证候间的复杂非线性关系。

本研究结果显示，老年 AIDS 患者病性证素成立的有气虚、阳虚、阴虚、血虚、湿、痰，病位证素成立的有肾、肺、脾、肝，且与对照组比较，差异有统计学意义，提示老年 AIDS 患者的中医证候特点为肾、肺、脾、肝等脏腑的气、阳、阴、血等的虚损和湿、痰等邪内生，内邪又加重脏腑的虚损，最终形成虚实夹杂、以虚为主的中医证候特点，这与目前成人 AIDS 的中医证候的研究结果存在较大差异，如王健等调查了 2 237 例 HIV/AIDS 患者，发现 HIV 感染者以脾气虚弱为主，AIDS 患者以脾肾阳虚为主；证候演变呈气虚→气虚夹湿、阴虚火热→气阴两虚→阳虚过程；许前磊等采用因子分析法分析 1303 例 HIV/AIDS 患者，结果提示 AIDS 常见临床证型有 10 个，分别为肺脾气虚、湿热内蕴、痰热蕴肺、脾气虚弱、风寒袭肺、脾虚湿盛、邪结皮肤、气阴两虚、气血亏虚及湿热蕴毒。

中医学认为老年病具有衰老致病、病发老年以及症状、体征不典型、病程长、恢复慢、并发症多等特点，证候以虚为主，虚实夹杂，很少见单纯实证，最常见的虚证有气阴两虚、阴虚阳虚、肾虚脾虚，老年病之实，常为虚中夹实。本研究显示老年 AIDS 患者除具备上述特点外，又有其特殊性，如病变病位涉及肾脾肺等多脏腑、虚损病性涉及阴阳气血等多因素、多兼夹痰湿等内生之邪。此为 HIV 感染所致，HIV 为疫、毒之邪，兼有湿、热等六淫之邪的特性，还可杂合为痰饮、瘀血等病理产物，进入人体之后所造成的临床表现具有善深伏、多缓发，伤元气、损脏腑，虚损重、兼重感，转化杂、变证多等特点，感邪日久，虚虚实实，更虚更实，最终形成了上述复杂的证候表现。这提示在进行老年 AIDS 治疗时需要综合权衡各证候要素，观其脉证，知犯何逆，随证治之。

参考文献（略）

（出自《中国中西医结合杂志》2016 年 10 月第 36 卷第 10 期第 1175－1179 页）

老年艾滋病患者中医体质类型分布现况调查

邓碧云[1]，韦立新[1]，曾爱香[1]，韦冬云[1]，姜　枫[2]

（1. 鹿寨县中医医院，广西 鹿寨 545300；2. 广西中医药大学附属瑞康医院，南宁 530011）

摘要　目的　调查老年艾滋病患者的中医体质分布情况，为艾滋病防治提供参考。方法　采用中医体质量表，对 200 例老年艾滋病患者（≥50 岁）进行中医体质类型辨识，同时记录用药、病程等信息。结果　200 例老年艾滋病患者中，平和质 108 例（54.0%），气虚质 55 例（27.5%），阳虚质 17 例（8.5%），湿热质 8 例（4.0%），阴虚质 6 例（3.0%），血瘀质 3 例（1.5%），气郁质 3 例（1.5%）；3 种主要体质类型各组的 CD_4^+ T 淋巴细胞计数治疗前后均显著增加（$P<0.05$，$P<0.01$），治疗后组间比较差异无统计学意义；治疗前后西药组（65 例）、中西药组（127 例）和全部 200 例比较，差异有统计学意义（$P<0.01$），中药组（8 例）差异无统计学意义。结论　老年艾滋病中医体质以平和质、气虚质居多，与治疗后病情改善、疾病慢性化相关，中医体质类型对 HAART 治疗效果的影响不明显。

关键词　艾滋病；中医体质；老年；现况调查

基金资助：国家自然科学基金项目（No. 81460716，No. 81660771），广西中医药民族医药传承创新专项（No. GZLC14－09），鹿寨县科技计划课题（No. 2014021），广西八桂学者及其科研创新团队，广西中西医结合人才小高地，广西特聘专家项目老年艾滋病患者日益增多是艾滋病防治领域的新问题，中医体质是中医“辨证、辨体、辨病”论治的重要组成部分，对临床诊疗有重要的参考价值。目前开展的老年艾滋病中医体质特点的研究阙如，项目组调查了200例老年艾滋病患者的中医体质类型分布，现报告如下。

资料与方法

1. 研究设计类型　现况调查。西医诊断标准参考《艾滋病诊疗指南（2011版）》。

体质类型判定：采用中华中医药学会颁布的《中医体质分类与判定》（ZYYXH/T157－2009）中“中医体质分类与判定表”。

纳入标准：①艾滋病符合《艾滋病诊疗指南（2011版）》中相关诊断标准；②年龄≥50岁；③签署知情同意书。

排除标准：①不符合诊断标准者；②语言表述不清者；③记忆力减退，或有精神、神志疾病的患者；④已经出现严重机会性感染的艾滋病患者。

样本量和抽样方法　根据本研究拟研究体质类型变量数量，参照多元统计分析方法对于样本量的要求确定本研究的样本量为200例，采用整群随机抽样的方法于2015年9月至2016年6月从鹿寨县中医医院、鹿寨县人民医院收集本研究所需的研究病例。

2. 资料收集方法　按照现场流行病学的方法，现场调查时首先由调查员向调查对象介绍调查表的填写方法，然后由调查对象根据自身实际情况自行填写。若调查对象书写有困难，则改为口述，由调查员如实填写，调查员不作诱导式提问或解释。要求被调查人根据平时情况尤其是最近3个月来的情况回答体质调查表中的各个项目，由项目组成员根据“中医体质分类与判定表”的赋分和计算方法进行折算，判定体质类型。同时收集调查对象的人口学信息，确证时间、抗病毒治疗开始时间、中医药治疗开始时间、初始CD_4^+计数、最近一次CD_4^+ T淋巴细胞计数、最近一次HIV载量等数据。

3. 统计学方法　采用SPSS 17.0统计软件，对基本信息、实验室检测指标进行集中趋势和离散趋势描述，对各变量在老年艾滋病患者中的分布作统计检验，计量资料采用t检验，不满足正态分布的采用非参数检验，取0.05为检验水准。

结果

1. 一般资料　200例老年艾滋病患者，年龄最大85岁，最小50岁，平均（61.27±7.50）岁；女性67例，男性133例。汉族115例，壮族82例，瑶族2例，回族1例，确证病程1～11年，平均（4.26±2.03）年，抗病毒时间1～10年，平均（3.66±2.03）年；抗病毒治疗均按照《国家免费艾滋病抗病毒药物治疗手册（第三版）》，给予一线治疗方案：齐多夫定（AZT）或替诺福韦（TDF）+拉米夫定（3TC）+依非韦仑（EFV）或奈韦拉平（NVP），使用常规剂量；使用中药包括唐草片（生产批号：140601、141103，上海百岁行药业有限公司生产，0.4g/片，每次8片，1日3次）、国家中医药治疗艾滋病试点项目广西区院内制剂参灵扶正胶囊（桂药制字Z20110002，每粒0.37g）、清毒胶囊（桂药制字Z20110001，每粒0.39g），两制剂均由广西中医药大学附属瑞康医院制剂室生产，每次4粒，1日3次。中西药并用127例，占63.5%；使用高效抗反转录病毒治疗（highly active antiretroviral therapy，HAART）65例，占32.5%；使用中药8例，占4.0%，抗病毒和中西医结合治疗的192例中，病毒载量高于检测线的15例，低于检测线的177例，病毒抑制率为92.19%。

2. 老年艾滋病患者中医体质类型分布　见表1。由表1可以看出，本研究中老年艾滋病患者体质类型以平和质为主，其次是气虚质、阳虚质等。

表1　老年艾滋病患者体质类型分布

体质类型	例数	百分比（%）	体质类型	例数	百分比（%）
平和质	108	54.0	阴虚质	6	3.0
气虚质	55	27.5	血瘀质	3	1.5
阳虚质	17	8.5	气郁质	3	1.5
湿热质	8	4.0			

3. 三种主要体质类型治疗前后CD_4^+ T淋巴细胞计数比较　见表2。各型体质治疗前后比较，CD_4^+ T淋巴细胞计数均有统计学差异（$P<0.05$，$P<0.01$），增加明显。治疗后3种主要体质类型间CD_4^+ T淋巴细胞计数未见统计学差异。

表2　3种主要体质类型老年艾滋病患者治疗前后CD_4^+ T淋巴细胞计数比较（$\bar{x}\pm s$，个/μL）

组别	例数	治疗前	治疗后	统计量	P值
平和质	108	241.8±155.0	369.2±199.0	$t=-5.248$	0.001
气虚质	55	226.8±130.6	404.7±209.5	$t=-5.352$	0.001
阳虚质	17	212.6±219.8	340.5±205.5	$Z=-2.136$	0.033

注：$t1$. 平和质与气虚质比较；$t2$. 气虚质与阳虚质比较；$t3$. 阳虚质与平和质比较。$t1=-1.059$，$P=0.291$；$t2=1.109$，$P=0.271$；$t3=0.550$，$P=0.584$

4. 不同治疗方法各组治疗前后CD_4^+ T淋巴细胞计数比较　按服药类型分组，比较治疗前后各组CD_4^+ T淋巴细胞计数，治疗前3例缺少数据，以均数228个/μL补齐，各组比较结果见表3。由表3可以看出，治疗前后，西药组、中西药组和全部200例老年艾滋病患者的CD_4^+ T淋巴细胞计数差异均具有统计学意义（$P<0.01$），中药组差异无统计学意义。

表 3　不同用药组别老年艾滋病患者治疗前后 CD_4^+ T 淋巴细胞计数比较（$\bar{x}\pm s$，个/μL）

组别	例数	治疗前	治疗后	统计量	P 值
西药组	65	162.3 ± 136.3	385.0 ± 209.3	Z = −6.654	0.001
中药组	8	368.0 ± 179.6	310.5 ± 196.8	t = 0.610	0.551
中西药组	127	253.1 ± 149.7	372.2 ± 207.0	Z = −6.654	0.001
总计	200	228.8 ± 155.6	373.9 ± 206.9	t = 7.889	0.001

注：治疗前西药组与中药组比较，$t=3.890$，$P=0.001$；治疗前中西药组与西药组比较，$t=4.098$，$P=0.001$；治疗前中药组与中西药组比较，$t=2.081$，$P=0.001$。治疗后西药组与中药组比较，$t=-0.956$，$P=0.342$；治疗后中西药组与西药组比较，$t=0.405$，$P=0.686$；治疗后中药组与中西药组比较，$t=-0.820$，$P=0.414$。

讨论

艾滋病是严重威胁人类健康的重大传染病，既往一般认为艾滋病感染的主体是青壮年，但最新的数据表明，老龄化正成为艾滋病防治领域新的热点问题。对于老年的划分标准，1956 年联合国曾将 65 岁作为老年人的划分标准，1980 年又改为 60 岁。在我国，中华医学会确定的老年人标准为 60 岁，而在艾滋病领域，15 岁至 49 岁为成年人，50 岁及以上为老年，这种分类方法与世界艾滋病的流行趋势有关。世界上艾滋病 95% 以上发生在发展中国家，那里老年的年龄起点较低，50 岁属于“准老年”。如在联合国艾滋病规划署发布的全球流行病学数据中，采用的年龄分段是以 49 岁为上限的，50 岁以上的被归入老年或长年组。据《2011 年中国艾滋病疫情估计》，2000～2011 年的 1～9 月，我国 50 岁及以上年龄组 HIV 感染者报告数增加明显，其中 50～64 岁年龄组人群报告数占总报告数的构成比在 11 年间增加 7.5 倍，从 1.6% 上升到 13.6%；65 岁及以上年龄组人群报告数占总报告数的构成比在 11 年间增加约 20 倍，从 0.34% 上升到 7.0%。对于老年艾滋病，国内外已经开展了一系列的研究工作，涉及流行病学、发病学、治疗学、人文关怀等，如老年艾滋病的临床特点、治疗反应等，部分研究涉及心理健康调查、社会学等其他领域，亦有部分研究关注老年艾滋病的行为特点，但较局限，如仅提出与商业性行为相关，深层次的研究阙如。

中医体质学是以中医理论为指导，研究人类体质特征、体质类型的生理病理特点，分析疾病反应状态、病变性质及发展趋向，阐述人体体质与健康、疾病的相关性，指导疾病预防、治疗以及康复养生的学科，是一门以传统方法和现代科学方法相结合的交叉性、应用性学科。中医体质学认为，体质是在长期生命过程中，禀赋先天和后天诸多因素共同作用所形成的，在形态结构、生理机能及心理状态方面相对稳定的固有特质，是决定疾病发生、病程进展及转归的根本内在因素，是病机“从化”的决定因素。因此，从中医体质讨论预防艾滋病具有重要意义。一些学者在艾滋病与体质的相关性、艾滋病患者的中医体质类型分布、中医体质与实验室指标等的相关性等方面开展了相关研究工作，取得了初步成绩，但在老年艾滋病中医体质方面的研究尚未见涉及。

本研究结果显示，老年艾滋病患者体质类型以平和质为主（54.0%），其次是气虚质（27.5%）、阳虚质（8.5%）、湿热质（4.0%）、阴虚质（3.0%）、血瘀质（1.5%）、气郁质（1.5%），这与关于老年体质和 HIV/AIDS 体质类型以气虚质为主的研究结论有出入，而与尉敏琦等调查 808 例上海某区老年高血压病患者的体质类型结果基本一致（平和体质 54.70%、气虚质 16.46%、阳虚质 13.49%、阴虚质 9.16%、痰湿质 8.54%），其原因在于本研究老年艾滋病患者均接受了中西药治疗，如治疗后患者的 CD_4^+ T 淋巴细胞计数增加、使用 HAART 的患者病毒抑制率达到 92.19%。上述结果说明，治疗后体质改善，老年艾滋病中医体质分布与其他老年慢性病体质类型类似，说明老年艾滋病得到有效治疗后已经成为一种慢性疾病。

采用基于体质分组的亚组分析，各中医体质类型的老年艾滋病患者治疗后 CD_4^+ T 淋巴细胞计数增加，且治疗后的不同中医体质类型的老年艾滋病患者间的 CD_4^+ T 淋巴细胞计数比较无统计学差异。基于治疗方法分组的亚组分析，不同治疗方法各组治疗前组间 CD_4^+ T 淋巴细胞计数比较均有差异，治疗后各组间比较无统计学差异；治疗前后 CD_4^+ T 淋巴细胞计数比较，经过治疗后，西药组、中西药组和全部 200 例老年艾滋病患者的 CD_4^+ T 淋巴细胞计数与治疗前比较，差异均具有统计学意义，中药组治疗前后比较没有统计学差异。上述结果显示，尽管 CD_4^+ T 淋巴细胞计数基线不同、体质不同，经过 HAART 或 HAART 加中药治疗后老年艾滋病患者的 CD_4^+ T 淋巴细胞计数增加、免疫功能改善，这提示中医体质类型在评价以 HAART 为主的治疗方法的治疗效果上的作用有限。

参考文献（略）

（出自《中华中医药杂志》2018 年第 33 卷第 2 期第 664－667 页）

河南某地区老年艾滋病患者贫血影响因素分析

李政伟，金艳涛，李鹏宇，杨倩倩，陈莉华，郭会军*

（河南中医药大学第一附属医院，河南郑州，450000）

摘要 目的 探讨老年HIV/AIDS患者贫血的影响因素。方法 以“艾滋病综合防治数据信息系统”和“中医药治疗艾滋病数据库”为数据来源，收集河南中医项目地区2014年HIV/AIDS患者贫血及其相关信息，采用logistic回归分析中医药综合治疗对患者贫血的影响。结果 本研究共纳入4132例老年AIDS患者，1165例老年AIDS患者合并贫血，贫血患病率为29.7%；随着检出时间延长，贫血发病率下降；服用HAART时间在八年以上患者的贫血发病率是服用四年内患者的1.68倍（$P<0.05$）；中医组老年HIV/AIDS患者贫血患病率为23.1%，非中医组贫血患病率为29.4%，两组的差异有统计学意义（$P<0.05$）。CD_4细胞计数越低，贫血发病率越高。结论 老年HIV/AIDS患者性别、确认HIV阳性时期，服用HAART时期、CD_4细胞计数和中医药是否干预均对贫血患病率有影响。

关键词 艾滋病；老年；贫血；影响因素

高效抗反转录病毒治疗（highly active antiretroviral therapy，HAART）的开展和中医药综合治疗，给HIV/AIDS患者带来了希望，伴随着用药时间的延长、患者年龄的增长，河南地区感染途径的特殊原因，90年代因血液途径感染的青中年HIV/AIDS患者逐渐进入老龄化，老年艾滋病患者成为当前艾滋病防治工作中新的热点和难点。贫血是HIV/AIDS患者常见的合并症之一，会引起患者疲乏、胸闷、气短等影响生存质量的症状，严重时甚至会危及患者的生命。本研究以河南某AIDS流行高发区的老年HIV/AIDS患者为研究对象，2014年血红蛋白（hemoglobin，HB）的记录判定是否贫血，对老年HIV/AIDS患者贫血流行及影响因素进行分析，以期为临床诊疗提供参考。

1 对象与方法

1.1 研究对象

河南某AIDS流行高发区在2014年常规治疗数据库有记录的AIDS患者。纳入标准：①确认HIV阳性；②服用抗病毒治疗大于1年；③年龄50~80岁；④有血红蛋白数值记录。

1.2 数据来源

数据信息来源中国疾病预防控制中心信息系统子系统“艾滋病综合防治数据信息系统”和“中医药治疗艾滋病数据库”。

1.3 贫血定义

来源于WHO《血红蛋白浓度用于诊断贫血和评估其严重程度》，男性贫血：轻度，HB 110~129g/L；中度，80~109g/L；重度，<80g/L。女性贫血：轻度，HB 110~119g/L；中度，80~109g/L；重度，<80g/L。轻、中和重度贫血均定义为贫血组，其他为非贫血组。

1.4 变量收集

性别、年龄、民族、婚姻状况、文化程度、职业、感染途径、确认HIV阳性时间、抗病毒开始时间及2014年抗病毒治疗方案，2014年血红蛋白值和CD_4计数等。

1.5 统计学分析

如果血红蛋白和CD_4计数在2014年有多个数值记录，则计算均值作为分析数据。定量数据用均值±标准差描述，定性数据用频数和频率描述。贫血与非贫血AIDS患者人特征分析采用卡方检验分析比较；卡方检验结果$P<0.20$的变量纳入logistic回归进行多因素分析，计算比值比（odds ratio，OR）及其95%置信区间（confidence interval，CI）。所有分析均采用SPSS 19.0（SPSS Inc. Chicago，IL，USA）软件分析，$P<0.05$认为差异有统计学意义。

2 结果

2.1 研究对象的一般特征

本研究共纳入4132例老年AIDS患者，男性1881例（45.5%），女性2251例（54.5%）。平均年龄57.0±5.7岁，3998例（96.8%）职业为农民，4111例（99.5%）为汉族，3544例（85.6%）经血途径感染HIV，CD_4细胞计数均值为457.2±238.8个/mL。1165例老年AIDS患者合并贫血，贫血患病率为29.7%；其中轻度831例（21.2%），中度318例（8.1%），重度16例（0.4%）。老年AIDS患者的一般特征在贫血组与非贫血组的分布详见表1。

基金项目：国家中医药管理局国家中医临床研究基地业务建设科研专项（JDZX2012035）；河南省高校科技创新人才支持计划（16HASTIT031）；河南省中医药科学研究专项重点课题（2015ZY01004）；河南中医学院省属科研业务专项（2014KYYWF-YQ009）；河南中医学院科技创新人才支持计划（2015XCXRC06）

表1　老年 AIDS 患者的一般特征在两组中的分布

变量	贫血（1143例）	非贫血（2989例）	统计量	P值
性别				
男	557（48.7）	1295（43.3）		
女	586（51.3）	1569（56.7）	21.035	0.001
文化程度				
小学及以下	810（70.9）	2064（69.1）		
初中及以上	333（29.1）	925（30.9）	1.283	0.257
婚姻状况				
有配偶	763（66.8）	2024（67.7）		
无配偶	380（33.2）	965（32.3）	0.348	0.555
HIV 阳性时间（年）				
<6	202（17.7）	491（16.4）		
6~9	589（51.5）	1425（47.7）		
>9	352（30.8）	1073（35.9）	9.529	0.009
是否中医治疗				
是	265（23.2）	884（29.6）		
否	878（76.8）	2105（70.4）	16.820	0.001
服用 HAART 时间（年）				
<4	224（19.6）	652（21.8）		
4~8	477（41.7）	1272（42.6）		
>8	442（38.7）	1065（35.6）	4.142	0.126
HAART 方案				
含 AZT	272（23.8）	655（21.9）		
不含 AZT	871（76.2）	2334（78.1）	1.685	0.194
CD_4 细胞计数（个/mL）				
>500	329（28.8）	1196（40.1）		
350~500	304（26.6）	794（26.6）		
200~349	327（28.7）	735（24.6）		
<200	181（15.9）	260（15.9）	72.920	0.001

2.2　老年 AIDS 患者贫血影响因素分析

老年 AIDS 患者中性别比男性发病率高于女性；从 HIV 发现时间看，随着检出时间延长，贫血发病率下降；服用 HAART 时间在八年以上患者的贫血发病率是服用四年内患者的1.68倍（$P<0.05$）；HAART 方案中含与不含 AZT 无统计学意义；中医组老年 HIV/AIDS 患者贫血患病率为23.1%，非中医组贫血患病率为29.4%，两组的差异有统计学意义（$P<0.05$）。多因素 logistic 回归分析结果显示，非中医组 HIV/AIDS 患者贫血危险度是中医组的1.44倍（$P<0.05$）；CD_4 细胞计数对老年 HIV/AIDS 患者贫血也有明显影响，CD_4 细胞计数越低，贫血发病率越高，结果详见表2。

表 2 老年 AIDS 患者贫血影响因素分析

变量	总例数	流行率（%）	多因素分析		
			OR 值	95% CI	P 值
性别					
男	1881	31.2		1	
女	2251	24.7	0.78	0.67～0.90	0.001
HIV 阳性时间（年）					
<6	693	29.1			
6～9	2014	29.2	0.93	0.75～1.16	0.524
>9	1452	24.7	0.72	0.56～0.93	0.010
是否中医治疗					
是	1149	23.1	1		
否	2983	29.4	1.44	1.22～1.69	0.001
服用 HAART 时间（年）					
<4	876	22.4	1		
4～8	1749	27.3	1.30	1.06～1.61	0.014
>8	1507	29.3	1.68	1.33～2.12	0.001
HAART 方案					
不含 AZT	3205	27.2		1	
含 AZT	927	29.3	1.17	0.99～1.38	0.061
CD_4 细胞计数（年）					
>500	1525	21.6			
350～500	1098	27.7	1.38	1.15～1.65	0.001
200～349	1062	30.8	1.60	1.33～1.92	0.001
<200	441	41.0	2.50	1.99～3.15	0.001

3 讨论

从 1984 年我国发现第一例 HIV/AIDS 患者，到 90 年代初期艾滋病迅速蔓延，2004 年国家开始发放免费抗病毒药物治疗，虽然艾滋病病毒感染者以 18 岁到 48 岁的青壮年为主，但至今已经过去了 30 余年，当初的感染者已经进入了中老年阶段，有部分年龄大的甚至已经是耄耋老人。艾滋病患者老龄化的问题在西方国家表现得更为显著，美国疾病控制与预防中心（CDC）的报告显示，2000～2007 年年龄≥50 岁的获得性免疫缺陷综合征（AIDS）患者比例从 19% 上升至 27%。Bakanda C 等研究显示在肯尼亚年龄大于 50 岁的死亡人群中有 17% 可能与 HIV 有关，这是因为老年 HIV/AIDS 患者在长期的病程进展过程中，长期服药造成的消化道不良反应、血液毒性、肝肾功能损伤、耐药等并发症，加之合并高血压、高血脂、糖尿病、痴呆等病，老年艾滋病患者成为当前艾滋病防治工作中新的热点和难点。

本研究结果显示老年 HIV/AIDS 患者的贫血患病率为 29.7%，低于既往很多地区的研究结果。在美国一项基于 7252 例 HIV/AIDS 患者的横断面调查中，贫血的患病率为 35.5%；中国新诊断为 HIV/AIDS 患者的贫血患病率为 51.9%。本研究的结果也显著低于 2012 年同地区 HIV/AIDS 患者 39.2% 的贫血患病率，可能因为本研究中的 HIV/AIDS 患者的 CD_4 细胞计数高于 2012 年的研究。但本研究的结果仍然高于中国普通人群的贫血患病率，说明 HIV/AIDS 患者的贫血患病率还相对较高。

老年 HIV/AIDS 患者贫血的患病受性别、年龄、感染时间、感染途径 HAART 治疗时间及方案、CD_4 细胞计数等多种因素的影响。很多研究中发现贫血在男性 HIV/AIDS 患者的患病率高于女性，本研究中得出同样的结果；随着 HAART 治疗时间的延长，贫血的患病率明显增加，这与很多研究结果相似。CD_4 细胞计数是影响 HIV/AIDS 患者贫血的重要因素，患者 CD_4 细胞计数越低，患贫血的危险度就越高，本研究也得出这样的结果。中医药的综合干预能够明显降低老年患者贫血的发病率，这也印证了国家中医药管理局 2004 年启动的“中医中药治疗艾滋病试点项目”运行十余年的成果，通过中医药的综合治疗，改善了患者的生存质量，延长了患者的生存时间。

总之，本研究结果显示老年 HIV/AIDS 患者性别、确认 HIV 阳性时期，服用 HAART 时期、CD_4 细胞计数和中医药是否干预均对贫血患病率有影响。本研究中的研究对象非随机获取，可能存在选择偏倚；本研究中常规数据库中患者信息存在缺失，而且很多对贫血重要的影响因素不能获得，因此可能存在信息偏倚。

参考文献（略）

（出自中华中医药学会防治艾滋病分会2016年学术会议论文集第136－140页）

新疆地区中老年与青年HIV/AIDS患者中医症状及证候分析研究

曾　琳[1,2]，马建萍[1,2]，马秀兰[1,2]，张　颖[1,2]，艾合买提[1,2]，李静茹[1,2]

（1. 新疆维吾尔自治区中医院，新疆 乌鲁木齐830000；2. 新疆·国家中医临床研究基地，新疆 乌鲁木齐830000）

摘要　目的　调查新疆地区中老年与青年艾滋病患者常见中医症状和证候有何异同。方法　共观察HIV/AIDS患者319例，其中老年组159例，中青年组160例。比较中老年组与中青年组常见临床症状以及中医证型特点。结果　中老年组腰膝酸痛、视瞻昏渺、失眠、浮肿、皮肤瘙痒、胸闷、咳嗽、夜尿清长发生率高于青年组，青年组眩晕、鼻塞、嗳气、腹痛的发生率高于中老年组，经检验P＜0.05，有统计学意义。中老年组证型由多到少排列依次为：气阴两虚＞气虚湿阻＞肝郁气滞＞肝肾阴虚＞气血亏虚、气郁痰凝，青年组证型由多到少排列依次为：气虚湿阻＞气阴两虚＞肝郁气滞＞肝肾阴虚＞气郁痰凝。两组比较中老年组气阴两虚证较青年组多见，统计学有差异（$P>0.05$）。结论　从中医临床症状及证型看中老年HIV患者的中医证候特点是以虚为主，青年组以虚实夹杂为主。

关键词　HIV/AIDS；中老年；中医证候

根据此前2016年12月1日第29个“世界艾滋病日”，中国疾控中心发布的数据，2016年1～9月，新发现60岁以上老年男性感染者1.3万例，是2010年同期的3.6倍，且呈逐年增多趋势。究其原因可能因为随抗病毒治疗范围的不断扩大，HIV/AIDS患者寿命将越来越长，且很多60岁以上的男性退休还有性需求，而他们的伴侣在60岁之后性需求明显降低，这些人外出寻求刺激又不注重“保护”，种种原因造成今天中老年艾滋病患者增加。本研究选取159例中老年HIV/AIDS患者与青年患者比较，通过流行病学现况调查进行中医四诊信息和中医证候的调查，探讨其证候分布特点，以期为临床治疗提供临床依据。

1　一般资料

选择2011年5月至2012年3月期间在新疆高发艾滋病地区的疾病预防控制中心、监狱及劳教所，中老年组年龄在45～73岁，总计159人，其中男性125名，女性34名，平均（50.14±5.78）岁；青年组年龄在22～28岁，总计160人，其中男性74名，女性86名，平均（24.88±2.27）岁。中老年组病程（3.09±2.73）年，青年组（2.76±1.66）年。中老年组汉族23名，维吾尔族125名，回族7名，其他民族4名；青年组汉族12名，维吾尔族143名，回族1名，其他民族4名。中老年组婚姻状况：已婚114例，未婚7例，离异27例，丧偶11例；青年组婚姻状况：已婚60例，未婚73例，离异24例，丧偶3例。中老年组文化程度：文盲25名，小学51名，初中48名，高中及以上35名；青年组文化程度：文盲10名，小学42名，初中72名，高中及以上36名。中老年组职业：工人4名，农民28名，公务员12名，公司职员8名，个体12名，无业95名；青年组职业：工人4名，农民30名，公务员4名，公司职员2名，个体20名，无业100名。中老年组感染途径：性传播69例，吸毒56例，不详34；青年组感染途径：性传播48例，吸毒99例，不详13例。

2　调查方法

整理新疆高发地区2011年5月至2012年3月间，明确诊断HIV/AIDS的患者。采用预先制定的设计好的规范表格进行详细询问。该表根据HIV/AIDS患者常见临床表现以及中医诊断学四诊常见症状制定，填表人员预先进行培训，统一填写标准，对所有症状的理解相同。

2.1　纳入标准

符合以上诊断标准的HIV/AIDS患者（均经疾病预防控制中心进行免疫印迹确认试验HIV抗体阳性者）；未服抗病毒药。

2.2　排除标准

精神病患者；原发性免疫缺陷患者；激素、化疗等引起的继发性免疫缺陷患者；血液病患者；不愿意合作者。

基金项目：国家科技重大专项项目：（2014ZX10005003）

2.3 统计方法

根据艾滋病临床症状出现的频数进行统计，中医辨证均由 SPSS17.0 统计软件包完成。

3 结果

3.1 两组临床症状比较

中老年组临床症状由多到少排列依次为：腰膝酸痛 > 乏力 > 口干 > 失眠 > 头痛，青年组临床症状由多到少排列依次为：乏力 > 头痛、健忘 > 眩晕 > 口干 > 腰膝酸痛。中老年组与青年组临床症状比较，中老年组腰膝酸痛、视瞻昏渺、失眠、浮肿、皮肤瘙痒、胸闷、咳嗽、夜尿清长发生率高于青年组，青年组眩晕、鼻塞、嗳气、腹痛的发生率高于中老年组，经检验 $P < 0.05$，有统计学意义。结果见表1。

3.2 两组证型分布比较

中老年组证型由多到少排列依次为：气阴两虚 > 气虚湿阻 > 肝郁气滞 > 肝肾阴虚 > 气血亏虚、气郁痰凝，青年组证型由多到少排列依次为：气虚湿阻 > 气阴两虚 > 肝郁气滞 > 肝肾阴虚 > 气郁痰凝。两组比较中老年组气阴两虚证较青年组多见，统计学有差异（$P > 0.05$）。结果见表2。

表1 两组临床症状比较

症状	中老年组		青年组		X^2	P
	例	率/%	例	率/%		
乏力	83	52	76	48	0.705	>0.05
少气懒言	40	25	31	19	1.541	>0.05
消瘦	48	30	42	26	0.611	>0.05
心情抑郁	50	31	43	27	0.807	>0.05
烦躁	54	34	58	36	0.183	>0.05
健忘	54	34	64	40	1.247	>0.05
失眠	67	42	41	26	9.711	<0.05*
浮肿	7	4	1	1	4.654	<0.05*
恶风	35	22	33	21	0.092	>0.05
畏寒肢冷	47	30	48	30	0.07	>0.05
易患感冒	41	26	47	30	0.514	>0.05
发热	17	11	24	15	1.321	>0.05
五心烦热	34	21	24	15	2.185	>0.05
自汗	49	31	52	33	0.104	>0.05
盗汗	49	31	37	23	2.397	>0.05
语声低微	11	7	15	9	0.643	>0.05
痰核瘰疬	9	6	15	9	1.582	>0.05
皮肤瘙痒	49	31	32	20	4.926	<0.05*
身体困重	47	30	35	22	2.466	>0.05
腰膝酸痛	88	55	60	38	10.212	<0.01**
肢体麻木或偏瘫	50	31	49	31	0.025	>0.05
脱发	37	23	34	21	0.188	>0.05
头痛	60	38	64	40	0.172	>0.05
头重	19	12	29	18	2.379	>0.05
眩晕	46	29	63	40	3.867	<0.05*
耳鸣	45	28	35	22	1.753	>0.05
视瞻昏渺	56	35	22	14	19.9	<0.01**
目痛	13	8	14	9	0.034	>0.05
两目干涩	28	18	18	11	2.614	>0.05

续表

症状	中老年组		青年组		X^2	P
	例	率/%	例	率/%		
口干	70	44	61	38	1.147	>0.05
口苦	42	26	37	23	0.463	>0.05
口黏	19	12	21	13	0.100	>0.05
口淡	14	9	13	8	0.048	>0.05
口臭	24	15	21	13	0.255	>0.05
口糜	16	10	10	6	1.549	>0.05
出血	8	5	8	5	0.000	>0.05
鼻塞	17	11	32	20	5.315	<0.05*
咽部梗阻感	21	13	15	9	1.170	>0.05
咽痛	19	12	18	11	0.038	>0.05
唇甲色淡	8	5	16	10	2.83	>0.05
胸闷	45	28	24	15	8.324	<0.05*
胸痛	22	14	19	12	0.274	>0.05
心悸	54	34	47	30	0.776	>0.05
气短	44	28	34	21	1.781	>0.05
气喘	24	15	30	19	0.758	>0.05
咳嗽	55	35	39	25	8.437	<0.05*
咳声低微	14	9	13	8	0.048	>0.05
咳痰	50	31	37	23	2.784	>0.05
食少纳呆	31	19	29	18	0.098	>0.05
消谷善饥	8	5	6	4	0.312	>0.05
脘痞	20	13	22	14	0.096	>0.05
恶心呕吐	22	14	25	16	0.203	>0.05
嗳气	5	3	14	9	4.473	<0.05*
吞酸	12	8	15	9	0.344	>0.05
呃逆	8	5	9	6	0.056	>0.05
胃痛	32	20	39	25	0.832	>0.05
胁痛	24	15	21	13	0.255	>0.05
腹痛	18	11	33	21	5.140	<0.05*
便秘	24	15	28	18	0.338	>0.05
腹泻	19	12	23	14	0.410	>0.05
夜尿清长	33	21	12	8	11.563	<0.05*
小便短赤	14	9	17	11	0.301	>0.05

表 2 两组证型分布比较

症状	中老年组		青年组		X^2	P
	例	率/%	例	率/%		
肺脾气虚	6	4	12	8	2.08	>0.05
肺肾阴虚	4	3	4	3	0.00	>0.05
肺卫不固	6	4	5	3	0.101	>0.05
肝肾阴虚	13	8	16	10	0.321	>0.05
肝郁气滞	22	14	17	11	0.731	>0.05
脾气虚弱	8	5	11	7	0.504	>0.05
脾肾阳虚	0	0	2	1	2.0	>0.05
气虚湿阻	46	29	46	29	0.001	>0.05
气血亏虚	9	6	11	7	0.213	>0.05
气阴两虚	56	35	33	21	8.445	<0.05*
气郁痰凝	9	6	15	9	1.582	>0.05
湿热蕴结	7	4	4	3	0.867	>0.05
痰瘀互阻	1	1	2	1	0.330	>0.05
风寒（热）侵袭	0	0	2	1	2.0	>0.05

4 讨论

本次研究中老年组男性较多，性传播偏多；青年组男女比例基本一致，而传播途径来看以吸毒较多。老年组临床症状最多依次排列：腰膝酸痛、乏力、口干、失眠、头痛，青年组以：乏力、头痛、健忘、眩晕、口干为主。中老年组与青年组临床症状比较，中老年组腰膝酸痛、视瞻昏渺、失眠、浮肿、皮肤瘙痒、胸闷、咳嗽、夜尿清长发生率高于青年组，青年组眩晕、鼻塞、嗳气、腹痛的发生率高于中老年组。中老年组证型由多到少排列依次为：气阴两虚、气虚湿阻、肝郁气滞、肝肾阴虚、气血亏虚、气郁痰凝，青年组证型由多到少排列依次为：气虚湿阻、气阴两虚、肝郁气滞、肝肾阴虚、气郁痰凝，气阴两虚证较青年组多见。从中医临床症状及证型看中老年 HIV 患者的中医证候特点是以虚为主，青年组以虚实夹杂为主。

《灵枢·天年》曰：“五十岁，肝气始衰，肝叶始薄，胆汁始减，目始不明。六十岁，心气始衰苦忧悲，血气懈惰，故好卧……百岁，五脏皆虚，神气皆去，形骸独居而终矣。”中老年人体质减弱，身体机能减退，抗病能力低下等特点。老年以后，阴精亏损五脏之精气虚衰是衰老的本质，人岁五十以后，脏腑精气由盛转衰，神气逐渐衰败；至百岁，“神气皆去”，形骸独居而终。可见，五脏精气盛衰，决定了生命力的强弱，乃至生命的存亡。艾滋病应属于中医“疫病”的范畴，其主要的病因是疫毒，多认为是受到“时行乖戾之气”所致，其基本病理过程为邪毒入侵，正邪相搏，正不胜邪，致迁延难愈，随着病程的延长，邪毒越盛，精亏气虚越重。因此，随年龄增加，夹之艾邪入侵，使得精气亏虚越明显，与我们此次证候调查相一致。

老年 HIV/AIDS 患者肾阴亏损，失于滋养，虚热内生，多由久病耗伤，或禀赋不足，或房劳过度所致，可见腰膝酸痛；肝肾精血不足，目失濡养，则视瞻昏渺；心藏神，劳心过度，耗气耗血伤阴，心神失养，心火亢盛，扰动神明，导致不寐；劳倦过度，使肺气失调，脾失转输，肾失开合，膀胱气化不利，水液潴留，泛溢肌肤所致浮肿；气血虚弱或者肝肾阴亏，精血不足，血虚生风，风盛则燥，风动则痒；肾气不足，不能正常地温润五脏，也不能温煦心阳，则见胸闷；老年人肺气虚损，气机壅塞，则呼吸气促，胸闷胸憋，肺气上逆，则生咳嗽；肾司二便，肾阳不足，温化无力，故见小便频多，夜尿清长。

本研究显示老年患者元气亏虚、脏腑虚损，变证多等特点，感邪日久，最终形成了上述复杂的证候表现。这提示在进行老年治疗时仍需要以补虚为主，需要综合权衡各要素，观其脉证，随证治之。

参考文献（略）

（出自《时珍国医国药》2017 年第 28 卷第 12 期第 3051 - 3052 页）

190例老年艾滋病患者中医证候及用药特点分析

姜 枫，张荣欣，张亚萍，刘振威，李 璇，吴卫群，梁爱华，
石德贤，周小潇，文 彬，邓 鑫，梁 健
（广西中医药大学附属瑞康医院艾滋病研究中心，广西 南宁，530011）

摘要 目的 分析老年艾滋病患者的中医证候分布及用药规律。方法 收集190例老年艾滋病患者病历，建立病历基本信息提取表，内容包括人口学信息、诊断和中医证治等信息，对患者主要机会性感染、合并疾病的病种及中医证候、药物使用情况进行统计分析。结果 190例老年艾滋病患者主要机会性感染和合并疾病病种主要分布于呼吸系统65例次占34.21%，心脑血管系统56例次占29.47%，消化系统55例次占28.95%。中医辨证中虚证91例次占47.89%，实证65例次占34.21%，虚实夹杂证34例次占17.90%。治疗使用频次居前5位的方剂有补中益气汤（35）、六味地黄汤（32）、四神丸（22）、参苓白术散（21）、生脉散（20）；使用中药频次居前5位的依次为甘草（123）、参类（106）、白术（105）、茯苓（104）、陈皮（83）。结论 老年艾滋病患者机会性感染多样，中医证候以虚证为主，治疗药物以补气药、理气药、活血药为主。

关键词 艾滋病；证候分布；机会性感染

艾滋病是由人类免疫缺陷病毒（HIV）引起的传染病。老年艾滋病患者增多是当前艾滋病防治领域的新热点和难点，目前对其中医证候的研究资料缺乏，制约了相关临床研究、治疗等工作的开展。我们收集了190例老年艾滋病患者的中医证治资料并进行分析，以期为临床诊疗提供参考。现报道如下。

1 资料及方法

1.1 诊断标准

艾滋病西医诊断标准采用《艾滋病诊疗指南》。需结合流行病学史（包括不安全性生活史、静脉注射毒品史、输入未经抗HIV抗体检测的血液或血液制品、HIV抗体阳性者所生子女或职业暴露史等）、临床表现和实验室检查等进行综合分析，慎重做出诊断。

老年艾滋病诊断标准：符合艾滋病西医诊断标准，并参照文献有关标准；年龄≥50岁。

中医辨证标准采用《中医药治疗艾滋病项目临床技术方案》和《中医诊断学》中相关辨证标准并结合临床制订，包括虚证、实证及虚实夹杂证。

1.2 纳入标准

符合老年艾滋病诊断标准及中医辨证标准；签署知情同意书。

1.3 排除标准

语言表述不清；记忆力减退，或有精神、神志疾病者。

1.4 一般资料

190例老年艾滋病患者来自2008年10月至2014年12月广西中医药大学附属瑞康医院住院患者，其中男94例，女96例；年龄50～67岁，平均（54.81±4.22）岁；住院时间2～200天，平均（32.23±31.37）天；CD_4^+ T淋巴细胞计数2～312个/μl，平均（169.42±137.91）个/μl。治疗均采用中西医结合的方法。所有病例均为经过当地疾病控制部门确诊的艾滋病病例。

1.5 研究方法

收集全部老年艾滋病患者病历，建立病历基本信息提取表，内容包括患者姓名、性别、年龄、家庭住址、入院日期、出院日期、住院天数、入院诊断（艾滋病及其机会性感染、合并症）、出院诊断、中医证型、治疗方法（分中药、西药）、治疗效果（痊愈、好转、未愈、死亡）、中医方药（已经标注的方剂名称、药物及剂量）等，对每份病历进行信息提取，再经质检员抽样检验、复核后录入，并采用SPSS13.0统计软件进行频数分布等描述性统计。

2 结果

2.1 190例患者主要机会性感染、合并疾病情况

表1示，190例老年艾滋病患者机会性感染、合并疾病涉及多个系统，按系统分布以呼吸系统、心血管系统和消化系统最为多见。

基金项目：广西高校科学技术研究项目（2013YB127）；广西自然科学基金（2013GXNSFAA019123，2011GXNSFB018101）；广西中医药民族医药传承创新专项（GZLCI4－09）；广西医疗卫生适宜技术研究与开发项目（S201308－02）

表1 190例老年艾滋病患者主要机会性感染、合并疾病病种分布情况

系统	例次（%）	病种（例次）
呼吸系统	65（34.21）	肺部感染（39）、支气管炎（4）、耶氏肺孢子菌肺炎（8）、肺结核（14）
心血管系统	56（29.47）	高血压病（27）、中风（9）、冠心病（12）、心功能不全（8）
消化系统	55（28.95）	肝炎肝硬化（21）、胃炎（14）、肠炎（10）、胆囊炎（9）、食管炎（1）
内分泌系统	26（13.68）	糖尿病（21）、代谢综合征（5）
肿瘤	22（11.58）	肺癌（9）、胃癌（7）、宫颈癌（2）、肝癌（2）、食管癌（2）
其他	6（3.16）	贫血查因（4）、慢性肾功能衰竭（2）

注：患者存在两个系统及以上机会性感染、合并症按单系统、单病种分别统计。

2.2 190例患者主要中医证候分布

表2示，190例老年艾滋病患者中医证候以虚证最多，其次为实证和虚实夹杂证。

表2 190例老年艾滋病患者主要中医证候分布情况

	证候	例次（%）
虚证（91例）	正气亏虚	31（34.07）
	气血不足	23（25.27）
	脾虚	16（17.58）
	肺气（阴）虚	12（13.19）
	肝肾胃阴虚	7（7.69）
	肾阳虚	2（2.20）
实证（65例）	热邪	39（60.00）
	湿邪	26（40.00）
	痰邪	13（20.00）
	血瘀	19（29.23）
虚实夹杂证（34例）	气（阴）血亏虚夹瘀	17（50.00）
	气血（脾气）亏瘀夹湿	4（11.76）
	肺（脾）气虚夹痰	5（14.71）
	肺（脾）气（阴）夹热	6（17.65）
	气血亏虚，瘀毒内停	2（5.88）

注：实证中采用单一证候统计，如湿热拆分为“湿”和“热”分别计算

2.3 190例患者治疗方药情况

治疗药物按首次病程记录的中药处方进行统计，使用5例次以上的方剂（含化裁）有补中益气汤（35）、六味地黄汤（32）、四神丸（22）、参苓白术散（21）、生脉散（20）、香砂六君子汤（20）、半夏泻心汤（20）、小柴胡汤（18）、二陈汤（18）、止嗽散（12）、千金苇茎汤（10）、茵陈蒿汤（6）、五苓散（5）、达原饮（5）等。

表3示，方剂中使用频次最高的为甘草（123），其次是参类（106，含党参52、人参29、太子参25）。按功能分类治疗药物以补虚药、理气药、活血药、祛湿药、化痰药为主。

表3 190例老年艾滋病患者使用频次前20位中药分布情况

中药名	频次（%）
甘草	123（64.74）
参类	106（55.79）
白术	105（55.26）
茯苓	104（54.74）
陈皮	83（43.68）
泽泻	77（40.53）
柴胡	75（39.47）
黄芪	74（38.95）
半夏	74（38.95）
当归	65（34.21）
黄芩	59（31.05）
天麻	56（29.47）
丹参	55（28.95）
五味子	34（17.89）
黄连	32（16.84）
地黄	30（15.79）
川芎	30（15.79）
山药	29（15.26）
麦冬	26（13.68）
栀子	26（13.68）

3 讨论

在艾滋病研究领域，15~49岁为成年人，50岁及以上为老年人。按此标准，我国50岁以上的感染率在2006年至2009年快速增长，其中50~64岁组从2006年的6.1%增加到2009年的6%。艾滋病老龄化趋势加快的原因至少可以归结为两个方面，首先是高效抗反转录酶治疗（HAART）的推广使艾滋病患者的寿命延长，其次是在人口老龄化背景下，老年HIV感染者的人数增加，尤其以老年男性居多。据《2011年中国艾滋病疫情估计》，2000~2011年，50岁及以上年龄组报告数增加明显，其中50~64

岁年龄组人群报告数占总报告数的构成比在 11 年间增加 7.5 倍，从 1.6% 上升到 13.6%；65 岁及以上年龄组人群报告数占总报告数的构成比在 11 年间增加约 20 倍，从 0.34% 上升到 7.0%。

老年艾滋病研究受到关注，是因为这一人群在临床表现、诊断、治疗等方面呈现出与其他年龄段不同的特点。国外已经开展了一系列的研究工作，涉及流行病学、发病学、治疗学、人文关怀等。已有的资料表明，老年艾滋病有其特点，如病情进展加快、药物的毒副作用出现率增加，老年期的各种疾病如老年痴呆、冠脉粥样硬化、衰弱与艾滋病机会性感染不易区分，并且老年艾滋病可与心血管疾病、糖尿病等叠加，尤其是对 HAART 的治疗应答率下降，成为艾滋病研究的热点和难点。

截至目前，国内开展的老年艾滋病的专门研究较少，已有文献主要集中在病例报道、临床特点、心理健康调查、社会学等方面。老年人在医学上有其特殊性，如病因的复杂性、发病的隐匿性、临床表现、治疗的特殊性等。中医学认为，老年人随着年龄的增长，正气日衰，脏腑功能逐渐减退，既不能御邪侵袭，亦不能及时清除体内废物，导致痰、水、湿的蓄积，而发生疾病，故老年艾滋病在诊断、辨证、治疗、调护等方面都有着与其他年龄段不同之处。

本研究分析了老年艾滋病患者的中医证候及用药特点。结果显示，该类患者中医证候以虚为主，用药以补虚、理气为主，机会性感染病种多种多样，出现较高的依次是呼吸系统、心血管系统、消化系统，部分机会性感染是艾滋病特有的，也有非艾滋病机会性感染的病种，有些是老年病，且存在多系统疾病并存，提示老年艾滋病既有艾滋病本身的复杂性，也有与老年病叠加的情况，增加了治疗难度，制约了治疗效果，说明开展针对老年艾滋病的临床研究重要而迫切。

参考文献（略）

（出自《中医杂志》2016 年第 57 卷第 1 期第 51－54 页）

基于证素分析的老年艾滋病患者中医证候特点

邓碧云[1]，姜　枫[2]，张亚萍[2]，韦立新[1]，张荣欣[2]，刘振威[2]，李　璇[2]，邓　鑫[2]

（1. 广西鹿寨县中医院，广西 鹿寨 545600；2. 广西中医药大学附属瑞康医院，南宁 530011）

摘要　目的　研究老年艾滋病的中医证候特点。方法　采用流行病学现况调查的方法，设计临床调查表，采集老年艾滋病的中医证候信息，然后采用证素的分析方法［《WF－Ⅲ中医（辅助）诊疗系统》］，分析老年艾滋病的中医病位病性证素。结果　调查 417 例老年艾滋病，中医证素分析，病性证素成立的有气虚、阳虚、阴虚、血虚、湿、痰，病位证素成立的有肾、肺、脾、肝。结论　基于证素分析的老年艾滋病的中医证候特点为肾、肺、脾、肝等的气虚、阳虚、阴虚、血虚的脏腑虚损和湿、痰等内生之邪，属虚实夹杂，以虚为主。

关键词　艾滋病；老年；中医证候；证素

艾滋病，即获得性免疫缺陷综合征（acquired immune deficiency syndrome，AIDS），是由人免疫缺陷病毒（human immunodeficiency virus，HIV）感染引起的一种传染性疾病。老年艾滋病感染者和患者（HIV/AIDS）增多是当前艾滋病防治领域的新热点和难点，对其中医证候等的研究资料缺乏，制约了相关临床研究、治疗等工作的开展。本课题组开展了老年 HIV/AIDS 患者的临床现况调查，现报告如下。

资料与方法

1　研究设计

横断面现况调查。

2　研究对象

调查对象为 HIV/AIDS 患者。诊断标准采用《艾滋病诊疗指南（2011 版）》。纳入标准：符合《艾滋病诊疗指南（2011 版）》中相关诊断标准；年龄≥50 岁；签署知情同意书。排除标准：合并严重心、脑、肝、肾、血液等系统疾

基金资助：国家自然科学基金（No. 81460716），广西高校科学技术研究项目（No. 2013YB127），广西自然科学基金项目（No. 2013GXNSFAA019123，No. 2011GXNSFB018101），广西中医药民族医药传承创新专项（No. GZLC14－09），鹿寨县科技计划课题（No. 2014021）

病者；合并恶性肿瘤、慢性疾病急性发作者；合并肝炎及肺结核等其他传染病患者；神志不清、痴呆、失语或有精神、神志疾病的患者疾病，无法配合者；资料不完整者。

样本量和抽样方法　根据一般多变量分析的样本含量估计的经验和方法，依据调查问卷中需进入分析的变量个数，根据多元统计分析原则，本研究涉及证素变量20项，按20倍样本量计算，需纳入样本400例。采用多阶段整群随机抽样的方法。从艾滋病患者集中的地市中抽取样本医疗机构，然后在医疗机构中收集研究病例。

3　资料收集方法

3.1　制定调查表

首先开展文献研究，制定调查表。在前期研究的基础上，通过系统复习近10年余相关文献，参照中华人民共和国国家标准《中医临床诊疗术语》《中医诊断学》《中医内科学》《中医症状鉴别诊断学》等资料；结合临床实践，筛选覆盖本疾病全病域的指标条目池。对条目池中症状、体征的名称、概念、名词术语等进行了规范，形成问卷的初选指标条目，设计临床调查表。信度检验：对调查量表中各条目间内在一致性，采用Cronbach's系数分析的方法来确定，内部一致性 $\alpha = 0.783$。本问卷Cronbach's系数大于0.6，表明一致性较好。

3.2　现场调查

成立调查组，制定操作规范、调查流程、职业暴露处理规范等规程，数据资料保存与管理规范。并制定了研究者手册、知情同意书等文件，严格筛选并培训具有高级职称的艾滋病中医临床医生及硕士研究生作为调查员，然后对其进行专业培训。要求经过培训后，调查人员调查技术的一致性达到90%及以上，每两位调查员调查结果的Kappa值在0.75以上。

4　证素分布分析

采用软件《WF－Ⅲ中医（辅助）诊疗系统》进行证素分析。对本调查涉及的证候进行证素转换、量化老年HIV/AIDS患者的证素分布差异据此探讨艾滋病中医病因病机特点。具体方法为，将每份病历的阳性症状、体征输入《WF－Ⅲ中医（辅助）诊疗系统》，该系统将自动给出每位患者的70分以上的病位病性证素。

5　统计学方法

将各个病历的证素积分录入Excel，导入SPSS17.0进行统计分析。

结果

1　一般资料

本调查时间为2013年10月至2014年8月，在鹿寨县中医院、广西中医药大学附属瑞康医院共调查老年HIV/AIDS患者417例，其中男性245例，女性172例，年龄平均（62.6 ± 17.7）岁，最大86岁，最小50岁，CD_4^+ T淋巴细胞计数平均（390.6 ± 202.2）个/μL，最高512个/μL，最低26个/μL，感染途径中，性传播371例、静脉吸毒传播34例、途径不明12例。

2　证素分析结果

2.1　老年HIV/AIDS病性证素

417例老年HIV/AIDS患者中，主要病性证素见表1。从表1可以看出，病性证素成立的有气虚、阳虚、阴虚、血虚、湿、痰等。

表1　417例老年HIV/AIDS患者主要病性证素积分（$\bar{x} \pm s$）

证素	积分	证素	积分
气虚	203.58 ± 93.52	湿	129.31 ± 71.23
阳虚	170.70 ± 83.69	痰	105.83 ± 79.06
阴虚	133.13 ± 81.51	精亏	56.99 ± 52.01
血虚	134.69 ± 69.54	气滞	41.01 ± 52.77

2.2　老年HIV/AIDS患者病性证素

417例老年HIV/AIDS患者中，病位证素成立的有肾、肺、脾、肝等，见表2。

表2　417例老年HIV/AIDS患者主要病位证素积分（$\bar{x} \pm s$）

证素	积分	证素	积分
肾	194.56 ± 97.95	肝	72.34 ± 61.06
肺	129.58 ± 81.70	心	43.08 ± 50.13
脾	93.33 ± 76.71	胃	48.01 ± 57.42

讨论

既往一般认为艾滋病感染的主体是青壮年，但最新的数据表明，老龄化正成为艾滋病防治领域新的热点问题，越来越受到重视，艾滋病老龄化问题已经对我国医学研究提出新的挑战。对于老年的划分标准，1956年联合国曾将65岁作为老年人的划分标准，但由于发展中国家人口年龄结构比较年轻，又在1980年把老年人年龄的下限定义为60岁。在我国，中华医学会20世纪80年代确定的老年人标准为60岁。因此，在文献中老年人的定义有两个，即60岁或65岁。而在艾滋病领域，有着其特殊性，国际上艾滋病统计中，15岁至49岁为成年人，50岁及以上为老年，对该领域的研究一般也是从50岁开始。这种分类方法与世界艾滋病的流行趋势有关。世界上艾滋病95%以上发生在发展中国家，那里老年的年龄起点较低，50岁属于“准老年”。如在联合国艾滋病规划署2010年发布的全球流行病学数据中，采用的年龄分段是以49岁为上限的，50岁以上的被归入老年或长年组。按此标准，我国老年艾滋病的流行形势正日趋严重。2000～2011年50岁及以上年龄组报告数增加明显，其中50～64岁年龄组人群报告数占总报告数的构成比在11年间增加7.5倍，从1.6%上升到13.6%；65岁及以上年龄组人群报告数占总报告数的构成比在11年间增加约20倍，从0.34%上升到7.0%。在新疆乌鲁木齐市，≥50岁组由2004年占1.11%上升为2012年占9.68%，性传播占61.49%。广西2008～2013年，50岁及以上年龄组的构成比分别为30.76%、33.97%、35.66%、44.83%、43.67%、45.10%。

老年艾滋病研究受到关注，是因为在临床表现、诊断、治疗等方面呈现出了与其他年龄段不同的特点，给现有的诊断、治疗等提出了新的课题。尤其基于较大样本的老年艾滋病的中医证候研究较少，制约了临床治疗工作的开展。

证候的判断、分析方法是研究中医证候研究中的核心技术问题。既往的中医证候研究多是采用基于专家或者调查员在各种规范标准基础上的判定，掺杂了主观因素，存在着较大的偏倚，使得统计分析的结果大打折扣，其结论难以在临床推广应用。近年来中医证候研究中应用较多的是多元统计分析方法，如聚类分析、主成分分析、判别分析、结构方程模型等。多元统计方法很多是对复杂问题的线性简化，这固然有利于对复杂问题的数学描述，但又可能与实际问题脱节。本研究采用的证素方法，运用数据挖掘和信息处理技术，将证候与证素之间的隶属关系进行定量刻画，是一种相对客观的研究方法，较好地解决了临床症状、体征与证候之间的复杂非线性关系。

本研究的结果显示，采用证素的分析方法，老年艾滋病患者病性证素成立的有气虚、阳虚、阴虚、血虚、湿、痰，病位证素成立的有肾、肺、脾、肝，由此可归纳老年艾滋病的中医证候特点为肾、肺、脾、肝等的气虚、阳虚、阴虚、血虚的脏腑虚损和湿、痰等内生之邪，属虚实夹杂，以虚为主。而这与现有的对于艾滋病证候的认识不一致，如杨凤珍等认为艾滋病主线病机一方面是热毒浊瘀、邪阻三焦；另一方面是疫毒导致气阴两伤、命元虚损甚至衰竭。李发枝等认为艾滋病病机以五脏气血阴阳俱虚，尤其是脾肺气虚，即以正虚为主，当临床症状突出时，其病机则多以邪实为主或虚实夹杂，但也有以正虚为主者，如久泻、久喘、长期发热等。许前磊等归纳艾滋病常见证型有10个，分别是肺脾气虚、湿热内蕴、痰热蕴肺、脾气虚弱、风寒袭肺、脾虚湿盛、邪结皮肤、气阴两虚、气血亏虚及湿热蕴毒。王健等认为HIV感染者以脾气虚弱为主，AIDS患者以脾肾阳虚为主。说明针对老年艾滋病的治疗需要考虑其证候的特殊性、复杂性、兼夹性，方有可能取得满意的疗效。

参考文献（略）

（出自《中华中医药杂志》2016年第31卷第1期第75－77页）

中西医结合治疗老年艾滋病患者的临床效果

张　标

（淄博市淄川区疾病预防控制中心，山东 淄博 255100）

摘要　目的　分析观察中西医结合治疗老年艾滋病患者的临床效果。方法　对我院2010年6月—2012年6月收治的60例老年艾滋病患者，进行回顾性分析，并将其分为观察组和对照组，且每组都有30例患者，试验组老年艾滋病患者采用中西医结合治疗的方法，对照组老年艾滋病患者采用常规西医治疗方法进行治疗。结果　在两组患者对比分析之后，试验组患者中的中医证候积分减少、患者平均体重增加、患者的CD_4细胞上升，不良反应消失，试验组老年艾滋病患者临床效果高于观察组，两者之间差异有统计学意义（$P<0.05$）。结论　中西医结合治疗前后，试验组老年艾滋病患者的临床症状得到明显改善，在临床中采用中西医结合治疗老年艾滋病，能有效促进患者疾病的康复，可以提高疾病治疗效果，具有很好的临床效果，值得在实际中推广。

关键词　中西医结合；老年艾滋病；效果观察

在医院临床治疗中，艾滋病AIDS也称为“获得性免疫缺陷综合征”，是因人类免疫缺陷病毒HIV而引起的严重传染病。艾滋病病死率极高，易造成机体免疫细胞受损，对患者的身体健康造成极大的危害，因此在治疗中应该特别重视。本篇就针对淄博市疾病预防控制中心从2010年6月—2012年6月收治的60例老年艾滋病患者，对其进行回顾性分析，探讨中西医结合治疗老年艾滋病患者的临床效果，为以后疾病的治疗提供参考，具体报告如下。

1　资料与方法

1.1　研究资料

将淄博市疾病预防控制中心2010年6月—2012年6月收治的60例老年艾滋病患者作为研究对象，所有患者均符合《艾滋病诊疗指南》中的诊断标准，男患者为63例，女患者为24例；患者年龄在55～85岁，平均年龄在

(60.3±1.8) 岁；患者中吸毒感染的患者为22例，性传播感染的为31例，输血传播感染的患者为8例，不明原因感染的患者为17例；将患者随机分成两组，每组中都有30例患者，患者在性别、病程、年龄等资料方面相比较，其差异无统计学意义，具有可比性。

1.2 治疗方法

对于两组中所有的患者，在治疗前均行T细胞亚群、胸部X线、肝功能、血常规检查以及病毒载量检查，之后在对照组患者中给予常规西医治疗，对患者采取维生素B_2、多潘立酮与多酶片进行治疗；对于试验组患者，采用中药汤剂加减治疗以及与西医相互结合的方式治疗，即在对照组治疗的基础上，采用健脾汤联合益胃汤加减与维生素B_1、多潘立酮合多酶片进行治疗，其中健脾汤联合益胃汤包含白术15g，茯苓10g，厚朴12g，桃仁10g，山药8g，并针对患者病症进行加减治疗。最后观察分析两组患者的临床效果

1.3 疗效评估标准

可以根据《艾滋病诊疗指南》中的标准进行评估，分别对两组患者CD_4细胞进行检查，并根据CD_4细胞计数判断对老年艾滋病患者的治疗效果。有效：CD_4逐渐上升，治疗后CD_4升高30%～50%/mm^3；稳定：患者CD_4细胞无明显变化，以及CD_4治疗后升高50%/mm^3以上；无效：治疗后CD_4下降大于30%～50%/mm^3。安全性观察指标中，对于患者血常规、肝肾功能进行检测。

1.4 统计学处理

对本次的试验结果，我们采用统计学软件SPSS12.0对统计的数据进行处理，计量资料采用t检验，计数的资料采用χ^2检验，以$P<0.05$为差异具有统计学意义。

2 结果

两组患者中，通过对试验组患者进行中西医结合治疗，患者在治疗后身体状况得到很大改善，试验组患者中有效12例，稳定13例，无效5例，治疗后患者CD_4为(286.09±122.8)/mm^3，总有效率为83.30%；观察组中有效8例，稳定10例，无效12例，治疗后患者CD_4为(251.09±110.3)/mm3，总有效率为60.00%；两组患者之间差异有统计学意义($P<0.5$)。具体数据如表1所示。

表1 两组中数据对比[n(%)]

分组	n	有效	稳定	无效	CD_4治疗前	CD_4治疗后	总有效率
试验组	30	12	13	5	251.09±102.60	286.09±122.80	83.30
对照组	30	8	10	12	216.09±112.60	251.09±110.30	60.00
P			<0.05	<0.05	<0.05	<0.05	<0.05

结果在临床治疗中，对于老年艾滋病治疗方法，在60例患者治疗前后的CD_4变化情况中，试验组患者整体治疗水平要高于西医治疗的对照组，中西合治组疗效明显优于纯中药治疗组；中西医结合方式治疗老年艾滋病，可以有效改善患者临床的症状，具有很好的临床疗效，值得在实际中推广。

3 讨论

以上研究发现，在对老年艾滋病患者治疗中，试验组老年艾滋病患者的临床症状得到明显改善，可见采用中西医结合治疗老年艾滋病，不仅能有效促进患者疾病的康复，使患者体内的CD_4得到提升，还可以提高疾病治疗效果，增强患者自身免疫力，具有很好的临床效果，试验组总有效率为83.30%；观察组中总有效率为60.00%，可见临床中中西医结合治疗老年艾滋病患者的优势。临床中采用中西医结合治疗老年艾滋病，能减轻患者临床症状，增强老年艾滋病患者机体抗病能力，从而有效改善老年艾滋病患者生活质量，延长老年艾滋病患者生命，可以提高疾病治疗效果，能够有效提升临床艾滋病患者的疗效。艾滋病会严重迫害患者的免疫机能，从而使患者成为各种疾病的攻击对象，采用中西医结合治疗老年艾滋病，具有重要的意义。

由上可知，在临床中对于老年艾滋病患者，采用中西医结合治疗方式，可以有效改善患者的临床症状，具有很好的临床疗效，值得推广。

参考文献（略）

（出自《中医临床研究》2014年第6卷第14期第114－115页）

中药清毒胶囊配合 HAART80 例老年 HIV/AIDS 患者的临床观察

文　彬[1]，李秀娟[2]，周小潇[1]，李　璇[1]，刘振威[1]，姜　枫[1]，张亚萍[1]，邓　鑫[1]
（1. 广西中医药大学附属瑞康医院，南宁 530011；2. 广西中医药大学第一附属医院，南宁 530023）

摘要　目的　探讨清毒胶囊配合高效抗反转录病毒治疗（HAART）对老年艾滋病病毒（HIV）感染者/艾滋病（AIDS）患者（简称 HIV/AIDS 患者）客观疗效及生活质量的影响。方法　对 80 例行 HAART 的老年 HIV/AIDS 患者随机分为观察组和对照组，对照组仅给 HAART 治疗，观察组在 HAART 的同时配合清毒胶囊治疗。对比两组患者治疗前后各时点 CD_4^+ T 淋巴细胞（简称 CD_4 细胞）计数、病毒载量完全抑制率及生活质量评分。结果　治疗 3 个月时，观察组与对照组 CD_4 细胞计数分别为（388.6 ±61.2 个/μL vs 350.4 ±59.6 个/μL，$P<0.05$），对照组较基线差异无统计学意义（$P>0.05$）。治疗 6 个月时观察组与对照组 CD_4 细胞计数分别为（414.5 ±62.7 个/μL vs 351.4 ±56.4 个/μL，$P<0.05$），观察组增幅超过 60 个/μL；病毒载量完全抑制率方面，两组比较差异无统计学意义（$P>0.05$）。治疗 12 个月时观察组和对照组患者的 CD_4 细胞计数分别为（415.4 ±60.3 个/μL vs 348.4 ±57.8 个/μL，$P<0.05$）；观察组与对照组病毒载量完全抑制率分别为 95.0% vs80.0%，差异有统计学意义（$P<0.05$）。比较生存质量总分，观察组各治疗时点均优于对照组（$P<0.05$）。结论　清毒胶囊配合 HAART 治疗老年 HIV/AIDS 患者，既可重建免疫功能，保持病毒抑制率，又可提高生活质量及服药依从性。

关键词　老年艾滋病患者；高效抗反转录病毒治疗；清毒胶囊；CD_4^+ T 淋巴细胞计数；病毒载量；生存质量

随着我国人口老龄化加快及高效抗反转录病毒治疗（HAART）的广泛推广，老年艾滋病病毒（HIV）感染者/艾滋病（AIDS）患者（简称 HIV/AIDS 患者）报告数及存活数逐年增多。据联合国艾滋病规划署统计数据表明，截至 2014 年底，全球现存 HIV/AIDS 患者约为 3530 万，其中近 420 万是老年 HIV/AIDS 患者。广西是老年 HIV 感染重灾区，累计报告人数占全国第一位。有研究表明，老年 HIV/AIDS 患者服用抗病毒药后，病毒抑制率高于青壮年，但老年人黏膜及免疫防御功能较青壮年差，非 AIDS 相关疾病、慢性病较多，因此即使早期启动了抗病毒治疗，其临床疗效、免疫重建及生活质量改善等方面并未达到理想的效果。前期有研究表明，中医药联合 HAART，可以改善 HIV/AIDS 患者的临床症状、减轻不良反应、延长寿命及改善生活质量。但中医药对老年 HIV/AIDS 患者疗效的研究尚未多见，基于此，本研究主要观察清毒胶囊配合 HAART 对老年 HIV/AIDS 患者的临床疗效及生活质量的影响。

1　对象与方法

1.1　对象

选取瑞康医院关爱门诊 2013 年 1 月至 2014 年 12 月 HAART　1 年以上的≥50 岁的 HIV/AIDS 患者 80 例，均进行服药依从性教育并签署知情同意书。排除标准：1）严重心、肺部疾病；2）合并结核病、肿瘤或其他严重的机会性感染；3）CD_4^+ T 淋巴细胞（简称 CD_4 细胞）计数 < 50 个/μL 者；4）近 1 个月服用除 HAART 外其他药物者。

1.2　方法

将选取的 HIV/AIDS 患者分为观察组和对照组，每组各 40 例，对照组仅进行抗病毒治疗；观察组 HAART 的同时配合清毒胶囊，6 粒，一天两次治疗，连续服用 12 个月。

两组患者分别于基线、治疗 3 个月、6 个月，12 个月时检测 CD_4 细胞计数。

两组患者分别于基线、治疗 6 个月、12 个月时检测病毒载量，其中病毒载量完全抑制指 HIV 在血液中低于检测限以下。

分别于基线、3 个月、6 个月、12 个月对两组患者生活质量（WHOQOL – HIV – BREF）指标的 6 个领域（生理领域、心理领域、独立性领域、社会关系领域、环境领域和精神领域）总得分进行统计分析。

1.3　统计分析

用 SPSS　18.0 软件对数据进行统计分析。计量资料用（均值 ± 标准差）表示，属正态分布者采用 t 检验；计数资料采用 χ^2 检验，$P<0.05$ 为差异有统计学意义。

基金项目：国家重大传染病专项（2012ZX10005010 – 001）；国家科技部国际合作项目（2014DFA30580）；广西区自然基金（2013GXNSFAA019172）；教育部新世纪优秀人才支持计划（NCET – 13 – 0745）；广西科技攻关课题（15104003 – 1 – 9，14124004 – 2 – 2，1355005 – 1 – 1）；广西教育厅课题（KY2016LX136）；广西中医药大学校级课题（2015MS028）；广西八桂学者特聘专家团队资助；广西特聘专家团队资助

2 结果

2.1 一般情况

80 例老年 HIV/AIDS 患者均为性传播途径感染，疗程结束时均无脱落。其中观察组男 30 例、女 10 例；平均年龄（58.5 ±12.6）岁；HIV 感染者 28 例，AIDS 患者 12 例；HAART + 清毒胶囊治疗（18.4 ±5.4）个月，CD_4 细胞计数均值为（343.3 ±58.6）个/μL。对照组男 32 例、女 8 例；平均年龄（56.5 ±13.1）岁；HIV 感染者 29 例，AIDS 患者 11 例；HAART（19.1 ±5.7）个月；CD_4 细胞计数均值为（349.5 ±60.1）个/μL。

2.2 两组 HIV/AIDS 患者免疫学指标比较

对照组 3 月、6 月、12 个月时 CD_4 细胞计数较基线时比较差异无统计学意义（$P>0.05$）；观察组服用清毒胶囊 3 个月时，CD_4 细胞计数较基线时有了一定提高，与对照组及基线比较差异有统计学意义（$P<0.05$），治疗 6、12 个月时，患者的 CD_4 细胞计数增幅超过 60 个/μL，与对照组及基线比较差异均有统计学意义（$P<0.05$），见表 1。

表 1 两组患者各时点 CD_4 细胞计数比较（$\bar{x}\pm s$）

时间点	CD_4 细胞计数		t 值	P 值
	对照组（n=40）	观察组（n=40）		
基线	349.5 ±60.1	343.3 ±58.6	0.197	>0.05
3 个月	350.4 ±59.6[a]	388.6 ±61.2[b]	2.21	<0.05
6 个月	351.4 ±56.4[a]	414.5 ±62.7[b]	2.86	<0.05
12 个月	348.4 ±57.8[a]	415.4 ±60.3[b]	2.90	<0.05

注：与基线比较：[a]：为 $P>0.05$，[b]：为 $P<0.05$。

2.3 两组 HIV/AIDS 患者病毒载量完全抑制率比较

基线、治疗 6 个月，对照组与观察组病毒载量完全抑制率差异均无统计学意义（$P>0.05$）；治疗 12 个月时，两组患者病毒载量完全抑制率比较，差异有统计学意义（$P<0.05$），见表 2。

表 2 两组患者各时点病毒载量完全抑制率比较［例数（率/%）］

病毒载量完全抑制率	对照组（n=40）	观察组（n=40）	χ^2 值	P 值
基线	33（82.5）	34（85.0）	0.90	>0.05
6 个月	33（82.5）	36（90.0）	1.71	>0.05
12 个月	32（80.0）	38（95.0）	2.36	<0.05

2.4 两组 HIV/AIDS 患者生活质量比较

治疗前两组患者 WHOQOL - HIV - BREF 生活质量总积分比较差异无统计学意义（$P>0.05$）；治疗 3 月、6 月、12 个月时，观察组 WHOQOL - HIV - BREF 生活质量总积分差异均有统计学意义（$P<0.05$），详见表 3。

表 3 两组患者各时点生活质量评分比较（$\bar{x}\pm s$）

WHOQOL - HIV - BREF 总分	对照组（n=40）	观察组（n=40）	t 值	P 值
基线	71.14 ±10.04	70.53 ±9.41	0.17	>0.05
3 个月	70.48 ±9.88[a]	81.23 ±10.40[b]	2.07	<0.05
6 个月	72.26 ±10.18[a]	83.58 ±9.37[b]	2.16	<0.05
12 个月	70.46 ±9.34[a]	85.24 ±10.72[b]	2.32	<0.05

注：与基线比较：a：为 P>0.05，b：为 P<0.05

3 讨论

在艾滋病研究领域，15～49 岁归为成年人，≥50 岁为老年人。老年 HIV/AIDS 患者在预防、临床表现、诊治等方面都不同于其他年龄段，如病情进展快，对 HAART 应答率低，常合并心脑肾等其他非艾滋相关性疾病及药物不良反应等，因此成为国内外研究的新热点和难点。当前评价艾滋病治疗的客观疗效，除评估免疫功能外，另一个重要指标为 HIV 病毒载量是否控制在检测限以下。本研究入选的老年 HIV/AIDS 患者 HAART 均超 12 个月，CD_4 细胞计数已进入缓慢增长期，此时患者的免疫功能比较靠近真实情况。研究表明，观察组服用清毒胶囊 3 个月起，患者 CD_4 细胞计数较基线及对照组显著上升，这说明清毒胶囊一定程度上可以重建老年 HIV/AIDS 患者免疫功能；疗程结束时，观察组在病毒载量完全抑制率方面显著优于对照组，说明清毒胶囊配合 HAART 治疗老年 HIV/AIDS 患者，可以提高患者远期病毒载量抑制率。

清毒胶囊全方有补益气血，健脾益肾，清热燥湿的功效。广西地处亚热带地区，湿热偏重，HAART 虽有效控制了病毒量，但湿邪重着黏腻，病邪不易祛除。本方加用清热解毒中药黄芩、绞股蓝、薏苡仁等，在扶正固本同时兼清湿热邪毒，方中既结合了广西气候特点，又顾及了艾滋病、老年患者虚损的体质，因此本方可以改善老年患者的临床症状、体征，提高生活质量，一定程度上恢复免疫功能。该方是否可以抑制病毒，仍待进一步研究，可能与清毒胶囊自身药理作用有关，也有可能是通过改善患者生存质量，提高服药依从性有关。由于艾滋病疾病的特殊性，患者除受疾病的影响外，还会产生一系列负性的心理，随着 HAART 延长，患者生活质量逐渐下降，这可能与患者长期背负沉重的心理负担及药物不良反应累积等有关。WHOQOL - HIV BREF 由世界卫生组织专家制定，可以在不同文化背景下简便应用的测量生活质量的工具，此量表在国内外已经得到广泛应用并表现出较好的信度和效度。结果表明，观察组服用清毒胶囊后，WHOQOL - HIV BREF 生存质量总分显著升高。说明清毒胶囊配合 HAART 可以显著改善老年 HIV/AIDS 患者的生活质量，有助于服药依从性的提高及战胜疾病的信心。

本研究结果表明，清毒胶囊可以一定程度提升老年

HIV/AIDS患者免疫功能，改善病毒抑制率，但老年患者身体复杂多变，加上是联合HAART，因此清毒胶囊促进免疫重建及抑制病毒方面的机制尚不明确，仍需进一步研究。

参考文献（略）

（出自《中国艾滋病性病》2017年第23卷第12期第1086－1088页）

·证候研究·

16625例HIV/AIDS常见证候类型分布特征研究

蓝 怡[1]，刘 颖[2]，王 健[2]

（1. 中国中医科学院中医基础理论研究所，北京 100700；2. 中国中医科学院艾滋病研究中心，北京 100700）

摘要 目的 探索无症状HIV感染期患者和艾滋病期患者证候分布特征。方法 通过采集16625例患者四诊信息，应用中国中医科学院研制的艾滋病中医诊断系统进行判读，分析不同感染途径不同病期常见证候类型分布特征，总结HIV和AIDS患者的证候规律。结果 16625例患者中经采供血传播比例最高，证型以肺脾气虚为主，次之为肝郁气滞、气虚血瘀；性传播以肝郁气滞、脾肾阳虚、气虚血瘀为主，静脉吸毒以阴虚内热、肝郁气滞、气虚血瘀为主。肝郁气滞虽然所占比重最大，但是不同感染途径所占比例有差别，以性传播最多，采供血次之，吸毒最少。脾肾阳虚证在性传播中的比例较高，在AIDS期的性传播患者中比例最高；肺脾气虚在采供血中比例最高，阴虚内热在吸毒人群中最多。结论 不同感染途径不同病期HIV/AIDS常见证候类型分布存在差异，应结合临床实践继续深入研究。

关键词 HIV/AIDS；证候；特征

截至2016年12月31日，中医药治疗艾滋病项目累计治疗人数从2004年底的2582例上升到目前的32225例，使用中国中医科学院研制的《艾滋病四诊信息采集表》（授权号2011－A－044823）采集四诊信息，且填报《艾滋病中医诊断系统》（授权号2011SR012719），收集临床症状信息比较全面病例16625例。笔者为进一步分析HIV感染者或艾滋病患者的证候类型分布特征，根据感染途径将16625例患者分为经采供血传播、吸毒和性传播3组，现将结果报告如下。

1 资料与方法

1.1 一般资料

男性9603例（57.78%），女性7022例（42.22%）；年龄最小21岁，最大75岁，平均年龄（45.27±8.28）岁；未婚485例（2.92%），已婚有配偶12417例（74.69%），丧偶3723例（22.39%）；文化程度小学及以下4054例（24.39%），初中及以上11161例（67.14%），不详1410例（8.49%）；阳性确诊日期基本在2003年1月到2014年10月，共15025例（90.38%）；HIV感染者5622例（33.82%），AIDS患者11003例（66.18%），经采供血传播8216例（49.42%），吸毒3627例（21.82%），性传播4782例（28.76%）。

1.2 诊断标准

2004年卫生部发布的《艾滋病诊疗指南》诊断标准。

1.3 纳入标准

符合2004年卫生部发布的《艾滋病诊疗指南》诊断标准；有明确的感染途径，患者既往无慢性器质性疾病；年龄在18～65岁。

1.4 排除标准

合并有精神病及其他影响问卷调查的真实性的患者；

基金项目： 国家中医临床研究基地专项课题（JDZX2015167）

妊娠期妇女；调查资料不全者。

1.5 方法

1.5.1 临床调查方法 艾滋病四诊信息采集表采用现场访谈形式。调查员确定为中医或中西医结合本科毕业、临床工作2年以上者。调查员培训标准：选其中50名被调查者重复调查并进行一致性检验，Kappa值应达到0.75以上。

1.5.2 观察项目及方法 中医证候由3名中医师同时诊断，最终由人机结合的方式确定证型。首先分别请3名从事中医药治疗艾滋病临床工作5年以上的专家进行证型判断并形成规则；然后以计算机按照制定的规则对所有患者的四诊信息进行判读，确定主要的8种中医证候，即肝郁气滞、肺脾气虚、气阴两虚、阴虚内热、脾肾阳虚、热毒内蕴、气虚血瘀、无证可辨。

1.5.3 统计学方法 采用SPSS17.0软件对艾滋病症状、病性、病位、证型分布规律进行统计分析。

2 结果

2.1 不同病期常见证候类型分布规律

表1显示，肝郁气滞型在性传播患者中分布最多，特别是在经性传播感染的HIV感染者中比例高达26.02%，提示在HIV感染初期肝郁气滞型分布比较普遍。HIV感染者性传播肝郁气滞最多；热毒内蕴主要分布在吸毒传播的HIV感染者中，阴虚内热主要分布在吸毒传播的AIDS患者中。

表1 不同感染途径不同病期常见证候类型分布规律［例（%）］

		肝郁气滞	肺脾气虚	气阴两虚	阴虚内热	脾肾阳虚	热毒内蕴	气虚血瘀	无证可辨
HIV	采供血（%）	181（18.45）	185（18.86）	50（5.10）	18（1.84）	63（6.43）	83（8.46）	115（11.73）	286（29.16）
	吸毒（%）	552（21.81）	394（15.57）	250（9.88）	346（13.67）	157（6.20）	303（11.97）	480（18.96）	49（1.94）
	性传播（%）	549（26.02）	299（14.17）	168（7.96）	14（0.66）	330（15.64）	230（10.90）	396（18.77）	124（5.88）
AIDS	采供血（%）	1727（23.87）	1784（24.66）	466（6.44）	143（1.98）	646（8.93）	967（13.37）	1429（19.75）	73（1.01）
	吸毒（%）	198（18.03）	185（16.85）	95（8.65）	255（23.22）	79（7.19）	92（8.38）	165（15.03）	29（2.64）
	性传播（%）	669（25.06）	267（10.00）	155（5.81）	23（0.86）	767（28.73）	290（10.86）	435（16.29）	64（2.40）

2.2 不同感染途径常见类型分布规律

表2显示，不同感染途径分布显示，阴虚内热以吸毒患者最多见占16.52%，采供血和性传播只有1.96%和0.82%。脾肾阳虚以性传播患者最多占22.94%，采供血和吸毒只有8.63%和6.51%。肺脾气虚以采供血传播为主占24.23%，吸毒和性传播的有15.96%、11.84%，不同感染途径对证型分布有一定的影响。

表2 不同感染途径常见证候类型分布规律［例（%）］

	肝郁气滞	肺脾气虚	气阴两虚	阴虚内热	脾肾阳虚	热毒内蕴	气虚血瘀	无证可辨	例数/百分比
采供血（%）	1908（23.23）	1969（24.23）	516（6.28）	161（1.96）	709（8.63）	1050（12.78）	1544（18.79）	359（4.37）	49.42
吸毒（%）	750（20.68）	579（15.96）	345（9.51）	599（16.52）	236（6.51）	395（10.89）	645（17.78）	78（2.51）	21.82
性传播（%）	1218（25.47）	566（11.84）	323（6.75）	39（0.82）	1097（22.94）	520（10.87）	831（17.38）	188（3.93）	28.76

2.3 不同病期常见证候类型分布规律

表3显示，脾肾阳虚、肺脾气虚在AIDS中明显高于HIV感染者，无证可辨HIV感染者高于AIDS患者，与疾病发展规律一致，临床实际相符。不同病期证型分布存在一定的规律性，但是无论是HIV感染期还是AIDS期均属虚实夹杂，比较复杂。

3 讨论

本研究发现，肝郁气滞虽然所占比重最大，但是不同感染途径所占比例有差别，以性传播最多，采供血次之，吸毒最少。彭勃等认为，艾滋病的最常见病因为疫毒、湿毒、湿邪、湿热邪，加上患者常常情绪低落，或烦躁易怒，时而起伏不定，而肝主疏泄、调畅气机、调畅情志，情绪不稳容易导致肝郁气滞，该证型患者多见。肝郁气滞证在不同病期中分布也有变化。阴虚内热以吸毒患者最多见，特别是在吸毒感染的AIDS患者中分布最多。毒品一般为热性，伤及阴津、日久生内热。《素问·调经论》：“帝曰：阴虚生内热奈何？岐伯曰：有所劳倦，形气衰少，谷气不盛，上焦不行，下脘不通，胃气热，热气熏胸中，故内热。”AIDS患者本身行气衰少，脾胃虚弱，脾失健运则不能运化水谷，易郁于胃中而化热。而肺居于胸中，胃热上熏于肺所以就会产生肺热。孙利民等从中医理论谈艾滋病的发病机制，阐明本病在发生过程中，多伴有全身乏力、纳差、长期低热及腹泻、进行性消瘦及淋巴结肿大、瘰疬等一派元气亏损、精气不足的表现。杨凤珍等通过对72例有偿供血后感染HIV/AIDS的患者进行中医证候观察分析，初步发现HIV/AIDS早中期主要的中医证候特点为热毒浊瘀、气阴两虚、元气虚损，而阴虚是产生内热的根本原因。脾肾阳虚证在性传播中的比例比较高，在AIDS期的性传播患者中脾肾阳虚证的比例最高。肾主藏精，在性传播中常易伤精耗液，导致肾精亏虚进而出现肾的阴阳虚损。肾与脾分别为先天之本和后天之本，先后天相互资生、相互影响。李洪娟等应用热态自动分析技术，观察冬泳组、平和质组、艾滋病组3组人员的督脉、任脉、神阙、肾与命门、三焦、五脏六腑的热差值数据，对结果进行统计分析。得出冬泳、平和质、艾滋病患者3组督脉相对热差值△t呈递减，3组的肾相对热态差值△t亦呈逐级递减，神阙穴和命门相对热态差值△t平和质和冬泳组均明显高于艾滋病组。由此可认为，肾之阴阳的亏损与AIDS疾病发展密切相关，肾之阴阳的盈满亏损可直接影响脾的功能。彭勃等对艾滋病中医病因病机调查表的结果分析发现，艾滋病临床常见病机为元气亏虚、脾肾阳虚、气阴两虚，病邪侵犯部位出现较多的依次为脾、肾、肺、胃、肝，可见，艾滋病发病与脾肾密切相关。不同感染途径不同病期HIV/AIDS常见证候类型分布存在差异，应结合临床实践继续深入研究。

表3　不同病期常见证候类型分布规律［例（%）］

病期＼证型	肝郁气滞	肺脾气虚	气阴两虚	阴虚内热	脾肾阳虚	热毒内蕴	气虚血瘀	无证可辨
HIV（%）	1282（22.80）	878（15.62）	468（8.32）	378（6.72）	550（9.78）	616（10.96）	991（17.63）	459（8.16）
AIDS（%）	2594（23.58）	2236（20.33）	716（6.51）	421（3.83）	1492（13.56）	1349（12.26）	2029（18.44）	166（1.51）

关于艾滋病中医证候学研究，有很多学者做了大量研究。李洪娟等对158例患者进行问卷调查，经统计分析得出因卖血而感染的患者常见症状为乏力、急躁易怒、口干，常见实证为湿热内蕴、肝郁气滞血瘀。黄剑雄等采用一对一的方法对170例吸毒患者进行问卷调查，将结果进行证候统计分析发现，以脾胃气虚、肝郁气滞、肾阴虚为多见，发病脏腑频率由高到低依次为肺、肝、脾胃、肾、心。沙莎等对379例静脉吸毒感染患者进行证候研究得出主要症状为腰膝软痛、乏力、情绪抑郁；HIV感染期主要证候为气阴两虚、肝肾阴虚、肝郁气滞，AIDS患者主要证候为气阴两虚、肾阴虚、脾虚。刘颖等对北京104例男男性接触患者采用现场调查方法，将采集信息录入数据库并进行统计分析发现，患者症状主要以乏力、健忘、烦躁为主，病位在脾、肾、肝等脏腑。刘婷婷等对607例经采供血传播的HIV/AIDS感染者进行证候学特征分析，发现HIV期感染者的证型主要为脾气虚、湿热蕴脾、脾肾阳虚，AIDS期感染者的主要证型为脾肾阳虚、脾肺气虚、气阴两虚。胡建华等通过观察100例艾滋病患者的症状、体征、脉象、舌象分析证型，结论为气血两虚25%，气阴两虚24%，气虚血瘀17%，肝郁气滞10%，湿热内蕴8%，脾肾亏虚4%，肝经风火3%，脾虚湿盛3%，肝郁脾虚2%，肺脾两虚、肾阴亏虚、痰气郁结、阴虚火旺各1%。王莉等对437例静脉吸毒患者和373例性传播患者进行研究发现，2组患者证候以虚实夹杂多见，主要涉及肝、脾、肾三脏。王健等对2057例患者不同感染途径艾滋病症、证分布规律研究表明，脾气虚弱、肝郁气滞、脾肾阳虚的分布比例在3种传播途径中较高，采供血中脾气虚弱、脾肾阳虚常见，性传播中肝郁气滞、脾肾阳虚常见，静脉吸毒中脾气虚弱、气阴两虚常见。以上研究结果与本研究基本一致，可以相互借鉴。

本研究是十几年研究病例的总结，样本量大，时间跨度大，统一用《艾滋病四诊信息采集》进行四诊信息采集，应用《艾滋病中医诊断系统》进行判读，减少辨证偏倚，方法规范，结果可信程度高，对临床工作有一定的指导作用。

参考文献（略）

（出自《中国中医基础医学杂志》2018年第24卷第4期第497－514页）

艾滋病患者中医证候数据库系统的构建

许前磊，潘万旗，张森，谢世平，刘爱华，彭勃，施学忠，时松河

[河南中医学院第一附属医院艾滋病临床研究中心（许前磊）；河南中医学院艾滋病研究所（许前磊，潘万旗，张森，谢世平，彭勃）；河南省中医药防治病毒性疾病重点实验室（许前磊，谢世平）；河南省中医院（刘爱华）；郑州大学（施学忠，时松河）河南省 郑州市 450000]

摘要 本课题组在“十五”“十一五”期间，运用中医学、临床流行病学、生物统计学方法，开展艾滋病患者中医证候大样本的流行病学研究，为艾滋病患者临床症状特点及证候分布分析提供了大量的原始数据。计算机数据库系统具有对临床病例资料进行及时、准确的存储、选择、计算和分析的功能，为海量数据管理提供了有力工具。本研究在HIV感染者/艾滋病患者中医证候临床流行病学调查基础上构建了艾滋病中医证候数据库系统，该系统由SQL Server数据库服务器程序、中心Web服务器处理程序和用户浏览程序3部分构成，实现了数据录入、系统维护（查询与修改、删除、审核、数据导入与导出）、统计分析（统计学描述、统计学推断）等多项功能，为艾滋病中医证候学研究提供了有力的工具。

关键词 获得性免疫缺陷综合征；症状、体征和证候；中医药信息数据库

艾滋病作为一种新发传染病，祖国传统医学中没有相关的文献记载，根据其临床表现和发病特点，属于中医“虚劳”“瘟疫”的范畴。前期的临床实践显示，中医药防治艾滋病具有广阔的应用前景，艾滋病中医证候学研究是发挥中医药防治艾滋病特色和优势的基础，明确艾滋病中医证候分布特点及演变规律对艾滋病中医辨证理论体系构建具有重要意义，能为艾滋病中医药治疗和中药新药的研发提供证候学依据。本课题组在“十五”“十一五”期间，运用中医学、临床流行病学、生物统计学方法，开展艾滋病患者中医证候大样本的流行病学研究，为艾滋病临床症状特点及证候分布分析提供了大量的原始数据。

计算机数据库系统作为一种强有力的工具，能对临床病例资料进行及时、准确的存储、选择、计算和分析。为了更好地开展艾滋病中医症状特点和证候分布及演变规律研究，实现对艾滋病患者资料的储存和动态管理，便于检索和增删信息，有必要建立艾滋病中医证候数据库。数据库和数据管理系统的建立，一方面可为艾滋病防治工作者提供患者的资料信息，为中医药治疗和新药研发提供依据；另一方面可为上级卫生主管部门提供实时的艾滋病中医病情与证候趋势、治疗用药情况的报告，为制定艾滋病防治策略提供依据。本研究在HIV感染者/艾滋病患者中医证候临床流行病学调查基础上构建艾滋病中医证候数据库系统，现介绍如下。

1 艾滋病中医证候数据库的内容

以《HIV/AIDS中医证候调查表》的信息为后台数据库的内容。课题组在中医基本理论指导下，运用文献数据挖掘、专家咨询论证等方法，结合临床实践，制定了以一般信息、体检项目、实验室检查、中医四诊、西医诊断及中医证候为调查表的基本结构；后经专家反复论证，对条目进行筛选与量化，结合多次预调查，不断完善、修订，最终研制出信度、效度均较好的《HIV/AIDS中医证候调查表》。该表既体现了中医四诊信息，又突出了艾滋病患者临床表现主次症特点，同时涵盖了时间、地域、民族等信息；尤其是对条目做了等级量化，可以运用多种数据分析方法，得出较多较深入的研究结果。

2 艾滋病中医证候数据库系统设计

该系统由SQL Server数据库服务器程序、中心Web服务器处理程序和用户浏览程序3部分构成。SQL Server数据库服务器程序用于存储所有采集到的患者信息，可以对采集的数据进行统计分析。中心Web服务器处理程序包含Java程序文件和脚本引擎。用户浏览程序从数据库读取数据和统计结果，用户通过网络访问Web服务器站点，根据访问权限进行数据查询、数据维护等操作。

2.1 系统流程概述

（1）用户登录后，根据用户名和密码判断此用户是否存在。（2）如果用户存在，在数据库的用户表中根据用户名判断用户类型。系统用户分为3个类型：系统管理员，系统维护人员，一般用户。不同类型的用户可以进行不同的操作。如果用户不存在，则不能进入系统操作页面。（3）用户编辑个人信息，根据系统分配给个人的权限，对

基金项目：国家“十五”科技攻关项目（2004BA719A13－02）；国家“十一五”科技重大专项项目（2009ZX10005－021）；国家自然科学基金资助项目（90409004）；国家自然科学基金青年科学基金项目（81403342）；国家中医药管理局项目课题（04－05JP37）；中国博士后科学基金资助项目（20110491002）；河南中医学院博士基金（BSSJ2012－12）

个人信息进行查询、修改、分析、统计操作（见图1）。（4）操作完成，退出系统。

2.2 系统功能模块设计

中医证候管理系统可通过本系统对艾滋病患者身体各个方面的信息进行在线采集、编辑、统计和分析处理。模块介绍：（1）信息输入：根据提示输入调查表数据，包括一般信息、体检项目、实验室检查、中医四诊、西医诊断、中医诊断等信息。（2）统计查询：可以按照数据库表中任意信息选项进行查询。（3）统计分析：分基本统计和交叉统计两部分。对计数资料可列出频数表、各部分所占比例；对计量资料求出最大值、最小值、平均数、标准差等指标。交叉统计部分可求出二项指标的交叉表。（4）数据导出功能：能导出文本格式、Excel格式数据。

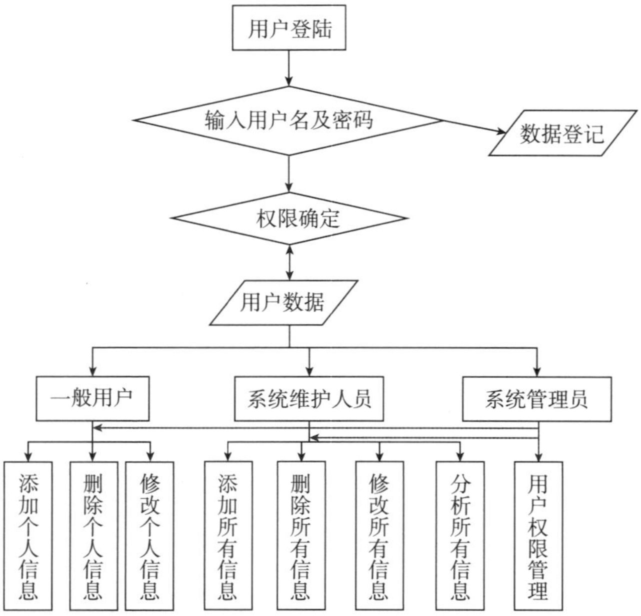

图1 艾滋病中医证候数据库系统功能示意图

Figure1 Schematic diagram of TCM syndrome database for AIDS patients

2.3 系统运行环境

操作系统服务器采用Windows 2000 Server，用户端计算机使用IE 5.0以上浏览器。Web服务器使用微软IIS 5.0版作为Web服务器。数据库服务器选用SQL Server 2000数据库系统。本系统运行于用TCP/IP协议组建的网络上。

2.4 系统特点

系统是以Java为开发平台，采用B/S结构，以微软公司SQL Server 2000为后台数据管理系统，结合Internet技术，服务器端采用Web Server + SQL Server 2000数据库系统 + Java程序来构成系统应用及数据服务系统；计算机作为用户端Web浏览器；所有的系统升级和维护只要在服务器端完成，可以灵活适应系统数据不断更新的需要，同时可进行远程系统的维护和管理。系统同时具有超强的安全性和易维护性，且方便易用。

3 艾滋病中医证候数据库系统构建效果及意义

3.1 艾滋病中医证候数据库系统构建效果

该数据库系统已经包含了1323例艾滋病患者中医证候信息，通过分析显示，1323例艾滋病患者的症状、体征共225个，主要症状及体征频率为：神疲乏力1028例次（77.7%）、咳嗽、咳痰559例次（42.3%）、纳呆食少558例次（42.2%）、呕恶431例次（32.6%）、消瘦413例次（31.2%）、腹泻385例次（29.1%）、发热324例次（24.5%）、淋巴结肿大285例次（21.7%）、口糜口疮152例次（11.5%）、黏膜溃疡102例次（7.7%）、皮肤病变455例次（34.4%）。

数据库系统共收集艾滋病患者的中医证候29种，未达到证候标准25例，单纯虚证188例，单纯实证128例，虚实夹杂证982例。出现频率最高的是湿热内蕴脾气虚弱证191例次（14.4%），其次为湿热内蕴肺脾气虚证120例次（9.1%），剩余症候依次为湿热内蕴证65例次（4.9%）、湿热内蕴气阴两虚证63例次（4.8%）、脾气虚弱证60例次（4.5%）、肺脾气虚证59例次（4.5%），其他证候出现率均在2.9%以下。

3.2 艾滋病中医证候数据库系统构建意义

该数据库系统的设计满足3NF，能保留一定的冗余数据来提高程序效率；其设计的数据库可拓展性较好，当用户需要添加新功能模块时，只需将原有数据库模块做少量修改即可。

数据库系统的构建适应了社会信息化潮流，缩短了工作流程周期，为上级卫生主管部门及中医药主管部门制定艾滋病的预治策略提供了依据，为艾滋病防治医疗单位和医务工作者提供了防治信息服务，能极大地促进和加强艾滋病中医药防治的管理和技术水平。

4 小结

流行病学研究作为一种获得临床样本科学的方法，在艾滋病中医证候学研究中发挥着重要作用，目前已有对艾滋病中医证候流行病学调查的大量报道，如王健等对我国艾滋病流行的10个主要地区2237例患者采用现场访谈的形式进行中医证候学调查，发现HIV感染者以脾气虚弱为主，艾滋病患者以脾肾阳虚为主；证候演变呈气虚→气虚夹湿、阴虚火热→气阴两虚→阳虚过程。秦国政等对云南省1007例HIV感染者/艾滋病患者进行流行病调查，常见证候（出现率>3%）有气阴两虚、湿热蕴结、脾虚湿困、肺脾气虚、阴虚湿热、痰湿阻肺、肝肾阴虚、痰热壅肺。在明确艾滋病中医证候分布及演变规律方面取得了一定进展，但对这些临床病例的数据挖掘远远不够，临床资料所蕴含的中医证候信息有待进一步分析。

计算机数据库系统可以对大样本流行病学调查得到的临床病例资料进行及时、准确的储存、选择、计算和分析，为艾滋病中医证候学研究提供了有力的工具。学者们分别运用计算机数据库技术建立了冠心病中医证候数据库、乙型肝炎肝衰竭中医证候数据库、慢性乙型病毒性肝炎中医证候数据库等，并完成了相关疾病的中医证候学分析，推动了相关疾病的中医证候学研究。

本研究建立的艾滋病中医证候数据采集和分析系统，具有数据存储、处理分析和信息检索等多种功能，并建立了动态页面可将数据库信息发布到Web网上，实现了HIV感染者/艾滋病患者中医临床信息计算机管理和网络服务，达到了高效、准确、客观、真实、及时地掌握和分析艾滋病患者的中医四诊信息和中医证候分布、证候演变趋势等多方面信息，为深入开展艾滋病中医证候学研究提供了有力的工具。

参考文献（略）

（出自《中国全科医学》2015年18卷第2期第149－151页）

艾滋病基本中医证候因子分析

许前磊[1,2]，谢世平[2,3]，陈建设[3]，潘万旗[2]，刘爱华[3]，郭选贤[2]
（1. 河南中医学院第一附属医院，河南省郑州市人民路19号，450000；2. 河南中医学院艾滋病研究所；3. 河南省中医院）

摘要 目的 运用因子分析法探讨艾滋病常见中医证候分型规律。方法 采用流行病学方法，收集人类免疫亏缺陷病毒/艾滋病（HIV/AIDS）患者1632例，选取其中出现的湿热内蕴、湿热蕴毒、痰热蕴肺、邪结皮肤、脾气虚弱、气阴两虚、气血虚和肺脾气虚8个证型患者1303例，采用自行设计的《HIV/AIDS中医候调查表》获取研究对象中医四诊信息，应用因子分析法进行统计分析。结果 依据症状的频率、Logistic回分析果和专家意见，最终筛选45个症状、体征进行因子分析，按“特征值大于1”原则共从45个症状、体征中提取15个公因子。因子1表现为肺脾气虚；因子2、因子15表现为湿热内蕴；因子3表现为痰热蕴肺；因子4表现为脾气虚弱；因子5表现为风寒袭肺；因子8、因子10表现为脾虚湿盛；因子9表现为邪结皮肤；因子12、因子14表现为气阴两虚；因子6、因子11、因子13表现为气血亏虚；因子7表现为湿热蕴毒。结论 因子分析结果提示艾滋病常见临床证型有10个，分别是肺脾气虚、湿热内蕴、痰热肺蕴、脾气虚弱、风寒袭肺、脾虚湿盛、邪结皮肤、气阴两虚、气血亏虚及湿热蕴毒。

关键词 艾滋病；中医候；因子分析

艾滋病（acquired immune deficiency syndrome，AIDS）即获得性免疫缺陷综合征，由机体感染人类免疫缺陷病毒（human immunodeficiency virus，HIV）所导致。中医药能有效改善AIDS患者临床症状、体征，提高生存质量；减少机会性感染发生并对机会性感染有显著疗效。而AIDS中医证候学研究是中医药防治AIDS研究最为基础和重要的部分，AIDS中医证候标准化是AIDS中医证候诊断和中医药临床疗效评价的基础。因子分析可在许多变量中找出潜在的具有代表性的因子，将相同本质的变量归入一个因子，可减少变量的数目，并且还可检验变量间关系的假设。因子分析的目的在于找出公因子的数目和各因子载荷，并在因子载荷的基础上，通过因子矩阵的旋转，找出共性因子所代表的实际含意。因此，我们在大样本流行病学调查的基础上，通过因子分析探讨HIV/AIDS中医证候的量化诊断，为结构方程模型的建立及最终HIV/AIDS证候诊断量表的形成提供依据。

1 资料与方法

1.1 资料来源

收集2002年3月至2007年5月河南中医学院、新疆维吾尔自治区中医医院、云南中医学院调查的1632例HIV/AIDS患者，依据既定证型及证型频数分析，把频率较小的证型剔除，选取频率较大的1303例病例进行统计分析。

1.2 诊断及辨证标准

西医诊断标准参照《HIV/AIDS诊断标准和处理原则》；中医辨证为湿热内蕴、湿热蕴毒、痰热蕴肺、邪结皮肤、脾气虚弱、气阴两虚、气血亏虚和肺脾气虚8个证型。

1.3 纳入标准

符合上述诊断及辨证标准者；年龄18～60岁；四诊信息完整者；能配合调查的患者。

基金项目： 国家科技重大专项资助项目（2009ZX10005－021）；国家自然科学基金资助项目（90409004）；河南中医学院博士科研基金资助项目（BSSJ2010－15）

1.4 排除标准

神志不清、痴呆、各种精神病患者；原发性免疫缺陷，激素化疗等引起的继发性免疫缺陷患者，血液病，其他原因引起的中枢神经系统疾病患者；非感染艾滋病所引起的脏器严重疾病者。

1.5 调查方法

采用问卷调查、现场诊断的方式，利用前期自行设计的《HIV/AIDS 中医证候调查表》，获取研究对象中医四诊信息，中医证候诊断需经两名副高级以上职称中医师进行辨证并意见一致。

1.6 表的信度与效度

信度检验：对调查量表中各条目间内在一致性，采用 Cronbach's 系数分析的方法来确定。标化前内部一致性 $\alpha=0.779$，标化后内部一致性 $\alpha=0.780$。本问卷 Cronbach's 系数 >0.6 表明一致性较好。

效度检验：采用因子分析法，设计调查表中某一条目与总目标符合的程度平均为64%。显示本调查表可以反映设计目标。

1.7 质量控制

多次召开专家论证会，反复修订调查方案和调查表；成立调查组，开展调查人员培训，制定相关操作规范（SOP）；成立质控小组，明确研究中质量控制的各个环节及要求，研究人员及质控人员的资质与职责，质量控制的程序以及参与人员之间的协作等；现场质控在调查当天及全部调查结束时，由质量控制人员对调查表进行人工审核，剔除无效调查表；数据质控采用 EpiData 数据库双人双机独立录入，并进行核查，两次录入一致率达97%。

1.8 统计学方法

应用 SPSS13.0 软件进行因子分析，因子分析采用主成分分析法，旋转方法用最大方差正交旋转法。

2 结果

2.1 变量的筛选

依据症状的频率、Logistic 回归分析结果和专家意见，课题组最终筛选45个症状、体征进行因子分析。筛选原则为：一般取频率 >10% 的症状；个别频率较高但无证候诊断意义的症状排除，频率较低但有证候诊断意义的症状纳入分析；专家认为应该拆分或合并的症状进行必要的处理；删除不符合中医辨证要求的症状。45个症状、体征分别是：低热、咳嗽咯痰、咯痰清稀、咯痰黏稠、色白、色黄、稀便、泻下畅利、神疲乏力、纳呆食少、消瘦、口糜、恶寒、自汗、盗汗、头晕、咽痛、咽干、口苦、口干不欲饮、心慌心悸、胸闷、动则气喘、痞满、皮肤瘙痒、小便短赤、面色萎黄、口唇干裂、皮肤粗糙、丘疹、爪甲淡白、舌色红、舌胖大、舌齿痕、舌裂纹、苔厚、苔腻、苔白、苔黄、脉沉、脉滑、脉细、脉数、脉弱、淋巴结肿大，其频数及频率见表1。

表1 45个症状、体征的频数及频率

症状、体征	例数	百分比（%）	症状、体征	例数	百分比（%）
神疲乏力	1037	79.6	痰色白	285	21.9
苔白	666	51.1	自汗	255	19.6
苔腻	627	48.1	舌胖大	254	19.5
纳呆食少	584	44.8	脉滑	252	
舌色红	581	44.6	盗汗	251	19.3
脉沉	579	44.4	皮肤粗糙	213	16.3
恶寒	567	43.5	泻下畅利	207	15.9
脉细	533	40.9	面色萎黄	202	15.5
咳嗽咯痰	532	40.8	咽干	197	15.1
心慌心悸	528	40.5	咽痛	178	13.7
苔厚	511	39.2	舌齿痕	175	13.4
苔黄	477	36.6	口唇干裂	166	12.7
头晕	457	35.1	低热	157	12.0
消瘦	432	33.2	口糜	156	12.0
胸闷	430	33.0	口干不欲饮	148	11.4
皮肤瘙痒	401	30.8	脉弱	147	11.3
痞满	385	29.5	丘疹	136	10.4
口苦	377	28.9	痰色黄	133	10.2
动则气喘	374	28.7	爪甲淡白	123	9.4
脉数	304	23.3	咯痰清稀	100	7.7
稀便	299	22.9	舌裂纹	87	6.7
淋巴结肿大	294	22.7	小便短赤	75	5.8
咯痰黏稠	289	22.2			

2.2 因子分析结果

2.2.1 *KMO* 和 *Bartlett* 检验　抽样适合程度统计 *KMO* 和 *Bartlett* 球形检验是分别用于检查变量间的偏相关性和各变量是否各自独立的检验。*KMO* 统计量在0至1之间，其值越大，因子分析的效果越好。当 *KMO* <0.5 时表示不宜做因子分析。*bartlett* 球形检验的统计假设不拒绝（$P>0.05$）时，说明各变量间较独立，不适宜做因子分析。本研究 *KMO* 统计量为0.683，*Bartlett* 球形检验的统计假设被拒绝（$P<0.01$），说明所有变量间不独立，数据适宜用因子分析模型进行分析。

2.2.2 变量碎石图　碎石图是按照变量的特征根大小排列的主成分散点图，第二个因子以下特征根均比较接近，特征值大于1的因子有15个，说明可以提取多个主成分，见图1。

2.2.3 主成分列表 按“特征值大于1”原则，共从45个症状、体征中提取15个公因子，因子累计方差贡献率为56.532%，说明能包含原来45个症状、体征中56.532%的信息，结果尚可，见表2。

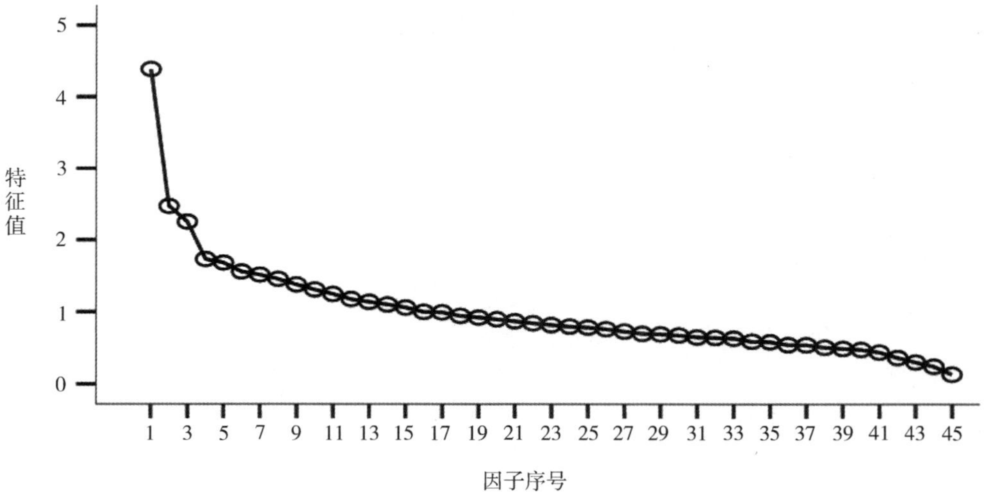

图1 HIV/AIDS因子分析碎石图

表2 15个公因子特征值和方差

因子	特征根			旋转后载荷		
	特征根值	方差（%）	累计方差（%）	特征根值	方差（%）	累计方差（%）
1	4.388	9.750	9.750	2.578	5.728	5.728
2	2.474	5.497	15.248	2.257	5.014	10.743
3	2.251	5.002	20.250	2.107	4.682	15.425
4	1.731	3.848	24.098	1.961	4.357	19.782
5	1.681	3.736	27.834	1.828	4.061	23.843
6	1.557	3.459	31.293	1.747	3.882	27.725
7	1.513	3.362	34.654	1.714	3.809	31.534
8	1.453	3.228	37.883	1.639	3.643	35.177
9	1.376	3.057	40.940	1.577	3.504	38.681
10	1.306	2.902	43.842	1.520	3.377	42.058
11	1.245	2.766	46.608	1.405	3.122	45.180
12	1.173	2.607	49.215	1.325	2.945	48.125
13	1.135	2.523	51.738	1.305	2.900	51.025
14	1.100	2.443	54.181	1.301	2.891	53.915
15	1.058	2.351	56.532	1.178	2.617	56.532

2.2.4 各因子的症状 因子分析给出了症状、体征在因子中的载荷系数，用具体的数值显示出各个症状、体征在各个证候中的权重大小（载荷系数>0.2），见表3。参照《中医临床诊疗术语》及专家意见，对结果进行分析，因子1表现为肺脾气虚；因子2、因子15表现为湿热内蕴；因子3表现为痰热蕴肺；因子4表现为脾气虚弱；因子5表现为风寒袭肺；因子8、因子10表现为脾虚湿盛；因子9表现为邪结皮肤；因子12、因子14表现为气阴两虚；因子6、因子11、因子13表现为气血亏虚；因子7表现为湿热蕴毒。

表3　15个公因子中载荷系数>0.2的症状、体征

因子	症状、体征（载荷系数）		
1	心慌心悸（0.642）	胸闷（0.639）	动则气喘（0.602）
	头晕（0.536）	自汗（0.463）	恶寒（0.441）
	口苦（0.244）	脉沉（0.207）	
2	苔黄（0.827）	苔腻（0.555）	舌色红（0.512）
	苔厚（0.396）		
3	咯痰黏稠（0.884）	痰色黄（0.783）	咳嗽咯痰（0.717）
4	纳呆食少（0.761）	消瘦（0.614）	神疲乏力（0.534）
	痞满（0.407）	恶寒（0.332）	口苦（0.253）
	爪甲淡白（0.250）	口糜（0.235）	低热（0.214）
5	痰色白（0.858）	咯痰清稀（0.785）	咳嗽咯痰（0.526）
6	脉细（0.700）	脉沉（0.511）	脉弱（0.278）
	皮肤粗糙（0.266）	口唇干裂（0.209）	
7	咽痛（0.749）	咽干（0.671）	口干不欲饮（0.472）
	口苦（0.389）	口糜（0.373）	
8	稀便（0.856）	泻下畅利（0.853）	
9	皮肤瘙痒（0.747）	丘疹（0.688）	皮肤粗糙（0.519）
	爪甲淡白（0.274）	口糜（0.222）	
10	舌胖大（0.757）	舌齿痕（0.690）	苔厚（0.383）
	苔腻（0.248）		
11	面色萎黄（0.585）	口唇干裂（0.582）	舌裂纹（0.532）
	皮肤粗糙（0.286）	消瘦（0.212）	
12	淋巴结肿大（0.540）	低热（0.490）	苔厚（0.257）
	皮肤粗糙（0.234）	口唇干裂（0.229）	动则气喘（0.204）
	神疲乏力（0.201）		
13	脉数（0.787）	爪甲淡白（0.292）	
14	盗汗（0.731）	自汗（0.536）	
15	小便短赤（0.769）	痞满（0.259）	舌裂纹（0.230）
	苔厚（0.222）	口苦（0.210）	

3　讨论

传统中医辨证是通过望、闻、问、切手段归纳出某一证候进而对患者施治，由于证候是一种不可直接测量的变量，潜在变量模型成为中医证候研究的一种较好统计分析方法。目前潜在变量在中医证候量化中应用较多的有：因子分析、结构方程模型、隐结构模型。如吴敏等运用因子分析的方法对儿童抽动障碍中医证候规律研究，29个症状及体征载荷系数较大的变量分别进入5个公因子，基本能反映儿童抽动障碍中医证候的特征。本研究运用因子分析对常见的45个主要症状、体征因子进行因子分析，按“特征值>1”原则，共从45个主要症状、体征中提取15个公因子，分别赋予它们中医学证候的含义，显示HIV/AIDS的常见中医临床证候有10个，分别是肺脾气虚、湿热内蕴、痰热蕴肺、脾气虚弱、风寒袭肺、脾虚湿盛、邪结皮肤、气阴两虚、气血亏虚及湿热蕴毒。肺脾气虚的主要症状是心慌心悸、胸闷、动则气喘、头晕、自汗、恶寒、神疲乏力、痞满、皮肤粗糙、口苦、脉沉；湿热内蕴的主要症状是苔黄、苔腻、舌色红、苔厚、小便短赤、痞满、舌裂纹、口苦；痰热蕴肺的主要症状是咯痰黏稠、痰色黄、咳嗽咯痰；脾气虚弱的主要症状是纳呆食少、消瘦、神疲乏力、痞满、恶寒、口苦、爪甲淡白、口糜、低热；风寒袭肺的主要症状是痰色白、咯痰清稀、咳嗽咯痰；脾虚湿盛的主要症状是稀便、泻下畅利、舌胖大、舌齿痕、苔厚、苔腻；邪结皮肤的主要症状是皮肤瘙痒、丘疹、皮肤粗糙、爪甲淡白、口糜；气阴两虚的主要症状是淋巴结肿大、低热、苔厚、皮肤粗糙、口唇干裂、动则气喘、神疲乏力、

盗汗、自汗；气血亏虚的主要症状是脉细、脉沉、脉弱、皮肤粗糙、口唇干裂、脉数、爪甲淡白、面色萎黄、舌裂纹、消瘦；湿热蕴毒的主要症状是咽痛、咽干、口干不欲饮、口苦、口糜。

应用因子分析方法，提取艾滋病中医望闻问切信息的主要影响因子，同时标出了因子（证候）中各个症状的具体载荷系数来显示其权重大小，为 HIV/AIDS 证候的诊断提供量化依据，为结构方程模型的构建及最终 HIV/AIDS 中医证候诊断量表的形成提供参考。

参考文献（略）

（出自《中医杂志》2014 年 10 月第 55 卷第 19 期第 1672－1675 页）

艾滋病患者 T 淋巴细胞水平与中医证型关系研究

郭晓辉[1]，谢世平[2]，张向飞[3]

（1. 洛阳市疾病预防控制中心，河南 洛阳 471000；2. 河南中医药大学，河南 郑州 450046；
3. 洛阳交通运输集团职工医院，河南 洛阳 471000）

摘要 目的 观察艾滋病患者肺气虚弱证和肺脾气虚证与 T 淋巴细胞之间的相关性。方法 选取艾滋病肺气虚弱证患者 34 例，肺脾气虚证患者 68 例作为研究对象，运用流式细胞仪检测不同证型患者 T 淋巴细胞亚群水平，分析中医证型与 T 淋巴细胞亚群的相关性。结果 肺气虚弱证患者 CD_3^+ T 淋巴细胞为（1547.12 ± 807.909）mm^{-3}，肺脾气虚证患者 CD_3^+ T 淋巴细胞为（1213.09 ± 580.928）mm^{-3}，两组比较，差异有统计学意义（$P = 0.019 < 0.05$）；肺气虚弱证患者 CD_8^+ T 淋巴细胞为（1090.59 ± 632.818）mm^{-3}，肺脾气虚证患者 CD_8^+ T 淋巴细胞为（860.06 ± 456.800）mm^{-3}，两组比较，差异有统计学意义（$P = 0.038 < 0.05$）；CD_4^+ 方面，肺脾气虚证患者的平均秩次为 47.13，肺气虚弱证患者的平均秩次为 60.24，两组比较，差异有统计学意义（$P = 0.035 < 0.05$）；CD_4^+/CD_8^+ 方面，肺脾气虚证患者平均秩次为 50.43，肺气虚弱证患者平均秩次为 53.65，两组比较，差异无统计学意义（$P = 0.604 > 0.05$）。结论 艾滋病肺脾气虚证患者淋巴细胞下降更显著，免疫功能损伤更严重，更容易出现机会性感染。

关键词 艾滋病；肺气虚弱证；肺脾气虚证；T 淋巴细胞；中医证型

艾滋病已经成为各国重要的公共卫生和社会问题，艾滋病防治形势非常严峻。

中医学并无“艾滋病”记载，随着近几十年来艾滋病患者的增多，中医学对艾滋病的研究也日趋深入，根据其临床表现，许多学者认为它属于中医内科的“虚劳”“积聚”“疫病”等范畴，中医药在艾滋病的诊疗过程中发挥着不可替代的作用。艾滋病在中医证候诊断方面尚无统一的标准体系和完善的疗效评价标准。从现代医学角度探讨中医证候与各实验室指标的相关性，将艾滋病与传统中医学进行系统的归纳分析，可为进一步辨证治疗提供科学有力的微观依据。

1 资料与方法

1.1 一般资料

本研究选取的 102 例艾滋病患者均来源于河南某地区。其中男 44 名，女 58 名；平均年龄 48.8 岁；汉族 101 例，少数民族 1 例；97 例农民，其他职业者 5 例；感染途径：8 例性传播，94 例有偿供血；肺气虚弱证 34 例，肺脾气虚证 68 例。

1.2 诊断标准

①西医诊断标准：参考 2005 年卫生部发布的《艾滋病诊疗指南》制定。②中医证候诊断标准：采用“十一五艾滋病中医证候学研究”项目设计的《艾滋病临床诊断调查表》问卷，获取研究对象中医四诊信息，由 3 名中医师（根据《中医诊断学》第 7 版教材）进行证候诊断。肺气虚弱证：以肺气虚弱、呼吸无力、卫外不固、咳喘无力、气短而喘、自汗等为主要表现；肺脾气虚证：以咳嗽、气喘、咯痰、食少、腹胀、便溏等为主要表现。

1.3 病例纳入标准

符合以上诊断标准；有明确的感染途径；无慢性器质性疾病及精神病的患者；年龄 18～65 岁。

1.4 病例排除标准

合并有精神病及其他影响问卷调查真实性的患者；妊娠期妇女；调查资料不全者。

1.5 研究方法

测定不同证候患者 T 淋巴细胞（CD_3^+、CD_4^+、CD_8^+、CD_4^+/CD_8^+）情况。

1.6 统计学方法

应用统计软件 SPSS20.0 进行处理，T 淋巴细胞亚群中 CD_3^+、CD_8^+ 符合正态分布，两组证型之间差异性分析选用 t 检验；CD_4^+ 与 CD_4^+/CD_8^+ 不符合正态分布，两组证型之间差异性分析采用秩和检验，检验水准 $\alpha=0.05$，以 $P<0.05$ 为差异有统计学意义。

2 结果

2.1 不同证型患者 CD_3^+、CD_8^+ 水平比较

见表 1

表 1 不同证型患者 CD_3^+、CD_8^+ 水平比较（$\bar{x}\pm s$，mm^{-3}）

证型	CD_3^+	CD_8^+
肺脾气虚证	1213.09 ± 580.928	860.06 ± 456.800
肺气虚弱证	1547.12 ± 807.909	1090.59 ± 632.818
df 值	100	100
P 值	0.019	0.038

2.2 不同证型患者 CD_4^+、CD_4^+/CD_8^+ 水平比较

见表 2。

表 2 不同证型患者 CD_4^+、CD_4^+/CD_8^+ 水平比较 例

项目	证型	*n*	平均秩次	Wilcoxon W 值	*Z* 值	*P* 值（双侧）
CD_4^+	肺气虚弱证	34	60.24	3205.000	−2.108	0.035
	肺脾气虚证	68	47.13			
CD_4^+/CD_8^+	肺气虚弱证	34	53.65	3429.000	−0.518	0.604
	肺脾气虚证	68	50.43			

3 讨论

HIV 将人体免疫系统中的 T 淋巴细胞作为主要攻击目标，大量破坏该细胞，使人体丧失免疫功能。因此 T 淋巴细胞亚群的变化在艾滋病的研究中越来越受到重视，可以客观地反映人体的免疫状态、病情进展程度以及临床疗效。机体感染艾滋病病毒之后，病毒会选择性地攻击 CD_4^+ T 淋巴细胞，破坏机体免疫系统，主要表现在 CD_4^+ T 淋巴细胞数量的减少，同时 CD_8^+ T 淋巴细胞在感染早期因免疫活化往往高于正常，但在患者继发机会性感染和 CD_4^+ T 淋巴细胞减少的情况下也常明显减少并伴功能异常。CD_4^+ T 淋巴细胞计数是病情变化、预后及疗效观察的重要评价指标。

从中医理论分析病因，不外乎“正虚”和“邪侵”，“正气存内，邪不可干，邪之所凑，其气必虚”。疫毒侵入机体，日久必伤正气，正气愈虚，邪气愈容易侵袭人体，导致艾滋病后期出现多种机会性感染。艾滋病病毒侵入人体后，经潜伏期，内伏之毒自内外发，或发于肺，或发于脾，导致肺脾的虚弱，进而影响肝肾。本研究显示：肺气虚弱证和肺脾气虚证患者在 CD_3^+、CD_4^+、CD_8^+ 淋巴细胞计数上存在显著差异，肺脾气虚证患者上述细胞计数更低，说明免疫功能逐渐呈现损害加剧趋势，疾病进展从单独脏器到多脏器的损害。研究表明，艾滋病病毒进入人体后，首先犯脾，渐次及肺，同时从不同通路向肾转移，最终表现为元气虚损，与本研究结果一致。CD_4^+ 计数水平是判断正气强弱与受损程度的重要指标，CD_4^+ 计数水平不同的患者中医证型分布规律不同；另外，CD_8^+ 计数也与中医证型密切相关。因此，T 淋巴细胞亚群在艾滋病中医辨证上存在相关性，具有辅助辨证的意义。

中医学对艾滋病的研究一直处在摸索阶段，辨证论治是中医的精髓，艾滋病的中医证候研究是一项长期、复杂、系统的工程，需要每一位医务工作者秉着严谨科学的态度，反复实践，认真总结证候演变规律，为艾滋病中医证候诊断标准化、微观化、科学化提供参考依据。

参考文献（略）

（出自《中医学报》2017 年第 32 卷第 10 期第 1811－1813 页）

艾滋病合并肺部感染中医证型研究进展

扶 伟 徐立然 马秀霞 孟鹏飞 宋夕元 李亮平 李 正 丁 雪 邱 荃 杨超华

450008 郑州，河南中医学院第一临床医学院［扶伟（硕士研究生）、李正（硕士研究生）、丁雪（硕士研究生）、邱荃（硕士研究生）、杨超华（硕士研究生）］；河南中医学院第一附属医院艾滋病临床研究中心（徐立然、马秀霞、孟鹏飞、宋夕元、李亮平）

摘要 艾滋病合并肺部感染的治疗过程中因其病因复杂，临床症状多样，辨证分型及临床疗效评价标准不统一，有碍于中医药在防治艾滋病方面的推广应用。本文根据近年来艾滋病合并肺部感染相关文献进行归纳分析，结合既往临床及实验体会，从中医证型角度探讨 AIDS 患者合并肺部感染的病因病机、辨证治疗及证型分布等相关研究。在研究中提出临床较为常见的证型并进行归纳，梳理，对影响其分布的因素进行总结，探讨证型分布与病因病机之间的相互联系，并对辨证治疗的疗效进行收集分析。为进一步临床应用和推广，优化艾滋病合并肺部感染的中医及中西医结合治疗方案提供依据，为形成中医临床路径提供参考。

关键词 艾滋病；肺部感染；中医证型

艾滋病病毒进入人体后通过不断破坏免疫系统，造成免疫系统功能相对低下，继而并发各类机会性感染。艾滋病合并肺部感染是机会性感染中较为常见的疾患，约占机会性感染的50% ~69.6%，成为艾滋病患者死亡的主要原因之一，应当引起足够的重视。肺部感染的治疗过程中因其病因复杂，临床症状多样，辨证分型及临床疗效评价标准不统一，有碍于中医药在防治艾滋病方面的推广应用。到目前为止，对艾滋病合并肺部感染的研究甚少，规范化程度不高，无法满足临床的需求。

开展肺部感染领域的证型研究体现了中医辨证论治的思想，可以丰富艾滋病中医药防治理论，指导肺部感染的临床辨证用药。前期研究结果表明中医药辨证治疗可以较好地控制病情进展，提高患者生存质量，延长生命，降低机会性感染发病率和患者死亡率。开展系统规范研究为进一步提升对艾滋病肺部感染的病因病机、证型认识，提供理论基础，为中医药防治艾滋病提供新的临床途径和理论依据，探求病证治疗的规律。

1 证型相关研究

1.1 辨证分型

近些年所开展的肺部感染证型临床研究主要根据《十一省中医药治疗艾滋病项目临床技术方案（试行）》，该技术方案按照艾滋病不同分期所出现的症状进行辨证分型，与肺部感染相关的证型分为：急性感染期风热型、风寒型；发病期，此期以主症、次症所出现的频次分为热毒内蕴、痰热壅肺证，气阴两虚、肺肾不足证。该方案对于复杂的肺部感染症状及证候表现作了统一的证型概括，在一定时期内为客观评价中医药临床疗效提供了辨证依据并指导了临床和科研用药，一些研究者围绕该证型也开展了相关临床疗效观察。其局限在于辨证分型较少无法满足肺部感染临床多样化需求。河南省中医药治疗艾滋病专家组根据多年实践经验编写了《河南省中医药治疗艾滋病常见病症辨证治疗要点（2010 年版）》，把其中关于艾滋病合并肺部感染所出现的咳喘病症分为：风邪袭肺证、风寒袭肺证、痰热壅肺证、外寒内饮证、卫气亏虚兼风寒袭肺证、上实下虚证、肾气亏虚证。该辨证认为脾肺气虚为基础，感受外邪而引起虚证、实证、虚实相兼证，该要点根据临床经验而总结，且临床使用时简明扼要，便于掌握应用，取得了较好的临床效果。

由于艾滋病合并肺部感染的复杂病理因素，在临床辨证过程中需要综合考虑脏腑、气血、阴阳等辨证方法，并且需要与中医关于艾滋病的分期辨证相结合，体现艾滋病合并肺部感染的特殊病因病机。如赵晓梅提出艾滋病无症状期从肺气阴虚证入手选用四君子汤，艾滋病相关综合征期多属肺脾气虚证或肺肾气阴两虚证，选用补肺汤等补脾益肺，纳气定喘之方进行临床辨证用药。该辨证突出了艾滋病肺部感染患者以虚为主的病症特征和肺脾肾三脏在病症变化中的相兼关系，在临床治疗取得较好的疗效。随着艾滋病肺部感染的研究不断深入，王东旭等总结近年临床经验提出了以“痰”“虚”为主的虚实夹杂病理因素，在此基础上提出了六大基本证型（痰热壅肺证、痰湿阻肺证、肺肾两亏证、肺脾气虚证、肺阴不足证、痰瘀阻肺证）及治疗原则和方药，该证型分类揭示了肺部感染患者基本病理因素，在治疗过程中并提

基金项目： 国家“十二五”科技重大专项（2013ZX10005001001）；国家中医药管理局国家中医临床研究基地业务建设科研专项（JDZX2012020）；郑州市科技人才队伍建设计划（131PLJRC671）；河南省中医管理局科学研究专项（2013ZY01001）

出祛邪与扶正两者不可偏废，对于久治不愈患者，根据母病及子理论，导致肾虚精气耗损，最终为肺肾两亏证。该分型体现了病情发展与辨证相结合的临床实际，为临床和科研提供了较为客观的辨证分型。

1.2 证型聚类分析

虽然中医药在治疗艾滋病合并肺部感染的临床疗效明确，但研究模式仅限于临床疗效观察，其中医证候分类及分布规律与现代化研究方法结合甚少。王东旭等采用聚类分析的研究方法，结合症状、舌象、脉象的频数分布及专家的专业知识与临床实际，将196例艾滋病合并肺部感染患者聚为三类：风热外袭、痰热壅肺证（31.1%），肺脾两虚、痰湿阻肺证（32.7%），肺肾两亏、阴虚内热证（36.2%）。该统计显示了相兼证型之间的联系，病位涉及肺、脾、肾三脏，病邪涉及风、热、痰、虚。并且通过聚类分析揭示了病情程度、病变性质与临床证型分布之间的相关性：痰热壅肺证与肺肾两亏证所占比率随病情的加重呈现增加趋势。通过聚类分析的方法能够为认识病情与正邪及病变性质提供可能，早期多为正盛邪实，故以痰热壅肺证多见，随着疫毒侵犯脾胃，可见痰湿蕴肺证；末期多脏器受损，多见肺肾两亏证。

1.3 临床辨证疗效研究

艾滋病合并肺部感染临床治疗相关医案较少，并且大部分存在样本量不多的问题，与临床发病率较高的实际不尽一致，中医药应用于免疫低下肺部感染患者具有明确的临床疗效，但需要进行多中心大样本的临床观察和进一步的分析总结确定辨证治疗的证型、治则、方药。岑玉文、周桂琴等，采用随机、多中心、平行对照的试验方法对164例患者进行研究，分别运用清金化痰汤治疗痰热壅肺证，补肺汤合七味都气丸治疗肺肾两亏证，小青龙汤合二陈汤加减治疗痰湿阻肺证，研究结果显示：中医辨证结合西医基础疗法在改善患者临床症状，缩短治疗时间方面优于单纯西医治疗，对于发热、头痛症状改善较为明显。马秀霞等应用清肺培元微丸加西医基础治疗方法，观察痰热壅肺证141例，表明清肺培元微丸可以改善患者症状、体征，提高生存质量，疗效明显优于对照组，该研究明确了中成药在临床治疗过程中的疗效，为痰热壅肺证的治疗研制中成药提供了可能，能够极大方便患者用药。李发枝教授认为治疗艾滋病，辨证为前提，中医在古代无艾滋病病名亦无治疗经验，在治疗过程中辨证尤为重要，无论西医诊断何病，中医全凭乎证，对“证”治疗，每收良效。如李发枝教授在治疗艾滋病合并肺孢子虫肺炎医案中，根据患者服药后出现的症状变化，打破“效不更方”古训，分别从痰湿阻肺证、痰热壅肺证辨证论治，三易其方，收到良好的临床疗效。

2 证型病因病机

2.1 证型病因病机分析

目前，中医学将艾滋病多归属于“疫病”“伏气温病”等范畴，艾滋病合并肺部感染则可归属于中医“咳”“痰”“喘”范畴，因此有医家提出在艾滋病合并肺部感染早期，“疫毒”侵入人体后导致正气不足，卫外功能减退，复感外邪，则肺失宣肃，肺气上逆出现发热、咳嗽、咯痰等风寒束肺证、风热袭肺证，又因艾滋病患者本质为虚，故可见乏力、气短等风寒袭肺、肺脾气虚等虚实相兼之证。

艾滋病“疫毒”首先损伤脾脏，脾为后天之本，气血生化之源，脾脏受损运化功能失常。一方面，水谷精微不能吸收输布，气血化生无源，渐而导致心、肝、肺、肾受损，“脾为孤脏，中央土以灌四旁”，终至五脏气血阴阳俱损，此阶段则可出现肺肾亏虚、肺脾气虚等相兼脏腑疾患。另一方面，脾运化水湿功能失常，导致水湿、痰饮内生，上行胸中，痹阻于肺，肺失宣肃而出现咳、痰、喘。“痰”“虚”相互影响，导致气血运行不畅，亦可为瘀。复感外邪，兼痰、湿、瘀、浊于内，可出现本虚标实之证。因此肺部感染病位在肺，不外乎“痰”“虚”两大基本病理因素。治疗应当分清本虚标实，辨伪存真，扶正与祛邪二者不可偏废。

2.2 病因病机与症状相关性研究

综合近年的肺部感染临床症状相关研究结果，为以上病因病机的分析提供了可供参考的依据。张钟等通过分析艾滋病合并肺部感染患者所出现频率较高的症状进行了病机探析指出，喘促、自汗为肺虚不主气，乏力、食后腹胀、纳差是“疫毒”侵脾，腰膝酸软、气喘则是病久及肾，肾不纳气，肾虚腰府失养。舌体胖大因脾肾阳虚，舌质淡多为气血两虚、阳虚，咯黄或稀白痰，舌质黯、舌苔黄腻或白腻等症状则提示痰、湿、热、瘀蕴于体内。并且在治疗中应用健脾益肺，纳气定喘之法，病情得到较快缓解，进一步证实了肺、脾、肾脏腑亏虚的病机特点，而仅用扶正固本之药或化痰祛瘀药物用量较少时，则症状改善较慢或无变化。刘占国采用活血化瘀方加丹参注射液治疗以喘闷、紫绀、舌质暗为主要临床表现的血瘀证收到良好的效果。证明湿、热、痰、瘀贯穿疾病的重要方面。屈冰等通过分析艾滋病合并肺部感染中医症状、证型与非艾滋病合并肺部感染人群进行对比发现，艾滋病合并肺部感染患者痰湿阻肺证、肺肾两亏证明显高于非艾滋病合并肺部感染人群，其出现的气短、闷、喘、身体困重、食欲不振等症状较非艾滋病患者群显著，体现了艾滋病合并肺部感染患者肺、脾、肾多脏腑及气血亏虚的特点，痰、虚、湿为其重要的病理因素。

3 证型分布相关因素探讨

对于常见的证型进行规律性的探讨研究有助于丰富艾滋病肺部感染的中医机理，为临床和科研指明方向。随着近年对艾滋病的研究不断深入，初步证明了中医证型与病情程度、年龄等方面有着紧密的关系，而艾滋病合并肺部感染证型领域也进行了相关研究，为其提供了更为客观的理论依据。

总体来说，在临床方面以痰热壅肺证、痰湿阻肺证、肺肾两亏证为主，肺脾两虚证、风热袭肺证较少。该特点反映出在肺部感染早期主要为肺脾气虚的基础上而感受外邪，表现为以实为主的症状特点，此期发病率较低，故风热袭肺证、肺脾两虚证在临床较少见。在肺部感染发病早期，正盛邪实，多见痰热壅肺证，随着脏腑气血功能的虚弱，而见痰湿阻肺证，后期脏腑受累多见肺肾两亏证；在病情程度方面，痰热壅肺证多为中度和轻度，其所占比率随着病情的加重而减少，肺肾两亏证所占比率随着病情的加重而增大，痰湿阻肺证随着病情的加重而减少；年龄方面，肺部感染多发生于40岁以上人群，并且以痰热壅肺证为主，肺肾两亏证、痰湿阻肺证随着年龄增长而增多。一方面，可能由于研究所选艾滋病患者年龄构成有关，该年龄段患者多为感染时间较长患者，且已经进入发病期；另一方面，也反映了艾滋病患者体虚为主的病机发展变化，在老年免疫低下患者中多发的趋势；随着治疗效果的出现，一些症状消失后，证型随之发生变化。具体为：痰热壅肺证、痰湿阻肺证减少，肺肾两亏证和无证可辨型增加。艾滋病合并肺部感染以免疫低下患者多见，发病急，前期诊断较为困难，多发生于感冒之后，正气不足，外邪袭肺，而出现痰热壅肺证，此期患者可因免疫低下，造成病情缠绵，随疾病进展多表现为痰湿蕴肺证，一旦发病病情进展较快，后期患者因元气大伤，则多表现为肺肾两亏证。

郭会军等在对比广东省与河南省艾滋病合并肺部感染患者出现咳嗽症状的研究中发现，河南以痰湿或痰热证常见，广东多属燥热或阴虚而咳嗽，二者证型分布的差异一方面，与地域有关，岭南地区土薄阳气易泄，人居其地，腠理汗出长期则耗气伤阴，与岑玉文等对广东地区艾滋病患者证型研究表述相一致；另一方面，或与患者的感染途径有关，河南以有偿献血为主，患者免疫低下且兼证较多病情反复，多虚多痰。

除此之外，相关研究表明艾滋病患者证型的分布还受到性别、感染途径等因素的影响，在合并肺部感染后在此方面也应当开展相关研究，指导临床实践提高疗效。

4 证型与免疫生化的相关研究

近来研究初步显示了各证型分布与CD_4^+ T淋巴细胞计数的相关联系，痰湿阻肺证、肺肾两亏证所占比率随着CD_4^+的下降而增长，痰热壅肺证在CD_4^+为200～500个/μL时，所占比率较大，但CD_4^+ <200个/μL时其所占比率有所下降。痰热蕴肺证、肺肾两亏证患者CD_4^+ T淋巴细胞计数水平较低其中位数<50个/μL，明显低于其他证型；按照虚实分析发现，热证患者CD_4^+ T淋巴细胞计数水平较高>150个/μL，虚实夹杂证的CD_4^+ T淋巴细胞计数水平较低，在50个/μL左右。根据CD_4^+ T淋巴细胞计数与中医证型的相关研究发现，两者在病情由实到虚的病情发展中关系紧密，王晓忠等认为可根据CD_4^+ T淋巴细胞计数间接判断中医证型的虚实，能够为临床辨证提供参考。根据中医理论分析，身体正气的强弱能够较好地揭示疾病的发展转归，而近年开展的相关现代医学研究结果显示CD_4^+ T淋巴细胞能够较好地反映身体免疫的变化，两者能够相互印证，并统一于临床实际，为客观的中医药评价提供了新思路和研究方向。

查阅近年文献，艾滋病合并肺部感染所开展的研究多以临床用药疗效观察为主，而国内关于艾滋病患者证型与免疫相关研究已经进行了深层次的研究和探讨，相比于肺部感染仅限于证型分布与CD_4^+ T淋巴细胞计数的研究，笔者认为有必要进行更深层次的探讨，揭示艾滋病肺部感染与T淋巴细胞亚群、T细胞活化指标、基因表达等方面的客观联系。

5 结语

由于艾滋病合并肺部感染患者免疫功能较低，临床常见于多种病原体的多重感染，由于机体免疫无力抵抗而出现较为严重的一系列复杂症状，病情反复，不易控制，造成了较高的死亡率。经过近些年通过对证型与病因病机的临床研究，逐步确立了“虚”“痰”为主的病理因素，在辨证治疗时提出虚实夹杂与脏腑辨证相结合的临床辨证。在脏腑辨证中提出了与肺、脾、肾三脏之间的关系，并且揭示了证型分布与病情程度和脏腑等方面之间的联系。随着研究的不断深入，探讨了证型与患者生化免疫指标间的关系，为方便临床辨证治疗提供了客观的依据，取得了较好的临床疗效。

西药治疗价格昂贵并面临耐药的风险，长期应用不利于业已受损的免疫系统，中药以其独特的辨证理论和疗效在临床得到了应用，但仍面临缺乏机理及药物作用机制的研究和临床疗效评价，因此有必要加强对肺部感染相关课题的更深层次研究，进行临床病例免疫及炎症相关指标的检测，明确中药在患者体内抗炎作用和对免疫功能的影响，探究肺部感染证型机理，发挥中医辨证论治和治未病理念；进行多中心的用药前后证候、体征、安全性指标等分析，以期完成中医药治疗艾滋病肺部感染的临床路径和疗效评价，对于降低肺部感染概率，提高中医药的临床应用途径有着重要影响。开展中医证型与肺部感染免疫、生化指标更深层次的研究，探索其相互联系，不断开拓中医辨证与现代医学之间较为统一的领域，可以为中医药国际化提供支撑。

参考文献（略）

（出自《环球中医药》2015年12月第8卷第12期第1524－1528页）

HIV/AIDS 肺脾气虚证与气阴两虚证患者尿液的代谢组学研究

马素娜，王　娟，张海燕，张　淼

（河南省郑州市，河南中医药大学 450046）

摘要　目的　探讨代谢组学技术在中医证型诊断中的价值。方法　2011 年 12 月选取河南省某地区人类免疫缺陷病毒（HIV）/艾滋病（AIDS）患者 23 例，其中脾肺气虚证患者 12 例作为 HIV/AIDS 肺脾气虚证组，气阴两虚证患者 11 例作为 HIV/AIDS 气阴两虚证组。运用液相色谱质谱分析（LC－MS）检测 23 例 HIV/AIDS 患者的尿液代谢成分，结合主成分分析（PCA）和 t 检验分析技术，分析 HIV/AIDS 患者尿液的差异代谢物。结果　通过 *t* 检验结合 1.5 倍原则对数据进行的初步筛选，发现质核比（m/z）为 317、213 的可能存在的代谢物为两组的差异代谢物，其峰强度在 HIV/AIDS 气阴两虚证组患者中均低于 HIV/AIDS 肺脾气虚证组患者（$P<0.05$）。PCA 显示 m/z 为 967、155、317、213 的离子物与其他离子物相距较远，可以认为是 HIV/AIDS 肺脾气虚证组和 HIV/AIDS 气阴两虚证组间潜在的差异代谢物。结论　运用代谢组学技术中的 LC－MS 可以将 HIV/AIDS 肺脾气虚证和 HIV/AIDS 气阴两虚证尿液在代谢物轮廓上进行区分，实现不同中医证型间的差异代谢物比较，代谢组学技术在指导中医证型的诊断方面有良好的应用价值。

关键词　获得性免疫缺陷综合征；代谢组学；证候

代谢组学是 20 世纪末发展起来的，继基因组学、蛋白质组学之后的一门新兴学科，20 世纪 90 年代逐渐应用于生命科学研究领域中，通过对机体中某个特定时间点代谢产物的定量和定性分析，从整体上评价机体当时所处的生理或病理状态，通过检测和量化一个生物体整体代谢随时间变化的规律，为研究和阐明疾病的发病机制提供客观依据。由于其具有与中医学整体观、即时性相一致的特点，在疾病机制探讨及诊断尤其是中医证候辨证中有着巨大的潜力，将成为研究者研究中医“证”生物学基础的有力工具。本研究通过运用液相色谱质谱分析（LC－MS）技术结合 t 检验和主成分分析（PCA）对人类免疫缺陷病毒（HIV）/艾滋病（AIDS）肺脾气虚证和气阴两虚证患者进行代谢组学检测，通过对比分析初步发现了在代谢组学层面 HIV/AIDS 脾肺气虚证和气阴两虚证两者间存在的差异。

1　资料与方法

1.1　一般资料

2011 年 12 月选取河南省某地区 HIV/AIDS 患者 23 例，其中脾肺气虚证患者 12 例作为 HIV/AIDS 肺脾气虚证组，气阴两虚证 11 例作为 HIV/AIDS 气阴两虚证组。HIV/AIDS 肺脾气虚证组中男 6 例，女 6 例；年龄 31～60 岁，平均年龄（51.3±5.7）岁。HIV/AIDS 气阴两虚证组中男 6 例，女 5 例；年龄 30～59 岁，平均年龄（48.4±6.0）岁。两组患者性别、年龄比较，差异无统计学意义（$\chi^2_{性别}=0.182$，$P=0.670$；$t_{年龄}=1.128$，$P=0.894$）。本研究经河南中医药大学第一附属医院伦理委员会批准。

1.2　诊断标准

（1）西医诊断标准：采用 2005 年国家原卫生部推荐的《艾滋病诊疗指南》诊断标准；（2）中医辨证标准：采用“HIV/AIDS 常见中医证候诊断量表”中肺脾气虚证诊断量表、气阴两虚证诊断量表为辨证诊断标准。HIV/AIDS 肺脾气虚证主要症状为：动则气喘（记 5 分）、易感冒（记 4 分）、自汗（记 3 分）、泄泻（记 3 分）、恶风寒（记 2 分）、胸闷（记 2 分）、咳痰清稀（记 2 分）、神疲乏力（记 2 分）、便溏（记 2 分）、心悸（记 1 分）、舌体胖大（记 1 分）、舌质淡（记 1 分）、舌苔白（记 1 分）、脉虚或弱（记 1 分）；HIV/AIDS 气阴两虚证主要症状为：盗汗（记 5 分）、神疲乏力（记 4 分）、消瘦（记 3 分）、气短（记 2 分）、口干咽燥（记 2 分）、口唇干裂（记 2 分）、干咳少痰（记 1 分）、手足心热（记 1 分）、舌形瘦薄（记 3 分）、舌裂纹（记 3 分）、舌红或淡红（记 1 分）、舌苔少津（记 1 分）、脉虚数或细数（记 2 分）。各个症状分轻

基金项目：“十一五”国家科技重大专项（2009ZX10005021－002）——HIV/AIDS 中医基本证候系统生物学研究；“十二五”国家科技重大专项（2012ZX10005001－005）——HIV/AIDS 中医证候转录组学研究；河南中医学院博士基金（BSJJ2012－12）——HIV/AIDS 肺脾气虚证患者蛋白质组学研究；河南省基础与前沿技术研究计划项目（102300410122）——HIV/AIDS 脾气虚弱证和湿热内蕴证代谢组学研究

（×1）、中（×2）、重（×3）不同的权重进行量化积分。证候积分≥21 分符合中医诊断入组标准。

1.3 纳入、排除标准

纳入标准：（1）HIV 试验阳性者；（2）符合 HIV/AIDS 西医诊断标准和“HIV/AIDS 常见中医证候诊断量表”中肺脾气虚证和气阴两虚证诊断标准的患者；（3）年龄 18～60 岁；（4）中医辨证经两名副高级以上职称中医专家诊断一致者；（5）签署知情同意书。排除标准：（1）意识不清、痴呆、精神疾病患者；（2）非感染 HIV 引发的严重脏器疾病，原发性免疫缺陷，激素化疗等引起的继发性免疫缺陷，血液病，其他原因引起的中枢神经系统疾病。

1.4 材料和方法

1.4.1 材料试剂：甲酸、乙腈、甲醇（上海展云化工有限公司），高纯氦气、高纯氮气（纯度均＞99.99%，郑州念龙化工产品有限公司）；主要仪器及设备：LCQ Advantage MAX 电喷雾离子阱液质联用仪（美国赛默飞世尔科技公司）；Agilent Zorbax C18（150.0mm×2.1mm，3.1μm）色谱柱（安捷伦科技有限公司）；Jouan MR23i 高速冷冻离心机（离心半径 20cm）（法国 Jouan 公司）；MDF5411 低温冰箱（日本三洋株式会社）；MiII－QSyntheSiS 超纯水器（美国 MiIIPore 公司）；KQ－500DE 型数控超声波清洗器（昆山舒美超声仪器有限公司）。

1.4.2 尿样采集和处理 EP 管收集患者晨尿 2mL，静置 30min 后移取 1mL，高速离心 10min，4000r/min，移取 300μl 上清液，置于 1.5mL 离心管中，加入甲醇 600μl（在混匀振荡器中混匀约 10min），高速冷冻离心 10min，14000r/min，4℃控温，取 800μl 上清液，滤膜过滤（滤膜孔径 0.45μm），即得供试品溶液。将供试品溶液放入液质联用仪中根据预试验筛选出来的最佳液相色谱、质谱条件（见表 1）和洗脱梯度（见表 2）对样品进行代谢物（谱）的检测。

表 1 液相色谱、质谱条件

Table 1 Liquid chromatography and mass spectrometry conditions

液相色谱条件		质谱条件	
色谱柱	Agilent Zorbax C18150.0mm×2.1mm，3.1μm)	扫描方式	一级全扫描
流动相	0.2%冰醋酸水－甲醇梯度洗脱（详见表 2）	鞘气流速	40bar
流速	0.2mL/min	辅助气流速	10bar
进样盘温度	4℃	喷雾电压	4kV
进样量	20μl	毛细管电压	－4V
柱温	30℃	毛细管温度	300℃
色谱图采集时间	＞60min	质核比范围	80～1000
		扫描模式	负离子扫描

表 2 洗脱梯度表

Table2 Elution gradient table

时间（min）	0	3	10	25	45	60
0.2%冰醋酸溶液（%）	60	60	20	10	10	10
甲醇（%）	40	40	80	90	90	90

1.5 数据采集与分析

采用 SPSS 21.0 软件进行数据分析。计量资料以（$\bar{x} \pm s$）表示，组间比较采用成组 t 检验；计数资料比较采用 χ^2 检验。以 $P<0.05$ 为差异有统计学意义。导出原始数据 Excel 文件，运用 t 检验结合 1.5 倍原则对数据进行初步筛选，选出差异代谢物并进行比较；运用 PCA（SIMCA－P12.0 软件）对原始数据采用偏最小二乘法（PLS－DA）进行模式识别分析，通过样本散点图分析组间差异，根据载荷图中各物质与原点的距离初步筛选差异代谢物。结合 t 检验结果和 PCA 分析结果对数据进行统计分析，初步判断 HIV/AIDS 肺脾气虚证和 HIV/AIDS 气阴两虚证患者证型间存在的差异代谢物。

2 结果

2.1 两组同时存在的差异代谢物峰强度比较

通过 t 检验结合 1.5 倍原则对数据进行的初步筛选，发现质核比（m/z）为 317、213 的可能存在的代谢物为两组的差异代谢物，其峰强度在 HIV/AIDS 气阴两虚证组患者中均低于 HIV/AIDS 肺脾气虚证组患者，差异有统计学意义（$P<0.05$，见表 3）。

表 3　HIV/AIDS 肺脾气虚组与 HIV/AIDS 气阴两虚组中同时存在的差异代谢物 *t* 检验结果

Table3　T – test results of coexist differential metabolites between the two groups

组别	例数	317 峰强度均数	213 峰强度均数
HIV/AIDS 肺脾气虚证组	12	3696.45	2072.86
HIV/AIDS 气阴两虚证组	11	2164.18	261.87
组间比值		1.71	7.92
P 值		0.01	0.04

注：HIV = 人类免疫缺陷病毒，AIDS = 艾滋病。

2.2　PCA

图 1（本文图 1 ~ 2 见本刊官网 www.chinagp.net 电子期刊相应文章）中每个点代表一个样本，其中黑色方点代表 HIV/AIDS 肺脾气虚证患者，红色菱形点代表 HIV/AIDS 气阴两虚证患者，每一个样本的位置由其自身所包含的代谢物成分所决定，图中显示两组样本分别集中分布在不同的区域，其中 HIV/AIDS 肺脾气虚证组主要分布在斜线的右上方，HIV/AIDS 气阴两虚证组主要分布在斜线的左下方，两组之间能够进行明显的区分，其组间存在显著差异。图 2 是与图 1 相对应的载荷图，其中每个点代表一种物质，通过每个点与原点的距离来判断其在组间存在的差异显著性，距离越远说明该物质在两组间峰强度表达差异越大，距离越近则峰强度表达差异越小，从图中可以看出在 m/z 为 967、155、317、213 的离子物与其他离子物相距较远，可以认为是 HIV/AIDS 肺脾气虚证和 HIV/AIDS 气阴两虚证组间潜在的差异代谢物。

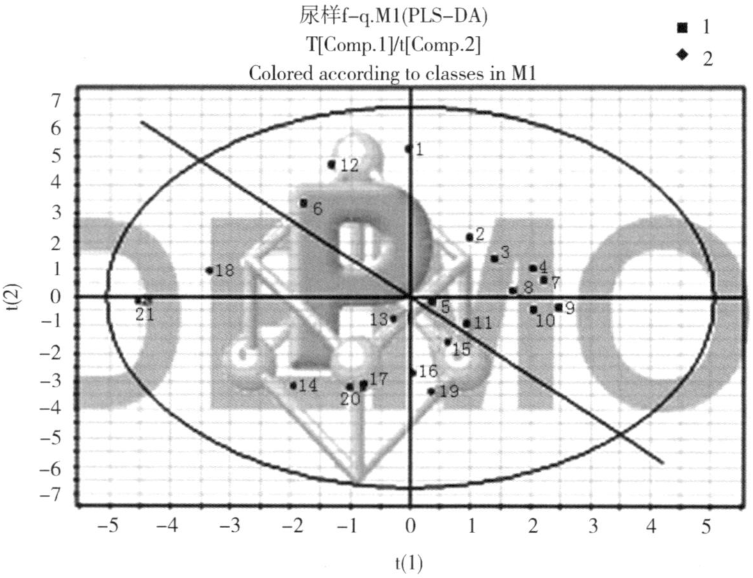

注：1 = 人类免疫缺陷病毒（HIV）/艾滋病（AIDS）肺脾气虚组（■方点所示），2 = HIV/AIDS 气阴两虚组（◆菱形点所示）

图 1　HIV/AIDS 肺脾气虚证组与 HIV/AIDS 气阴两虚证组 PLS – DA 图（样品分布散点图）

Figure1　PLS – DA figure between two groups（scatter diagram of sample distribution diagram of peak/compound/variables）

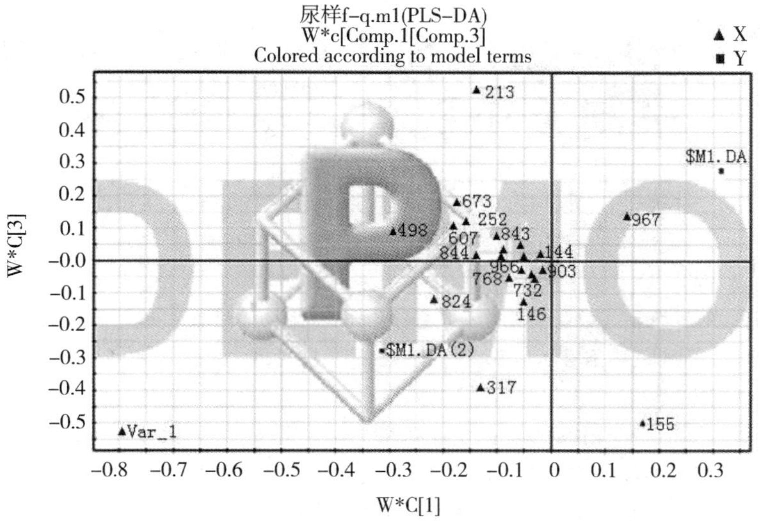

图 2 HIV/AIDS 肺脾气虚证组与 HIV/AIDS 气阴两虚证组 PLOT 图（载荷图或峰/化合物/变量分布图）

Figure 2 PLOT figure between two groups (load diagram or distribution diagram of peak/compound/variables)

3 讨论

代谢组学是继基因组学、转录组学和蛋白质组学之后迅速发展起来的与系统生物学相关的一项动态多参数应答的新技术方法，是组学技术研究方法的重要研究领域。其跳过生命体内的调控过程，以组群指标分析为基础，以高通量检测和数据处理为手段，考察生物体在某一特定生理时期内或受刺激后所有相对低分子量代谢物的变化，通过分析内源性代谢物的变化及其与整体生物学状况的关系，进行定性和定量分析反映生物体受外界刺激或基因修饰等引起的变化，是系统生物学的一个重要分支。代谢组学从代谢物层面来探究生命活动，较其他组学具有独特优势，目前已广泛应用于疾病机制研究、疾病诊治、疗效评价、药物开发、健康评估及探索疾病潜在生物标志物中。其所研究分析的样本为生物流体，代表了机体整个内源性代谢池，从取样到试验再到无偏测量分析整个过程尽可能保留样品中代谢物的整体信息，作为机体代谢终产物其分析结果更能说明机体表型。代谢组学对生命的微观过程进行整体研究，鲜明的“整体性”“辨证观”“即时性”与中医理论的特点不谋而合，运用代谢组学技术为克服中医传统“四诊”方法的局限、从生物代谢角度研究中医证候的内涵提供了可靠的依据，将成为揭示中医学科学本质的有力工具。

中医的“证”是机体在疾病发生、发展及演变过程中某一阶段机体整体状态的高度概括，包括病因、病性、病位及邪正盛衰的关系，反映疾病发展到某一特定阶段的病理变化的本质，具有系统性、整体性、时间性、模糊性的特点。肺脾气虚证和气阴两虚证是中医诊疗疾病的两种基本证型，统属于中医学“虚证”范畴，在机体中有各自独特的症候群，而表现出来的症状有相同的也各有其特异性的症状，而且在各种疾病、各个病程阶段均可存在。由于知识水平的层次高低不同、临床经验的积累多寡不一，每位中医临床医生对同一患者的认识存在一定的差异，对疾病中医证型的判断也不尽相同。尤其对于刚进入医疗领域的临床医生及医学科研工作人员，由于临床经验较少，对于临床症状表现不典型的患者，在中医证型的诊断上可能会存在一定的不足。本研究结果显示，m/z 为 967、155、317、213 的代谢物认为是 HIV/AIDS 肺脾气虚证、气阴两虚证潜在的差异代谢物，说明运用代谢组学地检测方法可以帮助医生找出某种疾病各个证型存在的差异代谢物，通过对不同中医证型代谢产物的检测，帮助医生进行临床中医证型判断，从而更科学地指导临床用药。本研究将代谢组学的研究方法运用到 HIV/AIDS 中医证候研究中，但由于本次只是初步探索 HIV/AIDS 肺脾气虚证与 HIV/AIDS 气阴两虚证间代谢组学差异，样本量较少，仪器设备灵敏度相对较低且人体代谢库尚不完善，很多物质目前还不能进行比对和确定，所检测出来的差异代谢物不能进行定性分析，有待进一步扩大样本量并选用灵敏度更高的仪器设备进行深入的研究。

参考文献（略）

（出自《中国全科医学》2017 年第 20 卷第 15 期第 1873 - 1877 页）

NF-κB 通路在 HIV/AIDS 中的机制及中医证候中的应用

刘　飒，谢世平，陈玉龙，许二平，张　森，张海燕，王　娟，马素娜
（河南中医药大学，河南 郑州 450046）

摘要　NF-κB 涉及调控细胞凋亡、增殖和炎症反应等多种重要生物学功能，近年来成为疾病免疫损伤机制的研究热点。HIV-1 的不同组分对 NF-κB 通路都有不同程度的影响，HIV 能通过 TLRS 介导 NF-κB 通路激活，影响 HIV/AIDS 患者体内免疫细胞凋亡和炎症反应，以及病毒复制，对 HIV/AIDS 发展进程和免疫损伤起着关键作用。HIV/AIDS 中医证候转录组学研究，发现在不同中医证候 NF-κB 通路的基因表达不同，可能与 HIV/AIDS 不同证候的临床症状群和免疫损伤机制相关。研究 NF-κB 通路基因在 HIV/AIDS 不同中医证候的表达情况，有助于应用中医药治疗 HIV/AIDS 患者，提高免疫力，重建免疫平衡，为 HIV/AIDS 的基因精准化靶向治疗，提供了新的方向。

关键词　NF-κB；HIV/AIDS；中医证候；应用；机制

NF-κB（nuclear factor-κB，NF-Kappa b，NF-κB）是最早在 B 淋巴细胞提取物中鉴定出的一种命名为核转录因子 κB 的核蛋白。NF-κB 广泛存在于真核细胞中，通过结合多种基因的启动子和增强子，促进或抑制基因的表达，调控细胞凋亡、增殖和炎症反应等多种重要生物功能。在 HIV/AIDS 患者体内 NF-κB 通路与免疫细胞凋亡和炎症调节机制，以及病毒复制相关，在 HIV/AIDS 发展进程和免疫损伤起着关键作用，可能与 HIV/AIDS 不同证候的临床症状群和免疫损伤机制相关。

1　NF-κB 通路概述

NF-κB 是一种早期转录因子，其不需要翻译出蛋白可直接激活，并对细胞刺激做出反应。IκB（inhibitor of NF-κB）是 NF-κB 的抑制因子，包括 p105、p100、IκBα、IκBβ、IκBγ、IκBε、IκB-R 和 Bcl-3。病原体和其他信号能够通过调控 IKB，来调节 NF-κB 的活化过程，在 NF-κB通路中起关键作用。NF-κB 通路的激活分为两种途径：一种是由 IKKβ 的磷酸化介导 IkBα 磷酸化和泛素化并降解，使 NF-κB 二聚体（P65/P50）获得自由，进入细胞核，激活下游基因转录，常称为经典途径；另一种是通过激活 NIK，将下游 IKKα 磷酸化，使 P100 磷酸化降解形成为 P52，激活下游基因转录，称为非经典途径。NF-κB 信号通路与细胞凋亡的关系密切，其下游参与调控多种凋亡相关基因的转录，具有抑制细胞凋亡和促细胞凋亡的双向作用，是一个复杂的过程。如能够调控细胞凋亡抑制蛋白（inhibitor of opoptosis porteins，IAPs）和 Bcl-2 家族调控细胞凋亡的作用，在多种肿瘤中的作用机制，用于指导肿瘤的临床研究和治疗。NF-κB 蛋白能够促进 FLIP 基因的转录表达，通过阻碍细胞 Fas 介导的 Fas/FasL-FADD-Caspase8 通路激活而发挥抗凋亡作用，参与肿瘤等多种疾病的发生。研究发现，NF-κB 可通过调控 A20 蛋白的表达参与肿瘤、肝损伤、糖尿病、心血管等疾病的发生。亦有研究发现在不同的细胞组织中或在特定的信号的刺激下，NF-κB 还可以介导反复炎症从而促进细胞凋亡。NF-κB 是引起炎症反应的关键转录因子，还可以诱导下游调节免疫反应和炎症刺激相关的细胞因子和生长因子等多种基因的表达，参与早期的免疫反应和各阶段的炎症反应，导致多种慢性炎症疾病和癌症等的发生。研究发现通过抑制 NF-κB 信号通路减弱炎症反应，可以起到治疗疾病的目的。杨胜波等将抑制 NF-κB 活性在作为抗炎症反应机制的主要作用靶点，发现丹参联合参附注射液能通过阻断 NF-κB 激活，治疗重症胰腺炎的肾损伤。Larry M 等认为 NF-κB 通路的持续激活是慢性淋巴细胞白血病的主要病机，通过降低 IκBε 蛋白质水平、减少 p65 和增加 p65 的磷酸化和核易位功能，能够使 NF-κB 通路调节功能减弱。

2　NF-κB 通路在 HIV/AIDS 中的作用机制

艾滋病（human immunodeficiency virus，HIV）是 HIV 病毒引起的获得性免疫缺陷病，是一种病死率极高，严重危害人类健康的传染病，在世界范围内引起广泛重视。艾滋病的主要病机是由 HIV 病毒在宿主靶细胞（主要是 T 细胞）内大量复制逃避免疫并诱导免疫细胞凋亡，造成免疫系统进行性损伤，且损伤后重建困难。然而研究发现，T 细胞的凋亡数量远远超过了被感染细胞，这与 HIV 蛋白、

基金项目：国家自然科学基金项目（81403342）；国家“十二五”科技重大专项项目（2012ZX10005001-005）；河南省高校科技创新人才计划项目（16HASTIT031）；河南省高等学校重点科研项目（15A360038）；河南中医药大学博士基金项目（BSJJ2012-12，BSJJ2012-24）；河南中医药大学科研苗圃工程项目（MP2015-27，MP2015-92）

激活介导细胞凋亡、细胞因子生成紊乱密切相关。在HIV/AIDS患者体内NF-κB不仅调控艾滋病的免疫细胞凋亡，亦与潜伏感染靶细胞单核-巨噬细胞对HIV感染凋亡抵抗有关。许多病毒可以通过不同的机制调节NF-κB信号通路，延长宿主细胞的生存期、增强病毒的复制以及逃避宿主的免疫反应。研究认为HIV/AIDS感染者细胞NF-κB是一把双刃剑，既可以介导炎症，又可以促进HIV-1病毒的转录，在其他细胞中NF-κB还涉及凋亡信号。又有学者研究发现在艾滋病感染早期HIV病毒能够诱导NF-κB通路激活，影响患者的免疫效应，并通过延长细胞周期来抑制细胞凋亡和帮助病毒的复制，而晚期又抑制NF-κB通路，促进细胞凋亡。

2.1 HIV-1的不同组分对NF-κB通路激活有不同程度的作用

HIV-1的不同组分都对NF-κB通路激活几乎有不同程度的作用，如Vpr、Nef、Vpu、Tat、gp 120。不同的学者对NF-κB通路与HIV之间的关系研究，结果显示HIV病毒对NF-κB通路的调节并不是一个单一的过程。有学者认为HIV对NF-κB通路有激活作用，如Kogan M等研究发现HIV病毒蛋白Vpr能够增强TAK1的磷酸化和泛素化，激活NF-κB信号通路和AP-1（activator protein1）信号通路，并促进自身LTR的转录，从而有利于病毒的复制。有研究认为HIV-1Vpr也可以通过增强IKKα/β的磷酸化和HIV-1LTR活性，激活NF-κB信号通路。但是，Kogan M等研究认为Vpr能够抑制NF-κB活性，可能在病毒的感染和免疫功能改变中起重要作用。Sauter D等研究发现，早期蛋白Nef能够增强NF-κB通路激活，后期蛋白Vpu抑制NF-κB通路激活。Zauli G等研究认为Nef蛋白能够通过PI3K/PKC、p38 MAPK、NF-κB和AP-1通路激活，介导IL6和IL8的产生，引起炎症反应增强。Ben H N等认为HIV Vpu介导阻碍NF-κB通路活性，从而限制促炎基因的表达。HIV-1Tat可以双向影响细胞的生存和不同细胞的生长，在T细胞株和早期外周血单核细胞中Tat能够上调Bcl-2的mRNA和蛋白表达，抑制细胞凋亡，有助于病毒的复制。Ben Haij N等发现在人类树突细胞和巨噬细胞中HIV Tat通过TLR4-MD2-CD_{14}复合体和NF-κB通路活性，诱导产生促炎因子。Roni Sarkar D M S C研究认为HIV gp120能够诱导Nef介导的IL6分泌下调，而抗凋亡信号释放增强。由上可见，HIV病毒对NF-κB通路的调节是一个复杂的过程，但这些研究都能够反应NF-κB通路在HIV/AIDS发展进程和免疫损伤起着关键作用。

2.2 HIV通过TLRs介导NF-κB通路的激活

Toll样受体（Toll like receptors，TLRs）为模式识别受体的一个重要家族，能够激活NF-κB通路，释放NF-κB进入细胞核，诱导炎症和细胞凋亡因子的基因表达。研究发现TLR2和TLR4能够通过MyD88配体样（Mal）/TIRAP与TRAF6的相互作用，介导NF-κB的炎症反应。Nazli A等研究发现，HIV-1gp120能够通过TLR2和TLR4介导人体炎症反应。研究发现TLR3能够通过NF-κB和JNK通路介导HIV-1反式激活，调节HIV启动子活性，延长HIV-1复制。激活TLR2，3，4，5和8将会影响极化的巨噬细胞内HIV的复制。Baenziger S等动物实验研究认为TLR7/8活化能够导致感染HIV-1的小鼠血液中淋巴细胞减少，单核细胞和中性粒细胞相对增加，血小板有减少的趋势，体液免疫功能明显下降，淋巴系统微结构紊乱，细胞因子分泌异常，其中IL6、IL10、TNFα随着血浆中病毒滴度的增加而增加，这些均会导致免疫缺陷并加快AIDS进程。Manches O发现HIV通过激活Toll样受体7（TLR7）调节浆细胞样树突细胞（pDC）的功能，诱导I型干扰素和炎症细胞因子产生，从而下调免疫激活，NF-κB非经典信号通路在建立这种pDC免疫调节表型中具有十分重要的意义。TLR9释放活化NF-κB，另一方面通过激活Jun和Fod，AP-1转录因子形成，诱导免疫应答基因表达。汤艳莉等从Toll样受体信号通路的角度研究AIDS免疫重建不全，认为HAART免疫重建不全的艾滋病患者细胞内TLR9较正常人表达低下，IRAK1、NF-κB表达下调，提示TLR9介导的信号转导系统异常是艾滋病患者免疫重建不全发生的可能机制之一。因此，TLRs在HIV/AIDS患者的NF-κB通路激活过程中起重要作用，与HIV/AIDS患者病毒复制、免疫损伤和免疫重建等机制有密切关系。

3 NF-κB信号通路在HIV/AIDS中医证候中的应用

中医药辨证治疗艾滋病，在提高免疫力、改善症状、延缓艾滋病发病、提高患者生活质量等方面已经取得一定的成效。研究NF-κB信号通路在HIV/AIDS不同中医证候免疫损伤中的作用，有助于应用中医药治疗HIV/AIDS患者，提高免疫力，重建免疫平衡。

课题组应用系统生物学方法对HIV/AIDS中医证候的物质基础研究，初步发现HIV/AIDS中医证候有一定的物质基础，其中转录组学研究观察到HIV/AIDS不同证候患者外周血中有与NF-κB信号通路相关mRNA异常表达，其中部分TLRs相关基因如TLR1、TLR2、TLR4、TLR6、TLR7表达上调。TLRs能够激活MyD88，介导NF-κB信号通路激活。同时，发现异常表达基因中亦有部分基因在NF-κB的激活和抑制中起关键调控作用，如IRAK1、IKBKB、NFKBIA等。这些调控NF-κB通路激活状态基因的异常表达，对NF-κB的活性有直接影响。NF-κB信号通路一旦激活，将引发下游部分对细胞凋亡和病毒复制有调控作用基因，还有部分可以介导炎症基因异常表达。临床研究发现HIV/AIDS中医证候与T淋巴细胞的水平和T细胞凋亡相关。又有研究发现HIV/AIDS中医证候与免疫功能的改变和病毒载量有一定关系，因此NF-κB通路与HIV/AIDS患者T细胞的凋亡、炎症反应和病毒复制有关，初步认为 NF－κB 信号通路可能在 HIV/AIDS 中医证候的免疫损伤中起重要作用，具体作用机制有待进一步深入研究。

研究 NF－κB 通路在 HIV/AIDS 中的作用机制，有利于指导临床抗病毒和增强免疫治疗，有助于改善 HIV/AIDS 患者的免疫功能，为 HIV/AIDS 的基因精准化靶向治疗，提供了新的方向。通过探索 NF－κB 通路相关分子表达与 HIV/AIDS 不同证候患者 T 细胞凋亡和病毒载量等数据之间的变化关系，有助于疾病的预测、诊断和疗效的评价。研究中药干预 HIV/AIDS 不同证候患者 NF－κB 通路相关基因表达变化及转归，从分子水平评价中药疗效、发现作用靶点和分子机制，将为开发中药新药奠定基础。

参考文献（略）

（出自中华中医药学会 2017 年第 35 卷第 5 期第 1147－1150 页）

艾滋病中医脏腑气虚证候与 CD_4^+ 及 CD_8^+ T 淋巴细胞相关性研究

罗　威，刘贤会，张贺峰
（长春市传染病医院，长春 130123）

摘要　目的　观察艾滋病中医脏腑气虚证候与 CD_4^+、CD_8^+ T 淋巴细胞相关性。方法　通过对艾滋病中医脏腑气虚证候患者免疫学指标的观察，初步探讨艾滋病肺气亏虚证、脾气亏虚证、肾气亏虚证与 CD_4^+、CD_8^+ T 淋巴细胞的内在相关。结果　153 例患者中，肺气虚证患者 48 例，脾气虚证患者 70 例，肾气虚证患者 35 例；CD_4^+ 和 CD_8^+ T 淋巴细胞计数、CD_4^+/CD_8^+ T 比值比较：肺气虚证与脾气虚证、肾气虚证比较有统计学意义（$P<0.05$），脾气虚证与肾气虚证比较则无统计学意义（$P>0.05$）。结论　艾滋病肺气虚证患者较脾气虚证、肾气虚证患者 CD_4^+、CD_8^+ T 淋巴细胞下降更明显，CD_4^+/CD_8^+ 比例失调更显著，其免疫损伤和破坏更严重，更易发生机会性感染，病情亦相对较重。

关键词　艾滋病；气虚；CD_4^+；CD_8^+ T 淋巴细胞

正气不足、脏气亏虚是艾滋病发病根本原因，脏气亏虚贯穿于本病的病程始终。中医之肾、脾、肺与机体的免疫功能关系尤为密切，三脏之虚，都能影响免疫功能，表现为 CD_3^+、CD_4^+ T 淋巴细胞计数和 CD_4^+/CD_8^+ 比值显著降低 CD_8^+ T 淋巴细胞计数相对增高，最终引起细胞免疫及体液免疫功能紊乱。本研究选取艾滋病患者 153 例作为研究对象，观察肺、脾、肾三脏气虚证候与 CD_4^+、CD_8^+ T 淋巴细胞计数和 CD_4^+/CD_8^+ 比值的相关性，进而探讨其客观性和规律性。

1　一般资料

本研究入选 153 例患者均来自我院门诊和住院患者，均符合艾滋病诊断标准和中医证候标准。其中，肺气虚证患者 48 例，脾气虚证患者 70 例，肾气虚证患者 35 例；男 121 例，女 32 例，男∶女＝3.78∶1。年龄 18～74 岁，平均年龄（41.50 ± 11.18）岁。病程半个月—8 年，平均（8.44 ± 12.16）月。CD_4^+ T 淋巴细胞计数最高为 400 个/μL、最低为 1 个/μL、平均为（129.17 ± 110.42）个/μL，CD_8^+ T 淋巴细胞计数最高为 2000 个/μL、最低为 210 个/μL、平均为（780.43 ± 366.97）个/μL。

2　研究方法

实验方法采用已知总数的荧光微球 Beads 作标准内参，加入血中，再加入荧光抗体，应用流式细胞仪中的获取和分析软件，即可得出血中 CD_4^+、CD_8^+ T 淋巴细胞的绝对计数和相对比值。统计学处理采用 SPSS 13.0 软件进行数据的统计分析。

3　结果

3.1　各证型与年龄相关性比较

本研究入选 153 例患者中，平均年龄：肺气虚证（40.38 ± 12.74）岁，脾气虚证（40.30 ± 9.50）岁，肾气虚证（45.46 ± 11.40）岁。脾气虚证与肺气虚证、肾气虚证年龄相关性比较有统计学意义（$P<0.05$），表明脾气虚证患者发病年龄较肺气虚证、肾气虚证为年轻；肺气虚证与肾气虚证比较则有统计学意义（$P>0.05$）。

基金项目：吉林省中医药管理局中医药科技项目（2012－174）

3.2 各证型与病程相关性比较

本研究入选153例患者中，平均病程：肺气虚证（2.97±4.01）月，脾气虚证（10.22±14.01）月，肾气虚证（12.40±13.25）月。肺气虚证与脾气虚证、肾气虚证病程相关性比较有统计学意义（$P<0.05$或$P<0.01$），表明肺气虚证患者病程较脾气虚证、肾气虚证明显为短；脾气虚证与肾气虚证比较则无统计学意义（$P>0.05$）。

3.3 各证型与CD_4^+ T淋巴细胞计数相关性比较

本研究入选153例患者中，CD_4^+ T淋巴细胞平均计数：肺气虚证（89.06±106.96）个/μL，脾气虚证（138.44±103.92）个/μL，肾气虚证（165.63±113.83）个/μL。肺气虚证与脾气虚证、肾气虚证CD_4^+ T淋巴细胞平均计数相关性比较有显著性差异（$P<0.05$），表明肺气虚证患者CD_4^+ T淋患者较脾气虚证、肾气虚证明显为低；脾气虚证与肾气虚证比较无统计学意义（$P>0.05$）。

3.4 各证型与CD_8^+ T淋巴细胞计数相关性比较

本研究入选153例患者中，CD_8^+ T淋巴细胞平均计数：肺气虚证（661.88±420.34）个/μL，脾气虚证（811.56±334.10）个/μL，肾气虚证（880.74±359.50）个/μL。肺气虚证与脾气虚证、肾气虚证CD_8^+ T淋巴细胞计数相关性比较有显著性差异（$P<0.05$），表明肺气虚证患者CD_8^+ T淋巴细胞平均计数较脾气虚证、肾气虚证明显为低；脾气虚证与肾气虚证比较则无统计学意义（$P>0.05$）。

3.5 各证型与CD_4^+/CD_8^+ T淋巴细胞比值相关性比较

本研究入选153例患者中，CD_4^+/CD_8^+ T淋巴细胞比值平均数：肺气虚证（0.11±0.08），脾气虚证（0.15±0.08），肾气虚证（0.17±0.10）。肺气虚证与脾气虚证、肾气虚证CD_4^+/CD_8^+ T比值相关性比较有显著性差异（$P<0.05$），表明肺气虚证患者CD_4^+/CD_8^+ T比值较脾气虚证、肾气虚证明显为低；脾气虚证与肾气虚证比较无统计学意义（$P>0.05$）。

4 讨论

4.1 艾滋病CD_4^+、CD_8^+ T淋巴细胞的免疫损伤特征

在T淋巴细胞分类中，CD_4代表T辅助细胞，而CD_8^+ T淋巴细胞代表T抑制细胞和T杀伤细胞。CD_4^+ T淋巴细胞是HIV感染的主要靶细胞，而其本身又是免疫反应的中心细胞；CD_8^+ T淋巴细胞是免疫反应的效应细胞。人体感染了HIV后，涉及的主要病理过程就是免疫系统的损害，主要表现为：CD_4^+ T淋巴细胞的丢失，绝对数量的减少，同时CD_8^+ T细胞在感染的早期因免疫活化往往高于正常，但在患者继发机会性感染和CD_4^+ T细胞显著减少情况下，CD_8^+ T细胞也常明显减少并伴功能异常，CD_4^+和CD_8^+ T淋巴细胞的比例失调。

4.2 脏气亏虚是艾滋病发病的核心机制

艾滋病之病因，外因“邪毒入侵”，内因“正虚”，所谓“邪之所凑，其气必虚”。盖由狎妓、同性恋等恣情纵欲，肾精亏耗；或吸毒成瘾，气血损伤，阴阳失衡；或先天不足，禀赋虚弱等，均易使正气不足，正虚则邪毒通过精窍、皮肤入侵，伏于血络，内伏于营分而成为本病发病之源。其毒在机体内不断复制滋生，邪毒长期耗伤正气，正不胜邪，各种病邪乘虚而入，变证丛生，气血阴阳俱损，最终因正不胜邪导致正气耗竭。故脏气亏虚贯穿在本病的始终。艾滋病发病期患者往往出现元气亏损、精气不足甚至衰竭的临床表现，呈慢性虚损性病变。五脏皆藏精气，尤以肺、脾、肾为重要，故艾滋病虽可伤及五脏，但主要涉及脾、肾、肺三脏。

本次在对艾滋病患者肺、脾、肾三脏气虚证与CD_4^+、CD_8^+ T淋巴细胞的相关性研究中发现，在年龄方面：脾气虚证患者发病年龄较肺气虚证、肾气虚证为年轻，提示年轻患者患病更易出现脾气虚证病变，而年龄大者则易出现肺气虚证、肾气虚证病变。在病程方面：肺气虚证患者病程较脾气虚证、肾气虚证明显为短，说明病程短者易出现肺气虚证病变，其发病早且急。在CD_4^+、CD_8^+ T淋巴细胞计数和CD_4^+/CD_8^+比值方面：肺气虚证患者均较脾气虚证、肾气虚证明显为低，脾气虚证与肾气虚证比较则无明显差异，表明肺气虚证患者CD_4^+、CD_8^+ T淋巴细胞下降更明显，CD_4^+/CD_8^+比例失调更显著，其免疫损伤和破坏更严重，更易发生机会性感染，病情亦相对较重。

参考文献（略）

（出自《杏林中医药》2015年第35卷第2期第169－171页）

276 例 HIV/AIDS 患者外周血 $CD_4^+CD_{25}^+$ 调节性 T 细胞与中医证型的相关性研究

岳静宇[1]，唐引引[2]，徐立然[1]

（1. 河南中医学院第一附属医院，河南省病毒性疾病中医药防治重点实验室，河南 郑州 450000；
2. 河南中医学院第二附属医院，河南 郑州 450000）

摘要 目的 探讨276例人类免疫缺陷病毒/艾滋病（HIV/AIDS）患者中医证型分布规律及入选患者外周血中 $CD_4^+CD_{25}^+$ 调节性T细胞（简称为 $CD_4^+CD_{25}^+$T 细胞）与中医证型的相关性。方法 遵从整体观念和辨证论治思想，根据诊断标准和中医辨证标准，结合患者症状、体征及舌、脉象，将纳入的276例 HIV/AIDS 患者分为气血两虚证、脾肾阳虚证、阴虚火旺证、气血两虚兼痰湿证、气血两虚兼血瘀证、痰湿内蕴证6种证型，探讨 HIV/AIDS 患者中医证候分布规律；设立健康对照者11人，观察并比较6种证型 HIV/AIDS 患者与健康对照者外周血 $CD_4^+CD_{25}^+$T 细胞表达状态。结果 276例 HIV/AIDS 患者中虚证（气血两虚证、脾肾阳虚证、阴虚火旺证）共计150例，占总数的54.3%；虚实夹杂证（气血两虚兼痰湿证、气血两虚兼血瘀证）共计78例，占总数28.3%；实证（痰湿内蕴证）共计48例，占总数17.4%；除阴虚火旺证患者较健康对照者上升，且差异无统计学意义（$P>0.05$），其他5种证型患者 $CD_4^+CD_{25}^+$T 细胞的表达水平均较健康对照者明显下降、差异具有统计学意义（$P<0.01$），表达水平由高到低顺序依次分别为健康对照者、气血两虚型、气血两虚兼血瘀型、气血两虚兼痰湿型、痰湿内蕴型、脾肾阳虚型。结论 276例 HIV/AIDS 患者中虚证最多，虚实夹杂证次之，实证最少；276例 HIV/AIDS 患者外周血中 $CD_4^+CD_{25}^+$T 细胞计数与中医证型密切相关。

关键词 HIV/AIDS；$CD_4^+CD_{25}^{+-}$T 细胞；中医证型

艾滋病即获得性免疫缺陷综合征（acquired immunodeficiency syndrome，AIDS），是感染人类免疫病毒缺陷病毒（human immunodeficiency virus，HIV）引起的传染性疾病。卫生部、联合国艾滋病规划署、世界卫生组织联合公布的2011年中国艾滋病疫情评估报告结果显示，截至2011年底，估计中国存活艾滋病病毒感染者和艾滋病患者78万人，女性占28.6%；艾滋病患者15.4万人；全人群感染率0.058%。估计2011年当年中国新发艾滋病病毒感染者4.8万人，2011年艾滋病相关死亡2.8万人。由于HIV病毒侵袭机体，导致HIV/AIDS患者免疫功能呈进行性降低，通过机体自身免疫调节阻止病毒复制繁衍。本研究观察并比较6种不同证型之间HIV/AIDS患者免疫系统功能的差异，结果显示除阴虚火旺证患者外其他5种证型HIV/AIDS患者 $CD_4^+CD_{25}^+$T 细胞表达状态逐渐降低，可能证型的演变由病变初期的气血两虚型、气血两虚兼血瘀型、气血两虚兼痰湿型，因病情的加重逐渐转化为中期的痰湿内蕴型，到后期以脾肾阳虚型为主。提示入选的276例HIV/AIDS患者外周血中 $CD_4^+CD_{25}^+$T 细胞计数与中医证型密切相关。

1 临床资料

1.1 纳入标准

入选患者均按照中华医学会艾滋病学组《艾滋病诊疗指南》2006标准执行；均有疾病控制中心出具的HIV（+）明确诊断；年龄在18～65岁之间，性别不限；病例资料齐全者；机会性感染控制良好且既往均无慢性器质性疾病者。

中医分型标准：参照《国家中医中药治疗艾滋病试点项目》《艾滋病常见病症辨证治疗要点》及《中医诊断学》七版教材等相关的证候诊断标准。

1.2 排除标准

临床资料不符合标准者；合并妊娠期妇女；有严重的过敏史者；调查问卷不全及真实性不可靠如既往有精神性疾病患者。

1.3 一般资料

本研究纳入的276例HIV/AIDS患者均来自2005年9月至2006年4月河南省驻马店市某县中医院和开封市某县中医院的门诊和住院患者，选择11例健康对照者均来自当地农民。所有患者入组前均经医院伦理委员会允许，并签署知情同意书。根据中医辨证论治思想，结合患者症状、体征及舌、脉象，将入选HIV/AIDS患者归纳为气血两虚证、脾肾阳虚证、阴虚火旺证、气血两虚兼痰湿证、气血两虚兼血瘀证、痰湿内蕴证6种证型，其中气血两虚证103例中男67例，女36例，年龄22～65岁，平均年龄53.1岁；脾肾阳虚证25例中男16例，女9例，年龄20～64岁，平均年龄54.1岁；阴虚火旺证22例中男15例，女7例，年

基金项目：“十一五”国家科技重大专项（No. 2008ZX10005－002）

龄 19~63 岁，平均年龄 52.9 岁；气血两虚兼痰湿证 28 例中男 19 例，女 9 例，年龄 18~64 岁，平均年龄 53.9 岁；气血两虚兼血瘀证 50 例中男 27 例，女 23 例，年龄 21~62 岁，平均年龄 54.6 岁；痰湿内蕴证 48 例中男 29 例，女 19 例，年龄 19~62 岁，平均年龄 52.9 岁。健康对照者 11 名，男 7 例，女 4 例，年龄 21~63 岁，平均年龄 53.4 岁，见表 1。

2 方法

2.1 血样处理及指标测定

嘱患者及健康对照者清晨 8：00 空腹，取静脉血 8mL，其中 4mL 按 1:1 加入 1 个有乙二胺四乙酸二钾（EDTA-K2）抗凝剂的真空采血管、轻摇，存在（20±5）℃下，备用；试剂采用由 BD 公司生产的 $CD_4^+CD_{25}^+$T 细胞 APC 试剂；血样在 4h 以内入实验室检测，采用荧光标记单克隆抗体，对外周血中淋巴细胞荧光染色，并由 BD 公司生产的流式细胞仪进行 FACSCalibur 计数。

2.2 证型判定

遵从整体观念和辨证论治思想，根据诊断标准和中医辨证标准，根据专家经验辨证赋予权重，采用人机结合方法对患者四诊信息进行辨证，将纳入的 276 例 HIV/AIDS 患者分为气血两虚证、脾肾阳虚证、阴虚火旺证、气血两虚兼痰湿证、气血两虚兼血瘀证、痰湿内蕴证 6 种证型。

2.3 统计学处理

采用 SPSS19.0 软件分析全部数据。采用频率、频数分布进行中医证型及患者一般人口学资料描述。计量资料以 $\bar{x}\pm s$ 表示，多组间计量资料的比较选用单因素方差分析；采用 LSD 检验方法进行组间两两比较。以 $P<0.05$ 为差异有统计学意义。

3 结果

3.1 6 种证型 HIV/AIDS 患者中医证型分布情况

表 1 示，276 例 HIV/AIDS 患者中出现频率由高到低顺序依次是：气血两虚证 37.3%；气血两虚兼血瘀证 18.1%；痰湿内蕴证 17.4%；气血两虚兼痰湿证 10.1%；脾肾阳虚证 9.0%；阴虚火旺证 7.9%。经过统计分析虚证（包括气血两虚证、脾肾阳虚证、阴虚火旺证）共计 150 例，占总数的 54.3%；实证（痰湿内蕴证）共计 48 例，占总数 17.4%；虚实夹杂证（气血两虚兼痰湿证、气血两虚兼血瘀证）共计 78 例，占总数 28.3%。提示入选 276 例 HIV/AIDS 患者虚证最多，虚实夹杂证次之，实证最少。

表 1 6 种证型 HIV/AIDS 患者中医证型分布情况

证型	例数	频率/%
气血两虚证	103	37.3
脾肾阳虚证	25	9.0
气血两虚兼痰湿证	28	10.1
气血两虚兼血瘀证	50	18.1
痰湿内蕴证	48	17.4
阴虚火旺证	22	7.9
合计	276	100.00

3.2 6 种证型 HIV/AIDS

患者一般情况及 $CD_4^+CD_{25}^+$T 细胞表达水平比较 6 种证型 HIV/AIDS 患者 $CD_4^+CD_{25}^+$T 细胞表达水平比较，除阴虚火旺证患者较健康人上升，且差异无统计学意义（$P>0.05$），其他 5 种证型患者 $CD_4^+CD_{25}^+$T 细胞的表达水平均较健康人明显下降、差异具有统计学意义（$P<0.01$），其中 $CD_4^+CD_{25}^+$T 细胞表达水平由高到低顺序依次分别为健康对照者、气血两虚证、气血两虚兼血瘀证、气血两虚兼痰湿证、痰湿内蕴证、脾肾阳虚证，见表 2。

表 2 6 种证型 HIV/AIDS 患者一般情况及 $CD_4^+CD_{25}^+$T 细胞表达水平比较（$\bar{x}\pm s$）

组别	病例数		平均年龄/岁	$CD_4^+CD_{25}^+$T 细胞
	男	女		
健康对照者	22	8	53.4	1.17±1.25
气血两虚证	77	26	53.1	1.1±1.86***△
脾肾阳虚证	19	6	54.1	0.59±0.43
气血两虚兼痰湿证	19	9	53.9	0.92±0.81*△
气血两虚兼血瘀证	37	13	54.6	0.91±1.02**△
痰湿内蕴证	39	9	52.9	0.85±0.81*△
阴虚火旺证	15	7	52.9	1.72±3.12

注：与健康对照者比较，$^*P<0.05$；$^{**}P<0.01$；与脾肾阳虚证比较，$^{\triangle}P<0.01$

4 讨论

最近几年，T 淋巴细胞亚群的变化在自身免疫性疾病、感染性疾病及肿瘤的研究中得到越来越多人的重视，特别是在艾滋病的研究中。T 淋巴细胞亚群在不同疾病的患者中会发生不同程度的改变，同一疾病在不同进展中其临床表现也不一样。与正常人群进行比较，可以客观地反映机体的免疫状况，判断患者的病情进展快慢以及评价疗效。艾滋病病情发展中 T 淋巴细胞免疫表达状况是其重要因素，而其他淋巴细胞群，如 NK 细胞等，在艾滋病发展过程中可能也起到一定的作用。T细胞激活亚群的检测在临床诊断和治疗感染性疾病中有重要的指导意义。HIV感染的免疫病理学改变主要包括CD_4^+T淋巴细胞数量的下降和功能的改变以及机体的异常免疫激活。$CD_4^+CD_{25}^+$调节性T细胞起源于胸腺，发挥抑制性免疫调节作用，持续性表达IL－2Rα链（CD_{25}）与细胞激活的早期事件相关。有研究表明，$CD_4^+CD_{25}^+$T细胞可以抑制受病毒感染的$CD_4^+CD_{25}^+$T细胞活化诱导细胞的增值和IL－2的分泌，且抑制CD_4^+或CD_8^+T细胞的功能。免疫学认为，感染是微生物突破免疫屏障的结果，免疫力减弱是感染发生的前提，往往感染与免疫相伴随，如果机体免疫力足够，感染是不会发生的。这种观点类似于中医所提及的“正气存内，邪不可干”的观点，许多医家多主张将中医之“正气”类推为西医的“免疫”，所以在艾滋病治疗方面提出“扶正”疗法，就是提高机体的免疫力，增强机体稳定性，即所谓“邪去则正安”。从现代医学角度探讨免疫学指标与艾滋病中医证型关系，为艾滋病的中医治疗提供参考。

免疫学指标$CD_4^+CD_{25}^+$T细胞在辨证为某证型时具有特异性，具有辅助辨证意义，且HIV/AIDS中医证型与免疫学指标$CD_4^+CD_{25}^+$T细胞存在相关性，免疫功能损害呈现出逐渐加深的趋势，疾病进展主要表现为虚证－虚实夹杂证－实证。免疫功能失调在各证型中相对较轻，以气血亏虚证型为代表；免疫功能失调状况最显著是实证中的痰湿内蕴证型；而虚实夹杂的气血亏虚兼血瘀证及阴虚火旺证，免疫受损可能介于以上两者之间。随着疾病的发展，其所表现的证型也会发生转化，根据既往的研究，可进一步推论HIV/AIDS的病因病机：疾病初期，“疫毒”以血液为主侵入人体，是艾滋病的直接致病因素，首伤其血，继伤其气，气血不足则表现出气血两虚证候，此时机体免疫功能失调尚不明显；邪正相持，进入无症状艾滋病期，此期邪正相持，气虚进一步发展，正气渐损（病毒大量复制，损害免疫功能，免疫代偿维持相对的平衡），因气虚推动无力，气血津液运行障碍，易导致气机运行失调，若结合湿热、六淫等内外邪气又可出现各种各样的虚实夹杂证候，机体免疫功能失调加重；后期正气愈虚而邪气独盛，渐致心肝肺肾受损，表现出各种机会性感染，此时免疫功能损害已非常深重。

本研究与以往研究结果一致，HIV/AIDS患者外周血中$CD_4^+CD_{25}^+$T细胞的表达水平明显低于健康人。国内多数中医学者认为HIV/AIDS患者以虚证为主，其中以气虚最为常见。在HIV/AIDS患者疾病进展过程中，不同证型艾滋病患者$CD_4^+CD_{25}^+$T细胞的表达水平有统计学意义，其中艾滋病HIV/AIDS患者外周血$CD_4^+CD_{25}^+$T细胞的表达水平在脾肾亏虚组最高，$CD_4^+CD_{25}^+$T细胞的表达水平在气虚血瘀证型时最低，因此可以推断患者免疫细胞的损伤和功能低下临床主要表现为气虚证。有调查研究认为，气虚证始终贯穿艾滋病发病过程。在艾滋病发展过程中其本质为耗气伤正，气虚为其基础，由脾延及五脏，由后天渐及先天，正气损伤，最终元阴元阳衰败（免疫功能量和质的明显下降，免疫功能衰竭）从而导致多脏腑亏损，继而发生瘀血、痰饮等病理产物。脾肾亏虚不仅是疫毒致病的基础，而且也是疫毒致病的结果，因此艾滋病患者后期以气虚血瘀证多见。从以上研究结果及$CD_4^+CD_{25}^+$T细胞的差异性表达水平来看，可以认为现代医学中HIV/AIDS患者从初始感染病毒到其疾病终末期的发展过程，与中医学艾滋病中相关证型的发展过程基本吻合。笔者认为，从HIV感染初期$CD_4^+CD_{25}^+$T细胞的高表达，以及到AIDS后期$CD_4^+CD_{25}^+$T细胞的低表达，与脾肾亏虚型$CD_4^+CD_{25}^+$T细胞的高表达，及气虚血瘀型$CD_4^+CD_{25}^+$T细胞的低水平表达有一定的相关性。艾滋病中医证候的发展过程呈现出从脾肾亏虚到气虚血瘀的特征。通过本次研究发现，276例HIV/AIDS患者中虚证最多，虚实夹杂证次之，实证最少，且疾病前期以虚少实多，后期以虚多实少；276例HIV/AIDS患者外周血中$CD_4^+CD_{25}^+$T细胞计数与中医证型密切相关。本研究为中医药治疗和评价HIV/AIDS患者中医证型分布规律及$CD_4^+CD_{25}^+$调节性T淋巴细胞与中医证型的关系提供理论依据和临床数据。

参考文献（略）

（出自《时珍国医国药》2015年第26卷第7期第1775－1777页）

HIV/AIDS 脾肺气虚证患者 CD_4^+ T、CD_8^+ T 淋巴细胞亚群数量与 CD_4^+ T 淋巴细胞数量关系的探索

任周新[1,2,3]，谢世平[2,3]，王 钊[4]，许前磊[2,3]，马素娜[2,3]，桑海燕[2,3]
（1. 河南中医学院第一附属医院艾滋病研究中心，郑州 450000；2. 河南中医学院艾滋病研究所，郑州 450008；
3. 河南省病毒性疾病中医药防治重点实验室，郑州 450000；4. 清华大学生命科学院，北京 100084）

摘要 目的 探索 HIV/AIDS 脾肺气虚证患者 CD_4^+ T、CD_8^+ T 淋巴细胞亚群数量与 CD_4^+ T 淋巴细胞数量关系。方法 对河南省某地区的 HIV/AIDS 患者进行调查，筛选出脾肺气虚证患者 26 例，并在该地区筛选出 20 名健康人作为对照。采集上述样本的抗凝血液，应用流式细胞术检测 CD_4^+ T、CD_8^+ T 淋巴细胞亚群数量，并对数据进行处理和分析。结果 和健康组比较，脾肺气虚组 $CD_8^+CD_{28}^+$ T 淋巴细胞数量未见显著性改变；CD_8^+ T 细胞数量显著升高（$P<0.05$）；CD_4^+ T、$CD_4^+CD_{45}RA^+$ T 和 $CD_4^+CD_{28}^+$ T 细胞数量显著降低（$P<0.01$）。Pearson 分析上述亚群的数量与 CD_4^+ T 淋巴细胞数量的相关性，$CD_4^+CD_{45}RA^+$ T 和 $CD_4^+CD_{28}^+$ T 细胞数量分别与 CD_4^+ T 细胞数量呈显著的正相关关系（$P<0.000$）；$CD_8^+CD_{28}^+$ T 淋巴细胞数量与 CD_4^+ T 淋巴细胞数量没有线性相关关系。结论 脾肺气虚证患者 $CD_4^+CD_{45}RA^+$ T 和 $CD_4^+CD_{28}^+$ T 细胞数量与 CD_4^+ T 数量同步下降，但此时 CD_8^+ T 细胞数量代偿性增加，功能并未降低。说明脾肺气虚证患者尚未进入疾病的晚期阶段，提示某些 CD_4^+ T 细胞亚群和 CD_8^+ T 细胞亚群联合应用可以作为辅助指标，用于 HIV/AIDS 证候的判断。

关键词 HIV/AIDS；脾肺气虚；T 淋巴细胞亚群；CD_4^+ T 细胞

脾肺气虚是人类免疫缺陷病毒（human immunodeficiency virus，HIV）感染者和艾滋病（acuired immune deficiency syndrome，AIDS）患者常见的基本中医证型。前期的工作建立了 HIV/AIDS 脾肺气虚证的临床辨证标准，并对该证型进行了初步的免疫学研究，主要分析了患者外周血中 CD_3^+ T、CD_4^+ T 和 CD_8^+ T 淋巴细胞数量或分布的变化。CD_4^+ T 和 CD_8^+ T 淋巴细胞与 HIV/AIDS 的疾病进程密切相关。事实上，这两类细胞在疾病的不同阶段，又会出现不同的细胞标志，根据这些标志可将其分成不同的亚群，这些亚群数量的变化与 HIV/AIDS 病理状态的发生和发展有关。多个研究已经探讨了 HIV/AIDS 患者不同亚群细胞与 CD_4^+ T 细胞的相关性，但笔者尚未发现脾肺气虚证患者该方面的研究报道。本研究从 2010 年 12 月 14 日至 2010 年 12 月 23 日对河南地区部分 HIV/AIDS 脾肺气虚患者进行了血液样本采集，考察 $CD_4^+CD_{28}^+$ T、$CD_4^+CD_{45}RA^+$ T、$CD_8^+CD_{28}^+$ T 等 T 淋巴细胞亚群数量与 CD_4^+ T 细胞数量的相关性，探索 HIV/AIDS 脾肺气虚证的免疫学判断指标。

资料与方法

1 一般资料

共纳入 HIV/AIDS 患者 26 例，均为农民，汉族，来源于河南省某地区。男 9 例，女 17 例，平均年龄（49 ± 6）岁。另在当地选择 20 名健康人作为对照，男 10 名，女 10 名，平均年龄（47 ± 8）岁。

2 诊断标准

2.1 西医诊断标准

采用国家卫生部 2008 年颁布的《艾滋病和艾滋病病毒感染诊断标准》，将患者分别归类于 HIV 感染者或艾滋病患者。

2.2 中医证候诊断标准

以课题组前期对 HIV/AIDS 患者大样本中医证候的临床调查的研究成果为基础，结合后期的量表验证，拟定脾肺气虚证辨证标准：动则气喘、易感冒、咳痰清稀、咳声低微、自汗、神疲乏力、恶风寒、心慌心悸、胸闷、泄泻、便溏、舌体胖大、舌质淡或淡白、舌苔薄白、脉象虚或细弱等。

3 纳入标准

肺脾气虚组的纳入标准：①HIV 确认试验阳性；②符合《HIV/AIDS 常见中医证候诊断量表》中脾肺气虚证诊断标准，中医辨证须经两名副主任中医师以上职称医生诊断一致；③年龄在 18 – 60 岁；④签署知情同意书。

4 排除标准

①不符合以上纳入标准者；②非因感染艾滋病所患的脏器严重疾病，原发性免疫缺陷，激素化疗等引起的继发性免疫缺陷，血液病，其他原因引起的中枢神经系统疾病。

5 仪器及试剂

FCS Calibur 流式细胞仪，美国 BD 公司产品；MultiTest

基金资助：国家“十一五”科技重大专项（No. 2009ZX10005 – 021）

IMK Kit（CD_3 FITC/ CD_8 PE/CD_{45} PerCP/CD_4 APC），美国BD公司产品；TrueCount管，美国BD公司产品。CD_8 FITC、CD_{28} PE、CD_{45} RA FITC等荧光标记的单克隆抗体，均为美国BD公司产品。

6 血液样品的采集

采血前1日禁食晚餐，次日早上空腹，采集外周静脉血，EDTA－K3抗凝。

7 外周血 CD_4^+ T和 CD_8^+ T淋巴细胞数量的检测

按照《全国艾滋病检测技术规范》2009年版进行。

8. 外周血中 CD_4^+ CD_{28}^+ T、CD_4^+ CD_{45} RA^+ T、CD_8^+ CD_{28}^+T亚群细胞数量的检测和计算

应用流式细胞术得出 CD_4^+ CD_{28}^+ T、CD_4^+ CD_{45} RA^+ T、CD_8^+ CD_{28}^+T细胞亚群分别在 CD_4^+ T细胞群、CD_8^+ T细胞群的百分率。该百分率分别乘以 CD_4^+ T、CD_8^+ T淋巴细胞的数量，即为各亚群细胞的数量。

9. 统计学方法

应用SPSS 15.0统计软件分析，数据用$\bar{x} \pm s$ 表示。Kolmogrorov－Smirnov Test分析数据的分布，提示数据属于正态分布。应用Pearson方法分析 CD_4^+ T或 CD_8^+ T淋巴细胞各亚群数量与 CD_4^+ T淋巴细胞数量的相关性，Independent－Samples t检验比较脾肺气虚与健康组各项检测指标的差异性。以 $P<0.05$ 为差异有统计学意义。

结果

1. 健康人和脾肺气虚患者T淋巴细胞亚群细胞绝对数量的比较　见表1。健康组和脾肺气虚组的 CD_8^+ CD_{28}^+T淋巴细胞数量无显著性差异，和健康组比较，脾肺气虚组 CD_8^+ T细胞数量显著升高（$P<0.05$）；CD_4^+ T、CD_4^+ CD_{45} RA^+ T和 CD_4^+ CD_{28}^+T细胞数量显著降低（$P<0.01$）。

2. 脾肺气虚证患者 CD_4^+ T和 CD_8^+ T各亚群细胞数量与 CD_4^+ T细胞数量的相关性分析　见表2。CD_4^+ CD_{45} RA^+ T和 CD_4^+ CD_{28}^+T细胞数量分别与 CD_4^+ T细胞数量呈显著的正相关关系（$P<0.01$）；CD_8^+ CD_{28}^+T淋巴细胞数量与 CD_4^+ T淋巴细胞数量无线性相关关系。

表1　脾肺气虚组与健康组 CD_4^+ T和 CD_8^+ T各亚群细胞数量的比较（$\bar{x} \pm s$，个/mm^3）

组别	例数	CD_4^+ T	CD_8^+ T	CD_4^+ CD_{45} RA^+ T	CD_4^+ CD_{28}^+T	CD_8^+ CD_{28}^+T
健康组	20	880±290	508±253	360±216	690±265	195±92
肺脾气虚组	26	341±132**	645±203*	101±66**	204±107**	227±110

注：与健康组比较，*$P<0.05$，**$P<0.01$。

表2　脾肺气虚证患者 CD_4^+ T和 CD_8^+ T亚群细胞数量与 CD_4^+ T细胞数量的相关性分析

CD_4^+ T和 CD_8^+ T各亚群细胞数量（个/mm^3）	CD_4^+ T细胞数量（个/mm^3）	
	Pearson Correlation	Sig（2－tailed）
CD_8^+ CD_{28}^+ T	－0.096	0.640
CD_4^+ CD_{45} RA^+ T	0.730	0.000
CD_4^+ CD_{28}^+ T	0.826	0.000

讨论

CD_4^+ T细胞和 CD_8^+ T细胞是与HIV/AIDS疾病联系最为紧密的两类T淋巴细胞，它们又可以分成不同的亚群，代表不同的功能。对HIV/AIDS患者的证型进行这些亚群的分析，能够揭示中医证型的 CD_4^+ T、CD_8^+ T细胞的功能变化，阐明证型内部的免疫规律。事实上，已经有一些学者开展了相应的研究，如发现HIV/AIDS患者的疾病进展过程中，表现出虚证向虚实夹杂证的转化等证型改变，这种变化和 CD_{45} RA^+ T淋巴细胞分布数量的减少相一致。脾肺气虚证是较为常见的HIV/AIDS临床证型，笔者尚未发现关于T淋巴细胞亚群的研究报道。

CD_4^+ CD_{45} RA^+ T淋巴细胞亚群属于静止和未活化的 CD_4^+ T淋巴细胞，其数量代表机体生成 CD_4^+ T细胞的能力；CD_{28}是介导细胞免疫共刺激的细胞表面标志，CD_4^+ CD_{28}^+T细胞的数量，代表其细胞免疫的辅助能力。脾肺气虚证患者上述两个指标的数量显著减少，分析这两个指标与 CD_4^+ T数量之间的相关性，发现存在正相关关系，表明随着脾肺气虚证患者 CD_4^+ T淋巴细胞数量的减少，CD_4^+ T细胞的新生能力和辅助性的细胞免疫功能同步降低。

HIV病毒侵入机体细胞，激活机体的 CD_8^+ T淋巴细胞，启动细胞免疫机制，杀伤感染细胞。由于 CD_4^+ T细胞的辅助能力的逐渐降低，需要大量的 CD_8^+ T淋巴细胞才能抑制病毒的扩散，因此在疾病早期，CD_8^+ T数量大量增加；但随着疾病的进展和时间的延长，在疾病后期，CD_8^+ T大量耗竭，数量减少。CD_8^+ CD_{28}^+T细胞数量的多少意味着机体抗HIV能力的强弱，有研究发现，在艾滋病患者中 CD_8^+ CD_{28}^+T细胞数与 CD_4^+ T细胞数有显著的正相关关系，即随着 CD_4^+ T细胞数量的减少，CD_8^+ T细胞的功能同步降低，呈现出晚期变化的特点。本次研究中未发现这种相关性，CD_8^+ CD_{28}^+T细胞数量与健康者接近且略有增加，提示脾肺气虚患者 CD_8^+ T细胞的功能未见降低，对HIV病毒感染的细胞仍具有较强的杀伤力。

综合上述的分析结果，可以认为随着HIV/AIDS疾病的进展，脾肺气虚证患者的 CD_4^+ T细胞的新生能力和功能进行

性降低，但此时 CD_8^+ T 细胞大量增殖而且功能基本正常，提示脾肺气虚证尚未进入到疾病的晚期。王健等对大样本的流行病学调查研究发现，HIV/AIDS 早期以脾气虚弱为主，随着疾病的进展，证候演变呈现气虚、气虚夹湿、气阴两虚、阳虚等规律变化。脾肺气虚亦属于气虚证，疾病进展应属于疾病的较为早期的阶段，与本研究的结果基本一致。本研究结果也提示某些 CD_4^+ T 细胞亚群和 CD_8^+ T 细胞亚群联合应用可以作为辅助指标，用于 HIV/AIDS 证候的判断。

参考文献（略）

（出自《中华中医药杂志（原中国医药学报）》2014 年第 29 卷第 4 期第 1064 - 1066 页）

转录组学在艾滋病中医证候学研究中的应用

许前磊[1,2,3]，闫秀娟[3]，武兴伟[3]，谢世平[3,4]，陈玉龙[3]，马素娜[3]，符林春[2]

（1. 河南中医学院第一附属医院，河南 郑州 450000；2. 广州中医药大学，广东 广州 510405；
3. 河南中医学院，河南 郑州 450046
4. 河南省中医药防治病毒性疾病重点实验室，河南 郑州 450000）

摘要 艾滋病为全球重大公共卫生问题和社会问题，中医药防治艾滋病有一定的疗效和优势。证候作为中医辨证论治理论的核心，是中医药防治艾滋病研究的基础和重要组成部分；转录组学从整体水平上研究细胞中基因转录情况及调控规律，能够从多角度、多环节阐释中医证候实质。本研究运用转录组学技术进行艾滋病中医证候学研究，发现了部分特异性基因，拓展了艾滋病中医证候的研究思路，为艾滋病中医证候客观化和标准化提供参考。

关键词 艾滋病；转录组学；中医证候

HIV/AIDS 为全球重大公共卫生问题和社会问题，近年来中医药防治艾滋病显示出一定的潜力和良好前景。辨证论治是中医学治疗的独特方法，辨证是施治的前提和基础，证候是其理论核心部分，艾滋病中医证候学研究是中医药防治艾滋病研究最为基础和重要的部分。由于中医证候具有模糊性、主观性和动态性，临床诊断的正确性和一致性是影响中医临床推广应用的主要原因，因此必须对艾滋病中医证候进行深入研究。

1 艾滋病中医证候研究现状

1.1 辨证分型研究

中医艾滋病专家根据治疗艾滋病的成功经验，对艾滋病的辨证分型进行了探索。如王健结合治疗艾滋病的经验，采用辨病为主，辨证为辅指导临床治疗；郭长河对艾滋病所致发热的辨为少阳表虚型、痰湿交阻型、阴虚血瘀型、气血两虚型四种类型治疗；杨凤珍等运用三焦的辨证方法进行艾滋病中医辨证；李崇珍等提出艾滋病的治疗从虚损论治，气血阴阳辨证和脏腑辨证相结合，分为十二个虚损证候；吕维伯按脏腑辨证分为：肺型、脾型、肾型。课题组通过查阅 1988 年以来的有关文献，艾滋病的中医辨证分型共计约有 30 余种，从多角度进行了探讨，但是缺乏统一的标准。

1.2 流行病学研究

艾滋病开展大规模的流行病学研究较多，多数是关于西医病毒毒株分型、免疫学、分子生物学以及流行趋势的调查。近年来在艾滋病中医证候学研究方面也借助流行病学的方法开展研究，如谢世平等在文献研究、专家咨询的基础上，初步研制了 HIV/AIDS 中医证候调查表拟开展流行病学研究；秦国政等对云南省 1007 例 HIV/AIDS 病例进行流行病调查，常见证候（出现率在 3% 以上）有气阴两虚、湿热蕴结、脾虚湿困、肺脾气虚、阴虚湿热、痰湿阻肺、肝肾阴虚、痰热壅肺；谢世平等以 1303 例艾滋病患者临床四诊资料为基础，采用结构方程模型（SEM）对艾滋病证候进行量化分析，艾滋病的临床常见证型为肺脾气虚、气阴两虚、湿热内蕴、湿热蕴毒、痰热蕴肺和邪结皮肤 6 种证型。王健等采用现场访谈的形式，根据艾滋病四诊信息采集表收集信息进行 2237 例中医证候学调查，结果显示 HIV 感染者以脾气虚弱为主，AIDS 患者以脾肾阳虚为主；证候演变呈气虚→气虚夹湿，阴虚火热→气阴两虚→阳虚过程。

1.3 证候标准化研究

课题组在国家“十五”科技攻关、国家自然科学基金、

基金项目： 国家“十一五”科技重大专项项目（编号：2009ZX10005 - 021）；中国博士后科学基金资助项目（编号：20110491002）；河南中医学院博士科研基金（编号：BSSJ2010 - 15）；河南中医学院科研苗圃工程项目（编号：MP2012 - 11）

国家中医药管理局中医药标准化项目及国家“973”计划重大理论专项等一系列课题的资助下，运用中医学、临床流行病学、循证医学、统计学等方法，开展了 HIV/AIDS 中医证候的系统化、规范化研究，初步拟定了 7 个基本证候如肺脾气虚、湿热内蕴、湿热蕴毒、气阴两虚等辨证标准量表，并进行了考核验证，该成果已应用于“十一五”科技重大专项研究当中，显示了较强的临床实用性和科学性。

1.4 证候与实验室指标相关性研究

由于艾滋病病毒主要侵袭机体的免疫细胞而造成免疫力下降而引起的多种机会性感染而死亡，临床医家们多从证候与免疫细胞的相关性进行了积极的探索。如陈晓蓉等发现不同证型艾滋病患者从病变初期的脾肾亏虚组，中期肺肾不足组，到疾病后期气虚血瘀组，$CD_4^+CD_{25}^+$T 细胞的表达水平逐渐降低；王春芳等通过对276 例 HIV/AIDS 淋巴细胞亚群与中医证型的相关性研究，发现 HIV/AIDS 淋巴细胞亚群与中医证型有一定的关系，可为进一步研究 HIV/AIDS 中医证型及病机演变规律提供参考；王晓雪等对 320 例经血感染的 HIV/AIDS 患者 CD_4^+T 淋巴细胞计数分布与证型进行了相关性研究，CD_4^+T 淋巴细胞计数在 200/LL 以下时，以气虚血瘀、邪毒壅滞证和脾肾亏虚证、湿邪阻滞证多见，CD_4^+ T 淋巴细胞计数在 201 ~ 350μL 时，以气虚血瘀、邪毒壅滞型，气阴两虚、肺肾不足型和脾肾亏虚、湿邪阻滞型多见，CD_4^+T 淋巴细胞计数大于 350μL，以气血两亏型和气虚血瘀、邪毒壅滞型多见。

1.5 证候物质基础研究

近年来医家们借助现代的科学技术进行艾滋病中医证候的物质基础研究较少。如李洪娟等运用红外热成像技术研究 HIV/AIDS 寒证组 45 例、热证组 45 例和 118 例平和质人群的红外热图，结果显示寒证组表现为下焦元阳亏虚，小肠能量代谢下降，热证组肾与命门能量下降，说明其真阴真阳耗伤，热证组肝区热态高于寒证组，推测存在炎症病理改变，是中医邪热盛病机的体现；谢世平等采用液质联用技术结合主成分分析方法分析、比较 12 例 HIV/AIDS 脾肺气虚证者和 8 例健康对照者的尿液代谢产物代谢谱的差异，结果显示与健康对照组相比较，HIV/AIDS 脾肺气虚证者尿液相关代谢产物发生了显著的变化，两组的数据在得分图中实现了准确的分类，可以为 HIV/AIDS 脾肺气虚证的诊断提供客观依据。

艾滋病中医证候学在临床辨证论治、大样本流行病学调查分布规律以及标准化方面医家们做了大量的研究，取得了可喜的成绩，但在艾滋病中医证候形成的物质基础方面研究也进行了积极的尝试，但总体上研究的还比较少，缺乏标志性的研究成果。

2 转录组学在艾滋病中医证候学研究中的应用

基因芯片作为转录组学研究的常用技术，已有多篇应用基因表达谱芯片对艾滋病进行研究的报道，包括对艾滋病患者单个有核细胞、CD_4/CD_8T 淋巴细胞、B 淋巴细胞、淋巴组织等免疫细胞进行检测，在体内、外研究了 HIV 病毒对宿主基因表达的影响，揭示了部分分子机制。

MicroRNA（miRNA）是一类长度为 20 ~ 25nt 的小分子非编码 RNA，通过在转录后水平上抑制靶基因的 mRNA 翻译或降解靶基因 mRNA 来发挥作用。研究表明 miRNA 对细胞生长、发展、凋亡、代谢等起着重要调节作用，其表达的失常与多种疾病有关，如肿瘤、心肌损伤等，也包括 HIV 等感染性疾病。研究表明人体内 miRNA 可以具有抑制 HIV 病毒复制的作用，HIV 病毒也常常干扰宿主 miRNA 系统产生有利于生存和复制环境。目前已经发现多种与 HIV 感染有关的 miRNA 如 miR－451、miR－144、miR－23a 等，因此整合基因表达谱芯片和 MicroRNA 芯片信息是目前研究 MicroRNA 功能、基因转录调节的的重要方法，也是分子生物学研究热点所在。但是，目前尚未见整合两者信息对 HIV 感染研究的报道。

课题组在“十一五”期间应用 Affymetrix 公司的 Human Ge-nome U133 Plus 2.0 芯片及 MicroRNA 芯片对艾滋病患者中医证进行较大样本检测，建立了 HIV/AIDS 中医证候转录组学分析方法，根据基因表达谱发现了 HIV/AIDS 相关基因，这些基因主要参与免疫反应、细胞凋亡等相关通路，不同证候有着各自的特异性基因，根据基因表达谱正常组和患者组能够很好进行分类，证候间可以部分分开，搭建了艾滋病中医证候转录组学研究技术平台。通过整合表达谱芯片和 MicroRNA 芯片筛选结果建立了中医证候转录组学分析方法，为中医证候系统生物学研究提供借鉴；艾滋病相关分子机制研究为明确艾滋病不同证候的分子机制和相互作用网络、揭示艾滋病证候的分子实质提供重要的线索；同时，为治疗艾滋病的分子药物研发提供理论依据，亦为中医辨证治疗艾滋病提供理论依据和临床指导。

3 讨论

转录组学是一门从整体水平上研究细胞中基因转录情况及转录调控规律的学科，基因芯片是其常用的技术，其以高通量、大规模、高度平行性、快速高效、高灵敏度、高度自动化等优点快速应用到生命科学研究各个领域，包括表达谱分析、microRNA、疾病诊断分类和预测、药靶发现、药物筛选、毒理、药理和药效等。基因芯片技术高通量特点能很好应合中医证候研究整体观需要，能够多角度、多环节的阐释中医证候实质。

近年来中医家们在艾滋病的临床辨证论治、证候流行病学调查及证候标准化研究做了大量的工作，取得了可喜的成绩，但在艾滋病中医证候形成的物质基础方面研究还比较少。本研究在前期中医证候研究的基础上，从 HIV/AIDS 常见的中医证候为切入点，借助现代基因组、转录组学的研究方法，以期在艾滋病中医证候实质方面研究取得突破。

参考文献（略）

（出自《中医学报》2014 年第 39 卷第 3 期第 309－311 页）

代谢组学技术在HIV/AIDS中医证候辨证分型研究中的运用

马素娜，谢世平，王 娟，张海燕，张 森
（河南中医学院，河南 郑州 450016）

摘要 通过运用代谢组学检测技术结合主成分分析方法对HIV/AIDS脾肺气虚证、湿热内蕴证患者代谢轮廓及特征进行了良好的区分，两个证型间及与健康对照组间存在明显的代谢特征差异。在中医证候研究中结合代谢组学检测技术和主成分分析方法，可以作为证候判定的客观依据，从而减少人为因素导致病例质量不一，提高科研的准确性和真实性。

关键词 中医证候；代谢组学技术；主成分分析；艾滋病

代谢组学是研究代谢组在某一时刻细胞内所有代谢物的集合的一门学科，相比基因和蛋白质它能更多地反映细胞所处的环境，这又与细胞的营养状态、药物和环境污染物的作用及其他外界因素的影响密切相关，能更准确地反映生物体系当受到外界刺激后所产生的变化，由于其位于系统生物学的最下游，是生物体系整体功能或状态最终结构的表现。所以有人认为“基因组学和蛋白质组学告诉你什么可能发生，而代谢组学则告诉你什么确实发生了”。代谢组学所具有的组、群、谱集成分分析功能特点与中医药学的整体观及辨证思路具有一致性，因此代谢组学对于研究中医证候变化规律及阐明中医证候本质有明显的优势。HIV作为重大感染性疾病，从发现以来一直受到世界的关注，由于其病毒本身的特异性（变异快）相关疫苗的研究一直没有突破性的进展，且艾滋病毒攻击人体后由于患者个人体质差异，其反映在人体的表现千变万化，即中医所说的“同病异证”，发展到一定阶段后人体五脏亏损，阴阳气血俱衰，直至全身衰弱，邪毒独霸而亡。中医药的应用就在此时发挥出了其独特的优势，如何更准确地辨证分型对于其治疗起着决定性的作用。本研究采用液质联用技术检测HIV/AIDS脾肺气虚证、湿热内蕴证患者和健康人血浆小分子代谢产物，利用主成分分析方法对数据进行模式识别分析，同时结合t检验，分析不同证候间的代谢群的差异，探讨HIV/AIDS脾肺气虚证和湿热内蕴证证型间的代谢特征，为运用现代技术对中医证候的辨证分型提供依据和参考。

1 材料和方法

1.1 样本收集与处理

筛选河南省某地区HIV/AIDS脾肺气虚证26例和湿热内蕴证患者17例，共43例为研究对象，符合西医诊断标准（国家卫生部2005年推荐《艾滋病诊疗指南》诊断标准），中医辨证标准采用前期课题成果“HIV/AIDS常见中医证候诊断量表”中脾肺气虚证和湿热内蕴证诊断量表积分标准（HIV/AIDS脾肺气虚证主要症状为：动则气喘、易感冒、自汗、泄泻、恶风寒、胸闷、咳痰清稀、便溏、心慌心悸、舌胖大、舌质淡、舌苔白、脉虚或弱；HIV/AIDS湿热内蕴证主症为：痞满、小便短赤、便溏不爽、口苦而黏、身热不扬、口干不欲饮、头晕昏沉、肢体困重、舌质红、苔黄厚腻或黄白相兼、脉濡数或滑数。各个症状分轻中重和不同的权重进行积分。证候积分≥21分符合中医诊断入组标准）。年龄在18～60周岁之间，排除神志不清、痴呆、各种精神病患者，非感染艾滋病所患的脏器严重疾病及其他原因引起的继发性免疫缺陷，血液病，中枢神经系统疾病者。选取同地区健康人20例为对照组，年龄在18～60周岁之间，HIV抗体阴性，身体健康者。采集上述研究对象和健康对照组晨起空腹肘静脉血5mL，轻摇混匀，4000r/min高速离心10min，取上清液。移取上清液300μL，置1.5mL离心管中，加入600μL甲醇，用混匀器混匀约10min，后高速离心10min，14000r/min，4℃控温；取上清液800μL，用0.45μL滤膜过滤，即得供试样本。

1.2 LC-MS分析

液相色谱条件：色谱柱为ACQUITYCSH C_{18}（2.1mm×100mm，1.7μm）。流动相：0.2%冰醋酸水-甲醇梯度洗脱；流速：0.3mL/min；进样量：5μL；柱温：40℃；样品室温度：6℃；色谱图采集时间21min。

质谱条件：扫描方式：一级全扫描；毛细管电压：2.5kV；数据采集范围m/z：50～1000；Capillary（kV）：2.50；Sampling Cone：40.0；Extraction Cone：4.0；Source Tempera - ture：120℃；Desolvation Temperature：300℃；Desolvation GasFlow（脱溶剂气流量）：600.0L/Hr；采用负离子扫描模式。

基金项目：国家“十一五”科技重大专项项目（2009ZX10005021-002）；国家“十二五”科技重大专项项目（2012ZX10005001-005）；河南省基础与前沿技术研究计划项目（102300410122）；河南中医学院博士基金项目（BSJJ2012-12）

1.3 数据处理

采用 Markerlynx（Waters，USA）软件对数据进行峰识别、峰匹配生成包含保留时间、质荷比、峰面积的 107 × 3237 的数据矩阵，将经过滤噪和归一化处理修正后的数据导入 SIMCA－P＋软件进行多维数据的分析，采用正交滤噪－偏最小二乘法（OPLS－DA）对样本进行模式识别分析。

2 结果

采用 LC－MS 的方法对血浆样本进行分离和数据采集，图 1 是健康对照组与 HIV/AIDS 脾肺气虚证、湿热内蕴证组分别 3 个组中的某一研究样本的总离子流图。从图 1 中我们就能初步观察到 3 组间存在的差异。

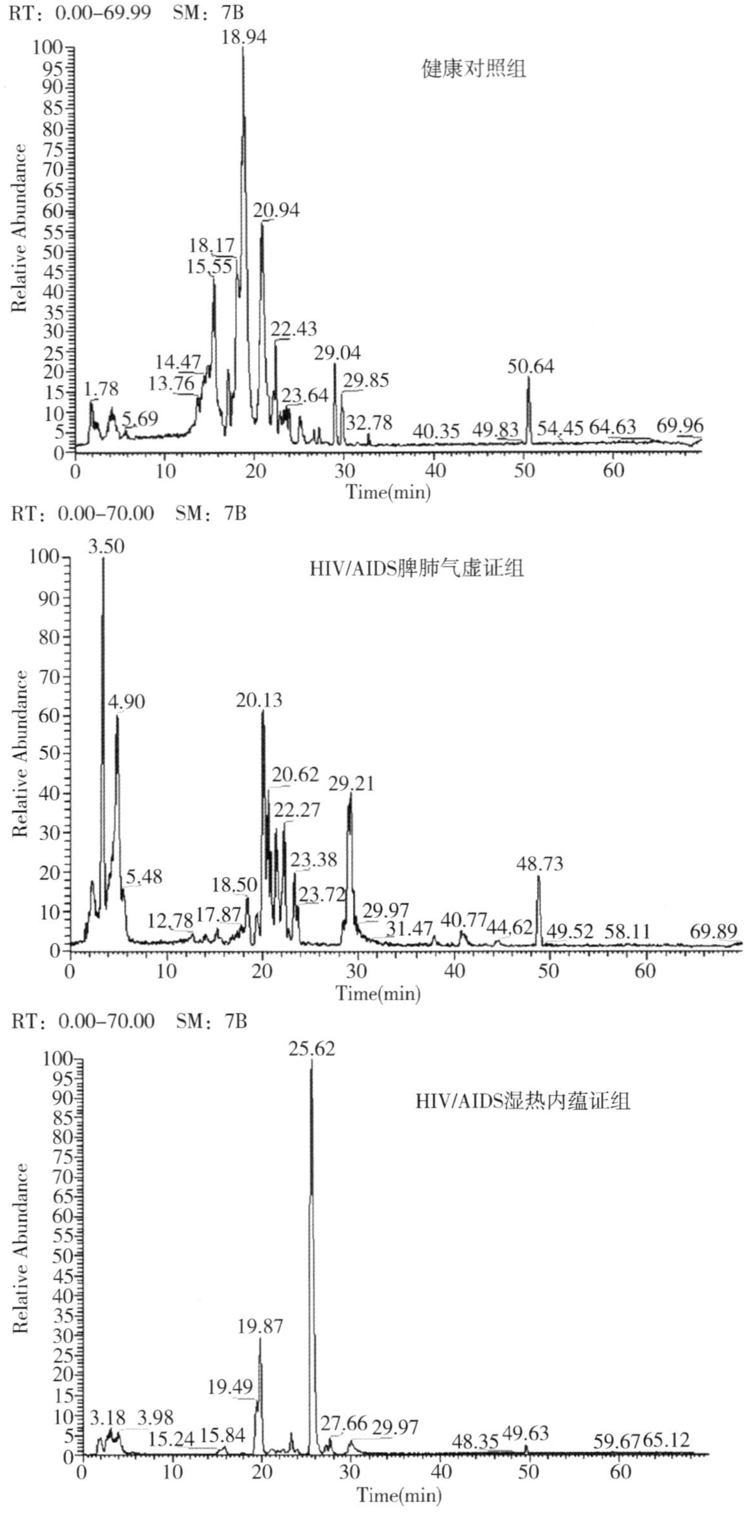

图 1 各组中某一例研究对象的代谢产物总离子流图

从图 1 中我们可以看出 HIV/AIDS 湿热内蕴证组、HIV/AIDS 脾肺气虚证组与健康对照组间代谢产物存在着明显的差异。

图 2 为经 SIMCA - P + 软件进行多维数据的分析，采用正交滤噪 - 偏最小二乘法（OPLS - DA）对样本进行模式识别分析，图中每一个点代表一个样本，每一个样本的位置由自身的代谢物质成分所决定，本实验通过采取得分图将存在代谢差异的各组样本进行了分类。如图所示健康对照组（class1，黑色表示），HIV/AIDS 脾肺气虚证患者组（class2，红色表示），HIV/AIDS 湿热内蕴证患者组（class3，蓝色表示）3 组样本分布在不同的空间位置，且各组样本分别集中分布。

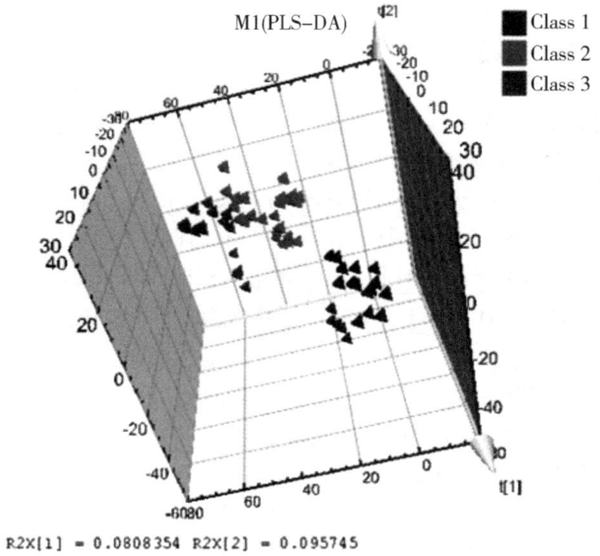

图 2 健康对照组与 HIV/AIDS 脾肺气虚证组、HIV/AIDS 湿热内蕴证组的 3DPLS - DA 得分图

图 3 是 PLS - DA 分析所得到的载荷图，通过这种方法可以找到对分组起决定作用的成分。图中每一个黑色的小方块代表一个化合物，根据 *t* 检验的 *P* 值（$P<0.05$）并与数据库比对，共得到了 11 个差异物质，这些差异物质包括甘油三酯、葡萄糖、磷脂酰乙醇胺、天冬氨酸、氨基丁酸、含氧硬脂酸、橙皮油素、甲基丙二酸等，主要是与基础能量代谢、脂代谢、氨基酸代谢、肠道吸收功能障碍等。

3 讨论

中医证候是反映了人受外界因素的干扰后机体整体状态的综合状态，由于个人体质的差异，且对致病因素的反映亦各不相同，这样就出现了“同病异治”“异病同治”的中医学特点。中医学中诊断疾病与治疗疾病主要通过望闻问切四诊合参得到的症候群，确定证候进而给出治疗方案，在随诊的过程中根据药物作用人体后机体的状态反映、四诊信息的变化来调整治疗方案。医务工作者从第一次接触患者进行辨证施治到每次的随访调整遣方用药直至患者疾病痊愈，整个过程存在着很普遍的主观性，不能用现代先进的“客观语言”对整个的医疗过程进行诠释，就很难让更多的人们接受中国传统医学，尤其是现代医学领域，从而不能让更过患者受益于我国传统医学。尤其在中医药相关的科研工作中，病例筛选过程中由于不同医生的主观判定标准不一致，很容易导致入组病例质量参差不齐，从而影响最终科研成果的真实性和准确性。代谢组学作为系统生物学的最下游，是生物体系整体功能或状态最终结构的表现，能及时地反映机体的变化，与中医学的整体观、系统观和辨证论治思维非常吻合。同时它又是关于生物体内源性代谢物质的整体及其变化规律的科学，是应用现代分析方法对某一生物或细胞在一定生理时期内所有相对低分子质量代谢产物同时进行定性和定量分析的一门新学科，在方法学上具有融整体、动态、综合、分析于一体的特点，使得代谢组学在中医药系列关键科学问题研究中具有突出优势，且该检测技术所需要样本量小，操作方法简单。在中医证候研究中结合代谢组学检测技术和主成分分析方法，可以作为证候判定的客观依据，可以减少人为因素导致病例质量不一，提高科研的准确性和真实性。

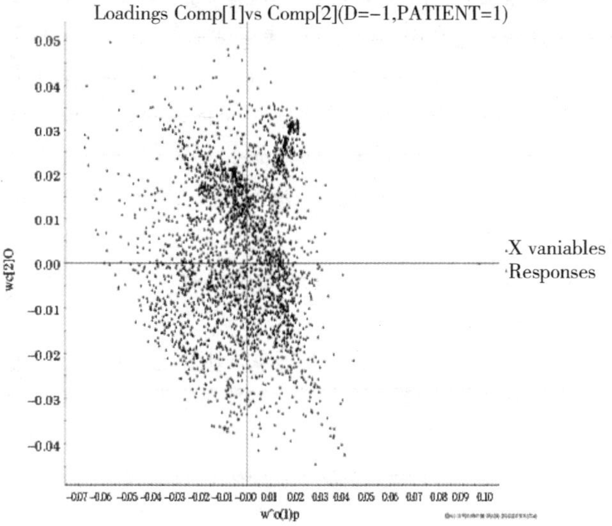

图 3 健康组与 HIV/AIDS 脾肺气虚证、湿热内蕴证组的 PLS - DA 载荷图

参考文献（略）

（出自《中华中医药学刊》2017 上第 35 卷第 1 期第 56 - 58 页）

蛋白质组学在艾滋病研究中的应用

吕顺武[1]，谢世平[1,2]，张海燕[1,2]，张　淼[1,2]，刘　飒[1]，马素娜[1,2]，王　娟[1,2]，高　亮[1]，李建智[1]
（1. 河南中医学院，河南郑州 450000；2. 河南省中医药防治病毒性疾病重点实验室，河南郑州 450000）

摘要　在过去几年间蛋白质组学在揭示 HIV 与宿主间作用机制、寻找新的生物学标记方面得到广泛应用。作者总结了近年来蛋白质组学在 HIV/AIDS 研究中的最新进展，包括与 HIV/AIDS 研究相关的常用样本、蛋白质组学研究常用的技术、HIV 与宿主细胞间相互作用的机制、HIV 相关疾病的诊断标志物、HIV 相关疫苗研制等。文章最后也对将蛋白质组学引用到艾滋病中医证候研究可行性做了分析和展望。

关键词　HIV；蛋白质组学；作用机制；生物标志物；中医证候

人类免疫缺陷病毒自从流行以来给人类带来了沉重的经济、社会、心理负担。现代医学方面，随着高效抗逆转录病毒治疗的应用，有效抑制了病毒在人体内的复制，延长了患者的生命周期。然而，由于 HIV 感染的复杂性、病毒变异率大及药物抵抗，人类现在对艾滋病的治疗还是没有太多的办法。与此同时，随着中医药更加广泛地应用于艾滋病患者的治疗，在提高患者生存质量，延缓发病上也取得了显著的效果。蛋白质作为生命活动的执行者，蛋白质组的研究不仅能为生命活动提供物质基础，也能为众多疾病机理的阐明及攻克提供理论根据和解决途径，因此蛋白质组学也越来越多地应用到许多疾病的临床和基础研究中。Zhang Lijun 等曾对蛋白质组学在 HIV/AIDS 研究中的应用做了概括，近年来蛋白质组学在 HIV/AIDS 研究中又有新的发展，本文将对过去三年间 HIV/AIDS 宿主蛋白质组学研究的最新进展做系统概括。

1　HIV/AIDS 相关蛋白质组学研究常用样本

1.1　临床样本

为寻找疾病相关的生物学标记物，更好地阐释 HIV 感染机制，越来越多的临床样本用于蛋白质组学的相关研究，除血浆样本外，女性阴道分泌物，支气管肺泡灌洗液，唾液，脑脊液，HIV、HCV 单独或合并感染患者的单核细胞，口腔上皮细胞，性工作者的子宫阴道黏膜，HIV 相关痴呆西班牙妇女的单核细胞及 HIV 感染患者外周血单核细胞等也用于相关研究，与四年前相比，越来越多的临床样本用于 HIV 感染的相关研究。

1.2　HIV 感染的细胞模型

为更全面研究 HIV 与宿主相互作用的机制，许多细胞模型也运用到 HIV 感染的机制当中。Li M 等对 HIV－1 感染和非感染的淋巴细胞 H9 细胞的外来体进行定量蛋白质组学研究，以了解外来体在 HIV 感染中对细胞内外产生的影响；Naji S 等模仿各种细胞内环境利用细胞核、细胞质提取物等在体外对 Rev 基因在病毒复制中的作用进行研究。

1.3　动物模型

HIV 仅仅感染灵长类动物，这使猿类成为 HIV 研究最主要的动物模型。有研究表明 HIV 感染连同甲基苯丙胺滥用能引起突触结构的改变，从而引起神经认知障碍，为研究突触蛋白的改变，Pendyala G 等将感染猴免疫缺陷病毒（SIV）的猕猴分成两组，一组接受甲基苯丙胺治疗，最后从两组猕猴尾状核中分别分离出突触体，运用蛋白质组学相关技术，研究突触体蛋白的改变。

鉴于 HIV/AIDS 给人类社会带来的沉重的负担，社会迫切希望能研制出疫苗来控制 HIV 的蔓延，事实上人类也从未停止过这方面的探索，但却收效甚微。HIV 只有越过黏膜屏障才能对宿主细胞形成有效的感染，如果将疫苗通过黏膜通道作用于人体，势必会引起更强的黏膜保护效力及免疫应答，因此寻找安全有效的黏膜佐剂也成了 HIV 疫苗研制的策略。Kayamuro H 等应用 HIV gp120 蛋白免疫原和 mTNF－K90R 共同作用于小鼠与用 gp120 单独作用于小鼠相比能诱发更强的 lgG 应答，尽管尚未有相关人体试验的报道，但这一成果给疫苗策略带来了一线曙光。

2　HIV/AIDS 相关蛋白质组学研究常用的技术

伴随着蛋白组学的发展，越来越多的技术应用于相关研究，如液相色谱－质谱联用（LC－MS），质谱结合细胞培养氨基酸稳定同位素标记（SILAC），荧光差异双向凝胶电泳（2D－DIGE）结合各类质谱，同位素相对定量及绝对定量（iTRAQ）标记结合质谱，其他常用技术还包括二维凝胶电泳（2D－GE），蛋白免疫印迹（Western blot）。就目前而言，液相色谱串联质谱在蛋白质组学相关研究中应用

基金项目：“十二五”国家科技重大专项计划（2012ZX10005001－005）；“十一五”国家科技重大专项计划（2009ZX10005－021－2）；HIV/AIDS 肺脾气虚证患者蛋白质组学研究（BSJJ2012－12）；艾滋病中医发病机制“艾毒伤元”假说的物质基础的文献及实验研究（BSJJ2012－24）

最为广泛，其次是荧光差异双向凝胶电泳结合各类质谱。

3 HIV 感染相关机制研究

3.1 HIV 感染相关的肺部疾病发病机制

肺部是 HIV 重要的病毒蓄积库，HIV 感染的患者更容易导致肺部感染和慢性肺部疾病的发生。Nguyen EV 等收集了 5 位 HIV（-）和 6 位 HIV（+）未经抗逆转录治疗患者的肺泡灌洗液（BALF），运用高效液相串联质谱对两组肺泡灌洗液进行蛋白组学研究，对光谱含量进行统计学分析，共鉴定出 87 个差异表达蛋白，这些蛋白大多与 HIV 关键蛋白相互作用。差异表达蛋白功能分析显示这些蛋白与 HIV（+）患者肺部免疫应答下调相关。质谱分析表明在 HIV 感染期间肺泡灌洗液蛋白质组发生了显著改变，同时发现 HIV（+）患者免疫相关通路明显不足，这表明 HIV 在肺部调用局部免疫抑制增加了 HIV（+）患者对传染性/非传染性肺部疾患的易感性。

3.2 HIV 相关物质滥用引起神经认知障碍的机制

Pottiez G 等对 HIV 感染合并甲基苯丙胺滥用的患者血清蛋白质组学进行研究，共鉴定出 390 种蛋白，其中长时间应用甲基苯丙胺感染组中有 28 种发生显著改变，生物信息学分析显示这些蛋白大多与补体、凝血途径和氧化应激相关，证实了连续的甲基苯丙胺滥用能造成一系列血清蛋白水平的改变；Pendyala G 等对 HIV 感染患者甲基苯苯胺滥用造成的神经认知障碍机制进行研究，应用甲基苯丙胺后发现 Na（+）/K（+）-ATP 酶 α-1 一个亚型（ATP1A3）表达显著上调，这种上调在体外实验也得到了证实。信号机制研究显示 ATP1A3 的活化与细胞外信号调节激酶（ERK）通路相关，进一步揭示了 HIV 感染相关的甲基苯丙胺滥用造成的神经认知障碍的机制。

3.3 HIV-1/HCV 合并感染所致肝损伤的机制

HIV-1/HCV 合并感染所致的肝损伤是复杂的、多因素共同作用的结果，为研究这一机制 Boukli NM 等以 HIV、HCV 单独感染和合并感染患者的外周血单核细胞为研究对象，应用液相色谱串联质谱（LC-MS）的方法，成功鉴定出 29 种差异表达蛋白，其中 6 种最显著相关的蛋白又在转录水平上得到了验证。研究者认为特殊的促凋亡、抗凋亡蛋白表达水平的改变是影响 HIV/HCV 合并感染患者肝损伤进程的内在原因。

4 HIV 相关疾病生物标志物

4.1 HIV 感染患者疲乏生物标志物

疲乏是 HIV 感染常见的症状，这种症状是难以捉摸的，引起疲乏的生物学机制未能得到明确阐释。Jensen K 等以 32 位 HIV 感染，有不同程度疲乏症状，接受或未接受抗逆转录治疗的患者为研究对象，试图找到血清中与自我感知疲乏程度相关的生物学标志物。研究人员对这 32 位患者血清中低丰度蛋白进行富集、酶解，采用 Shot-gun 质谱法对酶解后的肽段进行分析，利用蛋白总丰度结合光谱技术差异对血清蛋白进行筛选，最终鉴定出 5 个与严重疲乏相关的特异性蛋白：载脂蛋白 A1、载脂蛋白 B、富含组蛋白的糖蛋白、α-1B 糖蛋白及血清类黏蛋白-2。同时应用蛋白免疫印迹实验对载脂蛋白 A1、载脂蛋白 B 进行分析，在未治疗患者血清中载脂蛋白 A1 含量明显升高，在治疗患者血清中载脂蛋白 B 含量显示出增高的趋势。

4.2 HIV 相关霍奇金氏淋巴瘤生物标志物

Varnum SM 等用质量和洗脱时间标记蛋白组学方法对 HIV 感染合并霍奇金氏淋巴瘤、HIV 感染不合并霍奇金氏淋巴瘤两组患者血清蛋白质进行研究，最终鉴定出 60 种差异表达蛋白，其中包括 C 反应蛋白、β-2 微球蛋白、乳酸脱氢酶，有报道显示在 HIV 血清反应阴性的霍奇金氏淋巴瘤患者血液中这 3 种蛋白也发生改变，这表明这 3 种蛋白能够拓宽在霍奇金氏淋巴瘤检测中的应用，能够作为霍奇金氏淋巴瘤检测的候选生物学标志物。其余 57 种蛋白作为霍奇金氏淋巴瘤潜在的生物学标记物还有待验证。通道分析显示这 60 种蛋白大多与炎症应答及肿瘤相关，从侧面表明这些蛋白确实与霍奇金氏淋巴瘤有一定联系，可能会对易感人群早期检测带来帮助。

4.3 HIV 感染相关脑损伤生物标志物

为研究循环细胞因子和趋化因子与 HIV 感染晚期患者脑损伤程度的关系，Raqin AB 等对 10 位 HIV 感染晚期患者进行了为期 3 年的研究，应用高通量复杂分析技术分别在研究初期和计划实施 3 年后对感兴趣的标志物进行定量。用定量磁共振图像分割算法和扩散张量成像技术在体外对大脑的客观量度进行推导，最终发现单核趋化蛋白-1（MCP-1）与脑损伤显著相关，可以作为 HIV 相关的神经功能紊乱预测有效的标志物。研究发现在初期升高的 MCP-1 水平与脑白质的改变相关，3 年后这种关系显得更加密切。进一步研究显示升高的 MCP-1 与脑显微结构的改变和脑萎缩的程度显著相关，这可能由于 MCP-1 作为有效的化学引物，通过参与慢性免疫活化的自我强化和细胞因子/趋化因子介导的神经毒害从而造成神经系统的损伤。

5 HIV 相关疫苗研究

Yakugaku Zasshi 等曾报道突变肿瘤坏死因子-α，mTNF-K90R 显示出很强的免疫调控和蛋白酶抑制作用，是一种潜在的安全有效的疫苗佐剂。Kayamuro H 等对 mTNF-K90R 作为疫苗佐剂效果进行评价，结果显示 HIV gp120 蛋白免疫原和 mTNF-K90R 共同作用于小鼠相比 gp120 单独作用于小鼠能诱发更强的 lgG 应答。美国华盛顿大学医学院的科学家研究发现蜂刺中的化学物质蜂毒肽可以刺穿艾滋病毒的保护外层，毁灭艾滋病毒，蜂毒肽是否能作为疫苗使用尚需进一步研究。

6 展望：将蛋白质组学引入艾滋病中医证候研究

随着人类基因组计划的实施和推进，生命科学研究已经进入后基因时代。蛋白质作为生理功能的执行者，生命活动的直接体现者，在蛋白质水平上获得关于疾病发生，细胞代谢等过程的整体全面的认识，对疾病的预防和治疗都有重要意义。随着蛋白免疫印迹（WB）荧光差异双向凝胶电泳（DIGE），液相色谱-质谱联用（LC-MS），同位素标记相对定量及绝对定量（iTRAQ）、细胞培养氨基酸稳定同位素标记（SILAC）结合各种质谱等技术在蛋白质组学研究中扩大应用，在寻找疾病状态生物学标志物，阐明疾病机制等方面已取得了一系列成果。然而将蛋白质组学应用中医证候学研究中，用现代科技手段揭示中医的科学本质还尚处在起步阶段。

将蛋白组组学引入中医证候的研究，主要通过对同一疾病不同证候和同一证候不同疾病的组织或细胞不同的蛋白质表达谱进行分析，发现证候间的相同及差异之处，进而揭示中医证候的本质。孟庆宏等分别从中医证和蛋白质组的概念、内涵、特点、共性等几个方面对将蛋白质组学引入中医证候的研究进行了探讨，他们认为将蛋白质组学引入中医证候学研究，为中医证候物质和功能基础研究提供了新思路，对揭示中医证的现代科学内涵具有重要意义。这为我们将蛋白质组学引入中医证候研究做了理论分析。

袁宏伟等应用荧光差异双向凝胶电泳结合基质辅助激光解析点飞行时间质谱技术对冠心病心气虚弱证/心肾阴虚证血清蛋白质组学进行研究，认为载脂蛋白在心肾阴虚证组中显著下调，可能是心肾阴虚形成的内在基础，维生素D结合蛋白在心气虚弱证组下调，可能是机体免疫力低下的表现与中医心气虚弱相吻合；王刚等采用同样的方法对冠心病心血瘀阻证/心肾阴虚证进行研究，认为补体和凝血级联通路及阿尔兹海默症信号通路与冠心病这两种证型分型相关；朱明丹等对冠心病心气虚弱证、心血瘀阻证、心肾阴虚证、痰浊内阻证四个主要证型各9例患者进行蛋白组学研究，找出每两个证型间及四组证型间差异表达蛋白，并对差异蛋白进行深入的通路分析，阐释差异表达蛋白与证型间内在的联系。这些蛋白质组学在中医证候学研究中的应用实例，为我们把蛋白质组学引入艾滋病中医证候学研究提供借鉴。

成熟的技术、丰富的应用实例，有助于我们将蛋白质组学引入艾滋病中医证候研究中，以找到不同证型的生物标志物，分析其与中医证候间的内在联系，进一步解释中医证候的实质。

参考文献（略）

（出自《辽宁中医杂志》2015年第42卷第8期第1581-1584页）

基于隐结构分析的综合聚类法在艾滋病中医证候研究中的应用

刘　龙[1]，魏　巍[1]，张　磊[2]，李　霞[1]，罗艳侠[1]，祝慧萍[1]，高　琦[1]，郭秀花[1]

（1. 首都医科大学公共卫生学院北京市临床流行病学重点实验室，北京 100069；
2. 北京交通大学计算机与信息技术学院，北京 100044）

摘要　目的　探讨隐结构分析的基本原理及其在艾滋病中医证候研究中的应用，为中医客观辨证提供合理依据。方法　利用全国范围内收集的6950例确诊为艾滋病患者的信息，首先进行隐结构分析，然后通过多维聚类得到客观的辨证标准，在考虑证候诠释时，需要同时从多角度对症状变量进行综合聚类分析。结果　在隐结构分析基础上，利用综合聚类法进一步对艾滋病患者的数据深入分析，得到了更加明确的证候划分。艾滋病患者中有气血两虚证，且很常见，约占3/4；对于在艾滋病患者中鉴别气血两虚证而言，最重要的症状是脉弱，其次为舌淡、舌淡红、舌红和脉沉情况，其他症状无明显作用。结论　隐结构模型分析具有较强的客观性，可为艾滋病中医证候辨证提供相对客观辨证标准；综合聚类分析能够为中医证候的解释提供合理依据。

关键词　隐结构分析；综合聚类；艾滋病；中医证候

隐结构分析是基于每一组同步出现频率高的症状对数据进行划分，从多个角度得到多个划分，每个划分反映出数据在某个疾病侧面的分布情况，在得到的分类中若出现某些证候的特性，就能够作为证候判断的依据，因此隐结

基金项目：国家科技部重大专项课题（2012ZX10005009-003）；国家科技部“973”项目（2011CB505404）；国家科技部重大专项课题（2009ZX10005-019）

构分析属于多维聚类计算过程，可以为疾病的客观辨证提供理论依据，能够较好地从一个侧面揭示数据的分布规律。Zhang 等利用探讨隐结构法的基本原理及其在肾病中医证候要素的应用，为中医客观辨证提供了合理依据。但在具体研究过程中发现，分析结果中解释同一证候的显变量出现在不同的隐变量中，为了更好地诠释某一证候变量应当进行进一步的综合聚类。

综合聚类是隐结构分析中后续处理方法，当有多个隐变量同时与某一证候相关，反映不同侧面时，需要全面考虑这些隐变量，即进行综合聚类才能得到全面解释该证候的信息。

1 资料

本研究的患者病例信息全部来源于中国中医科学院 2011 年收集的全国范围内的新发艾滋病患者（HIV 病毒检测阳性，CD_4^+ 细胞 >200 个）共计 6950 例。病例入选标准符合《艾滋病和艾滋病病毒感染诊断标准》，临床一段时间内采用中医（汤药、针灸、中成药等）、中西医结合或西医方法诊治的全部病例。所有患者均填写 WHOQOL – HIV 生存质量量表，从中提取艾滋病常见中医症状 51 个，包含乏力、易感冒、发热、畏寒、汗出等。

2 方法

综合聚类分析的方法是将解释同一证候的隐变量以及与其直接相连的症状变量从整体隐树模型中取出；引入新的隐变量 Z_1，并将其与相关证候变量连接，得到综合聚类模型；通过数据分析确定 Z_1 的取值个数以及模型的概率参数；最后把 Z_1 代表的划分作为综合聚类分析的结果。

隐变量 Y_9（胸闷、气短）、Y_{15}（脉弱、脉沉等）和 Y_{17}（舌红、舌淡、舌淡红）都与中医证候气血两虚有关，3 个隐变量从不同角度诠释了气血两虚证的表现，因此将 Y_9、Y_{15} 和 Y_{17} 在隐树模型分析的基础上进一步综合分析，从临床表现、脉诊和舌诊角度全面分析气血两虚证。

3 结果

本研究通过问卷调查共收集 51 个显变量，经过隐结构分析多维聚类得到了 18 个隐变量（Y_0 – Y_{17}，见图 1）。具体解释如下：隐变量 Y_3 包含了 2 个显变量 ZZ_{68} 易怒和 ZZ_{69} 急躁，隐变量 Y_3 和显变量 ZZ_{25} 不寐又组成了新的隐变量 Y_2，隐变量 Y_2 和显变量 ZZ_{32} 头晕、ZZ_{65} 心悸、ZZ_{82} 目光呆滞和 ZZ_{93} 反应迟钝共同组成了隐变量 Y_1，其他隐变量的解释同理。

其中急躁、易怒为肝失疏泄所致情志失调表现，不寐为心神失养所致，反应迟钝、目光呆滞为神气不足表现，气虚不能上荣或外邪上扰清窍，均可见头痛、头晕。

就“脉弱”症状具体而言，在 $Z_1 = S_1$ 这类患者中，脉弱的情况占 98%，$Z_1 = S_0$ 这类患者中，脉弱的情况占 43%；就“舌淡”症状具体而言，在 $Z_1 = S_1$ 这类患者中，脉弱的情况占 100%，$Z_1 = S_0$ 这类患者中，脉弱的情况占 25%；就“舌淡红”症状具体而言，在 $Z_1 = S_1$ 这类患者中，脉弱的情况占 84%，$Z_1 = S_0$ 这类患者中，脉弱的情况占 46%；就“舌红”症状具体而言，在 $Z_1 = S_1$ 这类患者中，脉弱的情况占 53%，$Z_1 = S_0$ 这类患者中，脉弱的情况占 17%；就“脉沉”症状具体而言，在 $Z_1 = S_1$ 这类患者中，脉弱的情况占 83%，$Z_1 = S_0$ 这类患者中，脉弱的情况占 30%。图 2 给出的隐变量 Z_1 的信息曲线显示 $Z_1 = S_1$ 和 $Z_1 = S_0$ 的最大区别在于脉弱这一症状出现的情况，其他依次是舌淡、舌淡红、舌红和脉沉情况。

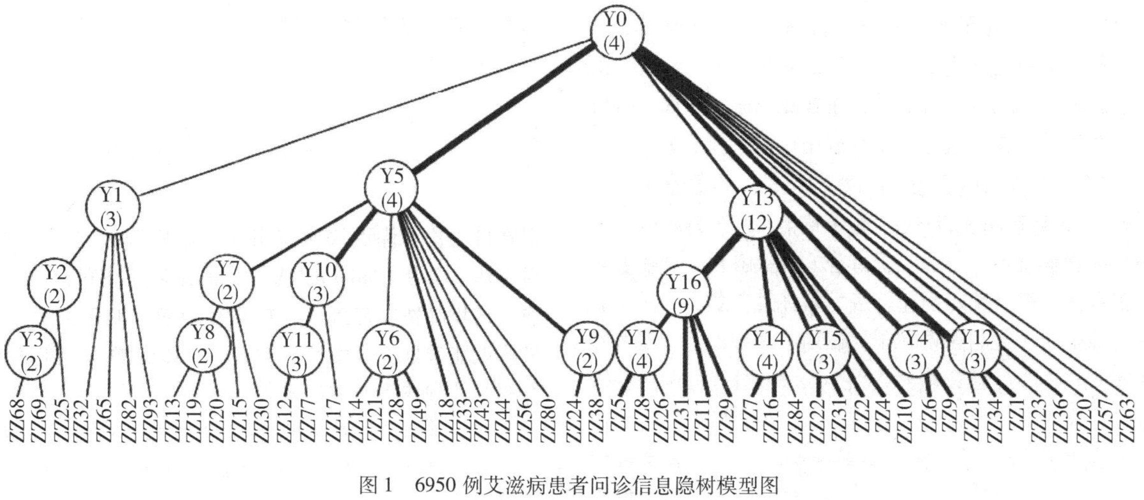

图 1 6950 例艾滋病患者问诊信息隐树模型图

注：ZZ_{68} = 易怒，ZZ_{69} = 急躁，ZZ_{25} = 不寐，ZZ_{32} = 头晕，ZZ_{65} = 心悸，ZZ_{82} = 目光呆滞，ZZ_{93} = 反应迟钝，ZZ_{13} = 小便赤黄，ZZ_{19} = 目黄，ZZ_{20} = 皮肤色黄，ZZ_{15} = 腹胀，ZZ_{30} = 腹痛，ZZ_{12} = 咳嗽，ZZ_{77} = 呼吸困难，ZZ_{17} = 发热，ZZ_{14} = 胁痛，ZZ_{21} = 口苦，ZZ_{28} = 恶心，ZZ_{49} = 呕吐，ZZ_{18} = 汗出，ZZ_{33} = 头痛，ZZ_{43} = 皮肤丘疹，ZZ_{44} = 腹痛，ZZ_{56} = 毛发脱落，ZZ_{80} = 皮肤疱疹，ZZ_{24} = 气短，ZZ_{38} = 胸闷，ZZ_5 = 舌红，ZZ_8 = 舌淡红，ZZ_6 = 舌淡，ZZ_3 = 脉弦，ZZ_{11} = 苔腻，ZZ_7 = 脉细，ZZ_{16} = 脉滑，ZZ_{84} = 皮肤疮疡，ZZ_{22} = 脉沉，ZZ_{31} = 脉弱，ZZ_2 = 苔白，ZZ_4 = 苔薄，ZZ_{10} = 苔黄，ZZ_6 = 食欲不振，ZZ_9 = 食少，ZZ_{27} = 大便稀溏，ZZ_{34} = 大便次数多，ZZ_1 = 乏力，ZZ_{23} = 消瘦，ZZ_{36} = 容易感冒，ZZ_{50} = 四肢困重，ZZ_{57} = 畏寒，ZZ_{63} = 腰酸

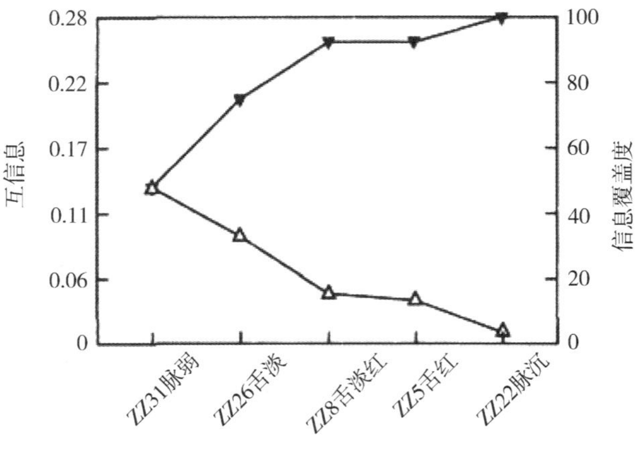

图2　Z_1的信息曲线图

基于图3的模型进行综合聚类分析，结果把患者分成了2类，如表1所示。6950例患者分成了2类，其中$Z_1=S_1$这类患者占总体的74%，各症状出现的概率相对较高，可认为有气虚；而$Z_1=S_0$这类患者占总体的26%，其中各症状出现的概率相对较低，可认为无气虚。Z_1与ZZ_{31}、ZZ_{26}、ZZ_8、ZZ_5、ZZ_{22}的定量关系分别由条件概率分布P（$ZZ_{31}|Z_1$）、P（$ZZ_{26}|Z_1$）、P（$ZZ_8|Z_1$）、P（$ZZ_5|Z_1$）和P（$ZZ_{22}|Z_1$）给出。各症状变量在Z1的2个取值下的条件概率分布情况见表1。

表1　隐变量Y_9、Y_{15}和Y_{17}综合聚类分析的结果

项目	S_0	S_1
类的大小	0.26	0.74
ZZ_{31}脉弱	0.43	0.98
ZZ_{26}舌淡	0.25	1.00
ZZ_8舌淡红	0.46	0.84
ZZ_5舌红	0.17	0.53
ZZ_{22}脉沉	0.30	0.83

上述分析结果为辨证分型提供了证据：（1）艾滋病患者中有气血两虚证，而且很常见，约占3/4；（2）对在艾滋病疾病患者中鉴别气血两虚证而言，最重要的症状是脉弱，其次为舌淡、舌淡红、舌红和脉沉情况，其他症状无明显作用。

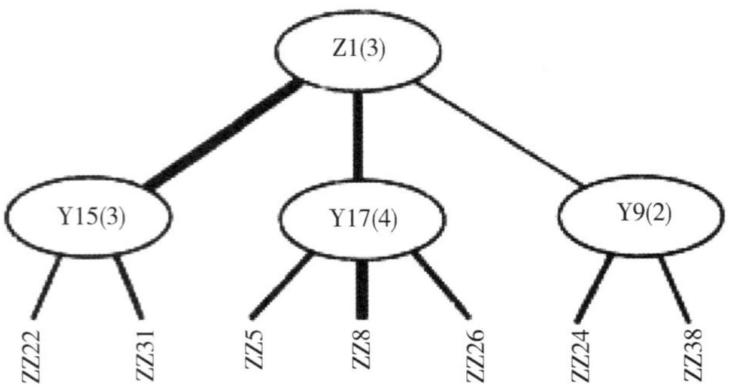

图3　综合聚类分析隐变量Y_9、Y_{15}和Y_{17}构造的模型

注：ZZ_{22}=脉沉，ZZ_{31}=脉弱，ZZ_5=舌红，ZZ_8=舌淡红，ZZ_{26}=舌淡，ZZ_{24}=气短，ZZ_{38}=胸闷

4　讨论

隐结构模型分析的结果是在客观临床调查数据基础上完成的，不依靠人类的主观经验反映出数据的共性特征，具有较强的客观性，可为艾滋病中医证候辨证提供相对客观辨证标准，具体体现在以下方面：第一，可以显示中医证候或病机的客观性。隐结构模型的原理是从多个角度，对中医临床病例数据进行多维聚类分析，因此所得每一个划分都是数据在某一方面特征的反映，克服了主观性。第二，通过分析模型中具有中医辨证意义的隐变量或隐类可能涉及的证候及证候要素，为今后艾滋病中医辨证过程提供依据。第三，通过隐结构模型中的数学信息分析一些隐变量与其所含显变量的关系，可以了解某一症状对于相关证候的信息解释程度，从而为建立证候或证候要素的诊断标准提供依据。

在前期研究的基础上，本研究进一步探讨了怎样利用隐结构分析的基础进行证候的全面解释及某一症状在证候组成中的重要性，提出如下完整的研究流程：对疾病患者进行流行病学调查，收集关于症状在患者身上出现情况的数据；利用隐树模型对数据进行分析，得到一系列隐变量；考察每个隐变量的信息曲线和概率表，观察其揭示了数据的哪些侧面；考察是否有隐变量能单独给出证候意义明确的划分，将这样的划分作为研究结论的内容；考虑将几个隐变量组合，对数据进行进一步综合聚类分析，得到证候意义明确的划分，并将结果作为研究结论的内容。

参考文献（略）

（出自《北京中医药》2015年第34卷第5期第347－350页）

315例HIV感染者/AIDS患者常见中医症状和证候分析

王军文，周 慎，卢芳国，李 玲，高 强，杨胜辉，向 琴，王泽亮
（湖南中医药大学，湖南 长沙 410208）

摘要 目的 研究HIV感染者/AIDS患者出现的常见中医症状和证候。方法 采用临床流行病学调研方法，按照统一标准对患者进行详细询问，填写症状、体征调查表，将调查结果进行证候统计分析。结果 HIV/AIDS患者中，其临床表现以乏力、发热、纳呆、气短胸闷、咳嗽、淋巴结肿大、盗汗、皮肤瘙痒、皮疹、腹泻、自汗等症状最为多见，与AIDS期相关，在25%以上的患者可以见到，焦虑与无症状期相关。结论 艾滋病总的病机以湿热为主，在病程中，逐渐有加重、伤正的趋势。

关键词 艾滋病；中医证候；流行病学调研；统计分析

获得性免疫缺陷综合征（acguired immunodeficiency syndrome，AIDS）是由人类免疫缺陷病毒（human immunodeficiency virus，HIV）所引起的以机会性感染或/和继发性肿瘤为特征的一种传染病，又称艾滋病。人体感染该病毒后其免疫系统遭破坏，免疫功能下降，逐渐发展至各种机会性感染、机会性肿瘤而死亡。由于西药抗病毒疗法有诸多缺陷，疫苗的研制困难重重，因此早在第十一届世界艾滋病大会上，联合国艾滋病项目规划署就号召全世界尤其是发展中国家要把注意力放在发展传统医学，发掘草药和其他一些廉价有效的治疗方法上来。中医药治疗艾滋病从最初援非医疗队的初步探索到后来对国内病例的诊治和研究，已取得了一定的成效。充分发挥中医药的优势，积极开展中医药对艾滋病的临床治疗和研究，对艾滋病的防控具有重要意义。尽管目前涉及艾滋病中医证候的文献数量渐增，由于艾滋病期的患者病情错综复杂、变证百出，用几个证型对艾滋病患者进行证候归纳则显得过于简单和片面，不足以概括和反映艾滋病患者的复杂病机和证候。为此，笔者将2005年8月—2013年9月在湖南省8个地区（中心）建立的艾滋病中医治疗项目研究基地进行的艾滋病中医证候流行病学调查的结果作简要总结，以供艾滋病中医临床和科研工作者参考。

1 资料与方法

1.1 一般资料

在湖南省8个地区（中心）建立的艾滋病中医药治疗艾滋病项目研究基地纳入的中医药治疗对象，都作为调查对象，时间为2005年8月—2013年9月，对以HIV/AIDS就诊的患者全部进行现场调查。总样本315例，其中男性238例，女性77例，男∶女＝3.09∶1。年龄最小者4岁，最大的72岁，平均年龄（35±9.43）岁。婚姻状况：未婚137例，已婚141例，离异33例，丧偶4例。职业状况：农民51例，工人21例，职员23例，不愿意提供89例，无业62例，其他69例。文化程度状况：学龄前5例，小学40例，初中182例，高中52例，大专以上13例，文盲18例，不明5例。可能的感染途径（有复选）：吸毒感染200例，性接触感染86例，有偿献血感染11例，输血感染9例，母婴传染6例，不明原因感染18例。艾滋病分期：无症状期147例，AIDS期168例。有合并病者136例，无合并病者179例，两者之比为0.759∶1。在有合并病的136中，丙肝67例，结核32例，乙肝31例，疱疹14例，尖锐湿疣、淋病、乙型肝炎各4例。

1.2 诊断标准

1.2.1 西医疾病分期诊断标准参 照中华医学会传染病分会《艾滋病防治指南》(2004年)。

1.2.2 中医证候诊断标准参照1997年颁布的中华人民共和国国家标准·中医临床诊疗术语·证候部分（GB/T16751.2－1997）。

1.3 纳入与排除标准

1.3.1 临床流行病学调查纳入标准 ①经省疾控中心确认HIV抗体阳性；②自愿进行中医药治疗并自愿接受中医药证候学调查。

1.3.2 排除标准 ①初筛HIV抗体阳性尚未经省疾控中心确认者；②合并精神障碍无法完成各项临床信息采集者；③不愿接受中医药证候学调查者。

基金项目：湖南省科技厅科研课题（No.2013SK3097）；湖南省中医药科研基金项目（No.201470）；湖南省高校科技创新团队资助项目（No.15）；湖南中医药大学重点学科资助项目（No.1）

1.4　调研的方法

先制订 HIV/AIDS 的临床流行病学调查方案及有关电子调查表，再对调查人员进行学习培训。临床流行病学调查方法采取现场询问（检查）调查。网上填写“中医药治疗艾滋病项目临床观察登记表”，力求真实客观，将此表分为患者填表及医生填表。患者填表中的项目主要为患者的主观感觉（症状）选项，由患者本人或其他人提问患者作答据实填写，最后填表人署名。医生填表中的项目主要为患者的体征、个人信息、HIV/AIDS 的病理、分期等客观资料，据实填写后填表人署名。每位患者均具备所需的完整信息后，依据中医证候诊断标准辨别其中医证候。

2　结果

2.1　HIV/AIDS 患者主症的频数分析

依据 HIV/AIDS 患者调查资料的主要症状（包括体征），统计 315 例 HIV/AIDS 患者的主要症状共有 53 种。其中出现频次在 4 次以上的症状见表 1，其中乏力、发热最为多见。

表 1　因素水平（$\bar{x} \pm s$）

主症	频数	频率（%）	主症	频数	频率（%）
乏力	216	68.57	胸痛	58	18.41
发热	155	49.20	腰痛	51	16.19
纳呆	149	47.30	关节痛	46	14.60
气短胸闷	137	43.49	肌肉痛	41	13.01
咳嗽	134	42.53	黏膜溃疡	36	11.42
淋巴结肿大	107	33.96	口糜	33	10.47
盗汗	106	33.65	呕吐	27	8.571
皮肤瘙痒	104	33.01	疱疹	23	7.30
皮疹	102	32.38	月经失常	17	5.39
腹泻	84	26.66	体重下降	15	4.76
自汗	83	26.34	咯痰	14	4.44
恶心	75	23.80	气促	12	3.80
头痛	65	20.63	焦虑	10	3.17
腹胀	63	20	失眠	5	1.58
腹痛	62	19.68	精神抑郁	4	1.26
脱发	59	18.73	口灼痛	4	1.26

2.2　HIV/AIDS 患者主症加舌脉的聚类分析

运用 SPSS17.0 统计软件进行艾滋病主症 + 舌象 + 脉象的聚类分析。方法选 R 型聚类（变量聚类）→分层聚类→聚类方法选 Between - groups Linkage，选近似性矩阵、解的范围选 5，测量选二值欧几量微距离（存在：1，不存在：0）。聚类分析结果见表 2。其中第 1 类为主要见症，第 2 类为一般见症，第 3 类为热象，第 4 类为伤正之象，第 5 类为湿热表现。

表 2　HIV/AIDS 患者主症 + 舌脉的聚类分析

症状	分类	症状	分类	症状	分类
乏力	1	关节痛	2	薄苔	2
发热	1	肌肉痛	2	白苔	2
纳呆	1	黏膜溃疡	2	厚苔	2
胸闷	1	口糜	2	剥落苔	2
咳嗽	1	呕吐	2	燥苔	2
淋巴结肿大	2	疱疹	2	细脉	4
盗汗	2	月经失常	2	弦脉	2
皮肤瘙痒	2	体重下降	2	数脉	2
皮疹	2	咯痰	2	滑脉	2
腹泻	2	气促	2	濡脉	2
自汗	2	焦虑	2	弱脉	2
恶心	2	红舌	3	缓脉	2
头痛	2	淡白舌	4	浮脉	2
腹胀	2	薄舌	2	沉脉	2
腹痛	2	紫舌	2	虚脉	2
脱发	2	裂纹舌	2	弦脉	2
胸痛	2	黄苔	5	涩脉	2
腰痛	2	腻苔	5		

2.3　HIV/AIDS 患者主症与分期的相关分析

用患者主症与艾滋病分期直接调用 SPSS13.0 for Windows 程序的 Correlate（相关分析）→Bivariate（两个变量相关分析）→Spearman（斯皮尔曼相关）分析（双侧检验）。分析结果见表 3，其中对乏力、发热、纳呆、胸闷、咳嗽、淋巴结肿大、皮疹、腹泻、自汗、恶心、头痛、腹痛、胸痛、关节痛、肌内痛、黏膜溃疡、口糜、呕吐与分期呈正相关，焦虑与分期呈负相关，表明后者与无症状期相关，前者与 AIDS 期相关。其结果与频数分析结论基本一致。

表 3　HIV/AIDS 患者主症与艾滋病分期的相关分析

症状	相关系数（r）	双侧检验（P）	症状	相关系数（r）	双侧检验（P）
乏力	0.230	0.000	脱发	0.090	0.109
发热	0.347	0.000	胸痛	0.148	0.008
纳呆	0.210	0.000	腰痛	0.100	0.075
胸闷	0.178	0.001	关节痛	0.188	0.000
咳嗽	0.315	0.000	肌肉痛	0.134	0.016
淋巴结肿大	0.254	0.000	黏膜溃疡	0.236	0.000
盗汗	0.100	0.074	口糜	0.257	0.000
皮肤瘙痒	0.088	0.117	呕吐	0.218	0.000
皮疹	0.171	0.002	疱疹	0.017	0.751

续表

症状	相关系数（r）	双侧检验（P）	症状	相关系数（r）	双侧检验（P）
腹泻	0.189	0.000	月经失常	-0.030	0.595
自汗	0.111	0.047	体重下降	0.089	0.112
恶心	0.164	0.003	咯痰	0.016	0.770
头痛	0.115	0.040	气促	0.053	0.346
腹胀	0.054	0.338	焦虑	-0.157	0.005
腹痛	0.190	0.000			

3 讨论

中医证候是疾病发生发展过程中生理病理的概括，它以一组具有内在联系的症状和体征表现出来，能不同程度地揭示疾病在某阶段病因、病性、病位、病机，是中医认识疾病的根本所在，是疾病发生发展过程中某阶段主要矛盾的反映。为确定正确的治疗原则、方药及具体的治疗方法提供依据。谢世平等对艾滋病的中医证型、临床辨证治疗和专方治疗三个方面，进行了总结，结果表明，艾滋病的基本证型依次为：脾气虚、脾肾两虚、脾胃气虚、气血两虚、气阴两虚、湿热内蕴；方路等对云南省180例经静脉吸毒感染HIV/AIDS的中医证候和症状进行了初步分析，证候多见虚实夹杂以虚为主；胡建华等分析100例艾滋病患者，认为虚证以气血两虚、气阴两虚、脾肾两虚为主，实证以肝郁气滞、湿热内蕴肝经风火为主，虚实夹杂以气虚血瘀、脾虚湿盛、肝郁脾虚为主；秦国政等采用横断面流调方法对10007例艾滋病患者进行调查，发现常见证候有气阴两虚、湿热蕴结、脾虚湿困、肺脾气虚、阴虚湿热、痰湿阻肺、肝肾阴虚、痰热壅肺。

根据本研究结果，在315例湖南省HIV/AIDS患者中，其临床表现以乏力、发热、纳呆、气短胸闷、咳嗽、淋巴结肿大、盗汗、皮肤瘙痒、皮疹、腹泻、自汗等症状最为多见，在25%以上的患者可以见到。主症+舌象+脉象的聚类分析，当聚类为5时，分别为疾病主要见症、一般见症、热象、伤正象、湿热象。在主症与分期的相关性分析中，焦虑与无症状期相关，而乏力、发热、纳呆、胸闷、咳嗽、淋巴结肿大、皮疹、腹泻、自汗、恶心、头痛、腹痛、胸痛、关节痛、肌内痛、黏膜溃疡、口糜、呕吐等症状与AIDS期相关。以上结果提示艾滋病总的病机以湿热为主，在病程中，逐渐有加重、伤正的趋势。

参考文献（略）

（出自《时珍国医国药》2014年第25卷第11期第2815-2817页）

HIV/AIDS302例证候分布特点分析

艾合买提·阿不都热依木，马建萍，马秀兰，张 颖，李静茹，曾 琳
（新疆维吾尔自治区中医药研究院，新疆 乌鲁木齐 830000）

摘要 目的 分析新疆地区中医药治疗艾滋病试点项目患者的中医证候分布特点。方法 选取2010年至今在我区进行的中医药治疗艾滋病试点项目302例HIV/AIDS患者的人口学资料为研究对象，通过“中医药治疗艾滋病试点项目临床观察登记表”对其一般情况、症状等信息进行采集和进行记录，按证候出现频率进行统计分析，以了解其证候的总体趋势。结果 患者症状出现频率较高者依次为：乏力、腰痛、气短、自汗、关节痛、头痛等；证候方面，多为两种以上的证候同时存在，无症状期以气阴两虚肺肾不足、气血两亏型、肝肾阴虚湿毒蕴结型出现的频率较高，发病期以气阴两虚肺肾不足型、肝肾阴虚湿毒蕴结型、热毒内蕴痰热蕴肺型出现的频率较高；虚证为主的证候多见于肺、肾；实证为主的证候多见于肺、肝。结论 新疆地区患者证候多以复合证候多见，有别于其他地区。

关键词 艾滋病；中医证候；分布特点

自2010年3月中医药治疗艾滋病试点项目在新疆维吾尔自治区进行至今，已有不少患者接受了治疗，在疗效及社会效应上得到了广大患者的好评。为此，现将2010年3月至今在我区进行中医药治疗艾滋病试点项目患者的中医证候流行病学调查的结果作简要总结。

基金项目：国家“十二五”重大专项：中西医结合治疗艾滋病应用技术研究（2014ZX10005003）

1　资料与方法

1.1　一般资料

选取接受中医药治疗艾滋病试点项目的患者共 302 例为研究对象。纳入标准：①符合西医 HIV/AIDS 诊断标准；②受试者年龄≥18 岁；③自愿接受中医治疗，并签署知情同意书者；④未参与其他临床试验者。排除标准：①患有严重的心血管、呼吸、内分泌、肾、血液或精神系统疾病；②年龄在 18 岁以下，妊娠或哺乳期妇女；③过敏体质，或对本药过敏者。302 例患者中，男性 187 例（61.92%），女性 115 例（38.08%）；年龄最大 72 岁，最小 18 岁，平均年龄（37.51 ±9.17）岁；体重最大 102kg，最小 39kg，平均体重（64.43 ± 11.54）kg；无业人员 122 例、职员 58 例、工人 11 例、个体 45 例、农民 36 例、干部 17 例、退休 9 例、学生 4 例；教育程度：大专以上 84 例、高中 60 例、初中 127 例、小学 22 例、文盲 9 例；感染途径：输血 1 例、吸毒 76 例、性传播 176 例、有偿供血 1 例、不明原因 48 例。合并症：无合并症者 216 例，合并结核 29 例，合并乙型病毒性肝炎 14 例，合并丙型病毒性肝炎 33 例，合并脂肪肝 2 例，合并性病 7 例，合并皮肤病 2 例，合并其他疾病 19 例。无症状期 204 例，发病期 98 例，行 HARRT 治疗 102 例，未行 HARRT 治疗 200 例。302 例患者确认至服用中药时间分布情况见表 1。

表 1　302 例患者 HIV 确认至服中药时间间隔分布情况　（例）

间隔时间	例数	百分比/%
不详	2	0.66
0 ~1 年	64	21.19
1.1 ~3 年	127	42.05
3.1 ~5 年	63	20.86
5.1 ~7 年	23	7.62
7.1 ~9 年	13	4.31
9.1 年以上	10	3.31

1.2　研究方法

2010 年 3 月至 2014 年 11 月期间，课题组在乌鲁木齐、伊宁市、伊宁县、昌吉市等 4 个治疗点进行艾滋病的中医药治疗。在中医治疗时，按统一标准进行一对一的中医证候的询问。在艾滋病中医辨证方面，参考了目前国内外中医界关于艾滋病辨证论治的相关文献及有关专家的经验，以脏腑辨证为主，其他辨证方法为辅。

本研究以中医理论为指导，采用“中医药治疗艾滋病试点项目临床观察登记表”进行记录。记录患者一般情况、合并症、用药史、临床症状、舌苔、脉象、入组时检查等部分。由研究者建立数据库，并对登记表中的症状、体征及证候进行统计。由于艾滋病患者症状较多，病情复杂，多为复合证候。因此，为了便于统计，将所有常见而不适合拆分的证候予以保留，按证候出现频率进行统计，以了解其证候的总体趋势。

2　研究结果

2.1　证候统计

302 例治疗患者中，204 例无症状期患者占 67.55%，发病期 98 例占 33.45%。无症状期患者的证候频率较高者依次为：气阴两虚肺肾不足、气血两亏型、肝肾阴虚湿毒蕴结型、气郁痰阻瘀血内停型、热毒内蕴痰热蕴肺型。发病期患者的证候频率较高者依次为：气阴两虚肺肾不足型、肝肾阴虚湿毒蕴结型、热毒内蕴痰热蕴肺型、气郁痰阻瘀血内停型、气虚血瘀邪毒蕴结型。无症状期和发病期都以虚证多见，累及脏腑以肺、肾为主；实证次之，累及脏腑以肺为主；最后为虚实夹杂，累及脏腑以肝、肾为主。具体见表 2、表 3。

表 2　204 例无症状期患者证候频率　（例）

序号	证候	例数	频率/%
1	气阴两虚肺肾不足	132	64.71
2	热毒内蕴痰热蕴肺	8	3.93
3	肝肾阴虚湿毒蕴结	18	8.82
4	气郁痰阻瘀血内停	12	5.88
5	气虚湿阻	4	1.96
6	气血两亏	21	10.29
7	肝郁气滞火旺	3	1.47
8	痰热内扰	3	1.47
9	脾虚湿盛	1	0.49
10	气阴两虚	2	0.98

表 3　98 例发病期患者证候频率　（例）

序号	证候	例数	频率/%
1	气阴两虚肺肾不足	52	53.06
2	热毒内蕴痰热蕴肺	15	15.31
3	肝肾阴虚湿毒蕴结	17	17.35
4	气郁痰阻瘀血内停	5	5.10
5	肝经风火湿毒蕴结	1	1.02
6	气虚血瘀邪毒蕴结	3	3.06
7	气虚湿阻	1	1.02
8	脾肾阳虚	1	1.02
9	脾虚湿盛	1	1.02
10	湿热内蕴	1	1.02
11	湿热蕴脾	1	1.02

2.2 患者症状统计

302 例患者中出现较多的症状频率较高者依次为：乏力、腰痛、气短、自汗、关节痛、头痛等。具体见表 4。

表 4 302 例 HIV/AIDS 患者症状频率（例）

序号	症状	例数	频率/%
1	发热	70	23.18
2	咳嗽	68	22.52
3	乏力	242	80.13
4	纳呆	78	25.83
5	腹泻	52	17.22
6	呕吐	21	6.95
7	气短	113	37.42
8	自汗	113	37.42
9	盗汗	76	25.17
10	恶心	59	19.54
11	脱发	67	22.19
12	头痛	90	29.80
13	胸痛	24	7.95
14	腹痛	39	12.91
15	腹胀	62	20.53
16	肌肉痛	60	19.87
17	关节痛	99	32.78
18	腰痛	122	40.40
19	皮肤瘙痒	69	22.85
20	月经失调（115 例）	25	21.74
21	皮疹	35	11.60
22	黏膜溃疡	20	6.62
23	口糜	12	3.97
24	疱疹	8	2.65
25	卡波西肉瘤	1	0.33
26	淋巴结肿大	27	8.94

3 讨论

根据本研究的 302 例患者证候分布特点来看，患者多数有两种以上的证候同时存在，病情复杂，与国内其他研究结果存在着不同程度的差异。北京佑安医院胡氏通过对 100 例患者中医证型的总结得出北京市 AIDS 最常见证型为气血两虚、气阴两虚、气虚血瘀、肝郁气滞。河南省中医学院丘氏对河南的患者进行中医辨证分型研究后总结出的证候有 29 种。发生率较高的依次为脾肺气虚、风热蕴络、湿热内蕴、肝肾阴虚、气阴两虚等。本研究很多患者不止出现一种证候，以气阴两虚肺肾不足、肝肾阴虚湿毒蕴结、热毒内蕴痰热蕴肺多见。就物质基础而言，主要耗伤气、阴，进而肝血肾精。就其病理因素而言，主要是热毒、湿、痰、瘀等病邪，有学者认为由于本病极其复杂，故虚实夹杂证尤为常见，而本研究表明，我区以虚证多见。由此来看，不同时期、地区的艾滋病中医证候流行病学趋势均存在很大的随机性，均有不同程度的差异，部分证型是一致的，但分布频率差别却比较大。

出现这样的差异，可能是因为如下情况的存在：①不同感染途径的患者群证候分布可能有差异，新疆地区既往多数以吸毒为主，由于国家严厉打击及积极宣传禁毒等多种原因，目前逐渐减少，转为性传播为主；②不同地区人文、气候、家庭、社会等复杂的外在环境影响因素差异较大；③部分患者为少数民族患者，汉语水平偏低，加之医务工作者不懂少数民族语言等不利因素必然造成沟通障碍，若无兼通少数民族语言和中医临床专业知识者的帮助，在进行辨证施治时很容易发生误差，患者亦可能因语言沟通障碍，不耐烦而随意交代病情甚至说谎。

综上所述，新疆地区 HIV/AIDS 患者以虚证多见，多有两种以上的证候同时存在，与国内其他地区大多为单一证候有所差别，需进一步研究和探讨。

参考文献（略）

（出自《中国民族民间医药》2015 年第 24 卷第 16 期第 74－75 页）

273例滇南地区艾滋病中医四诊信息调查和证候特点分析

赵　竞[2,3]，王　莉[1△]，刘彦丽[1]，孙　俊[1]，杨绍春[1]，蔡　怡[1]，贺铮铮[1]，柳陈坚[2]
（1. 云南省中医中药研究院，云南昆明650223；2. 昆明理工大学生命科学与技术学院，云南昆明650504；
3. 昆明圣爱中医馆，云南昆明650021）

摘要　目的调查云南南部地区艾滋病患者中医四诊信息，分析证候特点。方法使用四诊信息调查表收集研究对象资料。结果常见症状依次为：腰膝酸痛、情绪抑郁、烦躁、乏力、咽干口燥、健忘、头痛、神疲、夜尿、失眠、咳痰、头晕、心悸、咳嗽、口淡；舌象：以淡红舌、红舌、薄白苔为主，齿痕舌和厚腻苔也很多见；常见脉象依次为：细、弦、数、沉、滑脉；病性：最常见气虚、阴虚、气滞；病位：主要累计肾、脾、肝；证型：ⅡA期常见气阴两虚、肝气郁结、脾肾亏虚、肝郁脾虚，ⅡB期常见气阴两虚、肝肾亏虚、肝气郁结，Ⅲ期常见脾肾亏虚、气阴两虚、脾气虚弱。结论患者普遍具有多项临床症状、体征，病性多样，病位复杂。证候多为复合证候，总体上具有虚实夹杂，以虚为主的特点，随着病程进展呈现出从气阴虚损向脏腑亏虚发展的演变特点，脏腑主要累及肾脾肝三脏。精神心理症状很常见，在病情轻浅的ⅡA期合并肝郁较多。

关键词　云南；艾滋病；症状；证候

中图分类号　R512.91　　**文献标志码**　A　　**文章编号**　1000－2723（2014）01－0063－04

云南是艾滋病的重灾区，该病形成了巨大的医学难题和社会难题。证候是中医治疗的基础，通过辨识证候才能为准确地确立治则治法及处方用药提供依据。本文使用“艾滋病四诊信息采集表”对滇南地区273例艾滋病患者进行了证候调查。

1　对象和方法

1.1　诊断标准

艾滋病诊断及分期标准依据卫生部2008年制定的中华人民共和国卫生行业标准《艾滋病和艾滋病病毒感染诊断标准》（WS293—2008）。

1.2　一般资料

在滇南地区完成273例研究对象调查，其中，玉溪108例，建水97例，砚山68例；男性252例（92.3%），女性21例（7.7%）；年龄：最小18岁，最大53岁，平均（34.04±5.47）岁；民族：汉族210例（76.9%），少数民族63例（23.1%）；感染途径：静脉吸毒感染243例（89.0%），性传播感染25例（9.2%），其他途径感染5例（1.8%）；平均CD_4计数（436.8±178.8）个/μL；平均HIV－RNA载量（22078.8±54998.0）IU/mL；临床分期：ⅡA期161例（59.0%），ⅡB期70例（25.6%），Ⅲ期42例（15.4%）；治疗情况：西药（HAART）治疗27例（9.9%），中药治疗1例（0.4%），中西药治疗1例（0.4%），未治疗242例（88.6%）。

1.3　调查方法

采用中国中医科学院制定的《艾滋病中医证候学研究四诊信息采集表》，该调查表包括一般信息、临床信息、辨证印象、西医诊断、治疗情况等部分。其中临床信息分为全身状况和心脑系、肺系、脾胃系、肾膀胱系症状、其他症状以及舌脉等。中医症状、证候参考《中华人民共和国国家标准·中医临床诊疗术语》（GBT16751.1－1997）、《中医虚证辨证参考标准》《中医药治疗艾滋病临床技术方案》《艾滋病中医诊疗指南》（草稿）、《中医诊断学》教材等文献。

1.4　统计方法

分析中医症状、体征的频数、频率，使用SPSS19.0完成。

2　结果

2.1　症状分布

结果见表1。

2.2　舌象分布

结果见表2。

2.3　脉象分布

多为复合脉象，分解后结果见表3。

2.4　病因病机的要素分布

多为复合病性，分解后统计结果见表4。

基金项目：国家“十一五”科技重大专项（2008ZX10005－001）；国家自然科学基金项目（81160421）

表 1 症状分布

症状	例次	百分比/%	症状	例次	百分比/%
腰膝酸痛	213	78.00	恶心	79	28.90
情绪抑郁	203	74.40	饥不欲食	75	27.50
烦躁	193	70.70	胃脘灼热	75	27.50
乏力	183	67.00	排便异常	73	26.74
咽干口燥	182	66.70	腹胀	73	26.70
健忘	177	64.80	腹痛	70	25.60
头痛	166	60.80	消瘦	69	25.30
神疲	163	59.70	口腻	69	25.30
夜尿	157	57.50	肠鸣	67	24.50
失眠	156	57.10	口臭	66	24.20
咳痰	147	53.85	大便性状异常	65	23.81
头晕	146	53.50	小便性状异常	59	21.61
心悸	143	52.40	性欲减退	58	21.20
咳嗽	140	51.30	淋巴结肿大	53	19.40
口淡	139	50.90	嗳气	50	18.30
口苦	135	49.50	痒疹	43	15.80
盗汗	128	46.90	呃逆	41	15.00
畏寒	126	46.20	排尿异常	39	14.29
耳鸣	126	46.20	腹泻	38	13.90
目眩	116	42.50	消谷善饥	34	12.50
齿衄	116	42.5	发热	32	11.70
气促	115	42.10	呕吐	25	9.16
感冒	115	42.10	浮肿	22	8.10
五心烦热	104	38.10	咳声低弱	20	7.30
牙龈肿痛	103	37.70	口腔溃疡	19	7.00
便秘	100	36.60	语声低微	15	5.50
胁肋胀痛	92	33.70	湿疹	13	4.80
耳聋	92	33.70	体癣	10	3.70
纳呆	91	33.30	疱疹	10	3.70
自汗	90	33.00	干咳无痰	9	3.30
喘促	89	32.60	身目俱黄	4	1.50
吞酸	89	32.60	痈疮	2	0.70
头重	85	31.10	脂溢性皮炎	1	0.40
发槁齿摇	83	30.40			

表 2 舌象分布

舌象			例次	百分比/%
舌质	舌色	淡红	170	62.27
		红	77	28.21
		淡白	16	5.86
		绛	4	1.47
		紫黯	2	0.73
		青	1	0.37
	舌形	齿痕	48	17.58
		光滑	47	17.22
		裂纹	35	12.82
		薄瘦	29	10.62
		胖大	28	10.26
		点刺	6	2.20
		瘀斑	4	1.47
		肿胀	2	0.73
舌苔	苔色	白	221	80.95
		黄	47	17.22
	薄厚	薄	204	74.73
		厚	45	16.48
	腐腻	腻	38	13.92
	剥落	花剥	5	1.83
		地图状	2	0.73
	润燥	润泽	75	27.47
		少津	48	17.58

表 3 脉象分布

脉象	例次	百分比/%	脉象	例次	百分比/%
细脉	121	44.32	实脉	6	2.20
弦脉	104	38.10	迟脉	5	1.83
数脉	59	21.61	濡脉	4	1.47
沉脉	44	16.12	洪脉	3	1.10
滑脉	44	16.12	短脉	2	0.73
弱脉	27	9.89	长脉	2	0.73
浮脉	20	7.33	结脉	2	0.73
虚脉	11	4.03	代脉	2	0.73
紧脉	10	3.66	缓脉	1	0.37
涩脉	8	2.93			

表4　病性分布

病性	例次	百分比/%	病性	例次	百分比/%
气虚	176	64.47	痰	7	2.56
阴虚	140	51.28	燥	4	1.47
气滞	56	20.51	（外）风	3	1.10
血热	29	10.62	动风	3	1.10
阳虚	23	8.42	气陷	3	1.10
火（热）	20	7.33	阳亢	3	1.10
血虚	19	6.96	精亏	2	0.73
湿	16	5.86	寒	1	0.37
血瘀	11	4.03	阳浮	1	0.37
脓毒	10	3.66			

2.5　病位分布

多累及数脏，分解后统计结果见表5。

表5　病位分布

病位	例次	百分比/%	病位	例次	百分比/%
肾	162	59.34	经络	10	3.66
脾	147	53.85	大肠	6	2.20
肝	140	51.28	胆	1	0.37
肺	55	20.15	膀胱	1	0.37
心	23	8.42	肌肤	1	0.37
胃	14	5.13	筋骨（关节）	1	0.37

2.6　证型分布

各期最常见的证型依次为：ⅡA期气阴两虚、肝气郁结、脾肾亏虚、肝郁脾虚，ⅡB期气阴两虚、肝肾亏虚、肝气郁结，Ⅲ期脾肾亏虚、气阴两虚、脾气虚弱，结果见表6。

表6　不同分期的证型分布

证型	ⅡA期（N=161）		ⅡB期（N=70）		Ⅲ期（N=42）	
	例次	百分比/%	例次	百分比/%	例次	百分比/%
气阴两虚	44	27.33	16	22.86	7	16.67
肝气郁结	25	15.53	8	11.43	5	11.90
脾肾亏虚	20	12.42	6	8.57	11	26.19
肝肾亏虚	10	6.21	12	17.14	5	11.90
肝郁脾虚	18	11.18	5	7.14	1	2.38
脾气虚弱	8	4.97	6	8.57	6	14.29
肺脾气虚	15	9.32	3	4.29	1	2.38
肾阴亏虚	10	6.21	6	8.57	2	4.76
肾阳虚衰	7	4.35	2	2.86	2	4.76
湿热内蕴	4	2.48	2	2.86	4	9.52
肺肾亏虚	6	3.73	3	4.29	1	2.38
阴虚火旺	3	1.86	4	5.71	2	4.76
气血两虚	4	2.48	4	5.71	1	2.38
肝经郁热	3	1.86	2	2.86	3	7.14
肝胃不和	4	2.48	1	1.43	1	2.38
心脾两虚	2	1.24	3	4.29	0	0.00
邪毒内蕴	3	1.86	2	2.86	0	0.00
湿浊内盛	2	1.24	0	0.00	2	4.76
血热炽盛	1	0.62	3	4.29	0	0.00
痰热蕴肺	2	1.24	2	2.86	0	0.00
气滞血瘀	3	1.86	1	1.43	0	0.00
风寒袭表	2	1.24	0	0.00	1	2.38
肝阳上亢	1	0.62	2	2.86	0	0.00
心血亏虚	3	1.86	0	0.00	0	0.00
风热犯肺	1	0.62	0	0.00	1	2.38
肺卫不固	1	0.62	1	1.43	0	0.00
脾虚湿盛	1	0.62	1	1.43	0	0.00
邪结肌肤	1	0.62	1	1.43	0	0.00
脾胃虚寒	2	1.24	0	0.00	0	0.00
胃热炽盛	0	0.00	0	0.00	1	2.38
心肾不交	0	0.00	0	0.00	1	2.38
肝风内动	0	0.00	1	1.43	0	0.00
肝血不足	0	0.00	1	1.43	0	0.00
气虚血瘀	0	0.00	1	1.43	0	0.00
营卫不和	0	0.00	1	1.43	0	0.00
肝郁阴虚	1	0.62	0	0.00	0	0.00
痰浊壅肺	1	0.62	0	0.00	0	0.00
心肾亏虚	1	0.62	0	0.00	0	0.00

3　讨论

本研究纳入患者以中青年男性静脉吸毒感染者为主，病情多处于未经治疗的Ⅱ期，符合云南艾滋病流行特点。

症状分析：频率超过50%的症状依次为腰膝酸痛、情绪抑郁、烦躁、乏力、咽干口燥、健忘、头痛、神疲、夜尿、失眠、咳痰、头晕、心悸、咳嗽、口淡。多系全身症状，累及多个脏腑。以腰膝酸痛为最常见，肾为先天之本，腰膝酸痛提示患者多存在肾虚情况，这与病位分析中以病位在肾者最多相一致。精神心理症状普遍存在，患者多系静脉吸毒感染，不能排除与海洛因依赖有关。

舌象分析：以淡红舌、红舌、薄白苔为主，齿痕舌和厚腻苔也很多见，可见患者脾胃功能可有波及，邪气结于肠胃。

脉象分析：多为复合脉象，分解后统计以细、弦、数、沉、滑为最多见，提示证候具有虚实夹杂、寒热错杂的特点。

病因病机的要素分析：多为复合证型，分解后最常见气虚、阴虚、气滞，其中气虚、阴虚均超过了50%，火热、痰湿、血瘀等出现较少几乎都不超过10%，提示证候复杂，以虚为主。

病位分析：多累及数脏，分解后依次为肾、脾、肝，均超过了50%，提示病邪长期潜伏，先天之本肾与后天之本脾均受损伤，肝主调达情志而累及肝脏，情志不能调畅，故前述精神心理症状较多。

证型分析：气阴两虚贯穿该病始终，在Ⅱ期该型及肝郁占据主要地位，其中ⅡA期肝郁尤甚，ⅡB期则肝肾脾诸脏虚损比重上升；Ⅲ期时，脾肾肝诸脏亏虚上升到了主要矛盾。

综上所述，该病患者普遍具有多项临床症状、体征，病性多样，病位复杂。证候多为复合证候，总体上具有虚实夹杂，以虚为主的特点，随着病程进展呈现出从气阴虚损向脏腑亏虚发展的演变特点，脏腑主要累及肾脾肝三脏。精神心理症状很常见，在病情轻浅的ⅡA期合并肝郁较多，这可能与该病病程长、患者心理压力大有关。入组患者中，吸毒感染占近九成，这些症状与证候特点也不能排除与海洛因依赖有关。

方路等研究云南静脉吸毒感染者发现，其证候以虚为主，主要是气阴两虚证，涉及肝、脾、肾三脏；黄剑雄等研究广西静脉吸毒感染者发现，实证为主的证候多见于肝、肺，虚证为主的证候多见于肾、脾胃、肺，都与本研究大体一致。

李洪娟等研究卖血感染者发现中医症状依次为：乏力、急躁易怒、口干、情绪低落、咳嗽、健忘、畏寒、肢冷、纳呆、自汗、腰膝酸软、失眠、腹泻、脱发、发热，认为由卖血感染引起的常见证型以虚证为主，脏腑主要累及肝、脾、心。刘颖研究北京地区男男性接触感染者发现，其症状以乏力、健忘、烦躁、性欲减退、情绪抑郁、腰膝酸痛等症状为主，证候总体上以气虚为内因，累及阴阳，兼有精亏，火（热）、湿邪为外因，兼有气滞、痰、饮、瘀血。病位在脾，以肝脾为主，累及肺肾，多以里证为主。本研究的患者一定程度反映了静脉吸毒感染者情况，而不同途径的感染者显然表现出了同中有异的证候特点，其相同之处是该病的共性所决定的，其差异之处，虽然不能排除与地域、病期、遗传背景的关系，但是否合并海洛因依赖确实是需要重视的因素。

在艾滋病不同地区、不同感染途径的研究既全面丰富了中医对该病的认识，也为临床和科研提供了依据。

参考文献（略）

（出自《云南中医学院学报》2014年第37卷第1期第63－66页）

252例艾滋病患者中医证候调查研究

郭晓辉[1]，张　丽[1]，谢世平[2]

（1. 河南省洛阳市疾病预防控制中心门诊部 洛阳 471000；2. 河南中医药大学人文学院 郑州 450000）

摘要　目的　研究分析某地区艾滋病患者常见的中医症状和证候分布，为进一步中医药治疗提供依据。方法　采用横断面流行病学调查方法进行调查问卷，对患者的人口学特征、中医症状和证候分布运用SPSS13.0进行统计分析。结果　常见中医症状与体征为乏力、健忘、气促、心悸、畏寒、喘促等；常见舌色是淡红舌，常见的舌形为正常，常见的舌态为正常，常见的苔色为白，常见的苔质为薄苔；以弱脉出现频次最多。患者中医证候总体分布上以虚证较多，其次是虚实夹杂，其中常见中医证型依次为肺脾气虚证、气阴两虚证、肺气虚弱证、脾气亏虚证。结论　调查显示气虚是艾滋病的最基本病因，肺脾气虚证是常见基本证型。肺、脾两脏贯穿不同病程，病变的脏腑重在脾肺，涉及心肝肾。

关键词　艾滋病；证候；研究分析

艾滋病是由人类免疫缺陷病毒感染引起的一种严重感染性疾病，鉴于当前证候概念模糊，辨证方法较多，缺乏

基金项目：国家科技重大专项“艾滋病中医证候学研究”（No. 2008ZX10005－001）

统一标准，不利于中药新药的治疗研究，此状况下，须用临床流行病学进行证候学调查，探讨艾滋病证候分布情况，为进一步辨证论治理论体系的构建奠定基础。本研究是国家“十一五”课题的一项河南艾滋病患者的症状及证候调查，为国家艾滋病患者证候特点的研究奠定了一定的基础。

1　资料与方法

1.1　一般资料

本调查自2009年11月—2009年12月，以河南省周口市某地区的252例HIV/AIDS患者作为研究对象。

1.2　纳入与排除标准

1.2.1　纳入标准　符合2005年卫生部发布的《艾滋病诊疗指南》诊断标准；有明确的感染途径；患者既往无慢性器质性疾病；年龄在18～65岁之间；中医辨证标准：采用3名艾滋病中医专家进行一致性辨证。

1.2.2　排除标准　妊娠期妇女；合并有精神病及其他影响问卷调查的真实性的患者；调查资料不全者。

1.3　研究方法

应用“十一五国家重大专项艾滋病中医证候学研究”设计的《艾滋病临床诊断调查表》问卷调查方式，获取人口学特征和中医证候信息。

1.4　统计学处理

应用SPSS13.0软件进行统计学处理与描述性分析。

2　结果

2.1　研究对象一般人口学特征

HIV/AIDS患者252例，现居住地以河南为主，占98.4%；感染途径以采供血为主，占92.1%；其中男102例，女150例，男女比例为1∶1.47；临床分期以AIDS为主，242例，占96.0%；民族大部分为汉族，占99.2%，回族占0.8%；文化程度较低，小学以下为主，占73.4%；婚姻状况中已婚为主，占87.3%。见表1。

表1　研究对象一般人口学特征

一般人口学特征	252例	%	
性别	男	102	40.5
	女	150	59.5
民族	汉	250	99.2
	回	2	0.8
婚姻状况	未婚	2	0.8
	已婚	220	87.3
	丧偶	27	10.7
	离异	3	1.2
文化程度	小学	186	73.8
	中学	65	25.8
	大专	1	0.4

续表

一般人口学特征	252例	%	
职业	农民	243	96.4
	职员	2	0.8
	公务员	1	0.4
	个体	1	0.4
	无业	4	1.6
	其他	1	0.4
感染途径	性传播	17	6.7
	采供血	232	92.1
	其他（输血）	3	1.2
临床分期	HIV	10	4.0
	AIDS	242	96.0

2.2　研究对象症状与证候分析

2.2.1　症状、体征分类汇总分析　HIV/AIDS患者以心系和脾系症状最为常见。见表2。

表2　症状、体征分类汇总

症状、体征	252例	%
全身	230	91.0
心系	233	92.5
脾系	237	94.0
肺系	210	83.3
肝系	214	84.9
肾系	216	85.7
皮肤	131	52.0

2.2.2　症状分布情况分析　HIV/AIDS患者症状、体征出现在100例以上的有23个，常见中医症状与体征（例数>100）分别是乏力、健忘、气促、心悸、畏寒、喘促等。见表3。

表3　调查对象症状分布情况

症状、体征	252例	%
乏力	184	73.0
健忘	182	72.2
气促	166	65.9
心悸	161	63.9
畏寒	158	62.7
喘促	154	61.1
咽干口燥	149	59.1
烦躁	145	57.5
口苦	143	56.7

续表

症状、体征	252 例	%
腰膝酸软	139	55. 2
口淡	137	54. 4
感冒	129	51. 2
耳鸣	123	48. 8
头晕	122	48. 4
头痛	112	44. 4
口腻	111	44. 0
情绪抑郁	110	43. 7
口渴	109	43. 3
失眠	108	42. 9
神疲	108	42. 9
咳痰	107	42. 5
咳嗽	104	41. 3
消瘦	100	39. 7

2.2.3 舌脉象分析

2.2.3.1 舌象分析 HIV/AIDS 患者舌色出现频率最高的是淡红，其次为红、紫暗、绛、淡白等，见表4。常见的舌形为正常，其他依次为瘦薄、胖大、裂纹、光滑等，见表5。常见的舌态为正常，其次为僵硬、颤动、痿软，见表6。常见的苔色为白，其次为黄、黑等，见表7。常见的苔质为薄苔，其次为腻、厚、厚腻、薄兼润泽等。下表8。

表 4 调查对象舌色分布情况

舌色	252 例	%
淡红	133	52. 8
红	66	26. 2
绛	16	6. 3
淡白	13	5. 2
青	4	1. 6
紫暗	17	6. 7
其他	3	1. 2

表 5 调查对象舌形分布情况

舌形	252 例	%
正常	79	31. 3
瘦薄	44	17. 5
胖大	43	17. 1
裂纹	23	9. 1
光滑	20	7. 9
齿痕	20	7. 9
瘀斑	10	4. 0
胖大兼齿痕	10	4. 0
点刺	2	0. 8
肿胀	2	0. 8
胖大兼瘀斑	1	0. 4
胖大兼短缩	1	0. 4
肿胀兼齿痕	1	0. 4
瘦薄兼点刺	1	0. 4
瘦薄兼瘀斑	1	0. 4
瘦薄兼裂纹	1	0. 4
光滑兼齿痕	1	0. 4

表 6 调查对象舌态分布情况

舌态	252 例	%
僵硬	3	1. 2
痿软	1	0. 4
颤动	4	1. 6
正常	244	96. 8

表 7 调查对象苔色分布情况

苔色	252 例	%
白	198	78. 6
黄	48	19. 0
黑	3	1. 2
黄白相兼	1	0. 4
灰	1	0. 4
其他	1	0. 4

表 8 调查对象苔质分布情况

苔质	252 例	%
薄	105	41. 7
腻	25	9. 9
厚	20	7. 9
厚腻	18	7. 1
薄兼润泽	17	6. 7
薄兼少津	12	4. 8
厚兼干燥	9	3. 6
薄腻	8	3. 2
润泽	7	2. 8
花剥	6	2. 4
厚兼少津	3	1. 2
腻兼润泽	3	1. 2
腐垢	3	1. 2

2.2.3.2 脉象分析 HIV/AIDS 患者出现 3 次以上的共有 17 种，以弱脉出现频次最多，其次为沉细脉、细脉、沉脉、弦脉。见表 9。

表 9 调查对象脉象分布情况

脉象	252 例	%
弱	41	16.3
沉细	38	15.1
细	32	12.7
沉	26	10.3
弦	12	4.8
细弦	10	4.0
数	9	3.6
滑	9	3.6
弦细	7	2.8
迟	5	2.0
滑数	5	2.0
沉细弦	5	2.0
缓	4	1.6
弦数	3	1.2
微	3	1.2
细滑	3	1.2
虚	3	1.2

2.2.4 中医证候分布 HIV/AIDS 患者中医证型总体上虚证最多，其次是虚实夹杂证，常见中医证型是肺脾气虚证；其他依次是气阴两虚证、肺气虚弱证、脾气亏虚证等。详见表 10、表 11。

表 10 调查对象中医证型总体分布情况

总体中医证候	252 例	%
虚证	140	55.6
实证	40	15.9
虚实夹杂	61	24.2
未达到诊断标准	11	4.3

表 11 调查对象中医证型分布情况

续表

中医证候	252 例	%
肺脾气虚证	29	11.5
气阴两虚证	19	7.5
肺气虚弱证	17	6.7
脾气亏虚证	13	5.2
肝血亏虚证	7	2.8
邪结皮肤	7	2.8
肺脾气虚肝郁气滞证	6	2.4
肺卫不固证	5	2.0
肾气亏虚证	5	2.0
肝郁气滞证	4	1.6
脾肾阳虚证	4	1.6
气血亏虚证	4	1.6
肾精亏虚证	4	1.6
湿热内蕴证	4	1.6
肺脾气虚邪结皮肤证	3	1.2
肺肾阴虚证	3	1.2
气阴两虚肺脾气虚肝郁气滞证	3	1.2

3 结论

HIV/AIDS 中医证候流行病学调查及文献研究显示，其临床表现虚实错杂，以虚证为多，其中以脾气虚证、脾肾阳虚证、肺脾气虚证、湿热内蕴证、肺气虚证等较多。由卖血感染引起的艾滋病患者临床常见证型以虚证为主，方路等调查云南研究显示，其证候以虚为主，主要是气阴两虚证，与本研究结果一致。本研究显示 HIV/AIDS 患者出现的症状、体征较多，其中乏力、健忘、气促、心悸、畏寒、喘促等发生率较高。

“正气存内，邪不可干，邪之所凑，其气必虚”。由此看出气虚是艾滋病的常见病因，肺脾气虚证是常见证型，肺为气之本，脾为气血生化之源，肺、脾两脏贯穿不同病程。肺脾气虚贯穿艾滋病全过程，病变的脏腑重在脾肺，涉及心肝肾。

近年中医对艾滋病的研究一直处于摸索阶段，先辨证后论治，证候研究是基础，它是一项长期严谨的科学工作，需要进一步地规范化和标准化研究，认真总结规律，为论治提供强有力的科学依据。

参考文献（略）

（出自《光明中医》2016 年第 31 卷第 18 期第 2615－2618 页）

新疆地区498例静脉吸毒HIV/AIDS患者中医证候调查研究

李静茹，马建萍，马秀兰，艾合买提·阿不都热依木，张　颖，曾　琳
（新疆·国家中医临床研究基地/新疆维吾尔自治区中医医院 乌鲁木齐 830000）

摘要　目的　观察HIV/AIDS患者中医证候特点，探讨HIV/AIDS患者的病因病机、病性及辨证分型。方法　观察498例AIDS患者的症状、体征、脉象，采用数码相机拍摄患者舌象，进行统计学分析，分析AIDS患者的证候学特点。结果　498例患者中症状频次统计由高到低依次为乏力、腰膝酸软、口干、健忘、盗汗、失眠等；证型依次为气虚湿阻、气阴两虚、肝肾阴虚等；舌质颜色统计依次为淡红舌、红舌、淡白舌；脉象统计依次为弦、沉、细、滑、数。结论　静脉吸毒患者中医药治疗可从补益肝肾，益气养阴，健脾和胃着手，为静脉吸毒艾滋病患者建立一套中医治疗方案。

关键词　新疆地区；获得性免疫缺陷综合征患者；静脉吸毒；中医证候

艾滋病全称为获得性免疫缺陷综合征（acquired Immunodeficiency Syndrome，AIDS），是由艾滋病病毒及人类免疫缺陷病毒（Human Immunodeficiency Virus，HIV）引起的一种病死率极高的恶性传染病。中医药治疗艾滋病临床疗效显著，国内外专家对艾滋病的中医病因病机及发病机理也进行了较深入的探讨，在辨证论治方面也积累了一定的经验，新疆地区从2008年开始进行大规模中医药治疗艾滋病工作，累计治疗艾滋病患者百余人，结合前人及同道者的临床经验，本研究应用流行病学方法，探讨经性静脉吸毒途径感染的艾滋病患者的病因病机及证型分布规律。

1　临床资料

1.1　一般资料

2011年5月—2012年3月，采用随机整群分层抽样的方法采集病例，采集点为新疆地区6个HIV感染者较集中地区的疾控中心及乌鲁木齐市各监狱和看守所，其中吐鲁番地区4个，阿克苏地区2个，伊犁地区3个，喀什地区2个，巴州地区1个、乌鲁木齐市9个，共计21个采集点，共采集病例498例（所有患者均为经静脉吸毒途径感染的艾滋病患者，并经CDC确诊者）。其中男446例，女53例；未婚117例，已婚266例，离异103例，丧偶4例；汉族43人，维吾尔族421人，哈萨克族2人，回族19人，其他15人；年龄为18～53岁，平均年龄（35.70+6.60）岁；感染时间0.5～15年，平均（3.71+2.92）年。

1.2　诊断标准

西医诊断标准参照2005年卫生部发布的艾滋病诊疗指南中HIV/AIDS的诊断标准制定。

1.3　纳入标准

年龄18～60岁；符合HIV感染临床Ⅰ期、Ⅱ期；签署知情同意书者。

1.4　排除标准

HIV感染临床Ⅲ期、Ⅳ期患者；精神病患者；原发性免疫缺陷患者，激素、化疗等引起的继发性免疫缺陷患者；血液病患者。

2　方法

2.1　研究方法

观察患者症状、体征、舌象及脉象；由1名中医主治医师专职观察并填写，同时由2名中医主任医师负责指导。病例采集后有专业人员采用双录入校验的方法录入数据库，最后进行舌象、脉象、症状、证候出现频率。

有课题小组人员对填表人员进行填表培训，保证填表人员对表上所有症状的理解和症状程度判断的一致性，保证所询问问题患者能正确理解和回答。填表人员为课题组成员和新疆中医学院的研究生。

2.2　统计方法

采用SPSS17.0软件进行频数统计，将采集信息进行数字化处理。

3　结果

3.1　中医症状

将中医症状进行统计，出现频次在40%以上者由高到低排序，依次为乏力、腰膝酸软、口干、健忘、盗汗、失眠、肢体麻木、头痛、烦躁、心悸、咳痰、消瘦、畏寒肢冷。具体见表1。

基金项目：新疆维吾尔自治区科技厅科研机构创新发展专项（2013008）；科学技术部国家“十二五”重大科研项目（2012X10005010－001）

表 1　498 例患者症状、体征频次统计表 [例（%），$n=498$]

症状、体征	频次/%
乏力	314（63.1）
腰膝酸软	298（59.8）
口干	284（57.0）
健忘	275（55.2）
盗汗	242（48.6）
失眠	232（46.6）
肢体麻木	224（45.0）
头痛	221（44.4）
烦躁	218（43.8）
心悸	217（43.6）
咳痰	204（41.0）
消瘦	203（40.8）
畏寒肢冷	202（40.6）

3.2　舌象

3.2.1　舌质颜色　舌质颜色统计中舌淡红者 298 例，占 59.84%；舌红者 163 例，占 32.73；舌绛者 7 例，占 1.41%；舌淡白者 23 例，占 4.62%；舌青者 3 例，占 0.6%；舌紫者 4 例，占 0.8%。表现为热象者（包括舌红、绛）170 例，表现为虚象（淡白舌）者 23 例，表现为血瘀（包括舌青、舌紫）共 7 例。具体见表 2。

表 2　舌质颜色出现频数统计（$n=498$）

舌质颜色	n	频数/%
淡红舌	298	59.84
红舌	163	32.73
绛舌	7	1.41
淡白	23	4.62
青舌	3	0.60
紫舌	4	0.80

3.2.2　舌形态　498 例中仅有 118 例患者在舌形态上出现变化，其余 370 例患者均未出现变化。舌形态统计中，胖大舌 35 例，占 7.03%；齿痕舌 31 例，占 6.22%；瘦薄舌 52 例，占 52%；裂纹舌 25 例，占 5.02%。具体见表 3。

表 3　舌形态出现频率统计（$n=498$）

舌形态	n	频率/%
胖大	35	7.03
齿痕	31	6.22
瘦薄	52	10.44
裂纹	25	5.02

3.2.3　苔色　舌苔颜色统计中有 16 例患者为无苔，故未能纳入统计。白苔 413 例，占 82.93%；黄苔 62 例，占 12.44%；黑苔 4 例，占 0.80%；积粉苔 3 例，占 0.60%。具体见表 4。

表 4　苔色出现频率统计（$n=498$）

苔色	n	频率/%
白色	413	82.93
黄	62	12.44
黑	4	0.80
积粉	3	0.60

3.2.4　苔质　本次调查病例多为复合苔质，故本次统计是将复合苔质分解后进行统计，薄苔 304 例，占 61.04%；厚苔 125 例，占 25.1%；腻苔 45 例，占 9.04%；花剥苔 32 例，占 6.43%；腐苔 7 例，占 1.41%；糙苔 7 例，占 1.41%。按舌苔润燥程度进行统计，少津舌 30 例，占 6.02%；水滑舌 9 例，占 3.41%；糙苔 7 例，占 1.41%；干燥苔 5 例，占 1%。具体见表 5。

表 5　苔质出现频率统计（$n=498$）

苔质	n	频率/%
薄苔	304	61.04
厚苔	125	25.1
腻苔	45	9.04
花剥苔	32	6.43
腐苔	7	1.41
糙苔	7	1.41
少津苔	30	6.02
水滑苔	9	3.41
干燥苔	5	1

3.3　脉象

本次调查脉象基本为复合脉，所以本次统计时将复合脉分解后进行统计，498 例中弦脉 165 例，占 33.13%；滑脉 139 例，占 27.91%；沉脉 117 例，占 23.49%；数脉 116 例，占 23.29%；细脉 105 例，占 21.08%；其余缓、浮、迟、平、弱、洪、濡、虚、实。见表 6。

表 6　脉象出现频数统计（$n=498$）

脉象	n	频数/%
弦	165	33.13
滑	139	27.91
沉	117	23.49
数	116	23.29
细	105	21.08

3.4 证候类型

此次调查共出现证候多达20种，依次为气虚湿阻、气阴两虚、肝肾阴虚、脾气虚弱、肝郁气滞、肺卫不固、肺肾阴虚、肺脾气虚、气血亏虚、气郁痰凝、脾肾阳虚、湿热内蕴、痰热蕴肺、阴虚内热、湿热蕴结皮肤、风寒侵袭、阳虚外感、肝脾不和。

证候类型均统计第1辨证的出现率，498例患者中，除了11例HIV无症状期的患者无法辨证外，在187例辨证中选择前5个出现率最高的进行统计。气虚湿阻型出现率最高148例，占29.72%；气阴两虚型137例，占27.51%；肝肾阴虚型48例，占9.64%；脾气虚弱型28例，占5.62%；肝郁气滞型25例，占5.02%。具体见表7。

表7 辨证分型统计表（$n=498$）

证候	n	频率/%
气虚湿阻	148	29.72
气阴两虚	137	27.51
肝肾阴虚	48	9.46
脾气虚弱	28	5.62
肝郁气滞	25	5.02

4 讨论

中医理论认为鸦片味苦、涩、温，有毒，入肺、肾、大肠经，结合阿片的自身药物特点，长期吸食阿片，影响人体的“气”和“津液”的功能。一方面，阿片走窜体内，可使气道开泄，令元气耗散，使其运行湿毒，耗损过多，患者大多食欲不振，脾胃生化之源不足，进而导致周身返利，精神不振等；另一方面，吸食阿片类患者花费大量的金钱寻觅毒品，形成一系列家庭社会问题，导致肝气的正常升发疏泄受到影响，进而形成肝气郁结。同时，就是烟毒可对机体脏腑气血造成损害，导致余毒稽留，正气受损，余毒未去，蕴热扰心，可知心神不宁，气血虚亏津伤以及阴虚阳弱，气滞血瘀及水湿停聚。结合本次研究结果，吸毒和艾滋病均以毒邪内侵（毒品或HIV病毒），损伤正气，日久则正气逐渐耗竭，诸证蜂起，且静脉吸毒感染HIV的患者受到毒品和HIV的双重损害，故病情更重，元气更虚，患者临床表现复杂多端。

本研究选择的静脉吸毒患者均有3~5年的静脉注射毒品史，病例来源为新疆地区10个艾滋病高发地区，对患者症状进行记录及统计，共有63种症状，本文仅将出现频次较多的症状列出，研究结果显示该类患者多以虚证为主，主要表现为乏力、腰膝酸软、口干、健忘、盗汗等，舌象表现以淡红舌、薄白苔居多，被调查者多数有2种以上的证候存在，病变多涉及肺脾肝肾等脏，病情复杂，症状多段，与其他同类研究结果存在着一定的差异。丘红等研究河南地区艾滋病患者，结果显示发生率较高的证候依次为脾肺气虚、风热蕴肺、湿热内蕴、肝肾阴虚、气阴两虚等；胡建华等研究表明北京地区艾滋病患者中医证候从高到低排列依次为气血两虚、气阴两虚、气虚血瘀、肝郁气滞等，这与本研究结果存在一定的差异，新疆深居内陆，地处西北，远离海洋，气候干燥，易感受燥邪，饮食以炙烤油腻饮食为主，致感受燥邪为主要病因，加之烟毒对机体气血形成损害，感受外邪后，邪气偏亢，脏腑偏衰，形成由表及里、由气及血、由阳入阴的多脏腑交互影响的病理状态，故而出现乏力、腰膝酸软、健忘、自汗、盗汗等以气、血、阴耗伤，肝肾不足为主的临床证候群。

中医整体观和辨证论治的特点，在稳定和提高艾滋病患者的免疫力，改善患者的生活质量等方面有明显的优势。结合本次研究结果，静脉吸毒艾滋病患者的中医药治疗应从补益肝肾，益气养阴，健脾和胃着手，可为静脉吸毒的艾滋病患者建立一套中医治疗方案。

参考文献（略）

（出自《世界科学技术－中医药现代北★中医研究》2014年第16卷第2期402－405页）

243例注射吸毒者艾滋病证候特点及其演变规律研究

王 莉[1]，赵 竞[2]，杨绍春[1]，刘彦丽[1]，孙 俊[1]，蔡 怡[1]，宋娜丽[1]，贺铮铮[1]
（1. 云南省中医中药研究院，云南 昆明 650223；2. 昆明理工大学生命科学与技术学院，云南 昆明 650504）

摘要 目的 探讨注射吸毒者艾滋病的证候特点及演变规律。方法 使用证候调查表收集243例注射吸毒者艾滋病研究对象四诊信息资料。结果 注射吸毒者艾滋病中医证候主要由实证类向虚证类演变，向气阴两虚类转变为主，肝气郁结

基金项目： 国家“十一五”科技重大专项（No. 2008ZX10005－001）；国家自然科学基金（No. 81160421；No. 81360515）

类、脾气虚弱类次之；以气阴两虚类者居多，具体证型主要向气阴两虚证、肝肾阴虚证、脾肾阳虚证演变，体现出从气阴虚损向脏腑阴阳亏虚演变的特点，主要累及肾脾肝三脏。结论　注射吸毒者艾滋病的证候特点及其演变规律：以虚为主、虚实夹杂，其演变呈现“气郁、气虚→气阴虚损→脏腑阴阳亏虚”的过程，兼夹火热、痰湿、血瘀诸邪，病位主要在肾、脾、肝三脏，累及肺、心、胃。

关键词　注射吸毒；艾滋病；中医证候；演变规律

艾滋病（acquired immunodeficiency syndrome，AIDS）即获得性免疫缺陷综合征，是由人类免疫缺陷病毒（human immunodeficiency virus，HIV）感染引起的以人体 CD_4^+ T 淋巴细胞减少为特征的进行性免疫功能缺陷，继发各种机会性感染、恶性肿痛和中枢神经系统病变的综合性疾病，已成为严重威胁人类健康的公共卫生问题，甚至影响到经济和社会发展。

云南地区是吸毒和艾滋病的高发区，注射吸毒感染 HIV/AIDS 是本地区的感染途径之一。本研究选取未经中西药干预治疗的 243 例注射吸毒 HIV/AIDS 患者，进行为期 12 个月的追踪观察，研究中医证候特点及演变规律，为临床治疗奠定基础。

1　临床资料

1.1　一般资料

本研究纳入云南省玉溪市、红河哈尼族彝族自治州、文山壮族苗族自治州等地医疗机构或戒毒机构的符合纳入标准的注射吸毒 HIV/AIDS 患者 243 例，采用中国中医科学院中医药防治艾滋病研究中心开发的“艾滋病中医证候调查表”采集四诊信息、调查证候。经过 12 个月随访，完成 223 例追踪，累计失访 20 例，失访率 8.23%，依从性良好，随访质量较高。

其中年龄为 20～53 岁，平均（34.24 ± 5.17）岁。中青年为主；男女比为 10.57∶1，男性远多于女性，因为男性吸毒者多于女性；汉族多于少数民族；中小学文化占绝大多数（98.77%），教育水平不高；有稳定工作者较少，无业者占近一半；未婚或离异占多数（69.13%），即便考虑到部分未婚或离异者建立了同居关系，有稳定家庭关系者仍然较少。

1.2　诊断标准

根据原卫生部《WS 293－2008 艾滋病和艾滋病病毒感染诊断标准》和中华医学会《艾滋病诊疗指南（第三版）》进行 HIV/AIDS 诊断及分期。而涉及药物依赖诊断则根据原卫生部《阿片类药物依赖诊断治疗指导原则》实施。证候名称及辨别参考国家标准《中医病证分类与代码（GB/T 15657－1995）》《中医临床诊疗术语（GBT16751－1997）》《中医基础理论术语（GB/T 20348－2006）》。

1.3　纳入标准

符合 HIV/AIDS 诊断标准；有注射吸毒史；未接受药物治疗者；年龄 18～65 岁；男女不限；自愿作为研究对象；签署知情同意书。

1.4　排除标准

不符合 HIV/AIDS 诊断标准；无注射吸毒史；药物依赖急性戒断期；严重机会性感染或并发症者；妊娠及哺乳期妇女；患有严重心、脑血管疾病，严重肝、肾及造血系统疾病，结核病，精神病者；研究者认为不适合纳入的其他情况。

2　方法

2.1　研究方法

选取注射吸毒 HIV/AIDS 患者实施为期 12 个月的追踪观察，按计划完成访视时点为 0 月、1 月、3 月、6 月、9 月、12 月共 6 次的四诊信息采集、辨别证型，分析中医证候特点及演变规律。

随访过程中如患者病情恶化出现 HAART 治疗指征，则及时告知患者并转介到抗病毒治疗机构或中医药治疗艾滋病机构，仍继续进行证候观察。HAART 治疗指征依据《国家免费艾滋病抗病毒治疗手册》和国家卫生计生委相关文件实施。

2.2　统计方法

计数资料采用频数、频率描述，计量资料采用均数、标准差描述并以 $\bar{x} \pm s$ 表示。变量间相关性分析使用相关系数、对应分析；均数比较使用 t 检验、方差分析。使用因子分析、聚类分析提取证候要素或分类证型。

3　结果

全部患者在 6 个时点累计采集证候信息 1422 例次，出现证型 44 种，证型种类繁多，难以分析，为便于提炼，先通过聚类分析将相近证型归并为 10 类，然后比较相邻时点间证类变化、入组出组间证类变化，从而归纳证类演变特点。

3.1　证型的聚类分析

对所有时点的 44 种证型做聚类分析，当欧氏距离为 12.5 时，可分为气阴两虚类、肝气郁结类、脾气虚弱类、邪毒内蕴类、痰热蕴肺类、湿热内蕴类、燥邪犯肺类、气虚血瘀类、心气不足类、心火炽盛类等 10 类，各类以频次最高的证型命名（痰热蕴肺类以频次第二的证型命名），分类基本与中医理论相吻合（见表 1）。

表 1 所有时点证型分类情况

证类	证型
气阴两虚类（796）	气阴两虚证（349）、肝肾阴虚证（185）、脾肾阳虚证（113）、肾阳虚衰证（39）、肾阴亏虚证（36）、心肾两虚证（26）、肺肾两虚证（24）、阴虚火旺证（20）、心肾不交证（4）
肝气郁结类（289）	肝气郁结证（119）、肝郁脾虚证（96）、肝经郁热证（18）、气滞血瘀证（18）、肝阳上亢证（15）、肝胃不和证（9）、肝郁阴虚证（7）、肝风内动证（3）、肝血不足证（2）、胃气上逆证（2）
脾气虚弱类（229）	脾气虚弱证（69）、气血两虚证（55）、肺脾气虚证（38）、心脾两虚证（29）、脾胃虚寒证（13）、脾虚湿盛证（8）、心血亏虚证（8）、湿浊内盛证（5）、血热炽盛证（4）
邪毒内蕴类（45）	邪毒内蕴证（25）、胃热炽盛证（8）、热毒壅滞证（6）、邪结皮肤证（5）、胃阴不足证（1）
痰热蕴肺类（42）	风寒袭表证（13）、痰热蕴肺证（10）、肺卫不固证（9）、风热犯肺证（7）、肺气上逆证（2）、痰浊壅肺证（1）
湿热内蕴证（13）	湿热内蕴类（13）
燥邪犯肺证（4）	燥邪犯肺类（4）
气虚血瘀证（2）	气虚血瘀类（2）
心气不足证（1）	心气不足类（1）
心火炽盛证（1）	心火炽盛类（1）

3.2 相邻时点间的证类变化

相邻时点间（0月→1月、1月→3月、3月→6月、6月→9月、9月→12月）证类演变。主要特点有：①气阴两虚类、肝气郁结类、脾气虚弱类等病例较多，3个证类间可相互转变，个别会向实证类转化，气阴两虚类和肝气郁结类倾向于保持其证类不变，脾气虚弱类则向气阴两虚类转变较多。②邪毒内蕴类、痰热蕴肺类、湿热内蕴类等病例较少，多向气阴两虚类、肝气郁结类、脾气虚弱类转化。

3.3 入组与出组证类变化

3.3.1 入组与出组证类对比 入组与出组证类演变特点，与上文“相邻时点间证类变化”的规律相一致。结果表明，经过12个月发展，入出组均为气阴两虚类者最多，其他证类多向气阴两虚类演变，总之，实证类多向虚证类转变，而虚证类极少变为实证类。

入组时病例最多的证类依次为气阴两虚类、肝气郁结类、脾气虚弱类，随着向虚证尤其是气阴两虚类的转化，出组时排序已转变为气阴两虚类、脾气虚弱类、肝气郁结类。

3.3.2 入组与出组证类的对应分析 入组、出组气阴两虚类、肝气郁结类、脾气虚弱类都分布在原点附近，被入组的痰热蕴肺类、邪毒内蕴类、湿热内蕴类、气虚血瘀类等围绕，可见气阴两虚类、肝气郁结类、脾气虚弱类间相互转化多见，而其他证类又向它们转化。对应图反应的特点与上文“相邻时点间证类变化”“入组与出组证类对比”基本一致。

3.4 气阴两虚类入组与出组证型变化

入组出组数据完整的223例患者中，入出组均为气阴两虚类者70例，占31.53%。气阴两虚类包括气阴两虚证、肝肾阴虚证、脾肾阳虚证、肾阳虚衰证、肾阴亏虚证、心肾两虚证、肺肾两虚证、阴虚火旺证、心肾不交证等9种证型，有必要进一步分析。

3.4.1 入组与出组证型对比 经过12个月演变后，各证型主要向气阴两虚证、肝肾阴虚证、脾肾阳虚证演变，提示从气阴虚损向脏腑阴阳亏虚演变的特点。肾脾肝三脏作为主要病位，与上文“病位分析”一致。

3.4.2 入组与出组证型的对应分析 出组气阴两虚证、肝肾阴虚证、脾肾阳虚证分布在原点附近，各证型向它们转变，与“入组与出组证型对比”基本一致。

4 讨论

辨证论治是中医学特色，证候研究是临床治疗之基础。但艾滋病是新型传染病，累及多脏器，临床症状复杂，病情多变，给治疗带来一定的困难。在古籍中并无记载，艾滋病的证候研究既受中医证候学研究发展的影响，也有艾滋病自身的特点。其病因病机、证候和治疗的研究，既是中医学的挑战，也是中医服务于当代社会、焕发活力的机遇。因此研究艾滋病证候，既有助于提高该病的临床疗效，也对推进中医证候学发展具有重要意义。

近年来许多中医专家对艾滋病证候进行探索和研究，从非洲坦桑尼亚到中国河南、云南、北京、新疆、广东、广西、安徽等地区均有证候调查开展，吸毒、血液感染、男男性接触者、有偿供血等不同感染途径的特点得到重视，而舌象、脉象亦有报道。王健等在我国艾滋病流行的主要地区，选择不同地域、不同感染途径、不同病期、不同干预措施的2237例HIV/AIDS患者，进行中医证候学调查，阐明该病的基本病机为“外邪致病，元气虚损”，其演变规律是“气虚→气虚夹湿、阴虚火热→气阴两虚→阳虚”；主要病位，有偿供血者在“脾”“胃”“大肠”“小肠”等，性传播者在“肝”“胞宫”，静脉吸毒者在“肺”；性传播者以“肝肾阴虚、肝郁气滞证”为主；静脉吸毒者以“气阴两虚、湿热蕴结证”为主；采供血者以“肝胃不和、脾虚湿盛证”为主。黄剑雄等调查170例广西静脉吸毒HIV/AIDS中医证候，证型频次依次为脾胃气虚、肝郁气滞、肾阴虚、痰热蕴肺、肝胃不和、肺气虚、肾阴阳两虚、气虚证、痰湿蕴肺、肝火证、心阴虚；实证为主之证多见于肝、肺，虚证为主之证多见于肾、脾胃、肺。李洪娟等研究卖血感染者发现症状依次为乏力、急躁易怒、口干、情绪低落、咳嗽、健忘、畏寒、肢冷、纳呆、自汗、腰膝酸软、失眠、腹泻、脱发、发热，认为卖血感染的常见证型以虚证为主，脏腑主要累及肝、脾、心。刘颖等研究男男性接触感染者发现，症状以乏力、健忘、烦躁、性欲减退、情绪抑郁、腰膝酸痛等为主，证候总体上以气虚为内因，累及阴阳，兼有精亏，火（热）、湿邪为外因，兼有气滞、痰、饮、瘀血，病位在脾，累及肺、肾。

本研究通过对243例注射吸毒感染艾滋病者12月的动态观察，认为注射吸毒感染艾滋病者中医证候以虚为主、虚实夹杂，以“气郁、气虚→气阴虚损→脏腑阴阳亏虚”演变，兼夹火热、痰湿、血瘀诸邪，病位主要在肾、脾、肝三脏，累及肺、心、胃。该人群情志症状普遍，可能与艾滋病精神心理负担和毒品的稽延性戒断症状都有关，与卖血、男男性接触感染者有所区别，故在扶正抗毒基础上，辅以疏调气机，可作为该人群治疗的思路之一。

由此表明，不同地域、不同感染途径的艾滋病证候特点大体一致，然而病性、病位及证型分布存在一定差异，体现出同中有异、异中有同之特点，相同之处由艾滋病的共性决定，差异之处则可能与感染途径、地域、病程进展、吸毒者的戒断情况等各种因素存在一定关系，在治疗上应考虑这些因素而制定相应治则治法。本研究在一定程度上反映了注射吸毒感染艾滋病者中医证候的特点和演变规律，但艾滋病是慢性传染病，本研究只观察了12月，不足以完全反映注射吸毒感染艾滋病者中医证候的特点和演变规律，需要进一步长期动态观察，以期揭示其辨证规律，从而科学有效地指导中医药对艾滋病的临证治疗。

参考文献（略）

（出自《时珍国医国药》2017年第28卷第7期第1670－1672页）

湖南省男性吸毒HIV/AIDS患者的中医证候研究

李靖[1]，张予晋[2]，杨硕[3]，郑萌[3]，欧小香[3]，卢芳国[3]，王军文[3]

（1. 湖南省新开铺强制隔离戒毒所医院，长沙 410009；2. 湖南中医药大学第二附属医院，长沙 410005；
3. 湖南中医药大学，长沙 410007）

摘要 目的 探讨湖南省男性吸毒艾滋病病毒（HIV）感染者/艾滋病（AIDS）患者（简称HIV/AIDS患者）的中医证候特点，指导中医辨证治疗。方法 对湖南省102例男性吸毒HIV/AIDS患者进行调查，采集中医症状、体征、舌象、脉象、吸毒情况等信息并评分，整理录入并进行频数统计以及描述性分析。结果 此类患者的主要临床症状依次为健忘、失眠、烦躁、乏力、腰膝酸痛、神疲、咽干口燥、咳嗽、情绪抑郁、头晕、心悸，以全身症状、心脑系统、肝胆系统的症状为主。以肝郁气滞火旺型为主，占30.39%，气血两亏型23.53%，痰热内扰型12.75%；艾滋病患者气阴两虚肺肾不足占13.73%，脾肾亏虚湿邪阻滞7.84%，元气虚衰肾阴亏涸、热毒壅肺痰热蕴结各占3.92%，肝经风火湿毒蕴结1.96%，气虚血瘀邪毒壅滞、气郁痰阻瘀血内停各占0.98%。结论 湖南省102例男性吸毒HIV/AIDS患者以健忘、失眠、烦躁等心脑系统临床症状为主；证型以肝郁气滞火旺型为主。

关键词 艾滋病病毒感染者/艾滋病患者；中医证候；吸毒人员

艾滋病（acquired immunedeficiencysyndrome，AIDS）和毒品滥用问题是当前全世界关注的两大医学和社会学热点。联合国毒品和犯罪问题办公室在《2014年世界毒品报告》中指出，全球注射吸毒者中估计平均有13%的人携带艾滋病病毒（human immune deficiency virus，HIV），在西南亚和东欧/东南欧，这一比例分别高达近29%和23%。这意味着，全球有150万注射吸毒者呈HIV阳性。吸毒HIV感染者/AIDS患者（简称HIV/AIDS患者）的心身承受HIV和毒品的双重损害，更容易导致人体器官功能衰退，先天免疫功能受损，易患多种并发症。中医药防治艾滋病近年来已显示出独特的优势，尤其中医辨证论治能应对艾滋病复杂多变的病情，辨证能为治疗提供依据，是中医认识疾病的根本所在。因此，对湖南省一段时期内男性吸毒HIV/AIDS患者的中医证候特点进行了深入调查研

基金项目：湖南省高校科技创新团队“感染性疾病中医药防治研究”及中央财政支持地方高校发展专项建设项目；湖南省教育厅重点学科资助（100507）

究，以期找到湖南省该吸毒人群的证候特点，进而指导其辨证治疗。

1 对象与方法

1.1 对象

来自于湖南省新开铺强制隔离戒毒所（除衡阳地区以外感染 HIV 男性强制隔离戒毒人员集中关押点）和湖南省衡阳市强制隔离戒毒所（衡阳地区感染 HIV 男性强制隔离戒毒人员集中关押点）2013 年 2 月至 2014 年 2 月集中关押的吸毒 HIV/AIDS 患者（包括静脉注射传统毒品和吸食新型毒品），共调查 102 例。

1.2 方法

采用由中国中医科学院中医药防治艾滋病研究中心研制的"艾滋病中医证候调查表"，修改加入相关吸毒史，进行现场调查和横断面的调查。此证候调查表对各症状进行了量化分级，得以对艾滋病中医证候进行规范化量化诊断的研究。

HIV/AIDS 患者西医学诊断标准参照《艾滋病诊疗指南》（2011 版）（中华医学会感染病学分会艾滋病学组制定）中 HIV/AIDS 患者的诊断标准。

HIV/AIDS 患者中医证型的诊断标准参照 2013 年国家中医药管理局发布的《中医药治疗艾滋病临床技术方案（试行）》（中国中医科学院艾滋病中医药防治中心制定）中的辨证分型标准。

吸毒成瘾诊断标准参照《中国精神障碍分类与诊断标准第 3 版》CCMD－3 符合依赖综合征（成瘾综合征）诊断标准。

反复使用某种精神活性物质导致躯体或心理方面对某种物质的强烈渴求与耐受性。这种渴求导致的行为已极大地优先于其他重要活动。

纳入标准：1）符合中华医学会发布的《艾滋病诊疗指南》（2011 版）中 HIV/AIDS 患者的诊断标准；2）有明确吸毒史且符合 CCMD－3 依赖综合征（成瘾综合征）诊断标准；3）患者既往无慢性器质性病变；4）年龄在 18～80 岁之间，男性；5）智力正常。

排除标准：1）合并有精神障碍及其他影响问卷调查的真实性的患者；2）调查资料不全者；3）女性患者。

质量控制：1）调查前对调查员进行统一的培训，统一调查用语，统一调查尺度；2）对纳入人群的个人信息严格保密；3）调查完成后，采用双人双录入数据。

2 结果

2.1 临床常见主诉出现频率

共收到有效调查表 102 份。102 例患者中，主诉咳嗽者 41 例（占 40.20%），皮疹 36 例（占 35.29%），发热 29 例（占 28.43%），腹泻 21 例（占 20.59%），气促 18 例（占 17.65）。还有其他症状没有做出现频率统计。

2.2 主要临床症状频次情况

见表 1。

表 1 102 例 HIV/AIDS 患者临床症状频次情况

症状、体征	频次	频率/%	症状、体征	频次	频率/%
健忘	94	92.16	腹痛	39	38.24
失眠	89	87.25	耳鸣	39	38.24
烦躁	89	87.25	头重	38	37.25
乏力	87	85.29	发热	37	36.27
腰膝酸痛	87	85.29	语声低微	37	36.27
神疲	78	76.47	嗳气	37	36.27
咽干口燥	78	76.47	便秘	37	36.27
咳嗽	76	74.51	发槁齿摇	36	35.29
情绪抑郁	75	73.53	目眩	35	34.31
头晕	74	72.55	腹泻	35	34.31
心悸	72	70.59	胃脘灼热	35	34.31
畏寒	69	67.65	咳声低弱	34	33.33
感冒	69	67.65	饥不欲食	34	33.33
气促	68	66.67	吞酸	34	33.33
口渴	68	66.67	自汗	33	32.35
头痛	65	63.73	痒疹	33	32.35
淋巴结肿大	64	62.75	脂溢性皮炎	32	31.37
齿衄	62	60.78	体癣	31	30.39
牙龈肿痛	61	59.80	肠鸣	29	28.43
胁肋胀痛	61	59.80	五心烦热	28	27.45
喘促	60	58.82	口腻	25	24.51
性欲减退	59	57.84	身目俱黄	23	22.55
盗汗	55	53.92	口腔溃疡	21	20.59
咳痰	51	50.00	浮肿	20	19.61
口苦	51	50.00	早泄	19	18.63
口淡	50	49.02	疱疹	18	17.65
纳呆	49	48.04	湿疹	16	15.69
腹胀	49	48.04	呕吐	15	14.71
消瘦	46	45.10	呃逆	15	14.71
恶心	46	45.10	耳聋	13	12.75
遗精	43	42.16	消谷善饥	12	11.76
口臭	40	39.22	痈疮	4	3.92

2.3 辨证分型分布情况

无症状期肝郁气滞火旺型

有 31 例（占 30.39%），气血两亏型 24 例（占 23.53%）和痰热内扰型 13 例（占 12.75%）；艾滋病期气阴两虚肺肾不足有 14 例（占 13.73%），脾肾亏虚湿邪阻滞 8 例（占 7.84%），元气虚衰肾阴亏涸、热毒壅肺痰热蕴结各 4 例（各占 3.92%），肝经风火湿毒蕴结 2 例（占 1.96%），气虚血瘀邪毒壅滞、气郁痰阻瘀血内停各 1 例（各占 0.98%）。因元气虚衰肾阴亏涸、热毒壅肺痰热蕴结、肝经风火湿毒蕴结、气虚血瘀邪毒壅滞、气郁痰阻瘀血内停五型的例数较少，故以下统计分析均未计算在内。

2.4 中医症状调查总积分及各系统积分情况

102 例 HIV/AIDS 患者中医证候调查总积分为（43.00 ±

17.97）分。脾胃系统积分最高（10.85±6.42）分，其次是心脑系统积分（7.84±3.68）分，依次是全身状况积分（6.83±3.91）分，肾膀胱积分（5.66±3.20）分，肝胆系统积分（4.99±2.83）分，肺系积分（3.86±2.51）分，其他积分（2.96±2.29）分。

3 讨论

艾滋病自发现以来，其治疗一直是世界性的难题，目前尚未能找到根治的办法。HIV 使人体免疫功能受损，逐渐降低，最后并发各种机会性感染和肿瘤。自从毒品出现以后，禁毒与戒毒也一直是世界性的难题。吸食毒品会使人体功能失调，产生精神障碍，长时间会损害机体免疫功能，引起各种机会性感染。传统毒品一般通过静脉注射，共用针头极易导致艾滋病的流行；部分新型毒品会使人产生兴奋、幻觉、性冲动，男女吸毒者群体淫乱、男男性行为或女吸毒者卖淫，都很容易造成艾滋病的传播和向普通人群扩散。部分吸毒者在得知自己感染 HIV 后，感觉孤独、无助、绝望，更增强了通过毒品来麻醉自己的心理，形成了毒品流行与 HIV 传播的恶性循环。毒品在 HIV 传播的两种重要途径（血液传播和性传播）中都起着催化剂的作用。吸毒人员是 HIV 感染的高发人群。多个调查研究结果显示：吸毒人群的 HIV 感染率为 1.22%～35.7%，明显高于全人群 0.05% 的感染率。

本次调查研究结果显示：主要临床症状超过 70% 的依次为健忘、失眠、烦躁、乏力、腰膝酸痛、神疲、咽干口燥、咳嗽、情绪抑郁、头晕、心悸，以全身症状、心脑系统、肝胆系统的症状为主。辨证分型在无症状期以肝郁气滞火旺型为主，其次是气血两亏型和痰热内扰型；艾滋病期以气阴两虚肺肾不足为主，其次是脾肾亏虚湿邪阻滞，其余为元气虚衰肾阴亏涸、热毒壅肺痰热蕴结、肝经风火湿毒蕴结、气虚血瘀邪毒壅滞、气郁痰阻瘀血内停等。这一结果与其他地区相类似的研究结果有不同。南征等对吉林地区 100 例艾滋病患者进行中医临床症状和证候分布调查显示：临床症状以乏力、心悸、易感冒、皮肤瘙痒、疼痛为主，辨证分型以气血两亏、气虚血瘀、邪毒壅滞为主。赵竞等对滇南地区 273 例艾滋病统计分析后发现，患者普遍具有多项临床症状、体征，病情多样，病证复杂。证候多为复合证候，总体上具有虚实夹杂，以虚为主的特点。刘颖等对我国艾滋病流行的 10 个主要地区的 485 例患者统计显示，经性传播感染者最多见脾肾阳虚证和肝郁气滞证，经采供血途径传播的感染者最多见脾肾阳虚证、脾虚湿盛证。

总结发现，湖南省这些因吸毒感染 HIV/AIDS 患者证候虚实兼见，复杂多变。这可能是因为其一：中医学整体观念为天地人相应，不同地域，不同气候对患者的影响也不尽相同，不同地域的患者证候也会有各自的特点。其二：这部分患者长期吸食毒品，神经系统不断受到损害，并且长期担惊受怕，心情抑郁，所以高频率出现健忘、失眠、烦躁等心脑系统临床症状；证型分布最多的也是肝郁气滞火旺型。本研究的结果基本反映了湖南地区因吸毒感染 HIV/AIDS 患者的中医证候特征，为指导临床施治提供了科学的依据。

参考文献（略）

（出自《中国艾滋病性病》2010 年第 22 卷第 3 期第 170－172 页）

新疆地区吸毒人群 AIDS 患者 CD_4^+ T 淋巴细胞与中医证型相关性分析

张　颖，马建萍，李静茹，马秀兰，艾合买提·阿不都热依木，曾　琳
（新疆维吾尔自治区中医医院国家中医临床研究基地，新疆　乌鲁木齐　830000）

摘要　目的　探讨吸毒人群不同中医证型与 CD_4^+ T 淋巴细胞计数的关系。方法　选择吸毒人群 AIDS 患者 139 例，收集中医四诊信息并辨证分型，检测各证型 AIDS 患者 CD_4^+ T 淋巴细胞水平，分析不同 CD_4^+ T 淋巴细胞计数分段与中医证型分布的关系。结果　CD_4^+ T 淋巴细胞计数在 50～200μL 之间时，以气阴两虚、肺肾不足型多见；计数在 201～350μL 之间时，以气阴两虚、肺肾不足型、肝肾阴虚、湿毒蕴结型多见；计数在 351～500μL 之间时，以脾肾亏虚、湿邪阻滞型多见；计数在 501～650μL 之间时，以肝郁气滞火旺型多见。结论　吸毒人群 AIDS 患者中医证型分布有一定规律，并与 CD_4^+ T 淋巴细胞计数分段密切相关。

关键词　吸毒人群；AIDS；CD_4^+ T 淋巴细胞；中医证型

艾滋病（acquired immunodeficiency syndrome，AIDS），是累及全身多器官系统的疾病，亦称获得性免疫缺陷综合征。其发病机制是人类免疫缺陷病毒（human immunodeficiency virus，HIV）特异性地侵犯处于人体免疫系统中枢地

位的 CD_4^+ T 淋巴细胞，造成 CD_4^+ T 淋巴细胞数量进行性减少，最后导致机体免疫系统功能缺陷。HIV 感染在临床上常分为急性期、无症状期和艾滋病期，有着复杂的临床病理变化，故在 AIDS 中医证候与免疫功能关系的研究中以某一种或几种证候来描述难免偏颇。因此，对中医证候采用动态观察的方法，研究艾滋病不同阶段证型分布与 CD_4^+ T 淋巴细胞计数的关系有着重要的意义。在新疆地区艾滋病患者中，吸毒人群占较大比例，通过观察不同中医证型 CD_4^+ T 淋巴细胞计数水平，分析不同 CD_4^+ T 淋巴细胞计数分段与中医证型分布的关系，以求为艾滋病中医微观辨证及量化诊断研究提供线索。

1　资料与方法

1.1　研究对象

纳入 2013 年 10 月至 2015 年 3 月随访于自治区中医医院、乌鲁木齐市沙依巴克区疾控中心及水磨沟区疾控中心的，经静脉吸毒感染的，符合 HIV 感染临床Ⅱ、Ⅲ期的 AIDS 患者。

1.2　诊断标准

1.2.1　西医诊断标准　参照中华人民共和国卫生行业标准《艾滋病和艾滋病病毒感染诊断标准》（WS293－2008）规定的诊断标准。

1.2.2　中医证候诊断标准　参照国家中医药管理局制定的《中医药治疗艾滋病临床技术方案（试行）》中医辨证标准。

1.3　研究方法

收集符合纳入标准的艾滋病患者 139 例，按照中医辨证分型的方法，分为 7 型：①肺脾两虚；②肝郁气滞火旺；③热毒内蕴、痰热壅肺；④脾肾亏虚、湿邪阻滞；⑤气阴两虚、肺肾不足；⑥肝肾阴虚、湿毒蕴结；⑦气郁痰阻、瘀血内停。观察各证型患者 CD_4^+ T 淋巴细胞计数水平，分析不同 CD_4^+ T 淋巴细胞计数分段与中医证型分布的关系。

1.4　实验室检测

晨起用真空 EDTA 抗凝管抽取患者新鲜抗凝血 2mL，混匀，采用荧光标记单克隆抗体，对外周血的淋巴细胞进行荧光染色，24h 内上流式细胞仪（FACSCalibur）进行 CD_4^+ T 淋巴细胞计数的检测。

1.5　质量控制

采用统一诊断标准、统一调查表格，检验科化验质量控制达 WHO 标准。调查人员参加一致性培训，统一调查方法，两名以上中医临床专家（副高级职称）讨论确定辨证分型，减少主观干预因素。

1.6　统计学处理

收集整理临床数据，建立数据库。采用统计软件包 SPSS19.0 对数据进行分析。计量资料，用均数 ± 标准差（$\bar{x} \pm s$）表示，组间比较采用独立样本 t 检验。计数资料比较采用 χ^2 检验或确切概率法。$P<0.05$ 为差异有统计学意义。

2　结果

2.1　基本资料分析（见表 1）

从表 1 可以看出，139 例经静脉吸毒感染的 AIDS 患者中，男性 113 例，女性 26 例，男女比例约为 4∶1。患者年龄 21～49（39.07±7.13）岁，年龄分布以 30～40 岁间比例最大，占总例数的 78.19%。

2.2　CD_4^+ T 淋巴细胞计数与中医证型的关系（见表 2）

从表 2 可以看出，CD_4^+ T 淋巴细胞计数在 50～200μL 之间时，以气阴两虚、肺肾不足型多见；计数在 201～350μL 之间时，以气阴两虚、肺肾不足型和肝肾阴虚、湿毒蕴结型多见；计数在 351～500μL 之间时，以脾肾亏虚、湿邪阻滞型多见；计数在 501～650μL 之间时，以肝郁气滞火旺型多见。经 Fisher’s Exact Test 检验，$P<0.05$，差异有统计学意义。

表 1　各组患者一般情况及 CD_4^+ T 淋巴细胞平均计数水平（$\bar{x} \pm s$）

证型	例	性别（男/女）	年龄（岁）	CD_4^+ T 淋巴细胞
气阴两虚，肺肾不足型	39	31/8	38.61±3.16	394.30±176.48
脾肾亏虚，湿邪阻滞型	22	17/5	38.26±5.03	365.50±156.86
肝肾阴虚，湿毒蕴结型	22	19/3	36.30±3.09	356.09±112.29
肺脾两虚型	15	12/3	38.50±3.75	371.70±197.60
肝郁气滞火旺型	14	13/1	36.39±4.17	391.78±109.58
气郁痰阻，瘀血内停型	14	10/4	37.53±1.33	413.22±163.91
热毒内蕴，痰热壅肺型	13	11/2	37.16±1.82	429.83±199.59

表 2　患者 CD_4^+ T 淋巴细胞计数分段与中医证型分布［μL，例（%）］

分型/总数	<50	50～200	201～350	351～500	501～650	>650
气阴两虚，肺肾不足型	0	9（23.07）	26（66.67）	4（10.26）	0	0
脾肾亏虚，湿邪阻滞型	0	0	4（18.18）	17（72.27）	1（4.54）	0
肝肾阴虚，湿毒蕴结型	0	2（9.09）	15（68.18）	5（22.72）	0	0
肺脾两虚型	0	2（13.33）	12（80.00）	1（6.67）	0	0
肝郁气滞火旺型	0	0	0	9（64.29）	4（28.57）	1（7.14）
气郁痰阻，瘀血内停型	0	0	2（14.29）	11（78.57）	1（7.14）	0
热毒内蕴，痰热壅肺型	0	0	0	12（92.31）	1（7.69）	0
总数	0	13（9.35）	59（42.45）	59（42.45）	7（5.04）	1（0.72）

3　讨论

艾滋病是一种多系统、多器官、多病原体感染的全身性疾病，免疫功能的逐渐降低甚至丧失是艾滋病发生发展过程中的典型特征。中医证候是对疾病发生和演变过程中某阶段生理和病理状态的高度概括，是临床治疗的主要依据，也是中医理论对机体阶段功能状态的一种描述。HIV 感染在向 AIDS 发展的过程是一个持续慢性的过程。不同阶段 CD_4^+ T 淋巴细胞表达水平的差异，导致不同证型艾滋病患者免疫系统功能的差异。因此，研究不同证型艾滋病患者 T 淋巴细胞亚群及相关细胞因子改变，探讨艾滋病中医证候与机体免疫功能的相关性，对中医证候采用动态观察的方法进行研究会更有意义。

新疆作为一个多民族聚集区，由于特殊的地理环境因素及不同民族的生活习惯及体质因素的影响，在中医证型分布方面有其一定的特性。在本次调查中发现，我区吸毒人群 AIDS 患者以维吾尔族居多，中青年男性占较大比例。中医证型分布：①气阴两虚、肺肾不足最为多见 39 例（28.06%）；②其次以脾肾亏虚、湿邪阻滞和肝肾阴虚、湿毒蕴结为多见，各 22 例（15.83%）；③其余证型，依次为肺脾两虚 15 例（10.79%），肝郁气滞火旺和气郁痰阻、瘀血内停各 14 例（10.07%），热毒内蕴、痰热壅肺 13 例（9.35%）。中医证候中单纯虚证 54 例（38.85%），单纯实证 41 例（29.50%），虚实夹杂证 44 例（31.65%）。针对本地区特殊的发患者群，调查显示：CD_4^+ T 淋巴细胞计数在 50～200μL 之间时，以气阴两虚、肺肾不足型多见；计数在 201～350μL 之间时，以气阴两虚、肺肾不足型和肝肾阴虚、湿毒蕴结型多见；计数在 351～500μL 之间时，以脾肾亏虚、湿邪阻滞型多见；计数在 501～650μL 之间时，以肝郁气滞火旺型多见。

本研究发现，体质会对疾病发展的过程与证候类型演变产生重要影响。由于吸毒人群的特殊性，病邪侵入人体后，会导致病邪的“从化”。在所调查患者中，初起实证为主，随着疾病的进展继发痰饮、瘀血等病理产物，虚实交错，互为因果，变证丛生。后期患者病程较长，人体正气损伤严重，累及阴精津血，终致气血阴阳俱虚，故证候单纯虚证出现较多。从以上研究结果可以看出，现代医学中艾滋病患者从初始感染到终末期的发展过程与中医学中艾滋病证型的发展过程基本吻合，呈现出从实到虚、虚实夹杂的证候特征。用现代生物学研究手段，将中医原始和质朴的、讲究整体、注重变化为特色的辨证施治理念与现代医学研究亚健康以及慢性复杂性疾病免疫功能的理论有机结合起来，其思路和方法可为艾滋病的中医药防治提供可资借鉴的经验。

参考文献（略）

出自《新疆中医药》2017 年第 35 卷第 3 期第 5－7 页

186 例艾滋病痴呆复合征中医证型分布特点

张雪[1]，蒋自强[2]，陈丽华[2]，孙燕[1]，杨萱[1]，王双利[1]，安永辉[1]，张晓华[1]，焦敏[1]，张静[1]
（1. 郑州市第六人民医院，河南 郑州 450000；2. 河南中医学院第一附属医院艾滋病临床研究中心，河南 郑州 450000）

摘要　目的　研究艾滋病痴呆复合征（ADC）各证型与不同病情程度、年龄、CD_4^+ T 细胞计数及感染途径的关系。方法　对 186 例 ADC 患者进行辨证，分析各证型在不同病情程度、不同年龄、不同 CD_4^+ T 细胞计数及不同感染途径中的分布

基金项目：河南省中医药科学研究专项课题（2014ZY02087）

情况。结果　肾虚髓减证、肝肾阴虚证、心脾两虚证、痰浊阻窍证、气虚血瘀证分别为48、51、15、37、35例。病情程度以中、重度居多，肝肾阴虚证多见；不同病情程度中各证型分布比较，差异有统计学意义（$\chi^2=82.495$，$P=0.000$）。不同年龄段中以肾虚髓减证、肝肾阴虚证多见，患者多分布于>50~60岁和>60岁2个年龄段；不同年龄段中各证型分布比较，差异有统计学意义（$\chi^2=72.710$，$P=0.000$）。CD_4^+ T细胞计数不同分层中各证型分布比较，差异有统计学意义（$\chi^2=66.778$，$P=0.000$）。血液途径感染以肾虚髓减证、气虚血瘀证为主，性途径感染以肝肾阴虚证为主。结论　CD_4^+ T细胞计数分层、年龄段、病情程度和感染途径会影响ADC证型分布。

关键词　艾滋病痴呆复合征；中医证型

艾滋病痴呆复合征（acquried immune deficiency syndrome dementia complex，ADC）是人类免疫缺陷病毒（human immunodeficiency virus，HIV）感染中枢神经系统而引起，是获得性免疫缺陷综合征（acquried immune deficiency syndrome，AIDS）恶化的信号。近年来，越来越多的AIDS患者接受了高效抗反转录病毒治疗（highly active antiretroviral therapy，HAART），生存期得到延长，ADC患者数量也逐年上升。HAART是目前西医对ADC唯一有效的治疗方法，但只降低了病死率，无法改善大脑认知功能缺失，严重影响患者生活质量。经过多年研究，中医在治疗AIDS方面积累了丰富的临床经验，越来越受到医学界重视。我们在前期专家问卷调研及对ADC证候规律研究的基础上，对186例ADC患者的中医证型、年龄、病情程度、CD_4^+ T细胞计数及感染途径等病历资料进行回顾性分析，旨在初步了解ADC的证候特点及证型分布规律，为中医临床诊疗提供依据。

1　资料与方法

1.1　研究对象

纳入2010年3月—2015年3月在郑州市第六人民医院、河南中医学院第一附属医院艾滋病临床研究中心门诊及住院的ADC患者186例。其中男性127例，女性59例，年龄35~72岁。经输血及有偿献血途径、性途径、吸毒感染者分别为120、61、5例。

1.2　西医诊断标准

根据《艾滋病诊疗指南》相关标准制定ADC诊断标准。全部患者经蛋白印迹法确认HIV感染。ADC诊断标准：以智力低下、行动障碍及情感异常为主要表现，可见反应迟钝，注意力不集中，健忘，工作效率低下；行动障碍可见平衡力差、无力等；情感淡漠，甚至躁狂，少见癫痫发作等。早期因症状、体征不易被患者发现，鲜有主动就诊者，晚期则可发展为全面性痴呆，甚至进入植物状态。依据上述临床表现，结合症状、体征、脑脊液及头颅磁共振等结果，排除可导致上述症状的疾病如AIDS合并其他中枢神经系统病变（脑白质病变、隐球菌脑膜炎、结核性脑膜炎等），即可确诊。

1.3　中医辨证标准

参照《中药新药临床研究指导原则（试行）》，并在前期专家问卷调研及对ADC证候规律研究的基础上，经专家讨论制定辨证分型标准。①肾虚髓减证。主症：智能减退，腰膝酸软，倦怠思卧，脑转耳鸣，步履沉重，舌淡，苔薄，脉沉细。次症：善惊易恐，小便失禁，大便自遗。②肝肾阴虚证。主症：智能减退，喜怒不定，心悸，少寐，两目昏花，舌红苔少，脉弦细数。次症：烦躁不安，四肢拘急，脑转耳鸣。③心脾两虚证。主症：智能减退，面色㿠白，体倦思卧，纳差，舌质淡，苔薄白，脉细弱。次症：心悸，气短乏力，四肢不温。④痰浊阻窍证。主症：智能减退，纳呆脘胀，痰多吐涎，头重如裹，舌体胖大，舌质淡，苔白腻，脉滑。次症：神情呆板，肢体困重，纳差，狂躁不安。⑤气虚血瘀证。主症：智能减退，头痛如刺，口唇爪甲青紫，语言错乱，口齿不清，舌质紫黯或有瘀斑瘀点，舌下脉络紫黯，脉沉迟或涩。次症：狂躁不安，面色晦暗，肌肤干燥，心悸，不寐。具备2项主症（智能减退为必备症状），次症2项或以上者即可确诊。由2名主治医师及以上职称的中医师进行辨证分型。

1.4　数据处理

收集患者一般情况（包括性别、年龄、感染途径、职业、文化程度及婚姻状况）、四诊信息、CD_4^+ T细胞计数情况。建立Excel数据库，双人双机录入，经校验无误后锁定数据库。

1.5　观察指标

1.5.1　年龄分布　根据发病年龄特点分为4个年龄段，即30~40岁、>40~50岁、>50~60岁、>60岁。

1.5.2　病情程度分级　参照《中药新药临床研究指导原则（试行）》，症状按无、轻、中、重分为4级，主症分别计0分、2分、4分、6分，次症分别计0分、1分、2分、3分。不能分级的证候（如步履沉重、脑转耳鸣等）按照“无、有”计分，主症分别计0分、2分，次症分别计0分、1分。各症状得分之和为总积分，≤12分为轻度，13分≤总积分≤24分为中度，≥25分为重度。

1.5.3　CD_4^+ T淋巴细胞计数分层仅1例CD_4^+ T淋巴细胞计数>200个/μL，不纳入统计。将CD_4^+ T淋巴细胞计数分为3层：200~100个/μL，<100~50个/μL，<50个/μL。

1.6　统计学方法

采用SPSS17.0统计软件进行分析。计数资料组间比较采用χ2检验。$P<0.05$表示差异有统计学意义。

2　结果

2.1　中医证型分布

患者中医证型以肾虚髓减证、肝肾阴虚证为主，见表1。

表 1　186 例 ADC 患者中医证型分布

证型	例数	频数/%
肾虚髓减证	48	25.8
肝肾阴虚证	51	27.4
心脾两虚证	15	8.1
痰浊阻窍证	37	19.9
气虚血瘀证	35	18.8

2.2　各证型病情程度分布

不同病情程度中各证型分布比较，差异有统计学意义（$\chi^2=82.495$，$P=0.000$），以中、重度多见，见表 2。

表 2　ADC 不同证型患者病情程度分布［例（%）］

证型	轻度（21 例）	中度（78 例）	重度（87 例）
肾虚髓减证	6（3.2）	20（10.8）	22（11.8）
肝肾阴虚证	0（0）	24（12.9）	27（14.5）
心脾两虚证	9（4.8）	4（2.2）	2（1.1）
痰浊阻窍证	6（3.2）	17（9.1）	14（7.5）
气虚血瘀证	0（0）	13（7.1）	22（11.8）

2.3　各证型年龄分布

不同年龄段中各证型分布比较，差异有统计学意义（$\chi^2=72.710$，$P=0.000$），各证型多分布于 >50～60 岁和 >60 岁 2 个年龄段，见表 3。

表 3　ADC 不同证型患者年龄分布［例（%）］

证型	30～40 岁（5 例）	>40～50 岁（53 例）	>50～60 岁（61 例）	>60 岁（67 例）
肾虚髓减证	1（0.5）	11（5.9）	15（8.1）	21（11.3）
肝肾阴虚证	2（1.1）	15（8.1）	18（9.7）	16（8.6）
心脾两虚证	0（0）	7（3.8）	5（2.7）	3（1.6）
痰浊阻窍证	2（1.1）	12（6.5）	13（7.0）	10（5.4）
气虚血瘀证	0（0）	8（4.3）	10（5.4）	17（9.1）

2.4　各证型 CD_4^+ T 淋巴细胞计数分层

CD_4^+ T 细胞计数不同分层中各证型分布比较，差异有统计学意义（$\chi^2=66.778$，$P=0.000$），见表 4。

表 4　ADC 不同证型患者 CD_4^+ T 细胞计数分布［例（%）］

证型	200～100 个/μL（44 例）	<100～50 个/μL（51 例）	<50 个/μL（90 例）
肾虚髓减证	10（5.4）	11（5.9）	27（14.6）
肝肾阴虚证	13（6.9）	8（4.3）	30（16.2）
心脾两虚证	4（2.2）	3（1.6）	7（3.8）
痰浊阻窍证	8（4.3）	15（8.1）	14（7.6）
气虚血瘀证	9（4.9）	14（7.6）	12（6.5）

2.5　各证型感染途径分布

因吸毒感染者仅有 5 例，故不纳入统计。不同感染途径中各证型分布比较，差异有统计学意义（$\chi^2=83.481$，$P=0.000$）。血液途径感染的以肾虚髓减证、气虚血瘀证为主，性途径感染的以肝肾阴虚证为主，见表 5。

表 5　ADC 不同证型患者感染途径分布［例（%）］

证型	血液传播（120 例）	性传播（61 例）
肾虚髓减证	40（22.1）	8（4.3）
肝肾阴虚证	10（5.5）	38（21.0）
心脾两虚证	13（7.2）	2（1.1）
痰浊阻窍证	27（14.9）	10（5.5）
气虚血瘀证	30（16.6）	3（1.7）

3　讨论

本研究结果表明，ADC 常见证型为肾虚髓减证、肝肾阴虚证，其次为痰浊阻窍证、气虚血瘀证，心脾两虚证较少见。病情程度以中、重度居多，其证型多见肝肾阴虚证，轻度则以心脾两虚证为主。随着病情加重，肾虚髓减证、肝肾阴虚证、气虚血瘀证均呈逐渐增加趋势。这与 ADC 的病因病机相关。因感染邪毒日久，导致脏腑亏损，渐致肾精亏耗，脾肾亏虚，气血不足，脑髓失养；或脏腑功能失调，肝肾阴虚，虚火上炎；痰瘀互阻，蒙蔽清窍，而出现智能减退、思维迟钝、健忘、失眠等。故本病多发生在病程的中晚期，为本虚标实之证。

从不同年龄段中各证型分布情况可以看出，肾虚髓减证及肝肾阴虚证广泛分布在各个年龄段中，其他依次为痰浊阻窍证、气虚血瘀证、心脾两虚证。患者多分布于 >50～60 岁和 >60 岁 2 个年龄段，表明本病多发生在中老年患者。一方面因为 ADC 早期症状不典型，鲜有发现者，当症状明显时已进入疾病中晚期；另一方面与 HAART 覆盖面的扩大、患者生存时间延长有关。这 2 个年龄段相对于非感染性疾病导致的痴呆而言相对年轻，故临床对相对年轻患者出现痴呆要考虑 ADC 的可能。在 CD_4^+ T 细胞计数各分层中，各证型例数随 CD_4^+ T 细胞计数降低而增加，与文献报道一致。从感染途径上看，血液途径感染者以肾虚髓减证和气虚血瘀证为主，性途径感染者以肝肾阴虚证为主。血液途径感染的病理基础以脏腑虚损为主，性途径感染以内热阴虚为主，这与既往文献报道一致。

本研究对 ADC 中医证型的分布规律进行初步探讨，因病例数有限及地域差异，尚不能完全反映 ADC 中医证型的分布规律，今后可扩大样本量，进行多中心研究，从而逐步完善 ADC 中医证型分布规律的研究，使之成为临床诊疗的有效依据。

参考文献（略）

（出自《中国中医药信息杂志》2017 年第 24 卷第 3 期第 14－17 页）

111 例艾滋病相关性痒疹的中医症状、体征频数分析

杨小洁，李 钦，李金润，宋娜丽，杨绍春
（云南省中医中药研究院，云南 昆明 650223）

关键词 艾滋病；痒疹；频数分析

艾滋病相关性痒疹（HIV – pruritic papular eruption，HIV – PPE）是指艾滋病患者同时伴发皮肤瘙痒、泛发皮疹，丘疹、丘疱疹，结节、抓痕等皮肤炎性表现症状为主的病症。临床表现多样，对患者的生存质量造成较大影响，为探讨 HIV – PPE 的中医症状、体征特点及规律，笔者对Ⅲ例患者进行横断面调查，利用中医四诊手段，全面采集 HIV – PPE 的临床症状、体征进行分析，以期为进一步的中医药临床提供诊疗条件和参考，并对下一步研究提供良好基础。

1 资料与方法

1.1 诊断标准

依据 2005 年中华医学会制定的《艾滋病诊疗指南》的诊断标准以及国际艾滋病相关性痒疹的诊断标准：HIV 感染者出现的瘙痒性、散发性、以丘疹或结节为主要疹型的皮疹，持续时间 >1 个月。

1.2 纳入标准

确诊的 HIV/AIDS 患者；慢性、瘙痒性、以丘疹或结节为主要疹型的皮疹，持续时间 >1 个月；年龄：18 ~ 65 岁；受试者自愿并签署知情同意书。

1.3 排除标准

患者患有精神疾病，包括严重的癔症等。

1.4 病例来源

2011 年 4 月—2014 年 10 月自云南大理市第二人民医院，腾冲县人民医院和曲靖市中医院 111 例，经临床确诊为艾滋病 PPE 的门诊或住院治疗的患者。

1.5 研究方法

本研究经过文献专家咨询和预调研的基础上，自行编制《HIV – PPE 中医症状体征调查表》，对入组患者由 3 ~ 4 名经过培训的专业技术人员并与当地医院医师联合进行，以访谈的形式按调查表内容要求现场收集或取样，按中医四诊手段对患者分别进行辨证填写调查表格。对部分典型皮疹表现患者现场拍照和取样做病理检查。

1.6 资料整理

对 111 例 HIV – PPE 患者病例的中医症状体分频数，筛选有代表性的指标，进行数据的统计分析。

2 结果

2.1 一般资料

在收集的 HIV – PPE 患者病例 111 例中，男 56 例，女 55 例，男性与女性比例为 1.1∶1。年龄 20 ~ 65，平均（40.19 ± 8.17）岁。大多数在 30 ~ 50 岁之间。111 例患者中学历普遍偏低，其中小学以下或文盲 56 例，初中或高中 49 例，大专或大学 6 例。

2.2 感染途径

血液 38 例，性接触感染 39 例静脉吸毒 22 例其他 12 例感伤因素不详（可能包括咬伤，划伤，经口腔等不详细因素）。调查中 3 例为母婴传播年龄未满 18 岁，未纳入本研究。

2.3 中医证型与 CD_4 频数的分布

CD_4 <50 个 mm^3 者 29 例；CD_4 200 ~ 499 个/mm^3 者 75 例；CD_4 >500 个/mm^3 者 8 例。证型分布：111 例艾滋病患者中，血热生风 52 例，其中 CD_4 <50 个/mm^3 者 9 例，CD_4 200 ~ 499 个/mm^3 者 38 例 32 例，CD_4 >500 个/mm^3 者 5 例；血虚风燥 32 例，其中 CD_4 <50 个/mm^3 者 8 例，CD_4 200 ~ 499 个/mm^3 者 22 例，CD_4 >500 个/mm^3 者 2 例，脾虚湿蕴 27 例，其中 CD_4 <50 个/mm^3 者 11 例，CD_4 在 200 ~ 499 个/mm^3 者 15 例，CD_4 >500 者 1 例。见表 1。

表 1 艾滋病相关性痒痒患者中医证型与 CD_4 分布

中医证型	实测例数	CD_4		
		<200 个/mm^3	200 ~ 490 个 mm^3	≥500 个 mm^3
血热生风	52	9	38	5
血虚风燥	328	22	2	
脾虚湿蕴	27	11	15	1
合计	111	28	75	8

2.4 皮肤症状频数分布

111 例中丘疹 109 例占 98.1%，抓痕 94 例占 84.7%，色素改变占 42 例占 37.8%，结节 87 例占 78.4%，皮肤颜色异

基金项目：云南省应用基础研究计划项目：艾滋病相关性痒疹的中医症状、体征频数分布研究（NO：2011FZ232）

常61例占54.9%，水泡皮屑48例占43.2%，水疱渗出49例占44.1%，红斑34例占306%，风团28例占25.2%，皮肤灼热52例占46.8%，水疱26例占23.4%。见表2。

表2 111例患者诊疗相关症状比较

症状	合计		血热生风证（52例）		血虚风燥证（32例）		脾虚湿蕴证（27例）	
	频数	频率（%）	频数	频率（%）	频数	频率（%）	频数	频率（%）
丘疹	109	98.1	51	98.1	32	100	26	96.3
抓痕	94	84.7	43	82.7	27	84.3	24	92.3
色素改变	42	37.8	12	23.1	9	28.1	21	80.8
结节	87	78.4	49	94.2	23	71.9	15	57.7
颜色异常	61	54.9	11	21.6	28	87.5	22	84.6
水泡皮屑	48	43.2	10	19.2	17	21.9	21	80.8
水疹渗出	49	44.1	9	17.3	20	62.5	20	76.9
红斑	34	30.6	7	13.5	22	68.8	5	19.2
风团	28	25.2	14	26.7	13	40.6	1	3.9
皮肤灼热	52	46.8	26	50.0	20	62.5	6	23.1
水泡	26	23.4	6	11.5	9	28.1	11	42.3

3 舌象和脉象的分布

3种中医证型患者舌象表现均以淡红、淡白、痿软、荣润、红舌、齿痕、白苔、黄苔，薄苔、厚苔为主要舌象。其中淡红舌44例占39.6%，淡白舌38例占34.2%，痿软舌32例占28.8%，荣润舌22例占19.8%，红舌24例占19.8%，齿痕舌23例占20.1%，白苔60例占54.1%，厚苔64例占57.7%，黄苔48例占43.2%，薄苔45例占40.1%，腻苔50例占45.1%。其中淡红舌在血热生风型组较多，痿软舌在血虚风燥组中较多，齿痕舌和淡白苔在血虚风燥和脾虚湿蕴两型中较多。3种中医证型之脉象主要有数、弦、细、浮、濡、弱。

4 讨论

艾滋病相关性痒疹，是HIV/AIDS患者中最常见的炎症性皮肤病之一，类似于中医的粟疮、马疥，如《诸病源候论·疥候》云："马疥者，皮肉隐嶙，起作根蔗，搔之不知痛。

本研究对111例艾滋病在接受HAART疗法治疗和接受中医药治患者的中医临床四诊信息分析结果显示，中医证型分别为血热生风证52例，血虚风燥证32例，脾虚湿蕴证27例。出现皮肤症状频率较高的为丘疹、抓痕、皮肤灼热、色素改变、结节、水泡鳞屑、水泡渗出。

舌象多呈淡红、淡白、痿软舌、白苔、黄苔，厚苔较多。脉象以数脉、弦脉、濡脉、细脉，弱脉为较多表现。常见伴随症范围很广，可见疲乏，咽干，不寐，腰膝酸软，心慌胸闷，食欲不振，头晕头昏等。皮疹的发病率约占艾滋病患者的30%～40%较为常见。多由感受六淫之邪所致，且以风、热、湿相互夹杂，辨证机制为湿毒内蕴，风热湿毒聚结于肌肤所致。属血热，血燥，气血两虚，血虚则肌肤失养，化燥生风，气血虚则风易袭。又因湿邪黏滞，缠绵不愈，则脾失健运，故成脾虚湿蕴证。本病以气血亏虚为本，风湿热三邪蕴结为标。故临床表现以上述较为典型的3种中医证型。

根据症状、体征和舌脉象频数分布规律分析其病因病机提示本病以虚实夹杂，本虚标实为主，证型分布与性别、年龄、CD_4水平之间差异无统计学意义［J］，但CD_4计数降低机体免疫功能下降导致炎症发病增加，因此本病的发病和症状病情轻重与CD_4密切相关。目前HIV—PPE病变的病因及发病机制仍不明确，临床诊疗的循证证据不足，但与AIDS的发病及进展关系密切。中医的整体观念和辨证论治对本病具有优势。

参考文献（略）

（出自《云南中医中药杂志》2015年第30卷第3期第33－34页）

100例艾滋病患者中医临床症状和证候分布规律

南　征[1]，南红梅[1]，臧立权[2]，王雪冰[2]，金惠英[3]，孙　雪[3]，徐飞蝶[3]
（1. 长春中医药大学附属医院，长春 130021；2. 吉林市船营区搜登站中心卫生院，吉林 吉林 132212；
3. 长春中医药大学硕士研究生，长春 130117）

摘要 目的　对吉林市关爱医院艾滋病患者的中医临床症状和证候分布规律进行探讨。方法　采用中医临床流行病学调查方法，制定统一的临床观察表与调查方法，对症状、体征和证候的分布进行统计。结果　吉林市关爱医院感染途径主

基金项目："十一五"国家科技重大专项课题（2008ZX10005－012）

要为经血感染；临床症状及体征以例数排列乏力、心悸、易感冒、皮肤瘙痒、疼痛为前5位；临床症状及体征以积分排列乏力、疼痛、腿脚麻木、心悸、气短为前5位；无症状期以气血两亏为最多见，艾滋病期前3位证候分别是气虚血瘀、邪毒壅滞，气阴两虚、肺肾不足，脾肾亏虚、湿邪阻滞。结论　气血两亏、气虚血瘀，邪毒壅滞为最常见的两个证候，在治疗上以益气补血，化瘀解毒为主要的治疗方法 。

关键词　艾滋病；中医症状；中医证候；流行病学

对吉林市关爱医院100例艾滋病患者开展中医临床证候学研究，现将研究结果报告如下。

1　临床资料

所有病例均为经当地疾病控制中心确诊艾滋病患者，年龄27～65岁，平均年龄为43.14岁；其中男60例，女40例，男女比例为3∶2；感染途径：经血途径89例，经性途径11例；病程2～24年，平均为13.95年；无症状患者21例，艾滋病期患者79例，均为农民。

2　方法

诊断标准按照《艾滋病和艾滋病病毒感染诊断标准》相关规定执行，中医临床症状与证候判定标准按照国家中医药管理局制定的《中医药治疗艾滋病临床技术方案》规定执行。对症状、体征及证候分布进行统计。等级资料用秩和检验，计数资料用χ^2检验。计量资料用t检验。

3　结果

3.1　100例艾滋病患者临床症状、体征及积分分布情况

见表1～表2。

表1　100例HIV感染者和AIDS患者临床症状、体征分布　例（%）

症状及体征	例数	症状及体征	例数
乏力	97（97）	心悸	95（95）
易感冒	94（94）	皮肤瘙痒	94（94）
疼痛	93（93）	发热	93（93）
易汗出	92（92）	腿脚麻木	92（92）
皮疹	91（91）	气短	90（90）
咳嗽	90（90）	咳痰	89（89）
头晕	88（88）	气喘	87（87）
口疮	81（81）	腹泻	80（80）
便秘	76（76）	腹胀	74（74）
恶心	74（74）	腹痛	73（73）
呕吐	73（73）		

表2　100例艾滋病患者临床症状、体征积分分布

症状及体征	总积分	0分	1分	2分	3分	4分
乏力	220	3	14	49	28	6
疼痛	204	7	12	60	12	9
腿脚麻木	201	8	17	51	14	10

续表

症状及体征	总积分	0分	1分	2分	3分
心悸	189	5	28	44	19
气短	180	10	27	41	17
易汗出	175	8	32	40	17
易感冒	169	6	29	57	6
皮肤瘙痒	166	6	39	43	7
头晕	162	12	32	39	16
咳嗽	151	10	39	43	6
发热	145	7	43	48	2
气喘	137	13	47	31	8
咳痰	135	11	51	31	6
皮疹	126	9	58	32	0
腹泻	125	20	36	43	1
腹胀	103	26	47	25	2
腹痛	99	27	49	22	2
恶心	93	26	55	19	0
口疮	90	19	72	9	0
便秘	89	24	63	13	0
呕吐	79	28	67	6	0

3.2　100例艾滋病患者证候分布情况

见表3～表4。

表3　21例无症状期患者中医证候分布　例（%）

证候	例数
气血两亏	21（00）
肝郁气滞火旺	0（0）
痰热内扰	0（0）

表4　79例艾滋病期患者中医证候分布　例（%）

证候	例数
热毒内蕴、痰热壅肺	0（0）
气阴两虚、肺肾不足	9（11.39）
气虚血瘀、邪毒壅滞	69（87.34）
肝经风火、湿毒蕴结	0（0）
气郁痰阻、瘀血内停	0（0）
脾肾亏虚、湿邪阻滞	1（1.27）
元气虚衰、肾阴亏涸	0（0）

4 病案举例

王某，女，58 岁，农民。2008 年 9 月被确诊为艾滋病。血液传染，艾滋病期。CD_4：335/mm3，病毒载量：＜LDL。西药用拉米夫定、齐多夫定、奈韦拉平联合治疗。症见：乏力、气短、心悸，腿脚麻木，易汗出，易感冒，偶有皮肤瘙痒、口疮、身痛、腹胀、腹泻，舌质隐青，少苔，脉细涩。辨证：气阴两虚夹瘀毒。治法：益气养阴，活血解毒，开达膜原。方剂：达原饮加减。药物：厚朴 15g，槟榔 15g，草果仁 10g，知母 10，芍药 20g，黄芩 10g，黄精 50g，黄芪 50g，豨莶草 30g，丹参 10g，白术 10g，防风 10g，延胡索 10g，甘草 5g。每次取 120mL，2 次/d，温服。1 个月为 1 个疗程，连服 6 个疗程。复查：CD_4：891/mm^3，病毒载量：＜LDL。乏力明显减轻，其他诸症消失，舌质红，苔薄白，脉弦滑。

按：患者已是艾滋病期，从症状来看，乏力、气短、心悸、易汗出、易感冒是气阴两虚的表现，身痛、皮肤瘙痒、腿脚麻木等是瘀毒阻络的表现。《温疫论》说：“疫者感天地之疠气，……所谓‘横连膜原’者也。”因本病的病位在膜原，故用达原饮以开达膜原，驱邪外出，病乃愈。

5 讨论

中国临床流行病学调查表明，100 例 HIV 感染者和 AIDS 患者均为农民，男女比例为 3∶2。其中 89 例有单采血浆史，主要感染途径是经血感染，11 例为经性感染，符合艾滋病临床流行性病学特征。人体在感染 HIV 后，一般经过急性 HIV 感染期、无症状 HIV 感染期（即潜伏期）、症状性 HIV 感染期、艾滋病期 4 个阶段。

艾滋病属于中医“疫病”“伏气温病”“虚劳”“癥瘕”“阴阳易”等范畴。温疫邪入膜原半表半里，邪正相争，故见憎寒壮热；温疫热毒内侵入里，导致呕恶、头痛、烦躁、苔白厚如积粉等一派秽浊之候。此时邪不在表，忌用发汗；热中有湿，不能单纯清热；湿中有热，又忌片面燥湿。当以开达膜原，辟秽化浊为法。HIV 感染者和 AIDS 患者临床症状以气血两虚为主，兼有瘀毒。主要累及脾胃、肺、肾、心等脏腑。

中医认为，邪之所凑，其气必虚，疫毒之邪侵入体内，日久必伤人体正气，加之狎妓、同性恋等恣情纵欲，肾精亏耗；或吸毒成瘾，气血损伤，阴阳失衡；或先天不足，禀赋虚弱等，均易使正气不足。调查中发现无症状期以气血两虚为主。艾滋病期，以气虚血瘀、邪毒蕴结的证候最多，其次气阴两虚、肺肾不足。主要为“虚、瘀、毒”。“虚”表现在气、血、阴、阳、脾胃、肺、肾、心，但以气血两虚为主，可累及脾胃、肺、肾、心等脏腑；“瘀”主要为因虚而导致瘀，如气虚不能行血气虚血瘀、血虚血瘀、脾胃气虚，气血生化乏源导致血瘀；“毒”主要为疫毒、湿毒、瘀毒等。虚、瘀、毒是一系列的演变过程，因虚致瘀、因虚致湿、因湿因瘀成毒。故在治疗上应主要以益气补血，化瘀解毒为主。

本次中医临床流行病学初步揭示 HIV 感染者和 AIDS 患者的中医临床症状特征是以虚为主兼有瘀毒多见证候类型特征是以虚为主兼有瘀毒，可累及脾胃、肺、肾、心等脏腑。为今后中医药诊治艾滋病提供了临床依据。

参考文献（略）

（出自《长春中医药大学学报》2014 年第 30 卷第 2 期第 290－292 页）

艾滋病常见中医证型与 T 淋巴细胞亚群的统计学分析

郭晓辉[1]，张 丽[2]，谢世平[2]
（1. 洛阳市疾病预防控制中心，河南 洛阳 471000；2 河南中医药大学，河南 郑州 450000）

摘要 目的 探讨并分析 HIV/AIDS 中医证型与 T 淋巴细胞亚群（CD_3^+ T、CD_4^+ T、CD_8^+ T）水平的关系。方法 采用横断面流行病学调查方法对患者进行调查问卷，用流式细胞仪检测 T 淋巴细胞亚群，对常见中医证型在 T 淋巴细胞亚群进行统计学分析。结果 （1）一般情况：在被调查的 252 例 HIV/AIDS 患者中，职业主要是农民，243 例（96.4%）；民族大部分为汉族，250 例（99.2%）；男女比例为 1∶1.47；婚姻状况中以已婚为主，HIV/AIDS 患者文化水平较低，以小学以下为主，感染途径主要是采供血；常见中医证型为肺脾气虚（29 例）、气阴两虚证（19 例）、肺气虚弱证（17 例）、脾气亏虚证（13 例）；（2）常见中医证型在 T 淋巴细胞亚群的统计学分析：多组间在 CD_3^+ T、CD_8^+ T 计数方面比较，差异有统计学意义，根据平均秩次进一步推断，常见中医证型在 CD_3^+ T、CD_8^+ T 数量上从高到低均依次是肺气虚弱证、脾气亏虚证、

基金项目：国家“十一五”项目（2008ZX10005－001）

肺脾气虚证、气阴两虚证；多组间在 CD_4^+ T 计数方面比较，差异无统计学意义，但从 CD_4^+ T 的平均数上看从高到低依次为肺气虚弱证、脾气亏虚证、肺脾气虚证、气阴两虚证。结论 HIV/AIDS 患者常见中医证型多组间的统计学分析，艾滋病患者有病位由浅入里，由单个脏腑累及多个脏腑，由气虚到气阴两虚的趋势。

关键词 艾滋病；中医证候；免疫；统计学分析

艾滋病是近 30 年来的新发疾病，是由人类免疫缺陷病毒（HIV）感染引起的严重感染性疾病，又称获得性免疫缺陷综合征（acquired immunodeficiency syndrome，AIDS）。AIDS 的病理基础是免疫功能受损，HIV 病毒首先攻击的是 CD_4^+ T 细胞，造成数量进行性下降或功能降低，被感染者免疫功能部分或完全丧失，继而引发多器官、多病原体的机会性感染，临床表现复杂，病死率极高。

清代医家叶天士在《临证指南医案》中说“医道在乎识证、立法、用方，此为三大关键，一有草率，不堪司命。然三者之中，识证尤为紧要”。辨证是论治的前提，艾滋病的证候学研究是中医药防治艾滋病的基础，也是最重要的部分。艾滋病是一种多器官多系统受累的免疫缺陷综合征，其病机变化复杂，临床症状繁多，目前艾滋病对证候的研究尚处于探索阶段，以致尚未形成辨证论治的完整体系，证候缺乏统一标准，不利于开展中药新药的研究和中医药治疗状况下，急需用临床流行病学方法进行证候学调查，探讨 HIV/AIDS 常见中医证候与免疫指标的相关性，为艾滋病的中医辨证的客观化、量化提供依据。

1 资料与方法

1.1 调查对象

选自河南省某市 2009 年 11～12 月的 252 例 HIV/AIDS 患者作为研究对象。纳入标准：符合 2005 年卫生部发布的《艾滋病诊疗指南》诊断标准、有明确的感染途径、患者既往无慢性器质性疾病、年龄在 18～65 岁之间、证型采用 3 名艾滋病中医专家进行一致性辨证；排除标准：合并有精神病及其他影响问卷调查的真实性的患者、妊娠期妇女、调查资料不全者。

1.2 调查内容

采用专家问卷调查与实验室检查相结合方式，应用“十一五国家重大专项艾滋病中医证候学研究”设计的《艾滋病临床诊断调查表》问卷，获取研究对象的人口学特征和中医四诊信息，并筛选出常见中医证型；用流式细胞仪检测外周血的 T 淋巴细胞亚群——CD_3^+ T、CD_4^+ T、CD_8^+ T，对常见中医证型在 T 淋巴细胞亚群进行统计学分析。

1.3 统计学处理

选用 SPSS13.0 进行统计处理与分析，采用描述性分析、多独立样本的非参数检验等统计学推断，显著性水平 $\alpha = 0.05$（双侧检验）。

2 结果

2.1 人口学特征

研究共调查了 HIV/AIDS 患者 252 例，其中男 102 例，女 150 例，男女比例为 1∶1.47；由于调查范围有限，民族大部分为汉族，占 99.2%，回族占 0.8%；婚姻状况中已婚为主，占 87.3%；文化程度较低，小学以下为主，占 73.4%；现居住地以河南为主，占 98.4%；感染途径以采供血为主，占 92.1%。

2.2 艾滋病中医证候分布

252 例 HIV/AIDS 患者常见中医证型出现频率最高是肺脾气虚证 29 例（11.5%）；其他依次是气阴两虚证 19 例（7.5%）、肺气虚弱证 17 例（6.7%）、脾气亏虚证 13 例（5.2%）等（详见表 1）。

表 1 调查对象中医证型分布情况

中医证型	例数	百分比（%）
肺脾气虚证	29	11.5
气阴两虚证	19	7.5
肺气虚弱证	17	6.7
脾气亏虚证	13	5.2
肝血亏虚证	7	2.8
邪结皮肤	7	2.8
肺脾气虚肝郁气滞证	6	2.4
肺卫不固证	5	2.0
肾气亏虚证	5	2.0
肝郁气滞证	4	1.6
脾肾阳虚证	4	1.6
气血亏虚证	4	1.6
肾精亏虚证	4	1.6
湿热内蕴证	4	1.6
肺脾气虚邪结皮肤证	3	1.2
肺肾阴虚证	3	1.2
气阴两虚肺脾气虚肝郁气滞证	3	1.2

2.3 常见中医证型与 T 淋巴细胞亚群的统计学分析

（1）从以上可以看出常见中医证型（例数 >10）依次为肺脾气虚证、气阴两虚证、脾气亏虚证、肺气虚弱证；（2）进行多组中医证型之间 T 淋巴细胞亚群的正态分布检验（$P<0.05$），不符合正态分布，常见中医证型之间统计学分析进行多组间的采用非参数检验；（3）输出结果（表 2，表 3）。①在 CD_3^+ T 方面：$P=0.023$；4 种中医证型在 CD_3^+ T 细胞数量的差异有统计学意义，根据平均秩次进

一步推断，4 种中医证型在 CD_3^+ T 细胞数量上从高到低依次是肺气虚弱证、脾气亏虚证、肺脾气虚证、气阴两虚证。②在 CD_4^+ T 方面：$P=0.257$，4 种中医证型在 CD_4^+ T 细胞数量的差异无统计学意义，但常见中医证型 4 组间的 CD_4^+ T 平均值有逐渐降低的趋势（见图 1）。③在 CD_8^+ T 方面：$P=0.023$；4 种中医证型在 CD_8^+ T 细胞数量的差异有统计学意义，可认为 4 种中医证型的 CD_8^+ T 数量差异有统计学意义，根据平均秩次进一步推断，4 种中医证型在 CD_8^+ T 数量上从高到低依次是肺气虚弱证、脾气亏虚证、肺脾气虚证、气阴两虚证。

表 2　常见中医证型多样本非参数检验统计量

统计量	CD_3^+ T	CD_4^+ T	CD_8^+ T
χ^2	9.539	4.041	9.506
df	3	3	3
P（双侧）	0.023	0.257	0.023

表 3　常见中医证型多样本非参数检验的平均秩次

T 淋巴细胞亚群（数量）	中医证型	例数	平均秩次
CD_3^+ T	肺气虚弱证	17	53.29
	脾气亏虚证	13	40.81
	肺脾气虚证	29	36.36
	气阴两虚证	19	31.05
CD_4^+ T	气阴两虚证	19	39.03
	脾气亏虚证	13	38.27
	肺气虚弱证	17	48.74
	肺脾气虚证	29	34.95
CD_8^+ T	肺气虚弱证	17	52.53
	脾气亏虚证	13	40.81
	肺脾气虚证	29	37.81
	气阴两虚证	19	29.53

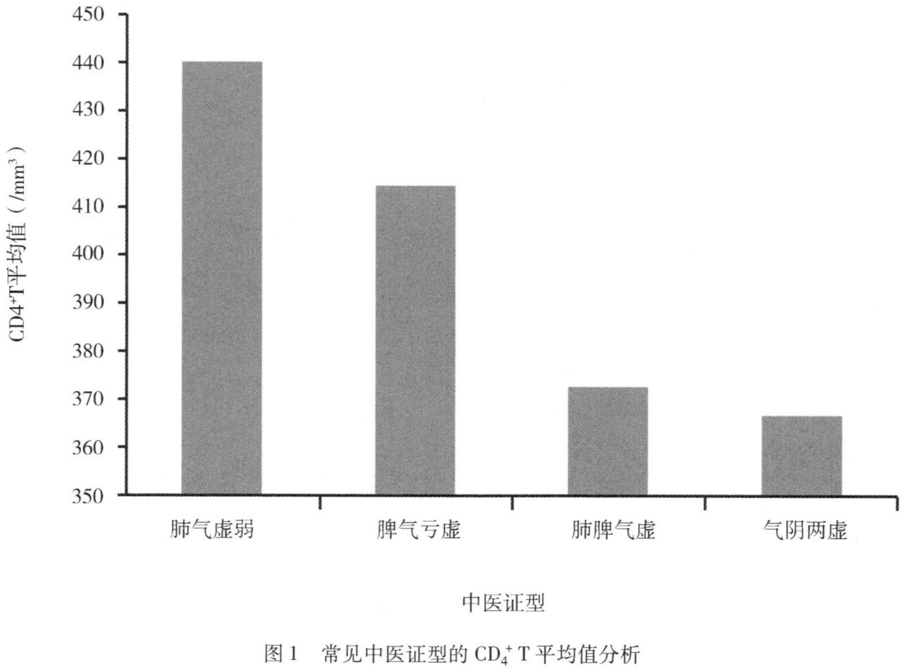

图 1　常见中医证型的 CD_4^+ T 平均值分析

3　讨论

证候是疾病发生发展过程中某一阶段的生理和病理状态的高度概括，中医证候具有微观物质基础。因而在艾滋病发展过程中，中医证候与 T 淋巴细胞亚群之间存在着不同的变化，人体对 HIV 感染的免疫反应与 AIDS 的临床症候之间有着必然的联系。王树把 CD_4^+ T 细胞数作为辨证施治的依据，认为 CD_4^+ T 细胞稍低于 200mm^3 者，相当于“肺脾气虚，气阴两虚”证型；若 CD_4^+ T 细胞低于 100mm^3 者，相当于“脾肾阳虚、命门火衰”证型；杨凤珍等。通过对 72 例早中期艾滋病患者进行中医证候、T 淋巴细胞亚群改变、HIV 病毒载量等方面观察，初步发现元气虚损与机体细胞免疫损伤呈现较高相关性，提示 CD_4^+ T、$CD_{45}RA^+$ 细胞可以作为本病元气损伤程度评价的参考指标。谢世平等运用二分类 Logistic 回归对 281 例艾滋病患者常见中医证型与免疫指标相关性研究中显示 CD_4^+ T 与湿热内蕴脾气虚证呈正相关性，与湿热内蕴肺脾气虚证呈负相关性，与湿热内蕴证、湿热内蕴气阴两虚证、肺脾气虚证没有相关性。本研究初步显示 CD_3^+ T、CD_8^+ T 在常见中医证型之间差异有统计学意义，常见中医证型在 CD_3^+ T 细胞数量上从高到低依次是肺气虚弱证、脾气亏虚证、肺脾气虚证、气阴两虚证；常见中医证型多组间在 CD_4^+ T 细胞计数差异无统计学意义，但是，研究也发现 CD_4^+ T 细胞数量依肺气虚弱证、脾气亏虚证、肺脾气虚证、气阴两虚证次序。

HIV/AIDS 患者常见中医证型多组间的统计学分析，艾滋病患者有病位由浅入里，由单个脏腑累及多个脏腑，由气虚到气阴两虚的趋势。艾滋病中医证型从脏腑辨证方面显示患者由单个脏腑病变逐渐累及多个脏腑；从气血津液辨证方面分析，疫毒首先耗气，逐渐损伤阴血，导致气阴两虚，有最终导致精血亏损、阴阳离决而至死亡的趋势；T 淋巴细胞亚群也有相关的趋势，HIV 病毒侵入人体后，HIV 病毒在 CD_4^+ T 细胞中复制繁殖，导致细胞破坏溶解，CD_4^+ T 细胞数量减少。在 HIV 感染的早期，CD_8^+ T 细胞增加，但是随着感染的进展，CD_8^+ T 细胞的克隆形成能力降低，导致 HIV 细胞毒 T 细胞的最终消亡。在中医证型逐渐加重演变时，CD_3^+ T 减低，CD_4^+ T 降低，CD_8^+ T 也从原来激活状态逐渐降低。

目前，本课题研究显示常见中医证型与免疫指标相关性无相关性，可能与样本量不足有一定的关系。HIV/AIDS 患者中医证候与免疫指标相关性的研究较少，尚未真正发掘内部变化及联系。

在认识疾病的过程中发现免疫医学与中医理论体系不谋而合，从免疫学角度深入研究艾滋病中医证候，使辨证不再局限于哲学上的推理，而更多的是科学上的验证；使艾滋病的施治不再局限于经验上的总结，而是有科学根据的临床实践。艾滋病中医证候与免疫学研究，应在祖国医学辨证论治的指导下，应用现代流行病学结合免疫检测手段进行大规模、大范围的深入研究，揭示艾滋病证候在免疫方面的物质基础，探讨艾滋病中医证候与免疫指标的相关性，对证候进行免疫指标定性和定量，进而建立标准的中医证候，形成完整的辨证论治体系，进而使中医药在艾滋病的防治中发挥更大的作用。

参考文献（略）

（出自《世界中西医结合杂志》2010 年第 11 卷第 1 期第 52－54 页）

新疆地区艾滋病患者常见中医证型与 CD_4 T 淋巴细胞计数相关性探讨

李静茹，马建萍，马秀兰，张　颖，艾合买提，曾　琳
（新疆·国家中医临床研究基地/新疆维吾尔自治区中医医院，新疆 乌鲁木齐 830000）

摘要　目的　探讨新疆地区艾滋病患者常见中医证型与 T 淋巴细胞计数的相关性。方法　通过对新疆地区 1130 例艾滋病患者中医证型的调查，发现：新疆地区艾滋病患者的中医证型共有 13 种，其中气阴两虚型、气虚湿阻型居多，虚证多于实证。结果　在此 13 种证型中，CD_4T 淋巴细胞计数呈水平分布，无明显差别。结论　新疆地区艾滋病患者常见中医证型与 CD_4T 淋巴细胞计数之间无相关性。

关键词　艾滋病；中医证型；CD_4T 淋巴细胞

艾滋病是人体感染人类免疫缺陷病毒后引起的一种慢性致死率高的传染疾病，其发病机理复杂多样，临床症状繁多且变化多端。全国从事艾滋病研究的专家通过调查研究，总结出艾滋病常见中医证型约 44 种，总属虚实错杂，以虚证多见。

中医证候判断是进行中医辨证论治的前提和依据。目前，中医证型的判断多靠临床医生凭借其临床经验，通过临床“望、闻、问、切”四诊合参而作出判断，故存在临床中医证候判断不统一的情况。近年来，中医证型的客观化是临床研究中较为活跃的领域之一，CD_4 细胞是目前公认的艾滋病判断疗效及预后的主要免疫学检测指标。本研究拟通过对新疆地区艾滋病患者常见中医证型的分类和 CD_4 细胞的计数研究，探讨二者之间是否存在相关性。

1　资料与方法

1.1　一般资料

运用分层整群随机抽样方法，随机抽取 2011 年 5 月至 2012 年 3 月期间新疆地区 10 个艾滋病高发区的 HIV/AIDS

基金项目：国家“十二五”科技重大专项“艾滋病和病毒性肝炎等重大传染病防治”（2014ZX10005003）

患者1032例作为研究对象。一般情况：年龄在18～65岁之间；男性660例，女性370例。

1.2 诊断标准

1.2.1 西医诊断标准 参照2005年卫生部发布的《艾滋病诊疗指南》中HIV/AIDS的诊断标准制定。

1.2.2 中医辨证标准 参照中华人民共和国国家标准《中医临床诊疗术语（证候部分）》及《中药新药临床研究指导原则（2002版）》制定。

1.3 病例纳入标准

符合以上诊断标准的HIV/AIDS患者；均经新疆维吾尔自治区疾病预防控制中心进行免疫印迹确认实验HIV抗体阳性者；年龄18～60岁；能配合调查者。

1.4 CD_4 细胞检测

参照《艾滋病和艾滋病病毒感染诊断标准》中绝对计数方法。

1.5 统计学处理

收集整理临床数据，建立数据库。采用统计软件包SPSS13.0对数据进行分析。计数资料采用频数、构成比等表示，采用 χ^2 检验。计量资料先进行正态性检验、方差齐性检验，满足条件的数据采用均数加减标准差（$\bar{x} \pm s$）进行资料描述，组间比较采用 t 检验；不满足条件的数据采用四分位间距进行资料描述，组间比较采用秩和检验。所有检验均采用双侧检验，以 $\alpha=0.05$ 为检验水准，$P<0.05$ 为差异有统计学意义。

2 结果（见表1，2）

表1 HIV/AIDS患者中医证型与 CD_4^+ 计数构成表

中医证型	CD_4^+				合计
	<200	200～350	350～500	>500	
肺脾气虚	6	10	17	21	21
肺肾阴虚	3	4	7	10	10
肺卫不固	7	20	13	15	15
肝肾阴虚	14	20	29	47	47
肝郁气滞	7	21	30	19	19
脾气虚弱	3	7	15	14	14
脾肾阳虚	5	4	6	12	12
气虚湿阻	65	65	84	84	
气血亏虚	5	14	10	18	18
气阴两虚	28	49	73	99	99
气郁痰凝	1	9	13	12	12
湿热内蕴	2	10	11	9	9
阳虚外感	1	0	0	1	1
正常	3	4	9	9	9
肺气虚弱	0	2	0	0	0
风寒袭表	0	1	0	2	2
邪结皮肤	0	0	4	2	2
合计	114	240	302	374	374

表2 HIV/AIDS患者中医虚实证候与 CD_4^+ 计数构成表

中医证型	CD_4^+			
	<200	200～350	350～500	>500
实证	22	75	91	77
虚证	59	200	238	200
正常	3	4	9	9

3 讨论

辨证论治是中医的特色，也是开展中医药治疗至关重要的一步，准确的辨证才能进行有效的治疗。新疆地理位置和饮食习惯特殊，民族众多，艾滋病患者中医证型较之其他地区更为复杂，且病情繁杂多变，同时基层缺乏中医人才，摸清艾滋病患者的中医证型，有利于中医药防治艾滋病工作的开展。准确的中医辨证，需要医者有一定的中医学基础知识和临床经验。如何简化中医辨证方法是中医人努力的方向，为的是让更多的人可以更好地运用中医药的知识来治病救人，此即本课题组在新疆地区开展艾滋病患者中医证型调查工作的意旨。

本研究采用现场中医辨证和专家辨证两种形式。通过对1130例艾滋病患者中医证候的调查，发现：新疆地区艾滋病患者常见的中医证型有13种，CD_4T淋巴细胞的数量呈水平分布状态，艾滋病患者 CD_4^+T淋巴细胞的数量与中医证型、中医虚实证候没有必然的联系。故考虑科研和临床工作中，不能在无证可辨的情况下，运用 CD_4T淋巴细胞的数量来进行中医虚实辨证。随着对T淋巴细胞的功能研究深入，发现T细胞的功能主要是由其所分泌的细胞因子介导的，提示今后的研究可以借助这些微观指标来简化、规范化中医辨证。

参考文献（略）

（出自《新疆中医药》2017年第35卷第5期第4－5页）

中西医结合改善艾滋病合并肺部感染患者中医证候对比研究

李沛军
（青海省第四人民医院中西医结合科 810000）

摘要 目的 探讨中西医结合改善艾滋病合并肺部感染患者中医证候的临床效果。方法 按照数字随机分组法将我院收治的92例艾滋病合并肺部感染患者均分为实验组和对照组，对照组患者46例仅给予肺部感染常规西医综合治疗，实验组46例在此基础上给予中医治疗。比较两组患者治疗前、治疗1周、2周、3周、4周后主要症状发生率及中医证候积分改善情况以及治疗4周后中医证候疗效。结果 实验组患者治疗4周后治疗总有效率明显高于对照组，差异具有显著性（$P<0.05$）；治疗1周后实验组胸痛、恶寒发热和但热不寒发生率均明显低于对照组，差异具有显著性（$P<0.05$）；治疗2周后实验组不寐、喉中痰鸣、胸痛、恶寒发热和但热不寒发生率均明显低于对照组，差异具有显著性（$P<0.05$）；治疗3周和4周后实验组喉中痰鸣、胸痛、恶寒发热和但热不寒发生率均明显低于对照组，差异具有显著性（$P<0.05$）；实验组治疗1周、2周、3周、4周后肺肾两亏型中医证候积分均明显低于对照组，差异具有显著性（$P<0.05$）。结论 中西医结合治疗艾滋病合并肺部感染能显著改善患者中医证候，疗效优于单纯西医治疗，尤其适用于肺肾两亏型患者。

关键词 中西医结合；艾滋病；肺部感染；中医证候

肺部机会性感染是艾滋病患者发病期较为常见的合并症，发病原因较为复杂，细菌、真菌、分支杆菌、病毒以及原虫均为主要诱发因素。艾滋病合并肺部感染患者临床症状多不典型，病情较为复杂，治疗棘手，患者死亡率较高。中药在艾滋病合并肺部感染患者的临床治疗中显示了较好的临床效果。现对我院实施中西医结合治疗艾滋病合并肺部感染患者，中医证候改善效果进行评价研究，现报告如下。

资料与方法

1 一般资料

选取我院2011年5月—2013年5月收治的92例艾滋病合并肺部感染患者作为研究对象。所有患者均符合艾滋病和肺部感染相关诊断标准，经常规胸片检查确诊为肺部感染。经《中医药治疗艾滋病临床技术方案（试行）》中的中医药辨证分型标准分型为痰热壅盛：身热、气粗、痰多黄稠；肺肾两亏：喘促、动则为甚；痰湿阻肺：气喘、甚则喘息不能平卧、咯痰量多、舌苔白腻。按照数字随机分组法将92例患者均分为实验组和对照组，其中实验组男36例，女10例，年龄（40～49）岁，平均（43.73±5.12）岁；对照组男35例，女11例，年龄（41～50,）岁，平均（44.88±4.97）岁。两组患者在性别、年龄、呼吸频率、脉搏、体温等方面差异无统计学意义（$P>0.05$），具有可比性，见表1。所有患者均签署知情同意书。

表1 两组患者临床资料比较（n,%）

组别	n	24h咳痰量（mL）	呼吸频率（min^{-1}）	脉搏（min^{-1}）	24h最高体温（℃）
实验组	46	26.51±5.46	21.46±2.50	86.05±11.06	37.61±1.06
对照组	46	22.64±5.77	21.60±3.11	84.57±12.22	37.34±1.11
t值		6.471	5.668	11.926	10.473
P值		0.416	1.027	0.852	0.667

2 方法

对照组患者仅给予肺部感染常规西医综合治疗，以病原体检测结果为抗感染治疗依据，使用抗生素，必要时采取对症支持治疗；实验组在常规西医综合治疗基础上实施中医辨证治疗，痰热壅盛者给予清金化痰汤进行宣肺清热化痰治疗；肺肾两亏者给予补肺汤合七味都气丸；痰湿阻肺者给予小青龙汤合二陈汤加减。两组患者均治疗4周，停药后第12周获得1次随访。

3 观察指标

观察两组患者治疗前及治疗1周、2周、3周、4周后主要症状发生率及中医证候积分改善情况，比较两组患者治疗 4 周后中医证候疗效。

4 疗效评价标准

4.1 中医证候积分标准

对 3 个证型患者主症和次症均进行评分，主症分为 4 个等级，按照无、轻、中、重分别记作 0 分、2 分、4 分、6 分；次症分为 4 个等级，按照无、轻、中、重分别记作 0、1、2、3 分。中医证候积分 = 主症各症状评分 + 次症各症状评分。

痰热壅盛证（主症：身热、气粗、痰多黄稠；次症：口干口苦、烦躁不安、大便秘结、小便短赤、舌红苔黄腻、脉滑数）；肺肾两亏证（主症：喘促、动则为甚；次症：自汗、五心烦热、腰膝酸软、舌淡苔白、脉细弱）；痰湿阻肺证（主症：气喘、甚则喘息不能平卧、咯痰量多、舌苔白腻；次症：面色苍白、形寒肢冷、头晕目眩、脉濡缓或滑）。

4.2 疗效评价标准

治愈：中医证候积分减少 95% 以上；显效：中医证候积分减少 70% ~94%；有效：中医证候积分减少 30% ~69%；无效：中医证候积分减少不超过 30%。

5 统计学方法

本研究数据均采用 SPSS18.0 进行统计学处理，计量资料采用（$\bar{x} \pm s$）表示，差异性比较采用 t 检验，计数资料比较采用 χ^2 检验，$P<0.05$ 为差异具有统计学意义。

结果

1 两组患者中医证候疗效比较

实验组患者治疗 4 周后治疗总有效率明显高于对照组，差异具有显著性（$P<0.05$），见表 2。

表 2 两组患者中医证候疗效比较（n,%）

组别	n	治愈	显效	有效	无效	总有效率	χ^2 值	P 值
实验组	46	14（30.43）	13（28.26）	16（34.78）	3（6.52）	43（93.48）	4.389	0.036
对照组	46	10（21.74）	11（23.91）	15（32.61）	10（21.74）	36（78.26）		

2 两组患者不同治疗时间主要症状发生情况比较

治疗 1 周后实验组胸痛、恶寒发热和但热不寒发生率均明显低于对照组，差异具有显著性（$P<0.05$）；治疗 2 周后实验组不寐、喉中痰鸣、胸痛、恶寒发热和但热不寒发生率均明显低于对照组，差异具有显著性（$P<0.05$）；治疗 3 周和 4 周后实验组喉中痰鸣、胸痛、恶寒发热和但热不寒发生率均明显低于对照组，差异具有显著性（$P<0.05$），见表 3。

表 3 两组患者不同治疗时间主要症状发生率比较（$n=46$,%）

症状	组别	治疗前	治疗 1 周	治疗 2 周	治疗 3 周	治疗 4 周
不寐	实验组	16（34.78）	7（15.22）	5（10.87）*	5（10.87）	4（8.70）
	对照组	19（41.30）	13（28.26）	11（23.91）	8（17.39）	7（15.22）
喉中痰鸣	实验组	12（26.09）	8（17.39）	4（8.70）*	1（2.17）*	2（4.35）*
	对照组	10（21.74）	10（21.74）	10（21.74）	10（21.74）	10（21.74）
胸痛	实验组	10（21.74）	5（10.87）*	3（4.69）*	3（4.69）*	1（2.17）*
	对照组	10（21.74）	10（21.74）	10（21.74）	10（21.74）	10（21.74）
恶寒发热	实验组	11（23.91）	3（6.52）*	2（4.35）*	1（2.17）*	2（4.35）
	对照组	10（21.74）	10（21.74）	10（21.74）	10（21.74）	10（21.74）
但热不寒	实验组	6（13.04）	2（4.35）*	1（2.17）*	0（0.00）*	2（4.35）*
	对照组	10（21.74）	10（21.74）	10（21.74）	10（21.74）	10（21.74）
头痛	实验组	16（34.78）	12（26.09）	10（21.74）	11（23.91）	11（23.91）
	对照组	10（21.74）	10（21.74）	10（21.74）	10（21.74）	10（21.74）

注：与对照组比较，* $P<0.05$。

3 两组患者不同治疗时间中医证候积分改善情况比较

实验组治疗 1 周、2 周、3 周、4 周后肺肾两亏型中医证候积分均明显低于对照组，差异具有显著性（$P<0.05$）；治疗 1 周、2 周、3 周、4 周后两组患者痰热壅盛型和痰湿阻肺型中医证候积分比较，差异无统计学意义（$P>0.05$），见表 4。

表4　两组患者不同治疗时间中医证候积分比较（$\bar{x} \pm s$，$n=46$，分）

证型	组别	治疗前	治疗1周	治疗2周	治疗3周	治疗4周
痰热壅盛	实验组	11.22 ±3.98	6.69 ±3.23	5.32 ±3.13	4.60 ±3.50	3.72 ±3.06
	对照组	11.45 ±4.11	6.71 ±3.61	5.08 ±3.05	3.74 ±2.55	3.85 ±3.01
肺肾两亏	实验组	9.57 ±3.71	4.21 ±2.50*	3.08 ±2.49*	2.87 ±2.83*	1.91 ±1.92*
	对照组	9.91 ±3.42	6.77 ±2.67	5.63 ±2.51	4.61 ±2.40	3.99 ±2.81
痰湿阻肺	实验组	10.11 ±3.77	6.51 ±3.84	5.03 ±3.62	4.10 ±3.71	3.59 ±2.94
	对照组	9.87 ±4.20	6.59 ±3.33	5.01 ±2.91	4.11 ±2.95	4.67 ±3.22

注：与对照组比较，*$P<0.05$。

讨论

艾滋病患者在中晚期多出现多种病原体感染，其中肺部感染最为常见，患者临床主要表现为发热、咳嗽和气促等。中医研究表明，艾滋病合并肺部感染主要病机为患者脾肺气虚易受外邪侵袭引起肺失宣降、肺气上逆，多表现为毒、热、湿、痰、瘀。患者体质不同因此受外邪侵袭性质也有一定差异，表现为不同中医证候分型。痰热壅盛型以邪实为主，肺肾两亏以久咳久喘为主，痰湿阻肺型为虚实相兼。

本研究中中药治疗以辨证论治为治疗原则，主要包括清热解毒、化痰、健脾补肾、止咳平喘等，对虚证和虚实夹杂证者采用中药攻补兼施。其中清金化痰汤以黄芩、栀子和桑白皮为主药，具有清泻肺火之功效，辅助具有清热、理气、化痰等作用的瓜蒌仁、橘红、桔梗等，加上甘草调和诸药，共奏化痰止咳、清热润肺之功效；补肺汤中人参可益气健脾，黄芪益气补卫固表，熟地黄和五味子滋阴益肾，紫菀、桑白皮可化痰、平喘、止咳、清肺，丹参可活血化瘀，本方可补气补血清泄肺火。现代药理学研究也表明，补肺汤中含有清除自由基、抑制脂质过氧化、提升谷胱甘肽、超氧化物歧化酶、谷胱甘肽过氧化物酶等活力的物质，改善患者免疫功能和肺功能；七味都气丸也是补肾纳气的基础方剂，以干地黄、茯苓、山药、冬虫夏草、山茱萸等补肾益肺、止咳平喘；小青龙汤具有温肺化饮、表里兼治，现代药理学研究也证实小青龙汤具有预防气道结构重建；而二陈汤主要治疗痰湿，与小青龙汤共同使用可健脾益气、肃肺化痰。

本研究结果显示，随治疗时间的延长中西医结合治疗组患者主要症状发生情况及中医证候积分逐渐改善，临床效果显著。治疗过程中中西医结合治疗组患者不寐、喉中痰鸣、胸痛、恶寒发热和但热不寒等主要症状发生率及肺肾两亏型中医证候积分改善情况均在不同程度上优于单纯西医治疗组。治疗4周后中西医结合治疗组患者中医证候疗效也明显优于单纯西医治疗组。表明，中西医结合治疗艾滋病合并肺部感染能够最大限度相互促进和发挥药效，在短时间内有效改善患者中医证候，临床疗效优于单纯西医治疗，尤其适用于肺肾两亏型患者。

艾滋病合并肺部感染患者临床症状复杂、病情严重、病程较长，常规西药治疗能够控制患者炎性发热、促进组织修复。而中药也能够缓解患者发热、头痛等症状，与西药有相辅相成的效果，还可以预防过度炎症反应可能导致的全身炎症反应综合征的发生、改善患者生活质量。本研究中所使用的中药方剂主要通过改善艾滋病患者免疫功能下降、抑制脂质过氧化和减少气道结构重建等作用改善患者临床主证。但重要治疗介入的指征和时机等问题还需要进一步深入研究，以提高中药治疗的临床效果。

参考文献（略）

（出自《青海医药杂志》2014年第44卷第5期1－4页）

101 例艾滋病患者中医体质类型与证候的相关性研究

牟方政[1]，龚 雪[1]，魏大荣[1]，肖江峰[2]，马 琴[2]
（1. 重庆三峡中心医院国医苑中医科，重庆 404000；2. 重庆三峡中心医院御安分院感染科，重庆 404000）

摘要 目的 调查艾滋病中医体质类型与证候，探讨二者的相关性，为艾滋病中医药辨体辨证论治提供理论依据。方法 选取接受高效抗反转录病毒治疗（HAART）的 101 例艾滋病患者作为研究对象，根据《中医体质分类与判定》评估体质类型，参照《重庆市中医药治疗艾滋病临床技术方案》主要辨证分型，归纳中医体质类型与证候，并分析二者相关性。结果 101 例接受 HAART 的艾滋病患者，体质分布：气虚质占 44.55%（45 例），湿热质占 31.68%（32 例），痰湿质占 11.88%（12 例），以及气郁质、阴虚质和血瘀质等。证候分布：肝胆湿热证占 62.38%（63 例），脾肺气虚证占 16.83%（17 例），痰湿蕴结证占 11.88%（12 例），以及气阴两虚证、肝郁气滞证和气滞血瘀证等。体质类型与证候相关性分析：气虚质、湿热质均与脾肺气虚证呈显著正相关（$P<0.01$），均与肝胆湿热证呈正相关（$P<0.05$）；痰湿质与痰湿蕴结证呈显著正相关（$P<0.01$），与脾肺气虚证呈正相关（$P<0.05$）。结论艾滋病患者中医体质类型以气虚质、湿热质为主，气虚质、湿热质多表现为脾肺气虚证、肝胆湿热证，痰湿质多表现为痰湿蕴结证、脾肺气虚证。

关键词 艾滋病；中医体质；中医证候

2004 年，我国开始实施中医药治疗艾滋病（AIDS）试点项目，已有 2.6 万例艾滋病病毒（HIV）感染者和患者接受了中医药免费治疗。中医把 AIDS 归结为“瘟疫”“虚劳”疾病状态，认为“邪之所凑，其气必虚”。AIDS 的发病与体质分不开，体质的强弱对于 AIDS 的证候有重要影响。中医辨体辨证相结合有助于提高中医药治疗 AIDS 的临床疗效。选取万州区 2012 年 1 月至 2017 年 1 月同时接受高效抗反转录病毒疗法（HAART）和中医药干预的 101 例 AIDS 患者，进行中医体质评估与证候辨别，归纳中医体质类型与证候，并分析二者相关性，为 AIDS 中医药辨体辨证论治提供理论依据。

1 对象与方法

1.1 对象

2012 年 1 月到 2017 年 1 月期间，在三峡中心医院国医苑中医科进行中医药治疗的 101 例 AIDS 患者。入选病例依据卫生部、国家中医药管理局 2005 年公布的《艾滋病诊疗指南》，符合 AIDS 诊断；已经接受 HAART 但未曾接受过中医药干预的患者，诊治合作，资料完整、准确者。除外严重并发症难以接受调查者。

1.2 方法

1）体质调查和评估，根据 2009 年 4 月中华中医药学会发布的《中医体质分类与判定》标准，研究对象回答 9 种体质类型，即平和质、气虚质、阳虚质、阴虚质、瘀血质、痰湿质、湿热质、气郁质和特禀质相关的 60 个问题，应用炎黄东方科技中医体质辨识软件（3.0 版本）评估体质类型。AIDS 患者不是简单的某一个体质类型，复合体质倾向，根据分数高低来进行取舍。

2）中医证候调查和诊断，参照 2007 年《重庆市中医药治疗艾滋病临床技术方案》，确定肝胆湿热证、脾肺气虚证、痰湿蕴结证、肝郁气滞证、气滞血瘀证、气阴两虚证为主要研究证型。应用中医药治疗艾滋病试点项目临床观察登记表采集信息并辨证分型。

3）质量控制：由 2 名经过系统培训的中医师同时进行中医体质及中医证候分析，一名固定医师负责汇总结果，保证研究结果的准确可靠。

1.3 统计方法

将中医体质类型和证候分型结果录入计算机，用 Excel 软件统计处理，一般数据用频数法，相关分析采用 Pearson 相关分析，$P<0.05$ 为显著性标准。

2 结果

2.1 AIDS 患者中医体质类型分布

101 例 AIDS 患者，其中男性 85 例，女性 16 例。年龄 20～29 岁 20 例，30～39 岁 22 例，40～49 岁 30 例，50～59 岁 20 例，60 岁以上 9 例。按照体质出现频次，依次分为气虚质占 44.55%（45 例），湿热质占 31.68%（32 例），痰湿质占 11.88%（12 例），气郁质占 5.94%（6 例），阴虚质占 2.97%（3 例），血瘀质占 2.97%（3 例）。

2.2 AIDS 患者中医证候类型分布

101 例 AIDS 患者脏腑辨证中，病位在肝、脾、肺居

基金项目：第三批中医药防治传染病临床基地建设单位（2012）；国家“十二五”科技重大专项项目（2012ZX10005001－005）；万州区科委项目（20140315）

多。主要中医证候分布为肝胆湿热证 63 例，占 62.38%；脾肺气虚证 17 例，占 16.83%；痰湿蕴结证 12 例，占 11.88%；气阴两虚证 6 例，占 5.94%；肝郁气滞证 1 例，占 0.99%，气滞血瘀证 2 例，占 1.98%。

2.3 AIDS 患者中医体质类型与证候的关系

101 例 AIDS 患者中医体质类型与证候的相关性分析表明，气虚质与脾肺气虚证呈显著正相关（$P<0.01$），与肝胆湿热证呈正相关（$P<0.05$）；湿热质与脾肺气虚证呈显著正相关（$P<0.01$），与肝胆湿热证呈正相关（$P<0.05$）；痰湿质与痰湿蕴结证呈显著正相关（$P<0.01$），与脾肺气虚证呈正相关（$P<0.05$）。其他体质类型因例数较少，缺乏有意义的相关性分析（表 1）。

表 1　101 例 AIDS 患者中医体质类型与证候的相关性分析（r）

体质	证候					
	肝胆湿热	脾肺气虚	痰湿蕴结	肝郁气滞	气滞血瘀	气阴两虚
气虚质	0.451[a]	0.775[b]	−0.134	−0.351	−0.258	−0.408
湿热质	0.206[a]	0.862[b]	−0.120	−0.208	−0.208	−0.238
痰湿质	−0.215	0.379[a]	0.975[b]	−0.278	−0.278	−0.386
气郁质	0.286	−0.815	−0.160	0.000	−0.245	−0.290
阴虚质	−0.458	−0.324	−0.221	−0.200	1.000	0.127
瘀血质	−0.670	−0.474	−0.323	−0.293	0.292	0.985

注：[a]$P<0.05$，[b]$P<0.01$

3 讨论

体质是指人体生命过程中，在先天禀赋和后天获得的基础上所形成的形态结构、生理功能和心理状态方面综合的、相对稳定的特征。根据《中医体质分类与判定》标准，九种体质中，接受 HAART 的 AIDS 患者体质分布在气虚质、湿热质、痰湿质、气郁质、阴虚质、血瘀质，以气虚质为主，说明气虚质易感 HIV 邪气，同时也说明 AIDS 患者久病必虚的状态。相关文献也支持 AIDS 患者气虚质是主要体质状态。本研究与其基本一致，不同的是万州区湿热体质 AIDS 患者相对较多，可能与所处地理环境气候潮湿、饮食辛辣油腻有关，同时也与接受 HAART 所致不良反应有关。由于本研究对象中合并体质多见，便于统计研究，主要取积分较高的体质类型作为研究指标，实际过程中可能存在偏倚现象。

中医证候是在中医理论指导下，对四诊收集的临床资料进行综合分析而得出的诊断性结论，是人体在内外病因的作用下所形成的阶段性的临床表现和病理特征，即致病外因作用于人体体质以后形成的临床类型。本研究中参照 2007 年《重庆市中医药治疗艾滋病临床技术方案》和王莉等有关 AIDS 证候研究类型，确立接受 HAART 的 AIDS 患者主要证候包括肝胆湿热证、脾肺气虚证、痰湿蕴结证、肝郁气滞证、气滞血瘀证、气阴两虚证。本次结果显示，肝胆湿热证与脾肺气虚证居多。郭晓辉等采用横断面流行病学调查方法，分析某地区 AIDS 患者常见的中医症状和证候分布，结果显示，气虚是 AIDS 的最基本病因，肺脾气虚证是常见的基本证型。本研究脾肺气虚证占比仅次于肝胆湿热证，可能与患者主要体质、生活环境以及接受 HAART 所致不良反应有关。首先表现出实证为主，而非虚证，但是随着时间推移，虚实夹杂证有增加趋势。

AIDS 患者中医体质类型与证候二者相辅相成，体质不但决定机体对某些病因和疾病的易感性，而且还可以决定疾病转归倾向性。证候是在体质的基础上发生和演变发展的结果，体质势必对疾病证候的发生及其动态变化产生重大影响。从中医体质入手有利于开阔 AIDS 证候研究思路，有利于判断 AIDS 的转变、预后和转归。本研究通过接受 HAART 的 AIDS 患者中医体质类型与证候类型的相关性分析表明，气虚质与脾肺气虚证、与肝胆湿热证，湿热质与脾肺气虚证、与肝胆湿热证，痰湿质与痰湿蕴结证、与脾肺气虚证均呈正相关。气虚质患者容易表现出气虚夹湿热证候，湿热质患者容易表现出湿热夹气虚证，充分体现了中医体质与证候的密切相关性。这一点从李钦等研究中也可以得到体现。通过 AIDS 中医体质类型与证候的相关性研究，阐明接受 HAART 的 AIDS 患者中医体质类型与证候的分布规律、组合规律以及演变规律，能为患者提供具有指向性的中医药治疗思路。

参考文献（略）

（出自《中国艾滋病性病》2017 年第 23 卷第 10 期第 880－882 页）

经 HAART 治疗 HIV/AIDS 患者中医体质类型初步探析

陆中云[1]，张金涛[2]，张富林[2]
（1. 云南省中医中药研究院，云南 昆明 650223；2. 云南建水监狱医院，云南 建水 654300）

摘要 目的 分析经 HAART 治疗后艾滋病病毒（HIV）感染者/艾滋病（AIDS）患者的中医体质类型，为艾滋病的预防研究与中医药治疗提供理论依据。方法 调查 60 例 HIV/AIDS 患者，采用中医舌面脉象诊测信息采集系统分析得出每位患者的中医体质类型。结果 经 HAART 治疗 HIV/AIDS 患者中，平和质占 20.5%，气虚质占 19.7%，气郁质占 7.7%，湿热质占 13.7%，痰湿质占 6.0%，特禀质占 10.3%，血瘀质占 7.7%，阳虚质占 6.8%，阴虚质占 7.7%。60 例患者中，单一体质占 41.7%，2 种复合型体质占 16.7%，3 种及以上复合型体质占 41.7%。结论 平和质、气虚质是 HIV/AIDS 患者最常见的体质类型，偏颇体质和混合型体质较多是 HIV/AIDS 患者特定的中医体质特征之一。

关键词 HAART 治疗；HIV/AIDS 患者；中医体质

艾滋病是由于感染了人类免疫缺陷病毒（HIV）所致的以免疫损害和感染为主要特征的一组综合征。到目前为止，艾滋病仍然是一种无法治愈的疾病，虽然规范的抗病毒治疗能降低患者病发率和死亡率，有效地缓解症状，但其耐药及多重不良反应仍是亟待解决的难题。近年来，随着中医药在治疗艾滋病中的范围扩大及影响提高，以及中医体质流行病学调查的不断开展，为艾滋病患者的中医药及中西医结合治疗提供了新的选择。

1 临床资料

1.1 一般资料

所有病例来源于 2015 年 6 ~ 8 月云南省某监管场所关押人员中的 HIV/AIDS 患者，所有患者的诊断均符合《艾滋病诊疗指南（2015 版）》的诊断标准。

1.2 诊断标准

按照卫生部《艾滋病和艾滋病病毒感染诊断标准》（WS293 - 2008）和《艾滋病诊疗指南（2015 版）》的诊断标准。确证试验证实 HIV 阳性患者。

1.3 纳入标准

符合诊断标准；年龄 18 ~ 65 岁，CD_4^+ T≥ - 200 个/uL，正在抗病毒治疗；治疗前均签署知情同意书。

1.4 排除标准

合并严重的机会性感染未得到控制者；妊娠或哺乳期妇女；精神智力异常不能对答者。

2 方法

2.1 检测方法

使用上海道生医疗科技有限公司的“舌面脉信息采集体质辨识系统”进行统一检测，型号：DS01 - A。患者自行回答或工作人员辅助答题，填写中医量表中的全部问题。同时联合系统采集的舌象、面象、脉象等相关数据信息，通过计算机软件的辨证分析后得到每位患者的中医体质类型结果。

2.2 统计方法

采用 SPSS19.0 统计软件进行数据分析统计，计数资料采用卡方检验，调查结果采用构成百分比表示。

3 结果

3.1 中医体质类型构成比

收集 HIV/AIDS 患者共 60 例，患者最大年龄 58 岁，最小年龄 22 岁，平均年龄 40 岁；接受 HAART 治疗时间≥2a 的 47 例，<2a 的 13 例。HIV/AIDS 患者的中医体质类型分布频率从高到底依次为：平和质占 20.5%，气虚质占 19.7%，湿热质占 13.7%，特禀质占 10.3%，阴虚质占 7.7%，气郁质占 7.7%，血瘀质占 7.7%，阳虚质占 6.8%，痰湿质占 6.0%。见表 1。

表 1 经 HAART 治疗 HIV/AIDS 患者中医体质类型分布

中医体质类型	n	构成比/%
平和质	24	20.5
气虚质	23	19.7
湿热质	16	13.7
特禀质	12	10.3
阴虚质	9	7.7
气郁质	9	7.7
血瘀质	9	7.7
阳虚质	8	6.8
痰湿质	7	6.0

3.2 混合体质特征分构成分布情况

60 例患者中，单一体质占 41.7%，2 种复合型体质占 16.7%，3 种及以上复合型体质占 41.7%。见表 2。

表 2 经 HAART 治疗 HIV/AIDS 患者混合体质分布情况

混合体质	n	构成比/%
1 种	25	41.7
2 种	10	16.7
3 种及以上	25	41.7

4 讨论

中医历代文献中尚无艾滋病之名，但根据其传播方式、流行情况、发病特点、临床表现以及预后转归等方面来看，与中医的某些病症、病名（如瘟疫、虚劳、癥瘕、积聚、阴阳易等）有相类似之处。针对 HIV/AIDS 患者 HAART 治疗后耐药及多重不良反应的难题，中医治疗手段的介入，对机体进行辨证论治、个体化治疗，在临床治疗过程中发挥着重要作用。

中医体质类型是对个体在未病状态下所表现的阴阳气血津液偏颇状态的描述，体质的相对稳定性和动态可变性决定了体质的可调性，通过研究不同体质类型与疾病的关系，从改善体质入手，及早采取针对性的措施纠正或改善由于阴阳气血偏胜偏衰所导致的体质偏颇，以减少偏颇体质对疾病的影响，可以预防疾病、延缓发病、改善病情。在临床对 HIV/AIDS 患者的诊治过程中，防治措施和治疗手段应建立在对体质辨识的基础上，充分考虑到该人的体质特征，并针对其体质特征采取相应的治疗措施。本研究中的 60 例 HIV/AIDS 患者中医体质类型以偏颇体质居多，其中又以气虚质、湿热质所占比较高，这与既往研究报道的中医体质类型分布特点较为相似。此外，研究结果显示 2 种及以上混合体质占 58.4%，进一步从中医体质角度说明了艾滋病是由五脏气血阴阳失调所致，从而产生一系列复杂、多变的临床症状。因此次研究样本量偏少，尚需进一步扩大调查范围与对象，更深层次的掌握 HIV/AIDS 患者在中医体质角度的发展变化规律及特征，使其更具代表性的指导中医及中西医结合防治艾滋病这一任重道远的工作。

参考文献（略）

（出自《云南中医杂志》2016 年第 37 卷第 9 期第 46－4 页）

不同中医体质 HIV/AIDS 患者细胞免疫功能状态研究

俞 冲[1]，王忠成[1]，顾玉玲[2]

（1. 南通大学附属南通第三医院感染科 江苏 226006；2. 南通大学附属南通第三医院康复科 江苏 226006）

摘要 目的 分析并总结不同分期的 HIV/AIDS 患者中医体质分布情况，进一步探讨不同中医体质类型的 HIV/AIDS 患者细胞免疫功能状态。方法收集并分析 68 例 HIV/AIDS 患者病例资料。依据《2011 年中国艾滋病诊疗指南》将 HIV 感染者分为急性期、无症状期和艾滋病期。依据《中医体质分类与判定》标准对患者中医体质做出评判，采用流式细胞仪进行 CD_4^+ T 淋巴细胞计数检测。结果 急性期患者（3 例）均为单一体质，2 例气虚质、1 例阳虚质；无症状期（30 例）、艾滋病期（35 例）兼夹体质居多，按各体质出现频次排列，无症状期前 3 位依次为：气虚质（12 例次）、痰湿质（7 例次）、湿热质（7 例次），艾滋病期前 3 位依次为：气虚质（15 例次）、阳虚质（8 例次）、阴虚质（7 例次）；气虚质均排在首位；虚性体质组（气虚质、阳虚质、阴虚质、特禀质）较实性体质组（痰湿质、湿热质、血瘀质、气郁质）CD_4^+ T 淋巴细胞水平更为低下（$P<0.01$），在无症状期及艾滋病期，气虚质与其他虚性体质（包括阳虚质、阴虚质及特禀质）比较，CD_4^+ T 淋巴细胞更为低下（$P<0.01$）。结论 不同中医体质分型的 HIV/AIDS 患者细胞免疫损伤程度不同，气虚贯穿 HIV/AIDS 发病的始终，虚性体质尤其气虚体质 HIV/AIDS 患者细胞免疫损伤更常见。

关键词 HIV/AIDS；CD_4^+ T 淋巴细胞；中医体质

获得性免疫缺陷综合征（acquired immunodeficien－cy syndrome，AIDS）为感染人类免疫缺陷病毒（human immunodeficiency virus，HIV）导致的慢性疾病，联合国艾滋病规划署发布的《2013 艾滋病疫情报告》显示：截至 2012 年底全球 HIV 感染者约 3 530 万，2012 年新发感染人数仍然高达 230 万。现代医学认为从初始感染 HIV 到终末期是一个较为漫长的复杂过程，随着病情进展临床表现为 CD_4^+ T 淋巴细胞进行性下降。中医学认为，HIV 感染及发病是正邪交争的过程，疾病进展总属邪毒渐进而正气渐弱。目前中医药防治艾滋病多从中医辨证分型论治的角度开展，缺

基金项目：南通市科技局应用研究计划项目（No. BK2014082）

乏客观的辨证分型标准及疗效评价标准，近年来，中医体质学说研究逐渐深入且与临床联系密切，其认为体质是正气在个体的特殊表现形式，不同的中医体质类型机体免疫功能状态不尽相同，本研究临床收集68例HIV/AIDS患者临床资料进行横断面调查，分析处于不同分期的HIV感染者中医体质分布情况，并探讨了不同中医体质类型的HIV感染者机体细胞免疫功能状态，现总结如下。

资料与方法

1　诊断、分期、纳入及排除标准

HIV/AIDS诊断及分期标准：按照中华医学会感染病分会艾滋病学组颁发的《中国艾滋病诊疗指南（2011年版）》，HIV/AIDS分期：急性期、无症状期和艾滋病期。纳入标准：南通市疾控HIV抗体确诊试验阳性（免疫印迹法）；年龄18～70岁；智力正常，自愿接受本临床研究者。排除标准：既往已行高效联合抗逆转录病毒疗法（HAART）治疗；患有严重的精神及神经系统疾病的患者家属不愿意合作者。

2　一般资料

以2014年8月—2015年10月南通大学附属南通第三医院传染科门诊及病房诊治的HIV/AIDs患者为研究对象。该试验总共入组68例HIV/AIDS患者，其中急性期3例、无症状期30例和艾滋病期35例，均未给予HAART治疗。68例HIV/AIDS患者中男性40例，女性28例，男女比例为1.43∶1，平均年龄（46.41±11.50）岁。

3　研究方法

3.1　体质评判

以现场调查的方式，通过患者自行填写或由临床医师逐条询问填写的方式完成中医体质量表评估，最后由经过专门培训的临床医师依据《中医体质分类与判定》标准对患者中医体质做出评判。体质量表由气虚质、阳虚质、阴虚质、特禀质、痰湿质、湿热质、血瘀质、气郁质及平和质9个亚量表构成。每一问题采用5级评分，各条目分相加为原始分，转化分=［（原始分－条目数）/（条目数×4）］×100。转化分≥40分者判定为某一体质，平和质需符合转化分≥60分，其他8种体质转化分均<30分。兼夹体质患者按转化分高者进行体质评判。

3.2　实验室检测

采用真空EDTA抗凝管抽取新鲜抗凝血2mL，混匀，24h内上流式细胞仪（FACS Calibur）进行CD_4^+ T淋巴细胞计数的检测。

4　统计学方法

采用IBM SPSS19.0统计软件，计量资料以$\bar{x} \pm s$表示，计数资料采用百分比表示。两组样本比较采用两独立样本t检验；对非正态分布数据采用非参数检验统计分析。$P<0.05$为差异有统计学意义。

结果

1　中医体质分布情况（见表1、表2）

急性期患者3例，均为单一体质，其中气虚质2例、阳虚质1例；无症状期、艾滋病期多为兼夹体质，无症状期兼夹体质18例，艾滋病期兼夹体质24例，二者占入组病例61.76%（42/68），无症状期体质出现频次前3位依次为：气虚质（12例次）、痰湿质（7例次）、湿热质（7例次），艾滋病期体质出现频次前3位依次为：气虚质（15例次）、阳虚质（8例次）、阴虚质（7例次）。无症状期气虚质8例，占26.67%，艾滋病期气虚质10例，占28.57%。

表1　HIV/AIDS患者各期中医体质分布情况（例次）

中医体质	急性期	无症状期	艾滋病期
气虚质	2	12	15
阳虚质	1	5	8
阴虚质	0	2	7
特禀质	0	0	1
痰湿质	0	7	3
湿热质	0	7	5
血瘀质	0	3	2
气郁质	0	3	4
平和质	0	2	7

表2　HIV/AIDS各期体质分布情况

中医体质	急性期		无症状期		艾滋病期	
	例数	百分比（%）	例数	百分比（%）	例数	百分比（%）
气虚质	2	66.67	8	26.67	10	28.57
阳虚质	1	33.33	3	10.00	5	14.29
阴虚质	0	0.00	2	6.67	3	8.57
特禀质	0	0.00	0	0.00	1	2.86
痰湿质	0	0.00	5	16.67	1	2.86
湿热质	0	0.00	5	16.67	2	5.71
血瘀质	0	0.00	2	6.67	2	5.71
气郁质	0	0.00	3	10.00	4	11.43
平和质	0	0.00	2	6.67	7	20.00
总数	3	10000	30	10000	35	100.00

2　各体质分组CD_4^+ T淋巴细胞计数比较（见表3）

68例患者分为平和质、非平和质；按体质虚实分为虚性体质、实性体质，虚性体质包括：气虚质、阳虚质、阴虚质、特禀质，实性体质包括：痰湿质、湿热质、血瘀质、气郁质；按是否存在兼夹体质分为单一体质、兼夹体质。CD_4^+ T淋巴细胞水平虚性体质较实性体质更为低下（$P<0.05$），而平和质与非平和质、单一体质与兼夹体质之间比较，差异无统计学意义（$P>0.05$）。

表 3 各体质分组 CD_4^+ T 淋巴细胞计数比较

中医体质	例数（%）	CD_4^+ T 淋巴细胞计数（个/μL，$\bar{x} \pm s$）	P 值
平和质	9（13.24）	268.22 ± 146.45	0.138
非平和质	59（86.76）	185.74 ± 101.39	
虚性体质	35（51.47）	134.24 ± 87.29	0.004
实性体质	24（35.29）	257.60 ± 176.32	
单一体质	26（38.24）	226.50 ± 150.10	0.271
兼夹体质	42（61.76）	189.56 ± 93.28	

3 气虚质组和其他虚性体质组 CD_4^+ T 淋巴细胞计数比较（见表 4）

本组病例气虚质占 18 例：无症状期 8 例、艾滋病期 10 例，其他非气虚质虚性体质（包括阳虚质、阴虚质及特禀质）总计 14 例：无症状期 5 例、艾滋病期 9 例。在无症状期及艾滋病期，气虚质与其他虚性体质（包括阳虚质、阴虚质及特禀质）比较 CD_4^+ T 淋巴细胞更为低下（$P < 0.01$）。

表 4 气虚质组和其他虚性体质组 CD_4^+ T 淋巴细胞计数比较（个/μL，$\bar{x} \pm s$）

中医体质	无症状期	艾滋病期
气虚质	386.12 ± 89.76	66.64 ± 53.29
其他虚性体质	492.15 ± 45.62	137.86 ± 155.95
t 值	4.242	2.637
P 值	< 0.001	0.001

讨论

中医学认为 HIV/AIDS 发病总的机理为正虚邪侵，同时发现在相同的致病因素作用下，正气影响着病情变化的趋势、决定着个体对不同病因的易感性及其发病后病理变化的倾向性。故机体正气在发病过程中起着主导作用。而体质学说认为体质为人体生命过程中，在先天禀赋和后天获得的基础上所形成的综合且相对稳定的固有特质，是人类在生长、发育过程中所形成的与自然、社会环境相适应的人体个性特征，具有相对稳定性，是机体正气在个体的特殊表现形式，体质的偏颇是疾病发生的内因。因此不同体质类型其正气强弱不同，邪气的易感性及感邪后病情发展趋势不同，体质在 HIV/AIDS 病变过程中影响着病情进展和转化。而中医证是对疾病发展过程中某一病理阶段本质的概括，包括了病因、病位、病性、病机及疾病发展趋势等方面。证往往能够反映某阶段表现出来的体质，证与体质具有高度相关性，对于 HIV/AIDS 患者临床诊治时应将体质辨识和证型辨证有机结合，两者互为参考。

HIV 感染机体后，大致可分为急性期、无症状感染期及艾滋病期，疾病不同分期体质分布也呈现一定的规律，本研究显示 HIV/AIDS 急性期患者均为单一体质，以虚性体质为主，其中 2 例气虚质、1 例阳虚质；无症状期、艾滋病期兼夹体质居多。按各体质出现频次排列，无症状期以气虚质、痰湿质、湿热质 3 种体质较常见，而艾滋病期则以虚性体质为主。无论体质出现频率还是按转化分高者进行体质评判，气虚质都排在首位，提示气虚贯穿 HIV/AIDS 发病的始终，早在《内经》就有："正气存内，邪不可干""邪之所凑，其气必虚""真气从之，精神内守，病安从来"等古训，因此对于 HIV/AIDS 患者的中医辨治需时时考虑固护正气。有学者从"虚劳"病机入手，在 HAART 治疗基础上采用补益正气方法诊治 HIV 感染者，起到了辅助性提高细胞免疫功能的作用，这与体质理论不谋而合。

中医体质学说认为体质与机体细胞免疫功能之间存在一定的联系，本组研究显示平和质与非平和质、单一体质与兼夹体质之间无统计学差异，但仍需更大样本的临床研究来验证。而虚性体质组较实性体质组有着更为低下的 CD_4^+ T 淋巴细胞，虚性体质组内进一步分层研究提示气虚质与其他虚性体质比较 CD_4^+ T 淋巴细胞更为低下。上述研究结果提示气虚质患者感染 HIV 后，机体免疫功能损害更为明显，有可能较其他体质更早进展至艾滋病期，并且更容易并发各种机会性感染、甚至更早出现疾病的终点事件，因此从中医体质角度出发对于 HIV/AIDS 患者，虚性体质尤其气虚体质，可考虑适当放宽 HAART 治疗指征，尽早阻断 HIV 对机体免疫系统的破坏。研究表明，中医药辨证论治在 HAART 治疗的增效减毒方面起到了良好作用，考虑到体质决定着机体的易感性及发病后病理倾向性，并且体质具有动态可调性，从中医体质角度出发，采用体质调整联合 HARRT 治疗或许可提高抗病毒治疗的反应性，延缓 HIV/AIDS 患者疾病的进程。

参考文献（略）

（出自《中国中西医杂志》2018 年第 38 卷第 1 期第 50 – 53 页）

获得性免疫缺陷综合征患者中医体质对 CD_4^+ T 淋巴细胞及其亚群的影响

俞　冲，王忠成，朱勇根，徐海峰，邹美银，汪美华
（南通大学附属南通第三医院感染科 江苏 226006）

摘要　目的　通过总结分析54例HIV/AIDS患者临床资料，探讨中医体质与CD_4^+T淋巴细胞计数及其亚群的关系。方法　收集并分析2014年8月—2016年1月南通大学附属南通第三医院传染科门诊及病房诊治的HIV/AIDS患者病例资料。观察患者中医体质，检测患者不同体质CD_4^+T淋巴细胞及其亚群情况。结果　54例患者中兼夹体质35例（64.81%），单一体质12例（22.22%），平和质7例（12.96%）。按体质出现频次排序，气虚质（23频次）、阳虚质（15频次）、气郁质（11频次）分列前三。兼夹体质中排名前三者为：气虚质18例（33.33%）、阳虚质9例（16.67%）、气郁质7例（12.96%）。虚性体质27例（50%），实性体质20例（37.04%）。与虚性体质比较，实性体质、平和质CD_4^+T淋巴细胞计数增加，Th1、Th17及Th22水平升高，Th2及Treg水平降低（$P<0.05$）。且平和质Th17水平较实性体质降低（$P<0.05$）。其余各体质CD_4^+T淋巴细胞计数及其亚群比较，差异无统计学意义（$P>0.05$）。与其他虚性体质比较，气虚质CD_4^+T淋巴细胞计数降低（$t=2.724$，$P=0.016$）。CD_4^+T淋巴细胞亚群比较，气虚质及其他虚性体质差异无统计学意义（$P>0.05$）。结论　HIV/AIDS患者中医体质类型与CD_4^+T淋巴细胞计数及其亚群有一定的关系，气虚贯穿HIV/AIDS发病的始终，虚性体质较实性体质CD_4^+T淋巴细胞亚群比例失衡更加明显。

关键词　人类免疫缺陷病毒；获得性免疫缺陷综合征；CD_4^+T淋巴细胞；淋巴细胞亚群；中医体质

获得性免疫缺陷综合征（acquired immunodeficiency syndrome，AIDS）为感染人类免疫缺陷病毒（human immunodeficiency virus，HIV）导致的慢性疾病，联合国艾滋病规划署发布的《2013艾滋病疫情报告》显示：截至2012年底全球HIV感染者约3 530万，2012年新发感染人数仍然高达230万。从初始感染HIV到终末期，随着病情进展临床表现为CD_4^+T淋巴细胞进行性下降，其亚群结构也出现相应变化。中医体质为人体生命过程中，在先天禀赋和后天获得的基础上所形成的综合且相对稳定的固有特质，是人类在生长、发育过程中所形成的与自然、社会环境相适应的人体个性特征，影响着病情变化的趋势、决定着个体对不同病因的易感性及其发病后病理变化的倾向性。本研究临床收集HIV/AIDS患者，分析其中医体质与CD_4^+T淋巴细胞及其亚群的关系。

资料与方法

1　诊断标准

采用中华医学会感染病学分会艾滋病学组颁发的《艾滋病诊疗指南（2011版）》，发病阶段均处于艾滋病期。中医体质判定标准：依据2009年4月中华中医药学会拟定的《中医体质分类与判定》标准，具体判定方法　回答《中医体质分类与判定表》中的全部问题，每一问题按5级评分，计算原始分及转化分，依标准判定体质类型。各条目分相加为原始分，转化分=［（原始分－条目数）/（条目数×4）］×100。转化分≥40分者判定为某一体质。平和质需符合转化分≥60分，其他8种体质转化分均<30分。兼夹体质患者按转化分高者进行体质评判。

2　纳入标准

HIV抗体确诊试验阳性（免疫印记法）；年龄18～70岁；智力正常，自愿接受本临床研究者，均签署知情同意书。

3　排除标准

既往已行高效抗逆转录病毒疗法（highly active antiretroviral therapy，HAART）治疗；患有严重的精神及神经疾病的患者；合并中枢神经疾病影响智力者。

4　一般资料

54例为2014年8月—2016年1月南通大学附属南通第三医院传染科门诊及病房诊治的HIV/AIDS患者，均处于艾滋病期。其中男性39例，女性15例，男女比例为2.6∶1，平均年龄（44.60±12.19）岁。本研究通过南通大学附属南通第三医院伦理委员会审核（No.20140012）。

5　研究方法

体质评判：以现场调查的方式，通过患者自行填写或由临床医师逐条询问填写的方式完成中医体质量表（中医体质标准化量表包括气虚质、阳虚质、阴虚质、特禀质、痰湿

基金项目：南通市科技局应用研究计划项目（NO BK2014082）

质、湿热质、血瘀质、气郁质、平和质）评估，由经过专门培训的主治及以上中医师依据《中医体质分类与判定》标准完成中医体质判定。按体质虚实分为虚性体质、实性体质，虚性体质包括：气虚质、阳虚质、阴虚质、特禀质；实性体质包括：痰湿质、湿热质、血瘀质、气郁质。按是否存在兼夹体质分为单一体质、兼夹体质；平和质另列。

6 观察指标及方法

6.1 中医体质分布

按体质测评量表判定体质类型，观察54例HIV/AIDS患者的体质类型及分布情况。

6.2 HIV-RNA 检测

外周血标本5mL，分离血浆，采用Taqman实时荧光PCR检测试剂，以美国Roche公司的COBAS AmpliPrep/COBAS TaqMan 48 自动载量仪测定HIV-RNA载量。

6.3 CD_4^+ T淋巴细胞及其亚群检测

6.3.1 标本采集 采用EDTA抗凝真空采血管采集外周静脉血10 mL，4~6 h内处理标本。用Ficoll密度梯度分离法分离外周血单个核细胞，并用细胞自动计数仪进行计数，调整细胞浓度至1×10^7/mL。

6.3.2 HIV特异性抗原刺激 每例患者标本分为2个亚组，未刺激组和HIV-Gag抗原刺激组。1×10^6个外周血单个核细胞悬液根据分组分别加入细胞培养基和HIV-Gag抗原（美国NIH赠送，工作浓度1μg/mL）刺激24 h，转4℃冰箱终止。

6.3.3 流式细胞术检测 每个样本取1×10^6个外周血单个核细胞悬液至5 mL流式管（美国BD公司），设置空白对照管和单染管，每管加入2 mL 2% FBS-PBS洗2遍，加入相应的荧光标记抗体进行细胞表面染色，如CD_3-APC 10μL，CD_4^- PB 2.5μL，CD_8-PE-cy7 1μL，CD_3-PE 5μL，CD_4^- FITC 2.5μL，CD_{25}-PE5μL，FoxP3-APC 2.5μL（以上均为美国BD Bioscience公司购买），mIL-22-PB 1μL（美国RD systems公司）充分混匀，避光孵育10 rain，2 mL及1mL 2% FBS-PBS各洗1遍，加入200μL破膜剂（美国BD公司）置于4℃冰箱打孔破膜45 min，再分别加入相应细胞因子抗体，如IFN-γ-PE 1μL，IL-4-APC 2.5μL，IL-17-FITC 2.5μL（以上均为美国BD bioscience公司购买）进行细胞内染色，4℃避光孵育45 min。染色后的样品用2%甲醛固定，FACSAria流式细胞仪（美国BD公司）检测，数据采用FlowJol0.0.7软件分析。最终比较HIV-Gag抗原刺激前后CD_4^+ T淋巴细胞及其亚群情况。HIV-Gag抗原刺激后比较不同中医体质CD_4^+ T淋巴细胞及其亚群情况，对比组有：虚性体质、实性体质与平和质；单一体质、兼夹体质与平和质；气虚质和其他虚性体质。

7 统计学方法

采用SPSS 19.0统计软件包进行统计学处理，计量资料以$\bar{x}\pm s$表示，计数资料采用百分比表示。两组样本比较采用两样本t检验；多组间比较使用单因素方差分析，组间比较使用LSD法；对非正态分布数据采用非参数检验统计分析；计数资料比较使用χ^2检验，$P<0.05$为差异有统计学意义。

结果

1 中医体质分布比较

54例患者中兼夹体质35例（64.81%），单一体质12例（22.22%），平和质7例（12.96%）。按体质出现频次气虚质（23频次）、阳虚质（15频次）、气郁质（11频次）分列前三。54例患者中医体质排名前三者为：气虚质18例（33.33%）、阳虚质9例（16.67%）、气郁质7例（12.96%）。按体质虚实分：虚性体质27例（50.00%），实性体质20例（37.04%）。

2 HIV-Gag 抗原刺激前后 CD_4^+ T淋巴细胞及其亚群情况比较（表1）

HIV-Gag抗原刺激前后，患者CD_4^+ T淋巴细胞及其亚群情况比较，差异无统计学意义（$P>0.05$）。

3 不同中医体质 CD_4^+ T淋巴细胞及其亚群情况及HIV-RNA载量比较

3.1 不同中医体质 CD_4^+ T淋巴细胞计数及HIV-RNA载量比较（表2）

所有入组患者HIV-RNA载量为（2.53±0.74）$\times10^6$ IU/mL，最高4.2×10^6 IU/mL，最低<100IU/mL，各体质HIV-RNA载量比较，差异无统计学意义（$P>0.05$）。与虚性体质比较，实性体质、平和质CD_4^+ T淋巴细胞计数增加（$P<0.05$），而其余各体质CD_4^+ T淋巴细胞计数比较，差异无统计学意义（$P>0.05$）。

表1 HIV-Gag 抗原刺激前后 CD_4^+ T淋巴细胞及其亚群情况比较（$\bar{x}\pm s$）

分类	CD_4^+ T淋巴细胞计数（个/μL）	Th1（%）	Th2（%）	Th17（%）	Treg（%）	Th22（%）
未刺激	110.94±120.09	7.72±11.90	6.74±10.25	4.95±7.73	35.12±12.70	14.56±21.77
HIV-Gag抗原刺激	117.91±135.31	5.82±7.47	6.89±9.90	4.61±5.94	38.23±10.35	17.52±22.37
t值	0.283	-0.984	0.077	-0.256	1.395	0.697
P值	0.778	0.323	0.939	0.798	0.166	0.487

表2 各体质 CD_4^+ T 淋巴细胞计数及 HIV - RNA 载量比较（$\bar{x} \pm s$）

中医体质	例数	CD_4^+ T 淋巴细胞计数（个/μL）	HIV - RNA 载量（$\times 10^6$ IU/mL）
虚性体质	27	49.40 ± 40.22	2.42 ± 0.78
实性体质	20	170.70 ± 105.44 *	2.78 ± 0.45
单一体质	12	98.25 ± 98.27	2.56 ± 0.67
兼夹体质	35	97.62 ± 93.43	3.02 ± 1.08
平和质	7	173.22 ± 148.81 *	2.54 ± 1.12

注：与虚性体质比较，* $P < 0.05$。

3.2 不同中医体质 CD_4^+ T 淋巴细胞亚群情况比较（表3）

与虚性体质比较，实性体质、平和质 Th1、Th17 及 Th22 水平升高，Th2 及 Treg 水平降低（$P < 0.05$）。且平和质 Th17 水平较实性体质降低（$P < 0.05$）。其余各体质 CD_4^+ T 淋巴细胞亚群比较，差异无统计学意义（$P > 0.05$）。

3.3 气虚质及其他虚性体质 CD_4^+ T 淋巴细胞及其亚群情况比较（表4）

与其他虚性体质比较，气虚质 CD_4^+ T 淋巴细胞计数降低（$t = 2.724$，$P = 0.016$）。CD_4^+ T 淋巴细胞亚群比较，气虚质及其他虚性体质差异无统计学意义（$P > 0.05$）。

表3 不同中医体质 CD_4^+ T 淋巴细胞亚群情况比较 （%，$\bar{x} \pm s$）

体质	Th1	Th2	Th17	Treg	Th22
虚性体质	5.26 ± 4.46	12.81 ± 14.35	6.53 ± 3.61	11.95 ± 1.73	7.46 ± 8.63
实性体质	11.90 ± 9.74 *	6.09 ± 4.27 *	10.34 ± 6.33 *	6.15 ± 0.26 *	15.59 ± 7.77 *
单一体质	12.35 ± 19.93	10.17 ± 16.45	8.49 ± 12.97	10.16 ± 2.12	12.19 ± 11.29
兼夹体质	11.76 ± 17.11	10.31 ± 16.70	8.89 ± 14.14	10.15 ± 1.98	11.20 ± 8.83
平和质	14.77 ± 8.77 *	6.71 ± 5.79 *	6.92 ± 2.86 * △	6.22 ± 0.89 *	14.56 ± 14.66 *

注：与虚性体质比较，* $P < 0.05$；与实性体质比较，△ $P < 0.05$。

表4 气虚质及其他虚性体质 CD_4^+ T 淋巴细胞及其亚群比较（$\bar{x} \pm s$）

体质	CD_4^+ T 淋巴细胞计数（个/μL）	Th1（%）	Th2（%）	Th17（%）	Treg（%）	Th22（%）
气虚质	21.18 ± 18.98	4.55 ± 3.38	11.79 ± 15.44	6.12 ± 3.71	10.95 ± 1.87	8.55 ± 7.12
其他虚性体质	58.44 ± 52.36 *	5.88 ± 4.41	14.13 ± 12.25	6.89 ± 2.98	11.36 ± 2.13	9.15 ± 8.06

注：与气虚质比较，* $P < 0.05$。

讨论

中医学认为 HIV 是一种湿热邪气，易伤及气阴，HIV 感染者随病情进展，机体元气渐耗损，造成脏腑功能紊乱，气血运行失常，代谢失调，中晚期多呈现虚实夹杂证候。54 例入组病例均为艾滋病期患者，其中医体质无论从频次还是按转化分高进行评判，气虚质均处于首位，提示气虚贯穿着 HIV/AIDS 的始终，中医药辨治可适当兼顾扶持机体正气。54 例入组病例兼夹体质 35 例（64.81%），表明 HIV 感染者艾滋病期病情错综复杂、虚实互见。本组研究提示气郁质也占有较高比率，推测与患者情绪抑郁及思虑过度有关。

HIV 感染不仅引起免疫细胞损伤及耗竭，导致免疫系统缺陷，更是一种慢性炎症性疾病。有研究提示 HIV 感染者随病情进展，体内 T 细胞表面激活标记物 HLA - DR 表达增加。近年来免疫系统的异常持续激活逐渐被认为是导致 HIV 病情进展最主要的病理改变，且伴随 HIV 感染的整个过程，长期抗病毒治疗成功患者的较高病死率也被认为与异常免疫激活有直接或间接的关系。本组研究提示 $CD4^-$ T 淋巴细胞在 HIV - Gag 抗原刺激与非刺激情况下差异无统计学意义，提示艾滋病期患者机体内 T 细胞处于免疫激活状态。

对于 CD_4^+ T 淋巴细胞计数，虚性体质组较实性体质组低下，进一步将气虚质组和其他虚性体质组相比较，气虚质组更为低下。考虑到气虚贯穿着 HIV/AIDS 的发病始终，在 HAART 治疗基础上采用补益正气方法诊治 HIV 感染者，或许可起到了辅助性提高细胞免疫功能的作用。

HIV 感染后优先选择破坏 Th17 细胞，导致肠道微生物及其代谢产物（如毒素）的播散、机体的免疫激活，影响着宿主对病毒的抵御力。Treg 细胞占 CD_4^+ T 细胞比值增加，使得 T 细胞抗病毒效应明显低下，两者协同促进病情进展。此外 HIV/AIDS 患者在疾病进展过程中，体内会出现从 Th1 向 Th2 漂移的现象，这种漂移会削弱机体对 HIV 的保护性防御，是免疫状态恶化的一种表现。IL - 22 主要由 Th22 细胞分泌，其除刺激肠上皮细胞分泌抗微生物移位及抑制肠黏膜炎症的肽类物质外，尚可维持屏障的完整性。研究显示 HIV 感染者体内 Th22 水平明显低于健康人群，且随病情进展呈下降趋势。本组研究虚性体质组较实性体质组，有着更为低下的 Th1、Th17 及 Th22 百分比，而 Th2、Treg 占 CD_4^+ T 细胞百分比则更高，提示虚性体质体内免疫功能损伤更为严重，结合其 CD_4^+ T 淋巴细胞绝对值亦明显低于实性体质组，推测虚性体质更易出现各种机会性感染及更早发生终末事件。因此从中医体质角度出发对于虚性体质的 HIV/AIDS 患者，可考虑适当放宽 HAART 治疗指征。本组研究单一体质与兼夹体质之间比较，CD_4^+ T 淋巴细胞及其亚群差异无统计学意义，具体有待于更大样本的进一步研究。

参考文献（略）

（出自《中国中西医结合杂志》2017 年第 37 卷第 11 期第 1305 – 1309 页）

·生存质量研究·

艾滋病中医药疗效评价分析与 PRO 量表应用展望

马秀霞[1,2]，孟鹏飞[1,2]，宋夕元[1,2]，丁　雪[1]，李亮平[1,2]，杨超华[3]，邱　荃[3]，王豪杰[3]，韩迎东[3]，徐立然[1,2]

（1. 河南中医药大学第一附属医院艾滋病临床研究中心，郑州 450000；
2. 河南省病毒性疾病中医药防治重点实验室，郑州 450000；3. 河南中医药大学，郑州 450008）

摘要　文章分析了近 30 年来艾滋病中医药治疗文献，总结分析了艾滋病中医药治疗的主要疗效评价指标并分析其不足之处，并详细介绍了患者报告的临床结局（PRO）量表的概念及其重要性、国内 PRO 量表研究现状及艾滋病相关 PRO 量表研制情况，指出 PRO 量表是任何关于健康状况和治疗结果直接来源于患者的报告，是比较直接地从患者角度提供有关治疗效果的证据，是疗效评价体系中的重要组成部分，进而推断出 PRO 量表引入艾滋病中医药治疗评价及研究中医特色艾滋病相关病症 PRO 量表是当前艾滋病评价的关键。

关键词　患者报告的临床结局；艾滋病；疗效评价；中医药治疗

艾滋病是一种综合征，同时也是一种慢性疾病，随着高效抗逆转录病毒药物的广泛使用，艾滋病发病率和病死率在逐渐减少。中医药在艾滋病的防治疗过程中发挥了重要作用，其不但可以改善症状、体征，而且对患者的免疫功能和生活质量的提高也起到一定作用。但其在国际上的认可度和影响力不够，这主要是因为目前中医药治疗艾滋病疗效评价指标不统一、不规范，其评价指标不能充分地体现中医疗效和特色，这成为制约中医药治疗艾滋病走向世界的制约因素和瓶颈。王永炎院士曾指出："建立在严谨、科学基础上的中医临床研究评价，是中医药临床研究发展之重心。"艾滋病中医药疗效评价指标和体系的研究成为艾滋病中医药治疗临床研究的关键问题。

基金资助：国家自然科学基金项目（No. U1604287），河南省科技攻关项目（No. 142102310511），国家中医药管理局基地专项课题（No. JDZX2015161），河南省中医药科学研究专项项目（No. 2014ZY01007），河南省科技创新团队（No. C20140057），河南省中医临床学科领军人才，2015 年度中医药行业科研专项项目（No. 201507005），河南省科技创新人才计划项目（No. 154200510016）

艾滋病中医药治疗疗效评价分析

艾滋病从20世纪80年代初被发现以来，世界各国的医务工作者都在努力为攻克这一世界难题而奋斗。中医药在长达30多年的艾滋病治疗漫漫征途中被证明是有效而值得推广的。但是目前仍没有统一规范的疗效评价标准，这影响中医药临床研究的发展。通过对近些年来中医药治疗艾滋病文献的分析，总结其疗效评价标准主要有以下几类：①将症状、体征，CD_4^+ T淋巴细胞计数，病毒载量3个方面相结合的评价标准。②采用分期分段分类及将延缓无症状HIV感染期自然进程作为疗效评价重要指标。③在综合评价的基础上对艾滋病机会性感染发生率进行评价。④采用患者报告结局指标、替代指标、终点指标、生物学指标等进行评价。⑤将安全性指标及中医药的减毒作用纳入中医药治疗艾滋病疗效评价体系。⑥对免疫功能重建有效率进行评价。⑦对艾滋病中医证候标准进行研究，并从证候相关的蛋白组学、代谢组学等指标进行评价。⑧从艾滋病长期病死率、HIV耐药预防发生率、常见相关疾病发生率、卫生经济分析及不良反应发生等进行长期的监测。⑨将治疗相关机会性感染及相关并发症状的治疗效果（根据病症不同采用适宜的疾病疗效评价指标）作为评价指标。

从上可知，目前艾滋病中医临床疗效评价指标较多，较乱，没有统一、规范的充分体现艾滋病中医药防治效果的指标。这些指标多为部分中医评价元素与西医评价标准的简单结合或者是单纯的西医评价指标的运用。不能充分体现中医基础理论体系与现代医学科研方法的结合及中医病症结合模型的运用。缺乏卫生经济学指标及患者自我报告指标的广泛使用。如何运用现代科学的评价方法和工具手段合理阐明及评价中医药治疗艾滋病的疗效仍是我们亟待解决的关键问题。

患者报告的临床结局（patient reported outcome，PRO）概念

PRO是随着生物-心理-社会医学模式的改变应运而生的，是任何关于健康状况和治疗结果直接来源于患者的报告，是比较直接地从患者角度提供有关治疗效果的证据，是疗效评价体系中的重要组成部分，现已被国际医学界广泛接受和应用。PRO作为临床疗效的终点指标，不仅包括生命质量和健康状况，也包括患者对保健治疗措施的满意度、与临床结局直接相关的治疗依从性以及任何通过访谈、自填问卷、日志等方式询问患者获得的结局评价信息。随着研究的不断深入，PRO分化为健康相关的生活质量和患者报告的症状性指标两大研究方向。

国内PRO研究现状

随着国外研究者对PRO的广泛接受，国内研究者也在逐渐认识和进行探索研究。目前，国内使用的PRO量表大多为直接引用国外的，也有自行研制的西医量表［高血压病、关节炎、慢性心功能衰竭、慢性阻塞性肺疾病（chronic obstructive pulmonary disease，COPD）、哮喘］和中医特色PRO量表（中风痉挛性瘫痪、乳腺增生病、不明原因慢性咳嗽、偏头痛、慢性便秘、腰椎间盘突出症、COPD、中医心系疾病、2型糖尿病、慢性肾脏病4期、胃食管反流病、顽固性感冒后咳嗽）。总之，PRO量表作为比较客观地从患者自身感受评价疗效的指标，在国内已经普遍受到医学者的关注和重视，并已取得了一定的成效。但国内目前对中医特色PRO量表的研制仍处于探索阶段，仍需我们为之继续努力。

艾滋病PRO量表

由于艾滋病是新发传染病，中医对其病名、病因、病机、证候诊断、辨证治疗缺乏统一认识，对其疗效评价也没有规范标准，这影响了艾滋病中医药治疗在国际上的接受度和推广性。

PRO量表的引入是评价艾滋病中医药临床疗效的一大进步，也是适应时代潮流和当前评价体系的关键，是能较好评价中医药疗效并能被广泛接受的评价方法。而目前艾滋病相关PRO量表研究较少，何丽云团队研制了HIV/AIDS患者报告结局评价量表，此量表从躯体状况、生活状况、总体评价3个方面对HIV/AIDS患者治疗情况进行评价，虽然可以反应患者的部分治疗效果，但是由于艾滋病是一个综合征，艾滋病患者由于免疫低下易并发各种机会性感染，而对于艾滋病机会性感染或相关病症，如发热、肺部感染、腹泻、咳嗽、带状疱疹、神经精神症状等如何评价则没有针对性PRO量表，更不要说针对相关病症的具有中医特色元素的PRO量表，因此需要我们进一步研制针对相关机会性感染及并发病症的具有中医特色的PRO量表。针对艾滋病本身复杂的发病机制及其社会、心理等因素综合考虑和评定艾滋病的中医药防治疗效。

展望

中医药要进一步发展，逐渐被国际接受和认可，好的符合国际评价潮流的评价方法起着至关重要的作用。随着医学模型的转变，评价指标的选择也应随之改变。PRO量表作为近年来新出现的一种评价指标以其独特的优势逐渐被医学界所接受。而艾滋病作为新发传染病目前没有规范的评价指标，PRO量表逐渐引入艾滋病评价体系是一种趋势，研制艾滋病相关机会性感染和相关病症的中医特色PRO量表势在必行。

参考文献（略）

（出自《中华中医药杂志》2017年第32卷第11期第4912－4914页）

艾滋病住院患者生存质量调查及其影响因素分析

扶 伟[1]，徐立然[2]，李亮平[1]，李 正[1]，丁 雪[1]，邱 荃[1]，杨超华[1]
（1. 河南中医学院 河南 郑州 450008；2. 河南中医学院第一附属医院 河南 郑州 450000）

摘要 目的 了解艾滋病住院患者生存质量现状，分析其影响因素，为采取相应措施提供数据支撑。方法 采用 HIV/AIDSQOL－46 量表对河南省上蔡县中医院 2014 年 10 月 1 日至 15 日收治的 56 例艾滋病住院患者进行问卷调查。结果 AIDS 住院患者的生存质量各维度评分及总分均较常模低，差异有统计学意义（$P<0.05$）。住院病因及病情程度与生存质量呈负相关，经济因素、自理能力及医护人员的医疗技术与生存质量呈正相关。结论 艾滋病住院患者生存质量较低。外界支持、医疗及护理技术的提高有利于艾滋病住院患者生存质量提高。

关键词 艾滋病；生存质量；影响因素。

按照世界卫生组织的定义，与健康有关的生存质量是指不同文化和价值体系的个体对与他们的目标、期望、标准以及所关心的事情有关的生存状况体验。随着近些年医学领域对生存质量相关研究的开展，国内外学者分别从 CD_4^+ T 淋巴细胞计数、HAART 疗法副作用等方面与艾滋病（AIDS）患者生存质量的相关性进行了研究，而国内对 AIDS 住院患者生存质量的研究较少。本研究旨在通过对 56 例 AIDS 同期住院患者的调查，探讨 AIDS 住院患者生存质量及其影响因素，为今后多中心的调研和提高 AIDS 患者住院期间的生存质量提供理论依据。

1 对象与方法

1.1 调查对象

选择河南省上蔡县中医院感染内科一病区 2014 年 10 月 1 日至 15 日收治的 56 例 AIDS 住院患者作为研究对象，均符合《AIDS 患者诊断标准及处理原则（中华人民共和国国家标准 2003 年）》相关诊断标准，排除合并痴呆，精神病，语言交流障碍及严重心、脑、肾器官功能障碍患者。其中男性 25 例，女性 31 例；已婚人数占 71.67%，45 岁以上占 87.5%，感染途径以有偿献血为主，占 92.86%；文化程度普遍较低，小学及以下占 73.22%。

1.2 调查方法

采用 HIV/AIDSQOL－46 量表，有 4 个维度，分别是身体状态、心理状态、社会生活、一般性感觉。具有初中及以上文化程度的调查对象在调查员的指导下自行填写，其他调查对象由调查员提问及认真解释并填写，现场调查在 15～30min 内完成。

1.3 统计学方法

根据量表建立相应的数据库，采用 SPSS17.0 软件进行统计学分析，统计方法为 t 检验、Logistic 多因素回归分析等。检验水准为 $\alpha=005$。

2 结果

2.1 生存质量得分

AIDS 住院患者的生存质量各维度评分及总分均较常模低，差异有统计学意义（$P<0.05$），见表 1。

表 1 AIDS 住院患者与健康人量表各维度评分比较（$\bar{x}\pm s$，分）

维度	住院患者	常模	P
身体状态	40.27±5.71	87.10±10.70	<0.001
心理状态	26.79±4.25	42.77±6.85	<0.001
社会生活	28.63±3.99	34.93±3.60	<0.001
一般性感觉	21.35±4.76	25.17±3.96	<0.001
总分	116.97±19.17	189.97±20.58	<0.001

2.2 影响因素

多因素分析表明，住院病因及病情程度与生存质量呈负相关，经济因素、自理能力及医护人员的医疗技术与生存质量呈正相关。本研究期内住院病因主要为消化道系统，神经系统，呼吸系统，心脑血管疾病，下肢骨骼病变。

3 讨论

随着全球对 AIDS 的研究不断深入，在诊断、治疗方法方面不断有新的技术出现，AIDS 患者的生存质量也得到相应的改善。在我国，中医药及中医护理技术在全国范围的开展明显改善了 AIDS 患者的临床症状和生存质量，为对抗 AIDS 提供了新的医疗途径。国外相关研究表明，AIDS 患者生存质量得分显著下降，躯体活动能力差，病情严重者生存质量比轻者显著下降。本次研究对象为 AIDS 住院患者，其生存质量与常模相比显著降低，且 4 个维度得分均低于常模，身体机能、临床症状与生存质量相关性的研究结果与国外一致。

面对复杂多变的病情，基层医护人员仍需进一步提升综合治疗水平。住院患者生存质量的提高与医疗水平呈正相关，住院患者医疗需求的相关研究可以为下一步进行大样本、多中心的调研提供方向，为临床、科研及医疗卫生政策的制定提供数据支撑。本次研究尚未与AIDS未住院的患者生存质量进行相关对比，尤其与老年患者的对比研究，今后可进行多中心的调研。

参考文献（略）

（出自《河南医学研究》2015年第24卷第5期第41－42页）

评价不同中医药治疗方案对艾滋病患者生存质量的影响

覃贵岸[1]，韦春凡[1]，莫志鸿[2]，韦少标[2]
（1. 广西河池市环江毛南族自治县人民医院，广西 河池；2. 广西环江毛南族自治县中草药产业办公室，广西 河池）

摘要 目的 分析不同中医药治疗方案对艾滋病患者生存质量的影响。方法 将我院2年内收治的100例艾滋病患者纳入研究。将其使用随机数字表法分为对照组和观察组，每组均为50例。对照组患者使用中药固定方治疗。观察组使用中药辨证方治疗。对两组生存质量和满意程度进行比较和分析。结果 观察组患者在治疗后，其HIV/AIDS生存质量量表的生理、心理、社会关系和环境得分均明显高于对照组，同时观察组的满意程度评分明显高于对照组，所有差异均有统计学意义（$P<0.05$）。结论 通过使用中药辨证方治疗的手段，可明显提升艾滋病患者的生存质量和满意程度，有较高临床使用价值。

关键词 不同中医药治疗方案；艾滋病患者；生存质量；影响

引言

艾滋病即获得性免疫缺陷综合征，是临床危害非常大的传染病，由艾滋病病毒感染引起。随着我国社会的不断开放和包容，目前艾滋病患者数量呈现出上升趋势，对我国人民身体健康造成了巨大威胁。尤其是因为艾滋病的特点，在发病前会有着8～9年的潜伏期，因此其传染情况更加不容乐观。在这样的前提下，如何对艾滋病患者实施及时有效的治疗，并改善患者生存质量非常重要。当前的研究显示，与西医相比中医治疗得到了更好地肯定，也取得了更好地成绩。但中医治疗手段较多，其效果也并不相同。本文分析了不同中医药治疗方案对艾滋病患者生存质量的影响。

1 资料与方法

1.1 一般资料

收集我院在2015年6月至2017年6月内收治的艾滋病患者，数量为100例。其中男性58例，女性42例，年龄23～76岁，平均（49.51±26.49）岁。所有患者均已经得到确诊，并且对治疗方法均知情同意，自愿接受中医药物治疗，并且已经签署了知情同意书。将所有患者使用随机方法分为对照组和观察组，均50例。对照组中，男29例，女21例，年龄23～75岁，平均（49.21±25.79）岁。观察组中，男29例，女21例，年龄24～76岁，平均（49.87±25.13）岁。对两组患者的一般资料分析后显示，其差异无统计学意义（$P>0.05$）。

1.2 治疗方法

两组患者均需使用中医药治疗。对照组使用中药固定方治疗。本文中选择益艾康胶囊，剂量为5粒/次，每日治疗3次，口服。观察组需使用中医辨证方法治疗。若患者为气阴两虚证，需为其提供艾宁颗粒治疗，剂量为1袋/次，每日治疗3次，口服。若为湿热内蕴证，需提供唐草片治疗，剂量为8片/次，每日治疗3次，口服。若为气虚血瘀证，需提供艾奇康治疗，剂量为4粒/次，每日治疗3次，口服。若为痰瘀互结证，需提供金龙胶囊治疗，剂量为4粒/次，每日治疗3次，口服。对两组患者均需实施6个月的治疗，并在治疗过程中对其进行随访。

1.3 研究标准

本文使用《HIV/AIDS生存质量量表》（世界卫生组织艾滋病生存质量测量简表WHOQOL－HIV中文版）对两组患者在治疗后的生存质量进行评价。生存质量量表共分为4个项目，即生理领域、心理领域、社会关系领域和环境领域。得分越高表示在此领域中的生存质量越好。另需使用我院自制的满意程度评分表对两组在治疗后的满意程度进行评价，满分为10分，得分越高表示患者越满意。

1.4 统计学方法

使用统计学软件SPSS19.0分析数据，应用t检验和（$\bar{x}\pm s$）分析计量资料，若数据差异显示为（$P<0.05$），则表示具有统计学意义。

2 结果

两组患者在治疗后显示，观察组在HIV/AIDS生存质量量表的生理、心理、社会关系和环境得分均明显高于对照组，同时观察组的满意程度评分明显高于对照组，如表1、表2所示。

表 1 对照组和观察组生存质量对比（$\bar{x} \pm s$）

组别	例数	生理	心理	社会关系	环境
观察组	50	16.72 ±1.96	15.23 ±1.84	15.64 ±1.79	16.36 ±2.18
对照组	50	13.87 ±1.47	13.69 ±1.24	12.37 ±1.73	13.21 ±1.57
t	–	8.226	4.908	9.288	8.291
P	–	0.000	0.000	0.000	0.000

表 2 对照组和观察组满意程度对比（$\bar{x} \pm s$）

组别	例数	满意程度评分
观察组	50	8.13 ±1.87
对照组	50	4.97 ±2.65
t	–	6.889
P	–	0.000

3 讨论

艾滋病是由人免疫缺陷病毒感染导致的疾病，在临床发病时，患者免疫功能会出现部分或是完全丧失的情况，并且 CD_4^+ T 细胞数量也会减少，继而会发生多器官、多系统的机会性感染以及肿瘤等疾病，临床表现多样。由于诸多因素的影响，艾滋病在我国的发生率呈现出不断上升的趋势，并且由于其潜伏期长、无法治愈等特点，对人们的身体健康造成了巨大威胁。因此，如何对艾滋病患者实施及时有效的治疗非常重要。

当前无论是西医还是中医都对艾滋病的治疗方法进行了较为深入的分析，并且也取得了较好的效果。当前认为，艾滋病是慢性可控的疾病。因此西医往往使用高效联合抗病毒（HAART）方法治疗，其疗效肯定。例如在一些研究中显示，使用高效联合抗病毒治疗后，患者血浆中的病毒数量明显减少，并且原有被破坏的人免疫功能可得到部分恢复，减少并发症的出现，提升生存概率。但仍需注意的是，高效联合抗病毒治疗仍有一定缺陷。例如高效联合抗病毒使用的药物有较大毒副作用，会导致患者出现脑部病变、末梢神经炎、高血糖、高血脂、肝硬化和心脏毒性损伤等不良反应，对其身体健康以及生活质量会造成较大影响。

在这样的前提下，中医药治疗开始得到了诸多关注。在当前的研究中显示，中医药也可起到和西医类似的效果，例如中医药可有效保护和改善患者的免疫功能，尤其是可更好地改善患者症状，延长其生命。另外西医药物的长期大量使用可能会造成耐药，而中药几乎不会导致耐药，其毒副作用也非常轻微，一般不会对患者生活质量和身体健康造成较大影响。因此中医药开始得到了越来越广泛的使用。但需注意的是，不同中医药治疗方案也可能导致治疗效果的不同，从而对患者生活质量造成不同的影响。

本次研究中显示，通过 6 个月的治疗后显示，观察组在生理、心理、社会关系和环境领域的得分均明显高于对照组。同时观察组的满意程度得分也更高。这说明使用中医辨证治疗的方法可更好地提升生存质量。

对其进行分析后可发现，这是因为艾滋病自身特点造成的。由于艾滋病的特点，对患者整个免疫功能和脏器均会造成影响，因此其临床表现也并不相同。若仅适用单一组方的中医药治疗，则仅可对常见症状治疗，治疗效果可能会降低。同时单一组方的中医药物也可能会导致并发症和不良反应的出现，对患者生活质量造成较大影响。而通过中医辨证治疗方案，可针对不同艾滋病证型提供相应药物治疗，能够起到更加个性化的治疗效果，可在较短时间内改善患者身体状态。同时辨证治疗的安全性也较高，不会导致较严重不良反应的出现，可更好地改善生存质量。

综上所述，通过中医药辨证治疗的方案，可对艾滋病患者起到更好的治疗效果，并能够更好地改善其生存质量，有较高的使用价值。

参考文献（略）

（出自《世界最新医学信息文献》2017 年第 17 卷第 59 期第 9 – 10 页）

基于倾向评分法的中西医结合方案治疗艾滋病的生存评价研究

崔伟锋，李星锐，郭建中，杨小平，徐立然

［河南省郑州市，河南省中医药研究院（崔伟锋，李星锐，郭建中，杨小平）；河南中医学院第一附属医院（徐立然）450004］

摘要 目的 评价中西医结合治疗方案对艾滋病患者生存时间的影响。方法 于2011年1月—2013年12月，对河南省汝南县接受治疗的艾滋病患者741例进行为期3年的观察。根据治疗方案不同分为治疗组（$n=219$）和对照组（$n=522$）。治疗组采用益艾康胶囊联合高效抗反转录病毒（HAART）治疗，对照组采用HAART治疗。以是否参加益艾康胶囊治疗为因变量，利用Logistic回归模型计算艾滋病患者的倾向指数，并用贪心法按照倾向指数进行组间1∶1匹配，得到128例匹配后数据（64∶64），对匹配后的数据进行生存分析。结果 经过倾向指数匹配法处理的数据，组间混杂因素的均衡性得到明显改善，治疗组中位生存时间为10.0年〔95% *CI*（9.5，10.8）〕，对照组为9.7年〔95% *CI*（9.6，10.2）〕；两组Kaplan-Meier生存曲线间差异有统计学意义（$\chi^2=11.15$，$P=0.001$）。结论 益艾康胶囊联合HAART治疗效果优于单纯采用HAART治疗；在艾滋病的临床疗效评价中，倾向评分法可有效均衡组间的混杂因素。

关键词 获得性免疫缺陷综合征；中西医结合疗法；治疗结果；倾向评分

根据我国艾滋病性病疫情及主要防治工作进展：截至2014年12月31日，全国报告现存活HIV感染者/艾滋病患者500679例，死亡158743例。大量的发患者群对治疗的需求越来越迫切，这已成为我国艾滋病防治工作急需解决的主要问题。我国的艾滋病治疗多采用中西医结合的治疗方案。在研究方案的选择上，由于中医药干预的长期性及复杂性特点，一些短期的替代性指标很难体现中医的真实性疗效，干预周期长，往往会遇到伦理、依从性、经济挑战，使研究很难做到随机。在非随机化的艾滋病临床疗效研究中，要正确评价艾滋病患者的临床疗效，需要排除由于非随机所产生的混杂因素对试验的影响。采用倾向评分法可以平衡组间协变量的不均衡性，减少混杂偏移，使非随机对照试验接近于随机对照试验。本研究拟采用倾向评分匹配法对741例艾滋病患者的临床观测数据进行匹配研究，对比分析益艾康胶囊联合高效抗反转录病毒（HAART）和HAART两种治疗方案对艾滋病患者生存时间的影响，为中西医结合治疗艾滋病的有效性提供循证依据，现报道如下。

1 对象与方法

1.1 研究对象

于2011年1月—2013年12月，对河南省汝南县接受治疗的艾滋病患者741例进行为期3年的观察。西医诊断标准：艾滋病临床诊断标准参照卫生部、中华医学会《艾滋病诊疗指南》执行。中医气血两虚证型诊断标准：参照国家中医药管理局《中医药治疗艾滋病临床技术方案（试行）》、国家技术监督局《中医临床诊疗术语》以及河南省中医管理局《河南省中医药治疗艾滋病常见病症辨证治疗要点》等证型标准有关内容制定。主症：乏力、气促、纳呆、腹泻、自汗、盗汗、面色淡白或萎黄；次症：恶心、头身疼痛、脱发、腹胀、眩晕。舌脉象：舌淡、脉虚细。具备主症1项及次症1项，结合次症及舌脉象，即可辨证。纳入标准（1）符合西医诊断标准和中医辨证标准，已接受抗病毒药物治疗，或中医药联合抗病毒治疗；（2）依从性良好，能够定期按规定的要求服用药物；（3）自愿参加本研究并签署知情同意书。排除标准：（1）严重肝、肾、心、脑等原发性疾病者；（2）严重精神疾病者；（3）妊娠或哺乳期妇女；（4）对中药制剂过敏者。根据治疗方案不同分为治疗组（$n=219$）和对照组（$n=522$）。

1.2 治疗方案

治疗组采用益艾康胶囊联合HARRT治疗，对照组采用HARRT治疗。按照国家中医药管理局《中医药治疗艾滋病临床技术方案（试行）》和河南省中医管理局《河南省中医药治疗艾滋病常见病症辨证治疗要点》的原则选择中成药（制剂）益艾康胶囊与辨证施治相结合的治疗方法。中成药（制剂）益艾康胶囊的主要药物为：人参、黄芪、炒白术、茯苓、当归、川芎、白芍、黄芩等，由河南省中医药研究院制剂室生产（郑卫制剂9812-1024），5粒/次，3次/d，温开水送服。河南省中医治疗艾滋病专家组以省、县中医专家定期巡诊获得生存时间，随访期为3年。观察内容包括性别、感染年龄、职业、体质量、病程、感染途径、CD_4^+ T淋巴细胞、病毒载量以及死亡情况。

基金项目：国家十二五科技重大专项课题（2013ZX10005001）；国家自然科学基金资助项目（81273877）；河南省中医药科学研究专项课题（2014ZY01007）

1.3　统计学方法

采用 SAS 9.2 统计软件进行统计学分析。计量资料以（$\bar{x} \pm s$）表示，组间比较采用 t 检验；计数资料采用 χ^2 检验或 Fisher 确切概率法；采用 Logistic 回归模型筛选影响艾滋病患者死亡的因素及计算艾滋病患者的倾向指数；利用贪心法匹配，对匹配后的艾滋病患者进行 Kaplan – Meier 生存曲线分析，组间比较采用 Log – rank 检验。以 $P<0.05$ 为差异有统计学意义。

2　结果

2.1　一般情况

共观察艾滋病患者 741 例，男 400 例，女 341 例；平均感染年龄（44.8 ± 12.2）岁；平均体质量（61.0 ± 5.4）kg；职业：农民 659 例，工人 82 例；民族：汉族 739，其他 2 例；文化程度：小学 99 例，初中 406 例，高中或中专 236 例；感染途径：全为采血感染；平均病程（5.0 ± 2.4）年；CD_4^+ T 淋巴细胞（411.7 ± 195.4）× 10^6/L；病毒载量（3.1 ± 1.6）；存活 681 例，死亡 60 例。

2.2　艾滋病患者死亡影响因素的多因素 Logistic 回归分析

以死亡为因变量，以患者性别、感染年龄、体质量、职业、民族、文化程度、感染途径、病程、CD_4^+ T 淋巴细胞、病毒载量及分组因素为自变量，进行 Logistic 回归分析。结果显示，性别、体质量、职业、文化程度、病程、CD_4^+ T 淋巴细胞、病毒载量和分组因素是艾滋病患者死亡的影响因素（$P<0.05$，见表 1）。

表 1　艾滋病死亡影响因素的多因素 Logistic 回归分析

Table 1　Multivariate Logistic regression analysis of influencing factors for the death due to AIDS

自变量	b	SE	Waldχ^2 值	P 值	OR（95% CI）
性别	0.73	0.35	4.42	0.035	0.48（0.24，0.95）
感染年龄	0.01	0.01	1.04	0.308	0.99（0.96，1.01）
体质量	−0.87	0.36	9.98	0.002	2.27（1.41，3.94）
职业	1.4	0.50	7.86	0.005	0.25（0.09，0.66）
民族	2.68	1.45	3.41	0.065	0.07（0.00，1.18）
文化程度	−0.86	0.26	10.99	0.001	2.37（1.42，3.95）
感染途径	−0.62	0.39	2.5	0.114	1.87（0.86，4.05）
病程	−0.14	0.07	3.53	0.045	1.15（0.99，1.32）
CD_4^+ T 淋巴细胞	1.32	0.59	4.98	0.046	1.56（1.11，2.21）
病毒载量	−0.11	0.04	3.62	0.035	1.28（1.19，2.13）
分组因素	0.88	0.46	4.56	0.013	1.747（1.26，2.41）

2.3　两组贪心法匹配前后协变量分布比较

以是否参加益艾康胶囊治疗作为因变量，混杂因素中经过回归和临床判断对死亡有影响的混杂因素性别、体质量、职业、文化程度、病程、CD_4^+ T 淋巴细胞、病毒载量作为自变量构建 Logistic 模型，并使用 741 例病例数据拟合模型参数。将每个病例的具体情况代入模型，求得每个病例的倾向指数。采用 SAS 编程使用贪心法按照倾向指数进行组间 1∶1 匹配，得到 128 例匹配后数据（64∶64）。匹配前，可能影响因素中感染年龄、病程、CD_4^+ T 淋巴细胞、病毒载量在两组间的分布不均衡（$P<0.05$）；匹配后，感染年龄、病程、CD_4^+ T 淋巴细胞、病毒载量在两组间分布均衡（$P>0.05$），性别、职业、文化程度在两组间的分布均衡得到新改善（见表 2）。

表 2　两组匹配前后可能影响预后的混杂因素比较

Table 2　Comparison of confounding prognostic factors between before and after matching

组别	例数	性别（例）		感染年龄	体质量	职业（例）		文化程度（例）			病程	CD_4^+ T 淋巴细胞	病毒载量
		男	女	（$\bar{x} \pm s$，岁）	（$\bar{x} \pm s$，kg）	农民	其他	文盲	小学	其他	（$\bar{x} \pm s$，年）	（$\bar{x} \pm s$，× 10^6/L）	（$\bar{x} \pm s$）
匹配前													
对照组	522	275	247	43.3 ± 13.0	60.9 ± 5.5	460	62	65	300	157	4.7 ± 2.5	443.6 ± 190.7	3.1 ± 0.9
治疗组	219	125	94	48.3 ± 8.9	61.8 ± 5.0	199	20	34	106	79	5.7 ± 2.0	407.3 ± 180.2	2.9 ± 0.7
χ^2（t）值	1.20	6.00^a		2.20^a	1.18	5.14			5.64^a		2.46^a	2.62^a	

续表

组别	例数	性别（例）		感染年龄	体质量	职业（例）		文化程度（例）			病程	CD_4^+ T 淋巴细胞	病毒载量
		男	女	（$\bar{x}\pm s$，岁）	（$\bar{x}\pm s$，kg）	农民	其他	文盲	小学	其他	（$\bar{x}\pm s$，年）	（$\bar{x}\pm s$，$\times10^6$/L）	（$\bar{x}\pm s$）
P 值	0.273	<0.001	0.278	0.277	0.076	<0.001	<0.001	0.009					
匹配前													
对照组	64	37	27	46.8±7.0	60.5±5.5	64	0	4	42	18	6.1±1.6	413.9±221.0	3.0±0.8
治疗组	64	37	27	46.8±7.0	60.7±5.1	64	0	4	42	18	6.1±1.6	411.4±251.3	2.9±0.7
χ^2（*t*）值	0.00	0.00[a]		0.16[a]	0.00	0.00			0.00[a]		0.06[a]	0.30[a]	
P 值	1.000	1.000		0.870	1.000	1.000			1.000		0.950	0.760	

注：[a]为 *t* 值。

2.4 两组匹配前后 Kaplan－Meier 生存曲线比较

匹配前，治疗组中位生存时间为 9.9 年〔95% *CI*（9.8，10.1）〕，对照组为 9.9 年〔95% *CI*（9.7，10.1）〕；两组 Kaplan－Meier 生存曲线间差异无统计学意义（χ^2 = 3.09，*P* = 0.078）。匹配后，治疗组中位生存时间为 10.0 年〔95% *CI*（9.5，10.8）〕，对照组为 9.7 年〔95% *CI*（9.6，10.2）〕；两组 Kaplan－Meier 生存曲线间差异有统计学意义（χ^2 = 11.15，*P* = 0.001，见图 1）。

3 讨论

3.1 中西医结合治疗艾滋病可以延长患者生存时间

由于长期服用 HAART 会导致一系列毒副作用，患者的依从性会降低，病毒易产生变异，产生耐药。另外，HAART 治疗对患者的免疫功能不具有完全重建性。而中药在治疗艾滋病上具有调节免疫功能、治疗 HAART 产生的毒副作用、提高生存质量、增加患者依从性的优势。因而将中西医结合起来进行治疗，是较为理想的治疗方法。益艾康胶囊是根据艾滋病的病因病机和发病特点组方，具有健脾益气养血的功能，临床研究表明，益艾康胶囊具有减少 HAART 毒副作用，提高免疫力，改善生存质量的作用。本研究结果显示，采用益艾康胶囊联合 HAART 治疗艾滋病可以延长患者的生存时间。中西医结合治疗可以通过减少 HAART 毒副作用、提高免疫力、改善生存质量达到延长患者生存时间的作用。

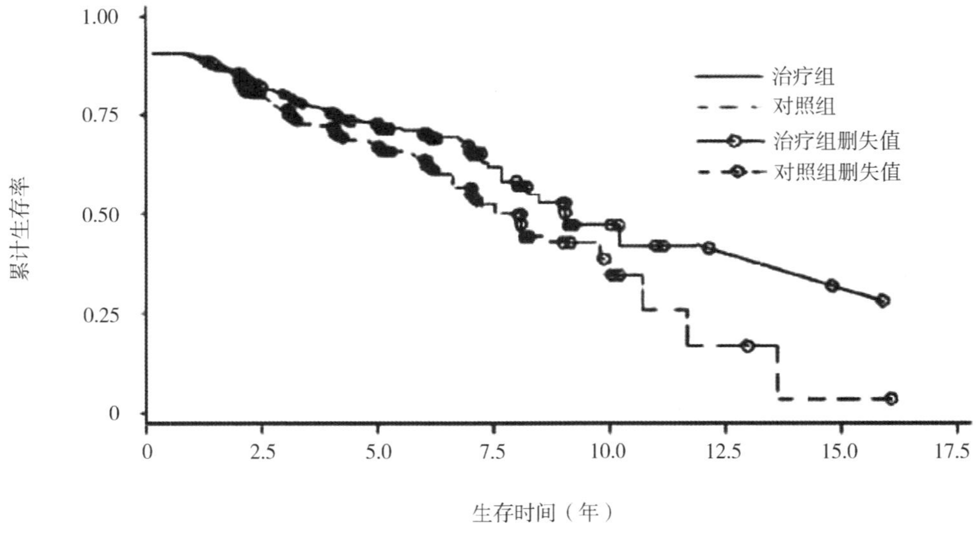

图 1　两组匹配后 Kaplan－Meier 生存曲线比较

Figure 1　Comparison of Kaplan－Meier survival curves between the two groups after matching

3.2 艾滋病死亡影响因素

本研究结果显示，病程、CD_4^+ T 淋巴细胞、病毒载量等因素对艾滋病患者的死亡有影响，HIV 感染途径对艾滋病患者死亡没有影响，与齐杰等研究一致。本研究认为，感染途径可能是影响死亡的间接因素，不同感染途径患者的生存状态不同，采血的患者因为生活稳定生存时间可能更长，而注射吸毒、性传播（包括同性传播）的患者因为生活不稳定及吸毒和伴有性病对生存时间都会产生影响。Fennie 等研究证实，感染 HIV 时的年龄是影响艾滋病死亡的独立危险因素，每增长 10 岁，风险也相对增加。但本研究未发现感染年龄对艾滋病死亡有影响，考虑可能跟本研究的纳入病例年龄分布集中有关。本研究纳入病例感染途径全部为当时采血引起，大部分为壮年，年龄分布较为集中。本研究发现性别对艾滋病患者生存时间有影响，这与其他研究不同，可能是因为本研究的对象多为农村患者，这与男性多承担重体力活有关。

3.3 倾向评分可以有效地均衡混杂因素，发现临床疗效

倾向评分法是将所有混杂因素或协变量综合成一个变量。主要用来均衡处理组和对照组间的协变量分布，用于将非随机研究中的混杂因素变成接近随机化均衡处理，从而达到减少偏移的目的。目前，在随机化无法实现的临床研究中，用倾向评分法平衡组间的混杂因素，已成为现今生物统计学领域发展比较成熟的数据分析方法。本研究结果显示：混杂因素处理中，匹配前影响因素中感染年龄、病程、CD_4^+ T 淋巴细胞、病毒载量在两组间分布不均衡；而匹配后感染年龄、病程、CD_4^+ T 淋巴细胞、病毒载量在两组间分布均衡，职业、性别、文化程度在两组间分布均衡得到新改善。生存分析评价，匹配前未发现组间的差别，匹配后显示出差异。说明倾向评分法可以有效地均衡混杂因素，发现临床疗效。中医因为其复杂干预及其干预的长期性特点很难实现随机。付玲等也提出了中医药真实世界研究方法。本研究认为，倾向评分法适合中医真实世界的研究，为中医药的临床研究开辟了新的途径。

作者贡献： 崔伟锋负责撰写文章；李星锐、郭建中负责资料收集；杨小平负责试验设计与实施，为文章负责人；徐立然负责试验设计与实施。

本文无利益冲突。

参考文献（略）

（出自《中国全科医学》2016 年第 19 卷第 13 期第 1594－1597 页）

中医药治疗艾滋病生存分析

赖昌生

（广西玉林市红十字会医院科教科，玉林 537000）

摘要 目的 探讨中医 药治疗 HIV/AIDS 的生存时间及其影响因素。方法 对进行中医药治疗的 469 例 HIV/AIDS 患者的临床资料进行分析，采用寿命表法分析患者生存时间；运用 Cox 等比例风险回归法分析影响患者生存时间的因素。结果 患者的中位生存时间为：72.25 个月。单因素分析显示，对生存时间有显著影响的因素有：血红蛋白、血肌酐（Cr）、谷草转氨酶（AST）、CD_4、卡洛夫斯基积分、乏力、裂纹舌、细脉、中医辨证分型；多因素分析结果显示：血肌酐、AST、细脉和中医辨证分型更具有决定性意义。结论血红蛋白、CD_4、卡洛夫斯基积分是艾滋病患者生存时间的保护因素，而血肌酐、AST、乏力、裂纹舌、细脉、中医辨证分型是危险因素，临床上应采取相应措施进行干预，以提高患者生存时间和生活质量，降低病死率。

关键词 获得性免疫缺陷综合征；中医药疗法；生存分析；生存时间；影响因素

目前，中医治疗艾滋病的疗效评价，多以改善临床症状和体征，提高生存质量为主，而对于中医药治疗艾滋病的生存期及其影响因素的研究即生存分析研究，国内外尚无报道。在前期的研究中，我们探索中医药治疗 AIDS 过程中影响患者生存的因素。通过采用回顾性队列研究方法，对“中医药治疗艾滋病数据库”及“艾滋病综合防治数据信息系统”的人口学特征和行为特征以及入组中医治疗前的实验室检查指标进行统计分析，结果发现病例死亡与 CD_4^+ T 细胞、卡洛夫斯基积分、谷丙转氨酶（ALT）、谷草转氨酶（AST）血红蛋白、中医辨证分型、舌诊、脉象之间存在相关性。在探析出对患者生存有显著意义的影响因素的基础上，我们对中医药治疗艾滋病进行生存分析。

1 资料与方法

1.1 纳入与排除标准

（1）纳入标准：以广西壮族自治区 2001 年以来在抗病毒治疗基础上纳入中医药治疗项目的 HIV 感染者为研究对象；经玉林市疾病预防控制中心检查确诊为 HIV/AIDS 的患者，诊断标准参照中国 2015 年版《艾滋病诊疗指南》：年龄 >18 岁。（2）剔除标准：参与中医药治疗项目少于 6

基金项目： 广西壮族自治区卫生厅计划课题（GZGC1312）；玉林市科技局项目（玉市科攻 1535027、13071005，12102039）

个月者。

1.2 数据来源

中医药治疗组纳入治疗的信息采集自中国中医科学院的 ClinResearch 临床科研信息共享系统，其余数据均来自国家 CDC“艾滋病综合防治数据信息系统”。数据分析的截止日期为2017年9月。纳入分析的变量包括一般人口学特征、临床数据（包括感染途径、实验室检查及中医诊疗信息等）、抗病毒治疗信息和死亡记录。观察生存时间：以患者抗体被检出的时间为开始时间，研究结束时仍存活的患者以2017年9月7日为终点；死亡患者以死亡日为终点；生存时间（月）以开始治疗至随访终点2017年9月7日；失访、停药及退出治疗患者以最后一次随访日期为终点。结局定义：死亡：因艾滋病相关疾病死亡；截尾：意外死亡（车祸、自杀等）、中途失访或退出治疗、转诊至外地、研究结束时仍然存活。

1.3 统计学方法

采用 SPSS19.0 统计软件进行统计学分析，采用寿命表法进行生存率、病死率及趋势分析；运用 Cox 等比例风险回归法进行生存时间影响因素的单变量和多变量分析，采用前进法（LR）进行变量的筛选（标准：$P \leqslant 0.05$），并进行相对危险度的比较。分析变量包括（基线）：性别、年龄、婚姻状况、感染途径、体格检查和实验室检查的各种数据，包括 CD_4^+ T 细胞计数、ALT、AST、血肌酐（Cr）、血红蛋白、症状总积分、卡洛夫斯基评分、中医辨证分型及舌诊和脉象。

2 结果

2.1 一般资料

中医药治疗艾滋病入组治疗患者共469例，男性276例（58.8%），女性193例（41.2%）；年龄15～82岁，平均（45.20±14.17）岁；有配偶301例（64.2%），未婚70例（14.9%），离异45例（9.6%），丧偶52例（11.1%）；文化程度：文盲70例（14.9%），小学148例（31.6%），初中204例（43.5%），高中27例（5.7%），大专及以上5例（1.1%）；职业以农民为主，357例（76.1%）；感染途径：以性传播为主，453例（96.6%）。

死亡情况：469例患者中死亡18例，其中男性16例（88.9%），女性2例（11.1%）；年龄32～70岁，平均（54.2±12.7）岁；有配偶11例（61.1%），未婚2例（11.1%），离异3例（16.7%），丧偶2例（11.1%）；文化程度：文盲4例（22.2%），学龄前1例（5.6%），小学9例（50.0%），初中4例（22.2%）；职业全部是农民；感染途径：以性传播为主，有17例（94.4%），吸毒1例（5.6%）。

观察终点：总死亡18例，失访71例，计划怀孕2例，研究结束时仍在治378例。因艾滋病相关疾病死亡的18例患者，死亡年龄中位数为44.0岁，生存时间最短为140天，最长为970天，中位生存时间为391天。

2.2 生存时间

采用寿命表法对在抗病毒基础上进行中医药治疗的生存率及病死率进行测算，接受抗病毒治疗后，患者5年生存率及10年生存率均为96%（95% *CI*：94.28%～97.34%），中位生存时间为72.25个月，最短生存时间为16天，最长生存时间为5913天。

2.3 影响生存时间的单因素分析

469例患者，中位生存时间为5.78年。对可能影响生存时间的因素：性别、年龄、婚姻状况、感染途径、CD_4^+ T 细胞计数 CD_8^+ T 细胞计数、ALT、血肌酐、血红蛋白、白细胞计数（WBC）、血小板（PLT）淋巴细胞计数、中医辨证分型及42种舌象变量和28种脉象变量等进行赋值，各变量赋值后进行单因素 Cox 回归分析。赋值见表1。症状包括：主要症状（发热、咳嗽、乏力、纳呆、腹泻、呕吐、气短/胸闷）、次要症状（自汗、盗汗、恶心、脱发、头痛、胸痛、腹痛、腹胀、肌肉痛、关节痛、腰痛、皮肤瘙痒、月经失调）等项目；体征包括：皮疹、黏膜溃疡、口糜、疱疹、卡波西肉瘤、淋巴结肿大等项目；实验室检查包括：WBC、淋巴细胞总数、血红蛋白、PLT、尿常规、小便常规、大便常规、Cr、尿素氮（BUN）、ALT、AST、病毒载量、CD_4、CD_8、CD_4/CD_8、CD_3、心电图、X线及其他检查。

各种中医辨证分型用数字表示，技术方案中的中医证型及其代码如下：1＝风热型；2＝风寒型；3＝急性感染期其他型；4＝气血两亏型；5＝肝郁气滞火旺型；6＝痰热内扰型；7＝无症状期其他型；8＝热毒内蕴，痰热壅肺型；9＝气阴两虚，肺阴不足型；10＝气虚血瘀，邪毒蕴结型；11肝经风火，湿毒蕴结型；12＝气郁痰阻，瘀血内停型；13脾肾亏虚，湿邪阻滞型；14＝元气虚衰，肾阴亏涸型；15＝发病期其他型：中医证型只用一个变量表示

舌质共有42种：1＝淡白舌；2＝红舌；3＝绛舌；4＝紫舌；5＝青舌；6＝胖大舌；7＝肿胀舌；8＝瘦舌；9＝薄舌；10＝点刺舌；11＝裂纹舌；12＝光滑舌；13＝齿痕舌；14＝重舌；15＝舌衄；16＝舌痈；17＝舌疔；18＝舌疮；19＝舌菌；20＝舌下络脉；21－强硬舌；2＝痿软舌；23＝颤动舌；24＝歪斜舌；25＝吐弄舌；26＝短缩舌；27＝舌纵；28＝舌麻痹；29＝白苔；30＝黄苔；31＝灰苔；32＝黑苔；33＝绿苔；34＝霉酱苔；35＝厚苔；36＝薄苔；37＝润苔；38＝燥苔；39＝腐苔；40＝腻苔；41＝舌苔偏全；42＝剥落苔。每种舌苔类型用一个变量表示，共有42个变量，又因为在临床中常见复合舌苔，如薄黄苔、薄白苔等。用一个舌苔变量无法表示，故舌苔类型用42个变量表示，每种舌苔变量只取0和1两个数值，1表示“有”，0表示“无”，复合苔用相应变量赋值1

脉象共有28种，分别是：1＝芤脉；2＝洪脉；3＝濡脉；4＝散脉；5＝芤脉；6＝革脉；7＝沉脉；8＝伏脉；

9 = 牢脉；10 = 弱脉；11 = 迟脉、12 = 缓脉；13 = 涩脉；14 = 结脉；15 = 数脉；16 = 促脉；17 = 疾脉；18 = 动脉；19 = 虚脉；20 = 微脉；21 = 细脉；22 = 代脉；23 = 短脉；24 = 实脉；25 = 滑脉；26 = 紧脉；27 = 长脉；28 = 弦脉。每种脉象用一个变量表示，共有 28 个变量，又因为临床中常见相兼脉，如浮紧脉等，每种脉象变量只取 0 和 1 两个数值，1 表示“有”，0 表示“无”，相兼脉用相应变量赋值 1。赋值表中除了实验室指标列得略为详细外，其他变量群只用最常见的症状、体征或实验室检查变量来代表。

表 1　可能影响生存时间的变量及其赋值

因素	含义	赋值
×1	性别	女 =1，男 =2
×2	年龄	实际值
×3	婚姻状况	未婚 =1，已婚或同居 =2，离异或分居 =3，丧偶 =4
×4	感染途径	异性性传播 =1，输血 =2，静脉吸毒 =3，同性性传播 =4，不详 =5
×5	基线 CD_4^+ T	实际值
×6	白细胞总数	实际值（10^9/L）
×7	血红蛋白	实际值（g/L）
×8	血小板	实际值（10^{12}/L）
×9	血肌酐	实际值（μmol/L）
×10	ALT	实际值（U/L）
×11	淋巴细胞计数	实际值（10^9/L）

续表

因素	含义	赋值
×12	症状（群）	主要症状积分取值为：0 分、2 分、4 分、6 分；次要症状积分取值为：0 分、1 分、2 分、3 分
×13	体征（群）	体征积分取值为：0 分、3 分、6 分、9 分
×14	舌质（变量群）	1 表不“有”，0 表示“无”
×15	脉象（变量群）	1 表示“有”，0 表示“无”
×16	总积分	所有症状和体征变量的总和
×17	本月感冒次数	实际值
×18	卡洛夫斯基积分	100 分以内的分值
Time	生存时间	观察时间（天数）
Status	结局	截尾 =0，死亡 =1

经 cox 单因素回归分析，对生存时间有显著影响的变量有血红蛋白等。见表 2。其他一些症状、体征和实验室指标均未进入有显著影响因素的行列，包括体重、WBC、PLT、BUN、CD_8，及除乏力以外的所有症状和体征（如腹泻、呕吐、气短、自汗、盗汗、恶心、脱发、皮肤瘙痒、皮疹）、症状总积分、本月感冒次数等，所有的舌苔类型只有裂纹舌入选，所有的脉象中只有细脉入选。将所有对生存时间有显著影响的因素进行 Cox 多因素回归分析，结果显示，血肌酐、AST、细脉以及中医辨证分型更具有决定性意义、见表 3。

表 2　469 例患者中位生存时间的 Cox 单因素回归分析

分析变量	β	*sE*	*Wald* χ^2	*P*	*RR*	*RR* 95% *CI*
血红蛋白	-0.010	0.004	5.710	0.017	0.990	0.981 ~ 0.998
血肌酐	0.020	0.008	61.55	0.013	1.020	1.004 ~ 1.036
AST	0.017	0.003	25.755	<0.001	1.018	1.011 ~ 1.024
CD_4	-0.011	0.003	16.009	<0.001	0.989	0.983 ~ 0.994
卡洛夫斯基积分	-0.118	0.025	22.747	<0.001	0.889	0.847 ~ 0.933
乏力	0.453	0.176	6.609	0.010	1.574	1.114 ~ 2.224
裂纹舌	2.284	1.028	4.934	0.026	9.818	1.308 ~ 73.681
细脉	1.451	0.494	8.644	0.003	4.268	1.622 ~ 11.230
中医辨证分型	0.337	0.073	21.312	<0.001	1.401	1.214 ~ 1.617

表 3　469 例患者中位生存时间的 Cox 多因素回归分析

分析变量	β	*sE*	*Wald* χ^2	*P*	*RR*	*RR* 95% *CI*
血肌酐	0.028	0.011	6.773	0.009	1.028	1.007 ~ 1.050
AST	0.016	0.006	6.570	0.010	1.016	1.004 ~ 1.028
细脉	1.759	0.689	6.510	0.011	5.807	1.504 ~ 22.428
中医辨证分型	0.249	0.116	4.609	0.032	1.283	1.022 ~ 1.611

3 讨论

到目前为止，国内外还没有关于中医药治疗艾滋病生存分析方面的报道，比较接近的相关研究为金艳涛等和蒋自强等的报道，前者得出的结论是：Cox 比例风险模型单因素分析结果显示，非中医治疗组患者的死亡风险是中医治疗组患者的 1.84 倍，控制其他可能影响因素后，非中医治疗组患者的死亡风险是中医治疗组患者的 1.90 倍；此外，性别、年龄及是否进行抗病毒治疗对 HIV/AIDS 患者的病死率亦有影响。后者得出的结论则较为相似和局限：非中医药治疗组患者的死亡风险高于中医药治疗组，此外性别和婚姻状况对 HIV/AIDS 患者的病死率亦有影响。两者均未得到中医药治疗艾滋病患者的生存时间等关键参数，更未探析到中医临床因素对生存结局影响的意义。而本研究在抗病毒基础上进行中医药治疗艾滋病的生存时间及其影响因素的统计分析，结果显示，患者 5 年生存率及 10 年生存率均为 96%（95% *CI*：94.28% ~97.34%），中位生存时间为 72.25 个月，最短生存时间为 16 天，最长生存时间为 5913 天。与本院前期研究报道的生存率（生存时间中位数为 35.53 个月，5 年、9 年生存率均为 95.81% [3]）相似，但中西医结合组的生存时间更长，提示这与在本院抗病毒治疗的基础上，入选中医药治疗组的患者病情相对较轻，中医药干预发挥一定的作用有关。

Cox 单因素分析从一百多个因变量中，得到了对艾滋病患者生存时间有影响的因素：血红蛋白、血肌酐、AST、CD_4、卡洛夫斯基积分、乏力、裂纹舌、细脉、中医辨证分型；在单因素分析的基础上，多因素分析的结果显示：血肌酐、AST、细脉和中医辨证分型更具有决定性意义。下面对这些具有显著性意义的影响因素进行分析。

3.1 生存时间与 CD_4^+ T 细胞计数直接相关

上述结果显示：CD_4^+ T 细胞计数是影响患者生存时间的独立因素。从本研究的生存分析结果看，$RR=0.989<1$，提示它是一个保护因素，CD_4^+ T 细胞计数的 β 值为 -0.011，即 CD_4^+ T 细胞计数越高，生存时间越长。

3.2 生存时间与卡洛夫斯基积分相关

同样，卡洛夫斯基积分也是影响患者生存时间的独立因素。卡洛夫斯基积分的 $RR=0.889<1$，提示它是一个保护因素，β 值为 -0.118，即卡洛夫斯基积分越高，生存时间越长。

3.3 生存时间与肝功能异常有关

转氨酶异常是患者生存的独立因素。AST 的 $RR=1.018>1$，提示它是一个危险因素，β 值为 0.017，即 AST 越高，生存时间越短。转氨酶水平对患者预后有指示作用，积极保肝治疗，改善营养状况，尽量减少对肝脏的创伤，均有利于改善预后。

3.4 生存时间与肾功能异常有关

肾功能异常是患者生存的独立危险因素。血肌酐的 RR =1.02 >1，提示它是一个危险因素，β 值为 0.020，即血肌酐越高，生存时间越短。血肌酐水平对患者预后有指示作用，积极保护肾功能，尽量减少对肾脏的损伤，有利于提高艾滋病患者的生存时间。

3.5 生存时间与血红蛋白水平相关

本研究分析结果显示血红蛋白是影响患者生存时间的独立因素，血红蛋白的 $RR=0.990<1$，提示它是一个保护因素，β 值为 -0.010，即血红蛋白越高，生存时间越长。有学者对广西百色市和新疆等地区抗病毒治疗的 AIDS 患者进行生存分析，结果也显示血红蛋白含量下降是患者死亡的危险因素。积极纠正贫血状态、消除贫血诱因有助于提高 AIDS 患者生存率。

3.6 生存时间与中医辨证分型有关

中医辨证分型是患者生存的独立因素。中医辨证分型的 $RR=1.401>1$，提示它是一个危险因素，β 值为 0.337，即中医辨证分型的编号越靠后，病情越严重，生存时间越短。我们前期的研究发现，AIDS 死亡病例多为湿热型，提示了这样一个事实，艾滋病晚期患者 CD_4 计数较低，容易引起机会性感染，在临床上多表现为热毒与湿浊交织，进一步消耗人体正气，热势邸张，往往造成患者最终死于严重的机会性感染。

3.7 生存时间与舌诊有关

本研究我们发现，在 42 种舌象中，只有裂纹舌对患者的生存时间影响显著，统计结果显小裂纹舌是影响患者生存的独立危险因素，其 $RR=9.818>1$，提示它是一个危险因素，β 值为 2.284，即裂纹舌的出现，提示病情较重，生存时间越短。裂纹舌多为热盛伤阴，也可由血虚失润或脾虚湿侵所致。艾滋病晚期由于温邪热毒煎熬阴津，易出现阴液亏虚。裂纹舌的形成主要是由于热盛津伤、阴血亏虚，阴液不能荣润舌面所致，少部分是由于脾虚湿侵所致。《辨舌指南》说："凡见（舌）裂纹，断纹如人字、川字、爻字及裂如直槽之类，虽多属胃燥液涸，而实热内逼者亦有之。"舌苔是由于脾胃之气上蒸舌面而成，少苔则提示胃气亏虚，艾滋病晚期，正气本已亏虚，免疫功能低下，出现的机会性感染甚至肿瘤，加重了病毒对人体正气的损伤，脾胃功能极其衰弱，胃气亏虚，胃阴衰竭，导致少苔甚至无苔。随着患病时间的延长，艾滋病患者患裂纹舌的概率增加，裂纹舌可以作为评价艾滋病患者病程长短和病情危重程度的指标之一（沟有多深，病有多深，病有多长）；从我们的数据看，患者的最终死亡，与裂纹舌的出现有内在的联系。

3.8 生存时间与脉象有关

本研究在 28 种脉象中，只有细脉对患者的生存时间具有显著的影响，统计结果显示细脉是患者生存的独立因素，其 $RR=4.268>1$，提示它是一个危险因素，β 值为 1.451，即细脉的出现，提示病情较重，生存时间越短。

3.9 生存时间与乏力症状有关

乏力症状是影响患者生存的独立因素，乏力的 $RR=1.574>1$，提示它是一个危险因素，β 值为 0.453，即乏力症状越明显，生存时间越短。乏力症状是艾滋病患者的一个常见症状，但它的出现，提示疾病的虚损程度较高，其预后较差。

进一步的多因素分析表明，血肌酐、AST、细脉以及中医辨证分型更具有决定性意义，它与患者的预后及生存时间更为紧密，在临床上要更为关注。与传统的抗病毒治疗的生存分析相比，本研究除了证实 CD_4^+ T 细胞与患者的生存时间息息相关外，患者的卡洛夫斯基积分、转氨酶水平及血红蛋白水平，都有翔实的数据显示与患者的预后有着极为密切的关系，更为重要的是，本研究在国内外首次阐述了中医证型、舌诊、脉诊及乏力症状与艾滋病晚期患者生存时间之间的联系。舌诊是望诊的重要组成部分，是中医诊断疾病的重要依据之一。舌象的变化能较客观地反映病情，对临床辨证、立法、处方、用药以及判断预后转归都有重要的意义。正如《临证验舌法》所说："凡内外杂证，无一不呈其形，著其色于舌……据舌以分虚实，而虚实不爽焉；据舌以分阴阳，而阴阳不谬焉；据舌以分脏腑，配主力，而脏腑不差，主方不误焉。"换另一名话说，"病之经络、脏腑、营卫、气血、表里、阴阳、寒热、虚实，毕形于舌"。另一方面，中医学对传染病的认识具有十分悠久的历史，对传染病的诊治也是随着中医学数千年的发展而不断发展。中医学在诊断传染病的过程中，特别注重辨舌、验齿及辨常见症状，其中尤以辨舌具有特殊的价值，以至于有"杂病重脉，温病重舌"一说。舌诊作为中医辨证的重要依据，在病毒性传染病的中医药研究中起着举足轻重的作用。而《临证验舌法》中也说："危急疑难之顷，往往无证可参，脉无可按，而惟以舌为凭"，相对而言，舌象更能反映疾病的本质。本研究提示了艾滋病晚期患者的生存时间与裂纹舌之间具有极高的相关性，在临床上应引起高度的关注。此外，脉象也有独特的价值，本研究所揭示的艾滋病晚期患者的病情及预后与细脉有一定相关性，这为临床医生提供了更多的观察和诊断手段，为更早采取干预措施提供了更好的帮助。乏力症状虽然在临床上是艾滋病患者的一个常见的症状，但本研究发现乏力症状的出现与其预后及寿命有较高的相关性，应给予比其他症状更高的关注度。

参考文献（略）

（出自《右江医学》2017 年第 45 卷第 6 期第 645 – 650 页）

中药联合高效抗反转录病毒疗法对艾滋病患者预后的影响

李　钦[1,2]，王　莉[2]，金玉才[3]，段俊国[1]

（1. 成都中医药大学临床医学院 成都 610075；2. 云南省中医中药研究院艾滋病研究中心 昆明 650223；
3. 禄劝彝族苗族自治县中医院中医科 昆明 651500）

摘要 目的　观察中药联合高效抗反转录病毒疗法（highly active antiretroviral therapy，HAART）对艾滋病（acquired immune deficiency syndrome，AIDS）患者预后的影响。方法　将 2012 年 10 月—2014 年 10 月云南省中医中药研究院防治艾滋病试点项目治疗基地的 437 例 AIDS 患者根据临床分期及治疗方法分为ⅡA 期空白组（患者拒绝中西药治疗）、ⅡA 期中药组（患者拒绝接受 HAART 治疗，仅采用扶正抗毒丸或康爱保生丸治疗）、ⅡB 期西药组（只接受 HAART 治疗）、ⅡB 期中西药结合组（根据辨证接受扶正抗毒丸 + HAART 或康爱保生丸 + HAART 治疗）、Ⅲ期西药组及Ⅲ期中西药结合组（治疗方法分别同ⅡB 期西药组及ⅡB 期中西药结合组）。疗程为 24 个月。分别在治疗 12、24 个月时，观察各组 AIDS 患者发病和死亡人数所占百分比。结果　（1）治疗 12、24 个月，各组ⅡA、ⅡB 期患者所占百分比呈逐渐降低趋势，Ⅲ期（发病期）及死亡患者所占百分比呈逐渐升高趋势，但各组间比较，差异无统计学意义（$P>0.05$）。（2）ⅡA 期患者：与ⅡA 期空白组比较，中药组ⅡA 期患者所占百分比升高，ⅡB 期、Ⅲ期及死亡患者所占百分比降低，差异无统计学意义（$P>0.05$）；（3）ⅡB 期患者：与ⅡB 期西药组比较，中西药结合组ⅡA、ⅡB 期患者所占百分比均升高，但差异亦无统计学意义（$P>0.05$），Ⅲ期（发病期）死亡患者所占百分比则明显降低（$P<0.05$）；（4）Ⅲ期（发病期）患者：与Ⅲ期西药组比较，中西药结合组ⅡA、ⅡB 期患者所占百分比均升高，Ⅲ期（发病期）死亡患者所占百分比降低，差异无统计学意义（$P>0.05$）。结论　无论是否接受治疗、接受何种治疗，AIDS 患者发病和死亡人数所占百分比随着时间的推移均呈现逐渐升高的趋势。中西药结合（扶正抗毒丸 + HAART 疗法或康爱保生丸 + HAART 疗法）能显著降低ⅡB 期死亡患者所占百分比。

关键词　艾滋病；高效抗反录病毒疗法；中西医结合；预后

基金项目：国家自然科学基金地区科学基金资助项目（No. 81360583）；云南省医疗卫生单位内设研究机构科研项目（No. 2016NS338）

卫生部2008年发布实施的卫生行业标准《艾滋病和艾滋病病毒感染诊断标准》（WS293-2008）将艾滋病（acquired immune deficiency syndrome，AIDS）分为Ⅰ（ⅠA、ⅠB）、Ⅱ（ⅡA、ⅡB）、Ⅲ3期。Ⅰ期患者时限短，就诊率低，Ⅱ、Ⅲ期患者是临床治疗的主要对象。在《艾滋病诊疗指南（2011版）》中高效抗反转录病毒治疗（highly active antiretroviral therapy，HAART）一般应用于ⅡB和Ⅲ期患者，而中医药治疗则是全面覆盖。

目前，CD_4^+ T淋巴细胞计数因与疾病进展较相关而被广泛应用于AIDS抗病毒治疗西药的疗效评价，中医药研究中则更多地关注患者症状、体征和生活质量评价。近20余年来，中医药在AIDS临床治疗及临床研究方面取得了一定进展，通过不断探索，对人类免疫缺陷病毒（human immunodeficiency virus，HIV）/AIDS的中医病因病机、证候有了一些认识，形成了一些基本的方药，中医药治疗HIV/AIDS的疗效得到了一定的临床验证。然而就临床疗效评价而言，目前仍主要着眼于实验室指标的改善，这些均属于替代指标，该病最关心的临床结局——发病（即进入该病Ⅲ期，下同）和死亡，仍然缺乏系统的观察研究。能否延缓HIV感染者的病情发展，推迟HIV感染者进入发病期、减少发病者的死亡人数是药物疗效的最可靠证据。本研究采用HAART联合中药扶正抗毒丸、康爱保生丸对Ⅱ、Ⅲ期AIDS患者进行治疗，并观察对其发病及患者预后的影响。

资料与方法

1 诊断标准

AIDS诊断及临床分期标准依据卫生部2008年制定的中华人民共和国卫生行业标准《艾滋病和艾滋病病毒感染诊断标准》（WS293-2008）。中医辨证分型标准参照国家技术监督局1997年颁布的《中医临床诊疗术语·证候部分》中气阴两虚、脾肾不足、邪毒内蕴或邪毒炽盛、瘀血湿浊壅遏、肝脾肾俱虚相关证候标准。

2 纳入、排除与脱落标准

纳入标准：年龄18~60岁；符合AIDS诊断标准，经当地疾控中心确认HIV抗体阳性；中医辨证属气阴两虚、脾肾不足、邪毒内蕴或证属邪毒炽盛、瘀血湿浊壅遏、肝脾肾俱虚的患者；未接受过任何AIDS治疗；患者知情同意且自愿受试。排除标准：孕妇、哺乳期妇女；有酗酒史，不能终止酗酒者；对HAART、扶正抗毒丸或康爱保生丸过敏者；患严重的神经或精神疾病。脱落标准：外出务工失访脱落者，因严重不良反应不能继续治疗者；自动退出者；交通不便不愿服药者；因入狱不能服药者。

3 一般资料

采用回顾性研究的方法，在取得患者知情同意，遵循自愿、保密和匿名的原则，对云南省中医药治疗艾滋病试点项目数据库进行数据清理和质量核实，收集2012年10月—2014年10月在云南省中医中药研究院防治艾滋病试点项目治疗基地寻求治疗或进行咨询，符合纳入标准的518例患者，除去脱落的81例，最终纳入统计437例。本研究已通过云南省中医中药研究院伦理委员会批准。

4 研究分组

患者签署中医药免费治疗艾滋病关怀项目知情同意书后，由具有2年以上临床经验的中医临床医师对患者进行病史采集、中医辨证，留取患者血样检测CD_4^+ T淋巴细胞计数，根据CD_4^+ T淋巴细胞计数及患者临床症状，参照AIDS临床分期标准对患者进行分组，具体如下：ⅡA期未行HAART治疗者分为：ⅡA期空白组（56例）、ⅡA期中药组（58例）。ⅡB期已行HAART治疗者分为：ⅡB期西药组（108例）、ⅡB期中西药结合组（92例）。Ⅲ期已行HAART治疗者分为：Ⅲ期西药组（68例）及Ⅲ期中西药结合组（55例）。ⅡA期空白组与ⅡA期中药组、ⅡB期西药组与ⅡB期中西药结合组、Ⅲ期西药组与Ⅲ期中西药结合组患者年龄、性别、病程、并发症及可能感染途径比较（表1），差异无统计学意义（$P>0.05$）。

5 治疗方法

ⅡA期空白组患者经劝说后仍拒绝接受中药或西药治疗；ⅡA期中药组干预方法如下：对气阴两虚、脾肾不足、邪毒内蕴证型患者给予扶正抗毒丸（组成：黄芪、黄精、白术、女贞子、灵芝、淫羊藿、菟丝子、白花蛇舌草、人参、白术、甘草，云南省中医中药研究院制剂室提供，批号：20120201）；对邪毒炽盛、瘀血湿浊壅遏、肝脾肾俱虚者患者给予康爱保生丸（组成：紫花地丁、黄芩、桑白皮、人参、白术、茯苓、女贞子、墨旱莲、姜黄、甘草，云南省中医中药研究院制剂室提供，批号：20120201），均为6g/袋，每次1袋，每日4次。各期西药组采用国家推荐的一线方案HAART治疗，即拉米夫定（3TC）+司他夫定（d4T）+奈韦拉平（NVP）/依非韦伦（EFV），3TC：300mg/次，每日1次，d4T：30mg/次，每日2次，NVP：200mg/次，每日2次，EFV：600mg/次，每日1次。各期中西药结合组在HAART治疗基础上联合中药扶正抗毒丸或康爱保生丸治疗。所有患者疗程均为24个月，每月随访1次，随访期间如证型发生变化则根据变化情况及时调整治疗方药。

6 观察指标

6.1 患者脱落情况、用药依从性及不良反应观察

观察患者脱落情况、服药依从性指数（已服药量/处方所开药量×100%）及不良反应发生情况。

6.2 疾病进展及死亡情况

每3个月检测1次CD_4^+ T淋巴细胞计数，分别于12、24个月统计各组患者由ⅡA期进入ⅡB期/Ⅲ期/死亡及ⅡB期进入Ⅲ期/死亡/Ⅲ期患者死亡的病例数。

7 统计学方法

采用SPSS20.0软件进行统计学分析，组间比较采用χ^2

检验，$P<0.05$ 为差异有统计学意义。

结果

1 不同分期 AIDS 患者脱落情况（表 2）

437 例患者完成本研究，占病例总数的 84.3%。脱落原因：ⅡA 期患者以外出务工比例最高，ⅡA 期空白组和ⅡA 期中药组分别为 50.00% 和 57.14%。ⅡB 期和Ⅲ期患者脱落原因以不良反应比例最高，ⅡB 期西药组和中西药结合组分别为 40.00% 和 33.33%，Ⅲ期西药组和中西药结合组分别为 40.00% 和 38.89%。

表 1 各组患者一般情况比较

组别	例数	年龄（岁，$\bar{x}\pm s$）	性别［例（%）］男性	性别［例（%）］女性	病程（年，$\bar{x}\pm s$）	并发症［例（%）］有	并发症［例（%）］无
ⅡA 期空白	56	35.84±16.24	39（69.64）	17（30.36）	3.35±1.27	8（14.29）	48（85.71）
ⅡA 期中药	58	36.64±16.11	38（65.52）	20（34.48）	2.98±2.01	10（17.24）	48（82.76）
ⅡB 期西药	108	39.71±23.75	68（62.96）	40（37.04）	4.39±2.17	32（29.63）	76（70.37）
ⅡB 期中西药结合	92	40.75±16.35	63（68.48）	29（31.52）	5.12±3.29	24（26.09）	68（73.91）
Ⅲ期西药	68	39.76±17.43	41（60.29）	27（39.71）	7.36±3.33	34（50.00）	34（50.00）
Ⅲ期中西药结合	55	41.94±17.00	33（60.00）	22（40.00）	7.89±4.67	30（54.55）	25（45.45）

组别	例数	可能感染途径［例（%）］输血	静脉吸毒	性接触	母婴传播	有偿供血	感染途径不明
ⅡA 期空白	56	1（1.79）	29（51.79）	19（33.93）	0（0.00）	0（0.00）	7（12.50）
ⅡA 期中药	58	2（3.45）	18（31.03）	30（51.72）	0（0.00）	0（0.00）	8（13.79）
ⅡB 期西药	108	3（2.78）	38（35.19）	49（45.37）	0（0.00）	0（0.00）	18（16.67）
ⅡB 期中西药结合	92	2（2.17）	26（28.26）	50（54.35）	0（0.00）	0（0.00）	14（15.22）
Ⅲ期西药	68	2（2.94）	22（32.35）	35（51.47）	0（0.00）	0（0.00）	9（13.24）
Ⅲ期中西药结合	55	1（1.82）	19（34.55）	28（50.91）	0（0.00）	0（0.00）	7（12.73）

表 2 不同分期 AIDS 患者脱落原因分析［例（%）］

项目	ⅡA 期（15 例）空白	ⅡA 期（15 例）中药	ⅡB 期（28 例）西药	ⅡB 期（28 例）中西药结合	Ⅲ期（38 例）西药	Ⅲ期（38 例）中西药结合
外出务工	4（50.00）	4（57.14）	1（10.00）	4（22.22）	4（20.00）	2（11.11）
不良反应	0（0.00）	0（0.00）	4（40.00）	6（33.33）	8（40.00）	7（38.89）
自动退出	3（37.50）	2（28.57）	2（20.00）	5（27.78）	2（10.00）	4（22.22）
交通不便	1（12.50）	0（0.00）	2（20.00）	1（5.56）	3（15.00）	4（22.22）
入狱	0（0.00）	1（14.29）	1（10.00）	2（11.11）	3（15.00）	1（5.56）

2 各组 AIDS 患者不良反应发生情况及服药依从性分析（表 3）

除未接受任何治疗的ⅡA 空白组患者外，在接受西药或中西药结合治疗的 381 例 AIDS 患者中，单纯服用中药扶正抗毒丸或康爱保生丸的患者未出现任何不良反应；服用西药或中西药结合的患者有 97 例出现不良反应（其中 25 例患者因不良反应脱落）。ⅡB、Ⅲ期西药组患者服药依从性指数均高于单纯中药组或中西药结合组。

表 3 各组 AIDS 患者不良反应发生情况及服药依从性分析

组别	例数	不良反应［例（%）］	用药依从性指数（%）
ⅡA 期中药	58	0（0.00）	51.67
ⅡB 期西药	108	13（13.40）	78.58
ⅡB 期中西药结合	92	22（22.68）	60.26
Ⅲ期西药	68	32（32.99）	72.35
Ⅲ期中西药结合	55	30（30.93）	57

3 各期 AIDS 患者发病和死亡情况比较

3.1 ⅡA 期患者治疗 12、24 个月时进入ⅡB、Ⅲ期及死亡情况比较（表 4）

治疗 12、24 个月时，与空白组比较，ⅡA 中药组ⅡA 期患者所占比例升高，ⅡB 期、Ⅲ期及死亡患者所占比例下降，但差异均无统计学意义（$P>0.05$）。

3.2 ⅡB 期患者治疗 12、24 个月时进入Ⅲ期及死亡情况比较（表 5）

治疗 12、24 个月时，与ⅡB 期西药组比较，ⅡB 期中西药结合组Ⅲ期患者所占比例均显著下降（$P<0.05$）。ⅡB 期中西药结合组ⅡA 期、ⅡB 期患者所占百分比升高，死亡患者比例下降，但差异无统计学意义（$P>0.05$）。

3.3 Ⅲ期患者治疗 12、24 个月时死亡情况比较（表 6）

治疗 12、24 个月时，与Ⅲ期西药组比较，Ⅲ期中西药结合组ⅡA 期、ⅡB 期患者所占比例升高，Ⅲ期及死亡患者所占比例降低，但差异无统计学意义（$P>0.05$）。

表 4 ⅡA 期患者治疗 12、24 个月时进入ⅡB、Ⅲ期及死亡情况比较［例（%）］

组别	例数	治疗 12 个月				治疗 24 个月			
		ⅡA	ⅡB	Ⅲ	死亡	ⅡA	ⅡB	Ⅲ	死亡
ⅡA 期空白	56	32（57.14）	15（26.79）	6（10.71）	3（5.36）	11（19.64）	24（42.86）	14（25.00）	7（12.50）
ⅡA 期中药	58	41（70.69）	10（17.24）	6（10.34）	1（1.72）	21（36.21）	20（34.48）	13（22.41）	4（6.90）

表 5 ⅡB 期患者治疗 12、24 个月时进入Ⅲ期及死亡情况比较［例（%）］

组别	例数	治疗 12 个月				治疗 24 个月			
		ⅡA	ⅡB	Ⅲ	死亡	ⅡA	ⅡB	Ⅲ	死亡
ⅡB 期西药	108	46（42.59）	32（29.63）	25（23.15）	5（4.63）	40（37.04）	25（23.15）	35（32.41）	8（7.41）
ⅡB 期中西药结合	92	39（42.39）	43（46.74）	8（8.70）*	2（2.17）	45（48.91）	30（32.61）	11（11.96）*	6（6.52）

注：与ⅡB 期西药组比较，* $P<0.05$

表 6 Ⅲ期患者治疗 12、24 个月时死亡情况比较［例（%）］

组别	例数	治疗 12 个月				治疗 24 个月			
		ⅡA	ⅡB	Ⅲ	死亡	ⅡA	ⅡB	Ⅲ	死亡
Ⅲ期西药	68	24（35.29）	26（38.24）	12（17.65）	6（8.82）	20（29.41）	18（26.47）	22（32.35）	8（11.76）
Ⅲ期中西药结合	55	21（38.18）	23（41.82）	8（14.55）	3（5.45）	18（32.73）	18（32.73）	13（23.64）	6（10.91）

讨论

本研究结果发现：（1）AIDS 患者以中青年为主，男性多于女性，可能感染途径以性接触和静脉吸毒为主，这与云南省 AIDS 流行趋势相似。（2）患者脱落原因ⅡA 期以外出务工所占百分比最高，这可能与该期患者 CD_4^+ T 淋巴细胞计数相对较高，患者临床症状较少和较轻尚能同健康人一样从事日常工作有关；ⅡB 期、Ⅲ期患者脱落原因以不良反应所占的百分比最高，这两期患者因 CD_4^+ T 淋巴细胞计数下降后开始服用西药，而 HAART 所产生的不良反应又容易造成患者脱落。（3）虽然单纯服用中药扶正抗毒丸或康爱保生丸的患者未出现任何不良反应，服用 HAART 患者有 97 例出现不良反应，但ⅡA、ⅡB、Ⅲ期西药组患者的用药依从性指数均高于单纯中药组或中西药结合组，提示单纯 HAART 患者的用药依从性高于纯中药或中西药结合治疗患者。这可能与目前中医药治疗 AIDS 尚未形成自身评价体系，评价指标依赖于西医的病毒载量和 CD_4^+ T 淋巴细胞计数有关。中医药治疗 AIDS 注重整体调节，改善机体的功能状态，减轻症状、体征，改善生活质量，对 HAART 起到减毒增效的作用，其作用靶点不在于降低或杀灭 HIV 病毒，也不能在较短时间内迅速升高患者的 CD_4^+ T 淋巴细胞计数水平，单纯使用病毒载量和 CD_4^+ T 淋巴细胞计数来评价中医疗效，患者在服用中药一段时间后发现病毒载量并无明显降低或 CD_4^+ T 淋巴细胞计数并无明显升高，导致患者对中医药疗效缺乏信任，服药一段时间后用药依从性降低。同时，中药服药时间没有 HAART 严格，患者服用较灵活，虽已明确写明用药时间和用药量，但仍有部分患者认为中药服药量影响不大，服用较为随意，这也在一定程度上造成了中药组患者用药依从性偏低。采用中西药结合治疗的患者在 HAART 服药的间隔期内还需兼顾服用中药治疗，每日服药次数、服药量明显多于单纯服用中药或单纯 HAART 的患者，由于 HAART 有严格的时间规定，中西药结合治疗的患者在服用 HAART 药物后常遗忘服用中药，这也可能是中西药结合组患者用药依从性低于纯西药组的原因之一。（4）随着治疗时间延长，所有组别ⅡA 期、ⅡB 期患者所占百分比均呈逐渐降低趋势，Ⅲ期及死亡患者所占百分比均呈升高 AIDS 趋势，提示无论患者是否接受治疗、接受何种治疗，患者发病和死亡所占百分比均随着时间的推移呈现逐渐升高的趋势。（5）单纯服用中药扶正抗毒丸或康爱保生丸不能显著降低 AIDS Ⅱ A 期发病和死亡患者所占百分比，中西药结合（扶正抗毒丸 + HAART 或康爱保生丸 + HAART）不能显著降低 AIDS 患者Ⅲ期发病和死亡患者所占百分比（$P>0.05$），但中西药结合（扶正抗毒丸 + HAART 或康爱保生丸 + HAART）较单纯 HAART 能显著降低Ⅱ B 期发病患者所占百分比（$P<0.05$）。考虑其原因是否由于处于Ⅱ A 期的患者，其 CD_4^+ T 淋巴细胞自然下降速度、患者的发病和死亡百分比在一定时期内应用药物无法逆转还是由于中药的起效时间较慢，作用强度不如西药明显，这有待在今后的研究中加以验证；而Ⅲ期患者 CD_4^+ T 淋巴细胞计数 <200 个/μL，处于 AIDS 发病期，这一时期的患者因免疫系统严重缺损出现各种严重机会性感染，接受治疗的时机较晚，而中药主要目的是缓解或减轻 AIDS 患者所出现的常见症状，中西药结合亦不能显著降低发病和死亡患者所占百分比。董利民等研究发现，在 CD_4^+ T 淋巴细胞计数 <200 个/μL 或出现 AIDS 相关症状时再开始治疗将明显增加感染者 1 年内的病死率。而在Ⅱ B 期 CD_4^+ T 淋巴细胞计数 200 ~ 349 个/μL 时进行治疗，可有效降低机会性感染的发生率，延缓患者发病时间，降低患者病死率，这可能与 CD_4^+ T 淋巴细胞计数下降到一定水平后机体对 HAART 的敏感度增加，其作用能迅速、有效发挥有关。

综上所述，本研究发现，无论患者是否接受治疗、接受何种治疗，AIDS 发病和死亡人数所占百分比随着时间的推移均呈现逐渐升高的趋势。服用中药扶正抗毒丸或康爱保生丸的患者较 HAART 患者虽未出现任何不良反应，但其用药依从性却低于 HAART 患者，在中药扶正抗毒丸或康爱保生丸的临床使用过程中需加强患者用药依从性管理。中西药结合（扶正抗毒丸加 HAART 疗法或康爱保生丸加 HAART 疗法）较单纯 HAART 能明显降低ⅡB 期死亡患者所占百分比。

参考文献（略）

（出自《中国中西医结合杂志》2016 年第 36 卷第 10 期第 1169 – 1174 页）

维药异常黑胆质成熟颗粒对 HIV/AIDS 患者抑郁症状及生存质量的影响

培尔顿·米吉提[1]，热娜古丽·艾则孜[2]，努尔买买提·艾买提[2]，
古丽拜尔·巴哈尔[3]，李晓春[3]，哈木拉提·吾甫尔[2]

（1. 新疆医科大学公共卫生学院，新疆维吾尔自治区乌鲁木齐市新市区新医路 393 号，830011；
2. 新疆医科大学维吾尔医学院；3. 新疆维吾尔自治区第六人民医院）

摘要 目的 评价维药异常黑胆质成熟颗粒在改善 HIV/AIDS 患者抑郁症状及生存质量方面的作用。方法 将 100 例确诊为抑郁症及维医异常黑胆质证的 HIV/AIDS 患者随机分为治疗组和对照组各 50 例。治疗组接受高效抗病毒逆转录疗法（HAART）与异常黑胆质成熟颗粒联合治疗，对照组接受单纯 HAART 治疗，两组均治疗 4 周。治疗前后采用 17 项汉密尔顿抑郁量表（HAMD – 17）和生存质量量表（MOS – HIV）进行评分，并检测患者血 CD_4 细胞计数及体重变化。结果 治疗后治疗组 HAMD – 17 量表总分平均下降（6.37 ± 2.23）分，对照组平均下降（3.42 ± 2.74）分，差异有统计学意义（$P<0.05$）；治疗组 MOS – HIV 量表躯体功能、疼痛、精力/疲惫、健康压力和生活质量共 5 个领域治疗前后评分差值显著高于对照组（$P<0.05$）。治疗后治疗组 CD_4 细胞计数较本组治疗前显著提高（$P<0.05$）。结论 异常黑胆质成熟颗粒具有一定的抗抑郁作用，与 HAART 疗法联合可改善 HIV/AIDS 患者的生存质量，优于单纯 HAART。

关键词 艾滋病；人类免疫缺陷病毒；抑郁症；生存质量；异常黑胆质证；异常黑胆质成熟颗粒；维吾尔医学

艾滋病（acquired immunodeficiency syndrome，AIDS）是由人类免疫缺陷病毒（human immunodeficiency virus，HIV）感染引起的一种慢性传染病。高效抗病毒逆转录疗法（highly active antiretroviral therapy，HAART）是目前公认的对 HIV 携带者和 AIDS 患者（HIV/AIDS）最为有效的治疗方法，然而 HAART 价格昂贵，具有严重的毒副作用而且容

基金项目： 国家科技支撑计划（2014BAI10B10）

易耐药。维吾尔医学是新疆维吾尔自治区独特的医学体系，且新疆因其特殊的地理气候因素，拥有丰富的药学资源。本研究探讨异常黑胆质成熟颗粒对 HIV/AIDS 患者抑郁症状及生存质量的影响。

1 资料与方法

1.1 一般资料

收集2012年7－10月在新疆维吾尔自治区第六人民医院确诊为抑郁症及维医异常黑胆质证并接受 HAART 治疗的 HIV/AIDS 患者100例，利用 SPSS17.0 编程生成随机数字，并按照1∶1的比例将患者分配至治疗组和对照组各50例。治疗组中男38例，女12例，年龄22～58岁，平均（39.4±8.9）岁；病程2～6年，平均（4.3±0.7）年；HIV 感染途径：经静脉注射吸毒途径感染者33例，经性传播途径感染者8例，其他途径感染者9例。对照组中男31例，女19例，年龄19～63岁，平均年龄（40.75±7.13）岁；病程1～7年，平均（3.7±0.9）年；HIV 感染途径：经静脉注射吸毒途径感染者27例，经性传播途径感染者12例，其他途径感染者11例。两组患者一般资料比较，差异无统计学意义（$P>0.05$）。

1.2 诊断标准

参照《艾滋病诊疗指南》诊断 HIV 感染者和 AIDS 患者。抑郁症诊断标准参照《中国精神疾病分类方案与诊断标准（CCMD－3）》，由一名中级职称以上身心科心理测评技术人员完成。

维医异常黑胆质证诊断参照《维吾尔医诊断学》，主症：有罪或自卑感，心烦意乱，无精打采，郁郁寡欢，失眠多梦，食欲不振，体重减轻，性功能减退，周身乏力；次症：目光无神，巩膜发青，唇色暗，舌质青紫，舌苔晦暗，小便色青。

1.3 纳入标准

符合上述西医与维医诊断标准；17项汉密尔顿抑郁量表（HAMD－17）总分≥18分；年龄18～65岁；CD_4 细胞计数≥100个/mm^3；患者入组前3个月内未接受其他抗 HIV 中药治疗；签署知情同意书。

1.4 排除标准

严重机会性感染未得到控制者；严重心、脑血管疾病，肝、肾功能不全，造血系统疾病、自身免疫性疾病、活动性肿瘤、结核及神经系统内分泌系统疾病；妊娠或哺乳期妇女以及未采用避孕措施的育龄妇女；精神病患者以及智力障碍者。

2 方法

2.1 治疗方法

两组均接受一线 HAART 治疗方案，齐多夫定［美吉斯制药（厦门）有限公司，0.3g/片，批 020323］＋拉米夫定（安徽贝克生物制药有限公司，0.15g/片，批号103283）＋奈韦拉平（上海迪赛诺生物医药有限公司，0.2g/片，批号020580）。均为每日2次，每次1片。齐多夫定不耐受者服用司他夫定［美吉斯制药（厦门）有限公司，40mg/片，批号070211］。治疗组患者加服异常黑胆质成熟颗粒，每日3次，每次10g。异常黑胆质成熟颗粒制备：破布木果238g，大枣 g，牛舌草111g，香青兰111g，甘草159g，薰衣草111g，铁线蕨111g，小茴香111g，地锦草 g，刺糖238g，1g颗粒相当于生药1.539g，由新疆医科大学附属中医院制剂室提供。两组均治疗4周。

2.2 观察指标及方法

2.2.1 体重及 CD_4 细胞计数　治疗前后测量患者体重及外周血 CD_4 细胞计数。CD_4 细胞计数采用 EPICS ALTRA 流式细胞仪（美国贝克曼库尔特有限公司），由新疆维吾尔自治区第六人民医院检验科完成。

2.2.2 抑郁程度及生存质量评价　治疗前后采用 HAMD－17 抑郁量表和艾滋病患者生存质量量表（MOS－HIV）对两组患者进行评分。MOS－HIV 量表包含躯体功能、角色功能、社会功能、认知功能、疼痛、心理健康、精力/疲惫、健康压力、健康变化、生活质量、健康感知11个领域，共35个条目。每领域评分用累加法计算原始分数，再用标准公式计算转换分数。转换后各领域的评分范围0～100分，分数越高患者该领域生存质量越好。

2.3 统计学方法

应用 SPSS 13.0 软件进行统计学分析。计量采用均数±标准差（$\bar{x}\pm s$）表示，符合正态分布的组间比较采用独立样本 t 检验，组内比较采用配对样本 t 检验。

3 结果

治疗结束后，治疗组中4例因不能耐受药物不良反应，6例因未按时复诊而脱落。对照组中6例因不能耐受药物不良反应，8例因未按时复诊而脱落。最终纳入分析的为治疗组40例，对照组36例。

3.1 两组患者治疗前后 HAMD－17 量表评分比较

表1示，两组患者治疗前 HAMD－17 量表总分比较，差异无统计学意义（$P>0.05$）。治疗后两组 HAMD－17 总分均较本组治疗前显著下降（$P<0.05$），且治疗组治疗后 HAMD－17 总分显著低于对照组，治疗前后差值显著高于对照组，差异均有统计学意义（$P<0.05$）。

表1　两组 HIV/AIDS 患者治疗前后 HAMD－17 量表总分比较（分，$\bar{x}\pm s$）

组别	例数	治疗前	治疗后	差值
治疗组	40	20.25±5.15	13.88±4.59$^{*\triangle}$	6.37±2.23$^{\triangle}$
对照组	36	21.06±2.79	17.64±3.30*	3.42±2.74

注：与本组治疗前比较，$^{*}P<0.05$；与对照组比较，$\triangle P<0.05$

1.2 两组患者治疗前后生存质量比较

表2示，治疗后治疗组 MOS－HIV 量表躯体功、社会功能、疼痛、精力/疲惫、健康压力和生活质量领域评分较本组治疗前显著提高（$P<0.05$）；对照组角色功能和健康变化领域评分较本组治疗前显著下降（$P<0.05$），心理健

康、精力/疲惫和健康压力领域评分较本组治疗前显著上升（$P<0.05$）。治疗组躯体功能、疼痛、精力/疲惫、健康压力和生活质量领域治疗前后组内差值与对照组比较，差异有统计学意义（$P<0.05$）。

表2　两组 HIV/AIDS 患者治疗前后 MOS－HIV 量表各领域得分比较（分，$\bar{x}\pm s$）

组别	时间	例数	躯体功能	角色功能	社会功能	认知功能	疼痛	心理健康
治疗组	治疗前	40	71.85±7.84	41.50±8.71	61.05±8.25	72.38±8.05	61.75±7.87	51.80±8.32
	治疗后	40	73.18±8.01*	42.10±8.58	62.42±8.25*	71.96±8.04	63.20±8.18*	52.37±8.53
	差值	40	1.33±1.08△	0.60±0.24	1.37±0.37	－0.42±0.17	1.45±1.91△	0.51±2.22
对照组	治疗前	36	73.75±8.50	43.02±8.63	62.68±8.57	73.36±8.75	63.36±8.67	53.36±8.29
	治疗后	36	73.15±9.49	41.82±9.93*	63.56±10.18	73.91±10.69	62.93±8.75	54.69±8.31*
	差值	40	－0.60±3.80	－1.21±3.27	0.89±4.97	0.55±3.85	－0.43±0.63	1.33±0.96

组别	例数	时间	精力/疲惫	健康压力	健康变化	生活质量	健康感知
治疗组	治疗前	40	41.70±8.51	61.87±8.31	56.9±19.6	51.98±8.27	42.17±8.01
	治疗后	40	44.12±8.57*	65.97±8.24*	56.1±20.30	57.46±8.09*	41.96±8.06
	差值	40	2.42±0.39△	4.10±0.65△	－0.8±1.25	5.49±1.22△	－0.42±0.17
对照组	治疗前	36	62.89±9.21	62.89±9.21	54.9±21.50	53.83±8.84	43.64±9.71
	治疗后	36	63.95±8.68*	63.95±8.68*	53.8±21.30*	54.50±8.94	43.91±10.70
	差值	36	1.07±2.09	1.07±2.09	－1.1±2.35	0.67±0.33	0.55±3.85 值

注：与本组治疗前比较，$^*P<0.05$；与对照组比较，$^{\triangle}P<0.05$

3.3　两组患者治疗前后 CD_4 细胞计数比较

表3示，与治疗前比较，治疗组 CD_4 细胞计数显著提高（$P<0.05$），对照组 CD_4 细胞计数与治疗前比较，差异无统计学意义（$P>0.05$）。治疗组 CD_4 细胞计数治疗前后差值与对照组比较，差异无统计学意义（$P>0.05$）。

表3　两组 HIV/AIDS 患者治疗前后 CD_4 细胞计数比较（个/mm^3，$\bar{x}\pm s$）

组别	例数	治疗前	治疗后	差值
治疗组	40	182.89±143.30	228.68±141.61*	45.79±23.91
对照组	36	210.47±202.07	230.83±141.61	20.36±17.15

注：与本组治疗前比较，$^*P<0.05$

3.4　两组患者治疗前后体重比较

表4示，两组患者治疗前后体重比较差异均无统计学意义（$P>0.05$）。两组治疗前后体重差值比较，差异有统计学意义（$P<0.05$）。

表4　两组 HIV/AIDS 患者治疗前后体重比较（kg，$\bar{x}\pm s$）

组别	例数	治疗前	治疗后	差值
治疗组	40	55.64±9.83	57.19±9.40	1.55±2.14*
对照组	36	56.84±8.48	55.61±9.35	－1.23±2.17

注：与对照组比较，$^*P<0.05$

4　讨论

HIV 感染会引起慢性免疫功能障碍，其感染者易患机会性感染、恶性肿瘤和神经性疾病。HAART 治疗后期艾滋病患者的生存质量受到免疫抑制、患者主诉的毒副作用及病毒性肝炎合并感染等影响。HIV/AIDS 患者由于对治疗的绝望、经济方面的困难、社会歧视等原因，极易产生各种负性心理表现，存在抑郁心理。有研究表明 20%～50% 的 HIV/AIDS 患者会出现不同程度的抑郁。抑郁会降低 HIV/AIDS 患者对抗病毒药物治疗的依从性，降低机体免疫功能以及加速 AIDS 病情恶化，严重影响着 HIV/AIDS 患者的生存质量。

在维吾尔医学，抑郁属“麻利胡利亚”范畴，多见于黑胆质性气质的人群。维吾尔医学基础理论中的体液论认为，体液在肝脏中形成，能被机体所转化，为生命活动赋予力量。维吾尔医学将正常体液分为胆液质、血液质、黏液质和黑胆质，4 种体液在质量和数量上的动态平衡是人体进行正常生命活动和保持健康的先决条件。如果 4 种体液质平衡紊乱，形成病理产物——异常黑胆质体液，可引起抑郁等精神性疾病。现代医学研究表明，抑郁症与下丘脑－垂体－肾上腺轴功能亢进及神经内分泌异常有关。研究表明，异常黑胆质成熟颗粒对神经内分泌及单胺类神经递质具有调节作用，可以防止慢性应激引起的下丘脑－垂体－肾上腺轴功能亢进。本研究中接受异常黑胆质成熟颗粒与 HAART 疗法联合治疗的 HIV/AIDS 患者，其 HAMD－17 量表总分平均下降（6.37±2.23）分，显著高于单纯 HAART 治疗患者的（3.42±2.74）分，提示异常黑胆质成熟颗粒可能有一定的抗抑郁作用。

MOS－HIV 生存质量量表是对疾病进行自我评价的一种常用方式，患者存在心理压力和抑郁时，多会产生自我报告的认知能力下降。本研究发现，接受异常黑胆质成熟颗粒和 HAART 联合治疗的 HIV/AIDS 患者躯体功能、疼痛、精力/疲惫、健康压力和生活质量领域平均提高分数均高于单纯 HAART 治疗患者，提示在改善 HIV/AIDS 患者生存质量疗效上，异常黑胆质成熟颗粒与 HAART 联合疗法的疗效可能优于单纯 HAART 治疗。

本研究发现，接受异常黑胆质成熟颗粒和 HAART 联合治疗的患者，CD_4 细胞计数与治疗前相比明显提高，但对照组比较差异无统计学意义。本研究的样本量较小，且随访时间较短，异常黑胆质成熟颗粒对 HIV/AIDS 患者免疫功能的影响有待大样本量的长期随访和进一步观察。

参考文献（略）

（出自《中医杂志》2015 年第 56 卷第 11 期第 941－944 页）

·依从性研究·

中药联合高效抗逆转录病毒疗法治疗 391 例 HIV/AIDS 患者的服药依从性疗效及影响因素分析

董继鹏[1]，王　健[1]，徐立然[2]，张　毅[3]，马建萍[4]，邓小军[5]，王　莉[6]

（1. 中国中医科学院艾滋病中心，北京 100700；2. 河南中医药大学第一附属医院艾滋病室，郑州 450099；
3. 广西中医药大学附属瑞康医院感染科，南宁 530011；4. 四川省中医药科学院艾滋病室，成都 610041；
5. 新疆维吾尔自治区中医医院艾滋病室，乌鲁木齐 830099；6. 衡阳市第三人民医院感染科，湖南 421005；
7. 云南省中医中药研究院艾滋室，昆明 650223）

摘要　目的　评价中西药合用对 HIV/AIDS 人群高效抗逆转录病毒疗法（HAART）服药依从性的影响，分析影响 HAART 服药依从性的相关因素。方法　采用多中心、随机、双盲、安慰剂对照的临床研究设计，治疗组与安慰剂对照组按 1∶1 比例随机分配，每组 300 例。根据入组辨证结果，治疗组给予 HAART＋艾可清胶囊（脾肾阳虚证）或艾复康胶囊（热毒蕴结证）治疗；对照组给予 HAART＋艾可清胶囊或艾复康胶囊模拟剂，疗程 72 周，记录 HAART 服药依从率、HAART 不良反应、病毒载量、CD_4 计数并对服药依从性进行单因素及多因素分析。结果　纳入 600 例，共 536 例受试者完成试验，391 例研究病例纳入服药依从性影响因素分析，治疗组 197 例，对照组 194 例。治疗组服药依从率（95.40±6.28）% 优于对照组［（89.67±7.09）%，$P=0.039$］；病毒学抑制成功率与服药依从性呈显著的规律性变化（$P=0.007$）。多因素回归分析显示，治疗组与艾滋病期患者服药依从性更好（$P<0.05$，$P<0.01$），而脑力劳动者以及有不良反应的患者服药依从性较差（$P<0.05$）。结论　中药治疗是提高服药依从性的有益因素，本研究患者服药依从性主要与干预手段、疾病分期和职业等因素相关。

关键词　艾滋病；服药依从性；不良反应；中医药

高效抗逆转录病毒疗法（highly active antiretroviral therapy，HAART）通过有效地抑制病毒复制，重建患者免疫功能，从而提高抵抗各种机会性感染和肿瘤发生的能力，降低了艾滋病病死率。抗病毒治疗需要患者终身服药，依从性好坏对治疗的成功有着举足轻重的意义。依从性是直接影响治疗效果的独立因素，只有达到 95% 或以上才可以有

基金项目：“十二五”传染病防治国家科技重大专项（No. 2013ZX10005001－002）

效抑制病毒复制，促进机体免疫系统重建和降低 HIV/AIDS 相关的发病率和病死率。服药依从性差会导致 HIV 耐药毒株的出现、一线抗病毒方案的失败、出现严重的机会性感染和增加病死率。根据文献报道，影响服药依从性的因素众多，主要包括个体差异、治疗相关因素、环境因素等。本文旨在观察中药对 HAART 服药依从性的影响，以及评价中药作为独立因素对服药依从性所起的作用。

资料与方法

1 诊断标准

参照卫生部《艾滋病诊疗指南（2011 版）》的诊断标准。中医证候诊断标准：参照国家中医药管理局《艾滋病（成人）中医诊疗方案》中脾肾阳虚证或热毒内蕴证的标准。

2 纳入与排除标准

纳入标准：（1）年龄 18 ~ 65 岁，自愿参加本研究，签署知情同意书；（2）初始抗病毒治疗者；（3）符合我国免费抗病毒治疗标准，具有抗病毒治疗统一编号；（4）符合诊断标准。排除标准：（1）妊娠期、哺乳期或准备妊娠的妇女；（2）肝功高于正常值上限 2 倍以上者；（3）CD_4 计数≤50/μL 者；（4）合并严重心肺疾病、原发性肾脏疾病、多脏器功能衰竭、其他严重的全身性疾病等。

3 一般资料

首例病例于 2013 年 11 月 1 日入组，2014 年 5 月 12 日完成入组，共入组患者 600 例，其中，四川省中医药科学院 300 例、云南中医中药研究院 50 例、河南中医学院第一附属医院 50 例、广西瑞康医院 50 例、衡阳市第三人民医院 100 例、新疆中医医院 50 例。本试验是前瞻性、多中心、随机、对照、双盲临床试验，治疗组与安慰剂对照组按 1∶1 比例随机分配，每组 300 例。经过数据审核后，最终 536 例受试者进入 PPS 人群，其中共计 391 例研究病例纳入服药依从性影响因素分析，治疗组 197 例，对照组 194 例。治疗组男性 121 例，女性 76 例，平均年龄（39.01 ± 11.17）岁；对照组男性 123 例，女性 71 例，平均年龄（38.79 ± 12.33）岁。HIV 确诊阳性时间：治疗组为（482.21 ± 717.31）天，对照组（434.27 ± 611.21）天。一般资料比较，差异无统计学意义（$P > 0.05$），具有可比性。本研究在 Chinese Clinical Trial Registry 进行了临床注册（注册号：ChiCTR－TRC－13003705），通过了中国中医科学院伦理委员会审查（批件号为 2013 第 004 号）。

4 用药方法

所有受试者均给予 HAART 治疗，具体方案见表 1。治疗组中辨证为脾肾阳虚证患者用艾可清胶囊，由广州中医药大学热带医学研究所提供，由淫羊藿、虎杖、毛冬青、黄芩、制附子、干姜、黄芪、紫花地丁、丹参组成，药品规格：每粒相当于生药 4g，3 粒/次，2 次/日，按 90 日量包装，服用抗病毒药后 1h 温开水送服。辨证为热毒内蕴证患者用艾复康胶囊，由甘肃瑞霖医药科技有限公司生产，由黄芩、当归、金银花、雷公藤、两面针、秦皮、虎杖、冰片组成，药品规格：每粒相当于生药 3g，4 粒/次，2 次/日，按 90 日量包装，服用抗病毒药后 1h 温开水送服。无证可辨者根据 CD_4^+ T 淋巴细胞计数判断用药，CD_4 ≤200/μL 者服用艾可清胶囊，CD_4 >200/μL 者使用艾复康胶囊。对照组采用同样的方法，给予相应的中药模拟剂，疗程 72 周。

表 1 HAART 治疗方案

指标项	治疗组	对照组	P 值
例数（缺失）	286（2.00）	292（1.00）	0.988
TDF + 3TC + EFV	156（54.55）	160（54.79）	
AZT + 3TC + EFV	50（17.48）	42（14.38）	
AZT + 3TC + NVP	29（10.14）	34（11.64）	
TDF + 3TC + LPV/r	23（8.04）	29（9.93）	
AZT + 3TC + LPV/r	10（3.50）	13（4.45）	
TDF + 3TC + NVP	12（4.20）	9（3.08）	
D4T + 3TC + NVP	3（1.05）	3（1.03）	
D4T + 3TC + EFV	3（1.05）	2（0.68）	

注：TDF 为替诺福韦酯；3TC 为拉米夫定；EFV 为依非韦伦；AZT 为齐多夫定；NVP 为奈韦拉平；LPV/r 为克力芝；D4T 为司他夫定。

5 服药依从性记录方法

本研究抗病毒药服药依从性采用如下方法计算：服药依从率（%）＝（应服药数－实际归还数）/（每天应服药数×实际随访天数）×100%，其值介于 0% ~ 100% 之间，于治疗后每次访视时进行记录。

6 病毒抑制率

指服用抗病毒药物后，血浆病毒 RNA 达到检测线以下病例数所占的比例。

7 统计学方法

统计分析采用 Rversion 3.30 软件进行。定量资料的统计描述以 $x \pm s$、中位数（四分位数间距）、95% 置信区间等表示；定性资料的统计描述以例数（构成比）表示。定量资料的组间比较，根据数据的正态性和方差齐性采用 t 检验、秩和检验等；定性资料的组间比较，采用 *Fisher* 确切概率法。将服药依从率≥95% 定义为“服药依从性好”，< 95% 定义为“服药依从性差”，进行服药依从性影响因素的单因素分析；多元回归分析时依从性好定为 1，差为 0。*OR* 值 <1 表示越倾向于依从性差，OR 值 >1 表示越倾向于依从性好。$P < 0.05$ 为差异有统计学意义。

结果

1 两组服药依从性结果比较（表 2） 两组比较，治疗组服药依从性 95.4%，对照组 89.67%，治疗组服药依从性优于对照组，差异有统计学意义（$P<0.05$）。

2　服药依从性影响因素的单因素分析（表3）　组别、性别、年龄、职业、病期以及不良反应是服药依从性的影响因素，其中治疗组、男性、年龄偏大、体力劳动者、HIV 感染及无不良反应的患者服药依从性更好（$P<0.05$，$P<0.01$）。

3　服药依从性与病毒学抑制率、CD_4 计数的关系比较（表4、5）　治疗48周时点服药依从性与病毒学抑制率呈显著的规律性变化，服药依从性升高，病毒学抑制率亦随之提高（$P=0.007$）。CD_4 计数与服药依从性呈现明显的规律性。随着服药依从性的提高，CD_4 均值可获得稳步的提升，但两个时点差异均无统计学意义（$P>0.05$）。

表2　两组服药依从性比较（%）

组别	例数（缺失）	$\bar{x}\pm s$	中位数（P25－P75）	最小值，最大值	95% *CI*	统计量	*P* 值
治疗	197（69）	95.40±6.28	97.41（93.42－100）	63.92，100	94.52，96.27	20219.5	0.039
对照	194（76）	89.67±7.09	88.93（79.83－100）	61.70，100	91.67，94.66		

表3　服药依从性影响因素单因素分析

项目		合计	差	好	统计量	*P* 值
组别［例（%）］	治疗组	197（50.51）	44（38.26）	153（55.04）	—	0.031
	对照组	194（49.49）	70（61.74）	124（44.96）		
性别［例（%）］	男	258（65.98）	98（74.24）	160（61.78）	—	0.018
	女	133（34.02）	34（25.76）	99（38.22）		
年龄（$\bar{x}\pm s$）	年龄	39.095±12.008	36.917±11.764	40.205±12.002	14318	0.009
职业［例（%）］	体力劳动	135（34.53）	34（25.76）	101（39.00）	—	0.007
	脑力劳动	116（29.67）	53（40.15）	63（24.32）		
	无业	96（24.55）	30（22.73）	66（25.48）		
	其他	44（11.25）	15（11.36）	29（11.20）		
疾病分期［例（%）］	HIV 感染	236（60.26）	97（72.73）	139（53.88）	—	0.000
	艾滋病期	155（39.74）	36（27.27）	119（46.12）		
不良反应［例（%）］	无	230（58.82）	88（66.67）	142（54.83）	—	0.030
	有	161（41.18）	44（33.33）	117（45.17）		

表4　服药依从性与病毒抑制率的关系　［例（%）］

服药依从率	48周病毒抑制率		72周病毒抑制率	
	失败	成功	失败	成功
<70%	4（80.00）	1（20.00）	5（100.00）	0（0.00）
70%～79%	11（73.33）	4（26.67）	7（46.67）	8（53.33）
80%～94%	81（72.32）	31（27.68）	67（59.82）	45（40.18）
≥95%	116（44.79）	143（55.21）	109（42.08）	150（57.92）

表5　服药依从性与 CD_4 计数的关系（cells/μL，$\bar{x}\pm s$）

服药依从率	48周	72周
<70%	305.750±138.235	345.750±180.456
70%～79%	298.583±149.105	369.333±270.239
80%～94%	346.731±174.152	400.776±196.062
≥95%	357.509±173.457	410.218±205.507
统计量	1.317	0.428
P 值	0.725	0.934

4　服药依从性影响因素的多因素分析（表6）多因素回归分析显示，治疗组与艾滋病期患者服药依从性更好（$P<0.05$，$P<0.01$），而脑力劳动者以及有不良反应的患者服药依从性较差（$P<005$）。

表6　服药依从性的多因素 *Logistic* 回归分析

	OR	*ORL*	*ORU*	*P*
治疗组	1.017	0.592	1.520	0.041
性别	1.622	0.980	2.687	0.060
年龄	1.009	0.989	1.028	0.391
脑力劳动者	0.515	0.284	0.932	0.028
无业	0.670	0.367	1.225	0.193
其他	0.713	0.334	1.521	0.382
艾滋病期	2.076	1.294	3.331	0.002
有不良反应	0.599	0.379	0.949	0.029

讨论

本研究从中药对 HAART 服药依从性的角度去观察和阐述中西医结合治疗艾滋病的疗效特点，主要探讨人群特征、治疗相关因素、药物相关因素等对服药依从性的影响，故本研究未对 CD_4^+、CD_4^+/CD_8^+ 等免疫功能的疗效进行观察。依据本研究服药依从性影响因素的相关性分析结果支持以下结论 （1）中药是提高服药依从性的有益因素；（2）HAART 不良反应与服药依从性密切相关，发生不良反应者服药依从性更差；（3）艾滋病期是服药依从性的保护因素；（4）脑力劳动者服药依从性差；（5）男性服药依从性更好。“不良反应可降低患者的服药依从性”与既往研究结论一致。中药以其多靶点、不易耐药、不良反应小的优势，辨证合理使用可促进 HAART 服药依从性；梁碧颜等对 2353 例艾滋病患者中医药治疗 4 年保持率及影响因素研究发现，合用西药（HAART）患者（$HR=0.805$，$P<0.01$）亦有助于提高服用中药的保持率。结合本研究结果，提示中西药联合使用的必要性。梁氏研究中艾滋病期患者（$HR=0.769$，$P<0.01$）能减少治疗期间的脱失风险，与本研究艾滋病期患者服药依从性好一致，可能是因为该期病程已长，相关病症逐渐开始出现，患者对治疗的渴望更加强烈有关。体力劳动者服药依从性高于脑力劳动者，可能与不同工作性质心理精神负担的差别有关。Wang X 等调查发现，心理健康状况也是影响治疗的主要因素，精神健康差的患者，其依从性也差。患者患病后存在不同程度的心理性格行为改变，如抑郁、自闭、焦虑等与依从性差异有统计学意义，而脑力劳动者往往心理负担更重。本研究男性患者服药依从性更好，与 O′Neil CR 等研究结论一致，认为女性因要承担更多的环境压力、心理因素和家庭负担，服药依从性低于男性患者。在年龄因素方面，HIV/AIDS 者涉及各个年龄段，年龄越小的患者自控能力越差，其自身对疾病及治疗还没有形成正确的认识，研究显示，年龄偏小的患者服药依从性差。

艾可清胶囊依据中医学理论及艾滋病发病特点研制而成，具有温补脾肾的作用，适于艾滋病期免疫功能较为低下的患者。马伯艳等报道，艾可清胶囊对 HAART 疗法具有减毒增效作用，治疗 6 个月后谷草转氨酶较治疗 3 个月时显著降低，并能提升 CD_4 水平，改善临床症状。艾复康胶囊由黄芩、金银花、两面针、秦皮、虎杖等 13 味中药组成，具有清热解毒，活血止痛的功用，适用于感染者 CD_4^+ T 淋巴细胞 200/μL 以上的实证热证者。临床研究发现艾复康可有效改善艾滋病患者服用 HAART 过程中出现的乏力、纳差、失眠多梦、头痛、皮疹等症状。本研究另外发表的研究结果表明，辨证使用中药艾复康、艾可清可降低 HAART 不良反应总体发生率，显著降低 HAART 导致的疲乏、肝毒性发生率；显著改善 HAART 不良反应严重程度，对缓解精神异常、肾毒性程度疗效尤其突出，同时，可缩短部分不良反应的持续时间。这可能是中药成为 HAART 服药依从性保护因素的主要原因。

以上结果说明：（1）服药依从性在艾滋病抗病毒治疗中具有十分重要的意义，支持了“以提高服药依从性为核心的干预策略”的观点；（2）服药依从性的影响因素是众多的，临床治疗应重视治疗因素、疾病因素、环境因素和心理因素等对抗病毒治疗效果的影响。

参考文献（略）

（出自《中国中西医结合杂志》2018 年第 38 卷第 4 期第 402－406 页）

中医药治疗艾滋病患者 4 年保持率及影响因素分析

陈勇毅

（阳江市公共卫生医院，广东 阳江 529500）

摘要 目的 探讨中医药治疗艾滋病（AIDS）患者 4 年保持率及影响因素。方法 选取 2011 年 1 月至 2016 年 10 月阳江市公共卫生医院收治的 32 例采用中医药治疗 AIDS 的患者作为研究对象，采用乘积极限法计算 4 年保持率，并采用 Cox 比例风险回归模型分析影响中医药治疗保持时间的因素。结果 采用中医药治疗的 32 例患者，治疗时间最短 2 个月，最长 5 年 3 个月，平均（3.8±0.7）年，由极限乘积法得出 4 年保持率为 65.6%；性别、年龄、婚姻状况、民族及文化程度对治疗保持时间均无明显影响，而影响中医药治疗保持时间为感染途径、是否合用西药以及分期。结论 中医药治疗 AIDS 患者 4 年保持率为 65.6%，其主要影响因素分别为感染途径、是否合用西药及分期。

关键词 中医药；艾滋病；4 年保持率；影响因素

艾滋病（acquired immune deficiency syndrome，AIDS）是一种由人类免疫缺陷病毒（HIV）引起的严重传染疾病，HIV将破坏人体免疫系统，使患者丧失抵抗疾病能力，发生重度感染及肿瘤，最终导致病死。自20世纪80年代中国中医科学院组织实施中医药治疗AIDS项目以来，中医药在AIDS的临床治疗、科学研究等领域均有着举足重轻的地位。肺部感染是AIDS患者病死的主要原因之一，占机会性感染的60%左右，目前临床上采用中医药治疗AIDS合并肺部感染已取得了显著效果。本研究就中医药治疗AIDS患者4年保持率及其影响因素进行分析，现报道如下。

1 资料与方法

1.1 一般资料

选取2011年1月至2016年10月我院收治的32例采用中医药治疗AIDS的患者作为研究对象，所有患者均被疾控中心确诊为AIDS患者，符合中医辨证标准，自愿参与本研究，均获得随访，随访期间均未退出治疗，随访终止后停止治疗。

1.2 方法

统计患者性别、年龄、婚姻状况、民族、受教育程度、职业、感染途径、临床治疗方法、分期等。

1.3 判定标准

治疗保持时间：首次治疗至最后一次治疗时间；退出治疗：中医药治疗停止长达3个月及以上。

1.4 统计学分析

采用SPSS 18.0统计学软件处理本研究数据，采用乘积极限法表示不同随访时间的治疗保持率，应变量：治疗时间和患者结局；自变量：性别、年龄等可能的影响因素，并采用Cox比例风险模型分析其影响因素。计数资料采用χ^2检验，$P<0.05$为差异有统计学意义。

2 结果

2.1 临床资料分析

32例患者均获得随访，其临床资料见表1。

2.2 中医药治疗保持情况分析

采用中医药治疗的32例患者，治疗时间最短2个月，最长5年3个月，平均（3.8±0.7）年；由极限乘积法得出4年保持率为65.6%，见表2。

2.3 中医药治疗保持时间影响因素分析

应变量：治疗保持时间；自变量：性别、年龄、婚姻状况、民族、文化程度、感染途径、是否合用西药以及疾病分期。采用Cox比例风险模型对表1中可能影响因素进行分析得出，性别、年龄、婚姻状况、民族及文化程度对治疗保持时间均无明显影响，而影响中医药治疗保持时间为感染途径、是否合用西药以及分期，见表3。

表1 32例患者临床资料分析

可能影响因素	例数	构成比（%）
性别		
男	15	46.9
女	17	53.1
年龄		
18岁以下	1	3.1
18～30岁	3	9.4
31～40岁	8	25.0
40岁以上	20	62.5
婚姻状况		
未婚	1	3.1
已婚	30	93.8
离异	1	3.1
民族		
汉族	31	96.9
少数民族	1	3.1
文化程度		
初中及以下	30	93.8
高中及以上	2	6.2
感染途径		
输血	6	18.8
性传播	2	6.2
母婴传播	1	3.1
有偿供血	23	71.9
是否合用西药		
是	13	40.6
否	19	59.4
疾病分期		
无症状期	10	31.2
AIDS期	22	68.8

表2 中医药治疗保持情况分析

治疗时间	例数	累计脱落（例）	治疗保持率（%）
0年	32	0	100.0
1年	27	5	84.4
2年	25	7	78.1
3年	23	9	71.9
4年	21	11	65.6

表3 中医药治疗保持时间影响因素分析

变量	回归系数（β）	标准误（SE）	P值	HR（95% CI）	统计量（Wald）
性别	-1.536	0.452	0.512	2.135（0.536~1.275）	1.267
年龄	-1.127	0.523	1.023	0.826（0.976~1.124）	2.658
婚姻状况	-2.723	0.394	0.896	1.538（0.527~1.321）	5.123
民族	-2.536	0.435	0.126	1.425（0.356~0.964）	2.218
文化程度	-1.824	0.587	0.373	1.864（0.854~1.365）	3.287
感染途径	0.321	0.021	0.000	1.382（1.308~1.427）	190.748
是否合用西药	-0.224	0.053	0.007	0.811（0.732~0.913）	15.896
疾病分期	-0.259	0.058	0.003	0.772（0.683~0.859）	21.312

3 讨论

近几十年来，随着我国医疗技术水平提高，中医药在AIDS的治疗中优势明显。有研究表明，中医药能有效改善AIDS患者临床症状，提高免疫功能，延长患者生存时间，远期疗效理想。AIDS潜伏期长、病情发展缓慢，一旦发病，病情十分凶险，将直接威胁患者生命安全。中医从病因学角度将AIDS归于温病中的“瘟疫”，且常伴有元气亏虚、精气不足，如食少、纳呆、盗汗、腹泻等症，判断AIDS病因多为疫毒之邪入侵，损伤气血，虐阴耗精，脏腑功能受损，产生痰湿邪毒，日久则形成虚实夹杂、本虚标实之证。目前，中医主要以抗AIDS病毒药物及免疫调节药物提高免疫功能及生命质量，控制机会性感染，辨证论治，根据AIDS不同中医证型采用不同组方进行治疗。如急性感染期治疗原则为消除急性感染，透邪外出，风寒型采用荆防败毒散加减辛温解表；风热型采用银翘散辛凉解表。潜伏期治疗原则为增强机体免疫功能，使正邪处于平衡状态，延迟发病时间，气血两亏型采用归脾汤或八珍汤加减补气血；痰热内扰型采用温胆汤加减理气和中、化痰清热。发病期治疗原则为改善患者临床症状，提高生命质量，减少病死率，气阴两虚、肺肾不足型采用百合固金汤加减滋肾养阴、补肺益气；热度内蕴、痰热壅肺型采用清金化痰丸联合麻杏石甘汤加减宣肺化痰、清热解毒；气虚血瘀、邪毒雍滞型采用补中益气汤联合血府逐瘀汤加减解毒化瘀、益气活血；肝经风火湿毒蕴结型采用龙胆泻肝汤清肝泻火、利湿解毒；瘀血内停、气郁痰阻型采用逍遥丸解毒散结、理气化痰；脾肾亏虚、湿邪阻滞型采用参苓白术散加减健脾和胃、利湿止泻；元气虚衰、肾阴亏涸型采用补天大造丸加减大补元气、滋补肝肾。

在本研究的32例AIDS患者中，平均治疗时间为（3.8±0.7）年，由极限乘积法得出4年保持率为65.6%；性别、年龄、婚姻状况、民族及文化程度对治疗保持时间均无明显影响，而影响中医药治疗保持时间为感染途径、是否合用西药以及分期。

综上所述，中医药治疗艾滋病患者4年保持率为65.6%，其主要影响因素分别为感染途径、是否合用西药及分期，临床应在治疗中采用积极有效干预措施减少脱失患者，延长治疗保持时间，减少病死率。

参考文献（略）

（出自《临床药学》2017年第5期第55-57页）

中医药治疗艾滋病患者服药依从性相关因素研究

李金润，李 钦，李艳萍，赵景云，赵 霞
（云南省中医中药研究院，云南 昆明 650223）

摘要 目的 了解影响艾滋病患者服药依从性的相关因素，为艾滋病的治疗和控制提供依据。方法 随机抽取200例接受中西医结合服药治疗的艾滋病患者作为调查对象，分别就服药依从性的相关影响因素进行访谈问卷调查。结果 艾滋病患者对艾滋病知识认知情况、药物副作用、治疗方案的复杂性、治疗时间的长短、服药督导、随诊的次数、医疗服务质量和医患关系与患者停药有关，艾滋病患者对艾滋病知识认知情况、治疗方案的复杂性和药物副作用是患者服药依从性的主要影响因素（$P<0.05$）。结论 艾滋病患者服药依从性的好坏直接影响着患者的治疗效果，所以在采取简单有效的治疗方案后，必须针对性地向患者及其家属进行艾滋病知识认知培训，指导自主服药及监督用药的技巧，按时复诊，提高服药依从性，对改善患者的治疗效果有重要的意义。

关键词 艾滋病；治疗；服药；依从性

艾滋病严重威胁着人类的健康，抗病毒治疗可有效地延缓艾滋病患者的疾病进程，改善生活质量。但必须长期坚持服药，甚至终生接受治疗。在治疗过程中，患者服药依从性的好坏直接影响着患者的治疗效果，对影响艾滋病患者服药依从性相关因素的研究，为艾滋病的治疗和控制提供依据。

1 研究对象与方法

1.1 研究对象

艾滋病防治试点项目患者中，随机抽取200例接受中西医结合服药治疗的艾滋病患者作为调查对象，其中患者100例，感染者100例；男100例，女100例；年龄19－75岁。

1.2 调查方法

采用艾滋病患者服药依从性调查问卷，对得到被调查者知情同意后逐个进行访谈调查填表。调查患者过去1年内的服药依从性情况、社会人口学特征、心理学特征、行为学特征、艾滋病知识认知情况、医疗服务和医患关系情况等因素，调查数据采用SPSS12.0软件进行资料分析，通过Logistic回归分析、χ^2检验。

2 结果

2.1 艾滋病知识认知情况与服药依从性的关系

通过单因素分析筛选出9个对艾滋病患者服药治疗依从性具有显著影响的因素：艾滋病治疗相关知识、自我感觉疗效、感觉服药对日常生活的影响、嘱咐服药方法、服药方案是否复杂、服药时间长短、提醒服药方法、随访服务、信任自己的医生。将这9个变量引入非条件logistic回归方程，引入水平为0.05，用向前逐步回归法。结果提示，治疗知识、药物的不良反应、服药方案是否复杂、是否有提醒服药的方法、患者是否信任医生是患者服药依从性好坏的主要影响因素（$P_{均}<0.05$）。服药依从性与服药方案复杂性、服药时间长短呈负相关，与提醒服药方法、随访服务、患者对医生信任度呈正相关的关系。见表1。

表1 患者服药依从性的多因素分析

变量	回归系数	标准误差	比值比OR	95.0% CI	P
不良反应知识	2.079	0.573	8.065	2.615～24.827	0.000
有关治疗失败知识	1.172	0.484	3.207	1.247～8.272	0.015
是否有提醒服药的方法	1.258	0.482	3.494	1.345～8.945	0.009
是否信任医生	2.042	0.929	7.774	1.271～48.961	0.025
常数	－3.824	0.561			0.000

2.2 药物副作用与服药依从性的关系见表2。

表2 副作用与停药的关系分析

副反应	n	没有停药	停药
没有	77	73	4
有	223	190	33
合计	300	263	37

卡方检验结果显示，有无药物副作用的组间有统计学意义（$P<0.05$），药物的副作用是患者能否继续坚持服药的一个重要因素。

2.3 社会人口学特征与服药依从性的关系

患者社会人口学特征中性别、年龄、文化程度对服药依从性无明显影响，见表3。

基金项目：国家自然科学基金地区基金项目“中医药对HIV－1基因调控蛋白的干预作用研究”（NO：81160537）

表3 患者性别、年龄、文化程度与停药的关系分析

n（%）

组别		n	没有停药	停药
性别	男	100	84（84.0）	16（16.0）
	女	100	86（86.0）	14（14.0）
年龄分组	35 以下	37	25（76.0）	12（24.0）
	35	-98	88（89.2）	12（10.8）
	45	-54	48（89.1）	6（10.9）
	55 及以上	11	9（87.5）	2（12.5）
文化程度小学	文盲	6	5（87.7）	1（12.3）
	92	81（88.5）	11（11.5）	
中学及以上	102	89（87.5）	13（12.5）	

3 结论

艾滋病患者服药依从性的好坏直接影响着患者的治疗效果，所以在采取简单有效的治疗方案后，必须针对性地向患者及其家属进行艾滋病知识认知培训，指导自主服药及监督用药的技巧，按时复诊，减少药物副作用，提高服药依从性，对改善患者治疗效果有重要的意义。

参考文献（略）

（出自《云南中医中药杂志》2015 年第 36 卷第 6 期第 38－39 页）

艾滋病患者的抗病毒治疗及中药治疗艾滋病的依从性管理

袁玉玲

（吉林市船营区关爱医院 132212）

摘要 目的 分析艾滋病患者的抗病毒治疗及中药治疗艾滋病的依从性管理。方法 收治艾滋病患者 132 例，给予抗病毒治疗及依从性教育，分析疗效及依从性。结果 服药依从性 >95% 时，才能抑制 80% 以上的病毒。结论 乡医或村医要经常对患者服药进行督导，以保证患者的服药依从性。

关键词 艾滋病；抗病毒治疗；依从性

艾滋病是由人类免疫缺陷病毒引起的一种新的致死性传染病，主要通过性、血液和母婴方式传播。艾滋病病毒进入人体后，损害 T 淋巴细胞，破坏机体的免疫系统和功能，部分感染者免疫功能极度下降而出现临床症状。依从性是艾滋病抗病毒治疗成功的关键。中国医科大学附属第一医院检验科丁海波认为抗反转录病毒治疗艾滋病是一个长期的过程，患者不规律或不按时服药，产生耐药性的危险很高，因为抗反转录病毒药物水平较低时，病毒会大量繁殖，因此，服药的依从性是影响治疗效果的决定因素。良好的依从性可使药物抗病毒的作用具有持久性，减少耐药的出现，达到更好的疗效。

资料与方法

本组患者 132 例，女 41 例，男 91 例，平均 46.3 岁。传播方式：性传播 1 例，无偿献血传播 70 例，母婴传播 1 例，男男同性传播 58 例，吸毒 2 例。其中抗病毒治疗 111 例，同时服用中药 55 例。

依从性教育的管理工作：抗病毒治疗的目的是将 HIV RNA 降低到低于检测到的水平，从而最大限度地减少病毒复制。但这种水平的保持主要与完整的和持久的病毒抑制相关，这要求 AIDS 患者对治疗具有很高的依从性。我院提高患者依从性主要从以下几点着手：①建立起医患之间良好的信任。②医师作为一个教育者，负责向患者提供良好的信息，并提供支持和监督。③通过电话或者书面的方式督促患者保持良好的依从性：良好的交流方式有助于建立起和谐的医患关系。我院专门学习过心理学的女医师短时期内与患者沟通，并使患者建立起良好的依从性，可能与女医师能够耐心倾听、较少打断患者陈述及情感比较丰富等有关，使患者对医师产生足够的信任，随心所欲地谈论有关 HIV 的治疗以及生活方式的问题。因此，在与患者的沟通中多用女性医学随访者有助于提高患者的依从性。

在艾滋病患者服药过程中，诸多因素影响艾滋病患者服药的依从性：①抑郁、肝脏疾病、消瘦、药物依赖。②护士、临床药师、健康教育者、志愿者、管理人员、药物咨询者、医学助理、实习护士，以及研究人员，共同参与提高患者依从性。③向这些团队成员提供抗病毒治疗以及依从性的培训。④社会工作者及艾滋病关爱志愿者必须向患者增加提高依从性的干预工作，并向患者提供关爱。⑤患者忘记服药往往是抗病毒治疗依从性差的主要原因，为此，我院采取了许多有效的工具以提高患者的依从性。⑥与服药的方案也有很大关系。在我们负责的111例艾滋病患者中，治疗方案如下：a. AZT + 3TC + NVP的方案11例；b. TDF + 3TC + LPV/r方案5例；c. TDF + 3TC + EFV方案95例。临床发现，在抗病毒治疗方案中，每天1次服药的依从性要远远高于每天2次服药的依从性。

结果

服药依从性 >95% 时，才能抑制80%以上的病毒。为确保抗病毒治疗的疗效，至少应保证有95%以上的治疗依从性。见表1。

表1 抗病毒治疗依从性分析

依从性	CD_4 计数提高比例	病毒载量	治疗成功/耐药
>95%	47	TND	治疗成功
90% ~95%	38	TND	治疗成功
81% ~90%	19	TND	治疗成功
70% ~80%	7	>50cps/mL	耐药
<70%		>50cps/mL	耐药

讨论

目前我国抗HIV药物种类非常有限，为尽可能保证一线方案的成功率，良好的治疗支持系统是关键。艾滋病患者服药依从性直接影响治疗效果，依从性差的患者治疗效果较差，易产生耐药性，影响后期治疗。服药依从性 >95%时，才能抑制80%以上的病毒。艾滋病患者服药依从性与多种因素有关，主要与乡医或村医对艾滋病患者的督导服药有关。

本次研究显示，47例艾滋病患者服药依从性达到95%，依从性 >90% 的艾滋病患者检测不到病毒载量。我院收治的大部分血液传播艾滋病患者生活在农村，以家庭病床治疗为主。52例患者采用闹钟进行提醒，有效地提高了服药的依从性，但部分患者因手机没电、家人忘记提醒、未听见闹钟响等而漏服药物。因此，为保证患者的服药依从性，乡医或村医要经常对患者服药进行督导。即使对患者进行了细致的服药依从性教育，患者也掌握了基本的提高服药依从性的方法，患者有时也会漏服抗病毒治疗药物。因此，乡医或村医应将提高患者服药依从性当成工作重点，采用多种方式提高患者服药依从性。在非血液传播的感染者中，大多是男男同性，其年龄较小，都积极接受抗病毒治疗。我院管理的艾滋病患者中，7例病毒载量检测 >50cps/mL，减少了传播率，为遏制我区的艾滋病传播做出了应有的贡献。

参考文献（略）

（出自《中国社区医师》2016年第32卷第6期第111－113页）

新疆地区提高中医药治疗艾滋病患者依从性策略探讨

李静茹，马建萍，张　颖，马秀兰，曾　琳，艾合买提·阿不都热依木
（新疆国家中医临床研究基地/新疆维吾尔自治区中医医院，新疆 乌鲁木齐 830000）

摘要 新疆地区为艾滋病的高发区之一，因其地处祖国西北，社会经济、文化发展相对落后，且多民族大聚集大杂居、人口流动性大，给艾滋病的临床防治工作带来一定的困难。提高艾滋病患者治疗依从性，日益成为新疆地区艾滋病重大传染病防治的重要课题。近年来新疆国家中医临床研究基地对如何提高中医药治疗艾滋病患者依从性，做了大量的研究和实践工作，兹以报告。

关键词 艾滋病；中医药治疗；患者依从性

艾滋病（acquired immunodeficiency syndrome，AIDS）属重大传染病，发患者群呈现出由高位人群向一般人群传播的趋势，目前尚无特效治疗方法，虽然高效抗逆转录酶病毒联合疗法（highly，active antiretroviral therapy，HAART）的应用大大降低了艾滋病的发病率和死亡率，但由于抗病毒治疗药物毒副作用、患者治疗依从性低下等原因导致临床治疗的失败。因此，人们将目光转向传统的中医中药，临床研究显示中医药治疗具有提高患者生活质量、

基金项目： 中西医结合治疗艾滋病应用技术研究，国家科技重大专项—艾滋病和病毒性肝炎等重大传染病防治专项（2014ZX10005003）

改善临床症状、稳定患者免疫状态等作用。

新疆地区为中国艾滋病高发区之一，自2008年始由新疆维吾尔自治区中医医院牵头在全疆范围内开展大规模的中医药艾滋病防治工作。在各级领导部门的支持和工作人员的努力下，截至2015年7月，建立中医药防治艾滋病治疗点10个，累计治疗患者300余例。我们通过大规模流行病学调查发现AIDS患病群体的文化水平多为初中水平。该群体处于社会底层，经济压力、生存压力、工作流动性大，且健康意识严重不足，对自身健康的重视度不强，故依从性不高。故制定适合新疆AIDS发病现状的能够有效提高患者依从性的策略，是目前新疆地区中药治疗艾滋病需要解决的问题之一。新疆国家中医临床研究基地通过7年来对艾滋病中医药临床防治工作的大量实践，已初步探索出提高艾滋病患者中医药治疗依从性的系列策略，兹以报告。

1 加强情绪管理

所谓情绪管理，是研究个体自身情绪以及他人情绪的认识、协调、互动和控制，充分挖掘和培植个体和群体的情绪管理、培养驾驭情绪的能力，从而确保个体和群体保持良好的情绪状态，并由此产生的管理效果。《丹溪心法》云："气血冲和，万病不生，一有怫郁，诸病生焉"，可见情志波动，失其常度，则气机郁滞，气郁日久不愈，由气及血，变生多端，不利于疾病向愈。素有的不良情志或因突知罹患AIDS而引起的情志障碍，对AIDS患者中医药临床治疗依从性有着消极作用。研究发现，一旦疑诊或确诊HIV感染，患者即现不同程度的恐惧、焦虑、抑郁、愤怒甚至报复社会、轻生之念，为AIDS的防治工作带来极大隐患。

有研究表明，心理疏导可以不同程度地提高机体的免疫，故情绪管理日益受到临床工作者的重视。情绪管理强调对患者在生活上进行心理沟通及治疗，从而提高中药治疗的依从性。通俗言之，即是与患者进行心理沟通、心理辅导，使患者保持乐观稳定的情绪，对治疗充满憧憬、立起斗志、积极依从。唯有患者依从性得到提升，AIDS临床治疗方可得到患者的积极配合，从而提高治疗干预疗效、提升生活质量、延长生存时间。

2 建立医患互信

医护人员在做好个人防护的前提下，需通过与患者诚恳的接触交流、细致的答疑解惑，建立良好的医患互信关系，增强患者治疗依从性。在互信的基础上，医生既要为患者提供可供选择的治疗方案，又要向患者解说疾病预后、后续疗法及可能出现的临床表现及解决措施。更为重要的是，医护人员要建立医患互信，首先要尊重患者人格，并严密患者疾病隐私；同时患者也要做到坦率无隐，对医生要自觉信赖，需明白医生是解决其病痛苦楚的重要依仗。

3 做好健康宣教

健康宣教，即通过有计划、有组织、有系统的健康教育，使患者自觉地采纳有益于健康的行为和生活方式，消除或减轻影响健康的危险因素，预防疾病，促进健康，提高生活质量，并对教育效果做出评价。健康宣教的核心，是教育人们树立健康意识、促使人们改变不健康的行为生活方式，养成良好的行为生活方式，以降低或消除影响健康的危险因素。通过健康教育，能帮助人们了解哪些行为是影响健康的，并能自觉地选择有益于健康的行为生活方式。对AIDS患者进行健康宣教，可以加强患者对AIDS相关知识的初步认知、提高患者长期配合治疗的自觉性和依从性。由调查可知，患者不依从以用药不依从最为常见。用药不依从主要是因为患者缺乏对疾病充分认识，且畏惧西药治疗副作用而不能耐受。故医护人员在治疗过程中，要积极做好健康宣教，使患者或患者家属充分了解AIDS的病因、病理、病程、治疗、转归知识以及日常生活注意事项，则有益于调动患者主观能动性、提高患者依从性，从而保证治疗的效果，并防止对家人或他人的传染。

4 按时联络随访

随访是指医院根据医疗、科研、教学的需要，对曾在医院就诊的患者以通讯或其他的方式，进行定期了解患者的治疗效果、病情变化和指导患者康复的一种观察方法。通过随访可以提高医院医前及医后服务水平，同时方便医生对患者进行跟踪观察，掌握第一手资料以进行统计分析、积累经验，同时也有利于医学科研工作的开展和医务工作者业务水平的提高，从而更好地为患者服务。按时定期随访能及时解患者病情变化、并发症，并及时给予处理与帮助，同时加强用药监督，敦促患者及时服用中药，对降低并发症、减轻痛苦、提高生存质量均有积极意义。临床观察发现，AIDS患者的失访率是较高的，主要是缺乏对AIDS患者的用药监督，年龄小于20岁的患者较大龄患者更需要医护人员监督用药。所以，从患者就诊住院开始，即行详细地址及联系方式登记在册，由医护协调协管随访工作。

5 养生指导

养生指保养、调养、颐养生命，即以调阴阳、和气血、保精神为原则，运用调神、导引吐纳、四时调摄、食养、药养、节欲、辟谷等多种方法，以期达到健康、长寿的目的。养生产生于上古先民为抗御严酷的自然环境，调整体力，抗御疾病，防治疾病的需要。养生是中华民族传统文化的一个有机组成部分，养生是先民在长期的生活实践中总结生命经验的结果。《周易》曰："天行健，君子以自强不息"，《素问·上古天真论》曰："提挈天地，把握阴阳，呼吸精气，独立守神，肌肉若一，故能寿敝天地，无有终时，此其道生"，然而这种期望虽然难以实现，但自古以来追求长寿者却大有人在。张仲景在《伤寒杂病论》序中说："怪当今居世之士，曾不留神医药，精究方术。上以疗君亲之疾，下以救贫贱之厄，中以保身长全，以养其生"，明确提出运用医药的办法进行养生的观点。在AIDS患者接受中药期间，可根据气候、季节及患者体质的不同，为患者提供饮食起居等的生活习惯指导，如饮食禁忌，生活习惯，运动禁忌及注意事项等。

6 提供帮助

在日常工作中，医务人员应主动为患者提供救援帮助，如寻求家庭谅解，伴随疾病治疗指导，在力所能及的情况下为患者本人及家人提供帮助，如找工作、提供金钱援助等。

综上所述，对患者进行上述帮助，可在一定程度上增强患者生活的信心，使其保持乐观情绪，遵从医生的嘱托，按时服用中药，进而提高依从性，从而改善机体状态，以达到提高生活质量，改善临床状态，稳定免疫状态，延缓发病期，减少药物毒副作用的目的。我们在临床随访的过程中因人而异，对不同艾滋病患者运用不同的交流方式，以提高其依从性。

参考文献（略）

（出自《新疆中医药》2016 年第 34 卷第 6 期第 3 – 4 页）

云南省中医药治疗艾滋病患者脱失的分布情况及脱失原因分析

杨玉琪，刘彦丽，孙　俊，贺铮铮，宋娜丽，蔡　怡，马克坚
（云南省中医中药研究院艾滋病临床研究室，云南 昆明 650223）

摘要　目的　分析云南省 2005 ~ 2013 年接受中医药治疗 HIV/AIDS 患者脱失的分布情况及脱失原因，为提高患者依从性、进一步降低脱失率提供依据。方法　通过国家中医药治疗艾滋病试点项目（云南）临床资料数据库，用描述流行病学分析方法，对 HIV/AIDS 患者脱失情况进行分析。结果　云南省接受中医药治疗的 HIV/AIDS 患者脱失 356 例，脱失率为 4.27%；脱失患者主要集中在 20 ~ 49 岁人群，占 87.65%（291/332）；脱失患者中性传播和静脉吸毒感染途径分别占 54.81%、34.94%；脱失患者以农民居多，占 51.51%；脱失时间主要集中在治疗 1 年内，占 68.26%（243/356）；脱失原因主要为自动退出（34.55%）、不愿服药（28.65%）、转西医治疗 17.70%。结论　云南省中医药治疗艾滋病患者脱失的主要原因是对中医药治疗的认知程度不高，需要加大宣传教育和随访力度，进一步提高患者依从性，降低脱失率。

关键词　云南；艾滋病；中医药；脱失

国家中医药治疗艾滋病试点项目是财政部、卫生部、国家中医药管理局联合下达的为艾滋病毒感染者和艾滋病患者提供的免费中医药治疗的关爱项目。云南省自 2005 年启动中医药治疗艾滋病试点项目以来，项目稳步推进并进展顺利，截至 2013 年 10 月底，全省有 8000 多例的 HIV/AIDS 患者接受了免费的中医药治疗。但存在着中医药治疗的 HIV/AIDS 患者依从性低，有一定脱失的问题。本研究回顾性分析了 2005 ~ 2013 年 10 月云南省接受中医药治疗的 HIV/AIDS 患者脱失的分布情况及脱失原因，以期为提高患者依从性、降低脱失率寻找切实可行的措施提供科学依据。

1 资料与方法

1.1 资料来源

所有资料均来源于国家中医药治疗艾滋病试点项目（云南）SQL – Server 结构数据库和 ClinResearch 临床研究数据管理系统中的各治疗点上报数据库。上述数据库是国家中医药治疗艾滋病试点项目实施以来先后使用的临床信息资料采集系统，包括了患者基本情况、患者脱失及死亡情况、合并疾病及用药，临床症状、体征、实验室指标检查等临床资料。

1.2 研究方法

从数据库中筛选出治疗后标识是脱失的所有病例。所有病例均是经云南省疾病预防控制中心确认并纳入国家中医药治疗艾滋病试点项目（云南）治疗的 HIV/AIDS 患者。患者临床资料包括纸质资料（即各治疗点的一线医务人员根据随访填写在纸质临床观察登记表的临床资料）和电子数据资料（即由负责临床资料计算机录入工作人员录入到数据库中的临床资料记录），由省级专家在巡诊时，对纸质资料和电子数据进行审核，并按照项目有关要求逐级报送。

运用描述性流行病学分析方法，采用 Excel 2007 和 SPSS 17.0 进行数据处理和分析。

2 结果

云南省在 2005 ~ 2013 年 10 月期间接受中医药治疗的 HIV/AIDS 患者中有 356 例脱失，其中脱失患者个人信息缺失 24 例。

基金项目　云南省科技计划应用基础研究计划（2011FZ244）

2.1 地区分布

自2005年云南省启动了国家中医药治疗艾滋病试点项目以来，先后有昆明、文山、大理、德宏、红河、临沧、楚雄、保山、玉溪、普洱、昭通、曲靖等14个州市参与了国家中医药治疗艾滋病试点项目工作，目前全省有44个治疗点。在2005～2013年10月期间累计治疗HIV/AIDS患者8333例，脱失356例，脱失率为4.27%。各州市的脱失情况见表1。

表1 云南省中医药治疗HIV/AIDS患者脱失地区分布 ***n*,%**

地区	累计治疗例数	脱失例数	脱失率
临沧市	988	104	10.53
昭通市	219	23	10.50
楚雄州	226	19	8.41
玉溪市	333	22	6.61
大理州	1022	61	5.97
德宏州	685	26	3.80
昆明市	1651	57	3.45
曲靖市	111	3	2.70
普洱市	148	3	2.03
红河州	1307	19	1.45
文山州	1407	18	1.28
保山市	236	1	0.42
合计	8333	356	4.27

2.2 性别、年龄、民族分布

云南省中医药治疗HIV/AIDS脱失患者中男性198例，女性133例，性别不确定1例，男女性别比为1.49∶1。患者最小年龄19岁，最大年龄85岁，平均年龄37.00±11.89岁，主要集中在20～49岁，占87.65%（291/332）。汉族患者为223人，占67.17%，少数民族患者为109人，占32.83%，汉族患者比少数民族患者多，汉族与少数民族患者比为2.03∶1。

2.3 职业分布

云南省中医药治疗HIV/AIDS脱失患者中农民居多，占51.51%（171/332）；其次是无业/待业人员，占26.20%（87/332）、个体/自由职业6.32%（21/332）、技术人员/公司职员3.92%（13/332）、工人/商人2.71%（9/332）、离退休人员2.11%（7/332）、教师/干部2.11%（7/332），职业不详者占5.12%（17/332）。

2.4 感染途径

云南省中医药治疗HIV/AIDS脱失患者中，以性接触传播方式感染为主，占54.81%（182/332），其次是静脉吸毒，占34.94%（116/332），输血占0.30%（1/332），母婴传播占0.30%（1/332），不明原因占9.64%（32/332）。

2.5 脱失时间及脱失原因

云南省中医药治疗HIV/AIDS脱失患者中，以治疗1年之内脱失的人数居多，占68.26%（243/356），随着治疗时间的延长，脱失人数逐渐减少。脱失原因有外出务工、不愿服药、自动退出、交通不便不愿取药、转西医治疗、拘留关押、怀孕停药等。列于前3位的脱失原因分别是自动退出34.55%（123/356）、不愿服药28.65%（102/356）、转西医治疗17.70%（63/356）。见表2。

表2 云南省中医药治疗HIV/AIDS患者的脱失时间和脱失原因分析

脱失时可（治疗后）	脱失人数	脱失原因										
		自动退出	不愿服药	转西医治疗	其他	外出务工	未注明原因	怀孕停药	交通不便不愿取药	无法联系	拘留关押	出狱
第3个月	87	37	32	9	3	5	5	2	3	5	4	
第6个月	83	24	17	14	7	14	13	2	2	4		
第9个月	38	9	2	9	8	3	4	2	2		2	1
第12个月	35	9	7	12	6	1		1	3	2	1	2
第15个月	36	13	12	7	8	1	1	1		1	1	1
第18个月	25	14	9	5	2			3				1
第21个月	23	11	12	3	3	2	1	1	1			
第24个月	11	3	3	3		1	2				1	
第27个月	9	1	3	1		1	2	1	2		1	
第30个月	3		2				1					
第33个月	2	1	1					1				
第36个月	2	1	1									
第39个月	2		1				1					
合计	356	123	102	63	37	29	29	14	13	12	10	5

注：脱失原因为多项选择，故合计项脱失人数总数与各脱失原因项下人数合计不一致。

3 讨论

3.1 文化程度对患者脱失有一定影响

患者脱失有一定的区域差异性和聚集性，脱失患者中文化层次相对较低的人群所占比例较高。从云南省中医药治疗 HIV/AIDS 患者脱失地区分布来看，接受中医药治疗的 HIV/AIDS 患者脱失有一定的区域差异性和聚集性，临沧市和昭通市患者脱失率较高，分别为 10.53% 和 10.50%；而保山市脱失率最低，为 0.42%。吴顶峰等研究发现，社会经济因素对中国的艾滋病疫情的影响最深，文化因素通过影响个人和群体行为对艾滋病的流行起着加速或遏制的作用。但据近几年云南省社会经济数据分析，上述 3 个州市社会经济无明显差异，社会经济因素对接受中医药治疗的 HIV/AIDS 患者脱失无明显影响。而脱失患者中农民居多，其次是无业/待业人员，这一群体文化层次相对较低，自我约束较差，依从性差，可见患者文化因素与脱失有一定关联。

3.2 患者性别、民族、年龄及感染途径对脱失没有直接影响

本研究发现，云南省中医药治疗艾滋病脱失患者中，男性比女性多，汉族比少数民族多，主要集中在 20～49 岁人群，感染途径主要以性接触传播和静脉吸毒为主，与云南省接收中医药治疗艾滋病患者临床资料分布男性患者比女性多，汉族患者比少数民族多，患者大多数集中在 20～40 岁组，以性接触传播和静脉吸毒感染为主相对应，提示患者性别、民族、年龄及传播途径对脱失无明显的直接影响。

3.3 建议与对策

分析患者脱失时间与脱失原因，应积极加大针对中医药治疗艾滋病特点的宣传力度，降低脱失率。

云南省中医药治疗艾滋病试点项目脱失患者脱失时间主要集中在治疗 1 年之内（68.26%），脱失原因主要是自动退出和不愿服药。这与患者对中医药疗效的了解和认知不足，以及国家对中医药治疗艾滋病的宣传教育力度不够有关。一方面，中医药治疗对 HIV/AIDS 患者机体的免疫功能具有增强和稳定作用，但与西医抗病毒治疗相比，在降低病毒载量方面效果稍差，且起效时间较长。患者因不了解中医药的治疗特点，接受治疗 1 年内没有明显改善，就自动退出和不愿服药。另一方面，接受中医药救治的 HIV/AIDS 患者受经济环境和生活环境的限制，难以接受到大众媒体宣传的艾滋病信息，他们对感染艾滋病的后果、中医药治疗艾滋病的作用等较专业的艾滋病知识认知较差。这就提示我们应该加强对 HIV/AIDS 患者进行中医药治疗艾滋病特点的宣传教育。

中医药治疗艾滋病试点项目不只是简单的临床救治，还涉及疾病防治等社会医学范畴，需要医务人员有较强的责任感，对治疗患者进行有效管理。在国外以社区为基础开展艾滋病防治工作已卓有成效，在国内也有研究表明，社区艾滋病干预活动效果显著，开展形式多样、有针对性的社区艾滋病宣教活动，可有效提高人群艾滋病知识水平。在中医药治疗艾滋病项目实施中，可在社区举办中医药治疗艾滋病知识讲座，利用社区宣传设施进行中医药治疗艾滋病防治知识的宣传，制作、发放中医药治疗艾滋病宣传单、折页、光碟等；同时，可采取同伴教育、志愿者参与管理、典型病例宣讲等举措，对患者开展正面宣传依从性教育。切实提高患者依从性，降低脱失率，真正落实国家对 HIV/AIDS 患者的中医药治疗的关怀救治。

参考文献（略）

（出自《中国社会医学杂志》2015 年第 32 卷第 2 期第 147－149 页）

中医药治疗艾滋病脱落现状调查及影响因素的分析

何　力

（广西贺州市中医医院　广西　贺州 542899）

摘要　艾滋病严重威胁人类的健康，中医药在防治艾滋病中的作用备受关注，本文对我院 2011 年 3 月至 2014 年 3 月进行的中医药治疗艾滋病过程中，患者脱落治疗的现状进行调查及影响因素的分析，旨在为中医药进一步防治艾滋病提供有益的借鉴。

关键词　中医药治疗；艾滋病；脱落；因素分析

艾滋病（acquired immune deficiency syndrome，AIDS）即获得性免疫缺陷综合征，是感染人类免疫缺陷病毒后导致免疫缺陷，并引发一系列机会性感染及肿瘤，严重者可导致死亡的综合征。自 1981 年在美国发现 HIV 以来，很快在全球蔓延，对人类健康造成了重大威胁以及影响国家经济的发展。目前，艾滋病已经由一种致死性疾病变为一种

可控的慢性病。中医药治疗艾滋病在改善患者的生活质量、增强机体免疫功能、减轻抗病毒药物的毒性反应、价格低廉等方面存在一定的优势。治疗过程中艾滋病患者服药依从性的好坏直接影响治疗的效果。服药依从性是指严格遵从医务人员治疗处方中的方案，脱落治疗是指在中医药治疗艾滋病试点项目过程中，患者连续达到 6 个月以上不来复诊时称之。本文对我院 2011 年 3 月至 2014 年 3 月进行的中医药治疗艾滋病过程中患者脱落治疗现状进行统计分析，并探讨影响脱落的因素，现报告如下。

1 资料与方法

1.1 调查对象

中医药防治艾滋病试点项目入组治疗的患者为年龄 18 ~70 周岁，且符合诊断标准。2011 年 3 月至 2014 年 3 月在我院关爱门诊进行中医药治疗的艾滋病患者共计 343 人，现仍在治 233 人，有 110 人已经连续 6 个月未来复诊，达到脱落的标准。

1.2 调查内容

本文从脱落治疗的 110 人的患者从性别、年龄、婚姻状况等一般的人口学特征以及影响脱落治疗的因素进行统计分析。

1.3 质量控制

本次调查由专业人员运用电话随访、依从性宣传活动和疾病控制中心艾防科跟踪随访调查结果而统计完成。

2 结果与分析

2.1 性别、年龄、婚姻状况等一般的人口学特征与脱落治疗的关系

2.1.1 患者性别与脱落的关系 见表 1。

表 1 患者性别与脱落的关系

性别	n	构成比（%）
男	67	60.91
女	43	39.09
合计	110	100

调查脱落治疗 110 例，其中男性 67 例，占 60.91%，女性 43 例，占 39.09%。此结果与我国艾滋患者群分布以男性青壮年为主有关。

2.1.2 患者年龄与脱落治疗的关系 见表 2

表 2 患者年龄与脱落的关系

年龄	n	构成比（%）
18 -50 岁	83	75.45
50 岁以上	27	24.55
合计	110	100

调查脱落治疗 110 例，其中青壮年 83 例，占 75.45%，中老年占 27 例，占 24.55%。

2.1.3 患者婚姻状态与脱落治疗的关系 见表 3

表 3 患者婚姻状态与脱落的关系

婚姻状态	n	构成比（%）
已婚	40	36.36
单身	64	63.64
合计	110	100

脱落治疗中已婚者 40 例，占 36.36%，而单身者是 70 例，占 63.64%，单身者脱落率明显高于已婚者。

2.2 影响脱落治疗的因素 见表 4

表 4 影响脱落治疗的因素

脱落原因	n	构成比（%）
外出务工（交通不便）	68	61.82
CD_4 值影响	22	20.00
药物不良反应	7	6.36
死亡	9	8.18
其他	4	3.64
合计	110	100

对脱落治疗的调查结果显示：外出务工和交通不便的脱落率最高，竟达到 61.82%，而 CD_4 值的影响则是：CD_4 下降后患者对中药疗效信心不足，也达到 20%。

3 讨论

3.1 艾滋病患者脱落治疗的总体状况

目前艾滋病尚无彻底治愈的方法，虽然高效联合抗反转录病毒治疗是目前已被证实针对艾滋病病毒感染最有效的方法，但还是会面临依从性差的尴尬，如郑连雪（39.3%），蓝珂（30%），黎灿（49.5%）。本研究显示的 343 名在中医药治疗艾滋病过程中，脱落治疗达到 110 名，占 32.06%，这个结果不容乐观，同时调查结果显示中医药治疗艾滋病脱落治疗人口学特点以青壮年为主，男性居多，这与艾滋病患者的分布和患者的人口学特点相吻合。而与婚姻状况有明显的差异，处于单身婚姻状况的治疗者脱落率 63.64% 明显高于已婚者 36.36%。

3.2 影响患者脱落治疗的因素

3.2.1 外出务工 从表 2 显示：外出务工（61.82%）是引起脱落治疗的最主要的原因。本调查中的患者基本来源于农村，18 ~50 岁占总治疗人数的 79%，他们在家庭中肩负着养家糊口的重任，不得不远离家乡外出务工，交通不便而脱落治疗；而老年人的则是因为子女外出务工，无人陪伴复诊而致交通不便脱落治疗。

3.2.2 CD_4 值下降，患者治疗信心不足 由于艾滋病

的高致死性和“可防不可治”宣传模式的影响，造成了患者对艾滋病的高度恐惧和无所适从，对目前的艾滋病治疗技术水平不信任，导致脱落治疗。而部分患者 CD 值下降后进行联合 HAART 疗法，却因治疗方案的复杂性，或一些疾病预防控制机构的专业人员对中医药联合治疗艾滋病的治疗方案等一系列知识的掌握程度，直接影响到患者治疗的依从性。如抗病毒点部分医生担心中西医结合治疗时的复杂性会影响抗病毒治疗的依从性，而建议患者中止中药治疗。

3.2.3 家庭支持系统 从表 3 显示：已婚者的药物治疗依从性明显高于单身者，本研究再次证实了社会支持与服药依从性呈显著正相关，缺乏家庭或社会支持会降低服药行为。Luszczynska 等认为社会支持对服药依从性的影响是通过自我效能等中间变量来实现的：社会支持越多，患者的自我效能越高，越有利于提高服药依从性。

4 结论

本调查的结果显示，中医药治疗艾滋病脱落治疗的与诸多因素有关，外出务工交通不便是其最显著的原因，CD_4 值的下降，家庭系统的支持，以及老年患者死亡也是主要的因素。无论是外出务工还是 CD_4 值的高低，都是患者治疗信心不足和对相关知识不理解的体现，这提醒我们在今后的工作中，应采取综合措施加强宣传中医药治疗艾滋病的优势，如加强督导服药、组织一些依从性教育、随访、指导患者生活起居、劳逸结合、饮食调节等，尊重患者的生命价值，理解患者的心理状况，协调患者的人际关系，为患者营造一个维护、改善与支持其健康的环境，让人文关怀贯通在整个治疗过程始终。同时建议，外出务工的患者如证候较固定者，可否延至半年进行复诊，或用电话网络等通信工具及时掌握患者病情时，利用邮政快递送药上门，体现人文关怀的真正内涵。让中医药在治疗艾滋病中发挥其提高免疫功能、控制机会性感染、改善生活质量、延长患者生命的作用。

参考文献（略）

（出自《中国保健营养》2014 年第 7 期第 4574 页）

· 针灸疗法 ·

湘 A1 号颗粒剂联合艾灸治疗艾滋病脾虚湿盛型腹泻临床观察

郑 萌[1]，欧小香[1]，张予晋[2]，王军文[1]

（1. 湖南中医药大学，湖南 长沙，410208；

2. 湖南中医药大学第二附属医院，湖南 长沙，410005）

摘要 目的 观察湘 A1 号颗粒剂联合艾灸治疗艾滋病脾虚湿盛型腹泻的临床疗效。方法 选择艾滋病脾虚湿盛型腹泻患者 60 例，随机分为艾灸组、中药组与联合组 3 组，艾灸组单用艾灸治疗，中药组单用中药湘 A1 号颗粒剂治疗，联合组采用艾灸与中药湘 A1 号颗粒联合治疗。结果 治疗 2 周后，艾灸组与中药组疗效、症状积分差异无统计学意义（$P>0.05$），联合组与艾灸组、中药组疗效、症状积分差异均有统计学意义（$P<0.05$）；随访 1 个月复发率，联合组低于艾灸组、中药组，且联合组与艾灸组间差异有统计学意义（$P<0.05$），但联合组与中药组之间差异无统计学意义。结论 湘 A1 号颗粒剂联合艾灸治疗艾滋病脾虚湿盛型腹泻疗效优于单纯口服湘 A1 号颗粒或单纯艾灸治疗，且复发率低，并能改善

基金项目： 湖南省教育厅中医外科学重点学科专项基金资助；湖南中医药大学感染性疾病中医药防治研究团队基金计划项目（编号：Grxjb－12）；湖南省学位与研究生教育专项经费资助（编号：CX2015B328）

患者的生活质量，安全有效，值得临床推广。

关键词 艾滋病腹泻；脾虚湿盛型；中医药疗法；湘A1号颗粒剂；艾灸

艾滋病全称为获得性免疫缺陷综合征（acquired immunodeficiency syndrome，AIDS），是由人类免疫缺陷病毒（HIV）感染引起的严重免疫缺陷为主要特征的性传播疾病，临床上以淋巴结肿大、厌食、慢性腹泻、体质量减轻、发热、乏力等为全身症状起病。该病毒主要攻击并复制于胃肠道，故慢性腹泻是艾滋病的主要临床表现之一。患者感染HIV后由潜伏期至发病期，腹泻发生率为30%～70%，长期腹泻可导致体质量逐渐下降，电解质紊乱，营养不良，消耗综合征，严重者可导致死亡。当前，国内外学者对艾滋病腹泻的研究越来越重视，治疗方法也越来越丰富，但尚未有特效疗法。中医药通过辨证论治，在艾滋病腹泻的治疗方面有一定优势，经前期观察，我们发现湘A1号颗粒对艾滋病腹泻有一定治疗作用，而艾灸是治疗腹泻的重要疗法之一，在临床上已被运用于治疗艾滋病腹泻，且有一定疗效，但两种疗法均有一定局限性，故我课题组将湘A1号颗粒与艾灸疗法联用于治疗艾滋病脾虚湿盛型腹泻以验证其协同作用，取得良好疗效，现报告如下。

1 临床资料

1.1 一般资料

选择湖南省衡阳市三医院门诊及住院部艾滋病发病期腹泻患者60例，其中男39例，女21例；年龄最大57岁，最小18岁；病程最长5年，最短2个月。随机分为3组，艾灸组、中药组、联合组各20例，经统计学验证，各组间性别、年龄、病程、治疗前症状积分比较，差异均无统计学意义（$P>0.05$），具有可比性。

1.2 诊断标准

1.2.1 西医诊断标准 依据中华人民共和国卫生部颁布的《艾滋病诊疗指南》（2013版）中的诊断标准，有流行病学史，实验室检查HIV抗体阳性，或者HIV抗体阳性，CD_4^+ T淋巴细胞计数<200/mm^3。

1.2.2 中医证候辨证标准 按照《中药新药临床研究指导原则》。辨证属脾虚湿盛型。主症：神疲乏力；频繁肠鸣；大便清稀如水。次症：食欲不振；胸脘满闷；口淡不渴；腹胀；腹痛；舌质淡胖；苔白腻；脉濡滑。

1.3 纳入标准

年龄18～60岁；符合成人HIV感染诊断标准；CD_4^+细胞数异常者（>200/mm^3）；VL>5000拷贝/mL；未经其他药物治疗者；慢性腹泻次数>3次/d，病程>1个月。

1.4 排除标准

不符合纳入标准而被误纳入者；无任何观察记录者；对观察药物过敏者；观察期间使用了方案规定的禁止用药或违反用药禁忌，且影响疗效判断者。

2 治疗方法

2.1 艾灸组

单用艾灸治疗。艾灸神阙、关元、足三里穴，采用温灸盒灸法，以局部皮肤温热感为宜，皮肤潮红为度。每穴灸15min，每天1次。

2.2 中药组

单用中药治疗。予湘A1号颗粒剂（药物组成：藿香10g，茵陈15g，连翘10g，石菖蒲10g，白豆蔻6g，虎杖15g，滑石15g，川木通6g，薄荷6g，薏苡仁30g，白花蛇舌草15g等）冲服，1包/次，2次/d。

2.3 联合组

联合采用艾灸组和中药组两种方法治疗。治疗方法同上。

3组均以7d为1个疗程，治疗2个疗程，随访1个月。

3 疗效观察

3.1 观察项目

（1）观察比较3组临床疗效及症状积分，并随访1个月后复发率。（2）比较治疗方法的安全性。1级：安全，无任何反应；2级：比较安全，不良反应较轻，无需做任何处理，可继续观察；3级：有安全性问题，不良反应较明显，做处理后可继续观察；4级：因不良反应终止观察。

3.2 疗效标准

依据《中药新药临床研究指导原则》拟定。临床缓解：腹泻次数基本正常，即每天1～2次，大便成形，颜色正常，其他合并症状（如腹痛、恶心、脘闷感等）明显改善，食欲恢复，食量增加，症状积分减少≥90%，观察7d以上未复发，临床检验正常；好转：大便次数较前减少2次以上，大便形状稍有改善，仍未成形，其他合并症状稍有改善，食欲好转，脘闷感及恶心等伴随症状减轻，症状积分减少≥30%，但<90%；无效：大便次数及形状同治疗前，其他合并症状无改善，甚至加重或死亡，症状积分减少<30%。

3.3 统计学方法

采用SPSS19.0软件进行分析，等级资料用秩和检验，计量资料符合正态分布用t检验，不符合正态分布用t'检验，以$P<0.05$为差异有统计学意义。

3.4 治疗结果

3.4.1 3组临床疗效比较 总有效率联合组与艾灸组及中药组比较，差异有统计学意义；艾灸组与中药组比较，差异无统计学意义。（见表1）

表1　3组临床疗效比较（n）

组别	n	临床缓解	好转	无效	总有效率%
联合组	20	6	12	2	90.0^{a}
艾灸组	20	3	6	11	45.0^{b}
中药组	20	2	5	13	35.0

注：与艾灸组及中药组比较，$^{a}P<0.05$；与中药组比较，$^{b}P>0.05$。

3.4.2　3组治疗前后症状积分比较　3组症状积分治疗前后组内比较差异均有统计学意义；治疗后联合组与艾灸组及中药组比较，差异均有统计学意义。（见表2）

表2　3组治疗前后症状积分比较（$\bar{x}\pm s$，分）

组别	n	治疗前	治疗后
联合组	20	74.98 ± 6.55	44.73 ± 8.60^{ab}
艾灸组	20	71.27 ± 5.87	57.39 ± 9.34^{a}
中药组	20	73.97 ± 5.33	51.72 ± 6.01^{a}

注：与本组治疗前比较，$^{a}P<0.05$；与艾灸组及中药组比较，$^{b}P<0.05$。

3.4.3　两组复发率比较　艾灸组9例有效病例中，复发4例（44.45%）；中药组有效7例中，复发3例（42.86%）；联合组有效18例中，复发2例（11.11%）。联合组与艾灸组及中药组比较，复发率差异有统计学意义（$P<0.05$）。

3.4.4　安全性分析　3组均无不良反应发生，安全性有保障。

4　讨论

腹泻是艾滋病患者的主要临床症状之一，也是HAART疗法常见的毒副反应之一。艾滋病腹泻的病因病机复杂，从西医角度来说，其病因可分为感染性腹泻和非感染性腹泻，感染性腹泻主要包括感染细菌、真菌、病毒、寄生虫、其他病原体等；非感染性腹泻主要包括肿瘤、药物、艾滋病肠病三个方面。艾滋病腹泻的机制尚不明确，主要有肠组织结构改变、外来抗原刺激、肠内细菌大量生长等。从中医角度来说，艾滋病腹泻属于“泄泻”范畴，其病位在肠，主病之脏在脾，病理因素主要为湿，《医宗必读》有“无湿不成泻”的记载。

湘A1号颗粒剂是湖南省中医药治疗艾滋病专家组在400余例艾滋病患者的临床治疗中总结经验，研制而成，临床疗效较好。湘A1号颗粒剂中薄荷、藿香辛香宣透，使脾得芳香而能健运化湿；白豆蔻、石菖蒲辛温开郁，使中焦气机开通而不被湿碍；虎杖、茵陈、连翘、白花蛇舌草苦寒清热燥湿，直去中焦之热；薏苡仁、木通、滑石淡渗利湿、分清别浊，且薏苡仁味甘淡而气芳香，渗湿之中又可健脾开胃。诸药合用，使得脾胃健、湿热去、泄泻止。

艾灸有散寒止泻、温肾健脾、回阳固脱之功，可提高艾滋病患者机体免疫功能。神阙属任脉，具有温中止泻、回阳救逆之功，是为治疗腹泻之要穴。关元同属任脉，为小肠募穴，可益肾气、利下焦。足三里属足阳明胃经，为胃下合穴，具有调理脾胃、补益气血、预防保健之功。有研究表明，艾灸足三里、关元可通过调动机体自身能量，从而提高其免疫功能。艾灸神阙、关元、足三里提高T淋巴细胞计数，使CD_4^+、CD_8^+水平升高已被证实。三穴合用，健脾祛湿、温肾止泻，调节肠道功能，促进免疫重建。口服湘A1号颗粒剂同时，辅以艾灸治疗，二者联用，共奏健脾祛湿之功。

本观察结果显示，治疗2周后，湘A1号颗粒剂与艾灸联合疗法疗效明显优于单纯湘A1号颗粒剂或单纯艾灸疗法；在症状积分改善方面，联合组也明显优于艾灸组或中药组；并且联合组复发率有一定降低，安全性有保障，值得临床进一步推广。

该观察充分发挥中医学的优势，把口服中药制剂与艾灸相结合，内服外灸，兼顾标本，遣方用药配穴主要针对脾虚湿盛的病机特点，取得了较好的临床效果，提高了患者的生活质量，可广泛运用于临床，但其作用机制还有待进一步研究。

参考文献（略）

（出自《湖南中医杂志》2016年第32卷第2期第5－7页）

针灸配合参芪扶正注射液治疗艾滋病周围性面瘫观察

伊巴代提·阿西木[1]，古丽扎·买买提[2]
（1. 新疆维吾尔自治区伊宁市人民医院中医科，新疆 伊犁 835000；
2. 乌鲁木齐市中医医院，新疆 乌鲁木齐 830000）

摘要 目的 观察针灸配合参芪扶正注射液治疗艾滋病周围性面瘫的疗效。方法 选取2014年1月—2016年1月我院收治的HIV阳性患者66例作为研究对象，随机将其分为治疗组36例和对照组30例。对照组用针灸治疗；治疗组在与对照组治疗相同的基础上加用参芪扶正注射液静滴。结果 治疗组与对照组痊愈率分别为44.4%和26.7%，愈显率分别为72.2%和46.7%，两组比较，差异有统计学意义（$P<0.05$）；治疗组疗效优于对照组。结论 针灸配合参芪扶正注射液治疗艾滋病周围性面瘫疗效显著。

关键词 艾滋病周围性面瘫；针灸配合参芪扶正注射液治疗；对照治疗观察

本地区为艾滋病患者的高发区，周围性面瘫是艾滋病患者常见并发症，笔者以针灸配合参芪扶正注射液治疗艾滋病周围性面瘫取得较好疗效，现报道如下。

1 资料与方法

1.1 一般资料

选取2014年1月—2016年1月我院收治的HIV阳性患者66例作为研究对象，随机将其分为治疗组36例和对照组30例，其中治疗组男23例、女13例，年龄25～49岁，平均年龄37岁，病程2天～3个月。对照组男20例、女10例，年龄21～52岁，平均年龄36.5岁，病程5天～2个月。两组年龄、性别、病程、病情轻重等比较，差异无统计学意义（$P>0.05$）。66例患者均有口角歪斜，露睛流泪，额纹变浅或消失，鼻唇沟变浅，不能皱眉，鼓腮等症状，全部患者不同程度都伴有消瘦、乏力、食欲不振、盗汗、有部分患者分别伴有浅表淋巴结肿大、轻度腹泻及咳嗽、贫血等。

临床诊断：根据《实用神经病学》面神经瘫痪临床诊断标准，66例均诊断为周围性面瘫。

1.2 治疗方法

1.2.1 对照组

（1）选穴：患侧取穴：风池、阳白、太阳、翳风、四白、地仓、颊车、迎香、承浆、合谷等穴，针法以泻为主，配合TDP照射，（急性期应少针浅刺，且不可行电针治疗）；配穴：足三里、关元、气海等以补法治疗，每次留针20min，每日一次，治疗10～14天一个疗程。

（2）隔姜灸法治疗：生姜切成0.1～0.2cm薄片，以艾绒做成花生粒大小艾炷，取阳白、颊车、地仓等3～4个穴位，把切好的生姜片置于穴位上，艾炷置于姜片上并点燃，待患者感觉发烫时轻取艾炷，每穴7～9炷。每日一次，治疗10～14天一个疗程。

（3）在患者急性期给予地塞米松注射液10mg静滴日一次、3日后减量5mg静滴日一次，一周内停药。

1.2.2 治疗组

在与对照组治疗相同的基础上，用参芪扶正注射液250mL静滴日一次。

1.3 疗效判定标准

2个疗程做疗效统计；痊愈：面瘫症状完全消失，面部表情肌运动功能恢复正常；显效：面瘫症状基本消失，外观大致正常，仅笑时口角向健侧歪斜，或皱眉时额纹比健侧浅；有效：面瘫症状减轻，患部明显恢复，患眼尚闭合不严，口角轻度歪斜，额纹比健侧稍浅；无效：症状外观无改善或略有改善。

2 结果

两组治疗结果见表1。

表1 两组疗效比较［n（%）］

组别	n	痊愈	显效	有效	无效	愈显率（%）
治疗组	36	16(44.4)	10(21.7)	8(22.2)	2(5.6)	72.2
对照组	30	8(26.7)	8(20)	10(33.3)	4(13.3)	46.7

3 结论

参芪扶正注射液是由黄芪、党参传统医学中补气药物组成，临床上有扶正固本、增强免疫、抗疲劳、改善血液循环等作用。艾滋病患者由于机体正体亏虚，脉络空虚，卫外不固，风寒之虚乘虚内侵，以致经气不通，气血失调，筋肌失养而出现口眼㖞斜。患者由于长期服用抗病毒药物致肠胃功能低下，故对中药口服不耐受，故笔者在针灸同时加用参芪扶正注射液静脉滴注方法以提高患者机体免疫力、增强抗病能力以缩短治疗时间，提高疗效。

现代医学认为，周围性面瘫又称“面神经炎”“面神经麻痹”，为面神经管内面神经由受寒、病毒感染和自主神经功能不稳等因素致局部神经营养血管痉挛、缺血水肿引起非特异性炎症所致周围性面肌瘫痪。祖国医学认为，周围性面瘫属中医“口眼歪斜”“口辟”范畴，针刺治疗采取扶正祛邪的原则。取足三里、关元、气海等强壮穴以扶正固本，以培补先天之本，提高机体免疫力。选合谷、地仓、颊车、四白、阳白、太阳、风池等穴以疏风祛邪，活血通络。由于急性期面神经处于炎性、水肿期，面神经损害扔在继续，病情处于进展期，故宜少针浅刺，穴位进针深度3～10mm，手法要均匀。急性期使用电针可加重炎性水肿与变性而影响治疗，可能会导致患者后期出现面神经痉挛。急性期适当使用激素治疗可以有效抑制神经水肿，加快面神经恢复。静止期及恢复期可行电针刺激、并增加穴位、加大进针深度、或行透针等治疗以增强疗效，隔姜灸有很强的疏散风邪，活血通络、温经散寒的功效，对治疗本病有事半功倍之效。

经实践证实周围性面瘫针灸治疗越早介入疗效越好；笔者在本病临床应用上，以参芪扶正注射液配合针刺、灸法、电针综合治疗艾滋病周围性面瘫取得了较为显著的疗效，均能缩短疗程，提高疗效。

参考文献（略）

（出自《临床医药文献杂志》2017年第4卷第1期第68、70页）

针灸联合逍遥散加减治疗艾滋病抑郁症30例

舒　云[1]，蒋自强[2]，张　雪[3]

（1. 河南中医药大学第一临床医学院2014级硕士研究生，河南　郑州　450046；

2. 河南中医药大学第一附属医院艾滋病临床研究中心，河南 郑州　450000；

3. 郑州市第六人民医院，河南 郑州　450015）

摘要　目的　观察针灸联合逍遥散加减治疗艾滋病抑郁症的临床疗效。方法　将60例艾滋病抑郁症患者，按1∶1的比例随机分为两组，对照组给予西药治疗，对照组给予针灸（关元、气海、血海、足三里、阳陵泉）联合逍遥散加减（当归、醋柴胡、白芍、薄荷、茯苓、炒白术、甘草、生姜）。两组均治疗15d为1个疗程，3个疗程后判定疗效。结果　治疗组治疗后HAMD评分优于对照组（$P<0.01$）。结论　针灸联合逍遥散加减治疗艾滋病抑郁症疗效确切。

关键词　艾滋病；抑郁症；针灸；逍遥散/治疗应用

艾滋病是一种慢性传染性疾病，其病程长、病情复杂、病位广泛、病性多样。随着综合医疗技术的提高，艾滋病患者的生存期在国家免费抗病毒药物的运用中得到了明显延长，与此同时艾滋病伴发的焦虑抑郁症状也引起了医务工作者的重视。2014年6月—2015年9月，笔者采用针灸联合逍遥散加减治疗艾滋病抑郁症30例，总结报道如下。

1　一般资料

选择60例郑州市第六人民医院门诊收治的艾滋病抑郁症患者，按1∶1的比例随机分为治疗组和对照。治疗组30例，男15例，女15例；年龄最小23例，最大52岁；病程最长3年，最短3个月。对照组30例，男15例，女15例；年龄最小22岁，最大54岁；病程最长3年，最短2个月。两组一般资料对比，差别无统计学意义（$P>0.05$），具有可比性。

2　诊断标准

按照《艾滋病和艾滋病毒感染诊断标准》（WS2932008）《艾滋病诊疗指南》中关于艾滋病的诊断标准确诊。抑郁症按照参考文献中关于中国精神疾病分类方案与诊断标准（CCMD－Ⅱ－R），抑郁症严重程度采用（HAMD）抑郁量表判定。中医辨证标准按照《中医病证诊断疗效标准》中郁证和参考文献中关于肝郁血虚脾弱型的标准，主症：性情抑郁，急躁易怒，恐惧不安，胸胁胀闷，神疲纳呆。次症：月经不调，少气懒言，头晕目眩，失眠盗汗，腹泻便溏，面黄肌瘦，舌淡或暗有瘀斑，脉弦涩或细弱。具备全部主症加次症2项即可确诊。

3　试验病例标准

3.1　纳入病例标准

①符合以上诊断标准。②抑郁症严重程度采用（HAMD）抑郁量表判定。③中医辨证标准按照郁证中关于肝郁血虚脾弱型的标准。④年龄在60岁以下，病程不超过45d。

3.2　排除病例标准

①经检查证实由艾滋病合并有严重机会性感染患者；②有严重器质性疾病患者；③有精神病史、各型抑郁症、有严重自杀企图及行为者；④依从性差，不按规定用药而影响疗效者及未满规定观察期而中断治疗者。

4　治疗方法

对照组给予帕罗西汀（由北京万生药业有限责任公司

生产，国药准字 H20133084），20mg/d，早晨口服，根据患者病情程度可增至 40mg/d。治疗组给予针灸联合中药汤剂治疗。取穴：关元、气海、血海、足三里、阳陵泉（双）。操作方法　经常规消毒，用 26 号 2 寸毫针（汉医牌一次性无菌针）在上述穴位进针约 1.5 寸左右，行平补平泻手法，出现针感后，将艾绒搓成团，裹于针柄上点燃，灸 3～5 壮（约 30min）后出针；加逍遥散辨证加减，药物组成：当归 20g，醋柴胡 12g，白芍 15g，薄荷 10g，茯苓 30g，炒白术 15g，合欢花 30g，炙甘草 10g。生姜、大枣引。1d 1 剂，煎汁 300mL，早、晚分服。

两组均以 15d 为 1 个疗程，3 个疗程后判定疗效。

5　观测指标及方法

治疗前后查血、尿常规，肝肾功及心电图等，并记录不良反应。

6　疗效判定标准

分别于治疗前及治疗 3 个疗程后各进行 1 次疗效评定。按照参考文献的标准。8 分以下为无抑郁，8～16 分为轻度抑郁，17～24 分为中度抑郁，24 分以上为重度抑郁。

7　结果

见表 1。

表 1　两组治疗前后 HAMD 评分对比分，$\bar{x} \pm s$

组别	例数	治疗前	治疗 3 个疗程后
治疗组	30	21.14 ±2.25	10.26 ±1.12 ** ##
对照组	30	23.76 ±2.29	14.21 ±2.64 **

注：与同组治疗前对比，** $P<0.01$；与对照组治疗后对比，## $P<0.01$。

8　病案举例

患者，男，42 岁，2014 年 7 月 20 日初诊。主诉：不明原因头两侧痛，伴两胁作痛 0.5a 余。现症见：抑郁，急躁易怒，眠差，时感口燥咽干，神疲食少，大便偏稀，舌质暗，苔白，脉沉弦。实验室检查：脑压力不高，脑脊液检查阴性。已感染艾滋病病毒并行高效抗逆转录病毒治疗 18a。西医诊断：艾滋病抑郁症。中医诊断：郁证，证属肝郁血虚脾虚，治宜疏肝健脾养血。给予中药汤剂，处方：柴胡 12g，黄芩 10g，当归 12g，赤芍 15g，郁金 10g，白芍 15g，红花 15g，枳壳 10g。15 剂 1d 1 剂水煎服。联合针灸治疗，主穴：关元、气海、血海、足三里、阳陵泉（双）。操作方法，同上。15d 为 1 个疗程，休息 5～6d 继续下 1 个疗程，治疗 3 个周期，症状基本消失，告愈。随访 3 个月，无复发。

9　讨论

中医学中没有抑郁症的病名，其相关记载散见于疫病、百合病、脏燥、癫证、奔腾气、卑惵和郁证等疾病中，当中又以郁证与现代医学对于抑郁症的描述最为相似，以焦虑易怒、性情抑郁、食欲不振、失眠多梦等为主要临床表现。中医学认为：其病变部位主要在肝脾，与心肾关系密切；主要病机为血虚肝郁，肝强脾弱，木不疏土，土不荣木。肝为刚脏，主疏泄而藏血，体阴而用阳，参与情志的调节；脾为土脏，主运化而统血，为气血生化之源。艾滋病的临床证候错综复杂，实质上是以虚为本，是因为艾滋病毒最终会致气血阴阳俱虚，脏腑功能衰竭，加之五脏生克制化，功能相互协同，相互制约，因此久病必穷及心肾。逍遥散出自《太平惠民和剂局方》，以柴胡配芍药调肝益阴养血；当归养血活血补肝体而助肝用；生姜散水，侧重于上；白术燥湿，以中焦为主；茯苓渗湿，利小便，非但实土以御木侮，且使营血生化有源，共为佐药；薄荷归肝、肺经，能清热加疏肝；甘草作为使药，既健脾补脾又调和诸药。整体来看，本方肝脾同治，平其亢厉，气血津液兼顾，体用并调，立法周全。必须强调的是，在中药内服的基础上，配合针灸治疗效果更佳。一方面，针灸可以从整体上调畅气血、平衡阴阳，从而达到提高免疫力、治疗疾病的目的；另一方面，针刺可以避免补阴或补血草药产生湿聚或血瘀而加重原有实证的弊端。关元、气海补气健脾除湿，顾护后天之本。《素问·上古天真论》王冰注：“冲为血海。”血海是气血输注出入的重要穴位；足三里有调理脾胃，宣导气血，宽中开郁的作用；阳陵泉是胆经的合土穴，与属土的脾胃，有着密切的联系，既可疏调胆经的经气，又能够起到调和中气的作用，有标本兼治的功效。针刺能疏通经脉，行气活血；艾灸能温通经脉，活血祛瘀。采用温针法，可达到调理气血、防病保健的作用。

总之，针灸联合逍遥散治疗艾滋病抑郁症疗效显著，可作为艾滋病抑郁症的常规治疗方法。

参考文献（略）

（出自《中医研究》2016 年第 29 卷第 8 期第 68－70 页）

艾灸治疗艾滋病腹泻临床观察

原海珍，侯明杰，张　雪，赵清霞
（河南省传染病医院，河南　郑州，450000）

摘要　目的　观察艾灸疗法治疗艾滋病腹泻－脾气虚型的临床疗效。方法　将50例艾滋病腹泻－脾气虚型患者随机分为两组，治疗组25例，给予病原学治疗，神阙穴、天枢穴、足三里穴艾灸治疗；对照组25例，给予病原学治疗，口服黄连素片和糖盐水补液治疗，每日2次，每次时间为20min，7d为一个疗程，治疗2个疗程。对比两组患者治疗前后的中医临床症状积分及腹泻临床有效率。结果　两组治疗后的中医临床症状积分有差异（$P<0.05$），两组治疗后临床总有效率的差异有统计学意义（$P<0.05$）。结论　艾灸疗法治疗艾滋病腹泻－脾气虚型可明显改善临床症状，提高临床有效率，且操作简单易行、便于推广。

关键词　艾灸疗法；艾滋病腹泻；临床疗效

随着我国艾滋病患者逐渐增加，已经严重威胁到我国人民的健康。艾滋病又称为获得性免疫缺陷综合征（AIDS），是由人类免疫缺陷病毒（HIV病毒）感染辅助性T淋巴细胞导致的免疫功能低下，极易出现各种机会性感染，包括细菌、真菌、结核等，且肿瘤、心血管疾病等发病率升高。腹泻是艾滋病患者最常见的并发症之一，发生率在30%～90%。有关文献表明，艾滋病腹泻病因较复杂，病情易反复，加之免疫功能低下，西医治疗有短时间疗效，用药时间长，易有不良反应、抗药性等，存在局限性，中医以脾气虚证为多见，治疗以扶正固本、标本兼顾，达到止泻目的。本病导致患者生活质量下降，营养不良，甚至死亡。随着近年来中医药对艾滋病腹泻研究报道的增加，对于本病的治疗取得了一定的疗效，积累了临床经验。以下为笔者在2015年2月—2016年1月采用艾灸疗法治疗50例艾滋病腹泻－脾气虚型的临床观察，现报告如下。

1　资料与方法

1.1　一般资料

50例患者是2015年2月—2016年1月郑州市第六人民医院感染科收治的患者，感染途径：单采血浆者33例、输血者10例、异性配偶阳性者7例，将全部病例随机分成两组。治疗组25例，其中男性13例，女性12例，年龄（43.3±10.8）岁，病情轻度9例，中度12例，重度4例；对照组25例，男性14例，女性11例，年龄（45.1±10.3）岁，病情轻度12例，中度10例，重度3例。两组患者性别、年龄、病程和病情程度的差异无统计学意义（$P<0.05$），具有可比性。

1.2　诊断标准

1.2.1　西医诊断标准　采用中华人民共和国国家艾滋病诊断标准（2011年）。腹泻诊断标准：HIV确认试验阳性；腹泻次数增多（≥3次/d），质稀不成形便，便量增加，腹泻时间大于4周。

1.2.2　中医诊断标准　参考《中药新药临床研究指导原则》，制定艾滋病腹泻－脾气虚型的中医诊断标准。①腹泻表现：大便次数增多，每日≥3次，大便稀溏，或大便清稀，完谷不化，或大便时溏时硬、先硬后溏，持续时间大于4周。②脾气虚型表现：饮食稍有不慎即发或加重，或食后腹胀，或体倦乏力，或神疲懒言，或胃纳减少，或食欲减退。③舌象：舌质淡，舌体胖大或有齿痕，苔薄白或白腻。④脉象：脉细弱，或濡，或虚，或缓，或微。

1.3　纳入标准

①患者年龄18～65岁。②符合2011年中华医学会感染病学分会艾滋病学组制订的《艾滋病诊疗指南》中的艾滋病诊断标准，符合2013年版《内科学》的腹泻诊断标准。③符合《中药新药临床研究指导原则》的脾气虚型腹泻中医诊断标准。④受试者签署知情同意书。

1.4　排除标准

①孕妇或哺乳期妇女。②血性便或脓血便者。③合并心、肺、肝、胆、肾严重疾病者。④肿瘤患者、甲状腺功能亢进症患者。⑤精神异常者。⑥对相关药物或艾条气味过敏者。⑦已接受其他相关治疗，对本研究的观察指标有影响者。⑧应用HAART治疗后腹泻缓解者。⑨艾滋病腹泻中脾气虚型以外的其他证型者。

2　治疗方法

治疗组：酌情给予病原学治疗，同时采用温和灸，选穴神阙、中脘、关元、天枢（双）、足三里（双），选用艾条（南阳市卧龙汉医艾绒厂，批号：20110501），应用艾灸

基金项目　艾滋病合并马尔尼菲青霉菌病患者外周血辅助性T细胞研究（141PPTGG318）

盒进行艾灸治疗，每次每穴 20min，2 次/d，7d 为一个疗程，连续治疗 2 个疗程。

对照组：酌情给予病原学治疗，同时口服黄连素片（东北制药集团沈阳第一制药有限公司，批号：2150113）和口服糖盐水补液治疗，视患者病情轻重补液量为 500 ~ 2500mL/d，每 500mL 容液含葡萄糖 25g 和氯化钠 4.5g。

表 1　临床症状分级量化表

症状			轻度	中度	重度
主症	腹泻大便次数	每日 <2 次（0 分）	3 次/d（2 分）	4 ~ 5 次/d（4 分）	>6 次/d（6 分）
	大便形状	正常（0 分）	大便不成形（2 分）	大便稀溏（4 分）	大便清稀（6 分）
次症	体倦乏力	无（0 分）	可体力劳动（1 分）	勉强日常生活（2 分）	不能日常活动（3 分）
	脘腹闷胀	无（0 分）	偶有发生（1 分）	每日有发生（2 分）	持续存在（3 分）
	食欲不振	无（0 分）	食量减少 1/3（1 分）	食量减少 1/2（2 分）	食量减少 2/3（3 分）
	神疲懒言	无（0 分）	精神不振（1 分）	精神倦怠（2 分）	精神疲倦易睡（3 分）
	腹痛	无（0 分）	偶有（1 分）	常有（2 分）	每日有但不持续（3 分）
舌脉	舌质	舌质淡、舌体胖或有齿痕			
	舌苔	舌苔薄白或白腻			
	脉象	细弱、濡脉、缓脉			

注：病情程度的分级标准：①轻度：3 ~ 9 分；②中度：10 ~ 15 分；③重度：>16 分。

3　疗效观察

安全性指标：治疗前后分别进行 1 次一般体格检查（体温、呼吸、心率、血压、体重）；血、尿、大便常规；肝功能、肾功能、电解质；心电图、彩超（肝、胆、胰、脾）。

疗效评价标准：①治愈：腹泻次数、大便量及性状恢复正常。②显效：腹泻次数减少，2 ~ 3 次/d，近似成形便，或仍便溏，但 1 次/d。③有效：腹泻次数和大便性质较前好转。④无效：腹泻无好转或加重。

中医证候疗效判定标准：参照《中药新药治疗泄泻的临床指导原则》（2002 版）制定，①治愈：临床症状、体征完全消失或基本消失，证候积分减少 ≥95%。②显效：临床症状、体征明显好转，70% ≤ 证候积分减少 <95%。③有效：临床症状、体征均有改善，30% ≤ 证候积分减少 <70%。④无效：临床症状、体征均无好转，甚至加重，证候积分减少 <30%。

4　统计方法

采用 EpiData3.0 建立数据库，导入 SPSS13.0 进行统计分析。两组治疗后的中医证候总积分采用 t 检验，总有效率采用 χ^2 检验。

5　结果及分析

治疗组改善中医临床症状疗效显著，与对照组比较差异有统计学意义（$P<0.05$），见表 2，治疗组治疗后的总有效率为 92%，而对照组的总有效率为 84%，两组比较差异有统计学意义（$P<0.05$），见表 3。

表 2　两组治疗前后中医证候积分比较

组别	n	治疗前	治疗后	t	P
治疗组	25	18.03 ± 4.22	2.63 ± 2.21	−2.09	0.037
对照组	25	18.18 ± 3.27	5.92 ± 3.15	−4.185	<0.001

注：$P<0.05$。

表 3　两组治疗后的疗效比较

组别	n	显效	有效	无效	总有效率
治疗组	25	16	7	2	92%
对照组	25	13	8	4	84%

注：$P<0.05$。

6　讨论

艾滋病属于中医的“疫病”“虚劳”等范畴，腹泻在艾滋病病程中非常常见，可导致吸收障碍影响营养状况，降低患者生活质量，增高死亡率。艾滋病腹泻应属于中医“泄泻”范畴，基本病机为艾滋病“疫毒”首先损伤脾脏，脾失健运，则湿邪内生，脾气亏虚伴有湿邪，导致泄泻。贾新亭等认为艾滋病患者因 HIV 侵犯脾胃，伤及正气导致脾胃运化功能障碍及脾胃肾虚弱的泄泻，治疗应健脾益气、化湿止泻。

灸法是通过温热刺激腧穴，有温补中气、回阳固脱、祛湿散寒、防病保健等作用，可治疗久泄、久痢、脱肛等。经络是运行气血、联络脏腑，沟通内外上下，调节体内功能的通路，腧穴的作用与经络、脏腑关系密切，为“经脉所过、主治所及”。通过循经取穴、辨证选穴、合理配穴能取得显著的疗效，神阙穴为神气通行之门户，健脾胃理肠腑、回阳救逆、止泻；中脘穴为胃的募穴，腑之会穴，调中焦理脾胃；天枢穴为大肠的募穴，调肠胃、理气血，《医宗金鉴》中记载其主治内伤脾胃，赤白痢疾，腹泻及脐腹鼓胀等；关元穴为元气所藏之处，小肠的募穴，补肾壮阳、通利下焦；足三里穴为胃的下合穴，调理脾胃、扶正培元、疏风化湿，有强壮作用，为保健要穴，能增强免疫力，《外台秘要》中三里养先后天之气，灸三里可使元气不衰，足三里对神经－内分泌－免疫网络及胃肠道功能具有良性调整作用；中脘、天枢、足三里、神阙配伍可健脾益气化湿、调理肠胃、固涩止泻、回阳救逆，关元配天枢、足三里可治腹泻、腹痛。通过该临床观察，五穴配伍可有效减轻和消除腹泻症状，降低患者病死率，增高机体免疫力，显著减轻艾滋病患者痛苦，提高生活质量。通过查阅数据库资料，中医在多个治疗领域均取得一定疗效，目前在艾滋病患者中的研究也日趋增多，艾灸治疗艾滋病相关腹泻疗效明确，且简单易行、价格低廉，为艾滋病患者长期诊疗减轻经济压力，提高依从性，值得临床应用及推广。

参考文献（略）

（出自《CJCM 中医临床研究》2017 年第 9 卷第 31 期第 54－56 页）

艾灸治疗脾胃虚弱型艾滋病腹泻临床观察

李静茹，马建萍，马秀兰，张　颖，艾合买提，曾　琳

（新疆维吾尔自治区中医医院/新疆国家中医临床研究基地　乌鲁木齐　830000）

摘要　目的　观察艾灸治疗脾胃虚弱型艾滋病腹泻的疗效。方法　采用前瞻性队列研究，将 37 例脾胃虚弱型艾滋病腹泻患者分为艾灸组 14 例，常规组 22 例。疗程周期为 2 周，观察治疗前后各组患者的中医证候积分。腹泻临床有效率及腹泻消失时间。结果　两组患者治疗后中医症状积分有差异（$P<0.05$），经治疗艾灸组腹泻消失比常规组短（$P<0.05$），艾灸组临床疗效较常规组好（$P<0.05$）。结论　艾灸治疗脾胃虚弱型艾滋病相关性腹泻患者可改善患者症状，缩短腹泻时间。

关键词　艾灸　艾滋病腹泻　临床观察

艾滋病感染者及患者一生中腹泻的发生率为 40%—75%。在高效抗逆转录病毒治疗（highly active antiretroviral therapy，HAART）应用后，使得病原学阳性的腹泻发病率下降，但艾滋病相关性腹泻发生率并未见显著降低。研究表明，艾滋病相关性腹泻病因复杂，病情易反复，抗病原及对症止泻药物疗效不理想，中医药在艾滋病相关性腹泻的治疗上积累了一定的临床经验，尤其在改善临床症状，提高患者生活质量方面疗效显著。新疆维吾尔自治区中医医院从 2012 年 8 月至 2013 年 5 月采用艾灸穴位治疗艾滋病相关性腹泻病例，现报道如下。

1　资料与方法

1.1　一般资料

36 例患者是 2012 年 8 月—2013 年 5 月在新疆维吾尔自治区中医医院和新疆维吾尔自治区第六人民医院门诊就诊的患者，按照患者的意愿将其分为艾灸组和常规组。所有病例均进入 SS 数据集，并进行安全性分析。艾灸组和常规组在年龄、族别、婚姻状况、文化程度、感染途径及感染时间等方面组间比较，差异无统计学意义（$P>0.05$），具有可比性，其中年龄及感染时间采用 t 检验，民族、职业、感染途径、文化程度、感染途径采用 $\chi 2$ 检验（见表 1）。

表 1　一般资料比较

类别		艾灸组（$n=14$）	常规组（$n=22$）	统计值	P 值
年龄（$\bar{x}\pm s$ 岁）		41.29 ± 8.69	38.86 ± 6.3	$t=0.90$	0.38
族别	汉族	3	4	$\chi 2=1.74$	0.42
	维族	10	18		
	回族	1	0		
职业	工人	1	0	$\chi^2=8.82$	0.032
	个体	3	0		
	无业	8	21		
	其他	2	1		
婚姻状况	已婚	10	11	$\chi^2=1.94$	0.59
	未婚	2	5		
	离异	2	5		
	丧偶	0	1		

国家科学技术部科技重大专项“十二五”课题（2014ZX1005003）：中西医结合治疗艾滋病应用技术研究，负责人：马建萍

续表

类别		艾灸组（$n=14$）	常规组（$n=22$）	统计值	P 值
文化程度	大专以上	2	0	$\chi^2=3.35$	0.34
	小学	1	0		
	初中	8	3		
	文盲	2	3		
感染途径	吸毒	6	11	$\chi^2=0.25$	0.88
	性接触	4	5		
	不明	3	4		
感染时间		1.97 ±1.71	2.68 ±2.60	t =0.91	0.37

1.2 诊断标准

1.2.1 西医诊断标准 采用中华人民共和国国家艾滋病诊断标准（2003 年），艾滋病腹泻的诊断标准确诊为：确诊为艾滋病患者；大便每日 3 次以上（包括 3 次），质稀不成形，便量增加者；腹泻时间 7 天以上者。

1.2.2 证候诊断标准 根据《中医药治疗艾滋病临床技术方案》（试行），《中医内科学》（第七版）制定。艾滋病脾胃虚弱腹泻的诊断标准需同时具备以下 5 项条件：①大便次数增多，每日 3 次以上，便质稀溏或呈水样便，大便量增加；②症状持续 7 天以上；③脾胃虚弱表现为食后腹胀，或食欲不振，或体倦乏力，或神疲懒言；④舌质淡，舌体胖大或有齿痕，苔薄白或白腻；⑤脉细弱，或濡，或微，或虚，或缓。

1.3 纳入标准

①患者年龄≥18 岁；②符合中华医学会感染病分会艾滋病学组 2003 年制定的《艾滋病诊疗指南》诊断标准；③符合艾滋病相关性腹泻诊断标准；④符合中医辨证分型脾胃虚弱者；⑤签署知情同意书者。

1.4 排除标准

①妊娠或哺乳期妇女；②合并肺、肝肾严重疾病者；③血性便或脓血便者；④肿瘤患者、甲状腺机能亢进症；有对艾条气味过敏者；⑤精神疾病患者；⑥1 月内参加其他药物临床试验者。

2 治疗方法

2.1 艾灸组

根据《针灸治疗学》（第二版）"虚性腹泻"的辨证论治及自治区中医院针灸专家的临床经验总结，选穴关元、神阙、天枢、足三里（双）。选用艾灸（江苏省苏州市东方艾条厂，国药准字 Z32021062 号），用艾灸盒进行艾灸治疗，每次每穴灸 20min，每天 1 次，7 天为 1 疗程，如患者腹泻临床症状消失，再行治疗 3 天，本研究疗程最长不超过 14 天。

2.2 常规组

口服糖盐水补液治疗，视病情轻重补液量为 500 ~ 2500mL/天，每 100mL 溶液含葡萄糖 5g 和氯化钠 0.9g。

3 观察指标

3.1 安全性指标

治疗前后分别进行一般体格检查项目 1 次（体温、呼吸、血压、体重）；血、尿、大便常规及培养；心电图、肝功能、肾功能。

3.2 主要观察指标及时点

评价艾灸治疗的主要终点指标是临床症状腹泻的消失时间，次要指标是艾滋病相关性腹泻中医症状积分，包括大便形状、次数、食后腹胀、食欲不振、神疲懒言、体倦乏力。

3.3 疗效评价标准

①临床痊愈：大便次数、量及形状恢复正常。②显效：大便次数每日 2 ~3 次，近似成形，或便溏而每日仅 1 次。③好转：大便的次数和质有所好转，较之前次数减少。④无效：未达到以上标准者。

3.3 中医证候疗效判定标准

①临床痊愈：症状、体征消失完全或基本消失，证候积分减少 95% 以上。②显效：症状、体征明显改善，证候积分减少 70% 以上。③有效：症状、体征均好转，症候积分减少≥30% 以上。④加重：症状、体征均无明显改善，甚或加重，证候积分减少不足 30% 。

4 统计方法

建立 Epidata 数据库，导入 SPSS13.0 进行统计分析。两组接受治疗后腹泻消失的时间及中医症状总积分采用 t 检验，有效率采用 γ^2 检验。

5 结果及分析

两组患者治疗后中医症状积分比较差异有统计学意义（$P<0.05$），见表 3。经治疗艾灸组腹泻消失与常规组比较短一些（$P<0.05$），见表 4。艾灸组临床疗效较常规组好，差异有统计学意义（$P<0.05$），见表 5。

表 2 临床症状积分表

症状				轻	中	重
主症	腹泻	大便次数	每日 2 次以下（0 分）	3 次/日（2 分）	4 ~5 次/日（4 分）	每日 6 次以上（6 分）
		大便形状	正常（0 分）	大便不成形（2 分）	大便稀溏	大便稀溏（6 分）

续表

症状			轻	中	重
次症	体倦乏力	无（0分）	可体力劳动（1分）	勉强日常活动	不能日常活动（3分）
	脘腹闷胀	无（0分）	偶有发生（1分）	天天有发生	持续存在（3分）
	食欲不振	无（0分）	食量减少1/3（1分）	食量减少1/2（2分）	食量减少2/3（3分）
	神疲懒言	无（0分）	精神不振（1分）	精神倦怠（2分）	精神疲倦易睡（3分）
舌脉	舌质	舌质淡，舌体胖或有齿痕			
	舌苔	舌苔薄白或白腻			
	脉象	细弱、濡脉、缓脉			

6 讨论

艾灸作为中医外治法之一，治疗艾滋病相关性腹泻疗效迅速可靠，有减轻症状、减少发作次数、增强体质、延长生命、改善生活质量的效果。

前期临床观察发现，新疆地区艾滋病腹泻患者中多见脾胃虚弱型，且腹泻多缠绵难愈，西药治疗起效快，但易于复发，需要接受长期治疗，一定程度上影响患者的生活质量，也给患者带来巨大的经济负担。本研究以脾胃虚弱的艾滋病患者为对象，采用辨证用穴的方法对患者进行艾灸治疗。研究结果显示，临床症状如腹胀、食欲不振、乏力等改善明显，艾灸治疗艾滋病相关性腹泻患者疗效显著，止泻作用快，1次/日艾灸治疗可缩短治疗时间，且方法简便易行，价格低廉，可间接提高患者的依从性。本研究客观的评价中医药治疗艾滋病相关性腹泻的优势，为探讨新疆地区中医药治疗艾滋病方案提供思路和方法，进而为制定中医药整体防治艾滋病提供临床参考依据。

表3 治疗前后中医症状积分比较

组别	例数	疗前	疗后	t	P
艾灸组	14	14.21 ±3.33	2.50 ±2.10	0.10	0.91
常规组	22	14.32 ±2.59	5.00 ±2.71	2.93	0.00

表4 两组腹泻消失时间比较

组别	例数	天数/天	t	P
艾灸组	14	7.83 ±4.30	2.90	0.00
常规组	22	12.05 ±3.55		

表5 治疗后两组疗效比较

组别	例数	显效	有效	无效	总有效率/%
艾灸组	14	10	4	0	100
常规组	22	12	8	2	90

参考文献（略）

（出自《世界科学技术－中医药现代化★中医研究》2010年第18卷第2期第237－239页）

隔姜灸治疗艾滋病腹泻的临床研究

农惠玲　时宗泽

（广西壮族自治区百色市人民医院中医科，广西 百色 533000）

摘要　目的　观察隔姜灸治疗艾滋病腹泻的临床效果。方法　选取2014年5月—2015年12月广西壮族自治区百色市人民医院收治的52例艾滋病腹泻患者作为研究对象，按随机数字表法将其分为治疗组（26例）和对照组（26例），治疗组给予神阙、关元、足三里隔姜灸治疗，对照组口服黄连素片，同时给予糖盐水补液治疗。观察两组临床疗效，并采用简体中文版艾滋病患者生存质量量表（MOS－HIV）评定艾滋病患者的生活质量。结果　治疗组总有效率为92.3%，高于对照组（76.9%），两组比较差异有统计学意义（$P<0.05$）。MOS－HIV量表评定结果显示，两组患者疼痛、精力、情绪功能和心理功能因子维度比较差异有统计学意义（$P<0.05$）。结论　隔姜灸治疗艾滋病腹泻效果确切，操作方法简单易行，经济实用，值得临床推广。

关键词　隔姜灸；艾滋病腹泻；效果

艾滋病，即获得性免疫缺陷综合征（acquired immunodeficiency syndrome）或称后天免疫缺乏综合征，是一种由人类免疫缺乏病毒（human immunodeficiency virus，HIV）的反转录病毒感染后，因免疫系统受到破坏，逐渐成为许多伺机性疾病的攻击目标，促成多种临床症状的疾病。艾滋病病死率高，感染性强，已成为世界各国高度关注的社会问题。慢性腹泻是艾滋病患者重要的临床表现之一，该病由原虫感染引起的并发症，主要症状为水样便，量多且反复发作，可致脱水及电解质紊乱，严重影响患者的生活质量，加重了患者及社会的经济负担。针灸是中国特有的治疗疾病的手段，是一种“内病外治”的医术，是中国医学的精髓。近年来，隔姜灸疗法普遍应用于临床，并取得了良好的治疗效果，但是该疗法用于艾滋病腹泻的治疗却鲜见报道。为此，本课题组经过长期临床实践研究，考查隔姜灸治疗艾滋病腹泻的临床效果，旨在探索一种简便、廉价、毒副作用小、效果理想的治疗艾滋病腹泻的方法，以提高患者的生活质量，减轻患者家庭及社会的经济负担，为该类疾病的治疗提供参考依据。

1　资料与方法

1.1　一般资料

选取2014年5月—2015年12月广西百色市人民医院收治的艾滋病患者52例，其中男35例，女17例；年龄16～57岁，平均（42.3±9.6）岁；病程最长8年，最短6个月，平均（6.2±1.5）年。将所有患者按随机数字表分为两组。治疗组26例，其中男17例，女9例；平均年龄（40.7±10.2）岁；平均病程（5.7±1.9）年。对照组26例，其中男18例，女8例；平均年龄（39.6±11.3）岁；平均病程（6.5±1.2）年。两组患者性别（$\chi^2=0.086$，$P=0.767$）、年龄（$t=0.232$，$P=0.390$）、病程（$t=0.317$，$P=0.690$）比较，差异无统计学意义（$P>0.05$），临床资料具有可比性。

1.2　纳入与排除标准

病例纳入标准：①HIV抗体检测呈阳性。艾滋病诊断标准参照2005年原国家卫生部颁发的国家标准《HIV/AIDS诊断标准及处理原则》，中医证候诊断参照《中药新药临床研究指导原则》。②患者临床症状主要以腹泻为主，主要症状为大便每日大于3次（含3次），粪质溏薄不成形或完谷不化或泻出如水样。③病例资料和记录完整。病例排除标准：①有相关药物过敏史或多种食物过敏史者。②肿瘤患者、甲状腺功能亢进症。③精神异常者。④合并重要脏器如心、肝、肺、胆、肾严重疾病者。⑤血性便或脓血便者。⑥已接受其他有关治疗，对本研究观测指标有影响者。

1.3　中医辨证

根据患者临床表现分为三型：①脾肾阳虚型：症见形寒肢冷，腰膝酸软，腹中冷痛，大便溏泻，舌淡苔白，脉沉细。②脾胃虚弱型：症见大便溏泻，水谷不化，食少纳呆，肢倦乏力，腹胀，舌淡苔白，脉细弱。③脾肺气虚型：症见气短自汗，低热，咳嗽，倦怠乏力，大便溏泻，舌质淡，苔白，脉沉弱。

1.4　方法

治疗组：采用隔姜温和灸疗法，每日2次，7日为1个疗程，治疗2个疗程。具体操作：将老生姜切成约0.2 cm的厚片，姜片中间部位用7号针头穿刺数个小孔，分别置于神阙、关元、天枢、足三里穴位处，将艾条点燃后对准应灸穴位，距离皮肤2～3 cm熏灸，以局

基金项目：广西中医药民族医药自筹经费科研课题（GZ－ZC14－97）

部温热而无灼痛感为宜，每穴灸约 10 min，至皮肤潮红。对照组：予口服黄连素片（四川同人泰药业有限公司，批号：130705）和口服糖盐水补液（每 500 mL 补液含葡萄糖 25 g、氯化钠 4.5 g），补液视病情轻重每日给予 500 ~ 2000 mL。

1.5 疗效判定标准

临床疗效参照《中药新药研究指导原则》评定。临床缓解：大便次数每日 1 ~ 2 次，形状、颜色正常，其他合并症状明显改善，7 d 以上未复发；好转：大便次数较治疗前减少 2 次以上，但仍未成型，其他合并症状稍有改善；无效：大便次数及形状同治疗前，其他合并症状无改善。总有效率 = （缓解 + 好转）/总例数 × 100%。

患者生存质量采用简体中文版艾滋病患者生存质量量表（MOS – HIV）评定，该量表共包括 35 个，除了 1 个条目为评价健康转换外，其他 34 个条目分为 10 个维度。包括角色功能、社会功能、认知功能等。每个维度的评分用累加法计算原始分数，然后用标准公式计算转换分数，经转换后各维度的评分范围从 0 ~ 100 分，分数越高说明患者在该维度的生存质量越好。

1.6 统计学方法

采用 SPSS 17.0 统计分析软件进行数据处理。计量资料数据均采用均数 ± 标准差（$\bar{x} \pm s$）表示，组间比较采用 t 检验；计数资料用构成比表示，组间比较采用 χ^2 检验，以 $P < 0.05$ 为差异有统计学意义。

2 结果

2.1 两组临床疗效比较

治疗组总有效率为 92.3%，对照组总有效率为 76.9%，两组总有效率比较差异有统计学意义（$P < 0.05$）。见表 1。

表 1　两组临床疗效比较（例）

组别	例数	缓解	好转	无效	总有效率（%）
对照组	26	12	8	6	76.9
治疗组	26	17	7	2	92.3$^{\triangle}$

注：与对照组比较，$^{\triangle}P < 0.05$

2.2 两组治疗前后 MOS – HIV 量表得分比较

两组患者治疗前 MOS – HIV 量表各维度得分比较差异无统计学意义（$P > 0.05$）。治疗后两组患者疼痛维度、精力维度、情绪功能维度和心理功能因子维度得分比较差异均有统计学意义（$P < 0.05$），见表 2。

表 2　两组治疗前后 MOS – HIV 量表得分比较（分，$\bar{x} \pm s$）

组别	例数	躯体功能	角色功能	疼痛	社会功能	情绪功能	精力
对照组	26						
治疗前		62.08 ± 17.23	42.43 ± 16.76	58.65 ± 23.18	52.13 ± 22.54	44.65 ± 20.14	60.13 ± 21.09
治疗后		67.33 ± 20.17*	50.19 ± 23.22*	60.79 ± 26.22	61.25 ± 24.70*	47.29 ± 15.61	63.42 ± 19.17
治疗组	26						
治疗前		60.22 ± 19.17	41.85 ± 23.26	61.17 ± 12.24	50.22 ± 18.96	47.12 ± 21.32	59.97 ± 23.52
治疗后		69.12 ± 22.35*	49.75 ± 26.23*	70.11 ± 28.61$^{*\#}$	58.39 ± 20.77*	54.16 ± 26.54$^{*\#}$	70.88 ± 29.55$^{*\#}$

组别	例数	认知功能	健康感受	健康痛苦	生命质量	健康改善	生理功能因子	生理功能因子
对照组	26							
治疗前		52.54 ± 27.68	30.27 ± 14.86	58.23 ± 21.84	43.14 ± 25.33	44.17 ± 25.21	37.15 ± 10.43	28.18 ± 9.42
治疗后		55.03 ± 24.78	34.12 ± 16.42	63.14 ± 24.02*	47.01 ± 20.62	45.06 ± 20.88	40.32 ± 11.60	35.34 ± 8.48
治疗组	26							
治疗前		50.76 ± 19.35	28.45 ± 12.58	55.75 ± 19.32	40.32 ± 22.56	45.38 ± 20.15	39.27 ± 10.53	30.61 ± 11.95
治疗后		54.38 ± 28.44	30.33 ± 23.45	60.23 ± 23.46*	49.29 ± 18.33*	48.46 ± 19.05	43.48 ± 9.58	38.66 ± 10.73**

注：与本组治疗前比较，$^{*}P < 0.05$；与对照组治疗后比较，$\#P < 0.05$。

3 讨论

腹泻是艾滋病的常见并发症，是导致患者死亡的主要原因之一，目前仍是医学界的一大难题。中国传统医药在与艾滋病腹泻的长期斗争中，取得了骄人战绩。特别是针灸学在该疾病上的应用，又增添了新的成果。隔姜灸疗法是在艾炷与皮肤之间隔一姜片进行施灸，以防病治病和保健的一种治疗方法。本疗法最早记录于明代杨继洲的《针灸大成》：“灸法用生姜，切片如钱厚，搭于舌上穴中，然后灸之。”姜，味辛，性微温。无毒，入肺、心、脾、胃之经，具有调中和胃、调和营卫、祛痰下气、散寒发表、消水化食、开宣肺气等作用。隔姜灸疗法的特点是用姜，利用姜的药性，加上灸的作用，以达到治疗的目的。近年来，本疗法广泛应用于临床，取得良好的疗效。本研究显示，通过隔姜艾灸神阙、关元、足三里、天枢四穴位，治疗组总体有效率要明显高于对照组，差异有统计学意义（$P < 0.05$），该疗法之所以会产生这样独特的疗效，经分析有以

下方面的原因：首先，艾条主要成分含有艾叶、高良姜、桂枝、降香、广藿香、香附、陈皮、白芷等，具有理气祛寒、通经活络、回阳救逆等功效；生姜味辛性温，通十二经，走三阴，理气血，逐寒湿。艾柱隔姜灸上穴，其药力穿透皮肤，直达组织深部，有合群增效之功。其次，神阙、关元、足三里是经穴中的强壮之穴，能扶正固本，提高人体免疫力，具有防病治病、强壮保健的作用。神阙穴具有回阳固脱、止泻止痢、温肾补脾等作用。实验表明，艾灸神阙对小肠内容物的推进有抑制作用，能提高细胞免疫和体液免疫功能，增强体质，治疗腹泻效果明显。关元为阴中之阳穴，艾灸关元穴可补摄下焦元气，扶助机体元阴元阳。研究表明，针灸关元穴可以提高机体免疫功能，具有抗癌作用。足三里穴有培土化元、健运脾胃、补益后天之功效。针灸足三里对胃运动及分泌功能有明显的调整作用。天枢是大肠经之墓穴，主治腹痛、泄泻、痢疾等肠胃疾病。将艾柱隔姜灸上穴，其药力穿透皮肤，直达组织深部，有合群增效之功。临床实践证明，该疗法对艾滋病脾肾阳虚、脾肺气虚及脾胃虚弱所致腹泻者有显著疗效。

关于患者生存质量的问题，很多学者也进行了大量的研究调查，艾滋病患者生存空间很小，身体状况差，消化系统和呼吸系统并发症最为常见，其中乙肝病毒感染率最高，达60%左右。本研究结果显示，虽然治疗组在治疗后的生存质量总体要优于对照组，但是不管是治疗组还是对照组，MOS－HIV量表得分都普遍偏低，他们的生存质量低于常人，原因是多数患者都是来自农村或外来务工的流动人口，他们的文化程度普遍偏低，对社会的认知能力有限。另有研究显示，艾滋病病毒感染者和患者的生命质量整体比较差。农村比城市差，可能是农村患者的居住环境，医疗，社会保障不如城市；有工作的比没有工作的生命质量高，说明稳定工作不仅能够使艾滋病患者有一定的经济收入，可能还提供了更多社会人际关系和社会支持来源，有助于提高生命质量。艾滋病相关症状，处在独居状态生命质量低。艾滋病患者这个群体是一个社会特殊的弱势群体，应加强对他们的社会支持和心理关怀，改善他们的健康状况和生活质量，减少社会歧视，提高他们的生活质量水平。

参考文献（略）

（出自《中国医药导报》2016年第13卷第16期第101－103页、111页）

艾灸及穴位贴敷治疗艾滋病慢性腹泻患者的疗效观察及护理

张　敏，陈秀敏，张　丽，田爱玲，刘静静
（河南中医学院第一附属医院，河南　郑州　450000）

摘要　目的　探讨艾灸及穴位贴敷在艾滋病慢性腹泻患者治疗中的效果。方法　选取32例艾滋病合并慢性腹泻患者，温和灸神阙穴，每次30min，每日1次，10天为1个疗程；自拟中药散敷脐，每次6h，每日1次，7天为1个疗程。先艾灸后贴敷，治疗3个疗程，观察大便次数及腹痛变化情况。结果　经过1个疗程后13例患者效果显著，有效率达到81.25%，经过3个疗程后10例患者痊愈，20例患者效果显著，总有效率达到87.5%。结论　艾灸配合敷脐疗法对艾滋病慢性腹泻患者有良好治疗效果，值得进一步观察探讨。

关键词　艾灸疗法；穴位贴敷；艾滋病；慢性腹泻；护理效果

艾滋病是由人类免疫缺陷病毒侵犯辅助性T淋巴细胞，造成细胞免疫功能缺损，以性传播和血液传播感染为主，以明显的后天获得性免疫缺陷如各种细菌、病毒、真菌、原虫感染和恶性肿瘤为主要临床表现。艾滋病发病期会合并出现各种临床症状，腹泻是艾滋病患者的常见症状之一，特别是慢性腹泻是艾滋病患者主要的指征性疾病和常见的机会性感染之一。艾滋病患者的腹泻发生率在30%～90%。

1　资料与方法

1.1　一般资料

2013年6～9个月观察32例艾滋病合并慢性腹泻的患者。32例患者中，男18例，女14例，年龄（50.68±9.548）岁，病程1～3年，治疗时间27～36日。

1.2　诊断标准

1.2.1　西医诊断标准　本组病例选择参照2004年国

基金项目：国家科技重大专项“十二五”计划课题（N0.2012zx10004905）

家卫生部、中华医学会制定的《艾滋病防治指南》标准。

1.2.2 中医辨证分型标准 参考《中医诊断学》（第五版）教材。

1.3 方法

1.3.1 穴位贴敷 敷脐药物：党参，白术，茯苓，陈皮等。将自制中药粉碎并研成细末，每次取用药粉5g，少量醋调成糊状敷脐，用保鲜膜及纱布覆盖，胶布固定。每次6h，每日1次，7天为一疗程，两个疗程之间间隔3天。

1.3.2 艾灸疗法 艾条灸，艾条点燃后距穴位皮肤约5cm，以微热不痛为度，时间约30min，以皮肤潮红为度。每日灸治1次，10天为1个疗程，疗程间隔3天。

1.3.3 疗效评价 参照《临床疾病诊断依据治愈好转标准》腹泻的治愈好转标准拟定。显效：腹泻停止，成形便每天1~2次，腹痛消失，食欲较前提高；有效：稀便次数减少，每天少于2次，腹痛减轻，食欲较前提高；无效：大便次数及性状无改变，腹痛无减轻，食欲无提高。

1.4 护理要点

1.4.1 治疗前 评估患者局部皮肤情况，皮肤是否完整，有无溃烂或破损，询问有无酒精或胶布过敏史。向患者做好解释，取得其配合。

1.4.2 治疗中 询问患者有无疼痛，瘙痒等不适。施灸过程中注意观察患者皮肤情况，有无艾灰脱落，灼伤患者皮肤。

1.4.3 治疗后 向患者钾释施灸后皮肤微红为正常现象，勿紧张。向患者讲解注意事项，贴敷后请勿剧烈活动，局部皮肤出现红、肿、痒等不适时，应立即通知护士。患者贴敷无不适可于6h之后弃去，用温热毛巾擦洗残留药物，保持局部皮肤清洁干燥。若患者治疗后局部皮肤出现发红或伴瘙痒时，应减少敷贴的时间，嘱其勿抓挠皮肤。

2 结果

见表1。

表1 治疗效果观察

疗程	总例数	显效/例	有效/例	无效/例	总有效率/%
疗程1	32	13	13	6	81.25
疗程2	32	16	11	5	84.38
疗程3	32	20	8	4	87.50

由于个体差异，经过1个疗程后，13例患者效果显著，临床症状改善，治疗总有效率达81.25%；经过治疗两个疗程后，有16例患者治疗效果显著；第3疗程后，10例患者痊愈，20例患者效果显著，总有效率达87.5%。

3 讨论

艾灸具有散寒通络、活血逐痹、回阳固脱、消瘀散结以及防病保健的功效，对于艾滋病患者的虚损具有较强的针对性，可提高机体免疫力，增强体质，减少并发症，提高生存质量，延长寿命，能有效地弥补抗病毒和抗机会性感染治疗的缺陷。艾灸在治疗免疫相关疾病中，具有抗感染、抗自身免疫、抗过敏反应、抗衰老等作用，主要通过调节体内失衡的免疫功能，增强机体非特异性和特异性免疫功能的作用，从而达到防病治病的功效。

穴位贴敷疗法是作用于神阙穴，此穴位于腹之中部，为中、下焦之枢纽，临近肠胃，所以此穴有健脾和胃，理肠止泻之功，多用于泄泻等治疗。此疗法又以脐部经络分布和解剖特点为基础，利用药物的刺激性作用于脐部，使得辨证所得药物更易穿透和进入人体内部，或者通过经络有效的传递药物到达所需的脏腑组织，使得局部药物浓度增高。田明等研究总结了敷脐给药方法的优势，认为敷脐疗法可延长半衰期较短药物的治疗效果，具有能长期维持稳定的给药速率等特点；不经过口服，减轻肝脏的“首过效应”和胃肠道环境对药物的干扰作用；减少给药次数，对不适宜口服给药的患者也可以方便地通过敷脐给药；能提高用药的安全性，避免了口服和注射给药的危险。敷脐、艾灸疗法是一种疗效显著、副作用小、操作简便，易于患者接受、无痛无创的中医外治法，同时降低护士职业暴露危险性，值得在临床护理工作中推广使用。

参考文献（略）

（出自《时珍国医国药》2015年第26卷第1期第134－135页）

艾灸治疗艾滋病并发周围神经病变临床研究

张 雪，孙 燕，杨 萱，徐而霞
（郑州市第六人民医院，河南 郑州 450000）

摘要 目的 观察艾灸治疗艾滋病并发周围神经病变的临床疗效。方法 采用随机对照研究的试验方法，将60例艾滋病并发周围神经病变患者随机分为治疗组和对照组，每组各30例，在应用艾滋病抗病毒药物的基础上，治疗组加用足三里、上巨虚、阳陵泉等穴位艾灸，对照组予以西药对症治疗，观察两组患者临床疗效。结果 治疗组有效率90.0%，对照组有效率73.3%，两组疗效比较，有显著性差异（$P<0.05$）。结论 艾灸疗法能够提高艾滋病并发周围神经病变患者的临床疗效。

关键词 艾滋病；周围神经病变；艾灸

周围神经病变是艾滋病最常见的慢性并发症之一，研究表明，30% ~67% 的周围神经病变主要与人类免疫缺陷病毒（HIV）感染相关，称为 HIV 相关周围神经病变（HIV - associated distal sensory polyneuropathy，HIVq - DSP）。临床有多种类型，其中以末梢感觉多神经病（DSPN）最为常见。另外，高效抗逆转录病毒疗法（HAART）中核苷类逆转录酶抑制剂可通过阻断人类 DNA 聚合酶，诱导线粒体毒性，从而引发一系列的不良反应，如去羟肌苷（ddI）、扎西他滨（ddc）、司他夫定（d4T）导致周围神经病变的发生率分别为 1% ~12%、17% ~31%、15% ~21%，这些与抗病毒药物治疗（ART）有关，称为 ART 毒性神经病变（ART toxic neuropathy，ATN）。临床上 HIV - DSP 与 ATN 并不能完全区分开，目前西医尚没有艾滋病相关 DSPN 的治疗标准，治疗主要是缓解疼痛等对症治疗，药物有抗抑郁药、抗惊厥药、表面用药和镇痛药。本试验运用艾灸疗法治疗艾滋病并发周围神经病变，临床疗效显著，现报道如下。

1 资料与方法

1.1 一般资料

60 例患者均来自郑州市第六人民医院 2012 年 1 月至 2013 年 6 月的住院患者，其中 33 例有有偿献血史，15 例有输血史，12 例为性传播感染。病程 1 ~32 个月不等，表现为不同程度的肢体远端对称性感觉、运动和神经功能障碍。将 60 例患者随机分为两组，治疗组 30 例，男 12 例，女 18 例；年龄 25 ~65 岁，平均 45 岁；病程 1 ~28 个月，平均 5.9 个月。对照组 30 例，男 16 例，女 14 例；年龄 28 ~60 岁，平均 44 岁；病程 1 ~32 个月，平均 6.6 个月。两组患者性别、年龄、病程等一般资料比较，无显著性差异（$P>0.05$），具有可比性。

1.2 诊断标准

艾滋病诊断根据中华人民共和国卫生部发布的《艾滋病诊疗指南》。周围神经病变参照《神经病学》《实用内科学》《实用神经病学》《现代神经内科学》，有下列表现之一者可确诊：①肢体运动、感觉神经病变，表现为蚁爬感、麻木、发凉、烧灼样、撕裂样或针刺样疼痛、肌无力等；②深浅感觉明显减退，跟腱反射、膝反射明显减退或消失；③肌电图显示（正中、腓）神经传导障碍，运动神经传导速度小于 45 $m \cdot s^{-1}$，感觉神经传导速度小于 40 $m \cdot s^{-1}$。

1.3 病例排除标准

①年龄 <18 岁或者 >70 岁；②妊娠或有严重心肝肾功能不全者；③未按规定坚持用药，或加用其他药物，影响疗效评定者；④排除慢性酒精中毒、糖尿病、风湿性疾病、金属中毒等引起的周围神经病变。

1.4 治疗方法

治疗组行足三里、上巨虚、阳陵泉穴位艾灸，每日 1 次。对照组口服甲钴胺片、维生素 B_1 片、加巴喷丁胶囊等药物，两组均以 1 个月为 1 个疗程。所有患者抗病毒药物均继续应用，如周围神经病变因抗病毒药物引起，则调整抗病毒治疗方案。

1.5 疗效判定标准

痊愈：临床症状、体征消失，或基本消失，症状积分减少 >95%；显效：临床症状、体征明显改善，症状积分减少 >70%；有效：临床症状、体征均有好转，症状积分减少 >30%；无效：临床症状、体征无明显改善，甚或加重，症状积分减少 <30%。

$$\text{有效率} = \frac{\text{痊愈} + \text{显效} + \text{有效}}{n} \times 100\%$$

1.6 统计学方法

采用 SPSS18.0 统计学软件进行统计分析，计数资料采用 χ^2 检验，以 $P<0.05$ 为差异有统计学意义。

2 结果

见表 1。

基金项目：郑州市科技攻关计划项目（编号：20130612）

表1　两组患者临床疗效比较　例

组别	痊愈	显效	有效	无效	有效率（/%）
对照组	5	9	8	8	73.3
治疗组	9	11	7	3	90.0*

注：与对照组比较，* $P<0.05$。

3　讨论

艾滋病并发周围神经病变的典型症状表现为足趾末梢对称性的疼痛或感觉异常（如麻木、刺痛、烧灼样、蚁行感等异常感觉），并逐渐向下肢和膝部发展，同时伴有双手一定程度的受累，严重时则影响睡眠、行走等日常活动。本病属于中医"痹证"范畴，人体感染艾滋病毒后，久病入络，暗耗人体气、血、精、液，导致气血虚衰，正气不足，腠理不密，卫外不固，感受风、寒、湿邪，留恋于筋脉、肌肉，荣卫凝涩不通，气血运行不畅，筋脉、肌肉失去荣养，故见麻木、疼痛、肢凉等。总之，艾滋病并发周围神经病变，以气血亏虚为本，风寒湿邪及痰、瘀留滞为标。其病机为气血不能正常运行流通，以至皮肉筋脉失养所致。

《本草纲目》谓："艾叶苦辛，生温，熟热，纯阳之性。能回垂绝之阳，通十二经，走三阴，理气血，逐寒湿……以之灸火，能透诸经而除百病。"灸法是中医治疗虚寒、虚损性疾病的重要方法。灸法具有温经散寒、扶阳固脱、消瘀散结、防病保健的作用。痹证治疗重在调理阳明，补益气血，舒筋通络，故选足三里、上巨虚及阳陵泉三穴。足三里为四总穴之一，具有健脾和胃、通经活络、扶正培元之功效；上巨虚具有调理胃肠、散寒除湿之效；阳陵泉为筋之会穴，有通筋活络之效。本方取穴侧重阳明之经，阳明多气多血，又"主润宗筋"，宗筋约束骨骼，利于关节运动，配筋之会穴阳陵泉加强疗效。且局部取穴，旨在疏调局部经络气血，使营卫调和，则风寒湿邪无所依附而痹痛遂解。

参考文献（略）

（出自中医学报 2014 年第 29 卷第 12 期第 1703－1704 页）

艾灸耳穴在艾滋病治疗中的应用

陆中云[1]，周　青[2]

（1. 云南省中医中药研究院，云南　昆明　650223；2. 云南中医学院，云南　昆明　650500）

摘要　目前为止，艾滋病仍然是一种无法治愈的疾病，艾灸、耳穴作为中国传统医学的非口服药物疗法，都是针灸疗法的一部分，是祖国医学的一种特色疗法，具有副作用较少，患者接受度广，依从性好等优势。现代研究发现艾灸、耳穴有双向调节机体的免疫功能的作用，它可以调节艾滋病患者免疫功能，同时减轻或消除临床症状，增强机体抗病能力，为中医药防治艾滋病提供一种多元化的治疗方法。

关键词　艾滋病；艾灸；耳穴；应用

艾滋病（HIV/AIDS）即获得性免疫缺陷综合征（acquired immunodeficiency syndrome），是由人类免疫缺陷病毒（HIV）感染引起的以人体 CD_4^+ T（cluster of differentiation 4，CD_4；Helper T cells，Th）淋巴细胞减少为特征的进行性免疫功能缺陷，继发各种机会性感染、恶性肿瘤和中枢神经系统病变的综合性疾病。到目前为止，还没有有效的能够治愈艾滋病的方法，也没有疫苗，是世界医学未攻克的难题之一。近年来，中医药在艾滋病的治疗中优势不断凸显，利用其简便廉验的优势在保护、改善免疫功能，延长寿命，提高生存质量以及减毒增效、促进免疫重建方面发挥重大作用。

1　中医对艾滋病的认识

中医药是我国特有的医疗资源，有其独特的理论体系和丰富的治疗措施。艾滋病是一种新型致死型传染病，可累及多脏腑、多系统，变化无常、病情复杂而深重、病程缠绵难愈，中医古代文献中无此记载。根据其发病过程及临床特征，艾滋病应属于"疫病""伏气温病""虚劳""五劳损伤"等的范畴。其主要病因外因系感染疫毒之邪，内因是正气亏虚。从病机上分析，它潜伏期长，且发病急骤，症状多样，为本虚标实证。艾滋病毒邪直伤元气为其主要病机特点，临床表现为本虚标实、寒热错杂之候；出

基金项目：云南省科技计划青年项目（NO：2015FD066）；云南省科技计划应用基础研究计划中医联合专项（NO：2017FF17－009）

现人体诸多系统受损，错综复杂的病理变化。对艾滋病的防治，则是以“患病的人”为中心，在整体观念和辨证论治指导下，中医药对机体发挥多层次、多环节、多靶点的调节作用，具有一定优势。云南省开展中医药治疗艾滋病试点项目工作已有十余年的时间，截至2017年12月底，全省累计中医药治疗艾滋病患者14245例，正在治疗6699例，大量的临床实践和研究结果证实，中医药可提高机体免疫功能，减轻患者症状、体征，提高其生活质量，延缓其发病时间，减少机会性感染发生；与HAART联用能达到减毒增效作用，并对部分机会性感染有显著疗效。

2 艾灸、耳贴治疗的渊源与理论

艾灸的治疗作用是一种综合作用，灸的热刺激对局部气血的调整，艾火刺激配合药物，增加了药物的功效，尤其是芳香药物在温热环境中易于吸收。艾灸穴位，首先刺激穴位激发经气，促进了行气血、和阴阳的整体作用。远古时代就出现有关文字记载，如春秋时代的《诗经·采葛》中记载：“彼采艾兮”，西汉毛亨和毛苌传释：“艾所以疗疾”，可见艾灸疗法历史源远流长。相关实验研究显示，艾灸老龄小鼠的关元穴、大椎穴可以提高其存活率。艾灸荷瘤小鼠的关元穴可延长其生存时间，并提高细胞免疫作用与功能。也有研究说明，艾灸疗法具有近似抗原的免疫功能，它可以不断激活和调节机体免疫防御机制和作用。

耳穴就是分布于耳郭上的腧穴，也叫反应点、刺激点。祖国医学很早就有关于耳穴的记载，认为耳与脏腑器官组织的生理、病理联系十分紧密，人体的各个脏腑组织器官通过气血、经络的联系与沟通，在耳郭均有相应的反应区。如《黄帝内经》中就已经奠定了耳与经络的理论基础，其中《灵枢·口问》云：“耳者，宗脉之所聚也”。此外，耳朵也不是单独孤立的一个器官，人体的各个脏腑器官在耳郭上都有一个对应的反应点、刺激点，刺激耳穴，对相应的脏腑有一定的调治作用。

3 艾灸、耳穴在艾滋病治疗中的应用

艾灸同中药相同，也是中国传统医学的瑰宝之一。在艾滋病治疗方面，艾灸是一种非常有效可行的方法。面对药物滥用、耐药性、治疗过度等，而中药又有因产地导致的有效成分不稳定，质量不一，艾灸在使用上更加简便易于接受。现代研究表明关元、神阙、足三里等穴可促进或增强机体的各种特异性和非特异性免疫功能，提高血清中的：IgA、IgG、IgM、CD^4_+、白介素-2等免疫细胞的水平。

王江蓉等研究认为，灸法可提高治疗艾滋病的临床疗效，灸法虽不能在西药基础上提高CD_4^+ T细胞水平，但对提高总淋巴细胞计数有一定作用。周立华等研究艾灸法治疗艾滋病相关腹泻患者，结果显示，艾灸疗法和参苓白术丸对艾滋病脾气虚腹泻具有确切的疗效，能改善艾滋病患者的生活质量，且安全性较好。王庆雷等纳入20例艾滋病患者，予中医辨证施治和艾灸治疗，比较患者临床症状和结合CD^4_+的变化，结果显示艾灸对患者体力、饮食、汗出以及精神、睡眠等症状改善明显，CD^4_+细胞水平与未使用艾灸疗法者比较多数有明显增长。甘子义等在2008年9月组织医疗队赴赞比亚，采用针灸配合药物治疗艾滋病274例，观察其疗效和CD^4_+水平变化。

通过针刺合谷、曲池、外关、足三里、关元、气海、大椎等不同穴位，其发热、咳嗽、盗汗、纳呆、腹泻、乏力、体重减轻、肢体麻木、疼痛等主要症状均得到不同程度改善。治疗后化验CD^4_+水平均有不同程度的升高。吴欣采用针灸治疗43例艾滋病带状疱疹患者，主要症状为本虚标实，湿热内蕴。穴取外关、阳陵泉、风池、三阴交、合谷、曲池、大椎、肾俞、足三里，其中外关、阳陵泉、风池用泻发，其余用补法，均留针30min，局部施以艾灸，隔日1次，10次1个疗程，经过1—3个疗程，结果4例痊愈，12例显效，21例有效，6例无效，总有效率86%。尹勇采用针刺结合艾灸治疗23例乌干达HIV/AIDS患者，根据艾滋病腹泻有脾肾阳虚的特点，故选用培元养精的关元穴、肾俞穴、命门穴；益气养胃的中脘穴、胃俞穴，佐以艾灸以获温散寒邪、温通经络、活血祛瘀、回阳固脱的功效，可明显改善患者的食欲不振、乏力、体重减轻、腹泻等症状。

张林等对50例艾滋病疼痛患者耳穴按压结合中医情志护理进行干预，结果显示能够缓解艾滋病患者疼痛，提高生活质量。张敏等研究认为，耳穴压豆疗法可以改善艾滋病患者失眠症状，且提高其生存质量，值得在临床中推广。

4 小结

通过对艾灸、耳穴治疗的理论追溯，到现代医学的临床应用，作为祖国医学的非口服药物疗法，针灸疗法的一部分，因调理整个人体状态来达到治疗疾病的目的，有其独特的理论体系，在临床运用较为广泛。临床工作中，笔者把具有中医理论支撑的传统治疗方法当作头脑，把现代医学理论与实践当作双脚，各取精华，优势互补，真正走出一条适合当前医疗形势、适合广大艾滋病患者的新路子。艾滋病是新型传染病，病情复杂多变，在中医理论指导下通过艾灸、耳穴贴这种中医传统疗法治疗艾滋病，旨在提高患者长期使用依从性，提高治疗艾滋病的疗效，对艾滋病的中西医协同治疗具有重要的指导意义。

参考文献（略）

（出自《云南中医中药杂志》2018年第39卷第5期第66－67页）

·其　他·

2004～2013年中医药治疗AIDS患者的特征分析

王健[1]　梁碧颜[1]　张小平[2]　徐立然[2]　邓鑫[3]　李秀惠[4]
王莉[5]　谭行华[6]　毛宇湘[7]　张国梁[8]　王军文[9]　李晓东[10]　王玉光[11]
（1. 中国中医科学院中医药防治艾滋病研究中心，北京 100700；2. 河南中医学院第一附属医院，郑州 450000；
3. 广西中医学院附属瑞康医院，南宁 530011；4. 北京佑安医院，北京 100069；
5. 云南省中医中药研究院，昆明 650223；6. 广东省广州市第八人民医院，广州 510060；
7. 河北省中医院，石家庄 050011；8. 安徽省中医院第一附属医院，合肥 230031；
9. 湖南省中医院，长沙 410005；10. 湖北省中医院，武汉 430061；11. 北京地坛医院，北京 100011）

摘要　目的　了解2004～2013年中医药治疗的艾滋病（AIDS）患者入组时的特征，为进一步实施中医药治疗艾滋病工作提供依据。方法　收集19个省2004～2013年中医药治疗的AIDS患者入组治疗时的基本情况，建立Excel数据库，用SPSS　11.5软件分析其特征的变化趋势。结果　19个省2004－2013年累计治疗人数16156例，男女性别比1.5∶1；平均年龄（39.3±11.2）岁，21～40岁年龄组患者逐年增多；已婚占70.8%；性传播、有偿供血和吸毒感染的占82.8%。性传播比例逐年上升，2013年达到64.0%。患者治疗时CD_4^+ T淋巴细胞平均为332.9个/mm^3；纯虚证在艾滋病病毒（HIV）感染者中所占比例为54.3%，在AIDS患者中占41.8%。总体随访率达到80%以上，5年生存率为59.2%。结论　19个省中医药治疗艾滋病累计治疗人数呈现逐年上升的趋势，进一步加强相应的干预措施，可提高中医药治疗艾滋病的诊疗水平。

关键词　中医药；艾滋病患者；流行病学；特征分析

为了贯彻落实国务院“四免一关怀”政策，国家卫生和计划生育委员会、财政部和国家中医药管理局，于2004年开始联合启动中医药治疗艾滋病（acquired immunodeficiency syndrome，AIDS）试点项目，截至2013年9月30日，项目已先后在河南、云南、广西、安徽、北京、广东、陕西、湖北、四川、河北、黑龙江、湖南、江西、吉林、浙江、重庆、甘肃、上海、新疆等19个省（自治区、直辖市）开展，累计治疗艾滋病病毒（human immunodeficiency viruses，HIV）感染者/AIDS患者（简称HIV/AIDS患者）23778例。本研究对中医药治疗HIV/AIDS患者入组时的特征进行描述，并分析其变化趋势，为进一步制定中医药治疗艾滋病防治策略提供依据。

1　对象与方法

1.1　对象

2004年8月1日至2013年9月30日，19个省新加入中医药治疗艾滋病试点项目并建立信息档案的、数据完整的HIV/AIDS患者，共16156例。

1.2　方法

所有数据来源于“中医药治疗艾滋病试点项目”数据库的基本情况表，包括性别、年龄、婚姻状况、文化程度、干预手段、感染途径、治疗时分期情况、CD_4^+ T淋巴细胞（简称CD_4细胞）水平、中医证型、随访率、生存率等情况。中医证型：参照《中医药治疗艾滋病项目临床技术方

收稿日期　2018－07－03；修回日期　2014－12－23
基金项目　国家“十一五”重大专项课题（2012ZX10001—0002）Supported by the mega－projects of national science research under the 11th Five－Year Plan of China（2012ZX10001—0002）

案》。n 年随访率 = 1 - n 年累计失访人数/患者总数，n 年生存率 = n 年年终存活人数/随访满 n 年人数 × 100%。

1.3 统计学分析

通过 Excel 表建立数据库，采用 SPSS11.5 软件进行统计学分析，数据用构成比和均数 ± 标准差（$\bar{x} \pm s$）或百分位数等表示。

2 结果

2.1 一般情况

2004—2013 年中医药累计治疗的数据完整的 HIV/AIDS 患者共 16156 例，各年治疗患者分别为 3224 例、1352 例、2132 例、1025 例、838 例、876 例、1646 例、1524 例、2304 例、1235 例。其中男性占 59.9%（9684 例），女性占 40.1%（6472 例），男女性别比为 1.5 : 1。平均年龄（39.3 ± 11.2）岁；未婚 3094 例（19.2%），已婚 11440 例（70.8%），离异 1085 例（6.7%），丧偶 537 例（3.3%）。大专以上 1060 例（6.6%），高中 1942 例（12.0%），初中 7125 例（44.1%），小学 3120 例（19.3%），学龄前 2127 例（13.2%），文盲 782 例（4.8%）。中医组 12894 例（79.8%），中西医组 3262 例（20.2%）。详见表 1。

表 1 2004 - 2013 年新加入中医药治疗 HIV/AIDS 患者的基本情况（%）

Table1 The basic situation of treating HIV/AIDS with TCM newly added between 2004 to 2013

变量 Variables	变量值 Variable values	2004	2005	2006	2007	2008	2009	2010	2011	2012	2013
性别 Sex	男 Male	51.4	60.9	61.5	63.9	61.1	62.0	62.3	61.5	62.2	63.8
	女 Female	48.6	39.1	38.5	36.1	38.9	38.0	37.7	38.5	37.8	36.2
年龄（岁）Age（Year）	≤20	1.6	1.4	2.3	2.2	1.9	0.9	1.5	1.6	1.6	1.2
	21 ~	6.0	20.0	24.4	25.2	25.9	24.4	27.2	21.4	21.6	18.6
	31 ~	38.4	40.5	43.4	43.5	41.2	44.6	42.3	34.5	35.3	38.1
	41 ~	34.9	25.4	19.3	17.9	21.0	19.4	19.2	21.8	21.3	22.7
	51 ~	16.6	10.3	7.7	8.9	7.2	6.5	6.3	11.7	10.8	10.7
	61 ~	2.4	2.4	2.7	2.3	2.9	4.1	3.6	9.0	9.5	8.7
婚姻状况 Marital status	已婚 Married	92.1	72.3	69.3	62.5	63.7	60.8	66.3	66.7	62.0	62.5
	未婚 Unmarried	5.7	22.1	23.1	26.4	25.2	26.5	22.4	18.6	21.3	21.4
	离异 Divorced	1.4	5.1	6.7	9.2	8.8	9.6	8.3	8.1	9.0	8.8
	丧偶 Widowed	0.8	0.4	1.0	1.9	2.3	3.1	3.0	6.6	7.7	7.3

续表

变量 Variables	变量值 Variable values	2004	2005	2006	2007	2008	2009	2010	2011	2012	2013
文化程度 Education	大专以上 College and above	1.0	5.8	5.7	10.2	12.5	13.1	6.3	6.1	9.8	6.4
	高中 Senior middle school	4.7	14.1	15.2	15.0	16.8	14.5	13.5	13.6	13.5	9.3
	初中 Middle school	43.7	44.4	45.1	50.7	44.7	48.7	50.5	43.4	38.4	37.5
	小学 Primary school	18.5	14.8	16.6	12.5	12.3	12.8	14.5	22.9	28.0	32.1
	学龄前 Preschool	31.6	20.8	17.3	10.9	12.4	8.2	7.7	0.7	0.9	1.1
	文盲 Illiteracy	0.5	0.1	0.2	0.6	1.2	2.6	8.1	13.2	9.5	13.6
干预手段 Treatment	中医组 TCM group	67.8	89.3	97.9	97.4	95.7	92.8	81.8	80.1	70.0	50.0
	中西医组 TCM plus ART group	32.2	10.7	2.1	2.6	4.3	7.2	18.2	19.9	30.0	50.0

2.2 感染途径

16 156 例患者中，经性途径感染 6709 例（占 41.5%），有偿供血 3 473 例（占 21.5%），吸毒 3 202 例（占 19.8%），详见表 2。

2.3 治疗前分期情况及 CD_4 细胞水平

对接受中医药治疗的 16 156 例患者根据技术方案进行分期，急性期占 0.3%（49 例），HIV 感染期占 55.2%（8 916 例），艾滋病期占 44.5%（7 189 例）。13 511 例在接受治疗前接受了 CD_4 细胞计数检测，最小值为 1 个/mm^3，最大值为 997 个/mm^3，平均为 332.9 个/mm^3。其中 ≤200 个/mm^3 的 3 505 例（占 25.9%），201 ~ 350 个/mm^3 的 4 070 例（占 30.1%），>350 个/mm^3 的 5936 例（占 43.9%）。

2.4 中医证型

将所有证型按照虚证、实证、虚实夹杂证进行分析发现，在8916例HIV感染者中，纯虚证、实证、虚实夹杂证所占比例分别为54.3%（4842例）、33.7%（3005例）、12.0%（1069例），在7189例AIDS患者中所占比例分别为41.8%（3005）、23.8%（1711例）、34.4%（2473例）。HIV感染者以纯虚证或纯实证为多见，进入艾滋病期后，以纯虚证或虚实夹杂证为多见。

表2 2004~2013年新加入中医药治疗的HIV/AIDS患者感染途径（%）

Table2 The infection route of treating HIV/AIDS with TCM newly added between 2004 to 2013

变量值 Variable values	2004	2005	2006	2007	2008	2009	2010	2011	2012	2013
输血 Blood transfusion	15.3	5.5	3.2	3.3	4.3	2.5	1.7	1.8	2.1	0.5
静脉吸毒 Intravenous drug	5.0	24.6	27.9	33.2	21.4	26.1	27.6	17.0	16.6	21.9
性传播 Sexual transmission	5.8	26.2	32.5	42.4	53.5	55.1	51.7	65.3	63.9	64.0
母婴传播 Mother-to-child transmission	1.1	1.0	0.9	0.2	0.7	0.5	0.3	0.5	0.4	0.3
有偿供血 Paid blood donors	71.7	33.3	19.4	8.5	8.1	4.6	3.1	0.9	0.7	1.9
不明原因 Unknown reasons	1.1	5.8	12.1	10.0	9.7	7.6	11.7	9.6	11.7	9.0
合并2种途径 Merge two kinds of ways	0.0	3.8	4.1	2.3	2.4	3.5	3.8	5.0	4.6	2.4

2.5 随访率

1年、3年、5年、8年随访率分别是88.1%（14234/16156）、82.9%（13392/16156）、81.7%（13206/16156）、81.5%（13171/16156）。失访2985例，其主要原因：①自动退出占16.5%（493例）；②不愿服药占13.8%（412例）；③外出务工占12.8%（382例）；④转到高效抗反转录病毒治疗（Highly active antiretroviral therapy，HAART）占10.9%（325例）

2.6 生存率

1年、3年、5年、8年生存率分别是97.0%（11736/12099）、87.9%（4 603/5 239）、59.2%（1246/2 104）、46.7%（870/1863）。有死亡标志或死亡原因记录的1011例中，艾滋病相关死亡450例（44.5%），其中机会性感染266人，相关性肿瘤3人，相关综合征41人，其他相关性疾病140人；艾滋病无关疾病死亡290例（28.7%），其中心脑血管疾病62人，恶性肿瘤11人，呼吸系统疾病28人，消化系统疾病114人，多脏器功能衰竭55人，内分泌营养代谢疾病1人，其他19人；非疾病外因死亡114例（11.3%），其中意外死亡58人，吸毒过量32人，自杀23人，破伤风1人；原因不详62例（6.1%），原因空缺95例（9.4%）。

3 讨论

HAART是至今世界公认的最有效的艾滋病干预手段，使得艾滋病的发病率和病死率大大下降。但HAART也存在某些局限性，如服药的长期性、药物的不良反应、耐药性，以及免疫功能不能完全重建性等问题，依然是艾滋病防治的难点。这些状况都为中医药治疗艾滋病提供了机遇。

通过分析发现，中医药治疗HIV/AIDS患者的累计人数呈现逐年上升的趋势，与政府和全社会越来越重视中医药治疗艾滋病的作用有关。治疗的患者男性多于女性，21~40岁年龄组患者在逐年增多，该人群处于性活跃期，易于发生高危性行为。2005年以前感染途径以有偿供血为主，从2006年开始转变为以性接触感染为主，原因是国家严禁有偿供血，经性途径传播感染的比例在不断上升。由于传播方式更加隐秘，感染涉及的人群范围更广、更分散，应实施多部门合作，对广大群众及高危人群加强艾滋病知识的宣传教育和行为干预，是艾滋病防治工作的重要组成部分。文化水平偏低，缺乏正确的艾滋病及其防治知识，更容易发生不安全性行为。宜采取简单易懂的方式加大宣传力度，提高公众对艾滋病的认知水平。

患者基线CD_4细胞计数平均为332.9个/mm^3，说明治疗前的基本情况较好。但仍有44.5%的患者在中医药治疗开始时已经是艾滋病期，25.9%的患者CD_4细胞计数≤200个/mm^3，说明有相当比例的患者治疗时机比较晚。

艾滋病患者以虚证居多，虚证贯彻始终，与王健等调查的结果非常相似，与李发枝认为五脏气血阴阳俱虚是贯穿艾滋病全过程的基本病机相符合。这为确立艾滋病中医虚实并治，以补虚为主的治疗思路提供依据。

HIV/AIDS患者总体随访率达到80%，鉴于失访的主要原因，建议：①对不愿服药的患者进行随访时，可采取全程教育、定期提醒的方法。②对于外出务工的患者，可采取电话随访的方法。③治疗点在为患者进行随访服务时，若遇到困难和问题应及时改进随访方式。患者治疗后生存率从1年的97%降至5年的59.2%，反映了在接受中医药治疗后生存时间的规律。HIV/AIDS患者的死亡原因中，AIDS相关疾病的比例是最高的，与国外结果相符。由于HIV/AIDS患者死因复杂多样，有AIDS直接导致的死亡，也有其他非AIDS相关原因导致的死亡，不能简单地把死因归于AIDS。死亡原因的确定与患者身体状况复杂、医生的诊断水平、医院的诊疗水平及实验室技术水平有很大关系。

因此，AIDS 死亡原因的确定难度大，且很复杂。研究结果为进一步完善 AIDS 死亡数据收集系统提供一定依据。

目前需在全国范围内大面积开展有效的预防控制工作，普及艾滋病防治知识，提高随访率。采用中西医结合的方法进行治疗，广泛吸取两方面的经验，取长补短，发挥各自的优势，使治疗效果达到最大化。

参考文献（略）

（出自《中国艾滋病性病》2015 年第 21 卷第 2 期第 99 – 102 页）

697 例 HI6/AID3 感染者常见血液检测结果分析

王 彬[1] 马 利[1] 王 健[2] 梁碧颜[2] 闫世艳[2]

（1. 湖北中医药大学信息工程学院，武汉 430065；2. 中国中医科学院艾滋病中心，北京 100010）

摘要 目的 了解人类免疫缺陷病毒（HIV）/获得性免疫缺陷综合征（AIDS）感染者外周血指标、生化检测指标和免疫学指标特征，对临床检测和诊断 HIV 感染具有重要意义。方法 用 SPSS19.0 软件对不同年龄段的外周血指标、生化检测指标和免疫学指标检测结果进行多组单因素方差分析，并描述异常率。结果 外周血指标异常率：白细胞计数（WBC）18.22%、淋巴细胞（Ly）15.21%、血红蛋白（Hb）25.97%和血小板计数（PLT）14.49%。生化检测指标异常率：天冬氨酸氨基转移酶（AST）4.16%、丙氨酸氨基转移酶（ALT）7.60%、肌酐（Cr）19.80%和尿素氮（BUN）15.49%。免疫学指标异常率：CD_4^+ 71.02%、CD_8^+ 64.42%、CD_4^+/CD_8^+ 36.01%。WBC、Ly、PLT、AST、ALT 和 CD_4^+/CD_8^+ 不同年龄段组间差异无统计学意义（$P>0.05$），Hb 和 BUN 青年组与老年组组间差异有统计学意义（$P<0.05$），Cr、CD_4^+ 和 CD_8^+ 在青年组与中年组、青年与老年组组间差异有统计学意义（$P<0.05$）。结论 CD_4^+ 细胞计数作为检测 HIV/AIDS 感染者的主要指标，结合 CD_8^+ 细胞数和 CD_4^+/CD_8^+ 值，具有一定的敏感性，根据 CD_4^+ 细胞数发现并筛选 HIV/AIDS 感染者，不同年龄段应设定不同的参考范围。

关键词 人类免疫缺陷病毒；获得性免疫缺陷综合征；血液检测；免疫

获得性免疫缺陷综合征（AIDS）是由人类免疫缺陷病毒（HIV）引起的一种危害性极大的传染病。AIDS 潜伏期漫长，可达 2～10 年，潜伏期间患者临床症状不显著。HIV 主要攻击人体的免疫系统，导致 CD_4^+4 细胞减少，临床表现以血液系统、呼吸系统和消化系统的症状常见。目前，实验室诊断 AIDS 方法主要为抗体诊断、抗原诊断和病毒载量试验，具有较高敏感性和特异性。鉴于 HI6 感染者在潜伏期间症状不显著，本研究通过分析 HIV/AIDS 感染者的常见血液检测结果，以期在临床上为医师通过患者常规血液检测异常结果发现 HIV 感染者提供依据，辅助 AIDS 诊断。现报道如下。

1 资料与方法

1.1 一般资料

本研究纳入患者来自中国中医科学院中医药治疗 AID3 试点项目，项目开展历经 11 年（2003～2013 年），患者病情诊断符合 2001 年国家卫生和计划生育委员会颁布的《中华人民共和国国家标准 HIV/AIDS 诊断标准及处理原则》。697 例感染者平均年龄（42.38 ± 13.91）岁，最小 19 岁，最大 82 岁。其中，性别方面，男 379 例（占 54.38%），女 318 例（占 45.62%）；年龄方面，青年（18～44 岁）442 例（占 63.41%），中年（>44～60 岁）169 例（占 24.25%），老年（>60 岁）86 例（占 12.34%）；汉族 527 例（占 75.61%），少数民族 170 例（占 24.39%）；婚姻状况方面，已婚 456 例（占 65.42%），未婚 116 例（占 16.64%），离异 62 例（占 8.90%），丧偶 63 例（占 9.04%）；工作情况方面（比例 > 1%），农民 337 例（占 48.35%），工人 46 例（占 6.60%），个体户 28 例（占 4.02%），公司职员 23 例（占 3.30%），退休人员 22 例（占 3.16%），司机 10 例（占 1.43%），商人 9 例（占 1.29%），无业 138 例（占 19.80%）；教育程度方面，大专以上 46 例（占 6.60%），高中 90 例（占 12.91%），初中 314 例（占 45.05%），小学 179 例（占 25.68%），学龄前 6 例（占 0.86%），文盲 62 例（占 8.90%）。

基金项目 国家自然科学基金资助项目（81303149）；中央级公益性科研院所专项资金资助项目（ZZ070818）；湖北省厅级重点资助项目（d20152003）

1.2 纳入与排除标准

1.2.1 纳入标准 纳入患者需同时满足以下标准：(1) 确诊为 HIV 抗体（抗-HIV）阳性；(2) 年龄在 18 岁以上；(3) 自愿接受治疗，并积极配合检测；(4) 基本信息和检测结果无缺失，同时检测结果无显著异常。

1.2.2 排除标准 满足以下任一标准则被排除：(1) 妊娠期或哺乳期妇女；(2) 精神疾病患者；(3) 由激素化疗等引起的继发性免疫缺陷病；(4) 兼患脏器严重疾病者。

1.3 检测指标

对所有 HIV/AIDS 感染者检测指标分 3 类，分别为外周血指标、生化检测指标和免疫学指标。外周血指标包括白细胞计数（WBC）、淋巴细胞（Ly）、血红蛋白（Hb）和血小板计数（PLT），生化检测指标包括丙氨酸氨基转移酶（ALT）、天冬氨酸氨基转移酶（AST）、肌酐（Cr）和尿素氮（BUN），免疫学指标包括 CD_4^+、CD_8^+ 和 CD_4^+/CD_8^+。

1.4 方法

采用真空乙二胺四乙酸（EDTA）抗凝管分别抽取新鲜抗凝血 2mL 混匀，确保在 24h 内将血液样品上到血细胞计数仪、生化分析仪和流式细胞仪进行检测，同时保证检测试剂均在有效期内使用。

1.5 统计学处理

采用 SPSS19.0 软件对数据进行分析，检验水准 $\alpha = 0.05$，计量资料采用 $\bar{X} \pm s$ 表示，统计各项指标的异常率，并利用多组单因素方差分析法比较不同年龄段组间的外周血指标、生化检测指标和免疫学指标结果差异，以 $P < 0.05$ 表示差异有统计学意义，组间差异有统计学意义则进一步采用 LSD 方法两两比较。

2 结果

2.1 外周血指标结果

697 例 HIV/AIDS 感染者外周血指标异常率分别为 WBC18.22%（127/697）、Ly15.21%（106/697）、Hb25.97%（181/697）、PLT14.49%（101/697）。WBC、Ly 和 PLT 指标组间比较差异无统计学意义（$P > 0.05$），Hb 组间比较差异有统计学意义（$P < 0.05$）；经 LSD 两两比较，青年组与老年组组间比较差异有统计学意义（$P < 0.05$），其他组间比较差异无统计学意义（$P > 0.05$）。见表 1。

表 1 不同年龄段外周血指标均值比较

组别	n	WBC（$\times 10^9$/L）	Ly（$\times 10^9$/L）	Hb（g/L）	PLT（$\times 10^9$/L）
青年组	442	5.65 ± 1.98	1.90 ± 0.74	130.72 ± 18.93	218.35 ± 77.03
中年组	169	5.45 ± 1.79	1.76 ± 0.64	127.91 ± 17.69	213.61 ± 68.25
老年组	86	5.64 ± 2.02	1.76 ± 0.83	125.16 ± 18.88	223.72 ± 63.22
F		0.71	2.94	3.88	0.57
P		0.49	0.05	0.02	0.57

2.2 生化检测指标结果

697 例 HIV/AIDS 感染者生化检测指标的异常率分别为 AST4.16%（29/697）、ALT7.60%（53/697）、Cr19.80%（138/697）和 BUN15.49%（108/697）。AST 与 ALT 组间差异无统计学意义（$P > 0.05$），Cr 与 BUN 组间差异有统计学意义（$P < 0.05$）。经 LSD 两两比较，青年组与中年组、青年组与老年组的 Cr 指标组间差异有统计学意义（$P < 0.05$），中年组与老年组组间差异无统计学意义（$P > 0.05$）。BUN 指标在青年组和老年组间差异有统计学意义（$P = 0.01$），其他两组间差异无统计学意义（$P > 0.05$）。见表 2。

表 2 不同年龄段生化检测指标均值比较

组别	n	AST（U/L）	ALT（U/L）	Cr（μmol/L）	BUN（mmol/L）
青年组	442	34.08 ± 30.91	31.62 ± 32.07	71.75 ± 22.42	4.38 ± 1.69
中年组	169	35.01 ± 32.15	30.28 ± 31.17	78.90 ± 25.64	4.60 ± 1.75
老年组	86	35.28 ± 30.68	32.77 ± 43.46	81.63 ± 21.52	4.90 ± 1.80
F		0.09	0.18	10.29	3.62
P		0.92	0.84	0.00	0.03

2.3 免疫学指标结果

697 例 HIV/AIDS 感染者免疫学指标 CD_4^+、CD_8^+、CD_4^+/CD_8^+ 的异常率分别为 71.02%（495/697）、64.42%（449/697）和 36.01%（251/697）。CD_4^+ 与 CD_8^+ 组间差异有统计学意义（$P < 0.05$），CD_4^+/CD_8^+ 组间差异无统计学意义（$P > 0.05$）。经 LSD 两两比较，CD_4^+ 和 CD_8^+ 指标的青年

组与中年组、青年组与老年组组间差异有统计学意义（$P<0.05$），而中年组与老年组组间比较差异无统计学意义（$P>0.05$），见表3。

表3 不同年龄段免疫学指标均值比较

组别	n	CD_4^+ (cell/μL)	CD_8^+ (cell/μL)	CD_4^+/CD_8^+
青年组	442	356.76±214.00	988.96±464.79	0.427±0.44
中年组	169	302.69±194.68	836.85±413.20	0.469±0.79
老年组	86	277.35±182.80	791.74±619.94	0.513±0.63
F		7.92	10.29	1.00
P		0.00	0.00	0.37

3 讨论

由以上统计结果可知，HIV/AIDS感染者外周血指标和生化检测指标的异常率较低，指标（除Hb外）异常率均在20%以下，各项指标均值均处于正常范围；免疫学指标中CD_4^+和CD_8^+的异常率较高，约60%～70%的HIV/AIDS感染者会出现CD_4^+和CD_8^+异常，CD_4^+与CD_8^+比值用来反映细胞免疫状况，697例HIV/AIDS感染者中36.01%患者出现免疫功能异常。由于HIV在人体内的潜伏期平均为8～9年，80%的HIV感染者潜伏期内无临床症状，且HIV主攻人体免疫系统，导致CD_4^+和CD_8^+细胞减少，异常率统计情况与AIDS的发病特点相符。有研究指出，CD_4^+和CD_8^+细胞计数是检测HI6感染、疾病进展和预测生存期的重要指标，其中CD_4^+细胞计数更是作为AID3抗病毒治疗疗效考核指标。本研究中，HIV/AIDS感染者的CD_4^+、CD_8^+与CD_4^+/CD_8^+均值超出正常范围，相比于其他指标，作为检测AIDS感染指标具有较高的敏感性，结果数据进一步佐证以上研究结论。

通过比较不同年龄段的外周血指标、生化检测指标和免疫学指标差异，发现不同年龄段组间的WBC、Ly、PLT、AST、ACT和CD_4^+/CD_8^+差异无统计学意义（$P>0.05$）。朱建民等的研究中指出，健康人的Hb水平从青年期到老年期基本处于平行状态，本研究中Hb指标在青年组和老年组组间差异有统计学意义（$P<0.05$），显示感染HIV后，由于骨髓和造血细胞受损，老年人的造血功能减弱比青年人更显著。Cr和B5N在不同年龄段间的差异有统计学意义（$P<0.05$），但有研究指出，由于生活方式、饮食习惯等原因，Cr和B5N会随年龄增长而增加，故本研究中不同年龄段Cr和B5N差异不认为是由HIV感染引起。CD_4^+和CD_8^+指标在青年组与中年组、青年组与老年组组间差异有统计学意义（$P<0.05$），有研究发现，年龄因素可以影响CD_8^+细胞端粒长度和端粒酶的表达，但CD_4^+细胞端粒在任何年龄都比较稳定，健康成年人不同年龄段的CD_4^+细胞数无差异。HIV/AIDS感染者中，青年组CD_4^+细胞多于中年组和老年组，表明HIV感染后，中老年人体内CD_4^+细胞受攻击后数量少于年轻人体内CD_4^+细胞数。由于CD_8^+细胞数量会随年龄发生变化，因此本研究中不同年龄段CD_8^+细胞差异是否受HI6影响暂无定论。

综上所述，CD_4^+细胞作为检测AIDS的主要指标，结合CD_8^+细胞数和CD_4^+/CD_8^+值，具有一定的敏感性，对通过常规血液检查发现并辅助AIDS诊断具有重要意义，但是对于AIDS的定性诊断还是要依靠抗体诊断、抗原诊断和病毒载量试验等其他试验手段。不同年龄段HIV/AIDS感染者的CD_4^+细胞数会存在差异，因此应设定不同年龄段CD_4^+细胞数量参考范围，为在常规血液检测结果中发现并筛选HIV/AIDS感染者提供具体依据。

参考文献（略）

（出自《检验医学与临床》2017年第14卷第8期第107－1048、1051页）

云南省首次接受中医药治疗艾滋病患者基本情况分析

李 钦 王 莉 杨玉琪 陆中云 蔡 怡 孙 俊
（云南省中医中药研究院，云南昆明 650223）

摘要 目的 分析云南省首次接受中医药治疗艾滋病患者的基本情况。方法 数据资料来源于云南省中医药治疗艾滋病试点项目数据库。分析患者首次接受中医药治疗时的年龄、性别、民族、婚姻状况、学历、可能感染途径、3 期分布情况、接受中医、中西医结合治疗的比例。结果 患者平均年龄为（37.26±10.59）岁，男女比为 1.6∶1，汉族与少数民族比为 2.5∶1，已婚患者是其他患者的 1.8 倍，初中学历所占比例最高 46.30%（4352/9398），性接触和静脉吸毒占所有可能感染途径的 88.27%（8565/9703），无症状期患者占 71.24%（6172/8864），发病期患者占 28.42%（2462/8864），急性感染期患者占 0.35%（30/8864），纯中医与中西医结合治疗之比为 1∶5.1。结论 云南省首次接受中医药治疗的艾滋病患者以青壮年为主，男性多于女性，汉族多于少数民族，已婚患者居多，初中学历人数最多，可能感染途径主要为性接触和静脉吸毒，无症状期的患者最多，接受中西医结合治疗患者多于纯中医治疗患者。

关键词 云南省；中医药；艾滋病；基本情况

艾滋病（acquired immune deficiency syndrome，AIDS）是人感染人类免疫缺陷病毒（human immunodeficiency virus，HIV）导致免疫缺陷，引发机会性感染或肿瘤，严重者可致死的综合征。中医药治疗艾滋病在增强免疫、改善症状、减少机会性感染、提高患者生活质量等方面均取得了好的效果。

本研究通过回顾性分析 2005 年 6 月—2014 年 10 月到云南省中医药防治艾滋病试点项目各个治疗点接受国家免费中医药治疗艾滋病患者的基本情况，以了解接受中医药治疗艾滋病患者的流行特点，找出重点干预人群，为更好地控制艾滋病的传播与蔓延提供数据资料。

1 资料与方法

1.1 资料来源

数据资料来源于 ClinResearch 临床研究数据管理系统——中医药治疗艾滋病试点项目专用版，是由中国中医科学院主持开发的 EDC（electronic data capture）软件系统。该系统可记录患者治疗前的基本情况并能动态记录患者治疗情况。

1.2 HIV 感染分期标准

参照 2015 年卫生部颁布的“艾滋病诊疗指南第 3 版（2015 版）”中的临床表现与分期，将 HIV 感染的全过程分为急性期、无症状期和艾滋病期 3 期。

1.3 研究方法

使用 Excel 软件包建立数据库，进行数据清理和质量核实，删除信息不完全、重复 + 检测结果缺失等病例后导入 SPSS20.0 软件包进行相应的描述性统计。

2 结果

2.1 年龄

9552 例患者最小年龄为 5 岁，最大年龄为 89 岁，平均年龄为（37.26±10.59）岁（表 1）。

表 1 云南省中医药治疗艾滋病年龄分布情况

均值	标准差	最小值	最大值	n
37.26	10.59	5.00	89.00	9552

2.2 性别

9540 例患者男性患者 5887 例，占 61.71%，女性患者 3653 例，占 38.29%，男性患者比女性多，男女比为1.6∶1（表 2）。

表 2 云南省中医药治疗艾滋病男女比率分布情况

性别	病例数	百分比/%	累积病例数
男	5887	61.71	5887
女	3653	38.29	9540

2.3 民族

9479 例患者汉族患者为 6738 人，占 71.08%，少数民族患者为 2741 人，占 28.92%，汉族患者比少数民族多，汉族与少数民族比为 2.5∶1（表 3）。

表 3 云南省中医药治疗艾滋病患者民族分布情况

民族	病例数	百分比	累积病例数
汉族	6738	71.08	6738
少数	2741	28.92	9479

基金项目 国家自然科学基金地区科学基金项目（No：81360583）

2.4 婚姻状况

9497 例患者已婚为 6090 人，占 64.13%，未婚为 2176 人，占 22.91%，离异为 886 人，占 9.33%，丧偶为 345 人，占 3.63%，已婚患者比其他患者多，是其他患者的 1.8 倍（表 4）。

表 4 云南省中医药治疗艾滋病婚姻状况分布情况

婚姻状况	病例数	百分比	累积病例数
已婚	6090	64.13	6090
未婚	2176	22.91	8266
离异	886	9.33	9152
丧偶	345	3.63	9497

2.5 学历

9398 例患者大专以上为 591 人，占 6.29%，高中为 1305 人，占 13.89%，初中学历人数最多为 4352 人，占 46.30%，小学为 1897 人，占 20.19%，学龄前为 20 人，占 0.21%，文盲为 1233 人，占 13.12%（表 5）。

表 5 云南省中医药治疗艾滋病教育程度分布情况

教育程度	病例数	百分比	累积病例数
大专以上	591	6.29	591
高中	1305	13.89	1896
初中	4352	46.30	6248
小学	1897	20.19	8145
学龄前	20	0.21	8165
文盲	1233	13.12	9398

2.6 可能感染途径

9703 例患者可能感染途径为输血者为 99 人，占 1.02%，可能感染途径为吸毒者为 3277 人，占 33.77%，可能感染途径为性接触者为 5288 人，占 54.50%，可能感染途径为母婴传播者为 35 人，占 0.36%，可能感染途径为有偿供血为 4 人，占 0.04%，不明感染途径者为 1000 人，占 10.31%，从表中可以看出，患者主要感染途径为性接触和吸毒，占所有可能感染途径的 88.27%（表 6）。

表 6 云南省中医药治疗艾滋病可能感染途径分布情况

可能感染途径	病例数	百分比	累积病例数
输血	99	1.02	99
吸毒	3277	33.77	3376
性接触	5288	54.50	8664
母婴传播	35	0.36	8699
有偿供血	4	0.04	8703
不明	1000	10.31	9703

2.7 3 期分布情况

患者治疗前，以无症状期的患者数最多 71.24%（6172/8864），发病期 28.42（2462/8864），急性感染期患者数最少 0.35%（30/8864）（表 7）。

表 7 艾滋病患者接受中医药治疗前 3 期分布情况

分期	病例数	百分比	累积病例数
发病期	2462	28.42	2462
急性感染期	30	0.35	2492
无症状期	6172	71.24	8664

2.8 中医、中西医结合治疗情况

接受纯中医治疗 1133 例，占 16.49%，中西医结合治疗 5740 例，占 83.51%，纯中药与中西药结合治疗之比为 1∶5.1（表 8）。

表 8 云南省艾滋病患者接受中医、中西医结合治疗情况

治疗方法	病例数	百分比	累积病例数
中医	1133	16.49	1133
中西医结合	5740	83.51	6873

3 结论

艾滋病和其他疾病一样，常发生于特定的人群，具有一定的年龄、性别、民族、婚姻状况、学历等分布特征。2005 年 6 月—2014 年 10 月到云南省中医药防治艾滋病试点项目各个治疗点接受国家免费中医药治疗艾滋病患者以青壮年为主，男性多于女性，汉族多于少数民族，已婚患者居多，初中学历人数最多，这与我国的其他地区相似。

云南省是中国艾滋病疫情高发区之一，自从 1989 年首次在云南省静脉吸毒人群（IDUs）中检出 HIV 抗体以来，在很长一段时间内静脉吸毒行为成为云南省艾滋病传播的主要原因，近年来随着因静脉吸毒感染艾滋病患病率的下降，性途径传播已逐渐成为云南省艾滋病传播的主要途径，青壮年承担较多的社会、生活压力，容易出现紧张、焦虑、抑郁等负性情绪而更容易发生与 HIV 感染相关静脉吸毒行为，而这类人群在吸毒后常常会发生无安全措施的性行为和多性伴等不安全性行为，造成艾滋病向普通人群的播散，处于性活跃期的青壮年又很容易通过无保护的性行为造成艾滋病在普通人群之间的蔓延，研究同样发现患者可能感染途径以性接触为主，其次为静脉吸毒。

艾滋病发病过程主要经历感染期、无症期、艾滋病期 3 个时期，其中，无症状期又称潜伏期，在此期间 HIV 在人体内不断复制，人体免疫功能不断被破坏，疾病仍继续发展。从艾滋病在我国发现以来，中医一直在寻找艾滋病治疗的“黄金切入点”，多数专家均认为针对艾滋病的治疗应以无症状期为主，以中医理论为指导，结合辨证论治，及早介入，云南省首次接受中医治疗的患者中也以无症状期

患者在3期患者中所占比重最大。目前，随着抗病毒治疗覆盖面的不断扩大，多数患者愿意选择中西医结合作为艾滋病的主要治疗方式，中西医结合治疗也成为必然趋势，我省中医药治疗艾滋病试点项目的用药方式也以中西医结合为主。

参考文献（略）

（出自《云南中医中药杂志》2016年第37卷第9期第44－46页）

中医药治疗艾滋病试点项目存在问题及建议

曹文钦　陈小明　石文利　胡智平

（湖北省大冶市中医医院，湖北　黄石　435100）

关键词　艾滋病；防治；中医药；试点项目；问题；建议

为充分发挥中医药优势，实施中医药对艾滋病患者的干预治疗，延长感染者的发病时间，提高患者生存质量，减轻西药的毒副作用，同时探索中医药治疗艾滋病方案，为更多的患者提供比较规范、优质、方便的中医治疗服务，卫生部、财政部和国家中医药管理局于2004年开始联合实施了中医药治疗艾滋病试点项目（以下简称项目）。

经过10年的实践证明，规范的中医药治疗对艾滋病有确切的疗效，可明显改善艾滋病患者发热、咳嗽、乏力、腹泻、气短、皮疹、黏膜溃疡等临床症状，提高和稳定艾滋病患者免疫功能，提高其生活质量，减轻抗病毒药物的毒副作用。

在项目实施过程中，不可避免暴露出一些问题，这些问题影响了项目的顺利实施。笔者通过总结经验，针对发现的问题，制定改进措施，以保证项目顺利实施。

1　存在问题

（1）患者逐年增多，入组名额有限，开展试点项目的地区有限，导致开展项目的地区多数患者不能享受治疗，而未开展项目的地区患者更不能纳入进组。尤其吸毒人群难以调查入组。

（2）患者年龄组成发生变化，老年患者逐年增加。他们大部分居住农村，而农村中老年艾滋患者群生活环境、经济条件相对较差，交通不便，子女多数外出打工，缺乏家庭温暖。部分人员表现为体力差，听力、视力下降，反应迟缓，接受能力和记忆力下降，导致工作人员与其沟通交流困难。多数老年患者由于文化水平较低，缺乏家庭及社会的关心，导致思想压力大，疑心重，悲观厌世，害怕社会及家人的歧视，抵触情绪严重，易冲动。这些因素直接导致部分接受治疗的艾滋病患者依从性较差，不能按时按量服药，不能定时接受检查，给试点项目带来一定的管理难度。部分老年患者患有高血压、糖尿病、肺气肿等疾病，经济困难，要求能够提供免费药品治疗伴发疾病。

（3）艾滋病相关知识宣传不够，老年婚外危险性行为现象增多。婚外危险性行为已成为老年群体感染艾滋病的主要传播方式，其中老年男性已婚外危险性行为感染为主，老年女性以配偶传染为主。老年群体文化程度普遍偏低，小学文化居多，多数人对艾滋病、性病等带给的社会、家庭及个人危害缺乏足够认识。部分老年人性观念较以前更为开放，多数人不愿使用或不会正确使用安全套。另外农村及城乡结合部性交易场所普遍较隐蔽，分布广，转移性及流动性大，并且环境差、卫生差，基本无消毒设施，也缺少安全套等防护工具，加上从业人员普遍年龄偏大，文化水平较低，缺乏艾滋病、性病相关防护知识，为节约成本很少甚至不使用安全套，这成为了农村艾滋病传播的温床。和青年群体相比，老年人很少会向医疗卫生保健人员提及性生活及性病、艾滋病话题，也很少能通过网络等媒体获得健康教育及预防疾病的知识，加之老年艾滋病感染者、患者因担心家人及子女知晓自身感染状况受歧视，往往不愿接受艾滋病相关服务，以致引起配偶及家庭成员感染。

（4）存在一定的脱落病例，降低了中医药的治疗效果，同时给患者管理带来一定的困难。脱落原因以外出务工、交通不便不愿取药和不愿服药为主。湖北省艾滋病患者主要居住在农村，部分患者位于偏远山区，交通十分不便，家庭生活存在一定困难，部分患者则选择外出务工，而外出务工者给中药治疗艾滋病的管理带来一定的困难：工作人员不能及时掌握患者病情，患者不能按时服药、定期体

基金项目　国家“十一五”科技重大专项（项目编号：2008ZX10005－002；2009ZX10005－015）

检，治疗效果得不到保证，同时外出务工也给艾滋病的传播带来潜在性的威胁。不愿服药脱落患者以青壮年为主，该年龄段患者对中医认识不足，加上我们宣传工作不到位，导致患者对中医药疗效缺乏信任，服药一段时间后选择退出；有少数患者服药后出现上腹部不适、腹泻等症状，没有与专家组进行有效的沟通进行方剂调整而退出；还有一部分患者病情隐蔽，害怕暴露招致歧视，同时认为中药汤剂携带不便，服用不便，易暴露病情而退出。自动退出病例多为患者联系方式改变，失去联系。

（5）多部门合作经验还有待改进。如多数患者即服用西药抗病毒也参加中医药试点项目，即在疾控中心领取西药并参加体检同时也在中医院领取中药并参加体检，这一方面导致患者多跑路，耽误时间和精力，另一方面导致患者重复检查而拒绝检查。

（6）部分医务人员对艾滋病认识不足，存在恐惧心理。防艾工作人员不足，多数兼职，工作强度大，待遇不高，责任心有待提高。

2 建议和改进

（1）增加受试名额，加大投入，扩大中医药治疗研究的覆盖面。对患有高血压、糖尿病、肺气肿等伴发疾病的患者提供一定金额的免费药品治疗。

（2）加大宣传中医药治疗艾滋病的优势，积极深入农村，走村串巷，耐心说服，鼓励患者及家属积极配合治疗。按时上门随访，送药到户，积极治疗患者的其他疾病。对于经济困难的家庭，从经济和物质上给予一定的帮扶，使其感受社会温暖，树立战胜疾病的信心和勇气，保证中医药治疗艾滋病试点项目的顺利实施。

（3）加大宣传艾滋病的危害，普及防护措施，鼓励使用并多地点免费提供合格的安全套，掌握农村性交易场所位置信息并上门发放安全套，拒绝危险婚外性行为，特别是对失足妇女要加强宣传；关爱老年群体，培养其良好的生活方式，组织开展多种有益文体活动，促进老年人之间相互了解，满足老年人的交友需求；加强性知识的宣传教育，提供专业的咨询，帮助老年夫妻保持良好的夫妻关系，维持和谐性生活，帮助离异或丧偶老年人重组家庭；特别要积极深入农村边远地区，定期组织送温暖送健康送知识等活动；加强对艾滋患者的管理，消除歧视，加强思想道德教育，从医疗、生活等多方面给予帮助，消除其报复社会的心理，避免传播艾滋病等疾病。

（4）对外出务工人员加强管理，利用手机、网络等通信工具积极保持联系，督导患者坚持治疗，按时服药，定期体检，及时了解患者身心状况，并通过发达的快递资源每月定时邮寄药品。及时调整方剂，采用中药颗粒剂组方，患者携带方便、服用方便同时也保证了中药的质量安全。在患者入组前要充分做好宣传和解释工作，让患者认识我们工作的保密性以及中药治疗的好处，在入组后服药过程中对患者的督导工作要认真、贴心，充分尊重患者，最大限度获得患者的信任，减少脱落可能。对于家住农村偏远山区交通不便的患者，我们除给患者增加交通补助外，还可以采取增加工作人员，配备交通工具，积极上门随访，上门送药等措施。也可利用电话网络等通信工具及时掌握患者病情同时利用邮政快递送药上门。

（5）加强医务人员心理素质、艾滋病防治知识以及沟通技巧的培训，提高待遇，稳定防艾队伍，保持良好的工作耐心和责任心，消除畏惧心理，获得患者的充分信任，同样具有重要意义。建议合作部门能增加和固定工作人员，统一工作时间，统一工作场所，统一体检，资源共享。这样既能减轻患者负担，又能提高工作效率。共同学习，共同努力，为中医药治疗艾滋病做出应有的贡献。

（出自《湖北中医杂志》2016 年第 38 卷第 2 期第 63 – 64 页）

中医药综合干预对农村地区 HIV 感染者死亡率的影响

金艳涛[1,2]　刘志斌[1]　杨　峰[1]　郑志攀[1]　蒋自强[1]　刘　颖[3]　郭会军[1]
(1. 河南中医学院第一附属医院艾滋病临床研究中心，河南省郑州市金水区人民路 19 号，450000；
2. 中国疾病预防控制中心性病艾滋病预防控制中心；
3. 中国中医科学院中医药防治艾滋病研究中心)

摘要　目的　探讨中医药综合治疗对农村地区人类免疫缺陷病毒（HIV）感染者死亡率的影响。方法　以河南省某 HIV 感染高发区农村地区 2004 年 10 月纳入中医救治项目的 HIV 感染者为中医治疗组，以未纳入中医救治项目、地理位置临近村庄的 HIV 感染者为非中医治疗组。通过中医药治疗艾滋病数据库和艾滋病综合防治数据信息系统收集研究对象的相关信息，记录截至 2012 年 10 月两组患者的死亡例数，并应用 Cox 比例风险模型分析影响 HIV 感染者死亡的因素。结果　共纳入患者 448 例，中医治疗组 103 例，艾滋病相关死亡 15 例，死亡密度为 2.12/100 人年，累计死亡率 14.6%；非中医治疗组 345 例，艾滋病相关死亡 90 例，死亡密度为 3.94/100 人年，累计死亡率 26.1%，两组患者累计死亡率比较差异有统计学意义（$P<0.05$）。Cox 比例风险模型单因素分析结果显示，非中医治疗组患者的死亡风险是中医治疗组患者的 1.84 倍（$P<0.05$）；多因素分析结果显示，非中医治疗组患者的死亡风险是中医治疗组患者的 1.90 倍（$P<0.05$）；此外，性别、年龄、婚姻状况和开始服用抗病毒药的时间也是 HIV 感染者死亡的影响因素（$P<0.05$）。结论　中医药综合治疗可能降低 HIV 感染者的死亡率，但有待开展前瞻性研究给予客观评价。

关键词　人类免疫缺陷病毒；中医药治疗；死亡率；Cox 比例风险模型

人类免疫缺陷病毒（HIV）感染会导致以免疫系统功能缺陷为特征的一种新发、慢性、可控传染性疾病，即艾滋病，目前缺乏治愈手段，已经成为一个全球关注的公共健康问题。在努力寻找新的抗病毒药物的同时，补充与替代医学在艾滋病防治中的作用也得到越来越多研究者的关注，如针灸、中药及按摩等相继得到应用，特别是中医药在艾滋病治疗中发挥的较大优势和潜力正逐渐得到认可和接受。研究表明，中医药治疗艾滋病的优势主要集中在降低病毒载量、提高 CD_4^+ T 细胞计数、促进免疫重建、改善症状与体征、提高患者的生存质量及减少抗病毒药物的不良反应等方面，但是至今少有中医药综合干预对患者生存所产生的影响方面的研究。本研究以回顾性队列研究方法，利用中医药救治项目资料，探索分析中医药救治项目对 HIV 感染者死亡率的影响，报告如下。

1　资料与方法

1.1　纳入标准

以河南省某 HIV 感染高发区农村地区 2004 年 10 月纳入中医救治项目的 HIV 感染者为中医治疗组，以地理位置临近村庄（非中医救治项目村）的 HIV 感染者作为非中医治疗组；2004 年 10 月以前经免疫印迹法检测 HIV 感染阳性；患者年龄 >18 岁。

1.2　剔除标准

在 2005 年 4 月之前死亡者；中医药治疗组中参与中医药救治项目少于 6 个月者。

1.3　数据来源

中医治疗组纳入治疗时间和退出治疗时间的信息采集自国家中医药管理局“中医药治疗艾滋病数据库”，其余数据均来自中国疾病预防控制中心信息系统子系统“艾滋病综合防治数据信息系统”。数据分析的截止日期为 2012 年 10 月。纳入分析的变量包括一般人口学特征（性别、年龄、文化程度、婚姻状况和职业）、感染途径、是否参与中医药救治项目、抗病毒治疗信息和死亡记录。

1.4　Cox 比例风险模型分析相关变量的确定

①观察人年的计算：对于死亡病例，观察人年按照纳入分析时间与死亡时间差计算；对于退出治疗病例，观察人年按照纳入分析时间与退出时间差计算，对于存活病例，观察人年按照纳入分析时间与研究截止即数据分析截止时间的差值计算。②死亡结局的确定：艾滋病相关死亡为死亡结局事件。③截尾数据的确定：退出中医药治疗者，非中医治疗患者未随访到者，非艾滋病相关死亡如自杀、意外死亡者。④开始服抗病毒药时间的确定：抗病毒治疗停药且未重新开始服药者认为未服抗病毒药；停用抗病毒治

基金项目　国家中医药管理局国家中医临床研究基地业务建设科研专项（JDZX2012035）；河南省高等学校青年骨干教师资助计划资助项目（2013GGJS-095）；中国中医科学院基本科研业务费自主选题项目（ZZ060813）

疗后又重新服用抗病毒药者开始服抗病毒药时间为重新服用抗病毒药时间；无停药记录的患者按照开始服用时间分析。

1.5　统计学方法

采用 SPSS19.0 统计软件对数据进行整理和分析。描述两组患者社会人口学特征和行为特征，使用 χ^2 检验比较两组患者累计死亡率差异，运用 Cox 比例风险回归模型分析患者死亡的影响因素。

2　结果

2.1　一般资料

共纳入病例 448 例，中医治疗组 103 例，男性 47 例（45.6%），女性 56 例（54.4%）；年龄 29～60 岁，平均年龄（41.09±7.71）岁；有配偶 84 例（81.6%），无配偶 19 例（18.4%），文化程度：文盲 14 例（13.6%），小学 33 例（32.0%），初中及以上 56 例（54.4%）；职业均为农民；感染途径：采血传播 101 例（98.1%），异性传播 2 例（1.9%）。非中医治疗组 345 例，男性 172 例（49.9%），女性 173 例（50.1%）；年龄 24～70 岁，平均年龄（41.50±9.18）岁；有配偶 240 例（69.6%），无配偶 105 例（30.4%）；文化程度：文盲 62 例（18.0%），小学 173 例（50.1%），初中及以上 110 例（31.9%）；职业均为农民；感染途径：采血传播 338 例（98.0%），输血传播 3 例（0.9%），异性传播 3 例（0.9%），不详 1 例（0.2%）。

2.2　两组 HIV 感染者累计死亡率比较

中医治疗组 103 例，累计死亡 15 例，死亡原因均为艾滋病相关死亡；退出 4 例，退出原因为失访；累计观察 709 人年，累计死亡率 14.6%，死亡密度为 2.12/100 人年。非中医治疗组 345 例，累计死亡 91 例，其中 1 例为自杀死亡，其余为艾滋病相关死亡。无退出病例。累计观察 2286 人年，累计死亡率 26.1%，死亡密度为 3.94/100 人年。两组患者累计死亡率比较差异有统计学意义（$\chi^2=6.129$，$P=0.013$）。

2.3　HIV 感染者死亡影响因素分析

表 1 示，运用 Cox 比例风险模型进行单因素分析，非中医治疗患者的死亡风险是中医治疗患者的 1.84 倍。此外，患者的性别、婚姻状况和开始服用抗病毒药的时间等都是 HIV 感染者死亡影响因素。

表 1　HIV 感染者死亡率及其影响因素 Cox 比例风险模型分析

人群特征		观察例数	死亡例数	单因素分析		多因素分析	
				HR 值（95% CI）	P 值	HR 值（95% CI）	P 值
分组	中医治疗组	103	15	1.00		1.00	
	非中医治疗组	345	91	1.84（1.06～3.18）	0.029	1.90（1.03～3.53）	0.042
性别	男	219	68	1.00		1.00	
	女	229	38	0.48（0.32～0.72）	0.001	0.39（0.25～0.59）	0.001
年龄（岁）	<30	33	8	1.00		1.00	
	30～40	219	41	0.73（0.34～1.55）	0.411	0.67（0.31～1.45）	0.310
	41～50	117	27	0.91（0.41～2.01）	0.818	1.01（0.44～2.31）	0.982
	>50	79	30	1.69（0.78～3.69）	0.186	2.61（1.06～6.42）	0.036
婚姻状况	无配偶	124	86	1.00		1.00	
	有配偶	324	20	1.81（1.11～2.94）	0.017	2.88（1.67～4.96）	0.001
文化程度	文盲	76	24	1.00		1.00	
	小学	206	46	0.69（0.42～1.15）	0.153	0.69（0.37～1.27）	0.236
	初中及以上	166	36	0.69（0.41～1.16）	0.157	0.94（0.48～1.88）	0.873
服抗病毒药时间	未服用	189	64	1.00		1.00	
	2004 年 10 月以前	96	24	0.71（0.44～1.13）	0.150	0.76（0.46～1.27）	0.301
	2004 年 11 月—2007 年 12 月	83	12	0.34（0.18～0.65）	0.001	0.32（0.17～0.63）	0.002
	2008 年 1 月—2012 年 10 月	80	6	0.18（0.08～0.43）	0.001	0.16（0.07～0.38）	0.001

运用 Cox 比例风险模型进行多因素分析，在控制潜在的混杂因素影响后，非中医治疗患者的死亡风险是中医治疗患者的 1.90 倍；女性的死亡风险低于男性，是男性的 0.39 倍；有配偶患者的死亡风险高于无配偶患者；服抗病毒药患者的死亡风险低于未服药的患者；年龄因素中 50 岁以上人群的死亡风险是 30 岁以下人群的 2.61 倍；文化程度对患者的死亡无明显影响。

3 讨论

国家中医药管理局2004年在全国范围内启动了中医药救治项目，河南省成为此项目首批的5个试点省份之一。根据河南省的省情和疾病的基本特点，结合实际开展防治工作，中医药治疗艾滋病提出“三统一、三结合”防治原则（统一组织领导、统一治疗方案、统一观察指标，临床救治与科研相结合、固定方药与辨证施治相结合、中医药治疗与抗病毒治疗相结合），组建了三级中医药救治项目专家团队，实施每月定期为患者随访，辨证中草药汤剂施治，促进患者的管理。

文献报道及试点项目工作结果表明，经过中医药治疗，患者的临床表现得到改善，感冒、纳差、腹泻和消化道症状减轻或减少。本研究纳入2004年10月参加救治项目的HIV感染者为研究对象，选取在社会环境和人文环境具有可比性、在地理上临近而未参与救治项目村庄的HIV感染者作为对照，剔除项目开始后6个月内依从性差者及出现研究结局的病例（死亡和退出）。初步研究结果显示，中医治疗组患者的累计死亡率低于非中医治疗组；中医治疗组病例和非中医治疗组病例的死亡密度分别为2.12/100人年和3.94/100人年，低于既往研究。

Cox比例风险模型单因素分析结果显示，非中医治疗组患者的死亡风险是中医治疗组患者的1.84倍，控制其他可能影响因素后，非中医治疗组患者的死亡风险是中医治疗组患者的1.90倍，提示中医药治疗可以降低艾滋病患者的死亡率。多因素分析结果显示，女性的死亡风险低于男性，这可能与女性的生理、生活方式和行为方式有关，相对于男性，女性在吸烟和饮酒等危害生命健康的不良生活和行为方式较少；50岁以上感染者的死亡风险高于30岁以下感染者，为30岁以下感染者的2.61倍，与既往研究结果相似。这可能与老年人生活压力大、生理和免疫功能低下等因素有关；服抗病毒药感染者的死亡风险低于未服抗病毒药感染者，这也说明抗病毒治疗是治疗艾滋病的有效手段。

本研究的不足在于，因2006年以前艾滋病信息收集系统还不完善，很多相关信息没有收集或收集的缺失值较多，如CD_4^+ T细胞计数、抗病毒药服用的依从性、项目入组时出现的病例选择偏倚等均可能会影响本回顾性研究结论。但是作为针对中医药治疗艾滋病的综合管理对艾滋病患者生存影响的研究，基于现有数据的初步探索研究结果，还是可以说明中医药综合干预可能会对降低HIV感染者的死亡率具有积极作用，这一结论尚有待进一步的前瞻性研究予以评价。

参考文献（略）

（出自《中医杂志》2014年第55卷第14期第1199－1201页）

新疆·国家中医临床研究基地中医药防治艾滋病运行机制探讨

李静茹　马建萍　马秀兰　张　颖　艾合买提　曾　琳
（新疆·国家中医临床研究基地艾滋病研究室，新疆 乌鲁木齐 830000）

摘要　新疆维吾尔自治区为艾滋病高发地区，以新疆国家中医临床研究基地为艾滋病研究中心，通过建立制度、健全机制，加强多部门之间的合作及培训，建立完善的中医药防治艾滋病运行机制，促进新疆地区艾滋病综合防治工作的发展。

关键词　中医药；艾滋病；运作机制

2008年12月11日，新疆维吾尔自治区中医医院被确定为艾滋病中医临床研究基地。新疆·国家中医临床研究基地艾滋病研究室以基地建设为契机，以国家中医药管理局艾滋病临床基地建设为主线，坚持“临床与科研结合、中西医结合、继承创新结合、管产学研用结合”的原则，以新疆·国家中医临床科研基地艾滋病研究室为主要研究力量，以提高艾滋病的中医临床防治水平为中心；以基地艾滋病研究的内涵建设和基础设施建设为重点；以艾滋病研究为核心的学科建设、研究平台建设和人才队伍建设为支撑；确保行政管理、医疗服务、后勤保障和文化建设到

基金项目　中医临床研究基地业务建设科研专项课题（2012102）

位，初步形成以艾滋病研究室为中心的全疆中医药防治艾滋病平台，现对中医药防治艾滋病运行机制探讨如下。

1 加强领导，建立组织

在运行机制的创建与摸索过程中，为促进基地建设工作的顺利进行，成立新疆国家中医临床科研基地艾滋病研究专家委员会及艾滋病研究室，按照“国家部署，省局协调，专家指导，中心组织，单位负责”的职责进行组织管理，成立领导小组，制定保障和促进中医药防治艾滋病运行机制健康发展和有效运行的相关政策，监督各项目相关工作的进展，在工作中多方协调，从而促进中医药防治艾滋病临床科研基地建设工作的全面、有序、顺利地开展。

根据需要邀请疆内外专家共同参与基地业务建设方案的制定，在专家委员会及院外专家的指导下，制定中医防治艾滋病临床科研基地业务建设的总体方案。新疆国家中医临床研究基地艾滋病研究室负责中医药防治艾滋病临床科研基地业务建设方案的具体实施过程，按照“突出重点、分类指导、分级管理、加强监督”的原则对基地共建各合作单位进行分工，监督各合作单位基地业务建设的实施及进展情况，制定各种制度，保障中医药防治艾滋病临床科研基地建设的可持续发展。

2 加强多部门的合作，形成合作机制

新疆·国家中医临床研究基地艾滋病研究室与自治区传染病医院、各级疾控中心以及国内外科研院所加强合作交流，形成以新疆·国家中医临床研究基地艾滋病研究室为主导，多部门合作和全社会参与的中医药防治艾滋病的工作局面，并积极探索符合新疆地区中医药防治艾滋病的工作模式，针对不同单位及要求，建立合作机制。根据分工的不同，采取不同的合作方式，与传染病医院采取合作共建的方式，与各级疾控中心及国内外科研院所采取“请进来、走出去，多方合作”的方式，签署合作框架协议，明确合作方式，规范管理制度，按照基地要求进行工作，形成友好合作关系，共同努力相互配合促进基地业务建设方案各项目标的完成。

3 加强培训，提高素质

新疆地区大规模开展中医药治疗艾滋病的时间不长，对医务人员来说，无论专业知识还是临床经验都比较生疏，需要进一步加强业务知识的学习，因此艾滋病研究室把加强人才培养作为落实中医药防治艾滋病工作的第一件大事来抓，根据新疆地区的实际情况制定学习计划，积极组织培训，使医务人员尽快掌握相关知识，进入工作角色。

采取多渠道、多形式的培训方式进行中医药防治艾滋病业务培训，先后举办培训 4 次，培训人员达 100 余人，并邀请国内中医药防治艾滋病的专家前来进行讲座，通过培训，参训人员对当前我国有关艾滋病的政策、发展情况、相关防治措施和管理方法以及中医药防治艾滋病知识有了更进一步的理解和把握，对中医药治疗艾滋病有了系统、全面的认识，提高了诊疗水平，逐步建立一支中医药防治艾滋病的专业队伍。

4 加强基础建设，完善配套设备

在近几年的基地建设工作中，为保障中医药防治艾滋病各项工作的规范实施，不断加大投入，逐步完善基础设施，尽最大努力为工作人员及患者创造良好的沟通及治疗环境，从患者的切身利益出发，尽一切努力为患者就医提供良好的环境。

5 加强督导和评估

以新疆·国家中医临床研究基地艾滋病研究室做为技术支撑成立新疆中医药防治艾滋病专家组，专家组成员由省级医疗机构及疾控中心专家组成，负责全疆中医药防治艾滋病各项相关工作的技术规范制定、项目培训、诊断治疗、临床指导、会诊督查等工作。各合作单位也相应地成立了有当地卫生技术人员组成的项目专家组，使各项工作做到分工明确、任务到人、各负其责，有力保障各项工作的顺利实施。定期组织专家对各参与项目的各部门进行督导，对目前进行的项目各方面进行评估，及时提出建议和意见，在今后的工作中进行改进。

6 讨论

新疆地区地处中国的西北边陲，经济发展相对滞后，艾滋病防治形势严峻，中医药防治艾滋病起步较晚，通过中医药防治艾滋病的工作的实施，促进了本地区艾滋病综合防治工作，初步形成了符合新疆地区特点的中医药治疗艾滋病运作机制，最大限度地整合现有的一切资源，建立中医药防治艾滋病平台。为本地区乃至全国今后的防治艾滋病工作提供了可借鉴的工作模式。

（出自《中国民族民间医药》2013 年第 9 期第 63 页）

高等中医院校开展艾滋病知识教育模式探讨

张富刚　李焱凤　杨毅坚
（云南中医学院第一附属医院，云南　昆明　650021）

摘要　开展防艾教育是目前防止艾滋病蔓延的一个最有效的方法。对高等中医院校学生加强艾滋病防治知识教育可以有效地避免他们成为艾滋病的受害者，还可为中医药治疗艾滋病研究队伍培养、输送人才。结合高等中医学院学生专业特点，针对不同年级学生应采取不同的教育模式，低年级学生以科普教育为主，高年级学生则应强调专业性和职业性，形成具有中医药文化特点的艾滋病教育模式。

关键词　艾滋病；高等中医院校；教育模式

艾滋病作为一种新发传染病，自 1981 年被发现以来，至今已在全世界广泛蔓延，并严重地危害着人类健康、经济发展和社会安全。虽然人们已经在艾滋病的基础研究、预防与治疗方面取得了很多进展，但至今尚未研制出艾滋病病毒疫苗，也没有找到治愈艾滋病的办法，开展防艾教育是目前防止艾滋病蔓延的一种较为有效的方法。对高等中医院校学生加强艾滋病防治知识教育可以有效地避免他们成为艾滋病的受害者。另一方面，采用中医药治疗艾滋病现在已成为国际上的研究热点之一，高等中医院校作为培养高层次中医药人才的摇篮，理应肩负起为中医药治疗艾滋病研究队伍培养、输送人才的重任，所以，应在高等中医院校内加强艾滋病知识教育。结合中医院校学生的专业特点和实际情况，现对在高等中医院校内开展艾滋病知识教育的模式进行初步探讨。

1　在高等中医院校开展艾滋病知识教育的迫切性

艾滋病在我国已进入快速增长期，感染者年增长 30% ~40%，统计表明：我国艾滋病、性病的感染者大多数是 15 ~29 岁的青少年。高等中医院校学生虽然不是艾滋病的特殊易感人群，但他们同所有高校学生一样，处于艾滋病感染高危多发年龄段，属于艾滋病防治的生理学意义上的重点人群。在我国，一般而言，吸毒人员的共用针头问题，宾馆娱乐场所存在的卖淫嫖娼等丑恶行为，部分地区出现的非法采血交叉感染现象，是当前国内导致艾滋病感染和发病最直接的因素。但是，应该注意的是，在全球范围内，艾滋病传播途径中性传播所占比率最高。由于新的社会理念的形成和性生活方式的泛滥充斥着大学校园，大学生对婚前性行为多数持较为开放的态度。在这一点上，医学院校的学生与普通高校相比，并无显著差异，甚至高于普通高校。有人调查了西安市两所医学专科学校的麻醉、临床、检验、本科专业的共 780 名在校大学生的性态度：20.37% 的大学生对婚前性行为持赞同态度；对大学生中的性行为现象赞同者占 3.34%，还有 30.39% 的人持无所谓的态度。有人把安徽的一所医学院和一所师范学院的共计 580 名三年级学生作为研究对象进行预防艾滋病知识问卷调查，结果显示：在赞同一夜情、婚前性行为的比例方面，医学院显著高于师范学院。在两性关系上，不少医学院学生呈现出注重情感、轻视理性和内涵的倾向，他们认为只要男女双方情感态度上不排斥（彼此愿意），就可以放纵自己的行为。很多学生仅仅把安全套看成一种避孕工具，而忽视了它在预防性传播疾病方面的作用。有些女大学生仅仅因为性对象不喜欢戴或觉得自己处于“安全期”或口服了避孕药等原因，就不要求对方使用安全套。这种行为不仅表现出一种不成熟的恋爱观，同时也反映出很多学生对艾滋病缺乏足够的防范意识，从而使大学校园成为潜在的艾滋病高危行为的高发区。所以，在包括中医院校在内的高校内普及、加强艾滋病知识教育已迫在眉睫。

2　在高等中医院校开展艾滋病知识教育可采用的模式

2.1　对低年级学生开展的艾滋病知识教育应以科普教育和同伴教育为主。作为医学院校的学生，虽然从总体上来说，对艾滋病知识的知晓率超过一般高校，但就医学院校内部来说，低年级学生艾滋病知识的知晓率是低于高年级学生的。汪鑫等对九江学院医学院的在校学生进行有关艾滋病知识、态度和行为的问卷调查显示，在艾滋病非传播途径知识认知水平方面，低年级学生知晓率低于高年级学生。这与低年级学生所学习的医学知识尚有限有关。尤其是大学新生，在刚刚摆脱繁重枯燥的高中学习阶段，开始丰富多彩，强调生活、学习高度自主化的大学生活之际，很多人会表现得无所适从。少了高考的压力，被压抑的情感也开始蠢蠢欲动，于是恋爱就成了很多大学新生的“自选课程”。一些来自农村或小县城的新生可能因为涉世不深，而被社会上一些居心叵测的人所诱骗，面临被感染艾滋病的危险。在我国现行教育体制下，很多普通高中过于追求升学率，对学生进行的防艾教育远远不够，致使很多大学新生对艾滋病预防知识一知半解。因此，中医院校新生应作为防艾教育对象的重中之重，相关教育应从他们一入校就开始。

针对低年级学生的特点，可开展的艾滋病知识教育模式应采用相对容易为他们理解和接受的同伴教育和科普教育。同伴教育是具有相同背景、共同经历或由于某些原因使其具有共同语言的人在一起分享信息、观念或行为技能，以实现教育目标的一种教育形式。针对学生们年龄相近、兴趣相仿、彼此间心理防备少、易沟通、交流自然、他们相信伙伴胜过父母和老师的特点，在他们中间开展预防艾滋病的同伴教育是非常可行的。在同伴教育实施前，可事先招募一些性格外向，善于表达，人际关系较好的学生进行防艾知识培训，然后以他们为中心，开展同伴教育。其次，还可通过黑板报、健康教育手册、放幻灯片或录像片等图文并茂的资料，结合性知识、性道德等有关知识，综合指导学生了解掌握艾滋病传播途径、预防措施等相关基本知识，并在学校门诊设立专门的咨询室，方便学生随时咨询。

2.2　对高年级学生开展的艾滋病知识教育应强调专业性和职业性。作为中医学及中西医结合专业的学生，毕业以后绝大部分是在基层单位工作，有很多是在城镇社区或县级以下的乡卫生所工作，他们将有更多的机会面对那些艾滋病的高危人群，工作中需要做更多的预防艾滋病的宣传教育工作。因此，针对高年级学生，艾滋病教育应将重点放在从职业的角度认识它的风险，掌握日常生活和工作中预防艾滋病的具体方法和措施。具体教育模式和手段可采取：①有针对性地开设较高层次的专题讲座，如艾滋病的病原学、流行病学、诊断和防治进展，提高学生对艾滋病预防的专业知识水平，加快提高对艾滋病预防的整体队伍素质。②创造一切条件组织学生参加防艾教育的社会实践活动。在组织实践之前，应先让学生了解社区健康教育的全过程，并采取专题讨论、课堂讨论、小组讨论的形式强化预防艾滋病知识教育，然后将学生分成若干小组深入到各乡镇学校、卫生局、医院、防疫站、保健站、皮防所、戒毒所等单位进行调查、宣传。在实践结束后应以小组的形式撰写相关报告和论文，充分发挥学生的主观能动性，为将来从事防艾宣传工作做好准备。

2.3 将艾滋病防治知识融入到中医课堂教育中，形成具有鲜明中医文化特点的防艾教育模式。艾滋病作为一种新的人类疾病，中医药文献及经验从未有记载，根据艾滋病的发病过程和临床症状，艾滋病应属于中医“疫病”“伏气温病”“虚劳”等范畴。20年来的临床实践和研究表明，中医药治疗艾滋病是大有潜力的，很多中药都具有较强的抗病毒能力，采用中医和中西医结合的方法治疗艾滋病已成为全球研究热点之一。目前的研究认为：机体罹患艾滋病的外因主要是感受疫毒之邪，损伤机体正气；内因是长期性紊乱和药瘾者导致正气耗损，气血亏虚，日久则五脏俱虚，最终导致正不胜邪，他病丛生。针对这些认识，可将艾滋病防治知识有机地融入到中医课堂教育中。由于中医课程体系内存在着较强的连贯性，因此关于艾滋病的知识可以从病因、病机、诊断、治疗、预防等不同角度出发，在《中医基础理论》《中医诊断学》《温病学》《中药学》《方剂学》《中医内科学》《中医外科学》等众多课程中反复加以讲授。一方面可以加深学生们对该病的理解，另一方面还可以培养学生们的中医科研意识，为将来中医攻克艾滋病的研究队伍培养、输送后备军。

此外，还应从中医传统文化入手，向学生传授“节欲”“保精”“恬淡虚无精神内守”等中医养生观，讲授性乱和不洁性交可能带来的严重后果，使学生树立高尚的性道德观，从源头上杜绝艾滋病感染的可能。

参考文献（略）

（出自2014年中华中医药学会第十四次男科学术大会会议论文集第576页－578页）

基于艾滋病研究谈中医传染病学学科建设与发展

许前磊[1,2,3] 谢世平[2,3] 李强[1,2,3] 郭会军[1,2,3] 刘志斌[1,2,3] 徐立然[1,2,3]

（1. 河南中医学院第一附属医院，河南 郑州 450000；

2. 河南中医学院艾滋病研究所，河南 郑州 450008；

3. 河南省中医药防治病毒性疾病重点实验室，河南 郑州 450008）

摘要 中医传染病学是一个新兴而古老的学科，中医防治传染病的历史悠久，积累了丰富的经验和方药，临床效果突出。中医传染病学的发展要紧紧围绕中医药治疗具有优势的传染病种，以此为切入点和突破口，围绕研究方向的凝练、人才队伍的培养、平台条件的建设三个方面，带动整个中医传染病学学科的发展。

关键词 艾滋病；中医传染病；学科建设；发展

中医传染病学是基于中医学和现代医学理论、方法与技术，阐述传染性疾病的病因病机、证候特征、辨证论治、预防、康复与调摄规律的一门临床学科，是一个新兴而又古老的学科。中医药在防治传染病方面积累了丰富的经验，形成了独立而完善的理论体系，如在《备急千金要方》《温疫论》《医学正传》等著作中对其传播途径有详细的描述；在《伤寒论》《温热论》《温病条辨》提出了六经辨证、卫气营血辨证、三焦辨证等辨证论治理论，积累了大量有效的方药，如达原饮、清瘟败毒饮、清营汤、银翘散等，已被临床证实有显著疗效，并仍在临床广泛应用。

随着气候变化、全球一体化及人类生存条件变化等因素，新的传染病不断出现。传染病的流行形势依然严峻，如艾滋病、SARS、甲型 H1N1 流感、手足口病等新发传染病严重影响着人类健康。国家高度重视中医药在防治传染病中的作用，支持一系列的传染病重大专项，并取得了可喜的成绩。在新的历史时期下，中医药防治传染病实践的深入，推动了中医传染病学科的发展。由于中医传染病学是一新兴学科，缺乏学科建设的经验，如何进行学科的定位和发展是中医传染病学学科建设迫切需要解决的关键问题。

河南中医学院第一附属医院艾滋病临床研究中心是国家中医临床研究基地（艾滋病）建设单位，是国家中医药管理局中医传染病学重点学科、国家中医药管理局艾滋病重点研究室、中华中医药学会防治艾滋病分会主任委员单位。中心以中医药防治艾滋病研究为龙头，紧紧围绕凝练研究方向、汇聚人才队伍、搭建科研平台三个方面积极开展中医传染病学学科建设工作，并取得了一定的进展。

1 凝练研究方向，为学科建设提供项目支撑

艾滋病（acquired immune deficiency syndrome，AIDS）即获得性免疫缺陷综合征，由机体感染人类免疫缺陷病毒（human immunodeficiency virus，HIV）所导致。人体感染艾滋病病毒后，经过 8～10 年的潜伏期，随着机体免疫功能的逐渐破坏和免疫缺陷，造成各种机会性感染发生，或继发恶性肿瘤，最终导致死亡。艾滋病为新发疾病，其病因明确，病程缓慢，治疗局限，病毒难以彻底清除，且无临床经验借鉴，是危害人类健康、影响社会发展的严重传染病，目前还没有治愈的药物和方法。

在中医理论指导下，随着艾滋病专家临证实践经验总结及名老中医诊疗学术思想在艾滋病治疗中的运用，中医药治疗艾滋病的作用逐渐被认知。近年的临床实践和研究结果证实，中医药能有效改善艾滋病患者临床症状、体征，提高其生存质量；中医药能减少机会性感染的发生，并对机会性感染有显著疗效；中医药在稳定和抑制免疫功能下降方面疗效确切，中医药与高效抗反转录病毒疗法有协同增效作用，可提高患者依从性和疗效。因此，深入开展中医药对艾滋病的临床和应用基础研究，对提高患者生存质量、延缓疾病进程、降低机会性感染的发生率和病死率等具有重要意义。

基于艾滋病的临床需求及国内现状，结合中心在“十五”“十一五”“十二五”期间研究成果的基础上，我们确定了以下六个主要研究方向：①以中医“未病先防、既病防变”的理念为指导，辨证应用中医药对无症状 HIV 感染期患者进行干预研究；②对 HIV/AIDS 临床最常见的机会性感染进行临床方案研究，并推广应用；③艾滋病中医病因病机、证候特点和演变规律研究；④艾滋病中医诊疗规范研究；⑤治疗艾滋病的中药新药及制剂的研发；⑥艾滋病临床研究体系的科学研究平台和专业的艾滋病科研实验平台的搭建。其目的是提升中医药防治艾滋病的科研能力，

基金项目 国家中医药管理局艾滋病（扶正排毒）重点研究室建设项目［项目编号：NO：（2009）95 号］；国家中医药管理局中医药重点学科建设项目［项目编号：NO：（2009）30 号］

推动中医传染病学的学科建设。

2 汇聚人才队伍，为学科建设提供人才支撑

河南中医学院第一附属医院艾滋病临床研究中心现有专业技术人员 42 名，学历结构、职称结构、年龄结构合理，已形成了一支多学科、多学缘、多专业、勇于奉献、国内一流的中医药防治艾滋病研究队伍，并聘请中国中医科学院中医药防治艾滋病研究中心主任王健主任医师为中心特聘教授；成立了名中医艾滋病工作室，聘任 2 名河南省名中医为学术指导教师，确定学术继承人 3 人，通过临床指导、专题访谈、定期授课、案例分析等方法继承名中医学术思想。

目前，中心是河南省院士工作站、博士后科研工作站，并被评为河南省科技创新团队、郑州市科技创新团队、河南中医学院协同创新中心。中心不断地优化人才管理机制，培养和引进一批高水平的学术骨干，尤其是交叉学科人员，为传染病学学科建设提供人才支撑，以提高学科自我发展和可持续发展的能力。

3 搭建科研和学术交流平台，为学科建设提供平台支撑

中心所依托的实验室为河南省中医药防治病毒性疾病重点实验室，国家中医药管理局三级实验室，建设面积达 2059m^2，设备总值达 2500 万元，包括细胞生物学实验室、免疫学实验室和分子生物学实验室等三个主要平台，可以开展细菌、病毒培养、体外药物筛选、细胞增殖凋亡检测；样品 RNA、DNA、蛋白的提取，开展荧光定量 PCR、双向电泳、凝胶成像等实验。定期召开重点实验室学术委员会会议，探讨实验室建设过程中存在的问题，进一步凝练和明确实验室的研究方向，推动实验室更好更快地发展，为中医传染病学学科建设提供更为扎实的硬件支撑。

中心为中华中医药学会防治艾滋病分会主任委员单位，艾滋病分会自 2003 年成立至今，已发展成为全国中医药防治艾滋病专家最高级别的学术交流平台，每年的学术年会是中医药防治艾滋病最新研究成果的展示会，也是专家们的交流会，学会的发展培养了中医药防治艾滋病的研究队伍，积极推动了中医药防治艾滋病的发展。分会作为学术交流平台，积极推广新成果和新方案，如中心在国家中医临床基地建设期间制定的《无症状 HIV 感染期患者中医药早期干预的临床治疗方案》《中医药治疗 HIV/AIDS 腹泻的临床治疗方案》通过了学会的审议与进行了推广。

中心为国家科学技术部“国际科技合作基地”，积极开展国际的学术交流与合作。如承担有与美国哈佛大学医学院麦克琳医院合作的国际合作课题“中药扶正排毒片对艾滋病无症状 HIV 感染期的临床研究”；参与中国、坦桑尼亚合作防治艾滋病项目；聘请国内外知名专家成立实验室专家委员会，定期为实验室提供技术指导；应邀多次参加艾滋病防治国际学术会议，并做大会发言，扩大中医药防治艾滋病的国际影响。

4 结语

中医防治传染病的历史悠久，积累了丰富的经验和方药，临床效果突出。如何更好地继承和发扬中医药防治传染病的特色和优势，推动中医传染病学的发展是我们共同的责任。艾滋病作为中医传染病学的一个病种，它的研究积极推动了中医传染病学学科的发展，学科的发展依托病种的研究，学科的发展推动病种的研究，二者相辅相成，相互促进。中医传染病学的发展要紧紧围绕中医药治疗具有优势的传染病种，以此为切入点和突破口，围绕研究方向的凝练、人才队伍的培养、平台条件的建设三个方面，带动整个中医传染病学学科的发展。

参考文献（略）

出自《中医药管理杂志》2015 年第 23 卷第 6 期第 37 – 38 页

浅谈云南中医药治疗艾滋病卫生管理现状及对策

侯 宾[1] 崔 瑾[2]

（1. 云南中医学院，云南 昆明 650500；2. 云南省昆明市西山区人民医院，云南 昆明 650100）

摘要 2005 年 6 月云南省启动中医药治疗艾滋病工作以来，治疗基地已覆盖 12 个州市和 2 个省级单位，治疗点覆盖 40 余个县（市、区）。累计中医药治疗艾滋病患者及艾滋病病毒感染者 7601 例，治疗任务数连续 3 年居全国首位。云南中医药治疗艾滋病工作已构建相对完善的领导机制、管理体系、治疗体系和技术体系，在中医药治疗艾滋病卫生政策推行和管理中取得了宝贵经验，探索形成“三统一、三结合”的工作原则和有效的工作模式。

关键词 云南；艾滋病；中医药；卫生政策

1 云南艾滋病疫情及中医药防治现状

1.1 全国艾滋病疫情

2012 年 11 月 20 日，联合国艾滋病规划署发布的《2012 艾滋病疫情报告》显示，2011 年底，全球存活的艾滋病病毒感染者和患者 3400 万人；2011 年，新发感染 250 万人，艾滋病相关死亡 170 万人。

截至 2012 年 10 月底，我国法定传染病疫情报告，全国累计报告艾滋病病毒感染者和患者 492191 例，存活的感染者和患者 383285 例。2012 年 1 月至 2012 年 10 月新报告艾滋病病毒感染者和患者 68802 例。目前全国已在 2966 个县建立免费自愿咨询检测网络，建立了艾滋病筛查实验室 14305 个、确证实验室 339 个、自愿咨询检测（VCT）门诊 8899 个。全国所有的县级均已具备艾滋病病毒抗体检测能力。2012 年 1 月至 2012 年 10 月，共检测 8316 万人次，较去年同期上升 20.9%。

1.2 云南省艾滋病疫情

据云南省卫生厅防艾综合处通报，截至 2012 年 10 月 31 日，云南全省累计报告艾滋病病毒感染者和患者 104981 例，其中艾滋病病毒感染者 73397 例，艾滋病患者 31584 例；累计报告死亡 17268 例。云南德宏、红河、临沧、文山、昆明、大理六个州（市）累计报告的艾滋病病毒感染者和患者数占全省累计报告数的 68.7%；129 个县（市、区）中，报告数超过 1000 人的县有 26 个；累计报告艾滋病病毒感染者和患者中，注射吸毒传播占 38.1%，性传播占 51.3%，母婴传播占 1.1%，传播途径不详占 9.5%。

1.3 云南省中医药治疗艾滋病现状

1990 年，我国开始中医药对艾滋病的治疗和研究，2004 年以后在 19 个省区开展了临床治疗试点，2005 年 6 月云南省启动中医药治疗艾滋病工作，云南省艾滋病关爱中心以及昆明、文山、红河、德宏、大理等州（市）中医医院被确立为首批六个临床治疗基地，2006 年又新增临沧市中医院和云南省中医中药研究所两个临床治疗基地。治疗基地已覆盖 12 个州市和 2 个省级单位，治疗点覆盖 40 余个县（市、区）。截至 2012 年 5 月底，云南省累计中医药治疗艾滋病患者及艾滋病病毒感染者 7601 例，实际正在接受治疗 4344 例，超额完成国家 2011 年下达的 4000 例治疗任务。2012 年，国家中医药管理局下达云南省治疗任务已增加到 5000 例，占全国治疗任务总数的 39.5%，治疗任务数连续 3 年居全国首位。

2005 年至 2012 年，云南中医药治疗艾滋病累计获得国家财政转移支付资金支持达 8851 万元，这是云南省中医界多年来能获得国家重大资金持续支持的唯一的一个项目。根据国家“十二五”艾滋病防治规划，中医药治疗任务将在“十一五”末总数基础上增加 70%，云南省承担任务将逐步加大，预计到 2015 年将达到 10000 例以上，将为更多的艾滋病病毒感染者和患者提供免费中医药治疗，提高艾滋病病毒感染者和患者的生存质量。

近年来，云南省应用中医药治疗艾滋病进行了有益的探索与实践，取得显著效果。云南省先后开展了中医、中西医结合、民族医药治疗艾滋病工作。经专家评估，中医药治疗艾滋病能有效改善艾滋病患者及艾滋病病毒感染者症状、体征、提高机体免疫力、提升生存质量，如增加体重、恢复体力、减少感冒次数、控制并治疗皮肤性疾病、控制腹泻等；中西医结合治疗有利于提升 CD4 细胞水平、减轻抗病毒药物毒副作用、抑制病毒复制等。来自中医药治疗试点的统计数据显示，2010 年单纯抗病毒治疗满一年以上的存活比例是 87.46%，中西医结合的则为 98.29%。单纯西医治疗的肝功能异常率为 16.59%，中西医结合治疗为 11.61%，中西医结合后多种不良发生率都远远低于西医。此外，单纯西医治疗 5 年以上耐药发生率达到 50%，中西医结合治疗耐药发生时间有延缓的趋势。

相关专家称，云南应用中医药治疗艾滋病的科研开发、设备、技术、管理和人才队伍建设已经走在全国前列，为中国乃至世界的艾滋病治疗防治做出了新的贡献。

2 云南省中医药治疗艾滋病的卫生政策管理与实践

2.1 艾滋病卫生政策管理发展动态

1989 年，云南瑞丽市发现首例艾滋病感染者以来，艾滋病在云南省的报告 HIV 感染人数居全国首位。云南全省 129 个县（区）都确认发现艾滋病感染者。为遏制日益严重的艾滋病蔓延势头，2004 年，云南省率先颁布实施了第一部地方性法规《云南省艾滋病防治办法》，2005 年以来，紧紧围绕国家“四免一关怀”政策和国务院总理温家宝提出的防治艾滋病九项措施，结合云南省“一办法六工程”，按照《国务院关于进一步支持云南省加强禁毒和防治艾滋病的工作方案》，制定下发了《云南省防治艾滋病工作实施方案（2005 年 ~ 2007 年）》，确定了未来三年的目标任务、工作措施、具体要求和奖惩制度，使全省防治艾滋病的人民战争取得了良好开局。2006 年，《云南省禁毒和防治艾滋病宣传教育工作实施方案》出台并施行，2007 年 1 月 1 日《云南省艾滋病防治条例》实施。2007 年 3 月 1 日，云南省防治艾滋病局宣布成立。机构和制度的建立和实施，为云南省防治艾滋病提供了坚强的保障。

云南艾滋病防治的公共卫生政策逐年加强，也取得一些经验，主要做法为：一是切实加强对防治艾滋病的领导，成立了由云南省委领导任组长的省禁毒和防治艾滋病领导小组，统筹省禁毒委与防艾委的工作。二是积极开展了党政干部艾滋病防治知识和政策的培训，不断充实壮大防治队伍。三是加强监测检测，摸清疫情底数。四是加大对艾滋病防治工作的投入力度。云南省级财政投入艾滋病防治专项经费3000万元，作为中央财政补助云南省8851万元的配套资金。州、市、县政府累计投入资金总额达3659万元。向国家发改委争取了防治艾滋病能力建设项目资金5000万元。国家发改委补助7024万元，云南省政府配套7169万元建设云南省艾滋病关爱中心和云南省传染病专科医院。五是采取多种方式，普及防治知识，为防艾人民战争营造良好的社会氛围。六是行为干预工作全面推开，母婴阻断、关怀救治工作力度有所加强。

2.2 存在的主要问题

一是项目管理与实施水平亟须改进和提高。二是人员队伍建设有待进一步加强。三是临床技术方案亟待修订，疗效评价标准尚未建立。四是各地对中医药治疗艾滋病试点项目工作支持力度不一。五是科研与临床衔接不力。六是中医药治疗艾滋病试点项目保障机制还不够健全。七是工作经费、药费和常规检测经费缺口还较大。

2.3 中医药治疗艾滋病政策管理与实践

2005年6月，云南启动中医药治疗艾滋病工作，目前，已构建相对完善的领导机制、管理体系、治疗体系和技术体系，有力地保障和推动了中医药治疗艾滋病试点工作的不断发展。探索形成“三统一、三结合”（统一组织领导、统一治疗方案、统一观察指标，临床救治与科研相结合、固定方药与辨证施治相结合、中医药治疗与西药抗病毒治疗相结合）的工作原则和有效的工作模式，考核管理不断完善，试点项目工作有序推进。

2.3.1 制定项目管理方案 ①建章立制，推进项目管理与实施：项目启动后，结合国家中医药管理局制定的《中医药治疗艾滋病试点项目临床技术方案》，云南省卫生厅制定了《云南省中医药治疗艾滋病试点项目实施方案》《云南省中医药治疗艾滋病临床技术方案》，规范全省的项目管理和实施；②制定质量管理规范：项目实施过程中，严格执行《中医药治疗艾滋病试点项目质量管理暂行规范》《中医药治疗艾滋病试点项目临床资料管理暂行规范》和《中医药治疗艾滋病试点项目临床技术总结报告式样（试行)》，确保项目工作质量；③制定临床用药管理办法：云南省制定下发了《云南省中医药治疗艾滋病试点项目用药管理办法》，规范药品管理与临床应用；④制定疗效评价标准依据国家中医药管理局制定的《中医药治疗HIV/AIDS疗效评价分期标准及指标体系》，定期对中医药临床治疗效果进行科学评价；⑤制定项目考核标准及办法S2010年，云南省卫生厅下发了《云南省中医药防治艾滋病试点项目工作考核办法（试行)》，细化制定了《云南省中医药治疗艾滋病试点项目工作考核标准》和《云南省中医药治疗艾滋病试点项目工作考核标准相关说明》，每年进行一次项目考核，确保项目按要求推进；⑥建立信息管理制度：2011年3月，云南省卫生厅下发了《关于加强中医药治疗艾滋病试点项目数据管理与上报工作的通知》，对项目数据管理、信息收集及应用等进行了规范。

2.3.2 多措并举，强化执行力 ①加强组织管理：云南省卫生厅成立了以厅领导为组长的项目领导小组、项目办公室及专家组，制定了工作管理规范，将中医药防治艾滋病工作纳入全省艾滋病综合防治工作中和政府责任目标中，在经费和物资上给予了支持；各项目州市和县也分别组建了相应的管理机构，结合实际制定了项目管理制度、措施，安排专人负责项目管理，保证了中医药防治工作的顺利开展；②加强队伍建设：云南省卫生厅及个各州市组织各级各类培训，通过请进来、送出去、巡回技术指导等形式，加强了一批临床技术人员的培训，大大提高了临床技术人员的能力；目前，参与试点项目的医疗机构均具备艾滋病的初步防治能力，各地已培养了一支中医药治疗艾滋病的项目管理和临床技术骨干队伍；③加强科学研究：通过项目的实施，云南省中医中药研究院现已获得国家自然基金项目4项、国家中医药管理局课题1项、云南省科技厅课题6项，参与国家科技“十一五”重大专项“艾滋病和病毒性肝炎等重大传染病防治”课题6项，参与云南省疾病预防控制中心国家科技“十一五”重大专项“传染病防治综合示范区－云南省中医药防治艾滋病规模化现场流行病学和干预研究”1项；云南省关爱中心参与国家科技“十一五”重大专项“艾滋病和病毒性肝炎等重大传染病防治”课题2项；各项目基地也积极参与了以上课题的研究工作；各地也在当地卫生、科技等部门的支持下，开展了一些中医药防治艾滋病的科研工作并取得了一定的成绩，并获得了一些州县级科技进步奖；④云南省研制的艾滋病治疗中药制剂“扶正抗毒”和“康爱保生”两个品种取得了较好的临床疗效，目前，两种药已进入申报新药临床研究资料整理阶段；⑤加强临床技术分析与评估：每年组织云南省级专家组对全省中医药治疗艾滋病试点项目进行医学技术评估，指导项目工作。专家组对临床诊疗和下步临床诊疗、科研工作重点也提出了较好的意见和建议；⑥加强项目管理重点统一了临床诊疗标准、统一了治疗药物，加强了患者规范管理、药物配送和使用、项目信息收集与分析、项目经费管理，为项目深入开展奠定了一定的工作基础；⑦扩大科普宣传，提升中医药治疗艾滋病的影响力：继续加强中医药治疗艾滋病的社会宣传，强化与各种媒介的合作，利用广播、电视、报刊和发放各种宣传折页、宣传单等，大力宣传试点项目和中医药防治艾滋病的相关知识和，让社会、人民群众更加了解试点项目，扩大中医药治疗艾滋病的影响力。

（出自《中国民族民间医药》2013年第20期第82－83页）

新疆六地区 HIV/AIDS 患者舌象特征调查分析

曾 琳[1,2] 马建萍[1,2] 马秀兰[1,2] 张 颖[1,2] 艾合买提·阿不都热依木[1,2] 李静茹[1,2]
（1. 新疆维吾尔自治区中医医院，乌鲁木齐 830000；2. 新疆·国家中医临床研究基地，乌鲁木齐 830000）

摘要 目的 描述新疆6个艾滋病高发区 HIV/AIDS 患者舌象的差异。方法 采用流行病学现况调查方法，调查伊犁、乌鲁木齐、吐鲁番、喀什、库车、库尔勒6个地区 HIV/AIDS 患者舌象，分析其特点，比较六地区舌象差异。结果 新疆地区 HIV/AIDS 患者舌象以舌胖大边有齿痕，舌淡红，苔薄白为主。喀什、库尔勒地区较其他地方红绛舌、厚腻苔、瘦薄舌偏多。结论 提示在新疆这个大环境下，6个艾滋病高发区由于环境、气候、饮食等差异，呈现不同的体质特点。

关键词 HIV/AIDS；舌象；CD_4^+ T 淋巴细胞；新疆

艾滋病是人类面临的共同挑战，根据流行病学调查结果显示，新疆自1995年报告首例艾滋病病毒感染者以来，至2013年9月全区94个县、市、区及自治区直辖县级行政单位累计报告艾滋病病毒感染者和患者4万余例，死亡7070例。根据世界卫生组织（WHO）推荐方法估算，我区现存活感染者和患者约6万人。因此，在2011年5月—2012年3月在新疆乌鲁木齐、伊犁、库车、吐鲁番、喀什、库尔勒6个地区对 HIV/AIDS 的舌象及 CD_4^+ 做了流行病学调查，现将资料统计结果报告如下。

资料与方法

1 调查对象

总计调查1023例，其中，伊犁48例、乌鲁木齐521例、吐鲁番176例、喀什48例、库车187例、库尔勒43例。

依照 WHO 对成人和青少年 HIV 感染临床分期体系标准执行，运用分层随机整群抽样的方法，患者均来自各地区疾病预防控制中心、监狱、劳教所。调查资料，如姓名、性别、年龄、民族、婚姻状况、文化程度、职业、确诊时间、感染途径、病史、合并疾病等，用预先设计好的规范表格进行整理归纳，对六地区 HIV/AIDS 舌象及 CD_4^+ 特点做出初步分析。

2 纳入标准

符合以上诊断标准的 HIV/AIDS 患者（均经疾病预防控制中心进行免疫印迹确认试验 HIV 抗体阳性者）；未服抗病毒药。

3 排除标准

精神病患者；原发性免疫缺陷患者；激素、化疗等引起的继发性免疫缺陷患者；血液病患者；不愿意合作者。

4 舌象的采集

调查前，对所有参与研究者进行数码相机使用知识的培训，并进行一致性评价，一致性达到95%以上者方可进入调查；数码相机选择，有效像素不低于500万；上午10：00～13：00和下午15：30～18：30，在自然光线充足情况下拍摄；患者端坐，自然伸舌，选择正位，构图要素为舌面的前2/3部，上唇及舌下脉络，相机与患者同高，保持30cm左右距离。由两位从事中医临床工作副主任及以上专家直接观察舌质、舌苔及舌下脉络，并作记录。

5 CD_4^+ T 淋巴细胞测定

使用美国 BD 公司生产的 FACSCalibur 流式细胞仪进行检测，具体方法参照说明书。

6 统计学方法

采用 SPSS17.0 软件，构成比采用卡方检验、方差分析、线性相关分析，以 $P<0.05$ 为差异有统计学意义。

结果

1 基本资料

男女构成比例：男性共计654例（63.9%），女性共计369例（36.1%），男女比例为1.8：1。民族构成比例：维吾尔族共计889人，占总人数的86.9%。婚姻状况：有配偶者共计611例（597%），未婚181例（177%），离异190例（18.6%），丧偶41例（4%）。文化程度：初中及以下学历766例（74.9%），高中或中专以上学历257例（25.1%）。职业状况：职业状况以无业人员、个体、农民、农民工为多，共749例（73.2%）。

2 新疆六地区 HIV/AIDS 患者年龄发病情况

见表1。新疆六地区共1023例 HIV/AIDS 患者均集中在30～39岁的年龄段，共计474例，占46.3%，其次是40～49岁年龄段，共计273例，占26.7%。

基金资助 “十二五”国家科技重大专项项目（No. 2014ZX10005003）

表1　新疆六地区 HIV/AIDS 患者年龄发病情况［例（%）］

地区	例数	<30岁	30～39岁	40～49岁	≥50岁
伊犁	48	9（18.8）	24（50.0）	13（27.1）	2（4.2）
乌鲁木齐	521	95（18.2）	239（45.9）	165（31.7）	22（4.2）
库车	187	50（26.7）	96（51.3）	35（18.7）	6（3.2）
吐鲁番	176	42（23.9）	82（46.6）	35（19.9）	17（9.7）
喀什	48	17（35.4）	18（37.5）	12（25.0）	1（2.1）
库尔勒	43	11（25.6）	15（34.9）	13（30.2）	4（9.3）

3　新疆六地区 HIV/AIDS 患者感染途径状况

见表2。统计结果显示，$\chi^2=192.157$，$P<0.01$，故可以认为六地区 HIV/AIDS 患者静脉吸毒与性传播的比例具有显著差异。进一步分类比较，结果显示：伊犁与乌鲁木齐、喀什，乌鲁木齐与库车、吐鲁番、库尔勒，库车与库尔勒，喀什与吐鲁番，库尔勒与喀什 HIV/AIDS 患者性传播途径，差异显著（$P<0.01$）。

4　新疆六地区 HIV/AIDS 患者舌色状况调查

见表3。统计结果显示：$\chi^2=181.745$，$P<0.01$，故可以认为六地区 HIV/AIDS 患者舌色的构成比例具有显著差异。进一步分类比较，结果显示：伊犁与乌鲁木齐、吐鲁番、喀什、库尔勒，乌鲁木齐与吐鲁番、喀什、库尔勒，库车与吐鲁番、喀什、库尔勒 HIV/AIDS 患者舌色相比，差异显著（$P<0.01$，$P<0.05$）。

表2　新疆六地区 HIV/AIDS 患者感染途径状况［例（%）］

地区	例数	静脉吸毒	性传播	不详
伊犁	48	7（14.6）	19（39.6）	22（45.8）
乌鲁木齐	521	285（54.7）	141（27.1）**	95（18.2）
库车	187	69（36.9）	105（56.1）△△	13（7.0）
吐鲁番	176	35（19.9）	129（73.3）△△	12（6.8）
喀什	48	27（56.3）	20（41.7）**□□	1（2.1）
库尔勒	43	5（11.6）	35（81.4）△△▲▲■■	3（7.0）

注：与伊犁比较，*$P<0.05$，**$P<0.01$；与乌鲁木齐比较，△△$P<0.01$；与库车比较，▲▲$P<0.01$；与吐鲁番比较，□□$P<0.01$；与喀什比较，■■$P<0.01$。下表同。

5　新疆六地区 HIV/AIDS 患者苔色状况调查

见表4。统计结果显示：$\chi^2=5.614$，$P>0.05$，故可以认为六地区 HIV/AIDS 患者苔色的构成比例无差异。

表3　新疆六地区 HIV/AIDS 患者舌色状况调查［例（%）］

舌色	例数	淡红	淡白	红绛	青紫
伊犁	48	29（60.4）	4（8.3）	15（31.3）	0（0.0）
乌鲁木齐	521	329（63.1）	43（8.3）	141（27.1）	8（1.5）*
库车	187	110（58.8）	21（11.2）	56（29.9）	0（0.0）
吐鲁番	176	105（59.7）	10（5.7）▲▲	53（30.1）	8（4.5）**△△▲
喀什	48	24（50.0）	3（6.3）▲▲	20（41.7）**△△▲▲	1（2.1）
库尔勒	43	21（48.8）	4（9.3）	18（41.9）**△△▲▲	0（0.0）

表4　新疆六地区 HIV/AIDS 患者苔色状况调查［例（%）］

地区	例数	白	黄	灰黑	积粉
伊犁	48	43（89.6）	4（8.3）	0（0.0）	0（0.0）
乌鲁木齐	521	422（81.0）	74（14.2）	2（0.4）	3（0.6）
库车	187	155（82.9）	29（15.5）	0（0.0）	0（0.0）
吐鲁番	176	139（79.0）	22（12.5）	0（0.0）	0（0.0）
喀什	48	44（91.7）	4（8.3）	0（0.0）	0（0.0）
库尔勒	43	37（86.0）	6（14.0）	0（0.0）	0（0.0）

表 5　新疆六地区 HIV/AIDS 患者舌形状况调查［例（%）］

地区	例数	瘦薄	胖大或肿胀	齿痕	镜面舌	裂纹	瘀斑
伊犁	48	0（0.0）	6（12.5）	0（0.0）	0（0.0）	0（0.0）	0（0.0）
乌鲁木齐	521	49（9.4）**■	43（8.3）■■	35（6.7）	1（0.2）	23（4.4）	1（0.2）
库车	187	13（7.0）*	27（14.4）	21（11.2）*	0（0.0）	5（2.7）	0（0.0）
吐鲁番	176	7（4.0）	22（12.5）	10（5.7）	0（0.0）	8（4.5）	0（0.0）
喀什	48	0（0.0）■	10（20.8）■	5（10.4）	0（0.0）	0（0.0）	0（0.0）
库尔勒	43	5（11.6）■■	11（25.6）△▲	0（0.0）△▲	0（0.0）	0（0.0）	0（0.0）

表 6　新疆六地区 HIV/AIDS 患者苔质状况调查［例（%）］

地区	例数	薄	厚	腐腻	滑	少津	花剥苔	无苔
伊犁	48	33（68.8）	8（16.7）	6（12.5）	2（4.2）	1（2.1）	0（0.0）	1（21）
乌鲁木齐	521	320（61.4）	134（25.7）	84（16.1）	20（3.8）	43（8.3）	30（5.8）	19（3.6）
库车	187	128（68.4）	31（16.7）	44（23.5）	20（10.7）	16（8.6）	14（7.5）	2（1.1）
吐鲁番	176	2（4.2）**△△▲▲	18（10.2）	55（31.3）**△△	3（1.7）▲▲	9（5.1）	7（4.0）	13（7.4）▲▲
喀什	48	1（2.1）**△△▲▲	15（31.3）**▲▲	12（25.0）**	3（6.3）▲▲	4（8.3）	0（0.0）▲▲	1（2.1）
库尔勒	43	0（0.0）**△△▲▲	8（18.6）△△■■	19（44.2）**△△▲▲□□■■	3（7.0）□□	0（0.0）△△▲▲□□■■	1（2.3）	0（0.0）

6　新疆六地区 HIV/AIDS 患者舌形状况调查

见表 5。统计结果显示：$\chi^2 = 55.163$，$P < 0.01$，故可以认为六地区 HIV/AIDS 患者舌形的构成比具有显著差异。据此进一步分类比较，结果显示：乌鲁木齐与伊犁、喀什、库尔勒，库尔勒与喀什，伊犁与库车，库车与喀什、库尔勒 HIV/AIDS 患者舌形相比，差异显著（$P < 0.01$，$P < 0.05$）。

表 7　新疆六地区 HIV/AIDS 患者 CD_4^+ 状况调查（$\bar{x} \pm s$）

地区	例数	CD_4^+
伊犁	48	413.70 ± 229.65
乌鲁木齐	521	461.60 ± 246.21
库车	187	415.79 ± 194.26
吐鲁番	176	506.03 ± 260.43*
喀什	48	559.29 ± 297.39*
库尔勒	43	611.28 ± 307.53*

注：与库车比较，* $P < 0.05$。

7. 新疆六地区 HIV/AIDS 患者苔质状况调查

见表 6。统计结果显示：$\chi^2 = 262.927$，$P < 0.01$，故可以认为六地区 HIV/AIDS 患者苔质间的构成比具有显著差异。据此进一步分类比较，结果显示：伊犁与吐鲁番、喀什、库尔勒，乌鲁木齐与吐鲁番、喀什、库尔勒，库车与吐鲁番、喀什、库尔勒，库尔勒与吐鲁番、喀什，喀什与吐鲁番 HIV/AIDS 患者苔质相比，差异显著（$P < 0.01$，$P < 0.05$）。

8　新疆六地区 HIV/AIDS 患者 CD_4^+ 状况调查

见表 7。方差齐性检验结果显示：*sig* = 0.002，$P < 0.05$，方差不齐，选用 *Tamhane* 方法显示，库车与吐鲁番、喀什、库尔勒之间 CD_4^+ 均值差异有统计意义（$P < 0.05$）。

9　舌象与 HIV/AIDS 患者 CD_4^+ 相关性研究

结果显示：舌色与 CD_4^+ 相关系数为 0.017（$P > 0.05$），舌形与 CD_4^+ 相关系数为 −0.049（$P > 0.05$），苔色与 CD_4^+ 相关系数为 −0.017（$P > 0.05$），苔质与 CD_4^+ 相关系数为 −0.053（$P > 0.05$），因此，不能认为舌象与 CD_4^+ 有线性相关关系。

讨论

1. 一般资料

①从性别分布看，可以看出男性患病率远远高于女性，考虑主要与吸毒及近几年同性恋越来越多有关；②从年龄分布看，男性平均年龄（37.50 ± 8.18）岁，男性最大年龄 72 岁，最小年龄 20 岁；女性平均年龄（33.56 ± 7.27）岁，女性最大年龄 58 岁，最小年龄 19 岁，以 30 − 39 岁年龄段的患病率最高；③新疆艾滋病患者以维吾尔族居多；④婚姻状况以有性伴侣为多，由于目前性服务、性消费与婚前、婚后的多性伴行为不被主流文化所接受，这些感染人群的身份较为隐蔽，他们的配偶绝大部分不知情；而且，很多患者因缺乏艾滋病防范意识，无保护性行为，这之间存在

很大的感染风险性；⑤以初中以下文化水平为主，文化程度普遍偏低，但在乌鲁木齐市仍有一部分高学历人群感染了HIV，考虑其中原因，乌鲁木齐作为省会城市，受教育机会较地州城市多，并且目前男同性恋者越来越多，这部分人群具有较高的学历，但即使受过高等教育素质较高的人群也同样对艾滋病观念淡薄，具备相关知识水平整体偏低；⑥HIV/AIDS患者总体以无职业偏多，在库车及吐鲁番地区以农民或农民工为多，因此，由文化程度及所从事工作，决定了该人群对艾滋病知识以及防范意识的缺乏，从而增加了感染HIV的机会；⑦传播途径是以乌鲁木齐及喀什静脉吸毒较多，库车、吐鲁番、库尔勒性传播为多。

2. 新疆六地区舌象特点

《临床验舌法》云："据舌以分虚实，而虚实不爽焉；据舌以分阴阳，而阴阳不谬焉；据舌以分脏腑，配主方，而脏腑不差、主方不误焉。危急疑难之顷，往往证无可参，脉无可按，而唯以舌为凭"，事实证明，通过舌象可以了解人体生理机能和疾病的变化。舌质的变化反应脏腑的虚实和气血的盛衰，舌苔的变化判断感受外邪的深浅、轻重以及胃气的盛衰。纵观六地区舌象以舌淡红、薄白苔为主，主要见于内伤病情浅者，从舌形上看以胖大舌、齿痕舌为多，多属于脾虚或肾阳虚、水湿停留。考虑此次调查是以HIV感染者为多，正气尚充，脏腑无明显损耗，病情较轻，新疆地处西北，天气严寒，多喜饮烈性白酒，亦喜吸烟，饮食多以牛羊肉为主，饮食口味以咸、辣、油腻为主，易生热助湿，阳热得助、脾胃易伤，痰湿内生，导致脾胃损伤，运化失职，湿浊内生；新疆冬季严寒，湿易从寒化，成为寒湿之证，阻遏卫阳；由于天气严寒，故多食酒酪，碍脾伤胃，致湿从中生。所以，胖大舌、齿痕舌为多。

在喀什、库尔勒地区红绛舌、厚腻苔、瘦薄舌较多，考虑该地区属于南疆，暖温带大陆性干旱气候，干旱少雨，沙漠广布，患者外感火热邪毒，热入营血，故舌红，煎熬津液，致气血阴液不足，舌失濡养，致瘦薄舌。在喀什地区少数民族人口占绝对比重，以面食和牛羊肉小吃为常餐，喜食奶茶，导致脾胃损伤，运化失职，生湿生滞，而成厚腻苔；但库车虽然也属南疆，红绛舌却不如喀什、库尔勒多，考虑调查时该地区人群CD_4^+偏低，免疫较差，而未现明显热证之象。众所周知吐鲁番地区属大陆荒漠性气候，干旱炎热，夏季漫长，高温酷热，应该热像比较明显，但调查结果显示却不是这样，考虑调查时间可能在春季，气候不甚炎热有关。

因此，即使在新疆这个大环境下，各个小的地区由于些许不同的环境地域、气候、水土特点及生活饮食习惯，而形成了不同体质。

参考文献（略）

（出自《中华中医药杂志》2017年第37卷第6期第2457页－2460页）

30例经静脉吸毒感染艾滋病合并丙肝患者的护理体会

贺铮铮[1]　尹丽华[2]

（1. 云南省中医中药研究院，昆明市学府路139号，650223　2. 云南省中医医院，昆明650000）

摘要　静脉注射是HIV及HCV的主要传播途径，HIV阳性的静脉药瘾者人群中，HIV/HCV混合感染高达50%～90%，患者临床表现复杂，增加了治疗的难度。治疗的重点也逐渐集中于药物副作用的处理和预防，以及长期合并症、并发症的治疗和预防。加强健康教育及卫生宣教，让人们熟悉其临床表现的多样性是及早防治艾滋病唯一有效的措施。笔者在参与国家中医药治疗艾滋病试点项目（云南省）的工作中，针对30例经静脉吸毒感染艾滋病合并丙肝患者进行心理、日常、饮食护理方面的健康教育及卫生宣教，有效提高了患者接受临床治疗的依从性，对治疗起到了积极的作用。

关键词　静脉吸毒；HIV/HCV混合感染；护理；健康教育；卫生宣教；依从性

艾滋病病毒（human immunodeficiency virus，HIV）和丙型肝炎病毒（hepatitis virus，HCV）传播途径相同。有研究显示，约有1/3～1/4的HIV感染者合并HCV感染。静脉注射是HIV及HCV的主要传播途径，HIV阳性的静脉药瘾者人群中，HIV/HCV混合感染高达50%～90%，重叠感染的现象非常普遍。HCV感染后多数慢性化，如果治疗不得当或治疗不及时，大约有50%的患者会发展成肝硬化。丙肝恶化后，不仅给自身带来病痛的折磨，还带来沉重的经济负担。HCV与HIV混合感染使艾滋病患者临床表现复杂，增加了治疗的难度，一定程度上增加了发病率与病死率。HCV 感染及相关的肝脏疾病如终末期肝衰竭和肝癌已成为影响 HIV 感染人群发病率和死亡率的重要因素。

在 HIV/HCV 混合感染的综合治疗中，可能因为患者服用药物种类较多、药物间发生相互作用、叠加的毒性反应等因素，增加了治疗的复杂性。患者在治疗时，需要到正规的医院进行检查，根据自身的病情进行治疗，调节情绪，了解并重视日常生活中的注意事项，这样才能最快地恢复健康。笔者在参与国家中医药治疗艾滋病试点项目（云南省）的工作中，针对 30 例经静脉吸毒感染艾滋病合并丙肝患者进行心理、日常、饮食护理方面的健康教育及卫生宣教，有效提高了患者接受临床治疗的依从性，对治疗起到了积极的作用。

1　临床资料

1.1　患者的一般资料

（1）性别，30 例患者中，中、青年患者 23 例，占 76%，男性患者 17 例，占 56%，其中老年男性患者 5 例，占 16%，女性 13 例，占 43%。（2）传染途径：均为静脉吸毒感染，其中合并丙肝 30 例，同时还合并乙肝 10 例，占 33%。

1.2　心理、情绪情况

5 例老年男性患者中有 3 例因惧怕传染给家人而产生轻生的念头，占 60%；另 2 例患者感觉脸上无颜而不配合治疗，等待自生自灭，占 40%。17 例中、青年患者中有 4 例中年男性患者家属已经疏远甚至不照顾患者，占 23%；有 2 例男性青年患者心理严重畸形，有报复社会的念头，占 11%；8 例年轻女性患者因惧怕家庭破裂而导致严重的羞愧、罪恶心理，占 47%。另 5 例患者认为是一种不治之症，抱着治疗与不治疗都是等死的悲观心态，占 16%。

2　护理

2.1　心理护理

2.1.1　建立良好的护患关系　在工作中，要想让患者相信医务人员，必须建立良好的护患关系。医护人员举止大方、衣帽整洁、技术熟练、动作轻柔，使患者产生信任感；服务热情，对患者提出的问题耐心解答，生活上多关心照顾，精神上给予安慰，言行上尊重对方，介绍疾病的相关知识，进行卫生宣教，以取得患者主动配合，解除患者不必要的顾虑，正确对待疾病。

2.1.2　建立战胜疾病的信心

保持良好的心态非常重要，保持心情舒畅，有乐观、豁达的精神、坚强战胜疾病的信心。护理人员应该密切观察其心理变化，并与之多交谈，调动患者的主观能动性，提高机体的免疫功能。

2.1.3　教育其不要有病乱投医

许多艾滋病合并丙肝患者往往缺乏医学科学知识，对待疾病缺乏科学态度，加上求治心切，很容易听信别人的传言，于是投入大量金钱和时间，结果病情却无改善。对于这类患者，首先不要斥责患者，要体谅患者的急切心情，适时宣教，反复讲解。引导其到正规医院检测、治疗。

2.1.4　健康教育

加强健康教育及卫生宣教，让人们熟悉其临床表现的多样性是及早防治艾滋病唯一有效的措施。护理人员则是健康教育的主要力量，在实施健康教育过程中，医护人员应积极向患者及家属讲述疾病的相关知识，正确指导他们认识丙型肝炎的来源、传播途径、临床表现、治疗措施以及预后等情况。加强对血制品的管理、禁止吸毒并推广使用次性注射器、避免不洁性交等。此外，还要告诉患者，丙型肝炎大部分是可以痊愈的，除了要正规治疗、定期复查外，还应配合合理的卫生饮食、避免剧烈的运动或过度劳累。

2.2　日常护理

2.2.1　由于艾滋病合并丙肝的传染性非常强，所以患者在生活中要针对传播途径进行预防。日常生活中，患者和家庭成员是不能共用一个牙刷、牙杯的，而且要分开放置。残留的血液会引起病毒的传播，对于一些肌肤或某部位出血的情况，应该用消毒剂擦干，不要污染他人用品。对不能戒毒的静脉药瘾者，劝其尽量以非注射途径代替注射途径给药，不与他人共用注射器，严格消毒。

2.2.2　患者为了避免把病毒传染给家人，对于自身经常接触的物品要单独放置，这样才能降低传染概率，如：剃须刀等卫生用具。对于女性患者来说卫生用品应该烧掉，或用一般消毒剂浸泡 2 小时再扔掉。患者在日常生活中的夫妻性生活应使用安全套等，做好防护措施，避免病毒传染给他人。应该注意不要到消毒措施不好的地方进行文身、文眉、穿耳环孔等，另外，要禁忌在一些小诊所进行胃镜、内窥镜检查，或是拔牙等项目。

2.2.3　患者为了避免自身的病情加重，在平时的生活中，为了减少肝脏的压力，应该及时进行戒烟戒酒；另外，患者在生病的时候要禁忌伤肝损肝的药物；禁忌吃含色素和防腐剂过多的食品，禁忌吃霉变的食物和已烂的食物；禁忌过度劳累。不良的生活方式在疾病的发生、发展以及病毒传播方面起着重要的作用，讲明利害关系，帮助其纠正不良的生活方式。

2.3　饮食护理

饮食营养和生活起居的安排是艾滋病合并丙肝患者基础治疗的重要内容，也是促进康复的重要措施之一。据报道，在 AID3 患者中，98% 存在营养不良。合理饮食对于患者非常重要，有利于肝脏营养的供给和肝细胞的修复；增强体力，增强抗病能力。对保护肝细胞、促进肝细胞再生、阻止肝细胞坏死及纤维化的形成，都具有积极意义。

2.3.1　补充充足的蛋白质

肝脏的主要功能之，是合成与分泌血浆白蛋白。正常人每天约合成 10 ~ 16g 血浆白蛋白，分泌到血液循环中，发挥重要功能。艾滋病合并丙肝患者，均引起肝细胞合成与分泌蛋白质的过程异常，使血浆白蛋白水平降低，进而影响人体各组织器官的修复和功能。由于肝脏内的细胞受到损害，机体免疫功能降低等，需要蛋白质进行修复，并增强免疫功能，因此要求在保肝疗法中给予高蛋白饮食。

2.3.2 补充适度的碳水化合物（糖类）

糖类的主要功能是供给生命活动所需要的能量。治疗艾滋病消耗性症状的一项重要措施是增加营养的补充，以满足患者由病毒感染引起的高代谢率的要求。丰富的肝糖原能促进肝细胞的修复利用再生，并能增强对感染和毒素的抵抗能力。艾滋病合并丙肝患者多有食欲不振、体内热量不足的表现，所以爱吃糖，但也不宜多吃。过多吃糖，会在肝内合成一些低密度的脂类物质，从而使得血液中的甘油三酯等脂类物质增多。久而久之会形成脂肪肝；而且糖的一些代谢残渣，如丙酮酸、乳酸，也会加重肝脏负担，且容易引起胃肠胀气。建议患者多通过吃一些水果来补充欠缺的糖分。

2.3.3 补充适量脂肪

肝脏是脂类消化、吸收、分解、合成和转运的重要器官。肝功能障碍时，胆汁的合成、分泌减少，对脂肪消化不良，出现厌油腻等症状。摄入脂肪过多时，尚可出现脂肪泻，故应限制脂肪摄入。尤其在丙肝的急性发作期，摄入过少则又影响食欲和脂溶性维生素 A、D、K、E 和胡萝卜素的吸收，所以又必须予以适量的脂肪。每天 40～50g，占总热量的25%～30%。要尽量少进食动物脂肪，应以植物脂肪为主。艾滋病合并丙肝患者应当将体重维持在正常范围以内，对黄油、奶酪及其他奶制品，食用油、肉类、坚果、甜点等含脂较高的食物，少吃为好。

2.3.4 要补充充足的维生素

维生素是维持人体正常生命过程所必需的低分子化合物。它们既不是构成组织的原料也不能供给能量，但却是人体不可缺少的一类物质，在物质代谢中有很重要的作用。所以艾滋病合并丙肝病情活动时，必须从体外提供丰富的维生素，包括从食物中获取维生素。

2.3.5 注意适当休息，勿过度劳累

除了加强以上营养外，艾滋病合并丙肝患者要掌握动静结合，保持充分的休息以及适量的运动，活动量的控制，般认为以运动后不疲劳为宜，可随症状和肝功能的改善及体力的恢复，逐渐增加活动范围和时间。

3 小结

随着我国对艾滋病诊断和治疗的不断增加投入，抗病毒治疗的服务范围、质量逐渐得到扩大和改善，从以往应急性治疗的模式逐渐向慢性疾病的治疗模式转化，治疗的重点也逐渐集中于药物副作用的处理和预防，以及长期合并症、并发症的治疗和预防。在对艾滋病合并丙肝患者的治疗、护理过程中，医护工作者除了为患者提供规范的医疗服务外，应重视加强积极有效的健康教育及卫生宣教，增强患者接受治疗的依从性，树立患者及家属战胜顽疾的信心，从而提高治疗的效果，促使其早日康复，切实提高患者的生活质量。

参考文献（略）

（出自中华中医药学会 2015 年防治艾滋病学术年会第 441 页－446 页）

医务人员对艾滋病中西医疗法的认可情况分析

石学峰[1]　王伟庆[2]　边学峰[3]　房耘耘[1]

（1. 北京中医药大学管理学院 北京市 100029；2. 莱州疾病预防控制中心；3. 济南市疾病预防控制中心）

摘要 目的　分析中医、西医、公共卫生专业医务人员对高效抗反转录病毒疗法（HARRT）、中医药疗法、中西医结合疗法治疗艾滋病（AIDS）的认可状况与使用情况，为推动中、西医提升 AIDS 的治疗效果提供相关建议。方法　采用个案研究的方法，以方便抽样与随机抽样相结合的原则，于 2013 年 10 月 9～15 日选择中医药 AIDS 防治试点机构 2 所、AIDS HAART 治疗定点机构 2 所实施调研活动，选择调研当天在院（所）的所有曾经直接或间接参与 AIDS 治疗的医生，共 66 名。其中中医专业 27 名，西医专业 31 名，公共卫生专业 8 名。调查不同专业医务人员从事 AIDS 防治工作年限、参与 AIDS 治疗人数、对不同诊疗方法的使用意向、对中医药优势的认可情况、对中医药参与 AIDS 治疗关键期的认识、认为限制中医药在 AIDS 防治中发挥作用的因素。采用平均绝对差法描述医务人员对同一问题的分歧。结果　医务人员从事 AIDS 防治工作时间为 0.5～22.0 年，平均（6.1±4.7）年，3 种专业医务人员从事工作时间比较，差异无统计学意义（$F=$

基金项目　北京中医药大学中医药管理学重点学科资助研究；中国全球基金艾滋病防治项目资助研究（2012－cso－44）

3.472，$P=0.723$）。平均每位医务人员参与195名AIDS患者的治疗工作。3种专业医务人员使用的治疗方法比较，差异有统计学意义（$\chi^2=15.79$，$P<0.01$）。3种专业医务人员认为最佳的治疗方法比较，差异有统计学意义（$\chi^2=14.380$，$P=0.006$）。3种专业医务人员对不同诊疗方法的使用意向比较，差异有统计学意义（$\chi^2=43.88$，$P<0.01$）。在原有治疗效果不佳的情况下，有92.2%（25/27）的中医专业医务人员表示会主动邀请西医人员参加会诊，有64.5%（20/31）的西医人员会主动为患者推荐中药，有51.6%（16/31）的西医专业医务人员会主动邀请中医专业人员参加会诊。3种专业医务人员对中医药能够增强免疫力、降低抗病毒不良反应同意率比较，差异无统计学意义（$P>0.05$）；对中医药能够改善症状、提高生存质量同意率比较，差异有统计学意义（$P<0.05$）。中医专业医务人员对中医药能够改善症状、提高生存质量同意率高于西医专业和公共卫生专业医务人员（$P<0.05$）。3种专业医务人员对中医药参与AIDS治疗关键期认识比较，差异有统计学意义（$\chi^2=59.86$，$P<0.01$）。3种专业医务人员认为限制中医药在AIDS防治中发挥作用的因素比较，差异无统计学意义（$\chi^2=9.299$，$P=0.504$）。西医专业、中医专业和公共卫生专业医务人员在实证性问题的平均绝对差分别为40.3%、66.8%和49.3%，差异有统计学意义（$\chi^2=67.31$，$P<0.001$）；在价值问题的平均绝对差分别为17.0%、74.0%和56.5%，差异有统计学意义（$\chi^2=89.660$，$P<0.001$）。结论　临床实践中，中医、西医、公共卫生专业医务人员在选择疗法、对不同疗法认可方面存在较大差异。行业主管部门、中医专业医务人员应把握好切入点，加大中医药在效果方面的宣传力度，争取必要的政策支持，推进中医药在AIDS抗病毒治疗过程中的使用，促进中、西医在临床实践方面的有效合作。

关键词　获得性免疫缺陷综合征；中医治疗学；西医；认可

艾滋病（AIDS）是一种严重威胁人类健康的慢性传染病，研究、开发、使用先进的医学成果对抗AIDS是现代医学与传统医学的共同使命。目前，现代医学治疗AIDS的主要疗法为高效抗反转录病毒疗法（highly active antiretroviral therapy，HAART），是把不同作用机制的抗HIV药物组合使用，从而达到稳定、持久地抑制HIV的效果（如抑制患者血液中HIV-RNA水平），这是目前治疗AIDS最根本的方法。2013年更新的美国DHHS指南中明确指出：建议HIV感染者均进行HAART治疗，以降低疾病进展及传播的风险。但HAART治疗会出现肝功能异常、恶心、腹泻、头痛、疲乏等不良反应。较多研究证明，作为传统医学的典型代表，中医药在缓解抗病毒治疗不良反应方面疗效独特，同时，经历了数十年的研究与实践经验，中医药形成了一套独特的AIDS治疗理论与评价方法体系。

本研究主要从临床实践者角度出发，分析中医、西医、公共卫生专业医务人员对HAART治疗、中医药疗法、中西医结合疗法的认可状况，为推动中、西医在AIDS治疗方面更好地合作、为更好地提升AIDS的治疗效果提供相关建议。

1　资料与方法

1.1　一般资料

采用个案研究的方法，以方便抽样与随机抽样相结合的原则，于2013年10月9～15日选择中医药AIDS防治试点机构2所、AIDS HAART治疗定点机构2所实施调研活动，调研当天在院（所）的所有曾经直接或间接参与AIDS治疗的医生均纳入调研活动（见表1）。

表1　参与AIDS治疗的医务人员机构来源

Table1　Resource of medical personnel agencies involved in AIDS treatment

机构名称	来源	调研日期	机构性质	调查人数（名）
河南省第六人民医院	河南	2013-10-09	AIDS HAART治疗定点机构	17
河南中医学院附属医院	河南	2013-10-10	中医药AIDS防治试点机构	17
中国中医科学院	北京	2013-10-13	中医药AIDS防治试点机构	13
菏泽市疾病预防控制中心	山东	2013-10-15	AIDS HARRT治疗定点机构	19

1.2　方法

采用自制的调查问卷，调查医务人员专业（包括中医专业、西医专业和公共卫生专业）、不同专业医务人员从事AIDS防治工作年限、参与AIDS治疗人数、对不同诊疗方法的使用意向、对中医药优势的认可情况、对中医药参与AIDS治疗关键期的认识、认为限制中医药在AIDS防治中发挥作用的因素。

1.3　质量控制

采用面对面调查的方法，调查员由北京中医药大学4名经过严格培训的硕士研究生构成，调查完成后，调查员互相检查调查问卷并进行逻辑核对，以保证调查质量。

1.4　统计学方法

采用ACESS软件两次录入数据并核对，采用SPSS17.0软件进行数据分析，采用平均绝对差法描述医务人员对同一问题的分歧，平均绝对差越接近50%说明针对该问题的分歧越大，越偏离50%说明针对该问题的分歧越小；计数资料的分析采用χ^2检验。以$P<0.05$为差异有统计学意义。

2 结果

2.1 医务人员基本情况 医务人员中男34名（51.5%），女32名（48.5%）；年龄25～63岁，平均（36.9±11.7）岁；职称：正高5名（7.6%），副高10名（15.2%），中级26名（39.4%），初级及以下25名（37.9%）；毕业院校：中医院校27名（41.0%），西医院校30名（45.5%），其他院校9名（13.6%）；专业分类：中医专业27名（40.95），西医专业31名（47.0%），公共卫生专业8名（12.0%）；所在机构类型：AIDS抗病毒机构36名（54.5%），中医药AIDS试点机构30名（45.5%）。

2.2 不同专业医务人员从事AIDS防治工作年限 医务人员从事AIDS防治工作时间为0.5～22.0年，平均（6.1±4.7）年，其中中医专业医务人员工作时间为1.0～22.0年，平均（5.6±4.9）年；西医专业医务人员工作时间为0.5～13.0年，平均（6.6±3.7）年；公共卫生专业医务人员工作时间为1.0～10.0年，平均（6.0±5.1）年。3种专业医务人员从事工作时间比较，差异无统计学意义（$F=3.472$，$P=0.723$）。

2.3 不同专业医务人员参与AIDS治疗人数及使用的治疗方法 平均每位医务人员参与195名AIDS患者的治疗工作。3种不同专业医务人员使用的治疗方法比较，差异有统计学意义（$\chi^2=15.79$，$P<0.01$，见表2）。

表2 不同专业医务人员参与AIDS治疗人数及使用治疗方法比较

Table 2 Comparison of patients´numbers and therapy methods on AIDS in different health professionals

专业	例数	治疗人数（例）	治疗方法〔n（%）〕*		
			纯西药	纯中药	中西医结合
中医专业	27	147	50（34.4）	25（16.8）	72（48.8）
西医专业	31	235	173（74.0）	39（16.6）	22（9.4）
公共卫生专业	8	205	83（40.4）	21（10.4）	10（49.2）

注：*为部分数据缺失。

2.4 不同专业医务人员对AIDS最佳疗法的认可情况 3种专业医务人员对AIDS最佳疗法的认可情况比较，差异有统计学意义（$\chi^2=14.380$，$P=0.006$，见表3）。

表3 不同专业医务人员对AIDS最佳疗法的认可情况比较〔n（%）〕

Table 3 Comparison of the best AIDS therapy methods recognized by different health professionals

专业	例数	西药抗病毒	中药	中西医结合
中医专业	27	6（22.2）	1（3.7）	20（74.1）
西医专业	31	17（54.8）*	0	14（45.2）*
公共卫生专业	8	5（62.5）*	0	3（37.5）*

注：与中医专业比较，*$P<0.05$。

2.5 不同专业医务人员对不同疗法的使用意向 3种专业医务人员对不同疗法的使用意向比较，差异有统计学意义（$\chi^2=43.88$，$P<0.01$，见表4）。在原有治疗效果不佳的情况下，有92.2%（25/27）的中医专业医务人员表示会主动邀请西医人员参加会诊，有64.5%（20/31）的西医专业医务人员会主动为患者推荐中药，有51.6%（16/31）的西医专业医务人员会主动邀请中医专业医务人员参加会诊。

表4 不同专业医务人员对不同疗法的使用意向比较〔n（%）〕

Table 4 Comparison of using intention on different therapy methods in different health professionals

专业	例数	西药抗病毒	中药	中西医结合
中医专业	27	6（22.2）	1（3.7）	20（74.1）
西医专业	31	26（83.9）	0	5（16.1）
公共卫生专业	8	7（87.5）	1（12.5）	0

2.6 不同专业医务人员对中医药优势的认可情况分析 3种专业医务人员对中医药能够增强免疫力、降低抗病毒不良反应认可率比较，差异无统计学意义（$P>0.05$）；不同专业医务人员对中医药能够改善症状、提高患者生存质量认可率比较，差异有统计学意义（$P<0.05$，见表5）。中医专业医务人员对中医药能够改善症状、提高患者生存质量认可率高于西医专业和公共卫生专业医务人员，差异有统计学意义（$P<0.05$）。

2.7 不同专业医务人员对中医药参与AIDS治疗关键期的认识 3种专业医务人员对中医药参与AIDS治疗关键期的认识比较，差异有统计学意义（$\chi^2=59.86$，$P<0.01$，见表6）。

2.8 不同专业医务人员认为限制中医药在AIDS防治中发挥作用的因素分析 3种专业医务人员均认为人才缺乏是限制中医药在AIDS防治中发挥作用的主要因素（见表7）。

表 5 不同专业医务人员对中医药优势的认可情况比较〔n（%）〕

Table5 Comparison of recognization of advantage of TCM of different health professionals

专业	例数	认可中医药能够改善症状		认可中医药能够增强免疫功能		认可中医药能够提高患者生存质量		认可中医药能够降低抗病毒不良反应	
		是	否	是	否	是	否	是	否
中医专业	27	26（96.3）	1（3.7）	22（81.5）	5（18.5）	27（100.0）	0	20（74.0）	7（26.0）
西医专业	29△	19（65.5）*	10（34.5）	19（65.5）	10（34.5）	16（55.2）*	13（44.8）	19（65.5）	10（34.5）
公共卫生专业	7△	5（5/7）*	2（2/7）	6（6/7）	1（1/7）	4（4/7）*	3（3/7）	3（3/7）	4（4/7）
χ^2值		8.391		2.394		16.097		2.470	
P 值		0.015		0.302		<0.001		0.091	

注：与中医专业比较，* $P<0.05$；△为数据缺失。

表 6 不同专业医务人员对中医药参与 AIDS 治疗关键期的认识比较〔n（%）〕

Table 6 Comparison of recognization of key time point of using TCM in therapy of AIDS in different health professionals

专业	例数	无症状感染期	抗病毒治疗期	机会感染期	其他
中医专业	27	22（81.5）	4（14.8）	1（3.7）	0
西医专业	31	13（41.9）	13（41.9）	5（16.2）	0
公共卫生专业	8	5（62.5）	0	2（25.0）	1（12.5）

表 7 不同专业医务人员认为限制中医药防治 AIDS 的因素比较〔n（%）〕

Table 7 Comparison of recognization in different health professionals on restricted factor of TCM used in therapy of AIDS

专业	例数	国家政策	中药供应有限	药品疗效	资金短缺	中医制剂种类有限	人才缺乏
中医专业	27	11（40.7）	7（25.9）	8（29.6）	13（48.1）	11（40.7）	19（70.4）*
西医专业	31	12（38.7）	7（22.6）	16（51.6）	8（25.8）	4（12.9）	19（61.3）*
公共卫生专业	8	2（25.0）	2（25.0）	5（62.5）	1（12.5）	2（25.0）	5（62.5）*

注：与其他因素比较，* $P<0.05$。

2.9 不同专业医务人员对中医药治疗 AIDS 问题认识的一致程度分析 本研究提出的 9 个实证问题包括中医药能够改善症状、中医药能够增强免疫功能、中医药能够提高生存质量、中医药能够降低抗病毒不良反应、国家政策限制了中医药的参与、人才缺乏限制了中医药的参与、中药供应有限限制了中医药的参与、药品疗效限制了中医药的参与、中医制剂种类有限限制了中医药的参与；2 个价值问题包括医务人员是否会主动为患者推荐其他药物（中医推荐西药，西医推荐中药）、中医是否会主动邀请西医会诊或西医是否会主动邀请中医会诊等。不同专业医务人员对 11 个问题的平均绝对差见表 8。西医专业、中医专业和公共卫生专业在实证性问题的平均绝对差分别为 40.3%、66.8% 和 49.3%，差异有统计学意义（χ^2 = 67.31，P<0.001）；在价值问题的平均绝对差分别为 17.0%、74.0% 和 56.5%，差异有统计学意义（χ^2 = 89.660，$P<0.001$）。

3 讨论

较多研究表明，中医药在 AIDS 治疗过程中具有一定疗效，特别是在改善症状、增强免疫功能、提高生存质量及降低西药抗病毒不良反应等方面。本研究结果显示，虽然大部分医务人员对中医药能够改善症状、增强免疫功能、提高生存质量及降低西药抗病毒不良反应等方面的作用持肯定态度，但是在临床实践中，中医专业医务人员、西医专业医务人员、公共卫生专业医务人员在用药方面、对不同疗法的认知与认可方面存在差异。

在临床实践中，西医专业和公共卫生专业医务人员最青睐的疗法为西药抗病毒疗法，分别有 83.9% 和 87.5% 的医务人员使用该法；中医专业最青睐的疗法为中西医结合疗法，74.1% 的中医医务人员使用该法；在纯中药的使用上三者无明显差异。综合分析，在药物使用上，中医专业、西医专业、公共卫生专业医务人员的主要差异体现在纯西药和中西医结合疗法使用上，对纯中药疗法的态度或效果见解上存在的差异较小。

表8　不同专业医务人员对于实证问题和价值问题的平均绝对差（%）

Table 8　The average absolute deviation of empirical and value questions in different health professionals

中医药治疗 AIDS 的相关问题	西医专业（n=31）	中医专业（n=27）	公共卫生专业（n=8）
实证问题			
中药能改善症状	66	96	71
中药能增强免疫功能	66	82	86
中药能提高患者生存质量	55	100	57
中药能降低抗病毒治疗不良反应	66	74	43
国家政策限制了中医药的参与	39	41	25
人才缺乏限制了中医药的参与	61	70	63
中药供应有限限制了中医药的参与	23	26	25
药品疗效限制了中医药的参与	52	30	63
中药品种有限限制了中医药的参与	13	41	25
价值问题			
是否会主动为患者推荐中药或西药	65	81	63
是否会主动邀请中医或西医会诊	52	93	75

有研究表明，一方面西药抗病毒治疗可能会出现肝功能异常、恶心、腹泻、头痛、疲乏等不良反应；另一方面，部分特定患者使用西药抗病毒治疗的效果可能会欠佳。主管部门、中医界应把握好切入点，加大中医药在缓解抗病毒不良反应、提高机体免疫功能效果方面的宣传力度，争取必要的政策支持，推进中医药在 AIDS 抗病毒治疗过程中的使用，促进中、西医在临床实践方面的有效合作。

本研究结果表明，在疗效、中医药参与等问题的观点方面，中医专业医务人员认识的一致程度更高且更为积极；西医专业人员对中医药的认可程度偏低，并且内部观点的一致性程度较低。中、西医在 AIDS 防治方面要实现真正的合作，应该统一中、西医人员对中医药问题的看法，特别需要统一西医工作者内部对于中医药的看法。人才缺乏、药品疗效与国家政策限制是 3 种不同专业医务人员认为限制中医药在 AIDS 治疗中发挥作用的主要因素。人才方面：中医药治疗 AIDS 的机构和队伍包括科研院所、传染病医院、中西医结合医院、大学在内的 19 个省（市、自治区）132 家医疗机构，直接参与人员达 944 人。虽然中医药防治 AIDS 的队伍在扩大，但仍然不够壮大，人才的规模、素质、能力需要提高，特别是缺乏对现有人才的培训、提升的制度、机制与方法等。药品方面：近年来中医药防治 AIDS 取得可喜成绩，参与能力显著提高，覆盖范围不断扩大，治疗人数逐年上升（累计 23000 人），医疗和科研机构不断壮大，治疗切入点更加明确，治疗效果肯定（改善免疫功能、缓解症状、体征、提高生存质量、减轻西药不良作用）；然而，AIDS 中药新药研发方面存在药物少（只有唐草片一种），不能满足临床需求的现状。原因是多方面的，其中“药物的评审阶段，药监局（药审中心）在认识上存在顾虑，过于谨慎，思想上有压力”是一个重要原因。国家政策方面：虽然国家宏观上政策支持、鼓励中医药参与 AIDS 治疗，中医药防治 AIDS 有法可依、有章可循；但是，与中医药防治 AIDS 相关的较高层面的政策法规较少，且中医药参与防治的具体目标不清晰；从诊疗方案看，中医与西医方案割裂，两种方案不是一个有机的整合体，并且缺乏促进中医药参与 AIDS 治疗的具体配套政策，如 AIDS 治疗中药审批政策、医保政策、人员培训的长效机制等。因此，中医需要向政策高层争取更多的政策支持，如特殊的中药审批政策、人才培养政策，不断壮大中医药防治 AIDS 的队伍，促进中、西医在 AIDS 防治方面的积极合作。

参考文献（略）

（出自《中国全科医学》2015 年第 18 卷第 2 期第 144－148 页）

转化医学在中医药防治艾滋病中应用实践

许前磊[1,2,3] 谢世平[2,3] 徐立然[1,3] 郭会军[1,3] 李真[1,3]
(河南中医学院第一附属医院，郑州 450000；河南中医学院艾滋病研究所，郑州 450008；河南省中医药防治病毒性疾病重点实验室，郑州 450008)

摘要 艾滋病作为一种新发具有传染性的疾病，传统中医理论中没有该病的明确记载，根据其临床表现多归属中医“瘟病”“虚劳”的范畴。课题组针对艾滋病中医临床研究中存在的中医病因病机不明确、证候标准不规范、缺乏统的临床治疗方案和诊疗指南等实际问题，借鉴转化医学理念，运用多学科交叉的研究方法开展了艾滋病中医病因病机、证候分布及演变规律、证候诊断标准和证候物质基础方面的研究，并把基础研究的成果运用于临床实践，反响效果良好。在今后的中医药防治艾滋病研究中要重视转化医学研究模式的应用和体现，提升中医药防治艾滋病水平，促进中医药事业的发展。

关键词 转化医学；中医药；艾滋病；实践

艾滋病作为一种新发具有传染性的疾病，传统中医理论中没有该病的明确记载，根据其临床表现多归属中医“瘟病”“虚劳”的范畴。近年来在国家一系列科研项目的资助下，课题组在艾滋病中医基础研究进行积极的尝试，开展了如艾滋病中医病因疗机、证候分布及演变规律、证候诊断标准和证候物质基础等方面的研究，取得了一定的研究成果。艾滋病中医基础研究是为中医药防治艾滋病临床服务，要通过基础研究寻找或建立相应的临床解决方案，然后将其应用于临床，从而解决临床的实际问题。本文拟从转化医学的角度探讨艾滋病中医基础研究成果在临床研究应用中的实践。

中医药防治艾滋病的基础研究

1 艾滋病中医病因病机研究

在国家重点基础研究发展计划（“973”计划）项目的资助下，课题组通过文献、病例回顾、现况调查、临床验证4种方法对艾滋病中医病因病机进行了系统研究，进一步验证、完善了课题组提出的“艾毒伤元”病因病机假说。课题组认为艾滋病是一种新发疫病，其病因为艾毒。艾毒是一种新发疫毒，经血络进入人体，在体内化湿生热，表现为毒、湿、热等病邪特征；艾毒直接损伤并渐进性地消耗人体元气，导致多脏腑之气亏损，进而气化失常，继发痰饮、瘀血、毒聚等实邪。艾滋病早期即表现为虚实夹杂证候，其实质为本虚标实，虚实交错，互为因果，终致变证丛生，命元诸脏衰竭，阴阳离决而亡。该学说的核心是艾毒入络是艾滋病的直接病因，伏而伤元是其核心病机，培元解毒是艾滋病的基本治则。

2 艾滋病中医证候研究

2.1 流行病学研究 在国家“十五”科技攻关项目的资助下，课题组运用中医学、临床流行病学方法研制了《HIV/AIDS中医证候调查表》，开展了大样本中医临床证候横断面流行病学调查，采集被调查者的社会学信息、中医四诊信息及免疫学、病毒学实验室指标，统计分析结果显示HIV/AIDS患者症状以乏力、咳嗽、泄泻、发热等为主；舌色以红舌出现频次最高，舌形方面以胖大舌最为常见，舌苔以黄苔和黄白相间苔居多，苔质方面以腻苔、厚苔常见；中医证候分析凸现艾滋病以复合证、虚实夹杂证为特点，出现频率最多的为湿热内蕴兼脾气虚弱证，其次为湿热内蕴兼肺脾气虚证；抽取基本证候实证为湿热内蕴证，虚证为脾气虚弱及肺脾气虚证。

2.2 演变规律研究 在“十一五”科技重大专项“艾滋病中医证候学研究”的资助下，课题组采用动态观察的方法分别于入组时、入组后6个月及入组后12个月3个时间点对河南省某市艾滋病患者进行了中医证候跟踪调查问卷，根据《艾滋病中医四诊信息采集表》收集患者的一般资料和四诊信息数据，统计分析结果显示HIV/AIDS中医证型分布以虚证为主，以肺脾气虚证最为常见；肺脾气虚证、气血亏虚证、心脾两虚证、肾精不足证、脾肾阳虚证在1年内有逐渐增加的趋势；肺气虚证、脾气虚证、湿热内蕴证在1年内有逐渐下降的趋势；艾滋病中医证型的变化有虚证逐渐增加、实证逐渐减少的趋势；且有肺气虚证或脾气虚证向肺脾气虚证演变的趋势。

2.3 标准化研究 在国家自然科学基金、国家中医药管理局中医药标准化项目等一系列课题的资助下，课题组

基金资助 国家“十二五”科技重大专项项目（No.2012ZX10005001-005），国家“十一五”科技重大专项项目（No.2009ZX10005-021），国家自然科学青年基金（No.81403342），中国博士后科学基金资助项目（No.20110491002），河南中医学院博士科研基金（No BSSJ2010-15）

运用数学和临床流行病学方法对我国河南、云南、新疆3省区HIV/AIDS患者进行大样本中医证候流行病学调查的基础上，针对艾滋病常见中医证候采用专家问卷、*Logistic*回归、因子分析以及结构方程模型等循证医学的方法进行定性定量分析，结合中医理论确定不同证候条目的加权系数，进一步确定证候诊断成立的分值及轻度、中度和重度的分值范围，初步拟定出7个如肺脾气虚、湿热内蕴、湿热蕴毒、气阴两虚等常见证候辨证标准量表，并进行了临床验证，显示了较强的临床实用性和科学性。

2.4 系统生物学研究 在国家"十一五"科技重大专项"HIV/AIDS中医基本证候系统生物学研究"课题的资助下，课题组应用基因组学、转录组学、代谢组学和蛋白组学等技术对艾滋病常见中医证候肺脾气虚证、湿热内蕴证、气阴两虚证的物质基础进行了探索性研究。在基因组学的研究中建立了HIV/AIDS相关分子相互作用网络和不同证候分子相互作用网络及HIV/AIDS各证候各自具有相关的MicroRNA与mRNA表达谱；在蛋白质组学的研究中发现了HIV/AIDS不同证候相对于健康人群表达具有显著差异的蛋白；在代谢组学的研究发现了HIV/AIDS相对于正常人的差异代谢物质群和不同证型间的差异性代谢物质群，通过分析药物干预前后代谢物群的差异分析对中医药防治HIV/AIDS疗效评定有一定的临床意义。

艾滋病中医基础研究向临床研究的转化

1 研发临床治疗HIV/AIDS制剂、新药

在前期艾滋病中医证候大样本临床流行病学调查的基础上，结合河南省中医药救治艾滋病专家组的临床经验，针对HIV/AIDS患者开展系列方药的临床研究。有如对HIV/AIDS常见中医临床证候脾气虚、脾肺气虚证患者治疗的爱康胶囊、气虚证患者治疗的益艾康胶囊；有对艾滋病中医病因病机及证候演变规律确定培元解毒基本治则的无症状HIV感染者的扶正排毒片系列、HIV/AIDS患者关怀救治药物爱可扶正片，以上制剂均进行了规范的临床研究，结果提示在改善患者临床症状、提高患者生活质量均有明显疗效。

2 艾滋病泄泻中医诊疗方案的优化

在河南中医学院第一附属医院国家中医临床研究基地重点病种——艾滋病建设项目的资助下，课题组在"十五"科技攻关开展的中医药治疗艾滋病相关性腹泻临床治疗方案研究基础上，结合前期关于艾滋病腹泻中医证候大样本流行病学调查，对艾滋病腹泻常见3种证型如脾胃虚弱、脾肾阳虚、肠道湿热的临床治疗方案进行了优化，形成了参苓白术散加减、理中汤合四神丸或真人养脏汤加减、葛根芩连汤加减配合强壮三穴灸法和中药穴位贴敷神阙穴综合治疗方案，目前该方案已在多个艾滋病高发区进行临床推广应用，效果反响良好。

3 《艾滋病中医诊疗指南》的制定

在国家中医药管理局下达的标准化研究专项的资助下，课题组以中医理论为核心，以临床实践为依据，结合现代研究成果，运用科学、先进的研究方法，对艾滋病中医诊疗标准进行了文献研究、流行病学调查、专家咨询、会议论证等研究，召开了10多次国内专家和中华中医药学会防治艾滋病分会常委的论证会，汲取以往艾滋病中医证候专家问卷调查、艾滋病中医证候流行病学调查、艾滋病中医辨证治疗方案、艾滋病中医临床疗效评价等研究成果和全国临床一线专家经验，经过多次修改制定了《艾滋病中医诊疗指南》，已通过国家中医药管理局标准化委员会的终审，拟近期颁布。《艾滋病中医诊疗指南》的编写将为规范艾滋病的中医临床诊断和治疗，为临床医师提供中医标准化处理策略与方法，进一步提高艾滋病的中医临床疗效和科研水平起到很好的指导作用。

4 艾滋病常见中医证候标准的应用

课题组前期制定的艾滋病湿热内蕴证、肺脾气虚证气阴两虚证证候诊断标准已成功应用于"十一五"重大传染病防治专项HIV/AIDS中医基本证候系统生物学研究中的证候诊断，通过运用经典方药进行临床验证，证候诊断量表显示出了很强的实用性和可操作性，并拟用于"十二五"重大专项艾滋病中医证候学研究当中。艾滋病中医证候诊断标准的建立对艾滋病中医理论的构建、证候诊断的科学性、严谨性和可靠性及临床评价方法的发展具有重要意义。

讨论

转化医学是一门多学科交叉的新兴医学研究模式坚持"以患者为中心"理念，加快医学研究成果转化的效率和速度，从而提高临床的诊疗水平。转化医学的发展为中医学的发展带来了可喜的机遇，中医学的发展史即从临床到基础理论再到临床的发展过程，与转化医学的理念不谋而合。课题组针对艾滋病中医临床研究中存在的中医病因病机不明确、证候标准不规范、缺乏统一的临床治疗方案和诊疗指南等实际问题，运用多学科交叉的研究方法开展了针对上述临床过程中遇到的实际问题的基础研究，并把基础研究的成果运用于临床实践，反响效果良好。但是目前艾滋病中医基础理论研究不够深入，转化医学在中医药防治艾滋病研究中的应用还处于初级阶段，在今后的中医药防治艾滋病研究中药重视转化医学研究模式的应用和体现，提升中医药防治艾滋病水平，促进中医药事业的发展。

参考文献（略）

（出自《中华中医药杂志》2015年第30卷第1期第12－14页）

中药联合健康教育治疗艾滋病患者的疗效观察

王　彬[1]　靳莎莎[2]
（1. 中国人民解放军第534医院，河南　洛阳，471000　2. 武警河南总队医院，河南　郑州，450052）

摘要　目的　探讨中药联合健康教育治疗艾滋病患者的疗效。方法　本次试验以笔者所在医院2006年12月至2013年12月收治的40例艾滋病患者为研究对象，对患者采取中药联合健康教育。结果　40例患者中，有38例患者坚持中药进行治疗，其中5例患者死亡，4例患者坚持一段时间后，由于经济等原因暂停治疗，1例患者由于其他感染终止中药治疗。患者健康教育1年后，在身体功能、角色功能、情绪功能及总体生活质量方面，对比分析后，差异有统计学意（$t=6.582$、5.291、7.291、7.392，$P<0.05$），在社会功能方面，差异无统计学意义（$t=0.972$，$P>0.05$）。结论　中药联合健康教育治疗艾滋病患者有较好的效果。大量治疗艾滋病患者的药物均较贵，因此采用价格便宜、治疗效果显著的中药药物，并辅以相应的健康教育显得尤为重要。

关键词　中药联合健康教育；艾滋病；疗效

艾滋病，又称为获得性免疫缺陷综合征（acquired immunodeficiency syndrome，AIDS），通常是由于患者机体内CD_4^+淋巴细胞被艾滋病病毒所侵染，从而导致患者机体内部的免疫系统功能降低或者受损，最终导致患上免疫缺陷症。目前较为有效的治疗方式是HAART（高效抗逆转录酶病毒联合疗法），可以较大程度地降低患者的发病率和死亡率。但是该种治疗方法费用较高，对于患者机体的抵抗性也有一定的要求，因此在这种情况下，中医中药显示出了较高的价值，提高患者对中药的依从性是中药治疗艾滋病的关键。现以笔者所在医院对2006年12月至2013年12月收治的40例患者进行中药联合健康教育并跟踪临床疗效，现报告如下：

1　资料与方法

1.1　一般资料

1.1.1　患者

笔者所在医院2006年12月至2013年12月收治的40例艾滋病患者。其中，男30例，女10例。患者的年龄在21至57岁之间，平均年龄为（37.5±3.6）岁。患者以中青年人居多。

1.1.2　药物

所有患者按照“农本方”的制剂对患者进行中药治疗。

1.2　方法

1.2.1　健康教育

健康教育主要以宣传艾滋病的知识为目的。以“红丝带”俱乐部为桥梁，对所有艾滋病患者进行宣传教育，让患者了解疾病的发病原理、危害以及传播途径等。对于一些在面子上不敢于承认的患者，开设艾滋病的咨询室，从而让患者更好地了解。在患者入院的时候，便宣传中药治疗艾滋病的相关研究以及相应的成果展示，同时向患者传输服用中药所要面对的问题，饮食上的要求以及相应的运动治疗。最重要的是对患者的心理进行开导，让患者以一种正面的、积极的心理面对艾滋病，从而树立必胜的信心。同时也要让他们接受现实，让生命更加有意义。对患者家人也进行相应的健康培训，让患者感受到公民应有的权利。同时对患者的心理进行疏导，说服患者家属给予患者适当的鼓励和勇气，让患者以一种正面、积极的心理面对艾滋病，从而树立战胜疾病的信心。

1.2.2　中药治疗教育

中医药是我国的国粹，其广泛应用于治疗国人的各种疾病，同样在治疗艾滋病方面中药仍然有不可替代的作用，中药主要是提高患者的免疫力，从而改善患者的临床症状，延长患者的生命，提高患者的生活质量。但是在为患者使用中药治疗前，需要对患者进行认真评估，让患者在服用药物时便有一定程度的认识，了解药物作用及副作用，以及持续用药对患者的重要性。

1.2.3　观察指标

所有患者进行教育1年后，对生活质量指数进行分析，主要从身体功能、社会功能、角色功能、情绪功能、总体生活质量方面进行评价。

2　结果

对40例患者进行中药联合健康教育后，发现可以显著的增加艾滋病患者的责任感，其对于自己的认识和家庭的和谐等方面均有了良好的改进。艾滋病患者接受了中药联合相应的健康教育后，比以往更愿意接受家属以及医师的鼓励和支持。同时树立了战胜病魔的信心，这对于疾病的治疗有很大的帮助。能够较为主动地接受这一现实，并较为主动地与其他患者等进行交流、鼓励。心理状况的好转可以提高患者的生活质量，延长生命。40例患者中，在坚持中药联合健康教育的38例患者依旧坚持了中药进行治疗，其中有5例患者死亡，4例患者在坚持了一段时间后，由于经济等原因不得不暂停治疗，1 例患者由于其他的感染而终止了中药治疗。

患者健康教育 1 年后，在身体功能、角色功能、情绪功能及总体生活质量方面，对比分析后，差异有统计学意义（$t=6.582$、5.291、7.291、7.392，$P<0.05$），在社会功能方面，差异无统计学意义（$t=0.972$，$P>0.05$），详见表 1。

表 1　患者健康教育前后的生活质量评分（分）

时间	身体功能	角色功能	情绪功能	社会功能	总体生活质量
健康教育前	1.56 ±0.24	0.84 ±0.32	1.01 ±0.30	0.84 ±0.34	3.23 ±1.02
健康教育后	1.92 ±0.26	1.65 ±0.41	1.89 ±0.83	1.10 ±0.63	5.22 ±1.12
t	6.582	5.291	7.291	0.972	7.392
P	0.028	0.024	0.025	0.382	0.023

3　讨论

艾滋病主要是由于患者的免疫系统被艾滋病病毒所破坏，从而导致患者的免疫系统逐渐降低最终消失乃至死亡。对于治疗艾滋患者最直接的方式便是重建患者的免疫系统。中药的中药作用便是提高患者的免疫系统，甚至是稳定患者的免疫系统。由此可得，中药对于抑制患者的艾滋病毒的作用较弱，但是可以较为显著的改善患者的临床症状。在中药中，主要使用的药方均为“复方”，即不仅包含“扶正”的成分，更包含一小部分“祛邪”的成分。在中医的理论中，免疫力较弱是由于“正虚”，即阴阳气血不足，脏腑亏损所致。而所使用的中药中专门有补气、补血、补阴、补阳等药物。如黄芩、当归、熟地黄、仙灵脾以及人参汤等均对提高患者的免疫力有很大的帮助。

在健康教育中，我们一直都致力于寻找和建立一种医患友好的关系，试图采用一种新型的教育方式，主要是针对患者内心的需求，开始丰富的活动，其中“红丝带”俱乐部的建立以及对相应患者建立的艾滋病资讯室均取得了较好的关系。应用专业的心理学技术，对于艾滋病患者进行启发、鼓励以及说服等方式。也在一定的程度上改变了患者自己对疾病的思考，能够正面地对待自己，面对现实，以积极的心态，密切的配合医师的治疗。同时开展的同伴教育对于艾滋病患者感触较深。这主要是指让有相同的经历、相同背景或者有共同语言的人用自己的治疗效果、心理历程等亲身经历来感化教育对方，提高艾滋病患者战胜疾病的信心。

综上所述，中药联合健康教育治疗艾滋病患者有较好的效果。大量的艾滋病患者的药物均较贵，而中药相对来说价格便宜，因此开发价格合适，使用效果显著的中药，并辅以相应的健康教育治疗艾滋病有较好的效果。

参考文献（略）

（出自《中医临床研究》2015 年第 3 期第 8－9 页）

中药联合 HAART 药物治疗艾滋病的安全性观察分析

苏　琛　彭　鑫　张　毅

（四川省中医药科学院，成都 610041）

摘要　目的　评估中成药艾复康胶囊或艾可清颗粒联合高效抗反转录病毒疗法（HAART）治疗艾滋病，比单独使用 HAART 是否具有更好的安全性。方法　纳入符合条件的四川省 3 个艾滋病治疗点共计 128 例艾滋病病毒感染者/艾滋病患者，随机分为中成药（艾复康胶囊、艾可清颗粒）联合 HAART 药物组，安慰剂联合 HAART 药物组。分别记录用药前以及用药第 4 周、8 周、24 周、48 周、72 周受试者的丙氨酸转氨酶（ALT）、天冬氨酸转氨酶（AST）、肌酐（Cr）、尿素氮（BUN），并统计肝毒性、肾毒性以及临床症状、体征为主的不良事件发生情况，最后进行数据分析。结果　128 例中，中成药组 63 例，安慰剂组 65 例。所有受试者除用药前的 Cr 对比有统计学差异（$P=0.029$）外，用药前的 ALT、AST、BUN

基金项目　“十二五”国家科技重大专项项目“艾滋病中西医综合干预方案研究”（2013ZX10005001－002－003）；国家中医药管理局张毅全国名老中医药专家传承工作室

以及用药第4周、8周、24周、48周、72周，ALT、AST、Cr、BUN. 均无统计学差异（$P>0.05$）。用药期间中成药组和安慰剂组分别共发生13次、24次不良事件。结论　中成药艾复康胶囊或艾可清颗粒联合HAART药物，对受试者的肝肾功能没有明显影响，同时可减少HAART药物服用期间不良事件的发生情况，比单独使用HAART药物具有更好的安全性。

关键词　艾复康胶囊；艾可清颗粒；高效抗反转录病毒疗法；艾滋病；安全性

高效抗反转录病毒疗法（HAART）作为目前西医治疗艾滋病的关键和唯一手段，在抗病毒、提高CD_4^+ T淋巴细胞（简称CD_4细胞）计数方面有着显著的疗效。但患者在服药过程中，因药物或其他因素，难免出现各种不良事件，从而可能对疗效造成影响。因此，近年来，国家开展了中药联合HAART药物治疗艾滋病的相关研究。本文旨在通过观察分析中成药艾复康胶囊、艾可清颗粒对艾滋病病毒（HIV）感染者/艾滋病（AIDS）患者（简称HIV/AIDS患者）服用HAART药物期间肝肾功以及临床症状、体征等不良事件发生情况的影响，评估以上中成药与HAART联用，比单独使用HAART药物是否具有更好的安全性。

1　对象与方法

1.1　对象

为来自2012年12月至2015年3月，四川省攀枝花市第四人民医院、西昌市皮肤性病防治站以及大竹县中医院已经确诊的HIV/AIDS患者。

1.2　方法

西医诊断标准：《艾滋病诊疗指南（2011版）》有关HIV/AIDS患者的诊断标准。中医诊断标准：国家中医药管理局2005年颁布的《中医药治疗艾滋病项目临床技术方案（试行）》。纳入标准：（1）符合上述诊断标准的受试者；（2）年龄18～65岁者；（3）自愿参加本研究，并签署知情同意书者；（4）依从性良好；（5）初始抗病毒治疗者；（6）符合国家免费抗病毒治疗标准，并具有抗病毒治疗的统一编号；（7）符合脾肾阳虚或热毒内蕴证的诊断标准。排除标准：（1）不符合上述诊断标准的受试者；（2）妊娠及哺乳期的妇女；（3）血清CD_4细胞计数≤50个/μl者；（4）合并严重机会性感染、致死性并发症以及多脏器功能衰竭者；（5）合并有严重心肺疾病、原发性肾脏疾病以及其他严重的自身免疫性疾病等；（6）有严重的精神和神经疾病患者；（7）正参加其他临床试验受试者。

1.3　统计学方法

采用SPSS20.0软件进行统计学分析。对于符合正态分布、方差齐性的计量资料，运用t检验进行分析；不符合正态分布或方差齐的计量资料，运用非参数检验之曼－惠特尼U检验进行分析。规定$P<0.05$为差异具有统计学意义。

2　结果

2.1　基线情况

共纳入受试者128人。其中试验组63人，男性31人，女性32人，平均年龄（44.13±11.95）岁。对照组65人，男性38人，女性27人，平均年龄（43.98±12.90）岁。两组受试者在性别、年龄等方面的比较，差异均无统计学意义（$P>0.05$）。

2.2 安全性分析

2.2.1　用药前后两组肝肾功情况比较　以下分别为两组在丙氨酸转氨酶（ALT）、天冬氨酸转氨酶（AST）、肌酐（creatine，Cr）、尿素氮（blood urea nitrogen，BUN），四项安全性指标方面的用药前后情况比较。见表1、表2。

表1　两组用药前后比较（曼－惠特尼U检验）

分组及统计量		用药前	用药时间				
			第4周	第8周	第24周	第48周	第72周
ALT	试验组人数（n）	63	57	58	58	53	46
	对照组人数（n）	65	58	61	62	56	54
	曼－惠特尼U检验	1843.00	1399.00	1463.00	1682.00	1463.50	1195.00
	Z值	−0.975	−1.422	−1.627	−0.607	−0.288	−0.325
	P值	0.33	0.155	0.104	0.544	0.773	0.745
A3T	试验组人数（n）	62	57	58	58	53	46
	对照组人数（n）	65	58	60	62	56	55
	曼－惠特尼U检验	1956.50	1434.00	1434.00	1784.00	1437.00	1138.00
	Z值	−0.282	−1.232	−1.648	−0.074	−0.285	−0.866
	P值	0.778	0.218	0.099	0.941	0.776	0.386

表 2 两组用药前后 Cr 比较、BUN 比较（*t* 检验）

指标及用药时间		分组及统计量		*t* 值	*P* 值
		试验组（$\bar{x}\pm s$，*n*）	对照组（$\bar{x}\pm s$，*n*）		
Cr 比较	用药前	74.21±12.50（63）	79.40±13.96（65）	2.215	0.029
	用药第 4 周	84.56±22.80（57）	78.98±21.23（56）	-1.344	0.182
	用药第 8 周	70.35±2.51（58）	76.06±19.59（61）	1.517	0.132
	用药第 24 周	72.08±17.07（58）	77.01±22.09（62）	1.361	0.176
	用药第 48 周	75.98±18.84（53）	79.74±19.87（54）	1.005	0.317
	用药第 72 周	73.53±18.10（46）	79.64±21.85（53）	1.501	0.137
BUN 比较	用药前	5.35±1.46（62）	5.38±1.49（65）	0.099	0.922
	用药第 4 周	5.77±1.46（57）	5.59±1.71（56）	-0.597	0.552
	用药第 8 周	5.00±1.52（59）	5.55±1.72（61）	1.845	0.068
	用药第 24 周	5.12±1.34（58）	5.58±1.83（61）	1.553	0.123
	用药第 48 周	5.03±1.26（54）	5.13±1.82（56）	0.341	0.734
	用药第 72 周	4.88±1.26（46）	5.10±1.78（54）	0.697	0.488

2.2.2 用药过程中不良事件记录情况

在以上用药过程中各个时间点对两组受试者出现的不良事件进行分析汇总，得出试验组和对照组发生不良事件的频数。具体分别为：

试验组共计发生 13 次不良事件，其中：头痛 2 次，恶心 1 次，腹胀 1 次，腹泻 1 次，皮疹 3 次，肝毒性 3 次，失眠 1 次，咳嗽 1 次，乏力、呕吐、腹痛、周围神经病变、肾毒性、眩晕、抑郁、牙痛、腰痛、脱发等均未发生。

对照组共计发生 24 次不良事件，其中：乏力 3 次，头痛 2 次，恶心及呕吐共 4 次，腹痛 2 次，皮疹 3 次，周围神经病变 1 次，肝毒性 4 次，眩晕 1 次，牙痛 1 次，腰痛 1 次，脱发 2 次，腹胀、腹泻，肾毒性、抑郁、失眠、咳嗽等均未发生。

以上不良事件中，"肝毒性"是指 ALT 或 AST > SOU/L，"肾毒性"是指 Cr 或 BUN 超出正常范围；1 次皮疹对应的是 HAART 药物组合为齐多夫定（AZT）+拉米夫定（3TC）+依非韦仑（EFV），2 次恶心或呕吐对应的是 HAART 药物为 AZT+3TC+奈韦拉平（NVP），1 次乏力对应的是 HAART 药物为 AZT+3TC+NVP，其余组合均为替诺福韦（TDF）+3TC+EFV。所有发生的不良事件均为轻度，未见中重度不良反应的发生。

3 讨论

由于 HAART 药物在抗病毒方面的疗效已经毋庸置疑。而化合物形式的中药的抗病毒研究目前大多处于实验室或临床前研究阶段，已有的中成药临床研究显示，中药抑制病毒的效果并不明显。因此本研究是在优先确保所有受试者获得 HAART 药物治疗的基础上，观察中成药艾复康胶囊、艾可清颗粒联合 HAART 药物对 HIV/AIDS 患者肝肾功及临床症状、体征等不良事件发生情况的影响。

调查的安全性指标的统计结果可知：试验组和对照组受试者除了用药前的 Cr 对比有统计学差异（$P=0.029$），用药过程中 Cr 变化以及其他三项安全性指标 ALT、AST、BUN 在用药前后变化的组间比较均没有统计学意义（0 > 0.05）。再结合上述不良事件的发生情况，可知所有受试者的肾功指标均在正常范围，仅少数受试者的肝功出现异常；所有受试者出现的不良事件大都体现在临床症状、体征方面。以上，试验组与对照组在基线 Cr 的比较有统计学差异，一定程度上影响了结果的说服力。究其原因，可能与操作者在试验开始时，未严格执行纳入排除标准有一定关系。

由于所有受试者的治疗方案均有 HAART 药物；因此，两组在不良事件发生的原因方面，理论上不外乎如下两种共同的可能：1）HAART 药物自身所致；2）受试者自身原因出现的不良事件，与服用药物没有必然的因果关系。而试验组联用了中成药，理论上还可能会出现中药或中西药相互作用导致不良事件增多或加重的可能。

根据《国家免费艾滋病抗病毒药物治疗手册（第 3 版）》：除了 3TC 外，大多数抗病毒药可引起乏力、腹泻及恶心、胃炎等胃肠道症状，NVP、EFV 可引起皮疹、肝毒性，AZT 可引起头痛、周围神经病变，EFV 可引起噩梦、抑郁、眩晕、精神及情绪异常。已有研究者发现，单独应用 HAART 药物 6 个月的 371 例患者，共计发生药物不良反应 106 例（28.57%），包括皮疹、骨髓抑制、消化系统症状、肝功损害等；表明 HAART 药物在临床应用的不良反应在所难免。对本文上述不良事件发生情况进行分析可知，除了牙痛、腰痛、咳嗽、脱发以外，其余不良事件的发生均不能排除是 HAART 药物自身所致。而试验组的不良事件发生率明显少于对照组，表明了中成药艾复康胶囊或艾可清胶囊在与 HAART 药物联用过程中起到了减少不良事件发生的作用，也就意味着比单独使用 HAART 药物具有更好的安全性，并可以排除中西药联用导致不良事件增多这一可能性。

根据目前国内的研究，艾滋病从感染到发病，从中医学的角度认识，以“正虚邪侵”为总的病机规律，包括了湿热毒瘀等实邪以及肺脾肾的气血阴阳等正气亏虚对应的病机随着疾病的进展，正邪呈现此消彼长的特点。总的治疗原则为扶正祛邪，并根据不同分期相对侧重扶正或祛邪。由于目前多数感染者已经服用了 HAART 药物，且 HAART 药物仅能延缓感染者进入发病期，降低发病率和致死率，并不能逆转艾滋病的病情变化规律。这意味着无论服用 HAART 药物与否，并不能影响艾滋病的中医病机发展规律，因而根据中医认识进行中药的选择，对服用了 HAART 药物的患者而言，同样以扶正祛邪为治疗原则。由于本研究纳入的受试者，中医病机涉及从感染到发病的不同期；不同病情的受试者，病机在正虚或邪实方面有所侧重，但总体以正虚邪实为特点。具体而言：本研究所选用的中成药艾复康胶囊的组成为黄芩、金银花、雷公藤、两面针、秦皮、虎杖等 13 味中药，具有清热解毒、活血止痛及健脾温肾之功。艾可清颗粒由女贞子、淫羊藿、黄芪、甘草、黄芩、丹参、虎杖等中药组成，以补肾益气、活血解毒为功效。其中艾复康胶囊侧重于热毒内蕴的中医病机，艾可清颗粒则侧重于脾肾阳虚的中医病机。对研究结果的数据分析，表明根据受试者中医证候特点选用不同的中药处方，虽然药物组成有区别，但与 HAART 药物联用均能起到减少不良事件发生的效果。

此外，本研究对受试者的血常规情况未进行统计，在安全性方面的说服力尚不足以全面表明中药与 HAART 药物联用比单纯使用 HAART 药物更有意义。已有不同的研究，观察了艾可清联合 HAART 药物对 HIV/AID3 患者的血常规等指标并未比单纯使用 HAART 药物造成更严重影响，且可以改善患者的血常规状况。但相关研究在随机对照设计的严谨性等方面存在缺陷，仍需更严谨的临床观察方能更有说服力。另外，中药的成分复杂，除了安全性的观察，与 HAART 药物联用，对患者 CD_4 细胞和病毒载量的影响，都是临床疗效评价不能忽视的指标。

参考文献（略）

（出自《中国艾滋病性病》杂志 298 年第 24 卷第 5 期第 440 – 443 页）

太芪培元颗粒治疗气阴两虚肺肾不足型 HIV 感染者的安全性研究

艾合买提·阿不都热依木　马建萍[1]　孙金凤[2]　舒占钧　马秀兰
张　颖[1]　曾　琳[1]　李静茹[1]　孙　奇[1]
（1. 新疆维吾尔自治区中医医院，新疆　乌鲁木齐　830000；2. 新疆医科大学，新疆　乌鲁木齐　830011）

摘要　目的　观察太芪培元颗粒治疗气阴两虚肺肾不足型 HIV 感染者的安全性研究。方法纳入 54 例 HIV 感染者口服太芪培元颗粒治疗 6 个月；观察治疗前与治疗后，患者血常规中白细胞 WBC、中性粒细胞百分比（N）、淋巴细胞百分比（L）、红细胞（RBC）、血红蛋白（Hb）、血小板（Plt）的变化情况；肝、肾功能中丙氨酸氨基转移酶（ALT）、天冬氨酸氨基转移酶（AST）、尿素氮（BUN）、肌酐（CR）的变化情况。结果　太芪培元颗粒治疗气阴两虚肺肾不足型 HIV 感染者 6 个月后，血常规中白细胞、中性粒细胞百分比、淋巴细胞百分比、红细胞、血红蛋白；肝、肾功能中天冬氨酸氨基转移酶、丙氨酸氨基转移酶、尿素氮无变化，无统计学意义（$P>0.05$），血小板、肌酐有差异，有统计学意义（$P<0.05$）。结论　气阴两虚肺肾不足型 HIV 感染者服用中药复方制剂太芪培元颗粒治疗后，对患者血常规中的白细胞、中性粒细胞百分比、淋巴细胞百分比、红细胞、血红蛋白，肝功能中的天冬氨酸氨基转移酶、丙氨酸氨基转移酶，肾功能中的尿素氮不会产生影响；血常规中血小板下降，肾功能中肌酐有升高趋势。

艾滋病全称为获得性免疫缺陷综合征（acquired immunodeficiency syndrome，AIDS），是一种由人类免疫缺陷病毒（human immunodeficiency virus，HIV）感染引起的可致患者免疫功能缺陷，继而发生多器官、多系统、多病原体的复

基金项目　国家科技重大专项 – 艾滋病和病毒性肝炎等重大传染病防治项目（2014ZX100503）

合感染或肿瘤最终导致死亡的综合征。

1 资料与方法

1.1 临床资料

2012 年 1 月—2014 年 12 月间在新疆维吾尔自治区乌鲁木齐市接受中医药治疗的 HIV 感染者 54 例，其中脱落 9 例；女性 2 例，男性 54 例；性接触 17 例，吸毒 37 例；年龄最大 58 岁，最小 26 岁，平均年龄（38.39 ± 7.26）岁；汉族 14 例，维吾尔族 26 例，东乡族 1 例，回族 3 例，锡伯族 1 例，彝族 3 例；大专以上 12 例，高中 3 例，初中 30 例，小学 8 例，文盲 1 例；无业 39 例，职员 7 例，职工 1 例，学生 1 例，个体 5 例，退休 1 例；已婚 16 例，离异 19 例，未婚 19 例。

1.2 诊断标准

1.2.1 西医诊断标准 参考《WHO 艾滋病和艾滋病病毒感染诊断标准》，符合 HIV 感染临床 I、II 期诊断标准。

1.2.2 中医诊断标准 参照 2004 年国家中医药管理局制定的《中医药治疗艾滋病临床技术方案（试行）》中医辨证标准，证属气阴两虚，肺肾不足，主证：乏力盗汗或自汗，气短，腰膝酸软；次证：低热，夜间潮热干咳少痰或咳嗽带血丝，口干咽燥，心烦少寐，舌红少苔脉细数。

1.2.3 纳入标准 年龄在 18 ~ 60 岁之间；符合西医诊断标准；符合中医辨证标准，并签署知情同意书者。

1.2.4 排除标准 妊娠或哺乳期妇女；合并严重心血管、血液或精神系统疾病；过敏体质或对本药过敏者；近 1 个月内参加其他临床药物试验者。

1.2.5 病例脱落的处理 各治疗点医师应采取家访、电话、信件等方式与受试患者联系；记录最后一次治疗时间，完成所能完成的评估项目。并了解其退出的原因，如实记录在病例报告表中。

1.3 治疗方法

纳入 54 例 HIV 感染者采用口服具有益气养阴，补益肺肾功效的太芪培元颗粒（由江苏江阴天江药业有限公司生产，规格：每袋 12g），每袋 129，每日早、晚餐后 30min，1 次 1 包，温开水冲服。每个疗程 30 天，共 6 个疗程。

1.4 观察指标

包括血常规中白细胞、中性粒细胞百分比、淋巴细胞百分比、红细胞、血红蛋白、血小板；肝、肾功能中天冬氨酸氨基转移酶、丙氨酸氨基转移酶、尿素氮、肌酐值的变化情况，同时记录治疗过程中的不良反应。

1.5 统计方法

采用 JMP 软件进行统计分析。计量资料以（$\bar{X} \pm s$）表示，治疗前后疗效的比较采用配对 t 检验，计算 P 值，$P <$ 0.05 为差异有统计学意义。

2 结果

2.1 治疗前后患者血常规变化情况比较

将经治疗 6 个月前后患者血常规中 WBC、N、L、RBC、Hb、PLT 进行比较后，可见两组 WBC、N、L、RBC、Hb 无明显改变，无统计学意义（$P > 0.05$），PLT 较前减少，有统计学意义（$P < 0.05$），见表 1。

表 1 治疗前后血常规各项变化情况比较

组别	用药前	用药后	t	P
WBC × 10^9/L	6.3693 ± 1.3950	6.3357 ± 1.4198	−0.1700	0.8658
N（%）	47.7977 ± 10.3648	46.1137 ± 10.9356	−1.0867	0.2831
L（× 10^9/L）	41.3308 ± 9.8552	42.5124 ± 9.0372	0.9466	0.3490
RBC（× 10^{12}/L）	4.9315 ± 0.4054	6.8008 ± 9.1035	1.3761	0.1758
Hb（g/L）	152.6444 ± 10.9547	151.4444 ± 12.0105	−0.7045	0.4848
PLT（× 10^9/L）	192.3555 ± 52.50937	178.9333 ± 51.7473	−2.3047	0.0260

注：$P < 0.05$ 为差异有统计学意义。

2.2 治疗前后患者肝、肾功能变化情况比较

将经 6 个月前后患者肝、肾功能中 ALT、AST、BUN、CR 进行比较后，可见两组中 ALT、AST、BUN 无明显变化，无统计学意义（$P > 0.05$）；CR 较前升高，有统计学意义（$P < 0.05$）。见表 2。

表 2 治疗前后肝肾功能各项变化情况比较

组别	用药前	用药后	t	P
ALT（IU/L）	61.6222 ± 45.7827	53.8222 ± 42.8958	−1.0925	0.2805
AST（IU/L）	41.4444 ± 21.0514	38.3555 ± 23.1341	−0.9252	0.3599
BUN（mmol/L）	4.3684 ± 1.0949	4.3071 ± 0.7869	0.4652	0.6453
CR（μmol/L）	69.1688 ± 12.7615	73.1333 ± 9.7248	2.0517	0.0462

注：$P < 0.05$ 为差异有统计学意义。

3 讨论

中药复方制剂太芪培元颗粒，又称平艾合剂1号方，是由太子参、生地黄、麦冬、五味子、黄芪、天冬、当归等中药组成，本方又经过金洪元等名老中医的反复验证和不断修改研制而成了复方制剂，用于治疗气阴两虚、肺肾不足型艾滋病的院内制剂，以“祛邪扶正、补虚益气、平调阴阳”为治疗原则，具有益气养阴、补益肺肾的功效。

本次研究表明，完成实验的45例患者血常规检测白细胞、中性粒细胞百分比、淋巴细胞百分比、红细胞、血红蛋白无明显变化，治疗前血常规各项监测指标均在正常范围内，经6个月治疗后，各项检测指标均仍在正常值范围内。血常规中PLT降低（$P<0.05$），由治疗前192.3555±52.50937降至治疗后178.9333±51.7473，考虑为HIV相关性血小板减少，太芪培元颗粒对此治疗无效。同时，对45例患者治疗前后，分别进行肝、肾功能的监测后发现，服用中药6个月后，患者肾功能中的肌酐水平有所上升，由69.1688±12.7615上升至73.1333±9.7248，差异有统计学意义（$P<0.05$），但仍在正常范围，临床无意义。肝、肾功能中的余指标无明显变化，差异无统计学意义（$P>0.05$）。结果与张苗苗等运用艾可清胶囊治疗HIV感染者的结论一致。该作者使用艾可清胶囊后得出该药对患者血常规、肝肾功能无不良影响，并使白细胞计数、淋巴细胞绝对值、血红蛋白含量明显增加，这也可能是促使患者自觉症状诸如乏力减轻、生存质量提高的一个因素；同时艾可清胶囊对6例肝功能异常的患者显示出明显的改善作用，推测可能与该制剂的相应成分有关。

通过对血常规、肝、肾功能中各项指标的监测中，发现中药复方制剂太芪培元颗粒对患者的肝、肾功能无明显的损害；根据中医重在“治未病”“既病防变”的理论对艾滋病无症状期的治疗发挥着很好的优势作用；通过对每位患者辨证论治，使自身机体达到一种阴平阳秘的状态，从而延缓病情的发展。

参考文献（略）

（出自《新疆中医药》杂志2016年第34卷第4期第1－2页）

李真教授运用升清降浊法治疗艾滋病腹泻经验

谭操杰[1]　李　真[2]

（1. 河南中医学院硕士研究生2011级 郑州 450008；
2. 河南中医学院第一附属医院艾滋病临床研究中心 郑州 450000）

关键词　李真；泄泻；艾滋病腹泻；升清降浊；名医经验

李真教授，主任医师，博士研究生导师，河南省优秀专家，河南省中医药防治艾滋病临床研究中心主任，河南中医学院第一附属医院国家艾滋病重点研究室副主任，曾负责世界银行技术援助五期项目“河南省农村地区艾滋病医疗质量管理体系相关研究”（编B02－06）、艾滋病的中医病因病机研究（国家“973”项目）的流行病学调查和临床验证部分等重大项目。笔者有幸跟诊学习，受益匪浅。现将吾师治疗艾滋病腹泻的经验做如下介绍。

艾滋病腹泻是由于艾滋病病毒侵犯胃肠道而引起的脾胃消化道运动功能障碍，属中医“泄泻”范畴，以便质稀溏及排便次数增多为主要的临床表现，是艾滋病患者在临床中常见且重要的表现症状。《素问·脏气法时论》云：“脾病者……虚则腹满肠鸣，飧泄食不化。”《素问·脉要精微论》亦云：“胃脉实则胀，虚则泄。”《类经·藏象类》云：“上焦不治则水泛高原，中焦不治则水留中脘，下焦不治则水乱二便。三焦气治，则脉络通而水道利。”在临床上运用升清降浊为治疗大法，配合疏肝、补肾获得了良好的治疗效果。

1 补益中气，强脾健胃

《症因脉治·内伤泄泻》：“脾虚泻之因，脾气素虚，或大病后，过用寒冷，或饮食不节，劳伤脾胃，皆成脾虚泄泻之症。”脾升清，主运化，为水谷精微运化之动力源泉，胃主受纳和水谷，有“太仓”“水谷之海”之称，胃降浊，可以保证水谷正常的传导和代谢，《素问·阴阳应象大论》云：“清气在上，则生飧泄，浊气在上，则生胀。”脾气虚则会导致运化功能减弱，使食物不能充分变为食糜，脾亦传输水液，水液代谢失调，则会导致水液内聚而生痰湿，痰湿重浊黏腻，极易阻遏中焦气机，气机失调则会引起胸闷、腹胀、泄泻等症状，胃气虚则会导致腐熟受纳功能受限，不能顺利容纳、磨化、初步消化食物，并且导致大小肠的传导及泌别清浊功能减弱，也会减弱脾对水谷精微的运化和传送营养及全身的功能。脾胃两者相互协调，相互为用，脾升胃降，一升一降，阴阳互调，若中气虚弱，两者功能下降，尤其是艾滋病患者，本已艾毒侵袭，CD_4较低，脾胃之气更虚，则会导致清浊不分，华岫云："盖脾气下降，故病即不上逆，但不通病，亦病矣。"清气不升，浊气不降，故生泄泻。在临床中多用补中益气汤加减治疗，本方出自金代名医李东垣之《脾胃论》，升清降浊，补益中气，方由黄芪、人参、甘草、当归、陈皮、升麻、柴胡、白术组成，方中人参、白术、甘草能补脾养胃，补益中气，吾师尤其喜用方中之柴胡、升麻两味药气之轻而味之薄，能引胃之清气上升而归其位，清气上升，浊气得降，阴阳为之平衡，泄泻而自止也。《神农本草经》亦云："柴胡，主心腹肠胃结气，饮食积聚，寒热邪气，推陈出新。"现代药理研究也证明柴胡具有兴奋胃肠平滑肌，抑制胃酸分泌；升麻对氯化乙酰胆碱、组胺和氯化钡所致的肠管痉挛均有明显的抑制作用，适合此证，此方的患者多久病，体质极其虚弱，正亏而邪实，若单纯运用固涩之药难免有治标不治本之嫌，不可称一时之功而使病情更加纠缠复杂，这也证明了吾师"治病求本"之诊治要旨。

2 寒热并调，辛开苦降

临床中多数艾滋病患者腹泻一般病情日久，反复发作，治疗过程错综复杂，各种抗生素及中药温热、寒凉药物应用繁多，最终多导致中焦寒热纠结，清浊不能归位，虚实夹杂，多成胃寒肠热之象，舌苔多滑腻或白腻略带微黄，部分患者还兼有心下满闷，按之不痛，干呕，轻微乏力的症状，《金匮要略·呕吐哕下利病脉证治》第十七云："呕而肠鸣，心下痞者，半夏泻心汤主之。"吾师在临床上遇到此类患者多常用该方加减，此方是小柴胡汤去柴胡加黄连，以干姜易生姜，方中半夏、干姜，辛能散结，黄芩、黄连苦能燥湿，并有参枣补益中气，是辛开苦降的代表方，对于治疗寒热错杂，升降失常而引起的干呕、泄泻都有很好的效果，而由此方化裁而来的仲景"泻心汤类方"如"生姜泻心汤"等在现在对治疗"腹中雷鸣下利者"都有很好的作用，普遍得到了杏林同道的认可，而现代药理也证明了此方对治疗泄泻的优良效果，该方有双向调节胃肠功能的结果，可以明显抑制新斯的明、乙酰胆碱等引起的动物胃肠运动亢进或兴奋，特别指出的是吾师在治疗此证时喜多加一味"防风"以助升清之功，而现代药理学也证明了防风有提高艾滋病患者免疫力的作用，此法多用于正邪相争，邪实正亦不虚的艾滋病患者，这也是临床中最常见的类型。

3 补肾涩肠，调畅气机

此法多用于艾滋病腹泻患者年龄较大及体质极其虚弱者，患者脾肾虚寒，久病正虚，阴阳俱虚，免疫力极其低下，临床上多可见到大便泄泻不止，滑脱不禁，腹痛喜温，食少懒言，舌淡苔白或白腻，脉迟细，脾肾虚寒，水谷运化失去动力，不能正常的升清降浊，清浊之气俱而下沉，脾胃乾坤俱衰，对此类重症，吾师多采用温补脾肾，外加调理中焦气机之药，以助清浊得以归位，临床上多采用四神丸、真人养脏汤、附子理中丸等加减应用，若大便加有黏冻，且伴有心烦嘈杂等寒热错杂之证，多采用乌梅丸加减，在此证中肉桂、肉豆蔻、人参、白术、芍药、羌活、葛根等是较常用的药物，但在温补和收涩的同时切记不要使药物壅堵脾胃而使中气堵塞，气机运转不畅，则只会收到暂时的效果，不能从根上调治该证，临床上吾师多在上述方上加用木香、桔梗、枳壳、厚朴等调理中焦脾胃气机，从而使药物涩中寓通，补而不滞，《不居集·上卷·卷十》云："虚劳日久，诸药不效，而所赖以无恐者，胃气也。盖人之一身，以胃气为主，胃气旺则五脏受荫，水精四布，机运流通，饮食渐增，津液渐旺，以致充血生精，而复其真阴之不足。"时时顾护中焦气机，故临床上多能达到较好的效果。

4 典型病例

患者，张某，男，35 岁，2003 年被确诊为艾滋病，2008 年 12 月 5 日初诊。腹泻一年余，时轻时重，时感乏力，泄时常伴腹痛，近日因外出饮食不适（多为寒凉、甜食及高脂肪食物）腹泻又作，肠鸣腹痛，日 4 到 5 次，大便呈黏腻状，肛门时有坠胀感，晨起有恶心欲呕的感觉，舌质淡，苔腻微黄，脉沉。自诉服用蒙脱石散、四神丸及在当地医院数次汤药治疗，效不显，经人介绍，特来吾师处就诊。检查见胃部及左下腹有压痛，未触及包块，彩超检查无异常，肠镜因患者惧怕而未作，暂时诊断为艾滋病合慢性结肠炎。吾师当即指出："呕而肠鸣，心下痞者，半夏泻心汤主之。"中医诊断：腹泻寒热错杂型。治宜平调寒热，升清降浊。方选半夏泻心汤加减。其方如下：法半夏 15g，黄芩 30g，干姜 15g，黄连 10g，党参 30g，炒山药 15g，麦芽 20g，党参 20g，广木香 20g，佛手 10g，砂仁 6g，防风 15g，炙甘草 6g，生姜 15g，大枣 5 枚。日 1 剂，水煎服，早晚分服。服药期间禁食生冷油腻滑利之物。服药 5 剂后，大便基本成形，日 1 到 2 次，肠鸣腹痛基本消失，但仍感乏力。去生姜，黄连改为 5g，再服 5 剂，乏力感减轻，余诸症消失，舌稍淡，苔薄白，脉细缓。考虑到患者的病情及平素时有腹泻症状，嘱其服用补中益气丸 3 个月调理，以助固本。

按：本例患者素体感受艾滋病病毒，一年来时有腹泻，再观其后期脉象可知素体气虚有寒夹湿，这也是艾滋病患者常见的症型，病毒入侵肺脾，脾胃中伤，本已虚弱，再加饮食不节，肥甘厚腻更助湿生热，寒热错杂，正中半夏泻心汤病机，苔腻微黄，清浊不分，再加生麦芽、广木香、佛手、防风、砂仁疏肝理气（吾师平时喜用生麦芽来求生发之气），化湿助脾，炒山药平补脾肾，而收全功。全方辨证精细，立法严谨，纵观全方平调寒热，护脾顾肾又时时不忘清浊之气的调理，清浊得分，阴阳得调，终而达到了较好的治疗效果。

（出自《光明中医》2014 年第 29 卷第 1 期第 44－45 页）

李发枝教授艾滋病诊疗特色探析

王丹妮　郭会军　蒋自强
（河南中医学院第一附属医院艾滋病临床研究中心　郑州　450000）

摘要　李发枝教授是国家第四批名老中医，国家中医临床研究基地重点病种（艾滋病）首席专家，国家中医药防治艾滋病专家组成员，河南省中医药治疗艾滋病专家组组长。李发枝教授临证50余年，近十年致力于中医治疗艾滋病的临床研究工作，认为艾滋病的治疗，必须深入基层，紧密接触患者。本文从辨病与辨证相结合，以人为本察细微，调理脾胃顾正气，扶正祛邪有侧重，痼疾卒病分缓急五个方面总结李发枝教授治疗艾滋病临床诊疗特色，对指导艾滋病临床实践具有重要意义，对全面、客观地继承名老中医专家的经验有积极的推动意义。

关键词　艾滋病；诊疗特色；中医；李发枝

李发枝教授，国家第四批名老中医，国家中医临床研究基地重点病种（艾滋病）首席专家，国家中医药防治艾滋病专家组成员，河南省中医药治疗艾滋病专家组组长。自2004年始，每周定时在河南省内艾滋病高发区对艾滋患者进行义诊，常年如一日，每次都有大量的患者就诊，疗效甚好。通过近十年的艾滋病诊治，形成了独到的艾滋病临床思想，提出“辨病与辨证相结合，以人为本察细微，调理脾胃顾正气，扶正祛邪有侧重，痼疾卒病分缓急”的特色治疗，兹介绍于下。

1　辨病与辨证相结合

中医理论的精髓是辨证论治，强调动态把握患者的病因、病性、病位、邪正盛衰情况，抓住疾病本质进行治疗。辨病论治强调始发病因以及病理过程，如若因为西医在病因、病原、病位、病理、转归、预后上很明确而单用辨病治疗，则违背中医理法方药理论，体现不出中医治病优势。由于艾滋病的复杂性、特殊性、是整体免疫缺陷和多发感染，且为新发疾病，无古人经验可以借鉴，李老认为“辨病论治是通过局部治疗以改善整体即治病以治人，辨证论治是通过整体治疗以改善局部即治人以治病；针对艾滋病的辨病治疗或辨证治疗都各有其局限性，难以总结出治疗规律并推广应用。如肺孢子虫肺炎的治疗，单独辨证治疗效果不理想，因与其他肺部疾病不同，不能忽视原虫感染。再如艾滋病顽固型泄泻，一派典型的脾肾阳虚证候，但用四神丸加味、附子理中汤等却没有明显效果。这说明治疗涉及全身多器官多系统，病理变化复杂的艾滋病需要调整思路，将西医的病名诊断与中医辨证论治原则结合起来。”因此，在中医药理论指导下，审证求因、辨证论治、辨病与辨证相结合，最大限度发挥中医整体治疗优势，才能在艾滋病的治疗中立于不败之地。

2　以人为本察细微

中医学历来主张以人为本，认为疾病表现是病原作用于人体的反应，病原相同但患者表现出的证候有所不同，在艾滋病上患者感染人类免疫缺陷病毒后，是否出现急性感染期，初发症状和体征、机会性感染情况甚至服用同一种抗病毒药后毒副反应也大相径庭，证候也是千差万别。因此艾滋病的治疗应着眼于患者的个体反应，不是寻相同，而是以人为本察细微，因人而治。

李老认为“中医学注重的是治人，且是处于家庭、社会、自然界中的有情感、有思想的人。患者尤其是艾滋病患者，在你面前不仅仅想得到药物治疗，还应从整体观念出发，观察其感染人类免疫缺陷病毒后社会地位、家庭环境、经济状况、生活习惯、人际关系、性格特征等方面的变化。以人为本察细微，是中医临床医疗的优势，也是满意疗效的保证。”

3　调理脾胃顾正气

脾胃乃机体后天之本，气血生化之源。李老认为“脾胃健则可使人体不断吸收营养物质，培育正气，反之，脾胃功能差，则全身机能都差。感染人类免疫缺陷病毒后，脾化生精微和血的功能差，逐渐表现为五脏气血阴阳俱虚，五脏功能不足导致内生之邪泛滥，加之外邪，由正虚为主，转变为虚实夹杂或邪实为主，所以艾滋病的治疗尤当调理脾胃以资气血生化之源而扶正固本。”

人类免疫缺陷病毒侵入机体，每因正气虚弱而发病，人类免疫缺陷病毒总属湿热之性，脾胃受损，脾虚湿盛，胃弱热滞表现为脾胃虚弱，艾滋病病情复杂，累及多脏，逐渐呈现出虚实夹杂的病机状态。中医长于辨证论治，重

基金资助　国家自然科学基金（81102575）；国家“十二五”科技重大专项“中医药防治艾滋病临床科研基地建设”（2012ZX10005010－001－002）

视机体整体反应，强调整体调节，其治疗更应调理脾胃顾护正气。李老认为“临床直接杀灭人类免疫缺陷病毒的治疗往往疗效不佳，即使是鸡尾酒疗法，也易产生耐药，若能调理脾胃顾护正气，往往能取得满意效果。证情复杂而病情危笃时，甚至可以独守脾胃。”正所谓《内经》所云“五脏六腑皆禀气于胃”，“有胃气则生，无胃气则死。”张仲景也提出“四季脾旺不受邪”，有研究表脾胃功能好，营养良好可使机体免疫机能处于一个比较好的状态，减轻人类免疫缺陷病毒对机体免疫系统的损伤。并且治疗上调理脾胃顾正气，使脾气得升，水谷精微得以输布，胃气得降，水谷及其糟粕才得以下行，使气血充足，运行通畅，药达病所，往往可事半功倍。《外科证治全书·胃气论》说：“诸药不能自行，胃气行之。诸药入胃，而后行及诸经，以治其病也。未有药伤其脾胃而能愈病者，亦未有不能运行饮食之脾胃，而反能运行诸药者也。”调理脾胃顾正气之作用可见一斑。正如《温病条辨·原病》第八条的注文强调了人体正气的抗邪作用“留得一分正气，便有一分生机”，故在对艾滋病的治疗上除了调理脾胃，还应处处以顾护人体正气为怀。

4　扶正祛邪有侧重

李老先生认为“疑难杂症尤其是艾滋病，虽无特效药，若能时时匡扶正气，亦可正盛邪退，收事半功倍之功”。在治则和用药方面，单纯扶正或单纯驱邪，疗效均不理想。充分考虑上述三点，应做到攻补兼施。未发病或没有症状，以扶正为主，兼以驱邪，一旦有症状，尤其是机会性感染时，以邪实为主，但不忘扶正。这也符合针对主症的辨证论治，体现中医辨病与辨证相结合的治疗特色，以期恢复机体内动态平衡，改善患者的生活质量，延长生存期。

尤其要注意祛邪不宜攻伐，当以驱邪为主。《素问·五常政大论》中更为具体地说：“大毒治病，十去其六；常毒治病，十去其七；小毒治病，十去其八；无毒治病，十去其九。谷肉果菜，食养尽之，无使过之，伤其正也”。扶正祛邪而以扶正为主，这对延长艾滋病患者的生存时间和生存质量都有一定的优势。

5　痼疾卒病分缓急

痼疾与卒病并存，先治卒病。这里所说的痼疾是指积久不易治愈的病，卒病指新发疾病，多系新近感受外邪而发的急性病。如感染人类免疫缺陷病毒为痼疾，各种机会性感染、鸡尾酒疗法后的毒副反应为卒病。张仲景在《金匮要略·脏腑经络先后病脉证》篇说：“夫病痼疾，加以卒病，当先治其卒病，后乃治其痼疾也。”这是张仲景确定的先治其卒病的原则。李老认为“艾滋病患者发生机会性感染时邪气较盛，不仅本身迅速发展和传变，而且会影响整个机体状态（痼疾），导致痼疾加剧。”因此，应当重视治疗卒病，这也符合中医“急则治其标，缓则治其本”的治疗大法。

结语

以上均是李老先生运用中医临床思维方法，结合艾滋病临床实际思辨所得。李老认为“艾滋病的治疗，必须深入基层，紧密接触患者。”深入研究李老先生诊疗特色，对指导艾滋病临床实践具有重要意义。

参考文献（略）

（出自 2013 年第九次中医药防治艾滋病学术交流会暨防治艾滋病分会换届改选会议论文集第 263 – 266 页）

李发枝教授运用消瘰丸加减治疗艾滋病合并肺结核经验

韩迎东　徐立然　马秀霞　宋夕元　李亮平　杨超华　邱　荃　王豪杰　赵正阳　李春燕

（河南中医药大学第一附属医院，河南　郑州　450000）

摘要　李发枝教授为国家中医药管理局中医药防治艾滋病专家组成员、河南省中医药治疗艾滋病项目专家组组长。自 2004 年以来，他长期深入艾滋病临床一线，对艾滋病相关病症的治疗有着十分丰富的经验。探讨李发枝教授运用消瘰丸加味治疗艾滋病合并肺结核的经验，分析该病复杂性、难治性、迁延难愈性的特点，西医学方面抗病毒及抗结核双抗治疗毒副作用较大。在中医学理论指导下，运用消瘰丸加味在治疗疾病的进程中，对其适应证、功用、典型病案分析总结切合艾

基金项目　国家“十二五”科技重大专项（2013ZX10005001001）；河南省科技攻关项目（142102310511）；河南省科技创新团队（C20140057）；河南省中医管理局中医药科学研究专项（2014ZY01007）；河南省科技创新人才计划（154200510016）；中医药行业科研专项（201507005）

滋病合并肺结核的疾病特点，掌握中医博大精深的理论特点。

关键词 艾滋病合并结核病/中医药疗法；消瘰丸/治疗应用；李发枝；中医师；验案

李发枝教授为国家中医药管理局中医药防治艾滋病专家组成员、河南省中医药治疗艾滋病项目专家组组长。自2004年以来，他长期深入艾滋病临床一线，对艾滋病相关病症的治疗有着十分丰富的经验。李发枝教授精通《金匮要略》，并精心研究、参阅了大量的古典医籍，如《伤寒论》《黄帝内经》《神农本草经》《外台秘要》等。他勤求古训，融汇新知，心怀病患，不图名利，在临床实践中坚持实事求是，辨证论治，将中医药运用到临床当中。通过对李发枝教授中医学术观的探讨，可以将中医药治疗艾滋病的优势更加发扬光大。

1 对艾滋病合并肺结核的认识

在全球感染性疾病中，艾滋病和结核病所占的比重不可忽视。当机体免疫力低下时，人体单核巨噬细胞容易受到HIV和MTB的侵犯，进而促进HIV病毒传播至T淋巴细胞的功能，使得HIV的发展进程向前迈步。据统计显示：艾滋病患者的结核病发病率是正常人群的30倍。艾滋病和结核病均属于复杂难医治性疾病，难治性和复杂性是二者合并感染的治疗特点。在西医学治疗方面，单纯抗结核和抗病毒治疗固然有效，但是伴随的毒副作用也不可忽视，两者合用易导致临床状况恶化，患者易产生耐药性及免疫功能降低。中医药的安全、可靠性及其治疗免疫缺陷功能的作用为治疗HIV/AIDS合并结核提供了选择性。艾滋病的主要特点为免疫系统损害和机会性感染，不但具有剧烈的传染性，又有症状相似的特征，故中医学将其划分为“疫毒”的范畴。李发枝认为：艾滋病的疫毒和中医传统意义上疫毒应有明确的区别。中医学传统意义上的“疫毒”易感正气亏虚之人，而艾滋病的“疫毒”是通过血液性接触或母婴传播以直接损害脾脏为主要病机的特殊“疫毒”。临床上艾滋病患者出现的易感外邪、消瘦乏力、食少便溏等症状正是这种基本病机的反映。但临床上由于患者体质和生活环境的不同，随着艾滋病病变过程的变化，其病机也变得错综复杂。肺结核在中医学以感染“痨虫”和正气虚弱为基本病因，是具有传染性的慢性虚弱疾患，以咳嗽、咳血、潮热盗汗及身体逐渐消瘦为主要特征。《医学正传》提出“一则杀其虫，以绝其根本，一则补其虚，以复其真元”的两大治则。随着艾滋病合并肺结核的感染人数逐渐增加，中西医学都在寻找安全、可靠的治疗方法。李发枝教授认为清肺理气扶正切合艾滋病合并结核病的病机，通过匡扶机体正气，维护脏腑升降平衡，调整气血津液代谢来达到标本兼治的目的。

2 对消瘰丸加减治疗艾滋病合并肺结核的认识

消瘰丸出自清代，见于程国彭的《医学心语》和邹岳的《外科真诠》。药物组成主要为贝母、玄参、牡蛎，后者加用夏枯草。《中医方剂临床手册》方用贝母化痰消肿，解郁散结；玄参滋阴降火，苦咸消瘰；牡蛎咸寒，育阴潜阳，软坚消瘰。原为治疗痰火凝结之瘰疬痰核之经验有效方，具有清润化痰、软坚散结之功效。但近来临床研究及应用开拓了消瘰丸的临床使用范围，该方可治疗多种良性增生性疾病，如扁桃体增生、乳腺纤维瘤、前列腺增生等，口碑颇好。李发枝认为只有反复地临床验证，才能灵活运用，扩大中医传统理论的临床运用范围。李发枝运用中医理论，根据病情的发展，合理运用消瘰丸加减治疗治疗艾滋病合并重症肺结核。

2.1 初期——清肺祛邪，保肺润肺

宋许叔微《普济本事方》记载：“肺虫居肺叶之内，蚀人肺系，故成瘵疾。”印证了“瘵疾”的发病部位主要在肺。而艾滋病患者由于身体素虚，复加“瘵虫”内扰，导致肺气失宣，呼吸不畅，肺气郁闭，咯血声嘶。艾滋病合并肺结核属于虚劳范畴，在治疗上应以补虚为主，急则治其标，缓则治其本。李发枝认为：初期应以清肺为主要指导原则，不可选用辛温发散、大温大热之品。因温热之药如麻黄、细辛等辛温发散之品可耗伤津液，甚则加重咯血症状。李发枝选用消瘰丸为主方，重用桑白皮清肺泻肺，止咳平喘。黄芩清泻上焦肺叶污浊之邪气，半夏清肺散结，同时选用百部配伍款冬花、浙贝母、紫苏叶润肺止咳。百部功专润肺止咳，无论外感、内伤、肺痨咳嗽皆可选用，清肺而不化燥，润肺而不滋邪。“一味丹参，功同四物汤”，选用丹参活血凉血，调理气血。

2.2 中期——理气健脾，行气化湿

《素问·六微旨大论》曰：“出入废则神机化灭，升降息则气立孤微。故非出入，则无以生长壮老已；非升降，则无以生长化收藏。是以升降出入，无器不有。”在中医学传统理论中，不可忽视气的运动对机体的功用，精、气、血、津液、必须通过人体气的运动才得以不断地在全身充盈；人体脏腑、经络、形体、官窍之间的生理联系也必须依赖于气的运动才加以实现。李发枝认为：疾病中期应重在理气行气。结核日久，则阻滞经络，经络不通，气机不畅，则引起一系列痰饮水湿淤血等病理产物。在消瘰丸基础上，重用柴胡行气解郁，升举气机；陈皮行气止痛，健脾燥湿；砂仁温中行气，理气醒脾。重用理气药，则经络官窍得以通畅，污浊之邪得以排出，而精气化得以濡养全身。

2.3 后期——匡扶正气，标本兼治

《素问·阴阳应象大论》云：“治病必求于本。”在中医学传统理论中，治病求本是中医学整体观念与辨证论治在治疗观上的体现，是中医学治疗疾病的指导思想。艾滋病合并重症肺结核后期，病情缓和，病势迁延，在前两期

的基础上，暂无危急重症。李发枝认为后期则着眼于疾病的本质治疗，同时继续稳固地祛除邪气。李发枝认为：疾病后期则以匡扶正气为主要治疗原则，在前两期治疗和消瘰丸主方的基础上，重用党参补脾肺之气，兼补血生津，匡扶人体正气。艾滋病合并结核病复杂难治，同时继续加用冬瓜仁润肺化痰，消痈排脓；桔梗祛痰排脓，调畅气机。二药作用缓和，祛邪不伤正，邪正兼职，标本兼顾。

3　病案举例

患者，男，33 岁，2007 年 10 月 9 日初诊。主诉：HIV 阳性，反复低热干咳 6 个月余。现症见：淋巴结肿大，纳差，舌质暗红，苔薄黄，脉沉数。患者 6 个月前无明显诱因出现反复低热，最高体温 38.5℃。就诊于当地疾控中心，诊断为艾滋病合并肺结核，给予相关抗痨治疗未见明显好转，仍有无规律性低热。为求进一步诊治，前来就诊。辅助检查：实验室检查示：CD_4^+ 淋巴细胞 485 个/μL。西医诊断：艾滋病合并肺结核。中医诊断：肺痨，证属痰热瘀结，气阴耗伤证。治宜清肺散结，健脾通络。给予中药汤剂口服，处方：生牡蛎、夏枯草 30g，丹参、白及、桑白皮各 50g，甘草 15g，百部、紫苏叶、茯苓、柴胡、款冬花、浙贝母各 12g，黄芩、陈皮、砂仁各 10g。7 剂，1dl 剂，水煎服，分早、晚 2 次温用。2007 年 10 月 16 日，二诊：诉仍低热，诉胃脘部胀闷不舒，恶心、不欲饮食，乏力自汗。治宜清肺散结，健脾通络，兼以益气。给予中药汤剂口服，处方：黄芪 40g，丹参、夏枯草、生牡蛎、柴胡各 30g，白及 20g，半夏、桑白皮各 15g，百部、浙贝母、款冬花各 12g，党参、紫苏叶、甘草各 10g。7 剂，1d1 剂，水煎服，每日分早、晚 2 次温用。2007 年 10 月 23 日，三诊：低热，体温 37.5℃，实验室检查示：结核菌素实验阳性转为阴性，触诊右颈部淋巴结肿大较前减小。治宜清肺散结，益气滋阴。给予中药汤剂口服，处方：黄芪 40g，夏枯草、生牡蛎、柴胡各 30g，丹参、白及各 20g，白部、黄芩、紫苏叶、浙贝母、款冬花、玄参各 12g，半夏、桑白皮各 15g，甘草 10g。7 剂。2007 年 10 月 30 日四诊：低热，体温 37.2℃，诉服药后症状明显减轻，舌质淡红，苔厚。治宜清肺散结，益气滋阴。给予中药汤剂口服，处方：黄芪 60g，夏枯草、生牡蛎、柴胡各 30g，丹参、白及各 20g，半夏、桑白皮各 15g，百部、黄芩、紫苏叶、浙贝母、款冬花、玄参各 12g，甘草 10g。7 剂。2007 年 11 月 7 日，五诊：低热，体温维持在 37.1～37.4℃。触诊右淋巴结较前继续减小，但胸前有一核桃大红色肿块，按之疼痛。治宜祛湿解表，益气清热。给予中药汤剂口服，处方：黄芪 60g，柴胡 40g，苍术、党参、甘草各 15g，黄芩、款冬花各 12g，羌活、白芷、防风、升麻、陈皮各 10g，黄连 3g。7 剂。2007 年 11 月 20 日，六诊：低热，体温 37℃。触诊颈部淋巴结肿大完全消失，但仍见胸前肿块，按之稍痛，治宜解毒散结、清泻肝肺。给予中药汤剂口服，处方：黄芪 40g，夏枯草、金银花、连翘、柴胡、生牡蛎各 30g，丹参 20g，百部、浙贝母、玄参、赤芍、牡丹皮各 12g，黄芩、甘草各 10g。7 剂。2007 年 11 月 27 日，七诊：无低热，体温正常，胸部肿块较前明显减小。效不更方，巩固治疗，续服上方 7 剂，稳定症状。2007 年 12 月 4 日，八诊：未发热，胸部肿块继续减小。将上方的用量略微调整，改金银花 40g，玄参 20g，赤芍 15g，余药同前。7 剂。2007 年 12 月 18 日，九诊：体温正常触诊胸部肿块消失。治宜解毒散结，益气通络。方药：金银花、黄芪各 40g，夏枯草、连翘各 30g，丹参、白及各 20g，赤芍、甘草各 15g，百部、浙贝母、僵蚕、炒牛蒡子各 12g，黄芩 10g，白芷 6g。7 剂。2008 年 1 月 2 日，十诊：近 2 个月余症状稳定，未诉明显不适，无发热，偶咳。上方略微调整，加生牡蛎、冬瓜仁各 30g，桔梗 12g，7 剂善后。

按李老认为艾滋病合并肺结核，双重感染，机体免疫力低下，更易受外邪侵犯，因多次受邪，迁延反复，疾病性质多为虚中夹邪、夹实，而且正虚邪实，并非单纯扶正或祛邪所能起效。重症感染患者实际为“在体是虚，在病属实”普遍虚中夹邪、夹实者，分清主次，应该先重视其实证，后逐渐调理其虚证。在扶正不能达邪时，祛邪方能扶正，不可执一不化。

4　小结

加强对艾滋病与肺结核合并发生的认识，是制定规范化治疗方案、改善患者预后的金钥匙。熟练运用中医理论干预缓解艾滋病合并结核症状，可提高患者的生活和生存质量。反复临床验证，方能掌握经方，才能应对更多复杂难治迁延难愈的疾病，解社会之难题。

参考文献（略）

（出自《中医研究》2017 年第 5 期第 47－50 页）

蒋自强教授治疗艾滋病合并肝病经验

舒　云　艾帅兵　邵彩东

（河南中医药大学第一附属医院，河南　郑州　450000）

摘要　蒋自强教授为河南省中医药防治艾滋病试点项目专家组成员，河南中医药大学硕士研究生导师，从事中医临床、教学及科研工作30余年，潜心研究中医药对艾滋病的防治工作，对艾滋病合并肝病的治疗见解独到。蒋教授认为：艾滋病合并肝病的基本病因为肝郁（瘀），发病根源为“艾毒”伤正；病机以正虚肝郁气滞为本，脾虚胃呆血瘀为标；治宜顾护正气、疏肝健脾、活血化瘀，方选六君子汤合当归芍药散加味。兹将蒋教授治疗艾滋病合并肝病的经验介绍如下，以飨同道。

关键词　蒋自强；中医师；艾滋病；肝病；经验

艾滋病即获得性免疫缺陷综合征（acquired immunodeficiency syndrome，AIDS）是由人类免疫缺陷病毒（human immunodeficiency virus，HIV）感染所导致的一系列综合征，以进行性 CD_4^+ 细胞数量减少、机体免疫功能受损下降甚至完全丧失为特征，易继发多种机会性感染。该病潜伏期长，病情复杂多变，病势沉重，目前仍无法治愈。肝脏疾病主要指各种感染性、代谢性、药物性，及自身免疫性肝损伤引起的各种肝炎、肝囊肿、肝硬化、肝癌等，临床多表现为肝区疼痛、肝脾大、腹水、黄疸、腹泻、消瘦乏力等。我国是肝炎大国，每年均有大量肝炎患者进展为肝硬化，肝硬化已成为我国常见病和主要死亡原因之一。在艾滋病的相关重症疾病中，肝病仍是重中之重。肝病（肝硬化）从其不同分期中医证型分布来看：以肝气郁结为主，占39.71%；瘀血阻络次之，占38.24%。因此，对艾滋病合并肝病的治疗刻不容缓。

蒋自强教授为河南省中医药防治艾滋病试点项目专家组成员，河南中医药大学硕士研究生导师，从事中医临床、教学及科研工作30余年，潜心研究中医药对艾滋病的防治工作，对艾滋病合并肝病的治疗亦有独到见解。笔者有幸随师侍诊，受益匪浅。现将蒋教授治疗艾滋病合并肝病的经验介绍如下，以飨同道。

1　病因病机

蒋教授认为：艾滋病合并肝病的主要病机为正气亏虚，肝气郁滞，气滞血瘀，气郁化火，犯脾克胃；以正虚肝郁气滞为本，脾虚胃呆血瘀为标。艾滋病的本质是五脏气血、阴阳俱虚，正虚是艾滋病相关疾病诊疗过程中的主线。肝主疏泄，维持全身气机通畅条达，“凡脏腑十二经之气化，皆必借肝胆之气化以鼓舞之，始能调畅而不病”。若肝的疏泄功能异常，则木旺乘土，气犯脾胃。肝旺乘脾，脾虚运化失常，临床上既有胸胁胀满、精神抑郁或急躁易怒等肝失条达的表现，又有纳呆、腹胀、便溏等脾失健运之症状。肝气横逆犯胃，胃失和降，临床除表现为肝失疏泄外，又有胃脘胀痛、呃逆嗳气等症状。反之，土壅木郁，脾之运化、胃之受纳也会导致肝失疏泄的病理变化。此既是肝病与消化中枢脾胃间的病理影响，又是现代医学中肝炎的形成机制。蒋教授认为：肝主藏血，“人动则血运于诸经，人静则血归于肝脏”，肝气郁滞，则血必随之瘀滞，瘀血作为病理产物的同时还促进、加重了肝纤维化的进展，最终发展为肝硬化。

2　治疗方法

蒋教授根据多年临床经验认为：艾滋病合并肝病治宜顾护正气、疏肝健脾、活血化瘀，方选六君子汤合当归芍药散加味。六君子汤见于《医学正传》，是在四君子汤的基础上加陈皮、半夏组成；当归芍药散源于汉代张仲景所著《金匮要略》，主治“妇人腹中诸疾痛”。蒋教授师古而不泥古，衷中参西，融会贯通，在以上两方基础上加减化裁，创制六君子汤合当归芍药散加味方。基本方药物组成：党参20g（或人参6g），白术15g，茯苓30g，当归12g，芍药15g，川芎12g，泽泻15g，桂枝12g，陈皮10g，半夏12g，桔梗12g，甘草10g。方中党参（人参）补益后天元气，为君药。配伍芍药、川芎、桂枝疏肝柔肝，茯苓、白术、陈皮健脾和胃，当归、川芎活血化瘀，为臣药。更用半夏燥湿止呕，泽泻引水湿从下焦而解，为佐药。桔梗宣利肺气、通调水道，又能培土生金、载药上行；甘草益气健脾，调和诸药，为使药。全方补元气，理肝气，健脾虚，化血瘀，共奏顾护正气、疏肝健脾、活血化瘀之效。蒋教授临证时因

基金项目　河南省中医管理局科学基金专项课题（2014ZY02025）

人制宜，辨证论治，随症加减。对于胁痛明显者，加三棱15g、莪术15g、姜黄12g；胃胀明显者，加鸡内金20g、木香10g；腹胀明显者，加大腹皮12g、苏叶10g。

3 病案举例

患者，男，40岁，2014年7月9日初诊。主诉：腹胀半年余，加重并伴泄泻2个月。患者半年前行B超检查发现肝实质回声增强、脾脏肿大、肝静脉狭窄，提示早期肝硬化。近2个月来反复出现腹胀，偶有刺痛，情志抑郁时加重，下肢瘀斑，同时伴有泄泻，餐后明显，于当地某医院给予中西药治疗多日均无效。现症：腹胀，胁肋部疼痛不适，面色黎黑，纳呆形瘦，下肢困重、伴多处瘀斑，小便尚可，大便溏，舌暗，苔滑腻，脉弦缓。西医诊断：肝硬化（失代偿期）。中医诊断：腹胀。中医辨证：肝气郁滞，土虚木乘，瘀血阻滞型。治则：顾护正气，疏肝健脾，活血化瘀。方予六君子汤合当归芍药散加味，处方：人参6g，白术15g，茯苓30g当归20g，芍药15g，川芎12g，泽泻15g，桂枝12g，陈皮10g，半夏12g，桔梗12g，甘草10g，三棱15g，莪术15g，姜黄10g。7剂。每日1剂，水煎服。服药1周，患者症状明显减轻。效不更方，继服14剂，以巩固疗效；同时嘱患者调畅情志，忌食辛辣寒凉之品。前后服药2个月余，随访半年，未复发。

4 讨论

艾滋病的病因病机为“艾毒”直中五脏，并在五脏长期潜伏，耗伤五脏精气，导致全身正气虚弱。艾滋病患者因为其特殊的感染途径，所以在后期除了正气亏虚外，最主要是由情志抑郁、焦虑等不良情绪导致肝郁更甚。在肝纤维化初期，多以气机郁滞为主；在肝纤维化后期，血瘀与正气不足为主要病理过程。艾滋病患者一旦合并肝病，两者是相互影响的。正气不足是艾滋病合并肝病发生发展的内在根据，而肝气郁结是影响正气演变的关键。蒋教授谨遵仲景“治肝当先实脾”之旨，临床重视肝、脾之间的关系，治疗上注重顾护正气、疏肝健脾、活血化瘀，常以六君子汤合当归芍药散加味方为基础进行加减，从肝、脾着手来调治艾滋病合并肝病，常获佳效。

参考文献（略）

（出自《中医研究》2016年第9期第40－42页）

蒋自强教授采用半夏泻心汤治疗艾滋病验案4则

邵彩东　舒　云　李政伟　牛嫚嫚
（河南中医药大学第一附属医院，河南　郑州　450000）

摘要　蒋自强教授是河南中医药大学硕士研究生导师，近10年来专职研究中医药防治艾滋病的临床及科研工作，参与了国家“973”“863”、世界自然基金等项目及多项“十一五国家重大科技专项”的临床研究。通过列举蒋自强教授治疗艾滋病验案4则，归纳总结半夏泻心汤在艾滋病中的临床运用。

关键词　蒋自强；中医师；艾滋病/中医药疗法；半夏泻心汤/治疗应用；验案

蒋自强教授是河南中医药大学硕士研究生导师，近10年来专职研究中医药防治艾滋病的临床及科研工作，参与了国家“973”“863”、世界自然基金等项目及多项“十一五国家重大科技专项”的临床研究。

艾滋病是由人类免疫缺陷病毒（HIV）感染所引起的获得性免疫缺陷综合征（AIDS），主要以免疫系统损害和机会性感染为主要特征，也是恶性传染性疾病。半夏泻心汤出自于《伤寒论》，是小柴胡汤去柴胡、生姜，加黄连、干姜而成，具有寒热平调、和中消痞的作用，原为小柴胡汤证因误下所形成的痞症而设。蒋自强教授临证常采用半夏泻心汤治疗艾滋病，凡脾胃寒热错杂、气机升降失常者，均有良好疗效。兹举验案4则，介绍如下。

1 艾滋病合并泄泻

患者，女，49岁，2014年3月26日初诊。主诉：腹痛、腹泻20d。患者HIV抗体阳性，服用抗病毒药10a。患者1a余前于当地某医院查CD_4^+ T淋巴细胞为142个/μL，20d前无明显诱因出现腹痛、腹泻。现症：腹痛，腹泻，大便不成形、14～16次/d，伴乏力，纳差，咽痛，咳嗽，小便尚调，舌质红，苔黄腻，脉弦。西医诊断：艾滋病合并泄泻。中医诊断：泄泻，证属寒热虚实错杂痞证。治宜寒

基金项目　国家“十二五”科技重大专项（2013ZX10005001001）；河南省中医药科学研究专项课题（2016ZY2052）

热平调，涩肠止泻。方用半夏泻心汤加减，处方：半夏30g，黄芩10g，黄连3g，干姜12g，党参20g，赤石脂15g，白芍20g，茯苓30g，生甘草15g，大枣10枚。10剂。每日1剂，水煎服。2014年4月7日二诊：腹泻愈，腹痛、乏力、纳差等均有好转。上方加炒白术15g，继服7剂，以巩固疗效。

按　艾滋病患者常免疫力低下，极易并发各种感染，常见慢性腹泻、痢疾等。本例患者大便不成形、14～16次/d，属脾寒表现；乏力、纳差均为脾虚便溏所致；咽痛、咳嗽、舌质红、苔黄腻、脉弦乃胃热之表现。半夏泻心汤为《伤寒论》治疗寒热错杂之脾胃病代表方，选用苦寒泄热的黄芩、黄连与温中燥湿的半夏、干姜配合，可解除胃热脾寒之结；更用甘平补虚的党参、甘草、大枣和中扶正；赤石脂涩肠止泻；白芍柔肝止痛；茯苓健脾。诸药合用，使正复邪去，而疾病自愈。

2　艾滋病合并便秘

患者，女，58岁，2014年8月12日初诊。主诉：便秘2余年。患者HIV阳性，有高血压病史，便秘多年，曾服用大黄等通便药物，泻水，泻后便秘如初，如此恶性循环；此次就诊前一直使用开塞露以通下大便，3d使用1次，仍觉排便无力且不通畅。现症：便秘，排便无力且不通畅，遇冷便秘加重，呃逆且进食生冷后加重，伴手心发热，汗出怕冷，舌苔黄腻，脉滑数。西医诊断：艾滋病合并便秘。中医诊断：便秘，证属寒热虚实错杂。治宜寒热平调，顺气润肠。方用半夏泻心汤加减，处方：半夏30g，黄芩10g，黄连3g，干姜12g，党参20g，苏梗10g，砂仁6g，陈皮10g，木香10g，白豆蔻仁15g，甘草6g。7剂。每日1剂，水煎服。2014年9月20日二诊：大便明显通畅。上方继服15剂，便秘痊愈，呃逆、寒热诸症均消失。再服5剂，以巩固疗效。

按：半夏泻心汤不仅治疗泄泻，也可治疗寒热错杂之便秘，关键在于抓住病机。便秘首选大黄虽在临床上司空见惯，但考虑该患者年高体衰，故不能全用大黄。便秘遇冷加重，说明不是大便干燥，而是排便不太通畅，此乃脾虚不运、湿聚中焦所致；汗出怕冷、舌苔黄腻属寒热错杂之象。给予半夏泻心汤寒热平调，去大枣、减甘草以防敛邪，再用白豆蔻、木香、砂仁等顺气祛湿，陈皮、苏梗理气宽中健脾。

3　艾滋病合并耳鸣

患者，男，44岁，2014年7月6日初诊。主诉：耳鸣伴鼻塞、头胀30d。患者9a前因有偿供血后感染HIV（+），开始口服HAART治疗；30d前出现耳鸣鼻塞、头胀，经五官科检查无异常。现症：耳鸣鼻塞，头胀，大便不实、2次/d，形体尚盛，舌苔黄腻而润，脉濡数。西医诊断：艾滋病合并耳鸣。中医诊断：耳鸣，证属脾胃虚弱、湿热内蕴。治宜泻热除湿，甘温补脾，以利清窍。方用半夏泻心汤加减，处方：法半夏20g，黄芩10g，黄连3g，干姜12g，党参20g，陈皮10g，白芷10g，炙甘草6g，大枣5枚。10剂。每日1剂，水煎服。2014年7月19日二诊：耳鸣减少，腻苔渐化。继服7剂，耳鸣消失，大便成形。随访半年，未复发。

按：本例患者乃脾胃虚弱、湿热蕴蒸、浊气上升而致耳鸣。《素问·通平虚实论》曰："头痛耳鸣，九窍不利，肠胃之所生也。"认为脾胃失调引起的"清阳下陷，浊阴上逆"是导致耳鸣的基本原因。李东垣以"内伤脾胃，百病由生"为由，将耳鸣的病因责之于脾胃，认为脾胃虚弱、精气不足、耳窍失养或清阳不升、浊阴不降均可致病。脾胃为气机升降之枢，故取半夏泻心汤运脾和胃，升清降浊；配陈皮调畅气机；白芷燥湿止痛；待脾升胃降，热清寒化，则耳鸣顿失。

4　艾滋病合并失眠

患者，女，39岁，2014年5月6日初诊。主诉：失眠3个月。患者HIV阳性，10年前开始服一线抗病毒药物，2个月前换成二线抗病毒药物，近期查CD_4^+ T淋巴细胞计数为500个/μL，并出现失眠多梦，曾于多家医院诊治，服用氯硝西泮片疗效不佳。现症：失眠，多梦易醒，甚至彻夜不眠，心烦神疲，四肢倦怠，食少，伴胸闷脘痞，晨起口苦，嗳气，头晕，大便3～4d/次，带下量多色淡，舌淡，苔白，脉沉。西医诊断：失眠。中医诊断：不寐，证属脾胃不和、寒热错杂。治宜寒热平调，健脾和胃。方用半夏泻心汤加减，处方：清半夏30g，黄芩10g，黄连3g，干姜12g，党参20g，远志15g，石菖蒲15g，夜交藤30g，败酱草30g，川楝子10g，甘草10g，大枣6枚。10剂。每日1剂，水煎服。2014年5月21日二诊：睡眠明显好转，脘痞、头晕等症状均减轻。上方加柴胡10g，陈皮10g。继服10剂，诸症均缓解。

按　艾滋病发展到中后期易损伤神经系统，出现焦虑、失眠等症状。《灵枢》认为：卫气即机体之生物钟，昼行阳，夜行阴，早上六点从膀胱经睛明穴开始升发、运行，晚上六点从阳明胃经由脚底涌泉穴入肾经，故胃经是卫气由阳入阴的一个口，加之卫气由水谷精气化生，无论何种原因，凡是影响卫气的运行，就会出现失眠，即"胃不合则卧不安"。本案方中以半夏、干姜为君药，解寒热之互结；党参、大枣、甘草补益脾胃，服升降之职；远志、石菖蒲、川楝子交通心肾，开郁散结；夜交藤养心安神；黄芩、黄连清热。诸药合用，使脾胃调和、营卫通畅，疾病乃愈。

5　小结

半夏泻心汤方中黄芩、黄连苦寒降泄，清里郁胃热；半夏辛苦而温，干姜辛热，既能温散寒邪，针对误下以后的下寒，又具有和胃降逆的作用；人参、大枣、甘草益气补中，可使正复邪自去。该方制方之法本于寒热并用、辛开苦降、补泻兼施，使机体阴阳和调，则脾升胃降，气机纳运正常。蒋自强教授认为：半夏泻心汤主治病证的核心是寒热互结、阻塞中焦气机，临床并不仅限于心下痞满的主症，凡恶心呕吐、下利、腹胀、嗳气、反胃、便秘、咳嗽、失眠等，只要证属中焦虚实互见、寒热错杂、湿热中阻、气机升降功能失常，均可使用。以上4则验案均有中焦寒热错杂的表现，符合半夏泻心汤的基本病机，故采用该方加减治疗，获得良效。

参考文献（略）

（出自《中医研究》2017年第3期第41－43页）

名老中医治疗艾滋病股骨头坏死验案举隅

潘玉颖，崔伟峰，王连珂，王世冉，屈　冰
（河南省中医药研究院，郑州 450004）

关键词　中医；艾滋病；股骨头坏死；验案

李发枝教授自2002年始在河南新蔡、上蔡、尉氏等县从事中医药防治艾滋病的临床工作，把经方运用于艾滋病救治中，通过中医辨证施治治疗艾滋病及并发症取得显著效果。李发枝教授经方治疗艾滋病股骨头坏死的病案，诠释了其在临证过程中对经方的灵活运用，以及与中药现代药理相结合的辨治过程。现将李发枝教授治疗艾滋病股骨头坏死四则经方验案整理于后，供同道参考。

1　阳和汤合防己黄芪汤加减

赫某，男，46岁，既往有艾滋病、丙型肝炎史。初诊时间2012年6月26日，自诉近日双髋关节疼痛，行走时加重，遇冷尤甚。平素怕冷，周身乏力，纳差，腹胀。舌淡苔白腻，脉沉细无力。中医诊断：骨痹（阳虚寒凝），治法：温经散寒。拟方：熟地黄15g，干姜12g，白芥子12g，桂枝15g，麻黄3g，鹿角片15g，骨碎补20g，黄芪60g，白术15g，防己20g，制川乌30g，葛根30g，甘草12g。7剂，水煎服，日1剂。服上方7日后髋关节疼痛减轻，守上方继服至2013年1月1日，诸症较前明显好转。

按：本案患者素体阳虚、脾气虚弱，外加病程日久更损气血，致正虚不固，关节疼痛，遇冷尤甚，多由风湿外侵，水湿停滞肌腠，寒凝筋骨经脉所致。证属阳虚寒凝，故方中以鹿角胶温补肾阳，熟地黄填精益髓，两者共奏温阳补血之功；干姜、桂枝具有温阳散寒，温通经脉之效；白芥子善达皮里膜外，麻黄能开窍散寒，两药合用共祛体内寒邪；加黄芪、白术、防己健脾祛湿利水。基于本案患者精血亏虚的体质和遇冷痛甚的症状，选用温里剂之阳和汤，温阳补血、祛痰通络，同时选用防己黄芪汤以健脾祛湿。另方中重用大乌头煎驱寒止痛，得以药到症减。

2　桃红四物汤合防己黄芪汤加减

岳某，女，57岁，既往有艾滋病史。初诊时间2013年9月3日，自诉左侧股骨头坏死，活动加重，休息后痛减。舌暗红有瘀点苔厚腻，脉沉涩。诊断：骨痹（瘀血阻络兼有风湿）。治法：活血通络、祛风除湿。拟方：丹参20g，当归20g，赤芍10g，白芍10g，桃仁10g，红花10g，川断10g，骨碎补10g，土鳖虫10g，地龙10g，元胡12g，川牛膝12g，制川乌8g，黄芪30g，穿山甲6g，甘草6g。7剂，水煎服，日1剂。

二诊，2013年9月10日痛减，继服上方至2013年11月12日。

三诊，2013年11月12日下肢轻度瘀胀，膝关节疼痛不适。舌暗苔厚腻，脉沉。拟方：丹参20g，当归10g，赤芍10g，白芍10g，桃仁10g，红花10g，仙灵脾12g，川断12g，骨碎补12g，土鳖虫10g，地龙10g，元胡12g，川牛膝12g，制川乌6g，黄芪40g，防己12g，木瓜12g，甘草10g。水煎服，日1剂。服药至2014年3月4日，症状好转。

按：本案患者舌暗红有瘀点，脉沉涩，考虑为瘀血阻络，故一诊中用桃仁红花汤祛瘀通络，加川断、骨碎补、土鳖虫补肾强筋，活血逐瘀；元胡活血行气，穿山甲、地龙通络止痛。三诊中，患者出现下肢瘀胀，关节疼痛不适，在一诊处方基础上加木瓜舒经活络，防己、黄芪健脾祛湿利水。

3　独活寄生汤合防己黄芪汤加减

吕某，男，43岁，既往有艾滋病史。初诊时间2013年

基金项目　国家十二五科技重大专项（2013ZX10005001）；河南省科技攻关计划（132102310223）；河南省中医药科学研究专项课题（2014ZY01007）

6月18日，自诉左侧髋关节疼痛，舌红苔白腐。诊断：骨痹（肾精虚损），拟方：龟鹿二仙胶，口服。

二诊，服上方7剂，左侧疼痛减轻，右侧髋关节疼痛，继服龟鹿二仙胶半年。

三诊，2014年12月23日受凉后双侧髋关节冷痛，活动受限。平素畏寒，腰膝酸软，心悸气短。舌淡红苔厚腻，舌体胖大，脉沉细无力。CT诊断双侧股骨头坏死。中医诊断：骨痹（肝肾阴虚，兼有风湿）。治法：补益肝肾，祛风除湿。拟方：秦艽12g，独活10g，桑寄生30g，当归10g，川芎10g，白芍12g，熟地黄12g，杜仲12g，桂枝12g，细辛3g，黄芪60g，白术15g，防己12g，川牛膝12g，桃仁10g，红花10g，甘草10g。7剂，水煎服，日1剂。2014年12月30日复诊诉疼痛明显减轻，继服2014年12月23日方半年，双侧髋关节疼痛基本消失，可以参加体力劳动。

按：本案患者前期治疗服用补益剂之龟鹿二仙胶，滋阴填精、益气壮阳，改善患者真元虚损、精血不足之证。后期感寒，关节冷痛，选用独活寄生汤，祛风湿止痹痛的同时补气血益肝肾，祛邪不伤正，扶正不留邪。方中配以桃仁、红花活血通络行痹止痛，防己、白术、黄芪健脾祛湿。

4 半夏泻心汤合防己黄芪汤加减

岳某，男，50岁，既往有艾滋病史。初诊时间2010年8月17日，自诉左侧髋关节疼痛，不能负重，腹满纳差，便溏。舌淡红苔黄，脉沉滑。X线显示双侧股骨头坏死。中医诊断：骨痹（脾肾虚弱、湿热内蕴）。治法：新开苦降，健脾利湿。拟方：半夏30g，黄芩10g，黄连3g，干姜15g，党参15g，生黄芪60g，白术12g，元胡20g，白芍30g，甘草15g，防己20g。7剂，水煎服，日1剂。

二诊，诉左侧髋关节疼痛减轻，但腹部怕冷，进食生冷则腹泻。舌淡苔白，脉沉细。拟方：麻黄10g，黄芪60g，白术15g，白芥子12g，防己20g，制附子10g，熟地黄30g，干姜10g，鹿角片12g，甘草12g，当归10g。7剂，水煎服，日1剂。

三诊，服药后疼痛缓解。2010年7月19日劳累后双侧髋关节疼痛，不欲饮食。舌淡苔白，脉沉细无力。拟方：熟地黄15g，麻黄6g，干姜10g，白芥子10g，制川乌30g，鹿角片15g，骨碎补20g，黄芪60g，白术12g，防己20g，半夏12g，桂枝12g，白芍12g，甘草15g。7剂，水煎服，日1剂。

四诊，2011年7月26日疼痛症状明显减轻，饮食好转。在2011年7月19日方至2012年10月9日期间，根据病情变化略有药物剂量调整，患者可以参加轻体力劳动，服龟鹿二仙胶善后。

按：本案患者的特点是在髋关节疼痛基础上又腹满纳差、便溏、泄泻，平素易感冒。考虑为脾虚湿停、寒热错杂，故一诊选用半夏泻心汤和防己黄芪汤加减。一诊之后考虑湿热已去，以阳虚寒凝为主要病机，改用阳和汤，温阳补血、散寒通滞。辅以防己黄芪汤健脾祛湿。三诊中疼痛缓解，腹泻症状改善，在二诊处方基础上加芍药，甘草缓急止痛。最后以龟鹿二仙胶滋阴益肾。

综上，李发枝教授治疗艾滋病股骨头坏死的过程中扶正祛邪有侧重。李发枝教授认为，“疑难杂症尤其是艾滋病，虽无特效药，若能时时匡扶正气，亦可正盛邪退，收事半功倍之功”。在治疗艾滋病患者股骨头坏死时，除了辨证施治对症治疗外，不忘顾护机体正气。每每加用黄芪、白术、甘草等补气药，增加机体正气。现代医学显示，常用中药黄芪、黄芩、白术、当归等在恢复和增强免疫力的同时，一定程度上能够抗艾滋病病毒活性。同时，在多个病案中，李发枝教授在辨证组方之余都会用到防己黄芪汤加减。艾滋病患者病久体衰，常因表虚不固、感受风寒湿邪、寒湿浸淫筋骨而成骨痹，防己黄芪汤祛风除湿且能健脾益气，对于脾胃虚弱的艾滋病患者更起到养护脾胃的作用。而针对股骨头坏死患者关节痛中，多用大乌头煎。大乌头煎是在《金匮要略》中记载治疗寒疝腹痛的方剂，单味乌头大辛大热，药性猛峻善治沉寒痼冷，能缓急止痛，祛寒助阳。然，由于乌头为剧毒之药，令现代医师望而生畏，而李发枝教授在治疗股骨头坏死关节痛时常用此药止痛，效果明显，值得借鉴。

参考文献（略）

（出自《中国艾滋病性病》2017年第23卷第4期第355－356页）

英 文 篇

Comparative Proteomic Profiling and Biomarker Identification of Traditional Chinese Medicine – Based HIV/AIDS Syndromes

Li Wen[1], Ye – Fang Liu[1], Cen Jiang[1], Shao – Qian Zeng[1], Yue Su[1], Wen – Jun Wu[1], Xi – Yang Liu[1], Jian Wang[2], Ying Liu[2], Chen Su[3], Bai – Xue Li[1] & Quan – Sheng Feng[1]

Given the challenges in exploring lifelong therapy with little side effect for human immunodeficiency virus infection and acquired immune deficiency syndrome (HIV/AIDS) cases, there is increasing interest in developing traditional Chinese medicine TCM treatments based on specifc TCM syndrome. However, there are few objective and biological evidences for classification and diagnosis of HIV/ AIDS TCM syndromes to date. In this study, iTRAQ – 2DLC – MS/MS coupled with bioinformatics were firstly employed for comparative proteomic profiling of top popular TCM syndromes of HIV/AIDS: accumulation of heat – toxicity (AHT) and Yang defciency of spleen and kidney (YDSK). It was found that for the two TCM syndromes, the identified differential expressed proteins (DEPs) as well as their biological function distributions and participation in signaling pathways were significantly different, providing biological evidence for the classification of HIV/AIDS TCM syndromes. Furthermore, the TCM syndrome – specific DEPs were confirmed as biomarkers based on western blot analyses, including FN1, GPX3, KRT10 for AHT and RBP4, ApoE, KNG1 for YDSK. These biomarkers also biologically linked with the specific TCM syndrome closely. Thus the clinical and biological basis for differentiation and diagnosis of HIV/AIDs TCM syndromes were provided for the frst time, providing more opportunities for stable exertion and better application of TCM efficacy and superiority in HIV/AIDS treatment.

HIV/AIDS pandemic represents the most severe global health challenge in modern history. By the end of 2016, *ca.* 36.7 million people were living with HIV and *ca.* 35.0 million people have died from AIDS – related illnesses worldwide. The development of therapies for prevention and control of HIV/AIDS remains a herculean and signifi cant task.

So far, the highly active antiretroviral therapy (HAART) is the most eff ective treatment for HIV/AIDS, leading to a notable decrease of mortality rates. However, the medication involved in HAART is oft en limited by drug toxicity, poor treatment tolerability and drug resistance. Traditional Chinese medicine (TCM), with more than 5000 years of clinical practice, has become one of the mainstays of complementary and alternative medication therapy. It has been proved that TCM can reduce the side eff ects associated with HAART, enhance the immune functions of patients, and improve clinical symptoms and quality of life. Furthermore, recent clinical study showed that TCM have positive implications on long – term survival of HIV/AIDS patients, suggesting that TCM has the potential to become a functional cure for HIV/AIDS. us TCM is increasingly getting into the clinical application for HIV/AIDS treatments.

TCM syndromes, also called '*Zheng*' in Chinese, describe the process of summarizing and distinguishing comprehensive signals and symptoms of individuals from a particular stage of disease. Central to TCM treat – ment, the di fferentiation of TCM syndromes is the key principle in guiding the prescription of TCM medications. It aims at specific TCM syndromes and guides the direction of treatment based on TCM theories. Hence accu rate discrimination to TCM syndromes is the indispensable prerequisite for effective TCM treatments. However, Chengdu University of Traditional Chinese Medicine, Chengdu, 610075, China. TCM Center for AIDS Prevention and Treatment, China Academy of Chinese Medical Sciences, Beijing, 100700, China. Sichuan Academy of Chinese Medicine Sciences, Chengdu, 610041, China. Li Wen and Ye – Fang Liu contributed equally to this work. Correspondence and requests for materials should be addressed to B. – X. L. (email: baixuelee@163.com) or Q. – S. F. (email: fengqs118@163.com) firstly, the biological evidences for classifi cation of TCM syndromes remain lacking. Moreover, the recognition of TCM syndromes is currently assessed by traditional inspection, auscultation, olfaction, interrogation and palpation. Such method heavily relies on the clinical experiences of TCM practitioners, usually with certain degree of subjectivity and ambiguity from individuals, greatly hindering the stable exertion of TCM efficacy and superiority. TCM treatments of HIV/AIDS also face the problems. Hence it is urgently needed to scientifi cally prove the differences of TCM syndromes and provide objective diagnosis of HIV/AIDS TCM syndromes. Shao Li *et al.* found the metabolism – immune imbalanced network and

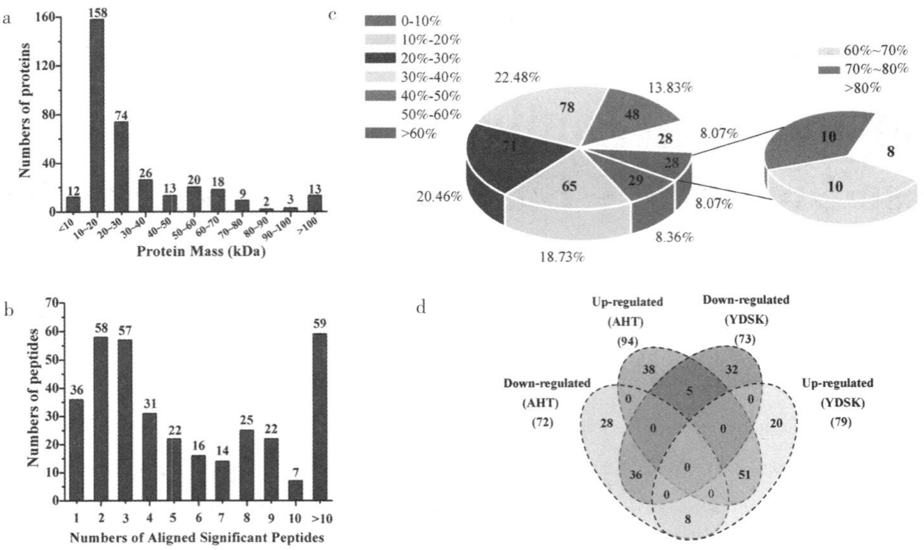

Figure 1. Identification and analysis of serum proteome of HIV/AIDS patients.

(a) Distribution of protein mass of identified proteins. (b) Number of proteins aligned with significant peptides.

(c) Coverage of the identified proteins. (d) Venn diagram of up – regulated and down – regulated proteins in AHT and YDSK groups.

potential biomarkers to evaluate cold and hot syndromes, which inspired us to explore a new way to biologically understand TCM syndromes. HIV/AIDS TCM syndromes mainly includefiaccumulation of heat – toxicity (AHT) syndrome and Yang deficiency of spleen and kidney (YDSK) syndrome, lung qi and yin deficiency syndrome, qi deficiency and blood stasis syndrome, and original qi and kidney yin deficiency syndrome. Among them, AHT and YDSK syndromes account for the top proportions and thus were focused on in our investigation. Patients with AHT syndrome usually present with herpes or aphtha, skin fester or ulcer, sticky shit, and fever *etc.* (Supplementary Table S1), whereas YDSK patients usually accompany symptoms of loose stool, diarrhea, sensation of chill, poor appetite, and edema, *etc.* (Supplementary Table S2).

Comparative serum proteomics has become a robust approach for the demonstration of overall pro – tein levels and identification of disease biomarkers in recent. Due to the high sensitivity, accuracy and throughput, the isobaric tags for relative and absolute quantification coupled with two – dimensional liquid chromatography – tandem mass spectrometry (iTRAQ – 2DLC – MS/MS) technology has been proposed as a pow – erful alternative. A furry of applications, *e. g.* detection of diagnosis biomarkers for pulmonary tuberculosis, chronic hepatitis B and prenatal neural tube defects[30], have been driven in past decade.

In this research, we aimed to identify the biological differences and serum biomarkers of AHT and YDSK syndromes by employing iTRAQ – 2DLC – MS/MS coupled with bioinformatics and western blot analy – ses. Differentially expressed proteins (DEPs) of AHT and YDSK patients compared with healthy people were screened out with iTRAQ – 2DLC – MS/MS firstly. These DEPs were further comparably analyzed with bioinfor – matics assays *via* Gene Ontology (GO), Kyoto Encyclopedia of Genes and Genomes (KEGG) pathways and protein – protein interaction (PPI) networks. Thus the biological differences between the TCM syndromes can be scientifically dissected and proved. In addition, western blot assays were carried out to measure the level of TCM syndrome – specific DEPs so that the objective diagnosis biomarkers of HIV/AIDS TCM syndromes can be confirmed.

Results

Comparative serum proteomic profling of AHT and YDSK syndromes by iTRAQ – 2DLC – MS/MS. To gain biological insights into the differences of TCM syndromes and further discover serum protein biomarkers, 45 participants were obtained for each TCM syndrome, including 15 AHT patients, 15 YDSK patients and 15 healthy volunteers as the control. The clinical baseline data (Supplementary Table S3) showed that the participants were available for the next comparative serum proteomic profiling with iTRAQ – 2DLC – MS/MS. The mass distribution of the identified proteins (Fig. 1a) revealed that 336 (96. 54%) were above 10 kDa, of which 158 (45. 53%) were 10 to 20 kDa and 13 (3. 74%) were above 100 kDa. According to the statistics of the proteins aligned with significant peptides (Fig. 1b), 311 (89. 62%) proteins were aligned by more than two peptides. In addition, the coverage of protein sequence with 50 ~ 100%, 40 ~ 50%, 30 ~ 40%, 20 ~ 30%, 10 ~ 20%, and under 10% accounted for 24. 50%, 13. 83%, 22. 48%, 20. 46%, 18. 73% and 8. 36%, respectively (Fig. 1c).

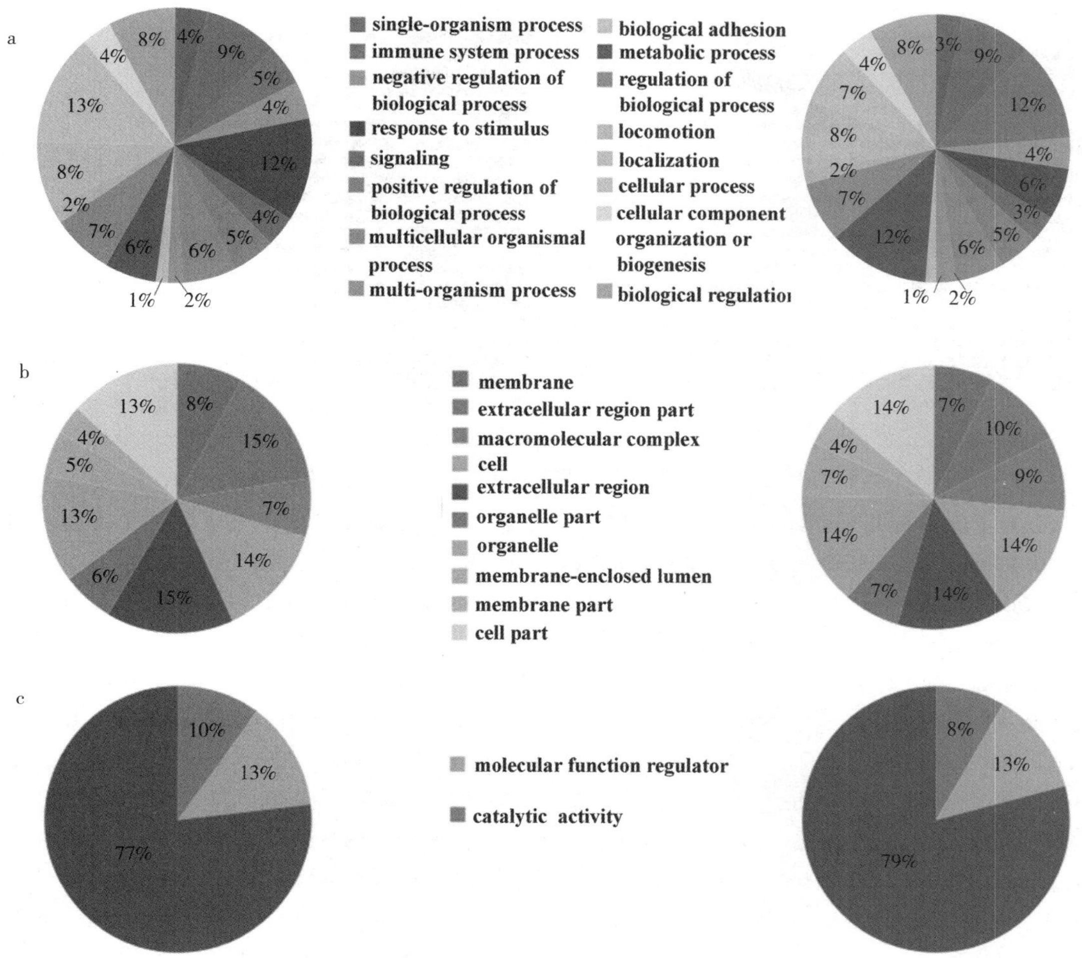

Figure 2. GO annotation of DEPs of AHT (left) and YDSK (right).
(a) Biological process. (b) Cellular component. (c) Molecular function.

Furthermore, according to the quantitative analysis of the identified proteins, those showed greater than 1.2 – fold change (up – regulated) or less than 0.8 – fold change (down – regulated) were screened out as the DEPs (Supplementary Table S4 and Table S5). Venn diagram (Fig. 1d) revealed that 166 DEPs were identified in AHT, including 94 up – regulated and 72 down – regulated proteins. 152 DEPs including 79 up – regulated and 73 down – regulated proteins were obtained in YDSK. Among these DEPs, AHT and RDSK syndromes shared 51 up – regulated and 36 down – regulated proteins, respectively. In addition, 5 proteins were identified with up – regulation in AHT but with down – regulation in YDSK, while the expressions of 8 proteins were up – regulated in YDSK but were down – regulated in AHT (Supplementary Table S6). Moreover, there were 56 and 52 DEPs specifically involved in AHT and YDSK, respectively.

Comparative GO analyses of the DEPs in AHT and YDSK syndromes. To deeply dissect the biolog ical differences between AHT and YDSK syndromes, intensive bioinformatics analyses were carried out. In con sideration of that the classi cation and specificity of TCM syndromes are related to the biological regulation of all the DEPs, 166 DEPs in AHT and 152 DEPs in YDSK were used for bioinformatics analyses respectively. Broad functional distribution according to GO analyses showed that the DEPs in AHT and YDSK shared the same categories in biological process (Fig. 2a), cellular component (Fig. 2b) and molecular function (Fig. 2c). However, the proportional distributions of the categories for the two TCM syndromes were different. Biological process analyses revealed that the DEPs in AHT were mainly localized to response to stimulus (12%) and cellular process (13%), while metabolic process (12%) and immune system process (12%) accounted for a large proportion in YDSK (Fig. 2a). In cellular component analyses, DEPs in AHT were mainly localized to extracellular region part (15%), extracellular region part (15%) and cell (14%), whereas there were much fewer DEPs located to extracel – lular region part (10%) in YDSK (Fig. 2b).

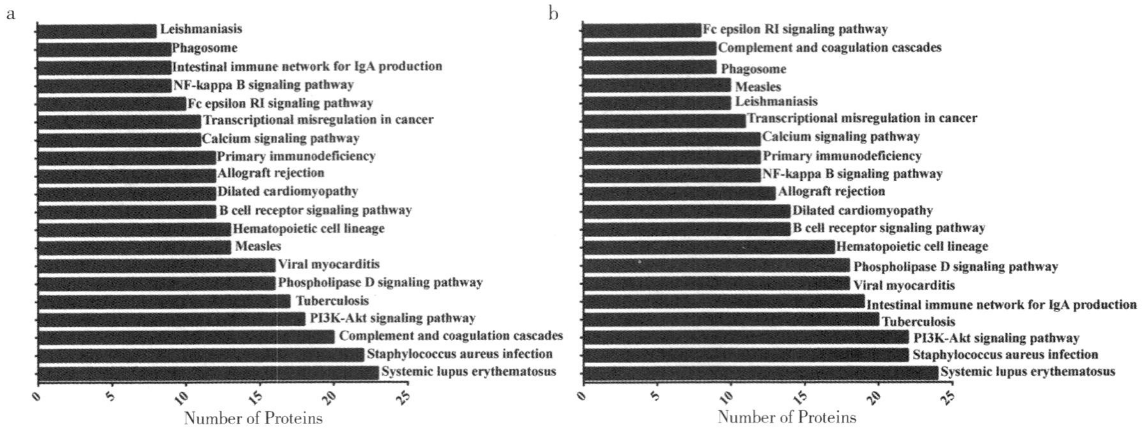

Figure 3. KEGG pathway analyses of the DEPs in AHT (a) and YDSK (b) groups.

Comparative KEGG pathway analyses of the DEPs in AHT and YDSK syndromes. KEGG path way annotation revealed that the DEPs in AHT and YDSK group both mainly functioned in the signaling pathways of systemic lupus erythematosus (hsa05322), staphylococcus aureus infection (hsa05150), tuberculosis (hsa05152), viral myocarditis (hsa05416), PI3K – Akt signaling pathway (hsa04151) and phospholipase D signaling pathway (hsa04072) (Fig. 3). Notably, DEPs linked to the pathway of complement and coagulation cascades (hsa04610) in AHT were much more than those in YDSK, whereas more DEPs were associated with the pathway of intestinal immune network for IgA production in YDSK compared to those in AHT.

Comparative STRING analyses of the DEPs in AHT and YDSK syndromes. Furthermore, STRING analyses of PPI networks displayed the significant DEPs involved in physical and functional connections (Fig. 4). Among these DEPs, quite a number of proteins specifically functioned in response to AHT and YDSK syndromes respectively. For example, fibronectin 1 (FN1), glutathione peroxidase 3 (GPX3), apolipoprotein C3 (APOC3), alpha – 1 – microglobulin/bikunin precursor (AMBP) and keratin 10 (KRT10) were specifically involved in the PPI network in AHT group (Fig. 4a), while apolipoprotein E (ApoE), retinol binding protein 4 (RBP4), lipid – binding protein (LBP), Kininogen 1 (KNG1), Fibulin 1 (FBLN1) and alpha – 2 – glycoprotein 1, zinc – binding (AZGP1) were specifically associated with the PPI network in YDSK group (Fig. 4b). These DEPs might be potential biomarkers for identifying and distinguishing AHT and YDSK syndromes of HIV/AIDS.

Validation of the biomarkers for AHT and YDSK syndromes. To validate iTRAQ – 2DLC – MS/MS results and further identify the biomarkers of TCM syndromes, TCM syndrome – specific DEPs in PPI network of each syndrome were selected for western blot assays. The protein bands (Fig. 5a) and the corresponding statistical analyses (Fig. 5c) showed that the serum levels of FN1, GPX3 and KRT10 in AHT group were significantly lower than that of the healthy control, with the fold changes of 0.71, 0.63, 0.74 and p value of 0.0008, 0.0002, 0.0054, respectively. For YDSK group, the serum levels of RBP4 and KNG1 were much higher but ApoE was significantly lower than those of the control, with the fold changes of 1.47, 0.72, 1.91 and p = 0.0008, p = 0.0009, p = 0.0032, respectively (Fig. 5b and d). These results were consistent with iTRAQ – 2DLC – MS/MS data. More importantly, it was further confirmed that FN1, GPX3 and KRT10 can be employed as AHT biomarkers, and that RBP4, ApoE and KNG1 were available YDSK biomarkers.

Discussion

Although TCM has been long practiced effectively for HIV/AIDS treatment, objective and biological evidences for classification and diagnosis of the TCM syndromes are still lacking to date. As the top popular TCM syn dromes of HIV/AIDS, AHT and YDSK were investigated in this study. According to serum proteomic analyses with iTRAQ – 2DLC – MS/MS, the identi ed DEPs in the two TCM syndromes were significantly different, with 56 and 52 DEPs speci cally linked to AHT and YDSK respectively. The proteomic profiles indicated that there were biological differences between the AHT and YDSK syndromes, which were further confirmed and dissected by bioinformatics analyses including GO, KEGG and PPI network.

For the two TCM syndromes, GO data revealed that the proportional distributions of their DEPs in biological process and cellular component were inconsistent. In comparative KEGG pathway analyses, complement and coagulation cascades pathway linked more closely with AHT than with YDSK. In TCM, AHT syndrome of HIV/ AIDS was regarded as the stage when virus and immune system confront each other, and therefore infammatory reaction signs such as fever and aphtha are the major symptoms of AHT patients. Comparatively, YDSK syndrome is the stage when anti – virus immune reaction became weaker, and thus it is associated with the symp – toms of chill and loose stool, *etc*. It has been reported that when the complement system was activated, the effect fragments of infammatory medium can be generated and subsequently involved in inflammatory response. us the complement system was the first line of defense against virus invasion. These are consistent with the close connection of complement and coagulation cascades pathway with AHT syndrome in the KEGG analysis. Moreover, previous studies have revealed that IgA is protective for the integrity of the intestinal barrier, which has an important eff ect on antigen elimination. KEGG analyses in our study showed that the pathway of intestinal immune network for IgA production was more related with YDSK than with AHT, indicating there were differences of intestinal immune function between the two TCM syndromes. This result is accordant with the typical clinical symptoms of YDSK such as abdominal distention and loose stool. All these above further validated the iTRAQ – 2DLC – MS/MS data and the biological differences between AHT and YDSK syndromes.

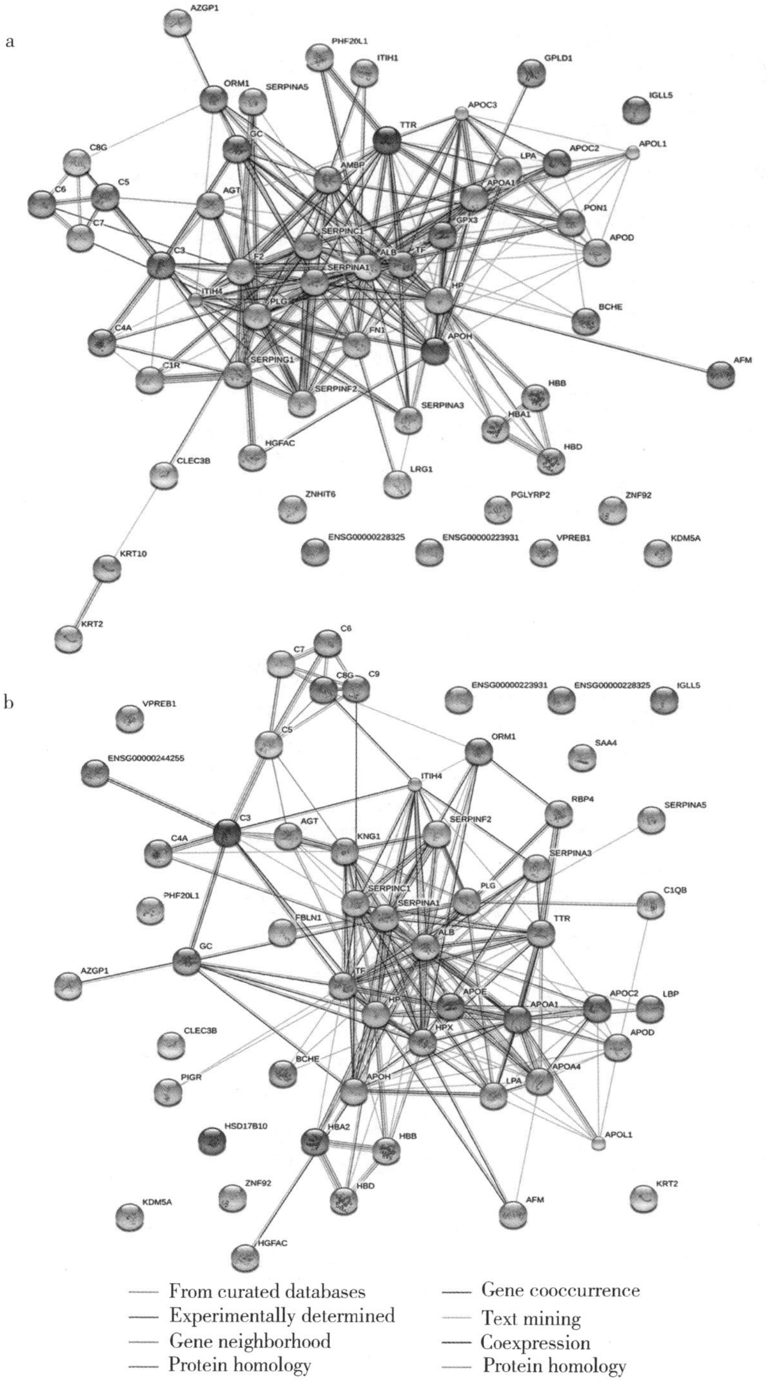

Figure 4. PPI network of the DEPs in AHT (a) and YDSK (b).

Identification of TCM syndrome biomarkers is of great importance for objective diagnosis of HIV/AIDS TCM syndromes and the subsequent accurate TCM treatment. In this work, based on the credibility of the iTRAQ - 2DLC - MS/MS results, the TCM syndrome - specific DEPs in the PPI networks were further validated as the bio markers, including FN1, GPX3, KRT10 for AHT and RBP4, ApoE, KNG1 for YDSK, respectively.

FN1 can help macrophage grab and clear the damaged cells and harmful substances, and thus has important regulating eff ect on systemic inflammatory response. AHT patients usually present inflammatory response related symptoms and physical signs, which was in accordance with the reduction of FN1 in our experiments. GPX3 is a critical antioxidant enzyme for reducing reactive oxygen species and maintaining the oxygen balance.

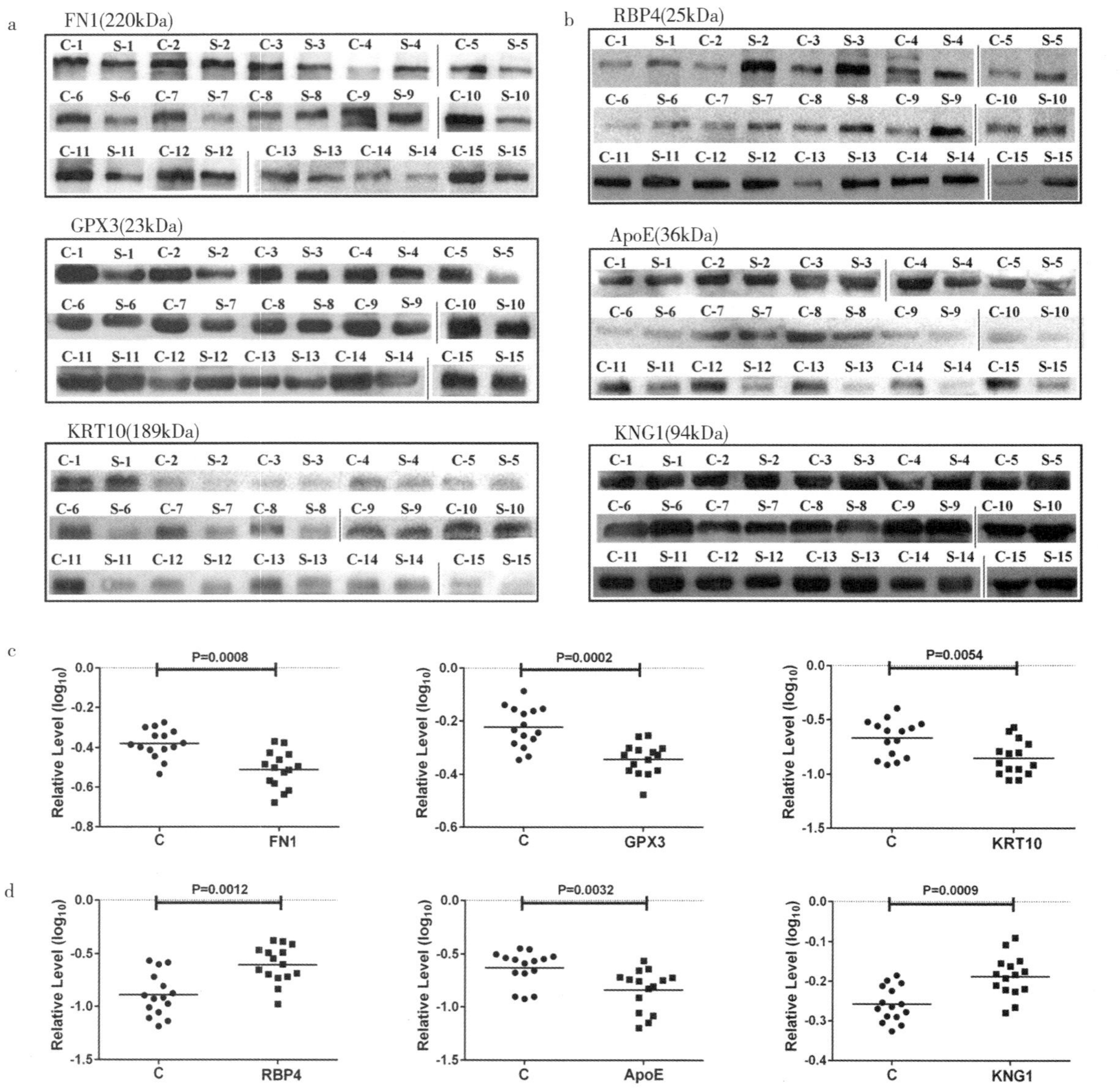

Figure 5. Validation of the biomarkers for AHT and YDSK syndromes. (a, b) Western blot analyses of FN1, GPX3 and KRT10 in AHT (a), and RBP4, ApoE and KNG1 in RSYX (b). The grouping of bands cropped from di erent gels was made explicit using delineation with dividing lines. (c, d) Statistical analyses of the relative levels of FN1, GPX3 and KRT10 (c) corresponding to (a), and RBP4, ApoE and KNG1 (d) corresponding to (d) (n = 15). Median values are shown by a horizontal line. C = control.

The infection and replication of HIV viruses can lead to oxidative damage and the subsequent reduction of GPX3. In our experiments, GPX3 was speci cally down - regulated in AHT syndrome. is might be caused by the severe oxidative damage in AHT syndrome, since the infection and replication of HIV in AHT syndrome is more intensive than that in YDSK syndrome and healthy individuals. KRT10 can be released from the epithelial cell sourced tumor cell during the proliferation and apoptosis, and thus has been used as biomarker for clinical diagnosis of epithelial cell tumor. In TCM practice on HIV/AIDS, it was found that the incidence of epithelial cell tumor in AHT syndrome was much lower compared with YDSK syndrome, which was consistent with the low expression in AHT case in our experiments. As the most important extracellular transport protein, RBP4 is closely related to metabolic dysfunction. RBP4 levels are higher in patients with clinical hypothyroidism and exhibit an obvious decrease after normalization of thyroid function. YDSK patients performed certain hypothyroidism symptoms such as sensation of chill, debilitation, edema, poor appetite, sexual dysfunction, which might closely linked to the increased RBP4 level in our experiments. ApoE has been reported to be a risk factor for vascular dementia and Alzheimer's disease. Researchers have found that ApoE was closed related to HIV – associated neurocognitive disorder. HIV/AIDS YDSK patients usually exhibited apathetic expression and decreased memory, which may be caused by the abnormal expression of ApoE. Previous studies have showed that KNG1 can enter into the infected tissues, interact with cell matrix and be subsequently degraded to kinin, which can activate the dendritic cell. Then Th1 – type and adaptive responses can be induced. Therefore, KNG1 level in tissues is positively related with the immune response ability. KNG1 in blood plasmas of YDSK patients was increased in our experiments, indicating the down – regulation of KNG1 in tissues and the reduction of immune response ability. This was in accordance with the YDSK symptoms similar to immune tolerance state, such as sensation of chill and diarrhea. Taken together, these validated DEPs were biologically and specifically related to the TCM syndromes and thus can serve as potential AHT or YDSK biomarkers of HIV/AIDS.

However, there also exist some limitations in the study. The number of the enrolled patients with each syndrome is insu fficient. Some powerful bioinformatics analyses such as Ingenuity Pathway Analysis[51] and MetaCore Analysis[52] were not performed. Gene expression[33] and metabolic pro ling[53] of HIV/AIDS should be further carried out. The molecular regulating mechanisms of the identified DEPs in each syndrome need to be dissected in further studies. Other TCM syndromes should also be investigated in future to comprehensively understand TCM syndromes of HIV/AIDS.

Conclusion

Based on iTRAQ – 2DLC – MS/MS discovered DEPs and the further bioinformatics analyses, it was found that there were biological differences between the top popular TCM syndromes of HIV/AIDs: AHT and YDSK. The difierences included the kinds of identified DEPs and their function distributions in cellular components and biological processes, as well as the pathways that the DEPs participated in. The dissections of these differences provide clinical and experimental evidences for the di erentiation of TCM syndromes for the rst time. Furthermore, TCM syndrome – specific DEPs were identified as the serum biomarkers, including FN1, GPX3, KRT10 for AHT and RBP4, ApoE, KNG1 for YDSK. These biomarkers also biologically linked with the specific TCM syndromes closely and thus can be used for TCM syndrome determination. All these laid biological basis for the differentiation and diagnosis of HIV/AIDs TCM syndromes with important scientific significance, providing more opportunities for deep understanding of TCM syndromes and stable exertion of TCM superiority in HIV/AIDS treatment.

Methods

The present study was approved by the research medical ethics committee of Chengdu University of TCM (China), and signed informed consent was obtained from all participants. All methods were performed in accordance with the relevant guidelines and regulations.

Clinical evaluation. Both western and Chinese medicine criteria were used to divide HIV/AIDS patients into two groups. First, participants were satisfied with diagnostic criteria of western medicine derived from '*AIDS Treatment Guidelines* (*2011 version*)' Then, AHT and YDSK patients were fidiagnosed according to '*Traditional Chinese Medicine Treatment of AIDS Clinical Technology Program* (*2004 Edition*)' . Patients were ltered when they satisfied one of the following criteria: pregnant women or nursing mothers; with malignant tumors; with unconsciousness, dementia or mental disease; family members disagree; with primary immunodeficiency or other secondary immunode ciency caused by hormone chemotherapy; with hematological disorders; with central nervous system diseases or severe organ diseases that were not caused by HIV/AIDS.

Patients and serum collection. A total of 87 HIV/AIDS patients (aged 21 to 61 years) were obtained from Chengdu infectious disease hospital, where is the demonstration area for prevention and control of national infectious disease in Liangshan prefecture. These patients were ltered with clinical evaluation as described above. In addition, 35 randomly chosen healthy volunteers, aged from 24 to 54 years were also included (Supplementary Table S3) . For both iTRAQ – 2DLC – MS/MS proteomics and western blot analyses, blood samples of 15 AHT – HIV/AIDS patients, 15 YDSK – HIV/AIDS patients and 15 healthy participants were obtained. Serum was collected from blood sample (4 mL) following the manufacture's protocol. Briefy, each blood sample was incubated at room temperature for 2 h in vacutainer blood handling tube (Becton Dickinson, New Jersey,

USA) and centrifuged for 10 min at 3500 rpm and 4℃. The supernatants were collected as serum sample, transferred into polypropylene tube and stored at −80℃.

Protein preparation. 200 μL of serum sample from each patient was subjected to reduce the complexity by using ProteoMiner™ Kits (Bio-Rad Laboratories, Hercules, CA, USA) according to the manufacturer's instruc-tions. The prepared proteins were stored at −80℃ for subsequent analysis. Protein concentration was determined using the Bradford protein assay (Bio-Rad Protein Assay; Bio-Rad Laboratories, Hercules, CA, USA).

iTRAQ-DLC-MS/MS discovery experiments. Proteins from 15 patients in the same group were pooled for iTRAQ labelling. Pooled protein samples (100 μg) were digested with Trypsin Gold (Promega, Madison, WI, USA) with the ratio of protein: trypsin = 30: 1 at 37℃ for 16 h. Digested peptides were dried by vacuum centrifugation, reconstituted in 0.5 M TEAB and processed in preparation for 8-plex iTRAQ (AB Sciex, Framingham, MA, USA). The peptides were labeled with isobaric tags and incubated for 2h at room temperature. The labeled peptide mixtures were then pooled, dried by vacuum centrifugation and separated by strong cation exchange (SCX) chromatography on a 20AD high-performance liquid chromatography (HPLC) system (Shimadzu, Kyoto, Japan).

The fractions were resuspended in buffer A (water, 0.1% FA) and centrifuged at 20000 g for 10 min. The supernatant was loaded onto a C18 trap column (2 cm) on a LC-20AD nanoHPLC (Shimadzu, Kyoto, Japan) and eluted onto an analytical C18 column (10 cm, inner diameter 75μm). The samples were loaded with buffer B (ACN, 0.1% FA) at 400 nL/min. MS data acquisition was performed with a Q-Exactive (Termo Fisher Scientifc, San Jose, CA).

Protein identification and quantification. The raw data files were processed and quantified with Proteome Discoverer so. ware version 1.3 (ermo). The MASCOT version 2.3.0 search engine was used for all searches. All searches were performed against the human protein sequence database (NCBInr_ 2014_ human). For protein identification, the following criteria were used: trypsin digestion allowing a maximum of one missed cleavages; Carbamidomethyl (C) was set as xed modifications. Oxidation (M), Gln →Pyro-Glu (N-term Q, iTRAQ 8 plex (K), iTRAQ 8 plex (Y), iTRAQ 8 plex (N-term) were selected as variable modifications. The peptide mass tolerance and MS/MS tolerance were set to ±15 ppm and 20 mmu, respectively.

The quantification was processed using Proteome Discoverer version 1.3 with the following settings: the fold change threshold for up-/down-regulation was set at 20; only peptides unique for a given protein or protein group and with the 99% confidence were selected for quantitation; the number of the minimum unique peptides was set at one; experimental bias was corrected by normalization to the median in each sample. Venn diagram of up- and down-regulated proteins was analyzed by InteractiVenn (http://www.interactivenn.net/).

Bioinformatics analyses. GO annotation proteome was derived from the UniProt-GOA Database (www. http://www.ebi.ac.uk/GOA/). Proteins were classified by GO annotation based on three categories: biological process, cellular compartment and molecular function. KEGG database were used to annotate pathways. First, we annotate proteins using KEGG online service tools KAAS. Then we map the annotation result on the KEGG database using KEGG online service tools KEGG mapper. PPI were analyzed for identified acetylated proteins using Cytoscape software. PPI network obtained from STRING database, a weighted interaction database with physical and functional interactions. We fetched all interactions that had a confidence score ≥0.7 (high con dence).

Western blot and statistical analyses. The prepared protein samples (10 μL) from 15 AHT-HIV/ AIDS patients, 15 YDSK-HIV/AIDS patients and 15 healthy individuals were treated with gel-loading buffer for SDS-PAGE electrophoresis at 120 V for 1 h. The samples were then transferred to a PVDF membrane (Amersham Biosciences) at 15 V for 20 min. The membranes were blocked with 5% bovine serum albumin at 37℃ for 2 h and then incubated with primary antibodies (including anti-FN1, anti-GPX3, anti-KRT10, anti-RBP4, anti-ApoE and anti-KNG1, 1: 500, Santa Cruz Biotechnology, CA, USA) at 4℃ overnight, followed by incubation with alkaline phosphatase-conjugated secondary antibodies (1: 1000) at 37℃ for 1 h in darkness. The bands were visualized with enhanced chemiluminescence (GE Healthcare) and the band intensities were quantified with ImageJ (Wayne Rasband, National Institutes of Health). Albumin was used as reference to calculate the relative intensity of each protein. The calculation of mean ± standard deviation and Students' t tests were performed with GraphPad Prism 6.0 so ftware.

References (omitted)

(出自《X-MOL》2018 年)

Gene Expression Profiles of HIV/AIDS Patients with *Qi* - *Yin* Deficiency and Dampness - Heat Retention

Sa Liu,[1*] Yulong Chen,[2*] Shiping Xie,[1] Qianlei Xu,[3] Jianshe Chen,[4] Changhai Wang,[5] Zhao Wang,[6] Suna Ma,[7] Xingwei Wu,[7] and Ning Zhang[8]

Abstract

Objectives: Traditional Chinese Medicine (TCM) applied in the clinic as a complementary and alternative therapy has helped improve immunity and reduce side effects and symptomatic treatment in patients with HIV/ AIDS. However, the mechanisms of TCM syndromes are not clear. Transcriptomics enables the study of such TCM syndromes.

Design: This study compared the messenger RNA (mRNA) expressions of healthy persons and patients with HIV/AIDS who had two common TCM syndromes, *qi* - *yin* deficiency and dampness - heat retention, to find the difference in HIV/AIDS with TCM syndromes.

Results: Comparison with healthy persons identified 113 mRNAs—41 enhanced and 72 decreased—in the *qi* - *yin* deficiency group. Additionally, 76 mRNAs were found in the dampness - heat retention group: 14 in - creased and 62 decreased. Functional genetic analysis of the mRNAs indicated that two TCM syndromes were correlated with cell apoptosis, immunoinflammatory responses, and lymphocyte activation. Differentially ex - pressed mRNAs in the *qi* - *yin* deficiency group were obviously associated with cellular activity, communication, protein localization, cellular ion homeostasis, and regulation of cell motion, whereas mRNAs in the dampness - heat retention group were associated with sequence - specific DNA binding, cellular response to stress, and hemopoietic or lymphoid organ development.

Conclusions: These results suggest that the formation of different TCM syndromes in patients with HIV/ AIDS were founded on biological transcriptomics, which reveal mechanisms of the formation of these syndromes in HIV/AIDS. Differentially expressed mRNAs in two TCM syndrome groups tended to normalize after TCM intervention, which indicates that TCM might remit symptoms by changing genetic expression.

Keywords: differentially expressed genes, AIDS, HIV, TCM syndromes, *qi* - *yin* deficiency syndrome, dampness - heat retention syndrome

Pathogenesis of AIDS partly depends on the ability of HIV to avoid host immunity; its ability to replicate in target cells, such as CD_4^+ T cells; and induction of apoptosis of immune cells. Although highly active antiretroviral therapy can control viral load and incompletely restore immunity, it is associated with clinical drug resistance and side effects. Alternative and complementary therapies have been positively verified. Studies have shown that Traditional Chinese Medicine (TCM) has had some effects alone or when integrated with modern medicine in terms of reestablishing the immune system, reducing side effects, and personalized treatment. TCM can be used as an alternative and complementary therapy for AIDS. A precondition for effective clinical treatment with TCM has been the diagnosis of TCM syndromes in patients. Research on the molecular biological basis of TCM syndromes will provide a reference for diagnosis and evaluation of curative effect.

The study of TCM syndromes in terms of transcriptomics is conducive to research on the molecular mechanisms of TCM syndromes and personalized treatment. Transcriptomics explores genetic transcription and regulation in cells at the overall level of RNA expression and variability. The interactions of differentially expressed genes might present different symptoms in patients, which corresponds to a characteristic of TCM: that is, TCM syndromes manifest timeliness and spatial awareness of a disease at a certain stage of development.

At present, some investigators have studied TCM syndromes in terms of transcriptomics. Transcriptomics in patients with HIV/AIDS has also been studied. However, gene expression profiles in HIV/AIDS with TCM syndromes has thus far not been explored. In addition, epidemiologic results have shown that the *qi* - *yin* deficiency syndrome and dampness - heat retention were the most common TCM syndromes in patients with HIV/AIDS in China. . Therefore, the present study selected patients with these two TCM syndromes with the objective of studying expression profiles and exploring the inherent foundation of HIV/AIDS in TCM patients at the molecular level.

Materials and Methods

General information

Forty - nine volunteers were included in this study. Among them, 29 patients with HIV/AIDS were from the Henan province of China: 12 with *qi - yin* deficiency syndrome and 17 with dampness - heat retention. Twenty healthy persons from the same region and same ethnic group were included as a control group to ensure that the age, sex, eating habits, and lifestyle of the control group were similar to those of the observation group. Baseline demographic characteristics, such as age and sex, did not significantly differ between groups (Tables 1 and 2).

TABLE1. SEX DISTRIBUTION BETWEEN GROUPS

Group	*Men*	*Women*	*Total*
Case group (*n*)	17	12	29
Control group (*n*)	10	10	20

Chi - square = 0.356; p = 0.551.

TABLE 2. AGE DISTRIBUTION BETWEEN GROUPS

Group	*Participants* (*n*)	*Mean age* (*yr*)
Case group	29	47.95 ±6.51
Control group	20	47.25 ±8.13

Means are expressed with standard deviation. $t = 0.382$; $p = 0.703$.

The study was approved by the "Prevention and Treatment of Serious Infectious Diseases Such as AIDS and Viral Hepatitis Prevention" project management office of China. Each participant provided informed consent.

During the study, 5 mL of fasting anticoagulated blood was drawn from all participants in the morning; of this sample, 2 mL was used for transcriptomic research, and the other 3mL was used for viral load and immune indices detection. This latter analysis provided a reference for basic conditions of the disease in participants included for transcriptomics research.

Inclusion criteria

Patients with HIV/AIDS included in the present study were aged 18 ~ 60 years and met the diagnostic criteria of AIDS as described in the *Diagnostic Guide of AIDS* recommended by the Ministry of Health, China, in 2008.

Criteria for TCM syndrome differentiation

TCM syndromes were differentiated in two steps. First, two professors made the initial diagnosis. Second, commonly used diagnostic scales for TCM syndromes in HIV/AIDS were used as diagnostic criteria. A TCM syndrome was diagnosed when the total points were greater than or equal to 20. The diagnostic scales were chosen according to the Science and Technology Prize of the China Association of TCM in 2012 (Epidemiologic Study and Diagnostic Scales of TCM Syndrome with HIV/ AIDS) and the National Natural Science Foundation of China (Distribution Rule of TCM Syndromes in HIV/AIDS and Building and Verification of Syndrome Criteria, no. 90409004). These were considered for their diagnostic scales for *qi - yin* deficiency syndrome and dampness - heat retention syndrome as the diagnostic criteria (Supplementary Tables S1 and S2; supplementary materials are available online at http: //www. liebertpub. com/acm).

Exclusion criteria

The following were excluded from the study: (1) patients with AIDS in the middle or advanced stage of disease, with severe opportunistic infections; (2) patients with obnubilation, dementia, or other psychiatric/psychological disorders; (3) patients with severe organ disease or immunodeficiency disease that was induced by non - AIDS infections; and (4) patients who failed to provide informed consent for whatever reason.

Medicines and methods for intervention

Patients with HIV/AIDS who had corresponding TCM syndromes Received an intervention with TCM granules (produced by Shenzhen San - Jiu Modern TCM Co, Ltd, in December 2010). The *qi - yin* deficiency group was treated with Shengmai decoction, which consisted of 5g of *Renshen* (*Panax ginseng*), 15 g of *Maidong* (*Ophiopogon japonicus*), and 10 g of Wuweizi (*Schisandra chinensis*). The dampness - heat retention group Received *Sanren* decoction, consisting 15g of *Xingren* (*Amygdalus communis vas*), 20 g of *Yiyiren* (*Semen coicis*), 10 g of *Baikou* (cardamom), 12 g of *Jiang - banxia* (ginger processed *Pinellia ternata* [*Thunb.*] *Breit.*), 10 g of *Huashi* (*talcum*), 15 g of *Baizhu* (*Atractylodes macrocephala Koidz*), 15 g of *Houpu* (*Mangnolia officinalis Rehd. et Wils*), 6 g of *Tongcao* (*Tetrapanax papyriferus*), and 10 g of *Danzhuye* (*Herba Lophatheri*). Directions and dosage were provided to the patients and included one bag to be taken twice daily, with 200 mL of warm water added so that participants could drink the contents. The course of treatment lasted 3 months, repeated twice (two courses total). Blood samples were obtained before and after treatment.

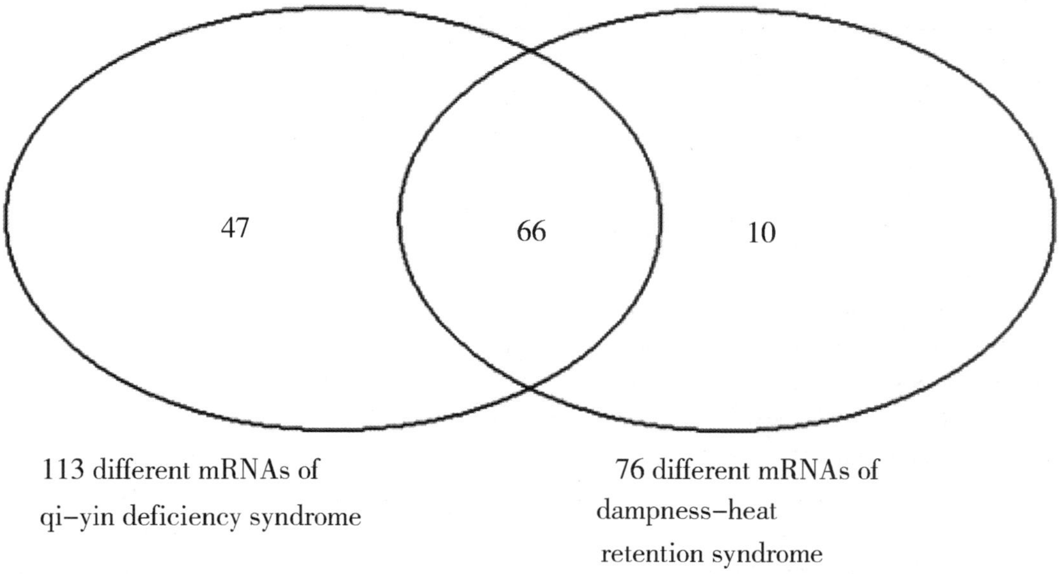

FIG. 1. Different messenger RNAs (mRNAs) of the two syndromes (*qi – yin* deficiency and dampness – heat retention).

Expression profile of the AFFX Human Genome U133 Plus 2.0 chips

Total RNA extraction reagent was applied to extract total RNA from fasting blood samples from the three groups. Appropriate RNA was detected by using a nucleic acid quantitative analyzer and agarose gel electrophoresis to visualize the bands. Expression profile of total RNA was tested by AFFX Human Genome U133 Plus 2.0 chips.

Data analysis

The differential signal points were analyzed and screened with the BRB – Array Tools 4.2 software program. With the GENE SET program, an expression – comparing tool that was included in the software, differential genes between groups were tested. BRB – ArrayTools, version 4.2, was used in cluster analysis on differentially expressed signals in the healthy and the disease groups. The information pathways of differentially expressed messenger RNAs (mRNAs) were analyzed online by using DAVID tools (http://david.abcc.ncifcrf.gov/), and the interactions between them were analyzed by using STRING (http://string.embl.de). SPSS soft ware, version 21.0 (IBM Corp., Armonk, NY) was used for statistical analysis.

Results

Differential mRNAs in two syndrome groups

Differential signals were screened to determine their corresponding differential mRNAs according to the fol lowing criteria: (1) $p < 0.001$; (2) false discovery rate, $p < 0.05$; and (3) ratio of 0.5 or less and ratio greater than 2. Results showed that of the 113 differentially expressed mRNAs were found in the qi – yin deficiency group compared with the healthy group: 41 were upregulated (Supplemen tary Table S3) and 72 were downregulated (Supplementary Table S4). In addition, 76 differentially expressed mRNAs, 14 upregulated (Supplementary Table S5) and 62 down regulated (Supplementary Table S6) in the dampness – heat retention group, compared with the healthy group. With the exception of the shared differentially expressed mRNAs, 47 mRNAs were specific to the *qi – yin* deficiency group and 10 were specific to the dampness – heat retention group (Fig. 1).

TABLE 3. IMMUNOLOGIC INDICES BEFORE TREATMENT PER STUDY GROUP

Immunologic index	Qi – yin *deficiency pattern group*	*Dampness – heat retention pattern group*	*Control group*	F	p – *Value*
CD_4^+ count [cells/(mm^3)]	349 ± 172[a]	372 ± 105[a]	880 ± 290	5.364	0.002
CD_8^+ count [cell/(mm^3)]	641 ± 199	761 ± 245[a]	508 ± 253	3.866	0.013
CD_8^+ CD_{28}^+/CD_8^+ (%)	39.19 ± 13.09	34.09 ± 8.04	39.24 ± 8.85	1.498	0.222
CD_8^+ CD_{38}^+/CD_8^+ (%)	48.90 ± 16.40[a]	57.62 ± 20.20[a]	35.93 ± 10.16	7.234	<0.000
CD_4^+ CD_{45} $^+$RA/CD_4^+ (%)	32.19 ± 12.07	26.91 ± 14.52[a]	38.55 ± 12.02	3.058	0.034
CD_4^+ CD_{45} $^+$RO/CD_4^+ (%)	62.39 ± 10.21	70.37 ± 15.36	61.98 ± 11.73	1.860	0.144

续表

Immunologic index	Qi – yin *deficiency pattern group*	*Dampness – heat retention pattern group*	*Control group*	F	p – *Value*
$CD_4^+ CD_{95}^+/CD_4^+$ (%)	45.59 ± 16.36	46.05 ± 16.35	38.13 ± 8.62	1.643	0.187
$CD_4^+ CD_{28}^+/CD_4^+$ (%)	71.25 ± 16.08	61.05 ± 21.61[b]	77.61 ± 8.86	15.09	0.003
$CD_4^+ CD_{25}^+/CD_4^+$ (%)	14.46 ± 8.90	8.71 ± 3.74	11.90 ± 4.41	2.463	0.069
$CD_3^- CD_{16}^+ 56^+$/Lym (%)	16.84 ± 10.72	16.64 ± 8.83	22.56 ± 11.19	1.986	0.096

Values expressed with a plus/minus sign are the mean ± standard deviation. SPSS 21.0 statistical software program was used to analyze relevant immune indices in different TCM syndromes. One – way analysis of variance was applied to analyze and compare the intergroup differences. To compare the differences in immune indices between groups, the least – squares difference method was selected for equal variances; the Dunnett T3 test was used for unequal variances. The results showed that when compared with values in the control group, the absolute value of CD_4^+ T cells in both disease groups was reduced significantly, while the frequency of $CD_8^+ CD_{38}^+$ T cells increased significantly ($p < 0.05 - 0.01$). Further, compared with the control group, the *qi – yin* deficiency group had a significant decrease in absolute values of CD_4^+ and CD_8^+ T cells ($p < 0.05 - 0.01$), while the dampness – heat retention group had a significant increase in CD_8 T cells and reduced frequency of $CD_4^+ CD_{45}RA^+$ and $CD_4^+ CD_{28}^+$ dual – positive T cells ($p < 0.05 - 0.01$). There were no significant difference seen between groups in $CD_8^+ CD_{28}^+$ and $CD_4^+ CD_{45}RO^+$ T cells, $CD_4^+ CD_{95}^+$, and $CD_4^+ CD_{25}^+$ T cells or the $CD_3^- CD_{16}^+ 56^+$ T cells ($p > 0.05$).

[a] $p < 0.01$ compared with healthy controls.

[b] $p < 0.05$ compared with healthy controls.

TABLE 4. PREDICTED AND CLASSIFIED OF DIFFERENTIAL GENES IN THE TWO TRADITIONAL CHINESE MEDICINE SYNDROME GROUPS

Number	*Parametric p – value*	*t – value*	*Fold – change*	*Gene symbol*
1	0.006712	–2.946	0.64	*DDX11L* 2
2	0.006805	2.94	1.53	*PNP*
3	0.006365	2.968	1.61	*GPR* 18
4	0.004938	3.072	2.42	*RPS* 26
5	0.004692	3.093	2.26	*MS4A1*
6	0.003681	3.191	1.64	*BANK*1
7	0.002231	3.392	4.52	*XIST*

Differentially expressed genes in either group were predicted and classified according to the significance level of $p < 0.05$, fold change ≥1.5. The accuracy of compound covariate predictor was 86%; accuracy of diagonal linear discriminant analysis was 93%; accuracy of three nearest neighbors was 79%; accuracy of nearest centroid was 93%, accuracy of the support vector machines was 93%; and accuracy of the Bayesian compound covariate predictor was 96%.

Prediction and classification of differentially expressed mRNAs

To verify the specificity of differentially expressed mRNAs in both syndrome groups, all differentially expressed genes in each group were predicted and classified according to the significance level of $p < 0.05$. In addition, fold – change of 1.5 or greater and seven genes, including *RPS*26, *MS4A1*, and *XIST* (Table 4), were screened. Differentially expressed mRNAs in both TCM syndrome groups could be distinguished, and the specific biological basis of the TCM syndromes could be verified.

Functional annotation clustering of differentially expressed mRNAs

The biological function of differentially expressed mRNAs in both TCM syndrome groups was analyzed by functional annotation clustering in DAVID tools. Some differentially expressed genes were correlated with apoptosis, response to material, immune response, chemotaxis, and lymphocyte activation (Supplementary Tables S7 – S10).

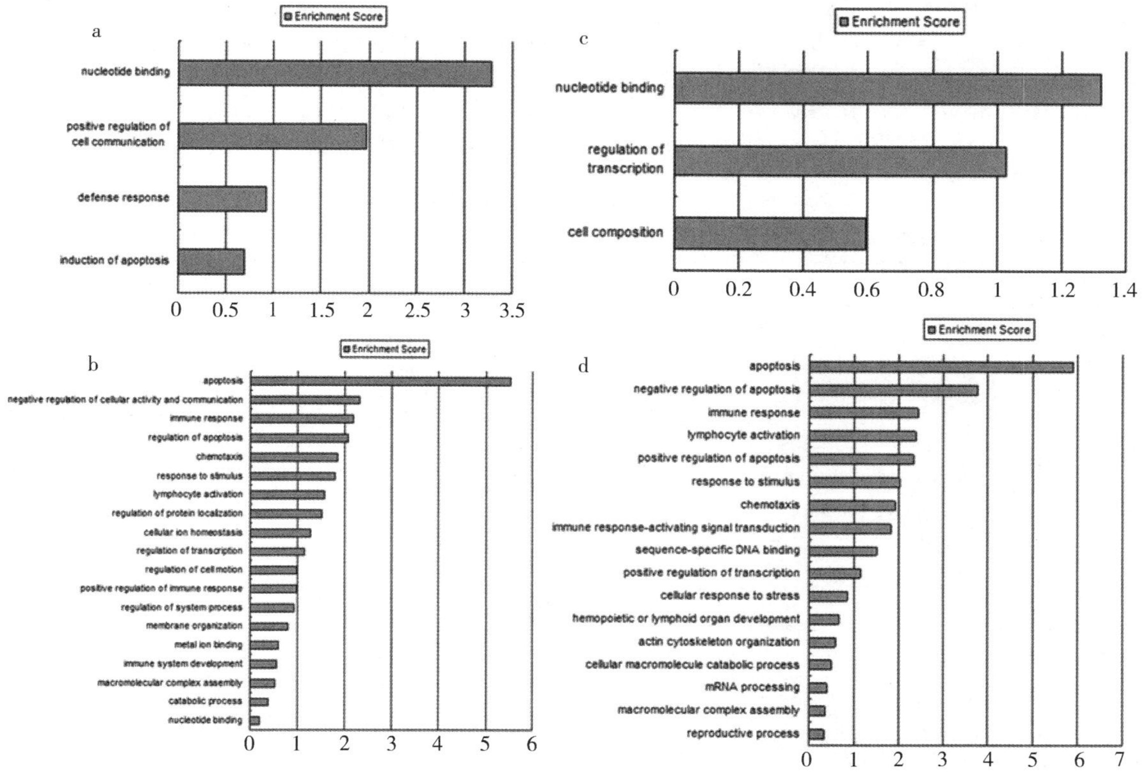

FIG. 2. Upregulated and downregulated mRNAs in both differential syndromes were analyzed by using DAVID tools. After the results of the functional annotation clustering were obtained, a bar chart was drawn with the enrichment score (y - axis) and function (x - axis). Differentially expressed genes that were relevant to the function with a greater enrichment score had a greater role in disease progression and syndrome formation in HIV.

TABLE 5. SIGNALING PATHWAYS OF DIFFERENT MESSENGER RNAS OF THE *QI - YIN* DEFICIENCY SYNDROME

Category	*Term*	*Count*	*%*	*p - Value*	*Gene symbol*
KEGG	hsa04062: Chemokine signaling pathway	9	0.87	1.93E - 04	*CXCL1*, *GNAI3*, *PPBP*, *IL8*, *CXCR4*, *CCR2*, *CX3CR1*, *NFKBIA*, *GNG11*
KEGG	hsa04060: Cytokine - cytokine receptor interaction	9	0.87	0.001822	*CXCL1*, *IL1R2*, *TNFSF10*, *PPBP*, *IL8*, *CXCR4*, *CCR2*, *CX3CR1*, *IL1B*
KEGG	hsa04621: NOD - like receptor signaling pathway	5	0.48	0.002054	*CXCL1*, *IL8*, *NFKBIA*, *IL1B*, *TNFAIP3*
KEGG	hsa04210: Apoptosis	4	0.38	0.040987	*CFLAR*, *TNFSF10*, *NFKBIA*, *IL1B*
KEGG	hsa04620: Toll - like receptor signaling pathway	4	0.38	0.059209	*FOS*, *IL8*, *NFKBIA*, *IL1B*
KEGG	hsa04010: MAPK signaling pathway	6	0.58	0.084914	*FOS*, *IL1R2*, *DUSP1*, *RRAS2*, *JUND*, *IL1B*
BioCarta	h_ nthiPathway: NFkB activation by nontypeable *Haemophilus influenzae*	4	0.38	0.003331	*DUSP1*, *IL8*, *NFKBIA*, *IL1B*
BioCarta	h_ cd40Pathway: $CD_{40}L$ signaling pathway	3	0.29	0.013717	*DUSP1*, *NFKBIA*, *TNFAIP3*
BioCarta	h_ tnfr2Pathway: TNFR2 signaling pathway	3	0.29	0.020021	*DUSP1*, *NFKBIA*, *TNFAIP3*
BioCarta	h_ deathPathway: Induction of apoptosis through DR3 and DR4/5 death receptors	3	0.29	0.057829	*CFLAR*, *TNFSF10*, *NFKBIA*
BioCarta	h_ il2rbPathway: IL - 2 receptor β chain in T cell activation	3	0.29	0.068567	*FOS*, *CFLAR*, *SOCS3*

Signal pathways of differential genes in both syndromes were analyzed with DAVID tools (http: //david. abcc. ncifcrf. gov/) . Both syndromes had the same and specific signals. Both the differentially expressed genes and the statisticalp – values of both Traditional Chinese Medicine syndromes were different in terms of the common signaling pathways.

KEGG, *Kyoto Encyclopedia of Genes and Genomes*; NOD, nucleotide oligomerization domain; MAPK, mitogen – activated protein kinase; NFkB, nuclear factor kB; TNFR2, tumor necrosis factor receptor 2; DR, death receptor; IL – 2, interleukin – 2.

TABLE 6. SIGNALING PATHWAYS OF DIFFERENT MESSENGER RNAS OF THE DAMPNESS – HEAT RETENTION SYNDROME

Category	*Term*	*Count*	*%*	*p – Value*	*Gene symbol*
KEGG	hsa04621: NOD – like receptor signaling pathway	6	0.84	4.18E – 05	*CXCL1*, *IL8*, *NFKBIA*, *IL1B*, *RIPK2*, *TNFAIP3*
KEGG	hsa04620: Toll – like receptor signaling pathway	5	0.70	0.003855	*FOS*, *IL8*, *NFKBIA*, *IL1B*, *CCL4*
KEGG	hsa04062: Chemokine signaling pathway	6	0.84	0.006544	*CXCL1*, *IL8*, *CXCR4*, *CX3CR1*, *NFKBIA*, *CCL4*
KEGG	hsa04060: Cytokine – cytokine receptor interaction	6	0.84	0.025379	*CXCL1*, *IL8*, *CXCR4*, *CX3CR1*, *IL1B*, *CCL4*
KEGG	hsa04623: Cytosolic DNA – sensing pathway	3	0.42	0.048982	*NFKBIA*, *IL1B*, *CCL4*
KEGG	hsa05120: Epithelial cell signaling in *Helicobacter pylori infection*	3	0.42	0.071348	*CXCL1*, *IL8*, *NFKBIA*
BioCarta	h_ nthiPathway: NFkB activation by nontypeable *Hinfluenza*	4	0.56	0.00239	*DUSP1*, *IL8*, *NFKBIA*, *IL1B*
BioCarta	h_ Ccr5Pathway: Pertussis toxin – insensitive CCR5 signaling in macrophage	3	0.42	0.011031	*FOS*, *CXCR4*, *CCL4*
BioCarta	h_ cd40Pathway: $CD_{40}L$ signaling pathway	3	0.42	0.011031	*DUSP1*, *NFKBIA*, *TNFAIP3*
BioCarta	h_ tnfr2Pathway: TNFR2 signaling pathway	3	0.42	0.016146	*DUSP1*, *NFKBIA*, *TNFAIP3*
BioCarta	h_ il2rbPathway: IL – 2 receptor β chain in T cell activation	3	0.42	0.056103	*FOS*, *CFLAR*, *SOCS3*

Signal pathways of differential genes in both syndromes were analyzed with DAVID tools (http: //david. abcc. ncifcrf. gov/) . Both syndromes had the same and specific signals. Both the differentially expressed genes and the statistical p – values of both Traditional Chinese Medicine syndromes were different in terms of the common signaling pathways.

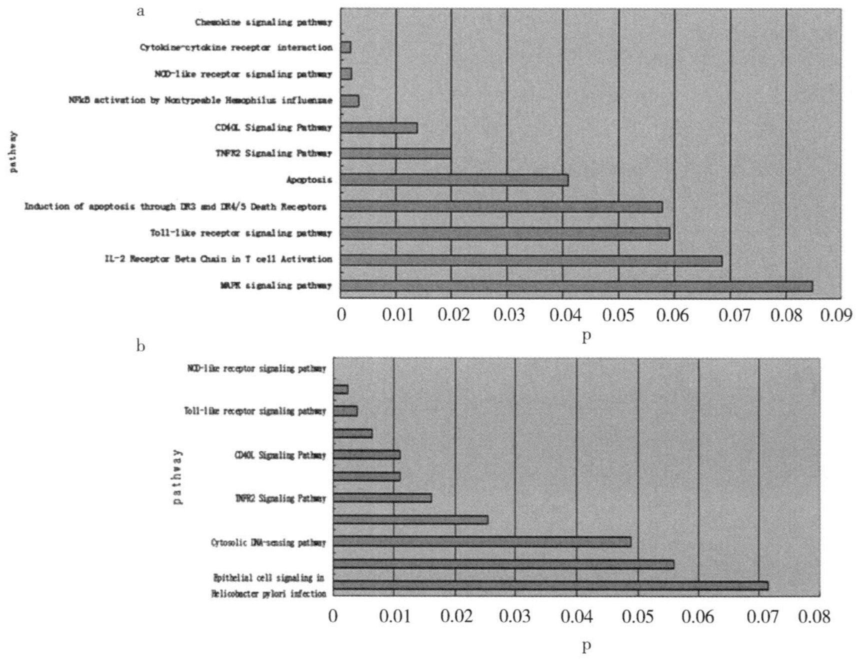

FIG. 3. Pathways of differentially expressed mRNAs were obtained through DAVID tools. Bar charts were constructed, with the p – value displayed on the x – axis and the specific path – way on the y – axis. Pathwayrelated differential genes with lower p – values had a greater role in disease pro – gression and syndrome formation seen in HIV/AIDS.

However, differential syndromes had different enrichment scores in the same annotation cluster.

Differentially expressed genes specific to both syndromes had differential functions. Functions specific to upregulated mRNAs in *qi* – *yin* deficiency syndrome were related to positive regulation of cell communication, induction of apoptosis, and other features (Fig. 2a). Down – regulated mRNAs were obviously related to negative regulation of cellular activity and communication, regulation of protein localization, cellular ion homeostasis, and other features (Fig. 2b). Functions specific to the dampness – heat retention syndrome included the following: Upregulated mRNAs were correlated with regulation of transcription and cell composition (Fig. 2c), and downregulated mRNAs were involved in negative regulation of apoptosis, mRNA processing, sequence – specific DNA binding, cellular response to stress, hemopoietic or lymphoid organ development, and other features (Fig. 2d).

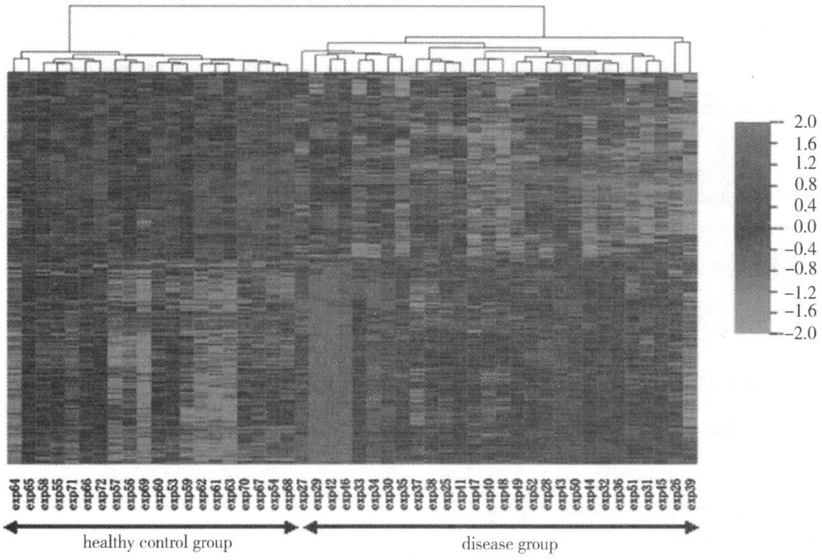

FIG. 4. With the BRB – Array Tools version 4.2 software, differentially ex – pressed signals of the healthy control group and the syndrome groups were analyzed. Upregulated genes are shown in red and downregulated genes are displayed in green. From the image, it can be appreciated that the genetic expression in the healthy group and the disease groups was clearly different according to the color map. Partial differences in genetic expression for both syndrome groups could also be manifested in the cluster analysis image. Color images available online at www.liebertpub.com/acm

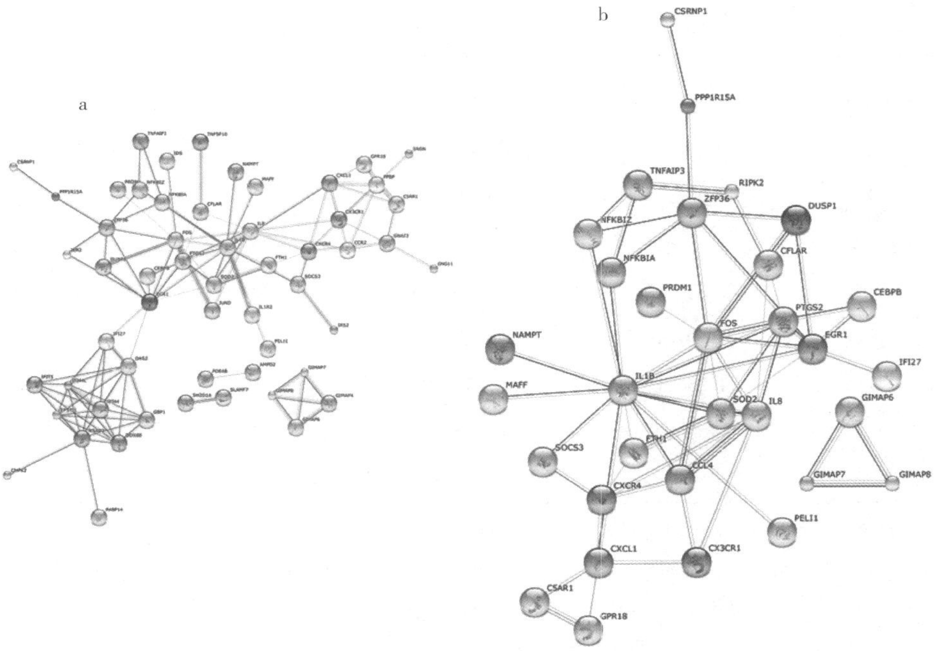

FIG. 5. Differential mRNAs of both syndromes were loaded into STRING. Required confidence (score) was 0.70, and interactors shown were no greater than 5.56. Differentially expressed mRNAs, which were closely related to each other, were found in the *qi* – *yin* deficiency syndrome, while 32 were found in the dampness – heat retention syndrome. Lines in the diagram represent the relations between gene functions, whose intimacy level was represented by the length of the line. Color images available online at www.liebertpub.com/acm

Pathways of differentially expressed mRNAs

To further grasp the mechanism of differentially expressed genes in TCM syndromes, DAVID tools were applied to analyze the pathways of these genes. Both syndromes had common pathways and specific pathways (Tables 5 and 6; Fig. 3a and 3b).

Cluster analysis

Differentially expressed signals of the healthy group and both of the syndrome groups were analyzed with BRB - Array Tools, version 4.2. According to the cluster analysis of the genetic expression levels, both the healthy group and the disease groups can be distinguished in color, which indicated that the healthy group and the disease groups had different genetic expression profiles. Both syndrome groups could also be partly differentiated, which showed that there were both similar the specific differentially expressed mRNAs seen between different syndromes (Fig. 4).

Interaction between differentially expressed genes

Differentially expressed mRNAs of both syndromes were input into STRING in order to intuitively study the correlation between them. The required confidence (score) was 0.70, and the interactors shown yielded a value that was no greater than 5. Differentially expressed mRNAs, which were closely related to each other, were found in the *qi - yin* deficiency syndrome group, making up a relationship chart with 56 nodal points and a side - length of 112 (Fig. 5a). According to the same standards, 32 differentially expressed mRNAs, which were closely related to each other, were found in the dampness - heat retention syndrome group, forming a relationship chart with 32 nodal points and a side - length of 54 (Fig. 5b).

TABLE 7. SCORES OF THE TRADITIONAL CHINESE MEDICINE SYNDROME BEFORE AND AFTER TREATMENT

Group	*Participants (n)*	*Scores before TCM treatment*	*Scores after TCM treatment*	*t*	*p - Value*
Qi - yin deficiency syndrome	12	32.42 ± 10.30	13.18 ± 2.56	4.859	0.0001
Dampness - heat retention syndrome	17	29.47 ± 6.51	10.46 ± 6.54	7.909	0.0001

Values expressed with a plus/minus sign are means - standard deviation.

TCM, Traditional Chinese Medicine.

TABLE 8. IMMUNE INDICES BEFORE AND AFTER TCM TREATMENT

Immune index	*Qi - yin deficiency syndrome*		*Dampness - heat retention syndrome*	
	Before TCM treatment	*After TCM treatment*	*Before TCM treatment*	*After TCM treatment*
CD_4^+ count (cells/mm^3)	349 ± 172	389 ± 264	372 ± 105	386 ± 152
CD_8^+ count (cells/mm^3)	641 ± 199	985 ± 477^a	761 ± 245	896 ± 274
CD_8^+ CD_{28}^+/CD_8^+ (%)	39.19 ± 13.09	62.17 ± 16.22^b	34.09 ± 8.04	57.85 ± 12.98^b
CD_8^+ CD_{38}^+/CD_8^+ (%)	48.90 ± 16.40	38.29 ± 14.07	57.62 ± 20.20	40.88 ± 13.36^b
CD_4^+ CD_{45} $^+$RA/CD_4^+ (%)	32.19 ± 12.07	31.87 ± 9.73	26.91 ± 14.52	22.68 ± 12.32
CD_4^+ CD_{45} $^+$RO/CD_4^+ (%)	62.39 ± 10.21	57.10 ± 16.03	70.37 ± 15.36	59.78 ± 19.51
CD_4^+ CD_{95}^+/CD_4^+ (%)	45.59 ± 16.36	61.25 ± 20.25^a	46.05 ± 16.35	60.59 ± 18.56^a
CD_4^+ CD_{28}^+/CD_4^+ (%)	71.25 ± 16.08	53.79 ± 23.90	61.05 ± 21.61	64.36 ± 22.07
CD_4^+ CD_{25}^+/CD_4^+ (%)	14.46 ± 8.90	17.57 ± 11.38	8.71 ± 3.74	11.06 ± 4.68
CD_3^- $CD_{16}^+56^+$/Lym (%)	16.84 ± 10.72	17.84 ± 10.85	16.64 ± 8.83	17.71 ± 8.02

The differences in the immune indices before and after TCM treatment were analyzed and compared. After receipt of medicine, CD_8^+ CD_{28}^+ T cells and CD_4^+ CD_{95}^+ T cells increased significantly in both syndrome groups ($p < 0.05 - 0.01$). The absolute value of CD_8^+ T cells increased significantly in the *qi - yin* deficiency syndrome group ($p < 0.05$) and the CD_8^+ CD_{38}^+ T cells were reduced sharply in the dampness - heat retention syndrome group ($p < 0.01$). There were no significant changes in other indices ($p > 0.05$).

$^a p < 0.05$ for comparison of before and after TCM treatment.

$^b p < 0.01$ for comparison of before and after TCM treatment.

Changes in mRNA expression in both syndromes after TCM treatment

To further grasp the roles of differential genes in TCM treatment, two TCM interventions were applied to treat patients with HIV/AIDS and the corresponding syndromes. Clinical symptoms total scores were reduced after treatment in two pattern groups ($p < 0.05$; Table 7), and immunologic indexes changed after treatment ($p < 0.05$; Table 8). These results can objectively prove the reliability of the TCM curative effect.

Comparison of genetic expression in the healthy control group before and after treatment showed that 18 mRNAs in patients with HIV/AIDS normalized; this involved 15 pathways that were mainly related to cellular apoptosis and inflammation (Tables 9 and 10). Moreover, 35 mRNAs in the *qi* – *yin* deficiency group normalized and involved eight pathways (Tables 11 and 12). In addition, 25 mRNAs in the dampness – heat retention syndrome that involved 17 pathways normalized (Tables 13 and 14). Through the prognosis of genes, the material basis of transcriptomic analysis in the *qi* – *yin* deficiency syndrome and the dampness – heat retention syndrome could be initially verified.

After the intervention, the normalized genes in both syn – drome groups were obtained and separately applied into hierarchical clustering analysis with the genes in the patient groups and the healthy control group. Results showed that compared with the expression before treatment, the expression of genes in both syndrome groups after treatment was close to that shown for the healthy control group. In addition, even some genes in the *qi* – *yin* deficiency syndrome were misclassified into the healthy control group after treatment (Fig. 6a and 6b).

TABLE 9. EIGHTEEN GENETIC EXPRESSIONS CLOSE TO THE HEALTHY CONTROL GROUP IN HIV/AIDS PATIENTS, NORMALIZED

Probe set ID	*Gene symbol*	*After vs. healthy*	*Before vs. healthy*	*After vs. before*
230333_ at	–	0.6658	0.314186	2.0196
236495_ at	–	0.6002	0.260687	2.2371
243296_ at	*NAMPT*	0.5341	0.237821	2.1741
243509_ at	–	0.5337	0.236277	2.1398
205681_ at	*BCL2A1*	0.4042	0.22675	1.7128
201502_ s_ at	*NFKBIA*	0.3995	0.159954	2.3892
223217_ s_ at	*NFKBIZ*	0.3825	0.180093	1.9869
223218_ s_ at	*NFKBIZ*	0.3218	0.194865	1.5828
204748_ at	*PTGS2*	0.3175	0.113928	2.6392
213524_ s_ at	*G0S2*	0.1948	0.022876	7.1192
202859_ x_ at	*IL8*	0.1694	0.035374	4.6883
212130_ x_ at	*EIF1*	0.6739	0.435402	1.5164
212227_ x_ at	*EIF1*	0.6885	0.446181	1.5024
230529_ at	*HECA*	0.7672	0.493156	1.537
201531_ at	*ZFP36*	0.7496	0.462924	1.6302
239757_ at	*ZFAND6*	0.7987	0.468069	1.6562
204285_ s_ at	*PMAIP1*	0.7278	0.385722	1.8355
212341_ at	*YIPF6*	1.245	0.64449	1.8954

TABLE 10. PATHWAY OF GENETIC EXPRESSIONS CLOSE TO THE HEALTHY CONTROL GROUP IN HIV/AIDS PATIENTS, NORMALIZED

Pathway	*Count*	*p - Value*	*q - Value*	*Gene symbol*
Epithelial cell signaling in *Hpylori* infection	2	1. 50E - 04	9. 09E - 05	*NFKBIA*, *IL8*
Small - cell lung cancer	2	2. 27E - 04	9. 09E - 05	*NFKBIA*, *PTGS2*
Toll - like receptor signaling pathway	2	3. 19E - 04	1. 06E - 04	*NFKBIA*, *IL8*
Nicotinate and nicotinamide metabolism	1	0. 00627	2. 70E - 04	*NAMPT*
Bladder cancer	1	0. 010949	4. 13E - 04	*IL8*
Arachidonic acid metabolism	1	0. 014833	5. 20E - 04	*PTGS2*
Adipocytokine signaling pathway	1	0. 017414	6. 00E - 04	*NFKBIA*
p53 signaling pathway	1	0. 017929	6. 03E - 04	*PMAIP1*
B cell receptor signaling pathway	1	0. 019474	6. 25E - 04	*NFKBIA*
Chronic myeloid leukemia	1	0. 019474	6. 25E - 04	*NFKBIA*
VEGF signaling pathway	1	0. 019732	6. 25E - 04	*PTGS2*
Prostate cancer	1	0. 022814	6. 89E - 04	*NFKBIA*
Apoptosis	1	0. 023071	6. 89E - 04	*NFKBIA*
T cell receptor signaling pathway	1	0. 028188	7. 27E - 04	*NFKBIA*
Cytokine - cytokine receptor interaction	1	0. 066526	0. 001401	*IL8*

HIV/AIDS patients with both syndromes were considered as disease groups. The genetic expression profiles seen before and after drug intervention were compared. After intervention, the degree of expression of 18 differentially expressed genes progressed toward the healthy control group. Through analysis of signaling pathways, 15 pathways, such as cellular apoptosis and inflammation, were related to normalized genes. When $p < 0.05$, there were 14 signaling pathways related to normalized genes.

VEGF, vascular endothelial growth factor.

TABLE 11. THIRTY - FIVE GENETIC EXPRESSIONS CLOSE TO THE HEALTHY CONTROL GROUP IN THE *QI - YIN* DEFICIENCY GROUP

Probe set ID	*Gene symbol*	*After vs. healthy*	*Before vs. healthy*	*After vs. before*
206765_ at	*KCNJ2*	2. 1083	2. 994986	0. 6208
242625_ at	*RSAD2*	2. 0502	4. 478901	0. 6183
202270_ at	*GBP1*	1. 574	2. 77847	0. 6169
214329_ x_ at	*TNFSF10*	1. 5426	2. 806688	0. 6211
228071_ at	*GIMAP7*	1. 5416	2. 744963	0. 566
203761_ at	*SLA*	1. 2939	2. 065447	0. 6
219243_ at	*GIMAP4*	1. 362	2. 025492	0. 6612
209112_ at	*CDKN1B*	0. 7699	1. 533911	0. 49
203455_ s_ at	*SAT1*	0. 6496	0. 414196	1. 7452
210592_ s_ at	*SAT1*	0. 6478	0. 395959	1. 7694
236495_ at	-	0. 6052	0. 204204	2. 1291
201041_ s_ at	*DUSP1*	0. 5901	0. 178339	3. 3486
225557_ at	*CSRNP1*	0. 5773	0. 399585	1. 5136
211998_ at	*H3F3B*	0. 5082	0. 308164	1. 8047
214211_ at	*FTH1*	0. 4948	0. 303608	1. 562
243296_ at	*NAMPT*	0. 4463	0. 22214	2. 0051

续表

Probe set ID	Gene symbol	After vs. healthy	Before vs. healthy	After vs. before
243509_ at	-	0.4416	0.202034	2.2336
205681_ at	*BCL2A1*	0.3947	0.217273	1.9054
201502_ s_ at	*NFKBIA*	0.3884	0.160713	2.451
204748_ at	*PTGS2*	0.3686	0.102077	3.5925
204470_ at	*CXCL1*	0.3623	0.208837	1.5576
223217_ s_ at	*NFKBIZ*	0.3587	0.169925	2.1394
223218_ s_ at	*NFKBIZ*	0.3464	0.189468	2.0542
205114_ s_ at	*CCL3*	0.2607	0.162641	1.9618
213524_ s_ at	*G0S2*	0.224	0.017729	12.0734
202859_ x_ at	*IL8*	0.166	0.030291	5.7922
201473_ at	*JUNB*	0.8657	0.489024	1.7308
220046_ s_ at	*CCNL1*	0.7697	0.502441	1.7463
230529_ at	*HECA*	0.7359	0.446418	1.6649
202081_ at	*IER2*	0.6942	0.469971	1.5566
201531_ at	*ZFP36*	0.7612	0.411515	1.8872
239757_ at	*ZFAND6*	0.7993	0.42851	1.9121
204285_ s_ at	*PMAIP1*	0.7395	0.404904	1.9356
1555411_ a_ at	*CCNL1*	0.7678	0.486916	1.5989
200844_ s_ at	*PRDX6*	1.5956	0.638738	1.9763

TABLE 12. PATHWAY OF GENETIC EXPRESSION CLOSE TO THE HEALTHY CONTROL GROUP IN THE *QI - YIN* DEFICIENCY GROUP

Pathway	Count	p - Value	q - Value	Gene symbol
Epithelial cell signaling in *Hpylori* infection	3	1.64E-05	4.11E-06	*NFKBIA*, *CXCL1*, *IL8*
Small - cell lung cancer	3	3.05E-05	6.03E-06	*CDKN1B*, *NFKBIA*, *PTGS2*
Cytokine - cytokine receptor interaction	4	3.32E-05	6.03E-06	*TNFSF10*, *CXCL1*, *CCL3*, *IL8*
Toll - like receptor signaling pathway	3	5.07E-05	6.76E-06	*NFKBIA*, *CCL3*, *IL8*
Systemic lupus erythematosus	3	1.41E-04	1.28E-05	*H3F3B*, *LOC644914*, *H3F3A*
Chronic myeloid leukemia	2	0.001271	7.48E-05	*CDKN1B*, *NFKBIA*
Prostate cancer	2	0.001743	9.90E-05	*CDKN1B*, *NFKBIA*
Apoptosis	2	0.001783	9.90E-05	*TNFSF10*, *NFKBIA*

Gene expression in HIV/AIDS patients with the *qi - yin deficiency* syndrome before and after intervention was compared. After intervention, 35 differentially expressed genes that involved eight signaling pathways progressed toward the healthy control group ($p < 0.05$). Compared with the results seen in the dampness - heat retention group, both syndromes had both similar and different pathways, and normalized genes that were present in both syndromes were not all the same.

Discussion

TCM syndrome is an overall manifestation of a disease at a certain stage of development. It may have some correlation with differentially expressed mRNAs in the body. Transcriptomics applies chip technology to explore relevant genetic expression profiles of differential syndromes in different individuals and provides new ideas to help explain the essence of TCM syndromes in a microscopic view.

In the present study, there were shared and specific differentially expressed mRNAs in the healthy control group and both syndrome groups. Shared mRNAs may be related to the progression of HIV/AIDS, while specific genes may play a significant role in the formation of TCM syndromes in HIV/AIDS. Massive abnormal apoptosis of T cells plays a critical role in HIV infection and immunopathogenesis of AIDS. HIV evasion and induction of lymphocyte apoptosis are the main reasons for the induction of AIDS progression.

In the present study, differentially expressed mRNAs were found in two TCM syndrome groups; *BCL2A1*, *IL1B*, *TNFAIP3*, *PTGS2*, and *NFKBIA* were related to cellular apoptosis and regulation of apoptosis. Nuclear factor - kB (NF - kB) participates in the proliferation and apoptosis of lymphocytes, while *BCL2A1* is a target gene in the inflammatory response that is induced by transcribed NF - kB and plays an important role in activation and survival of lymphocytes. Family members of BCL can help B cells in patients with HIV/AIDS evade elimination by Fas - mediated

TABLE 13. TWENTY - FIVE GENETIC EXPRESSION CLOSE TO THE HEALTHY CONTROL GROUP IN THE DAMPNESS - HEAT RETENTION GROUP

Probe set ID	*Gene symbol*	*After vs. healthy*	*Before vs. healthy*	*After vs. before*
213524_ s_ at	*G0S2*	0. 2021	0. 024449	6. 1832
202859_ x_ at	*IL8*	0. 1932	0. 036015	4. 7861
201502_ s_ at	*NFKBIA*	0. 4464	0. 162281	2. 6321
243296_ at	*NAMPT*	0. 6436	0. 230006	2. 5917
204748_ at	*PTGS2*	0. 3259	0. 115045	2. 5699
223217_ s_ at	*NFKBIZ*	0. 4537	0. 176858	2. 2493
243509_ at	-	0. 619	0. 253299	2. 2321
201041_ s_ at	*DUSP1*	0. 6134	0. 280119	2. 1092
205681_ at	*BCL2A1*	0. 4517	0. 208313	2. 0323
223218_ s_ at	*NFKBIZ*	0. 4019	0. 190931	1. 7416
230333_ at	-	0. 6397	0. 310985	1. 6559
211998_ at	*H3F3B*	0. 5456	0. 317318	1. 6488
210592_ s_ at	*SAT1*	0. 63	0. 393698	1. 5412
236495_ at	-	0. 6729	0. 258998	2. 8924
232304_ at	*PELI1*	0. 7174	0. 396169	1. 8565
212341_ at	*YIPF6*	1. 3195	0. 663453	1. 8313
230529_ at	*HECA*	0. 8578	0. 520437	1. 6856
201531_ at	*ZFP36*	0. 8175	0. 490776	1. 5987
241133_ at	*TRBV27*	0. 7664	0. 485686	1. 592
204115_ at	*GNG11*	0. 8588	0. 565384	1. 5907
212130_ x_ at	*EIF1*	0. 6802	0. 422807	1. 5785
204838_ s_ at	*MLH3*	0. 7652	0. 472423	1. 5615
202021_ x_ at	*EIF1*	0. 6741	0. 43391	1. 5512
212227_ x_ at	*EIF1*	0. 6856	0. 436141	1. 5406
217783_ s_ at	*YPEL5*	0. 7626	0. 486319	1. 5082

TABLE 14. PATHWAYS OF GENETIC EXPRESSION CLOSE TO THE HEALTHY CONTROL GROUP IN THE DAMPNESS – HEAT RETENTION GROUP

Pathway	*Count*	*p – Value*	*q – Value*	*Gene symbol*
Systemic lupus erythematosus	3	3.34E – 05	9.53E – 06	*H3F3B*, *LOC644914*, *H3F3A*
Epithelial cell signaling in*H pylori* infection	2	4.30E – 04	6.61E – 05	*IL8*, *NFKBIA*
Small cell lung cancer	2	6.48E – 04	9.25E – 05	*NFKBIA*, *PTGS2*
Toll – like receptor signaling pathway	2	9.09E – 04	1.21E – 04	*IL8*, *NFKBIA*
Mismatch repair	1	0.009997	3.69E – 04	*MLH3*
Nicotinate and nicotinamide metabolism	1	0.010429	3.69E – 04	*NAMPT*
Urea cycle and metabolism of amino groups	1	0.012157	4.12E – 04	*SAT1*
Bladder cancer	1	0.018183	5.77E – 04	*IL8*
Arachidonic acid metabolism	1	0.024601	7.34E – 04	*PTGS2*
Adipocytokine signaling pathway	1	0.028857	8.49E – 04	*NFKBIA*
B cell receptor signaling pathway	1	0.032249	9.07E – 04	*NFKBIA*
Chronic myeloid leukemia	1	0.032249	9.07E – 04	*NFKBIA*
VEGF signaling pathway	1	0.032672	9.07E – 04	*PTGS2*
Prostate cancer	1	0.037737	9.91E – 04	*NFKBIA*
Apoptosis	1	0.038158	9.91E – 04	*NFKBIA*
T cell receptor signaling pathway	1	0.046541	0.001029	*NFKBIA*
Cytokine – cytokine receptor interaction	1	0.108409	0.001792	*IL8*
MAPK signaling pathway	1	0.113486	0.00183	*DUSP1*

Gene expression in HIV/AIDS patients with the dampness – heat retention syndrome before and after intervention was compared. After intervention, 25 differentially expressed genes that involved 16 signaling pathways progressed toward the healthy control group ($p < 0.05$). Compared with the results seen in the *qi – yin* deficiency syndrome group, both syndromes had both similar and different pathways, and normalized genes that were present in both syndromes were not all the same.

cell death. In addition, *NFKBIA* (NF – κB inhibitor α) encodes a protein that blocks NF – κB. After TCM inter – vention, *BCL2A1*, *NFKBIA*, and *PTGS2* tended to normalize. Different expression of these genes plays a certain role in apoptosis of immune cells in patients with HIV/AIDS. Prognosis after intervention initially verified that therapeutics might be effective in situations where altered gene expression is evident.

As the research on the relationships of HIV infection with chemokines and immune response has deepened, some chemokine receptors have been shown to be related to HIV – 1 infection. When infected with HIV, chemotactic factors such as CXCR4 and CCR5 can cause apoptosis upon interacting with the envelope glycoprotein gp120 of HIV – 1, permitting entry of the virus into viable T lymphocytes. In the present study, differentially expressed genes relevant to chemokine and immune response pathways, such as *IL1B*, *IL8*, and *NFKBIA*, were detected. Secreted by many kinds of cells in the inflammatory response, interleukin (IL) – 8 can induce inflammatory responses of chemokines and participate in neutrophil activation. The content of IL – 8 and tumor necrosis factor – α increased when mononuclear cells of healthy individuals were infected with HIV in the early stages of disease. The IL – 1 family can regulate the inflammatory response, while polymorphisms in the IL – 1B family were significantly associated with HIV – 1 infection.

In the present study, unlike in the early stages of mono – cyte infection, downregulated expression of IL – 8 and IL – 1B were related to dysfunction of immune cells caused by long – term infection with HIV. In addition, *NFKBIA* is the regulatory hub for genetic transcription related to many immune – mediated inflammatory processes through the NF – κB pathway. After treatment, *IL8*, *IL1B*, and *NFKBIA* became normalized, indicating that therapeutics can influence the expression of these genes.

AIDS is a chronic immune deficiency disorder, and *qi – yin* deficiency syndrome is one of the common deficiency syn – dromes in AIDS. Different TCM syndromes have different pathologies, and differentially expressed genes in both syndromes have their own specificities.

Through comparison of differentially expressed mRNA in both syndromes, the enrichment score of apoptosis for mRNA downregulated in the *qi – yin* deficiency syndrome group was lower than the score in the dampness – heat retention syndrome group. In addition, the mRNA that was involved in apoptosis and upregulated in the *qi* – *yin* deficiency syndrome group was found through functional annotation clustering. CCR2, CD274, and TNFSF10 were expressed differentially in the *qi* – *yin* deficiency syndrome group but showed no obvious changes in the dampness – heat retention syndrome group.

It was believed that polymorphism of CCR2 was related to host immunity, sensitivity to HIV – 1 infection, and progres – sion of disease. The interactions between CD274 (B7 H1) and programmed cell death factor 1 can inhibit immune responses of T cells by inhibiting the proliferation of T cells and the generation of cell factor. The enrichment score for negative regulation of cellular activity and communication downregulated in the *qi* – *yin* deficiency syndrome group was greater than that in the dampness – heat retention syndrome group. The pathway of the differentially expressed mRNAs in the two different syndromes showed that differential ex – pression related to chemokines and cellular factors was more obvious in the *qi* – *yin* deficiency group.

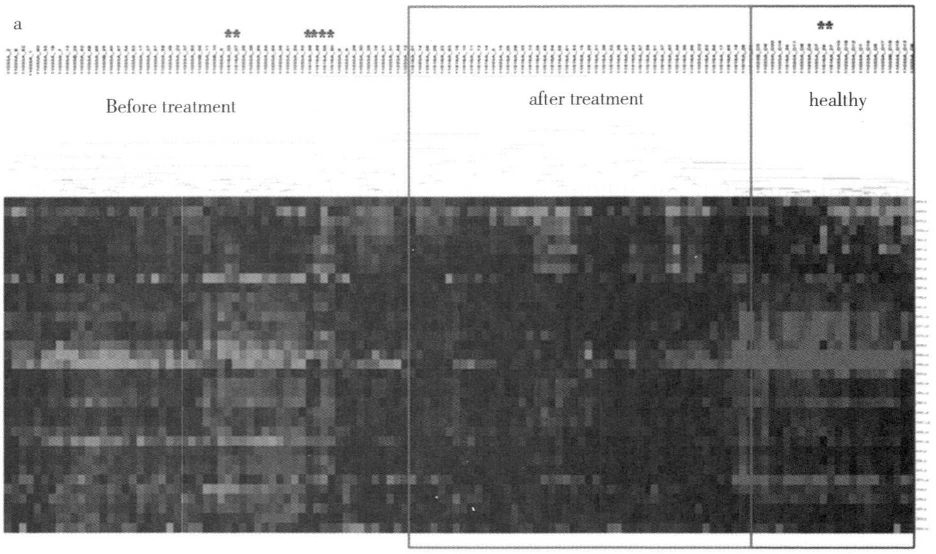

*Wrong points of before treatment;#Wrong points of after treatment

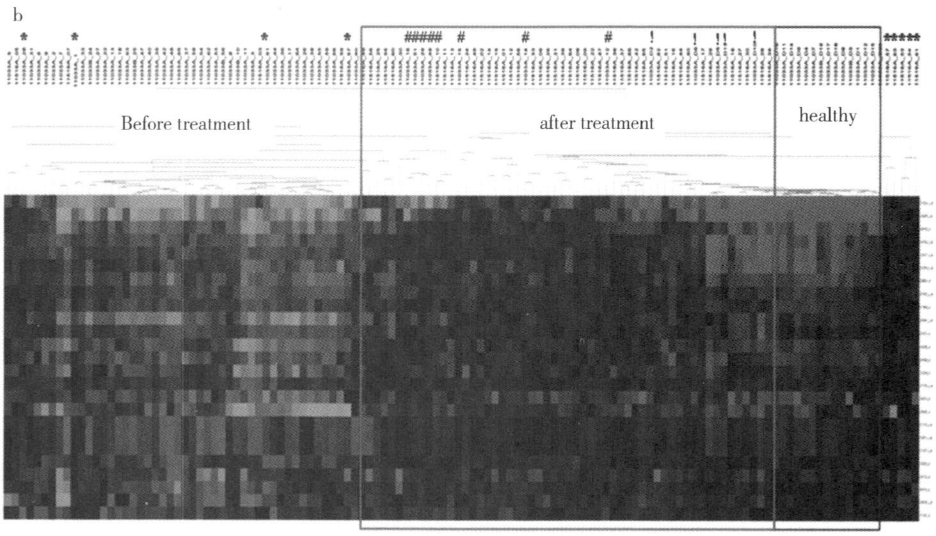

*Wrong points of before treatment;#Wrong points of after treatment;!Wrong points of healthy

FIG. 6. With BRB – Array Tools version 4.2, mRNAs in both syndromes before and after treatment and in the healthy group were analyzed by hierarchical clustering. Red represents the increase in genetic expression levels, while green represents a decrease in expression. In the *qi* – *yin* deficiency syndrome, some samples were misclassified into the priortreatment disease group and the normal control group by following the intervention. Misclassification into prior treatment, post – treatment, and normal samples was also found in the dampness – heat retention group. After treatment, both syndrome groups were closer to the control group, and the expression levels of differentially expressed genes was normalized. Color images available online at www. liebertpub. com/acm

The results of immune functional analyses showed that compared with the dampness – heat retention group and healthy control group, the absolute value of CD_4^+ and CD_8^+ T cells was smaller in the *qi – yin* deficiency group. This finding indicated that patients with HIV/AIDS and *qi – yin* deficiency had more severe immune damage. According to other studies in the field, inflammation and genetic poly – morphism of cellular factors were related to fatigue in adults with HIV/AIDS. The pathological mechanism still requires further study and remains largely unresolved.

The dampness – heat retention syndrome is one of the commonly seen excess syndromes in AIDS. Some scholars found that the activity of cellular factors, apoptosis and proliferation regulation had changed in patients with hepatitis and those with gastritis who had dampness – heat retention. Downregulated genes that were related to cell composition, cell apoptosis, and lymphocyte activation and upregulated genes that were related to cell composition were detected in the dampnessheat retention group. These genes may be associ – ated with dampness – heat retention symptoms, such as diarrhea and bitter and sticky mouth. It was found that 36% ~ 56% of hospitalized patients with AIDS had hyponatremia and 16% ~ 24% of patients had hyperkalemia. In the dampness – heat retention patients, upregulated genes were involved in potassium ion transport

By classification and prediction of differentially expressed genes in both syndrome groups, seven mRNAs were screened. The findings showed that these seven mRNAs may be the biological basis of both syndromes; this result was significant in the context of the differentiation of TCM syndromes in terms of genetic expression. The interaction diagram of differentially expressed mRNAs of both syndromes showed that these differentially expressed mRNAs were related to each other, forming a complex informational network. The correlations of differential mRNAs also differed between both syndromes, which indicated that these genes played an important role in patients with AIDS presenting with different syndromes.

Conclusions

Through testing the expression profiles of total RNA in the peripheral blood of patients with HIV/AIDS who had *qi – yin* deficiency and dampness – heat retention, the present study predicted in an exploratory way that an inherent biological basis might have been responsible for the TCM syndromes in these patients. Further, the functions of differentially expressed mRNAs and their pathways might also be related to the formation of two common syndromes in patients with HIV/AIDS, which provides a useful reference point for further research on the inherent complexities of TCM syndromes in AIDS.

Acknowledgments

The authors thank all the patients and healthy donors. This work was supported by the National Science and Technology Major Project of China (2009ZX10005 – 021, 2012ZX10005001 – 005) from the Ministry of Science and Technology of People' s Republic of China, National Natural Science Foundation of China (81403342) and sponsored by Program for Science & Technology Innovation Talents in Universities of Henan Province (16HASTIT031). They also thank Zhao Wang, professor in the College of Life Science, Tsinghua University, for guidance and cooperation.

Author Disclosure Statement

No competing financial interests exist.

References (omitted)

(出自《替代和补充医学杂志》2016 年第 0 卷第 0 期第 1 – 15 页)

Long – Term Survival of AIDS Patients Treated with Only Traditional Chinese Medicine

Yifei Wang,[1] Fujun Jin,[1] Qiaoli Wang,[1] and Zucai Suo[2]

Abstract

Traditional Chinese herbal medicine (TCM) has been used in Chinese society for more than 5,000 years to treat diseases from inflammation to cancer. Here, we report the case of nine living AIDS patients in the age range of 51 to 67 who were treated with either a unique formula of TCM alone from 2001 to 2009 or the TCM from 2001 to 2006 and then switched to occasional antiretroviral therapy. Surprisingly, the viral loads of eight patients were at undetectable levels on June 28, 2016, while the remaining patient had a low viral load of 29 copies/mL. The CD_4^+ counts (170 – 592 cells/ul) and CD_4^+/CD_8^+ ratios (0.21 – 0.90) of the nine patients are excellent, contributing to their current good health. Thus, the case study suggests that the TCM has the potential to become a functional cure for HIV/AIDS.

Keywords traditional Chinese herbal medicine, antiretroviral therapy, HIV – 1, AIDS, functional cure for HIV/AIDS

Antiretroviral therapy (ART), a combination of three or more small molecule inhibitors, has been widely used to treat HIV/AIDS patients since the 1990s. Although highly effective, ART is known to cause severe and long – term side effects to patients. Interestingly, some of the side effects associated with ART can be reduced by traditional Chinese herbal medicine (TCM) . TCM also enhances patients' immune functions and reduces AIDS symptoms. However, there are no reports on long – term survival of AIDS patients treated with only TCM. Here, we report a case series of nine living AIDS patients in the age range of 51 to 67 (Table 1) who have been infected with HIV – 1 for 21 to 23 years and were treated with either a unique formula of TCM alone or the TCM for several years before switching to occasional ART. The TCM contains combined extracts from 13 different plants, including *Astragalus*, *Skullcap*, and *Ginseng* (Ex – periment Methods in Supplementary Data; Supplementary Data are available online at www. liebertpub. com/aid) . Through HPLC – based fractionation and drug screening methods, others have previously discovered that some of these plants contain polysaccharides, protein components, alkaloids, lactones, and terpenes, which directly inhibit the enzymatic activities of recombinant HIV – 1 protease, reverse transcriptase, and integrase, as well as the interaction be – tween HIV – 1 gp120 and immobilized CD_4 receptors. The TCM also contains known natural products, which boost the immune system, cytokine stimulation, or other pathways in patients. For example, shikonin can decrease CCR5 mRNA and the expression of CCR5, a chemokine receptor commonly utilized by HIV to enter host immunological cells.

The case series of the TCM was administered by a small Chinese company, which bankrupted by the end of 2009. The enrolled patients, who are poor peasants from an "AIDS Village" in Anhui Province, China, contracted HIV – 1 sometime between 1993 and 1995 through commercial plasma donation and were officially diagnosed at Guangzhou Center for Disease Control and Prevention (Guangzhou, China) on December 19, 2002. At that time, there were at least 42 HIV – infected people in the same village but few believed that the TCM could effectively treat AIDS. Accordingly, only nine patients were willing to participate in the case series. By late 2001, all of the nine randomly selected patients showed typical AIDS symptoms after being infected by HIV – 1 for 6 to 8 years (Supplementary Table S1), indicating that they are not "long – term nonprogressors." For treatment, Patients A – D tookthe TCM twice daily from 2001 to 2009, while Patients E – I took the

TABLE 1. VIRAL LOADS OF THE PATIENTS DETERMINED AT DIFFERENT TIMES AND THEIR CD_4^+ AND CD_8^+ COUNTS MEASURED ON JUNE 28, 2016

Patient	*Gender*	*Age*	*Viral load (copies/mL)*					CD_4^+	CD_8^+	CD_4^+/CD_4^+
			June 24, 2003	*September* 9, 2003	*September* 19, 2005	*June 24*, 2006	*June 28*, 2016	*June 28*, 2016 (*cells/μl*)	*June 28*, 2016 (*cells/μl*)	*June 28*, 2016
A	M	66	96, 052	ND	9, 991	ND	<20	375	617	0.61
B	M	63	ND	2, 358	ND	57	<20	592	791	0.75
C	F	67	1, 821	ND	57	ND	<20	447	606	0.74
D	F	64	5, 247	ND	<50	ND	<20	313	842	0.37
E	M	55	2, 633	ND	160	ND	29	194	809	0.24
F	M	52	ND	14, 017	3, 882	ND	<20	312	1, 501	0.21
G	F	54	27, 048	ND	4, 682	ND	<20	360	398	0.90
H	F	51	ND	15, 060	528	ND	<20	380	1, 051	0.36
I	F	61	ND	365, 907	ND	28, 123	<20	170	256	0.66

F, female; M, male; ND, not determined.

TCM from 2001 or 2002 to 2006 and then occasionally took some form of ART without TCM from 2007 to 2016 (Supplementary Table S1). Interestingly, AIDS symptoms in all patients were improved after 3 months of the TCM treatment, and almost disappeared after 1 year of the TCM treatment (Supplementary Table S1). The TCM treatment was well tolerated by all patients and displayed little clinical toxicity. While most medical data collected in the case series were unfortunately lost due to the bankruptcy of the company, several recovered plasma viral loads measured from 2003 to 2006 showed significant decreases and varied from patient to patient (Table 1 and Supplementary Figs. S1 and S2). Table 1 also shows that only Patient C had a viral load of slightly lower than 2, 000 copies/mL on July 24, 2003 after treatment with the TCM for 22 months. It is likely that all nine patients had much higher viral loads than 2, 000 copies/mL before they were on the TCM. This disqualifies them from being considered as rare "vire - mic controllers," who are defined as having viral loads less than 2, 000 copies/mL over time with a low prevalence rate of 3.34% in HIV - infected patients. Unexpectedly, the viral loads of eight patients were at undetectable levels as mea - sured through COBAS AmpliPrep/TaqMan96 of Roche Molecular Systems (detection limit: 20 copies/mL) on June 28, 2016, while Patient E had a nearly undetectable viral load of 29 copies/mL (Table 1). Furthermore, CD_4^+ counts (170 - 592 cells/ll) and CD_4^+/CD_8^+ ratios (0.21 - 0.90) of the patients (Table 1 and Supplementary Fig. S3) are promising, although below the ranges for uninfected healthy adults. In comparison, a randomized clinical trial with ART on 898 US patients (ACTG 384) showed that the median CD_4^+ count increased from 270 cells/mL pre - ART to an estimated 532 cells/mL seven years after starting ART in analyses ignoring treatment discontinuations. Consistent with our findings, that clinical trial (ACTG 384) also revealed that a substantial percentage of the patients starting ART at low CD_4^+ counts still had low CD_4^+ counts after 7 years on ART. Taken together, the optimistic T cell parameters and, more importantly, the extremely low viral loads presented in this case series study (Table 1) collectively contribute to the present good health of all patients who are currently carrying out arduous agricultural work. Strikingly, Patients A - D, who have never taken ART and were on the TCM from 2001 to 2009 have not been on any medical treatment since 2010 (Supplementary Table S1), yet, survived more than 15 years after AIDS onset. In contrast, without medical treatment, 82% of 294, 662 patients in a published meta - analysis progressed from AIDS onset to AIDS - related deaths within 6 years. Consistently, more than 30 HIV - infected patients in the same "AIDS Village" as Patients A - D died from AIDS between 1999 and 2003. Notably, none of these deceased patients took the TCM or any form of ART, which were inaccessible to poor Chinese peasants at that time.

However, unlike randomized controlled clinical trials, there was not a control patient group who took a proper placebo during this case series. In addition, the case series has a small sample size and eight of the nine enrolled patients are married couples. The TCM was neither randomly adminis - tered nor quantitatively monitored.

The case series data presented here, although incomplete and uncontrolled, demonstrate the promise of the TCM. Therefore, the TCM merits further and more rigorous evaluation through biochemical and biological studies, animal model testing, and randomized controlled clinical trials. It would also be important to monitor the ART levels in the control group and patient cohorts to verify patient compliance of therapeutic regimens during future clinical investigation. If validated through these rigorous tests, the TCM can be utilized as a cost - effective HIV/AIDS treatment alone or in combination with ART, potentially contributing to a strategy for functional cure.

Acknowledgments

This work was supported by the National Natural Science Foundation of China (grants 81274170 and 81573471) and the International Cooperation Project of Guangdong Province (grant 2015A050502028) to Y. W, and the discretion - ary fund from The Ohio State University to Z. S.

Authors' Contributions

Y. W. and Z. S. designed the project. Y. W. and Q. W. collected the data. Y. W., F. J., and Z. S. analyzed the data. Z. S. wrote the manuscript. Z. S., F. J., and Y. W. edited the manuscript.

Ethics Committee Approval

The authors Received approval from the Ethics Committee at Jinan University.

Author Disclosure Statement

No competing financial interests exist.

References (omitted)

（出自《艾滋病研究与人类教育》杂志 2017 年第 33 卷第 2 期第 90－92 页）

Effects of Chinese herbal medicine on hyperlipidemia and the risk of cardiovascular disease in HIV – infected patients in Taiwan

Fuu – Jen Tsai[a,b,c,1], Te – Mao Li[a,1], Chi – Fung Cheng[d,1], Yang – Chang Wu[a], Chih – Ho Lai[e,1], Tsung – Jung Ho[a,f,g], Xiang Liu[h], Hsinyi Tsang[h], Ting – Hsu Lin[b], Chiu – Chu Liao[b], Shao – Mei Huang[b], Ju – Pi Li[a,i], Jung – Chun Lin[j], Chih – Chien Lin[k], Wen – Miin Liang[d], Ying – Ju Lin[a,b]

a*School of Chinese Medicine, China Medical University, Taichung, Taiwan*

b*Genetic Center, Department of Medical Research, China Medical University Hospital, Taichung, Taiwan*

c*Asia University, Taichung, Taiwan*

d*Graduate Institute of Biostatistics, School of Public Health, China Medical University, Taichung, Taiwan*

e*Department of Microbiology and Immunology, Chang Gung University, Taoyuan, Taiwan*

f*Division of Chinese Medicine, China Medical University Beigang Hospital, Yunlin, Taiwan*

g*Division of Chinese Medicine, Tainan Municipal An – Nan Hospital – China Medical University, Tainan, Taiwan*

h*National Institute of Allergy and Infectious Diseases, National Institutes of Health, Bethesda, MD, USA*

i*Rheumatism Research Center, China Medical University Hospital, Taichung, Taiwan*

j*School of Medical Laboratory Science and Biotechnology, College of Medical Science and Technology, Taipei Medical University, Taipei, Taiwan*

k*Department of Cosmetic Science, Providence University, Taichung, Taiwan*

l*Molecular Infectious Disease Research Center, Chang Gung Memorial Hospital, Linkou, Taiwan*

***Keywords*: HIV Chinese herbal medicine Hyperlipidemia Cardiovascular disease**

Ethnopharmacological relevance: Due to the development of antiretroviral therapy (ART), HIV/AIDS is now regarded as a treatable chronic disease. Chinese herbal medicine (CHM) is a type of complementary and alter native medicine (CAM) that has been widely applied in the healthcare system in Taiwan.

Aim of the study: The aim of this study was to investigate the frequency of use and patterns of prescription for the CHM – based treatment of HIV – infected patients and to assess the long – term effects of CHM on hyperlipidemia and cardiovascular disease events in these patients.

Materials and methods: We identified 21, 846 HIV – infected patients (ICD – 9 – CM: 042 – 044, 079, and V08 codes). Of these, 1083 and 2166 patients who used CHM and were non – users, respectively, were matched for age, gender, and ART use before CHM. The chi – squared test, Cox proportional hazard model, Kaplan – Meier method, and the log – rank test were used for comparisons between these two groups.

Results: CHM users had a lower risk of hyperlipidemia compared with non – users after adjusting for comorbidities

by using a multivariate Cox proportional hazard model ($P = 0.0011$; HR: 0.66, 95% CI: 0.52 – 0.85). In addition, the CHM users had a lower risk of cardiovascular disease compared with non – users after adjusting for comorbidities ($P = 0.0004$; HR:

Abbreviations: HIV, human immunodeficiency virus; AIDS, acquired immune deficiency syndrome; ART, antiretroviral therapy; CHM, Chinese herbal medicine; CAM, complementary and alternative medicine; ICD – 9 – CM, International Classification of Disease, 9th Revision, Clinical Modification; NHIRD, National Health Insurance Research database; TCM, traditional Chinese medicine; HR, hazard ratio; JWXYS, Jia – Wei – Xiao – Yao – San; GGT, Ge – Gen – Tang; YQS, Yin – Qiao – San; HQin, Huang – Qin; YHS, Yan – Hu – Suo; JG, Jie – Geng; BM, Bei – Mu; MXSGT, Ma – Xing – Shi – Gan – Tang

0.67, 95% CI: 0.53 - 0.83). The 10 - year cumulative incidences of hyperlipidemia and cardiovascular disease were lower in the CHM group ($P < 0.0001$ for both, log rank test). Among the 12 most commonly used CHMs in these patients, Jia - Wei - Xiao - Yao - San (JWXYS) (46.1%), Ge - Gen - Tang (GGT) (40.6%), and Yin - Qiao - San (YQS) (38.0%) were the most common herbal formulas used. Huang - Qin (HQin) (44.6%), Yan - Hu - Suo (YHS) (40.5%), and Jie - Geng (JG) (39.5%) were the most commonly used single herbs. A CHM network analysis showed that JG was the core CHM in one cluster, and BM, MXSGT, and HQin were important CHMs in that cluster. In the other cluster, YHS was the core CHM, and SYGCT and JWXYS were important CHMs.

Conclusion: CHM as adjunctive therapy may reduce hyperlipidemia and the risk for cardiovascular disease in HIV - infected patients. The list of the comprehensive herbal medicines that the patients used might be useful in further scientific investigations or therapeutic interventions for preventing atherosclerosis among HIV - infected patients.

1 Introduction

According to estimates by the WHO and UNAIDS, 36.9 million people were living with HIV globally at the end of 2015 (Badowski et al., 2016). Among these HIV - infected people, 17 million were using antiretroviral therapy (ART). ART use has resulted in suppressed HIV replication, subsequently reducing AIDS - related morbidity and mortality, as well as improving the overall health, quality of life, and survival of patients (Cohen et al., 2011; Hammer et al., 1997). HIV/AIDS is now considered to be a treatable chronic disease, with the associated life span approaching that of the general population (Boccara et al., 2013). However, there have been efforts made to identify complementary and alternative medicine (CAM) that can reduce ART drug toxicities, relieving the side effects of the treatment for HIV infection, and/or to identify drugs that can minimize drug resistance (Littlewood and Vanable, 2011). Therefore, CAM has become increasingly popular as adjunctive treatment and has attracted considerable research attention for its potential to reduce HIV/AIDS - related complications and disease progression.

Chinese herbal medicine (CHM) is one type of CAM that has been widely employed in the healthcare system in Taiwan (Lin et al., 2015; Tsai et al., 2017b, 2017c). The frequency of use, prescribing patterns, and therapeutic effects of CHM as prescribed by licensed CHM doctors in Taiwan have been widely explored for several diseases (Chao et al., 2014; Chen et al., 2013, 2015b; Chu et al., 2015; Hsu et al., 2014; Lee et al., 2016; Lin et al., 2015; Tsai et al., 2017b, 2017c). These studies have prompted a search for CAM therapies for the better management of HIV/AIDS. Furthermore, an investigation of the long - term effects of CHM on HIV - infected patients is also warranted (Guo et al., 2016; Wang et al., 2017a, 2017b; Zou et al., 2016).

Hyperlipidemia is characterized by abnormal levels of any, some, or all lipids or lipoproteins in the blood circulation system, and often occurs in HIV - infected patients, as well as in patients who receive ART regimens (Cheruvu and Holloway, 2014; Naidu et al., 2017; Rehman et al., 2017). The blood lipid profiles of these patients change within three months after receiving ART, and reach a plateau after six to nine months (Sherer, 2003). Hyperlipidemia is considered to be a traditional cardiac risk factor, and has been associated with an increased risk of cardiovascular disease among these patients (Anastos et al., 2007; Bekolo et al., 2014; Cheng et al., 2014; Gillard et al., 2013; Jones et al., 2005; Padmapriyadarsini et al., 2011). Studies have shown that in patients with HIV or receiving ART, the prevalence of hyperlipidemia and the risk for cardiovascular disease ranged from 20% to 80% (Troll, 2011). There is a pressing need to improve the clinical management of HIV - infected patients with atherosclerosis and cardiovascular diseases in the current combination antiretroviral therapy (cART) era (Kearns et al., 2017a, 2017b).

To better understand the effects of CHM and long - term CHM treatment on HIV - infected patients, we utilized a population - based database to investigate the demographic characteristics, cumulative incidences of hyperlipidemia and cardiovascular diseases, and CHM prescribing patterns for these patients. By using this large - scale popu - lation - based analysis, we were able to investigate whether the use of CHM as adjunctive therapy reduces hyperlipidemia and the risk of cardiovascular disease in HIV - infected patients.

2 Material and methods

2.1 *Data source*

The study population went through a standard diagnostic protocol based on the International Classification of Disease, 9th Revision, Clinical Modification (ICD - 9 - CM). This population was part of a database comprising all individuals with ICD - 9 - CM: 042, 043, 044, and V08 during the period from 1995 to 2012 who were included in the National Health Insurance Research database (NHIRD; http://nhird.nhri.org.tw/) of the National Health Insurance (NHI) program, which consisted of a total population of 23.0 million patients in Taiwan. This program covered 99% of the entire population and is only used for research purposes by scientists in Taiwan. All data for each person are decoded, so we were unable to obtain informed consent. This database contains detailed medical records including age, gender, diagnoses, prescriptions, records of clinical visits and hospitalizations, inpatient orders, ambulatory care, and sociodemographic factors. This database also offers longitudinally – linked data for the period from 1996 to 2012. This study was designed as a population – based retrospective analysis to investigate the effects of CHM on hyperlipidemia and cardiovascular disease in HIV – infected patients. The study was approved by the Institutional Review Board of China Medical University Hospital.

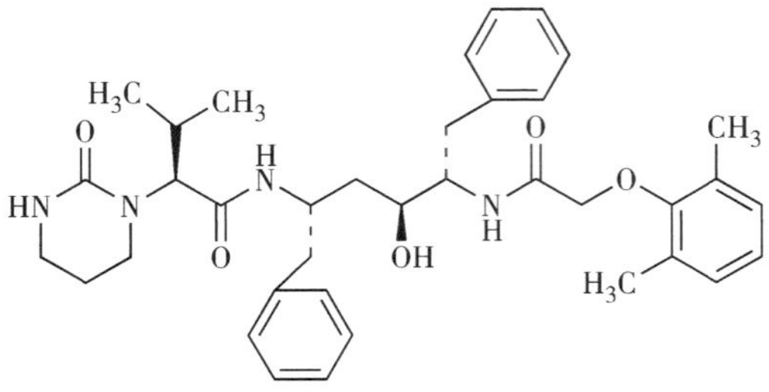

Fig. 1. Aflow diagram showing the protocol for enrollment of the study subjects.

2.2 *Identification of HIV – infected patients*

The data for the HIV – infected patients were obtained from a database, and individuals with ICD – 9 – CM: 042, 043, 044, and V08 during the period from 1995 to 2012 were selected from the NHI program in Taiwan. We identified a total of 21, 846 HIV – infected patients in Taiwan (ICD – 9 – CM 042, 043, 044, and V08) entered into the database between 1998 and 2011 (Fig. 1).

All subjects diagnosed with HIV were included in the study. Individuals with more than 14 cumulative CHM treatment days within the first year after diagnosis with an HIV infection were defined as CHM users (n = 1091, Fig. 1). The study subjects who did not receive any CHM were defined as non – users of CHM (n = 20, 755). In addition, to reduce bias owing to confounding variables, non – users were selected 1: 2 after density sampling matching for age, gender, and ART use before CHM. Finally, 1083 and 2166 subjects were selected as CHM and non – users, respectively (Figs. 1, 2 and Table 1). The date on which the 14 cumulative days of CHM treatment were completed was designated as the index date. These CHM users continued to use CHM products during this study period (from the index date to the study endpoint). The study endpoint for hyperlipidemia was defined as: the date of hyperlipidemia occurrence (ICD – 9 – CM 272. x) (http: //icd9cm. chrisendres. com/index. php? action = child&recordid = 2055), the date of with drawal from the NHI program, or the date of termination of follow – up (December 31, 2012). The study endpoint for cardiovascular disease was defined as: the date of cardiovascular disease occurrence (ICD – 9 – CM 390 – 459) (http: //icd9cm. chrisendres. com/index. php? action = child & recordid =4314), the date of withdrawal from the NHI program, or the date of termination of follow – up (December 31, 2012) (Figs. S1 and S2).

The patient demographic characteristics are shown in Table 1, including the age, gender, ART use before CHM, and comorbidities. We identified the comorbidities that had been diagnosed in the study subjects before their diagnosis of HIV. These were respiratory diseases (ICD – 9 – CM 490 – 496, 500 – 505, and 506. 4), rheumatological diseases (ICD – 9 – CM 710. 0, 710. 1, 710. 4, 714. 0 – 714. 2, 714. 81, and 725), diabetes (ICD – 9 – CM 250. 0 – 250. 3, and 250. 7), renal diseases (ICD – 9 – CM 582, 583 – 583. 7, 585, 586, and 588), liver diseases (ICD – 9 – CM 571. 2, 571. 4 – 571. 6, 070. 4, 070. 5, and 070. 7), and cancer (ICD – 9 – CM 140 – 172, 174 – 195. 8, and 200 – 208).

2.3 *Chinese herbal medicine*

CHM can include both herbal formulas and single herbs. The for – mulas contain a combination of two or more herbs prepared by knowledgeable traditional Chinese medicine (TCM) practitioners based on traditional Chinese medicine or ancient medical books (Table 3 and Table S1). Single herbs may be derived from plant, animal, or mineral sources. The codes for formulas and single herbs, were collected, grouped, and listed on the Taiwan NHI website (http: //www. nhi. gov. tw/webdata/webdata. aspx? menu = 21&menu_ id = 713&webdata_ id = 932). For the CHM users, the frequencies of use, person – years, frequency of prescription, percentage of people using that CHM, average drug dose (per day), and average duration of the prescription were calculated from the index date to the study end (Table 3). These herbal formulas and single herbs are prescribed for all kinds of diseases by experienced TCM doctors in Taiwan and are all manufactured by pharmaceutical manufacturers with Good Manufacturing Practice certification. The main pharmaceutical manufacturers are Sun Ten Phar – maceutical Co. Ltd. (http: //www. sunten. com. tw/), Chuang Song Zong Pharmaceutical Co. Ltd. (http: //www. csz. com. tw/), Shang Chang Pharmaceutical Co. Ltd. (http: //www. herb. com. tw/about_ en. php), KO DA Pharmaceutical Co. Ltd. (http: //www. koda. com. tw/), and Kaiser Pharmaceutical Co. Ltd (http: //www. kpc. com/).

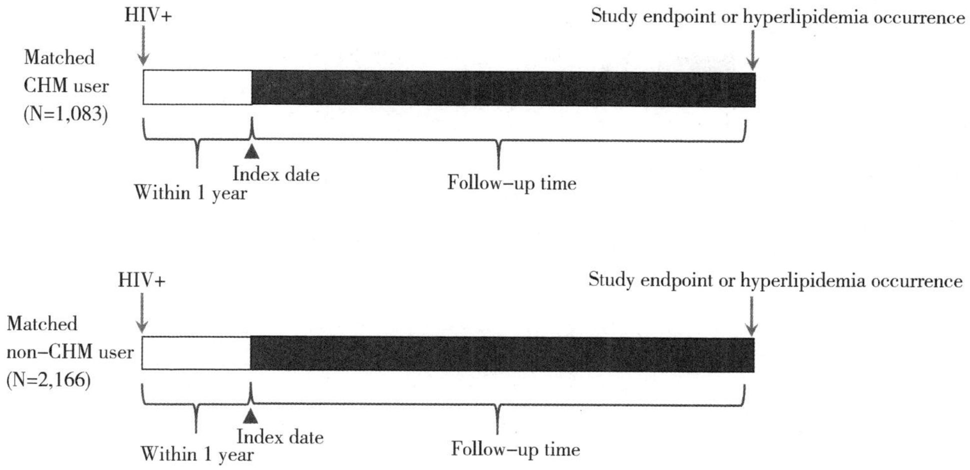

Fig. 2. The follow - up for CHM users and matched non - users.

2.4 *Statistical analysis*

Categorical data are presented as numbers and percentages and include the age, gender, ART use before CHM, comorbidities including respiratory diseases, rheumatological diseases, renal diseases, and liver diseases. The significance of differences in categorical data was calculated using Chi - squared tests (Table 1). A Cox proportional hazard model was used to assess the hazard ratio (HR) of the risk of hyperlipidemia for CHM users when compared with non - users with adjustment for comorbidities (Table 2). In addition, a Cox proportional hazard model was used to assess the hazard ratio (HR) of the risk of cardiovascular disease for CHM users when compared with nonusers with adjustment for comorbidities (Table S2). The Kaplan - Meier method and the log - rank test were performed to estimate the 10 - year cumulative incidence of hyperlipidemia according to CHM use (Fig. 3). The Kaplan - Meier method and the log - rank test were also performed to estimate the 10 - year cumulative incidence of cardiovascular disease with respect to CHM use (Fig. S1). The frequency and usage patterns of the 12 most common formulas and single herbs used are shown in Table 3. All Pvalues less than 0.05 were considered to be statistically significant. All data management and statistical analyses were performed using SAS software (version 9.4; SAS Institute, Cary, NC, USA).

Table 1. Demographic characteristics of the total subjects and density sampling - matched HIV - infected subjects compared between CHM and non - CHM users in Taiwan.

Characteristics	CHM users N = 1091 N (%)	Non - CHM users N = 20, 755 N (%)	p - value	CHM users N = 1083 N (%)	Non - CHM users N = 2166 N (%)	p - value
Gender			< 0.001			1
Male	791 (72.5%)	16, 684 (80.39%)		783 (72.3%)	1566 (72.3%)	
Female	300 (27.5%)	4071 (19.61%)		300 (27.7%)	600 (27.7%)	
Age			0.352			1
< 30	477 (43.72%)	9119 (43.94%)		469 (43.31%)	938 (43.31%)	
30 - 40	383 (35.11%)	7588 (36.56%)		383 (35.36%)	766 (35.36%)	
> 40	231 (21.17%)	4048 (19.5%)		231 (21.33%)	462 (21.33%)	
ART before CHM			< 0.001			1
No	625 (57.29%)	10, 672 (51.42%)		625 (57.71%)	1250 (57.71%)	
Yes	466 (42.71%)	10, 083 (48.58%)		458 (42.29%)	916 (42.29%)	
Comorbidities						
Respiratory diseases	121 (11.09%)	1059 (5.1%)	< 0.001	121 (11.17%)	110 (5.08%)	< 0.001

续表

Characteristics	CHM users N = 1091 N (%)	Non - CHM users N = 20, 755 N (%)	p - value	CHM users N = 1083 N (%)	Non - CHM users N = 2166 N (%)	p - value
Rheumatological diseases	15 (1.37%)	88 (0.42%)	< 0.001	15 (1.39%)	11 (0.51%)	0.008
Diabetes	13 (1.19%)	262 (1.26%)	0.838	13 (1.2%)	24 (1.11%)	0.815
Renal disease	10 (0.92%)	98 (0.47%)	0.041	10 (0.92%)	17 (0.78%)	0.682
Liver diseases	80 (7.33%)	1182 (5.7%)	0.024	79 (7.29%)	120 (5.54%)	0.049
Cancer	11 (1.01%)	232 (1.12%)	0.737	11 (1.02%)	24 (1.11%)	0.81

N, number; ART, antiretroviral therapy.

p values were obtained by a chi - square test; *p* values for the follow - up years were obtained using an un - paired Student' s *t* - test.

Significant *p*values ($p < 0.05$) are highlighted in bold and italicized.

3 Results

3.1 *Demographic characteristics of HIV - infected patients*

A flow chart of study subject identification is shown in Fig. 1. There were 21, 846 HIV - infected patients in Taiwan from 1998 to 2011. Among them, 1091 patients were assigned to the CHM user group, while the other 20, 755 patients were regarded as non - users. Differences were found in gender, the use of ART before CHM, and comorbidities (respiratory diseases, rheumatological diseases, renal diseases, and liver diseases) between these two groups ($P < 0.05$; Table 1). CHM users were more likely to be female, were less likely to have used ART before CHM, and had more comorbidities, including respiratory diseases, rheumatological diseases, renal diseases, and liver diseases. After density sampling matching of the CHM users and non - users for age, gender, and ART use before CHM, 1083 and 2166 patients were included in the two groups, respectively (Figs. 1, 2 and Table 1). There were no significant differences in the distribution of age, gender, and ART use before CHM use between these two matched groups. However, the CHM user group still had more cases of respiratory diseases, rheumatological diseases, and liver diseases as comorbidities in comparison with non - users ($P < 0.05$).

3.2 *The hazard ratio and 10 - year cumulative incidence of hyperlipidemia and cardiovascular disease according to CHM usage*

A multivariate Cox proportional hazard model was applied to estimate the risk of hyperlipidemia and cardiovascular disease in our cohort of CHM users vs. non - users among HIV - infected patients (Table 2 and Table S2). CHM users had a lower risk of hyperlipidemia compared with non - users after adjusting for comorbidities (Table 2; $P = 0.0011$; HR: 0.66, 95% CI: 0.52 - 0.85). The CHM users had a lower risk of cardiovascular disease compared with non - users after adjusting for comorbidities (Table S2; $P = 0.0004$; HR: 0.67, 95% CI: 0.53 - 0.83). As shown in Fig. 3 and Fig. S1, the 10 - year cumulative incidences of hyperlipidemia and cardiovascular disease are shown as Kaplan - Meier survival plots. This analysis showed that the cumulative incidences of hyperlipidemia and cardiovascular disease were significantly lower in the CHM users than in non - users (Fig. 3 and S1; log - rank test, $P < 0.0001$).

3.3 *Most commonly prescribed Chinese herbal formulas and single herbs associated with protection against hyperlipidemia*

The top 12 Chinese herbal formulas and single herbs prescribed for HIV - infected patients are listed in Table 3. The composition of each herbal formula and single herb is shown in Table S1. The average drug dose per day for each herbal formula and single herb was 3.2 ~ 4.4 g and 1.0 ~ 1.2 g, respectively. The average prescription duration for each herbal formula and single herb was 5.8 ~ 7.5 days and 6.3 ~ 6.9 days, respectively. According to the percentage of use, Jia - Wei - Xiao - Yao - San (JWXYS) (46.1%) was the most commonly prescribed herbal formula, and was administered at an average daily dose of 4.2 g. The second and third most common formulas were Ge - Gen - Tang (GGT) (40.6%) and Yin - Qiao - San (YQS) (38.0%) with average daily doses of 4.3 and 3.9 g, respectively. The top 12 single herbs used for HIV - infected patients are also listed in Table 3. Huang - Qin (HQin) (*Scutellaria*

Table 2. The results of a Cox proportional hazard model analysis for the risk of hyperlipidemia in CHM users versus non – CHM users among HIV – infected patients in Taiwan.

		Hazard ratio	(95% CI)	*p* value
CHM	(Yes vs. No)	0.66	(0.52 ~ 0.85)	0.0011
Respiratory diseases	(Yes vs. No)	0.77	(0.44 ~ 1.33)	0.3443
Diabetes	(Yes vs. No)	1.89	(0.62 ~ 5.81)	0.2663
Liver disease	(Yes vs. No)	0.91	(0.51 ~ 1.63)	0.7516
Rheumatological diseases	(Yes vs. No)	1.20	(0.32 ~ 4.54)	0.7939
Renal disease	(Yes vs. No)	0.24	(0.03 ~ 1.96)	0.1817
Cancer	(Yes vs. No)	2.12	(0.74 ~ 6.06)	0.1613

CHM, Chinese herbal medicine; CI, confidence interval.

* Models adjusted for CHM use and comorbidities.

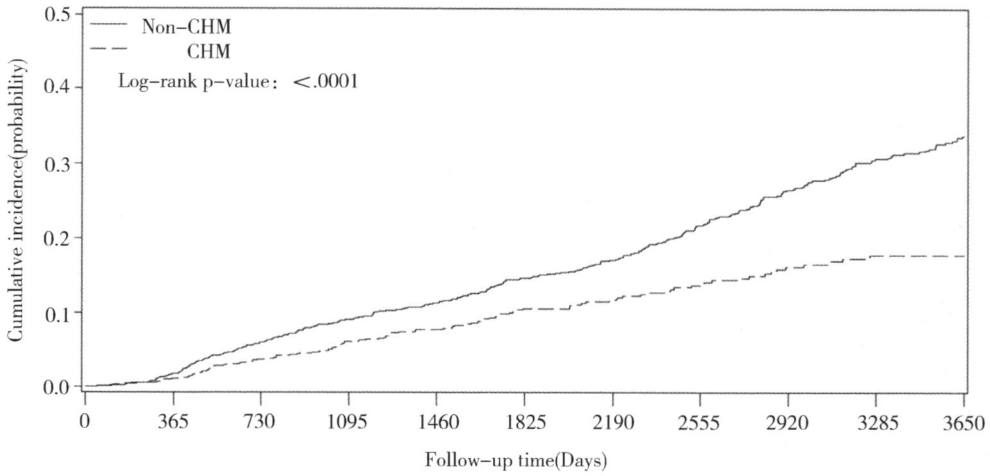

Fig. 3. The cumulative incidence of hyperlipidemia in HIV – infected patients according to their use of Chinese herbal medicine (CHM).

baicalensis Georgi, 44.6%) was the most commonly prescribed single herb, with an average daily dosage of 1.2 g, followed by Yan – Hu – Suo (YHS) (*Corydalis yan – husuo*, 40.5%), and Jie – Geng (JG) (*Platycodon grandiflorus* (*Jacq.*) *A. DC*, 39.5%), both with average daily doses of 1.1 g.

The CHM co – prescription patterns were also studied (Table 4). The most commonly prescribed combination of herbal formulas or single herbs was Jie – Geng (JG) * Bei – Mu (BM) (14.4%) according to the percentage of use. The second most commonly prescribed combination wasHuang – Qin (HQin) * Jie – Geng (JG) (12.1%), followed by Ma – Xing – Shi – Gan – Tang (MXSGT) * Jie – Geng (JG) (11.8%).

Table 3. The twelve most commonly used herbal formulas and single herbs among HIV – infected patients in Taiwan.

Formulas	Chinese name	Frequency of use	Person – years	Number of prescriptions	% of patients who used the agent (s)	Avg. dose per day (g)	Avg. duration of prescription (days)
Total		1083	5735.2	43, 506	100	12	6.8
Herbal formula (Pinyin name) (Abbreviation)		1079	5724.3	41, 877	99.6	9.3	6.8
Jia – Wei – Xiao – Yao – San (JWXYS)	加味逍遥散	499	3014.9	3011	46.1	4.2	7.5
Ge – Gen – Tang (GGT)	葛根汤	440	2662.3	2009	40.6	4.3	6.3
Yin – Qiao – San (YQS)	银翘散	411	2560.5	2109	38	3.9	5.8

续表

Formulas	Chinese name	Frequency of use	Person - years	Number of prescriptions	% of patients who used the agent (s)	Avg. dose per day (g)	Avg. duration of prescription (days)
Xiao - Chai - Hu - Tang (XCHT)	小柴胡汤	402	2407. 9	1799	37. 1	4. 4	7
Xin - Yi - Qing - Fei - Tang (XYQFT)	辛夷清肺汤	392	2478	2383	36. 2	3. 8	6. 5
Ma - Xing - Shi - Gan - Tang (MXSGT)	麻杏石甘汤	375	2396. 8	1707	34. 6	3. 9	6
Long - Dan - Xie - Gan - Tang (LDXGT)	龙胆汤肝汤	355	2110. 9	1844	32. 8	3. 9	7
Chuan - Xiong - Cha - Tiao - San (CXCTS)	川芎茶调散	347	2221. 9	1689	32	3. 9	6
Ping - Wei - San (PWS)	平胃散	342	2026. 8	1332	31. 6	3. 4	6. 7
Gan - Lu - Yin (GLY)	甘露饮	339	2057. 3	1455	31. 3	3. 8	7
Shao - Yao - Gan - Cao - Tang (SYGCT)	芍药甘草汤	333	2069. 6	1065	30. 7	3. 2	6. 2
Ban - Xia - Xie - Xin - Tang (BXXXT)	半夏泻心汤	322	1963. 1	1353	29. 7	4	6. 9
Single herbs (Pinyin name) (abbreviation)		1058	5654	33, 938	97. 7	3. 9	6. 8
Huang - Qin (HQin)	黄芩	483	2834. 5	2317	44. 6	1. 2	6. 8
Yan - Hu - Suo (YHS)	延胡索	439	2763. 6	2220	40. 5	1. 1	6. 6
Jie - Geng (JG)	桔梗	428	2615. 1	2316	39. 5	1. 1	6. 3
Bei - Mu (BM)	贝母	396	2429. 7	2222	36. 6	1. 1	6. 3
Ge - Gen (GG)	葛根	389	2420. 9	1467	35. 9	1. 1	6. 5
Lian - Qiao (LQ)	连翘	368	2048. 2	1291	34	1. 1	6. 7
Bai - Zhi (BZ)	白芷	365	2210. 3	1627	33. 7	1. 2	6. 5
Sha - Ren (SR)	砂仁	357	2015. 2	1408	33	1. 1	6. 9
Gan - Cao (GC)	甘草	342	2031. 6	1857	31. 6	1	6. 5
Xuan - Shen (XS)	玄参	335	2018. 8	1255	30. 9	1. 2	6. 8
Pu - Gong - Ying (PGY)	蒲公英	327	1818. 8	1331	30. 2	1. 2	6. 9
Mai - Men - Dong (MMD)	麦冬	326	2012. 7	1386	30. 1	1. 1	6. 7

* Sorted by percentage of people who used the formula or agent.

Information was obtained from several websites (http://www.americandragon.com/index.htm; http://old.tcmwiki.com/; http://www.shen-nong.com/eng/front/index.html; http://www.ipni.org/; http://www.theplantlist.org/).

Table 4. The twelve most common combinations of herbal formulas and single herbs among HIV - infected patients in Taiwan.

Combinations	Chinese name	Frequency of use	Person - years	Number of prescriptions	% of patients who used the agents	Avg. drug dose per day (g)	Avg. duration of prescription (days)
Total		904	5058	11, 051	100	5. 6	6. 5
Jie - Geng (JG) * Bei - Mu (BM)	桔梗 * 贝母	130	873	421	14. 4	2. 1	6. 3
Huang - Qin (HQin) * Jie - Geng (JG)	黄芩 * 桔梗	109	624	230	12. 1	2. 2	6. 2
Ma - Xing - Shi - Gan - Tang (MXSGT) * Jie - Geng (JG)	桔梗 * 麻杏甘石汤	107	680	282	11. 8	5. 1	6. 3

续表

Combinations	Chinese name	Frequency of use	Person - years	Number of prescriptions	% of patients who used the agents	Avg. drug dose per day (g)	Avg. duration of prescription (days)
Jie - Geng (JG) * Xuan - Shen (XS)	桔梗*玄参	99	643	187	11	2.4	6.1
Jie - Geng (JG) * Gan - Cao (GC)	桔梗*甘草	99	613	231	11	2.5	6.3
Yin - Qiao - San (YQS) * Xin - Yi - Qing - Fei - Tang (XYQFT)	银翘散*辛夷清肺汤	98	619	262	10.8	6.7	5.9
Yin - Qiao - San (YQS) * Ma - Xing - Shi - Gan - Tang (MXSGT)	银翘散*麻杏甘石汤	98	696	222	10.8	7.3	5.7
Shao - Yao - Gan - Cao - Tang (SYGCT) * Yan - Hu - Suo (YHS)	芍药甘草汤*延胡索	93	580	171	10.3	4.4	6.2
Xin - Yi - Qing - Fei - Tang (XYQFT) * Ma - Xing - Shi - Gan - Tang (MXSGT)	辛夷清肺汤*麻杏甘石汤	92	619	179	10.2	7.2	6
Xuan - Shen (XS) * Mai - Men - Dong (MMD)	玄参*麦冬	90	537	208	10	2.1	6.9
Ma - Xing - Shi - Gan - Tang (MX-SGT) * Bei - Mu (BM)	麻杏甘石汤*贝母	89	626	263	9.8	4.7	5.6
Ge - Gen - Tang (GGT) * Chuan - Xiong - Cha - Tiao - San (CXCTS)	葛根汤*川芎茶调散	88	590	240	9.7	8.2	6.2

* Sorted by the percentage of people who used the combination.

Information was obtained from several websites (http://www.americandragon.com/index.htm; http://old.tcmwiki.com/; http://www.shen-nong.com/eng/front/index.html; http://www.ipni.org/; http://www.theplantlist.org/).

To explore the CHM network and core treatments prescribed for these HIV - infected patients that may have led to the reductions in their risk of hyperlipidemia, the CHM combinations and their constituted networks were identified and drawn, showing the complicated re - lationships among these CHM products (Table 4 and Fig. 4). During the study period, 1083 HIV - infected patients used CHMs, and 11, 051 pre - scriptions were given by traditional Chinese medicine (TCM) doctors. Among the prescriptions, the top 12 CHM combinations are shown (Table 4). Furthermore, there were two clusters identified by the CHM network analysis (Fig. 4). Each cluster was constituted by a core CHM and its important combinations. As shown, cluster 1 was the largest CHM cluster, and the major CHM in this cluster was different compared with cluster 2. For cluster 1, JG was the core CHM, and BM, MXSGT, and HQin were important CHMs. In cluster 2, YHS was the core CHM, and SYGCT and JWXYS were important CHMs. In addition, a similar CHM network pattern was also observed in Fig. S2, suggesting that these Chinese herbal products may exhibit anti - hyperlipidemic effects and may show protective effects against cardiovascular disease. We observed that the use of CHM as adjunctive therapy may reduce hyperlipidemia and the risk for cardiovascular disease in HIV - infected patients.

4 Discussion

At present, there are no reports about the effects of the longterm use of complementary and alternative medicine for the treatment of HIV - infected patients. We believe that this is the first pharmaco - epi - demiological study focused on CHM use in these patients. In this ret - rospective and population - based study, we found that CHM treatment is associated with the reduction of hyperlipidemia for HIV - infected patients by using a Cox proportional hazards model. Similar results were also observed in the reduction of cardiovascular disease. The 10 - year cumulative incidence of hyperlipidemia was estimated to be sig -

nificantly lower in the CHM users than in non – users by using the Kaplan – Meier method and a log – rank test. In addition, similar results were observed in the CHM users with lower cumulative incidences of cardiovascular disease. We also identified the herbal formulas, single herbs, and their network prescription patterns. Our results suggest that CHM treatment is associated with a lower risk of hyperlipidemia as well as cardiovascular disease among HIV – infected patients.

Cardiovascular disease, including atherosclerosis, is one of the major causes of morbidity and mortality in HIV – infected patients in the post – antiretroviral therapy (post – ART) era (Kearns et al., 2017a, 2017b). HIV mainly infects T cells and macrophages. Macrophages may phagocytize oxidized low – density lipoproteins (oxLDL), leading to foam cell formation, plaque formation, and eventually the rupture of ad – vanced plaques, which result in stroke, myocardial infarction, throm – bosis, or other complications (Kearns et al., 2017b). In addition, our recent study also showed that cumulative ART use, ART adherence, and the type of regimen may increase the risk of hyperlipidemia among HIV – infected patients in the highly active antiretroviral therapy era in Taiwan (Tsai et al., 2017a). ART drugs appear to bind to the LDL receptor – related protein (LRP), thereby inhibiting the function of the LRP – lipoprotein lipase complex (the cleavage of fatty acids from plasma triglycerides) (Carr et al., 1998; Matoga et al., 2017). Furthermore, ART drugs may also induce abnormal lipid metabolism via the alterations of genes, including sterol regulatory element – binding proteins, cyto – plasmic retinoic – acid binding proteins, peroxisome proliferator activated receptors, and apoCIII in adipocytes and hepatocytes (Matoga et al., 2017; Prot et al., 2006). These studies have indicated an urgent need to improve the clinical management of HIV – infected patients with atherosclerosis and cardiovascular diseases in the current cART era (Kearns et al., 2017a, 2017b). Some physicians recommended to these HIV – infected patients that they should take anti – hyperlipidemia drugs when they started to receive ART regimens to prevent the development of blood lipid abnormalities (Nguyen et al., 2008; Visnegarwala et al., 2004). Based on our present results, the frequencies of anti – hyperlipi – demia drug use were lower in CHM users than in non – users (Table S3), suggesting that CHM may have demonstrated a protective effect against hyperlipidemia and cardiovascular disease among HIV – infected patients even in the absence of other anti – hyperlipidemia drugs. Indeed, there is increasing evidence that CHM is effective for the treatment of hy – perlipidemia and cardiovascular disease (Liu and Huang, 2016; Liu et al., 2013; Sham et al., 2014; Xie et al., 2012). Our pharmaco – epidemiological results provide an impetus to investigate these clinically – used CHM for beneficial pharmacological activities in HIV – infected patients.

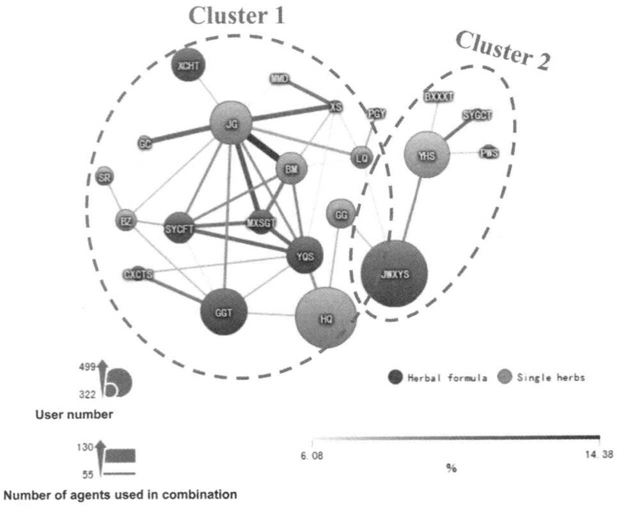

Fig. 4. The CHM network for HIV – infected patients. The lines connecting CHMs represent the numbers of users for the different CHM combinations. The con – nection between CHMs is more important when the connection line is thicker and darker. The size of the circle represents the frequency of prescription for each CHM. The larger circle means a higher frequency of prescription. The red represents herbal formulas; the green represents single herbs. (For interpretation of the references to color in this figure legend, the reader is referred to the web version of this article.)

Among the top 12 CHMs (in terms of use), Jia – Wei – Xiao – Yao – San (JWXYS) (46.1%), Ge – Gen – Tang (GGT) (40.6%), and Yin – Qiao – San (YQS) (38.0%) were the most common herbal formulas. JWXYS (also called kami – shoyo – san) is derived from the classic Chinese literature, *Taiping Huimin Heji Ju Fang* (*Prescriptions of the Bureau of Taiping People's Welfare Pharmacy*), edited by the government of the Song dynasty in ancient China, and comprises 10 single herbs. It is a commonly – pre – scribed herbal medicine used for neuropsychological disorders, including anxiety, emotional instability, stress, and depression (Table S4) (Hidaka et al., 2013; Ishikawa et al., 2000; Yamada and Kanba, 2002). JWXYS has also been used to treat other diseases, including acute myeloid leukemia, breast cancer, chronic hepatitis B, dementia, functional dyspepsia, hepatitis C, systemic lupus erythematosus, and type 2 diabetes (Chen et al., 2014, 2017; Fleischer et al., 2017; Lin et al., 2015; Liu et al., 2016; Ma et al., 2016; Qu et al., 2010; Tsai et al., 2015). JWXYS has been used therapeutically for liver diseases, including hepatitis C virus infection, chronic hepatic B virus infection, and patients with liver cancer, which suggests that JWXYS does not induce significant side effects, such as liver problems (Chien et al., 2014; Liao et al., 2015; Liu et al., 2016; Tsai et al., 2015). It has also been reported that JWXYS may regulate lipid metabolism via its constituent natural compounds (Dai et al., 2000; Kojima et al., 2011; Mnafgui et al., 2015; Sen et al., 2011; Yang et al., 2004; Zhao et al., 2013). Paeonol, one of the natural components of JWXYS, causes marked attenuation of atherosclerotic lesions, hyperlipidemia, and systemic inflammation via the reduction of cholesterol accumulation (Dai et al., 2000; Zhao et al., 2013). Other natural components of JWXYS, glycyrrhizin, cinnamic acid, geniposide, and paeoniflorin, also show similar effects against hyperlipidemia and obesity, and have lipid-lowering effects (Kojima et al., 2011; Mnafgui et al., 2015; Sen et al., 2011; Yang et al., 2004).

GGT was the second most commonly used formula. GGT (also called Kakkon-to) is derived from the classic Chinese literature, *Shanghan Zabing Lun* (*Treatise on Cold Damage Disorders or the Treatise on Cold Injury*), compiled by Dr. Zhong-jing Zhang at the end of the Han dynasty in ancient China. GGT is composed of seven single herbs that are used to treat the common cold and migraine (Chang et al., 2014), as well as to improve the symptoms of gastrointestinal and respiratory disorders (Chang et al., 2012; Lee et al., 2015; Motoo et al., 1997) (Table S4). GGT has been used therapeutically for patients with liver cirrhosis, which suggest that GGT does not induce significant side effects, such as liver problems (Motoo et al., 1997). Seven natural compounds have been identified in GGT - puerarin, daidzein, paeoniflorin, liquiritin, cinnamic acid, cinnamaldehyde and glycyrrhizin (Okamura et al., 1999). Three of these compounds, paeoniflorin, cinnamic acid, and glycyrrhizin, which were previously detected in JWXYS, are also pre-sent in GGT. These three natural compounds also show similar effects against hyperlipidemia and obesity, and have lipid-lowering effects (Mnafgui et al., 2015; Sen et al., 2011; Yang et al., 2004). Interestingly, puerarin, daidzein, and cinnamaldehyde also exhibit effective anti-lipidemic activities (Abeysekera et al., 2017; Liu et al., 2014).

YQS was the third most commonly used formula. YQS wasfirst described in the classic Chinese literature, *Wenbing Tiaobian* (*Detailed Analysis of Epidemic Febrile Diseases*) by Dr. Wu Tang, and is composed of 10 single herbs. YQS has been used to treat fever, common cold, pulmonary diseases, and systemic lupus erythematosus (Liew et al., 2015; Lin et al., 2016; Ma et al., 2016; Wang et al., 2011) (Table S4). Five natural compounds have been identified in YQS: chlorogenic acid, forsythoside A, glycyrrhizin, forsythin, and arctiin (Wang et al., 2017c). Among these natural compounds, chlorogenic acid, glycyrrhizin, forsythin (phillyrin) and arctiin regulate lipid metabolism (Do et al., 2013; Meng et al., 2013; Min et al., 2014; Sen et al., 2011). There are no reports of YQS side effects that lead to liver problems. Therefore, further investigation of the safety of YQS is warranted.

Among the top 12 CHMs, Huang-Qin (HQin) (44.6%), Yan-Hu-Suo (YHS) (40.5%), and Jie-Geng (JG) (39.5%) were the most common single herbs. HQin is*Scutellaria baicalensis* Georgi and can protect against oxidative stress and possesses anti-inflammatory effect (Jin et al., 2016) (Table S4). HQin exhibits hepatoprotective activity in high-fat diet-fed and chronic alcohol-fed mice (Lee et al., 2011). HQin also protects against hepatic inflammation caused by oxidative stress in lipopolysaccharide-induced mice (Park et al., 2017). These studies suggested that HQin does not induce significant side effects, such as liver problems. Baicalin and baicalein are the major flavonoids of HQin (Feng et al., 2017). Baicalin exerts anti-lipidemic and anti-inflammatory activities (Liu et al., 2015; Xi et al., 2015; Yu et al., 2016). Baicalein exerts anti-oxidative stress, anti-inflammatory, and anti-obe-sity activities (Hao et al., 2017; Tsai et al., 2016).

The second most commonly used single herb was YHS (*Corydalis yanhusuo*, family Papaveraceae). YHS is a traditional Chinese herb that was widely used to treat blood stasis and alleviate pain in ancient China (Table S4). Recently, YHS has been used to treat morphine addiction, peptic ulcer disease, and stroke patients with type 2 diabetes (Fang et al., 2010; Huang et al., 2015; Tsai et al., 2017b; Yang and Kwok, 1986). In addition, YHS has also been used in patients with primary liver cancer for their liver pain relief, which suggest that YHS does not induce significant side effects, such as liver problems (Liu and Li, 2012). Eleven alkaloids have been identified from YHS including, protopine, α-allocryptopine, tetrahydrocolumbamine, coptisine, palmatine, ber-berine, dehydrocorydaline, D, L-tetrahydropalmatine, tetra-hydroberberine, corydaline, and tetrahydrocoptisine (Wu et al., 2014). Among these 11 natural compounds in YHS, berberine has therapeutic effects on type 2 diabetes, hyperlipidemia and hypertension and ex-hibits anti-inflammatory activity (Fan et al., 2015; Lan et al., 2015). Tetrahydroberberine is a potent inhibitor of platelet aggregation in vitro and in vivo and is a promising antithrombotic drug (Xuan et al., 1994).

JG (*Platycodon grandiflorus* (*Jacq.*) *A. DC*, family Campanulaceae) was the third most commonly used single herb. JG has been used to eliminate phlegm and relieve cough, suggesting that it functions in lung protection (Table S4) (Choi et al.,

2015; Tao et al. , 2016; Yim et al. , 2016) . JG exerts hepatoprotective activity against liver injury, liver fibrosis, and alcohol exposure (An et al. , 2009; Chen et al. , 2015a; Choi et al. , 2013; Lee et al. , 2008) . These studies suggested that JG does not induce significant side effects, such as liver problems. Furthermore, JG also prevents hypercholesterolemia, hyperlipidemia and attenuates vascular endothelial cell injury by oxidized low – density lipoprotein (Chung et al. , 2012; Kim et al. , 1995) . The primary constituents of JG are platycosides (saponins) and they exert anti – inflammatory, anti – allergy, anti – tumor, anti – obesity and anti – hyperlipidemic effects (Ha and Kim, 2009) .

These scientific findings suggested that these top three herbal for – mulas and single herbs exhibited multiple biological activities, in – cluding therapeutic effects on hyperlipidemia and cardiovascular dis – ease (Table S4) . These most commonly used CHM products were identified from our HIV – infected patients and, in our study, the patients using these products exhibited reduced risks of hyperlipidemia and cardiovascular disease. To our knowledge, this is the first study to de – monstrate that adjunctive therapy using CHM might be beneficial for preventing atherosclerosis among HIV – infected patients.

4.1 *Limitations*

The main limitation of this study is the lack of data on blood tests and lab analyses and behaviors from the database. However, our results indicate that CHM reduces the risks of hyperlipidemia and cardiovascular disease among HIV – infected patients and provide a comprehen – sive list of the CHM products used by these patients that can provide a foundation for future investigations of the clinical safety and efficacy of the herbs and potential drug interactions. Functional characterization of the protective effects of these agents against hyperlipidemia and cardiovascular disease is also warranted. In addition, large – scale, ran – domized clinical trials are also warranted to assess the effectiveness and safety of these herbal medicines and their potential interactions with conventional treatments.

5 Conclusion

The CHM users showed lower hazard ratios for the risk of hyperlipidemia and cardiovascular disease compared with the non – users of CHM among the HIV – infected patients included in our database. In the CHM group, JWXYS, GGT, and YQS were the top three formulas used, whereas HQin, YHS, and JG were the top three single herbs. Based on a network analysis, JG was the core CHM in one cluster, and BM, MXSGT, and HQin were important CHMs in that cluster. In the other cluster, YHS was the core CHM, and SYGCT and JWXYS were important CHMs. The use of CHM as adjunctive therapy may reduce the risk of hyperli – pidemia and cardiovascular disease among HIV – infected patients, and further studies should be performed to optimize the safety and effcacy of CHM use in these patients.

Acknowledgements

This study was supported by grants from China Medical University (CMU102 – PH – 01 and CMU100 – S – 01), China Medical University Hospital (DMR – 105 – 031, DMR – 105 – 098, and DMR – 106 – 155), the National Science Council, the Ministry of Science and Technology, Taiwan (MOST 103 – 2320 – B – 039 – 006 – MY3, MOST 105 – 2314 – B – 039 – 037 – MY3, and MOST 106 – 2320 – B – 039 – 017 – MY3), and China Medical University under the Aim for Top University Plan of the Ministry of Education, Taiwan. This study was based in part on data from the National Health Insurance Research Database provided by the Bureau of National Health Insurance, Department of Health and managed by the National Health Research Institutes. The interpretation and conclusions contained herein do not represent those of the National Health Insurance Administration, Department of Health or National Health Research Institutes. The authors wish to thank the Division of Chinese Medicine, China Medical University, Beigang Hospital, for administrative assistance and consultation, and the Aim for Top University Plan of the Ministry of Education, Taiwan, at China Medical University. We also thank Dr. Kuan – Teh Jeang and Willy W. L. Hong for their technical help and suggestions.

Conflict of interest statement

The authors have no conflicts of interest to disclose.

Author contributions

FJT, TML, WML, and YJL conceived and designed the experiments. CFC, THL, CCL, and SMH performed the experiments. CFC, YCW, and CHL analyzed the data. TJH, XL, HT, JPL, JCL, and CCL in contributed reagents/materials/analysis tools. WML and YJL wrote the manuscript. All of the authors have read and approved thefinal manuscript.

Appendix A. Supplementary material

Supplementary data associated with this article can be found in the online version athttp: //dx. doi. org/10. 1016/j. jep. 2018. 03. 006.

References (omitted)

Herb – drug interaction between an anti – HIV Chinese herbal SH formula and atazanavir *in vitro* and *in vivo*

Bao – Hui Cheng[a,b], Xuelin Zhou [a,b], Yan Wang [c], Judy Yuet – Wa Chan [a,b], Huang – Quan Lin [a,b], Penelope M. Y. Or [d], David Chi – Cheong Wan [d], Ping – Chung Leung [a,b], Kwok – Pui Fung [a,b,d], Yi – Fen Wang [e,], Clara Bik – San Lau [a,b,]

aInstitute of Chinese Medicine, The Chinese University of Hong Kong, Shatin, N. T, Hong Kong SAR, China

bState Key Laboratory of Phytochemistry and Plant Resources in West China, The Chinese University of Hong Kong, Shatin, N. T, Hong Kong SAR, China

cState Key Laboratory of Bioactive Substances and Functions of Natural Medicines, Institute of Materia Medica, Chinese Academy of Medical Sciences, Beijing 100050, *China*

dSchool of Biomedical Sciences, Faculty of Medicine, The Chinese University of Hong Kong, Shatin, N. T, Hong Kong SAR, China

eState Key Laboratory of Phytochemistry and Plant Resources in West China, Kunming Institute of Botany, Chinese Academy of Sciences, Kunming 650201, *China*

Article history: Received 4 February 2014 Received in revised form 9 January 2015

Accepted 12 January 2015 Available online 19 January 2015

Keywords: SH formula Atazanavir Anti – HIV CYP3A2 Herb – drug interaction

Ethnopharmacological relevance: With the prevalent use of highly active antiretroviral therapy (HAART) for AIDS patients since 1996, the mortality of HIV/AIDS patients has been remarkably decreased. With long – term use of HAART, drug resistance and side effects of antiretrovirals have been frequently reported, which not only reduce the efficacy, but also decreases the tolerance of patients. Traditional herbal medicine has become more popular among HIV/AIDS patients as adjuvant therapy to reduce these adverse effects of HAART. SH formula is a Chinese herbal formula consisting of five traditional Chinese herbs including Morus alba L., *Glycyrrhiza glabra* L., *Artemisia capillaris* Thumb, *Astragalus membranaceus* Bge, and *Carthamus tinctorius* L. SH formula is clinically used for HIV treatment in Thailand. However, the possible pharmacokinetic interactions between these Chinese herbs and antiretroviral drugs have not been well documented. The aim of this study was to investigate the potential herb – drug interaction between SH herbal Chinese formula and the antiretroviral drug atazanavir (ATV).

Materials and methods: The combination effect of SH formula and ATV on HIV protease was studied in HIV – 1 protease inhibition *assay in vitro.* The inhibition of SH formula on rat CYP3A2 was assessed by detecting the formation of 1' – OH midazolam from midazolam in rat liver microsomes *in vitro.* The *in vivo* pharmacokinetic interaction between SH formula and ATV was investigated by measuring time – dependent plasma concentrations of ATV in male Sprague – Dawley rats with liquid chromatography – mass spectrometry.

Results: Through the *in vitro* HIV – 1 protease inhibition assay, combination of SH formula (41.7 – 166.7 μg/mL) and ATV (16.7 – 33.3 ng/mL) showed additive inhibition on HIV – 1 protease activity than SH formula or ATV used alone. *In vitro* incubation assay indicated that SH formula showed a weak inhibition (IC_{50} = 231.2 μg/mL; Ki = 98.2 μg/mL) on CYP3A2 activity in rat liver microsomes. *In vivo* pharmacokinetic study demonstrated that SH formula did not affect the metabolism of ATV in rats.

Conclusions: Our study demonstrated for the first time that there is no metabolism – based herb – drug interaction between SH formula and ATV in rats, but this combination enhances the inhibition potentials against HIV protease activity. This observation may support the combinational use of anti – HIV treatment in human.

1 Introduction

With the expectation of reducing drug toxicity, alleviating side effects and minimizing anti – human immunodeficiency virus (HIV) drug resistance, people living with HIV/AIDS often choose com – plementary and alternative medicine (CAM) to complement highly active antiretroviral therapy (HAART) (Littlewood and Vanable, 2011). However, improper use of CAM may lead to treatment failure or drug resistance due to pharmacodynamic and/or pharmacokinetic interactions (Liu et al., 2005). Atazanavir (ATV) is a potent azapeptide HIV protease inhibitor approved for the treatment of HIV infection by the U. S. Food and Drug Administration in 2003. ATV prevents viral replication by binding to HIV protease and blocking proteolytic cleavage of protein precursors that are necessary for the productions of infectious HIV viral particles (Fuster and Clotet, 2005) . Because of its excellent oral bioavailability and pharmacokinetic parameters, ATV can be used for once – daily dosing which is convenient to patients (Fuster and Clotet, 2005) . ATV is mainly metabolized by CYP3A4 in humans (Fuster and Clotet, 2005), and so it is often co – administrated with ritonavir, another HIV protease inhibitor with CYP3A4 inhibition activity, to extend its bioavailability (Panel on Antiretroviral Guidelines for Adults and Adolescents, 2014) .

After screening of more than 1000 Chinese medicinal herbs for anti – HIV activity, SH formula (also called "Si – Ai – Te – San" in Chinese) has been developed under the principles of traditional Chinese medicine (TCM) (Luo et al. , 1995; Luo, 1998; Luo and Wang, 1999) . SH underwent a clinical trial in 2013, and is now approved by the Ministry of Public Health of Thailand for clinical use. SH formula consists of five traditional Chinese herbs including *Glycyrrhiza glabra* L, *Artemisia capillaris Thumb*, *Morus alba* L, *Astragalus membranaceus* Bge, and *Carthamus tinctorius* L. (Kusum et al. , 2004; Sangkitporn et al. , 2005) . *Morus alba*, a traditional anti – viral herbal medicine, serves as major component for the inhibition of HIV replication; while, *Astragalus membranaceus* modulates the host immunity to intensify the inhibition of HIV replication (Du et al. , 2003; Liu, 2009; Chinese Pharmacopoeia Commission, 2010; Fu et al. , 2014) . *Artemisia capillaris and Carthamus tinctorius* play the roles as assistant drugs to enhance the effects of two major ingredients, and *Glycyrrhiza glabra* as a unique guide drug moderates the characteristics of other herbs (Liu, 2009; Wang et al. 2013) . According to the manufacturer's information, SH formula inhibits HIV protease activity, and increases cell proliferation in natural killer cells (http: //www. shidea. net. cn/ NewsSH5. asp? id = 102) . Previous clinical research data demonstrated decreased HIV viral load in 14% – 35% of HIV – positive patients when SH formula was used alone; while combination treatment of SH formula and nucleoside reverse transcriptase inhibitors (e. g. zidovudine and zalcitabine) also showed a greater antiviral activity than antiretrovirals used alone (Kusum et al. , 2004; Sangkitporn et al. , 2005) .

Due to the therapeutic efficacy of SH formula by itself in anti – HIV treatment, we decided to investigate the combinational uses of SH formula in combination with antiretrovirals. Understanding the herb drug interactions between SH formula and antiretrovirals is indis pensable for the safe use of SH formula in clinical practice. However, there is no report on it. Two components of SH formula, namely *Glycyrrhiza glabra* and *Astragalus membranaceus*, have inhibitory effects on CYP3A4 activity (Pandit et al. , 2011; Pao et al. , 2012) . It is speculated that SH formula may affect the metabolism and pharmacokinetic profiles of CYP3A4 – metabolizing drugs by decreasing CYP3A4 activity. Rat CYP3A2 is highly homologous to human CYP3A4, and possess similar enzymatic activity of CYP3A4. The aim of this study was to evaluate the herb – drug interaction potentials between SH formula and ATV through CYP3A2 inhibition assay *in vitro* and pharmacokinetic studies of ATV in rats *in vivo*. The combinational inhibition of SH formula and ATV on HIV protease was also investigated.

2 Materials and methods

2.1 *Materials and chemicals*

Sodium diethyl – dithiocarbamate, D – glucose 6 – phosphate (G – 6 – P), glucose 6 – phosphate dehydrogenase (G – 6 – PD), β – nicotinamide ade – nine dinucleotide phosphate (NADP), HIV – 1 protease substrate acetyl – Ser – Gln – Asn – Tyr – Pro – Val – Val amide, urethane, Tris – HCl and sodium carboxyl methyl cellulose (CMC – Na) were purchased from Sigma Chemical Co. (St. Louis, MO, USA) . Midazolam (Dormicum® Injection 5 mg/mL) and diazepam were obtained from F. Hoffmann – La Roche Ltd. (Basel, Switzerland) . 1' – hydroxymidazolam was purchased from Cayman Chemical Company (Michigan, USA) . Indinavir (IDV) was purchased from Santa Cruz Biotechnology, Inc. (Texas, USA) . Atazanavir (ATV) was supplied by Shanghai Biochempartner Co, Ltd. (Shanghai, China) . Ketoconazole was purchased from Cascade Biochem Ltd. (Dublin, Ireland) . Acetonitrile, methanol and ethyl acetate were pur – chased from Labscan Analytical Sciences (Bangkok, Thailand) . SH formula powder was provided by Yunnan SH – IDEA Pharmaceutical Co. (Kunming, China) .

2.2 *Preparation and quality control of SH formula*

The raw herbs of *Glycyrrhiza glabra*, *Artemisia capillaris*, *Morus alba*, *Astragalus membranaceus*, and *Carthamus tinctorius* were authen – ticated according to the Chinese Pharmacopoeia 2010. Their voucher specimens were kept in the Kunming Institute of Botany, Chinese Academy of Sciences, China. The production procedures of SH formula by Yunnan SH – IDEA Pharmaceutical Co. (Kunming, China) were per – formed according to the standard operating procedures. Briefly, *Morus alba*, *Carthamus tinctorius* and *Artemisia capillaris*. (15: 1: 1, w/w/w) were powdered, mixed and then extracted twice by refluxing with 80% ethanol for three hours. After concentrated, the crude extract was re – suspended in water, and extracted by petroleum and ethyl acetate twice, respectively. After concentrated again, the ethyl acetate fraction was obtained (Fr. 1) . The raw herbs of *Glycyrrhiza glabra* and *Cartha – mus tinctorius* were extracted by refluxing with 70% ethanol in the ratio of 9: 2 (w/w), and then extracted by ethyl acetate. Subsequently, the water – soluble part was extracted by n – butanol as the n – butanol fraction

(Fr. 2). Finally, Fr. 1 and Fr. 2 were fully mixed and dried to produce the powder of SH formula.

Product quality was monitored by high performance liquid chromatography (HPLC) (Fig. 1). In brief, morusin, as the main anti-HIV component in Morus *alba*, was selected as the chemical marker for quality control. Morusin was prepared in methanol in series of concentrations, and 50 mg of SH formula (batch number: 200910302) was dissolved in methanol (10 mL). Samples were analyzed using the Agilent 1100 HPLC system with photodiode array detector (Agilent Corporation, Santa Clara, CA, USA). The separation was achieved by Agilent Zorbax SB-C18 column (250 mm × 4.6 mm i. d, 5 μm). The mobile phases consisted of 0.2% H_3PO_4 (A) and acetonitrile (B) in a gradient elution: 30-50% B, 0-10 min; 50-65% B, 10-20 min; 65-80% B, 20-30 min; and 80-100% B, 30-35 min. The flow rate was 1.0 mL/min and the column temperature was set at 27℃. The content of morusin in the powder of SH formula was no less than 1.12 mg/g, which was calculated against the standard curve using its chemical standard.

2.3 *In vitro combinational inhibition of SH formula and ATV on HIV-1 protease activity*

2.3.1 *Preparation of recombinant HIV-1 protease*

The expression and purification of HIV-1 PR were performed according to the previous study (Miller et al., 1994). In brief, *Escherichia coli* transformed with plasmid pET-HIV-1 protease were incubated in LB (luria broth) medium, and isopropyl-β-D-thiogalactopyranoside (IPTG) was added when OD_{600} reached 0.6. Three hours later, *Escherichia coli* was collected and suspended in ice-cold buffer A [10 mM Tris (pH 8.0), 1 mM phenylmethylsulfonyl fluoride, and 2 mM EDTA] for 20-min incubation in ice bath. After adding Nonidet P-40 (0.1%, v/v) and $MgCl_2$ (10 mM), *Escherichia coli* was ruptured with pulsed mode sonication. The homogenate was resuspended in ice-cold buffer A containing Triton X-100 (1%, v/v). After centrifugation, the pellet was re-dissolved in buffer B containing 8 M urea, 10 mM Tris (pH 7.5), and 10 mM dithiothreitol (DTT), and then centrifuged at 20, 000g for 1 h. HIV-1 protease in supernatant was enriched through a DEAE Sephacel column (GE Healthcare, USA), and dialyzed against a solution (pH 3.5) containing 1 mM DTT, 1% (v/v) glycerol, and 10 mM sodium acetate at 41℃ overnight. The solution was adjusted to pH 4.4, and further dialyzed against 10 mM sodium acetate (pH 3.5) at 4℃ overnight. Purified HIV PR solution was concentrated through ultra-filtration in an Amicon Centricon (M, 10, 000 cutoff) and stored at 4℃ before use (Lin et al., 1994).

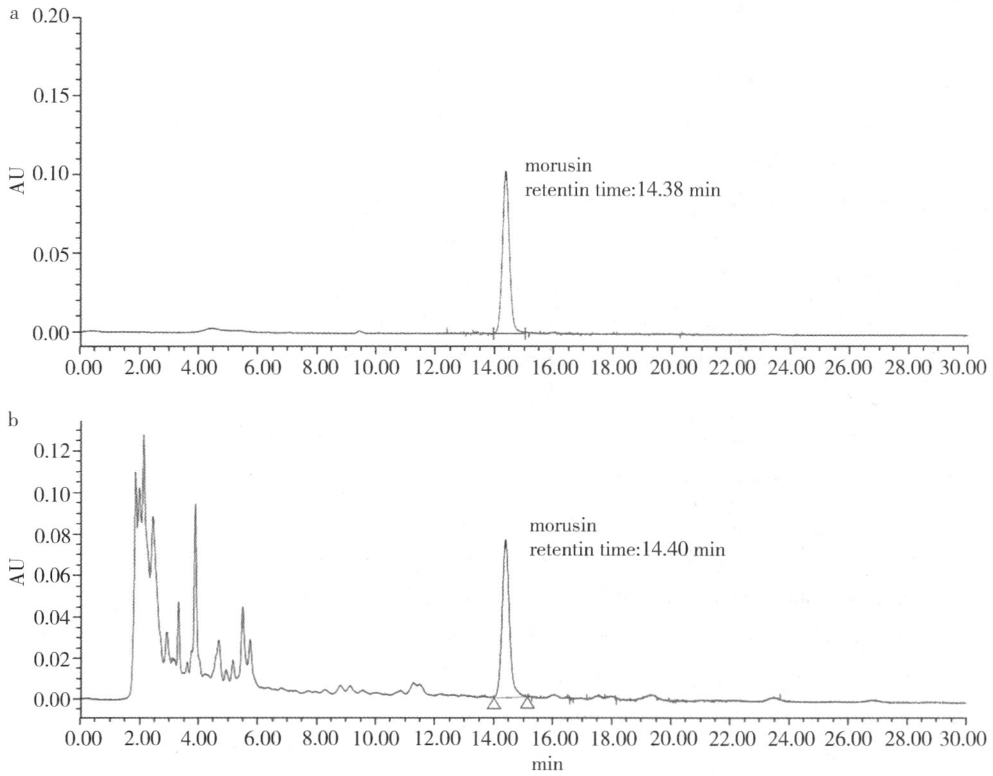

Fig. 1. Representative HPLC-DAD chromatogram (at 268 nm) of the chemical standard of (a) morusin and (b) SH formula.

2.3.2 *HIV-1 protease inhibition assay*

The proteolytic activity of HIV-1 protease was measured by using the synthetic peptide substrate (acetyl-Ser-Gln-Asn-Tyr-Pro-Val-Val-amide) as described previously (Wan et al., 1996). In brief, the assay was performed in a total volume of 60 μl sodium acetate buffer (50 μM; pH 5.5) containing 10 μl substrate (10 μM), 15 μl HIV-1 protease (0.45 μg/mL) and 10 μl herbal extract or ATV or blank solution. The reaction was carried out for 2 h at 37 1C and terminated by adding TFA solution (5.5%, 10 μl). After centrifugation at 10,000g for 5 min, the supernatant was subjected to analysis by Agilent 6530 Accurate-Mass Q-TOF LC/MS equipped with Agilent ZORBAX RRHD Extend Plus C_{18} column (100 mm × 3 mm, 1.8 μm). The column temperature was maintained at 40 ℃. The mobile phase consisted of (A) 0.1% formic acid and (B) acetonitrile at a flow rate of 0.35 mL/min with gradient elution: 5% A from 0 min to 0.25 min, 5% ~ 40% A from 0.25 to 5.5 min, and 40% ~ 95% A from 5.5 to 7 min. Mass spectrometry was performed in positive electrospray ionization (ESI) mode. The substrate of HIV-1 protease was detected at 847.43 m/z $[M+H]^+$. Theinhibition rate was calculated as follows:

$$InhibitionI\ (\%) = \left(1-\frac{P}{E}\right) \times 100$$

where E represents peak area of HIV-1 protease substrate in the presence of a tested sample, and P represents peak area of HIV-1 protease substrate only.

2.4 *Enzymatic kinetic study for rat CYP3A2 inhibition*

Rat liver microsomes (RLM) were prepared according to the previous report (Or et al., 2012). Inhibition of SH formula on CYP3A2 activity in RLM was determined by measuring the formation of 1'-hydroxymidazolam (1'-OH MDZ) from midazolam (MDZ), a probe substrate of rat CY3A2. In brief, reaction was performed in 250 μL phosphate buffer (50 mM, pH 7.4) with NADPH-regenerating system containing 5 mM $MgCl_2$, 1 mM NADP, 10 mM G-6-P, and 2 units/mL G-6-PD. For IC_{50} assay, a fixed concentration (50 μM) was used to assess the inhibition potency of SH formula and ketoconazole (positive control) on rat CYP3A2; for enzymatic kinetic study, various concentrations of SH formula (0 ~ 500 μg/mL) and MDZ (25 ~ 200 μM) were used. Twenty-minute incubation was initiated by the addition of 1 mg/mL RLM, and stopped by addition of ice-cold acetonitrile (250 μl). Ten microliters of Diazepam (50 μg/mL) was added as the internal standard. The mixture was centrifuged, and supernatant was subjected to HPLC analysis. The formation of 1'-OH MDZ was analyzed by Waters Acquity UPLC system (Waters, MA, USA) equipped with an Acquity UPLC BEH C_8 column (100 mm × 2.1 mm, 1.7 μm) protected by an Acquity UPLC BEH C_8 VanGuard Pre-column (5 mm × 2.1 mm, 1.7 μm). The column was maintained at 50℃. The mobile phase consisted of 65% (A) 10 mM KH_2PO_4 (pH 7.4) and 35% (B) acetonitrile (ACN). The flow rate was set at 0.3 mL/min, and the injection volume was 2 μL. The analytes were monitored by a photodiode array detector (PDA) at the wavelength of 245 nm (Eeckhoudt et al., 1998). Each concentration of SH formula or MDZ was measured in quadruplicate. Ketoconazole served as positive control.

2.5 *In vivo pharmacokinetic study in rats*

2.5.1 *Animals*

Male Sprague-Dawley rats (280-310 g) were provided by the Laboratory Animal Services Centre, The Chinese University of Hong Kong (CUHK). Animals were kept with free access to food and water under a 12: 12-h light-dark cycle. Before the pharmacokinetic study, animals were fasted overnight. Animals were under general anesthe-sia by urethane (20% in normal saline, w/v; 1.2 g/kg) during the procedures for blood sample collection. All experiments have been approved by the CUHK Animal Experimentation Ethic Committee (AEEC no. 13/001/MIS-5) according to the guidance of Department of Health, Hong Kong SAR.

2.5.2 *Pharmacokinetic studies of ATV*

Rats were randomly separated into three groups including vehicle control (1% CMC-Na solution) group, positive control (ketoconazole, 20 mg/kg, suspended in 1% CMC-Na) group and SH formula group. According to the body surface areas of human and rat, the oral dose of SH formula in rats was 500 mg/kg (suspended in 1% CMC-Na), which was equal to its clinical dose (83 mg/kg). Meanwhile, ATV was dis-solved into the working concentration (3.5 mg/mL) with 50% propylene glycol in normal saline. Before intravenous administration of ATV, rats were orally administrated with vehicle solution, ketoconazole or SH formula. One-hour later, rats were anaesthetized by urethane, and ATV (7 mg/kg) was intravenously administrated. After intravenous administration, blood samples (0.3 mL) were collected from posterior orbital venous plexus into heparinized tubes at 0, 5, 10, 15, 30, and 45 min, and 1, 2, 4 and 6 h. Plasma samples were obtained from whole blood samples by centrifugation at 970g for 10 min, and immediately frozen at -80℃ before analysis (Fukushima et al., 2009; Kobuchi et al., 2013).

2.5.3 *Sample preparation*

Sample preparation was performed according to previous method with some modifications (Fukushima et al., 2009; Kobuchi et al., 2013). Briefly, 20 μl of Indinavir (IDV, 200 μM in methanol) as the internal standard and 100 μl of $ZnSO_4$ solution (2% in 50% methanol water, w/v) were added to 100 μl plasma sample, and vigorously mixed for 15 s. Distilled water (300 μl) was added, and vortexed for another 30 s, and then centrifuged at 10, 778g for 5 min. The upper phase was loaded on a solid phase extraction (SPE) column which was preconditioned with methanol (1 mL) followed by distilled water (1 mL). Washing of samples was done by adding distilled water (1 mL). After being eluted by methanol (1 mL), all samples were dried under nitrogen stream at 40℃. The residues were reconstituted with 100 μl mobile phase and then 10 μl aliquot was subjected to LC - MS analysis.

2.5.4 *LC - MS analysis*

Agilent Technologies 6530 Accurate - Mass Q - TOF LC/MS system was used for LC - MS analysis with an Agilent ZORBAX RRHD Extend Plus C_{18} column (100 mm × 3 mm, 1.8 μm) maintained at 40 ℃. The mobile phase consisted of (A) 0.1% formic acid and (B) acetonitrile at a flow rate of 0.35 mL/min with the following gradient: 5% B from 0 min to 0.25 min; 5% ~ 95% B from 0.25 to 5.5 min; 95% B from 5.5 min to 7 min; and 5% B from 7 min to 9 min. Mass spectrometry was performed utilizing dual electrospray ionization (ESI) in positive mode.

The electrospray voltage was +3.5 kV, and the flow rate of the nebulizing gas (N_2) was set at 9 L/min at 300 ℃. ATV and IDV were detected at 705.39 and 614.37 m/z $[M+H]^+$, respectively. The concentration of ATV in each plasma sample was quantified by calculating from its standard curve using the peak area ratio of ATV to IDV (Crommentuyn et al., 2004). Each calibration curve was individually analyzed by using least square weighted ($1/\chi^2$) linear regression. A typical equation of the calibration curve of ATV was $Y = 10.7923X + 0.0605$ with good correlation coefficient ($r > 0.9945$). Its intra - and inter - batch precisions also met acceptable relative standard deviation (R.S.D. < 15%) and accuracy ranged from 85% to 115%.

2.6 *Data analysis*

IC_{50} value was calculated by fitting non - linear regression ana - lysis, and statistical analysis was performed by student t - test, one - way ANOVA or two - way ANOVA followed by Bunnett' s Post - Hoc test where appropriate with GraphPad Prism 4.0 (GraphPad Soft ware, USA). Graphical inspections from Primary Lineweaver - Burk plot, Dixon plot and Secondary Lineweaver - Burk plot were used to illustrate the inhibition types, Ki and αKi values (Feng et al., 2012; Shou et al., 2001). Pharmacokinetic parameters of ATV, including half - life ($t_{1/2\alpha}$ and $t_{1/2\beta}$), maximum drug concentration (C_{max}), area under curve (AUC_{0-t} and $AUC_{0-\infty}$), clearance (CL), and mean retention time (MRT_{0-t} and $MRT_{0-\infty}$), were calculated using a two - compartmental model with DAS 2.0 pharmacokinetic software (Anhui Provincial Center for Drug Clinical Evaluation, Hefei, China). Combination effect of these SH formula and ATV was evaluated by the Combination Index (CI) method, and CI was calculated using Loewe additivity model as follows:

$$CI = \frac{d_1}{ED_{50}^{(1)}} + \frac{d_2}{ED_{50}^{(2)}}$$

where d_1 and d_2 are the concentrations of the two test drugs added together at which 50% inhibition is achieved. $ED_{50}^{(1)}$ and $ED_{50}^{(2)}$ represent the half maximal inhibitory concentration of test drugs in HIV - 1 protease inhibition assay. CI < 1, = 1, and > 1 indicate synergism, additivity, and antagonism, respectively (Koizumi and Iwami, 2014).

3 Results

3.1 *In vitro combinational inhibition of SH formula and ATV on HIV - 1 protease activity*

IC_{50} values of SH formula and ATV on HIV - 1 protease activity were 217.0 μg/mL and 38.6 ng/mL (Fig. 2a and b), respectively. Three concentrations of SH formula (41.7, 83.3, and 166.7 μg/mL) and ATV (16.7, 25, and 33.3 ng/mL) were chosen to evaluate the inhibition efficacy of various combinations. The results demonstrated that all combinations increased inhibition activity of ATV by 5.2% ~ 50.6% on HIV - 1 protease activity when compared to the same concentration of ATV alone (Fig. 2c), and the combinations of ATV (16.7 and 33.3 ng/mL) with SH formula [41.7 ~ 166.7 μg/mL] showed stronger inhibition effects on HIV - 1 protease activity when compared to the corresponding concentrations of SH formula and ATV (Fig. 2c), indicating possible synergistic or additive effects.

To further evaluate the combination effects of SH formula and ATV, their Loewe additivity was exploited to assess their combina - tion index (CI) value. CI values (Table 1) of SH formula at concentration of 83.3 μg/mL and 166.7 μg/mL with ATV were 1.08 and 1.19, respectively, showing that combination of SH formula and ATV almost possess additive effects on HIV - 1 protease inhibition (Chou, 2006).

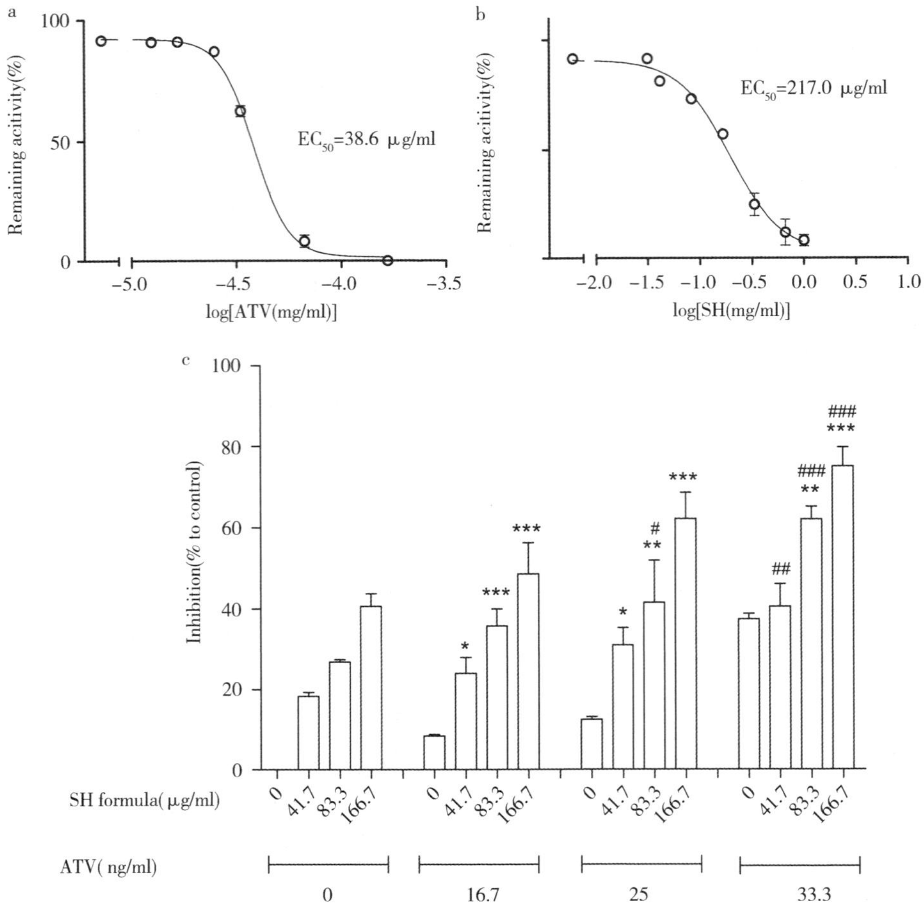

Fig. 2. Concentration - response curves for the inhibition of (a) atazanavir (ATV) and (b) SH formula on HIV - 1 protease activity, and y axis represents the activity of HIV - 1 protease. (c) Inhibition of combined SH formula and ATV on HIV - 1 protease activity. Data are expressed as mean ± S. D. from three independent experiments. $*p < 0.05$, $**p < 0.01$ and $***p < 0.001$ compared to ATV used alone. $\#p < 0.05$, $\#\#p < 0.01$ and $\#\#\#p < 0.001$ compared to SH formula alone.

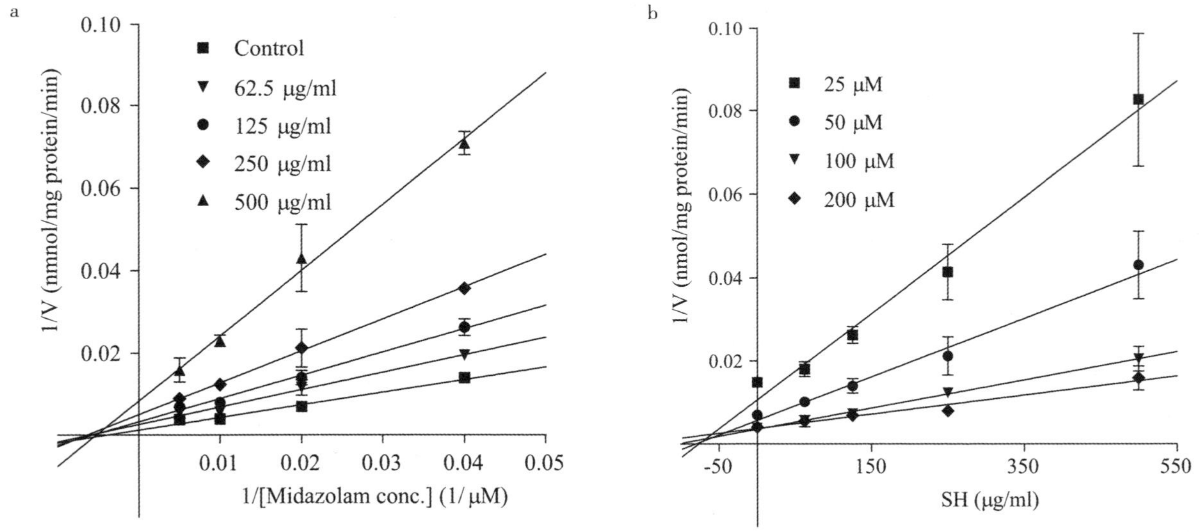

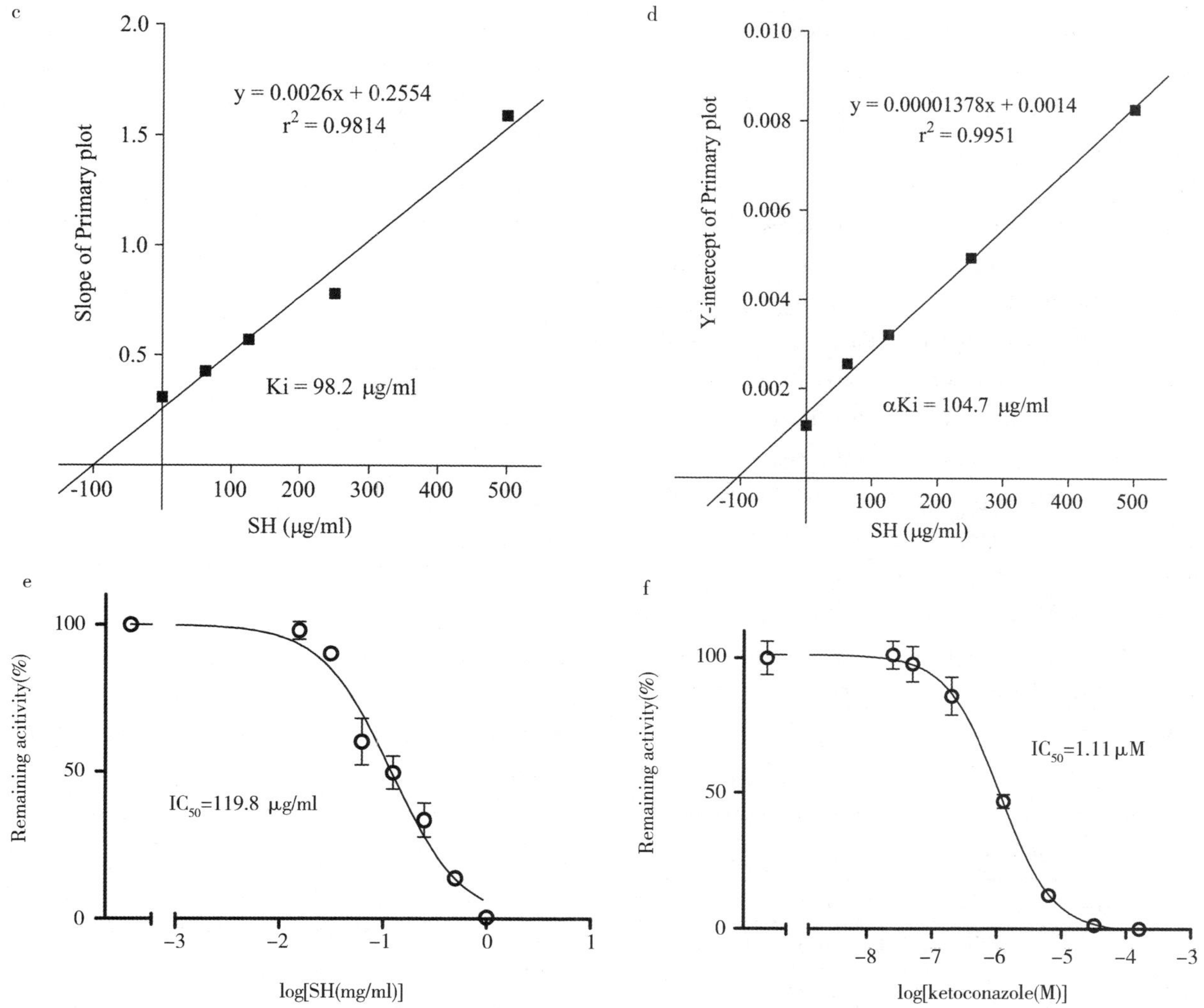

Fig. 3. Primary Lineweaver - Burk plot (a), Dixon plot (b), Secondary Lineweaver - Burk plot for Ki (c) and Secondary Lineweaver - Burk plot for αKi (d) showed that SH formula (0 ~ 500 μg/mL) competitively inhibited CYP3A2 – mediated MDZ hydroxylation. Concentration – response curves for the inhibition of (e) SH formula and (f) ketoconazole on rat CYP3A2 activity, and y axis represent the remaining activity of CYP3A2. Each data point represents mean ± S. D. with triplicate determinations.

Table 1 Combination effects of SH formula and atazanavir (ATV) in HIV – 1 protease inhibition assay by calculating combination index (n = 3).

Drug	Concentrations	Combination index values at EC_{50}
SH (μg/mL)	41. 7	ND[a]
	83. 3	1. 08
	166. 7	1. 19

[a]Not determined at the designated EC_{50} value.

3. 2 *Enzymatic kinetic study for rat CYP3A2 inhibition*

SH formula concentration – dependently decreased the formation of 1' - OH MDZ in RLM. As determined with 50 μM MDZ, IC_{50} value of SH formula was 119. 8 mg/mL (Fig. 3e). Since the straight line was intersected at the negative x – axis in the primary Lineweaver - Burk plot and Dixon plot, the inhibitory effect of SH formula on CYP3A2 – mediated MDZ hydroxylation fits to a competitive inhibition mode (Fig. 3a and b). Calculated from the Secondary Lineweaver - Burk plots, Ki and αKi values of SH formula inhibition on rat CYP3A2 were 98. 2 μg/mL and 104. 7 μg/mL, respectively (Fig. 3c and d). As calculated from Ki and αKi values, the α value (α = 0. 94) was approximately equal to 1 which further confirmed that the inhibition was compe – titive (Feng et al., 2012; Shou et al., 2000). The IC_{50} value of the positive control ketoconazole on rat CYP3A2 was 1. 1μM (0. 59 μg/mL) with MDZ (50 μM) as the substrate (Fig. 3f).

3. 3 *In vivo pharmacokinetic study*

After intravenous administration with or without oral co –

admini stration of SH formula (500 mg/kg), the concentration – time curves of ATV in plasma are shown inFig. 3. The C_{max} (about 5 μg/mL) values of ATV in control group and SH formula group appeared at 5 min, and then the concentration of ATV in plasma dramatically decreased to 1.7 μg/mL from 5 min to 60 min. Subsequently, the concentration of ATV decreased slowly to 100 ng/mL from 120 min to 360 min, fitting into a two – compartmental pharmacokinetic model. The pharmacokinetic parameters of ATV were calculated by the DAS (Table 2), while the parameters in the control group were similar with previous studies (Fukushima et al., 2009; Kobuchi et al., 2013). The blood concentrations and pharmacokinetic parameters between control group and SH formula group were not significantly different, as ana – lyzed by student t – test or two – way ANOVA. This means that oral administration of SH formula may not affect the metabolism of ATV. However, between the positive control group and control group, the blood concentrations (from 5 min to 120 min) and pharmacokinetic parameters showed significant differences (Fig. 4 and Table 2), indicating that ketoconazole, as a known CYP3A inhibitor, inhibited CYP3A2 – mediated ATV metabolism and decreased its clearance in vivo.

Table 2 Pharmacokinetic parameters of atazanavir (i. v, 7.0 mg/kg) in rats in different pre – treatment groups (n = 6 – 8; Mean ± S. E. M.).

Parameter	Control	SH formula	Ketoconazole
$t_{1/2\alpha}$ (h)	0.18 ± 0.11	0.11 ± 0.03	0.37 ± 0.16
$t_{1/2\beta}$ (h)	0.7 ± 0.06	0.72 ± 0.06	0.92 ± 0.05*
V (L/kg)	0.67 ± 0.26	0.86 ± 0.19	0.92 ± 0.12
CL (L/h/kg)	1.42 ± 0.13	1.42 ± 0.08	0.79 ± 0.07***
$AUC_{(0-t)}$ (mg/L h)	4.72 ± 0.41	4.57 ± 0.27	8.48 ± 0.63***
$AUC_{(0-1)}$ (mg/L h)	5.19 ± 0.43	5.04 ± 0.29	9.17 ± 0.69***
$MRT_{(0-t)}$ (h)	0.88 ± 0.03	0.88 ± 0.02	1.04 ± 0.04**
$MRT_{(0-1)}$ (h)	0.89 ± 0.03	0.9 ± 0.03	1.07 ± 0.05**

* $p < 0.05$ indicate significant difference to control group.

** $p < 0.01$ indicate significant difference to control group.

*** $p < 0.001$ indicate significant difference to control group.

4 Discussion

In TCM practice, herbs are always used in different combinations as compound formulae to treat different ailments. Therefore TCM formulas are thought to exhibit a wider range of actions in boosting immunity as compared to single – entity drugs, including increasing the number of white blood cells, boosting natural killer cell activity, and selectively stimulating cytokines, etc. (Zou et al., 2012). Chinese herbal formulae have been prevalently used by people suffering from HIV/AIDS with the expectation of reducing symptoms, improving quality of life, and alleviating side effects of current anti – HIV drugs (Zou et al., 2012). However, haphazard uses of CAM and prescribed drugs can potentially attenuate drug efficacy and/or enhance toxicity. This is particularly important for people living with HIV/AIDS who use HAART to maintain a prolonged suppression on HIV replication. Thus, for drug safety reasons, it is necessary to evaluate the potential herb drug interaction between CAM and antiretrovirals.

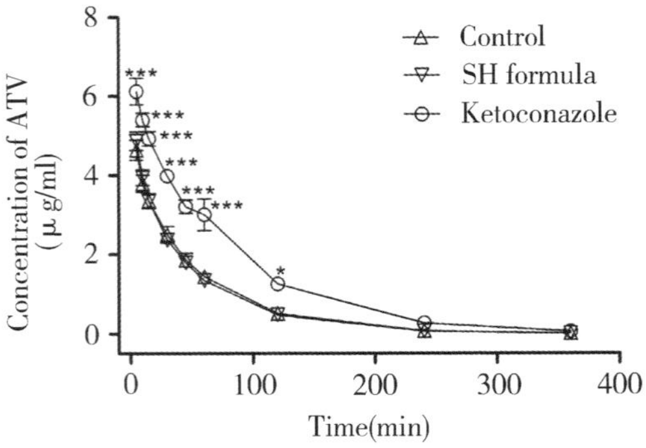

Fig. 4. The plasma concentration profiles of atazanavir (ATV) after intravenous administration of ATV (7 mg/kg) in rats (n = 6 – 8 for each group). SH formula (500 mg/kg, suspended in 1% CMC – Na solution), vehicle control (1% CMC – Na solution in normal saline) or Ketoconazole (20 mg/kg, suspended in 1% CMC – Na solution) were orally administrated one hour prior to ATV administration. Data are expressed as mean ± S. E. M. and the parameters of the model were estimated through simultaneous fitting of concentration – time data and response – time data.

The herbal components of SH formula include *Astragalus membranaceus*, traditionally used as tonic for the weakness and chronic illness, may enhance host defense against HIV and *Morus alba* mainly effective on the suppression of HIV – 1 replication through inhibition of HIV – 1 protease (Du et al., 2003; Fu et al., 2014). However, considering the efficient effects achieved by antiretrovials, SH formula in AIDS treatment may be a useful adjuvant for current treatment with anti – HIV drugs. In this study, the inhibition activity of SH formula [(41.7 ~ 166.7) μg/mL] combined with ATV [(16.7 ~ 33.3) ng/mL] on HIV – 1 protease activity was measured according to their respective EC_{50} values. All combinational treatments with SH formula and ATV showed stronger inhibition on HIV – 1 protease activity than either SH formula or ATV used alone (Fig. 2c). The nearly additive results were achieved when SH formula was combined with ATV using Loewe additivity model. Concomitant use of SH formula and ATV indicates possible additive effects on HIV protease inhibition. Considering the advantages of SH formula in other respects in AIDS treatment, beneficial effects may be obtained by concomitantly using SH formula and ATV. Thus, pharmacokinetics – based herb – drug interaction potential between SH formula and ATV was further evaluated for drug safety consideration.

Previous studies have revealed the pivotal roles of CYP3A in the metabolism of ATV (Fuster and Clotet, 2005), and the plasma concentration of ATV is increased when it is co – administrated with ritonavir clinically. In this study, the interaction between SH formula and ATV was investigated *in vitro* and *in vivo* in the laboratory. An *in vitro* inhibition assay in RLM demonstrated that SH formula possessed very weak inhibition on CYP3A2 (IC_{50} = 231.2 μg/mL) in competitive inhibition mode, which suggested a weak herb – drug interaction beween SH formula and ATV. The *in vivo* potential effect of SH formula on the metabolism of ATV was further explored in rats. After oral administration of SH formula followed by intravenous administration of ATV, the pharmacokinetic parameters of ATV were comparable with those of control group (Table 2 and Fig. 3), suggesting that the effect of SH formula (500 mg/kg) on the metabolism of ATV was almost negligible *in vivo*. This was consistent with the weak inhibition of SH formula *in vitro*. This finding indicated that concomitant administra – tion of SH formula along with ATV did not lead to metabolism – based herb – drug interactions in rats.

Previous clinical studies have demonstrated that CD_4^+ T cells and natural killer cells proliferation were enhanced when SH formula was used in people with HIV/AIDS. Our findings demonstrated for the first time that concomitant administration of SH formula and ATV exhibited nearly additive effects on HIV – 1 protease activity without causing adverse pharmacokinetics – based herbdrug interactions. It is therefore concluded that the co – administration of SH formula and ATV may therefore benefit people with HIV/AIDS. A proper clinical trial using the combination therapy should be considered in the future to confirm these findings.

Acknowledgment

This study was supported by grants of the State Key Laboratory of Phytochemistry and Plant Resources in West China (CUHK) from HKSAR and CUHK, and Focused Innovations Scheme (Major Area Scheme A – Phase 2) of The Chinese University of Hong Kong.

References (omitted)

Effect of the Tang herb on the pharmacokinetics of lopinavir in rats

Yamin Yao[1], Jun Mu[2], Ji Sun[2], Lin Yin[1], Jun Chen[1], Hongzhou Lu[1], Lijun Zhang[1]

1. *Shanghai Public Health Clinical Center*, *Fudan University*, *Shanghai* 201508, *China*

2. *Medical College of Soochow University*, *Suzhou* 215123, *China*

Abstract: This study was carried out in the Wistar rats to investigate the effect of Tang herb on the pharmacokinetics of the antiretroviral drug lopinavir (LPV) following single oral administration. Rats were randomly divided into LPV group (36 mg/kg) and LPV combining with Tang herb group (LPV: 36 mg/kg, Tang herb: 864 mg/kg). The blood concentrations of lopinavir at 0, 0.5, 1, 2, 4, 8, 10, 12, 14, 16, 22 h after administration were determined by HPLC and the pharmacokinetic parameters were investigated. The results showed that Tang herb significantly increased the C_{max} and AUC ($P < 0.05$) while slightly increased the $t_{1/2z}$ and T_{max} of lopinavir ($P > 0.05$). The present study suggests that Tang herb may delay the absorption, increase the time to reach the maximum concentration, and improve the bioavailability of LPV. Further evaluation of the possible interaction mechanism between Tang herb and LPV needs to be studied.

Keywords: Pharmacokinetics; Interaction; Lopinavir; Tang herb

Foundation item Major New Drug Discovery Science and Technology Group (Grant No. 2012ZX09303013).

1 Introduction

The current approach to deal with the global pandemic of AIDS focuses on pharmacological management. An effective AIDS treatment is the combination antiretroviral therapy (cART). However, most people living with HIV/AIDS, especially in developing countries, have little or no access to this treatment because of the high cost of therapy. Furthermore, the CD_4^+ T cell count increases very slowly in some patients and clinical symptoms, such as diarrhea, cannot be controlled even though viral replication is inhibited by cART. Therefore, herbal medicine, which is defined by the World Health Organization (WHO) as "herbs or herbal materials, etc.", is used as an adjuvant or alternative therapy in some developing countries.

In China, the Tang herb, the only herb approved by the State Food and Drug Administration, is widely used by HIV positive patients. It is mainly composed of Herba Erodii Stephaniani, Flos Lonicerae, Pericarpium – Trichosanthis and 17 other types of herbs. Flavonoid compounds such as quercetin, kaempferol, liquiritin, and organic acids such as chlorogenic acid and ferulic acid in Tang herb may be the major active ingredients, which produce a marked effect for adjuvant antiretroviral therapy. Tang herb is co – administrated by patients with antiviral drugs because it can increase the number of CD_4 cells and ameliorate the symptoms including diarrhea, fatigue, alopecia and poor appetite. However, the ingredients of Tang herb are very complex. There might be different compounds with different effect on the antiviral drug. Current knowledge about the interactions between the Tang herb and antiretroviral drugs is very limited.

cART treatment regimen usually includes an HIV – 1 protease inhibitor (PI) or a non – nucleoside reverse transcriptase inhibitor (NNRTI) and two nucleoside reverse transcriptase inhibitors (NRTI). NNRTIs and PIs plasma concentrations have a direct relationship with virological and immunological responses to the antiretro – viral therapy while NRTIs cellular concentrations are related to the pharmacological effect. We have studied the interaction of Tang herb with efavirenz (EFV), an NNRTI. The results indicate that Tang herb has no obvious impact on the pharmacokinetics of EFV among HIV patients. To further evaluate the interactions between Tang herb and antiretroviral drugs, we investigated the pharmacokinetic (PK) effect of the Tang herb on lopinavir (LPV) in this study.

Lopinavir is one of the most widely used human immunodeficiency virus (HIV) protease inhibitors (PIs) currently. The pharmacokinetics of LPV may be affected by drug absorption, cytochrome P450 (CYP450) metabolism, plasma protein binding, and more recently efflux transporter activity such as with *P* – glycoprotein (*P* – gp). The present study aimed to understand whether the Tang herb affects the pharmacokinetics of LPV in order to avoid the potential adverse drug interactions with LPV in clinical therapy.

2 Materials and methods

2.1 *Chemicals*

Lopinavir was supplied by PI Chemicals. Ltd (Shanghai, China). Praziquantel (internal standard, IS) was obtained from National Institute for Food and Drug Control (Beijing, China). High – performance liquid chromatography (HPLC) grade methanol and acetonitrile were purchased from Merck Ltd, Germany. Drugs such as lopinavir and Tang herb were obtained from drug store of the Shanghai Public Health Clinical Center. Ultrapure water was obtained from a Millipore Milli – Q Gradient Water Purification System (Molsheim, France). Chemical structure of lopinavir is shown in Figure 1.

2.2 Animals

Specific – pathogen – free grade healthy Wistar rats [(180 ~ 220) g, male] were obtained from Shanghai Super – B&K laboratory animal Corp. Ltd. Rats were kept in an environ – mentally controlled breeding room [temperature (25 ± 2)℃, humidity 60% ± 5%, 12 h dark/light cycle] for 1 week with free access to water and standard chow before the experi ment. The animal studies were performed following the relevant national legislation and local guidelines. A license to conduct experiments was obtained from the Shanghai Public Health Clinical Center.

2.3 Study design and animal treatment

A random, parallel control design was used to investigate the interaction between Tang herb and LPV. All animals were fasted overnight before pharmacokinetic experiment with free access to water. The rats were randomly divided into 2 groups including one for LPV and another for LPV co – administration with Tang herb with six rats in each group. The rats in LPV group were administrated with LPV (36 mg/kg) by the gastric route while the other group was co – administrated with LPV (36 mg/kg) and Tang Herb (864 mg/kg) dissolved in physiological saline. Blood samples (approximate 0.2 mL) were obtained from the external jugular vein before dosing and at 0.5, 1, 2, 4, 8, 10, 12, 14, 16, 22 h after administration. The samples were put into heparinized tubes and plasma was isolated by centrifugation at 12 000 r/min for 10 min. All plasma samples were stored at −80℃ until analysis.

2.4 *Instrumentation and chromatographic conditions*

The HPLC system consisted of an Agilent 1100 series system equipped with an auto sampler, a vacuum degasser, a quaternary pump, and a DAD detector. Chromatographic separation was performed on an Eclipse XDB – C_{18} analytical column (150 mm × 4.6 mm, 5 μm, Agilent, USA). The mobile phase was composed ofacetonitrile - 0.02 M potassium dihydrogen phosphate (60: 40, v/v), which was filtered through a 0.45 μm organic filter and degassed for 15 min by ultrasonic treatment before use. The flow rate was 0.7 mL/min and the running time was 10 min. The column temperature was maintained at 40℃ and the detector was set at 210 nm. The injection volume was 20 μL.

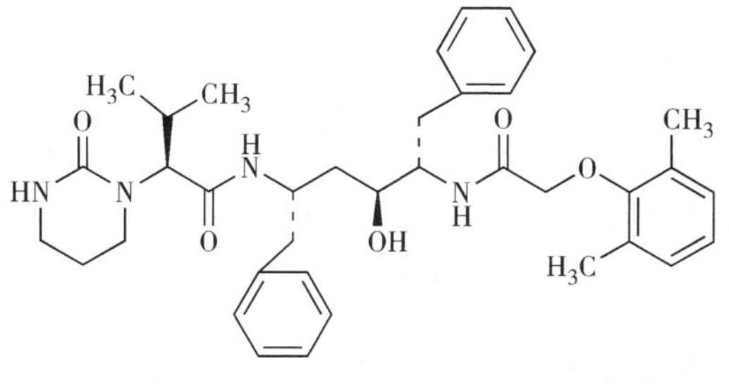

Figure 1 Chemical structure of lopinavir.

2.5 *Standard solutions and calibration samples*

Stock standard solutions of lopinavir (1 mg/mL) and praziquantel (1 mg/mL) were freshly prepared in 50% methanol. A series of working standard solutions were made in 50% methanol to produce seven standard solutions ranging from 5 μg/mL to 120 μg/mL of lopinavir, and 50 μg/mL of praziquantel was used as the internal standard. Working standard (10 μL) was dried by nitrogen gas in 1.5 mL centrifuge tube, and 10 μL IS and 100 μL drug free rat plasma was added to the tube to prepare 7 plasma calibration samples from (0.5 ~ 12) μg/mL. Quality control samples were made in blank rat plasma at 1, 4 and 8 μg/mL for LPV, and the internal standard concentration in plasma was 5 μg/mL.

2.6 *Sample preparation and analysis*

A simple single - step protein precipitation extraction method was used to extract LPV from human plasma. All frozen plasma samples were thawed at room temperature. For sample preparation, 100 μL of plasma sample was added into a 1.5 mL centrifuge tube, and 10 μL of praziquantel (50 μg/mL) was added as IS. After vortex mixing for 30 s, 150 μL of acetonitrile was added to the mixture to precipitate the plasma proteins. After vortex mixing for 3 min, the mixture was centrifuged at 13 200 r/min for 10 min, and the separated supernatant was analyzed immediately by HPLC. Samples were diluted to make the drug concentrations obtained within the linear range of the assay if their concentrations were out of the calibration range. They were diluted as follows: 50 μL blank plasma was added to 50 μL of drug plasma sample, and then processed according to the described sample preparation procedure.

2.7 *Pharmacokinetics and statistical analysis*

The main pharmacokinetic parameters of lopinavir were obtained by a non - compartment model with a computer designed program DAS (version 2.0, Shanghai, China). Maximum concentration (C_{max}) and time to reach maximum concentration (T_{max}) were obtained directly from experimental observations. The area under the plasma concentration - time curve (*AUC*) was calculated using the linear trapezoidal method. All mean values were expressed as mean ± SD. The pharmacokinetic parameters were compared using Student *t* - test. Differences were considered significant at a level of $P < 0.05$.

3 Results

3.1 *Method validation*

3.1.1 Selectivity

No endogenous interference was observed at retention times of lopinavir and IS in this method. Analytical signals from blank rat plasma were compared with those obtained from the rat plasma spiked with lopinavir and IS at the concentration of 12 μg/mL and 5 μg/mL. The representative chromatograms of the plasma samples are shown in Figure 2B. In addition, chromatograms obtained from rat plasma samples at 8 h after dosing with 36 mg/kg lopinavir are illustrated in Figure 2C.

3.1.2 Calibration curve and linearity

The calibration curve was linear over the concentration range of (0.5 ~ 12) μg/mL for lopinavir. The linear equation of lopinavir/IS area ratio (*Y*) to concentration (*X*) for the calibration curve was $Y = 0.1042X - 0.0395$. The correlation coefficient (*r*) of the calibration curve generated during the validation was 0.9994 (weighing factor = 1). The lowest concentration on the calibration curve of lopinavir was 0.5 μg/mL. The precision and accuracy at this concentration level were acceptable, with ≤16% of the RSDs and range between -7.5% and 10.2% of the relative errors. Thus, the lowest concentration of 0.5 μg/mL on the calibration curve was accepted as the lower limit of quantitation (LLOQ).

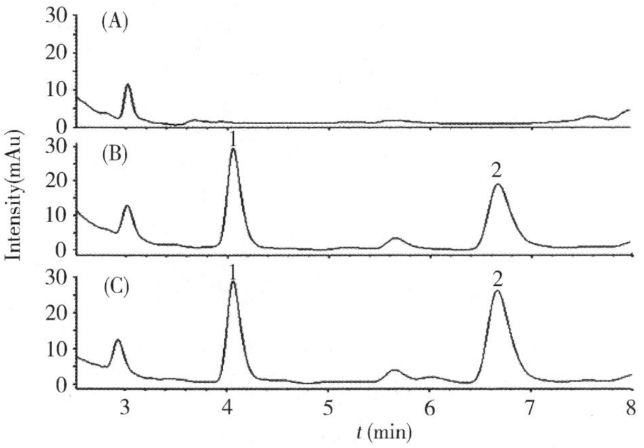

Figure 2. Chromatograms of rat plasma. (A) Blank plasma; (B) Blank plasma spiked with lopinavir and IS; (C) Sample at 8 h after dosing with 36 mg/kg lopinavir. 1: Praziquantel (IS), 2: Lopinavir.

3.1.3 Precision and accuracy

The intra – and inter – batch precision (RSD%) and accuracy (RE%) of the method are illustrated in Table 1. Five sets of quality control samples (low, middle and high concentration) were analyzed with calibration samples in one batch. All values of accuracy and precision were within recommended limits. Intra – batch precision ranged between 0.12% and 3.63%, and the inter – batch precision was between 2.40% and 8.53%. The mean intra – batch relative error was between 1.04% and 5.01%, and the mean inter – batch relative error was between 4.66% and 5.90%.

3.1.4 Recovery

The recovery (extraction efficiency) was determined by comparing the areas of extracted analytes with that of the standard solutions that represent 100% recovery. As shown in Table 2, the recovery of lopnavir was high and consistent, ranging from 88.44% to 94.09%.

3.1.5 Stability

The stability of lopinavir in rat plasma was assessed at ambient temperature for 2 h, under refrigeration (–80℃) for 30 d, and at 4℃ in auto – sampler for 48 h after treatment. All the stabilities were conducted at three QC concentration levels (low, middle and high). As shown in Table 3, no significant change of the analyte concentration was observed.

Table 1. Precision and accuracy of HPLC method for the determination of lopinavir in plasma

Concentration added (mg/L)	Intra – batch ($n=5$)			Inter – batch ($n=15$)		
	Determined (mg/L)	RE (%)	RSD (%)	Determined (mg/L)	RE (%)	RSD (%)
1.00	1.01 ± 0.04	1.04	3.63	1.06 ± 0.09	5.80	8.53
4.00	4.12 ± 0.03	3.00	0.20	4.19 ± 0.10	4.66	2.40
8.00	8.40 ± 0.08	5.01	0.12	8.47 ± 0.26	5.90	3.07

Table 2. The recovery of lopinavir from plasma ($n = 5$)

Concentration added (mg/L)	Area		Recovery (%)	RSD (%)
	Extracted analytes	Standard solutions		
1.00	32.9	35.5	92.68	5.05
4.00	116.8	124.1	94.09	1.18
8.00	227.8	257.6	88.44	4.61

Table 3. Stability of lopinavir in plasma under different conditions

	Concentration added (mg/L)		
	1.00	4.00	8.00
$n=3$	Ambient temperature for 2 h		
Mean (mg/L)	1.12	3.89	8.70
RSD (%)	1.72	1.62	3.25
RE (%)	12.0	–2.75	8.75
$n=3$	–80℃ for 30 d		
Mean (mg/L)	1.26	1.05	1.06
RSD (%)	6.47	6.37	1.28
RE (%)	10.3	5.40	6.20
$n=5$	–4℃ after treatment for 48 h		
Mean (mg/L)	0.98	4.31	8.84
RSD (%)	7.35	0.94	0.77
RE (%)	–2.00	7.75	10.5

Table 4. The main pharmacokinetic parameters of lopinavir alone and combined with TC

Parameters	LPV group	LPV + TC group
C_{max} (mg/L)	6.66 ± 2.57	14.28 ± 1.71 *
AUC_{0-t} (mg/L · h)	56.88 ± 22.95	103.68 ± 8.82 *
$t_{1/2z}$ (h)	4.46 ± 2.38	7.11 ± 9.55
T_{max} (h)	5.60 ± 3.29	8.00 ± 0.00
$CL_{z/F}$ (L/h/kg)	0.69 ± 0.25	0.34 ± 0.03 *

* Comparing to the LPV group, $P<0.05$; TC: Tang herb.

3.2 *Pharmacokinetics of lopinavir*

The plasma concentration – time profiles of lopinavir after an oral dose of 36 mg/kg in rats, with or without Tang herb (864 mg/kg), are shown in Figure 3. The corresponding pharmacokinetic parameters are listed in Table 4. Compared with the LPV group, LPV combining with Tang herb group had significantly increased AUC_{0-t} and C_{max}, but decreased $CL_{z/F}$. Administration of

36 mg/kg lopinavir combined with Tang herb resulted in a significant increase in the AUC_{0-t} and C_{max} from (56.88 ± 22.95) to (103.68 ± 8.82) mg/L · h and (6.66 ± 2.57) to (14.28 ± 1.71) mg/L, respectively, and a significant decrease in the $CL_{z/F}$ from (0.69 ± 0.25) to (0.34 ± 0.03) L/h/kg. Approximately 1.8 – fold increase of the AUC_{0-t}, 2.1 – fold increase of the C_{max} and 2 – fold decrease of the $CL_{z/F}$ in the combination group were observed. It is also obvious that $t_{1/2z}$ and T_{max} increase when co – administrated with Tang herb though they had no significant difference statistically.

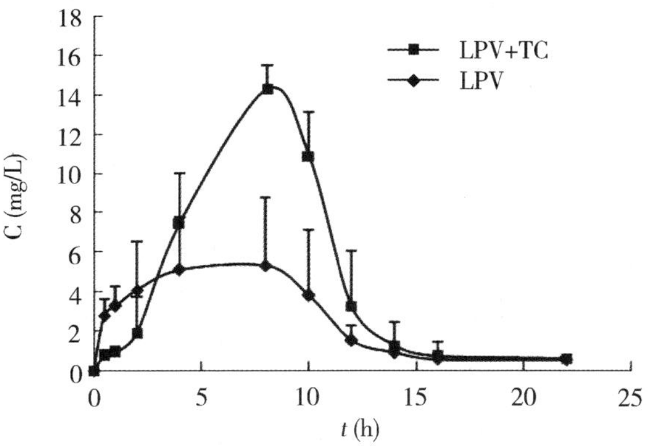

Figure 3. Mean concentration – versus – time plots for LPV group and LPV combining with TC group. TC: Tang herb ($n=6$).

4 Discussion

Change of a drug delivery to its site of action may result in pharmacokinetic interaction, which is probably caused by alterations in any steps of absorption, distribution, metabolism, and elimination. The present study was carried out in Wistar rats to investigate the effect of the Tang herb on the pharmacokinetics of lopinavir. We found that the pharmacokinetic profiles of lopinavir were significantly altered in rats treated with Tang herb compared with lopinavir group. The AUC_{0-t} and C_{max} of lopinavir group combined with Tang herb were about 80% and 110% greater than those of lopinavir alone.

This pharmacokinetic modulation of lopinavir might be attributed to the changes in absorption and metabolism caused by Tang herb. Lopinavir is extensively metabolized by cytochrome P450 3A (CYP3A) and is considered to be a substrate for the drug transporters *P* – glycoprotein (MDR1/ABCB1) and MRP2 (ABCC2). Thus, the modu lation of CYP3A or *P* – glycoprotein or MRP2 may affect the pharmacokinetic profile of lopinavir. Tang herb is a mixture of 20 herbs and contains several types of active ingredients, such as flavonoids, organic acids, and saponins. Flavonoids such as quercetin in Tang herb has been demonstrated to inhibit *P* – gp and CYP3A simultaneously and significantly increase the bioavailability. Organic acids such as chlorogenic acid in Tang herb showed inhibitory effects on CYP3A4. Therefore, the improved absorption of lopinavir caused by inhibition of *P* – gp is likely to result in higher increased *AUC* and C_{max}, slightly prolonged $t_{1/2z}$ and t_{max} when co – administrated with Tang herb. Furthermore, the ability of Tang herb to suppress CYP3A might have delayed the metabolism process of lopinavir, whose function was much stronger than that of *P* – glycoprotein.

The increased plasma levels of lopinavir indicate that co – administration with Tang herb may result in adverse drug interactions. On one hand, we should keep in mind that lopinavir with Tang herb may cause herb – drug interaction. On the other hand, from a practical point of view, Tang herb can be developed as an enhancer agent for lopinavir to reduce the drug dose on further studies. AIDS patients in China are informed to take these two drugs with an interval of one hour. Our previous research indicated there was no obvious interaction between efavirenz and Tang herb when Tang herb was taken one hour later. It may be because efavirenz was metabolized mainly by CYP 2B6 but not CYP 3A4 or because the delayed administration of Tang herb. Further study needs to be carried out for the mechanism of lopinavir and Tang herb interaction.

In addition, a simple and specific HPLC method for the quantitation of lopinavir has been developed in the present study. The method has been validated through a single – step protein precipitation in 100 μL plasma, which is easier than previously reported methods using liquid – liquid or solid – liquid extraction. Some researchers used LC – MS/MS method to determine lopinavir after protein precipitation, but HPLC is more widely used in most laboratories and less expensive than mass spectrometer. The developed method might be used in lopinavir therapeutic drug monitoring in clinical situation.

In conclusion, we demonstrated that the pharmacokinetic profile of lopinavir was affected by Tang herb in rats, which may guide the clinical administration of lopinavir in AIDS patients. Furthermore, the developed method could be used in the therapeutic drug monitoring of lopinavir in clinical settings.

Acknowledgements

This work was supported by Major New Drug Discovery Science and Technology Group (Grant No. 2012ZX – 09303013).

References (omitted)

(出自《中国药学杂志》2014 年第 1 期第 28 – 32 页)

Unified – Planning, Graded – Administration, and Centralized – Controlling: A Management Modality for Treating Acquired Immune Deficiency Syndrome with Chinese Medicine in Henan Province of China

XU Li – ran (徐立然)[1,2], GUO Hui – jun (郭会军)[1,2], LIU Zhi – bin (刘志斌)[1,2], LI Qiang (李 强)[1,2], YANG Ji – ping (杨冀平)[3], and HE Ying (何 英)[4]

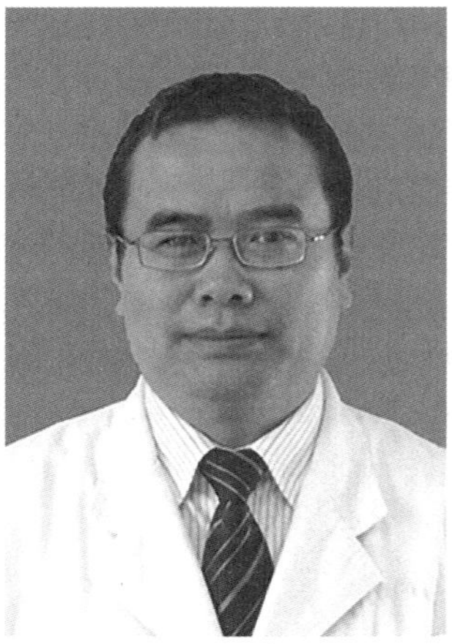

Associate Prof. LIU Zhi – bin

ABSTRACT Henan Province in China has a major epidemic of human immunodeficiency virus/acquired immune deficiency syndrome (HIV/AIDS). Chinese medicine (CM) has been used throughout the last decade, and a management modality was developed, which can be described by unified – planning, gradedadministration, and centralized – controlling (UGC). The UGC modality has one primary concept (patient – centered medicine from CM theory), four basic foundations (classifying administrative region, characteristics of CM on disease treatment, health resource conditions, and distribution of patients living with HIV), six important relationships (the "three uniformities and three combinations," and the six relationships therein guide the treatment of AIDS with CM), and four key sections (management, operation, records, and evaluation). In this article, the authors introduce the UGC modality, which could be beneficial to developing countries or resource – limited areas for the management of chronic infectious disease.

KEYWORDS acquired immune deficiency syndrome, Chinese medicine, complementary and alternative medicine, antiretroviral therapy

Acquired immune deficiency syndrome (AIDS) is a communicable disease which was recognized in the early 1980s to be caused by infection with the human immunodeficiency virus (HIV). HIV has a strong infectivity and has spread worldwide in the last 30 years. There were more than 35 million people living with HIV (PLWH) worldwide by the end of 2012. Millions of people have died from AIDS, mostly in developing countries, and this epidemic will continue into the foreseeable future. While the therapy, prevention, and control of AIDS has made progress, there are still issues such as adverse effects from antiviral drugs, drug resistance, longevity of patients, and shortage of healthcare access.

Before 2000 year, most PLWH lived in rural areas where access to medicine was limited or poor in China. Some people mistakenly regarded AIDS disease as a "dirty disease" or "love sick". Therefore, the prevention, control, and therapy of AIDS was difficult. Under these circumstances, the Chinese government placed great importance on AIDS prevention and treatment work. For example, the "Four Free and One Care" policy was initiated in December 2003, which included free antiretroviral drugs, free prevention of mother – to – child transmission, free voluntary counseling and testing, free schooling for children orphaned by AIDS, and care to PLWH.

In 2004 year, the State Administration of Traditional Chinese Medicine of China carried out a trial program for HIV/AIDS treatment with CM. From October 1, 2004 to October 31, 2005, 9 counties in Henan Province were enrolled by the Health Authority of Henan Province and the local governments. A total of

 * Supported by the National Special Science and Technology Program on Major Infectious Diseases (No. 2013ZX10005001 – 001, No. 2012ZX10005001 – 005), Henan Province Colleges and Universities Key Youth Teachers Scheme (No. 2013GGJS – 095), and Plan For Scientific Innovation Talent of Henan Province (No. 2015 – 025)

1, 732 volunteers living with clustered distributions joined in the project. From study initiation, managers and Chinese medicine practitioners (CMPs) explored and optimized a comprehensive management modality for the treatment of AIDS with CM. In this article, we will introduce this management method and its efficiency on the treatment of AIDS with CM, which was used successfully for almost 10 years in Henan Province, China.

Reasons for the Use of CM to Treat HIV/AIDS in Henan

At the beginning of the 21st century, research on HIV/AIDS with CM was still preliminary, and the role of CM in HIV/AIDS treatment was not widely recognized or accepted. Therefore, initiating the use of CM to treat AIDS was uncertain. However, CM was used to treat HIV/AIDS in Henan for a few important reasons.

The features of the HIV epidemic in Henan Province of China prompted the usage of CM for treatment because of the disease distribution. Henan is the most populous province and is a major agricultural producer in the middle of China. In many rural areas of Henan Province during the 1990s, particularly the east, south, and central regions of Henan like Kaifeng, Shangqiu, Zhumadian, Zhoukou and Nanyang, some poor peasants were infected with HIV through participation in paid blood donation and illegal blood or plasma collection. Moreover, PLWH were found in focally concentrated distributions, especially in health resources limited rural areas, and some of them with lower education level. Therefore, AIDS significantly impacts local economies and social stability, and causes adverse effects on the marriages, incomes, and social relationships of patients.

CM is also used because it is necessary to offer other therapies aside from combination of antiretroviral therapy (cART). Henan is one of the main origins of CM culture and has a long history of CM culture and famous CMPs. In addition to the cultural aspects, CM is useful in a populous area with limited health care resources. In some of areas of Henan, doctors had used CM to treat some AIDS related complications before the HIV epidemic was recognized, especially in the mid to late 20th century. Since 2000 year, more and more PLWH need to initiate free cART, but the treatment strategies were limited. And at the same time, some patients could not endure the side effects from cART, some were not suitable to initiate cART due to underlying conditions, some questioned the effectiveness of cART, and some refused to initiate cART. Therefore, it was necessary to offer some alternative therapies other than cART.

Government support was an important guarantee for the use of CM in HIV/AIDS treatment. In August 2004, a trial program in five provinces, including Henan Province, was initiated by the State Administration of Traditional Chinese Medicine as a part of national AIDS relief. The trial program provided patients with CM free of charge after the patient voluntarily chose to participate in the project and signed the informed consent. The project helped health practitioners understand effective management methods of HIV/AIDS using CM in rural regions.

In China, CM clinical effectiveness is often used to indicate effectiveness of treatments. In fact, CM may be able to cure and successfully control some infections, such as severe acute respiratory syndromes (SARS), influenza A virus subtype H1N1, epidemic encephalitis B, and hepatitis. According to CM theory, AIDS is an infectious disease caused by the invasion of pathogens, which leads to imbalanced of yin and yang, and disharmony of internal pathophysiological function and the external environment. Therefore, although no empirical evidences had shown that CM was effective in the treatment of HIV/AIDS before 2014 year, the initiation of CM for AIDS treatment had a theoretical basis and was supported by the use of CM for other infectious diseases.

Overall, the initiation of treating AIDS with CM was necessary for PLWH in Henan. The trial established management modalities for HIV/AIDS using CM, which are described as unifiedplanning, graded-administration, and centralized-controlling (UGC).

Contents of UGC

UGC is a system that includes: one primary concept, four basic foundations, six important relationships, and four key sections.

One Primary Concept

CM is clinical medicine, with a theory system that is rooted in clinical application. CMPs focus on the clinical demands of the patients, and they regard AIDS as the aggregate of abnormal symptoms, signs, pulse, and tongue. The abnormal symptoms and signs are the reasons or manifestations of lower quality of life (QOL), complications, opportunistic infections, side-effects of cART, lower CD_4^+ T cell counts, or higher levels of plasma HIV loads. CM emphasizes the comprehensive affections and subjective experiences from the disorder of the pathological factors. Therefore, when CMPs give treatments to their patients, they often focus on not only adjusting the balance of yin and yang, but also harmonizing internal pathophysiological function and the external environment.

In order to offer the best CM treatments for PLWH, the concept of patient centered-medicine was introduced into the UCG. This concept largely reflects that the purpose of management is to provide quality services and systemic and individual treatment to the patients, which is one of the guiding principles and features of CM, but also to evaluate the effects of AIDS treatment with CM based on patient – reported outcomes (e. g. symptoms and signs and QOL) and laboratory indices (e. g. CD_4^+ T counts, and plasma HIV loads) so as to get comprehensive results.

Four Basic Foundations

AIDS is a complex infectious disease in which the immune system is gradually destroyed after HIV infection. The immunosuppression makes the body vulnerable to a variety of life – threatening cancers and opportunistic infections. Although mortality and morbidity have been reduced by cART and advanced treatments, some non – AIDS complications become issues for patients, which add additional cost to treatment. The allocation of additional medical resources is the responsibility of the government, especially in developing or resource limited regions. Further, only the government can effectively allocate resources.

In China, CM is a mainstream medical system, and plays an important role in people's health. During the different stages of HIV infection, various clinical diseases and uncomfortable signs and symptoms that are related to the weakened immune system inevitably occur, even with patients who initiate cART. Therefore, it is necessary to offer frequent medical inventions. Patients might get more benefits from CM when CMPs offer them assistance under guidance of CM theory and treatment based on syndrome differentiation.

It was apt to centralize CM management based on the classification of administrative region, CM characters in disease treatment, health resource conditions, and focal distribution of PLWH, which are considered the four basic foundations.

Six Important Relationships

In 2004 year, the guiding principle "three uniformities and three combinations" was created and distributed by the Administration of Traditional Chinese Medicine of Henan Province, China. The "three uniformities" represent unified organization, unified treatment strategy, and unified observation indices; "three combinations" represent clinical treatment combined with scientific research, fixed prescriptions combined with Chinese herbal treatment based on syndrome differentiation, and CM therapy combined with cART. The "three uniformities and three combinations," and the six relationships therein, guided CMP treatment of AIDS with CM.

Four Key Sections

The performance of UGC consists of four key sections, including management, operation, records, and evaluation. Management is made up of different grades of management institutions and personnel, and its duty is to draft rules and regulations, organize project implementations, and contact the other three sections. In the operation section, there are two parts: the working mode of CMPs, manufacture and distribution of the fixed prescription, [i. e. Yiaikang Capsule (益艾康胶囊), the main ingredients include *Radix Astragalus*, *Ginseng*, *Tuckahoe*, *Ligusticum wallichii*, *Radix Paeoniae Alba*, and *Scutellariae*, etc.]. The record section is composed of all related documents including meeting records, prescriptions, and case reports. The evaluation section includes evaluation instruments, process recordings, and outcomes.

UGC has patient – centered medicine as its primary concept. The modality includes five foundations: administrative region management, CM characteristics on disease treatment, health resource conditions, and distribution of PLWH. The "three uniformities and three combinations" are the guiding principles for treatment, and the four key sections include the four parts important to the management and treatment of AIDS with CM (management, operation, records, and evaluation).

Operation of the UGC

In the operation of the UGC, there are three important sections: manage and control, guarantee, and implement.

Section 1: Manage and Control

The Provincial Project Core Leadership Committee (PPCLC), the Expert Consultative Committee (ECC), and the Quality Control Inquiry Committee (QCIC) were established to manage and control the UGC. The ECC consults and suggests improvements for the performance of the project. The QCIC was founded to monitor and evaluate the project. The three organizations often work together to discuss and resolve relative issues that have happened, or will happen, in the project.

Section 2: Guarantee

To conquer the difficulties of limited health resources and coordinate the project, the Henan Provincial Administration Office of HIV/AIDS Treatment with Traditional Chinese Medicine and Provincial Expert Committee of Traditional Chinese Medicine (PECTCM) and Information Center were established. Further, a drug manufacturer and laboratory center were selected. All units were given major duties by the PPCLC. The Henan Provincial Administration Office of HIV/AIDS Treatment with Traditional Chinese Medicine was meant to establish relationships with the other centers and offices. The major duties for different units are showed in Figure 1.

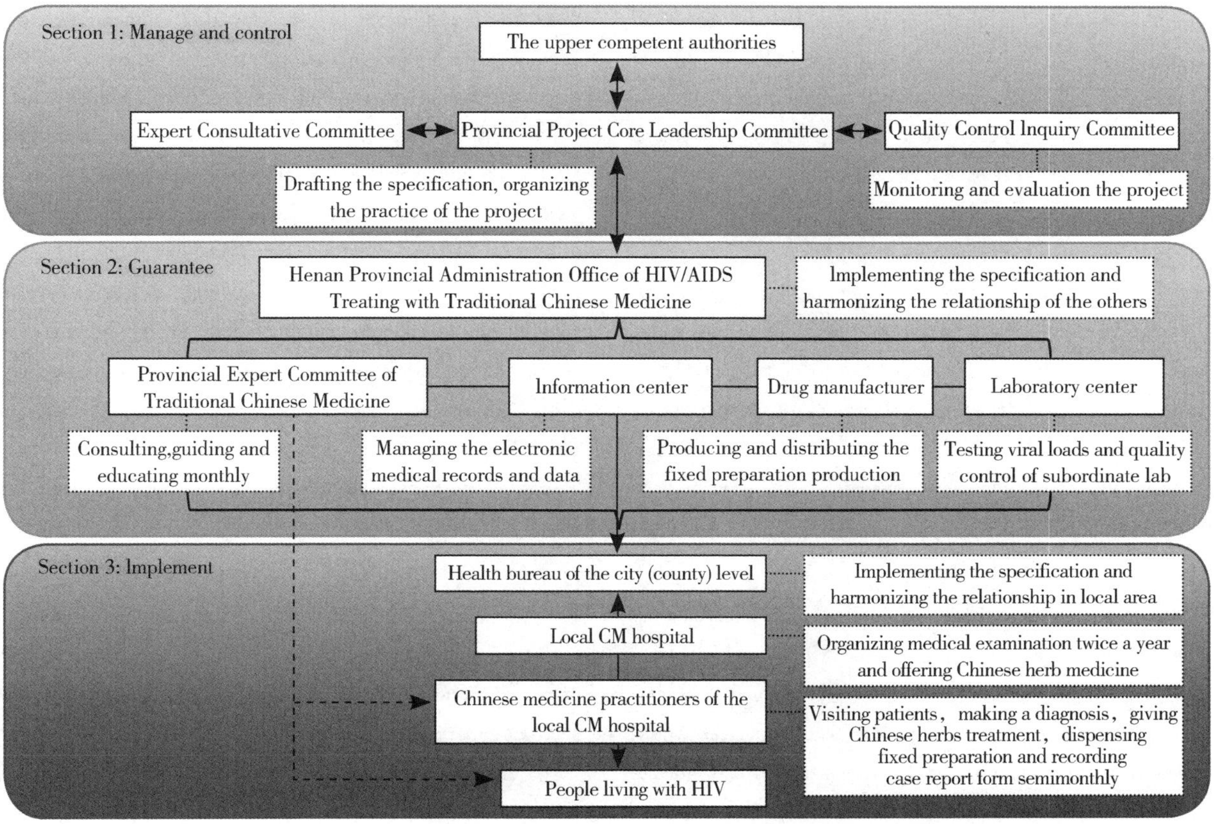

Figure 1. UGC Management Operation Pattern

Section 3: Implement

In Henan, most PLWH live in poorer regions with a clustered distribution. The government aims to offer patients graded treatment and manage them residentially. In other words, the government should provide services for the patients to satisfy their medical needs as much as possible in their residential districts. Therefore, section 3 is regarded as the implementation. In this section, the health bureau of the city (county) level has the responsibility of implementing and harmonizing the relationship between patients and CMPs, and interpatient relationships. The other responsibility is for CMPs from local CM hospitals to visit patients, make a diagnosis, give patient additional Chinese herbal treatment according to his or her current complaint or symptoms and signs based on syndrome differentiation, dispense fixed preparations, and record case report forms semimonthly, under the guidance of the PECTCM. In the UGC, the service object is the PLWH, and all volunteers must agree to receive CM treatment, share their experiences, and sign a consent form. Moreover, anyone has a right to give up treatment and remove consent at any time.

Accomplishments of the UGC

The UGC has been in operation for almost 10 years in Henan and has several accomplishments. The scale of HIV/AIDS treatment with CM is constantly expanding. Since 2004, 1, 732 AIDS patients were enrolled in the CM project, and there are more than 4, 500 patients in the control projects by the end of 2014 year. Presently, Henan has the most AIDS patients that are treated with CM among 19 provinces, which suggests that the management is efficient.

Some of the important roles of CM in the treatment of AIDS have been shown by CMPs in the project, such as reducing or stabilizing plasma HIV viral loads, increasing CD_4^+ T cell counts, ameliorating symptoms and reducing opportunistic infections, improving QOL, counteracting the effects of cART, and benefiting the long-term survival of PLWH.

In the last decade, some state key projects including discipline, lab, and clinical research bases have organized in the First Affiliated Hospital of Henan University of Traditional Chinese Medicine in addition to the HIV/AIDS pilot projects. More importantly, some new scientific results have been attained with the help of those key projects, such as developing the guidelines and routine for treatment of AIDS with CM, the creation of four hospital preparations, the publication of influential research articles, and the establishment of a network of AIDS researchers.

CM treatment on AIDS in Henan has been widely publicized. Some experts were invited to attend and talk at international conferences, and many international AIDS specialists joined and collaborated with the projects in Henan. Some research articles were cited by Science Citation Index (SCI), or Engineering Index (EI). The domestic mainstream media also extensively reported Henan CM work on AIDS. Moreover, Henan CM projects were awarded by the State Administration of Traditional Chinese Medicine and recognized by other provinces.

In brief, the UGC modality has been operating for almost 10 years in Henan. The UGC has several accomplishments including: many HIV/AIDS patients have been treated with CM, effective roles of CM in AIDS treatment have been found in practice, CM development has been promoted, scientific research has been performed, and a number of research articles have been published.

Prospects of the UGC

In the past decade, some of clinical researches had showed that CM have the positive roles on treating AIDS, as it had been reported that CM can be used to alleviate HIV related symptoms and signs, improve QOL, benefit for long - term survival, counteract against adverse side effects of antiviral drugs, and promote immune reconstitution, etc. Meanwhile, a management modality of HIV/AIDS with CM was formed in Henan, and is summarized as UGC. The modality includes: one primary concept, four basic foundations, six important relationships, and four key sections. The primary concept is patient - centered medicine, which is derived from CM theory. The four foundations include classifying administrative region management, the characteristics of CM on disease treatment, health resource conditions, and the distribution of PLWH. The "three uniformities and three combinations" are the guiding principles of CM treatment, and the four key segments include: management, operation, records, and evaluation. The UGC is an effective management modality for AIDS treatment with CM in China, which might be useful as a reference for other developing countries or resource - limited areas.

Looking forward, we believe this kind of management modality will continue to play a key role for HIV/AIDS treatment with CM in Henan, and at the same time, more researches will be carried out to evaluate this management modality such as with health economic method.

Acknowledgments

The authors are grateful to the founders of our work. The findings and conclusions of this article are only those of the authors and do not represent the views of the founders. The authors make no other declarations.

Conflict of Interest

No competing financial interests exist.

References (omitted)

(出自《中国中西医结合杂志》2015 年第 21 卷第 4 期第 243 - 248 页)

Effectiveness of Xielikang capsules in treating HIV - related diarrhea by increasing the plasma concentration of interleukin - 17

Zhang Xiaowei, Guo Huijun, Li Zhen, Xu Liran, Zhang Aiping, Ji iyingaa

Zhang Xiaowei, Guo Huijun, Li Zhen, Xu Liran, Depart ment of Clinical Research Center of Acquired Immune Defi ciency Syndrome Acquired Immune Deficiency Syndrome, The First Affiliated Hospital of Henan University of Traditional Chinese Medicine, Zhengzhou 450000, China

Zhang Aiping, Department of Obstetrics and Gynecology, Zhengzhou Hospital of Traditional Chinese Medicine, Zheng - zhou 450000, China

Ji Aiying, Department of Digestion, The First Affiliated Hospital of Henan University of Traditional Chinese Medicine, Zhengzhou 450000, China

Supported by Special Scientific Research Grant from The National Clinical Research Base of the National Administration of Traditional Chinese Medicine: Study on the Mecha - nism of Xielikang Capsules Based on the Intestinal Mucosal Immunity and Inflammation Injury (No. JDZX2012021), the National Special Science and Technology Program on Major Infectious Diseases: the Clinical Research Base of Acquired Immune Deficiency Syndrome Acquired Immune Deficiency Syndrome Prevention and Treatment With Traditional Chinese Medicine TCM (No.

2012ZX10005010 - 001 - 002); Natural Science Foundation of Henan Province (No. 162300410186); Henan Key Science and Technology Project (No. 142102310511); Henan Traditional Chinese Medicine Research (No. 2015ZY02096)

Abstract

OBJECTIVE: To evaluate the efficacy of Xielikang capsules (XLKC) in the treatment of HIV - related diarrhea (HRD) and its effect on the plasma concentration of interleukin - 17 (IL - 17).

METHODS: This was a randomized, open - label, positively - itively - controlled clinical trial. Sixty - seven HRD patients were randomly assigned to two groups: one group was treated with XLKC ($n = 35$), the other with diosmectite (Smecta®, $n = 32$). All patients were treated for 4 weeks. The HRD symptom scores were evaluated in each patient based on the frequency of diarrhea, and the quality and shape of the stool according to the Chinese Medicine Clinical Treatment of AIDS Program. The plasma concentration of IL - 17 before and after treatment was measured with ELISA.

RESULTS: Compared with the Smecta® group, the XLKC group had a significantly reduced frequency of diarrhea and HRD symptom score regarding the quality and shape of stools ($P < 0.05$). The IL - 17 con - centration in the peripheral blood of the XLKC group was significantly increased after treatment, while the IL - 17 concentration in the Smecta® group significantly decreased after treatment.

CONCLUSION: XLKC improves the symptoms of patients with HRD, and increases the plasma concentration of IL - 17.

Keywords: HIV; Acquired immunodeficiency syn - drome; Diarrhea; Interleukin - 17; Xielikang capsules

INTRODUCTION

More than 35 million people were living with Human Immunodeficiency Virus Human Immunodeficiency Virus (HIV) worldwide by the end of 2013. 1 To date, there is no cure for HIV. Diarrhea is the common gastrointestinal symptom in HIV patients. At least half of all North American and Western European patients with HIV develop diarrhea in the pre - highly active an - tiretroviral therapy (HAART) period. In the post - HAART period, digestive system complications were experienced by 86.7% of HIV patients in a Chinese study, with 35.6% of cases involving infectious diarrhea. As an independent predictor of poor prognosis, HIV - related diarrhea (HRD) significantly reduces the quality of life of HIV patients; the malnutrition and consumption caused by persistent diarrhea is one of the major causes of death in HIV patients. HRD can be classified as infectious or non - infectious based on etiology. As diarrhea can induce absorption issues and malnutrition, it is essential to rapidly alleviate the symptoms, and vigorously treat the diarrhea. The management of HRD patients includes empiric therapy, treatment for pathogens and symptoms, supportive therapy, regulation of intestinal microflora, and HAART, which is the most effective therapy for patients with marked immunosuppression. In the absence of a clear etiological diagnosis, symptomatic treatment is usually necessary, and initiating empiric thera - py for bacterial pathogens might be helpful.

Traditional Chinese Medicine (TCM) has been used to treat AIDS and its related diseases, especially in the last decade. Previous research has shown that Xielikang capsules (XLKC) are effective in treating HRD. In the present study, we evaluated the effect of XLKC on the inflammatory cytokine interleukin (IL) - 17.

MATERIALS AND METHODS

Subjects

This was a randomized, open - label, positively - con - trolled clinical trial that was approved by the Ethics Committee of the First Affiliated Hospital of Henan University of TCM. All patients provided informed consent. Patients were then numbered in sequence, with each number corresponding to a random number obtained from a random number table; patients were grouped according to odd and even numbers, with the grouping scheme hidden in a marked opaque envelope. HRD was diagnosed according to the 2010 AIDS Diagnosis and Treatment Guidelines. Patients eligible for inclusion were aged 18 ~ 65 years, met the diagnosis criteria of HRD, and signed informed consent before the trial. We excluded those with other severe diseases including diseases of the heart, lung, kidney, and hematopoietic system, and/or those who were participating in other clinical trials at the same time.

A total of 67 patients were randomly divided into the treatment group and the control group. The treatment group were treated with XLKC (Orient Pharmaceutical Co. Ltd., Zhengzhou, China), which was prepared with Cangzhu (*Rhizoma Atractylodis Lanceae*), Jingyingzi (*Fructus Rosae Laevigatae*), Hezi (*Fructus Chebulae*), Chunpi (*Ailanthus altissima*), and Dasuan (*Bulbus ALLii*). The dosage of oral XLKC was 1.5 g (three cap - sules) three times daily. The control group were admin - istered 3 g (one bag) of diosmectite granules (Smecta, Beaufour Ipsen Pharmaceutical Co, Ltd., Tianjin, China) three times daily. All patients were treated for 4 weeks. Routine anti - opportunistic infection treatment was performed according to the Henan AIDS common opportunistic infection treatment standards (Henan Provincial Health Bureau award 2004). The participants were followed - up for 4 weeks by telephone.

Outcome measures

Each week the body temperature, pulse rate, respiration rate, blood pressure, and body weight were measured and recorded at the clinical visit. Patients underwent routine examination of blood, urine, and stool, and hepatic and renal function testing before and after treatment.

HRD symptom scores and efficacy criteria were used as the main indicators of curative effect, with the symptom scores observed and recorded at each clinical visit. HRD symptom scores (including the frequency of diarrhea, and the quality and shape of the stool) were for – mulated according to the Chinese Medicine Clinical Treatment of AIDS Program (State Administration of TCM award). The efficacy of HRD was determined using the scoring methods of the Guidelines for Clinical Research on New Drugs of TCM; clinical cure: normal bowel movements, symptom score reduction of ≥ 95%; effective: symptom score reduction of ≥ 70% but < 95%; improved: slight symptom improvement, symptom score reduction of ≥ 30% but < 70%; ineffective: symptom score reduction of < 30%. The concentration of IL – 17 was measured by ELISA.

Statistical analysis

The data were analyzed by using SPSS (vers 18.0, SPSS Inc, Chicago, IL, USA) software. The date was presented as mean ± standard deviation ($\bar{x} \pm s$). The comparisons of baseline characteristics between two groups were evaluated by independent t – test or $\chi 2$ test. The changes of diarrhea symptom scores before and after treatment were compared by paired t – test in each group and between two groups by repeated measures analysis of variance. The level of significance was set at $P < 0.05$.

RESULTS

Clinical characteristics

The trial was conducted from February to June 2014, and included 67 cases with HRD (35 patients in the treatment group and 32 in the control group) Two patients in the treatment group and four in the control group were loss to follow – up with unknown reason. There were 15 males and 20 females in the treatment group with an average age of (50 ± 7) years (range 38 – 64 years), while there were 13 males and 19 females in the control group with an average age of (51 ± 7) years (range 41 – 64 years). The pretreatment CD_4^+ T lymphocyte count was 423.14 ± 303.40/μL in the treatment group, and 400.63 ± 269.55/μL in the control group.

Clinical efficacy rates

The clinical efficacy in the treatment group was significantly higher than that in the control group ($P < 0.05$, Table 1).

Symptom score changes

The frequency of diarrhea was significantly lesser in the treatment group compared with the control group. The score of the quality and shape of stools was also significantly better in the treatment versus the control group ($P < 0.05$, Tables2, 3).

IL – 17 concentration changes

The concentration of IL – 17 in the peripheral blood of the treatment group significantly increased after treatment, while the concentration of IL – 17 signifi – cantly decreased after treatment in the control group (Table 4).

DISCUSSION

Previous research has shown that XLKC can effectively alleviate the symptoms of diarrhea, and a randomized, double – blind, controlled study showed that XLKC was better than loperamide hydrochloride in treating HRD. The present study confirmed that the total treatment efficacy rate of XLKC (74.28%) was su – perior to diosmectite (Smecta) (40.62%); the XLKC not only significantly reduced the frequency of diarrhea, but also improved the quality and shape of the stools of HRD patients, and alleviated the presence of watery stools.

Although HAART therapy significantly inhibits HIV replication so that patients are more likely to avoid immunosuppression, the incidence of diarrhea is not significantly reduced. The destruction of the intestinal tract immune barrier and inflammatory injury caused by HIV enteropathy has become one of the focuses of HRD research.

After 4 weeks of treatment in the present study, the symptoms of diarrhea were significantly alleviated. The IL – 17 concentration in the treatment group was significantly elevated compared with the IL – 17 concentration before treatment, and compared with the control group. This suggests that there was an association between the therapeutic effect of XLKC and the in –

Table 1　Comparison of efficacy rates in HIV – related diarrhea patients in the treatment and control groups

Group	Total (n)	Cured (n)	Effective (n)	Improved (n)	Ineffective (n)	Lost in follow – up (n)	Effective rate (%)
Treatment	35	5	8	13	7	2	74.28
Control	32	2	4	7	15	4	40.62

Notes: the treatment group were administered Xielikang capsules (1.5 g three times daily for 4 weeks), while the control group Received di – osmectite granules (3 g three times daily for 4 weeks). $\chi^2 = 7.786$, $P < 0.05$.

Table 2. Comparison of the frequency of diarrhea in the two groups ($\bar{x} \pm s$)

Group	n	0 weeks	1 weeks	2 weeks	3 weeks	4 weeks	Follow - up
Treatment	33	3.5 ±1.4	2.6 ±1.1	2.1 ±0.9	1.6 ±1.0	1.2 ±1.3	0.9 ±1.0
Control	28	3.0 ±1.4	2.4 ±1.0	2.3 ±1.0	2.3 ±0.9	2.6 ±1.4	2.4 ±1.0

Notes: treatment group were administered Xielikang capsules (1.5 g three times daily for 4 weeks), while the control group Received: diosmectite granules (3 g three times daily for 4 weeks). Results were compared using repeated measurement analysis, taking 0 weeks of integration as a covariable, $F = 19.794$, $P = 0.000$; comparing the two groups, $F = 9.472$, $P = 0.003$.

Table 3. Comparison of the score of the quality and shape of the stool in the two groups ($\bar{x} \pm s$)

Group	n	0 weeks	1 weeks	2 weeks	3 weeks	4 weeks	Follow - up
Treatment	33	4.5 ±0.9	3.0 ±1.2	2.4 ±1.2	1.7 ±1.4	1.2 ±1.7	1.2 ±1.3
Control	28	4.4 ±0.7	3.8 ±1.1	3.8 ±1.2	3.6 ±1.4	3.8 ±1.4	3.7 ±1.0

Notes: treatment group were administered Xielikang capsules (1.5 g three times daily for 4 weeks), while the control group Received: diosmectite granules (3 g three times daily for 4 weeks). Results were compared using repeated measurement analysis, taking 0 weeks of integration as a covariable, $F = 28.945$, $P = 0.000$; comparing the two groups, $F = 47.785$, $P = 0.000$.

Table 4. Comparison of IL - 17 in the peripheral blood in the two groups (pg/mL, $\bar{x} \pm s$)

Group	n	Pre - treatment	Post - treatment	t value	P value
Treatment	33	1232 ±1521	1496 ±1790	-2.237	0.032
Control	28	1087 ±1115	832 ±855	2.501	0.018

Notes: treatment group were administered Xielikang capsules (1.5 g three times daily for 4 weeks), while the control group Received: dios - mectite granules (3 g three times daily for 4 weeks).

crease in IL - 17 concentration. IL - 17 is mainly produced by Th17 cells, and IL - 17 plays different roles according to the differences in etiology and the different stages of disease. Th17 cells and IL - 17 play a key role in host defense, especially in the mucosa; IL - 17 is important in maintaining the mucosal integrity by inducing the expression of claudin and influencing the formation of intercellular tight junctions. The concentration of IL - 17 in the peripheral blood gradually decreases after HIV infection and increases when the patient is receiving HAART; HAART can effectively inhibit HIV rep - lication, reduce the destruction of CD_4^+ and Th17 cells, and partially restore the damaged immune function. The intestinal mucosa is the main storage area of human CD_4^+ T cells, which are the main target cells of HIV. When the human body is infected with HIV, the intestinal mucosa is affected early in the disease process; the mucosal CD_4^+ T cells and Th17 cells derived from the initial CD_4^+ T cells are seriously damaged, and the immune changes of lymphocytes that secrete IL - 17 in the intestinal tract cause local immune activation, which results in mucosal injury. Other studies have found that the elite controller (the patients who could maintain high CD_4^+ T cell counts and suppress plasma human immunodeficiency virus viremia in the absence of antiretroviral therapy) was able to maintain a normal concentration of Th17 cells, the HIV load and IL - 17 concentration were negatively correlated, and the concentration of Th17 cells increased as the degree of gut bacteria translocation decreased. The pathological changes of intestinal mucosa caused by HIV defined as HIV enteropathy mainly include: intes tinal microbial translocation (change in the quality of intestinal microflora, intestinal bacterial overgrowth), immune barrier destruction (decreased T cells and increased intestinal proinflammatory environment), and mechanical barrier damage (apoptosis of intestinal epithelial cells, damage of tight junction proteins). Thus, the mucosa sustains immune activation and inflammatory damage; pathological changes not only accelerate the progression of HIV disease, but are also closely re - lated to the occurrence of HRD.

In conclusion, XLKC significantly improves diarrhea symptoms, and significantly increases the concentration of IL - 17 in HRD patients; increasing the concentration of IL - 17 might also reduce the persistent intestinal inflammation and improve mucosal damage. The mechanism underlying the effect of XLKC on intestinal immune injury is still unclear. Further studies are needed to clarify the mechanism.

References (omitted)

（出自《中医杂志》2017 年第 37 卷 5 期第 616 - 620 页）

Advantages of Chinese Medicine for Patients with Acquired Immunodeficiency Syndrome in Rural Central China

XU Qian - lei[1,2], GUO Hui - jun[1,2], JIN Yan - tao[1,2], WANG Jian[1,3], JIANG Zi - qiang[1,2], LI Zheng - wei[1], CHEN Xiu - min[1], LIU Ying[3], and XU Li - ran[1,2]

ABSTRACT Objective: To analyze the effect of Chinese medicine (CM) on mortality and quality of life (QOL) of acquired immunodeficiency syndrome (AIDS) patients treated with combined antiretroviral therapy (cART). Methods: A random sample of AIDS patients enrolled in the National Chinese Medicine Treatment Trial Program (NCMTP) that met the inclusion criteria was included in this study. NCMTP patients were included as the CM + cART group, and those not in the NCMTP were included as the cART group. Survival from September 2004 to September 2012 was analyzed by retrospective cohort study. QOL was analyzed by cross - sectional study. Results: The retrospective cohort study included 528 AIDS patients, 322 in the CM + cART group and 206 in the cART group. After 8 years, the mortality in the CM + cART group was 3.3/100 person - years, which was lower than the cART group of 5.3/100 person - years ($P < 0.05$). The hazard ratio (HR) for mortality in the cART group was 1.6 times that of the CM + cART group by Cox proportional hazard model analysis. After controlling for gender, age, marital status, education, and CD_4^+ T - cell count, the HR was 1.9 times higher in the cART group compared with the CM + cART group ($P < 0.05$). The cross - sectional study investigated 275 AIDS patients. The mean scores of all QOL domains except spirituality/personal beliefs were higher in the CM + cART group than in the cART group ($P < 0.05$). Conclusions: For AIDS patients, CM could help to prolong life, decrease mortality, and improve QOL. However, there were limitations in the study, so prospective studies should be carried out to confirm our primary results.

KEYWORDS acquired immunodeficiency syndrome, mortality, quality of life, Chinese medicine

There is as yet no cure for acquired immunodeficiency syndrome (AIDS), caused by the human immunodeficiency virus (HIV); however, the advent of combined antiretroviral therapy (cART) has given hope to AIDS patients, as it decreases the morbidity of AIDS and enables patients to live longer. Therefore, the clinical success of cART has turned HIV/AIDS from a fatal to a chronic and controlled disease. As a chronic disease, the survival and quality of life (QOL) of AIDS patients need to be given more focus.

Although cART has been of large benefit to AIDS patients, it also causes adverse effects such as nausea, diarrhea, fatigue, lipodystrophy, and skin disorders, and even cART resistance. The downsides of cART compel researchers to find new drugs or complementary treatments. Chinese medicine (CM) has been used by Chinese people for various diseases for thousands of years and is now being introduced into AIDS treatment. In the last 30 years, many positive effects of CM on HIV/AIDS have been shown, such as reducing plasma HIV viral load, increasing CD_4^+ T - cell count, promoting immune reconstitution, ameliorating signs and symptoms, improving health - related QOL, and counteracting the side effects of cART. However, this is not a broad consensus for these positive effects of CM on HIV/AIDS.

Many farmers in central China were identified as HIV positive in 2004. Epidemiological investigation has shown that most became infected with HIV because of plasma donation in the mid - 1990s. The Chinese government established the National Free Antiretroviral Treatment Program (NFATP) in central China, and the Chinese National Administration of Chinese Medicine started a National Chinese Medincine HIV Treatment Trial Program (NCMTP). By the end of 2012, the NFATP and NCMTP

Supported by the National Natural Science Foundation of China (No. 81403342 and No. U1604287), the Science and Technology Program of Henan Province (No. 172102310325, No. 172102310199, No. 142102310511), the National Special Science and Technology Program on Major Infectious Diseases of China (2012ZX10005010 - 001) and Special of Scientific Research of Traditional Chinese Medicine of Henan Province in China (No. 2015ZY02097, No. 2016ZY2036, and No. 2015ZY01004) had been in place for 8 years. In this study, we analyzed the difference in survival and QOL of patients with and without CM therapy based on the NFATP and NCMTP, and explored the advantages of CM treatment for AIDS patients.

METHODS

Inclusion and Exclusion Criteria

The inclusion criteria for this study were: HIV infection identified by Western blot before September 30, 2004, aged between 18 and 60 years on September 30, 2004, and patient that had received cART between September 30, 2003 and September 30, 2004. The exclusion criteria for this study were: patients who died before September 30, 2004, and patients that stopped taking cART after September 30, 2004.

General Study Design

This study was designed to assess the impact of CM on the survival and QOL of AIDS patients. The community enrolled in the NCMTP in 2004 was taken as a sample cluster, and random numbers were used to randomly sample the cluster. All patients in the selected community who met the inclusion criteria were included in this study. The difference in survival of patients between those who received CM treatment and those who did not was compared by analyzing the retrospective cohort of patients in the selected community from September 30, 2004 to September 30, 2012. The difference in QOL of patients between those who received CM treatment and those who did not was compared by investigating the AIDS patients in the selected community via cross – sectional study.

This study was approved by the Institutional Review Board of the First Hospital Affiliated to Henan University of Traditional Chinese Medicine. Individual informed consent was not required because this analysis used currently existing data collected during the course of routine treatment, and the data were anonymized for inclusion in the analysis.

Grouping and Treatment

The patients voluntarily consented to attend the NCMTP. After receiving treatment adherence education, patients were enrolled in the NCMTP, they were included as the CM + cART group, and those not enrolled in the NCMTP were included as the cART group. Patients in the CM + cART group were given CM and cART, while patients in the cART group were only given cART. The participants were orally administered a fixed preparation of Yiaikang Capsule (益艾康胶囊, YAKC), produced by Henan Province Chinese Medicine Research Institute, containing *Radix Astragalus*, *Panax Ginseng*, *Poria*, *Rhizoma Ligusticum Wallichii*, *Radix Paeoniae Alba*, and *Radix Scutellariae*, etc. , 5 capsules 3 times daily. The participants kept taking YAKC until they quit the NCMTP. All the patients in this study took cART according to the criterion set by NFATP. CM therapy was pursued on the patient's own account and managed by the Chinese National Administration of Traditional Chinese Medicine. cART therapy was managed by the Center for Disease Control and Prevention (CDC); thus there was no overlap between CM and cART therapy.

Data Collection and Variables

The survival of AIDS patients from September 2004 to September 2012 was analyzed using a retrospective cohort study. Data were collected from standard medical record registers adopted by the office of the NCMTP or CDC, Henan. There were 3 registers used in this study: the first included all HIV – positive patients enrolled in the NCMTP, the second included all confirmed HIV – positive patients, and the third included all patients who started cART and had follow – up information. The first database belonged to the Administration of Traditional Chinese Medicine, and the latter two databases belonged to the CDC. Most information in this study such as demographics, method of HIV diagnosis, route of infection, and data regarding number of deaths and cause of death were collected from the second register. The first register provided data on the date of commencement of CM therapy, follow – up data, and reasons for loss to follow – up. The third register provided data on starting and stopping of cART. Data on CD_4^+ T – cell counts in 2004 were collected from all 3 registers; if the CD_4^+ T – cell count from 2004 was missing, the record was replaced with the count from the year closest to 2004.

The World Health Organization Quality of Life Questionnaire for HIV/AIDS in brief version (WHOQOL – HIV BREF) was used to assess the QOL. This measurement produced scores based on the patients' self – reported judgement of 6 different domains of QOL including: physical, psychological, social relationships, level of independence, environment, and spirituality/personal beliefs. Two additional items pertained to global QOL and general health. Individual items were rated on a 5 – point scale, and each scale point was specified with a number and a verbal descriptor. The score of each domain ranged between 4 and 20. The higher scores indicated better QOL.

Data Analysis

Quantitative variables were described by mean ± standard deviation ($\bar{x} \pm s$), and the difference between two groups was compared by the independent t – test. Qualitative variables were described using frequency and percentage, and the difference between two groups was compared by the Chi – square test. The endpoint was the date of death, without consideration of the cause of death. The patient was censored at the time of loss to follow – up or at the end of follow – up in September 2012. Life table analysis was used to compute the cumulative survival rates. Kaplan - Meier and log - rank tests were used to compare survival curves in the two groups. The Cox proportional hazard model was used to identify the hazard ratio (HR) of the therapy for death. Cronbach's α coeffi cient was used to assess the internal consistency reliability of each domain of the WHOQOL - HIV BREF. All statistical analyses were performed by SPSS version 19.0 (IBM Corp., Armonk, NY, USA). Two - sided P values <0.05 were considered to be statistically significant.

RESULTS

Patients

There were 2,976 AIDS patients registered in the second register of all confirmed HIV - positive patients by the end of September 30, 2012; of these, 528 met the inclusion criteria for this study (Figure 1). There were 322 patients in the CM + cART group and 206 in the cART group. The mean age of AIDS patients in the CM + cART group was (41.8 ± 7.6) years, and the mean CD_4^+ T - cell count was (307.4 ± 206.8) cells/mm^3.

The mean age of AIDS patients in the cART group was 40.4 ± 7.1 years, and the mean CD_4^+ T - cell count was (283.6 ± 197.6) cells/mm^3. There was no significant difference in the mean age and CD_4^+ T - cell count between the two groups ($P > 0.05$). All patients were Han ethnic; 99.2% (524/528) were farmers, 97.7% (516/528) were infected with HIV through plasma donation, and 84.1% (444/528) were diagnosed between September 2003 and September 2004.

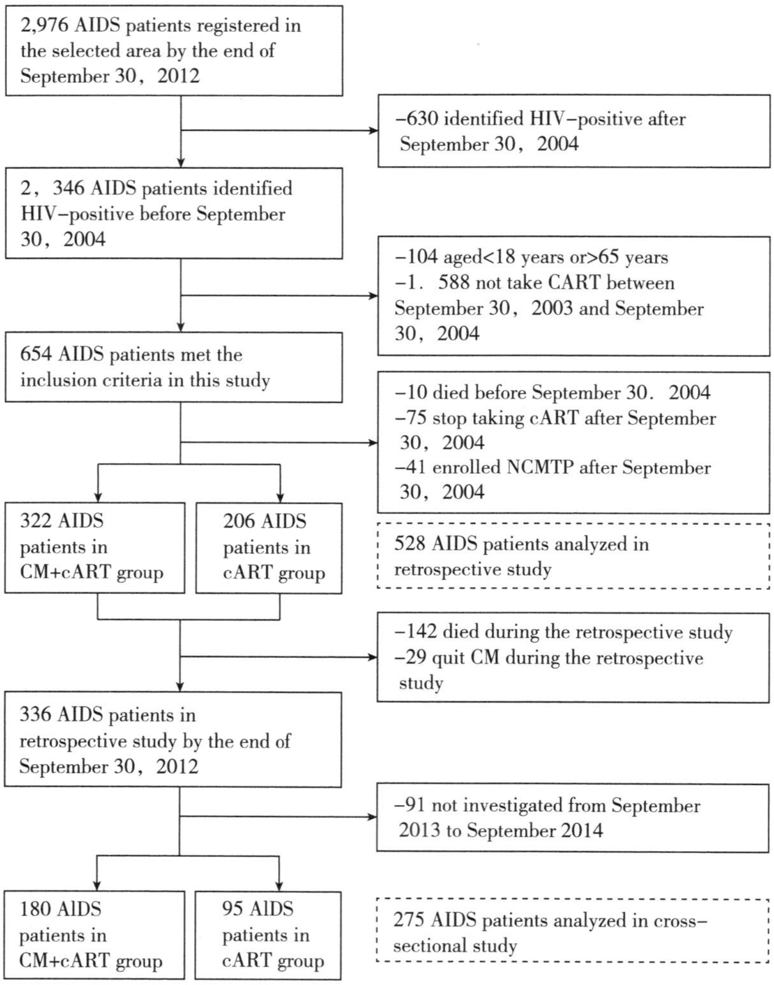

Figure 1. Flow Diagram of AIDS Patient Enrollment in the Study

At the end of the retrospective cohort follow - up, 142 patients had died and 20 had quit the CM therapy; therefore, 366 patients remained to be investigated in the cross - sectional study. The cross - sectional study conducted from September 2013 to September 2014 investigated 275 patients, 180 in the CM + cART group, and 95 in the cART group. The mean age of patients in the CM + cART group was 50.1 ± 6.6 years, and the mean CD_4^+ T - cell count was (482.5 ± 240.7) cells/mm^3. The mean age of patients in the cART group was 48.8 ± 6.2 years, and the mean CD_4^+ T - cell count was (455.3 ± 238.6) cells/

mm^3. There was no significant difference in the mean age and CD_4^+ T – cell count between the two groups ($P>0.05$) . The characteristics of the study participants are shown in Table 1.

Table 1. Characteristics of AIDS Patients in the Study [Case (%)]

Variables	At baseline of cohort			Cross – sectional study		
	CM + cART	cART	P – value	CM + cART	cART	P – value
Total sample	322	206		180	95	
Gender						
Male	163 (50.6)	83 (40.3)	0.020	81 (45.0)	29 (30.5)	0.020
Female	159 (49.4)	123 (59.7)		99 (55.0)	66 (69.5)	
Age						
<41 years	159 (49.4)	113 (54.9)		84 (46.7)	52 (54.7)	
41 – 50 years	119 (37.0)	74 (35.9)	0.241	13 (7.2)	8 (8.4)	0.336
>50 years	44 (13.7)	19 (9.2)		83 (46.1)	35 (36.8)	
Marital status						
Married	250 (77.6)	164 (79.6)	0.591	129 (71.7)	75 (78.9)	0.190
Single/Widow (er)	72 (20.4)	42 (20.4)		51 (28.3)	20 (21.1)	
Education						
< 6 years	198 (61.5)	124 (60.2)	0.766	134 (74.4)	65 (68.4)	0.288
> 6 years	124 (38.5)	82 (39.8)		46 (25.6)	30 (31.6)	
CD_4^+ T – cell count (cell/mm^3)						
<200	105 (32.6)	83 (40.3)		16 (8.9)	13 (13.7)	
200 ~ 350	106 (32.9)	61 (29.6)	0.286	48 (26.7)	21 (22.1)	0.422
351 ~ 500	62 (19.3)	31 (15.0)		39 (21.7)	25 (26.3)	
>500	49 (15.2)	31 (15.0)		77 (42.8)	36 (37.9)	

Mortality Rate and Cumulative Survival

By the end of the cohort study, 72 patients (22.4%) in the CM + cART group had died and 20 (6.2%) had quit the study, leaving a total of 2, 162 person – years followed. The mortality rate in the CM + cART group was 3.3/100 person – years; 95.6% of patients were still alive after 1 year, 89.2% after 3 years, 81.6% after 5 years, and 76.6 % after 8 years. In the cART group, 70 patients (34.0%) had died by the end of the cohort study, leaving a total of 1, 318 person – years followed. The mortality rate in the cART group was 5.3/100 person – years; 91.7% of patients were still alive after 1 year, 80.1% after 3 years, 71.4% after 5 years, and 66.0% after 8 years. The difference in cumulative survival between the two groups was statistically significant (Figure 2) . As calculated by single Cox proportional hazard model analysis, the HR for mortality in the cART group was 1.60 [95% confidence intervals (CI) 1.15 ~ 2.23], which was 1.6 times higher than in the CM + cART group. After controlling for factors such as gender, age, marital status, education, and CD_4^+ T – cell count, the HR in the cART group was 1.90 (95% CI 1.35 ~ 2.66), which was 1.9 times higher than the CM + cART group.

Of the 20 patients that quit the CM therapy, 7 left home for work, 4 dropped out because of adverse drug effects, and the other 9 gave no reason for quitting. This information was collected from the NCMTP database, and according to the epidemiological database of the Chinese CDC, 4 of these patients had died by September 2012. If these 20 patients were continued to be followed – up, 94.8 person – years would be followed. The mortality rate of those that dropped out of the CM therapy was 4.2/100 person – years, which was higher than the CM + cART group and lower than the cART group.

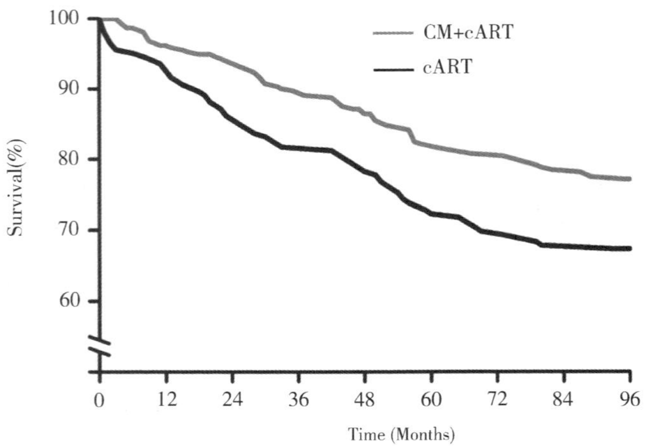

No.at risk									
CM+cART	322	301	290	275	264	245	241	234	230
cART	206	189	174	165	159	147	141	137	136
Log Rank (Mantel-Cox)									
Chi-Square	—	3.515	10.963	8.808	8.326	8.305	10.129	9.263	8.076
Sig	—	0.061	0.001	0.003	0.004	0.004	0.001	0.002	0.004

Figure 2.　Comparison of Cumulative Survival of AIDS Patients between Groups

QOL

Cronbach's α coefficient for the overall WHOQOL - HIV BREF score was 0. 93, and it for the domains of physical, psychological, social relationships, level of independence, environment, and spirituality/personal beliefs were 0. 71, 0. 69, 0. 75, 0. 73, 0. 77, and 0. 79, respectively. The mean scores of all QOL domains except the spirituality/personal beliefs domain were higher in the CM + cART group than in the cART group (Table 2).

Table 2.　QOL Score of AIDS Patients in the Study ($\bar{x} \pm s$)

Variables	CM + cART	cART	*P* - value
Global QOL	12. 4 ± 3. 1	11. 2 ± 2. 7	0. 002
General health	12. 4 ± 3. 4	11. 3 ± 3. 2	0. 011
Physical	13. 9 ± 2. 5	12. 7 ± 2. 7	0. 001
Psychological	12. 5 ± 2. 2	11. 8 ± 1. 7	0. 002
Social relationships	12. 9 ± 2. 0	11. 9 ± 2. 1	0. 001
Level of independence	12. 7 ± 2. 3	11. 7 ± 2. 2	0. 001
Environment	12. 5 ± 1. 7	11. 8 ± 1. 6	0. 001
Spirituality/personal beliefs	14. 0 ± 2. 4	13. 5 ± 3. 0	0. 145

DISCUSSION

The retrospective cohort study included 528 patients who were followed - up for 8 years. The mortality in the CM + cART group was lower than that in the cART group. The mortality in our study was lower than that reported in a study from Yunnan Province, where the mortality rate was 8. 31/100 person - years. The mortality in the cART group in our study was similar to that reported in a study from Henan Province, where the mortality rate was 5. 1/100 person - years. This result was also in line with the Chinese official reports that the mortality rate of adults with AIDS was 5/100 person - years after 6 months of cART treatment.

Most survival analyses of AIDS patients have aimed to assess the time from infection with HIV to development of AIDS, or from AIDS development to death. The aim of the current study was to analyze the effect of CM on survival of AIDS patients; hence, the AIDS patients in the selected community were included in the analysis regardless of clinical status at baseline. Patients in the two groups had the same characteristics regarding demography and mean CD_4^+ T - cell count. Comparing survival after 8 years, the patients in the CM + cART group had a higher survival rate than the cART group. The mortality risk of patients in the cART was 1. 6 times higher than in the CM + cART group. After controlling for other factors, the mortality rate was 1. 9 times higher in cART group than in CM + cART group. These results suggest that CM could help to prolong the life and decrease the mortality of AIDS patients.

The WHOQOL - HIV is a HIV patient - specific QOL scale generated from the generic WHOQOL scale, which was developed by WHO for the purpose of evaluating QOL and making cross - culture comparisons. The WHOQOL - HIV BREF used in this study has been reported to be easy to use and has good validity and reliability. In the current study, the scale showed good reliability, with the lowest Cronbach's α coefficient being 0. 69.

The mean scores of all QOL domains except the spirituality/ personal beliefs domain were higher in the CM + cART group than in the cART group, indicating that patients receiving CM had comparatively better QOL.

As this was a retrospective and cross - sectional study, some limitations were diffi cult to avoid. Some information from the early years of this study was either not collected or there was missing data, such as cART adherence and the nutritional status of patients, which could have affected the survival and QOL of patients. Most patients in this study were of low culture, poor, and were infected with HIV through plasma donation. Although most of them were diagnosed between September 2003 and September 2004, they were infected with HIV at almost the same time; in other words, they had the same characteristics regarding demography and the course of AIDS. This similarity of characteristics meant the results in two groups were comparable, but it also restricts extrapolation of our results to other AIDS patients. However, our results strongly indicate that CM may prolong the life, decrease the mortality, and improve the QOL of AIDS patients. It is definitely worth conducting further studies into CM as a potential therapy to benefit more AIDS patients.

Conflicts of Interest

All authors have no potential conflicts of interest to declare.

Author Contributions

Xu QL and Wang J conceived and designed the study. Xu LR, Jiang ZQ, Li ZW, Chen XM and Liu Y participated in acquisition of data. Guo HJ and Jin YT analyzed and interpreted data. Xu QL and Guo HJ wrote the paper. All authors critically revised the manuscript and approved the final version.

References (omitted)

(出自《中国中西医结合杂志》2018 年第 24 卷第 12 期第 891 - 896 页)

Challenge of the Management for HIV Drug Resistance for Patients with Longer Combination Antiretroviral Therapy Exposure in China

Zhi - Bin LIU[1,2,a], Ji - Ping YANG[3,b]

1. Department of Acquired Immune Deficiency Syndrome Treatment and Research Center, the First Affiliated Hospital of Henan University of Traditional Chinese Medicine, Zhengzhou, 450000, China; 2. Key Laboratory of Viral Diseases Prevention and Treatment of Traditional Chinese Medicine of Henan Province, Zhengzhou, 450000, China; 3. Department of Internal Chinese Medicine, the First Affiliated Hospital of Henan University of Traditional Chinese Medicine, Zhengzhou, 450000, China;

[a]drlzbcn@ 163. com, [b]634369417@ qq. com

Corresponding author

Keywords: Acquired immune deficiency syndrome (AIDS); Human immunodeficiency virus (HIV); HIV drug resistance (HIV DR); Combination antiretroviral therapy (cART); Traditional Chinese Medicine (TCM) .

Abstract. Acquired immune deficiency syndrome (AIDS) is a type of communicable and fatal disease caused by infection with the human immunodeficiency virus (HIV) . Patients had to get antiviral therapy lifelong time, and the cumulative prevalence of HIV drug resistance (HIV DR) is more common. How to manage HIV DR is a troublesome problem. In China, TCM has been used in China for thousands year with a long history and a deep mass base, especially in the past 10 years, TCM had been used to treat AIDS with multi - effects. In this paper, the authors analyzed the causes of HIV drug resistance and the solving methods for this thorny problem, which might be useful to decline the cumulative prevalence of HIV drug resistance in the future.

1. Introduction

Acquired immune deficiency syndrome (AIDS), is a communicable disease which was recognized in the early 1980s to be caused by infection with the human immunodeficiency virus

(HIV). Even since then, there were more than 35 million people living with HIV (PLWH) worldwide in the last 30 years. Millions of people have died from AIDS and this epidemic will continue into the foreseeable future.

In 1985 year, since the first Chinese HIV/AIDS case was reported at Peking Union Medical College Hospital in Beijing, it was estimated that more than 780, 000 peoples were infected with HIV, including about 154, 000 AIDS patients and about 48, 000 new infections in 2011, and some of them do not realize they are infected by HIV. To date, AIDS has become the first cause of death in infection diseases in China. Thus, it is an undeniable fact that HIV is also a key public health issue in China, and an increasing number of individuals are also in need of cares.

In China, the most PLWH live in rural areas, the prevention, control, and therapy AIDS was full of difficulties. Fortunately, since 2000s, the Chinese government has made great progress in the prevention, controlling and treatment of AIDS, and more and more patients had gotten effective treatment, the survival rate and quality of life of people living with HIV had been improved.

According to the report, by the 2011 year, a cumulative total of 157, 050 AIDS patients in China had received free antiretroviral treatment. The mortality decreased significantly from 27 or 30 deaths per 100 person - years to 4 or 5 deaths per 100 person years. But for there is no cure and scavenging agent for AIDS up to date, under the existing treatment strategies, patients have to accept a lifelong combination antiretroviral therapy (cART).

In shortly, although the prevention, therapy and control of AIDS has made a huge progress, current anti - HIV treatments have many disadvantages inducing adverse side effects from antiviral drugs, resistant to virus infection, drug shortage, lake of any healing effect, and shortage of healthcare access in the developing countries, etc. which had weakened the management of AIDS.

2 Traditional Chinese Medicine in China for AIDS treating

In China, TCM has been used in China for thousands year with a long history and a deep mass base. Up to date, along with western medicine (WM) or convenient conventional medicine. Being one of two mainstream medicines, TCM had been used not only in ancient before WM was introduced but also in modern society with the development of science and technology have been achieving in China, which based on clinical practice with the humanity characteristics, holistic approach and differentiation of syndrome and prescription.

According to TCM theory, AIDS was an infection disease, but the pathogenesis is not same as the WM "HIV". As it had been reported that it is the evil plague invading into body though the blood, which can transform into the characteristic of wind, fire, phlegm or stasis in the body and cause disorders of Qi - xue, Yin - yang and Zang - fu. And moreover, the pathologic changes occur in cluster exterior & interior, cold & heat, deficiency & excess syndromes usually simultaneously, especially in the different HIV infection stage or for different patient. For example, a Chinese survey research on the distribution and development rules of Chinese medicine syndromes in 2237 HIV/AIDS patients had been finished, the results showed that the main syndrome in HIV stage and AIDS stage was spleen qi deficiency and spleen - kidney yang deficiency respectively, the progress of syndrome was qi deficiency, qi deficiency with dampness, yin deficiency with fire heat, qi - yin deficiency and yang deficiency.

TCM emphasizes the comprehensive affections and the subjective experience from the disorder of the pathological factors. Chinese medicine practices (CMPs) often give treatments to their patients, they often focus on adjusting not only the balance of "yin" and "yang", but also the harmonization of internal pathophysiological function and external natural environment changes of his patient through TCM methods combining with humanistic concern and psychological counseling.

Especially, in the past 10 years, TCM had been used to treat AIDS, some clinical observations had showed that TCM can be used to treat AIDS with multi - effects such as promoting immunity reconstitution, improving the health related quality of life (Qol), ameliorating symptoms and signs, counteracting against the effects of antiretroviral drugs, reducing plasma HIV viral loads, increasing CD_4^+ T cell counts, even benefit for long - term survival of AIDS patients, etc.

In China, TCM is another choice for HIV/AIDS treating up to date, more and more researches had been carried out on this topic.

3. HIV Drug Resistance in China

Since 1996 year, cART has led to significant increases in survival and Qol of people living with HIV (PLWH), however, the cumulative prevalence of HIV DR is also increasing, and that can compromise cART in resource - limited countries where cART has been scaled up.

In 2002 year, in order to hold back HIV transmission and improve the QOL for PLWH, the national antivirus treatment program had been carried out. From then on, some researches had focused on HIV DR. As it had been reported that the prevalence of HIV DR among AIDS patients on antiretroviral treat (ART) for 6 months is about 62.7%, and some others showed that the HIV DR among naive AIDS patients ranged from 2.8% to 20.2% in China.

Recently, a systematic review and meta – analysis, which published in Clin Infect Dis in 2014 volume, showed that higher prevalence of HIV DR for patients with longer cumulative HAART exposure, highlighting important subgroups for future HIV DR surveillance and control.

Thecause of antiviral drug resistance is complex. China is a developing countries with limited medical and health care resource, the selection of cART is also limited, but the patient's survival time is prolonged, the cumulative duration is increasing, and the potential drug resistance is inevitable. In the long process of antiviral treatment, many factors may increase the risk of drug resistance, such as the mutation of HIV, scale up of cART, failed to timely detection, risk of infection, the patient's cultural degree, medication compliance, etc.

Moreover, the high prevalence of HIV DR means that the huge risk of medical expenditures, will cause serious disaster, such as failure of antiviral treatment, a large medical cost, increase of mortality, and even affect the social stability and economic development, thus more attentions should be paid to and a solutions method should be found.

4. Management of HIV DR

Management of HIV DR is also a complex task. After analyzing the cause of HIV DR, to solve this problem may be benefit from the following those two aspects:

Firstly, we should regard Western Medicine as the main management method for HIV DR. For example, to control the HIV spreading and expand HIV screening effectively; to strengthen AIDS research and create more selection of drugs for China has a limited selection of antiviral drugs and absence of independent innovation; continuing to strengthen the patients medication compliance for medication adherence has been proved as a key factor for HIV DR and most of AIDS patients in China live in limited resources areas with lower cultural degree and poor understanding of medication compliance; to reasonably layout the health resources, scale up HIV DR detection, timely initial cART.

Secondly, TCM should be another choice for HIV DR treating. In TCM theory, the body is recognized and treated as a whole, and diseases are identified as conditions caused by internal imbalances of Qi – xue or and Yin – yang, which could be corrected through special TCM approaches including Chinese herbs medicine, Qigong, and acupuncture. Thus, once HIV DR occurred, that means the failure of cART, and it is important that patients would be subjected to HIV related complications or symptoms and had to go on the current cART strategy if the cART strategy is limited. Under this circumstance, TCM can be used to treat HIV related complications or symptoms. Moreover, some researches on the effect of TCM for decreasing the prevalence of HIV DR had be founded by the National Special S & T Program on Major Infectious Diseases in the last ten years, We also expect to get their reports at an early date.

5. Conclusion

The higher prevalence of HIV DR for patients with longer cumulative HAART exposure is an indisputable fact, although the true incidence of HIV DR is not entirely clear, which should cause enough attention. We should not only take more active and effective measures to control HIV spreading, look for new drugs, promote early resistance test, use existing treatments normatively, strengthen the medication compliance and more efforts to reduce HIV DR greatly, but also use TCM as a complementary and alternative method for HIV DR treating.

Looking forward, we expect great new achievements and discovery will be made in the fight against HIV DR in the future.

Acknowledgment

The authors were grateful to thanking the founders of our work. The findings and conclusions of this article are only those of the authors and do not represent the views of the founders. This work was supported by the National Special Science & Technology Program on Major Infectious Diseases (No. 2012ZX10005010 – 001; No. 2013ZX10005001 – 001; No. 2012ZX10005001 – 005), Henan Province Colleges and Universities Key Youth Teachers Scheme (No. 2013GGJS – 095), Research Project for Practice Development of National TCM Clinical Research Bases (No. JDZX2012023) and Henan Province Basic and Advanced Technology Research Project (No. 132300413215).

References (omitted)

Management of People Living with Human Immunodeficiency Virus with Traditional Chinese Medicine

Zhi – Bin LIU[1,2,a,] and Ji – Ping YANG[3,b]

1. Department of Acquired Immune Deficiency Syndrome Treatment and Research Center, the First Affiliated Hospital of Henan University of Traditional Chinese Medicine, Zhengzhou, 450000, China;

2. Key Laboratory of Viral Diseases Prevention and Treatment of Traditional Chinese Medicine of Henan Province, Zhengzhou city, 450000, China;

3. Department of Internal Chinese Medicine, The First Affiliated Hospital of Henan University of Traditional Chinese Medicine, Zhengzhou city, 450000, China;

[a]drlzbcn@ 163. com, [b]634369417@ qq. com

Corresponding author

Key words: Acquired Immune Deficiency Syndrome (AIDS); Traditional Chinese Medicine (TCM); Western Medicine (WM); Combination Antiretroviral Therapy (cART)

Abstract. Acquired immune deficiency syndrome (AIDS) was caused by the human immunodeficiency virus (HIV) infection. In the past 30 years, the huge progresses of treatment of AIDS with Traditional Chinese Medicine (TCM) had achieved. The pathogenesis, mechanism, efficacy, safety and management of TCM on HIV/AIDS had been clarified and demonstrated partly. According to openly published articles, AIDS was also an infection disease, but the pathogenesis is not same as the WM "HIV", the pathologic changes occur in cluster exterior & interior, cold & heat, deficiency & excess syndromes usually simultaneously, especially in the different HIV infection stage or for different patient. The mechanism of TCM for treating AIDS is to adjust or restore this imbalance of *Qi – xue*, *Yin – yang* and *Zang – fu* with multi – effects but few side effects. And more over, patients in china could be easy to get TCM treating. Those advances give us that the TCM could be another choice for HIV/AIDS treating in the future.

1 Introduction

Acquired immune deficiency syndrome (AIDS) recognized in the early 1980s, was caused by the human immunodeficiency virus (HIV) infection. Even since then, there were more than 35 million people living with HIV (PLWH) worldwide by the end of 2012, and fortunately, up to date, the combination antiretroviral therapy (cART) is the most effective treatment strategy, HIV – associated morbidity and mortality has been dramatically reduced since 1996 year.

Currently, AISD is a chronic and manageable disease, more health cares are needed. The lifelong medication1 is often limited by drug side – effects, adherence to therapy and drug resistance, so it is necessary to find new drugs or any other ways to get a better pattern of resistance, adherence and tolerability. Therefore, some of Chinese PLWH often ask for help from traditional Chinese medicine (TCM) alone or integral with Western Medicine (WM) for AIDS and HIV related signs managing in the last ten years, for TCM had been used for thousands of year and has become a mainstream medicine in China. Moreover, the huge progresses of treatment of AIDS had achieved, especially after 2004 year for many technology and science projects for AIDS including National science foundation, "973" program, special science and technology program on major infectious diseases had been implemented by the government of China, and some clinical researches had demonstrated that TCM have the positive roles on treating AIDS.

In this article, we would introduce the progress and challenge of the pathogenesis, mechanism, efficacy, safety and management of TCM on HIV/AIDS treating.

2 Pathogenesis of Traditional Chinese Medicine for HIV/AIDS

TCM had been used not only in ancient before convenient medicine or western medicine (WM) was introduced but also in modern society with the development of science and technology have been achieving in China. According to TCM theory, AIDS was also an infection disease, but the pathogenesis is not same as the WM "HIV". As it had been reported that it is the evil plague invading into body though the blood, which can transform into the characteristic of fire, wind, stasis or phlegm in the body and cause disorders of Yin – yang, Qi – xue and Zang – fu, etc. And the pathologic changes would occur in clusterexteri or & interior, cold & heat, deficiency & excess syndromes usually simultaneously, particularly in the different HIV infection stage or for different patient.

In the past, the pathogenesis on HIV/AIDS for TCM had been partly explained, and some researchers had studied the pathogenesis of HIV/AIDS based on clinical investigation according to TCM approaches. As a Chinese survey research on the distribution and development rules of Chinese medicine syndromes in 2237 HIV/AIDS patients had showed that the main syndrome in HIV stage and AIDS stage was spleen qi deficiency and spleen – kidney yang deficiency respectively, the progress of syndrome was qi deficiency, qi deficiency with dampness, yin deficiency with fire heat, qi – yin deficiency and yang deficiency.

Chinese medicine practicers (CMPs) also paid their attentions to HIV related symptoms. For example, in a research on HIV related diarrhea, they used a multicenter, prospective study on the characteristics of TCM syndrome by the method of descriptive statistics and exploratory factor analysis. The result showed that AIDS – related chronic diarrhea involving multiple organs, and the disease belongs to deficiency and excess.

Above all, some progresses hadachieved, but the pathogenesis of TCM on AIDS is still uncertain, more researches should been carried out on this topic deeply.

3 Mechanisms of Traditional Chinese Medicine for Treating HIV/AIDS

The pathogen of HIV infection and AIDS is clear. Once the virus invade into the body, it stays inside the body for life and gradually attack the immune system and the body is at risk of getting various life – threatening opportunistic infections and cancers. The current mechanism of Cart is to inhibit HIV replication not to clear way HIV in the patient's body so as to restore the immune function damaged by HIV, thus there is no cure to clear the viral in the body completely to date.

But in TCM, the dysfunction or disorder of the body caused by the abnormal Yin – Yang, Qi – Blood and Zang – Fu after HIV invaded in to the body, thus the classic mechanism of TCM for treating AIDS is to adjust or restore this kind of imbalance rather than to clear the virus or inhibit virus replication directly, i. e. TCM emphasizes on the adjustment of the disharmony caused by HIV rather than clearance of HIV or inhibition of HIV replication directly. In the views of CMPs, AIDS is a curable disease, for the patient's abnormal balance could be recovered with TCM approach and evaluation criterion even though the HIV is still in his or her body.

The mechanism of TCM for the treatment of HIV/AIDS is often confusing for the basic difference of those two medicine, and the mechanism of TCM on AIDS had not been recognized particularly by those who don't understand and or had a prejudice against TCM. Thus some researches should be carried out with modern science and technique, combined with TCM approach deeply to interpret those mechanisms rather than only explain with TCM theory empirically.

4 Efficacy and Safety of Traditional Chinese medicine for Treating HIV/AIDS

The usage of TCM is quite common in China based on clinical practice with the humanity characteristics, holistic approach and differentiation of syndrome and prescription. As it has been believed, TCM has the holistic adjustment effects which lead many CMPs and patients to believe that TCM can treat any complex multisystem diseases.

In China, TCM is popular, not only CMPs give TCM alone or in conjunction with Western medicine when they provide healthcare for patients, but also some people are easy to get some Chinese herbs medicine by themselves when they need it. To date, some infection diseases had been successfully cured and controlled with TCM approach, such as H1N1, SARS, epidemic encephalitis B, and hepatitis, etc.

Now, CMPs have used TCM for AIDS treating for almost 30 years. As we had known from the reports, TCM has the multi – effects such as ameliorating symptoms and signs, increasing CD_4^+ T cell counts, reducing plasma HIV viral loads, reducing opportunistic infections, improving QOL, counter acting against the effects of antiretroviral drugs, etc. , with some advantages including the rich resource of Chinese herbs, the cheaper cost and fewer side effects.

On the other side, although TCM is a kind of relatively safe treatment method and only few studies had found some slight side effects in their studies. Chinese herb medicine is not absolutely safe and some herb medicines could interact with cART possibly, for example some researchers had found some herbs medicine could interfere with the antiviral drug metabolism and change the concentration of the antiviral drugs.

Shortly, TCM use becomes more common among PLWH and the past researches had shown us some encouraged results, but we must recognize that only few researches had given us strong evidences to support those effects.

5 Management of AIDS with TCM

In China, the facilitator of the AIDS treating with TCM is not only the government, but also the patients. TCM has played important role on AIDS treating with the unique humanistic care and the holistic adjustment. Presently, the management modality for treating AIDS with TCM has formed including Henan modality. In some areas, the participants can get TCM free, and in other areas, any patient is very easy to get TCM treatment through consulting from CMPs and other approaches. The approaches can be divided into those three styles as followings:

Firstly: thenational project is the main mode for participate to get TCM treating. In 2004 year, the State Administration of TCM of P. R. China carried out a trial program, and different fixed preparation and additional TCM treatment were supplied for the participants in five different provinces of China.

Secondly: Free clinic model is very common. PLWH usually did not inform about his or her HIV status to CMPs at an ordinary clinic when he or she come to see a doctor, and the CMP usually makes diagnose and treatment according to the patient's four diagnostic information with TCM approach.

Thirdly: self-management model of TCM is very common in China. When a person want to get Chinese herb medicine, Qigong, tea, etc., he or she can get it easily. i. e. to purchase herb medicine (OTC), DIY (e. g. tea, buyao, tuina, etc.), or obtain from his or her peer if he or she accepts this method, and for those approaches also are regarded as health care methods for thousand years.

6 Conclusion & Future Perspective

In the past 30 years, the huge progresses of treatment of AIDS with TCM had achieved. The pathogenesis, mechanism, efficacy, safety and management of TCM on HIV/AIDS had been clarified and demonstrated partly with give us that the TCM could be another choice for HIV/AIDS treating in the future.

Acknowledgment

The authors were grateful to thanking the founders of our work. The findings and conclusions of this article are only those of the authors and do not represent the views of the founders. This work was supported by the National Special Science & Technology Program on Major Infectious Diseases (No. 2012ZX10005010-001; No. 2013ZX10005001-001; No. 2012ZX10005001-005), Henan Province Colleges and Universities Key Youth Teachers Scheme (No. 2013GGJS-095), Research Project for Practice Development of National TCM Clinical Research Bases (No. JDZX2012023) and Henan Province Basic and Advanced Technology Research Project (No. 132300413215).

References (omitted)

Survival of AIDS Patients Treated with Traditional Chinese Medicine in Rural Central China: A Retrospective Cohort Study, 2004-2012

Yantao Jin,[1,2] Xin Wang,[3] Zhengwei Li,[1] Ziqiang Jiang,[1] Huijun Guo,[1,4] Zhibin Liu,[1] and Liran Xu[1,4]

1. *Department of AIDS Treatment and Research Center, The First Affiliated Hospital of Henan University of Traditional Chinese Medicine, Zhengzhou* 45000, *China*
2. *National Center for AIDS/STD Control and Prevention, Chinese Center for Disease Control and Prevention, Beijing* 102206, *China*
3. *School of International Education, Zhengzhou Railway Vocational and Technical College, Zhengzhou* 450000, *China*
4. *Key Laboratory of Viral Diseases Prevention and Treatment of Traditional Chinese Medicine of Henan Province, Zhengzhou* 450000, *China*

Correspondence should be addressed to Zhibin Liu; drlzbcn@163.com and Liran Xu; xuliran666@sina.com

Received 31 October 2014; Revised 29 November 2014; Accepted 30 November 2014

Academic Editor: Mani Vasudevan

This study aimed to explore the survival of AIDS patients treated with traditional Chinese medicine (TCM) in addition to combined antiretroviral therapy (cART) and of AIDS patients treated with cART. Data of patients taking cART between 30 October 2003 and 30 October 2004 in the National TCM HIV Treatment Trial Program area were retrospectively analyzed, with follow - up from 30 October 2004 to 30 October 2012. The log - rank test was used to compare survival between the two groups. A Cox proportional hazards model was used to determine hazard ratios to identify prognostic factors. The study included 521 patients in the TCM + cART group followed up for 3548 person - years and 375 patients in the cART group followed up for 2523 person - years. Mortality rates were 3. 2/100 person - years and 4. 2/100 person - years in the TCM + cART and cART groups, respectively. The difference in survival was significant. After adjusting for explanatory variables, the mortality rate of AIDS patients in the cART group was 1. 7 times higher than in the TCM + cART group. Male sex, older age, little education, and lower CD_4 cell count were risk factors for mortality. TCM intervention in addition to cART could increase survival of AIDS patients.

1 Introduction

There were 35 million people living with HIV globally in 2013, and only 12. 9 million had access to combination antiretroviral therapy (cART), as reported by Joint United Nations Programme on HIV/AIDS (UNAIDS) . It is well established that cART reduces mortality and improves the quality of life of HIV patients . However, there are large variations in treatment outcomes because of differences in adherence to cART , which can be poor because of adverse effects of cART, such as nausea, diarrhea, fatigue, lipodystrophy, and skin disorders . These adverse effects have required researchers to investigate new drugs or complementary treatments. Traditional Chinese medicine (TCM) has been used for thousands of years for many diseases. It has been used to treat HIV patients for many years, with amelioration of symptoms and a reduction in the adverse effects of cART .

In central China in the early mid - 1990s, plasma donation was promoted among poor, rural farmers as an easy way to supplement their low income, and this resulted in large numbers contracting HIV infection . In response to this situation, HIV - infected farmers were identified in 2004 in this area, and the Chinese government established the National Free Antiretroviral Treatment Program (NFATP) there . Meanwhile, the Chinese National Administration of Traditional Chinese Medicine started a National TCM HIV Treatment Trial Program (NTCMTP), and central China was one of the locations chosen for its introduction .

By the end of 2012, the NTCMTP had been in place for 8 years. During the treatment program, HIV patients reported a major improvement in their clinical symptoms, and there was a significant reduction in opportunistic infections. How - ever, the long - term clinical benefits of NTCMTP are unclear. Therefore, the purpose of our analysis was to document the long - term effect of NTCMTP in terms of survival of AIDS patients and its determinants through a retrospective cohort study.

2 Materials and Methods

2. 1. *Procedure of NTCMTP.* When the State Administration of Traditional Chinese Medicine started the NTCMTP in central China, the areas enrolled were those in which an official TCM service was already available. The clinicians contacted HIV patients in the selected areas and explained the nature of the program. If the patients consented to attend the program voluntarily, further education was given on treatment adherence. The participants were given the fixed preparation, *yi ai kang* capsules (contenting ginseng, *huangqi*, *chaobaishu*, Tuckahoe, Chinese angelica, *chuanx - iong*, *baishao*, and *Scutellariae*), and ingested five capsules three times daily. Additional TCM treatment was given according to the individual patient' s symptoms. At the enrolment visit, the baseline characteristics of the participants were noted on a case report form (CRF), including epidemi - ological information, laboratory measurements (i. e., CD_4^+ T - cell count, whole blood cell count, urine analysis, liver and renal function, and HIV viral load), details of therapy, clinical symptoms, and vital status. Clinicians reviewed the participants every month, gave free *yi ai kang* capsules, and completed the details in the CRF. When a participant did not return for his or her medicine, clinicians actively investigated whether the participant had died or was lost to follow - up. Participants could also attend for free investigation and treatment of illnesses occurring between scheduled appointments.

2. 2. *Study Population.* All participants in this study lived in the area of Henan Province, located in central of China, selected for the NTCMTP in October 2004. The inclusion criteria for this retrospective cohort study were HIV infection identified by western blot before 30 October 2004; age older than 18 years and younger than 65 years on 30 October 2004; being still alive on 30 October 2004; having taken cART between 30 October 2003 and 30 October 2004; and continuing taking cART at follow - up. Individuals enrolled in the NTCMTP were included as the TCM + cART group and those not enrolled were included as the cART group. Participants were followed up from October 2004 to October 2012.

2. 3. *Data Collection and Variables.* Data were collected from standard medical record registers adopted by the office of

the NTCMTP or Center for Disease Control and Prevention (CDC), Henan. There were three registers used in this study: the first included all HIV - positive patients enrolled in the NTCMTP; the second included all confirmed HIV - positive patients; and the third included all patients who started cART and had follow - up information. The first database belonged to the Administration of Traditional Chinese Medicine, and the latter two databases belonged to the CDC; thus there was no overlap between TCM + cART and cART therapy groups. The criteria for cART administration were in accordance with the NFATP.

Most information in this study such as demographics, method of HIV diagnosis, route of infection, data of death, and cause of death was collected from the second register. The first register provided data on the date of commencement of TCM therapy, follow - up data, and reasons for loss to follow - up. The third register provided data on starting and stopping cART. Data on CD_4^+ cell count in 2004 were collected from all three registers.

2.4. *Data Analysis.* The endpoint was the date of death, without consideration of the cause of death. The patient was censored at the time of loss to follow - up or at the end of follow - up in October 2012. Life table analysis was used to compute the cumulative survival rates. Kaplan - Meier and log - rank tests were used to compare survival curves in the two groups. The Cox proportional hazard model was used to identify factors associated with outcome. The adjusted hazard ratio (AHR) for death and 95% confidence interval (CI) were determined. All statistical analyses were performed by SPSS version 19.0 (IBM Corp., Armonk, NY, USA). Two - sided values < 0.05 were considered statistically significant.

2.5. *Ethical Considerations.* This study was approved by the institutional review board of the First Hospital affiliated to Henan University of Traditional Chinese Medicine. Individual informed consent was not required because this analysis used currently existing data collected during the course of routine treatment, and the data were anonymized for inclusion in the analysis.

3 Results

3.1. *Patients.*

By the end of 30 October 2012, 4, 690 HIV - positive individuals were registered in the second register, 3563 of whom were identified as HIV - positive as of October 2004, and 896 met the inclusion criteria for this study (Figure 1). There were 521 patients in the TCM + cART group and 375 in the cART group. The mean age of the TCM + cART group was 41.8 ± 7.9 years, 519 (99.6%) were farmers, and 513 (98.5%) were infected with HIV through plasma donation, with 421 (80.8%) diagnosed between October 2003 and October 2004. The mean age of the cART group was 41.7 ± 7.8 years, 372 (99.2%) were farmers, and 368 (98.1%) were infected with HIV through plasma donation, with 277 (73.9%) diagnosed between October 2003 and October 2004. The baseline characteristics of the patients at initiation of the study are shown in Table 1.

3.2. *Mortality Rate and Cumulative Survival.*

In the TCM + cART group, patients were followed up for 3548 person - years, 114 (22.9%) died, and 32 (6.1%) were lost to follow - up. The mortality rate was 3.2/100 person - years; 97.5% of patients were alive after 1 year, 90.4% after 3 years, 82.7% after 5 years, and 77.2% after 8 years. The reasons for loss to follow - up were as follows: 11 left home for work; 5 dropped out because of adverse drug effects; and no reason was given for the other 16. In the cART group, patients were followed up for 2523 person - years, and 107 (28.5%) died. The mortality rate was 4.2/100 person - years; 94.7% of patients were alive after 1 year, 84.5% after 3 years, 76.5% after 5 years, and 71.5% after 8 years. The difference in cumulative survival between the two groups was statistically significant (Figure 2).

3.3. *Factors Associated with AIDS - Related Death.*

Table 2 shows the results of Cox proportional hazard model analysis. The HR for mortality in the cART group was 1.3 times that of the TCM + cART group by single factor analysis [HR: 1.32, 95% confidence interval (CI): (1.01, 1.72)]. After adjusting for the baseline factors in multivariate analysis, the AHR was 1.7 times higher in the cART group compared with the TCM + cART group [AHR: 1.65, 95% CI (1.24, 2.18)].

Table 1. Patient characteristics at baseline, *n* (%).

Variables	All	TCM + cART	cART	Statistic value	value
Total sample	896	521	375		
Gender					
Male	406 (45.3)	254 (48.8)	152 (40.5)	5.944	0.015
Female	490 (54.7)	267 (51.2)	223 (59.5)		

续表

Variables	All	TCM + cART	cART	Statistic value	value
Age (years)					
<41	433 (48.3)	246 (47.2)	187 (49.9)		
41 ~ 50	338 (37.7)	202 (38.8)	136 (36.3)	0.683	0.711
>50	125 (14.0)	73 (14.0)	52 (13.9)		
Marital status					
Married	696 (77.7)	410 (78.7)	286 (76.3)	0.741	0.389
Single/widow (er)	200 (22.3)	286 (76.3)	89 (23.7)		
Education					
<6 years	600 (67.0)	349 (67.0)	251 (66.9)	0.001	0.987
>6 years	296 (33.0)	172 (33.0)	124 (33.1)		
CD_4^+ T - cell count (cell/mm^3)					
<200	233 (26.0)	141 (27.1)	92 (24.5)		
200 ~ 350	240 (26.8)	160 (30.7)	80 (21.3)		
351 ~ 500	134 (15.0)	94 (18.0)	40 (10.7)	90.197	0.001
>500	115 (12.8)	79 (15.2)	36 (9.6)		
Unknown	174 (19.4)	47 (9.2)	127 (33.9)		

TCM, traditional Chinese medicine; cART, combination antiretroviral treatment.

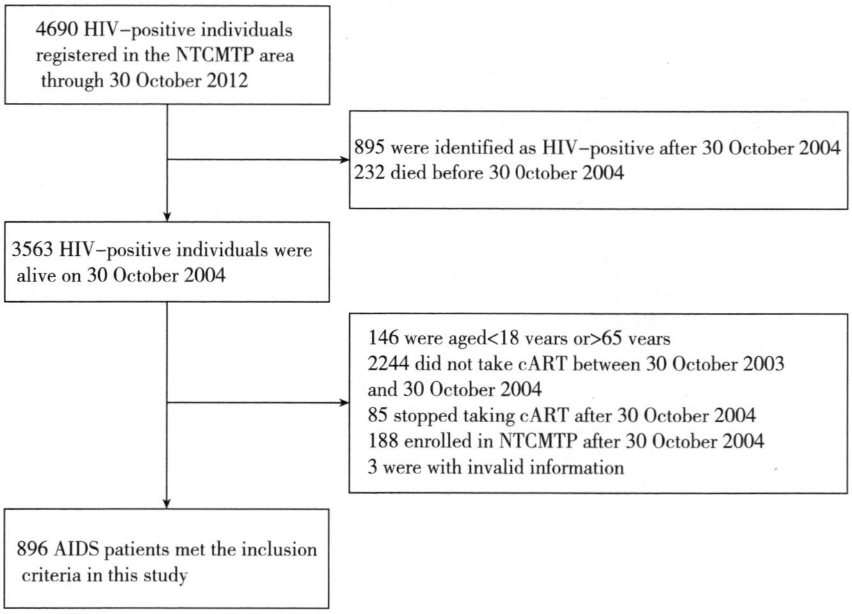

Figure 1. Profile of the study cohort. TCM, traditional Chinese medicine; cART, combination antiretroviral therapy; NTCMTP, National Traditional Chinese Medicine HIV Treatment Trial Program; AIDS, acquired immune deficiency syndrome.

Table 2.　Hazard ratios for AIDS – related death for baseline variables.

Categories	Cases	Deaths	Unadjusted		Adjusted	
			HR (95% CI)	*P* value	AHR (95% CI)	value
Group						
TCM + cART	521	115	1		1	
cART	375	107	1.32 (1.01, 1.72)	0.04	1.65 (1.24, 2.18)	0.001
Gender						
Female	490	92	1		1	
Male	406	130	1.87 (1.43, 2.44)	0.001	2.23 (1.69, 2.96)	0.001
Age (years)						
<41	433	92	1		1	
41 ~ 50	338	74	1.02 (0.75, 1.38)	0.919	1.13 (0.83, 1.55)	0.439
>50	126	56	2.43 (1.74, 3.39)	0.001	2.52 (1.77, 3.57)	0.001
Marital status						
Married	696	153	1		1	
Single/widow (er)	200	47	0.91 (0.66, 1.26)	0.574	0.75 (0.54, 1.04)	0.088
Education level						
<6 years	600	160	1		1	
>6 years	296	62	0.76 (0.57, 1.02)	0.066	0.71 (0.52, 0.97)	0.032
CD_4^+ T – cell count (cell/mm^3)						
<200	233	95	1		1	
200 ~ 350	240	59	0.51 (0.37, 0.70)	0.001	0.51 (0.37, 0.71)	0.001
351 ~ 500	134	21	0.31 (0.19, 0.50)	0.001	0.36 (0.23, 0.59)	0.001
>500	115	10	0.17 (0.09, 0.32)	0.001	0.18 (0.09, 0.34)	0.001
Unknown	174	37	0.42 (0.28, 0.61)	0.001	0.36 (0.24, 0.54)	0.001

HR, hazard ratio; AHR, adjusted hazard ratio; CI, confidence interval.

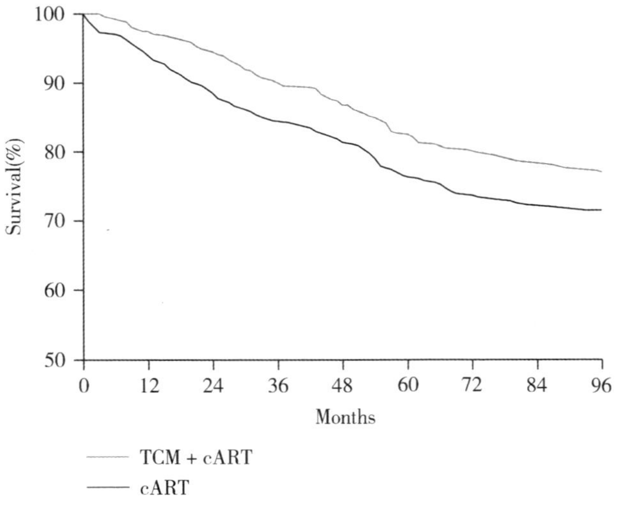

Number at risk

TCM + cART	521	498	480	454	435	404	391	381	375
cART	375	355	334	317	307	287	277	271	268
Log–rank(Mantel–Cox)									
χ^2	—	4.912	10.014	7.418	5.764	5.822	5.741	4.906	4.273
Sig.	—	0.027	0.002	0.006	0.016	0.016	0.017	0.027	0.039

Figure 2.　Comparison of cumulative survival between the two groups of AIDS patients.

The AHR was approximately 2.2 – fold higher in male than female patients [AHR: 2.23, 95% CI (1.69, 2.96)]. Patients aged 50 years or older had higher AHR than patients aged 40 years or younger [AHR: 2.52, 95% CI (1.77, 3.57)]. Patients educated for more than 6 years had lower AHR than patients educated for less than 6 years [AHR: 0.71, 95% CI (0.52, 0.97)]. With an increase in CD_4^+ T – cell count, there was an increase in survival time; the AHR was lower in patients with CD_4^+ T – cell counts of (200 ~ 350) cell/mm^3 [AHR: 0.51, 95% CI (0.37, 0.71)], (350 ~ 500) cell/mm^3 [AHR: 0.36, 95% CI (0.23, 0.59)], and > 500 cell/mm^3 [AHR: 0.18, 95% CI (0.09, 0.34)] compared with patients with < 200 cell/mm^3.

4 Discussion

This retrospective cohort study showed that the mortality rate of HIV patients in the TCM + cART group was significantly lower than that of patients in the cART group. The HIV – related mortality rate varies across different countries because of differences in patient compliance, quality of treatment services, and characteristics of the patients. The mortality rate of adults with AIDS was reported to be 5/100 person – years after 6 months of receiving free cART treatment in China. A study from Henan—the same area as in the current study—found a mortality rate of 5.1/100 person – years after cART, which was slightly higher than in the cART group of this study. This may be because some patients had already been taking cART for more than 3 months at the start of this study, and other studies have reported that mortality was highest in the first 3 months after cART initiation. Another study reported that the mortality rate was 3.6/100 person – years after TCM without consideration of cART in the same area as this study. This was higher than in patients in the TCM + cART group in the current study.

The objective of most survival analyses of HIV patients is to estimate the time to death, and different methodological approaches have been reported. Some studies take the date of diagnosis of AIDS as the start for the cohort, while others may include HIV – infected individuals in their cohort regardless of clinical status at baseline. The aim of this study was to explore the effect of TCM on mortality of HIV patients treated with cART, so HIV patients at different clinical stages were included. The study showed that the mortality rate of HIV patients only taking cART was 1.7 times higher than HIV patients who took TCM and cART, after adjusting for other explanatory variables.

As a type of complementary and alternative medicine, the characteristic of TCM is to treat disease based on syndrome differentiation. According to the syndrome of HIV patients in Henan, TCM experts developed the *yi ai kang* capsules. *Yi ai kang* was the drug of choice in the NTCMTP in Henan, and the clinical effect showed that it could help to relieve clinical symptoms, decrease HIV viral load, increase the CD_4 lymphocyte count, and decrease mortality. This study also confirmed the long – term efficacy of TCM.

Mortality was associated with other factors in this study. Male HIV patients had a higher mortality risk and this was consistent with many studies across the world and in China. Men are more likely to smoke and consume alcohol, which are risk factors for mortality. Men also seek treatment later and have lower compliance, which may also contribute to higher mortality in male than female HIV patients. The mortality rate of HIV patients older than 50 was 2.5 times that of HIV patients aged less than 40, possibly related to increases in both AIDS – related and unrelated illnesses with age. The baseline CD_4 count was significantly inversely associated with mortality in this study, which was consistent with previous studies.

This study included a large sample size and had a long – term follow – up. Almost all of the patients lived on a farm and were infected with HIV through plasma donation, so this was a simple and stable cohort, with little loss to follow – up. However, a major limitation of this study was that it was based on secondary data that were not collected for research purposes. Thus, important predictors of mortality, such as nutritional status, economic status, drug adherence, and drug resistance, were not collected. The baseline CD_4^+ cell count information was not complete. The missing data could result in information basis. As in all observational cohort studies, unmeasured differences may exist among the patients under study.

5 Conclusion

Although this study is limited by its retrospective nature, it provides evidence that TCM intervention in addition to cART could increase survival of AIDS patients. As an effective AIDS therapy, TCM merits further research.

Disclosure

Xin Wang is co – first author.

Conflict of Interests

The authors have no conflict of interests to disclose.

Authors' Contribution

Zhibin Liu and Liran Xu conceived and designed the study. Yantao Jin, Xin Wang, Ziqiang Jiang, and Huijun Guo participated in acquisition of data. Yantao Jin, Xin Wang, and Zhengwei Li analyzed the data. Yantao Jin, Xin Wang, Zhibin Liu, and Liran Xu interpreted the data, and Yantao Jin and Xin Wang drafted the paper. All authors critically revised the paper and approved the f inal version. Zhibin Liu and Liran Xu are the guarantor and take responsibility for the integrity of the work as a whole.

Acknowledgments

The authors are grateful to the medical workers who took part in the NTCMTP and whose efforts made this study possible. This work was supported by a Research Project for Practice Development of National TCM Clinical Research Bases of China (No. JDZX2012035, No. JDZX2012020), the National Special Science and Technology Program on Major Infectious Diseases of China (2013ZX100050001 - 001), and leading personnel of science and technology in Zhengzhou of China (No. 131PLJRC671).

References (omitted)

(出自《Hindawi》2015 年第 1 -7 页)

Differences in acquired immune deficiency syndrome treatment and evaluation strategies between Chinese and Western Medicine

Liu Zhibin, Li Xia, Yang Jiping, Xu Liran, Guo Huijun

Liu Zhibin, Xu Liran, Guo Huijun, Department of the Ac - quired Immune Deficiency Syndrome Treatment and Re - search Center, the First Affiliated Hospital of Henan Universi - ty of Traditional Chinese Medicine, Zhengzhou 450000, Chi - na; Department of Cellular Immunology Lab, Key Laboratory of Viral Diseases Prevention and Treatment of Traditional Chinese Medicine of Henan Province, Zhengzhou 450000, China

Li Xia, Department of Neurology, Baoji City Chinese Medi - cine Hospital, Baoji 721000, China

Yang Jiping, Department of the Acquired Immune Deficiency Syndrome Treatment and Research Center, the First Affili - ated Hospital of Henan University of Traditional Chinese Medicine, Zhengzhou 450000, China

Supported by the National Special Science & Technology Program on Major Infectious Diseases (No. 2012ZX10005010 - 001, No. 2013ZX10005001 - 001); and Henan Province Basic and Advanced Technology ResearchProject (No. 152300410165), and Henan Province Colleges and Universities Key Youth Teachers Scheme (No. 2013GGJS - 095)

Abstract

Complementary and alternative medicine, including Chinese medicine (CM), has been used to treat acquired immune deficiency syndrome (AIDS) for almost 30 years. We aimed to compare the main differences between AIDS treatment and evaluation strategies between CM and Western Medicine (WM), and analyze advantages and disadvantages. The characteristics of integrative medicine (IM), based on CM and WM, include a patient - centered mode of medicine based on evidence. IM focuses on complex intervention and management with systemic and individual treatment. The evaluation indexes of IM might consist of objective indicators and subjective indexes. IM might be a more valu able method for treating AIDS in the future instead of WM or CM alone.

Key words: Acquired immunodeficiency syndrome; HIV; Complementary therapies; Medicine, Chinese Traditional; Integrative medicine

INTRUDUCTION

Acquired immune deficiency syndrome (AIDS) is a communicable disease that was recognized in the early 1980s. AIDS is caused by human immunodeficiency vi - rus (HIV) infection. There are limited therapeutic options for AIDS, although combination antiretroviral therapy (cART) has drastically reduced HIV - related morbidity and mortality.

Complementary and alternative medicine (CAM) is a popular alternative to Western Medicine (WM) or conventional medicine. CAM use among people living with HIV is becoming increasingly widespread. Chinese medicine (CM), a type of CAM, has been used totreat AIDS for 30 years, and can reduce plasma HIV viral loads, increase CD_4^+ T cell counts, ameliorate symptoms and signs, reduce opportunistic infections, improve patient quality of life (QOL), and counteract the effects of antiretroviral drugs.

Nevertheless, the role of CM in the treatment of HIV/ AIDS

has not been widely recognized by some researchers and HIV patients. Therefore, to help more people understand and use CM for AIDS treatment, we aimed to compare the main differences in philosophical principles between CM and WM for AIDS treatment. We hope that additional discussions and research will result from this review.

BASIC DIFFERENCES BETWEEN CHINESE MEDICINE AND WESTERN MEDICINE

In China, CM has a long history of use and a profound cultural background. The philosophical foundation that explains diseases or patient health is the main difference between CM and WM. Chinese medicine practitioners (CMPs) believe that the human body is an organic whole. In CM, syndrome differentiation and the holistic view are the base that CMPs use to treat diseases or evaluate interventions.

According to CM theory, sick patients have an aggregate of abnormal symptoms, signs, pulse, and tongue picture caused by basic pathological factors (i. e. abnormal status and outcomes of *Yin – Yang*, *Qi* – Xue, Han – Re, or Xu – Shi) . CM emphasizes the comprehensive effects and subjective experience from disordered pathological factors. Therefore, when CMPs give treatments to their patients, they often focus on adjusting the balance of *Yin* and *Yang*. CMPs also focus on the harmonization of internal pathophysiological function and environmental changes of patients through CM methods combined with humanism and psychological counseling. CM emphasizes integrative and individual treatment, which results in patient – centered medicine.

WM theory is mainly based on human structures or anatomy. Western Medicine practitioners (WMPs) consider the human body to be composed of several distinct parts. Sick patients have abnormalities in behavior, physiological function, mental and spiritual status, structures, or laboratory results caused by certain pathogens or disease states. Therefore, WMPs often focus on eliminating or removing the pathogen for their therapy goals. WM emphasizes illness treatment, which results in disease – centered medicine.

The two medical systems are not entirely different, and some similarities between CM and WM exist aside from the philosophical differences. The ultimate goal of each system is to promote health, although they use different methods. Some important ideas and technological methods for treating and preventing disease are mutually accepted between the two medical systems. More doctors have begun to practice integrative medicine (IM), which combines elements of WM and CM.

ADVANTAGES AND SHORTCOMINGS OF AIDS TREATMENT WITH CM OR WM

Because AIDS was only discovered in the 1980s, it was not documented in any ancient Chinese medical literature. CMPs knew little about treating AIDS with CM because there was no basic or clinical research using CM methods. In 2004, the State Administration of Traditional Chinese Medicine of P. R. China started a pilot program for the use of CM to treat AIDS patients in conjunction with antiretroviral drugs. Additional research projects for AIDS National science foundation, National "973" programs, National special science and technology program on major infectious diseases, and National "863" projects were funded by the government of China.

Review articles on using CM to treat AIDS describe some advantages that CM has in AIDS treatment. First, there are thousands of Chinese herbs and some have demonstrated inhibitory activity against HIV replication. These herbs provide potential sources for re – search and future treatment regimens. Furthermore, the cost of CM is much lower than WM, which is im – portant in developing countries. CM may have fewer and less severe side effects than conventional pharmaco – logical drugs. Some CMs have been shown to exert favorable immune regulation effects, and could be used to promote immune reconstruction in concert with cART. Early treatment with CM could slow the progression of AIDS.

The usage of CM in AIDS treatment also has some problems. The complexity of CM is not widely characterized, especially in scientific research. There are also no generally acknowledged evaluation indexes used for CM in AIDS treatment. These problems slow the promotion of CM among doctors and patients. Therefore, potential beneficial effects need to be confirmed in large, evidence – based, well – designed, and controlled studies. Formulating recognized evaluation indexes would also help standardize the effects of CM on AIDS.

AIDS develops when the immune system is gradually weakened after infection by HIV. The weakened immune system leaves the body vulnerable to a variety of life – threatening cancers and opportunistic infections. Therefore, WM treatment for AIDS mainly focuses on prevention of viral infection, inhibition of virus replication, and eradication of the virus. This is contrasted to other therapies that attempt to improve the immune function directly. Generally, HIV replication can be suppressed by cART, but HIV cannot be completely eradicated. AIDS patients have a persistent HIV reservoir, and the insufficient immunologic response is related to higher mortality even in cART patients who have suppressed HIV viral loads. There are other shortcomings that hinder AIDS treatment by cART such as adverse side effects, drug resistance, and high cost. These problems compel doctors to occasionally/use uncertain immune – modulators or alter the cART strategy.

Therefore, if CM and WM can be combined, AIDS might be more effectively treated. This integrative method could include the advantages and exclude the disadvantages of CM and WM to benefit AIDS patients.

ADVANTAGES AND SHORTCOMINGS OF IM AIDS TREATMENT

IM is defined by the Consortium of Academic Health Centers for Integrative Medicine as "the practice of medicine that reaffirms the importance of the relationship between practitioner and patient, focuses on the whole person, is informed by evidence, and makes use of all appropriate therapeutic approaches, healthcare professionals, and disciplines to achieve optimal health and healing." IM combines aspects of CAM and WM and advocates a patient – centered medicine based on ev – idence.

IM has been used in China, especially for patients' suffering from chronic diseases, including AIDS. IM uses complex management, and emphasizes systemic and individual treatment. The evaluation indexes used in IM can be more complex and include objective indicators and subjective indexes.

Integrative therapies cannot entirely replace cART be – cause research must be conducted to evaluate interactions between the herbs or supplements and cART, drug safety, and treatment adherence. Nevertheless, some research has demonstrated that IM can reduce the side effects of cART, promote immune reconstitution with cART, improve QOL after cART, and benefit long – term survival of AIDS patients without life – long medication.

There is still no cure for AIDS, and the prospect of an effective HIV vaccine to contain the pandemic remains uncertain. IM may an effective alternative to treating AIDS.

EVALUATION INDICATORS OF IM TREATMENTS FOR AIDS

If HIV infection is not detected and treated, the immune system is weakened and AIDS develops. CD_4^+ T Cells, which are important to the regulation of hu – moral and cellular immune function, decrease in AIDS patients because of direct HIV cytotoxicity and indirect apoptosis induction mechanisms. Therefore eliminating, diminishing, or suppressing HIV load and improving the immune system are the main goals for WM. These results can be achieved with cART, which can restore and preserve immunological function, prevent opportunistic diseases, and reduce mortality. CD_4^+ T cell counts and plasma HIV viral loads are recommended as the main evaluation criteria by WHO for AIDS therapy, and have been used in research, clinical practice, and drug screening.

The mortality and morbidity of AIDS has been greatly reduced by cART, and patient survival has increased. Nevertheless, patients and doctors are not merely content with improving CD_4^+ T cell counts and suppressing plasma HIV viral loads. Health is not only the absence of disease or illness, but also includes physical, psychological, and social aspects. Disease evaluation and clinical efficacy include biological indicators, and comprehensive psychological, physiological, and social information. Therefore, other indicators can be used to evaluate a treatment or therapy aside, including health – related QOL, dermatology life quality index, some symptoms and signs (e.g. fatigue, insomnia, de – mentia, fever, diarrhea), or mental and spiritual changes. To some extent, changes other than cell counts and HIV loads reflect the demands of the pa – tients rather than HIV and the immune system as ultimate goals of AIDS treatment.

CMPs always focus on the clinical subjective perception of AIDS patients. CMPs look at AIDS as the aggregate results of abnormal symptoms, signs, pulse, and tongue picture, which manifest as lower QOL, complications, opportunistic infections, cART side – effects, lower CD_4^+ T cell counts, and higher HIV loads. Therefore, CMPs make subjective decisions as evaluation indicators in AIDS treatment when they begin or change patient treatment strategies or conduct research.

In evaluating the effects of IM on AIDS treatment, some indexes can be used including symptoms, signs, health – related QOL, complications, side – effects of cART, and drug resistance, in addition to HIV plasma viral loads and CD_4^+ T cell counts.

CONCLUSIONS

AIDS is a worldwide public – health problem. The roles of CAM in AIDS treatment have been recognized and accepted by some patients. IM, which can bridge CM and WM in China, could be a valuable method to conquering AIDS in the future.

ACKNOWLEDGMENTS

The authors are grateful to the founders of their work. The findings and conclusions of this article are only those of the authors and do not represent the views of the founders. There are no conflicts of interest to declare.

References (omitted)

（出自《中医杂志》2015 年第 35 卷第 6 期第 718 – 722 页）

Health related quality of life: is it another comprehensive evaluation indicator of Chinese medicine on acquired immune deficiency syndrome treatment?

Liu Zhibin, Yang Jiping

Liu Zhibin, Acquired Immune Deficiency Syndrome Treatment and Research Center, the First Affiliated Hospital of Henan University of Traditional Chinese Medicine; Henan Provincial Key Laboratory of Traditional Chinese Medicine Prevention and Treatment of Viral Diseases, Zhengzhou 450000, China

Yang Jiping, the First Affiliated Hospital of Henan University of Traditional Chinese Medicine, Zhengzhou 450000, China

Supported by the National Special Science & Technology Program on Major Infectious Diseases (No. 2012ZX-10005010-001), Research Project for Practical Development of National TCM Clinical Research Bases (No. JDZX2012023), Henan Province Education Science Programs in 11th Five year Plan for 2010 Year Subjects (No. 2010-JKGHAZ0047) and Henan Province Colleges and Universities Key Youth Teachers Scheme (No. 2013GGJS-095)

Abstract

Health related quality of life (HRQOL) can better reflect changes in acquired immune deficiency syndrome (AIDS) patients and inform economic evaluation of AIDS treatment services, and the assessment of HRQOL can help us to detect problems that may influence the progression of the disease, hence HRQOL has become a particularly important assessment indictor for HIV comprehensive interventions. Being a multi-angle, multi-level, and diversified complex intervention, roles of Chinese medicine (CM) in AIDS treatment have been recog-nized and accepted by more and more patients, and HRQOL has been widely used to evaluate the comprehensive management effects of CM on AIDS. In this article, the authors analyze the definition and measurement of HRQOL, measurement of HRQOL of HIV/AIDS patients and effects of CM on AIDS, and give some reasonable advices for the usage of the scale of HRQOL. The authors hold that some new HRQOL instruments specific for CM treatment of AIDS should be developed and further prospective studies should be carried out to demon-strate the practicality, reliability and validity of HRQOL as an evaluation indictor for CM treatment of AIDS.

Key words: Acquired immune deficiency syndrome; HIV; Quality of life; Chinese medicine, traditional; Antiretroviral therapy, highly active

INTRODUCTION

Acquired immune deficiency syndrome (AIDS) is a communicable disease recognized in the early 1980s, which is caused by the human immunodeficiency virus (HIV) infection. More than 35.0 million people were living with HIV worldwide and millions of patients died of the complex HIV related and non-related reasons in the past 30 years. To date, this global tragedy might continue to the foreseeable future because the prospect of an effective HIV vaccine to contain the pandemic remains uncertain and there is no cure/method for this troublesome disease. Fortunately, with the scale-up of combined antiretroviral therapy (cART), early detection and treatment, and the prevention of opportunistic infections, etc., HIV-related morbidity and mortality have been reduced dramatically. AIDS has become a chronic disease with a lifelong medication.

According to Western Medicine (WM) or convenient medicine, AIDS is caused by HIV infection. If the infection is not detected and treated, the immune system gradually weakens and AIDS develops. Thus, how to eliminate, diminish or suppress the level of plasma HIV virus loads and to improve immune system are the main goals for WM especially for cART in order to restore and preserve immunological function, prevent opportunistic diseases and reduce mortality. Now, CD_4^+ T cell counts and plasma HIV virus loads are recommended as a main and golden evaluation criterion and are used in researches, clinical practice, and drug screening. In addition, there are some other evaluation indexes for AIDS treatment and control such as health related quality of life (HRQOL), survival rate, HIV infection rates, etc. Especially HRQOL has become as a main concern on health for people living with HIV (PLWH) and professionals in the recent years.

In this article, after the definition and measurement of HRQOL, measurement of HRQOL of HIV/AIDS patients and effects of CM on AIDS treatment are analyzed, merits and defects of HRQOL as an evaluation indicator for CM treatment of AIDS are commented and some reasonable advices are given for the usage of the scale of HRQOL.

DEFINITION AND MEASUREMENT OF HEALTH RELATED QUALITY OF LIFE

Since 1990s, with the transformation of medical model, the definition of health has changed. Health is not only absence of disease or illness, but also the physical, psychological state and social environment maintain in a good condition. The shift of the concept promotes values of social psychological factors, life style and behavior on the health. Disease and clinical efficacy are not simply evaluated with only objective measures of disease, but a comprehensive concept of psychological, physiological and social functions, especially for chronic disease. Here, the quality of life (QOL) was introduced.

According to World Health Organization (WHO), QOL is defined as "an individual's perception of the position in life in the culture and value systems in which they live, and in relation to their goals, expectations, standards and concerns", being a multidimensional concept of the physical, psychological and social function status. QOL is a subjective health evaluation index and it is closely related with the specific background of culture and social circumstance.

At present, QOL is an aspect throughout the long ther - apeutic process of some chronic diseases. Being a subjective evaluation indicator, HRQOL has been widely used in many chronic diseases including cancer, stroke, coronary heart disease and diabetes. HRQOL focuses on QOL specifically, as it is the main concern of health care for professionals. The HRQOL also is an important indictor to detect changes in functional status over - time, evaluate intervention effects, and improve patientprovider communication and adhere to medications.

In order to assess HRQOL of patients, numerous tools have been developed. HRQOL can be measured through the two basic approaches: generic instruments, e. g. Karnofsky Performance Scale Index (KPSI), Medical Outcome Study 36 - item short - form (SF - 36), Not - tingham Health Profile (NHP) and Quality of Life Index (QL - Index), etc.; and disease specific instruments, e. g. Minnesota Living with Heart Failure Questionnaire (MLHFQ) and Diabetes Specific Quality of Life Scale (DSQL), etc., which are not mutually exclusive. Each approach has its advantages and weaknesses, and may be suitable for different circumstances.

Currently, the generic and disease specific instruments are often used for any studies at the same time, so the instrument of HRQOL should be used appropriately and the user must follow the manual to measure HRQOL.

Briefly, to update, being a multidimensional concept, HRQOL has been commonly recognized as an important concern in patient care. A lot of tools have been developed to measure HRQOL, and researchers have used them as an important indictor in their researches and clinical practices.

HRQOL MEASUREMENT OF HIV/ AIDS PATIENTS

HRQOL has become a particularly important assessment for HIV infection is a chronic and no cure disease but with the prospect of longterm survival. HRQOL can better reflect changes in HIV/AIDS pa - tients and inform economic evaluation of HIV/AIDS treatment services, and the assessment of HRQL can help us to detect the problems influencing the progression of the disease. The instruments of HRQOL for HIV/AIDS patients and HIV related disease or symptom are developed, including Patient Reported Out - comes Quality of Life - HIV questionnaire (PRO - QOL - HIV Questionnaire), World Health Organization Quality of Life Questionnaire for HIV/AIDS (WHOQOL - HIV), and HIV - related Fatigue Scale (HRFS), etc.

It is well known that HRQOL of PLWH is significantly lower than the general population, and can be affected by many factors such as physical and clinical characteristics of HIV/AIDS patients, e. g. sex, age, education level, complication, immune status and viral load, etc., and some non - medical factors, e. g. psychological, interpersonal, environment, etc. The HRQOL related factors are so complex that some of them are the protective factors, some are risk factors, and some have a dual effect on the level of the patient's HRQOL, i. e. cART can improve the HRQOL of patients, but the pill burden and side effects of anti - ret - roviral drugs would offset the beneficial effect, and even there are opposite results in different studies.

In China, HRQOL of PLWH is a major concern. The assessment of HRQOL on HIV/AIDS patients has been performed. Some instruments have been intro - duced and/or applied in clinical trials and clinical practice, including WHOQOL - HIV - BREF, MOS - HIV (Chinese version), Dermatology Life Quality Index (DLQI), etc., and some new scales are in development, e. g. HIV/AIDS Quality of Life Questionnaire (HIV/AIDSQOL - 46), etc.

EFFECTS OF CHINESE MEDICINE ON AIDS TREATMENT

In China, CM has a long history and a wide mass base with a profound cultural background. AIDS has been treated with CM in the last 30 years under the guidance of CM theory. Some clinical research results show the positive roles of CM in AIDS treatment. It is reported that CM can reduce plasma HIV viral loads, promote immunity reconstitution, ameliorate symptoms and signs, improve the HRQOL, counteract against the effects of antiretroviral drugs, even is of benefit to long - term survival of AIDS patients, etc. Therefore, CM belongs to multi - angle, multi - level, and diversified complex intervention.

Besides the advances of CM treatment of AIDS, some Chinese herbs are screened for potential anti - HIV drugs and some active ingredients extracted from common Chinese herbs are proved to have function of an - ti - HIV replication in the laboratory, but very few herbal medicines show positive results for AIDS treatment so that they can not be commercially exploited. Moreover, the negative role of some herbal medicines in AIDS treatment is found. It is suggested that the efficacy, safety and mechanism of herbal medicines in AIDS treatment should be researched deeply. In short, results of some clinical observations and researches show positive action of CM on AIDS treatment, and we should provide enough evidences for supporting those effects and exploring the mechanism of CM in laboratory perfectly.

HRQOL OF AIDS AND CHINESE MEDICINE

There are more differences between CM and Western Medicine (WM) in explaining disease or health. According to CM theory, the patient has abnormal symptoms, signs, pulse or tongue picture caused by basic pathological factors , i. e. an abnormal status and / or outcomes of "*Yin - Yang*", "*Qi* - blood", "cold - heat" or "deficiency - excess" . CM more emphasizes integrative systemic treatment and individual treatment for the patient. When CMPs give treatments to their patients, often focus on adjusting the balance of "*Yin*" and "*Yang*", and harmonizing relations between internal pathophysiological function and external natural environment changes of the patient through CM methods , g. strengthening body resistance and eliminating evil, replenishing *Qi* and detoxification, etc. , combined with some humanistic concerns, e. g. assisting patient to regulate abnormal emotion, giving some advices for the abnormal changes of daily life mode, offering some general medical knowledge on disease prevention and control, etc.

For the intrinsic difference of CM and WM, assessment of CM is also different with WM. For CMPs, the efficacy evaluation is related to not only the pathological and physiological improvement such as laboratory or physical examinations developed from WM, but also the perception of the patient on the complexion, spirit, vitality and social function changes which cannot be measured by laboratory or physical examinations. Thus, based on the holistic view, CM combined with syndrome differentiation and humanistic care is likely to have positive impacts on patients´ physiological function, psychological function, independence, social relationship, personal faith and/or environment relationships; and all these positive improvements are related to the better HRQOL of patients.

In the last 30 years, CM treatment has been considered to possess the advantage of improving HRQOL of patients of some chronic diseases, and some evidences also demonstrated the improvement of the HRQOL of the patients with cancer, coronary disease or mental illnesses after the complex CM interventions. For example, a prospective and longitudinal study in Hong Kong shows that CM is associated with significant im - provement of HRQOL of patients and can be used as an alternative primary care service. A systematic review shows that it is possible that oral Chinese herbal medicine used in conjunction with chemotherapy may improve QOL in non - small cell lung cancer. Furthermore, it should be pointed out that no enough evidence may prove the advantage of improving HRQOL of patients by CM intervention, and studies with better designs and longer duration should be carried out to ascertain the actual impact of CM on patients' HRQOL with a specific HRQOL instrument for CM, etc. In brief, CM treatment can be used to improve HRQOL of patients and the assessment of HRQOL has also been used as an important outcome indicator to evaluate the CM intervention.

As a key evaluation index, HRQOL has also been used to evaluate the efficacy of the intervention on AIDS treatment, not limited to cART. Although the related researches are not many, some researchers have used HRQOL to evaluate the efficacy of CM on AIDS treatment. For example, a recent study on quality of life of the asymptomatic HIV infected person treated with CM shows that syndrome differentiation treatment can significantly improve the patient' s QOL; and in another one - year study using Chinese herbal medicine (CHM), researchers also find that the total score of WHO - HIV is improved after one - year therapy in 43 cases of PLWH. But in a prospective, placebo - con - trolled double - blind study, the standardized formulation of Chinese herbs for HIV infected individuals does not improve quality of life, clinical manifesta - tions, plasma HIV virus loads, or CD_4^+ T cell counts. Therefore, there still is absent of enough systematic study on HRQOL of PLWH treated with CM.

Shortly, HRQOL has been used to evaluate the effect of CM on AIDS treatment, and it seems a good evaluation index for AIDS treatment with CM, but with few enough evidence to support. CMPs should carry out some well designed and controlled researches to demonstrate whether HRQOL is an appropriate evaluation index for CM treatment of AIDS in the future.

DEFECTS OF EXISTING HRQOL INSTRUMENTS TO EVALUATE CM

Despite HRQOL has been used to evaluate the effect of CM on AIDS by the existing scales introduced from WM, their validity needs to be confirmed because of the distinctive difference between Western culture and Chinese culture. Especially, the evaluation of CM should be based on its philosophy and theory so as to be sensitive and responsive to the changes brought about by CM.

Therefore, we should not abandon few enough evidences to support the improvement of HRQOL by CM intervention. It still remains uncertain whether the results truly reflect those related to CM, and some new HRQOL instruments specific for AIDS CM treatment should be developed.

CONCLUSION

HRQOL can better reflect changes in HIV/AIDS patients and inform economic evaluation of HIV/AIDS treatment services, and the assessment of HRQL can help us to detect the problems that may influence the progression of the disease.

To date, HRQOL has become a particularly important assessment for HIV comprehensive interventions. Being a multiangle, multi - level, and diversified complex intervention, the roles of CM in AIDS treatment have been recognized and accepted by more and more patients, and HRQOL has been widely used to evaluate those comprehensive management effects of CM on AIDS.

But some new HRQOL instruments specific for CM in AIDS treatment should be developed, and the further prospective studies should be carried out to demonstrate the practicality, reliability and validity of HRQOL as an evaluation index for CM treatment of AIDS.

ACKNOWLEDGMENTS

The authors are grateful to the founders of our work. The findings and conclusions of this article are only those of the authors and do not represent the views of the founders.

References (**omitted**)

Effectiveness and safety of traditional Chinese medicine in treating acquired immune deficiency syndrome: 2004 – 2014

Zhi – Bin Liu[1,2,3], Ji – Ping Yang[2] and Li – Ran Xu[1]

Abstract

Substantial progress has been made in China in using traditional Chinese medicine (TCM) to treat acquired immune deficiency syndrome (AIDS). Our objective was to review the latest developments in TCM treatment of AIDS in China between 2004 and 2014. We reviewed the content of original articles investigating the efficacy and safety of TCM for treating AIDS published in Chinese and English language journals. Relevant references from 2004 to 2014 were found using PubMed and the China National Knowledge Infrastructure Database. We found that TCM has been widely used for treating AIDS and its complications in China. The number of TCM studies has increased, which indicates efficacy and safety. Measures of efficacy in the reviewed articles included the alleviation of human immunodeficiency virus (HIV) – related signs and symptoms, improvements in quality of life, improvements in long – term survival, counteraction of the adverse side effects of antiviral drugs, promotion of immune reconstitution, and improvement of laboratory results. In sum, the literature indicates that TCM is safe. TCM plays an important role in the treatment of AIDS. Some studies have at-

1. Department of Acquired Immune Deficiency Syndrome Treatment and Research Center, the First Affiliated Hospital of Henan University of Traditional Chinese Medicine, 19 Ren Min Road, Zhengzhou 450000, Henan, China

2. Discipline of Internal Chinese Medicine, the First Affiliated Hospital of Henan University of Traditional Chinese Medicine, Zhengzhou, Henan, China Full list of author information is available at the end of the article

tempted to measure the efficacy and safety of TCM for treating AIDS, but more evidence is needed. Therefore, more research on this topic is required in the future.

Keywords: HIV/AIDS, Traditional Chinese medicine, Antiretroviral therapy, Herbal medicine, Quality of life, Survival, Immune reconstitution

Multilingual abstracts

Please see Additional file1 for translations of the abstract into the six official working languages of the United Nations.

Introduction

Acquired immune deficiency syndrome (AIDS) is a type of communicable disease caused by human immunodeficiency virus (HIV) infection. AIDS was first recognized in the early 1980s. By the end of 2014, 36.9 million (34.3 million – 41.4 million) people were living with HIV, and 1.2 million (980,000 – 1.6 million) people died from AIDS – related illnesses. This global tragedy is likely to continue into the foreseeable future. The prevention and control of AIDS, and the development of adequate therapies, is challenging. It will be a herculean and unpredictable task to find an effective cure for the disease.

Fortunately, methods such as community – based inter – ventions have improved knowledge, attitudes, and practice outcomes for AIDS. Mortality and morbidity have been reduced since combination antiretroviral therapy (cART) was introduced in 1996; cART has led to a notable increase in survival and quality of life (QOL) and has substantially improved the health status of HIV infected patients.

At present, cART is the most effective treatment strat – egy for AIDS, and has the advantage of immunohematologic and virologic outcomes. However, the lifelong medication involved in cART is often limited by drug tox – icity, poor adherence to therapy, and drug resistance. It is therefore necessary to find new drugs or treatments, such as complementary and alternative medicine (CAM), to treat AIDS and its complications to achieve better resistance, drug adherence, and treatment tolerability.

CAM has been used worldwide to treat AIDS and its complications, and includes traditional Chinese medicine (TCM), acupuncture and moxibustion, and qigong. Some clinical research has demonstrated that TCM is effective in treating AIDS. Since 2004, there have been several efforts to explore the use of TCM in AIDS treatment. For example, a national trial has been conducted in the five major provinces of China to investigate the effect of TCM on AIDS, and related research has been funded by the National Special Science and Technology Program on Major Infectious Diseases. Additionally, some new modalities for treating AIDS with TCM have been developed.

TCM and Western medicine (WM) use different strat – egies to treat AIDS. WM theory is mainly based on physiological structures or anatomy, and conceives the therapy goal as the elimination or removal of the pathogen. TCM emphasizes the holistic nature of the body and the subjective experiences of patients and practitioners. TCM disorders arise from external pathological factors or an imbalance of yin and yang, and the therapy goals are the harmonization of internal function and ex – ternal natural environmental changes. Thus, the main goals of WM, especially cART, are to eliminate, diminish, or suppress the viral load levels in the body and to improve the immune system. CD_4^+ T cell counts and HIV loads are gold standard evaluation criteria for AIDS therapy as recommended by the World Health Organization (WHO). In contrast, TCM places less emphasis on objective laboratory examination results, such as CD_4^+ T cell counts and levels of HIV loads, and focuses more on AIDS patients' clinical complaints, such as abnormal symptoms and signs, lower QOL, complications, opportunistic infections, and cART side effects.

In this paper, we summarize the findings of studies on the efficacy and safety of TCM for treating HIV/AIDS in the 10 years from 2004 to 2014.

Alleviating HIV – related signs and symptoms

The signs and symptoms of AIDS result from conditions that do not normally develop in individuals with healthy immune systems. Patients infected with HIV often complain of many signs and symptoms (such as diarrhea, fever, fatigue, insomnia, weakness, and weight loss), especially when using cART to halt disease progression and prolong the lifespan. These symptoms may lower patients' QOL, reduce therapy compliance, and even lead to the failure of antiviral treatment.

One of the advantages of TCM is that it can alleviate HIV related signs and symptoms. At present, there are two main TCM approaches for this. One targets a single symptom and uses a corresponding fixed herbal preparation or strategy to relieve or ease it. The other aims to prevent the occurrence of selfreported symptoms by using fixed – combination herbal preparations combined with syndrome differentiation.

HIV/AIDS patients often report diarrhea; this has many potential causes, including intestinal parasites. Xie Li Kang capsule is a fixed – combination Chinese herbal hospital preparation with the TCM properties of warming the mid – section, invigorating the spleen, producing an in secticidal action, and relieving diarrhea with astringents. Its main ingredients include *Galla chinensis*, *Myristica eragrans*, *Cortex dictamni*, and garlic. In a randomized, double – blinded, double – dummy, controlled clinical trial ending in 2011 to test Xie Li Kang capsule on HIV – related diarrhea, the primary efficacy parameters were stool weight, abnormal stool frequency, and diarrhea question naire scores. The results showed that participants taking Xie Li Kang capsule experienced significantly reduced stool weight and diarrhea questionnaire scores compared with the controlled group. There were no significant differences in stool frequency.

Yi Ai Kang capsule is a Chinese hospital herbal prepar – ation that strengthens the spleen, dries damp, invigorates vital energy, and nourishes blood. Its main ingredients include*Astragalus membranaceus*, *ginseng*, *Ligusticum chuanxiong*, Radix *Paeoniae alba*, and *Scutellaria baicalensis*. It has been used to treat HIV/AIDS in Henan Province, China, and more than 4, 500 people with the disease take this preparation every day. One cohort study evaluated the effects of Yi Ai Kang capsule on 379 asymptomatic HIV patients not on cART. The results suggested that the treatment was effective in reducing fatigue, shortness of breath, and spontaneous perspiration.

Aining granule tonifies qi, nourishes yin, and invigo – rates the spleen; it consists of Radix*Astragali mongolici*, *Fructus lycii*, *Panax notoginseng*, *Poria cocos*, *and Radix et Rhizoma glycyrrhizae*. One randomized, double – blinded, placebo – controlled clinical trial tested Aining granule plus cART on 100 HIV/AIDS cases. Although CD_4^+ T cell counts decreased in both groups after 11 months, CD_4^+ T counts declined less in the Aining group than in the control group. The treatment group showed significant improvement of symptoms such as fatigue, anorexia, nausea, diarrhea, and skin rash. However, there was no significant difference between the two groups in viral load after treatment.

Classic clinical TCM treatment based on syndrome differentiation has been used to treat HIV – related signs and symptoms. A multicenter, stratified, rando – mized, parallel – group trial of 164 subjects evaluated the effects of TCM on clinical symptoms of AIDS with pulmonary inflammation. A randomized, stratified sample was divided into two regimens: the TCM – WM group (TCM treatment based on syndrome differentiation plus WM routine treatment) and the WM group (WM routine treatment). The incidence of TCM symptoms at different time points was analyzed. The findings suggested that integrated TCM – WM treatment helps to alleviate the clinical symptoms of AIDS with pulmonary inflammation.

In summary, Chinese medicine professionals (CMPs) have used TCM to alleviate HIV – related signs and symp – toms, and many observations and trials have been reported. However, the quality of this research is not high; therefore, the effectiveness of TCM for HIV – related signs and symptoms is still uncertain.

Improving patients' QOL

QOL has been defined as "an individual's perception of their position in life in the context of the culture and value systems in which they live and in relation to their goals, expectations, standards and concerns". QOL is a multidimensional concept related to physical, psychological, and social functioning. As the QOL of HIV/ AIDS patients is substantially lower than the general population, it has been a focus of both TCM and WM research on HIV/AIDS. CMPs believe that TCM is a convenient, personalized, inexpensive, and effective healthcare method and may therefore improve the QOL of HIV/AIDS patients. QOL is often used as an assessment indicator for comprehensive TCM AIDS treatments.

Treatment with Chinese herbal medicine based on TCM syndrome differentiation might improve QOL for people with AIDS. A prospective TCM study into QOL in asymptomatic HIV – infected persons was carried out from June 2009 to December 2010 in China. This was a randomized, double – blinded, parallel, placebo controlled study on 1, 200 patients in the asymptomatic period of HIV infection for 18 months. The WHO QOL – HIV scale was used to assess QOL at the time points 0 days, 6 months, 12 months, and 18 months. The QOL of the treatment group increased more than that of the control group, which suggests that treatment based on TCM syndrome differentiation can significantly improve patients' QOL.

Fixed – combination Chinese herbal hospital prepara – tions may also improve QOL in people with AIDS. Aikang capsule contains 21 Chinese herbs, including *Panax quinquefolius*, *Dioscorea opposita*, *Astragalus membranaceus*, *Poria cocos*, *Atractylodes macrocephala*, *Radix Rehmanniae preparata*, *Angelica sinensis*, *Colla corii asini*, *Radix Paeoniae alba*, and *Ophiopogon japonicus*; this capsule tonifies qi and activates blood circulation, strengthens the spleen, tonifies the lung, dries damp, expels wind, and removes dampness. In a ran – domized, single – blind, parallel, placebo – controlled study on 102 HIV/AIDS patients not taking cART, the Nottingham Health Profile was used at 0 days, 3 months, 6 months, and 9 months during follow – up. The results showed that Aikang capsule can mitigate symptoms of HIV/AIDS patients, such as pain and reduced physical activity, by replenishing energy and nurturing general well – being to improve patients' QOL.

To summarize, QOL has been used as an indicator to assess TCM treatment for HIV/AIDS in China and other countries. However, research to date has been limited and more evidence is needed to confirm TCM's effectiveness.

Benefits for long – term survival of AIDS patients

AIDS is still a fatal disease with limited therapeutic options. Among infectious diseases, HIV/AIDS has become the leading cause of death in many countries. Survival is an important prognostic index and can be used to express the serious lethality of the disease and to evaluate long – term curative effects. Recently, some CMPs have reported results from studies of the survival of HIV/AIDS patients treated with TCM.

In a prospective cohort study, 165 of 385 AIDS patients used a 16 – herb Chinese medicine anonymity formula for 14 days to 9 months. The 8 – year survival rate was 87 % for the treatment group and 34 % for the non – treatment group. There were no deaths in patients who used Chinese herbal medicine for 6 ~ 9 months, and none of the survivors experienced any recurrence of AIDS or any severe adverse events. This suggests that Chinese herbal medicine might improve the long – term survival of AIDS patients.

In a 6 – year retrospective cohort study, 1, 666 people living with HIV in Henan province of China were treated with comprehensive TCM intervention from 2004 to 2010 with 102, 591 person – months of follow – up. Participants received a fixed preparation of Yi Ai Kang capsules, plus additional TCM treatment according to each individual patient's symptoms using syndrome differentiation. Overall, 312 (18. 7 %) patients died over the 6 – year study period. The total mortality rate over the study period was 3. 6 per 100 person – years, which is lower than the worldwide rate. The authors repor – ted that TCM increased the survival and lengthened the lifespan of people living with HIV. Factors such as sex, age, education, and CD_4^+ T cell counts correlated with survival.

The existing research into the effects of TCM treatment on long – term survival of AIDS patients might be biased toward the null without accounting for selective bias. In particular, there are no results from randomized, controlled trials; thus, the effect of TCM on the survival of HIV/AIDS patient is still uncertain.

Counteracting the adverse side effects of antiviral drugs

Although cART can reduce the morbidity and mortality of AIDS, it inevitably has adverse effects. The main adverse effects of antiviral drugs are myelosuppression, liver dysfunction, digestive discomfort (including diarrhea, abdominal distension, and pain), anaphylactic reaction, dyslipidemia, and sleep disorders. Patients in developing countries have a limited choice of antivirus strategies. Antiretroviral treatment is lifelong, and therefore demands good treatment adherence. However, some patients cannot endure the treatment's adverse effects or cannot continue with cART because of other serious diseases. It is therefore very important to find methods to reduce drug toxicity or increase tolerance of antiviral drug toxicity. Research and clinical observations indicate that TCM can alleviate or improve some adverse effects.

The main ingredients of Wendan granule include *Inula japonica*, *Pericarpium citri reticulatae*, *Pinellia ternata*, *Atractylodes macrocephala*, *Semen raphani*, *Radix codonopsis*, and *Coptis chinensis.* This preparation regulates stomach qi and reduces phlegm, clears heat and dries damp, and eliminates vomiting and warms the stomach. A randomized, placebo – controlled trial investigated the effect of Wendan granule on alleviating gastrointestinal symptoms caused by antiretroviral therapy in 100 patients. The incidence of gastrointestinal adverse symptoms caused by cART in the treatment group was 20. 4 %, which was significantly lower than the incidence of 48. 0 % in the placebo group. This study demonstrated that Wendan granule can reduce the incidence of gastrointestinal adverse symptoms caused by cART, and that TCM treatment can significantly reduce clinical symptoms, especially mild or moderate symptoms.

Jing yuan kang capsule is an herbal formulation composed of six Chinese herbs; the main ingredients are ginseng, *Rehmannia glutinosa*, *Angelica sinensis*, Herba *Epimedii*, *Astragalus membranaceus*, and *Spatholobus suberectus.* It tonifies qi, promotes blood circulation, strengthens the spleen, and reinforces the kidney. A randomized, double – blinded trial on 116 AIDS patients found that 6 weeks of systematic administration of Jing yuan kang capsule had a good therapeutic effect on peripheral leucopenia in the treatment group compared with the control group.

Danggui Shaoyao San is a famous Chinese herbal formula that nourishes blood, regulates the liver, nourishes the spleen, disinhibits dampness, and nourishes qi. Its main ingredients are*Angelica sinensis*, Radix *Paeoniae alba*, *Atractylodes macrocephala*, *Poria cocos*, *Alisma orientale*, Radix *Curcumae*, and *Hedyotis diffusa.* In one cohort study, a decoction based on Danggui Shaoyao San was used to treat cART – induced liver dysfunction in 48 patients. The results showed that the decoction could counteract cART – induced liver dysfunction evidenced by dampening of elevated liver enzyme levels, and could alleviate symptoms such as abdominal distension, diarrhea, poor appetite, and hypochondriac pain.

Although there is some evidence that TCM can mitigate the adverse effects of cART, research in this field is still preliminary.

Promoting immune reconstitution

HIV infection usually results in immunodeficiency. Immune reconstitution (IR) is observed when the immune response recovers to normal or near normal levels after cART or other treatments. This reduces the incidence of various AIDS – related opportunistic infections and tumorsand reduces mortality and morbidity in AIDS patients. IR evaluation indexes include the number and functional recovery of CD_4^+ T cells, the stability of the immune activation state, and the restoration of lymph node structure. In addition to cART, adoptive immune cell therapy, bone marrow transplantation, and cytokine infusion can benefit IR. However, not all patients can receive cART or experience full IR.

The holistic framework of TCM, its use of syndrome differentiation, and rich lore of herbal medicine treatment, mean that it is uniquely placed to promote IR. According to TCM theory, the essence of clinical manifestation is a deficiency of vital qi at the middlelate stage of AIDS. Therefore, strengthening qi is a fundamental TCM treatment therapy. Some research has demonstrated the important role of TCM in IR.

Immune No. 2 is a Chinese hospital herbal preparation that includes Radix *Panacis quinquefolii*, *Astragalus membranaceus*, and *Viola yedoensis*. It tonifies qi, nourishes yin, and invigorates primordial qi. In a randomized, double – blinded, placebo – controlled clinical trial, Immune No. 2 was used to promote IR in 233 patients with HIV/AIDS after cART. The study showed that Immune No. 2 can effectively improve the numbers of CD_4^+ T cells, CD_{45}RA and CD_{45}RO antigen counts, and the main clinical symptoms and signs of patients after cART, thereby promoting IR.

Improvement of laboratory results

The two main goals of AIDS treatment are to eliminate viral loads and to raise CD_4^+ T cell counts. These two indexes have also been adopted in TCM treatment of AIDS, and a few studies have demonstrated that TCM is very promising in reducing HIV viral loads, increasing CD_4^+ T cell counts, or affecting other immunological indicators. Compared with the index of HIV viral loads, the CD_4^+ T cell count is currently the more popular measure of efficacy in TCM clinical trials for AIDS treatment.

Zhongyan – 4 is a Chinese hospital herbal preparation that includes ginseng, *Fructus lycii*, Radix *Trichosanthis*, *Viola yedoensis*, and *Salvia miltiorrhiza*. It supplements qi, nourishes yin, clears heat, and detoxifies. In a randomized, double – blinded, parallel, placebo – controlled clinical trial, Zhongyan – 4 was tested on 72 HIV/AIDS patients in the early or middle stage of the disease. The findings suggested that the efficacy of Zhongyan – 4 was superior to that of a placebo in elevating CD_4^+ T, CD_{45}RA +, and CD_8^+ T counts, reducing HIV virus load, improving clinical symptoms or signs, and increasing body weight. No obvious adverse reactions were found.

Fuzheng Paidu granule consists of *Astragalus membranaceus*, ginseng, roasted Rhizoma *Atractylodis macrocephalae*, *Poria cocos*, Pericarpium *Citri reticulatae*, Fructus *Amomi*, *Semen coicis*, Radix *Morindae officinalis*, Herba *Cistanche deserticola*, Herba *Epimedii*, *Forsythia suspensa*, *Angelica sinensis*, and Radix *et Rhizoma glycyrrhizae*. It tonifies qi, nourishes yin, invigorates the spleen, clears heat, and detoxifies. A 6 – month cohort study of 34 outpatients with HIV/AIDS tested the granule's effects on regulation of immune activation molecules CD_{38} and human leukocyte antigen – D related to CD_4^+ T and CD_8^+ T cells. The results showed that HIV/AIDS patients exhibited an immune activation profile following treatment. One potential mechanism of action for Fuzheng Paidu granule may lie in its ability to up – regulate CD_{38} and HLA – DR receptor levels on CD_4^+ T cells, and down – regulate them on CD_8^+ T cells, thereby modulating immune activation of CD_4^+ T and CD_8^+ T cells.

Treatment safety

The combined use of herbal medicines and chemical medicines is common in clinical practice, since this kind of combination can not only improve treatment efficacy but also help to reduce drug dosages and adverse reactions. Herbal medicines and their effective ingredients probably induce or inhibit the action of drug metabolic enzymes and cause drug interactions. Therefore, the interaction between antiviral medicines and herbal medicines is an issue of concern.

Research has demonstrated that some herbal medicines may interact with antiviral drugs, which could interfere with antiviral drug metabolism and change the antiviral drug concentration. However, clinical reports show that TCM is a relatively safe treatment method for HIV/AIDS, with only a few studies reporting minor side effects. There is no clinical research focusing on the interaction between TCM and antiviral drugs. Therefore, we suggest that future research on the simul – taneous use of TCM and cART should pay more atten – tion to antiviral drug metabolism.

Conclusion

Although the discovery of cART has changed the prog - nosis of HIV - infected patients, and those treated with cART have a life expectancy similar to that of uninfected subjects, TCM has been used worldwide to treat AIDS and its complications.

This review revealed some new aspects of TCM clinical research on AIDS: use of the distinctive features of TCM to meet clinical demands, a focus on clinical signs and symptoms, and the use of different research designs that are methodologically robust. Research has also examined the pathogenesis, mechanism, efficacy, and safety of TCM. We believe that additional research will help to reveal the importance of TCM for treatment of AIDS.

Additional file

Additional file 1: Multilingual abstracts in the six official working languages of the United Nations. (PDF 228 kb)

Abbreviations

AIDS: Acquired immune deficiency syndrome; HIV: Human immunodeficiency virus; CAM: Complementary and alternative medicine; TCM: Traditional Chinese medicine; WM: Western medicine; WHO: World Health Organization; CMPs: Chinese medicine professionals; cART: Combination antiretroviral therapy; QOL: Quality of life; IR: Immune reconstitution.

Competing interests

The authors declare that they have no competing interests.

Authors' contributions

ZBL and LRX designed the study. JPY and ZBL collected the data, interpreted the results, and prepared the manuscript. All authors read and approved the final manuscript.

Acknowledgments

The authors were grateful to thanking the founders of our work. The findings and conclusions of this article are only those of the authors and do not represent the views of the founders. This study was supported by the National Special Science and Technology Program on Major Infectious Diseases (No. 2013ZX10005001 - 001, No. 2012ZX10005010 - 001, No. 2012ZX10005010 - 005), Henan Province Colleges and Universities Key Youth Teachers Scheme (No. 2013GGJS - 095) and Henan Province Basic and Advanced Technology Research Project (No. 152300410165).

References (omitted)

(出自《Infectious Diseases of Poverty》2015 年第 4 卷第 1 期第 93 - 98 页)

Asymptomatic stage of human immunodeficiency virus infection is the optimal timing for its management with Traditional Chinese Medicine

Chen Xiumin, Yuan Qingting, Liu Zhibin, Yang Jiping, Xu Liran, Guo Huijun

Chen Xiumin, Department of Acquired Immune Deficiency Syndrome Treatment and Research Center, the First Affiliat - ed Hospital of Henan University of Traditional Chinese Medi - cine, Zhengzhou 450000, China

Yuan Qingting, Department of Academic Degrees & Graduate Education, Henan University of Traditional Chinese Medicine, Zhengzhou 450000, China

Liu Zhibin, Yang Jiping, Xu Liran, Guo Huijun, Depart - ment of Acquired Immune Deficiency Syndrome Treatment and Research Center, the First Affiliated Hospital of Henan University of Traditional Chinese Medicine, Zhengzhou 450000, China; Department of Cellular and Molecular Immunology Lab, Key Laboratory of Viral Diseases Prevention and Treatment of Traditional Chinese Medicine of Henan Province, Zhengzhou 450000, China

Supported by the National Special Science and Technology Program on Major Infectious Diseases (No. 2012ZX10005010 - 001, 2012ZX1005001 - 005, 2013ZX100500Z - 001); Henan Province Colleges and Universities Key Youth Teachers Scheme (No. 2013GGJS - 095); Research Project for Practice Development of National TCM Clinical Research Bases (No. JDZX2012023) and Henan Province Basic and Advanced Technology Research Project (No. 132300413215)

Abstract

Acquired immune deficiency syndrome (AIDS) is a worldwide public health problem and an incurable disease. The roles of Traditional Chinese Medicine (TCM) on AIDS had been recognized and accepted by more and more people. Being a relatively long period, to initiate combination antiretroviral therapy (cART) for the asymptomatic human immunodeficiency virus (HIV) infection patient is not consensus. According to TCM theory, not only the imbalance of *Yin* and *Yang* but also the disharmony of internal body function and external natural envi – ronment had occurred in the body of the patient, the imbalance and the disharmony should be adjusted by the means of the treatment based on the patters identified among the symptoms in terms of TCM. We aimed to analyze the feature of patients with asymptomatic infection, and compare the advantages and disadvantages of the usage of cART for asymptomatic infection, explored the possible mechanism underlying TCM treatment of the asymptomatic infection, by reviewing the TCM treatment progress on asymptomatic HIV infection.

Key words: Acquired immunodeficiency syndrome; Medicine, Chinese traditional; Antiretroviral therapy, highly active; Asymptomatic infections

INTRODUCTION

Acquired immune deficiency syndrome (AIDS) is a quite complex disease caused by the human immunodeficiency virus (HIV) infection. The immune system would be destroyed gradually once HIV invades human body and leaves the body vulnerable to opportunistic infections and life – threatening cancers. Being an emerging infectious disease, the prospect of an effective HIV vaccine to contain the pandemic remains uncer – tain, and there was no recognized cure for the conditions except for a few cured cases reported.

Since 1996, the combination antiretroviral therapy (cART) was introduced for the to treat the patients with advanced AIDS, it has reduced HIV – related the morbidity and mortality drastically. But the effect of cART on patients with asymptomatic infection is still uncertain.

In this article, we will analysis the feature of patients with asymptomatic infection, compare the advantages and defects of the usage of cART for asymptomatic infection, explore the possible mechanism behind the treatment of asymptomatic infection with Traditional Chinese Medicine (TCM) by reviewing the TCM treatment progress on asymptomatic HIV infection.

FEATURE OF ASYMPTOMATIC HIV INFECTION

The progresses of AIDS can be divided into such three stages: acute HIV infection stage, asymptomatic HIV infection stage, and AIDS stage.

Generally, following the stage of acute infection, regard – less of detectable or undetectable symptoms, patients enter a stage of asymptomatic infection which always is regarded as a relatively longest period, people who are infected with HIV may have no symptoms (i. e. AIDS defined symptoms or diseases) for almost 6 ~ 8 years or longer, but only for a week or month in acute HIV infection stage, and less than 2 ~ 3 years in early symptomatic HIV infection and advanced AIDS stage. So the asymptomatic HIV infection stage is regarded as the longest period among those three stages.

In asymptomatic stage, the progress of the disease is still going on, some dangers and risks are existing (the immune system would be weakened gradually, HIV can be transmitted from HIV + patient to the others, some HIV – related or no – HIV – related symptoms and signs are still common) . Those symptoms or signs might negatively affect quality of life, adherence, viro – logical response and survival, and should be treated immediately. Furthermore, the patient often suffers the stigma and discrimination from social and family, and the quality of life is much lower than the normal one.

Therefore, it is necessity to offer treatments or interventions for those patients with asymptomatic HIV infection, and to prolong the asymptomatic HIV infection stage through various methods is also important.

ADVANTAGES AND DISADVANTAGES OF cART FOR THE TREATMENT OF THE ASYMPTOMATIC INFECTION

The cART is a effective therapy in the advanced AIDS stage, but the HIV cannot be eliminated from patient' s body, so they must take lifelong medication.

However, there is still no consensus on the right timing for administering cART in individuals infected with HIV, especially no consensus on that any HIV + persons in asymptomatic HIV – infection with CD_4^+ T cell counts above 350 cells/μL should initiate cART (i. e. early therapy); e. g. the 2013 World Health Organization (WHO) treatment guidelines strongly recommend cART should be initiated for all patients with CD_4^+ Tcell counts 500 cells/μL or less; cART always is recommend in any HIV – positive person with a current CD_4^+ T cell counts below 350 cells/mL and considered below 500 CD_4^+ Tcells/μL in the guidelines of European AIDS Clinical Society (EACS) and UK; and the United states recommended that cART be administered for any HIV - positive persons no matter what their CD_4 T cell counts were.

It is noteworthy that the benefits and risks of the early therapy are still under discussion. Some researches demonstrated the benefits from early treatment recently, for example, the early therapy can reduce rates of sexu - al transmission of HIV - 1 and clinical events, improve the survival rate of patients living with HIV, delay the progression of asymptomatic HIV infection to AIDS, decrease the risk of opportunity infections and non - AIDS defined incidents (prominently included hepatic, cardiovascular, and pulmonary diseases, as well as non - AIDS malignancies), and enhance the reconstruction of impaired immune function. As some researchers have worried, there may be some risks and dangers for early therapy, such as increasing the adverse effects of cART, reducing the patient treatment compli - ance, enhancing the drug resistance, and reducing the opportunity of using cART.

Briefly, the timing of initiating cART is not absolutely consensus, the benefits and shortcomings from early therapy should be confirmed through more researches, for we have to find a best joint - point between individual benefits (reduced risk of mortality, progression to AIDS or death, and diagnosis of an AIDS defining ill - ness) and population benefits (prevention of HIV - 1 in - fection) for earlier initiation of cART.

POSSIBLE MECHANISM UNDERPINNED THE TREATMENT OF ASYMPTOMATIC INFECTION WITH TCM

TCM has a long history of thousands years. Its therapeutic philosophy and treatment methods are different from the convenient medicine.

TCM has a theory system rooting in clinical applica - tion. Its practitioners do believe that the diseases are understandable, preventable and curable. The thought of "preventive treatment theory" has existed for thousands years, which emphasizes the importance of disease prevention and early - stage treatment and stands for the characteristic and essence of the TCM. In order to hold back or delay the progression after HIV infection, they often suggest their patients pay more attentions to recuperating, and regulating emotion, diet section, moderate exercise and initiate the early therapy, when they treat their patients.

TCM plays an important role in primary care in China. It often is used for infection disease treating, and some infection diseases had been successfully cured and controlled such as severe acute respiratory syndromes, influenza A virus subtype H1N1, epidemic encephalitis B, and hepatitis, etc.

According to TCM theory, AIDS is an infectious disease because of the invasion of the pathogen. Although the asymptomatic HIV infection stage is quite long, and the progress of the disease is still going on rather than no progress. In asymptomatic HIV infection stage, not only the imbalance of*Yin* and *Yang* but also the disharmony of internal body function and external natural environment had occurred in the body of the patient for TCM believes that the human body is an organic whole which is made of "*Yin* and *Yang*" or "*Qi* and *Xue*", and the imbalance and/or disharmony should be adjusted to avoid further damages. In other words, if we give positive intervention to eliminate the discomfort of patient with asymptomatic stage, the disease progression would be prolonged and other dangers would be decreased, especially when the effect of early therapy is not confirmed. So the asymptomatic HIV infection stage is a prime time to manage for TCM.

PROGRESSE ON THE TREATMENT OF ASYMPTOMATIC INFECTION WITH TCM

In the last 30 years, the progress on TCM treatment of AIDS has been made promoted by the State Administration of Traditional Chinese Medicine of China. A pilot program was conducted to treat AIDS by combining TCM with antiretroviral therapy funded by National Science Foundation, National "973" Program, and National "863" Project etc.

As we had known, TCM practitioners had demonstrated the clinical effects of TCM on AIDS stage, such as reducing plasma HIV viral loads, increasing CD_4^+ T cell counts, promoting immunity reconstitution, ameliorating symptoms and signs, improving the health related quality of life, and counteracting against the effects of antiretroviral drugs, etc.

By contrast, the far fewer studies or observations of TCM had been carried out for patient with asymptomatic HIV infection than to AIDS patient. But researcher had initiated to believe that TCM can be used to treat patient with asymptomatic HIV infection, some studies had demonstrated that TCM can be used to treat patients with asymptomatic HIV infection, and the progression of asymptomatic HIV infection can be delayed significantly by TCM intervention. Briefly, the importance of the treatment effects of patients with asymptomatic HIV infection with TCM has been recognized and accepted by some of patients and TCM practitioners in China, and the further re - search had been carried out to confirm those effects of the treatment of asymptomatic HIV infection with TCM founded by the national major projects since 11th 5 - year period.

EVALUATION OF TCM EFFECT ON THE ASYMPTOMATIC CONDISTION INFECTED WITH HIV

AIDS caused by HIV infection. If the infection is not detected and treated, the immune system gradually weakens and AIDS develops. As a matter of course, CD_4^+ T cell counts and HIV loads had been recom - mended as evaluation and monitoring approach for cART, and has been used globally.

By contrast, efficacy assessment of TCM may be quite different to that of WM. For TCM rely on a holistic approach, conventional efficacy assessment measures may not be adequate. Thus, it is difficult to evaluate the treatment of TCM on AIDS simply through CD_4^+ T cell counts and plasma HIV viral loads.

In general, TCM practitioners mainly focus on the clinical complaints of the patient and all those abnormal symptoms and signs according to the theory of treatment based on pattern and disease identification. Thus they evaluate the treatment effects through the improvements of troublesome symptoms and signs, health related quality of life, mental and spiritual, the side - effects of cART, CD_4^+ T cell counts and/or levels of HIV loads; when they treat or change their strategy for patients for the various objectives. Furthermore, some researchers had adopted delayed time of asymp - tomatic HIV infection to AIDS stage as evaluation end - points in their studies.

CONCLUSION

The roles of TCM on AIDS had been recognized and accepted by more and more people. The asymptomatic HIV infection stage is a relatively long period. From the viewpoints of TCM, not only the imbalance of *Yin* and *Yang* but also the disharmony of internal body function and external natural environment had oc - curred during the asymptomatic HIV infection stage.

The imbalance and the disharmony can be restored by TCM methods based on the patterns identified from the symptoms for treatment. We do believe that asymptomatic HIV infection stage is a good timing of using TCM to manage the condition.

ACKNOWLEDGMENT

The authors are grateful for the people who contributed to the foundation of our work.

References (omitted)

（出自《中医杂志》2015 年第 35 卷第 2 期第 244 - 248 页）

艾滋病国家中医临床研究基地

艾滋病国家中医临床研究基地，2016年由国家中医药管理局批复，依托河南中医药大学第一附属医院艾滋病临床研究中心，以重点病种艾滋病研究为根本，建成了高水平科研平台、临床科研信息共享系统平台，打造了一支基于临床研究的人才队伍。

艾滋病国家中医临床研究基地现拥有科技部国际交流合作基地；国家中医药管理局中医重点专科、重点学科及国家中医药管理局艾滋病扶正排毒重点研究室和艾滋病检测三级科学研究实验室；拥有河南省病毒性疾病中医药防治重点实验室、河南省艾滋病中医药免疫调节院士工作站及河南省中医药防治艾滋病临床研究中心等，为艾滋病的中医临床及基础研究奠定了基础。

艾滋病国家中医临床研究基地设有2个艾滋病研究性门诊、2个病区、1个全国性（含20家医疗机构、科研院所）科研网络协作单位，组织实施了艾滋病国家重点基础研究发展计划（“973”计划）、国家高技术研究发展计划（“863”计划）、国家“艾滋病和病毒性肝炎等重大传染病防治”科技重大专项及国家自然科学基金等多项课题。

艾滋病国家中医临床研究基地在国内创立了“省市县乡村”五级中医临床救治与研究新模式。围绕艾滋病的病因病机、证候规律、治疗方案及疗效评价等方面开展研究，提出了“艾毒伤元”“脾为枢机”“气虚为本”病因病机学说；制定了艾滋病基本证候诊断量表，其成果被纳入“十二五”规划教材；建立了艾滋病无症状期、常见机会性感染（腹泻、肺部感染、皮疹）和减少HAART毒副作用的中医治疗方案；研制了益艾康胶囊、泻痢康肠溶胶囊等医疗机构制剂。

艾滋病国家中医临床研究基地特聘中国中医科学院王健教授、加拿大多伦多大学孙佩珠教授为基地特聘教授，指导基地的业务建设及人才培养。基地已成为我国艾滋病中医药防治工作的一支中坚力量，团队先后获得“国家中医药管理局中医药防治艾滋病先进集体”“河南省科技创新先进集体”“河南省五四青年奖章先进集体”“河南省科技创新团队”等称号。

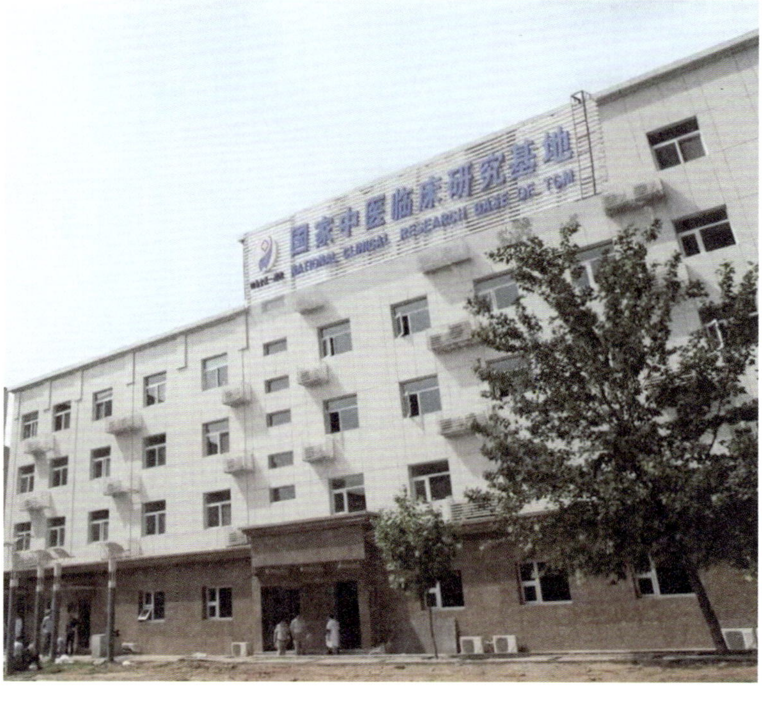